主编
孙祖越

副主编
周莉 郭隽

生殖药理学

REPRODUCTIVE
PHARMACOLOGY

上海科学技术出版社

图书在版编目（CIP）数据

生殖药理学 / 孙祖越主编. -- 上海 : 上海科学技术出版社, 2024. 7. -- ISBN 978-7-5478-6692-4

Ⅰ. R979.2

中国国家版本馆CIP数据核字第2024J9E065号

生殖药理学
主　编　孙祖越
副主编　周　莉　郭　隽

上海世纪出版(集团)有限公司
上海科学技术出版社　　出版、发行
(上海市闵行区号景路159弄A座9F-10F)
邮政编码 201101　　www.sstp.cn
山东韵杰文化科技有限公司印刷
开本 889×1194　1/16　印张 38.75
字数：1220千字
2024年7月第1版　2024年7月第1次印刷
ISBN 978-7-5478-6692-4/R·3043
定价：548.00元

本书如有缺页、错装或坏损等严重质量问题，请向工厂联系调换

内容提要

本书全面总结了孙祖越研究员及其团队三十年来在生殖药理学领域的研究成果和宝贵经验,重点阐述了生殖药理学的基础理论,生殖调节机制,各类生育调节药物包括避孕药、杀精剂、激素类药物及激素样活性物质的化学性质、生物学效应、毒理及毒代动力学,28种常见生殖系统疾病的基本概念、症状体征、生物学模型建立、药理学机制研究及经典药理学研究案例。内容系统、全面,侧重研究实践,指导性强。

本书基于国家"重大新药创制"科技重大专项"十二五"和"十三五"计划的研究成果,具有较高的学术价值。辅以大量彩图和表格,可为从事生殖系统疾病和生育调节类药物基础研究的专业人员提供重要指导与参考,也可供药品监管部门的行政人员与技术人员借鉴。

主编简介

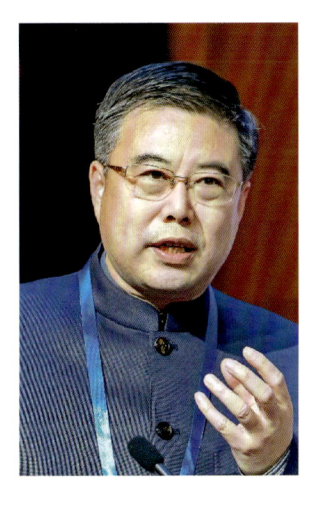

孙祖越 理学博士,上海市生物医药技术研究院首席科学家,二级研究员,复旦大学博士生导师,2006—2021年间任中国生育调节药物毒理检测中心主任。全国优秀科技工作者,享受国务院政府特殊津贴专家,荣获中共上海市委组织部、上海市人力资源和社会保障局授予的"上海领军人才"称号。

近20年来,带领中国生育调节药物毒理检测中心主持国家"重大新药创制"科技重大专项"十二五"和"十三五"研究课题。带领该中心荣获国家重大新药创制科技重大专项实施管理办公室授予的"药物安全性评价示范平台"称号(全国仅5家),被上海市科学技术委员会评定为"上海市男性生殖与泌尿疾病药物非临床评价专业技术服务平台"和"上海市妇幼用药非临床评价专业技术服务平台",并主持这三个平台工作。该中心还是中国毒理学会生殖毒理专业委员会依托单位,现已成为全国最有特色的药物非临床安全性评价中心。

担任中国毒理学会第六、第七两届副理事长,中国毒理学会青年委员会第一和第二届主任委员,中国毒理学会生殖毒理专业委员会名誉主任委员、中药与天然药物毒理专业委员会副主任委员,国家药品监督管理局GLP检查员及药品审评专家等职。

主要从事药物生殖药理毒理学和药物非临床安全性评价工作,主持完成科研项目共271项,其中国家和省部级项目19项。荣获上海市科学技术进步奖二等奖1项、三等奖1项,中国实验动物学会科学技术奖二等奖1项,华夏医学科技奖二等奖1项,中国药学会科技进步奖三等奖1项,中国高新技术、新产品博览会科技新产品银奖1项。申请科技专利39项,其中已授权27项、发明专利9项、转让或授权使用6项;发表论文487篇;主编学术专著10部,参编4部。

副主编简介

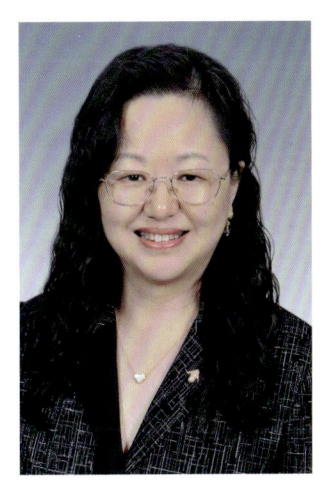

周　莉　医学博士，研究员，湖北天勤生物科技股份有限公司执行副总裁兼武汉分公司总经理，药物临床前研究与安全性评价湖北省工程研究中心负责人。

主要从事药物毒理学研究及非临床安全性评价工作。

主要社会兼职有中国毒理学会生殖毒理专业委员会主任委员、中国实验动物学会实验动物与毒理学专业委员会主任委员、国家药品监督管理局(NMPA)审核查验中心GLP认证专家和药物审评中心审评专家、中国合格评定国家认可委员会(CNAS)GLP检查专家、中国毒理学会生物技术药物毒理与安全性评价专业委员会常务委员、中国毒理学会常务理事、中国实验动物学会理事等。

主持或负责300多项新药非临床安全性评价项目和申报工作，近百个新药已通过NMPA评审，获得临床批件/临床许可或新药证书，10余个评价的新药获FDA及TGA临床许可；主持或参与国家级和部委级课题10项；曾主持"上海市妇幼用药非临床评价专业技术服务平台"工作；作为副组长和子任务负责人，曾主持"重大新药创制"科技重大专项"十三五"计划项目"药物非临床生殖与发育毒理学关键技术的建立及应用"，以及"重大新药创制"科技重大专项"十二五"计划项目"建立符合国际新药研究规范的临床前安全评价技术平台"工作；目前主持"武汉市妇幼用药临床前研究中试平台"和"武汉市药物临床研究与安全性评价中试平台"工作。

主编出版专著7部，参编6部。

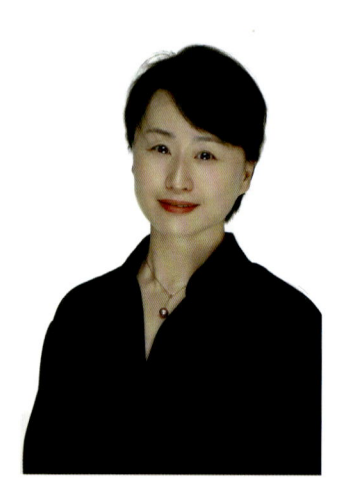

郭 隽 医学博士,上海市生物医药技术研究院副研究员,中国生育调节药物毒理检测中心机构负责人。

现任中国毒理学会理事,中国毒理学会生殖毒理专业委员会常务委员代秘书长,农业农村部第十届全国农药登记评审委员会委员,中国营养学会营养毒理学分会常务委员,中国毒理学会药物毒理与安全性评价专业委员会委员,中国毒理学会遗传毒理专业委员会委员,中国环境诱变剂学会风险评价第七届专业委员会委员,上海药理学会药物毒理专业委员会委员,中国毒理学会毒理学替代法与转化毒理学专业委员会委员,上海市遗传学会遗传毒理与生物安全专业委员会委员等。

主要从事药理毒理学研究及新药非临床安全性评价工作。从事药物毒理学及药物安全性评价研究逾17年,其间,参与国家"重大新药创制"科技重大专项"十二五"和"十三五"研究课题等,发表论文30余篇;申请科技专利9项,其中已授权3项;副主编著作2部,参编著作3部。

编写人员

主 编

孙祖越

副主编

周 莉　郭 隽

编 委

孙祖越　上海市生物医药技术研究院
周　莉　湖北天勤生物科技股份有限公司
郭　隽　上海市生物医药技术研究院
刘斯语　上海市生物医药技术研究院
周娴颖　上海市生物医药技术研究院
王琴霞　上海市生物医药技术研究院
马爱翠　上海市生物医药技术研究院
李　雷　上海市生物医药技术研究院
陈丽芬　上海市生物医药技术研究院
侯祎雯　上海市生物医药技术研究院
闫　晗　上海市生物医药技术研究院
杨冬华　湖北天勤生物科技股份有限公司
孙得淼　香港科技大学
徐斯翀　上海市生物医药技术研究院
贾玉玲　上海市生物医药技术研究院
田义超　湖北天勤生物科技股份有限公司
蔡亚争　湖北天勤生物科技股份有限公司

王　春	湖北天勤生物科技股份有限公司
许　旭	湖北天勤生物科技股份有限公司
徐　闰	湖北天勤生物科技股份有限公司
王　芬	上海市生物医药技术研究院
潘　琦	上海市生物医药技术研究院
许　丽	上海市生物医药技术研究院
周　文	湖北天勤生物科技股份有限公司
王欣然	香港科技大学
严建燕	上海市生物医药技术研究院
毛闪闪	湖北天勤生物科技股份有限公司
杨　莹	湖北天勤生物科技股份有限公司
吴　鹏	湖北天勤生物科技股份有限公司
张君芳	上海市生物医药技术研究院
周　娟	湖北天勤生物科技股份有限公司
李　莹	上海市生物医药技术研究院

绘　图

徐斯翀　刘斯语　侯祎雯　周娴颖　王琴霞　李　雷

前　言

生殖药理学，是一门深入探究药物与机体生殖系统之间相互作用规律及其作用机制的科学，是生殖科学和药理学交汇融合的重要分支。

新中国成立之初，生殖药理学虽然始终保持着研究的脉动，但其发展步伐缓慢，直到1990年，顾芝萍、桑国卫和陈俊康三位专家联手编著了《生殖药理学》，这一举动无疑为该领域注入了生机与活力。这部专著的问世，象征着生殖药理学在中国的研究进入了一个新的阶段。继之而来的是，褚云鸿教授于1992年、朱长虹教授于2007年各自主编了同名专著。这两部作品的出版，不仅进一步丰富了生殖药理学的学术内容，也为该领域的深入研究夯实了基础。

然而，许多研究者和实践者在将理论应用于实践的过程中，依然面临着重重挑战。尤其是在探索药物作用机制、研发新药、将实验室研究成果转化为临床应用时，面对诸多环节，如建立生物学模型、设计试验方案、规范实验操作、解读试验结果、为药物临床试验提出建议等，他们往往束手无策。这些困境揭示了一个事实：仅仅拥有理论知识远远不足以应对复杂多变的实际问题。唯有将理论与实践紧密结合，采取"知行合一"，才能真正把生殖药理学的价值最大化。

为了应对生殖药理学领域的挑战，并助力该学科的发展，我们精心撰写了这本《生殖药理学》专著。本书坚守理论的根基，紧跟研究领域的最新进展，并重点强调科研实践的重要性。书中特别收录了一系列由我们团队进行的经典研究案例，旨在为广大从事生殖药理学研究的技术人员，尤其是初学者，提供参考与启示。如果读者能从本书中获得哪怕一点点的帮助，对我们来说都是极大的鼓舞。

自1994年起，本人开始投身于前列腺药理学研究，并逐步扩展至生殖药理毒理学领域。在此期间，本人带领的科研团队在杀精剂、避孕药、乳腺肿瘤、阴道和宫颈炎、子宫内膜异位症、子宫肌瘤、宫颈癌、多囊卵巢综合征、卵巢或输卵管肿瘤、女性不孕、睾丸/附睾和输精管肿瘤、勃起功能障碍、早泄、少弱畸形精子精症和男性不育等方面取得了长足进步。同时，本人也负责组建并主持"上海市男性生殖与泌尿疾病药物非临床评价专业技术服务平台"与"上海市妇幼用药非临床评价专业技术服务平台"的各项工作，总结并制订了一系列的生殖药理学试验标准操作规程（SOP），开展了众多生殖药理学研究及评价工作。

在继承前辈们的智慧和借鉴他们研究成果的基础上，我们将积累的理论知识与实践操作经验编撰成书。考虑到隐私和保密的需要，对生殖药理学研究中涉及的药物名称和有关信息进行了匿名处理。例如，将药物名称用"AAA、BBB、CCC"等字母代替，对于公司名称、机构代码甚至研究日期等用"×××"进行代替。我们保证，这样的处理不会影响研究内容的真实性、规范性和科学性。

衷心期待同行及专家们的宝贵意见和建议，以便我们能不断完善和提升本书的质量，使之更好地服务于生殖药理学领域的研究与实践。

孙祖越

2024 年 6 月 30 日

目 录

第一篇 理论篇 1

第一章·生殖药理学概论 2
第二章·下丘脑激素及其调控 4
第三章·垂体激素及其调控 9
第四章·性腺激素及其调控 19
第五章·下丘脑-垂体-性腺轴功能调控 28

第二篇 药物篇 39

第六章·避孕药药理学 40
第七章·杀精剂药理学 68
第八章·性激素类药物药理学 85
第九章·激素样活性中药药理学 113
第十章·激素类药物药代动力学 136

第三篇 疾病篇 165

第十一章·性早熟药理学 166
第十二章·HPV 感染药理学 183
第十三章·淋病药理学 196
第十四章·尖锐湿疣药理学 209
第十五章·尿道炎药理学 224

第十六章·卵巢功能不全药理学　238

第十七章·多囊卵巢综合征药理学　255

第十八章·卵巢囊肿药理学　276

第十九章·卵巢及输卵管肿瘤药理学　283

第二十章·子宫内膜异位症药理学　298

第二十一章·子宫肌瘤药理学　313

第二十二章·子宫颈癌药理学　332

第二十三章·妇科炎症药理学　345

第二十四章·乳腺囊性增生病药理学　362

第二十五章·乳腺恶性肿瘤药理学　375

第二十六章·月经不调药理学　402

第二十七章·痛经药理学　416

第二十八章·经前期综合征药理学　432

第二十九章·围绝经期综合征药理学　448

第三十章·女性性功能障碍药理学　462

第三十一章·女性不孕药理学　471

第三十二章·睾丸附睾炎药理学　491

第三十三章·睾丸、附睾及输精管肿瘤药理学　508

第三十四章·少弱畸形精子症药理学　524

第三十五章·阴茎癌药理学　547

第三十六章·勃起功能障碍药理学　556

第三十七章·早泄药理学　575

第三十八章·男性不育药理学　590

第一篇

理 论 篇

第一章
生殖药理学概论

一、生殖药理学起源及发展

关于生殖药理学的起源及发展,学术界存在多种观点。一种观点将其起源追溯到20世纪初,斯塔林(Starling)首次引入激素概念到生理学,被视为生殖生理学的诞生,为后来的生殖药理学奠定了基础。另一种观点认为,生殖药理学作为独立学科是在20世纪中期形成的,尤其是在1960年,女性口服避孕药enovid的批准上市,标志着其正式诞生。

我国一些学者认为生殖药理学起源于我国远古时代。当时,人类对生殖的理解主要围绕神秘的传说,如中国的伏羲与女娲及西方的亚当与夏娃。

上古时代,已经出现了有关生殖医学的记载,如中国古籍《左传》记载男女同姓导致生育率下降,秦汉时期医学家探索睾丸与生殖生理的关系,以及中国最早的妇产科成就《胎产书》问世。其他文明如古埃及、古印度和古犹太医学中也有对生殖医学的记载。

中古时代,为生殖医学的进展奠定了基础。中医学家如华佗、张仲景、王叔和、陶弘景、孙思邈等的经典著作对生殖药理学产生深远影响。在此时期,阳痿概念、淋病定义被提出。

近古时代,在我国和国际上发生了一系列与生殖医学相关的历史事件。宋代的药局管理和秋石制备、金元时期的梅毒记载、明代的生殖医学研究及李时珍的《本草纲目》等成就推动了生殖药理学的发展。

近代(我国1840—1949年;国外1566—1945年)虽受战乱影响,生殖与发育医学领域仍有重要事件发生和杰出的科学家出现。德国科学家阿诺尔德·阿道夫·贝特霍尔德(Arnold Adolph Berthold)的实验为性激素研究提供线索,而马格努斯·希施费尔德(Magnus Hirschfeld)于1919年创办世界第一家"性学研究所"。

现代时期(我国1949年10月1日至今;国外1945年9月2日至今),随着工业革命的发展,人们发现了许多药物,并意识到环境中的污染物可能对人类生殖系统有害。这引发了各种复杂的生殖系统疾病,如男性性功能障碍、早泄、少弱精子症、男性卵巢功能不全、多囊卵巢综合征和子宫肌瘤等。

现代生殖药理学取得了显著进展。1960年,enovid的上市使女性获得自主控制生育的权利,20世纪70年代甾体激素的合成推动了生育调节和激素替代治疗药物的发展。

为了更好地评估生育调节药物的药理毒理学,上海市计划生育科学研究所(现已更名为上海市生物医药技术研究院)在1978年设立了药理毒理学研究室。1988年,中国生育调节药物毒理检测中心在世界卫生组织、国家计划生育委员会和卫生部的支持下成立。该中心专注于生育调节药物的药理毒理学研究,并对各类药物的生殖毒性和遗传毒性进行检测和评价。2009年,该中心获得了国家食品药品监督管理局的药物GLP认证,2014年获得国际实验动物评估和认可委员会(AAALAC)的认证。2019年,该中心被国家重大新药创制科技重大专项实施管理办公室授予"药物安全性评价示范平台"的称号,成为全国仅有的前5家机构之一。该中心还是中国毒理学会生殖毒理专业委员会、上海市男性生殖与泌尿疾病药物非临床评价专业技术服务平台和上海市妇幼用药非临床评价专业技术服务平台的挂靠单位。截至目前,该中心已完成近300多个项目的生殖药理与毒理学非临床研究,为保障生殖健康提供了重要支持。

20世纪初,分子生物学的崛起推动了生殖药理学的发展。各种先进的分子生物技术,包括生物酶学、发酵技术、医学生物学、细胞工程及遗传育种技术等,为生殖药理学带来了革命性的突破,开启了现代生殖药理学的新篇章。

二、生殖药理学定义及特点

关于生殖药理学的定义,不同学者有不同的理解。通常认为,它是一门跨学科的科学,涉及生理学、生物化学、药理学、病理学、内分泌学、遗传学、毒理学及临床医学等多个领域。1990年,生殖药理学被定义为药理学的一个分支,强调了理论与实践相结合的重要性。

2011年,其被学界认作是一个交叉学科,强调了其在药理学中的重要地位。

笔者认为,生殖药理学是研究药物与机体生殖系统间相互作用规律及其作用机制的一门科学,是生殖科学与药理学的交叉学科,也是药理学的重要分支。

生殖药理学的独特性深植于生殖系统内复杂的生理和调控机制。该领域深入研究性激素、生殖细胞发育及生殖器官功能等,以全面理解性激素的生物学效应。

首先,生殖系统受下丘脑-垂体-性腺轴的调控,且涉及生殖激素的分泌、生殖细胞的发育、生殖器官的结构和功能等多重生理过程。这些复杂的生理机制相互关联,构建了一个维持正常生殖功能的精密网络。

其次,生殖药理学专注于深入研究性激素在生殖系统中的生物学效应。性激素,如雌激素和雄激素,在下丘脑-垂体-性腺轴中发挥关键作用,调节生殖细胞发育、性器官形成和整体生殖系统的健康。对性激素生物学效应的深刻理解是生殖药理学的核心任务。

此外,生殖药理学还深入研究生殖细胞的发育过程,包括卵子和精子的形成、分化和成熟。这些发育过程受下丘脑-垂体-性腺轴的调控,而药物可能通过干预这些过程,直接或间接地影响生殖功能,使得对生殖细胞的深入了解成为该学科的另一独特方面。

最后,该学科的任务之一是研究生殖器官的功能调控,包括卵巢、睾丸和子宫等器官在生理和病理条件下的结构和功能的调节机制。这些器官受性激素和神经调控的影响,通过复杂的反馈机制维持正常的生理状态。通过了解和干预这些调控机制,生殖药理学实现对生殖器官功能的调节和维护。

总的来说,生殖药理学通过深入研究生殖系统内复杂的生理和调节机制,在药理学领域中独具特色。这一领域的发展为人类生殖健康做出了巨大贡献。

(孙祖越)

参考文献

[1] 褚云鸿.生殖药理学[M].北京:人民卫生出版社,1992.
[2] 顾芝萍,桑国卫,陈俊康.生殖药理学[M].合肥:安徽教育出版社,1990.
[3] 胡红霞.世之最[M].香港:凌天出版社,2013.
[4] 刘达临,胡宏霞.历史的大隐私[M].珠海:珠海出版社,2008.
[5] 孙祖越,周莉.药物生殖和发育毒理学发展史[M].上海:上海科学技术出版社,2018.
[6] 文士麦(德).世界医学五千年史[M].马伯英译.北京:人民卫生出版社,1985.
[7] 严健民.远古中国医学史[M].北京:中医古籍出版社,2006.
[8] 易风.中国历史年代简表[M].北京:文物出版社,2001.
[9] 张大庆,和中浚.中外医学史[M].北京:中国中医药出版社,2014.
[10] 朱长虹.生殖药理学[M].北京:人民卫生出版社,2007.
[11] 朱长虹,常存库.中国医学史[M].北京:中国中医药出版社,2014.
[12] 朱焰.生殖药理学的回顾和进展[J].中国药理学与毒理学杂志,2015,29(5):763-764.
[13] 赵志忠.试管婴儿之父张明觉[M].呼和浩特:远方出版社,2004.

第二章
下丘脑激素及其调控

第一节 概 述

下丘脑,即丘脑下部,是大脑不可分割的一部分,重量仅 4~10g,占全脑的 0.3% 左右。其位于大脑腹侧丘脑下沟的下方,构成第三脑室的下壁,其向下延伸与垂体柄相连。下丘脑从前向后分前部(视上部)、中部(结节部)和后部(乳头体)。前部包括视交叉上核、视上核和室旁核等;中部包括正中隆起、弓状核和腹内侧核等;后部包括背内侧核和乳头体等。下丘脑与垂体及其主要神经核团位置如图 2-1-1 所示。

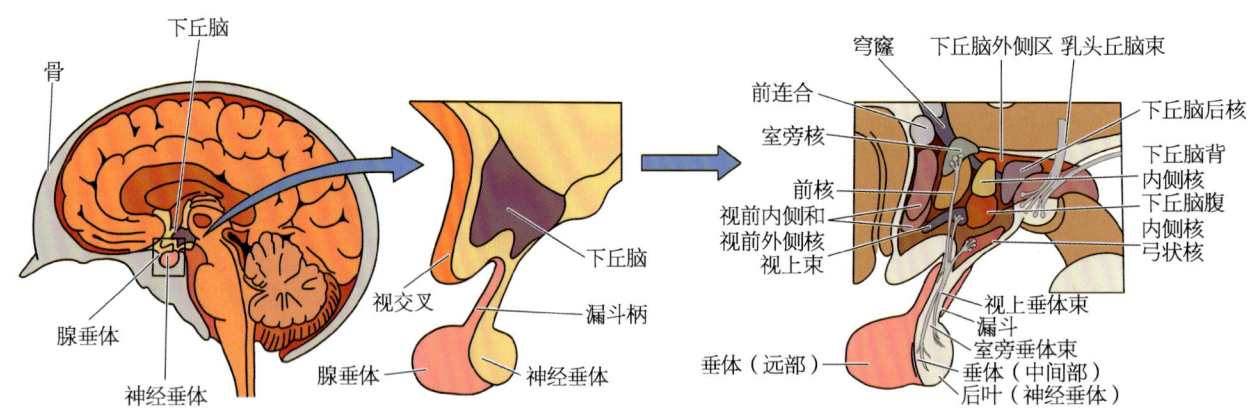

图 2-1-1 下丘脑与垂体及其主要神经核团位置示意图

下丘脑含有一些细胞核团和纤维束,与中枢神经系统的一些部位密切联系,是调节内分泌活动的高级神经中枢,为神经系统及内分泌系统功能的调控中枢。下丘脑的核团内有内分泌功能的神经细胞主要有两种,其一是神经内分泌大细胞,其二是神经内分泌小细胞。前者主要分布在视上核和室旁核,主要分泌催产素和升压素;后者较集中地分布在正中隆起、弓形核、视交叉上核和腹内侧核等,分泌各种释放激素,调节腺垂体功能,因此将这一部分统称为下丘脑促垂体区。

通常,下丘脑前区、视前核和视交叉上核等神经核团分泌的释放激素可调节垂体在排卵前卵泡刺激素(FSH)和黄体生成素(LH)的分泌活动,故这些区域称为周期分泌中枢,而腹中核、弓状核和正中隆起等神经核团分泌的释放激素可调节与生殖发育相关的 FSH 和 LH 基础性或持续性波动分泌。

另外,下丘脑还调节着内脏活动、摄食、体温、睡眠、血糖、水盐平衡及精神活动等生理功能。具体而言,它通过下述三种途径对机体进行调节:①由下丘脑核发出的下行传导束到达脑干和脊髓的自主神经中枢,再通过自主神经调节内脏活动;②下丘脑的视上核和室旁核发出的纤维构成下丘脑——垂体束到达神经垂体,两核分泌的升压素和催产素沿着此束流到神经垂体内贮存,在神经调节下释放入血液循环;③下丘脑分泌多种多肽类神经激素对腺垂体的分泌起特异性刺激作用或抑制作用,称为释放激素(因子)或抑制释放激素(因子)。

第二节 与生殖发育相关的下丘脑激素

下丘脑所分泌的激素叫下丘脑激素,是下丘脑不同类型神经核团细胞所产生的一系列肽类激素之总称。它们通过神经末梢释放至能有效地调节控制腺垂体各种激素的合成与分泌,由此而控制全身一些主要内分泌腺的活动。

1968年,Guillemin实验室从30万只羊的下丘脑中成功地分离出几毫克的促甲状腺激素释放激素(TRH),并在一年后确定其化学结构为三肽。1971年,他和Schally从16万头猪的下丘脑中提纯出促性腺激素释放激素(GnRH),又经过6年的研究,阐明其化学结构为十肽。后来,他们相继从下丘脑中分离出含14肽的生长激素释放抑制激素(GHRIH)。1981年,Vale从羊的下丘脑中提纯了促肾上腺皮质激素释放因子(CRF),经分析证明由41氨基酸残基组成。此后,促肾上腺皮质激素释放激素(CRH)、生长激素释放激素(GHRH)和催乳素释放抑制激素(PIF)相继分离成功,并确定了化学结构。还有三种对腺垂体催乳素和促黑激素的分泌起促进或抑制作用的物质,因尚未弄清其化学结构,所以暂称因子,即催乳素释放因子(PRF)、促黑素细胞激素释放因子(MRF)和促黑素细胞激素释放抑制因子(MIF)。对垂体激素的分泌和释放活动具有促进作用的称为释放激素或释放因子,而另一些对垂体激素的分泌和释放活动具有抑制作用的称为抑制激素或抑制因子。

实验证明,当外界因素刺激到机体感受器后,感受器转换成各种信号激发神经冲动,引起神经元开始放电极化生物膜,促进神经末梢突触释放出神经递质,如脑啡肽、β内啡肽、神经降压素、P物质、血管活性肠肽、胆囊收缩素、γ氨基丁酸、谷氨酸脂、乙酰胆碱、肾上腺素、去甲肾上腺素、多巴胺(DA)、5-羟色胺(5-HT)、组胺和甘氨酸等肽类及单胺类的递质。它们可以在神经元之间或神经元与效应器细胞之间传递,单独或组合刺激下丘脑细胞分泌上述类似的下丘脑激素。这些激素汇集于正中隆起区的毛细血管丛,通过下丘脑-垂体门脉系统运送至腺垂体,以调控腺垂体各种激素的合成分泌。

下丘脑激素的分泌过程是脉冲式的和应变的,释放的频率与幅度既受控于神经系统发放的信号,又为垂体或外周内分泌腺释放的激素所影响。下丘脑-垂体-外周内分泌腺轴系的激素分泌是层层控制、相互制约,组合成一个严密的反馈系统,以此调节动物的生长、发育、性成熟和繁殖,以及新陈代谢等生命过程。

除了上述下丘脑激素之外,还发现诸如促卵泡激素释放素(FRH)、促黄体素释放激素(LHRH)、催乳素释放抑制激素(PIH)和催产素(OT)等(表2-2-1)。本章重点介绍该表中与生殖和发育直接相关的下丘脑激素。

表2-2-1 下丘脑常见激素及其作用

序号	合成激素	英文缩写	生物学效应
1	促性腺激素释放激素	GnRH	促进释放LH及FSH
2	促黄体素释放激素	LHRH	促进释放促卵泡激素
3	促卵泡激素释放素	FRH	促进释放促卵泡激素
4	催产素	OT	促进子宫收缩产子与乳腺排乳
5	催乳素释放因子	PRF	促进释放催乳激素
6	催乳素释放抑制因子	PIF	抑制释放催乳素
7	生长激素释放激素	GHRH	促进释放生长激素
8	生长激素释放抑制激素	GHRIH	抑制释放生长激素
9	促甲状腺激素释放激素	TRH	促进释放甲状腺激素
10	促肾上腺皮质激素释放激素	CRH	促进释放肾上腺皮质激素
11	促黑素细胞激素释放因子	MRF	促进释放黑素细胞刺激素
12	促黑素细胞激素释放抑制因子	MIF	抑制释放黑素细胞刺激素

(一)促性腺激素释放激素

GnRH是下丘脑分泌,具有刺激或抑制垂体促性腺激素分泌的活性的十肽。它对生殖过程的神经内分泌进行调控,是性行为的重要介导者,对下丘脑及其以外的一些神经元具有兴奋和抑制两种效应。

GnRH已被证明是下丘脑-垂体-性腺轴的关键信号因子,具有以下一系列特性。

1. 化学结构 (焦)谷氨酸(Glu)-组氨酸(His)-

色氨酸(Typ)-丝氨酸(Ser)-酪氨酸(Tyr)-甘氨酸(Gly)-亮氨酸(Leu)-精氨酸(Arg)-脯氨酸(Pro)-甘氨酸(Gly)-NH_2。

2. 合成与分泌　GnRH 主要由位于下丘脑内侧基底部的神经内分泌细胞分泌,该激素在细胞体合成后经轴突运输至正中隆起,释放进入垂体门脉系统,到达脑垂体远侧部,刺激 LH 和 FSH 释放。

GnRH 呈脉冲分泌,脉冲的频率随物种、性别、年龄和生理周期的不同而改变。GnRH 的脉冲分泌最早出现于胚胎发育的晚期,维持到婴儿期,然后处于静止状态,到青春期脉分泌重新出现。在青春期,GnRH 的分泌有明显的昼夜节律,夜间的分泌较为明显,至性成熟后这一特征消失。至更年期,生殖系统的衰老可能和 GnRH 脉冲分泌的减少有关。

3. 生物学效应及作用机制　GnRH 的主要作用是促进促性腺激素(LH 和 FSH)的合成和释放,但 GnRH 对 LH 和 FSH 的作用并不完全一致,对 LH 的作用潜伏期短,峰值高,但持续时间短,而对 FSH 的作用潜伏期长,峰值低,但持续时间长。GnRH 对 LH 和 FSH 的作用主要是促进释放,但也能促进合成,等同于 LHRH 和 FRH。

GnRH 在不同组织中的生物学效应各异,如下丘脑中的 GnRH 可调控促性腺激素的释放;胎盘中的 GnRH 可调控人绒毛膜促性腺激素(hCG)的分泌;肿瘤中的 GnRH 可抑制癌细胞的增殖。

GnRH 的作用是通过靶细胞膜上的 GnRH 受体(GnRH-R)进行的,GnRH 受体分布于垂体和垂体外的一些组织,包括卵巢、睾丸、大脑、前列腺、乳腺和胎盘等,其中以脑垂体的促性腺激素分泌细胞的含量最高。GnRH 与靶细胞膜上的 GnRH-R 结合后,活化 G 蛋白,通过一系列酶促反应激活细胞膜上的 Ca^{2+} 通道,促进 Ca^{2+} 内流,Ca^{2+} 与钙调蛋白结合,进而促进促性腺激素的释放。

4. 分泌的调节与反馈

(1) 性激素的调节:GnRH 的脉冲分泌主要是由于性激素的反馈性抑制产生的,其对于维持下丘脑-垂体-性腺轴的功能是极其重要的。研究表明:持续的 GnRH 刺激很少促进 LH 和 FSH 的分泌,甚至会抑制分泌,其机制可能是持续的刺激导致 GnRH 与受体的结合下降或细胞内的信号转导障碍,而脉冲式的分泌可以保持受体的敏感性。GnRH 的分泌频率快慢可调节 LH 或 FSH 的分泌,较慢的分泌频率促进 FSH 的分泌,而较快的分泌频率促进 LH 的释放。

雌激素(E_2)引起 GnRH 脉冲频率的增加,而孕酮(P)则减慢 GnRH 的脉冲频率,这可解释为何在卵泡期随着卵泡的发育,雌激素浓度增加,通过正反馈,使 GnRH 增加,进而促使 LH 分泌的增加;至黄体期,孕酮的增加使 LH 分泌减少,而 FSH 的分泌增加。小剂量的性激素促进 GnRH 的分泌,而大剂量的性激素则抑制 GnRH 的分泌。

雄激素对 GnRH 的释放起负反馈作用,主要是通过其在周边组织内转化为 E_2 起作用。睾酮通过负反馈作用调节 GnRH 和 LH 的分泌。雌性下丘脑 GnRH 主要受到雌激素的调节,其调节分为负反馈和正反馈,机制尚不十分明确。但最近研究证实,睾酮和雌激素均可抑制下丘脑 GnRH 分泌,两者并无直接关系。许多信号分子是性激素的靶分子,性激素通过改变靶分子上作用部位的感受能力促进其合成、储存及释放。因此,性激素在下丘脑调控 GnRH 不同神经通路间"相互对话"中起着"开"或"关"的闸门式作用,这在精确调控不同信号对 GnRH 的作用中是非常重要的。通过 G 蛋白偶联受体介导的信号转导途径,GnRH 可以调控促性腺激素分泌细胞的增殖和激素分泌,进而刺激性腺细胞产生类固醇激素,如雌激素和雄激素。雌激素作用于促性腺激素分泌细胞,并与雌激素受体(ER)结合。通过雌激素反应元件(ERE)的作用,抑制靶基因的转录,从而调节 FSH 和 LH 的分泌。

(2) 性腺水平的调节:研究表明,生殖细胞的发育除受到 HPG 轴神经内分泌调控外,还受到性腺局部组织细胞之间的相互调节。这方面的间接证据有:①卵巢和睾丸都含有 GnRH 受体;②血液循环中的 GnRH 含量非常低,甚至检测不出来;③GnRH 及其类似物能直接作用于性腺而抑制其生殖活动。

GnRH 在体内可能起到调节生殖系统的发育和生殖细胞形成的作用。大剂量的 GnRH 会起到"异相作用",即具有抑制性腺而产生抗生育作用。活体内,GnRH 能抑制去垂体大鼠卵巢和子宫的增重,终止正常妊娠,而且还能终止去垂体大鼠的妊娠。这说明 GnRH 可能直接作用于卵巢、子宫、胎盘或胚胎上。利用免疫组织化学和图像分析技术发现,妊娠与非妊娠大鼠的子宫内膜均能表达 GnRH 及其受体。由此推测,GnRH 可能在 GnRH 受体介导下直接参与子宫内膜的功能及妊娠维持的调节。然而,关于 GnRH 直接调节性腺功能的作用机制和意义,目前仍了解甚少。

(3) 其他激素的调节:去甲肾上腺素和乙酰胆碱可促进 GnRH 的释放,而 5-羟色胺和多巴胺则可抑制

GnRH 的分泌。

(4) 其他因素的调节：除各种激素的调控作用外，日照、感觉刺激、想象和代谢因素等均可影响 GnRH 的分泌。减少日照时间可刺激 GnRH 的脉冲分泌；性刺激可促进 GnRH 的分泌，在排卵期促进 LH 的分泌而诱发排卵；长期且严重的焦虑抑制 GnRH 的分泌；营养不良减少 GnRH 的释放；在一些疾病状态，如免疫抑制和感染也可抑制 GnRH 的分泌。

(二) 催产素

催产素(OT)是一种由下丘脑室旁与视上核等核团神经元合成、由神经垂体分泌、具有促进乳腺分泌和子宫平滑肌收缩的九肽神经内分泌激素。现已发现，在除下丘脑外的其他神经系统广泛区域内存在催产素，甚至在一些外周器官如卵巢、黄体、子宫、胎盘、睾丸、肾上腺、胸腺和胰腺中也有催产素的分布。

1. 化学结构　半胱氨酸(Cys)-酪氨酸(Tyr)-异亮氨酸(Ile)-谷氨酸(Glu)-天冬氨酸(Asp)-半胱氨酸(Cys)-脯氨酸(Pro)-亮氨酸(Leu)-甘氨酸(Gly)-NH_2。

2. 合成与分泌　OT 合成于下丘脑室旁与视上核等核团神经元，经神经垂体分泌，通过一定的调控机制释放入血液发挥作用，对动物体具有多种生理效应。

3. 生物学效应及作用机制　催产素受体(OTR)与 G 蛋白偶联，激活磷脂酶 C，通过细胞内的磷脂酰肌醇信号系统，诱导细胞质 Ca^{2+} 浓度升高，导致子宫在分娩时的强烈收缩。此外，催产素还可以在哺乳时使围绕乳腺腺泡的肌上皮细胞收缩，参与黄体形成和退化及在中枢神经系统中调节母性行为等。这其中的部分功能依赖于催产素在外周组织的生成和局部激素-受体间的旁分泌或自分泌相互作用。

(1) 催产素与哺乳动物的分娩：催产素对分娩的起始和维持具有作用。在整个妊娠的中前期和妊娠晚期，循环血中的高浓度孕酮使子宫平滑肌保持松弛状态。临产前短时间内，血浆孕酮浓度迅速降低，子宫中催产素受体表达量显著增加，子宫收缩能力提高。由于受子宫收缩、宫颈和阴道扩张的刺激，下丘脑催产素神经元活动增强，导致其位于神经垂体内的轴突末梢释放催产素。催产素作用于子宫后，不但刺激前列腺素的合成，而且进一步增强子宫收缩，由此形成一个正反馈环路，加速分娩过程。

各种哺乳动物分娩起始的机制存在很大种间差异，虽然催产素在分娩的引发过程中具有作用，但它是否是始动分娩的关键激素，目前没有证据。子宫中可能存在能够替代它的某些其他机制，现在比较公认的是胎儿肾上腺皮质激素和子宫前列腺素的分泌可能是启动胎儿分娩的关键。

(2) 催产素与卵泡发育和黄体形成：催产素存在于许多动物的卵巢中。在发情前期用催产素处理，会使小鼠卵泡提前成熟、排卵，并形成黄体。颗粒细胞产生的催产素作用于自身产生的催产素受体，以自分泌形式调节卵泡发育过程中类固醇激素的分泌。催产素与促性腺激素相互配合，共同调节围绕卵母细胞的卵丘细胞微环境的功能状态。

(3) 催产素与哺乳：催产素在射乳反射中发挥重要作用，它可以在哺乳时使围绕乳腺腺泡的肌上皮细胞收缩，射出乳汁。这是一个典型的神经内分泌反射过程。催产素对自身释放具有正反馈效应，当血中催产素浓度达到一个阈值时便发生反射性射乳。神经垂体在吮乳时以几分钟的间隔脉冲式大量释放催产素，此时血中催产素浓度可比基础水平高 10 倍，然后又迅速降解。催产素在哺乳过程中最重要且不能被其他途径所替代的功能，是在吮乳刺激下增加泌乳和排乳。

(4) 催产素的其他功能：催产素产生并作用于脑，可刺激雌性大鼠表现母性行为。另外，催产素在雄性生殖生理中的作用也不容忽视，它在大鼠和人的睾丸中都有局部产生，可参与雄激素合成和曲细精管收缩的局部调节。来自前列腺的催产素可影响豚鼠、大鼠、人和犬的前列腺收缩，并影响大鼠和犬的前列腺生长。

4. 分泌的调节与反馈　催产素虽然能刺激子宫收缩，但它并不是发动分娩子宫收缩的决定因素，而是由受体液和神经因素的调节。

雌激素对催产素的合成具有促进作用，对催产素的生物学作用具有协同作用。分娩时，子宫颈和阴道受到压迫和牵引，可反射地引起催产素分泌。婴儿吸吮乳头及异性刺激可以转化成信息，传入到下丘脑视上核和室旁核，引起催产素分泌，从而使乳腺射乳，称为射乳反射，属于神经内分泌反射。甚至可形成条件反射，婴儿的哭声或抚摸婴儿即可引起射乳。

(三) GHRH 与 GHRIH

GHRH 与 GHRIH 是产生于下丘脑、分泌于脑垂体神经分泌系统的十四肽，分别具有促进与抑制垂体分泌生长激素的功能。

1. 化学结构　组氨酸(His)-丙氨酸(Ala)-甘氨酸(Gly)-半胱氨酸(Cys)-天冬酰胺(Asn)-苯丙氨酸(Phe)-色氨酸(Trp)-赖氨酸(Lys)-苏氨酸(Thr)-苯丙氨酸(Phe)-苏氨酸(Thr)-丝氨酸(Ser)-半胱氨酸

(Cys)-OH。在第3位和第14位半胱氨酸之间有一个二硫键。据报道,在体内还分离到二十八肽的GHRIH,即在其氨端前再延伸十四个氨基酸残基,其抑制胰岛素分泌的效能比十四肽的GHRIH生物学效应更强。

2. 合成与分泌　相关神经元主要分布在下丘脑弓状核及腹内侧核,该处的轴突投射到正中隆起,GHRH就产生在这里,通过垂体门脉进入血管。GHRH呈脉冲式释放,其所导致腺垂体的GH分泌也呈现脉冲式。

3. 生物学效应及作用机制

(1) GHRH刺激腺垂体释放GH:在腺垂体生长素细胞的膜上有GHRH受体,GHRH与其特异性结合,通过增加细胞内cAMP与Ca^{2+}促进GH释放。

(2) GHRIH抑制腺垂体释放GH:GHRIH是作用比较广泛的一种神经激素,同样与腺垂体生长素细胞的膜受体结合,通过减少细胞内cAMP和Ca^{2+}而发挥作用。主要作用是抑制垂体GH的基础分泌,也抑制腺垂体对多种刺激所引起的GH分泌反应。

(3) GHRIH抑制其他器官组织的生物学效应:由于它的多位分布特性,使其具有多方面的生物学效应。除下丘脑外,其在大脑皮质、纹状体、杏仁核、海马,以及脊髓、交感神经、胃肠、胰岛、肾、甲状腺与甲状旁腺等组织广泛存在,因而表现出对上述器官组织活动的调节作用。

4. 分泌的调节与反馈　经大鼠实验证明,注射GHRH抗体后,可消除血中GH浓度的脉冲式波动。一般认为,GHRH是GH分泌的经常性调节者,而GHRIH则是在应激刺激GH分泌过多时,才显著地发挥对GH分泌的抑制作用。GHRH与GHRIH相互配合,共同调节腺垂体GH的分泌。

(四) 催乳素释放因子与催乳素释放抑制激素

PRF和PIH是催乳素调节因子和激素,都是生成于下丘脑的激素,通过刺激或抑制腺垂体释放催乳素而达到对催乳素释放的促进或抑制作用。

PRF与PIF的化学结构尚不清楚,由于多巴胺可直接抑制腺垂体PRL分泌,注射多巴胺可使正常人或高催乳素血症患者血中的PRL明显下降。

(孙祖越　周莉)

参考文献

[1] 褚云鸿.生殖药理学[M].北京:人民卫生出版社,1992.
[2] 顾芝萍,桑国卫,陈俊康.生殖药理学[M].合肥:安徽教育出版社,1990.
[3] 高霞,张毅,李咏梅.COOK双球囊联合催产素用于足月妊娠引产的临床疗效观察[J].现代妇产科进展,2014,23(2):150-151.
[4] 凌世长.脑垂体间叶催乳素释放抑制因子就是内皮素或内皮素样肽[J].生理科学进展,1993,(1):13.
[5] 刘棣临.催产素在产程中的应用[J].中华妇产科杂志,1994,(5):258-261.
[6] 苏琦枫.催产素在引产和催产中的应用[J].实用妇产科杂志,1999,(5):231-232.
[7] 孙祖越,周莉.药物生殖和发育毒理学发展史[M].上海:上海科学技术出版社,2018.
[8] 王德智.催产素引产与催产的方法及注意事项[J].中国实用妇科与产科杂志,2002,(5):9-10.
[9] 魏华莉,杨蓓,李春华.欣普贝生与催产素在足月妊娠促宫颈成熟及引产的对比观察[J].中华全科医学,2012,10(2):199-201.
[10] 尤秋梅,王建元.催乳素抑制因子和释放因子对催乳素分泌的调节[J].国外兽医学——畜禽疾病,1988,(6):7-11.
[11] 赵明.生长激素释放因子增加正常人和垂体腺瘤病人血清催乳素[J].国外医学(内科学分册),1990,(2):90-91.
[12] 朱长虹.生殖药理学[M].北京:人民卫生出版社,2007.

第三章
垂体激素及其调控

第一节 概　述

垂体亦称脑垂体,为一卵圆形小体,位于颅内底部,在蝶骨体的垂体窝中,借漏斗向上的垂体柄与下丘脑相连。体积约为 15 mm×10 mm×5 mm,重 500～900 mg,妊娠期可增大 1 倍。垂体可分为腺垂体和神经垂体两部分。腺垂体(前叶)包括远侧部、中间部和结节部。神经垂体由漏斗突(神经叶或后叶)和漏斗(漏斗柄+漏斗球)组成(图 3-1-1 和图 3-1-2)。

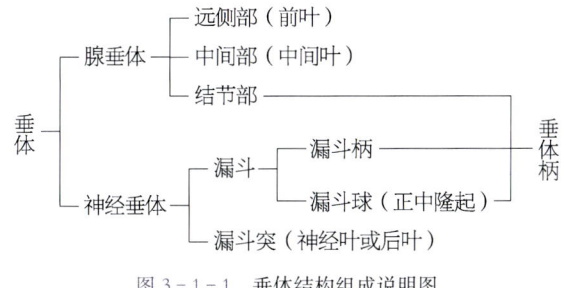

图 3-1-1　垂体结构组成说明图

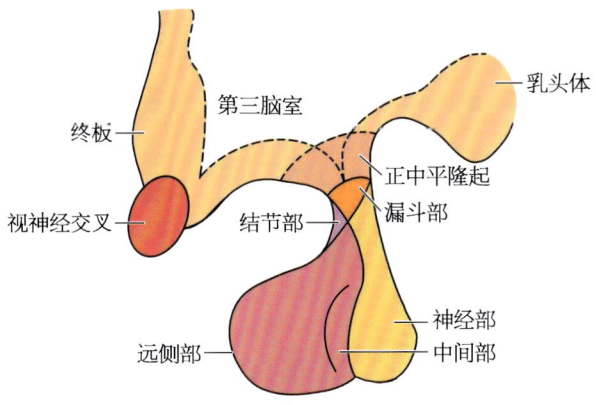

图 3-1-2　垂体结构组成示意图

常用的不同种属的实验动物垂体存在差异。大鼠垂体位于视交叉后,垂体借漏斗连于下丘脑,呈椭圆形,位于颅中窝、蝶骨体上面的垂体窝内,外包坚韧的硬脑膜。垂体由颈内动脉分支来的垂体上、下动脉供血,动脉分支经垂体柄时形成毛细血管丛,这些血管汇入供给腺垂体血液的垂体门静脉。在解剖取脑时,垂体遗留于蝶鞍内,需单独取出。而兔的脑垂体位于脑的腹面,视交叉的后方,借漏斗状的垂体柄与间脑连接。垂体处于颅底蝶骨背面的小陷窝内,脑垂体很小,是一个椭圆形的小体,其面积约为 5 mm×3 mm,重量仅为 0.028 g 左右。在垂体的纵切面上可以看出:腺垂体最大,神经垂体次之,中间叶最小。兔的垂体内,在前叶和中间叶之间有一狭窄的鞍裂的间隙,称为垂体腔。

(一)腺垂体结构组成与分泌功能

1. 远侧部　远侧部的腺细胞排列成团索状,少数围成小滤泡,细胞间具有丰富的窦状毛细血管和少量结缔组织。在 HE 染色切片中,依据腺细胞着色的差异,可将其分为嗜色细胞和嫌色细胞两大类。嗜色细胞又分为嗜酸性细胞和嗜碱性细胞两种。应用电镜免疫细胞化学技术,可观察到各种腺细胞均具有分泌蛋白类激素细胞的结构特点,而各类腺细胞胞质内颗粒的形态结构、数量及所含激素的性质存在差异,可以此区分各种分泌不同激素的细胞,并以所分泌的激素来命名。

(1)嗜酸性细胞:数量较多,呈圆形或椭圆形,直径 14～19 μm 胞质内含嗜酸性颗粒,一般较嗜碱性细胞的颗粒大。嗜酸性细胞分以下 2 种。

1)生长激素细胞数量较多,电镜下见胞质内含大量电子密度高的分泌颗粒,直径 350～400 nm。此细胞合成和释放的 GH 能促进体内多种代谢过程,尤能刺激骺软骨生长,使骨增长。在幼年时期,生长激素分泌不足可致垂体侏儒症,分泌过多引起巨人症,成人则发生肢端肥大症。

2)催乳素细胞,男女两性的垂体均有此种细胞,但在女性较多。在正常生理情况下,胞质内分泌颗粒的直径小于 200 nm;而在妊娠和哺乳期,分泌颗粒的直径可增大至 600 nm 以上,颗粒呈椭圆形或不规则形,细胞数量也增多并增大。此细胞分泌的催乳素能促进乳腺发育和乳汁分泌。

（2）嗜碱性细胞：数量较嗜酸性细胞少，呈椭圆形或多边形，直径 15~25 μm，胞质内含嗜碱性颗粒。颗粒内含糖蛋白类激素，PAS 反应呈阳性，嗜碱性细胞分以下 3 种。

1）促肾上腺皮质激素细胞，呈多角形，胞质内的分泌颗粒大，直径 400~550 nm。此细胞分泌 ACTH 和促脂素（LPH）。前者促进肾上腺皮质分泌糖皮质激素，后者作用于脂肪细胞，使其产生脂肪酸。

2）促甲状腺激素细胞，呈多角形，颗粒较小，直径 100~150 nm，分布在胞质边缘。此细胞分泌的 TSH 能促进甲状腺激素的合成和释放。

3）促性腺激素细胞，细胞大，呈圆形或椭圆形，胞质内颗粒大小中等，直径 250~400 nm。该细胞分泌 FSH 和 LH。应用电镜免疫细胞化学技术，发现上述两种激素共同存在于同一细胞的分泌颗粒内。卵泡刺激素在女性促进卵泡的发育，在男性则刺激生精小管的支持细胞合成雄激素结合蛋白，以促进精子的发生。LH 在女性促进排卵和黄体形成，在男性则刺激睾丸间质细胞分泌雄激素，故又称间质细胞刺激素（ICSH）。

（3）嫌色细胞：细胞数量多，体积小，呈圆形或多角形，胞质少，着色浅，细胞界限不清楚。电镜下，部分嫌色细胞胞质内含少量分泌颗粒，因此认为这些细胞可能是脱颗粒的嗜色细胞，或是处于形成嗜色细胞的初期阶段。其余大多数嫌色细胞具有长的分支突起，突起伸入腺细胞之间起支持作用。

2. 中间部　中间部只占垂体的 2% 左右，是一个退化的部位，由嫌色细胞和嗜碱性细胞组成，这些细胞的功能尚不清楚。另外，还有一些由立方上皮细胞围成的大小不等的滤泡，泡腔内含有胶质。鱼类和两栖类中间部分能分泌黑素细胞刺激素（MSH），是吲哚胺类物质，可使皮肤黑素细胞的黑素颗粒向突起内扩散，体色变黑。

3. 结节部　结节部包围着神经垂体的漏斗，在漏斗的前方较厚，后方较薄或缺如。此部含有很丰富的纵行毛细血管，腺细胞呈索状纵向排列于血管之间，细胞较小，主要是嫌色细胞，其间有少数嗜酸性和嗜碱性细胞。

（二）神经垂体结构组成与分泌功能

神经垂体与下丘脑直接相连，因此两者是结构和功能的统一体。神经垂体主要由无髓神经纤维和神经胶质细胞组成，并含有较丰富的窦状毛细血管和少量网状纤维。下丘脑前区的两个神经核团称视上核和室旁核，核团内含有大型神经内分泌细胞，其轴突经漏斗直抵神经部，是神经部无髓神经纤维的主要来源。

视上核和室旁核的大型神经内分泌细胞除具有一般神经元的结构外，胞体内还含有许多直径为 100~200 nm 的分泌颗粒，分泌颗粒沿细胞的轴突运输到神经部，轴突沿途呈串珠状膨大，膨大部（称膨体）内可见分泌颗粒聚集。光镜下可见神经部内有大小不等的嗜酸性团块，称赫林体（Herring body）即为轴突内分泌颗粒大量聚集所成的结构。神经部内的胶质细胞又称垂体细胞，细胞的形状和大小不一。电镜下可见垂体细胞具有支持和营养神经纤维的作用。垂体细胞还可能分泌一些化学物质以调节神经纤维的活动的激素的释放。

视上核和室旁核的大型神经内分泌细胞合成抗利尿激素（ADH）和催产素。抗利尿激素的主要作用是促进肾远曲小管和集合管重吸收水，使尿量减少；抗利尿激素分泌若超过生理剂量，可导致小动脉平滑肌收缩，血压升高，故又称升压素。形成的分泌颗粒有升压素和催产素，分泌颗粒沿轴突运送到神经部储存，进而释放入窦状毛细管内。因此，下丘脑与神经垂体是一个整体，两者之间的神经纤维构成下丘脑神经垂体束。

第二节　与生殖发育相关的垂体激素

脑垂体是人体最重要的内分泌腺，是利用激素调节身体内环境平衡的总开关，控制多种对代谢、生长、发育和生殖等有重要作用激素的分泌。本节重点介绍表 3-2-1 中与生殖和发育直接相关的腺垂体激素。

（一）促性腺激素

促性腺激素（gonadotropins, Gn）是腺垂体分泌的，能够调节脊椎动物性腺发育，促进性激素生成和分泌的糖蛋白。其包括 LH 和 FSH，两者协同作用，刺激卵巢或睾丸中生殖细胞的发育及性激素的生成和分泌。

表 3-2-1 腺垂体分泌的激素及其主要生物学效应

序号	分泌激素	英文缩写	靶器官	生物学效应
1	促性腺激素	Gn	性器官	促进性腺生长发育及其激素的合成和分泌
2	黄体生成素	LH	卵巢 睾丸	促进排卵、黄体生成、分泌孕激素 促进分泌睾酮
3	卵泡刺激素	FSH	卵巢 睾丸	促进卵泡发育及生产卵子 促进生精细胞生长及精子生成
4	催乳素	PRL	乳腺	促进乳腺发育成熟及乳汁分泌
5	生长激素	GH	几乎所有器官	促进生长发育及蛋白质合成与骨骼生长
6	促甲状腺激素	TSH	甲状腺	促进甲状腺生长及甲状腺激素合成与释放
7	促肾上腺皮质激素	ACTH	肾上腺皮质	促进肾上腺皮质细胞生长及其合成与释放
8	抗利尿激素	ADH	肾脏	促进水分重吸收及升高血容量与血压
9	促黑素细胞激素	MSH	黑色素细胞	促进黑色素合成

1. **化学结构** Gn 具有两个亚基，其 α 亚基均由 89 个氨基酸组成，各自激素的特异性在于 β 亚基。FSH 的分子量约为 37 000 Da，LH 为 28 000 Da，它们的 β 亚基均有 115 个氨基酸。FSH 在第 7 及第 24 位的二个门冬酰胺上，LH 在第 13 及第 30 位的二个门冬酰胺上均各有一个碳水化合物部分。

2. **合成与分泌** FSH 和 LH 的结构相似，均由 α 和 β 两个亚单位通过共价键结合。其中 α 亚单位在 FSH、LH、促甲状腺素和人绒毛膜促性腺激素都是相似的，不同物种 FSH α 亚单位的同源性＞80%，为一高度保守的基因。因此 α 亚单位又称为糖蛋白激素 α 亚单位(GH-α)，而 β 亚单位则各有其独特的氨基酸序列。比较人 FSH 和 LH 的 β 亚单位，两者的氨基酸序列只有 30% 左右的相似性。β 亚单位决定着二聚体的特异活性，并识别和结合各自的特异性受体，但是仅有 β 亚单位也不行，只有 α 和 β 亚单位形成二聚体后才有生物活性。

FSH 和 LH 是由腺垂体促性腺激素细胞合成与分泌的，一般认为 β 亚基是促性腺激素合成的限速因子，但 α 亚基和 β 亚基结合成促性腺激素的具体机制尚不完全清楚。FSH 和 LH 的生物合成是一个比较复杂的过程，和其他蛋白质的合成一样，首先在粗面内织网合成蛋白质，然后转运至高尔基复合体，进行糖基化和浓缩包装，形成分泌颗粒。释放时，分泌颗粒的单位膜与胞膜融合，将激素释放。促性腺激素细胞分泌的 FSH 和 LH 经血液循环到达卵巢发挥作用。LH 合成后贮存于细胞内，当有外界刺激时，首先是这部分激素释放，形成第 1 次峰值，然后是 LH 合成增加形成第 2 次峰值，而 FSH 则可能无初次释放反应。

FSH 及 LH 每日呈脉冲性分泌，加以每月周期性改变，故变异范围颇大。FSH 分泌率为每日 20～50 IU，血浆半衰期 6 h。LH 分泌率为每日 500～1 100 IU（女性在月经周期中的大多数时间），血浆半衰期 70 min。

3. **生物学效应及作用机制**

(1) FSH：①促进卵泡发育成熟，与 LH 一起促使雌激素分泌，进一步引起排卵。又能刺激卵泡液分泌增加，促进颗粒细胞的增殖。②协同睾酮促进睾丸精曲小管中 Sertoli 支持细胞的生长及精子生成。其作用机制主要如下：

1) 激活颗粒细胞的增生和性激素的合成与分泌。

2) 诱导颗粒细胞中的芳香化酶活性，使来自卵泡膜细胞的雄激素转化为雌激素。

3) 调节卵泡期颗粒细胞产生抑制素。

4) 调节 FSH 受体的表达，卵泡期 FSH 的升高导致 FSH 受体 mRNA 的增加，而排卵期 FSH 浓度的上升则降低 FSH 受体的生成。

5) 诱导颗粒细胞中 LH/hCG 受体的生成。

(2) LH：①参与 FSH 的促卵泡成熟，排卵。随后使卵泡转变为黄体，并促进雌激素及孕激素的合成分泌。②促使睾丸 Leydig 间质细胞增殖，并合成分泌雄激素。

Gn 在月经周期中的变化：在卵泡期之初，孕激素及雌激素处于低水平，从而减弱了对下丘脑"紧张中枢"及垂体的抑制，"紧张中枢"分泌 GnRH，促使垂体分泌 Gn 逐渐增加。

在 FSH 和 LH 作用下，卵泡逐渐发育、成熟，雌激素的分泌逐日增多。当卵泡发育成熟时，体内雌激素出现高峰,大量雌激素对下丘脑"周期中枢"产生正反馈作用,促发"周期中枢"大量释放 GnRH,垂体分泌 Gn 达到高峰,血浆 LH 高峰平均值达到 83.5 mIU/mL,FSH 峰值较低约 20 mIU/mL。大量的 LH 促使卵泡成熟排卵。进入黄体期,在 LH 作用下,孕酮分泌渐增,伴雌激素的分泌增多。持续高浓度的雌激素和孕酮通过负反馈作用,抑制下丘脑两个"中枢",使垂体分泌 LH 及 FSH 相应减少,如不妊娠时黄体开始萎缩,孕酮和雌激素分泌随之下降,于是出现激素撤除性的月经来潮,性激素的下降减弱了对下丘脑"紧张中枢"的抑制,GnRH 又开始分泌,垂体重新分泌 FSH 及少量 LH,新的卵泡再次发育,从而转入下一个月经周期。

4. **分泌的调节与反馈** 女性 Gn 分泌的调节:①下丘脑分泌 GnRH 调节垂体 FSH 与 LH 的释放,而 FSH、LH 对下丘脑 GnRH 的分泌,可能具负反馈抑制作用。低浓度雌激素可使垂体对 GnRH 的反应加强,而高浓度雌激素和孕酮则可抑制垂体对 GnRH 的反应。②神经系统神经递质的调节:感官刺激(声、光、气味等)、心理状态、情绪波动及外界不良刺激等均对 Gn 的分泌有显著影响,多巴胺可使下丘脑 GnRH 释放,从而促进 Gn 的分泌,而血清素及褪黑素(melatonin)的作用则与之相反。

男性 Gn 分泌的调节:①下丘脑 GnRH 兴奋垂体分泌 LH 及 FSH。LH 可促进睾丸间质细胞(Leydig 细胞)分泌睾酮,睾酮则对下丘脑起反馈抑制作用;FSH 协同睾酮促使睾丸精曲小管生长及精子形成,精曲小管产生一种被称为抑制素的物质,对下丘脑起反馈性抑制作用。男性 Gn 的分泌是持续性的,不存在周期性变化。②神经系统影响:精子的发生受大脑皮质-下丘脑、嗅脑-下丘脑及上丘脑、松果体结构的控制调节。

垂体神经内分泌系统对男性及女性 Gn 分泌的调控见图 3-2-1。

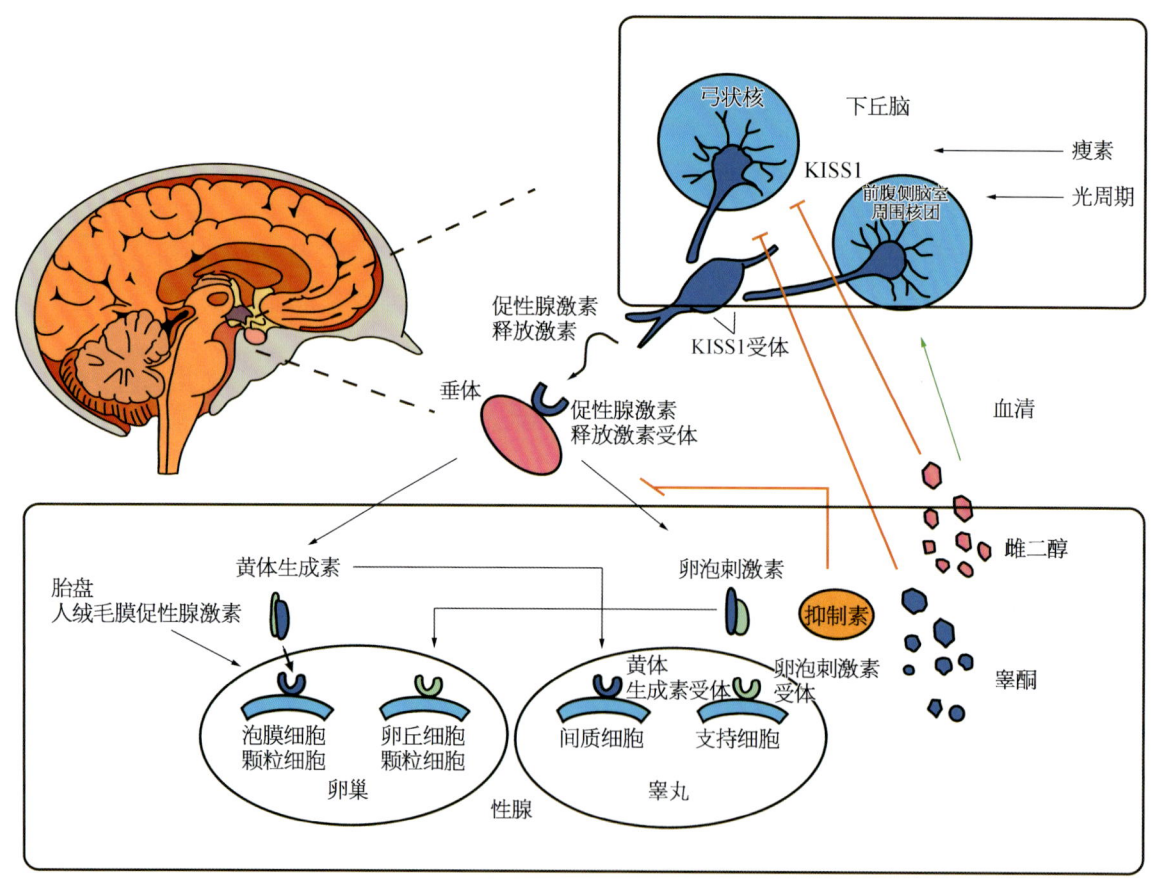

图 3-2-1 垂体神经内分泌系统对男性及女性 Gn 分泌的调控

(二) **黄体生成素**

黄体生成素(LH)是一种由腺垂体分泌的激素,它在人类和其他哺乳动物的生殖系统中发挥着重要的调节作用。

1. **化学结构** LH 是一种糖蛋白激素,属于一组激素家族,包括 LH、FSH、甲状腺刺激素及胎盘绒毛膜促性腺激素(CG),它们在人类和其他哺乳动物中都发挥着关键的生殖系统调节作用。

LH分子由两个非共价结合的亚基组成：α亚基在所有家族成员中相同，而β亚基（如LH-β）则赋予每种激素独特的生化和生物学特性。LH的α亚基和β亚基由不同的基因编码，它们位于不同的染色体上，因此完整激素的合成需要协调不同基因的转录。

在人类中，α亚基基因位于染色体21上，而LH-β基因位于染色体19上的基因簇中。这与hCG的结构密切相关，因为它们之间存在显著的同源性。hCG的基因编码区域被认为是由LH-β基因通过框移突变演化而来。

LH、LH-β及CG-β都经过糖基化修饰，这些修饰对它们在血清中的半衰期和对LH受体（LH-R）的生物活性起着重要作用。它们被合成为前激素，随后经过修饰，如添加复杂糖分子，与特定的亚基合并，然后被包装成分泌颗粒。

2. 合成与分泌

（1）下丘脑调控：LH的合成和分泌受到下丘脑神经元的调控。下丘脑神经元分泌GnRH，这是一个释放激素，负责刺激腺垂体。

（2）垂体反应：GnRH进入腺垂体并刺激垂体中的LH产生细胞（促性腺细胞），导致LH的合成和储存。腺垂体还会合成和分泌另一种促性腺激素，即FSH。

（3）负反馈调节：LH的分泌受到性激素（如雌激素和孕激素）的负反馈调节。当性激素水平升高时，它们会通过负反馈机制抑制GnRH的释放和腺垂体中LH的合成和分泌。

（4）性腺反应：在女性中，LH在月经周期中的分泌模式会随着卵巢中的卵泡发育和雌激素水平的变化而变化。在排卵前，会出现LH的激增，促使卵子从卵巢中释放。在男性中，LH刺激睾丸的Leydig细胞合成和释放睾酮，这是主要的男性性激素。

（5）循环分泌：LH以脉冲的方式分泌到血液循环中，这意味着它的分泌呈周期性，并在一天内多次发生。在雄性和雌性中，LH的分泌模式和频率不同，以适应生殖周期的需要。

LH的合成与分泌是由下丘脑、垂体和性腺之间的复杂互动调节的，它在男性和女性的生殖健康中发挥着关键作用。异常的LH分泌可能导致生育问题和其他生殖系统疾病。

3. 生物学效应及作用机制

（1）促使卵子排卵：在女性体内，LH的一个重要作用是在卵巢中触发卵子的排卵过程。LH激发了成熟卵泡的破裂，使卵子从卵巢释放出来，准备受精。

（2）刺激睾丸产生睾酮：在男性身体中，LH刺激睾丸内的睾丸细胞合成和分泌睾酮，这是主要的男性性激素，对男性的性特征、性功能和精子产生至关重要。

（3）维持黄体的形成和功能：在女性体内，LH在黄体的形成和维持过程中发挥作用。黄体产生孕激素，维持妊娠的正常发展。

（4）调节生殖周期：LH的分泌模式在雄性和雌性中都是周期性的，并在生殖周期中发挥调节作用。在雌性中，LH的分泌在卵巢周期的不同阶段变化，特别是在排卵时出现高峰。这个高峰对于成功的卵子排卵非常重要。

（5）响应激素反馈：LH的分泌受到性激素（如雌激素、孕激素和睾酮）水平的调节。这些激素会提供反馈信号，帮助调整LH的分泌，以维持生殖系统的正常功能。

4. 分泌的调节与反馈

（1）GnRH对LH的调控：在哺乳动物中，下丘脑产生的十肽GnRH是LH分泌的最重要调控因素。缺乏GnRH的动物或人类无法分泌促性腺激素，导致不育。GnRH以脉冲方式分泌，这种脉冲的频率和幅度决定了分泌的促性腺激素种类和数量。

GnRH脉冲的频率对不同促性腺激素亚单位基因的转录有显著影响，同时也影响GnRH受体（GnRH-R）的转录。快速的脉冲有利于促使α亚单位的表达，而较长的脉冲则更有利于LH-β亚单位的表达。FSH-β亚单位受GnRH脉冲的影响相对较小，通常需要较慢的脉冲频率。这可能与FSH-β基因还受到其他性腺和垂体肽如激活素、抑制素等的调控有关。

不同物种的LH亚单位基因具有共同和不同的调控区域，这些差异可能解释了GnRH的脉冲控制机制。GnRH能诱导多种蛋白质的合成，这些蛋白质在亚单位基因表达中发挥作用，既促进亚单位基因的刺激性反应，又有助于其灭活。通过这种复杂的调控机制，GnRH能够实现LH的脉冲分泌，从而维持生殖和生殖周期的正常功能。

（2）其他激素的调控：一些额外的下丘脑肽类激素被报道可以影响LH的分泌，它们都没有像GnRH那样在控制LH的血清水平方面具有主要的生理作用。这些激素的生物效应主要来自动物模型，如大鼠，它们对LH分泌的影响可能是正性或负性的，具体取决于动物模型或内分泌状态。

一些激素如催产素能够刺激 LH 的分泌,而物质 P 和阿片类激素则在特定生理状态下抑制 GnRH 对 LH 的刺激作用。然而,这些效应在不同物种和不同内分泌状态下可能表现出不同的效果。

(3) 调控方式特点:性激素(雌激素、睾酮和孕酮)对 GnRH 和 LH 的调控至关重要。在雌性中,高雌激素水平降低 GnRH 脉冲的幅度,提高了脉冲之间的基线分泌,影响脉冲频率。雌激素还诱导了下丘脑中孕激素受体的表达,对孕激素的反应产生积极作用。孕酮减慢了 GnRH 脉冲的频率和总体分泌,抑制 LH 的分泌。然而,高水平的睾酮可以抑制 LH 的合成,而这些响应是由于其直接作用而非转化为雌激素引起的。性激素还通过影响 GnRH 神经元及其周围的细胞来调节 GnRH 的分泌,这些机制可能涉及基因转录、神经递质、受体及细胞内信号通路。总之,性激素通过多种方式影响 GnRH 脉冲模式,对性激素分泌、卵巢周期及男女性生育起着至关重要的作用。

(三) 卵泡刺激素

卵泡刺激素(FSH),是一种由垂体合成并分泌的激素,属于糖基化蛋白质激素。最初,FSH 因其在女性体内促使卵泡成熟的作用而得名。然而,随后的研究揭示了 FSH 在男女两性身体中发挥着至关重要的多重角色,调控着发育、生长、青春期成熟及与生殖相关的一系列生理过程。此外,FSH 与 LH 在生殖相关的生理过程中相互协作,发挥着至关重要的功能。

1. 化学结构　FSH 是糖蛋白激素家族的一员,该家族还包括 LH、CG 和 TSH。这些糖蛋白激素是由非共价结合的 α 和 β 亚单位组成的,它们含有丰富的二硫键,形成异源二聚体。在同一物种中,它们共享一个共同的 α 链,但从不同的 β 链中获得功能特异性。FSH 的 β 亚基包含 118 个氨基酸残基,负责与促卵泡激素受体相互作用。

FSH 表面的糖基化包括海藻糖、半乳糖、甘露糖、半乳糖胺、葡萄糖胺及硅铝酸等成分。其中,硅铝酸与 FSH 的生物半衰期密切相关,其半衰期为 3～4 h。FSH 分子量约为 30 000 Da。

人类 FSH 包含两个不同的亚单位(α/β),它们通过非共价键紧密结合在一起。人类 α 亚单位由染色体 6q12.2 上的一个单一基因编码,包含 92 个氨基酸,其中包括五个半胱氨酸,通过亚单位内的二硫键相互稳定,并且在 52 号和 78 号天冬氨酸上发生 N-糖基化。碳水化合物占据 α 亚单位最终重量的多达 30%。值得注意的是,α 亚单位也存在于其他激素中,如 LH(由性腺激素细胞合成)、TSH(由垂体甲状腺生成激素合成)及 hCG(由胎盘组织产生)。

与此同时,人类 FSH 的 β 亚单位由染色体 11p13 上的一个单一基因编码。β 亚单位包含 111 个氨基酸,包括 6 个半胱氨酸,这些半胱氨酸通过二硫键相互连接以维持其构象的稳定,并在 7 号和 24 号天冬氨酸上发生 N-糖基化。类似于 α 亚单位,约 30% 的 FSH 的 β 亚单位的重量来自碳水化合物。

2. 合成与分泌　FSH 的合成和分泌是一个复杂而精密的生物过程,对于维持正常的生殖系统功能至关重要。这个过程涉及多个层面的调控,包括神经系统、垂体和生殖腺激素之间的复杂相互作用。

(1) 下丘脑调控:FSH 的合成和分泌同样受到下丘脑神经元的调控。下丘脑神经元分泌 GnRH,这是一个释放激素,起着刺激腺垂体的作用。

(2) 垂体反应:GnRH 进入腺垂体并刺激垂体中的 FSH 产生细胞(促卵泡细胞),导致 FSH 的合成和储存。腺垂体同时也合成和分泌 LH。

(3) 负反馈调节:FSH 的分泌也受到性激素的负反馈调节,特别是雌激素和孕激素。当这些性激素水平升高时,它们通过负反馈机制抑制 GnRH 的释放和腺垂体中 FSH 的合成和分泌。

(4) 性腺反应:FSH 的作用主要在卵巢和睾丸中。在女性中,FSH 促使卵泡发育和成熟,并在排卵时发挥关键作用。在男性中,FSH 刺激睾丸的 Sertoli 细胞,支持精子生成和生殖细胞的发育。

(5) 循环分泌:FSH 也以脉冲的方式分泌到血液循环中,具有周期性和变化的分泌模式,以适应生殖系统的需要。

3. 生物学效应及作用机制　FSH 是一种糖蛋白,因其促进雌性卵泡生长的能力而得名。通过与卵巢和睾丸细胞上的特定受体结合,触发一系列重要的生物化学反应。它的作用是协调性腺的生殖功能,确保卵子的发育和排卵,以及精子的生成和性激素的分泌。FSH 刺激颗粒细胞的分裂和功能,这些细胞包围和滋养着正在卵泡中发育的卵子(图 3-2-2)。

精子的生成主要受 FSH 激素调控,它在早期生命中促使 Sertoli 细胞分裂,随着时间的推移,不仅有 FSH,还有睾丸激素来刺激 Sertoli 细胞,帮助 B 精原细胞成熟为精子。多种激素来自下丘脑、性腺和垂体共同调节 FSH 的作用,这让 FSH 在维护正常生殖系统和生育过程中至关重要。

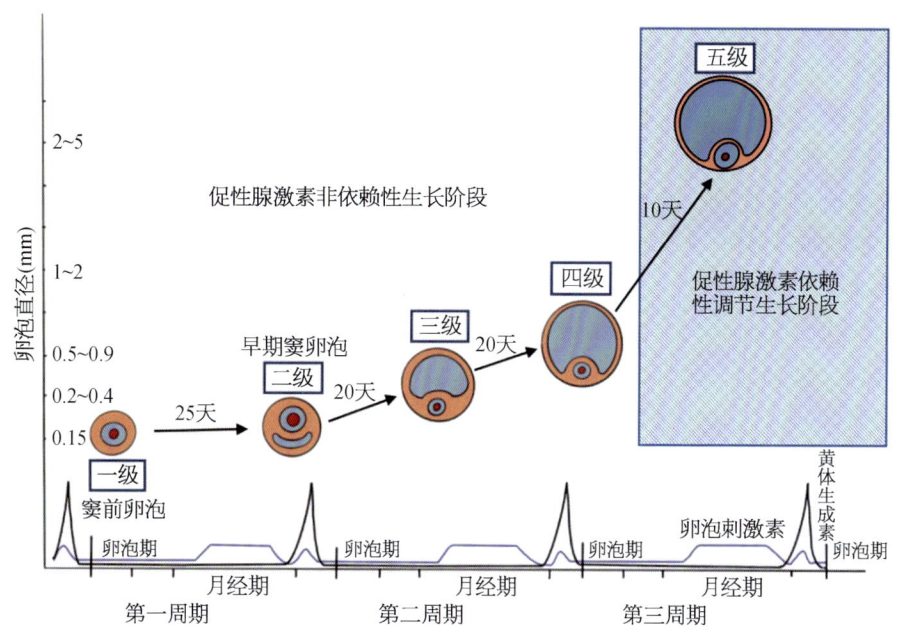

图3-2-2 人类卵巢卵泡发育示意图。进入生长阶段的原始卵泡形成初级卵泡（一级），随后独立于性腺激素（基调）生长（一级到四级），最终依赖于促性腺激素生长。请注意，从一级卵泡发展到五级卵泡需要3个周期

在生理条件下，FSH和LH通过特定的受体协同调控动物的生殖功能，同时也对甾体激素的生产、细胞代谢、生长等产生影响，影响下丘脑、垂体、卵巢和睾丸等靶组织。卵泡的形成、颗粒细胞的增殖、睾丸细胞和间质细胞的合成及精子上皮的发育都需要促性腺激素的协同作用。在雌性和雄性动物中，FSH有不同的生理功能。

在女性身体中，FSH对卵泡的生长和发育至关重要，通过作用于颗粒细胞滋养卵子，同时也促使雌激素的产生，维持次生性征和月经周期。FSH水平上升导致卵泡的发育和排卵，使女性能受孕。FSH下降则促使主导卵泡独立发育，其他卵泡停止发育。这种复杂的机制确保女性的生殖系统正常运作，为受孕提供支持。

FSH对女性的生殖健康和生育能力至关重要，它促进卵泡生长、卵子发育、调节月经周期和维持次生性征。在男性身体中，FSH也对精子生成和维持生育能力具有关键作用，它刺激Sertoli细胞分裂和活动，协助精子的发育，影响睾丸的正常功能和性腺激素平衡。不育问题和FSH缺乏也在男性中有临床表现。因此，FSH在生殖健康中扮演着重要的角色。

4. 分泌的调节与反馈 在垂体中，LH和FSH是由同一种性腺细胞合成的。尽管研究尚未发现这两种激素被分选到不同的囊泡中，然后分泌出LH或FSH，但示踪实验表明，所有细胞内的囊泡都包含LH和FSH，这表明它们可能合成和储存于相同的细胞结构中。

尽管它们在同一细胞中合成，LH和FSH在女性月经周期的不同阶段具有不同的水平。升高的雌二醇水平抑制了FSH浓度，但LH浓度仍然相对较高。这说明雌二醇在月经周期不同阶段对LH和FSH的调控存在差异，对于卵巢的正常功能及卵泡的成熟和排卵具有关键作用。

在某些动物（如羊和大鼠）中，FSH受体基因的启动子含有雌激素响应元件（ERE）。这些元件可以被雌二醇激活，从而抑制FSH基因的转录，进一步调控FSH的合成和释放。然而，与FSH受体不同，LH受体基因中缺乏这种雌激素响应元件，因此LH的合成和释放不受雌二醇的直接影响。

（四）催乳素

催乳素（prolactin，PRL）是一种由腺垂体腺嗜酸细胞分泌的，具备促进乳腺生长发育，刺激并维持泌乳及黄体生成的蛋白质激素。途径通过垂体门脉系统进入血液循环，影响生殖活动的许多环节，引起一系列与生长发育相关的生物学效应。

1. 化学结构 PRL是含199个氨基酸并有3个二硫键的蛋白质，分子量为23 000 Da，它的肽链折叠成球形，折叠处内3个二硫键相连。编码人催乳素的基

因位于6号染色体上,含5个外显子和4个内台子,为单拷贝基因。具体结构式略。

2. 合成与分泌　PRL 主要由腺垂体远侧部的嗜酸性细胞分泌,在妊娠晚期,PRL 分泌细胞的数量和体积均明显增大,分泌的 PRL 量也明显增加。

(1) 妊娠期的蜕膜也能分泌较多量的 PRL,使羊水中 PRL 的含量较高。

(2) 非妊娠期的子宫内膜、大脑、免疫器官和皮肤等也能分泌少量的 PRL。

(3) PRL 的分泌受多种因素的影响,其分泌也具脉冲性。

(4) PRL 分泌与月经周期的关系,PRL 在月经中期有一小峰,在黄体期分泌也较多。

(5) PRL 分泌与妊娠、分娩和哺乳的关系:妊娠第3个月起,PRL 的分泌就已开始增加,足月时为非孕时血浓度的10倍;在分娩前开始下降,分娩后又上升,分娩后2h达高峰;产后3个月降至正常值的上限,吮吸乳头可引起 PRL 的释放以维持泌乳。

(6) 其他因素的影响:睡眠时 PRL 的分泌增加;进食蛋白类食物使 PRL 分泌增加;应激状态下(如运动) PRL 分泌增加。

3. 生物学效应及作用机制　PRL 具有多重生物学效应,不仅对女性有多重作用,而且对男性也具有多重作用,具体如下。

(1) 对乳腺的作用:PRL 引起并维持泌乳,故名催乳素。其实它还有其他更为广泛的生物学效应。在女性青春期乳腺的发育中,雌激素、孕激素、生长素、皮质醇、胰岛素、甲状腺激素及 PRL 起着重要的作用。到妊娠期,PRL、雌激素与孕激素分泌增多,使乳腺组织进一步发育,具备泌乳能力却不泌乳,原因是此时血中雌激素与孕激素浓度过高,抑制 PRL 的泌乳作用。分娩后,血中的雌激素和孕激素浓度大大降低,PRL 才能发挥始动和维持泌乳的作用。在妊娠期 PRL 的分泌显著增加,可能与雌激素刺激垂体催乳素细胞的分泌活动有关。妇女授乳时,婴儿吸吮乳头反射性引起 PRL 大量分泌。

(2) 对妊娠维持的影响:动物实验发现,在孕早期蜕膜上 PRL 及 PRLR 都有丰富的表达,PRL 可刺激妊娠黄体 LH/CG 受体的表达,促进自身受体的表达,可以与 FSH、LH 协同作用优化 cAMP 和孕酮的合成,提示 PRL 可能通过自分泌/旁分泌机制调节蜕膜局部环境及机体内分泌状态。

(3) 对卵巢功能的调节:在大鼠等啮齿类动物卵巢上均有 PRLR 的表达。研究表明,PRL 对卵巢生理、维持妊娠具有直接的调控作用。PRL 对表面有 GH 受体表达的黄体细胞的孕酮生成有促进作用,表面有 LH 受体表达的黄体细胞对 PRL 无反应,且激素之间可产生协同作用,促进黄体发育,提高孕酮分泌。相关实验证明,正常水平的 PRL 对维持啮齿类动物的黄体功能是必需的。

(4) 对胎儿发育与生长的影响:胎儿垂体能分泌、贮存与释放催 PRL,其血中 PRL 浓度在分娩前几周达到高峰。羊水中 PRL 浓度比母体血清高 5~10 倍,如向羊水注入外源 PRL 可使羊水减少 50%,故有人认为,PRL 通过某种机制调节羊水液体量与渗透压。从比较内分泌学来看,PRL 曾是维持鱼类体液与渗透压平衡的重要激素,所以,它对羊水有一定作用是完全可以理解的。另外,胎儿肺内可以找到与 PRL 结合的受体,且注射催乳素可引起卵磷脂增加,提示 PRL 还可能与肺的发育成熟,特别是肺表面活性物质的生成有关。

(5) 对类固醇激素分泌的调节:RL 能刺激肾上腺皮质细胞分泌皮质醇、醛固酮和脱氢表雄酮,雄性激素的增加,使得少数高催乳素血症患者出现血雄激素和尿17酮升高,但出现多毛和痤疮等症状的患者并不多见,可能与脱氢表雄酮的生物活性较低有关。

(6) 对性腺的作用:在哺乳类动物,PRL 对卵巢的黄体功能有一定的作用,如啮齿类,PRL 与 LH 配合,促进黄体形成并维持分泌孕激素,但大剂量的 PRL 又能使黄体溶解。PRL 对人类的卵巢功能也有一定的影响,随着卵泡的发育成熟,卵泡内的 PRL 含量逐渐增加,并在次级卵母细胞发育成为排卵前卵泡的过程中,在颗粒细胞上出现 PRL 受体,它是在 FSH 的刺激下形成的。PRL 与其受体结合,可刺激 LH 受体生成,LH 与其受体结合后,促进排卵、黄体生成及孕激素与雌激素的分泌。

男性在睾酮存在的条件下,PRL 促进前列腺及精囊腺的生长,还可以增强 LH 对间质细胞的应用,使睾酮的合成增加。

(7) 其他方面生物学效应:PRL 可增强某些动物的繁殖行为,增强雌性动物的母性,如禽类的抱窝性、鸟类的反哺行为等。在家兔,还与产仔前脱毛和造窝有关。在雄性个体,可能具有维持睾酮分泌的作用,并与雄激素协同,刺激附属性腺的分泌,以及维持性欲。

4. 分泌的调节与反馈　PRL 的分泌既受到下丘脑催乳素抑制因子(PRIF)与催乳素释放因子(PRF)及

其他激素的调节，又能通过短环路反馈进行自我调节。但与所有其他垂体激素不同的是，下丘脑对它分泌的调节主要是抑制性的，而不是刺激性的。于是对下丘脑控制的破坏总是会引起 PRL 分泌增强而不是降低。促甲状腺释放激素、小剂量的雌激素、孕激素可促进垂体分泌催乳素，而大剂量的雌激素、孕激素、多巴胺则可抑制催乳素的分泌。吸吮也能增加催乳素的分泌。婴儿的不断吸吮，刺激腺垂体分泌催乳素，从而使泌乳可维持数月至数年。

（五）生长激素

生长激素（growth hormone，GH）是一种腺垂体分泌的且具有促进骨骼、内脏和全身生长的蛋白激素。其在机体的生长、发育、细胞再生、复制及新陈代谢过程中发挥着至关重要的调控作用。

1. 化学结构　生长激素的化学结构非常复杂，是一个包含 191 个氨基酸残基的单链多肽。

在生长激素的结构中，这些氨基酸通过肽键连接在一起，形成了一个三维的空间结构。这个结构中包含了多个螺旋区域和非螺旋区域，这些区域对于激素的生物活性至关重要。此外，生长激素分子中还含有若干个硫原子，这些硫原子通过形成二硫键来稳定其三维结构。

2. 合成与分泌　GH 是由腺垂体中的垂体细胞合成和分泌的蛋白激素。这些细胞每天释放 1~2 mg GH。GH 对儿童的正常身体生长至关重要，其水平在儿童时期逐渐升高，并在青春期的生长高峰期达到峰值。

GH 的分泌受到下丘脑神经分泌核的调控，其间的细胞释放生长激素释放激素（GHRH）和生长激素抑制激素（GHIH）进入垂体门静脉系统，GHRH 与垂体细胞中的 G 蛋白偶联受体相互作用，激活 cAMP 信号通路，从而增加 GH mRNA 的转录和释放。

GH 一旦被释放到循环中，会与肝脏、肌肉、骨骼和脂肪组织等靶组织中的细胞表面生长激素受体（GHR）结合。这种结合导致 JAK2 的激活，进而触发包括 Raf-MEK-ERK、PI3K-Akt 和 STAT5 在内的一系列信号级联。ERK、Akt 和 STAT5 都通过合成和分泌 IGF-1 促进生长。

3. 生物学效应及作用机制

（1）促进器官的发育和生长：GH 对于各个器官的发育和维护也起着重要作用。在儿童期，GH 对于身高的增长和器官的正常发育至关重要。在成年后，GH 仍然继续维护器官的正常功能和修复受损组织。

（2）促进性腺的分泌功能：GH 在性腺发育和性激素分泌中也有一定的影响，如促进睾丸和卵巢的生长，有助于性腺功能的正常发育和性激素的分泌。

（3）促进认知功能和心理健康：一些研究指出，GH 可能对认知功能和心理健康有一定的影响。它可能有助于改善记忆、学习能力和情感状态，当然这方面的研究还在初步阶段。

4. 分泌的调节与反馈

（1）下丘脑-垂体-靶器官轴调节：下丘脑、垂体和身体的靶器官形成了自上而下的复杂生物调节系统。下丘脑神经内分泌核是 GH 调节的关键部位。这些核团负责合成和分泌两个重要的激素，即 GHRH 和 GHIH。GHRH 促进 GH 的分泌，GHIH 通过结合相应的受体在腺垂体细胞中抑制 GHRH 的信号传递，从而减少 GH 的分泌。这种平衡的调节确保了 GH 的适度分泌。

（2）神经内分泌调节：GH 的分泌呈脉冲性，腺垂体的生长激素细胞以脉冲方式合成和释放 GH，这些脉冲的频率和幅度受到多种生理刺激的调节，如运动、睡眠、饮食和其他激素水平的变化，共同调节 GH 的分泌，确保了对不同生理需求的适应性响应。

（3）年龄调节：年龄和性别对 GH 的分泌也产生影响。青少年分泌 GH 的速率较高，约为 700 μg/天，而健康成年人的分泌速率约为 400 μg/天。

（4）激素调节：雌雄激素在 GH 的分泌中发挥着关键作用，特别是青春期时性激素的增加促进了 GH 分泌。其他多种激素，如胰高血糖素、胰岛素和甲状腺激素等，也可以影响 GH 分泌。例如，胰高血糖素可以通过刺激 GHRH 释放来促进 GH 的分泌，而胰岛素则具有抑制 GH 分泌的作用。

（5）营养与代谢调节：营养状况和代谢状态对 GH 的调节至关重要。饮食不足、禁食和低血糖状态可以刺激 GH 的分泌，而高血糖和高胰岛素水平则抑制 GH 的分泌。

（6）抑制因素反馈：GH 的分泌还受到一些抑制因素的影响，包括 GHIH 及 IGF-1 的负反馈机制。此外，一些外源因素如药物和内分泌干扰物也可以影响 GH 的分泌和功能。

总的来说，GH 的调节过程是一个高度复杂的生物网络系统，包括下丘脑-垂体-靶器官轴、神经内分泌、年龄、激素、营养与代谢等多个层次、多因素的生物调控机制。这些机制确保了 GH 在身体生长、修复和代谢过程中的精确调控，对维持人体健康具有重要意义。

（孙祖越　周　莉）

参考文献

[1] 樊世荣.绒毛膜促性腺激素和孕酮检测在异位妊娠诊治中的价值[J].中国实用妇科与产科杂志,2000,(4):8-9.

[2] 顾军,黎介寿,李维勤,等.重组生长激素对严重感染后蛋白质代谢影响的实验研究[J].中华外科杂志,1997,(2):41-44.

[3] 姜礼胜,陈杰,陈伟华.半胱胺对生长猪生长激素脉冲释放及有关代谢激素的影响[J].中国兽医学报,2002,(3):262-264.

[4] 林浩然.鱼类生长和生长激素分泌活动的调节(综述)[J].动物学报,1996,(1):69-79.

[5] 黎介寿,任建安,王新波,等.生长抑素与生长激素促进肠外瘘自愈的机理与临床研究[J].中华外科杂志,2000,(6):46-49.

[6] 李洁,周灿权,钟依平,等.不同小剂量促性腺激素释放激素激动剂在体外受精-胚胎移植中应用的比较[J].中华妇产科杂志,2006,(4):269-270.

[7] 李武,杜炜杰.血清β-人绒毛膜促性腺激素、孕酮、癌抗原125及子宫内膜厚度用于早期异位妊娠诊断的价值[J].实用妇产科杂志,2010,26(10):759-762.

[8] 李论,李娜,穆亚平.重组人生长激素的临床应用和研究进展[J].国际儿科学杂志,2017,44(8):547-550.

[9] 王艳玲,李振田,董秀钿,等.半胱胺对奶牛产奶量及血浆生长抑素、生长激素水平的影响[J].中国畜牧杂志,1999,(6):13-14.

[10] 曾春英,顾美皎,黄宏英.促性腺激素释放激素激动剂与米非司酮治疗子宫肌瘤的临床对照研究[J].中华妇产科杂志,1998,(8):41-43.

[11] 赵刚,龚守良,岳瑛,等.人类促性腺激素释放激素受体在垂体外正常组织和癌组织的分布[J].吉林大学学报(医学版),2002,(4):445-447.

[12] 国家药典委员会.中华人民共和国药典(2015年版)[M].北京:中国医药科技出版社,2015.

[13] Alison R H, Capen C C, Prentice D E. Neoplastic lesions of questionable significance to humans [J]. Toxicol Pathol, 1994, 22:179-186.

[14] Brown W R, Fetter A D, Van Ryzin R J, et al. Proliferative pituitary lesions in rats treated with salmon or porcine calcitonin [J]. Toxicol Pathol, 1993, 21:81-86.

[15] Capen C C. Correlation of mechanistic data and histopathology in the evaluation of selected toxic endpoints of the endocrine system [J]. Toxicol Lett, 1998, 102103:405409.

[16] Davies T S, Monro A. Marketed human pharmaceuticals reported to be tumorigenic in rodents [J]. J Am Coll Toxicol, 1995, 4:90-109.

[17] Strobl J S, Thomas M J. Human growth hormone [J]. Pharmacol Rev, 1994, 46(1):1-34.

[18] Thurman J D, Bucci T J, Hart R W, et al. Survival, body weight, and spontaneous neoplasms in *ad libitum*-fed and food-restricted Fischer-344 rats [J]. Toxicol Pathol, 1994, 22:1-9.

第四章
性腺激素及其调控

第一节 概 述

激素(hormone)是机体内分泌器官或组织直接分泌到血液中对机体有特殊效应的物质,按照化学性质一般分为四类:胺类衍生物、多肽或蛋白质、类固醇化合物和脂肪酸衍生物。胺类衍生物,如甲状腺素和肾上腺髓质激素,主要参与调节新陈代谢、体温和能量消耗等过程。多肽或蛋白质激素,包括胰岛素和胰高血糖素等,影响细胞信号传导、生长和食物消化等。类固醇化合物,如雄激素和雌激素,涉及性特征发育和免疫反应。脂肪酸衍生物,如前列腺素,在炎症和血管调节中发挥关键作用。

从生理角度看,激素可分为三大功能类别:第一类涉及新陈代谢和内环境稳定,如胰岛素和胃肠激素。第二类促进细胞增殖和分化,控制生长发育和生殖,如生长激素和性激素。第三类与神经系统协作,增强对环境适应性,如肾上腺皮质激素。

激素的作用过程包括三个步骤:分泌后进入血液,进入与靶细胞上的特定受体结合,与受体结合后引起一系列细胞内化学反应,产生特定的生理效果。

性激素是一类由性腺(如睾丸和卵巢)、胎盘和肾上腺皮质产生的调控性功能或性活动激素。基本化学结构为环戊烷多氢菲,由 A、B、C 和 D 四个环构成(图4-1-1)。性激素主要包括促性腺激素(如 FSH、LH 和催乳素)和性腺分泌的性激素(如雌激素、孕激素、雄激素和前列腺素),它们对性特征的形成、生殖系统和生育过程具有重要作用(表4-1-1)。

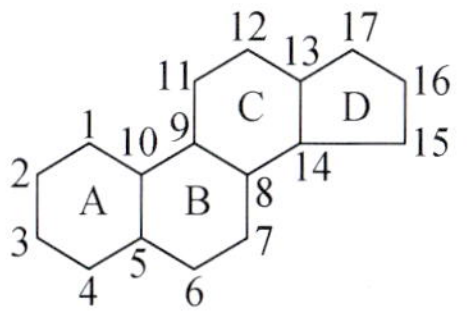

图 4-1-1 性激素基本结构

表 4-1-1 性激素的主要生理学特征

序号	激素名称	缩写	靶器官	生物学效应
1	卵泡刺激素	FSH	卵巢 睾丸	促进卵泡发育及生产卵子 促进生精细胞生长及精子生成
2	黄体生成素	LH	卵巢 睾丸	促进排卵、黄体生成,分泌孕激素 促进分泌睾酮
3	催乳素	PRL	乳腺	促进乳房发育成熟及乳汁分泌
4	雌激素	E	卵巢 子宫 阴道	卵泡生长发育,分泌激素,出现性征 子宫和阴道腺上皮增生 子宫和阴道腺肌肉收缩
5	孕激素	P	子宫 乳腺	促子宫分泌,准备孕卵着床 促进乳腺发育,为泌乳作准备
6	雄激素	T	睾丸 肌肉 骨骼 等	维持生精功能,促进蛋白质合成 刺激男性性征,维持正常性欲
7	前列腺素	PG	全身	调节炎症反应、血管和平滑肌收缩 调节血小板聚集,神经和生殖系统功能

性激素充当生物信使,在多个重要方面产生物学效应和生理作用。首先,它们通过调控蛋白质、糖类和脂质等三大营养物质的代谢及水盐平衡,为维持生命活动提供能量,保持代谢的动态平衡。其次,性激素促进细胞的增殖与分化,影响细胞的老化过程,确保各组织和器官的正常生长、发育及细胞的更新与老化。第三,它们推动生殖器官的成熟与功能发挥,调控性激素的分泌,包括卵子的形成、排卵、精子的生成、受精、着床、妊娠和哺乳等一系列生殖过程。第四,性激素影响中枢神经系统和自主神经系统的发育和活动。第五,它们与神经系统协调工作,帮助机体适应外部环境。

性激素在发挥上述作用时具有以下四大特点。首先，它们的合成与分泌受到整体神经系统的统一调控。其次，它们通过血液或其他体液流向靶器官、组织或细胞，与其结合并产生效应。第三，性激素在多个层次上被调控或进行多层次的调控，涉及器官、组织、细胞和分子层面。第四，性激素表现出高度的结合特异性和效应的专一性。此外，它们通常通过受体在分子生物学水平上发挥作用。

第二节　主要性激素及其调控

(一) 雌激素

雌激素（estrogen, E）是一类主要在女性次要在男性身体内起作用的性激素。天然雌激素分为3种主要类型：雌酮（E_1）、雌二醇（E_2）、雌三醇（E_3）。它们在女性体内的循环系统中分别占有不同比例，分别为 10%~20%、10%~30% 和 60%~80%。尽管雌三醇的含量最高，但它的生理作用相对较弱，而雌二醇的效力是雌三醇的约80倍。

1. 化学结构　雌激素是一类具有相似化学结构的内源性激素，其分子中包含18个碳原子。雌酮、雌二醇和雌三醇的相对分子质量分别为 270 Da、272 Da 和 288 Da，其结构式见图 4-2-1。这些化学结构特点赋予了雌激素其独特的生物活性和功能。它们的化学结构具有以下特点：①第10位碳原子上不含甲基基团；②A环为酚环，这是雌激素能够高亲和力地与两种雌激素受体结合的关键结构；③第17位碳原子上可以有羟基（OH）或酮基（O）；④第17位碳原子上的氢功能基团是雌激素的生物活性基团，如果被羟基取代，则成为雌二醇，如果被酮基取代，则成为雌酮；⑤第16和17位碳原子上的氢原子被羟基取代时形成雌三醇。

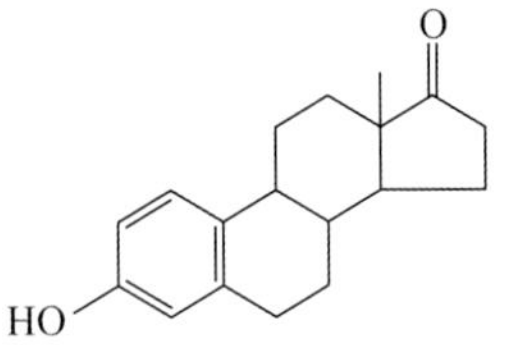

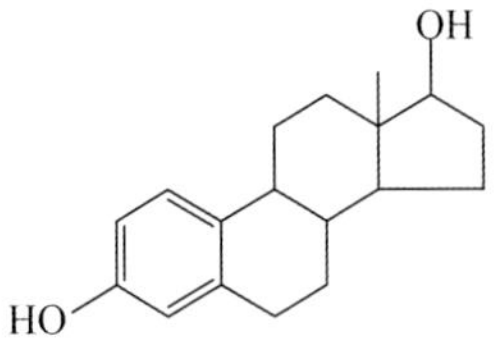

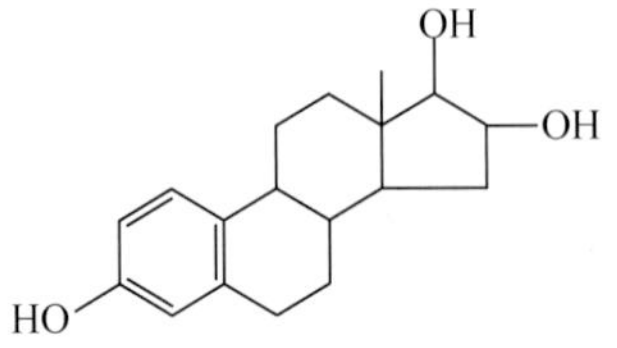

图 4-2-1　雌激素化学结构式

2. 合成与分泌　雌激素主要由卵巢和胎盘产生，少量也由肾上腺合成。此外，一些外周组织，包括肝脏、脂肪组织、骨骼肌、毛囊等，也能合成雌激素，尤其是雌酮。雌二醇是雌激素中活性最强的一种，是卵巢主要合成的激素之一，对维持女性的生殖功能和第二性征发育至关重要。而雌三醇则是雌二醇和雌酮在卵巢外发生代谢的产物。

在生理状态下，雌激素的分泌具有周期性变化。排卵前的雌激素主要由卵泡细胞分泌，而排卵后的雌激素主要由黄体细胞产生。这个分泌功能随着卵巢功能的周期性变化而波动。在妊娠期间，胎盘的合体滋养层细胞是体内雌激素的主要来源，胎盘利用胎儿产生的脱氢表雄酮及其 16α-羟化衍生物合成大量的雌酮和雌三醇，尤其是雌三醇。因此，妊娠期间血液中雌三醇的含量显著升高，约比未妊娠时高出 1 000 倍。这使得妊娠期妇女的尿液中含有大量的天然雌激素，因此测定血液或尿液中的雌三醇水平可以反映胎盘的功能状态。

绝经后的女性的雌激素主要是雌酮，主要来自于肾上腺皮质分泌的雄烯二酮，然后在外周组织中转化为雌酮。而在男性，雌激素主要来自于睾丸，但血液中的雌激素主要来自于生殖腺外的合成过程，如将循环中含有19碳的雄激素（如脱氢表雄酮和雄烯二酮）通过芳香化反应转化为雌激素。因此，雌激素水平受其前体雄激素的调节。

在生长发育过程中，女性幼年和少女期的雌激素水平相对较低，随着年龄的增长，雌激素水平逐渐上升。在青春期到成年期的女性中，雌二醇的水平持续上升。此外，在月经周期中，血液中的雌激素水平也会呈现周期性的波动。雌激素水平在卵泡的发育过程中逐渐升高，在排卵前1周左右，卵泡开始分泌大量雌激素，导致血液中雌激素含量迅速上升，最高峰在排卵前1天左右，然后开始下降。在黄体期，雌激素再次上升。因此，月经周期中，雌激素浓度呈现两次高峰，黄体期的雌激素高峰较卵泡期的低。

对于未怀孕的女性,特别是处于月经初潮到更年期前的时期,雌二醇是最重要的雌激素。然而,怀孕女性的重要角色转移到雌三醇。而在更年期的女性体内,雌酮成为主要的雌激素形式。此外,还存在一种雌激素,雌四醇(E_4),只在怀孕期间出现。

所有不同类型的雌激素都是通过芳香酶从雄激素尤其是睾酮和雄烯二酮转化而来。它们都具有独特的苯环(A 环芳香化)结构。

雌激素也可以由人工合成,其主要路线如下:在芳香化酶的作用下,睾酮转化为雌二醇,雄烯二酮转化为雌酮(图 4-2-2)。

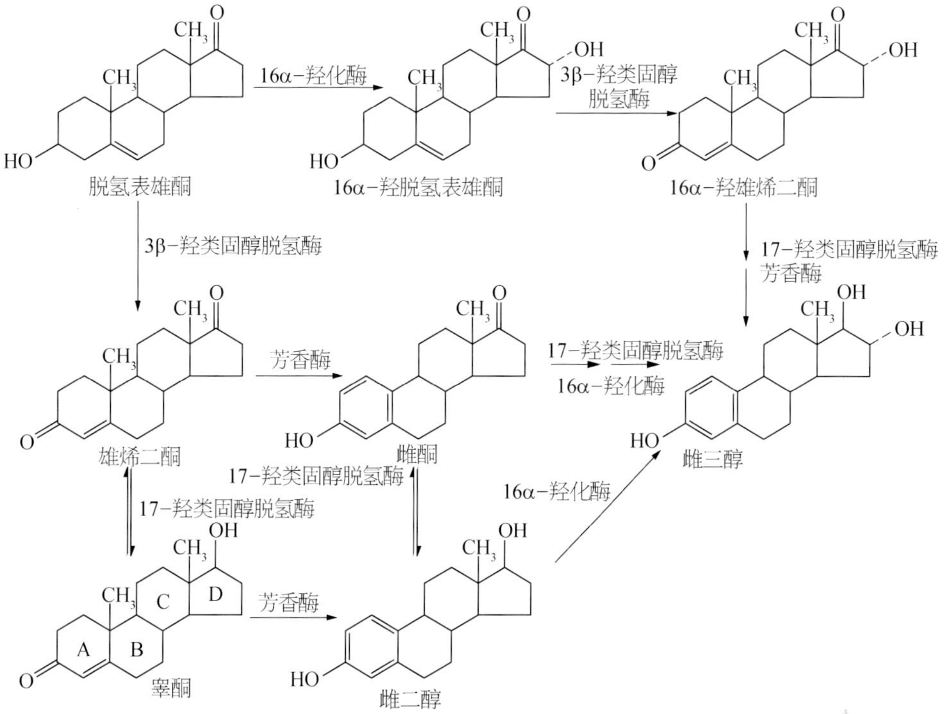

图 4-2-2 雌激素合成及代谢线路图

3. 生物学效应及作用机制　雌激素在雌性动物的生长发育各个阶段都扮演着重要的生理角色。在胚胎期,雌激素对雌性动物的生殖道发育起着关键的刺激和维持作用。如果在初情期前切除卵巢,生殖道将无法正常发育;而在初情期后进行卵巢切除,则会导致生殖道的退化。此外,雌激素在初情期前对下丘脑产生 GnRH 的分泌具有抑制作用,这有助于雌性动物产生并维持第二性征。

初情期是雌性动物生殖系统发育的一个重要阶段,雌激素在其中发挥了促进的作用。在这个时期,雌激素刺激了下丘脑和垂体的生殖内分泌活动,有助于维持雌性动物的性征特征。发情周期中,雌激素对卵巢、生殖道及下丘脑和垂体的生理功能都产生了调节作用。这表现在以下几个方面。

(1) 刺激卵泡的发育:雌激素促进卵泡的生长和发育,为排卵做好准备。

(2) 作用于中枢神经系统:雌激素诱导雌性动物表现出发情行为,增加性欲和性兴奋。

(3) 刺激生殖道上皮增生和角质化:雌激素使子宫和阴道腺上皮增生、角质化,并分泌稀薄的黏液,为交配活动做好准备。

(4) 刺激子宫和阴道平滑肌的收缩:雌激素促进子宫和阴道平滑肌的收缩,有助于精子的运动,有利于精子与卵子的结合。

在妊娠期间,雌激素刺激乳腺的腺泡和管状系统发育,并在分娩启动时发挥一定的作用。在分娩过程中,雌激素与催产素协同作用,诱导前列腺素的分泌,刺激子宫平滑肌的收缩,有助于分娩。而在哺乳期间,雌激素与催乳素也有协同作用,促进乳腺的发育和乳汁的分泌。

此外,关于雌激素对下丘脑和垂体产生正反馈作用的问题,月经周期的第 10 天左右,卵泡开始分泌大量雌激素,导致血液中雌激素水平迅速上升,形成雌激素高峰。这个雌激素高峰正反馈作用于促性腺激素细胞,促使它们突然大量分泌 LH,这导致血液中 LH 水平在雌激素高峰后 16～18 h 内急剧升高,形成 LH 高峰,通常出现在月经周期的第 14 天左右。

4. 分泌的调节与反馈　雌激素的分泌受下丘脑-腺垂体调节机制的控制。这一调节过程涉及多个激素的相互作用,以确保雌激素在不同生理阶段的适当产生和调节。

(1) FSH 的作用:腺垂体分泌 FSH,它的主要作用是刺激卵巢中的卵泡生长和发育。FSH 刺激卵泡内的卵母细胞,同时促使卵巢产生和分泌雌激素,包括雌二醇、雌酮和雌三醇。

(2) 雌激素的负反馈:当雌激素水平增加到一定水平时,它们会负反馈地抑制腺垂体的 FSH 分泌。这种负反馈机制有助于避免雌激素过度分泌,从而保持生理平衡。雌激素通过抑制 FSH 的分泌,限制了新的卵泡的发育,同时也影响了黄体生成。

(3) LH 的作用:在雌激素水平升高的情况下,腺垂体会释放 LH,促使卵巢中的卵泡成熟并排卵。排卵后,残留的卵泡会形成黄体,这种内分泌腺体会分泌孕激素,如孕酮,以维持子宫内膜的状态,为受精卵的着床创造条件。

(4) 雌激素对下丘脑的影响:雌激素还可以反馈抑制下丘脑中 GnRH 的分泌。这意味着雌激素可以降低 GnRH 的水平,从而减少 FSH 和 LH 的释放,这对于维持生殖系统的平衡至关重要。

(5) 雌激素与雄激素的相互作用:雌激素还可以对抗雄激素的作用。在一些情况下,雌激素可以抑制雄激素的生物活性,从而调节性别特征和生殖行为。

雌激素的分泌和调节涉及下丘脑、腺垂体、卵巢和多种激素之间的复杂互动。这些调节机制确保了雌激素在不同生理情境下的适当产生和功能,维持了雌性动物的生殖健康和生理平衡。

(二) 孕激素

孕激素(progesterone,P)是由一种卵巢、怀孕期胎盘和肾上腺分泌的,促进女性胎盘和生殖道生殖发育的性激素。其中,孕酮(又称为黄体酮)是孕激素家族中最具生物活性的代表,通常用来代表整个孕激素类。

除了孕酮之外,还存在其他天然孕激素,如孕烯醇酮、孕烷二醇、脱氧皮质酮等。尽管它们的生物活性不及孕酮高,但它们仍然具有一定的生理作用,并可以与孕酮受体竞争性结合。这意味着在某些情况下,这些天然孕激素甚至可以对孕酮产生拮抗作用。

1. 化学结构　孕激素是一类含有 21 个碳原子的类固醇激素,它们存在于雄性和雌性动物体内。这些激素在性激素生物合成中扮演着重要角色,不仅是雌激素和雄激素的前体,还具有独立的生理功能。

孕激素的分子结构在其家族成员之间共享一些共同特点,如含有 21 个碳原子。孕酮的相对分子质量为 314 Da,其分子结构的独特之处在于 A 环上的第 4 和第 5 位之间存在一个双键,同时第 3 位上有一个酮基(图 4-2-3)。这些结构特点赋予了孕酮及其家族成员其生物活性和生理功能。

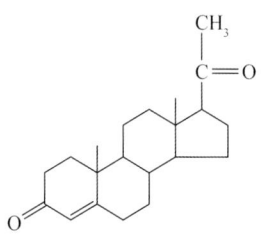

图 4-2-3　孕酮化学结构式

2. 合成与分泌　孕激素在体内是由雄激素、雌激素、糖皮质激素和盐皮质激素的合成过程中产生的中间产物。这使得孕激素在多种组织中存在,但只有卵巢和胎盘能够释放这些激素。其中,孕激素的主要成分是孕酮,而成年卵巢的黄体是体内孕激素的主要来源。

除了卵巢之外,肾上腺和男性的睾丸也能分泌少量的孕激素。然而,在妊娠期间,胎盘能够分泌大量的孕激素,以维持妊娠的正常进行。事实上,在人类的妊娠第 8 周,初级胎盘就开始产生孕激素。

此外,不仅在人类,而且在几种动物的着床前胚泡内都含有类固醇。这些胚泡具有合成孕酮、将雌酮转化成雌二醇及进行雄激素生物合成和芳香化成雌激素的能力。在妊娠的早期阶段,胚泡能够将胆固醇转化成孕烯醇酮,并将脱氢雄烯酮转化成雌激素,这些过程都对妊娠的正常发展至关重要。

卵巢内孕激素的合成也是以胆固醇为原料进行的。血液中的胆固醇主要来自于消化道的吸收和肝细胞的吸收,并与低密度脂蛋白或高密度脂蛋白结合。卵巢的激素分泌细胞通过细胞膜上的特异受体吸收胆固醇,并在线粒体内首先将其转化为孕烯醇酮,然后通过 3β-羟基类固醇脱氢酶(3β-HSD)和异构酶的作用将其转化为孕酮。需要指出的是,血浆中的孕酮大部分以结合型存在,只有少部分是游离型孕酮,但这些游离型孕酮具有生物活性。

3. 生物学效应及作用机制　在正常母体内,孕酮是一种与雌激素共同作用于生殖活动的激素,它们在多个方面表现出协同、时序或拮抗的关系。

(1) 促进生殖道发育:雌激素起初刺激生殖道的发育,但只有在孕酮的进一步作用下,生殖道才能充分发育。

(2) 调节发情:少量孕酮与雌激素协同作用,促进发情行为。然而,大量孕酮对下丘脑或腺垂体产生负反馈,抑制促性腺激素(FSH 和 LH)的释放,从而抑制发情。孕酮水平的变化影响着性腺的功能和发情控制,孕酮可以用于调控发情。

(3) 维持妊娠和安宫保胎:孕酮在子宫内膜的生理过程中发挥重要作用,包括促使子宫内膜从增殖期转变为分泌期,刺激子宫腺的增长和分泌功能,抑制子宫的自发性活动,降低子宫肌层的兴奋性。这些过程有助于胚胎的发育和着床,维持正常妊娠,并提供保护机制。

(4) 维持乳腺的发育:孕酮在雌激素刺激乳腺腺管发育的基础上,协同雌激素一起促进乳腺腺泡系统的发育,从而维持乳腺的正常发育。

(5) 对雄性生殖轴的反馈抑制作用:孕酮对雄性下丘脑-垂体-睾丸轴产生反馈抑制作用,影响垂体和生殖腺中的激素受体表达。这对于精子数量、精子胞膜完整性、染色体稳定性和受精过程都具有重要影响。生理剂量的孕酮可以促进雄性性行为,而药理浓度的孕酮则可以抑制雄性性行为。

(6) 精子顶体反应的激动剂:孕酮作为精子顶体反应的一个天然激动剂,参与了受精过程的关键步骤,包括快速的 Ca^{2+} 内流、钙依赖的磷酸肌醇水解及顶体反应的触发。

4. 分泌的调节与反馈　孕激素的分泌调节与反馈机制在生殖生理中起着关键作用,特别是在女性生殖系统中。以下是孕激素分泌调节与反馈机制的关键要点。

(1) LH 的调节:LH 是下丘脑-垂体-性腺轴中的一个关键激素,它直接刺激卵巢中的黄体细胞产生孕酮。LH 的分泌由下丘脑中释放性激素(如 GnRH)的脉冲性释放所控制。GnRH 的分泌受到中枢神经系统的调节,受到许多因素如应激、节律和季节等的影响。LH 的释放通过正反馈机制来调节孕酮的分泌。

(2) 孕酮的正反馈:在女性月经周期的某些时期,特别是在排卵期,孕酮的分泌会经历正反馈机制。这意味着高水平的孕酮可以促使垂体释放更多的 LH,从而加强黄体的活性和孕酮的产生。这个正反馈机制有助于确保卵子成功排卵和受精。

(3) 孕酮的负反馈:一旦孕酮水平升高,它会对下丘脑和垂体产生负反馈效应。负反馈是一种自我调节机制,当孕酮水平足够高时,它会抑制 GnRH 和 LH 的分泌,从而减少孕酮的产生。这有助于维持孕酮水平在适当的范围内。

(4) 孕酮的周期性分泌:孕酮的分泌在女性月经周期中呈现周期性变化。它在月经周期的不同阶段(卵泡期、排卵期、黄体期)都有不同的水平。这个周期性分泌与 LH、雌激素等其他激素的分泌相互关联,以确保生殖系统正常运作。

孕激素的分泌调节与反馈机制是复杂的,受到多种因素的影响,包括中枢神经系统、性腺激素、季节、应激等。这些机制协同工作,确保了女性的生殖系统正常运行,包括排卵、受孕和妊娠。

(三) 雄激素

雄激素是一种由睾丸间质细胞、肾上腺皮质、卵巢和胎盘分泌,且主要增进雄性生殖系统发育和功能的关键性激素。除睾酮和双氢睾酮(DHT)之外,在睾酮与雄酮代谢过程中,还衍生出几种生物活性比睾酮弱的雄激素,如表雄酮、脱氢表雄酮和乙炔基睾酮。该类激素促进了男性第二性征形成,如男性生殖器的发育、面部和身体毛发的生长、声音变低等。

1. 化学结构　雄激素是一类含有 19 个碳原子的类固醇激素,其分子结构上在第 10 位和第 13 位碳原子上具有甲基基团。这一类激素包括睾酮、DHT、雄烯二酮和脱氢表雄酮(DHEA)。它们的相对分子质量分别为 288 Da、290 Da、286 Da 和 288 Da。化学结构式见图 4-2-4。

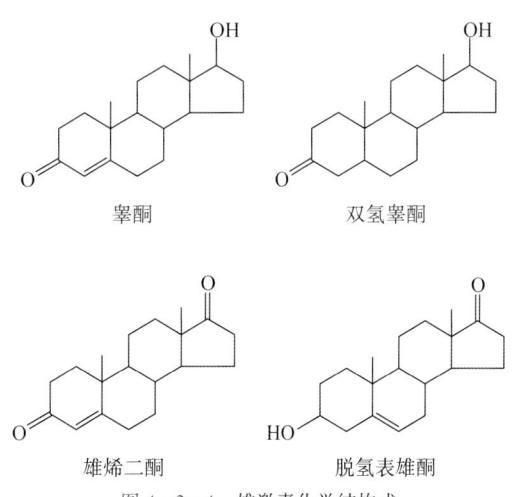

图 4-2-4　雄激素化学结构式

在雄激素的分子结构中,C3 位上的取代基对其生物活性起着关键作用。一般而言,C3 位的取代基可分为酮基(C=O)、α 羟基(α-OH)和 β 羟基(β-OH),它们的一般活性顺序为,C=O>α-OH>β-OH。而在 C17 位上,阳性羟基(阳-OH)的存在对于产生强大的生物活性至关重要。若将 C17 位的阳-OH 取代为 α-OH,则雄激素失去了生物活性。

具体而言,睾酮和双氢睾酮在 C17 位均具有阳-OH,因此它们的活性较强,其中睾酮在 C3 位还有酮基,使其活性最强。而脱氢表雄酮和雄烯二酮的 C17 位均为酮基(无阳-OH),因此它们的活性较低,且不能直接与靶细胞上的雄激素受体结合。它们必须在外周组织中经过代谢转变为睾酮,才能发挥作用。

在血液中,睾酮在雄性生殖系统中具有最强的生物活性。双氢睾酮的活性稍弱于睾酮,在靶细胞中表现出与睾酮相似的生物活性。其他雄激素的活性都相对较弱,不具备睾酮和双氢睾酮的高活性水平。

2. **合成与分泌** 体内雄激素的合成主要发生在睾丸、卵巢和肾上腺等内分泌器官中,其中睾丸是主要的生物合成和分泌源。

(1) 睾丸合成:男性睾丸是雄激素的主要合成器官,约 95% 的睾酮由睾丸的间质细胞合成和分泌。成年男性的睾酮每天分泌量通常在 3~10 mg。

(2) 卵巢和肾上腺分泌:除睾丸外,卵巢和肾上腺也分泌少量雄激素。肾上腺分泌的脱氢睾酮由于缺乏特异性受体而在生理上无显著作用。卵巢分泌的雄激素量较少且生理上无重要性。

(3) 雄激素的代谢和转化:雄激素在体内代谢并可在某些组织内转化为 DHT,后者在生殖器官的发育和维护中具有关键作用。

现在,由于人工合成工艺的普及,激素的合成已是不复杂的过程,其线路也是较为清晰的(图 4-2-5)。

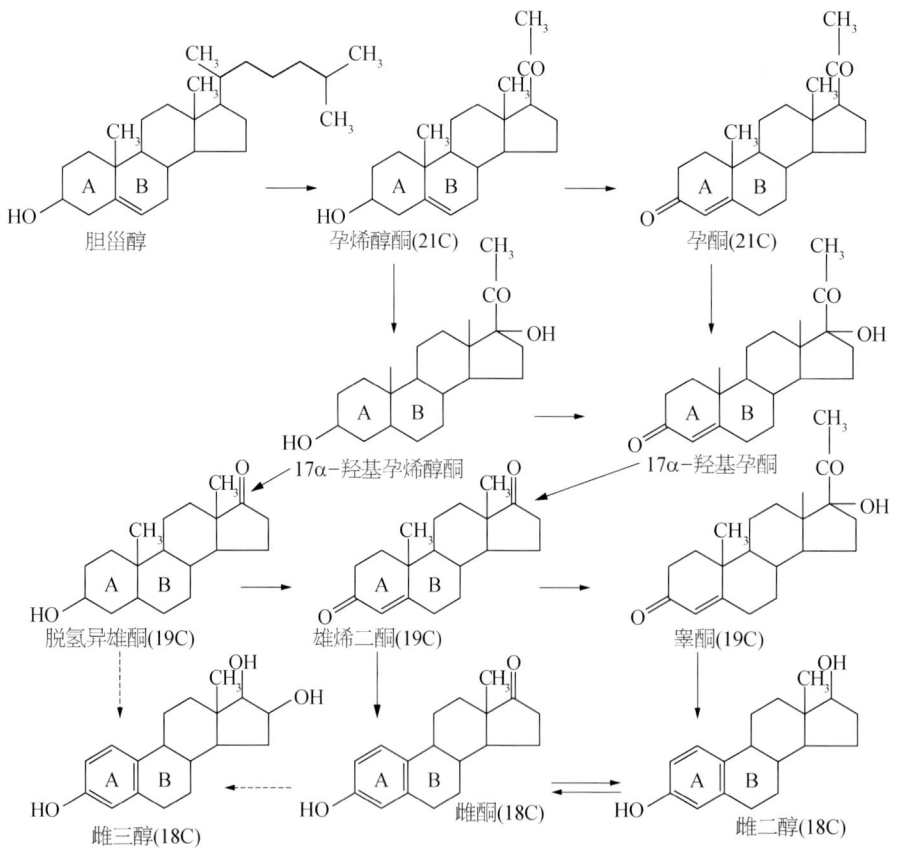

图 4-2-5 常见性激素合成线路示意图

另外,雄激素的分泌在个体的生命周期中存在两个主要高峰。首先,胚胎期的高峰,雄激素分泌主要促进性别分化和生殖器官的发育。其次,青春期之后的高峰,雄激素分泌增加,促进精子生成和男性生理功能的维持,这一高峰持续至更年期。

需要指出的是,成年男性体内的睾酮分泌呈脉冲性,两次分泌脉冲之间的间隔通常为 1~3 h。而一天中的睾酮分泌量也会有昼夜节律,通常在清晨分泌量明显高于午夜。

3. **生物学效应及作用机制**　雄激素生理效应包括但不限于：诱导性分化、第二性征的形成和维持、精子生成的启动和维持、雄性性欲的维持、垂体激素分泌的反馈调节等。阉割雄性动物在幼年时期会导致其生殖器官的萎缩和退化及附属性器官的消失。此外，雄激素在免疫系统和其他生理系统中也发挥着广泛的作用。

在性腺系统和外生殖器的发育中，睾酮起着至关重要的作用。如果个体为雌性，即其性腺为卵巢，那么副中肾管将会发育成输卵管、子宫、子宫颈和阴道，而中肾管将会退化。这一发育过程的关键因素之一就是睾酮。相反，如果个体为雄性，睾丸产生的AMH将促使中肾管发育，而副中肾管将会退化。在性腺外生殖器的性别分化过程中，5α-还原酶的存在对雄激素的作用至关重要，因为睾酮必须在细胞内转化为双氢睾酮才能引发组织的雄性发育。

性别分化的最终完成伴随着下丘脑性别分化。下丘脑在出生前后接触到雄激素，从而引发下丘脑性中枢的雄性化。缺乏雄激素的情况下，下丘脑性中枢将发育为同性别化中枢。

总体而言，雄激素在雌性动物中的作用是复杂的。它们具有雌激素的拮抗作用，可以抑制雌激素导致的阴道上皮角质化。对于幼年动物，雄激素可以引发雌性动物的雄性化，表现为阴蒂过度生长并类似于阴茎，尤其在胚胎期应用雄激素会导致雌性胚胎失去生殖能力。然而，雄激素也在维持雌性动物的性欲和第二性征的发育方面具有关键作用。此外，雄激素通过为雌激素的生物合成提供前体物质，增强了雌激素的生物活性。此外，雄激素还促进了红细胞生成和肌肉质量的增加等生理效应。

4. **分泌的调节与反馈**　睾酮的分泌和调控是男性生殖系统中的复杂过程，它受到多种因素的影响，包括脑垂体激素、生长因子和细胞因子等。以下是对睾酮分泌的调控机制的论述。

（1）LH的作用：睾酮的分泌主要受到脑垂体分泌的LH的调节。LH与睾丸间质细胞表面的LH受体结合，这些受体是G蛋白偶联受体。一旦LH与其受体结合，它会激活腺苷环化酶，导致环状腺苷酸环化（cAMP）的产生。cAMP进一步激活蛋白激酶A（PKA），然后PKA可以进入细胞核，促使睾酮基因的表达。这是睾酮合成的关键步骤之一。

（2）磷脂酶C通路：除了cAMP通路外，LH也可以激活磷脂酶C通路，尽管这个通路的激活与睾酮合成是否直接相关仍然存在争议。磷脂酶C通路的激活导致细胞内信号分子二酰甘油（DAG）和肌醇三磷酸（IP3）的生成，这些信号分子可能在睾酮合成中扮演一定的角色。

（3）生长因子的调节：睾丸间质细胞的睾酮合成也受到多种生长因子的调节作用。其中，胰岛素样生长因子-1（IGF-1）、转化生长因子-α（TGF-α）、转化生长因子-β（TGF-β）、白细胞介素-1（IL-1）和碱性成纤维细胞生长因子（βFGF）等都可以影响睾酮的合成。这些生长因子可以通过不同的信号通路，如丝氨酸/苏氨酸激酶、酪氨酸激酶和磷酸肌醇通路等，间接或直接影响睾酮的产生。

总之，睾酮的分泌是一个受多种因素调控的复杂生物过程。LH是主要的激素调节者，通过cAMP通路激活睾酮基因的表达。此外，磷脂酶C通路和多种生长因子也可以参与睾酮的调控。这些机制共同确保了睾酮的合成和分泌在正常生理条件下进行，维持男性生殖系统和生理功能的正常运作。

（四）前列腺素

前列腺素（prostaglandins，PG）是一种广泛存在于机体内，具有多种生理、生化和激素样活性的脂质分子。它们被发现具有广泛的生物学效应，包括调节炎症、疼痛感知、平滑肌收缩、血压调节、免疫系统调控、胃酸分泌、血小板聚集等。前列腺素在维持正常生理状态和疾病过程中发挥着重要的作用，因此对医学和生物学研究具有重要价值。它们的命名源于最初是从前列腺中分离出来的，但实际上前列腺素在全身各个组织和器官中都存在。前列腺素由不同的细胞合成，其生物活性和功能因类型而异，目前已知有多种前列腺素亚型，如 PGE_2、$PGF_{2α}$ 和 PGD_2 等，它们的生物学效应和分布都不同。

1. **化学结构**　前列腺素是一类类似激素的生物活性分子，其化学结构相对复杂，包含了一个特定的环氧戒指结构和多个不饱和脂肪酸侧链。

（1）环氧戒指结构：前列腺素的核心结构是一个环氧戒指（环氧环），通常由五个碳原子和一个氧原子构成，形成一个五元环。这个环通常被称为环氧环或环氧座。

（2）不饱和脂肪酸侧链：与环氧戒指相连接的是一个不饱和脂肪酸侧链，通常由20碳原子的脂肪酸构成。这个侧链在不同类型的前列腺素中可能会有一些化学变化，导致不同的前列腺素亚型。这个侧链的结构和饱和度影响了前列腺素的生物活性和功能。

（3）不同的前列腺素亚型：根据不同的脂肪酸侧链和化学变化，前列腺素可以分为多个亚型，如 PGE_2（前列腺素 E_2）、$PGF_{2\alpha}$（前列腺素 $F_{2\alpha}$）、PGD_2（前列腺素 D_2）等。每个亚型都具有特定的生物活性和生理功能。

需要注意的是，前列腺素亚型之间的差异主要是由脂肪酸侧链的结构变化引起的，而环氧戒指的核心结构基本相同。这些亚型在机体中广泛存在，各自发挥不同的生物学效应，包括调节炎症反应、疼痛感知、平滑肌收缩、免疫系统调控、血压调节等。

2. 合成与分泌　前列腺素是一类生物活性的脂质分子，它们的合成和分泌主要发生在细胞内，特别是在炎症、创伤、生理过程及细胞受体的激活等情况下。前列腺素的合成和分泌主要包括以下步骤。

（1）脂质代谢：前列腺素的合成起始于细胞膜中的磷脂酰肌醇酯，这是细胞膜的一部分。磷脂酰肌醇酯中含有脂肪酸，其中最常见的前体是花生四烯酸，它是前列腺素合成的关键物质。

（2）刺激因素：前列腺素的合成通常在细胞受到刺激时发生，这些刺激可以包括炎症、创伤、细胞受体的激活、激素信号等。这些刺激因素可以触发脂质代谢路径，将花生四烯酸释放出来。

（3）COX 酶的作用：花生四烯酸经过一系列酶反应，最终由 COX 酶催化，转化为前列腺素的前体物质，即前列腺素 H_2（PGH_2）。COX 酶有两种同工酶：COX-1 和 COX-2。COX-1 主要存在于大多数细胞中，起到维持生理功能的作用，而 COX-2 通常在炎症和创伤等条件下诱导表达。

（4）合成不同类型的前列腺素：PGH_2 是前列腺素的共同前体，它可以被不同类型的合成酶转化为不同的前列腺素。例如，通过 PGD 合成酶产生前列腺素 D_2（PGD_2），通过 PGE 合成酶产生前列腺素 E_2（PGE_2），通过 PGF 合成酶产生前列腺素 $F_{2\alpha}$（$PGF_{2\alpha}$），以及通过其他酶合成其他类型的前列腺素。

（5）分泌：合成的前列腺素被释放到细胞外部，进入周围组织和体液中，以发挥其生物活性。前列腺素可以通过扩散和传递等方式离开细胞，并在局部或远处的受体上发挥作用。

3. 生物学效应及作用机制　前列腺素是一组生物活性强大的化学物质，它们的生物学效应和机制多种多样，广泛存在于人体各种组织和体液中。

（1）炎症调节：前列腺素是炎症过程中的关键调节因子。它们可以引发炎症反应，导致局部红肿、疼痛和发热。这些效应是通过促进血管扩张、增加血流、增加血管通透性及吸引白细胞等机制实现的。

（2）血管调节：不同类型的前列腺素对血管产生不同的效应。例如，PGE_2 和 PGI 能够扩张血管，增加血流，从而降低血压，而 $PGF_{2\alpha}$ 则能够导致血管收缩，增加血压。

（3）平滑肌收缩：前列腺素对平滑肌的收缩和松弛具有重要作用。它们在呼吸道、胃肠道、子宫等组织中调节平滑肌的紧张度，影响器官的功能。

（4）免疫调节：前列腺素参与调节免疫反应。它们可以影响免疫细胞的活性，调节炎症过程和免疫应答。

（5）血小板聚集：前列腺素在血小板聚集和凝血过程中发挥作用。一些前列腺素促使血小板聚集，参与止血过程，而其他前列腺素则对抗血小板聚集，有助于防止血栓形成。

（6）神经传递：前列腺素在神经系统中发挥调节作用，影响疼痛感知、体温调节和神经递质释放等。

（7）生殖系统：前列腺素在生殖系统中起到多种重要作用，包括调节排卵、子宫平滑肌的收缩、精子运动和受精卵着床等。

前列腺素的生物学效应和机制因其种类的不同而异，不同类型的前列腺素通过与特定的受体结合，并通过激活不同的信号通路来实现其生理效应。前列腺素的合成和代谢也受多种酶的调控，包括前列腺素合成酶和前列腺素代谢酶。

4. 分泌的调节与反馈　前列腺素的分泌和调控是复杂的过程，涉及多个生物化学和细胞生物学机制。

（1）前列腺素的合成：前列腺素的合成起始于脂肪酸的代谢。最常见的前列腺素合成前体是花生四烯酸，它是由细胞膜磷脂中的磷脂酰肌醇酯释放出来的。当细胞受到刺激时，如炎症、创伤或细胞受体的激活，酶类（如磷脂酶 A_2）将磷脂酰肌醇酯分解成花生四烯酸。花生四烯酸然后被进一步代谢成前列腺素。

（2）前列腺素合成酶：前列腺素合成酶（COX）是合成前列腺素的关键酶之一。有两个 COX 同工酶：COX-1 和 COX-2。这两个酶都参与将花生四烯酸转化为前列腺素 H_2（PGH_2）。

（3）前列腺素合成：PGH_2 是前列腺素的前体，它可以被不同类型的合成酶转化为不同的前列腺素。例如，PGH_2 可以通过 PGD 合成酶产生 PGD_2，通过 PGE 合成酶产生 PGE_2，通过 PGF 合成酶产生 $PGF_{2\alpha}$ 等。

（4）调控：前列腺素的合成和释放受到多种调控

机制的影响。这些机制包括激素、细胞受体、神经递质和炎症介质等。例如，一些激素和细胞受体的激活可以诱导COX-2的表达，从而增加前列腺素的合成。另外，神经递质和炎症介质也可以刺激前列腺素的产生。

（5）负反馈控制：前列腺素的产生还受到负反馈控制的影响。一旦前列腺素达到一定浓度，它们可以通过反馈机制抑制COX酶的活性，从而减少前列腺素的合成，以维持生理平衡。

（孙祖越　周　莉）

参考文献

[1] 陈守良. 动物生理学[M]. 4版. 北京：北京大学出版社, 2012.
[2] 董常生. 家畜解剖学[M]. 3版. 北京：中国农业出版社, 2001.
[3] 欧阳五庆. 动物生理学[M]. 2版. 北京：科学出版社, 2012.
[4] 孙祖越, 李元春. 前列腺药理学[M]. 上海：上海科学技术出版社, 2013.
[5] 刘以训, 韩春生. 男性生殖与生理学图集[M]. 北京：科学出版社, 2007.
[6] 刘瑞风. 精液对母兔免疫和子宫孕向发育的影响[D]. 天津：天津农学院, 2010.
[7] 李青旺. 动物生殖免疫学[M]. 咸阳：西北农林科技大学出版社, 2011.
[8] 杨幼明. 医学实验动物学[M]. 上海：上海医科大学出版社, 1998.
[9] 杨秀平. 动物生理学[M]. 2版. 北京：高等教育出版社, 2009.
[10] 张庆茹. 动物生理学[M]. 北京：中国农业科学技术出版社, 2007.
[11] 朱大年. 生理学[M]. 北京：人民卫生出版社, 2010.
[12] 朱大年, 王庭槐. 生理学[M]. 9版. 北京：人民卫生出版社, 2018.
[13] 刘婧玮. 冠心病心绞痛气虚血瘀证和气滞血瘀证的生物学网络特征初步研究[D]. 北京：北京中医药大学, 2015.
[14] 明镇寰. 泛素介导的蛋白质降解[J]. 科技术语研究, 2004, (04): 44-46.
[15] 蒙庚阳. 如何辨析固醇、类固醇和固醇类？[J]. 中学生物教学, 2015, (11): 70.
[16] 谢秀祯, 林俏慧, 郭勇. 植物肽类生长因子——植物硫肽激素-α[J]. 植物生理学通讯, 2004, (06): 749-752.
[17] 新苏雅拉图, 刘文忠, 程飚. 创面愈合中雌激素对微血管形成的影响及其生物学作用[J]. 中国修复重建外科杂志, 2009, 23(12): 1502-1505.
[18] Atwal O S, Wilson T. Parathyroid gland changes following oxone inhalation. A morphologic study [J]. Arch Environ Health, 1974, 28: 91-100.
[19] Alison R H, Morgan K T. Ovarian neoplasms in F344 rats and B6C3F1 mice [J]. Environ Health Perspect, 1987, 73: 91-106.
[20] Brown E M. PTH secretion in vivo and *in vitro*. Regulation by calcium and other secretagogus [J]. Miner Electrolyte Metab, 1982, 8: 130-150.
[21] Bar A. Significance of Leydig cell neoplasia in rats fed lactitol or lactose [J]. J Am Coll Toxicol, 1992, 11: 189-207.
[22] Clements F W. Relationship of thyrotoxicosis and carcinoma of thyroid to endemic goiter [J]. Med J Aust, 1954, 2: 894-889.
[23] Copp D H. Endocrine regulation of calcium metabolism [J]. Annu Rev Physiol, 1970, 32: 61-86.
[24] Clmmesen J, Fuglamg-Frederisken V, Plum C M. Are anticonvulsants oncogenic [J]. Lancet, 1974, 1: 705-707.
[25] Curran P G, DeGroot L J. The effects of hepatic enzyme-inducing drugs on thyroid hormones and the thyroid gland [J]. Endocr Rev, 1991, 12: 135-150.
[26] Capen C C, Beamer W G, Tennent B J, et al. Mechanisms of hormonemediated carcinogenesis of the ovary in mice [J]. Mutat Res, 1995, 333: 143-151.
[27] Clegg E D, Cook J C, Chapin R E, et al. Leydig cell hyperplasia and adenoma formation: Mechanisms and relevance to humans [J]. Reprod Toxicol, 1997, 11: 107-121.
[28] Friedman G D. Barbiturates and lung cancer in humans [J]. J Natl Cancer Inst, 1982, 67: 291-295.
[29] Guthrie M J. Tumorigenesis in intrasplenic ovaries in mice [J]. Cancer, 1957, 10: 190-203.
[30] Habener J F. Recent advances in parathyroid hormone research [J]. Clin Biochem, 1981, 14: 223-229.
[31] Hart J E. Endocrine pathology of estrogens: Species differences [J]. Pharmacol Ther, 1997, 47: 203-218.
[32] Hill R N, Crisp T M, Hurley P M, et al. Risk assessment of thyroid follicular cell tumors [J]. Environ Health Perspect, 1998, 106: 447-457.
[33] Ingbar S H: Autoregulation of the thyroid. Response to iodide excess and depletion [J]. Mayo Clin Proc, 1972, 47: 814.
[34] Kalu D N, Hardin R R, Murate I, et al. Age-dependent modulation of parathyroid hormone action [J]. Age, 1982, 5: 25-29.
[35] Lupulescu A, Potorac E, Pop A. Experimental investigation on immunology of the parathyroid gland [J]. Immunology, 1968, 14: 475-482.
[36] Lamm S H, Doemland M. Has perchlorate in drinking water increased the rate of congenital hypothyroidism [J]. J Occup Environ Med, 1999, 41: 409-411.
[37] Li Z, Li F X, Byrd D, et al. Neonatal thyroxine level and perchlorate in drinking water [J]. J Occup Environ Med, 2000, 42: 200-205.
[38] Morris H P. The experimental development and metabolism of thyroid gland tumors [J]. Adv Cancer Res, 1955, 3: 51-115.
[39] Morrissey J, Rothstein M, Mayor G, et al. Suppression of parathyroid hormone secretion by aluminum [J]. Kideny Int, 1983, 23: 699-704.
[40] Morrissey J, Slatopolsky E. Effect of aluminum on parathyroid hormone secretion [J]. Kideny Int, 1986, 29: S41-S44.
[41] Murakami M, Hosokawa S, Yamada T, et al. Species-specific mechanism in rat Leydig cell tumorigensis by procymidone [J]. Toxicol Appl Pharmacol, 1995, 131: 244-252.
[42] Oettgen H F, Old L J, Boyse E A, et al. Toxicity of E. colo L-asparaginase in man [J]. Cancer, 1970, 25: 253-278.
[43] Ohshima M, Ward J M. Dietary iodine deficiency as a tumor promoter and carcinogen in male F344/NCr rats [J]. Cancer Res, 1986, 46: 877-833.
[44] Poirier L A, Doerge D R, Gaylor D W, et al. AN FDA review of sulfamethazine toxicity [J]. Regul Toxicol Pharmacol, 1999, 30: 217-222.
[45] Robert W. Kapp, Jr. Rochelle W. Ty. Target Toxicology Series: Rproductive Toxicology [M]. New York: Pocket, 2010.
[46] Spitzweg C, Heufelder A E, Morris J C. Review: Thyroid iodine transport [J]. Thyroid, 2000, 10: 321-330.
[47] Zbinden G. Hyperplastic and neoplastic responses of the thyroid gland in toxicological studies [J]. Arch Toxicol Suppt, 1988, 12: 98-106.

第五章
下丘脑-垂体-性腺轴功能调控

第一节 概 述

下丘脑-垂体-腺体轴分为下丘脑-垂体-性腺轴（hypothalamic pituitary gonadal axis，HPG轴）、下丘脑-垂体-肾上腺轴（hypothalamic pituitary adrenocortical axis，HPA轴）和下丘脑-垂体-甲状腺轴（hypothalamic pituitary thyroid axis，HPT轴）三种。HPG轴是由下丘脑、垂体和性腺三部分组成，通过促性腺激素释放激素、促性腺激素和性腺激素（简称性激素）等参与，用来实现调控机体生殖与性行为的一种内分泌系统。

HPG轴三个组成部分的器官主要是通过这三类化学物质起作用的：①来自下丘脑的GnRH神经突触释放的递质；②腺垂体的促性腺激素如LH和FSH等；③性腺细胞（卵巢中的卵泡膜细胞和颗粒细胞，睾丸中的间质细胞和支持细胞）分泌的性激素。GnRH神经元末梢分泌GnRH，促进LH和FSH的分泌，后两者刺激性腺靶细胞（LH作用于卵泡膜细胞或间质细胞，FSH作用于颗粒细胞或支持细胞）生成卵子、黄体、精子和一些激素等，发挥其独特的生物学效应。

HPG轴的作用特点有：①沿着下丘脑-垂体-性腺顺序的自上而下的有序调节；②沿着性腺-垂体-下丘脑顺序的自下而上的有序反馈；③HPG轴任何一个环节上出现刺激或抑制，都会出现全身性的整体效应，并直接或间接地影响到其他系统、器官、组织或细胞，从而产生一些不必要的副作用。

第二节 下丘脑-垂体-性腺轴调节与反馈

下丘脑-垂体-性腺轴调控系统是一个复杂的层级调节体系，通过逐级调节下游器官功能来维持体内稳态。下丘脑通过对垂体功能的调节与反馈、垂体对性腺的调节与反馈，以及下丘脑对垂体和性腺功能的整体调节与反馈等进行调控。这种多层次的调控机制实现了器官间的相互作用，下级器官对上级器官的功能产生反馈效应，形成一个协调的生理调控网络。

（一）下丘脑对垂体功能的调节与反馈

下丘脑对垂体功能的调节与反馈是神经内分泌系统中的复杂而精密的机制，是一个上下联动的调控系统，包含着器官、组织、细胞、递质和激素等之间的刺激与抑制。

1. 解剖结构

（1）下丘脑：从解剖学和生理学的角度来看，下丘脑在人体结构和功能调控中具有显著的重要性。解剖学上，下丘脑位于前脑基底，被第三脑室分为两半。其前部以视交叉为边界，后部以乳头体为分界，两侧以视束为限，背侧与丘脑相邻，下方与垂体紧密相连。下丘脑的结构复杂，涵盖多个神经核团，其中与垂体调节密切相关的核团主要分布在第三脑室的两侧（图5-2-1）。

1）弓状核：位于下丘脑的中央部位，是神经内分泌调控中心。神经元产生并释放促甲状腺激素释放激素（TRH）和促生长激素释放激素（GHRH）。这些激素释放因子通过下丘脑-垂体门静脉系统传输至腺垂体，对甲状腺和生长激素的分泌产生影响。

2）旁纹状核：CRH神经元通过促使垂体皮质分泌肾上腺皮质激素，发挥着重要作用。

3）背内侧核：参与食物摄取的调节，通过影响脑下垂体-甲状腺轴的活动，对体重和代谢产生影响。

下丘脑-垂体门静脉系统是连接下丘脑与腺垂体的关键血管系统,通过这一系统,释放因子从下丘脑进入腺垂体,刺激激素的分泌。下丘脑具有丰富的血液供应,其功能直接受到血液中各种因子和激素的调控。此外,下丘脑还包括渗透压感受器和各类外周激素反馈信息接受器,使其能感知和调节离子浓度变化及外周激素的反馈。

(2) 垂体:垂体是成年人体内的重要器官,重500～900 mg,呈卵形,位于颅骨内的蝶鞍位置。被硬脑膜包围,形成蝶鞍隔,周围环绕着漏斗柄。从形态和功能角度,垂体可分为3个主要部分。

1) 腺垂体(垂体前叶):在胚胎学上,腺垂体源自口腔外延的发育。

2) 神经垂体(垂体后叶):源自下丘脑中脑漏斗的一个突出部分,通过垂体柄与蝶鞍连接。

3) 中间叶:位于腺垂体和神经垂体之间,是垂体的一小部分。在胚胎发育中,来自外胚层的口腔外延和脑漏斗迅速接触,形成垂体的中间叶。

2. 下丘脑对垂体促性腺激素的调节与反馈　下丘脑与垂体之间存在特殊的神经-血管系统,该系统通过垂体门脉的方式连接两者。垂体门脉系统起源于位于丘脑附近的毛细血管网络中,随后汇聚成多条小血管,并穿过垂体柄进入腺垂体后部,最终再次分支形成毛细血管网络(图5-2-1)。

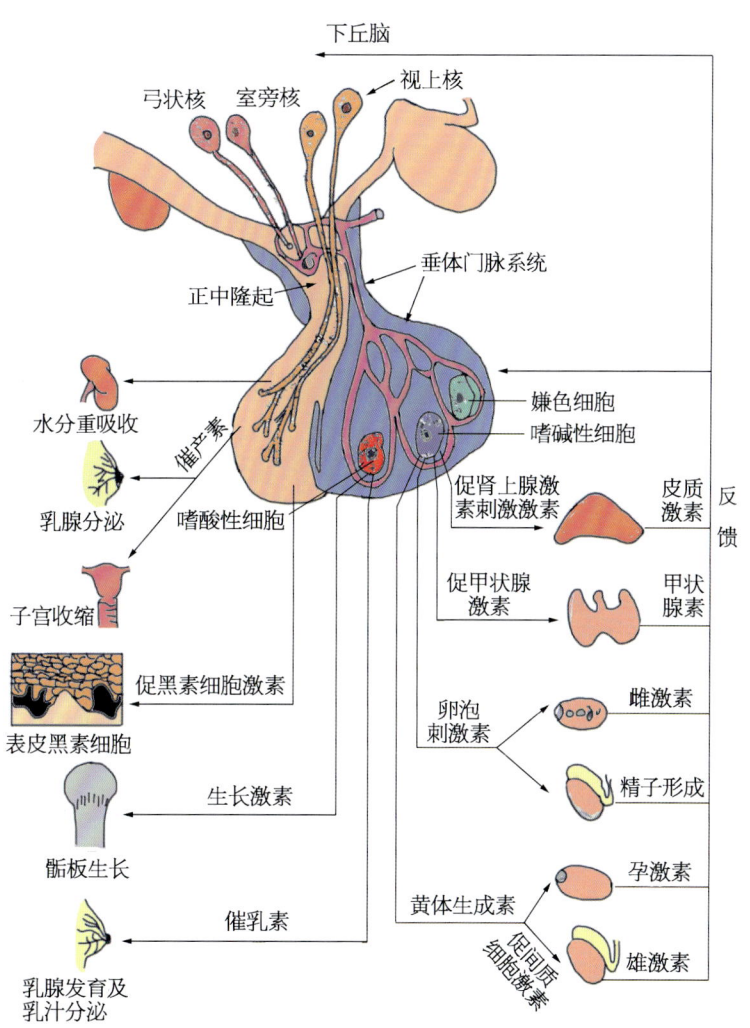

图5-2-1　下丘脑与垂体之间存在的特殊神经-血管-激素系统示意图

下丘脑神经元密集分布于毛细血管网络的凸起区域,由这些神经元产生的下丘脑调节肽成分通过神经纤维末梢传输至凸起区域。这些激素经过垂体门脉系统输送至腺垂体,实现对腺垂体的内分泌功能的调控。

神经垂体之间存在直接神经联系,主要由下丘脑的视上核和室旁核的神经纤维构成,形成下丘脑-垂体束。值得注意的是,神经垂体本身不合成激素,而抗利尿激素和催产素的合成发生在下丘脑的视上核和室旁核神经元中。这些合成的激素通过下丘脑-垂体束的轴浆运输至神经垂体,储存并释放入血液中。

下丘脑-垂体门脉系统的核心功能是传递下丘脑产生的释放激素和抑制激素至腺垂体,以调控垂体激素细胞群的激素分泌。生殖系统内分泌激素的调节是一个复杂的机制,其中腺垂体促性腺激素包括LH和FSH,受到多层次的调控和反馈机制影响,凸显了其复杂性。

内分泌系统通过激素调控维持生殖系统正常功能,其中促性腺激素的分泌对性腺功能至关重要。这一过程受到下丘脑促性腺激素释放激素(GnRH)的脉冲式刺激的调控(图5-2-2)。实验证明,垂体对于维持生殖系统完整调节需要GnRH的脉冲式刺激,即使持续灌注GnRH,如果缺乏脉冲刺激,也无法恢复正常的促性腺激素分泌。因此,GnRH的脉冲释放对于维持正常生殖功能至关重要。

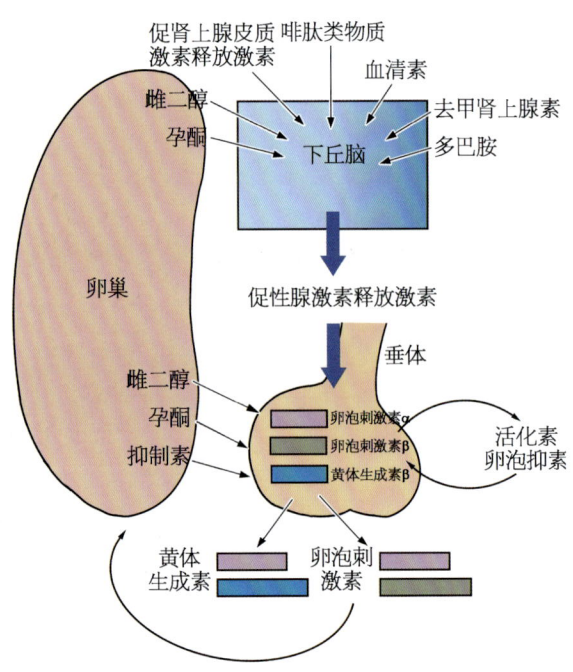

图5-2-2 下丘脑-垂体-卵巢之间的调节与反馈

然而,促性腺激素的分泌受到多种调控因素的影响,包括性腺激素的负反馈机制。雌激素和睾丸激素通过负反馈机制抑制垂体对GnRH的敏感性,当性激素水平升高时,抑制GnRH的释放,降低促性腺激素的分泌。这种负反馈机制有助于维持性腺激素水平的稳定,防止过度分泌。

外源性因素可影响促性腺激素分泌。注射人工合成的GnRH可迅速提高血中LH和FSH水平,引发排卵和增加性腺激素分泌,在治疗生育问题和性腺功能障碍中取得良好效果。然而,使用特异性抗GnRH抗体中和内源性GnRH的活性会减少促性腺激素释放,可能导致不育和性腺萎缩,凸显GnRH对LH和FSH分泌至关重要。

值得注意的是,LH和FSH的分泌并非总是同步的。在某些情况下,它们的分泌型不同,对GnRH的反应也不一致。例如,在大鼠的动情周期中,FSH和LH的峰值出现时间不同,发情期单独出现的FSH峰与下丘脑GnRH的急性释放无关。此外,使用GnRH拮抗剂可阻断排卵前LH的分泌,但对FSH无影响,表明对LH和FSH的分泌存在不同的机制和调控方式。

自激作用是性腺激素分泌中的关键机制。首个GnRH脉冲刺激垂体细胞后,后续脉冲可放大刺激信号,促使更多促性腺激素产生。在月经周期不同阶段,雌激素反馈调控下,此效应表现出不同特点。卵泡期,雌激素通过负反馈抑制GnRH对促性腺激素细胞的刺激和自激作用,促性腺激素分泌低。中期,雌激素正反馈解除GnRH刺激抑制,使GnRH逐渐增强,迅速促使促性腺激素分泌上升,可能导致排卵前LH峰形成。

性激素对下丘脑-垂体的负反馈调控是性腺激素调控的关键组成。雌激素和睾丸激素通过负反馈抑制GnRH释放,降低促性腺激素分泌,有助于维持性腺激素水平稳定,防止过度分泌,维持生殖系统平衡。

激素调控受下丘脑调控中枢影响。女性中,LH和FSH分泌受周期性中枢控制,导致月经周期变化。不同阶段雌激素水平和垂体促性腺激素细胞对GnRH的反应性也受调控。男性中,促性腺激素分泌受基础分泌中枢控制,无明显周期性变化。这性别差异可能源于下丘脑受性激素影响引发的脑性分化。初生雌性大鼠睾酮作用后可能失去周期性分泌,暗示性激素在关键脑发育时期对性别特征产生影响。

GnRH对促性腺激素分泌的调控机制仍在不断研究中。尽管早期研究指出GnRH通过cAMP介导其生物学效应,但最新研究发现cAMP的形成与LH的释放并非直接相关,可能仅起到调节作用。这强调了性腺激素调控机制的复杂性,需要更深入的研究揭示其详细细节和相互关系。这些研究对于更好理解性腺功能的调控及治疗性腺功能障碍具有重要意义。

3. 下丘脑-垂体-性腺之间调节与反馈的作用 下丘脑对垂体功能的调节与反馈旨在维持体内激素水平的稳定。该过程包括以下关键步骤(图5-2-3)。

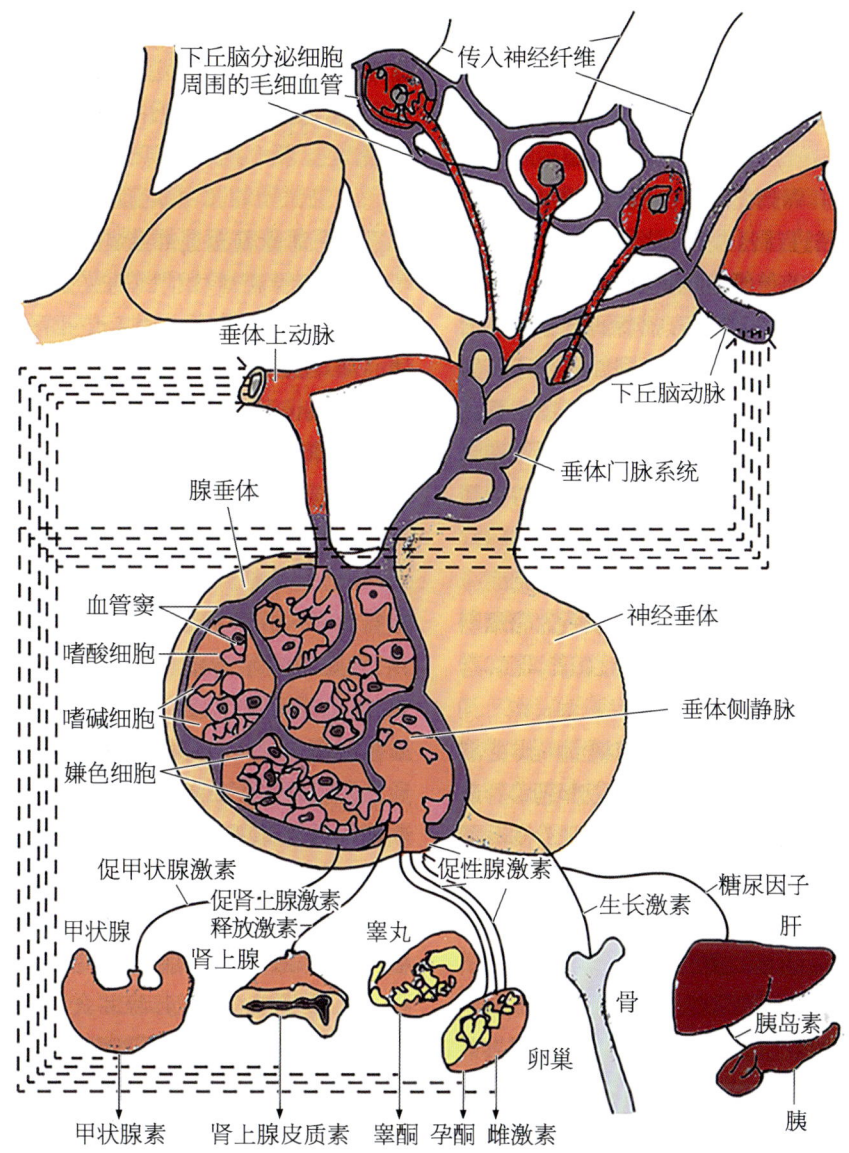

图 5-2-3 下丘脑与腺垂体联合调节各器官功能关系示意图

（1）释放因子的产生：下丘脑特定核团感知体内激素变化或外部刺激，产生相应的释放因子。

（2）释放因子的传输：释放因子通过下丘脑-垂体门静脉系统传输至腺垂体，这一系统将因子直接输送到腺垂体细胞。

（3）激素的分泌：受释放因子刺激后，腺垂体细胞合成并释放相应激素，如 TSH 细胞受到 TRH 刺激后合成并释放促甲状腺激素。

（4）目标器官的反应：释放的激素通过血液循环输送至目标器官，如甲状腺、肾上腺皮质、生殖腺等，调节相关生理过程。例如，甲状腺在 TSH 刺激下合成和释放甲状腺激素，影响代谢和能量平衡。

（5）负反馈机制：当激素水平满足生理需求时，负反馈机制生效。它抑制下丘脑中释放因子的产生，减少相关激素分泌。例如，升高的甲状腺激素水平抑制 TRH 产生，降低 TSH 分泌，以维持激素水平在适当范围内。

下丘脑与激素之间的调节及反馈密切相关。GnRH 是下丘脑分泌的激素，通过神经轴突进入下丘脑正中隆起，随后经门脉循环进入腺垂体，与腺垂体促性腺细胞表面的受体结合。受体与 GnRH 结合达到一定数量时，细胞表面形成水滴状空泡，进行吞噬作用，将激素引入细胞内。这种吞噬作用是蛋白质激素进入细胞内的通常途径。

吞噬进入细胞的激素与受体结合后，被溶酶体分解，分离激素和受体，激素在细胞内发挥作用，而受体重新游离到细胞膜上等待下一轮 GnRH 分子的结合。这种细胞内吞噬作用可视为一种细胞去敏感化现象，提高激素的利用效率。GnRH的间歇性分泌确保受体有足够时间重新出现在细胞膜上，以迎接下一轮刺激。

此外，促性腺细胞通过自我增加受体数量，逐渐增强激素的合成和分泌，称为上调作用。然而，持续分泌GnRH或使用长效型GnRH类似物可能导致下调作用。持续刺激导致受体不断内移和降解，新受体合成速度较慢，使细胞对GnRH失去反应性。停止刺激后，细胞产生新的受体，恢复上调。

GnRH的持续刺激抑制促性腺细胞功能，已成功应用于治疗性激素依赖性疾病，如性早熟、子宫内膜异位症、前列腺癌、乳腺癌及不孕症中的月经周期调节。

性腺激素（雌激素、孕激素、雄激素）通过不同机制调控GnRH的分泌和促性腺激素的生物合成与分泌，形成正负反馈效应。雌激素既负反馈抑制垂体促性腺激素分泌，又正反馈增加LH释放。孕激素在黄体期抑制雌二醇引起的LH和FSH分泌，但在排卵前对LH分泌产生正反馈。

雄激素对下丘脑和垂体具有不同的效应，提高FSH分泌，而对LH的影响较小，主要在下丘脑表现为抑制作用。这些复杂的相互作用和反馈机制确保了GnRH、LH和FSH的平衡，从而维持性激素的平衡和生殖系统的正常功能。

（二）垂体对性腺的调节与反馈

1. 垂体对雄性性腺的调节与反馈

（1）垂体对睾丸活动的调节：睾丸具有两个重要的生理功能：生成精子及分泌雄激素。成年男性的睾丸内部包含数百条弯曲的精子管，由间质细胞包围。精子管内含有生精细胞和支持细胞，生精细胞通过减数分裂逐渐转化为成熟的精子，而支持细胞则提供支持和营养，并参与雌激素和抑制素的分泌。间质细胞位于精子管之间，分泌的睾酮激素对远程器官和局部组织的功能具有调节作用。

腺垂体通过分泌促性腺激素（FSH和LH）直接调控睾丸功能。FSH主要促进生精上皮的成熟和精子的生成，而LH则刺激间质细胞的发育并促使睾丸分泌睾酮激素。在某些情况下，LH分泌不足可能导致间质细胞发育不良，雄激素分泌受抑制，从而缺乏男性第二性征。高浓度睾酮激素可促进局部精子生成，LH也可通过间接途径影响精子生成。实验证明，FSH能增强LH对睾酮激素的刺激作用。虽然FSH和LH在睾丸中的功能有所不同，但它们之间存在相互联系和协同作用。

下丘脑通过分泌GnRH来调控睾丸的发育和功能，类似于女性卵巢活动的调节。GnRH通过垂体门脉循环刺激垂体合成和分泌FSH和LH，进而影响睾丸的活动。下丘脑疾病可能导致睾丸萎缩和功能丧失，因为它们干扰了GnRH的正常分泌和垂体激素的释放，从而干扰了睾丸的生理过程。这种调节与反馈机制对于维持男性生殖系统的正常功能至关重要。

（2）睾丸对垂体活动的反馈：Moguilevsky的研究突显了激素之间错综复杂的相互作用。通过体外培养已被阉割的大鼠下丘脑组织片，发现GnRH的合成增加。然而，添加睾酮到培养液中抑制了GnRH的合成，揭示了睾酮在下丘脑中对GnRH分泌的负反馈作用。最新研究发现，睾酮可在下丘脑和垂体中被芳香化为雌激素。这些雌激素对GnRH释放产生显著的抑制作用，可能改变了垂体对GnRH的反应性，而雌激素对促性腺激素分泌的抑制作用明显强于睾酮。同时，有观点认为睾酮可能通过转化为双氢睾酮在下丘脑中抑制GnRH。

睾酮的负反馈作用可能在下丘脑水平发生，也有研究支持其在下丘脑和垂体两个层面同时作用。研究发现，大鼠的下丘脑和垂体都具有雄激素受体。

值得注意的是，对促性腺激素（FSH和LH）的分泌调节不一定同时发生。在正常生理条件下，睾酮仅对LH的分泌产生抑制作用，导致血浆中LH水平下降，但不影响FSH水平。此外，支持细胞分泌的抑制素可抑制垂体中FSH的分泌。男性的支持细胞和女性的颗粒细胞均能分泌抑制素，并且还能分泌兴奋FSH分泌的因子（FRP）。因此，下丘脑释放GnRH，刺激垂体释放FSH和LH到外周循环，FSH作用于支持细胞和调节精子形成，而LH作用于间质细胞刺激睾酮的生物合成。图5-2-4展示了激素在睾丸生理调

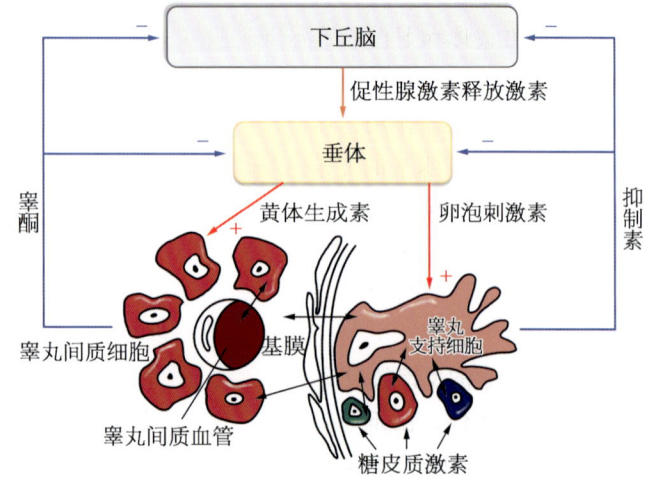

图5-2-4 下丘脑-垂体-睾丸轴基本内分泌通路示意图

节中的复杂性，FSH、LH 和雄激素在维持睾丸正常发育和功能中扮演关键角色，而睾酮的负反馈（-）机制对此平衡的维持至关重要。

2. 垂体对雌性性腺的调节与反馈

（1）垂体对卵巢活动的调节：卵巢具备两项关键生理功能：生成卵子（包括卵泡的发育和排卵）及内分泌（涉及雌激素和孕激素的合成）。这两个功能均受到脑垂体的复杂调控。脑垂体通过促性腺激素的分泌直接调控卵巢活动。FSH 促使卵泡生长和发育，而 LH 则推动卵泡内黄体酮的合成。月经周期中的中期，LH 和 FSH 水平上升触发卵巢排卵，LH 同时维持黄体的存在。卵泡的完全成熟需要 LH 参与，因为 LH 对卵泡的发育和雌激素、孕激素的分泌至关重要。

在月经周期的中期之前，随着血浆雌二醇水平增加，通过负反馈机制逐渐减少 FSH 的分泌。值得注意的是，雌二醇在卵泡内部能够促进卵泡对 FSH 的摄取和结合。成熟的卵泡能够产生更多雌二醇，雌二醇通过正反馈机制提高最具潜力的卵泡对 FSH 的敏感性，吸收更多 FSH，从而在一定程度上抵消 FSH 水平下降对它们的不利影响。相反，较小的卵泡产生的雌二醇较少，因此在 FSH 水平下降后逐渐退化和闭锁。此外，卵巢内雄激素的局部作用也可能导致小卵泡闭锁。

总体而言，卵巢的生卵和内分泌功能受到复杂的调控机制影响，包括脑垂体激素的调节、雌二醇的负反馈和正反馈作用，以及卵泡对 FSH 的摄取和结合等相互作用。这些机制确保了卵泡的发育和生长在月经周期中得以精确协调。

（2）卵巢对下丘脑活动的反馈：下丘脑对卵巢活动的影响主要通过分泌 GnRH 来实现，GnRH 通过与垂体细胞膜上的高亲和性受体结合，通过 cAMP 信号传递途径发挥作用。

卵巢在垂体和下丘脑的调节下，通过正、负反馈机制调控自身活动。大量实验证实了性腺激素对下丘脑和垂体存在负反馈作用。然而，负反馈机制无法解释月经周期中激素水平的复杂动态变化，也不能充分解释外部环境对生殖功能的影响。此外，卵巢激素还能产生正反馈效应。例如，适量的雌激素能够诱发大鼠排卵，而在恒河猴和妇女中，适量的雌激素实验性地诱发 LH 峰的出现。

卵巢激素的反馈效应受多种因素调节，包括剂量、时间和其他条件。在卵泡期前期，连续给予雌激素会抑制 GnRH 的分泌，降低垂体对 GnRH 的敏感性，导致 FSH 的分泌减少（负反馈）。而在卵泡期后期给予雌激素，则刺激垂体释放大量的 LH（正反馈）。此外，整个月经周期中，孕激素抑制 LH 的分泌，而雌激素加强孕激素的负反馈作用，两者协同作用，共同抑制 FSH 和 LH 的分泌。

图 5-2-5 显示了 GnRH 的脉冲式释放引起垂体促性腺激素的分泌（+）。卵巢雌激素和黄体酮在下丘脑和垂体水平形成负反馈调控（-）。另外，卵巢颗粒细胞也具备分泌抑制素的能力，这些抑制素能够有选择性地抑制垂体中 FSH 的分泌。

（三）下丘脑对垂体及性腺功能的整体调节与反馈

1. 下丘脑对垂体及雄性性腺功能的调节与反馈 HPG 轴是调节雄性生殖系统的关键神经内分泌系统。睾丸在这一系统中发挥着至关重要的作用，负责精子生成和与生殖功能、男性特征形成相关的激素分泌。这些生理过程受到垂体腺分泌的 FSH 和 LH 的精密调控。

（1）性腺激素的作用机制：LH 和 FSH 通过与睾丸内 Leydig 细胞和 Sertoli 细胞上的 G 蛋白偶联受体相互作用，实现其生理效应。这些细胞膜受体激活腺苷酸环化酶，导致环状 $3',5'$-腺苷酸单磷酸（cAMP）水平升高。随后，cAMP 的增加激活蛋白激酶 A，介导性腺激素对细胞的影响。这一信号传导过程类似于其他内分泌轴中的过程，如皮质醇通过 ACTH 促进肾上腺皮质激素产生。

LH 在这一过程中具有特殊的重要性，刺激 Leydig 细胞产生睾酮，睾酮是男性主要性激素之一。睾酮影响生殖系统多个方面，包括精子生成和维护生殖功能。与此同时，FSH 在睾丸的发育和功能中至关重要，特别是在控制 Sertoli 细胞增殖和精子管生长方面。由于精子管占据睾丸体积的大部分，FSH 对于维持正常睾丸大小至关重要，并在青春期开始时启动精子的形成。

（2）垂体性腺激素的合成和释放调控：垂体性腺激素的合成和释放受到多重调控机制的影响，涉及中枢神经系统和内部反馈机制。中枢神经系统，尤其是下丘脑，通过脉冲式释放 GnRH 的方式，对垂体性腺激素的合成和释放起主要调节作用。GnRH 的脉冲释放是由脉冲生成器控制的，尽管神经结构和化学相互作用尚未完全阐明。多种中枢和外周信号可以调节 GnRH 释放神经元的活动，有些信号刺激 GnRH 的释放，有些则抑制，还有一些信号既刺激又抑制。这种复杂的调控机制包括神经递质、激素和生长因子。

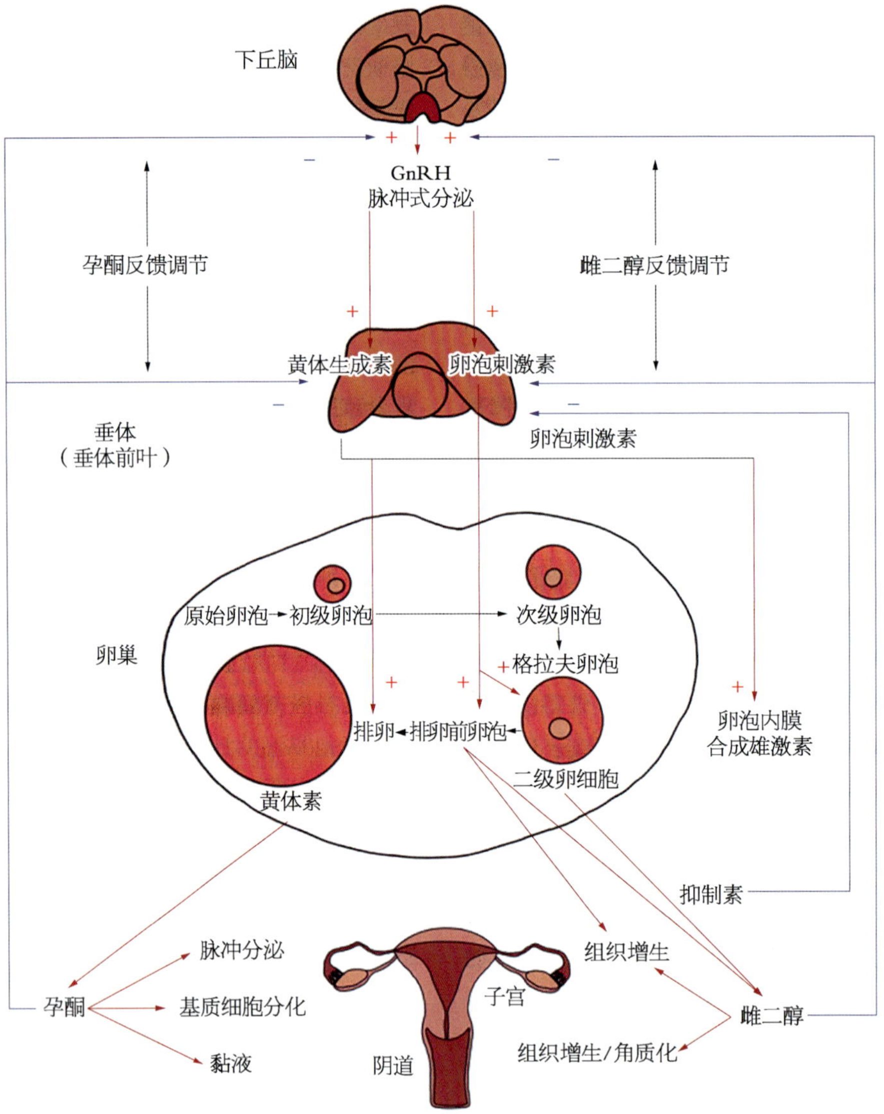

图 5-2-5　下丘脑-垂体-卵巢轴基本的内分泌通路示意图

（3）负反馈作用的简单机制：性腺激素释放受内部负反馈机制调控。在此机制中，LH 的释放受到睾酮的负反馈抑制，不仅在垂体水平存在，还包括下丘脑，通过抑制 GnRH 的释放。FSH 的释放则主要受到垂体水平的负反馈抑制，由 Sertoli 细胞产生的抑制素 B 介导，该抑制素是 FSH 的调节因子之一。

（4）抑制素和激活素的调节作用：除上述负反馈机制外，抑制素和激活素在性腺激素的合成和释放中发挥关键作用。抑制素属于 TGF-β 超家族，其中抑制素 B 由 Sertoli 细胞在受到 FSH 刺激时产生，对 FSH 释放产生负反馈抑制作用。激活素则拮抗抑制素，导致 FSH 释放增加，参与性腺激素的调节。

2. 下丘脑对垂体及雌性性腺功能的调节与反馈

（1）HPG 轴的生殖调节机制：人体生殖系统受到下丘脑、垂体和性腺之间复杂的调节与反馈机制的支配，维持正常的生殖功能和性腺激素水平至关重要。

（2）下丘脑的关键角色：下丘脑位于脑的底部，主要产生 GnRH。GnRH 是刺激腺垂体释放 FSH 和 LH 的关键信号物质。这种释放以脉冲方式进行，与生殖周期的不同阶段密切相关。下丘脑释放 GnRH 受到多种神经递质的调节，包括多巴胺、5-羟色胺、β 内啡肽和去甲肾上腺素。

（3）垂体的调控：下丘脑通过 GnRH 信号传递到腺垂体，激活促性腺激素的合成和释放。FSH 和 LH 在血液中循环，并通过与性腺细胞膜上的 G 蛋白偶联受体结合，诱发环状 3',5'-腺苷酸单磷酸（cAMP）的产生。这一过程类似于其他内分泌系统的机制，例如肾上腺皮质激素的合成。LH 和 FSH 的分泌在脉冲的幅度和频率方面有所不同,且受到多种因素的调节,包括神经输入和循环激素。

(4) 性腺的功能调节：LH 和 FSH 分别在男性和女性的性腺（睾丸和卵巢）中发挥关键调节作用。在男性,LH 促使睾丸产生睾酮,而 FSH 参与精子形成。在女性,FSH 刺激卵泡生长和雌激素的合成,而 LH 负责排卵和促进黄体形成,从而引发孕酮和雌激素的产生。

(5) 生殖周期的精密调控：生殖周期分为 28 天,包括卵泡期和黄体期,每个阶段为 14 天。在卵泡期,FSH 促进卵泡生长和雌激素合成。随着卵泡成熟,FSH 和 LH 相互作用加强,对卵泡内 cAMP 产生积极影响。黄体期由 LH 主导,负责排卵和孕酮合成。促性腺激素的释放受到多种因素的调控,包括雌二醇、孕酮、抑制素 A 和抑制素 B。这些因素通过负反馈和正反馈机制,在不同卵巢周期阶段发挥不同作用。

1) 卵泡期：卵泡期初,雌二醇负反馈抑制促性腺激素的分泌。随着雌二醇浓度升高,负反馈转变为正反馈,通过增加下丘脑促性腺激素细胞对 GnRH 的敏感性、增加 GnRH 受体数量和诱发 GnRH 激增,引发低幅度、高频率的 LH 脉冲,最终导致 LH 激增。抑制素 B 逐渐上升,排卵前迅速下降,排卵后第二天短暂高峰。抑制素 A 在卵泡期末增加,在 LH 和 FSH 激增的当天达峰值。

2) 黄体期：LH 激增导致排卵和黄体形成。黄体期,孕酮通过降低 LH 脉冲的幅度和频率,抑制促性腺激素的释放。这通过阻止 GnRH 的激增、减少垂体中 GnRH 受体的表达及抑制 LH 和 FSH 的 α 和 β 亚单位基因表达实现。孕酮通过负反馈机制阻止第二次 LH 激增。抑制素 B 在黄体期保持较低水平,抑制素 A 在黄体期由颗粒细胞分泌,与雌二醇和孕酮同步下降,早期卵泡期保持较低水平。

除非受到 hCG 的刺激,黄体逐渐退化,孕酮下降,促使下一个卵巢周期 FSH 释放增加。在黄体-卵泡转变期,随着 FSH 分泌的中期上升,抑制素 B 浓度上升,并在 FSH 峰值浓度出现后的 4 天内达到峰值（图 5-2-6 和图 5-2-7）。

(6) 抑制素、激活素和卵泡刺激素：成熟卵泡的颗粒细胞在 FSH 和 LH 的调节下产生抑制素,并受到局部因素的调控。抑制素通过内分泌反馈调节腺垂体,

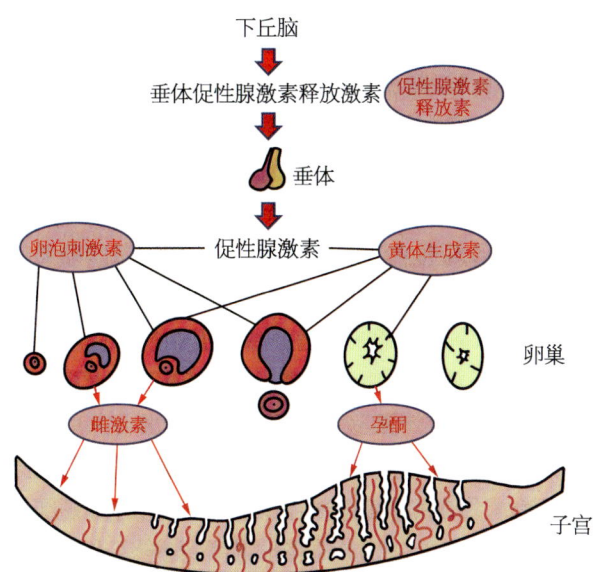

图 5-2-6　卵巢和子宫内膜周期期间激素作用示意图

影响 LH 和 FSH 的释放。同时,颗粒细胞产生激活素,影响卵泡内类固醇激素合成。激活素结合蛋白-卵泡刺激素由颗粒细胞产生,中和激活素的作用,影响卵巢的类固醇激素合成。这些调节因素通过复杂的机制影响卵巢功能的微妙变化。在人类月经周期中,抑制素、雌激素、孕激素、LH 和 FSH 的血浆浓度与子宫内膜的增殖和分泌性变化及卵泡发育和排卵密切相关（图 5-2-7）。

(7) 卵巢对促性腺激素释放的调节：下丘脑、垂体和性腺构成的调节与反馈机制是对维持生殖系统的正常功能至关重要。这一体系通过协同作用,确保性腺激素水平和生殖功能保持适当状态,维持生育能力和生殖健康。

(四) 总结

下丘脑、垂体和生殖系统之间的反馈与调控机制是一个完整的系统（图 5-2-8 及图 5-2-9）。下丘脑通过脉冲释放 GnRH 激活腺垂体,刺激垂体释放 FSH 和 LH。FSH 和 LH 激活细胞膜受体,增加细胞内 cAMP,介导卵巢内激素合成和生殖细胞发育。雌激素和孕激素负反馈调节下丘脑和垂体,抑制 GnRH 脉冲释放和受体表达,降低促性腺激素释放。此外,卵巢的抑制素 A 和抑制素 B 通过负反馈机制在垂体水平参与激素调节。这复杂的反馈网络确保生殖系统协调运作,实现生殖周期阶段包括卵泡发育、排卵、黄体形成和子宫内膜变化,而睾丸内睾酮及双氢睾酮发生类似的调控。

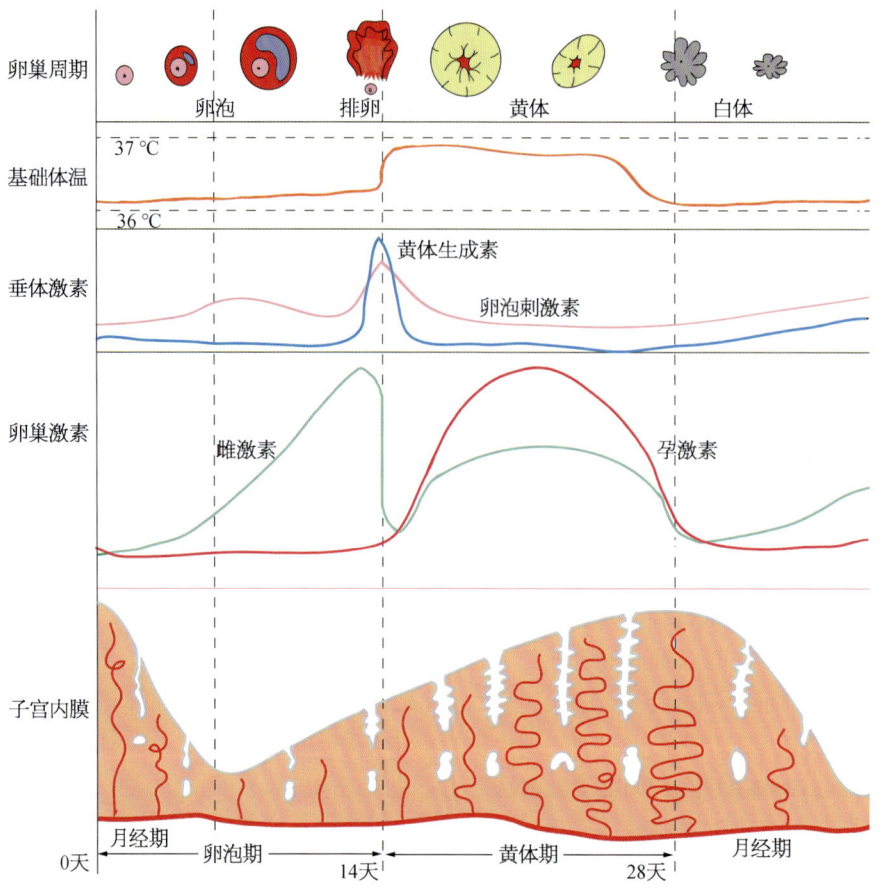

图 5-2-7　激素调节卵巢及子宫内膜周期示意图

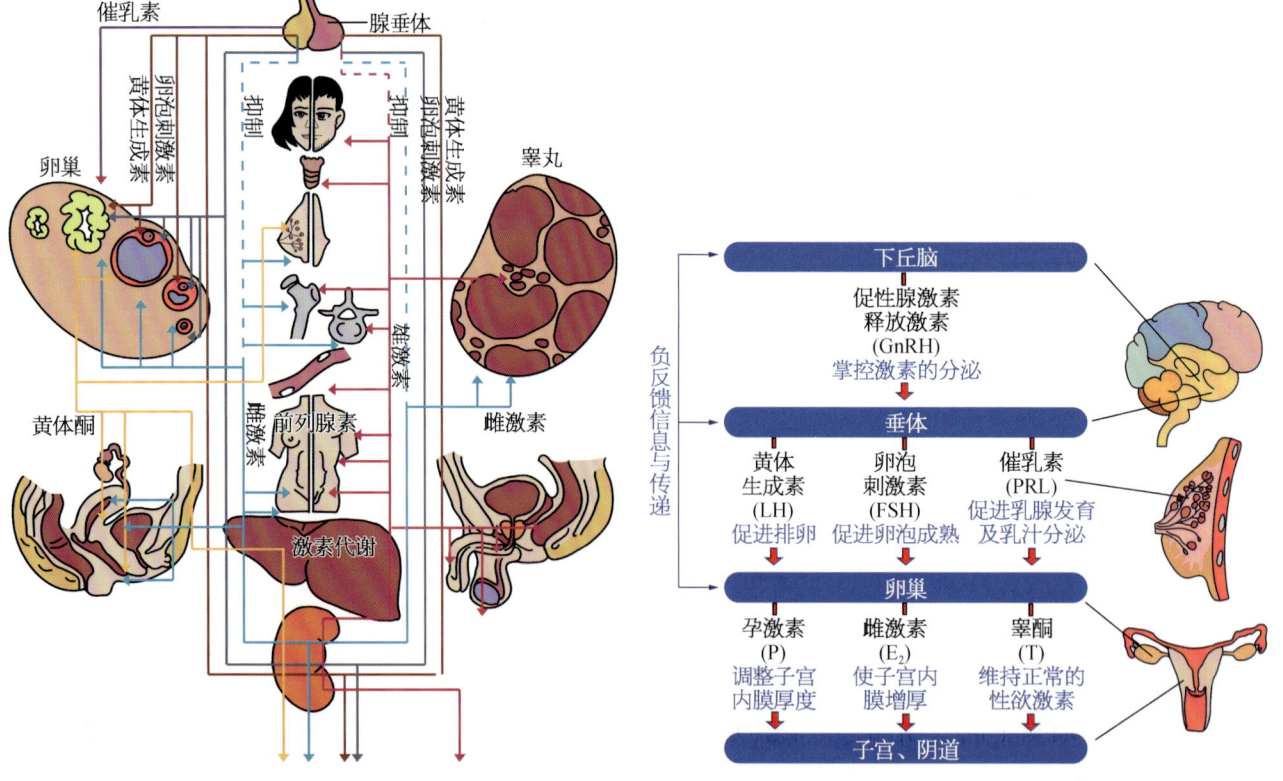

图 5-2-8　腺垂体-性激素-性器官调控示意图　　图 5-2-9　女性下丘脑-垂体-卵巢轴调控及激素分泌示意图

（孙祖越　周　莉）

参考文献

[1] 柏树令.系统解剖学[M].北京:人民卫生出版社,2010.
[2] 李美芝.妇科内分泌学[M].北京:人民军医出版社,2000.
[3] 廖二元,超楚生.内分泌学[M].北京:人民卫生出版社,2001.
[4] 楼宜嘉.药物毒理学[M].北京:人民卫生出版社,2003.
[5] 罗敏.分子内分泌学:基础与临床[M].北京:人民军医出版社,2003.
[6] 林广栋.人工内分泌系统新机制及应用研究[D].合肥:中国科学技术大学,2012.
[7] 南开大学实验动物解剖学编写组.实验动物解剖学[M].北京:高等教育出版社,1988.
[8] 迟素敏.内分泌生理学[M].西安:第四军医大学出版社,2006.
[9] 孙祖越,李元春.前列腺药理学[M].上海:上海科学技术出版社,2013.
[10] 王一飞.人类生殖生物学[M].上海:上海科学技术文献出版社,2005.
[11] 谢启文.现代神经内分泌学[M].上海:上海医科大学出版社,1999.
[12] 徐晨,周作民.生殖生物学理论与实践[M].上海:上海科学技术文献出版社,2005.
[13] 姚泰.人体生理学[M].3版.北京:人民卫生出版社,2001.
[14] 杨增明,孙青原,夏国良.生殖生物学[M].北京:科学出版社,2005:367-423.
[15] 于传鑫,李涌弦.实用妇科内分泌学[M].2版.上海:复旦大学出版社,2006.
[16] 颜光美.药理学[M].北京:高等教育出版社,2010.
[17] 陈加伦.世纪之交的内分泌浅谈(上)[J].中华内分泌代谢杂志,2000,16:1-4.
[18] 陈加伦.胰岛素信号转导及临床意义(上)[J].国外医学:内分泌学分册,2002,22:1-4.
[19] 陈晓萍,徐远扬.神经、内分泌、免疫网络的通用生物学语言[J].自然杂志,2002,24:194-197.
[20] 董凌燕.胰岛β细胞功能的调节[J].国外医学:内分泌学分册,2003,23(4):26-28.
[21] 冯绮文,苏青.甲状腺激素受体研究进展[J].国外医学:内分泌学分册,2003,23(1):44-46.
[22] 蒋淑君,崔存德,许兰芝.肾阳虚大鼠下丘脑-垂体-性腺轴钙调蛋白的基因表达及补肾中药的调整作用[J].中国临床康复,2004,(24):5056-5057.
[23] 钱风雷,曾繁辉,冯炜权.补肾中药对运动大鼠下丘脑-垂体-性腺轴功能的调节作用[J].中国运动医学杂志,2005,(5):571-575.
[24] 王笑笑.男性生殖内分泌系统调节的研究进展[J].毒理学杂志,2007,12(6):501-503.
[25] 杨权.下丘脑-垂体-肾上腺皮质轴应激反应的中枢控制[J].生理科学进展,2000,(03):222-226.
[26] 姚晓.催乳素释放肽的研究进展[J].国外医学:内分泌学分册,2003,23(suppl):57-59.
[27] Becker K L. Principles and Practice of Endocrinology and Metabolism [M]. 3rd edition. Philadelphia: Lippincott Williams & Wilkins, 2001.
[28] Curtis D Klaassen. Casarett and Doull's Toxicology: The Basic Science of Poisons [M]. 6th edition. New York: The McGraw-Hill Companies. 2001.
[29] Greenspan S F, Gardner D G. Basic & Clinical Endocrinology [M]. 6th edition. New York: The McGraw-Hill Companies, 2001.
[30] Griffin J E, Ojeda S R. Textbook of Endocrine Physiology [M]. 5th edition. London: Oxford University Press Inc, 2004.
[31] Gardner D G, Shoback D M. Greenpan's Basic & Clinical Endocrinology [M]. 8th edition. New York: The McGraw-Hill Companies, 2007.
[32] Harmel A P, Mothur R. Davidson's Diabetes Mellitus. 5th edition [M]. Amsterdam: Elsevier, 2004.
[33] Jerome F Strauss, Robert L Barbieri. Yen & Jaffe's Reproductive Endocrinology [M]. 5th edition. Amsterdam: Elsevier, 2004.
[34] Jameson J L, Kasper D L, Fauci A S, et al. Harrison's Endocrinology [M]. New York: McGraw-Hill Professional, 2006.
[35] Kaccoh B. Endocrine Physiology [M]. New York: McGraw-Hill/Appleton & Lange, 2000.
[36] Kashyap S R, Defronzo R A. The insulin resistance syndrome: physiological considerations [J]. Diab Vasc Dis Res, 2007,41(1):13-19.
[37] Larsen P R, Kronenberg H M, Melmed S, et al. Williams Textbook of Endocrinology [M]. 10th edition. Philadelphia: Saunders, 2002.
[38] Murray R K, Granner D K, Mayers P A, et al. Harper's Illustrated Biochemistry [M]. 26th edition. New York: McGraw-Hill Medical, 2003.
[39] Porterfield S P. Endocrine Physiology Health Science Asia [M]. 2nd edition. Amsterdam: Elsevier Science, 2002.
[40] Patricia B Hoyer. Ovarian Toxicology [M]. London: CRC Press, 2004.
[41] Ramesh C Gupta. Reproductive and Developmental Toxicology [M]. San Diego: Academic Press, 2011.
[42] Ronald D Hood. Developmental and Reproductive Toxicology — A Practical Approach [M]. London: CRC Press, 2012:388-409.
[43] Spat A, Hunyady L. Control of aldosterone secretion: a model for convergence in cellular signaling pathways [J]. Physiol Rev, 2004,84:489-539.
[44] Yen P M. Physiological and molecular basis of thyroid hormone action [J]. Physiol Rev, 2001,81:1097-1142.

第二篇

药 物 篇

第六章 避孕药药理学

第一节 概　述

避孕药（contraceptive），也被称为"抗生育药物"，在医学领域中常见的术语还包括"节育素"或"避妊素"。这些药物的主要目的是通过医学手段控制或预防怀孕。避孕药分为两大类：口服和非口服形式，其中主要成分是合成的雌激素和孕激素。

合成激素在体内起作用，模拟天然激素的活性，具有多重避孕机制。首先，它们通过抑制下丘脑和垂体的功能，进而影响卵巢，阻断正常的排卵过程。其次，它们改变子宫内膜的环境，使其不利于受精卵着床。此外，这些药物还增加宫颈黏液的黏稠度，减少其渗透性，从而阻碍精子通过与接触卵子。最后，它们还会影响输卵管的蠕动，从而抑制受精卵的运输和着床。这些复杂的生理作用共同构成了避孕药的有效性，使其成为控制生育的可靠手段。避孕药的这些机制不仅说明了其高效性，也体现了现代医学在生殖健康管理方面的先进成就。

口服避孕药（oral contraceptive，OC）利用模拟卵巢激素分泌的方式来实现其避孕作用。在生物化学层面，这些药物通过抑制下丘脑释放 GnRH，进而减少腺垂体分泌的 FSH 和 LH。这一过程有效地阻断了排卵，是口服避孕药避孕功能的核心。除了抑制排卵，口服避孕药还对子宫内膜产生影响，使其不利于受精卵的着床。此外，它们还增加宫颈黏液的黏稠度，这样精子难以穿透进入子宫腔，从而防止受精发生。

复方口服避孕药（combined oral contraceptive，COC），也被称为联合避孕药，是一种结合了雌激素和孕激素的药物。这种药物因其复合作用在生育控制上极为有效，目前是最广泛使用的避孕药物之一。服用复方口服避孕药时，女性需要严格按照药物说明来服用，并确保每日按时服用，以保持避孕效果的稳定和最大化。

一、种类、化学结构及化学性质

自 1960 年首次推出以来，口服激素避孕药在广泛的研究和显著的避孕效果支持下，已成为最普遍采用的激素避孕系统。中国市场上可获得的口服避孕药种类见表 6-1-1。已上市的避孕注射剂见表 6-1-2。

表 6-1-1　我国常用的口服避孕药的种类

通用名	炔雌醇（μg）	孕激素类型	相型	包装
复方炔诺酮片	35	第一代睾酮类	单相	22 片
复方甲地孕酮片	35	羟基孕酮类	单相	22 片
复方炔诺酮/甲地孕酮片	35	羟基孕酮类＋第一代睾酮类	单相	22 片
复方左炔诺孕酮	30	第二代睾酮类	单相	22 片和 28 片
复方左炔诺孕酮三相片	30/40/30	第二代睾酮类	三相	21 片
复方去氧孕烯	30	第三代睾酮类	单相	21 片
超低剂量复方去氧孕烯	20	第三代睾酮类	单相	21 片
复方孕二烯酮	30	第三代睾酮类	单相	21 片
复方醋酸环丙孕酮	35	羟基孕酮类	单相	21 片
屈螺酮炔雌醇	30	螺甾内酯类	单相	21 片

表 6-1-2　已上市的避孕注射剂

有效成分	剂量	避孕时间
雌孕激素复方制剂		
己酸孕酮/戊酸雌二醇	250 mg/5 mL	1 个月
甲地孕酮/雌二醇	25 mg/3.5 mL	1 个月
庚炔诺酮/戊酸雌二醇	50 mg/5 mL	1 个月

续表

有效成分	剂量	避孕时间
醋酸甲羟孕酮/环戊丙酸雌二醇	25 mg/5 mL	1个月
单纯孕激素制剂		
庚炔诺酮	200 mg/mL	2个月
醋酸甲羟孕酮	150 mg/mL	3个月
醋酸甲羟孕酮	104 mg/0.65 mL	3个月

1. 常见口服避孕药及避孕针剂　基本上都是化学小分子药物。

(1) 左炔诺孕酮：是一种合成孕激素，其化学结构与人体内的天然孕酮类似。这种合成激素广泛应用于多种形式的避孕产品中，如口服避孕药、紧急避孕药及某些种类的宫内节育器。

分子式：$C_{21}H_{28}O_2$。

摩尔质量：312.45 g/mol。

结构式：

理化性质：无臭，无味，常温下为白色或类白色结晶性粉末。在水中的溶解度很低，在三氯甲烷中溶解，在甲醇中微溶，溶于醋酸乙酯、乙醇和二甲基亚砜等有机溶剂。在常温和干燥条件下通常稳定。需要避免长时间的暴露于极端温度或直接阳光下，以防止药物降解。

(2) 乙炔基雌二醇：一种人工合成的雌激素，广泛应用于多种避孕药和某些激素替代疗法中。这种合成激素的结构特征在于其酚醛A环和位于第17位的乙炔基。

酚醛A环在乙炔基雌二醇的结构中扮演着关键角色，因为它是雌激素活性的核心部分。这个结构使得乙炔基雌二醇能够与体内的雌激素受体结合，从而发挥雌激素的生理作用。第17位的乙炔基则增强了该分子的稳定性和生物活性，使其更有效地模拟天然雌激素的效果。

在避孕药中，乙炔基雌二醇通常与合成孕激素（如炔诺孕酮）结合使用。这种组合能够有效地阻止排卵，改变子宫内膜环境，增加宫颈黏液的黏稠度，从而阻碍精子进入子宫腔，防止受精。乙炔基雌二醇因其高效的避孕效果和相对稳定的性质，成为现代避孕药中最常用的合成雌激素之一。

分子式：$C_{20}H_{24}O_2$。

摩尔质量：296.4 g/mol。

结构式：

理化性质：白色或类白色的结晶性粉末，无臭。在水中溶解度较低，溶于乙醇、乙酸乙酯和氯仿等有机溶剂。相对稳定，但可能受到光照和高温的影响。需要在避光和干燥的环境中储存，以防止降解。

(3) 炔诺酮：一种合成孕激素，其化学结构与人体内的天然孕酮（黄体酮）相似。通过特定的化学修饰，炔诺酮的口服生物利用度和孕激素活性得到了显著提升。这些改良使得炔诺酮成为口服避孕药及其他激素替代疗法中常用的成分之一。

分子式：$C_{20}H_{26}O_2$。

摩尔质量：298.42 g/mol。

结构式：

理化性质：白色或类白色粉末或结晶性粉末，无臭，味微苦。在水中的溶解度较低，溶于乙醇、乙酸乙酯和二甲基亚砜等有机溶剂。炔诺酮在常温和干燥条件下一般稳定，避免在高温或潮湿的环境中长时间储存。

(4) 屈螺酮：在结构上与螺内酯有所关联，它是一种不仅具有孕激素特性，而且还具备额外的抗盐皮质激素和抗雄激素活性的合成孕激素。这种结构上的相似性赋予了炔诺酮一些独特的药理特性。

分子式：$C_{24}H_{30}O_3$。

摩尔质量：366.49 g/mol。

结构式：

理化性质：白色至灰白色结晶粉末。在水中的溶解度很低，溶于乙醇和乙酸乙酯等溶剂。常温和干燥的环境下一般稳定，应避免在高温或潮湿的条件下储存，以防止药物降解。

(5) 去氧孕烯（DOC）：是一种自然存在的类固醇激素，属于盐皮质激素类。它在人体的肾上腺皮质中产生，并在体内发挥着重要的生理作用。

分子式：$C_{22}H_{30}O$。

摩尔质量：310.48 g/mol。

结构式：

理化性质：在水中的溶解度很低，溶于乙醇、乙酸乙酯和二甲基亚砜等溶剂。在常温和干燥的条件下通常稳定。避免在高温或潮湿的环境中长期存放，以免药物发生降解。

2. **激素型宫内节育器** 在美国市场上，激素型宫内节育器（LNG-IUS）是一种流行的长效避孕方法。这种设备含有左炔诺孕酮，一个合成孕激素，通常呈T形，并被放置在子宫内以长期避孕。这类节育器在几个关键方面存在差异。

（1）左炔诺孕酮的剂量：这些品牌在含有的左炔诺孕酮量上有所不同，这决定了它们释放激素的速率和剂量。

（2）疗效持续时间：不同的品牌提供不同时长的避孕效果。例如，Mirena可以持续5年，而其他品牌可能有更短或更长的有效期。

（3）器械大小：这些宫内节育器在大小上也有所不同，以适应不同需求的女性，特别是那些未生育的女性。

这些差异使得女性可以根据自己的具体需求和健康状况选择最适合自己的 LNG-IUS 产品。使用 LNG-IUS 的主要优点包括其高效的避孕效果、长期的有效期及使用方便。然而，选择使用任何避孕方法之前，咨询医疗专业人员是非常重要的，以确保选择最适合个人健康状况的方法（表6-1-3）。

表6-1-3 已上市的非生物降解皮下埋植剂

名称	根数	有效成分	剂量(mg)	避孕时间(年)
诺普兰	6	左炔诺孕酮	216	5
诺普兰Ⅱ	2	左炔诺孕酮	150	5
依托孕烯避孕棒	1	依托孕烯	68	3
植入式避孕棒	1	左炔诺孕酮	60	3
左炔诺孕酮硅胶棒	2	左炔诺孕酮	150	4
国产Ⅰ型皮下埋植剂	6	左炔诺孕酮	216	5
国产Ⅰ型皮下埋植剂	6	左炔诺孕酮	216	5
国产Ⅱ型皮下埋植剂	2	左炔诺孕酮	150	4

依托孕烯：是一种合成的孕激素类药物，广泛应用于避孕和某些妇科治疗。作为孕激素的衍生物，依托孕烯在化学结构上与天然孕酮相似，但经过特殊设计以增强其药理活性和稳定性。

化学式：$C_{22}H_{28}O_2$。

摩尔质量：324.46 g/mol。

结构式：

理化性质：白色至乳白色的粉末。几乎不溶于水，溶于乙醇、二甲基亚砜（DMSO）和乙酸乙酯等有机溶剂。对光和热敏感，应在阴凉、干燥的地方储存。

3. **紧急避孕药** 是一种在无保护性行为后使用的避孕方法。这种避孕方式通常在性行为后尽快使用，以降低怀孕的风险。

最初的性交后避孕方法是使用大剂量的雌激素化合物进行5天的治疗。如果治疗能在性行为后的72 h内开始，其估计的有效性大约为75%。然而，如果有多次性交行为或治疗延迟，效果会减弱。

20世纪70年代，加拿大开发出了所谓的Yuzpe方法，这是一种更为现代的紧急避孕方法。Yuzpe方法最初使用的是炔诺孕酮-炔雌醇片剂（如Ovral口服避孕药），其中每粒药片含有0.05 mg的炔雌醇和0.5 mg的左炔诺孕酮。这种方法要求在性行为后的两个时间点（间隔12 h）分别服用两粒药片。研究显示，与5天的雌激素方案相比，Yuzpe方案具有相似的疗效，但副作用较少。

目前，紧急避孕方法主要包括单剂量的左炔诺孕酮和醋酸乌利司他。左炔诺孕酮是一种单次服用的紧急避孕药，应在性行为后尽早使用，最迟不超过72 h。醋酸乌利司他则可以在性行为后的5天内使用，且相较于左炔诺孕酮，它在较晚使用时的效果更为稳定。

4. **男用避孕药** 自20世纪80年代以来，男性避孕药物的研究确实取得了显著进展。这些研究旨在为男性提供有效、安全且可逆的避孕方法，与女性避孕方法相辅相成。

（1）RISUG（可逆抑制精子下行）：这是一种由苯乙烯和二甲基亚砜（DMSO）组成的聚合物凝胶，通过注入到男性的输精管中来阻止精子的通过或降低周围环境的pH。在动物实验和临床试验中，RISUG展示了其可逆性、有效性和安全性。尽管如此，截至目前，

RISUG 尚未在市场上成功推广。

（2）Vasalgel（避孕凝胶）：这是另一种高分子聚合物，用于阻塞输精管从而阻止精子通过。Vasalgel 被视为可能的输精管结扎手术替代方法。但与 RISUG 一样，Vasalgel 也不能预防性传播疾病。

（3）激素类生精干扰药物：这类药物，如雄激素类药物和醋酸烯诺孕酮等，通过降低促性腺激素水平，抑制生精过程。十一酸睾酮酯已被评估为安全有效的男性避孕药物。

（4）非激素类药物：如雷公藤和棉酚等，这些药物通过影响附睾精子或附睾后过程，显示了抑制生育能力的潜力。后因产生不可恢复的生殖健康问题而终止开发。

5. 免疫避孕疫苗　免疫避孕疫苗的开发在计划生育和控制人口方面具有重要的潜力。这种疫苗通过激发免疫系统对特定的生殖系统相关分子产生反应，从而实现避孕目的。目前研究的主要类型如下。

（1）抗 GnRH 疫苗：这种疫苗针对的是促性腺激素释放激素，通过抑制 GnRH 的功能，进而影响性腺激素的分泌，达到避孕的效果。

（2）抗 hCG 免疫避孕疫苗：hCG 是人类怀孕早期的关键激素。研究者通过疫苗抑制 hCG 的作用，从而防止胚胎的着床和发育。

（3）抗卵透明带（ZP）疫苗：卵透明带是卵子表面的一层蛋白质结构，对于精子与卵子的结合至关重要。抗 ZP 疫苗旨在阻断这一过程。

关于抗 hCG 避孕疫苗的研究，目前存在两种不同的技术途径。

（1）印度 Talwar 团队的研究：他们利用全长 β 亚基作为抗原制造避孕疫苗，如构建 β-hCG-LTB 重组疫苗。这种疫苗不仅有效提高了免疫小鼠的抗体滴度，还克服了抗体应答的个体差异。此外，这种疫苗对异位表达 hCG 及其亚单位的晚期肿瘤治疗也显示出效果。

（2）Charrel-Dennis 团队的研究：他们研制出基因水平表达的 hCG 突变型 GA68 疫苗。在这种疫苗中，谷氨酸替换了第 68 位的精氨酸，从而避免了与 hLH 的交叉反应。

二、基本生物学效应

避孕药的生物学效应极其广泛，也极其复杂。不同成分、不同的剂型和不同的给药方式，所带来的生物学效应是不一致的，大致分类表现如下。

1. 合成雌激素类避孕药物　如乙炔雌二醇和炔雌醇，通过模拟内源性雌激素的内分泌作用，对下丘脑-垂体-卵巢（HPO）轴产生负反馈调控作用。这些化合物抑制了 GnRH 的脉冲性释放，从而显著减少了 LH 和 FSH 在循环系统中的浓度，有效地阻止了卵泡的成熟和相应的排卵事件。此外，它们增强了宫颈黏液的黏稠性，形成了一种物理障碍，限制了精子穿越宫颈的能力。同时，合成雌激素类药物还通过改变子宫内膜的结构和分泌功能，创造了不利于受精卵着床和生长的微环境。这些生物学效应是避孕药物的关键机制，经过广泛的研究验证，并为其在实际避孕实践中的应用提供了科学基础。

2. 合成孕激素类药物　如诺孕酮和去氧孕烯，通过模仿天然孕酮的药理作用，对女性生殖系统产生显著影响。这些药物促使宫颈产生更加黏稠的分泌物，从而显著限制了精子的游动能力。宫颈分泌物的变化可阻止精子在宫颈通过时自由移动，降低了它们到达子宫和输卵管的机会。合成孕激素类药物还通过影响子宫内膜的形态和功能来降低受精卵着床的可能性。这些药物导致子宫内膜减少了对受精卵的受容性，从而减少了着床的机会。这对于成功的妊娠至关重要，因为受精卵需要着床在子宫内膜上才能发育为胚胎。合成孕激素类药物的这些生物学效应已经在研究中得到充分验证，它们是避孕药物的核心机制。这些药物以不同的剂型和用法提供，以适应不同的个体需求，并在妊娠预防中发挥着重要作用。

3. 植入式避孕棒　植入式避孕棒内含有合成孕激素（通常为诺孕酮），这些药物以持续和稳定的方式抑制 LH 的释放。LH 是促使排卵发生的关键激素之一。通过抑制 LH 的释放，植入式避孕棒有效地阻断了排卵周期中的高峰期，从而防止了卵子的释放。在植入后的短期内，通常可以观察到对排卵的抑制效应。这意味着即使在植入后的一段时间内停止使用该避孕方法，女性通常也需要等待一段时间才能恢复正常的生育功能。植入式避孕棒还会增加宫颈黏液的黏稠度，使其更加不适合精子的游动。这进一步降低了受精的机会，即使排卵发生。此外，植入式避孕棒也可以促使子宫内膜发生不完全性的蜕膜化。这种生物学效应减少了受精卵在子宫内膜上着床的可能性，从而增加了避孕的可靠性。

4. 复方口服避孕药　这些药物包含合成雌激素成分，通常是乙炔雌二醇或炔雌醇。合成雌激素模仿内源性雌激素的作用，通过抑制腺垂体对促性腺激素的释放，降低了 FSH 和 LH 的循环水平。这一效应抑制了卵泡的发育和排卵。合成雌激素成分还影响子宫内膜的增生。它们促使子宫内膜维持在相对稳定的状态，减少了受精卵着床的机会。子宫内膜不适宜着床是避孕的重要机制之一。复方口服避孕药同时包含孕激素成分，通常是孕酮或其衍生物。孕激素部分通过改变宫颈黏液的性质，使其变得更加黏稠。这种变化增加了宫颈黏液的黏稠度，阻止了精子的游动，从而减少了受精的机会。

综合使用合成雌激素和孕激素，这些药物实现了对排卵的协同抑制效应，同时通过多种途径减少了受精和着床的可能性。

5. 长效可逆避孕药物（LARC） 采用的是局部释放药效的策略，直接对子宫内膜施加抑制作用，防止其增生和血管形成，从而大幅度降低胚胎植入的可能。同时，这些药物还能增加宫颈黏液的黏稠度，形成有效的屏障以阻碍精子的穿透。

这类药物的一个主要优点是它们提供了长期但可逆的避孕效果，通常在移除后不久就能恢复生育能力。此外，由于药物直接作用于子宫内部，因此整体激素水平的增加较低，这可能减少一些与全身性激素避孕方法相关的副作用。

6. 紧急避孕药 这些药物含有高剂量的孕激素，其作用机制主要包括以下三个方面。

（1）抑制或推迟排卵：紧急避孕药通过增加体内的孕激素水平来迅速抑制或推迟排卵的发生。如果排卵被推迟或阻止，精子将无法与卵子结合，从而降低怀孕的可能性。

（2）改变宫颈黏液：这些药物还会增加宫颈黏液的黏稠度。更黏稠的宫颈黏液可以更有效地阻止精子进入子宫，减少精子和卵子相遇的机会。

（3）影响子宫内膜：紧急避孕药还可能对子宫内膜环境进行改变，使其变得不利于胚胎植入。子宫内膜是胚胎着床的地方，改变其环境可以降低胚胎植入的可能性。

紧急避孕药通常在性行为后尽快服用效果最佳，但最迟不应超过性行为后的几天。要注意的是，紧急避孕药并不是用于常规避孕的，而是作为一种紧急情况下的备选方案。它们不应被视为常规避孕方法的替代品，也不能防止性传播疾病。

7. 注射用避孕药 如 DMPA（甲孕酮己酸酯），是一种注射形式的避孕方法，通过定期注射来维持有效的避孕效果。这种避孕方法的工作机制涉及三个关键方面。

（1）维持抑制排卵所需的孕激素水平：DMPA 通过定期注射，将孕激素以稳定的水平释放到体内。这些孕激素有效地抑制了排卵，即阻止卵巢释放卵子。没有卵子的释放，受精就无法发生，从而防止怀孕。

（2）增加宫颈黏液的黏稠度：DMPA 还能增加宫颈黏液的黏稠度，使其变得更黏稠。这样的改变创建了一个物理屏障，难以被精子穿透，从而降低精子和卵子相遇的机会。

（3）改变子宫内膜的构造和分泌功能：此外，DMPA 还会改变子宫内膜的构造和分泌功能。这些改变使得子宫内膜变得不适合胚胎着床，从而进一步降低怀孕的可能性。

注射用避孕药如 DMPA 是一种长期避孕方法，通常每 3 个月注射一次。它提供了一种方便、有效的避孕方式，特别适合那些不方便或不愿意每天服用口服避孕药的人群。

8. RISUG 是一种创新的男性避孕技术。它由苯乙烯和二甲基亚砜（DMSO）组成的聚合物凝胶构成，具有以下三个特点。

（1）注入到男性输精管：RISUG 通过一种小型的医疗程序将凝胶注入到男性的输精管中。输精管是精子从睾丸输送到射精管的通道。

（2）直接抑制精子的活动性：这种凝胶在输精管中形成屏障，当精子通过时，它直接作用于精子，抑制其活动性。这意味着精子失去了使其能够成功受精的运动能力。

（3）降低精液的 pH：RISUG 还能降低通过输精管的精液的 pH。pH 的改变对精子的活性和生存能力产生负面影响，进一步降低受孕的可能性。

RISUG 的一个主要优势是它提供了长期但可逆的避孕效果。相对于永久性的绝育手术，如输精管切除术，RISUG 提供了更灵活的选择，因为它在未来可以被逆转。这使得它成为那些希望暂时避孕而不是永久绝育的男性的一个有吸引力的选择。

9. Vasalgel 是一种正在研发中的男性避孕方法，目标是提供一种非永久性的、可逆的避孕方式。Vasalgel 通过注射一种凝胶物质到男性的输精管中来工作。这种凝胶形成了一个物理性障碍，阻止精子通过输精管，从而防止精子和卵子的结合，进而防止怀孕。Vasalgel 被视为一种潜在的输精管结扎（常称为"结扎手术"，一种永久性男性绝育手术）的替代方法。

与结扎手术不同,Vasalgel 的目标是提供一种可逆的避孕方式,即理论上在移除凝胶后,男性的生育能力可以恢复。但需要注意的是,它不具备预防性传播疾病的功能。

10. **激素类生精干扰药物** 包括雄激素类药物和醋酸烯诺孕酮等,是一种研究中的男性避孕方法。这类药物通过降低体内促性腺激素(如 LH 和 FSH)的水平来工作。促性腺激素是控制生殖器官功能的关键激素,尤其是在调控精子的产生方面。由于促性腺激素水平的降低,生精过程受到抑制。正常情况下,促性腺激素会刺激睾丸产生精子,但在这些激素水平降低的情况下,精子的生产减少,从而降低或阻止精子的产生。这种避孕方法的目标是提供一种非永久性、可逆转的男性避孕选择。通过调整药物剂量和类型,理论上可以在不影响性欲和其他生理功能的情况下,有效地控制生精过程。

11. **非激素类药物** 如棉酚和雷公藤,是在生育控制领域进行的临床前研究中的两种潜在物质。棉酚是从棉花种子中提取的一种天然化合物。在过去的研究中,它被发现可以抑制男性的生育能力。棉酚的避孕作用是通过影响精子的生成及其活动能力来实现的。然而,棉酚的使用受到其潜在副作用(如不可逆的不育和其他健康问题)的限制,这导致了对其作为避孕药物适用性的持续研究。雷公藤是一种用于传统医学的植物,已在临床前研究中显示出抑制生育能力的潜力。雷公藤中的活性成分被认为可以影响男性生殖系统,从而减少精子的产生或活动性。但与棉酚一样,雷公藤的使用也存在潜在的副作用和安全性问题,需要进行更多的研究以确保其作为避孕方法的有效性和安全性。

12. **丙酸睾酮和十一酸睾酮** 属于雄激素类药物的化合物,正在被研究作为男性避孕的潜在选择。丙酸睾酮和十一酸睾酮通过提高体内的睾酮水平来间接降低促性腺激素的水平。促性腺激素是负责刺激精子生成的关键激素,因此,其水平的降低导致精子生产减少。丙酸睾酮和十一酸睾酮通过降低促性腺激素水平,可有效抑制睾丸中的生精过程。结果是精子的数量和(或)质量显著降低,从而降低怀孕的可能性。丙酸睾酮和十一酸睾酮作为男性避孕的研究焦点,在提供非永久性、可逆的避孕方法方面具有潜力。这些药物可能为寻求长效但非永久性避孕方法的男性提供了新的选择。

13. **抗 GnRH 疫苗** 是一种创新的生物技术,它通过针对 GnRH 的免疫反应来抑制性腺功能。这种疫苗的应用和作用机制包括以下四个方面。

(1) 影响性激素的生产:GnRH 是一种关键的激素,负责刺激下游的促性腺激素释放,如 FSH 和 LH,这些激素进一步调节性激素(如雄激素和雌激素)的生产。抗 GnRH 疫苗通过引发免疫系统对 GnRH 的反应,降低了 GnRH 的活性,从而减少性激素的产生。

(2) 作用靶器官较多:由于 GnRH 在性腺功能调节中的中心作用,抗 GnRH 疫苗的影响范围广泛,包括卵巢、睾丸、胎盘和前列腺等。这意味着它可以在多个层面上影响生殖系统。

(3) 临床应用:在临床上,抗 GnRH 疫苗主要用于治疗分泌大量雄激素类型的男性前列腺癌。通过抑制 GnRH,可以降低雄激素的水平,从而减缓前列腺癌的生长。

(4) 野生动物数量控制:此外,这种疫苗也被用于野生动物种群管理,如用于控制绒猴、猪和狗等动物的数量。通过减少这些动物的生育能力,可以有效管理它们的种群数量。

抗 GnRH 疫苗的研究和应用展示了生物技术在生殖健康和疾病治疗方面的进步。然而,对于人类避孕的应用,这种疫苗仍需要进行更多的研究和评估,特别是关于其长期效果、安全性和可逆性。

14. **抗 hCG(人绒毛膜促性腺激素)** 免疫避孕疫苗是一个在研究中的避孕方法,其目的是通过靶向 hCG 来防止妊娠的维持。hCG 是在怀孕早期由胚胎产生的激素,对于维持妊娠至关重要,表现在四个方面。

(1) 靶向 hCG 阻断其生物活性:抗 hCG 疫苗通过激发免疫系统对 hCG 产生反应,生成抗体来靶向阻断 hCG 的生物活性。没有 hCG 的维持作用,早期胚胎无法正常着床和发育,从而防止怀孕的继续。

(2) β-hCG-LTB 重组疫苗:一种研究中的疫苗,其设计是为了有效提高免疫反应。通过结合 β-hCG(hCG 的一个亚单位)和 LTB(一种增强免疫反应的成分),这种疫苗旨在提高免疫小鼠的抗体滴度,克服抗体应答的个体差异。

(3) 晚期肿瘤的治疗潜力:对于异位表达 hCG 及其亚单位的晚期肿瘤,β-hCG-LTB 疫苗也显示出治疗潜力。这是因为某些肿瘤类型可以产生 hCG 或其亚单位,这种疫苗能够靶向这些肿瘤细胞。

(4) GA68 疫苗避免与 hLH 的交叉反应:另一种研究中的疫苗——GA68,通过在 hCG 的某个位点上引入突变(谷氨酸替换第68位的精氨酸)来避免与人类黄体生成素(hLH)的交叉反应。hLH是另一种重要的生殖激素,与hCG在结构上相似,因此避免交叉反应对于疫苗的特异性和安全性至关重要。

15. 抗卵透明(ZP)带　是一种针对女性生殖系统的研究中的避孕方法。卵透明带是卵子表面的一层结构,对精卵结合至关重要。这类疫苗通过针对卵透明带糖蛋白的免疫反应,破坏卵子的生理功能。

为了减少ZP疫苗对卵巢健康的潜在负面影响,研究人员正在探索将ZP上的T细胞和B细胞抗原表位分开的方法。通过仅使用包含B细胞抗原表位的成分作为免疫原,可以有效提高疫苗的安全性。这种避孕疫苗的概念是在女性体内产生针对卵透明带的抗体,从而阻止精子与卵子的结合,实现避孕。然而,需要注意的是,抗卵透明带糖蛋白疫苗仍然处于研究和试验阶段,并未成为临床上广泛应用的避孕方法。其长期效果、安全性及潜在的生育影响仍需通过更多的研究来确定。

三、药效学及药代动力学

1. 孕酮(P4)　作为一种自然存在的孕激素,是许多避孕药物的关键成分。当口服孕酮时,尽管它在胃肠道中迅速被吸收,但由于首过效应的影响,其生物利用度受到限制。在体内,孕酮不仅广泛分布,还能穿透血脑屏障,并以与血浆中蛋白质结合的形态存在。此外,孕酮在肝脏中经历广泛的代谢过程,产生包括羟基化和酮化在内的多种代谢物,如5α-还原孕酮和20α-羟基孕酮。这些代谢产物随后通过肾脏和胆汁排出体外。

孕酮及其代谢产物在避孕药物中发挥着关键作用,主要体现在改变子宫内膜环境、增加宫颈黏液的黏稠度及抑制腺垂体分泌的LH和FSH等方面,共同促成其避孕效果。孕酮的半衰期相对较短,通常为2～5 h,具体取决于给药方式和制剂形态。在药物相互作用方面,孕酮可能会与那些影响肝脏酶活性的其他药物产生相互作用,因此在使用孕酮作为避孕方法时,考虑其代谢特性和潜在的药物相互作用至关重要。在P4的代谢过程中,主要影响其3-酮和20-酮基团及A环中第4和第5号碳原子之间的双键。例如,在人类乳腺组织中,P4主要转化为4-孕烯类物质,如3α-二氢孕酮和20S-羟基孕酮,以及5α-孕烷类化合物。

2. 醋酸甲羟孕酮(MPA)　一种合成孕激素药物,被广泛用于口服避孕药中。这种药物在口服给药后可以在胃肠道中迅速吸收,其生物利用度会受食物的影响。为了提高生物利用度,通常建议在餐后服用。在体内,MPA可以广泛分布,它能够穿透血脑屏障,在血浆中90%与白蛋白结合。

在代谢方面,MPA主要在肝脏中进行广泛的代谢,产生甲羟孕酮酸和其他羟基化代谢物。这些代谢产物主要通过肾脏排泄,部分则通过胆汁排泄。口服给药的MPA半衰期约为30 h,而其注射形式的半衰期则更长,可达数周至数月,提供了更持久的避孕效果。

需要特别注意的是,对于肝功能受损的患者,可能需要调整MPA的剂量。因为MPA的代谢主要发生在肝脏,且其排泄途径依赖于肝功能的正常运作。此外,MPA可能会与其他经肝脏代谢的药物产生相互作用,从而影响其血浆浓度和疗效。

在人体中,MPA的代谢过程主要涉及2、6和21号碳原子的羟基化反应,其中6β、21-二羟基-MPA是其主要的代谢产物。值得注意的是,MPA本身可能具有孕激素的活性。因此,在使用MPA作为避孕方法时,了解其药代动力学特性和与其他药物的潜在相互作用是非常重要的。

3. 炔诺酮(NET)　是一种合成孕激素,被广泛用于口服避孕药中。它在口服给药后能在胃肠道中迅速吸收,尽管其生物利用度受到肝脏首过效应的影响,但总体上吸收效果良好。在体内,炔诺酮不仅可以广泛分布,还能穿透血脑屏障,大部分以与血浆蛋白质结合的形式存在。

在代谢过程中,炔诺酮在肝脏内经历广泛的代谢,其主要路径包括在3、5和16号碳原子上发生的羟基化反应。产生的代谢物包括$3\alpha,5\beta$-炔诺酮和$3\alpha,5\alpha$-炔诺酮等多种活性和非活性形式,这些代谢物主要通过尿液排泄,部分则通过胆汁排泄。

炔诺酮的生物学效应主要是通过模拟孕酮的生物活性来影响生殖系统,这包括增加宫颈黏液的黏稠度以阻碍精子穿透,改变子宫内膜的性质使其不利于受精卵的着床,以及抑制腺垂体的促性腺激素分泌,进而抑制排卵。炔诺酮的这些特性使其在口服避孕药中扮演了重要的角色。

炔诺酮可能与影响肝脏酶活性的其他药物发生相互作用,这可能会影响其血浆浓度和疗效。因此,在使用炔诺酮作为避孕药时,应仔细考虑其代谢特征和潜在的药物相互作用。

由于炔诺酮的半衰期相对较短,通常需要每日口服以维持有效的血药浓度。在肝脏中，NET经历了广泛的A环结构的代谢，产生二氢和四氢代谢物。血清中主要的代谢物是3α,5α-NET硫酸盐，还有较低浓度的3α,5β-NET硫酸盐和3β,5β-NET硫酸盐。这些代谢物的存在和浓度对于NET的疗效和安全性具有重要意义。

4. **左炔诺孕酮（LNG）** 是一种高效的合成孕激素，被广泛应用于口服避孕药和紧急避孕药。当通过口服给药后，LNG在胃肠道中迅速吸收，尽管其生物利用度会受到肝脏首过效应的影响。在体内，LNG不仅广泛分布，还能与血浆蛋白质结合。

在代谢过程中，LNG主要在肝脏中经历代谢，产生多种羟基化代谢产物，这些代谢物主要通过尿液和胆汁排泄。LNG的生物学效应包括抑制排卵过程、增加宫颈黏液的黏稠度及改变子宫内膜的环境，从而阻碍受精卵的着床。

LNG的这些药代动力学特性使其在紧急避孕中尤为有效，能够在性交后迅速采取行动以降低怀孕的风险。然而，需要注意的是，LNG可能会与其他药物发生相互作用，尤其是那些影响肝脏酶活性的药物。这些相互作用可能会影响LNG的血浆浓度和疗效。

因此，在使用LNG作为避孕药物时，应充分考虑其代谢特征和与其他药物的潜在相互作用，以确保最佳的避孕效果和最小化副作用的风险。

5. **吉索德妮（GES）** 作为一种第三代合成孕激素，是复方口服避孕药的重要组成部分。这种药物口服后吸收良好，具有高生物利用度，并能穿透血脑屏障。在体内，GES主要与血浆蛋白质结合，显示出良好的分布特性。

在代谢方面，GES在肝脏中经历代谢，产生多种活性和非活性代谢物。这些代谢产物随后主要通过尿液和胆汁排泄出体外。GES的避孕效果主要是通过三个机制实现的：抑制排卵、增加宫颈黏液的黏稠度及改变子宫内膜的环境，从而降低受孕的可能性。

在使用GES作为避孕药时，需要特别注意其可能的药物相互作用。特别是当与影响肝脏酶活性的药物，如某些酶诱导剂共用时，这可能会影响GES的代谢和疗效。因此，医生和患者都应考虑这种相互作用的潜在风险，并在必要时调整用药策略。

吉索德妮是一种有效的避孕药物，但与任何药物一样，正确的使用和对潜在的药物相互作用的了解至关重要，以确保最佳的疗效和安全性。

6. **依替葛雌醇（ethinyl estradiol, ETG）** 是一种常用于复方口服避孕药的合成雌激素。这种药物在口服后能迅速吸收，具有较高的生物利用度。在体内，ETG主要与血浆蛋白结合，显示出良好的分布特性。

在代谢方面，ETG在肝脏中经历广泛的代谢过程，生成多种代谢产物。这些代谢产物主要通过尿液排泄。在使用ETG时，需要特别注意其潜在的药物相互作用。尤其是与那些可能影响其代谢的药物（如影响肝脏酶活性的药物）共用时，可能会改变ETG的血药浓度和疗效。因此，医生和患者在使用ETG时应充分考虑这些药物相互作用的可能性，并在必要时调整治疗方案。

7. **呋雌炔孕酮（NES）** 是一种合成孕激素，因其强效的抗排卵作用，通常用于长效避孕制剂中。NES经口服给药后吸收良好，并在体内主要与血浆蛋白结合。这种药物在肝脏中经历代谢，形成多种代谢物，这些代谢物主要通过尿液排泄。在使用NES时，应特别注意其潜在的药物相互作用，特别是与那些可能影响肝脏酶活性的药物。这些药物相互作用可能会影响NES的代谢，进而影响其效果和安全性。因此，在使用NES作为避孕方法时，医生和患者应仔细考虑这些相互作用的可能性，并在需要时调整用药方案。

8. **炔雌醇炔孕酮（DRSP）** 是一种独特的合成孕激素，不仅具有避孕效果，还轻微抗雄性和抗盐皮质激素。这使得DRSP成为复方口服避孕药中的重要成分。它的口服吸收效果良好，并在体内主要与血浆蛋白质结合。DRSP在肝脏中经历代谢，形成多种代谢物，这些物质随后主要通过尿液和胆汁排泄。在使用DRSP时，需要特别注意其与其他药物的相互作用，尤其是那些可能影响其代谢的药物。

9. **地屈孕酮（DNG）** 是一种合成孕激素，既用于治疗子宫内膜异位症，也用作避孕药。DNG的口服吸收效果良好，它在体内主要与血浆蛋白质结合。在肝脏中，DNG被代谢成多种代谢物，并通过尿液排泄。使用DNG时，应考虑其可能的药物相互作用，特别是与影响肝脏代谢的药物。

10. **醋酸环丙孕酮（CPA）** 是一种具有抗雄激素和孕激素效果的合成化合物，用于治疗多囊卵巢综合征或作为避孕药。CPA经口服吸收良好，并在体内与血浆蛋白质结合。它在肝脏中经历代谢，形成多种代谢物，主要通过尿液排泄。在使用CPA时，需特别注意其与其他药物的相互作用，特别是那些影响肝脏酶活性的药物。

四、毒理学及毒代动力学

复方口服避孕药（COC）的系统毒理学和毒代动力学研究相对较少，但仍有重要的认识值得关注。一般而言，不同的剂量、代谢作用和激素组合在 COC 中都会影响药物的耐受性和安全性。例如，使用较高剂量的 COC 可能会增加某些副作用的风险，如血栓形成的危险性。

不同的孕激素成分，如地诺孕素、曲美孕酮和屈螺酮，具有不同的代谢特性和副作用谱。举例来说，屈螺酮因其抗盐皮质激素活性，能减轻由雌激素诱导的水钠潴留和体重增加，这在避孕药选择时可能是一个考虑因素。

近年来，避孕药的毒理学研究也不断深入，比较集中在这五个方面。

（1）药物致癌性及降低癌症风险机制研究：有研究指出长期使用某些类型的避孕药可能与增加乳腺癌和子宫内膜癌的风险有关。这种关联可能源于避孕药中雌激素和孕激素的不同组合对细胞增殖的影响，特别是在乳腺和子宫内膜组织中。这些研究通常集中在不同类型的雌激素和孕激素对癌细胞生长的影响上，考虑到各种避孕药中激素组合的多样性，它们对不同类型癌症风险的影响可能也有所不同。因此，避孕药的选择和使用应考虑到个体的健康状况、家族病史及其他潜在的风险因素。

（2）代谢紊乱及其机制的研究：避孕药中的激素成分，尤其是雌激素，可能导致血脂水平的变化，如提高甘油三酯和总胆固醇水平。这种对脂质代谢的影响可能增加心血管疾病的风险，尤其是在有其他心血管风险因素的个体中。心血管疾病风险的增加可能与避孕药中雌激素的剂量和种类有关。

雌激素可能影响胰岛素的作用和糖代谢，这在糖尿病或预糖尿病患者中尤为重要。在一些研究中，避孕药的使用与胰岛素抵抗的增加和血糖水平的变化有关。这种影响可能导致糖尿病发病风险的增加，尤其是在有家族史或其他危险因素的个体中。

避孕药对代谢的影响可能因个体差异、药物类型和剂量而异。在选择和使用避孕药时，医生需要考虑个体的代谢健康状况，尤其是有心血管疾病风险或代谢紊乱的患者。此外，定期监测血脂和血糖水平，以及与医疗提供者讨论可能的替代避孕方法，也是重要的健康管理策略。

（3）对骨密度影响及其机制研究：某些只含有孕激素的避孕药被发现可能对骨密度产生负面影响。这种影响通常与药物中孕激素的类型和剂量有关。孕激素可能通过影响骨骼重建的平衡，降低骨形成或增加骨吸收，进而影响骨密度。

长期使用含有孕激素的避孕药可能增加骨质疏松的风险，尤其是在青春期和早成年期，这些时期对于骨骼的建立和维持至关重要。这种风险可能更加明显在那些因遗传或生活方式等因素已有骨密度较低的个体中。

不同类型的避孕药（如含有不同孕激素的药物）对骨密度的影响可能有所不同。剂量也是一个重要因素，较高剂量的孕激素可能对骨密度有更大的负面影响。对于那些长期使用含有孕激素的避孕药的女性，定期进行骨密度检查可能是重要的，特别是如果她们有其他骨质疏松的风险因素。保持健康的生活方式，如进行适量的体力活动和保证足够的钙和维生素 D 摄入，也对保持骨密度至关重要。

（4）导致胆汁淤积性肝损伤及其机制研究：避孕药可能会增加胆结石和胆汁淤积性肝病的风险，这可能与药物对胆汁酸代谢的影响有关。使用含有雌激素的避孕药可能会增加胆结石的风险。雌激素能够提高胆囊中胆固醇的浓度，从而增加胆结石形成的可能性。胆结石可能导致胆囊炎或胆道阻塞，引起胆汁淤积性肝损伤。

雌激素可影响肝脏对胆汁酸的处理能力，导致胆汁淤积和肝功能障碍。这可能是由于雌激素对肝脏中胆汁酸转运蛋白的表达和功能的影响。避孕药的使用可能与胆汁淤积性肝病的发展有关，这是一种由胆汁在肝脏内积聚而引起的疾病，这种积聚可能导致肝细胞的损伤和肝功能障碍。

使用含有雌激素的避孕药的女性可能需要定期监测肝功能，特别是那些有肝病史或其他肝脏疾病风险因素的人。在避孕药的选择和使用过程中，应充分考虑个体的健康状况和潜在风险。

（5）心血管系统影响：使用含有雌激素的避孕药可能增加血栓形成的风险，尤其是在有血栓病史或其他心血管风险因素（如吸烟、高血压）的人群中。雌激素可以增加血液中凝血因子的水平，减少抗凝血因子，从而促进血栓形成。雌激素成分的避孕药被发现可能增加血栓形成的风险。血栓可能发生在深静脉（深静脉血栓形成）或迁移到肺部（肺栓塞），这些情况都是潜在的严重健康威胁。在有血栓病史或其他心血管风险因素的人群中，使用含雌激素的避孕药的风险更加显著。这些风险因素包括吸烟、高血压、高胆固醇、肥胖和家族遗传史等。对于35岁以上的吸烟女性,使用含有雌激素的避孕药特别危险,因为吸烟本身就增加了心血管疾病的风险。

雌激素剂量越高,血栓风险可能越大。因此,医生在开处方时会考虑最低有效剂量的原则,尤其是对于高风险人群。在开始使用含有雌激素的避孕药之前,医生通常会评估个体的心血管风险因素。对于有心血管疾病风险的女性,可能需要考虑其他避孕方法,如只含有孕激素的避孕药或非激素避孕方法。使用含有雌激素的避孕药的女性应定期进行健康检查,包括血压和心血管健康的评估。

五、展　望

避孕药研发领域的未来趋势正朝着更加便捷、高效和副作用更低的方向不断发展。同时,强调了激素和非激素方法的应用,以及引入创新的数字避孕工具。以下是一些具体的药物和技术示例。

(1) 多阶段避孕药:如 Qlaira,它包含地诺孕素和戊酸雌二醇,分为四个不同的剂量阶段。这种设计模仿了女性自然月经周期中的激素变化,旨在提供更为自然的激素调节方式。通过精确控制每个阶段中激素的剂量,这类药物旨在减少副作用,同时提高避孕效果。其独特的剂量调节能够更好地适应女性生理需求,减少激素波动导致的不适。

(2) 超低剂量避孕药:超低剂量避孕药致力于减少激素引起的副作用,例如含有低于 30 μg/天的乙炔雌二醇。这种剂量的目标是在维持避孕效果的同时,降低对身体的影响。未来的研究将专注于进一步优化激素组合和剂量,以实现更佳的安全性和便利性。这可能包括与其他药物或非激素成分的组合,以提升整体疗效。

(3) 新型孕激素的应用:新型孕激素,如屈螺酮和地诺孕素,被用于复方口服避孕药中。这些孕激素通过特定的激素受体途径作用,提供避孕效果的同时,减轻传统避孕药物的副作用,如水钠潴留和体重增加。这些药物的研发集中于优化其激素剂型,以减少副作用,并提高用户的接受度。其长期效果和安全性正在通过临床试验和研究进行评估。

(4) 长效避孕药:旨在减少服药的频率,从每日一次到每月一次。这样的变化能显著提高服药便利性,并减少因遗忘服药带来的避孕失败风险。药物的设计考虑到了激素的稳定释放,确保在整个月份内维持有效的避孕水平。其制剂可能涉及缓释技术或特殊的药物载体,以保证持续有效的药物浓度。

(5) 微阵列贴片:利用微型投射物逐渐释放激素,提供长期的避孕效果。这种技术相比传统贴片提供了更持久且稳定的激素释放。该技术通过微针技术实现激素的皮下递送,减少了激素剂量的波动,提高了避孕效率。同时,由于其长期的作用,减少了用户更换贴片的频率。

(6) 一次性注射式避孕药:此类药物提供长达6个月的避孕效果,通过减少注射次数,提高了用户的便利性和遵从性。其设计利用了长效激素的稳定释放机制,确保在长达半年的时间里维持有效的避孕水平。这种药物的开发专注于实现长期的激素稳定性和减少注射相关的不适。

(7) 非激素避孕药:非激素避孕药的开发受到越来越多的关注,主要是为了减少激素引起的副作用。这些药物可能通过干扰精子的活动、改变子宫环境等机制实现避孕效果。潜在优势与挑战:这类药物的开发面临诸多挑战,包括确保足够的避孕效果和减少对女性生殖系统的影响。研究者正在探索各种非激素成分的组合,以找到最佳方案。

(8) 数字避孕法:如 Clue 等采用数据驱动的方法预测排卵期,为用户提供基于个人生理周期的避孕建议。其优势在于避免了药物干预,但准确性高度依赖于用户数据的完整性和算法的精确度。研发者正致力于提高这些系统的预测准确性和用户友好度。

第二节　避孕药有效性研究生物学模型

开发新型避孕药物面临着多重挑战。这些避孕药物通常讲的是药具,包含药物、生物制剂和医疗器械多个组成部分,因此在研发和优化过程中需要考虑多个方面。这不仅包括对药物动力学、毒理学、疗效和作用机制进行全面评估,还需要考虑医疗器械的设计及最终用户的接受度。在这个多维度的开发过程中,临床前研究阶段尤为关键。

在临床前研究阶段,成功构建体内和体外生物学模型至关重要,这些模型对于提高临床试验的成功率非常关键。这些模型需要准确模拟人体内的生理和病理条件,以便在早期阶段评估药物的有效性和安全性。本节内容主要探讨多种动物模型在避孕药物研发中的应用,特别是啮齿动物和非人灵长类动物。

本节还要详细讨论非人灵长类动物模型在临床前阶段评估避孕效果的重要性。由于在生理和遗传上与人类更相似,这些模型能够提供更接近人类的反应和结果。特别是在避孕设备的研究中,这些模型对于验证设备的安全性、有效性和用户接受度至关重要。非人灵长类动物模型的使用为预测人类在使用这些避孕产品时可能出现的反应和问题提供了一种有效的途径,从而在产品上市之前优化其设计和功能。

新型避孕药物研发是一个复杂而多学科的过程,通过综合分析和运用多种动物模型,可以更好地理解避孕药物作用机制,优化其疗效和安全性,最终实现更符合用户需求的创新避孕解决方案。表 6-2-1 是不同避孕模型的标准常见生殖指标的比较。

表 6-2-1 不同避孕模型的标准常见生殖指标比较

种类	普通名词	雌性体重(kg)	中位卵巢周期(天)	繁殖季节性	月经	妊娠时度(天)
食蟹猴	食蟹猴	2.5~5.7	29.4	全年饲养	有	164
猕猴属	猪尾猕猴	4.7~10.9	32	全年饲养	有	170
猕猴	恒河猴	5.3	28	季节性饲养	有	165
东非狒狒	橄榄狒狒	14.7~17	30	全年饲养	有,难判断	170
小家鼠	小鼠	0.018~0.035	4.0	全年实验室	无	19
褐家鼠	大鼠	0.25~0.35	4.2	全年实验室	无	21
家兔	兔子	2~5	每 4~17 天发生一次有接受性的交配后排卵	全年实验室	无	30

(一)将妊娠率作为"金指标"的食蟹猴避孕模型

在避孕药的Ⅰ期和Ⅱ期临床试验中,通常采用减少生育力的生物标志物,如降低排卵率或精子生成率,作为替代妊娠的"金指标"。这是因为在动物模型中,以妊娠作为终点评估存在显著优势,而临床试验较难实现。

Peluffo 等研究者通过在食蟹猴中使用前列腺素 (PGE_2)E_2 受体 2($PTGER_2$)拮抗剂的方法,来评估前列腺素 E_2 受体 2 拮抗剂在不改变月经周期或总体健康的情况下,是否能通过阻断卵泡排卵期行为来预防成年雌性猴的妊娠效果。我们知道,在排卵过程中,PGE_2 对于卵泡的需求及卵丘细胞包围的卵母细胞的释放(卵丘-卵母细胞扩张,C-OE)是通过 $PTGS_2$ 和 $PTGER_2$ 缺失突变小鼠建立的。在猕猴卵泡内注射吲哚美辛能够抑制卵泡破裂,而同时注射 PGE_2 和吲哚美辛可导致排卵,这一证据支持了 PGE_2 在灵长类动物排卵中的关键作用。

在成年雌性恒河猴中进行了控制性排卵方案,以分析排卵前卵泡中编码 PGE2 合成和信号成分的基因 mRNA 水平在排卵前 hCG 刺激后的不同时间点(0、12h、24h 和 36h 排卵前;排卵后 36h;每个时间点 n 为 3~4 只)。第二,利用控制性卵巢刺激周期从恒河猴获得多个卵丘-卵母细胞复合物(COC),以评估 PGE_2 在体外 C-OE 中的作用(n 为 3~4 只/治疗组,每组≥3 COC/只)。第三,将成年雌性食蟹猕猴随机分为对照组或 $PTGER_2$ 拮抗剂组(BAY06)进行避孕试验(n 为 10 只/组)。

在第一个治疗周期后,每组引入一只有生育能力雄性猴,它们在 5 个月的避孕试验期间进行交配,之后进行治疗后可逆性试验。采用实时荧光定量 PCR、COC 培养和扩增、免疫荧光/共聚焦显微镜、酶免疫测定、避孕试验、超声检查和全血细胞计数、血清生化检测和血脂谱等方法进行相关检测,并利用血清孕酮和猕猴绒毛膜促性腺激素测定来监测妊娠情况,同时通过腹部超声来确认胎儿的存活。在妊娠的前 32 天,通过注射米非司酮或胎内注射甲氨蝶呤来终止妊娠。结果显示,在排卵期 hCG 推注后,排卵卵泡中的一些 mRNA 编码蛋白,涉及 PGE_2 合成、代谢和信号转导,增加了($P<0.05$)。PGE_2 信号通过 $PTGER_2$ 诱导卵丘细胞扩增和透明质酸的产生,这是受精的关键事件(图 6-2-1 和图 6-2-2)。

此外,在为期 5 个月的避孕试验中,长期给予选择性PTGER₂拮抗剂产生了显著的避孕效果（与溶媒对照组相比，$P<0.05$）（表6-2-2），且未改变类固醇激素模式或月经周期。

表6-2-2 在5个月的避孕试验中食蟹猕猴定时交配和怀孕次数

类别	动物数（只）	定时配对（只）	怀孕（只）	%怀孕/交配时间	%怀孕/组
对照组	10	21	8	38[a]	80[A]
BAY06组	9	34	2	6[b]	22[B]

注：[a,b] 治疗组之间与定时交配相关的妊娠比例的显著性差异（$P<0.05$）；[A,B] 各治疗组之间总怀孕比例的显著性差异（$P<0.05$）

图6-2-1中显示了在培养前和培养结束时（48 h）的情况。卵丘-卵母细胞复合物在不同条件下培养，包括培养基+5%猴血清（MS）（图中A和B）、5% MS+FSH+LH（各100 ng/mL；图中C和D）及5% MS+PGE₂（500 ng/mL；图中E和F）。所有图像均以相同的放大倍数（10倍）捕获。排卵卵泡内的COC图像来自恒河猴，包括控制性排卵（0 h，未扩张的COC，图中G）和hCG注射后24 h的体内C-OE作为参考。

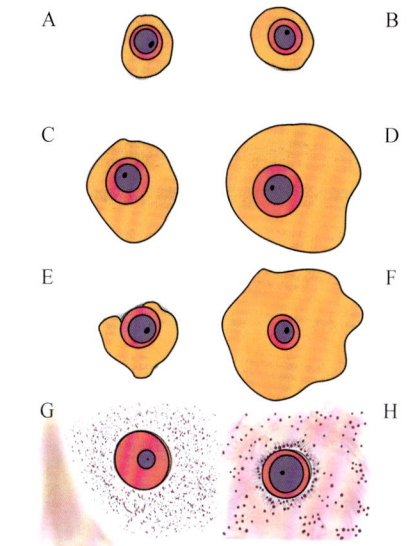

图6-2-1 PGE₂诱导猕猴卵丘-卵母细胞扩增示意图。A、C、E，培养前；B、D、F，培养结束时

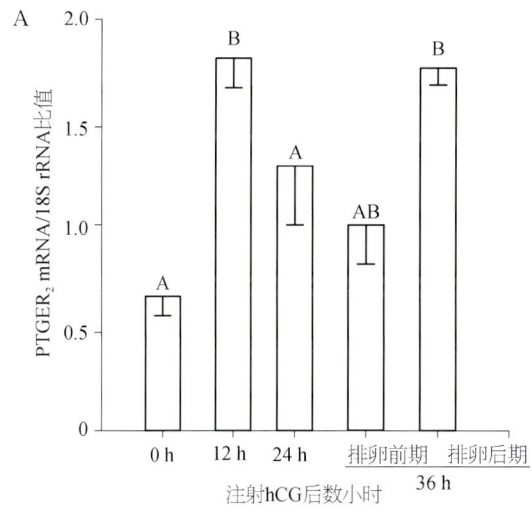

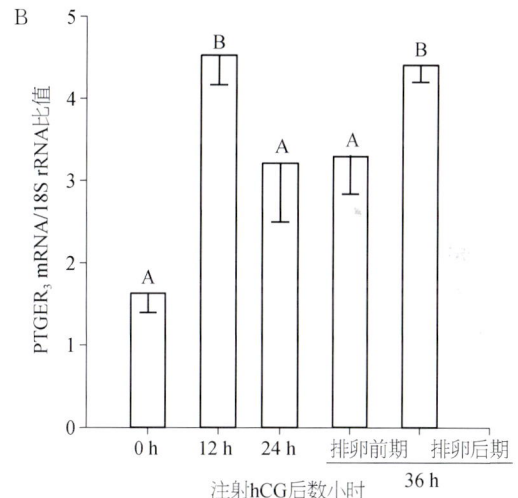

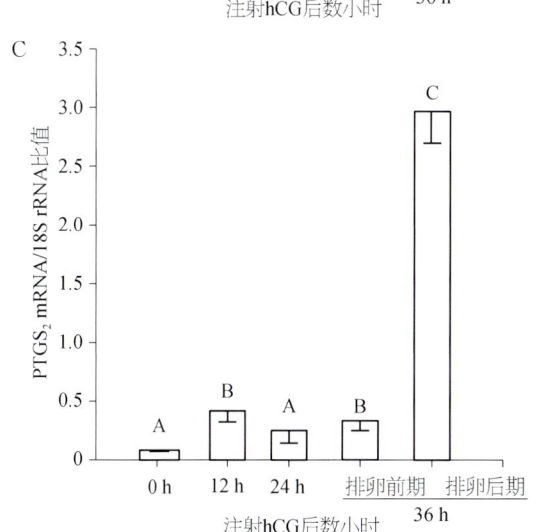

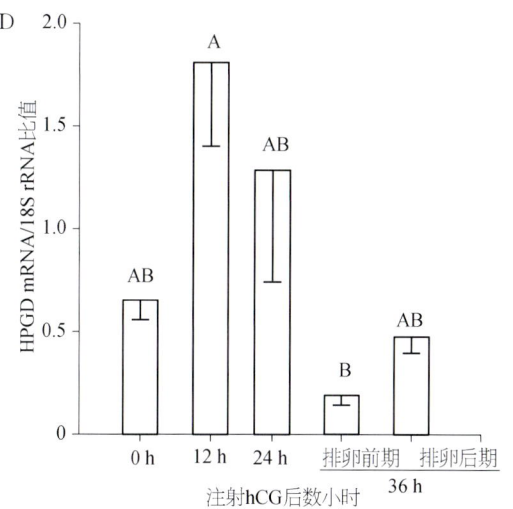

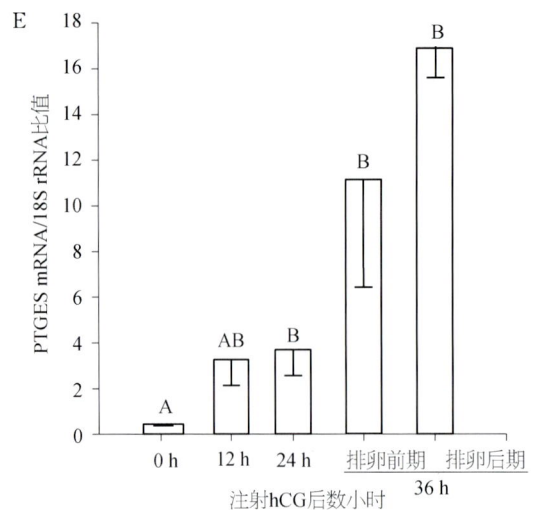

图6-2-2　猕猴卵泡内 PGE_2 合成、降解及信号转导基因的表达。参与 PGE_2 合成的包括 $PTGS_2$ 和 PTGES 合酶,分别表示为 C 和 E;参与信号通路的包括 $PTGER_2$ 和 $PTGER_3$,分别表示为 A 和 B;参与代谢的包括 hydroxy-PG 脱氢酶和 HPGD,表示为 D。在标准化过程中,使用 18S rRNA 作为不变对照 RNA。不同的字母表示组间差异具有统计学意义($P<0.05$)。多组间比较采用单因素方差分析,然后使用 Holm-Sidak 法或 Student-Newman-Keuls 法进行多重比较;对于非参数数据,使用秩和 Kruskal-Wallis 方差分析进行分析

研究显示,截短 LIF 蛋白在大肠埃希菌中以包涵体形式表达,产量在 M9 培养基条件下最高,并且可以被 SDS 和 2-ME 完全溶解,但不能被尿素解离。通过免疫母鼠后,观察到幼崽数量减少,而通过宫内注射 LIF 抗体则有效阻止了囊胚的着床。基因表达分析揭示,在宫内注射 LIF 抗体后,一些与着床相关的关键基因,如 Jam2、Msx1 和 HB-EGF 的表达减少,而 Muc1 的表达增加(表6-2-3、表6-2-4 和表6-2-5)。因此,宫内注射抗 LIF 血清导致胚胎植入受阻,Msx1、

表6-2-3　tmLIF 和 KSI-tmLIF 蛋白质的预测表征概要

特征	蛋白质名称		方法
	KSI-tmLIF	tmLIF	
变应原性	无	无	AlgPred
免疫原性	0.63	0.54	ANTIGENpro
溶解度	0.436	0.629	Protein-sol (threshold: 0.45)
	0.621	0.886	PROSO II (threshold: 0.6)
	0.592	0.725	SOLpro
氨基酸替代数	275	142	ProtParam
分子量(kDa)	30.287	15.824	ProtParam
理论 Pi	7.89	9.57	ProtParam
亲水性的平均值	−0.081	−0.098	ProtParam
不稳定指数	22.48	10.31	ProtParam
估计半衰期(h)	10	10	ProtParam
吉布斯自由能 (kcal/mol)	−252.26	−116.70	Mfold

表6-2-4　嵌合 tmLIF 在不同培养基中的表达计算

培养基	不同诱导剂对靶蛋白与大肠埃希菌总蛋白的比值	
	15 mmol/L 乳糖	0.1 mmol/L IPTG
LB	6.4%	7.9%
TB	9.1%	13.6%
M9	12.0%	18.1%

表6-2-5　不同时间融合蛋白表达的定量分析

感应后采样时间(h)	0	2	4	6	8	16	22
融合蛋白与总蛋白的比值	0%	23.2%	22.7%	23.1%	22.8%	22.3%	23%

HB-EGF 和 Jam2 基因下调,而 Muc1 基因上调。然而,在子宫内注射 PBS 免疫血清的结果与未注射的小鼠相似,两组小鼠均怀孕。这表明注射抗 LIF 血清组的妊娠丢失是由 LIF 中和抗体介导的。

综上所述,通过 SDS 和 2-ME 的结合,可以在溶液中获得一个抗尿素的包涵体,可用于 Ni-NTA 纯化。此外,子宫内注射 LIF 抗体可以作为一种抗妊娠剂,有效防止小鼠妊娠。因此,宫内注射 LIF 抗体或通过生物相容性缓释材料包裹的拮抗剂可能成为一种新的女性避孕方法,为避孕方法提供了一个潜在的新策略。

(二)将卵巢周期作为"金标准"的非人灵长类避孕生物学模型

在进行避孕药研究的初期和中期临床试验中,通常使用动物模型来模拟人类的妊娠过程。这些模型通

过调节卵巢周期的长度并应用外源性激素来达成此目的。例如，在特定的实验中，通过植入雌激素胶囊来延长动物的周期，接着加入含有孕酮的胶囊，以此模拟月经周期的变化，从而在避孕药研究中同步和控制卵巢周期的差异。然而，这种方法存在一些限制，如外源性孕酮的影响，以及切除卵巢的动物与完整动物在阴道上皮和激素环境上的差异。例如，东半球的某些灵长类动物，如恒河猴和食蟹猴，由于肾上腺源性雄激素水平的差异，显示出不同的特性。在控制性的卵巢刺激方案中，研究者会收集排卵前的卵泡进行体外分析，并通过注射人绒毛膜促性腺激素和一疗程的重组人卵泡刺激素来抑制内源性激素的激增，最后使用单剂量的重组黄体生成素来促进卵泡成熟。

目前尚未发现 COC 使用后对 HIV 感染的生物危险因素。为了解决这些问题，Dietz Ostergaard 等研究人员开始在动物模型中分析黏膜 HIV 易感因素。他们选择了短尾猕猴模型来研究口服避孕药对黏膜 SHIV（猿猴人类免疫缺陷病毒）易感性的影响因素。这个物种之所以被选为研究对象，是因为它是一个适合用于女性特异性和 HIV 相关研究的模型。这些动物具有全年的月经周期，而阴部皮肤肿胀是可见的指标，月经周期的性激素水平波动明显，阴道比恒河猴的阴道更容易感染。此外，短尾猕猴的血压较高，对 SHIV 感染更为敏感。

因此，Dietz Ostergaard 等研究人员建立了一个新的模型，以研究是否改变了猕猴对 SHIV 的易感性。在研究中，短尾猕猴接受了 LNG（左炔诺孕酮）/EE（乙炔雌二醇）COC 的治疗，剂量分别为 33% 或 66%，治疗持续 60 天。通过长期监测发现，在未治疗时，阴道上皮的平均厚度较高（图 6-2-3），而在 COC 治疗期间明显降低（$P=0.0141$），pH 也有所下降，但菌群计数未发生显著变化。这表明 COC 治疗可能导致阴道上皮薄化和 pH 变化，这可能增加了 SHIV 感染的风险。

为了控制流浪犬数量，研究人员将精子主要受体透明带 3 蛋白（ZP3）作为主要的疫苗靶标，以用于避孕目的。ZP3 是哺乳动物卵母细胞周围的主要糖蛋白成分。他们通过选择犬 GnRH 和鸡卵清蛋白（OVA）的 T 细胞表位，构建了两种与犬 ZP3 融合的蛋白：Ovalbumin-GnRH-ZP3（OGZ）和 Ovalbumin-ZP3（OZ），并在小鼠中评估了它们的避孕效果。研究中，Wang 等将合成的 OGZ 和 OZ DNA 序列分别克隆到 pET-28a 质粒中，通过 SDS-PAGE 和蛋白质印迹法鉴定融合蛋白 OGZ 和 OZ，然后使用 OGZ、OZ 和犬

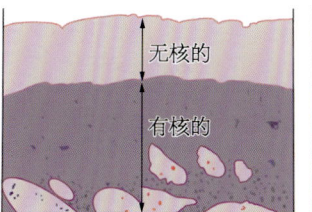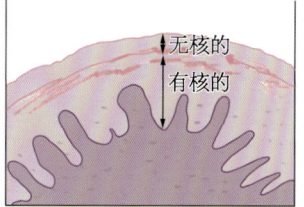
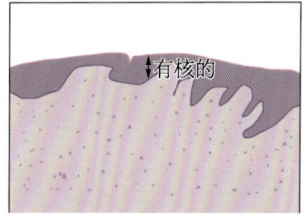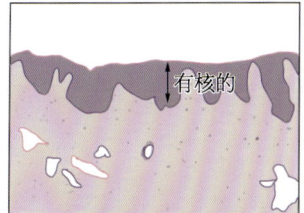

图 6-2-3 服用复方口服避孕药后阴道上皮变化示意图。在研究中，对编号为 BB967 的动物进行了苏木精和伊红染色的阴道活检，分别在卵泡期（第 8 天）、黄体期（第 29 日）及第一和第二用药期进行。卵泡期的活检结果显示阴道上皮整体较厚，而在黄体期明显增厚。然而，在 COC 给药期间的 2 次活检中，发现有核层比卵泡期和黄体期的标本都要薄，而且完全没有无核层

ZP3 免疫小鼠，监测小鼠的不孕率。小鼠 ZP3（mZP3）或佐剂单独免疫的小鼠分别作为阳性对照组和阴性对照组。

ELISA 法检测表明 OGZ 疫苗能够诱导产生针对犬 ZP3 和 GnRH 的特异性抗体，而 OZ 疫苗则主要诱导产生针对犬 ZP3 的抗体。这些抗体的持续时间可达 168 天。OGZ 免疫小鼠的血清中 FSH 和 E_2 水平显著降低。间接免疫荧光法的结果显示，cZP3 和 mZP3 诱导的抗体能够与小鼠 ZP 和犬 ZP 相互结合。与佐剂组相比，各疫苗免疫组的受精率和平均产仔数均显著降低，其中 OGZ 免疫组的受精率最低，每 10 只小鼠中只有 1 只是可育的。组织学分析表明，大多数免疫组的不育小鼠缺乏成熟卵泡，并伴有炎症浸润。同时，OGZ 免疫组小鼠的黄体数量明显减少。这项研究表明，融合蛋白 OGZ 免疫可以显著降低小鼠的受精率和平均产仔数，从而降低了生育能力。OGZ 疫苗有望成为新型流浪犬避孕疫苗的候选抗原（表 6-2-6，表 6-2-7）。

Paterson 等进行了在非人灵长类动物上的 ZP3 抗体对精卵相互作用的抑制实验，证明了免疫反应的可行性。然而，长期的生育力抑制可能以卵巢功能损害为代价。在小鼠模型中，免疫针对小鼠 ZP3 的免疫反应导致了不良的自身免疫反应。为了避免这些不良反应，研究人员通过精选小鼠 ZP3 上的 B 细胞表位，开发了一种多肽疫苗，该疫苗能够避免上述不良反应，并在免疫的小鼠中诱导可逆的不孕。这些研究结果表

表6-2-6 重组蛋白在首次交配试验中的避孕效果

抗原	受精率(%)[a]	平均胎仔数[b]	平均抗体水平 (μg/mL)	P^c
佐剂	100%(10/10)	7±0.516	0.050±0.004[d] 0.183±0.02[e]	
OGZ	10%(1/10)	0.4±0.4	2.092±0.162[d] 1.095±0.056[e]	***
OZ	50%(5/10)	2.3±0.883	2.138±0.334[d]	**
cZP3	50%(5/10)	2.2±0.772	2.134±0.103[e]	**
mZP3	40%(4/10)	2±0.907	2.215±0.156[d]	***

注：[a] 受精率：每组受精鼠数量/受精鼠总数；[b] 平均产仔数：每组仔鼠总数/每组合笼鼠总数；[c] 各组与佐剂组相比的平均窝仔数，** $P<0.01$，*** $P<0.005$；[d] cZP3 的平均抗体水平；[e] GnR 的平均抗体水平

表6-2-7 重组蛋白在第二次交配试验中的避孕效果

抗原	受精率(%)[a]	平均胎仔数[b]	平均抗体水平 (μg/mL)	P^c
佐剂	100%(10/10)	6.1±0.924	0.058±0.003[d] 0.191±0.018[e]	
OGZ	10%(1/10)	0.2±0.2	0.691±0.039[d] 0.854±0.176[e]	***
OZ	50%(5/10)	2.5±0.86	0.506±0.073[d]	**
cZP3	50%(5/10)	2.6±0.884	0.808±0.047[d]	**
mZP3	50%(5/10)	2.7±0.920	1.028±0.084[d]	***

注：[a] 受精率：每组受精鼠数量/受精鼠总数；[b] 平均产仔数：每组仔鼠总数/每组合笼鼠总数；[c] 各组与佐剂组相比的平均窝仔数，** $P<0.01$，*** $P<0.005$；[d] cZP3 的平均抗体水平；[e] GnR 的平均抗体水平

明，未来的疫苗研究需要继续探索，以确定不会对卵巢功能产生不良影响的 ZP3 表位的正确组合，以实现可逆的不孕。

卵巢周期监测是关键技术，即在无需外源性激素干预卵巢周期的情况下，定期监测对于评估避孕药物的效果仍然至关重要。在啮齿类动物中，可以通过阴道细胞学变化来非侵入性地跟踪卵巢周期。在具有月经周期的旧世界猴中，可通过评估动物阴道前穹窿的涂片中是否含有血液或精液来监测繁殖状态，或者通过直接观察外生殖器的变化。尽管狒狒的月经可能不易观察到，但其会阴区的皮肤膨胀可作为观察卵巢周期的直观指标。此外，对于大多数非人灵长类动物，粪便、尿液或血清中的激素分析都能提供宝贵的周期性信息，是行为观察的有力补充。

（三）根据不同避孕器械建立的动物模型

开发新型避孕药具面临多方面的障碍，其中包括监管要求和公司的限制。此外，新型避孕药具具有独特的特性，它们将药物、生物制剂和器械结合在一个医疗产品中，因此需要对药代动力学、毒理学、疗效和作用机制进行评估，同时还需要考虑设备设计和用户可接受性。这些研究可能具有挑战性，但成功的临床前建模将增加人体临床试验成功的可能性。

非人灵长类动物在生殖解剖和生理方面与人类相似，因此它们经常被用于避孕药物的临床前评估，特别是在设计和测试新避孕方法的有效性上。啮齿类动物和兔也常被用于进行避孕药物的临床前安全性和可行性评估，因为它们具有独特的生殖解剖结构、较短的卵巢周期及较低的研究成本。

1. 宫内避孕器　美国市场上可用的宫内避孕选项包括两种左炔诺孕酮宫内避孕系统（LNG-IUS）和一款铜宫内节育器 T380A。这些宫内避孕器相对于输卵管结扎等方法具有高效的避孕率，并且用户依赖性较低。

在大型非人灵长类动物如狒狒中，已经成功应用 LNG-IUS，因为它们宽阔的子宫腔可以容纳人类宫内节育器。磁共振成像和经腹超声证实了 LNG-IUS 在子宫底部的成功展开。猪尾猕猴也成功接受了人用铜宫内节育器的放置。然而，大多数猕猴因其 S 形宫颈而不适合直接放置宫内节育器，可能需要通过手术切除宫颈的方式进行。此外，较小的动物可能需要对宫内节育器的形状和大小进行调整。

近期研究在恒河猴中成功进行了经宫颈递送聚多卡醇泡沫，通过引导放置一系列插管来无创伤地扩张宫颈。但这项技术并非在所有动物中都成功，而且实施它需要相当的专业技术。同时，也有研究在兔中通过非手术方式进行了经宫颈插管，提高了兔作为宫内节育器模型的实用性。

在更小型的动物模型中，如小鼠、大鼠和豚鼠，使用硅橡胶棒、尼龙线或铜线等材料制作实验性的宫内节育器。这些设备可以根据不同物种的子宫大小进行调整，并成功应用于多种物种。例如，一项研究使用一根 12 mm 的硅橡胶管输送抗孕激素化合物，并通过子宫切除术将其放置于子宫腔内。在啮齿类动物中，通过子宫切除术成功放置了铜棒、硅胶棒及金属或硅胶线圈，并成功放置长度为 5 mm 至 35 mm 的宫内节育器。尽管这些杆状或丝状宫内节育器在尺寸和物质输送方面提供了灵活性，但它们不总是能够完全模拟较大宫内节育器的生物力学和荷载特性。

2. 阴道内环　在美国市场上，一种新型的阴道内环（IVR），负载依托孕烯和炔雌醇，已被批准用于避

孕。IVR提供了一种通过阴道黏膜给药的有效途径，具有良好的生物可用度和显著的避孕效果，同时减少了口服避孕药可能引发的副作用。此外，IVR作为一种与性行为无关的给药方式，因其便利性和高接受度而备受青睐。

目前，大部分IVR的临床前研究集中在猕猴和绵羊等模型上进行。最新研究突破性地用IVR来传递组合避孕药物和杀菌剂，这引发了对阴道环模型的再度关注。Promadej-Lanier等研究人员在猪尾猕猴和恒河猴中测试了不同尺寸的IVR，并发现特定尺寸的硅酮环与下生殖道中促炎细胞因子的最小诱导相关，且在阴道镜下未观察到明显的刺激或炎症迹象。这些研究为使用阴道环模型评估抗反转录病毒药物的体外释放奠定了基础。

相对于猕猴的小尺寸IVR，人类使用的较大IVR具有更大的药物递送表面积。不同猕猴物种的阴道上皮结构也存在差异，例如，恒河猴的阴道上皮更容易角质化。在绵羊中，作为潜在的非人灵长类动物替代模型，IVR的评估也表明了其优势，包括体重和宫颈阴道管的尺寸与女性相似，允许轻松进行生殖道的视觉和组织学评估。绵羊的阴道内衬有复层鳞状上皮，虽然其黏膜下层相对较薄，但不会像啮齿类动物那样在发情周期内经历显著的组织学变化。然而，绵羊模型的局限包括其季节性发情周期和缺乏生殖道黏膜的免疫学数据。

3. 经皮给予的避孕药械　透皮给药系统，如贴剂、凝胶和喷雾剂，为连续释放炔雌醇和炔诺孕酮提供了便捷的途径，而在美国市场上，还有68 mg的依托孕烯皮下植入剂也已经获得批准使用。这些透皮系统的药物吸收率受多种因素的影响，包括药物本身的特性及其相互作用。在实验室动物研究中，猪、猕猴和兔广泛用于评估局部药物的吸收，例如，猪的耳皮肤是经皮吸收研究中常用的体外模型。

最新的研究中，猕猴和绵羊被用于评估激素药物如睾酮、氢化可的松及硝基芳烃的透皮吸收。在一项关于左炔诺孕酮和17β-雌二醇透皮贴剂配方的研究中，兔的药代动力学和药效学数据显示与人类Ⅰ期临床试验结果具有相似性。此外，皮下给药的研究不太受皮肤形态异质性的影响，但同样会受到药物分布和代谢的种间差异的影响。

动物模型也用来研究避孕药的非预期效果。例如，McNicholl等开发了一种植入宫内节育器的尾猕猴模型，用于研究SHIV感染。除了SHIV，还开发了沙眼衣原体、生殖支原体、阴道滴虫和生殖器乳头瘤病毒的非人灵长类动物模型，用于评估复方避孕药在病原体预防上的效果。同时，也有研究探讨了避孕药使用与肥胖之间的联系。尽管系统综述并未发现体重增加与口服避孕药之间存在直接因果关系，但体重增加是COC用户常见的担忧之一。在健康与肥胖的雌性恒河猴群体中进行了为期8个月的COC治疗对比研究，结果显示肥胖动物的体重减少了9%，而正常体重的动物没有显著变化。

因此，这些经过验证的动物模型对于在临床前评估药物的安全性和有效性，特别是在无法通过体外研究确定的情况下，具有重要意义。非人灵长类动物因其与人类在生殖解剖和生理上的相似性，成为评估避孕装置、理解作用机制和测试效果的理想模型。而啮齿动物和兔则在临床前剂量优化、安全性药理学及对比靶点发现中具有重要作用。通过仔细选择适合的动物模型，临床前建模有助于加速避孕药物的发展，提高避孕药物的安全性和选择性。避孕器械动物模型的选择及优劣势比较见表6-2-8。

表6-2-8　避孕器械动物模型的比较

器械	种类	优势	劣势
IUD	狒狒	大小适合人类宫内节育器的使用	昂贵的
	猕猴	特征鲜明	昂贵的，季节性繁殖者宫内节育器
	啮齿动物	便宜，特征鲜明	仅丝状或杆状宫内节育器，子宫切除术放置宫内节育器
IVR	猕猴	适用于NHP的指环，特征鲜明	指环比人体模型小，阴道pH比人类更偏碱性
	羊	与人类相似的体重，比NHP便宜	NHP季节性繁殖者宫内节育器，无明显特征
透皮给药	猪	体外和体内试验中得到很好的表征，类似人类皮肤	昂贵的
	猕猴	类似于人类皮肤和生殖生理学	昂贵的
	兔	便宜	多相药物吸收

注：IUD，宫内节育器；IVR，阴道内环；NHP，非人灵长类动物

（四）利用雄性大鼠建立避孕模型

Answal、Monika及他们的同事通过大肠埃希菌系统成功克隆和表达了编码精子制动因子（SIF）的基因。

这一基因表现出了抑制精子活性的潜能，为开发新型的生物源阴道避孕药提供了前景。该研究团队从不育症患者的精液样本中分离出特定的大肠埃希菌株，并构建了相应的基因组文库。通过这一文库，他们成功地克隆了编码SIF的基因，并将其亚克隆到表达载体中。随后，通过亲和层析技术，实现了该基因的纯化，获得了重组SIF(r-SIF)，并对其对小鼠精子的影响和结合特性进行了深入研究。

研究结果显示，在500个克隆中筛选出了5个表现出精子制动活性的SIF克隆。其中一种克隆的DNA序列产物表现出了最强的精子制动效果。在体外实验中，r-SIF对小鼠精子表现出了即刻的杀精效果，并通过扫描电镜观察，发现精子表现出显著的形态学损伤。通过使用FITC标记技术，研究人员发现r-SIF主要结合在精子头部区域。在小鼠模型中，即使在低剂量下，r-SIF也展示出显著的避孕效果。

此外，Chauhan等研究了从黏质沙雷菌分离的精子凝集因子(SAF)对雄性BALB/c小鼠的避孕效果。他们使用了不同浓度的SAF(10 μg、50 μg、100 μg、200 μg和400 μg)对小鼠进行睾丸内注射，仅取右侧睾丸作为实验组，而左侧睾丸作为对照组；随后，在给药后的第3天、7天、14天、21天、30天、45天、60天和90天内分别处死小鼠，观察了小鼠的体质量、精液参数、组织体质量指数(TSI)、血液学参数、血清睾酮水平、脂质过氧化和组织学变化。

研究结果显示，所有实验组的体重和TSI均未受到影响。在精液参数方面，10 μg、50 μg、100 μg、200 μg和400 μg SAF组的右侧睾丸分别在第7天、14天、21天、45天和90天出现了无精子症。在右侧睾丸中，与磷酸盐缓冲液组(对照组)相比，SAF组(试验组)的血液学指标、天冬氨酸转氨酶(AST)和丙氨酸转氨酶(ALT)未发生变化，但治疗对血清睾酮水平产生了负面影响，并影响了右侧睾丸的氧化状态(表6-2-9)。此外，组织学研究显示，与左侧相比，右侧的生精小管发生了改变，包括上皮内空泡化和剥脱。因此，研究结果表明，SAF(400 μg)对精子具有抑制作用，但没有明显的毒性作用。因此，输精管内注射SIF成为一种潜在的男性避孕策略。

(五)利用水禽动物建立避孕模型

在野生鸟类种群管理中，提出了一种非致命性的避孕策略，旨在控制种群数量。Yoder CA等研究者进行了一项实验，针对北美野鸭和加拿大鹅，以评估双硝苯脲二甲嘧啶醇(NCZ)的避孕效果，并探究其对加

表6-2-9 睾丸内注射SIF(400 μg)对雄性小鼠血液学参数和激素水平的影响(均值±SD)

参数	血液学指标	
	对照组(PBS)	SIF(400 μg)
RBC($\times 10^6$/mm^3)	4.54±0.21	4.72±0.07
WBC($\times 10^3$/mm^3)	6.51±0.31	6.02±0.15
Hb(g/dL)	13.4±0.02	13.9±0.05
淋巴细胞(%)	78.16±0.03	81.01±0.01
单核细胞(%)	7±0.18	5±0.27
中性粒细胞(%)	15±0.09	13±0.19
嗜酸性粒细胞(%)	0.08±0.04	0.03±0.16
嗜碱粒细胞(%)	0.04±0.21	0.07±0.31
AST(U/L)	29.01±3.01	32.19±3.12
ALT(U/L)	26.34±0.19	24.22±0.45
睾酮(ng/mL)	1.86±0.03	0.43±0.02

拿大鹅健康的潜在影响。在实验中，野鸭通过口服NCZ负载胶囊，连续14天每日一次接受治疗。研究通过监测粪便、血浆及鸡蛋中的4,4′-二硝基碳苯胺(DNC)含量来评估NCZ的吸收与代谢。同时，对日产蛋量、可育蛋比例及孵化率进行了观察。

实验结果显示，血浆、蛋和粪便中DNC的含量与NCZ的剂量成正比关系。然而，在对日产蛋量、可育蛋比例和孵化率的分析中未观察到NCZ的使用对这些指标产生显著影响。尽管如此，实验组卵黄膜的退化程度与NCZ剂量呈正相关。此外，研究未发现NCZ对鸟类健康产生显著负面影响。不过，在处理组中，观察到嗜异性淋巴细胞比例在治疗期间及之后有所增加，这可能表明鸟类经历了一定程度的应激反应。

关于粪便中DNC含量与血浆中DNC含量的相关性较低，这可能是由于NCZ是通过控制剂量给药，而非鸟类自由摄食导致的。同时，治疗期间荧光素水平与血浆DNC含量高度相关，这暗示荧光素可作为无创性标志物来估算单只鸟摄入的NCZ量。总的来说，NCZ作为一种潜在的避孕药物，对目标物种的健康影响似乎较小。然而，为确定更高浓度的NCZ是否能有效抑制水禽繁殖，需要进一步的研究。

(六)利用屏障建立避孕模型

在避孕研究领域，Dominik R和他的团队开发了一种创新的分析方法，用于评估屏障避孕的效果。这一方法独特地综合考虑了性行为的时间、频率和遵循度等多个关键因素。具体来说，考虑了每次性行为中的暴露变量随时间的变化，并通过函数参数将性行为

的时间点与卵泡期的最后一天相联系。这个模型特别适用于在没有非屏障避孕使用者作为对照组的情况下,评估屏障避孕相对于无避孕措施的保护效果。

研究团队进行了一项模拟研究,旨在评估这种评估方法在各种情景下的性能和效力,特别是在排卵日准确信息不可用的情况下。这个模拟研究考察了新方法在检测避孕效果差异方面相对于传统生存分析方法的敏感性。

模拟研究的结果显示,新方法在探测避孕效果差异方面表现出相当的敏感性。当应用该模型来分析 FemCap 和膈肌避孕产品的比较试验数据时,得出的结论与先前的研究结果一致,即膈肌避孕产品在避孕效果方面表现更为优越。此外,该研究还为这两种方法在每次性行为中的保护效果提供了新的证据支持。

第三节 避孕药药理学研究

生殖控制是一个复杂的生物学过程,涉及多种生理机制和内分泌调节。尽管临床上提供了多种避孕方法,但每种药物都具有其独特的作用机制、优缺点和适应证。这些避孕药物的作用涵盖多个生物学环节,包括抑制排卵、改变子宫内膜环境及增加宫颈黏液的黏稠度,从而阻止精子的穿透和受精卵的着床。

一、女性避孕药作用机制研究

(一)避孕作用的中枢机制

1. 自发排卵周期的生理机制 在自然的排卵周期中,FSH 促使卵泡中的颗粒细胞将雄激素转化为雌酮和雌二醇。这些雌激素不仅刺激颗粒细胞的增殖,还为卵子提供了支持其正常发育的微环境。雌激素的增加还确保有足够的卵泡细胞分泌黄体激素,维持妊娠所需的内分泌环境。随着卵泡的成熟,血浆中雌二醇水平的上升向大脑发送排卵信号,引发 LH 的激增,触发卵巢中导致卵子释放的过程。在黄体期,卵巢分泌的雌激素和黄体酮抑制垂体分泌促性腺激素。如果没有来自受精卵的信号来维持黄体,黄体将会退化,月经周期将会重新开始。

2. 口服避孕药的中枢作用机制 长期口服避孕药通过消除卵泡刺激激素和黄体生成素的中期高峰,以及抑制它们的基础水平,来发挥避孕效果。尽管避孕类固醇的确切作用机制尚未完全明确,但已有研究显示,它们在中枢神经系统水平产生效果。Kastin 等的研究表明,短期口服避孕药治疗后,女性对 GnRH 的反应在 FSH 和 LH 的增加方面与对照组没有显著差异,暗示垂体对 GnRH 的反应仍然正常。这表明避孕药类固醇可能在下丘脑或更高级的中枢神经系统水平抑制促性腺激素的释放。然而,其他研究发现,长期服用含有雌激素和孕激素组合的口服避孕药的女性在 GnRH 刺激下,LH 和 FSH 的释放显著降低,与对照组相比有显著差异。

上述研究结果表明,避孕类固醇通过影响下丘脑-垂体-卵巢轴上的多个环节来实现其避孕效果。它们可能直接作用于下丘脑,抑制 GnRH 的释放,或通过影响垂体的反应性来降低 LH 和 FSH 的水平,从而抑制卵泡的成熟和排卵。这些作用机制的综合效应导致了避孕药的高效性。

(二)雌激素和孕酮单独或联合使用对下丘脑和垂体的影响

1. 下丘脑 下丘脑作为神经内分泌系统的关键枢纽,不仅调控腺垂体的分泌活动,也参与维持体内激素平衡。性类固醇激素,尤其是雌激素及其代谢产物,在中枢神经系统内通过与细胞质溶胶性受体结合并转运至细胞核的经典机制施展作用,影响基因表达。近期研究揭示,除此之外,性类固醇在调节下丘脑释放 GnRH 和其他神经肽的过程中,涉及一系列复杂的非经典机制。其中,儿茶酚雌激素、儿茶酚胺和内啡肽之间的相互作用尤为关键。

儿茶酚雌激素是雌二醇在类固醇核 A 环位羟基化后的天然代谢产物,与儿茶酚胺类神经递质(如多巴胺和去甲肾上腺素)共享结构相似性,并因此能与中枢神经系统中的相应受体及细胞质雌激素受体相互作用。不同的雌二醇代谢物具备各自独特的生物学功能。例如,2-羟基雌酮通常作为正常女性体内催乳素释放的生理性抑制因子,而 2-羟基雌二醇则具有促进催乳素释放、减少促性腺激素分泌的效应。儿茶酚雌激素在调控下丘脑-垂体轴功能上发挥作用,不仅通过其与儿茶酚胺受体的结合产生效应,还通过影响中枢神经系统中儿茶酚胺的浓度来间接施加影响。特别是

2-羟基雌酮通过抑制多巴胺和去甲肾上腺素的合成与代谢相关酶的活性(如酪氨酸羟化酶和儿茶酚-O-甲基转移酶)来发挥作用。

内源性阿片类物质内啡肽在调节腺垂体的促性腺激素释放中扮演着重要角色。研究表明,垂体门静脉血液中内啡肽浓度的增高,表明其可能对垂体有直接的调节作用。雌激素通过调整中枢内啡肽水平,从而影响了参与儿茶酚雌激素合成的神经酶活性,如雌二醇-2-羟化酶。这形成了一个复杂的调控网络,影响下丘脑释放的 GnRH 进入垂体门静脉循环的过程。

性激素暴露后,垂体对 GnRH 的敏感性变化至关重要,这一变化部分通过调节 GnRH 受体的数量来实现。性腺类固醇对下丘脑和垂体的作用不仅仅表现在对促性腺激素水平的直接影响,还包括它们如何调节下丘脑中 GnRH 的分泌,并影响门静脉循环,从而影响整个神经内分泌调控系统的平衡和功能。这些复杂的相互作用在维持正常的性激素水平和生殖系统功能方面起着至关重要的作用。

2. 垂体　科学研究已经详尽地展示了雌激素和孕酮对腺垂体细胞促性腺激素分泌的直接调控作用。在体外实验中,雌二醇显著增强了 GnRH 引发的 LH 和 FSH 的释放,这种作用呈现出剂量依赖性。而孕酮对 LH 分泌的影响则显示出明显的时间依赖性,表明其作用不仅取决于暴露时间的长短,还与细胞的生理状态密切相关。

Apflebaum 和 Taleisnik 的研究揭示,大鼠在雌二醇的作用下,FSH 和 LH 的分泌呈现剂量依赖性增加,而孕酮对垂体细胞中 FSH 和 LH 含量的影响不显著,这提示孕酮刺激可能主要通过改变垂体对 GnRH 的敏感性来发挥作用,而非促性腺激素的重新合成。Hseuh 等的研究记录到雌二醇能够显著增加垂体细胞对 GnRH 的敏感性,而孕酮在单独使用时并不影响这一反应,但在与雌激素共用时,其增敏作用被抵消。

Ferin 等通过对恒河猴进行的研究发现,垂体柄切除术后立即施用雌二醇苯甲酸酯能够诱导 FSH 和 LH 的显著增加,这表明垂体柄切除术可能中断了下丘脑与垂体之间的联系,雌激素可能直接影响垂体以刺激促性腺激素的分泌。在人类研究中,Young 和 Jaffe 的研究表明,苯甲酸雌二醇的应用能够以浓度和时间依赖的方式调控垂体对 GnRH 的响应。在卵泡期早期,即使雌二醇水平在 40~60 pg/mL 且暴露时间长达 132 h,仍未观察到对 GnRH 反应的 LH 释放增加。而在类似卵泡期晚期的循环水平下,苯甲酸雌二醇的作用呈现出先抑制后增强的模式。

进一步的研究还指出,黄体酮在调节围绝经期促性腺激素激增中可能发挥着重要的作用。在接受雌激素和黄体酮不同治疗方案的卵巢切除个体中,FSH 和 LH 水平的上升表明,黄体酮在雌二醇水平升高后的给药可能触发了这一反应。Spellacy 等的研究表明,含有 50 μg 或更多的乙炔基雌二醇的口服避孕药对促性腺激素释放的抑制作用超过了低剂量制剂。

此外,Mishell 等的研究证实,雌激素和孕酮的联合使用在大多数口服避孕药使用者中具有直接抑制垂体促性腺激素分泌的作用。这些发现进一步强化了现有的理论,即口服避孕药主要通过抑制垂体促性腺激素的分泌来发挥作用。这种抑制作用可能是由长期 GnRH 抑制导致的,而反复的 GnRH 刺激可以在一定程度上纠正这种影响。所有这些研究结果一起构建了一个关于性激素如何精细调控垂体促性腺激素分泌的复杂网络,为理解避孕药的生物学机制提供了关键洞见。

(三) 口服避孕药的周边效应

女性避孕药物的作用机制是多方面且复杂的,涉及多个生物学过程和分子级相互作用。这些药物通过一系列综合作用阻断生殖过程,其机制不限于抑制排卵和卵泡发育的干预,还包括对子宫内膜结构和功能的改变、宫颈黏液性质的调整,以及对输卵管中受精卵运动和发育的干扰(图 6-3-1)。此外,这些避孕药物与性甾体激素受体的相互作用也发挥着关键作用。

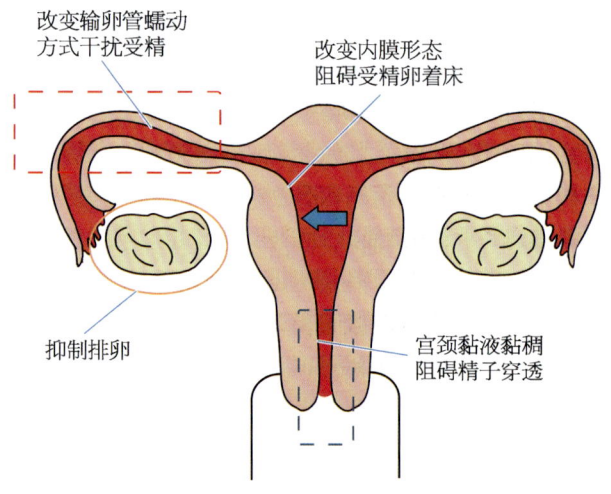

图 6-3-1　口服避孕药的周边效应

1. 卵巢-抑制排卵　避孕药物通过多种机制在女性生殖系统中发挥作用,主要抑制排卵,其有效性高达 90% 以上。外源性雌激素通过负反馈机制抑制下丘脑释放 GnRH，从而导致血液中的 FSH 和 LH 的峰值消失。这一过程进一步抑制了滤泡的成熟，因为内源性雌激素分泌不足，无法促使腺垂体大量分泌 LH。同时，避孕药物本身也具有负反馈作用，加上孕激素对 LH 释放的抑制作用，共同导致排卵前的 LH 峰值消失，减少了 FSH 的分泌，从而抑制了卵泡的成熟过程。

2. 子宫颈-改变宫颈黏液的理化性质　在卵泡期晚期，当血清雌二醇浓度最高时，子宫颈黏液对精子的穿透性达到最大值。在黄体期和口服避孕药使用期间，黏液变得更加浓稠和多细胞，精子无法穿透。使用炔雌醇和醋酸甲羟孕酮治疗后，宫颈管内的精子数量及精子在宫颈隐窝的沉积数量已经被测量。孕酮抵消了雌激素对宫颈黏液穿透性的促进作用，并显著减少了进入宫颈的精子数量。

宫颈黏液的增稠可以导致精子的穿透能力下降，各种含有孕激素的制剂都可以不同程度地抑制宫颈黏液的分泌，改变其正常的理化性质，阻碍精子的穿透，同时也影响精子的活力和寿命。较大剂量的孕激素几乎可以完全抑制精子的移动。服用这些药物的妇女的宫颈黏液呈现出类似黄体期的特征，典型的羊齿状结晶消失或仅有少量不典型结晶，黏液中出现大量细胞并且可以观察到椭圆小体，拉丝度减少或完全消失。

3. 输卵管-干扰正常的输卵管功能　精子在女性生殖系统中的运输过程对受精至关重要，尤其是在达到远端的输卵管部位，也就是受精部位。这一过程可能受性激素的调节影响。在非人类灵长类动物，尤其是在恒河猴中，输卵管上皮细胞的正常分化状态受雌激素的影响。卵巢切除后，输卵管的纤毛细胞和分泌细胞会发生萎缩和去分化。雌激素治疗能够恢复输卵管上皮的肥大状态，而孕酮的加入会导致上皮脱落，以分泌细胞为主。在正常排卵周期的黄体期晚期，纤毛细胞会发生萎缩。这些变化，包括输卵管运动性和分泌的减少，均受到甾体类避孕药的影响，从而干扰了受精卵在输卵管中的正常移动和发育。

在人类输卵管的研究中，也观察到纤毛细胞周期性地丧失与再生。雌激素促进了纤毛的形成，而在黄体期和产后，纤毛在孕酮占优势的环境下会退化。雌激素治疗可以导致纤毛上皮细胞的增殖增加，这表明孕酮可能拮抗了雌激素对纤毛的维持作用。此外，低雌激素环境下纤毛细胞较少，黏液分泌减少，而在卵泡期中期，黏液分泌变得更明显。在排卵前，雌二醇高峰时，输卵管黏膜的黏液分泌减少。

黄体酮的全身或局部给药可以改变精子的输送并增加多精子受精的机会。卵子通过输卵管进入子宫的速度也因此加快。此外，还有间接证据表明避孕药物可能会直接影响精子的能力，例如，孕激素治疗兔的输卵管后，受精率降低。这种影响似乎在不同物种之间存在差异。

胚胎移植研究表明，胚胎进入子宫的最佳时间对成功着床至关重要。口服避孕药引起的输卵管胚胎运输变化可能会降低成功着床的可能性。Li 和 Cheng 等的研究表明，虽然左炔诺孕酮和黄体酮不改变输卵管上皮细胞受体标志物的水平，但它们以剂量依赖性方式降低输卵管纤毛搏动频率，并在体内模型中导致输卵管内胚胎滞留。这些发现提示，黄体酮或左炔诺孕酮可能通过降低纤毛搏动频率，间接影响输卵管妊娠的发生。

4. 干扰子宫内膜的发育　子宫内膜的变化对于胚胎着床的接受性具有重要的影响。在正常月经周期中，子宫内膜在内源性雌激素和孕酮的调控下得以适当发育，为胚胎的着床做好准备。然而，使用甾体类避孕药物后，由于滤泡的发育受到抑制，内源性雌激素和孕酮分泌不足，同时受到外源性甾体激素的直接影响，导致子宫内膜的正常发育受到阻碍，破坏了受精卵发育与子宫内膜的同步性，从而影响了着床过程的完成。例如，复合型避孕药可以抑制子宫内膜的增生，导致腺体未能充分发育即进入分泌状态，但分泌量不足，结果使整个内膜相对正常状态更薄，且容易发生退化。

装有左炔诺孕酮的避孕装置通过持续释放孕激素到子宫腔内，导致子宫内膜明显受到抑制，同时增加宫颈黏液的黏稠度，阻碍精子的移动，降低输卵管的运动能力，这些共同作用有助于防止受精卵的着床。子宫内膜只在月经周期中的短时间内对胚胎的着床具有接受性，而在其他时间对胚胎的生长不利。这种对滋养层细胞的入侵感受性主要依赖于周期性雌激素和孕酮的暴露，这一现象在啮齿动物中已经得到了详细的研究。血浆雌二醇在排卵前和着床前各有一个高峰，缺乏第二次雌二醇高峰时，通常会导致胚胎的着床失败。

在孕酮占优势的子宫环境中，胚胎的着床过程会延迟，这反映在氧气摄入和二氧化碳产生的代谢过程中明显减少。还有证据表明，代谢抑制物质可能会由孕前子宫内膜分泌，直到动情期雌激素激增时才停止分泌。雌激素对子宫分泌物的影响，包括溶解透明带和改变滋养层的表面特性，对于胚胎的着床具有重要作用。在用外源性孕酮维持的去势小鼠子宫内，转移的胚胎不能植入，并且仍然被困在透明带中。当施用外源性雌激素后,透明带溶解,释放胚胎,滋养层发生表面变化,使其能够附着于子宫内膜上皮。

尽管不同物种的着床机制存在显著差异,使得推断变得困难,但在人类子宫内膜的分泌中期观察到的大量腺体分泌也可能提供了类似的因素,有利于胚胎着床。排卵后的第七天,基质水肿有助于滋养层穿透子宫内膜,加速胚胎与母体子宫内膜血管系统的接触。一旦子宫内膜蜕膜化,滋养层的侵入将受到损害,胚胎将无法着床。孕激素的成分通过使宫颈黏液增厚和改变子宫内膜的接受性来发挥避孕作用。在孕酮占优势的环境中,子宫内膜会发生蜕膜化和萎缩,这些效应本身足以提供有效的避孕保护。事实上,许多仅含有孕激素的避孕方法主要通过增厚宫颈黏液和促使子宫内膜蜕膜化来发挥作用,使受精卵的着床变得困难。

(四) 甾体避孕药和性甾体受体的相互作用

1962 年,Jenson 和 Jacobson 首次证明了雌激素的靶细胞内存在能与雌激素结合的受体蛋白分子。随后的研究发现了黄体酮、雄激素、糖皮质激素、醛固酮及维生素 D 受体的存在。现在广泛认为,性激素与其特定的受体蛋白分子在靶细胞中发生非共价但相当稳定的结合,这激活了基因的转录,促使 mRNA 和蛋白质的合成,从而导致一系列生理活动的发生。

此外,性激素还可以在另一方面调节同种或其他类型受体的浓度,包括正调节(增加浓度)和负调节(降低浓度)。因此,某些生理功能不仅可以通过改变激素水平来调控,还可以通过改变靶细胞中激素受体的浓度来调节对激素的敏感性。例如,在女性月经周期中的滤泡期,血中雌激素水平逐渐上升,通过正调节作用,增加子宫内膜中雌激素受体的数量,增强内膜对雌激素的反应性。同样,在黄体期,随着血中黄体酮水平的升高,它作用于已经具有黄体酮受体的内膜,产生分泌期反应,但黄体酮的负调节作用导致内膜中雌激素和黄体酮受体的浓度减少,降低对这些激素的反应性。

二、男性避孕药作用机制研究

在男性避孕机制研究方面,外源性激素替代法主要是通过抑制精子生成及其活力。这包括多种方法,如化学方法破坏垂体滋养层、免疫靶向下丘脑的 GnRH,以及应用局部加热和超声波来损伤支持细胞或生殖细胞的功能,从而影响睾丸的生理功能。这些方法均可导致无精子症,从而达到避孕的效果。

激素类男性避孕药的作用机制基于下丘脑-垂体-性腺轴的负反馈调节,影响体内类固醇激素的形成和精子生成。通过提供外源性雄激素或孕激素,反馈作用于下丘脑和垂体,降低促性腺激素释放激素、FSH 和 LH 的含量,从而抑制内源性睾酮的生成和精子发生。

非激素类男性避孕药则特异性地针对睾丸、附睾、精子运动或精卵融合等靶标,通过影响精子的生成、运动能力或与卵子的结合等关键步骤来达到避孕效果。男性激素避孕法的具体机制及其研究成果见图 6-3-2。

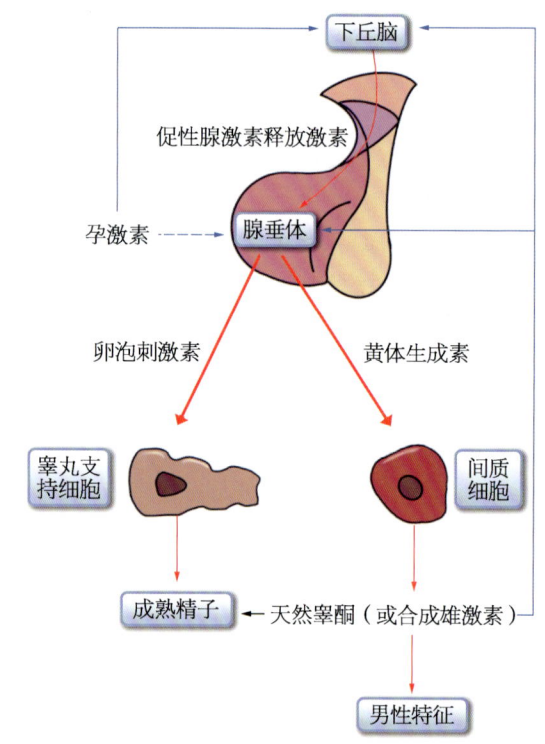

图 6-3-2 男性激素避孕法机制示意图

(一) 阻止睾丸内精子的生成

1. **化学物质阻断精子发生** 化学物质对精子生成的干扰主要通过影响生殖系统内特定细胞类型,特别是支持细胞、生殖细胞或它们的相互作用区域而实现。常见的精子毒性化合物包括烷基化剂(如白消安)和咪唑衍生物(如甲硝唑)等。这些化合物可以导致除精原细胞外的生殖细胞脱离支持细胞,并对大鼠的睾丸屏障产生有害影响。此外,吲唑羧酸衍生物还能干扰支持细胞与大多数精子细胞、少数精子母细胞和无精子母细胞的黏附作用。

在 20 世纪 80 年代,中国在世界卫生组织的主持下进行了关于棉酚避孕效果的全面临床研究。由于研究发现棉酚对精子具有不可逆的毒性作用,中国已停止了对棉酚避孕效果的研究。然而,国际上的一些实验仍在继续进行。研究人员发现,口服给药醋酸棉酚剂量为15 mg/d,经过12～16周后,精子浓度下降。在随后的40周治疗期间,使用7.5 mg/d或10 mg/d的剂量,精子浓度一直保持在低水平,即使在治疗52周后,精子浓度虽有所上升,但未达到治疗前水平。

含铜宫内节育器(IUD)的避孕机制也是多方面的。其主要机制之一是宫腔液中电离铜对精子的毒性作用,从而抑制精子的活动性,并阻止精子与卵子的结合。此外,铜还对卵母细胞和胚胎产生破坏作用,有助于避孕效果。铜还可以影响子宫内膜,引发炎症反应,减少囊胚成功着床的机会。这些机制共同作用,使含铜宫内节育器成为一种有效的避孕方法。

2. 机体器官阻止精子发生　精索静脉曲张、发热、高温工作环境(如皮草工人)、长时间暴露于高温环境(如加热座椅或地板上)、穿紧身衣裤,以及某些生活方式如热水澡、桑拿等,都可能导致阴囊升温,成为男性不育的一个主要原因。这些因素可以提高阴囊温度,从而对精子质量产生影响。然而,由于多种因素的相互作用,精液质量的数据通常缺乏准确性。

Wang等研究人员进行了关于将阴囊加热用作潜在避孕手段的研究。在他们的研究中,对照组受试者连续6天每天将阴囊浸泡在43℃的水中30 min。研究结果显示,精子浓度在连续3周内下降,并在第12周时恢复到初始水平。睾丸活检结果显示生殖细胞凋亡增加,精子活力有所下降。由于这种热处理相对温和,因此该方法被认为不够安全,不能作为一种可靠的避孕手段。

(二)阻止精子在附睾内成熟和存活

诱导动物不育的常用方法有:中断精子运输,改变管腔液成分或攻击精子本身,接下来将详细地讲述这三种方法。

1. 精子附睾运输的改变　加速精子运输会减少精子与附睾分泌物的接触时间,导致未完全成熟的精子射出,同时可能耗尽附睾尾部的精子储存,从而降低射精量。另一方面,阻断附睾远端的精子运输能够防止精子排出,引发临时性无精子症。这一过程涉及多种药物,包括:

(1) 对交感神经系统产生作用的药物(如甲氧明)、副交感神经系统抑制剂(如氧苯铵)及交感神经阻滞剂(如α受体阻滞剂,包括苯氧苄胺、丙嗪和坦索罗辛)。这些药物通过降低射精时的精子数量,快速导致不孕。

(2) 肽酶受体药物:这些药物的作用机制涉及男性生殖道内的内皮素、血管紧张素和催产素受体,表明旁分泌和内分泌蛋白因子在附睾运动中的作用。

(3) 嘌呤能受体药物:这类药物在应用后可以迅速对生育能力造成可逆的损害。

此外,研究还涉及了一些影响大鼠和小鼠附睾运输的药物,包括血清睾酮降低、血清雌激素升高、催产素、抗雄激素的羟基氟他胺、磺胺吡啶和氯乙基甲烷磺酸盐。这些药物的作用不仅限于附睾,还可能涉及睾丸的功能,如雌激素导致的不育可能与睾丸的作用有关,而睾酮的减少或阻断可能通过减少雄激素依赖性附睾分泌来实现。

2. 附睾液成分的改变　附睾液在精子的维持、成熟和储存中发挥着至关重要的作用,因此,改变其成分可能对精子功能产生重要影响。这包括创造不利于精子功能获得的腔内环境或直接导致精子死亡。管腔液的成分受多种因素影响,包括血液运输、上皮细胞合成或分泌到管腔中。因此,任何能够修饰上皮细胞或干扰其吸收、合成和分泌功能的物质都可能被视为潜在的避孕剂。

干扰附睾特定蛋白的功能也被认为是潜在的避孕方法。Yeung等的研究表明,通过去除附睾酶的活性或利用免疫方法,可以在不影响雄性大鼠生育力的情况下,降低精子的生育能力。Gong的研究表明,改变附睾液中特殊成分的浓度可以直接影响精子的存活。例如,降低附睾液的渗透压可能导致精子的低渗性肿胀,从而导致不育。此外,Carr的研究发现,通过改变管腔内pH,可以维持附睾精子在静止状态,也被认为是一种潜在的避孕方法。

通过改变附睾液的化学环境和生理状态,可以有效地控制和调节精子的功能,这为开发新型男性避孕方法提供了理论基础和潜在途径。

3. 攻击附睾的精子

(1) 精子蛋白质类的替代:精子特异性蛋白质被视为药理学上的可逆性避孕方法的潜在靶点,引起了广泛的研究兴趣。Matzuk等的研究涉及溴结构域和额外末端(BET)家族成员BRDT的小分子抑制剂JQ1在雄性小鼠中作为避孕剂的效果。他们发现,JQ1可以抑制BRDT,并且能够穿越血睾屏障,从而实现有效的避孕作用。这项研究的一个显著特点是,JQ1的避孕作用是可逆的,停止使用后小鼠可以恢复正常的精子发生过程。

Wagenfeld等的研究中,他们在不育老鼠精子中发现了一种关键蛋白质,被称为"避孕相关蛋白1"或SP22。这种蛋白在奥硝唑灌胃的大鼠精子中显著缺失。这一发现可能为开发男性避孕方法提供了有前景的蛋白质靶点。

（2）精子蛋白作为疫苗靶点：精子蛋白被认为是抗生育疫苗的潜在候选分子，这些蛋白可以作为避孕疫苗的潜在抗原。一些精子特异性蛋白已经被研究，并显示出在避孕疫苗研发中具有潜在的应用价值。其中，乳酸脱氢酶C4（LDH-C4）、透明质酸酶（PH-20）和Eppin等精子特异性蛋白已被证实可作为避孕疫苗的潜在抗原。举例来说，LDH-C4的免疫可以降低雌性狒狒的生育力，表明LDH-C4作为免疫靶点可能具有避孕潜力。然而，需要注意的是，一些研究发现PH-20的主动免疫可以在雄性豚鼠中引发100%的不育效果，但也可能导致自身免疫性睾丸炎，这是一个潜在的副作用。

此外，人类精子抗原（80 kDa HSA）的主动免疫也显示出引发不育的潜力。这些研究为开发男性避孕疫苗提供了一种有前景的方法，但也需要更多的研究来解决潜在的副作用和安全性问题，以确保疫苗的有效性和安全性。

（3）YLP12作为免疫避孕药：YLP12（序列为YLPVGGLRRIGG）是一种位于人类精子顶体膜上的肽段，具备对人类卵母细胞透明带的特异性识别和结合能力。研究表明，接种YLP12或其cDNA疫苗的雌性小鼠展现出可逆性不孕现象，而且没有出现明显的副作用，这表明YLP12在免疫避孕药物开发中具有重要的潜力。

（4）ZNF185与男性生殖的关联：Xinguo等对锌指蛋白185（ZNF185）在小鼠睾丸中的表达和功能进行了研究，他们发现ZNF185在睾丸间质细胞中高度表达，并且对睾酮的分泌过程具有重要影响。这项研究结果揭示了ZNF185在男性生殖过程中的关键作用，为治疗不育症和开发新的避孕方法提供了新的靶点。这一发现有望在未来的研究中为理解男性生育机制和相关疾病的治疗提供重要线索。

（5）精子糖酵解的抑制：对精子的糖酵解过程进行抑制是一种新兴的避孕方法。Jones等的研究表明，α氯醇能够抑制精子特异性同工酶，从而引发功能性不育。

（6）防止精子量调节的避孕策略：精子在射精时的量即体积调节对男性生育和避孕方法的研究非常重要。精子的体积调节是为了适应女性生殖道中的不同环境，以提高受精的成功率。当这一机制受到干扰时，可能导致不育问题或者影响避孕的可行性。

研究精子体积调节机制有助于深入了解这一生育过程的生物学基础，从而为治疗男性不育问题提供新的治疗途径。此外，了解精子体积调节机制还有助于开发新型的男性避孕方法，这些方法可能会影响精子的体积调节过程，从而达到避孕的效果。

（7）药物在附睾内的积累：将药物靶向作用于附睾是一种有前景的策略，因为它可以减少给药剂量，提高药物的局部作用，减轻潜在的副作用，并提高避孕或其他治疗的效力。这一策略的关键在于利用附睾中的前腔上皮转运蛋白，这些蛋白质在药物运输和分布方面可能起到重要的作用。

然而，目前对于附睾中前腔上皮转运蛋白的研究仍需要进一步深入。研究人员需要更详细地了解这些转运蛋白的分布、功能和调节机制，以便开发能够精确靶向作用于附睾的药物递送系统。此外，还需要进行临床试验来验证这种策略的安全性和有效性，以确保它在临床应用中的可行性。

第四节　避孕药药理学研究案例

含AAA药物硅橡胶避孕环药效学试验

（一）目的

观察AAA硅橡胶避孕环放置新西兰兔阴道内4个月后避孕效果，为后续研究提供依据。

（二）受试物

（1）名称：AAA硅橡胶避孕环。

（2）缩写名：×××。

（3）受试物号：×××。

（4）批号：×××。

（5）稳定性：×××。

（6）浓度或含量：×××。

（7）纯度：×××。

（8）组分：×××。

（9）性状：×××。

(10) 提供单位：×××研究所提供。
(11) 规格：×××。
(12) 有效期：××××。
(13) 保存条件：×××。
(14) 配制方法：×××。

(三) 动物资料

(1) 种：兔。
(2) 系：新西兰兔。
(3) 性别和数量：雌性40只，雄性40只。
(4) 年龄：接收时6~8周。
(5) 体重范围：接收时雄性2.30~2.60 kg，雌性2.30~2.50 kg。
(6) 来源：×××实验动物养殖场提供。
(7) 等级：清洁级。
(8) 许可证号及发证单位：×××第02-60号由×××实验动物管理会颁发。
(9) 动物接收日期：××××。
(10) 实验系统选择说明：×××。
(11) 实验动物识别方法：动物到达后，按要求接收，按机构统一的动物编号方法（SOP编号为NTC-SOP-STU-ANM-012）用耳标标记法进行编号，为每只动物指定一个单一的研究动物号。原始资料中使用研究动物号来识别。
(12) 饲料、垫料及饮用水：动物饲料用SIPPR兔饲料，饮用水为高温高压灭菌生活饮用水，每年度检测一次，委托×××检测，参照生活饮用水卫生标准，检测浑浊度、菌落总数、游离余氯和总大肠埃希菌群等，所检项目均符合评价依据的要求。
(13) 饲养条件和环境：动物在×××动物房内饲养，用垫以消毒木屑的不锈钢丝兔笼，每笼1只，每周清洗笼换木屑2次；自由饮水、摄食（给药前禁食12~14 h）。室温20~24℃，相对湿度近40%~70%，光照12 h，黑暗12 h，换气12次/h，全新风；实验开始前检疫5天，同时适应性饲养，经一般行为观察，选用符合要求的动物作为实验动物。
(14) 试验期间动物管理和使用遵循 *Guide for the Care and Use of Laboratory Animals*（2011年）、国家科学技术委员会2017年修订的《实验动物管理条例》。本试验所涉及的动物管理、使用和相关操作均经过×××批准，批准号×××。

(四) 分组和剂量设置

(1) 分组方法：本试验采用40只新西兰兔，拟设3个给药剂量组，以体外药物稀释量（μg/d）表示，分别为低剂量组9 μg/d（相当于临床剂量1.4倍）、中剂量组17 μg/d（相当于临床剂量2.6倍）、高剂量组32 μg/d（相当于临床剂量5倍）放置于兔阴道内，另设阴性对照组（无甲地孕酮）；每组10只，根据动物体重随机分组。
(2) 剂量设置依据：×××。
(3) 剂距：无。
(4) 剂量：拟设受试物3个剂量，分别为低剂量组9 μg/d（相当于临床剂量1.4倍）、中剂量组17 μg/d（相当于临床剂量2.6倍）、高剂量组32 μg/d（相当于临床剂量5倍）放置于兔阴道内。

(五) 给药方法

(1) 给药频率：×××。
(2) 给药途径：×××。
(3) 给药量：×××。
(4) 给药时间：×××。
(5) 给药期限：×××。
(6) 给予受试物的途径说明：与临床拟用途径相同。
(7) 受试物的配制方法：×××。
(8) 受试物的给予方法：×××。

(六) 实验方法和观察指标

(1) 主要检测仪器：×××。
(2) 实验方法

1) 动物接收后根据实验动物检疫管理规定检疫，接收后检疫时间为5天。

2) 检疫期同时进行适应性饲养观察，适应性饲养至体重合格，每天至少观察1次动物的一般状况。

3) 取40只健康、没有生育过的雌性新西兰兔，用30 mg/kg戊巴比妥钠溶液耳静脉注射麻醉后，用长头止血钳，将甲硅环从阴道口放入，经阴道腔，将止血钳的头向下按向前插入，进入阴道颈内，环即放入阴道颈，4个月后，检查雌兔阴道口发红即发情期，与已知有生育能力的雄兔交配，连续与两只雄兔成功交配后取出雌兔，24 h后剖腹，检查并记录卵巢出血点。

(3) 观察指标：按下式计算排卵抑制率，[（1-给药组平均排卵）/对照组平均排卵]×100%。

(七) 统计分析

动物数据以 $\bar{X} \pm SD$ 表示，按F检验进行统计分析。

(八) 结果

AAA环对新西兰兔避孕作用研究结果显示，AAA硅橡胶避孕环高剂量组抑制兔生育率为91%，中剂量组抑制兔生育率为56%，低剂量组抑制兔生育率为22%，空白组抑制兔生育率为0（表6-4-1）。

表6-4-1　AAA硅橡胶避孕环对新西兰兔避孕作用($\bar{X} \pm SD$, $n=10$)

组别	剂量(μg/d)	排卵兔数/总兔数(只)	排卵点(点)	排卵抑制率(%)
对照组	—	10/10	5.5±0.7	0
甲地孕酮环	80	1/10	0.5±1.8**	91
甲地孕酮环	40	4/10	2.4±2.1*	56
甲地孕酮环	15	9/10	4.3±1.6	22

注：与对空白对照组相比，* $P<0.05$，** $P<0.01$

(九) 影响研究可靠性和造成研究工作偏离试验方案的异常情况

无。

(十) 讨论

(1) AAA硅橡胶避孕环高剂量组对新西兰兔有明显的避孕作用。

(2) AAA硅橡胶避孕环剂量越高抑制兔生育率越高。

(3) AAA硅橡胶避孕环剂量越低抑制兔生育率越低。

(十一) 结论

在本试验所确定的条件下，含AAA药物硅橡胶避孕环高剂量组对新西兰兔有明显的避孕作用，为后续避孕药具的开发提供理论依据。

(十二) 参考文献

略。

(十三) 记录保存

除计算机或自动化仪器直接采集的数据外，其他所有在实际研究中产生的数据均记录在表格或记录纸上，并随时整理装订。所有数据记录都注明记录日期，并由记录人签字。对原始记录进行更改时按要求进行。

记录的所有数据都由另一人(非做记录的人)进行核查、签字，保证数据可靠。研究结束后，递交最终报告时，所有原始资料、文件等材料均交档案室保存。具体管理内容、程序和方法按本中心制订的标准操作规程执行。

(十四) 资料归档时间和地点

保存单位：×××

地址：×××

邮编：×××

保管人：×××

电话：×××

归档时间：×××

(马爱翠　孙祖越)

参考文献

[1] 褚云鸿,顾芝萍,顾世光,等.生殖药理学[M].北京:人民卫生出版社,1991.

[2] 顾芝萍,陈俊康.生殖药理学[M].合肥:安徽教育出版社,1990.

[3] 谢幸,苟文丽.妇产科学[M].8版.北京:人民卫生出版社,2014.

[4] 杨宝峰,陈建国,魏敏杰,等.药理学[M].北京:人民卫生出版社,2018.

[5] 陈芳芳,张玲.女性免疫避孕的研究进展[J].生殖与避孕,2016,36(7):585-588.

[6] 陈志婷,于合国,агBj婷,等.屏障法和药物干预男性避孕的研究进展[J].中华生殖与避孕杂志,2018,38(5):432-437.

[7] 顾向应,张艺珊,吴尚纯.长效可逆避孕方法的新进展[J].中国计划生育学杂志,2019,27(5):548-551.

[8] 李玉艳,武俊青.我国口服避孕药的使用现状和对策[J].中国计划生育学杂志,2016,24(8):508-511.

[9] 刘晁,张欣宗.RISUG男性避孕针研究进展[J].中华生殖与避孕杂志,2021,41(8):712-716.

[10] 李昭润,秦鸣妍,程利南.我国绝经后妇女宫内节育器取出问题综述[J].中华生殖与避孕杂志,2022,42(6):652-657.

[11] 宋旭敏,单莺,蒋翠,等.宫内节育器致纤维包裹结节伴大量宫腔积脓1例报道[J].中华生殖与避孕杂志,2022,42(9):952-955.

[12] 涂彬彬,乔杰.口服避孕药治疗经前期综合征的研究进展[J].生殖与避孕,2009,29(10):665-669.

[13] 王巍,王蒿明,姜文,等.复方口服避孕药对糖代谢和脂代谢的影响[J].生殖与避孕,2012,32(7):470-477.

[14] 于彬,王梅,孙艳,等.富含半胱氨酸分泌蛋白-1基因免疫避孕疫苗对小鼠生育抑制[J].中国计划生育学杂志,2019,27(8):986-989.

[15] 张颖,陈惠群,陈江新.人工流产术后即时放置活性γ型IUD与宫铜200 IUD避孕效果及宫腔液中炎性因子表达变化[J].中国计划生育学杂志,2020,28(7):998-1001.

[16] 曾佳,李芳,陈建兴,等.基于药剂学视角的女性避孕节育药具研发的思考[J].中华生殖与避孕杂志,2021,1(8):731-738.

[17] 朱焰,王健.激素避孕药具的非避孕用途及安全性研究进展[J].中华生殖与避孕杂志,2021,41(8):723-730.

[18] 张岚,余红,李玉立,等.复方口服避孕药预处理后促排卵过程中PCOS患者发生薄型内膜的相关因素分析[J].生殖医学杂志,2023,32(4):542-548.

[19] Answal M, Prabha V. Escherichia coli recombinant sperm immobilizing factor RecX as a potential vaginal contraceptive [J]. Reproductive Biology and Endocrinology, 2018, 16:1-9.

[20] Adeyanju O A, Soetan O A, Soladoye A O, et al. Oral hormonal therapy with ethinylestradiol-levonorgestrel improves insulin resistance, obesity, and glycogen synthase kinase-3 independent of circulating mineralocorticoid in estrogen-deficient rats [J]. Canadian Journal of Physiology and Pharmacology, 2018, 96(6):577-586.

[21] Ain Q U, David M, Shah Q, et al. Antifertility effect of methanolic leaf extract of Chenopodium ambrosioides Hook. in male Sprague Dawley rats [J]. Andrologia, 2018, 50(10):e13129.

[22] Aremu A O, Lilian D C, Olufemi S A, et al. Combined but not single treatment with ethinylestradiol/levonorgestrel and spironolactone reduces plasminogen activator inhibitor-1 in insulin-resistant ovariectomised rats [J]. Journal of the Renin-Angiotensin-Aldosterone System, 2019, 20(4): 1470320319895933.

[23] Adeyanju O A, Michael O S, Soladoye A O, et al. Blockade of mineralocorticoid receptor ameliorates oral contraceptive-induced insulin resistance by suppressing elevated uric acid and glycogen synthase kinase-3 instead of circulating mineralocorticoid [J]. Archives of Physiology and Biochemistry, 2020, 126(3): 225 - 234.

[24] Allaway H C M, Pierson R A, Invik J, et al. A rodent model of human dose-equivalent progestin-only implantable contraception [J]. Reproductive Biology and Endocrinology, 2021, 19: 1 - 11.

[25] Adegoke T E, Sabinari I W, Usman T O, et al. Allopurinol and valproic acid improve cardiac triglyceride and $Na^+ - K^+$ - ATPase activity independent of circulating aldosterone in female rats with glucose intolerance [J]. Archives of Physiology and Biochemistry, 2022, 128(5): 1283 - 1289.

[26] Behl S, Adem A, Hussain A, et al. Effects of rilpivirine, 17-estradiol and -naphthoflavone on the inflammatory status of release of adipocytokines in 3T3-L1 adipocytes in vitro [J]. Molecular Biology Reports, 2019, 46(3): 2643 - 2655.

[27] Boi L, Petralla S, Monti B, et al. Chronic treatment with hormonal contraceptives alters hippocampal BDNF and histone H3 post-translational modifications but not learning and memory in female rats [J]. Hormones and Behavior, 2022, 144: 105218.

[28] Chinta G, Periyasamy L. Reversible anti-spermatogenic effect of piperine on epididymis and seminal vesicles of albino rats [J]. Drug Research, 2016: 420 - 426.

[29] Cordero-Martínez J, Aguirre-Alvarado C, Guzmán-Soriano J G, et al. Effects of aqueous crude extract of Echeveria gibbiflora on mouse sperm function [J]. Systems Biology in Reproductive Medicine, 2016, 62(5): 343 - 352.

[30] Cao D, Liang J, Feng F, et al. MiR-183 impeded embryo implantation by regulating Hbegf and Lamc1 in mouse uterus [J]. Theriogenology, 2020, 158: 218 - 226.

[31] Chauhan A, Thaper D, Prabha V. Sperm impairing microbial factor: potential candidate for male contraception [J]. Reproductive Biology and Endocrinology, 2020, 18: 1 - 10.

[32] Cordero-Martínez J, Flores-Alonso J C, Aguirre-Alvarado C, et al. Influence of Echeveria gibbiflora DC aqueous crude extract on mouse sperm energy metabolism and calcium-dependent channels [J]. Journal of ethnopharmacology, 2020, 248: 112321.

[33] Chen L, Chen H, Yang Q, et al. Guizhi Fuling Capsule inhibits uterine fibroids growth by modulating Med12-mediated Wnt/β-Catenin signaling pathway [J]. Journal of Ethnopharmacology, 2022, 290: 115115.

[34] Dadaci M, Oztekin C, Oztekin P S, et al. Effect of a combined oral contraceptive on patency of arterial anastomosis in a female rat model [J]. Microsurgery, 2015, 35(7): 553 - 559.

[35] Dietz Ostergaard S, Butler K, Ritter J M, et al. A combined oral contraceptive affects mucosal SHIV susceptibility factors in a pigtail macaque (Macaca nemestrina) model [J]. Journal of medical primatology, 2015, 44(2): 97 - 107.

[36] David M, Ain Q U, Ahmad M, et al. A biochemical and histological approach to study antifertility effects of methanol leaf extract of Asplenium dalhousiae Hook. in adult male rats [J]. Andrologia, 2019, 51(6): e13262.

[37] Dong R, Wang J, Gao X, et al. Yangonin protects against estrogen-induced cholestasis in a farnesoid X receptor-dependent manner [J]. European Journal of Pharmacology, 2019, 857: 172461.

[38] Elger W, Wyrwa R, Ahmed G, et al. Estradiol prodrugs (EP) for efficient oral estrogen treatment and abolished effects on estrogen modulated liver functions [J]. The Journal of Steroid Biochemistry and Molecular Biology, 2017, 165: 305 - 311.

[39] Ezoe K, Murata N, Yabuuchi A, et al. Evaluation of uterine receptivity after gonadotropin releasing hormone agonist administration as an oocyte maturation trigger: a rodent model [J]. Scientific Reports, 2019, 9(1): 12519.

[40] Elgayed S H, Afify E A, Amin H A, et al. Estrogenic effect of Salvia officinalis extract on reproductive function of female mice and identification of its phenolic content [J]. Combinatorial Chemistry & High Throughput Screening, 2021, 24(10): 1654 - 1663.

[41] Fan S, Zhao Y, Pan Z, et al. ZNF 185-derived peptide induces fertility suppression in mice [J]. Journal of Peptide Science, 2018, 24(10): e3121.

[42] Fisher D, Mosaval F, Tharp D L, et al. Oleanolic acid causes reversible contraception in male mice by increasing the permeability of the germinal epithelium [J]. Reproduction, Fertility and Development, 2019, 31(10): 1589 - 1596.

[43] Ghosh A, Pakhira B P, Tripathy A, et al. Male contraceptive efficacy of poly herbal formulation, contracept-TM, composed of aqueous extracts of Terminalia chebula fruit and Musa balbisiana seed in rat [J]. Pharmaceutical biology, 2017, 55(1): 2035 - 2042.

[44] Gupta A, Chaube S K. Cilostamide and rolipram prevent spontaneous meiotic resumption from diplotene arrest in rat oocytes cultured in vitro [J]. European Journal of Pharmacology, 2020, 878: 173115.

[45] Gupta V, Hild S A, Jakkaraj S R, et al. N-Butyldeoxygalactonojirimycin induces reversible infertility in male CD rats [J]. International Journal of Molecular Sciences, 2019, 21(1): 301.

[46] Gusmão-Silva J V, Lichtenecker D C K, Ferreira L G A, et al. Body, metabolic and renal changes following cross-sex estrogen/progestogen therapy in a rodent model simulating its use by transwomen [J]. Journal of Endocrinological Investigation, 2022, 45(10): 1875 - 1885.

[47] Hasby Saad M A, Radi D A, Hasby E A. Oral contraceptive pills: risky or protective in case of trichinella spiralis infection? [J]. Parasite Immunology, 2017, 39(8): e12444.

[48] Hu S, Wang Y, Ke D, et al. Antifertility effectiveness of a novel copper-containing intrauterine device material and its influence on the endometrial environment in rats [J]. Mater Sci Eng C Mater Biol Appl, 2018, 89: 444 - 455.

[49] Hilz E N, Olvera M E, Jun D, et al. Hormonal contraceptives alter amphetamine place preference and responsivity in the intact female rat [J]. Behavioral Neuroscience, 2022, 136(4): 318.

[50] Irais C M, Claudia B R, David P E, et al. Leaf and fruit methanolic extracts of Azadirachta indica exhibit antifertility activity on rats' sperm quality and testicular histology [J]. Current Pharmaceutical Biotechnology, 2021, 22(3): 400 - 407.

[51] Jia Y, Liu Z, Wang C, et al. P-gp, MRP2 and OAT1/OAT3 mediate the drug-drug interaction between resveratrol and methotrexate [J]. Toxicology and Applied Pharmacology, 2016, 306: 27 - 35.

[52] Khan S A, Jadhav S V, Suryawanshi A R, et al. Evaluation of contraceptive potential of a novel epididymal sperm protein SFP2 in a mouse model [J]. American Journal of Reproductive Immunology, 2011, 66(3): 185 - 198.

[53] Khan S, Shukla S, Sinha S, et al. Centchroman altered the expressions of tumor-related genes through active chromatin modifications in mammary cancer [J]. Molecular Carcinogenesis, 2016, 55(11): 1747 - 1760.

[54] Katte T V, Rajyalakshmi M, Aladakatti R H. Assessment of azadirachtin-A, a neem tetranortritarpinoid, on rat spermatozoa during in vitro capacitation [J]. Journal of Basic and Clinical Physiology and Pharmacology, 2018, 29(6): 679 - 687.

[55] Khalil R B, Smayra V, Saliba Y, et al. Mifepristone reduces hypothalamo-pituitary-adrenal axis activation and restores weight loss in rats subjected to dietary restriction and methylphenidate administration [J]. Neuroscience Research, 2018, 135: 46 - 53.

[56] Konopka J A, Hsue L, Chang W, et al. The effect of oral contraceptive hormones on anterior cruciate ligament strength [J]. The American journal of sports medicine, 2020, 48(1): 85 - 92.

[57] Kwon W S, Kim Y J, Ryu D Y, et al. Fms-like tyrosine kinase 3 is a

key factor of male fertility [J]. Theriogenology, 2019, 126: 145-152.

[58] Khan S, Shukla S, Farhan M, et al. Centchroman prevents metastatic colonization of breast cancer cells and disrupts angiogenesis via inhibition of RAC1/PAK1/β-catenin signaling axis [J]. Life Sciences, 2020, 256: 117976.

[59] Liu M, Luo R, Wang H, et al. Recovery of fertility in quinestrol-treated or diethylstilbestrol-treated mice: Implications for rodent management [J]. Integrative Zoology, 2017, 12(3): 250-259.

[60] Li C, Zhang H Y, Liang Y, et al. Effects of Levonorgestrel and progesterone on Oviductal physiology in mammals [J]. Reproductive Biology and Endocrinology, 2018, 16: 1-8.

[61] Lee J Y, Castelli V, Kumar N, et al. Contraceptive drug, Nestorone, enhances stem cell-mediated remodeling of the stroke brain by dampening inflammation and rescuing mitochondria [J]. Free Radical Biology and Medicine, 2022, 183: 138-145.

[62] Li Y, Wei L, Meinsohn M C, et al. A screen of repurposed drugs identifies AMHR2/MISR2 agonists as potential contraceptives [J]. Proceedings of the National Academy of Sciences, 2022, 119 (15): e2122512119.

[63] Mruk D D, Bonanomi M, Silvestrini B. Lonidamine-ethyl ester-mediated remodelling of the Sertoli cell cytoskeleton induces phosphorylation of plakoglobin and promotes its interaction with α-catenin at the blood-testis barrier [J]. Reproduction, Fertility and Development, 2017, 29(5): 998-1011.

[64] Michael O S, Dibia C L, Adeyanju O A, et al. Estrogen-progestin oral contraceptive and nicotine exposure synergistically confers cardio-renoprotection in female Wistar rats [J]. Biomedicine & Pharmacotherapy, 2020, 129: 110387.

[65] Meguem S O, Lienou L L, Goka M S C, et al. Effects of the aqueous extract of Dicliptera verticillata on fertility and different stages of gestation in female rats [J]. Zygote, 2021, 29(4): 307-313.

[66] Mehri N, Jamshidizad A, Ghanei Z, et al. Optimizing the expression and solubilization of an E. coli-produced leukemia inhibitory factor for anti-LIF antibody production and use thereof for contraception in mice [J]. Molecular Biotechnology, 2021, 63: 1169-1182.

[67] Mir A H, Dumka V K, Sultan F, et al. Genotoxic effects of drospirenone and ethinylestradiol in human breast cells (in vitro) and bone marrow cells of female mice (in vivo) [J]. Drug and Chemical Toxicology, 2022, 45(4): 1493-1499.

[68] Nejabat M, Riegler T, Reitinger T, et al. Mesenchyme-derived factors enhance preneoplastic growth by non-genotoxic carcinogens in rat liver [J]. Archives of Toxicology, 2018, 92(2): 953-966.

[69] Nery L C d o e s, Braz L C S, Ferreira L L D M, et al. A combined injectable contraceptive improves plasma redox status and does not induce vascular changes in female rats [J]. Anais da Academia Brasileira de Ciências, 2021, 93(3): e20201924.

[70] Olatunji L A, Seok Y M, Igunnu A, et al. Combined oral contraceptive-induced hypertension is accompanied by endothelial dysfunction and upregulated intrarenal angiotensin II type 1 receptor gene expression [J]. Naunyn-Schmiedeberg's archives of pharmacology, 2016, 389: 1147-1157.

[71] Olatunji L A, Michael O S, Adeyanju O A, et al. Anti-inflammatory and antithrombotic effects of nicotine exposure in oral contraceptive-induced insulin resistance are glucocorticoid-independent [J]. Pharmacological Reports, 2017, 69(3): 512-519.

[72] Olatunji L A, Olaniyi K S, Usman T O, et al. Combined oral contraceptive and nitric oxide synthesis inhibition synergistically causes cardiac hypertrophy and exacerbates insulin resistance in female rats [J]. Environmental toxicology and pharmacology, 2017, 52: 54-61.

[73] Olatunji L A, Usman T O, Seok Y M, et al. Activation of cardiac renin-angiotensin system and plasminogen activator inhibitor-1 gene expressions in oral contraceptive-induced cardiometabolic disorder [J]. Archives of physiology and biochemistry, 2017, 123(1): 1-8.

[74] Omolekulo T E, Areola E D, Badmus O O, et al. Inhibition of adenosine deaminase and xanthine oxidase by valproic acid abates hepatic triglyceride accumulation independent of corticosteroids in female rats treated with estrogen-progestin [J]. Canadian journal of physiology and pharmacology, 2018, 96(11): 1092-1103.

[75] Omolekulo T E, Michael O S, Olatunji L A. Dipeptidyl peptidase-4 inhibition protects the liver of insulin-resistant female rats against triglyceride accumulation by suppressing uric acid [J]. Biomedicine & Pharmacotherapy, 2019, 110: 869-877.

[76] Olaniyi K S, Olatunji L A. L-glutamine ameliorates adipose-hepatic dysmetabolism in OC-treated female rats [J]. Journal of Endocrinology, 2020, 246(1): 1-12.

[77] Olaniyi K S, Sabinari I W, Olatunji L A. L-glutamine supplementation exerts cardio-renal protection in estrogen-progestin oral contraceptive-treated female rats [J]. Environmental Toxicology and Pharmacology, 2020, 74: 103305.

[78] Olufunto B O, Anoka N A, Olufunmilayo O M, et al. Insulin resistance and depressed cardiac G6PD activity induced by glucocorticoid exposure during pregnancy are attenuated by maternal estrogen-progestin therapy [J]. Environmental Toxicology and Pharmacology, 2020, 79: 103423.

[79] Pant N C, Singh R, Gupta V, et al. Contraceptive efficacy of sperm agglutinating factor from Staphylococcus warneri, isolated from the cervix of a woman with inexplicable infertility [J]. Reproductive Biology and Endocrinology, 2019, 17: 1-12.

[80] Singh K, Dubey B K, Tripathi A C, et al. Natural male contraceptive: phytochemical investigation and anti-spermatogenic activity of Pistia stratiotes Linn [J]. Natural product research, 2014, 28(16): 1313-1317.

[81] Selyatitskaya V G, Afonnikova E D, Pal'chikova N A, et al. Hypercorticism during streptozotocin diabetes and mifepristone administration: the role of cyclic adenosine monophosphate [J]. Biochemistry (Moscow), Supplement Series B: Biomedical Chemistry, 2020, 14(1): 57-61.

[82] Steiner M L, Theodoro T R, Garcia S G, et al. Is the expression of the components of the carotid matrix of rats influenced by estrogen, progestin and tibolone? [J]. Rev Bras Ginecol Obstet, 2019, 41(07): 449-453.

[83] Subramanian B, Rameshbabu A P, Ghosh K, et al. Impact of styrene maleic anhydride (SMA) based hydrogel on rat fallopian tube as contraceptive implant with selective antimicrobial property [J]. Materials Science and Engineering: C, 2019, 94: 94-107.

[84] Smith M A, Ethridge S B, Pearson T, et al. Modulation of heroin intake by ovarian hormones in gonadectomized and intact female rats [J]. Psychopharmacology, 2021, 238: 969-978.

[85] Thaper D, Rahi D K, Prabha V. Amelioration of sperm immobilisation factor-induced infertility by bacterial antigenic determinants cross-reacting with spermatozoa [J]. Reproduction Fertility and Development, 2019, 31(3): 602-612.

[86] Thorek D L J, Ku A T, Mitsiades N, et al. Harnessing androgen receptor pathway activation for targeted alpha particle radioimmunotherapy of breast cancer [J]. Clinical Cancer Research, 2019, 25(2): 881-891.

[87] Wang Y, Li Y, Zhang B, et al. The preclinical evaluation of immuno-contraceptive vaccines based on canine zona pellucida 3 (cZP3) in a mouse model [J]. Reproductive Biology and Endocrinology, 2018, 16: 1-10.

[88] Wang J, Fu T, Dong R, et al. Hepatoprotection of auraptene from the peels of citrus fruits against 17α-ethinylestradiol-induced cholestasis in mice by activating farnesoid X receptor [J]. Food & Function, 2019, 10(7): 3839-3850.

[89] Wang J, Yu X, Peng H, et al. Embedding similarities between embryos and circulating tumor cells: fundamentals of abortifacients used for cancer metastasis chemoprevention [J]. Journal of Experimental & Clinical Cancer Research, 2021, 40: 1-16.

[90] You X, Wei L, Fan S, et al. Expression pattern of Zinc finger protein 185 in mouse testis and its role in regulation of testosterone secretion [J]. Molecular medicine reports, 2017, 16(2): 2101-2106.

[91] Yoon J J, Park J H, Kim H J, et al. Dianthus superbus improves glomerular fibrosis and renal dysfunction in diabetic nephropathy model

[J]. Nutrients, 2019,11(3):553.

[92] Zhang X W, Zhang C, Zhang W, et al. Suppression of spermatogenesis by testosterone undecanoate-loaded injectable in situ-forming implants in adult male rats [J]. Asian Journal of Andrology, 2016, 18(5):791-797.

[93] Zheng Q, Li Y, Zhang D, et al. ANP promotes proliferation and inhibits apoptosis of ovarian granulosa cells by NPRA/PGRMC1/EGFR complex and improves ovary functions of PCOS rats [J]. Cell death & disease, 2017,8(10):e3145-e3145.

[94] Zumoffen C, Gómez-Elias M D, Caille A M, et al. Study of the effect of ulipristal acetate on human sperm ability to interact with tubal tissue and cumulus-oocyte-complexes [J]. Contraception, 2017,95(6):586-591.

[95] Zaccaroni M, Massolo A, Della Seta D, et al. Developmental exposure to low levels of ethinylestradiol affects play behavior in juvenile female rats [J]. Neurotoxicity Research, 2018,33:876-886.

[96] Zhang R, Zheng R, Yang L N, et al. Estradiol benzoate induces abnormal proliferation of spermatogenic cells in the testis of infertile male mice [J]. Zhonghua nan ke xue, 2018,24(1):19-26.

[97] Zhou L, Li C, Liu X, et al. Effect of Irisin on LIF and integrin αvβ3 in rats of implantation failure [J]. Reproductive Biology and Endocrinology, 2021,19:1-7.

第七章
杀精剂药理学

第一节 概 述

杀精剂药理学是研究一类避孕制剂的学术领域，这些制剂通过将特定化合物置入阴道，迅速制动、杀灭或削弱精子的受精能力，以实现避孕的科学目的。这些化合物在一定程度上还能形成宫颈屏障的效应。这种避孕方法具有悠久的历史，最早的尝试包括通过改变阴道环境的酸碱度来杀灭精子。后来，人们发现了一些有机化合物，如硫酸奎宁和乳酸，具有杀精作用，将其制成阴道避孕药，通常使用可可黄油或明胶作为基质。

尽管一些化合物具有较强的杀精子效果，但由于可能引发不良反应或药物稳定性等问题，它们并不适用于实际应用。美国食品药品管理局（FDA）曾对50多种外用避孕药进行审查和评估，最终确定了三种表面活性剂，包括壬苯醇醚（NP-9）和辛苯醇醚（OP-9）和蓝苯醇醚（TS-8.8），认为它们是安全有效的阴道避孕药物。这些表面活性剂可以分为阴离子型、非离子型和阳离子型，它们通过改变精子的渗透压来杀灭精子。

随着更安全、更有效的避孕方法，如口服避孕药和宫内节育器的出现，外用杀精剂的使用逐渐减少。然而，在21世纪，杀精剂的配方和技术仍在不断改进，重点是提高避孕效果并减少副作用。

总之，杀精剂药理学经历了从古代的初步尝试到现代高效配方的演变，其发展历程反映了避孕科技和社会态度的变化。尽管现在它们不再是主要的避孕选择，但杀精剂在避孕领域的历史和科学贡献仍然值得认可。

一、种类、化学结构及化学性质

目前市面上的避孕杀精剂主要以表面活性剂NP-9为主要成分。根据不同的基质和配方，可以制成多种不同类型的避孕制剂，包括泡腾剂、霜剂、凝胶、栓剂和阴道海绵等。这些避孕杀精剂中的赋形剂具有多种功能，不仅可以作为药物的载体，还可以充当一种物理屏障，以阻止精子到达宫颈管或减缓精子的运动速度。赋形剂还可以通过延缓避孕杀精剂在阴道内的吸收，增加精子与避孕杀精剂的接触时间。泡腾剂和霜剂在化学避孕作用之外，赋形剂还能够封闭宫颈口，机械地阻止精子穿透宫颈，从而提高避孕效果。阴道海绵在释放避孕杀精剂的同时，还能够阻碍精子的通路并吸收精液，显著减少上行有效精子的数量。而明胶和栓剂主要依赖于避孕杀精剂本身的化学作用，赋形剂仅起到携带药物的作用。

(一) 类型

(1) 泡腾剂：泡腾剂是一种含有气泡的制剂，它们使用赋形剂将避孕药物包裹在气泡中。这些气泡可以提供机械屏障，阻止精子进入宫颈。此外，泡腾剂还可以通过赋形剂的黏性质地将药物附着在宫颈口，增加避孕效果。

(2) 霜剂：霜剂是一种乳霜状的制剂，其中的赋形剂能够在阴道内形成一层保护膜，从而提供物理屏障，减缓精子的运动速度，并防止其进入宫颈。此外，赋形剂还可以帮助延长避孕杀精剂在阴道内的留存时间，增加与精子的接触时间，提高避孕效果。

(3) 凝胶：凝胶是一种半流体的制剂，它们通常具有较高的黏度。赋形剂在凝胶中起到增稠作用，这使得凝胶能够在阴道内形成一层黏稠的保护层，提供物理屏障，防止精子的上升。凝胶还可以延长避孕杀精剂在阴道内的留存时间，增加避孕效果。

(4) 栓剂：栓剂是一种可溶于体温的制剂，通常用于阴道或直肠给药。赋形剂在栓剂中起到载药和释放药物的作用，以防止精子进入宫颈或直肠，从而达到避孕的目的。

(5) 阴道海绵：阴道海绵是一种含有避孕杀精剂

的多孔海绵,它具有物理和化学的双重避孕作用。海绵内的赋形剂能够释放避孕杀精剂,同时海绵的多孔结构可以阻止精子的通路,并吸收精液,减少上行有效精子的数量。

(6) 明胶:明胶是一种较为流动的制剂,通常含有避孕杀精剂。赋形剂在明胶中主要起到药物的载体作用,不提供额外的物理屏障,避孕效果主要依赖于杀精剂的化学作用。

(二) 药物成分和结构

1. **壬苯醇醚** NP-9 是一种阴道杀精子表面活性剂,于 1964 年获得国际计划生育联合会批准并投入市场。它是市售杀精剂中的一种,被广泛认可为世界上最常见、安全有效的阴道杀精剂之一。目前,国际市场上已经有数十种以壬苯醇醚为主要成分的杀精剂产品。

分子式 $C_{15}H_{24}O_9$,摩尔质量 616.35 g/mol。

分子结构:NP-9 结构中的"-9"代表其分子结构中含有 9 个乙氧基(—OCH$_2$CH$_2$—)重复单元。

化学结构式:

理化性质:无色到淡黄色黏稠的液体,有轻微的特有气味。在水中具有良好的溶解性,也可溶于许多有机溶剂如乙醇和甘油。非挥发性,沸点通常在 300 ℃ 以上。在室温下为液体,具体温度取决于乙氧基链的长度和分子结构。受温度影响,温度越高,黏度越低。能有效降低水和油的界面张力。

2. **普萘洛尔** 是一种肾上腺 β 受体阻滞剂,具有广泛的 β 受体阻滞作用,主要用于治疗心血管疾病。有研究表明,在 1973 年,Peterson 首次发现普萘洛尔具有体外杀精作用,并证明了 D 型普萘洛尔同样具有强大的杀精作用。与此不同的是,D 型普萘洛尔的 β 受体阻滞作用相对较弱。因此,D 型普萘洛尔在避孕药领域的应用具有更为重要的意义。

分子式 $C_{16}H_{21}NO_2$,摩尔质量 259.34 g/mol。

分子结构:结构包含一个萘环,这是其名字的来源。它还包含一个异丙基氨基作为 β 阻断部分,以及一个环氧乙醇基团。

化学结构式:

理化性质:通常以白色或几乎白色的结晶粉末形式存在,无味或几乎无味。在水中的溶解度较低,但在乙醇和大多数有机溶剂中溶解度较好。普萘洛尔的熔点大约在 90~94 ℃。由于其在水中的溶解度不高,通常以盐酸盐形式制成口服或注射用药。普萘洛尔是一种稳定的化合物,不易在常温下降解,但应避免光照。

3. **氯化苄烷胺** 属于阳离子皂化型去肪剂,是一种杀菌表面活性剂,具有杀菌作用。其作用机制被认为主要发生在微生物细胞膜部位。氯化苄烷胺具有较强的体外杀精作用,只要正确使用,可以被视为一种安全有效的阴道避孕药物。

分子式 $C_{22}H_{40}NCl$,摩尔质量 360.0 g/mol。

分子结构:氯化苄烷胺的分子结构包含一个苄基(苯甲基)和一条长碳链烷基,以及一个氮原子和一个氯原子形成的季铵结构。碳链的长度可以根据不同的用途和制备工艺有所变化。

化学结构式:

$R = C_8H_{17}$ to $C_{18}H_{37}$

理化性质:氯化苄烷胺通常为无色或浅黄色的胶状液体或白色粉末。它在水中具有良好的溶解性,但在油脂和有机溶剂中的溶解性较差。在室温下稳定,但在强酸或强碱性环境中稳定性降低。

4. **棉酚** 是我国发现的一种男性用口服避孕药,对多种动物及人精子有明显的体外杀伤作用。然而,由于其可能引发低血钾和不可逆性不育等不良影响,目前尚未推广广泛使用。这些潜在的副作用使得棉酚在避孕药物领域的应用受到了限制和审慎对待。

分子式 $C_{21}H_{28}O_3$,摩尔质量 328.44 g/mol。

分子结构:棉酚分子包含一个环状酯结构和一个醇基。

化学结构式:

理化性质:通常以淡黄色晶体形式存在,具有芳香气味。它在水中的溶解度非常低,但可以溶于大多数有机溶剂,如乙醇、二氯甲烷和石油醚。对光、热和空气中的氧敏感,容易发生降解。

5. 苯扎氯铵　苯扎氯铵(BZK)是一种氯化二甲基苄基烃铵的混合物,呈白色蜡状固体或黄色胶状物质,具有特有的芳香气味和极苦味,其水溶液呈中性或弱碱性反应。这种化学物质既是一种杀菌剂又是一种表面活性剂,由于其对细胞膜的作用,也可作为杀精剂使用。作为表面活性剂,它具有强大的消毒和去垢作用。

BZK 是一组化合物的总称,其分子式为 $C_6H_5CH_2N(CH_3)_2RCl$,其中 R 代表长碳链烷基。摩尔质量因碳链长度而异,一般在 339.0~384.0 g/mol 之间变化。

分子结构:苯扎氯铵的分子结构特点是一个苯环通过甲基与季铵中心相连,季铵中心又通过长链烷基与氯离子形成盐。

化学结构式:

$$n = 6 \sim 16$$

理化性质:苯扎氯铵常见为白色或淡黄色的粉末或颗粒,易溶于水和乙醇。在水溶液中呈现出强正电荷,能够吸附在细菌和真菌的负电荷细胞膜上,进而破坏其细胞膜结构导致死亡。

6. 氯己定　是一种广谱性的抗菌剂,主要用于皮肤消毒及外科手术前的清洁准备。自 20 世纪 40 年代初被发现以来,由于其显著的抗菌效果,已成为医院和家庭常用的消毒产品之一。虽然它不属于"表面活性剂"类物质,但也可作为杀精剂在计生领域的应用。

分子式 $C_{22}H_{30}C_{12}N_{10} \cdot 2(C_2H_4O_2)$,摩尔质量 625.55 g/mol(单一醋酸氯己定基团)。

分子结构:醋酸氯己定的分子中含有 2 个氯苯基,它们附着在一个大的环形结构上,环形结构中含有 6 个亚甲基。分子中还有 2 个醋酸盐基团与上述环状结构相连。

化学结构式:

理化性质:通常以白色或几乎白色的粉末形式出现,具有微弱的特有气味。它在水中的溶解性适中,在乙醇(95%)中溶解性好,几乎不溶于乙醚。醋酸氯己定的熔点在 154~157 ℃。由于其化学结构,它具有良好的稳定性,不易被常见的有机溶剂所分解。醋酸氯己定在 pH 为 5~8 的环境中最为稳定。

二、基本生物学效应

杀精剂是一类具有生物学效应的化合物,其主要作用机制涉及对精子的多重影响。这些杀精剂可分为多种类型,包括酸类、酚类、氮化合物、硫化合物、表面活性剂、噻唑类、咪唑类、顶体酶抑制剂、奎宁及依米丁盐酸盐等。它们可以制成不同的避孕产品,如避孕胶冻、避孕栓剂及外用避孕药膜,可用于男性避孕。以下是杀精剂的主要作用。

(1) 破坏精子膜:杀精剂通过作用在精子膜上,破坏其完整性,导致精子失去维持活动的能力。

(2) 改变渗透压:杀精剂能够改变精子的细胞渗透压,导致精子失去活动能力。

(3) 影响精子结构:杀精剂作用机制之一涉及对精子超微结构的影响,包括质膜、顶体酶和微管系统的损伤或破坏。

以下是一些中药的杀精作用。

(1) 蛇床子:蛇床子浸膏具有较强的杀精作用,其作用机制包括破坏精子的质膜和顶体酶,同时破坏中段线粒体和微管系统。

(2) 白头翁:白头翁流浸膏对阴道滴虫有杀灭作用,可能与精子和滴虫共享以鞭毛为运动器的特性有关。其提取物白头翁皂苷能使精子瞬间失活,最低有效浓度为 0.73 mg/mL。

(3) 苦豆子:苦豆子中的生物碱,如槐定碱,在体外表现出抑制精子的作用,最低有效浓度为 11 g/L。这种生物碱不抑制人阴道正常菌群的生长。

(4) 乌梅:乌梅中的枸橼酸等有机酸是其具有体外杀精作用的活性成分,有效杀精浓度为 0.9 mg/mL。枸橼酸主要作用在精子的顶体、质膜、核膜和线粒体上。乌梅-枸橼酸栓的应用可导致精子运动降至Ⅲ级。

(5) 海风藤:海风藤中的海风藤酮具有拮抗血小板激活因子(PAF)的特异性拮抗作用,可能影响人精子的运动能力和膜稳定性,尽管其是否能抑制授精能力尚不明确。

第二节 杀精剂有效性研究生物学模型

研究杀精剂药效学的生物学模型在开发安全有效的避孕方法方面扮演了至关重要的角色。这些模型不仅能够验证和评估杀精剂的避孕效果,通过模拟精子与杀精剂的相互作用及其在生殖系统中的生理过程,还能够确保杀精剂能有效阻止精子的运动和受精过程,从而筛选出更高效的避孕方法。

在生殖药理学研究中,生物学模型起着关键作用,其中包括动物体内模型和体外模型。动物模型通常采用家兔、大鼠、猕猴等实验动物,因为它们的生殖系统在某些方面类似于人类,因此成为评估化合物避孕效果和安全性的理想选择。这些动物模型能够提供有关化合物在生殖系统内的行为和影响的重要信息。

家兔、大鼠和猕猴等动物模型被广泛用于杀精剂研究中,通过在这些动物中引入潜在的杀精剂,研究人员能够评估其对受精和生殖系统的影响。这些模型允许研究人员观察化合物的避孕效果及其对生殖健康的影响,为研究提供了重要的实验数据。

另一方面,体外模型是使用离体精子来评估化合物对精子活力和生存能力的影响的方法。这种模型通常用于初步筛选潜在的杀精剂,以确定哪些化合物可能具有杀精剂潜力。在体外模型中,研究人员将化合物与精子接触,并观察其对精子的影响,包括精子的运动能力、活力和存活时间等参数。

综合使用这些不同的模型,可以为杀精剂的研究提供全面的数据,有助于更好地了解杀精剂的生物学特性和潜在的作用机制。这些研究不仅有助于开发更安全和有效的避孕方法,还为人们提供了更多的避孕选择,从而提高了避孕的可行性和可接受性。总的来说,生物学模型在杀精剂研究中起着关键的作用,有助于改善避孕选择,提升避孕方法的实用性,为人们提供更多样化的避孕选项。

一、体外生物学模型

1. 精子运动分析 精子运动分析是生殖生物学和临床辅助生殖技术领域的一个关键研究领域。它涉及对精子的运动特性进行深入的观察和评估,包括游动速度、运动模式和游动能力。这些特性对于精子的生殖功能至关重要,因为它们直接影响精子穿过女性生殖道、到达卵子并实现受精的能力。

精子的运动能力主要由其尾部的摆动驱动。这种摆动是由精子尾部的微管结构和特定的马达蛋白协同作用的结果。这些结构通过消耗能量来产生力量,从而推动精子前进。精子的运动模式通常可以分为直线运动、旋转运动或非线性运动,这些模式对于其穿过生殖道的能力至关重要。

传统方法:在早期,精子运动分析主要依赖于显微镜观察和人工评估。这种方法虽然直观,但存在主观性和不一致性。随着科技的发展,计算机辅助精子分析(CASA)系统已成为精子运动分析的标准工具。它提供了一种更精确和客观的方法来评估精子运动参数。①游动速度:测量精子游动的速度,包括直线速度(VSL)、曲线速度(VCL)和平均路径速度(VAP)。②运动模式:评估精子运动的直线性和周期性。③游动能力:评估精子的活力和摆动幅度。

精子的运动能力是影响其受精能力的一个关键因素。通常,运动能力强的精子更有可能成功到达卵子并实现受精。因此,精子运动参数经常被用作评估男性生育能力的重要指标。

杀精剂是一种阻止精子到达受精位点的化学物质,广泛应用于避孕产品。研究杀精剂对精子运动性的影响对于理解和改进避孕方法具有重要意义。实验通常涉及将精子暴露于不同浓度的杀精剂中,通过CASA系统或显微镜观察来评估杀精剂对精子运动特性的影响,如运动速度的减慢、运动模式的改变等。

2. 精子受精力分析 精子受精力分析是一个重要的研究领域,尤其在生殖生物学和辅助生殖技术的发展中扮演着关键角色。该分析方法不仅有助于了解精子的生物学特性,还对于评估不同药物和化学物质对生殖健康的影响具有重要意义。

精子受精力分析的基本方法如下。

(1) 体外受精实验:研究者将精子和卵子在实验室条件下结合,模拟自然受精过程。通过观察精子是否能成功渗透卵子并引起受精反应,来评估精子的受精能力。

(2) 不同浓度杀精剂的引入:在实验中加入不同

浓度的杀精剂,以评估这些化合物对精子受精能力的具体影响。这种方法对于理解避孕药物的作用机制和优化其配方非常有用。

精子受精能力的评估指标如下。

(1) 受精率:统计结合卵子和成功受精的精子比率,这是评估精子受精能力的直接指标。

(2) 胚胎发育:观察受精后胚胎的发育过程,包括分裂速度和胚胎质量,这可以间接反映精子的质量和受精能力。

(3) 精子的遗传物质完整性:检测精子DNA的完整性,因为DNA损伤可能会降低受精能力或影响胚胎发育。

杀精剂对精子受精能力的影响如下。

(1) 浓度依赖性影响:杀精剂的不同浓度对精子的受精能力影响程度可能不同,从轻微抑制到完全抑制受精能力。

(2) 生物学效应机制:研究杀精剂如何影响精子的生物学过程,例如影响精子的活动性、穿透力或与卵子的结合能力。

3. 杀精试验 是一种用于评估化合物或药物对精子活动能力的影响的实验方法。该试验包括以下主要步骤。

首先,从SD雄性大鼠或人类志愿者采集精液,并确保其质量和纯度。对于大鼠,采集后的附睾尾被清洗并置于Tyrode液中,然后在37℃水浴箱中孵育,以使精子进入液体中。精子的活动率必须达到60%以上。然后,精液被稀释,并在计数池中进行计数,以获得所需的精子浓度,通常为10^7/mL。

接下来,进行杀精试验。选定待测化合物,并将其与对照物(通常为DMSO和NS)一同配制成不同浓度的溶液。然后,取精液样本,将其与化合物溶液混合,使用振荡器混匀。立即取一滴混合物放在载玻片上,并在室温下观察精子,以确定精子失活的最低有效浓度。通常,以全部精子失活为终点,观察时间范围在20 s~3 min之间。

对于人类精液的采集,选择育龄、健康且有正常生育史的男性志愿者,采集前禁欲一定时间后通过手淫方式获取精液,然后将其放置在37℃恒温水浴中,以使其液化。

这种杀精试验方法是用于评估化合物或药物对精子活动性的影响,特别是在避孕研究和生育医学领域中的应用。此外,对于人类志愿者的精液采集必须遵守伦理规定,并获得知情同意。试验方法的严谨执行对于确保实验结果的准确性和可靠性至关重要。

4. 精子计数及活力评价 是生殖医学领域中用于评估男性生育能力和不育原因的重要方法。这一过程涉及采集、处理和分析精液样本,以确定精子的数量和运动能力。

精液是由男性生殖系统产生的液体,其中包含着精子和其他生殖细胞。一般而言,精液样本通常在37℃下几分钟内开始发生液化。这是因为精液中存在着异质性混合团块,但随着时间的推移,这些团块会逐渐分散,精液变得更加均匀和稀薄,最终完全液化。为了获得代表性的样本,必须充分混匀精液样本,通常可以使用具有大孔径的枪头吹吸数次,确保样本的均匀性。

一旦精液液化,就可以进行精子计数。这通常在计数板上完成,使用高倍显微镜。精液样本被快速取出,然后放置于改良的血细胞计数板中。在显微镜下,可以看到计数池中的中央网格,精子被计算在其中。为了确保准确性,需要计算上池和下池中的精子细胞,或者在大方格中计数精子。最后,将这些计数结果取平均值,以确定精子细胞的密度。

精子的活力是指它们的运动能力和速度。活力评价通常在带有37℃的加热载物台的显微镜下进行(最好借助精子分析仪测定),使用预热的细胞计数板制备样本。精子活力被分为四个级别,分别为:

a级:快速前向运动,精子主动地呈直线或沿一大圆周运动,速度非常快。

b级:慢速或呆滞的前向运动,精子主动地呈直线或沿一大圆周运动,速度较慢。

c级:非前向运动,包括小圆周泳动、尾部动力几乎不能驱使头部移动,或只能观察到尾部摆动等其他非前向运动形式。

d级:不动,精子没有运动。

精液标准:一般而言,精液的数量和活力被认为是评估男性生育能力的关键因素之一。根据WHO标准,一般选用的精液标准为精子总数在60×10^6~100×10^6,精液浓度应高于20×10^6/mL,而精子活动率(包括a级、b级和c级精子)应高于60%。

5. 体外精子筛选试验 是一种用于评估化合物或药物对精子存活能力的影响的实验方法。这一过程旨在确定杀精子剂的有效浓度及它们对精子的影响。

(1) Brown Gamble试验:该试验需要将少量精子与杀精子剂稀释液混合,并记录精子的存活时间。

(2) Sander-Cramer法:使用0.2 mL精液和1 mL

稀释的避孕剂，测定杀精子剂能即时杀死精子的最大稀释度。

(3) Baker试验：测定杀精子剂的相对效力，需要将0.3 mL精子加入不同稀释度的杀精子剂中，在5 min和30 min时检查精子的活动性。

(4) Berliner设计的饱和试验：用于测定避孕药时的总杀精力。将0.1 mL精液加入0.05 mL杀精子剂中，充分混合。在20 s时检查精子，如所有精子均死亡，则再加入0.1 mL精液，如此重复直至发现活精子。

(5) IPPF认可的试验：综合了Baker试验和Sander-Cramer法的特点，将所有杀精子剂以0.9%盐水稀释，然后与0.2 mL精液混合，以全部精子失活为终点。

对采集的大鼠精液进行体外杀精试验，选定所测化合物，同时使用1% DMSO和0.9% NS作为对照。将不同浓度的化合物、DMSO和NS分装于小试管中，然后置于37 ℃水浴中保温备用。按照国际计划生育基金会(IPPF)认可的杀精子试验方法，取上述选定的精液0.2 mL，加入到1 mL不同浓度的药物溶液中，然后在振荡器上混匀5 s。迅速取一滴混合物放在载玻片上，室温下观察10个高倍视野，以全部精子失活为终点。试验旨在测定药物在20 s～3 min内对精子的最低有效浓度，从而评估其杀精子的效果。

这些体外精子筛选试验是用于研究和评估化合物或药物对精子活力的影响的标准方法。它们对于避孕研究和生殖医学领域的重要性不言而喻，为了确保准确性，必须按照国际认可的标准和指南进行实验。这些试验的结果对于生育健康研究以及不孕症的诊断和治疗都具有重要价值。

6. 低渗肿胀实验　为了更全面地评估精子的健康和活力，还进行了低渗肿胀实验。仅仅通过体外杀精试验来判断精子的活动力并不充分，因此低渗肿胀实验用于检测精子的活率。正常活力的精子在低渗液中可以膨胀，这表明其细胞膜完整性良好，水分子可以通过细胞膜进入精子，特别是精子的尾部会明显膨胀。而细胞膜不完整或死亡的精子一般不会发生膨胀。

低渗肿胀实验通过观察精子在低渗液中的膨胀情况来评估其活性和膜完整性。这种方法提供了对精子生存能力的更全面的评估，有助于更准确地了解精子的状态。

7. DNA损伤彗星荧光检测试验　是一种旨在评估精子细胞DNA损伤程度的经典技术方法，利用组织细胞碱性凝胶电泳原理。实验方法能够准确评估DNA损伤程度，特别适用于评估杀精剂是否会导致精子的遗传性损伤。还进行了其他与精子健康和活力相关的实验，包括电镜观察、精子凋亡检测、瞬间杀精效果测定和酶及其他生化指标检查。

使用扫描电镜和透射电镜观察精子的形态和结构。实验结果显示，各实验组精子表面被大量凝固蛋白颗粒所覆盖，精子出现明显的结构改变，包括长度缩短、头尾部中段的结节状隆起、尾部呈现各种奇特的卷曲等现象。

8. 杀精剂对不同精子类型的影响　杀精剂的作用不仅受精子的数量和活力影响，还受精子类型的影响，包括正常精子、异常精子及已受损的精子。研究杀精剂对不同类型精子的效应可以为避孕方法和生育健康问题提供更深入的理解，有助于了解杀精剂的选择性作用。

(1) 正常精子：正常精子通常具有良好的形态和活动性，是完成受精过程所必需的。对正常精子的选择性杀伤将有助于确定杀精剂的有效性，因为它们是受精的主要参与者。研究发现，某些杀精剂可能对正常精子产生较小的影响，因为它们更容易受到杀精剂的保护作用，这可能有助于杀精剂的选择性杀伤。

(2) 异常精子：异常精子可能具有形态或结构上的问题，这可能会影响它们的活动性和受精能力。一些研究关注杀精剂对异常精子的效应，因为这些精子在受精中可能不起关键作用。杀精剂可能更容易作用于异常精子，从而减少它们的影响。

(3) 已受损的精子：已受损的精子可能具有DNA损伤或其他生化问题，这可能会降低它们的生育能力。了解杀精剂对已受损精子的效应有助于评估其在生育控制中的作用。某些杀精剂可能对已受损的精子产生更明显的影响，因为它们已经处于相对脆弱的状态。

9. 生物化学研究　生物化学研究在体外研究中发挥关键作用，用于揭示杀精剂与精子之间的分子相互作用，从而有助于深入了解杀精剂的具体作用机制。以下是这方面的一些主要研究方法和发现。

(1) 精子膜和细胞渗透性：研究人员经常研究杀精剂如何与精子膜相互作用。这包括确定杀精剂是否能够穿透精子膜，以及它们是否引起精子膜的破裂或变性。通过测量精子膜的完整性和渗透性，可以了解杀精剂如何影响精子的结构和功能。

(2) DNA损伤：研究杀精剂是否导致精子DNA的损伤也是一项关键研究。这可以通过使用DNA染色和电泳技术来检测精子 DNA 的断裂和损伤程度。杀精剂引起的 DNA 损伤可能会降低精子的生育能力。

（3）精子活性酶：一些研究关注杀精剂对精子活性酶的影响。这些酶包括乳酸脱氢酶（LDH）和碱性磷酸酶（ALP）。通过测量这些酶的活性，可以了解杀精剂对精子内部生化过程的影响。

（4）膜脂质组成：杀精剂可能会影响精子膜的脂质组成，从而改变膜的性质。通过研究精子膜的脂质成分，可以揭示杀精剂如何干扰精子的结构和功能。

（5）精子活动性：生物化学研究还可以探索杀精剂对精子活动性的影响。这包括精子的游动能力、摆动频率和前进速度。研究这些参数可以帮助确定杀精剂对精子运动的具体影响。

通过这些生物化学研究方法，科学家可以深入了解杀精剂与精子之间的相互作用，并揭示杀精剂的具体作用机制。这对开发更有效和选择性的避孕方法以及解决生育健康问题具有重要意义。

二、体内生物学模型

（一）体内评价方法

当评估一种化合物的避孕效果和安全性时，需要进行一系列的实验和测试，以确保该化合物在体内和体外都能够有效地阻止受精事件的发生，同时不会对人体健康产生不良影响。

1. 体外杀精试验　用于初步评估化合物的杀精效果。在这个实验中，通常使用离体人类精子或其他动物的精子，将化合物与精子混合，然后观察其对精子活力的影响。这可以通过测量精子的运动能力、存活率和形态等指标来完成。在这个阶段，实验者会确定化合物的最佳浓度和处理时间，以获得最佳的杀精效果。

（1）实验设计：首先，实验者会选择合适的精子来源，通常可以使用离体人类精子或其他动物的精子，具体取决于研究的目标。然后，他们将化合物与精子混合。这个实验可以使用不同的化合物浓度和处理时间来进行。

（2）测量精子活力：实验者会测量精子的活力，包括精子的运动能力、游动速度和游动方向。这些参数可以通过显微镜观察和计算机辅助精子分析系统来评估。

（3）存活率评估：实验者还会评估精子的存活率，即有多少精子能够在一定时间内保持活力。这可以通过使用染色试剂来区分活动精子和死亡精子，然后进行计数来实现。

（4）形态分析：有时也会对精子的形态进行分析，以检查是否存在异常形态的精子，因为这可能会影响其受精能力。

（5）确定最佳条件：在进行一系列试验后，实验者会确定化合物的最佳浓度和处理时间，以获得最佳的杀精效果。这些条件可能会因化合物的性质而异，因此需要经过仔细的优化。

体外杀精试验的结果提供了有关化合物对精子活力的影响的初步信息。如果化合物在这个阶段显示出良好的杀精效果，接下来就会进行更多的体内和体外实验，以进一步评估其避孕效果和安全性。这些实验的结果将有助于确定是否值得进行动物生育试验和随后的临床试验。

2. 交配后试验　交配后试验是在动物模型和部分情况下在人体中进行的，以更真实地模拟性行为对避孕效果的影响。在动物模型中，通常使用家兔或猕猴来进行实验。在人体中，选择已采取避孕措施的妇女进行试验。具体方法包括在交配（或房事）前将化合物的杀精剂放入阴道内。然后，在不同时间点采集阴道后穹窿和宫颈管内的黏液标本，并在显微镜下观察精子的活力。如果仍然发现有活动精子存在，就需要延长采样时间，记录使所有精子死亡的时间。这个阶段的目标是验证化合物在模拟性行为后是否能够有效地防止精子进入子宫，从而达到避孕的目的。

（1）在动物模型中进行的交配后试验

1）选择实验动物：通常使用家兔或猕猴等动物模型来进行交配后试验。这些动物被选中是因为它们的生殖生理特征相对于人类来说较为相似，并且它们可以在受控环境中进行实验。

2）制备动物模型：在试验开始前，雌性动物需要处于适当的生殖周期阶段，以模拟人类的生理情况。雌性动物可能需要注射激素以诱导排卵等过程。

3）应用化合物的杀精剂：化合物的杀精剂会在交配前被放置在雌性动物的阴道内。这模拟了性行为前采取避孕措施的情况。

4）模拟性行为：雄性动物将与雌性动物进行模拟性行为，以模拟真实的交配情境。

5）采集样本：在不同时间点，通常是在模拟性行为之后的特定时间段内，会采集阴道后穹窿和宫颈管内的黏液标本。这些标本将用于分析精子的存在和活力。

6) 观察精子活力：采集的标本将在显微镜下观察，以评估精子的活力和存活率。如果发现有活动精子存在，研究者可能会继续延长采样时间，以记录使所有精子死亡的时间。

7) 分析结果：分析结果将提供有关化合物是否能够有效地防止精子进入子宫的信息。如果杀精剂在这个实验中成功，那么它可能在避孕中具有潜在的效力。

（2）在人体中进行的"交配后试验"：在人体中进行同房后试验通常需要法律审批，因此比较罕见。但在某些情况下，已采取避孕措施的妇女可能会参与研究。

具体方法与上述动物模型中的实验类似，包括将化合物的杀精剂放置在妇女的阴道内，然后在模拟性行为后采集阴道后穹窿和宫颈管内的黏液标本，并观察精子的活力。这样的试验旨在验证化合物在模拟性行为后是否能够有效地阻止精子进入子宫，从而达到避孕的目的。

总之，同房后试验是一项关键的实验，用于评估化合物的避孕效果，它在动物模型和人体中都可以进行，以更真实地模拟性行为的情况，以便更好地了解化合物的实际避孕效果。这是避孕研究中的一个重要步骤，用于确定潜在避孕产品的可行性和效力。

3. 生育试验　生育试验通常使用家兔或其他动物来进行，也可能在人体中进行。在这个试验中，将化合物的杀精剂放入阴道，然后观察交配后的妊娠率和生育率。这个步骤旨在确定化合物是否能够阻止受精卵的着床和胚胎的发育，从而达到避孕的最终目标。对于新药研究，通常至少需要在两种不同的动物模型中进行这些试验，以获得更可靠的结果。

（1）选择实验动物：生育试验通常使用家兔或其他适合的动物模型进行。这些动物被选中是因为它们的生殖生理特征与人类有相似之处，并且能够在实验室环境中进行受控的研究。

（2）实验设计：在试验开始前，需要将雌性动物与雄性动物交配，以确保受孕的机会。通常，雌性动物需要处于适当的生殖周期阶段，以模拟人类的生理情况。

（3）应用化合物的杀精剂：在交配前，将化合物的杀精剂放入雌性动物的阴道中，以模拟避孕措施的应用。

（4）模拟性行为和交配：雌性和雄性动物将进行模拟性行为和交配，以模拟真实的交配情境。

（5）观察妊娠率和生育率：在交配后的一段时间内，实验者会观察雌性动物的妊娠率，即成功受孕的百分比。此外，他们还会观察生育率，即成功分娩健康幼仔的百分比。

（6）分析结果：生育试验的结果将提供关于化合物是否能够有效阻止受精卵的着床和胚胎的发育的信息。如果化合物能够显著减少妊娠率和生育率，那么这可能表明它在避孕中具有潜在的效力。

对于新药研究，通常需要在至少两种不同的动物模型中进行这些试验，以获得更可靠和一致的结果。这有助于验证化合物的避孕效果是否普遍适用，并提高其可信度。总之，生育试验是用于评估化合物避孕效果的重要步骤，旨在确定其是否能够防止受精卵的着床和胚胎的发育，从而达到避孕的最终目标。这些试验提供了关于潜在避孕产品的可行性和效力的重要信息。

（二）试验方法

体内抗生育试验是一项重要的研究领域，可在动物和人体中进行。在这些试验中，通常选择大鼠、家兔和猕猴等动物模型进行研究，因为它们具有各自的特点，使其成为合适的试验对象。

大鼠作为一种常见的实验动物模型，在体内抗生育试验中具有诸多优势。其生育周期相对较短，使得实验周期较为紧凑，有助于高效地进行研究。此外，大鼠的管理相对容易，不仅令实验的操作更加便捷，也有助于控制实验条件的一致性。此外，与其他动物模型相比，使用大鼠进行试验的成本相对较低，使得它成为了进行初步筛选化合物避孕效果的常用选择。在大鼠体内抗生育试验中，通常将雌性大鼠暴露于雄性大鼠的精子后，通过观察雌性大鼠的妊娠情况来评估待测杀精剂的效果。这个过程能够提供有关避孕方法或药物的初步信息，以便进一步的研究和开发。因此，大鼠模型在避孕研究领域中具有重要地位，有助于科学家们更深入地了解不同避孕策略的潜在效力。

家兔是在体内抗生育试验中备受青睐的实验动物模型之一，其特性使其成为理想的选择。家兔通常性情温和，性格温顺，容易管理和操作。这种友好的特性有助于确保实验过程的顺利进行，并减少了实验中的不确定性因素。此外，家兔具有强大的生育能力，其繁殖周期不受季节影响。这意味着可以在不受时间限制的情况下进行实验，使研究者能够更加灵活地安排试验计划。家兔的生育能力也使得它们在体内抗生育试验中能够提供可靠的数据，以评估不同避孕策略或药物的效力。

在家兔的试验中，通常采用促排卵处理的方法，通过此过程来引导雌性兔子在接受待测杀精剂后尽可能快地排卵和受孕。随后，观察雌性兔子的妊娠情况，以评估待测杀精剂的避孕效果。这个实验设计可提供有关避孕方法或药物的重要信息，有助于进一步的研究和发展。因此，家兔模型在避孕研究中扮演着关键的角色，为科学家们提供了一个可靠和实用的工具，以深入了解不同避孕策略的潜在有效性。猕猴：猕猴的生殖道结构和月经周期类似于人类，因此在某些研究中也被用作动物模型。这使得研究者能够更准确地模拟人类生殖过程，以评估避孕方法的效果。

人体同房后试验是一项关键的研究，通常在采用宫内避孕或输卵管避孕措施的妇女中进行。首先，需要选择一组健康的成年妇女，她们已经采取了宫内避孕或输卵管避孕的避孕措施。这些妇女通常会被纳入研究，以评估待测杀精剂的避孕效果。在同房后，研究者将化合物的杀精剂放置在妇女的阴道内。这样做是为了模拟杀精剂的使用，以防止精子进入子宫。在同房后的不同时间点，通常会采集阴道后穹隆和宫颈管内的黏液标本。这些标本包含了可能存在的精子，以及可能受到杀精剂影响的精子。标本采集通常会在同房后的一定时间内进行，以捕获不同阶段的精子运动。采集的标本将放置在显微镜下进行观察。研究者将检查标本中的精子，以评估其活力和移动能力。这一步骤旨在确定是否存在仍然活跃的精子，并评估它们的数量和活性。如果观察到有活动的精子存在，研究者可能会延长采样时间，继续观察标本，直到所有精子失去活力。研究者将记录使全部精子死亡的时间，并对精子的数量和活性进行详细的记录。这些数据将用于评估待测杀精剂的避孕效果。

以大鼠和家兔为例，详述体内杀精实验步骤。

(1) 大鼠体内抗生育试验：实验设计旨在评估待测杀精剂的避孕效果，通过比较与阴性对照组相比，待测杀精剂是否导致雌性大鼠的妊娠率降低。这种实验对于避孕方法的开发和评估非常重要，提供了有关待测杀精剂在体内的避孕效果的关键信息。

1) 准备雌性大鼠：首先，选取雌性大鼠，并对其进行乙醚麻醉，以确保它们无感觉和无痛。

2) 动物固定：将麻醉后的雌性大鼠仰卧固定在手术台上，以保持其身体稳定。

3) 制作切口：在雌性大鼠的阴道上方 1 cm 处制作切口。切口宽度约为 1.0 cm，并包括皮肤和肌肉层。

4) 进入子宫区域：使用镊子深入切口，可拽出一块亮的脂肪组织，其中可见双角管状的子宫。这个步骤允许研究者进入子宫区域。

5) 给药：使用 1 mL 注射器，将 0.9% NaCl（生理盐水）100 μL 注入雌性大鼠右侧子宫的中段，作为阴性对照。在左侧子宫中给予待测杀精剂，这是实验的关键步骤，用于评估待测杀精剂对妊娠的影响。

6) 复位子宫和输卵管：将牵拉出的输卵管和子宫轻轻放回腹腔，确保它们位于正确的位置。

7) 缝合：逐层缝合腹肌和皮肤，以关闭切口。

8) 合笼饲养：将雌鼠与雄鼠按 2:1 的比例合笼饲养，以促进交配。第二天早上，检查雌鼠阴部，如果发现阴栓，这表明交配成功。

9) 分笼饲养：将成功交配的雌性大鼠分笼饲养，以监测妊娠情况。

10) 处死和采样：在饲养期结束后，处死雌性大鼠，并使用相同的手术方法取出子宫。然后计数两侧子宫内的胚胎数量。

11) 比较效果：比较接受 0.9% NaCl 和待测杀精剂的大鼠的妊娠情况，以评估待测杀精剂对妊娠的影响。

(2) 家兔体内抗生育试验：实验的设计旨在评估待测杀精剂对兔子的避孕效果。通过促排卵处理、药物给予和交配，研究者可以观察兔子是否怀孕，以评估待测杀精剂的避孕效力。这种实验对于避孕方法的研究和开发提供了重要的信息，有助于评估不同避孕策略或药物的有效性。

1) 选择育龄雌性新西兰兔：首先，从育龄雌性新西兰兔中选取合适的实验对象。这些兔子应处于动情期，并具备生育能力。

2) 促排卵处理：在准备交配之前的 6~8 h，每只兔子接受人绒毛膜促性腺激素（hCG）注射，通常剂量为 200 IU。这个处理有助于促使兔子排卵，为后续的交配和怀孕提供条件。

3) 随机分组：将育龄雌性兔子随机分成不同组别，包括药物组、阳性对照组和阴性对照组。这样可以确保每组兔子的状态大致相同，以减少外部因素对试验结果的干扰。

4) 仰卧位固定：将进入动情期的雌性兔子取出并固定在平板上，使其保持仰卧位，以便进行后续的药物给予和交配操作。

5) 药物给予：使用一次性注射器连接聚乙烯管，吸取所需的药物量。确保注射器内没有气泡。然后，将聚乙烯管深入兔子的阴道内,缓慢注入药物,以确保药物充分进入阴道。

6）交配：根据比例,将有生育能力的雄兔与雌兔交配。成功交配后,将雌兔返回笼子,继续饲养并观察怀孕情况。

7）未成功交配的重新给药：如果给药后未成功交配,需要重新进行给药和交配过程,以确保有效地评估待测杀精剂的避孕效果。

第三节　杀精剂药理学研究

杀精剂的作用机制是多种多样的,取决于具体的化学成分和药理特性。研究这些机制有助于更好地理解避孕方法的工作原理,并为开发更有效的避孕产品提供指导。

（一）杀精剂作用机制

杀精剂作为一种避孕方法,主要通过化学和物理机制来防止精子与卵子的结合。虽然不同类型的杀精剂具有不同的化学成分,但它们的基本作用机制相似,主要包括破坏精子细胞膜、抑制精子活动能力和形成物理屏障。

1. 破坏精子细胞膜

（1）化学成分：许多杀精剂,如壬基酚聚氧乙烯醚,都含有表面活性剂。这些化学物质能够与精子细胞膜上的脂质相互作用。

（2）细胞膜破坏：表面活性剂可以破坏精子细胞膜的脂质双层结构。这会导致细胞膜失去完整性,使精子细胞内部的重要成分流失。这个过程可能包括膜脂质的溶解和蛋白质的变性,从而严重影响精子的细胞膜完整性。

（3）导致精子死亡：细胞膜的破坏使精子无法维持其结构和功能,最终导致精子死亡。这包括精子的运动能力和代谢功能的丧失,从而使其无法继续活动或完成对卵子的受精任务。

2. 抑制精子移动

（1）减少精子活动能力：杀精剂减少精子的运动能力,使其难以到达卵子。

（2）阻碍精子前进：由于运动能力受限,精子无法有效地穿过女性生殖道,从而降低受精的可能性。

（3）即时效果：杀精剂的这种作用是立即发生的,因此建议在性交前使用。

3. 形成物理屏障

（1）屏障类型：某些杀精剂（如泡沫或凝胶）在阴道内形成物理屏障。

（2）阻挡子宫颈入口：这种屏障阻止精子进入子宫颈,从而防止其进入子宫和输卵管。

（3）双重机制：物理屏障与化学作用相结合,增强了杀精剂的整体效果。

（4）产品一致性：屏障的有效性在很大程度上取决于产品的正确放置和其一致性,应以覆盖子宫颈。

（二）杀精剂介导的精子损伤

1. 质膜的变性　当使用电子显微镜观察杀精剂对精子的影响时,可以观察到精子质膜（细胞膜）受到不同程度的损伤,表现为表面出现大小不等的囊泡。杀精剂与精子质膜接触可能首先导致质膜表面糖蛋白的沉淀。这个沉淀过程引发了整个细胞的生理化学性质变化,从而影响细胞内代谢产物的排出和营养物质的摄入,导致代谢过程受阻或完全停止。

此外,精液中的蛋白质在杀精剂的作用下可能发生浓缩或凝固,进一步导致质膜的变性。质膜变性后,无法以正常的扩散方式进行物质交换,导致精子内部液体积聚。这种液体积聚形成了精子表面的大小不等的囊泡。如果这些囊泡过大,可能会导致质膜破裂,胞质流失,甚至导致细胞核裸露。

这些结构上的变化会导致精子功能上的障碍,最终使精子失去活性。具体来说,精子的运动能力、受精能力和生存能力都将受到影响。由于精子的运动能力和受精能力是其生存和功能的关键,这种损伤意味着精子无法有效地达到卵子进行受精,从而达到避孕的目的。

2. 顶体帽的损伤　在受精过程中,顶体扮演着至关重要的角色。它是一种特化的细胞器,内含多种酶,如透明质酸酶、乳酸脱氢酶、酸性磷酸酶和胰蛋白酶等。这些酶的主要功能是协助精子穿透卵细胞的外层结构,如放射冠和透明带,从而进入卵细胞内部,完成受精过程。

当精子与卵细胞相遇时,顶体通过释放其内含的酶,执行关键步骤,帮助精子穿透卵细胞外层屏障。其中,透明质酸酶的释放对精子穿透放射冠和透明带至关重要,这是受精的必要条件之一。然而,当精子受到杀精剂的作用后,顶体的结构和功能都可能受到显著影响。杀精剂作用后,精子顶体可能会出现变形和皱褶,其内容物变得疏松,电子密度降低。这表明顶体内部的酶类物质可能已经受到损伤或功能失活。

此外,杀精剂还可能影响精液中的其他酶类,如谷草转氨酶、乳酸脱氢酶和酸性磷酸酶。这些酶的活性改变进一步证明了杀精剂对精子生理功能的广泛影响。

顶体结构的损伤和酶系统的抑制或激活改变,导致顶体失去了正常的生理功能。这意味着即使精子与卵细胞相遇,也无法完成受精过程,因为精子已经失去了穿透卵细胞外层屏障的能力。因此,顶体的损伤是杀精剂阻止受精的重要机制之一。这一理解有助于深入研究杀精剂的作用机制,为开发更安全和更有效的避孕方法提供了重要线索。

3. 微管和线粒体的解体　精子的运动和能量代谢机制对于其成功到达卵细胞并完成受精过程至关重要。这个复杂的过程牵涉到精子内部微管结构和线粒体的协同作用,而杀精剂对这两个组成部分的影响是其避孕机制的关键环节。

微管是精子尾部的主要结构组成,对于精子的运动至关重要。尾部的运动依赖于微管内肌动蛋白和肌球蛋白之间的滑动。这种微管的动力机制使得精子能够进行前进运动,这是精子穿过女性生殖道、达到卵细胞的基础。精子需要在复杂的女性生殖系统中迅速移动,以便及时遇到卵细胞,而微管在这一过程中发挥了至关重要的作用。

线粒体则是精子能量代谢的中心,它们负责生物氧化过程,产生细胞所需的能量。大约90%的细胞能量来自线粒体,它们为精子提供了完成其"旅行"的能量。精子通过尾部的运动,依靠线粒体产生的能量,穿越子宫和输卵管,以便与卵细胞相遇并完成受精过程。

杀精剂对精子的影响主要体现在对微管和线粒体的损伤上。在受到杀精剂的作用后,精子的微管和线粒体可能会出现解体或损伤,影响其结构和功能。这种损伤不仅削弱了精子的运动能力,还切断了精子的能量来源。

由于精子的运动基础和能量来源受到损伤,其运动能力受到降低或完全停止。这意味着精子可能无法到达受精的预定位置,即使到达卵细胞附近,也可能因能量不足而无法完成受精过程。因此,杀精剂通过破坏精子的关键生物结构和能量系统,有效地阻止受精的发生。

总的来说,杀精剂通过对精子的结构和功能产生根本性的影响,削弱了精子的运动能力和受精潜力,揭示了其作为一种有效避孕方法的机制。这些理解有助于开发更安全和更有效的避孕方法,为人们提供更多的避孕选择。

(三) 各类杀精剂的杀精机制

1. 壬苯醇醚　该药作为非离子型去垢剂,其杀精作用的机制主要基于其长链烷化基团的能力,这些基团可以穿透精子的蛋白膜并破坏精子表面的脂质层。这种破坏作用通过与细胞膜的相互作用增加细胞的通透性,并降低精子脂膜的表面张力,进而改变精子的渗透压。由于渗透压的不平衡,精子内部成分泄漏,导致细胞死亡。这种作用主要发生在精子的中段和尾部,迅速引起精子膜的破坏并改变渗透压,使精子死亡或失去游动能力,因此精子无法进入宫颈口实现受精。这种机制的效果是双重的:一方面直接破坏精子的结构,另一方面剥夺精子的能量来源和运动能力,从而有效防止受精发生。

在药理和临床效果方面,国内外已进行了系统的研究。研究发现,膜剂和栓剂在使用过程中存在一定的延时性,需要等待其融化后才能进行性交,若等待时间不充分,可能导致避孕失败。相比之下,凝胶剂具有即时起效的特点,因此避孕效果更佳。同时,栓剂因能在体温下溶解,在阴道后穹窿及子宫颈口形成物理屏障,可能提供最佳的避孕效果。

2. 普萘洛尔　一种肾上腺β受体阻滞剂,主要用于治疗心血管疾病,近年研究发现其也具有抑制精子运动的作用,表现出体外抑精潜能。这种作用不仅存在于普萘洛尔的右旋体和消旋体,而且在D型普萘洛尔中也有所体现。尽管D型普萘洛尔在β受体阻滞方面的作用较弱,但其显示出强烈的杀精作用,使其在作为杀精剂方面的应用显得更加有意义。关于普萘洛尔的抑精机制,目前尚未完全明确,但已有研究提出肾上腺素能机制和膜稳定性作用机制的假设,即普萘洛尔可能通过影响精子细胞膜的成分来抑制其活性。这些发现不仅揭示了普萘洛尔在心血管疾病治疗之外的新用途,也为其在生殖医学领域,特别是避孕药物研发中的应用提供了新的思路。尽管如此,关于普萘洛尔作为避孕药物的临床应用,仍需更多的研究来评估其安全性和有效性。

生育试验表明,普萘洛尔在生殖医学领域的应用不仅局限于其抑制精子运动的作用。研究发现,向大鼠阴道或子宫内一次性给予普萘洛尔 0.2 mL(浓度为 40 mg/mL)时,展现了抗着床的效果,即阻止受精卵在子宫内的着床。这种抗着床作用随着药物剂量的增加而增强。

在阴道给药的情况下,着床点主要残存在子宫的远端(近输卵管端)。这一发现提示,普萘洛尔的抗着床作用可能主要是由于药物从阴道上升到宫腔的局部作用,而非药物吸收后的全身作用。

普萘洛尔的这两种作用——杀精作用和抗着床作用——的协同效应,使其作为一种阴道避孕药具有较好的效果。这种双重机制提供了一种独特的避孕方式,既可以阻止精子的运动,也可以阻止受精卵的着床,从而有效地防止怀孕。

3. 氯化苄烷铵　氯化苄烷铵属于阳离子皂化型去肟剂,是杀菌表面活性剂,具有杀菌作用。当精子与该药接触后在数秒内立刻停止运动,在停止运动之前先有 15 s 不协调的扭曲运动。作用机制认为是在细胞膜部位,表现为精子头部被破坏、头部顶体酶消失、精子运动减少、失去对卵子的穿透能力。

氯化苄烷铵具有较强的体外杀精作用,剂量高于 0.007% 时,精子在数秒内死亡,表现为精子中段酶被排空,精子头部被破坏;剂量在 0.007%~0.003% 时,精子头部顶体酶消失,精子运动减少,失去对卵子的穿透能力。排卵期妇女应用 1.2%(18.9 mg)的氯化苄烷铵栓剂后宫颈黏液变得稠厚凝固,网眼变小,精子不能穿过宫颈,起了机械屏障作用。所以,只要能正确使用,氯化苄烷铵是一种安全有效的阴道避孕药物。另外,氯化苄烷铵还具有杀菌作用,性传播病原体对该药中度敏感,白念珠菌对该药抵抗,从而使其兼具治疗性病的效果。

氯化苄烷铵的这些特性使其成为一种多功能的药物,不仅能有效避孕,还具有杀菌作用,有助于预防性传播疾病。然而,任何药物的使用都应在医疗专业人员的指导下进行,以确保安全和效果。

4. 棉酚　作为我国研发的一种男性口服避孕药,展现了显著的体外杀伤精子作用,尤其对附睾尾部的精子表现出较高的敏感性。然而,由于棉酚可能引起低血钾和不可逆性不育等副作用,其在临床上的推广应用至今受限。

在作用机制方面,棉酚主要通过损害精子细胞和粗线期精母细胞来引发精子缺乏,从而导致不育。这种影响不仅限于成熟的精子细胞,也涉及到初级精母细胞的组蛋白合成代谢,对睾丸间质细胞则无明显影响。在亚细胞层面上,特别是精子细胞和精母细胞中的线粒体遭受早期和严重的损害,这表明线粒体是棉酚作用的主要靶向细胞器。

棉酚不影响生殖轴系统激素的合成代谢,棉酚在生殖系统中的作用可能涉及多个分子机制,包括血生精小管屏障穿越、精子生成抑制及前列腺素 P_2 的生物合成促进。需要注意的是,这些效应都可以被特定的拮抗剂所干预。棉酚在被吸收后,可以穿越血生精小管屏障,进入生殖系统,从而影响核苷酸代谢并抑制精子生成。棉酚可以抑制精子的生成,其中一种机制可能是通过抑制大鼠离体精母细胞蛋白激酶 C 的活性。这种抑制导致精母细胞凋亡的增加。值得一提的是,这种效应可以通过使用蛋白激酶 C 激活剂佛波醇进行拮抗。棉酚也可以促进前列腺素 P_2 的生物合成,这可能会抑制精子的生成。不过,这种作用可以通过前列腺素合成酶抑制剂来拮抗。

有研究表明,棉酚的主要抗男性生育作用可能主要是通过抑制睾丸精子的活力来实现的,而不是影响精子的生成过程。这是因为棉酚在体内也表现出明显的杀精子作用。棉酚通过干扰精子的能量产生过程,包括解耦作用和抑制线粒体电子传递链中的氧化磷酸化和糖降解,导致精子内 ATP 浓度急剧下降,从而减弱了精子的活力。这一作用的强度与棉酚的浓度、作用时间和温度等因素相关。

适量使用棉酚可能仅导致暂时性的无精子症,在生精功能恢复后,生殖激素水平会正常化。然而,过量使用棉酚可能会对所有的生精细胞造成严重损害,并导致永久性的无精子症,同时也可能干扰垂体-睾丸轴的正常调节功能。

5. 苯扎氯铵　是一种混合物,其主要成分是氯化二甲基苄基烃铵。它呈白色结晶状粉末,无明显气味,略带苦味,易溶于乙醇和丙酮,但在水中溶解性较低。苯扎氯铵的水溶液应保持中性至微碱性,颜色可在无色到浅黄色之间变化,且在水中摇动时可能会产生泡沫,在浓溶液中略带苦味和淡淡的杏仁味。

作为一种阳离子表面活性剂和非氧化性杀菌剂,苯扎氯铵具有广谱高效的杀菌和灭藻能力。由于对细胞膜的影响,苯扎氯铵对精子产生多重影响,包括精子活力下降、顶体蛋白缺失、鞭毛运动抑制,甚至导致精子镜子膜破裂而失去活性。因此,它被广泛用作杀精剂。含有 1.2% 苯扎氯铵的栓剂制剂被用作阴道避孕药物,已在欧洲和加拿大等地广泛应用了 30 多年,证明其安全性和有效性。

6. 氯己定　是一种阳离子型表面活性防腐剂,具有广谱抗菌作用。它也被用作杀精剂,应用于计生领域。虽然目前尚无关于氯己定杀精作用机制的详细报道,但其主要杀菌机制涉及其高密度的阳性电荷与微生物细胞壁上的阴性电荷成分结合,从而破坏细胞膜,导致细胞质内部成分渗漏。此外,氯己定还可能影响细菌内酶的代谢活动,干扰细胞色素系统电荷的传导,甚至在高浓度下可以凝聚胞浆组分,形成微小颗粒。

除了其杀菌和杀精作用外,氯己定还被用于增加牛宫颈黏液的黏度,从而阻止精子的透过。尽管目前还没有含氯己定的阴道用避孕药上市,但作为其他避孕产品的有效成分,已经在全球范围内得到广泛应用。这种多功能性使氯己定成为一种备受关注的化合物,有望在未来进一步拓展其应用领域。

第四节　杀精剂药理学研究案例

AAA 阴道栓抗生育药效学试验

(一) 目的

观察 AAA 阴道栓抗大鼠和家兔的生育作用,并确定其抗生育的有效剂量。

(二) 受试物

(1) 名称:AAA 阴道栓。

(2) 受试物号:P2007-001。

(3) 性状:圆锥形栓剂。

(4) 提供单位:×××公司。

(5) 批号:080601-11。

(6) 规格:1.0 cm×0.5 cm×0.5 cm。

(7) 大鼠:共 7 组,其栓剂含量分别为:①对照组:完全空白,不给任何供试品;②低剂量组:AAA(0.08 mg/粒)+BBB(0.03 mg/粒);③中剂量组:AAA(0.16 mg/粒)+BBB(0.06 mg/粒);④高剂量组:AAA(0.32 mg/粒)+BBB(0.12 mg/粒);⑤AAA 组:AAA(0.16 mg/粒);⑥BBB 组:BBB(0.06 mg/粒);⑦赋形剂组:AAA(0.00 mg/粒)+BBB(0.00 mg/粒)。

(8) 家兔共 7 组,其栓剂含量分别为:①对照组:完全空白,不给任何供试品;②低剂量组:AAA(0.13 mg/粒)+BBB(0.05 mg/粒);③中剂量组:AAA(0.26 mg/粒)+BBB(0.10 mg/粒);④高剂量组:AAA(0.52 mg/粒)+BBB(0.20 mg/粒);⑤AAA 组:AAA(0.26 mg/粒);⑥BBB 组:BBB(0.10 mg/粒);⑦赋形剂组:AAA(0.00 mg/粒)+BBB(0.00 mg/粒)。

(9) 保存条件:干燥,室温保存。

(三) 动物资料

1. 大鼠

(1) 种:SD 大鼠。

(2) 系:近交。

(3) 性别和数量:雌性 84 只,雄性 12 只。

(4) 年龄:雌性 6~7 周,雄性 4~5 周(购买时)。

(5) 体重范围:雌性 180~200 g,雄性 150~170 g(购买时)。

(6) 来源:雌鼠由×××实验动物公司提供,雄鼠由×××实验动物公司提供。

(7) 等级:SPF 级。

(8) 许可证号及发证单位:×××第 2008-0016 号,×××科学技术委员会颁发。×××第 2007-0005 号,×××科学技术委员会颁发。

(9) 动物接收日期:××××-××-×(雄),××××-××-×(雌)。

(10) 研究系统选择说明:SD 大鼠是药理学研究中公认的标准动物之一。委托方同意使用该种动物。

(11) 实验动物识别方法:动物到达后,按要求接收,按中心统一编号方法进行编号(SOP 编号为×××),为每只动物指定一个单一的研究动物号。原始资料中使用研究动物号来识别。

(12) 饲料、垫料及饮用水:食用高压消毒的大小鼠高压饲料,由×××生物科技公司提供,质量合格;饮用高压消毒过的自来水,水质合格;使用高压消毒的锯末花垫料,由×××实验动物公司提供,质量合格。

(13) 饲养条件和环境:SD 大鼠在×××普通级动物房内饲养。室温 20~26 ℃,相对湿度 40%~70%,光照 12 h,黑暗 12 h;实验开始之前适应性饲养 5 天,SD 大鼠饲养于 400 mm×350 mm×200 mm 塑料笼内,每笼饲养同性大鼠 5 只,自由饮水、摄食。

(14) 试验期间动物管理和使用遵循 *Guide for the Care and Use of Laboratory Animals*(2011 年)、国家科学技术委员会 2017 年修订的《实验动物管理条例》。

本试验所涉及的动物管理、使用和相关操作均经过中国生育调节药物毒理检测中心实验动物管理和使用委员会(IACUC)批准,批准号×××。

2. 家兔

(1) 种:新西兰家兔。

(2) 系:远交。

(3) 性别和数量:雌性56只,雄性12只。

(4) 年龄:4~5月龄。

(5) 体重范围:雌性1.80~2.20 kg,雄性2.50~3.00 kg(购买时)。

(6) 来源:×××养兔室提供。

(7) 等级:普通级。

(8) 许可证号及发证单位:×××第××××号,×××科学技术委员会颁发。

(9) 动物接收日期:××××-××-×。

(10) 研究系统选择说明:新西兰家兔是药理学研究中公认的标准动物之一。委托方同意使用该种动物。

(11) 实验动物识别方法:动物到达后,按要求接收,按中心统一编号方法进行编号(SOP编号为×××),为每只动物指定一个单一的研究动物号。原始资料中使用研究动物号来识别。

(12) 饲料、垫料及饮用水:食用高压消毒的大小鼠高压饲料,由×××生物科技公司提供,质量合格;饮用高压消毒过的自来水,水质合格。

(13) 饲养条件和环境:新西兰兔饲养在×××动物房,室温18~28℃,冬夏二季由空调恒温,春秋二季自然通风,相对湿度40%~70%,光照12 h,黑暗12 h;实验开始前动物先适应性饲养5天,新西兰兔饲养于不锈钢笼内,单只饲养,笼下放有消毒木屑的不锈钢托盘收集大、小便,托盘每日调换一次。

(14) 试验期间动物管理和使用遵循 Guide for the Care and Use of Laboratory Animals(2011年)、国家科学技术委员会2017年修订的《实验动物管理条例》。本试验所涉及的动物管理、使用和相关操作均经过×××实验动物管理和使用委员会(IACUC)批准,批准号×××。

(四) 分组和剂量设置

1. 大鼠

(1) 分组方法:雌鼠按体重随机分为7组:赋形剂组、低、中、高剂量组、AAA、BBB和对照组(不给栓剂)。

(2) 剂量设置依据:根据委托单位提供的拟用人临床推荐量AAA(64 mg/粒)+BBB(12.8 mg/粒),女性平均体重按50 kg计算,人用剂量为AAA 1.28 mg/kg+BBB 0.256 mg/kg,设计抗大鼠生育试验的剂量,高、中和低剂量分别为每粒AAA 0.32 mg+BBB 0.12 mg、AAA 0.16 mg+BBB 0.06 mg和AAA 0.08 mg+BBB 0.03 mg,AAA组为AAA 0.16 mg/粒、BBB组为BBB 0.06 mg/粒。按给药时大鼠估计平均体重为200 g计算,上述剂量分别折算成高、中和低剂量分别为AAA 1.6 mg/kg+BBB 0.60 mg/kg、AAA 0.80 mg/kg+BBB 0.30 mg/kg和AAA 0.40 mg/kg+BBB 0.15 mg/kg,AAA组为AAA 0.80 mg/kg、BBB组为BBB 0.30 mg/kg。分别约为拟用临床等效剂量的倍数详细见表7-4-1。

(3) 剂距:1:2。

(4) 实验剂量:表7-4-1。

表7-4-1 AAA阴道栓大鼠试验分组

组别	动物数(只)	剂量(mg/粒)		折算后剂量(mg/kg)		人拟用剂量倍数(约)	
		AAA	BBB	AAA	BBB	AAA	BBB
对照组	12	/	/	/	/	/	/
低剂量组	12	0.08	0.03	0.40	0.15	0.30	0.60
中剂量组	12	0.16	0.06	0.80	0.30	0.60	1.20
高剂量组	12	0.32	0.12	1.60	0.60	1.30	2.30
AAA组	12	0.16	/	0.80	/	0.60	/
BBB组	12	/	0.06	/	0.30	/	1.20
赋形剂组	12	/	/	/	/	/	/

注:人拟用剂量为AAA 1.28 mg/kg+BBB 0.256 mg/kg

2. 家兔

(1) 分组方法:雌兔按体重随机分为7组,即赋形剂组、低、中、高剂量组、AAA,BBB及对照组(不给栓剂)。

(2) 剂量设置依据:根据委托单位提供的拟用人临床推荐量AAA 64 mg/粒+BBB 12.8 mg/粒,女性平均体重按50 kg计算,人用剂量为AAA 1.28 mg/kg+BBB 0.256 mg/kg,设计抗家兔生育试验的剂量,高、中和低剂量分别为每粒AAA 0.52 mg+BBB 0.20 mg、AAA 0.26 mg+BBB 0.10 mg和AAA 0.13 mg+BBB 0.05 mg,AAA组为AAA 0.26 mg/粒、BBB组为BBB 0.10 mg/粒。按给药时家兔估计平均体重为2.0 kg计算,上述剂量分别折算成高、中和低剂量分别为AAA 0.26 mg/kg+BBB 0.10 mg/kg、AAA 0.13 mg/kg+BBB 0.05 mg/kg和AAA 0.065 mg/kg+BBB 0.025 mg/kg,AAA组为AAA 0.13 mg/kg、BBB组为BBB 0.05 mg/kg,

分别约为拟用临床等效剂量的倍数详细见表7-4-2。

(3) 剂距：1∶2。

(4) 实验剂量：表7-4-2。

表7-4-2　AAA阴道栓家兔试验分组

组别	动物数（只）	剂量(mg/粒) AAA	剂量(mg/粒) BBB	折算后剂量(mg/kg) AAA	折算后剂量(mg/kg) BBB	人拟用剂量倍数（约）AAA	人拟用剂量倍数（约）BBB
对照组	8	/	/	/	/	/	/
低剂量组	8	0.13	0.05	0.065	0.025	0.05	0.1
中剂量组	8	0.26	0.10	0.130	0.050	0.10	0.2
高剂量组	8	0.52	0.20	0.260	0.100	0.20	0.4
AAA组	8	0.26	/	0.130	/	0.10	/
BBB组	8	/	0.10	/	0.050	/	0.2
赋形剂组	8	/	/	/	/	/	/

注：人拟用剂量为 AAA 1.28 mg/kg + BBB 0.256 mg/kg

(五) 给药方法

(1) 频率：单次给药。

(2) 途径：阴道给药。

(3) 给药量：1 粒/只。

(4) 时间：大鼠每日 16:00～17:00；家兔每日 9:00～17:00，在交配 0.5 h 前。

(5) 期限：如果一次性成功的给药一次，不成功者重复。

(6) 给予供试品的途径说明：与人临床给药途径相同。

(7) 供试品的给予方法：需要参照相关给予供试品方法的 SOP 进行操作（SOP 编号×××）。

(六) 观察指标和方法

1. 方法

(1) 大鼠：挑选健康成熟处于发情期大鼠，按雌雄 2∶1 比例合笼。交配前将不同剂量的受试物放入阴道，于第二日清晨通过查阴道栓、阴道涂片的方式检查交配情况，交配成功后于 D_{12} 处死大鼠，未交配的大鼠重复上述试验过程。

(2) 家兔：为确保交配成功率，每只雌兔先肌内注射苯甲酸雌二醇注射液 30 μg/kg，促进其发情并尽量使发情同步化。然后，挑选健康成熟处于发情期家兔，在交配前将药物塞入阴道内，0.5 h 后把雌兔放入雄兔笼子进行交配，每只雌兔需要交配 2～3 次，交配成功后 D_{12} 处死家兔，观察怀孕情况，未交配的家兔复上述试验过程。

2. 观察指标：剖腹检查，记录已孕动物数和未孕动物数，检查怀孕情况（黄体、着床点、活胎和死胎数），计算避孕率。

(七) 统计分析

实验数据用 SPSS 软件，作方差分析，若发现组间差异，再利用 Student-t 检验进行进一步统计学分析。

(八) 结果

(1) AAA阴道栓抗大鼠生育药效学试验：试验数据见表7-4-3，各组数据经统计学分析，各种指标无显著性差异。

表7-4-3　AAA阴道栓抗大鼠生育作用

剂量组别	动物数(只)	黄体(个)	着床点(个)	活胎(个)	受孕数(只)	避孕率(%)
对照组	10	11.70±1.42	11.70±1.42	11.70±1.42	10	0
赋形剂组	10	13.20±1.62	13.20±1.62	13.20±1.62	10	0
BBB组	10	12.00±2.83	12.00±2.83	12.00±2.83	10	0
AAA组	10	12.70±1.89	12.70±1.89	12.70±1.89	10	0
低剂量组	10	11.00±3.68	11.00±3.68	11.00±3.68	10	0
中剂量组	10	12.10±0.88	12.10±0.88	12.10±0.88	10	0
高剂量组	10	13.10±1.20	13.10±1.20	13.10±1.20	10	0

注：每组剔除两只交配不理想的大鼠，对余下 10 只大鼠进行观察

(2) AAA阴道栓抗家兔生育药效学试验：试验数据见表7-4-4，各组数据经统计学分析，低、中、高剂量组和AAA组的各种指标与对照组比均有显著性差异，而赋形剂组和BBB组比则无。高剂量组和中剂量组的避孕率高达 8/8。

(九) 讨论

(1) AAA阴道栓三个低、中、高剂量组和阳性对照 AAA 组，在抗大鼠与抗家兔生育的两个试验中，它们的结果完全不同，抗大鼠生育的结果与空白对照组相比没有显著差异，而抗家兔生育的结果与空白对照

表 7-4-4　AAA 阴道栓抗家兔生育作用

剂量组别	动物数(只)	黄体(个)	着床点(个)	活胎(个)	受孕数(只)	避孕率
对照组	8	5.13±1.13	5.13±1.13	5.13±1.13	8	0
赋形剂组	8	4.13±1.55	3.50±2.07	3.50±2.07	7	1/8
BBB组	8	3.38±1.60	2.63±1.60	2.63±1.60	7	1/8
AAA组	8	4.25±1.39	0.63±1.77**	0.63±1.77**	1	7/8
低剂量组	8	4.38±1.60	1.75±2.55	1.75±2.55	3	5/8
中剂量组	8	3.75±1.75	0**	0**	0	8/8
高剂量组	8	4.38±1.19	0**	0**	0	8/8

注:与对照组相比,** $P<0.01$

组相比有明显差异。进一步分析可见,抗大鼠生育试验时,塞入大鼠阴道的栓剂溶解后随着运动容易流出,对大鼠交配的时间难以控制,给药和交配有时间差。往往大鼠交配多数发生在凌晨,我们给药的时间为傍晚,若将给药时间改在凌晨,又会因改变大鼠的生活习性而影响大鼠的交配率。总之,供试品留存的时候大鼠不交配,大鼠交配的时候供试品已融化流失,导致抗大鼠生育试验的效果不佳。也可以认为,大鼠不适合进行该供试品抗生育试验,尽管我们认真地进行了 AAA 阴道栓抗大鼠生育药效学试验。然而,我们在 AAA 阴道栓抗家兔生育药效学试验时,药物溶解后 0.5 h 我们促使家兔雌雄交配,完全控制了家兔的交配时间。相对而言,家兔的精子能够及时地与供试品充分接触,效果极为明显。因此,尽管 AAA 阴道栓抗大鼠生育药效学试验难以评价供试品的效果,但是 AAA 阴道栓抗家兔生育药效学试验的结果完全说明了,中剂量组和高剂量组的供试品具有良好的抗生育作用。

(2) AAA 是一个多年的杀精抗生育药物,历来已久。该供试品之所以具有杀精抗生育作用,主要是因为含有该成分。

(十) 结论

AAA 阴道栓在抗家兔生育药效学试验中,含 0.26 mg/粒 AAA 和 0.10 mg/粒 BBB 的中剂量组和含 0.52 mg/粒 AAA 和 0.20 mg/粒 BBB 的高剂量组,能够完全到达抗生育的作用。0.26 mg/粒的 AAA 和 0.10 mg/粒的 BBB 为抗家兔生育的最低有效剂量,分别为临床推荐量的 0.2 倍和 0.1 倍。

(十一) 参考文献

略。

(十二) 记录保存

除计算机或自动化仪器直接采集的数据外,其他所有在实际研究中产生的数据均记录在表格或记录纸上,并随时整理装订。所有数据记录都注明记录日期,并由记录人签字。对原始记录进行更改时按要求进行。

记录的所有数据,都由另一人(非做记录的人)进行核查、签字,保证数据可靠。研究结束后,递交最终报告时,所有原始资料、文件等材料均交档案室保存。具体管理内容、程序和方法按本中心制定的标准操作规程执行。

(十三) 资料归档时间和地点

保存单位:×××

地址:×××

邮编:×××

保管人:×××

电话:×××

归档时间:2008-××-××

(周娴颖　闫晗　孙祖越)

参考文献

[1] 褚云鹤.生殖药理学[M].北京:人民卫生出版社,1992.
[2] 秦鹏春.哺乳动物胚胎学[M].北京:科学出版社,2001.
[3] 杨增明,孙青原,夏国良.生殖生物学[M].北京:科学出版社,2019.
[4] 陈志婷,于合国,杨俊婷,等.屏障发和药物干预男性避孕的研究进展[J].中华生殖与避孕杂志,2018,38(5):432-437.
[5] 贾瑞鹏,周性明,陈甸英.川楝子油体外杀精子研究[J].南京铁道医学院学报,1995(4):207-208.
[6] 梁志国.精子特异酶的研究现状及其免疫避孕的应用前景,生殖与避孕[J].1985,20(4):198-201.
[7] 李天琦.近年国内计划生育药物研究概况[J].生殖与避孕,2000,20(4):198-201.
[8] 张尉,侯丽,周越,等.抗菌肽 Maximin 衍生物的体外杀精效果研究[J].生殖医学杂志,2014,23(4):301-305.
[9] 赵新,李来宝,吴尚纯.杀精剂的应用进展及其避孕效果[J].中国计划生育学杂志,2020,28(3):463-466.
[10] Avella M A, Xiong B, Dean J. The molecular basis of gamete recognition in mice and humans [J]. Molecular Human Reproduction, 2013, 19(5):279-289.

[11] Al Rawi S, Louvet-Vallée S, Djeddi A, et al. Postfertilization autophagy of sperm organelles prevents paternal mitochondrial DNA transmission [J]. Science, 2011, 334(6059):1144-1147.

[12] Braun R E. Temporal control of protein synthesis during spermatogenesis [J]. International Journal of Andrology, 2000, 23(S2):92-94.

[13] Buffone M G, Hirohashi N, Gerton G L. Unresolved questions concerning mammalian sperm acrosomal exocytosis [J]. Biology of Reproduction, 2014, 90(5):112, 1-8.

[14] Bao J, Bedford M T. Epigenetic regulation of the histone-to-protamine transition during spermiogenesis [J]. Reproduction, 2016, 151(5):R55-70.

[15] Bianchi E, Wright G J. Sperm meets egg: the genetics of mammalian fertilization [J]. Annual Review of Genetics, 2016, 50:93-111.

[16] Chen Q, Yan M, Cao Z, et al. Sperm tsRNAs contribute to intergenerational inheritance of an acquired metabolic disorder [J]. Science, 2016, 351(6271):397-400.

[17] Dacheux J L, Gatti J L, Dacheux F. Contribution of epididymal secretory proteins for spermatozoa maturation [J]. Microscopy Research and Technique, 2003, 61(1):7-17.

[18] Fan H Y, Tong C, Lian L, et al. Characterization of ribosomal S6 protein kinase p90rsk during meiotic maturation and fertilization in pig oocytes: mitogen-activated protein kinase-associated activation and localization [J]. Biology of Reproduction, 2003, 68(3):968-977.

[19] Gahlay G, Gauthier L, Baibakov B, et al. Gamete recognition in mice depends on the cleavage status of an egg's zona pellucida protein [J]. Science, 2010, 329(5988):216-219.

[20] Gadella B M. Dynamic regulation of sperm interactions with the zona pellucida prior to and after fertilisation [J]. Reprod Fertil Dev, 2012, 25(1):26-37.

[21] Guo F, Li X, Liang D, et al. Active and passive demethylation of male and female pronuclear DNA in the mammalian zygote [J]. Cell Stem Cell, 2014, 15(4):447-459.

[22] Gupta S K. Role of zona pellucida glycoproteins during fertilization in humans [J]. Journal of reproductive immunology, 2015, 108:90-97.

[23] Guo H, Zhu P, Yan L, et al. The DNA methylation landscape of human early embryos [J]. Nature, 2014, 511(7511):606-610.

[24] Gat I, Orvieto R. "This is where it all started" — the pivotal role of PLCζ within the sophisticated process of mammalian reproduction: a systemic review [J]. Basic and Clinical Andrology, 2017, 27:1-8.

[25] Hilz S, Modzelewski A J, Cohen P E, et al. The roles of microRNAs and siRNAs in mammalian spermatogenesis [J]. Development, 2016, 143(17):3061-3073.

[26] Holt J E, Stanger S J, Nixon B, et al. Non-coding RNA in spermatogenesis and epididymal maturation [J]. Non-coding RNA and the Reproductive System, 2016:95-120.

[27] Hachem A, Godwin J, Ruas M, et al. PLCζ is the physiological trigger of the Ca^{2+} oscillations that induce embryogenesis in mammals but conception can occur in its absence [J]. Development, 2017, 144(16):2914-2924.

[28] Inoue A, Jiang L, Lu F, et al. Maternal H3K27me3 controls DNA methylation-independent imprinting [J]. Nature, 2017, 547(7664):419-424.

[29] Kanemori Y, Koga Y, Sudo M, et al. Biogenesis of sperm acrosome is regulated by pre-mRNA alternative splicing of Acrbp in the mouse [J]. Proceedings of the National Academy of Sciences, 2016, 113(26):E3696-E3705.

[30] Levine B, Elazar Z. Inheriting maternal mtDNA [J]. Science, 2011, 334(6059):1069-1070.

[31] Lane M, Robker R L, Robertson S A. Parenting from before conception [J]. Science, 2014, 345(6198):756-760.

[32] Li J, Tang J X, Cheng J M, et al. Cyclin B2 can compensate for Cyclin B1 in oocyte meiosis I [J]. Journal of Cell Biology, 2018, 217(11):3901-3911.

[33] Miao Y L, Stein P, Jefferson W N, et al. Calcium influx-mediated signaling is required for complete mouse egg activation [J]. Proceedings of the National Academy of Sciences, 2012, 109(11):4169-4174.

[34] Ma J Y, Zhang T, Shen W, et al. Molecules and mechanisms controlling the active DNA demethylation of the mammalian zygotic genome [J]. Protein & Cell, 2014, 5(11):827-836.

[35] Marcho C, Cui W, Mager J. Epigenetic dynamics during preimplantation development [J]. Reproduction, 2015, 150(3):R109-R120.

[36] May-Panloup P, Boucret L, Chao de la Barca J M, et al. Ovarian ageing: the role of mitochondria in oocytes and follicles [J]. Human Reproduction Update, 2016, 22(6):725-743.

[37] Que E L, Bleher R, Duncan F E, et al. Quantitative mapping of zinc fluxes in the mammalian egg reveals the origin of fertilization-induced zinc sparks [J]. Nature Chemistry, 2015, 7(2):130-139.

[38] Reichmann J, Nijmeijer B, Hossain M J, et al. Dual-spindle formation in zygotes keeps parental genomes apart in early mammalian embryos [J]. Science, 2018, 361(6398):189-193.

[39] Sassone-Corsi P. Transcriptional checkpoints determining the fate of male germ cells [J]. Cell, 1997, 88(2):163-166.

[40] Sassone-Corsi P. Unique chromatin remodeling and transcriptional regulation in spermatogenesis [J]. Science, 2002, 296(5576):2176-2178.

[41] Sharpley M S, Marciniak C, Eckel-Mahan K, et al. Heteroplasmy of mouse mtDNA is genetically unstable and results in altered behavior and cognition [J]. Cell, 2012, 151(2):333-343.

[42] Satouh Y, Nozawa K, Ikawa M. Sperm postacrosomal WW domain-binding protein is not required for mouse egg activation [J]. Biology of Reproduction, 2015, 93(4):94, 1-7.

[43] Sanders J R, Swann K. Molecular triggers of egg activation at fertilization in mammals [J]. Reproduction, 2016, 152(2):R41-R50.

[44] Schagdarsurengin U, Steger K. Epigenetics in male reproduction: effect of paternal diet on sperm quality and offspring health [J]. Nature Reviews Urology, 2016, 13(10):584-595.

[45] Wei Y, Schatten H, Sun Q Y. Environmental epigenetic inheritance through gametes and implications for human reproduction [J]. Human Reproduction Update, 2015, 21(2):194-208.

[46] Yoshinaga K, Saxena D K, Oh-Oka T, et al. Inhibition of mouse fertilization in vivo by intra-oviductal injection of an anti-equatorin monoclonal antibody [J]. Reproduction Cambridge, 2001, 122(4):649-655.

[47] Yu Z, Guo R, Ge Y, et al. Gene expression profiles in different stages of mouse spermatogenic cells during spermatogenesis [J]. Biology of Reproduction, 2003, 69(1):37-47.

[48] Yoon S Y, Eum J H, Lee J E, et al. Recombinant human phospholipase C zeta 1 induces intracellular calcium oscillations and oocyte activation in mouse and human oocytes [J]. Human Reproduction, 2012, 27(6):1768-1780.

[49] Yu C, Zhang Y L, Pan W W, et al. CRL4 complex regulates mammalian oocyte survival and reprogramming by activation of TET proteins [J]. Science, 2013, 342(6165):1518-1521.

[50] Yao C, Liu Y, Sun M, et al. MicroRNAs and DNA methylation as epigenetic regulators of mitosis, meiosis and spermiogenesis [J]. Reproduction, 2015, 150(1):R25-R34.

[51] Yang P, Luan X, Peng Y, et al. Novel zona pellucida gene variants identified in patients with oocyte anomalies [J]. Fertility and Sterility, 2017, 107(6):1364-1369.

[52] Zhao S, Zhu W, Xue S, et al. Testicular defense systems: immune privilege and innate immunity [J]. Cellular & Molecular Immunology, 2014, 11(5):428-437.

[53] Zhou Q, Li H, Li H, et al. Mitochondrial endonuclease G mediates breakdown of paternal mitochondria upon fertilization [J]. Science, 2016, 353(6297):394-399.

第八章
性激素类药物药理学

第一节 概　述

激素是由内分泌腺或内分泌细胞分泌的一类高效生物活性物质。这些物质在体内充当信使,负责传递信息,对机体的多种生理过程进行调节。激素的作用是非常特异性的,通常以超低浓度发挥作用。对维持生物体的稳态平衡、生长发育、代谢和繁殖等方面都至关重要。

(1) 激素的调控:动物机体内的激素合成、分泌和作用主要由内分泌系统和神经系统共同调控。这两个系统协同工作以维持体内的激素平衡。

(2) 性激素的化学本质:性激素的化学本质是脂质,也叫甾体激素。性激素包括雌激素(如雌二醇)、孕激素(如黄体酮)和雄激素(如睾酮),它们在哺乳动物机体中起着重要的生殖系统发育、第二性征维持和生殖过程调节的作用。

(3) 性激素类药物:性激素类药物包括雌激素类药物和雌激素受体调节剂、孕激素类药物和抗孕激素药、雄性激素类药物和抗雄性激素药、同化激素、促性腺激素、避孕药等。这些药物可以用于治疗多种与激素失衡相关的疾病,也可以用于避孕目的。

一、雌激素及抗雌激素类药物

(一) 雌激素类药物

雌激素药物可分为以下三类,①天然雌激素类:雌二醇、雌酮和雌三醇;②半合成雌激素类:通过人工方法对甾体激素的基本结构进行修改,去除或增加某些基团,从而合成具有雌激素活性的药物,如炔雌醇和尼尔雌醇等;③合成雌激素类(非甾体雌激素):基本结构并非甾体激素的框架结构,但它们具有雌激素活性,如己烯雌酚等。

1. 天然雌激素类药物

(1) 17β-雌二醇

化学结构式:

分子式 $C_{18}H_{24}O_2$,分子量 272.38 Da。

适应证:用于治疗雌激素缺乏综合征,包括预防有发生骨折危险妇女的骨矿物质含量的丢失。有完整子宫的妇女应同时使用对抗治疗。

(2) 戊酸雌二醇

化学结构式:

分子式 $C_{23}H_{32}O_3$,分子量 356.50 Da。

适应证:雌激素与孕激素的联合使用在建立人工月经周期中发挥重要作用,有助于补充与自然或人工绝经相关的雌激素缺乏,从而减轻潮热、改善生殖泌尿道健康,包括外阴阴道萎缩、性交困难和尿失禁,同时减轻神经性疾病症状,如睡眠障碍和衰弱。这种综合治疗方案有助于提高女性的生活质量和健康状况。

(3) 结合雌激素片:含有从孕马尿液中提取的雌激素混合物,为水溶性雌激素硫酸钠盐混合物。它是雌酮硫酸钠与马烯雌酮硫酸钠的混合物。它还含有硫酸钠结合物、17α-二氢马烯雌酮、17α-雌二醇和17β-二氢。本品适用于治疗中-重度与绝经相关的血管舒缩症状。

(4) 苯甲酸雌二醇

化学结构式:

分子式 $C_{25}H_{28}O_3$，分子量 376.50 Da。

适应证：①补充雌激素不足：用于治疗因雌激素不足而引起的疾病，如萎缩性阴道炎、女性性腺功能不良、外阴干枯症、绝经期血管舒缩症状、卵巢切除、原发卵巢衰竭等；②与孕激素类药物合用，能抑制排卵：在与孕激素类药物联合使用时，该药品可以帮助抑制排卵；③用于治疗闭经、月经异常、功能性子宫出血及子宫发育不良等妇科疾病。

在使用该药品时，应根据具体的临床情况和医生的建议，选择合适的治疗方案和剂量，以确保最佳的治疗效果。

（5）环戊丙酸雌二醇

化学结构式：

分子式 $C_{26}H_{36}O_3$，分子量 396.57 Da。

适应证：本品用于卵巢功能不全、闭经、更年期综合征、老年性阴道炎及前列腺癌等。

（6）雌三醇

化学结构式：

分子式 $C_{18}H_{24}O_3$，分子量 288.39 Da。

适应证：应用于激素替代治疗（HRT），治疗因雌激素缺乏引起的泌尿生殖道下部萎缩，特别适用于绝经后妇女，包括在阴道手术前和术后。此外，HRT还可以在可疑的萎缩性宫颈涂片结果辅助诊断中使用。

在使用 HRT 时，应遵循医生的建议，了解潜在的风险和好处，并定期接受医学监测以确保治疗的有效性和安全性。因为 HRT 可能涉及不同的药物形式和剂量，所以治疗方案应根据患者的具体情况进行个性化制定。

2. 半合成雌激素类制剂

（1）炔雌醇

化学结构式：

分子式 $C_{20}H_{24}O_2$，分子量 296.41 Da。

适应证：①补充雌激素不足：对于那些雌激素水平不足的妇女，这种药物可以提供所需的雌激素激素，以维持正常的生殖系统和性腺功能；②治疗乳腺癌和前列腺癌：在某些情况下，雌激素可以用于治疗晚期乳腺癌和晚期前列腺癌。然而，这通常是在绝经期后的妇女中进行的，因为雌激素可以促进这些癌症的生长，因此在绝经期前的妇女中通常不建议使用雌激素；③避孕：与孕激素类药物结合使用时，雌激素可以抑制排卵，从而作为一种避孕药使用。这种联合避孕药通常包括雌激素和孕激素，以提供可靠的避孕效果。

（2）尼尔雌醇片

化学结构式：

分子式 $C_{25}H_{32}O_3$，分子量 380.53 Da。

适应证：临床用于雌激素缺乏引起的绝经期或更年期综合征，如潮热、出汗、头痛、目眩、疲劳、烦躁易怒、神经过敏、外阴干燥、老年性阴道炎等。

3. 合成雌激素类制剂

（1）己烯雌酚（也称乙蔗酚）

化学结构式：

分子式 $C_{18}H_{20}O_2$，分子量 268.35 Da。

适应证：①充体内雌激素不足：用于治疗因雌激素不足引起的各种症状和疾病，如阴道萎缩性阴道炎、女性性腺发育不良、绝经期综合征、老年性外阴干枯症、阴道炎、卵巢切除后、原发性卵巢缺如等；②乳腺癌：用于乳腺癌的治疗，尤其是绝经后的患者及男性晚期乳腺癌患者,特别是那些不能进行手术治疗的患者;③前列腺癌:对于不能进行手术治疗的前列腺癌晚期患者,作为一种治疗选项;④预防产后泌乳和退乳:用于产后泌乳的预防,以及帮助妇女停止乳房泌乳。

(二) 抗雌激素类药物

根据作用机制的不同,主要包括雌激素受体拮抗药、选择性雌激素受体调节药和芳香化酶抑制药。

1. 雌激素受体拮抗药

氯米芬:本品主要成分为枸橼酸氯米芬。

化学结构式:

分子式 $C_{32}H_{36}ClNO_8$,分子量 598.08 Da。

适应证:本品适用于诱导下述情况妇女的排卵:下丘脑垂体功能障碍(包括多囊性卵巢综合征)、体外受精(IVF)而行超数排卵妇女的多卵泡发育。从事不育症治疗时应按照临床医师指导用药。

2. 选择性雌激素受体调节药

雷洛昔芬:主要成分为盐酸雷洛昔芬。

化学结构式:

分子式 $C_{28}H_{27}NO_4S \cdot HCl$,分子量 510.05 Da。

适应证:主要用于预防绝经后妇女的骨质疏松症。

3. 芳香化酶抑制药　来曲唑。

化学结构式:

分子式 $C_{17}H_{11}N_5$,分子量 285.31 Da。

适应证:①对绝经后早期乳腺癌患者的辅助治疗,这些患者通常具有雌激素或孕激素受体阳性的肿瘤。这意味着肿瘤对雌激素或孕激素敏感,这些激素有助于其生长;②对已经接受他莫昔芬辅助治疗5年的绝经后早期乳腺癌患者的辅助治疗。这些患者的肿瘤也通常是雌激素或孕激素受体阳性的;③对治疗绝经后、雌激素受体阳性、孕激素受体阳性或受体状况不明的晚期乳腺癌患者。这些患者应该已经进入自然绝经状态或通过人工诱导绝经来达到治疗的条件。

二、孕激素及抗孕激素类药物

临床上,天然孕激素被广泛应用于治疗多种疾病和情况,包括黄体缺陷、子宫内膜异位症、先兆流产和习惯性流产、经前期综合征及围绝经期的激素替代治疗等。

(一) 孕激素类药物

人类辅助生殖技术在近40年的飞速发展中,黄体支持已经成为多数辅助生殖技术的常规步骤之一。

1. 孕激素类药物种类

(1) 人绒毛膜促性腺激素(hCG):是一种可以刺激卵巢产生黄体,从而促进黄体功能的维持人工合成激素。它的使用可能会导致卵巢过度刺激综合征,这是一种危险的并发症。

(2) 天然黄体酮:是一种由女性体内黄体分泌的激素,它在黄体支持中具有重要作用。与hCG相比,天然黄体酮使用更安全,因为它是人体自然分泌的激素,通常不会导致卵巢过度刺激综合征。因此,它是目前黄体支持的首选药物。

(3) 人工合成黄体酮衍生物:包括17α-羟孕酮类、19-去甲睾酮、19-去甲孕酮类和螺旋内酯衍生物等。这些药物具有类似黄体酮的作用,但可能伴随有不同的副作用和安全性问题。

2. 孕激素类药物的制剂

(1) 天然孕激素类制剂:黄体酮注射液。

化学结构式:

分子式 $C_{21}H_{30}O_2$,分子量 314.47 Da。

适应证:用于月经失调,如闭经和功能性子宫出血、黄体功能不足、先兆流产和习惯性流产(因黄体不足引起者)、经前期紧张综合征的治疗。

(2) 合成孕激素类制剂

1) 17α-羟孕酮类:从黄体酮衍生而来的,包括醋酸甲羟孕酮、甲地孕酮、氯地孕酮、羟孕酮己酸酯。

2) 19-去甲睾酮类:药物的结构与睾酮相似,是从炔孕酮衍生而来，包括炔诺酮、双醋炔诺醇、炔诺孕酮（18甲基炔诺酮，甲基炔诺酮）。

3. 孕激素类药物的适应证

(1) 功能性子宫出血：孕激素类药物可用于治疗由于黄体功能不足引起的子宫内膜不规则成熟和脱落，有助于同步子宫内膜的转变为分泌期，从而减少持续性出血。

(2) 痛经和子宫内膜异位症：针对痛经和子宫内膜异位症，雌、孕激素复合避孕药可以抑制子宫痉挛性收缩，从而缓解痛经。大剂量的孕激素如炔诺酮片可使异位的子宫内膜发生萎缩退化，有助于治疗子宫内膜异位症。

(3) 先兆流产和习惯性流产：对于由黄体功能不足引起的流产，可以使用大剂量孕激素类药物来维持妊娠，但对于习惯性流产，该方法的疗效尚不确定。19-去甲睾酮类激素不适合用于先兆流产和习惯性流产的治疗，因为它们可能导致女性胎儿的雄激素化。

(4) 子宫内膜病变：子宫内膜腺癌患者可以使用大剂量孕激素类药物，因为它们可能影响肿瘤细胞的生长和转化。然而，对于该疾病，疗效并不确定。

(5) 前列腺肥大和前列腺癌：大剂量孕激素类药物可以通过反馈机制抑制腺垂体分泌激素，减少睾酮的产生，从而促使前列腺细胞萎缩退化，对前列腺肥大和前列腺癌有治疗作用。

(二) 抗孕激素类药物

抗孕激素类药物有两种主要类型，其作用机制不同。孕酮受体阻断药，如米非司酮和孕三烯酮，通过干扰孕激素与其受体的结合来发挥抗孕激素的作用。另一类是3β-羟基甾体脱氢酶抑制剂，包括曲洛司坦、环氧司坦和阿扎斯丁，它们通过抑制3β-羟基甾体脱氢酶来实现抗孕激素的效应。

抗孕激素类药物可用于抗早孕，特别是在妊娠的前3个月，通常用于药物性流产。还可用作房事后紧急避孕药，通过阻断孕激素受体来防止着床。也可用于诱导分娩，包括死胎的诱导娩出和足月胎的导分娩。

1. 孕酮受体阻断药物　米非司酮，是炔诺酮的衍生物，由于炔诺酮17α位上的乙炔基被丙炔基所取代，所以显著提高了米非司酮与孕激素受体的亲和力。

化学结构式：

分子式 $C_{29}H_{35}NO_2$，分子量 429.61 Da。

适应证：用于无防护性生活后或避孕失败（如避孕套破裂、滑脱、体外射精失败，或安全期计算失误等情况）后的72 h内，这些药物被用作一种临床补救措施，旨在预防怀孕。

2. 3β-羟基甾体脱氢酶抑制剂　环氧司坦，是体内孕酮生物合成不可缺少的酶，能抑制卵巢和胎盘孕酮的合成，降低体内孕酮水平，导致流产。临床上用于抗早孕；如与前列腺素合用，效果好。

三、雄激素及抗雄激素类药物

(一) 雄激素类药物

临床上，根据其化学结构可以分为两类：一是17-羟基醋酸衍生物，二是17α-烷基取代物。

1. 雄激素类药物的制剂

(1) 17-羟基醋化衍生物

1) 丙酸睾酮注射液：为奏效迅速而效力较强的一种雄激素，作用与睾酮、甲睾酮相同，为无色至淡黄色的澄明油状液体。

化学结构式：

分子式 $C_{22}H_{32}O_3$，分子量 344.49 Da。

适应证：原发性或继发性男性性功能低减、男性青春期发育迟缓、绝经后女性晚期乳腺癌姑息性治疗。

2) 十一酸睾酮：剂型有注射液、胶囊和胶丸。

化学结构式：

分子式 $C_{30}H_{48}O_3$，分子量 456.71 Da。

适应证：①男性：睾酮补充治疗适用于经临床特征和生化试验确认患有睾酮缺乏症的患者，包括但不限于以下情况：睾丸切除后的患者；患有无睾症（睾丸功能低下）；由于垂体功能低下引起的睾酮不足；内分泌性阳痿，即男性勃起功能障碍；由于精子生成障碍引起的不育症；男性更年期症状，如性欲减退、认知和体力下降等；②女性：雄激素（睾酮）也可用于性别转换治疗，以促使女性进行男性化过程。

(2) 17α-烷基取代物：甲睾酮，又名甲基睾丸素、甲基睾丸酮，甲睾酮片能促进男性器官及副性征的发育、成熟；对抗雌激素，抑制子宫内膜生长及垂体-性腺功能；促进蛋白质合成及骨质形成；刺激骨髓造血功能，使红细胞和血状红蛋白增加。

化学结构式：

分子式 $C_{20}H_{30}O_2$，分子量 302.46 Da。

适应证：原发性或继发性男性性功能低减、绝经期后女性晚期乳腺癌的姑息性治疗。

2. 雄激素类药物的适应证

(1) 替代疗法：雄激素替代疗法适用于无睾症（先天或后天两侧睾丸缺损）或类无睾症（睾丸功能不足）的患者，以及男性性功能低下的患者。

(2) 围绝经期综合征与功能性子宫出血：雄激素可以对抗雌激素的作用，促使子宫平滑肌收缩和子宫血管收缩，逐渐导致子宫内膜的萎缩以停止出血。这种治疗在更年期患者中更为适用。对于出血严重的患者，可以注射己烯雌酚，以达到止血的目的。停药时应逐渐减少药物剂量，因为停药后容易发生撤退性出血。

(3) 晚期乳腺癌：雄激素可以缓解部分晚期乳腺癌患者的病情。这可能主要与雄激素对抗雌激素的作用及抑制腺垂体分泌促性腺激素的作用有关。此外，雄激素还可以对抗催乳素对癌组织的刺激作用。治疗效果与癌细胞中雌激素受体的含量呈正相关趋势。

(4) 贫血：丙酸睾酮或甲睾酮可以改善骨髓的造血功能，因此可用于再生障碍性贫血及其他贫血性疾病。

(5) 虚弱：由于雄激素的同化作用，小剂量雄激素可用于各种消耗性疾病、骨质疏松、生长延缓、长期卧床、损伤、放疗等导致身体虚弱的患者，有助于增加食欲并加速体质恢复。

(6) 预防良性前列腺增生：适当比例的雄激素可以降低前列腺内双氢睾酮的水平，从而有助于预防良性前列腺增生，尽管治疗效果不十分显著。

(二) 抗雄激素类药物

抗雄激素类药物可根据其作用机制分为两类：雄激素合成抑制剂和雄激素受体阻断剂。

1. 雄激素合成抑制剂——非那雄胺 是一种4-氮甾体激素化合物，它是特异性的Ⅱ型5α-还原酶抑制剂，主要作用是抑制外周的睾酮转化为双氢睾酮，从而降低血液、前列腺和皮肤等组织中的双氢睾酮水平。由于前列腺的生长和发育依赖于双氢睾酮，非那雄胺通过减少这种激素的水平来抑制前列腺的增生，从而改善与良性前列腺增生相关的临床症状。

化学结构式：

分子式 $C_{23}H_{36}N_2O_2$，分子量 372.55 Da。

适应证：治疗和控制良性前列腺增生（BPH）；减少急性尿潴留的发生风险；降低需要进行经尿道前列腺切除术（TURP）和前列腺切除手术的需求。

2. 雄激素受体阻断剂——醋酸环丙孕酮 为17α-羟孕酮类化合物，具有较强的孕激素效应，通过抑制下丘脑-垂体系统来减少LH和FSH水平，从而减少睾酮的分泌。此外，它还能够阻断雄激素受体，减少内源性雄激素的作用，从而控制男性严重性功能亢进症状。对于前列腺癌患者，当其他治疗方法无效或无法耐受时，可以考虑使用环丙孕酮。

化学结构式：

分子式 $C_{24}H_{29}ClO_4$，分子量 416.9 Da。

适应证：

1) 用于男性用于前列腺癌患者：①在促黄体激素释放激素（LHRH）激动剂治疗中，用于降低男性性激素初始升高的风险;②对于那些不适宜、无法耐受或首选口服治疗的LHRH类似物治疗或手术治疗的患者,提供一种可选择的长期治疗方法;③针对那些正在接受LHRH类似物治疗或已行睾丸切除手术的患者,可以用于减轻热潮红症状和降低性欲的冲动。

2)用于女性:特别是那些出现雄激素化严重体征的病例,如极度多毛症、重度雄激素依赖性脱发,通常伴随有严重的痤疮和(或)脂溢性皮炎。

第二节　性激素类药物有效性研究生物学模型

性激素类药物相关疾病的生物学模型在生理学研究、疾病机制解析、药物研发及临床应用方面发挥着重要作用。这些模型的建立和应用不仅促进了对性激素生物学、相关疾病机制的深入理解,也为新药的研发和临床治疗的创新提供了强有力的支持。随着科学技术的不断进步,这一领域的研究将持续深入,为性激素相关疾病的治疗提供更广阔的前景。

一、雌/孕激素类药物相关的主要动物模型

(一)围绝经期动物模型

围绝经期是女性从经历规律月经进入绝经状态的重要阶段,这个过渡期包括与卵巢功能下降相关的内分泌、生物学和临床特征。通常,这一阶段从这些特征首次出现开始,一直延续到末次月经后一年。建立围绝经期的动物模型,以模拟人类自然围绝经期中卵巢功能的变化,有助于深入研究围绝经期远期疾病和卵巢储备功能下降的发病机制。

1. 去势模型　最初的围绝经期动物模型主要采用的是去势手术,这种手术涉及对大鼠或小鼠进行全卵巢或部分卵巢的摘除。在去势模型中,全去势指的是摘除动物双侧卵巢,这种手术比部分去势更为简单且适用性更广。然而,由于卵巢具有丰富的血液供应,部分去势手术中仅摘除一侧卵巢的部分组织较难止血,且摘除量的确定往往依赖于手术者的主观判断。虽然部分去势更贴近女性围绝经期仍保留部分卵巢的实际情况,但这种手术会影响卵巢的血供,导致剩余卵巢功能难以评估,模型间存在较大差异,无法实现标准化。此外,卵巢摘除后,不仅雌激素和孕激素水平会下降,其他如雄激素等卵巢分泌激素也会减少,这些激素在围绝经期可能发挥重要作用,同时也会对下丘脑和垂体分泌的激素产生反馈效应。卵巢切除还会影响到雌激素、LH、FSH及GnRH等中枢调节激素的水平,这些激素对大脑具有激活作用。

去势模型还面临着其他挑战,例如确定大鼠去势手术的最佳年龄。因为不同年龄的大鼠对双侧卵巢切除的反应不同,与年老动物相比,年轻鼠的血清雌激素水平下降得更快。对于部分去势手术中保留的另一侧卵巢体积,目前尚无共识,这也是需要进一步研究的问题。

去势模型因其高成功率、操作简便、广泛使用以及可靠的结局而广受欢迎。手术后,雌激素水平迅速下降,从而更容易达到绝经中雌激素降低的诊断标准。然而,自然围绝经期的激素水平波动较大,是在正常水平范围内的波动,并非立即降低。因此,去势模型更适用于研究绝经后期的相关疾病和人工绝经后的病理。同时,需要注意的是,两种去势模型都未能很好地模拟围绝经期常见的症状,如热潮红、出汗、忧郁、健忘、心悸和失眠等。

2. 药物损伤卵巢模型　药物损伤卵巢模型通常使用具有生殖毒性的药物,如抗肿瘤药物和免疫抑制剂,通过腹腔注射或灌胃给药一段时间,导致卵巢功能下降,从而模拟围绝经期的状态。例如,张娟等研究者通过对家兔连续注射环磷酰胺,观察到卵巢组织中原始卵泡和初级卵泡的异常率上升,颗粒细胞的凋亡率增高,雌激素水平逐渐下降。研究表明,以50 mg/kg剂量连续注射2天是建立环磷酰胺诱导家兔卵巢早衰模型的最佳方法。

近年来,雷公藤的生殖毒性引起了关注,长期服用会导致女性卵巢功能下降甚至衰竭,表现为雌激素分泌降低、FSH和LH升高,以及月经异常。受此启发,研究者开始使用雷公藤多苷片来制备围绝经期动物模型。何国珍等人通过对SD大鼠连续灌胃雷公藤多苷片每日40 mg/kg达10周,观察到雷公藤处理的大鼠模型中生长卵泡和黄体数量减少,血清中雌激素和孕酮水平下降,卵巢指数降低,但卵泡刺激素水平无显著变化。他们认为雷公藤多苷片可导致雌性大鼠卵巢功能降低,适合作为卵巢功能低下模型的建立。目前,雷

公藤多苷片建立的卵巢功能衰退模型已成为国内外的经典方法,造模简单且可行,但用药时间和剂量的确定仍存在争议,对于用药后达到围绝经期及卵巢早衰的诊断标准尚无统一看法。未来需要解决的问题包括如何标准化雷公藤多苷片的使用剂量和时间,以及在不同时间节点观察卵巢及内分泌的变化。

药物损伤卵巢模型的制备方法简单,卵巢切片显示各级卵泡的减少程度不同,动情周期呈现不同形式的紊乱,与围绝经期的卵巢组织和内分泌表现相似。然而,这些研究通常未对大鼠的激素水平和动情周期变化进行长期连续监测,因此,停药后大鼠卵巢功能是否持续衰退及恢复排卵的时间尚不明确。

3. 射线损伤卵巢的动物模型　X线照射破坏卵巢动物模型是基于卵巢是女性生殖系统中对放射治疗最敏感的器官这一事实。X线的主要作用对象是细胞核,它能引起DNA的双链或单链断裂,抑制DNA的合成和复制,阻碍细胞有丝分裂。特别是在有丝分裂的G2期和M期,细胞对放射射线的敏感性最高。卵巢中的生殖细胞多处于减数分裂的关键阶段,类似有丝分裂的M期,因此X线照射会直接影响卵巢生殖细胞的分裂,从而损害卵巢功能。此外,X线还会增加卵巢内的氧化应激水平,促进细胞凋亡。

射线损伤卵巢的造模方法操作简便,耗时短,成功率高,动物病死率低,为围绝经期疾病的基础研究提供了稳定可靠的动物模型来源。但由于对实验室设备和条件的高要求,以及对实验人员健康的潜在风险,这限制了其在临床研究中的应用。

4. 自然衰老动物模型　在人类绝经期,雌激素水平通常非常低或甚至无法检测,而孕酮水平降低,FSH和LH水平升高。类似地,在自然状态下,中年大鼠从9~12个月龄开始展现不规则的动情周期,通常以周期延长为特点。这个阶段被定义为围绝经期,使得这些大鼠成为研究围绝经期的病因、机制及治疗的理想动物模型。自然衰老模型在生物学特征上与人类围绝经期高度相似,如子宫、卵巢和胸腺等器官在重量和形态上的变化,以及性激素、神经递质和自由基等方面的改变,都与人类围绝经期的特征相吻合。此外,自然衰老模型能够避免去卵巢手术或射线照射等干预带来的动物意外死亡,成为研究围绝经期的经典动物模型,得到了广泛应用。

然而,使用自然衰老模型也存在一些局限性。首先,造模周期较长,需要等待动物自然进入围绝经期,这意味着较高的时间成本和人力资源投入。此外,由于研究过程中需要持续监测和维护,因此这类模型的经济成本也较高。这些因素共同限制了这种自然衰老模型在围绝经期研究中的广泛应用,特别是在那些资源有限的研究环境中。尽管如此,考虑到其与人类围绝经期生物学特征的高度相似性,自然衰老模型仍然是理解和研究围绝经期相关问题的一个重要工具。

(二) 辅助生殖中黄体功能不全模型

随着辅助生殖技术的发展,它已经越来越多地应用于女性不孕症的治疗中。尽管生殖医学已经取得了显著进步,但体外受精-胚胎移植(IVF-ET)的成功率依然相对较低。为了更好地理解和提高这一技术的成功率,郑翠红等研究人员成功构建了一个超促排卵的大鼠模型。

在这个模型中,Wistar品种的大鼠在动情期后的下午5点接受腹腔注射孕马血清促性腺激素(PMSG) 20 U。然后在48 h后,它们再次接受腹腔注射hCG 20 U,并立即进行合笼繁殖。通过随后的阴道涂片检查,如果发现大量精子,则记录为怀孕的第一天(D_1)。在D_8天进行剖腹手术探查,记录大鼠的妊娠状况和胚胎着床的数量。该模型验证了针刺和黄体酮可以显著提高超促排卵大鼠的妊娠率。此外,针刺和黄体酮对于超促排卵大鼠在围着床期的子宫内膜容受性、血管生成及树突状细胞的数量和功能都产生了积极的调节作用。

二、雄激素与抗雄激素类药物相关的动物模型

良性前列腺增生(benign prostatic hyperplasia, BPH)是一种常见的中老年男性疾病。随着人类寿命的延长和社会人口老龄化趋势,老年男性的绝对数量不断增加,因此BPH的发病率也呈逐渐上升的趋势。

尽管BPH的确切病因非常复杂,迄今为止还没有完全阐明,但有一些病因假说得到了广泛认可,包括激素内分泌假说、生长因子假说、上皮-间质细胞相互作用假说及细胞凋亡与基因调控假说。这些假说试图解释BPH的发生和发展过程,涉及激素水平、生长因子的作用、前列腺细胞之间的相互影响及细胞凋亡(细胞自我毁灭)和基因调控等多个方面。

虽然BPH的确切病因尚未完全明了,但在临床上,可以通过手术和药物来有效管理和治疗这一常见的男性健康问题。常见的BPH模型见表8-2-1。

表 8-2-1 常见 BPH 模型特点比较

模型类别	建模对象	建模要求	优点	缺点
雄激素法 BPH 模型	小鼠、大鼠或犬	动物通常去势;给予外源雄激素	方法成熟、成功率高、应用普遍	不适于评价非激素作用途径 BPH 药物
雌雄激素协同法 BPH 模型	大鼠或犬	动物通常去势;给予外源雌雄激素	较雄激素法 BPH 模型更接近于人 BPH 发病特点	激素比例不固定,标准不唯一;不适于评价非激素作用途径 BPH 药物
自发性 BPH 模型	犬或灵长类动物		最为理想的模型	大规模获取老年犬存在困难
细胞模型	大鼠前列腺	原代培养,实验操作要求高	实验周期短,成本低,节约动物	易污染,体外结果外推体内受限
甾体 5α-还原酶抑制剂筛选模型	大鼠肝脏	利用酶标仪等仪器检测底物 NADPH 消耗度情况以反映 5α-还原酶抑制程度	特异性强,可快速大规模筛选甾体 5α-还原酶抑制剂	不适于其他途径药物筛选

1. **自发性动物模型** 老龄犬自发性 BPH 模型:通常,研究者会选择 5 岁以上的雄性 Beagle 犬或家犬作为实验对象,通过超声波检查前列腺增大的程度来确定是否符合实验条件。在一项研究中,孙祖越研究团队将雄性 1~2 岁的 Beagle 犬(12 只)和 5 岁以上的老年犬(6 只)分为对照组、睾酮组和老年犬组(即自发性 BPH 组)。睾酮组的犬在去势后,通过肌内注射睾酮(2.5 mg/kg),对照组的犬则给予等体积的溶媒,而老年犬组则不接受药物治疗,此过程持续 4 周。每周对犬进行一次体重测量,最后一次给药后 24 h,使用超声波检查前列腺体积,同时采集血样。随后,对犬进行麻醉处死,取出前列腺,测量其湿重和干重,使用排水法测算前列腺体积,并进行前列腺病理组织学的观察。研究发现,与成年 Beagle 犬相比,老年 Beagle 犬的前列腺体积明显增大,前列腺的湿重也显著增加。在镜下观察中,老年犬的前列腺上皮增厚,腺腔面积明显增大,这表明老年犬已经出现了自发性 BPH 的现象。

猩猩或猴 BPH 模型:由于黑猩猩的前列腺在解剖和生理上与人类相似,因此有研究者曾将黑猩猩作为 BPH 的动物模型。他们认为黑猩猩可能成为研究人类 BPH 的最佳动物模型。此外,一些研究者还使用恒河猴建立 BPH 模型。然而,由于获取这些动物的来源受到限制,同时也考虑到伦理因素,实际研究中很少使用黑猩猩或猴作为 BPH 建模的对象。

2. **雄激素法 BPH 模型** 建立 BPH 模型的过程通常包括手术切除动物的双侧睾丸,以消除内源性雄激素的来源,然后通过皮下注射、皮下埋植或肌内注射等途径给予外源性雄激素,诱发前列腺增生,制造 BPH 模型,以便用于评估 BPH 药物的效果。这种模型建立方法成熟且成功率较高,因此被广泛采用。常用的模型动物包括小鼠、大鼠和犬。

与小鼠法相比,利用雄激素法建立小鼠 BPH 模型的实例较少。例如,孙伟桂等将 BALB/c 小鼠分为去势组和不去势组,然后腹腔注射丙酸睾酮(每日 12.5 mg/kg)20 天,最后处死动物。大体解剖结果显示,动物的前列腺重量增加,但镜下观察发现前列腺腺管异常增生扩大,而非腺体数量增多。

在大鼠法中,建立大鼠 BPH 模型在 BPH 药物研究中非常常见。

去势 Beagle 犬法是建立犬 BPH 模型的常见方法之一。孙祖越团队的吴建辉等选用 2 岁的雄性 Beagle 犬,在无菌条件下施行去势手术,切除双侧睾丸。经过 2 个月的恢复期后,通过给予肌内注射丙酸睾酮,剂量分别为 0.8 mg/kg、2.5 mg/kg、7.5 mg/kg,连续 2 个月,然后使用超声波检测前列腺体积。结果显示,去势 2 个月后,各组犬的前列腺体积明显缩小;而给予丙酸睾酮 2 个月后,各实验组的前列腺体积明显增大,腺腔面积也随着丙酸睾酮剂量的增加而增加,同时腺上皮细胞高度也随着丙酸睾酮剂量的增加而增高。这些结果表明成功建立了 BPH 模型。

3. **雌雄激素协同法 BPH 模型** 已有研究表明,在一定比例范围内,雌激素和雄激素的联合应用可以促进前列腺增生,因此可以使用雌雄激素联合来建立 BPH 模型。Yokota 等研究团队采用了 5α-双氢睾酮和 17β-雌二醇来诱导 Beagle 犬建立 BPH 模型,结果显示模型犬出现了膀胱压力增大和尿流率下降等症状。

4. **甾体 5α-还原酶抑制剂筛选模型** 孙祖越等研究团队采用了分光光度计法和同位素法体外筛选药物模型,通过测定反应底物 NADPH 和产物 DHT 含量的变化速率来代表酶活性,并进行了依立雄胺的体外模型验证研究。该模型通过抑制甾体 5α-还原酶活性,从而阻碍睾酮向 DHT 的转化,减少前列腺内的 DHT 含量,进而抑制前列腺的生长和增生。

团队还借鉴了同位素法和分光光度计法,采用雄性 SD 大鼠肝脏制备 5α-还原酶,检测了酶活性,并利用 96 孔板、酶标仪及酶标仪法分析软件,建立了更为便捷的 5α-还原酶抑制剂体外筛选模型。他们还利用阳性药物依立雄胺和非那雄胺来验证了该模型的可靠性,测试结果与文献报道一致。

顾冬梅等研究者使用了反相高效液相色谱法来测定酶促反应前后底物睾酮浓度的变化,以此来反映酶活性的高低,并建立了高效液相色谱法体外筛选 5α-还原酶抑制剂的模型。

5. 细胞模型　江振洲等研究团队在研究依立雄胺对 BPH 体外细胞模型的凋亡诱导作用时,采用了大鼠前列腺细胞的体外培养方法。具体来说,他们从 SD 雄性大鼠中取得前列腺组织,在处死后进行消化处理,然后将细胞置于 37℃、5% CO_2 的培养箱中培养 9 天。结果显示,在模型组中,细胞密度明显增加,同时培养液中的 PSA 含量也提高,这表明 BPH 体外细胞模型的建立成功。

孙祖越团队的研究者从雄性 SD 大鼠腹侧叶前列腺中获得前列腺细胞,经过胶原酶消化和离心处理后,将这些前列腺细胞接种到 24 孔板中进行培养 12 天,然后给予依立雄胺等阳性药物处理。分析结果与文献报道一致,表明利用原代培养的 SD 大鼠前列腺上皮细胞可以成功建立 BPH 体外筛选模型。

三、转基因动物模型

在动物模型研究方面,Michaël R Laurent 等使用了杂合 SHBG(4.3 kb)+/- 小鼠(SHBG - Tg)和野生型(WT)小鼠作为对照。通过 PCR 确认了转基因的存在,并通过多代回交获得了 C57BL/6J 背景的小鼠。

该研究揭示了性激素结合球蛋白(SHBG)并不降低游离睾丸激素浓度,相反,在体内主要增加了总雄激素和雌激素浓度(通过下丘脑-垂体反馈机制和延长循环半衰期)。然而,SHBG 减弱了雄激素的生物活性,在生殖器官中导致轻度性腺功能减退症状,但对其他性别异质性靶组织的主要表型效应不大。这些发现为在临床实践中测量游离或生物活性睾丸激素提供了实证支持,因为 SHBG 可以明显干扰基于循环总性激素浓度的解释。尽管没有发现 SHBG 在体内具有与激素独立的效应,但除了调节性激素血浆转运之外,其他机制可能仍然有助于影响某些器官的效应。最后,研究可能有助于在转化生物医学研究中正确使用雄性小鼠模型(图 8-2-1)。

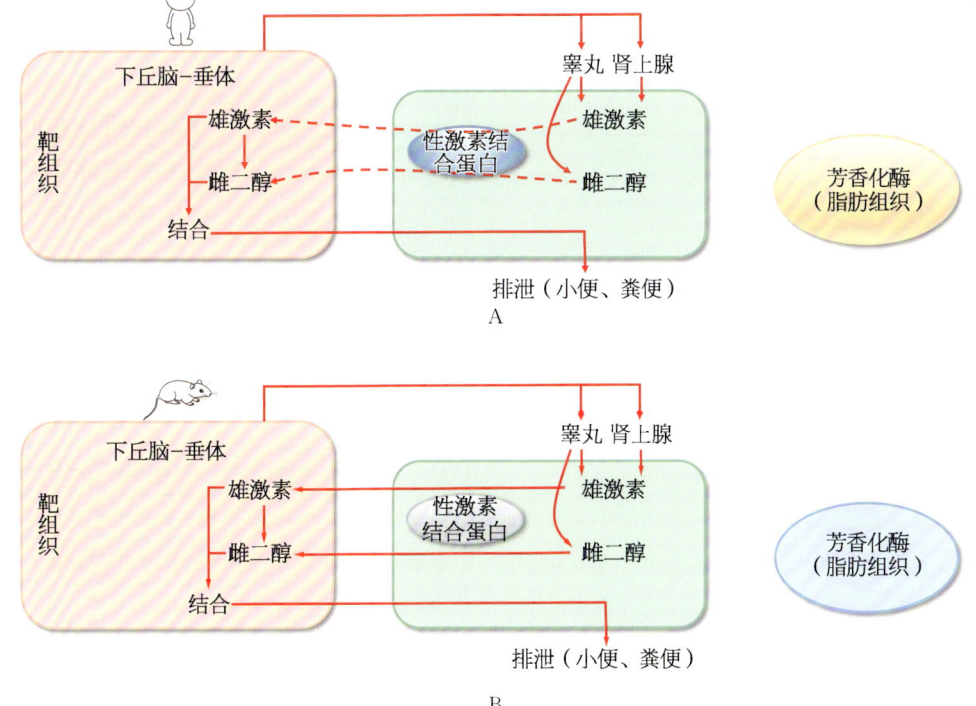

图 8-2-1　男性和小鼠之间性激素内分泌学差异示意图

图8-2-1中,图A表示,在男性中,循环中的雄激素主要来自睾丸和肾上腺。循环中的雌激素估计约有85%来自外周脂肪组织中的芳香化作用,其余则直接从睾丸分泌。SHBG结合雄激素和雌激素,防止它们进入靶组织(虚线箭头表示)。在靶组织内,睾酮也可以转化为雌激素。图B表示,雄性小鼠由于以下原因,具有较低的雄激素和无法检测到的雌激素浓度:①肾上腺分泌前体类固醇不太明显;②可能是由于小鼠缺乏在人类中驱动外周CYP19A1表达的备用启动子,因此外周芳香化作用明显较低;③缺乏SHBG,后者促使雄激素和雌激素迅速进入靶组织。因此,在雄性小鼠的靶组织中,雌激素主要作为局部激素发挥作用。雄性小鼠中较低的促性腺激素浓度至少部分归因于缺乏SHBG。

第三节 性激素类药物药理学研究

性激素对下丘脑及腺垂体的分泌有正负反馈调节作用(图8-3-1),从而维持人体性激素水平的动态平衡和正常的生殖功能。

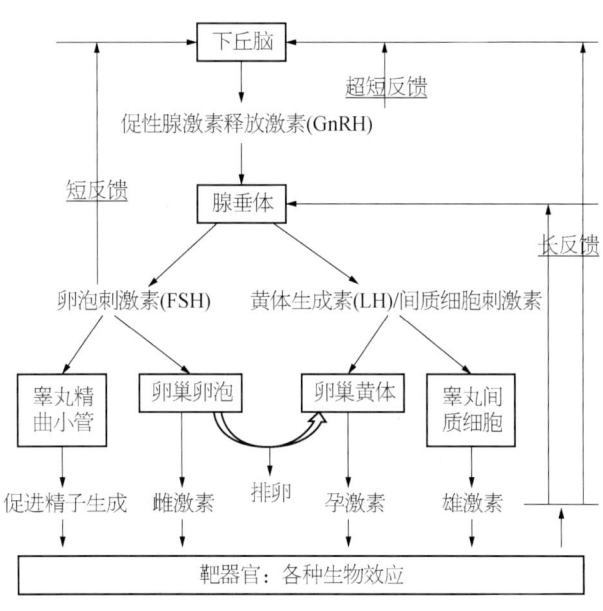

图8-3-1 性激素类药物调控下丘脑-垂体-性腺轴机制示意图

(一) 雌激素类药物

1. 基本特征　雌激素的作用非常具有特异性,主要作用于一些特定的靶器官和靶组织,如子宫、阴道、输卵管、下丘脑、垂体和乳腺等。为了发挥其生理和治疗作用,雌激素必须与相应的特异性受体(即雌激素受体)结合,形成激素-受体复合物。

在血液循环中,雌激素以两种形式存在:一部分与性激素结合蛋白质结合,形成结合型雌激素;另一部分以游离状态存在,即游离雌激素。只有游离雌激素能够有效地与受体结合,发挥其相应的生理作用。

外源性雌激素,即从外部来源的雌激素,进入体内后会对身体内的性激素分泌及下丘脑-垂体-卵巢轴的功能产生双向调节作用,包括正反馈和负反馈调节。

使用雌激素类药物时,可能会出现一些不良反应,如恶心、呕吐、眩晕、白带增多、妊娠面斑、水肿和腿部肌肉痉挛等现象。此外,这类药物还可能促进子宫内膜增生,增加子宫内膜恶变的风险,以及可能增加宫颈癌和乳腺癌的风险。因此,在使用这类药物时,必须严格控制适应证,并在医师的指导下进行。雌激素类药物的使用应谨慎考虑其潜在的风险与益处,并在必要时进行适当的监测和管理。

2. 作用范围　最新的研究进展显示雌激素对人体多个系统具有显著影响,例如,在子宫中,雌激素可使肌层细胞增生率提高约70%,导致子宫肌层增厚2~3倍;对于输卵管,雌激素能提高蠕动频率30%~40%,有利于卵子输送;在阴道方面,雌激素作用下上皮厚度增加1.5~2倍;对阴唇的发育影响表现为体积和血流量显著增加;在乳腺中,雌激素可促进腺管增长超过50%;对卵巢的作用则表现为促进卵泡成熟,增加卵泡直径20%~30%;下丘脑和腺垂体的反馈调节机制研究显示,雌激素能够显著增加GnRH和LH的释放量,分别高达2~3倍和4~5倍;在代谢方面,雌激素可以降低总胆固醇10%~15%,减少β脂蛋白约20%;此外,雌激素在拮抗雄激素方面显示出高达60%~70%的症状减轻率;最后,在与孕激素的配伍作用中,共同作用可以增加生殖器官体积的20%~30%,并在水盐平衡调节上显示出显著的相互作用。这些数据充分展示了雌激素在不同生理过程中的关键作用,以及其对女性健康的重要性。

(二) 孕激素类药物

黄体酮(孕酮)是一种重要的天然孕激素,主要由卵巢黄体分泌,但在体内含量较少。因此,临床上常使用其人工合成的衍生物,如甲羟孕酮、甲地孕酮、氯地孕酮、己酸羟孕酮、炔诺酮、炔诺孕酮、醋炔诺酮和双醋炔诺醇等。这些合成孕激素主要用于两个方面:一是单独或与雌激素合用于避孕(详见第六章避孕药部分),二是与雌激素合用于绝经期后的替代治疗。

黄体酮在生理和临床应用上发挥着多种作用。它能促使子宫内膜从增生期转化为分泌期,帮助子宫内膜成熟和剥脱,并维持正常的月经周期。此外,黄体酮还为胚胎植入子宫做好准备,并在妊娠早期起着稳定子宫内膜和保胎的重要作用。因此,黄体酮是维持早期妊娠的必需激素。在临床上,黄体酮主要用于治疗黄体缺陷、子宫内膜异位症、先兆流产和习惯性流产、经前期综合征及围绝经期的激素替代治疗等。

在人类辅助生殖技术中,黄体支持是一个关键步骤,近40年来已成为多数辅助生殖技术的常规程序。目前用于黄体支持的药物包括人绒毛膜促性腺激素、天然黄体酮及其人工合成的衍生物。天然黄体酮由于其较高的安全性,成为目前黄体支持的首选药物。

近年来,研究人员正在致力于开发新型黄体酮衍生物,旨在提高其生物利用度和治疗效果,同时减少副作用,特别是在治疗子宫内膜异位症等疾病方面。黄体酮在辅助生殖技术中的应用研究也取得了重要进展。

1. 口服制剂　黄体酮口服后快速吸收,但由于受到肝脏首过效应的影响,其绝对生物利用度较低,仅为6%～8%。此外,高剂量的口服黄体酮可能会引发全身不良反应,因此在辅助生殖技术中的黄体支持方案中通常不建议采用口服黄体酮。

2. 注射剂　在我国,黄体酮注射液是最常见的黄体支持方法。肌内注射的黄体酮具有长效、稳定和经济的优点,但也存在一些缺陷。首先,它避免了口服给药时肝脏首过效应的问题,确保疗效。然而,由于使用的是油性溶液,它可能导致局部甚至全身的过敏反应。此外,每日注射的需求降低了患者的顺应性,长期使用还可能引起皮肤炎症、过敏和脓肿。

为了解决这些问题,意大利IBSA制药公司开发了一种名为Prolutex的黄体酮皮下注射剂。这种新型配方通过加入β环糊精,将黄体酮转化为水溶液。两项多中心随机临床试验的结果表明,Prolutex在辅助生殖技术中用于黄体支持是安全和有效的。这种创新的配方提供了一种更为温和和便于管理的黄体酮给药方式,旨在减少患者的不适和提高顺应性。

3. 阴道用制剂　在辅助生殖技术中,黄体酮的使用至关重要,而给药方式的选择对疗效和患者体验有着显著影响。近年来,黄体酮的阴道给药方式因其独特的优势成为了首选方法。

阴道给药,如使用阴道胶囊、栓剂、凝胶等,与口服黄体酮相比,避免了肝脏的首过效应。由于子宫首过效应,这些制剂具有更高的生物利用度和"靶向效应"。而与肌内注射相比,阴道给药方式更为方便,减少了患者由于注射带来的不适。

4. 其他新型方式　黄体酮新型递送系统的研究也在不断取得进展,包括脂质体、纳米粒等微载体药物递送系统及阴道缓释剂型等。

(1) 脂质体递送系统:由天然或合成脂质构成的小泡状结构,能有效地封装药物并促进其递送。在黄体酮的应用中,脂质体可以帮助药物更好地穿透生物膜,提高其在目标组织的浓度。

(2) 纳米粒递送系统:纳米粒可以提高药物的稳定性、溶解性和生物利用度。对于黄体酮而言,这意味着可以更有效地达到所需的治疗浓度,同时减少不必要的副作用。

(3) 阴道缓释剂型:阴道缓释制剂通过缓慢释放药物,提供持续的药效。该剂型可以直接在需要药物作用的地方释放,从而提高效率并减少全身性副作用。

(三) 抗雌激素类药物

抗雌激素类药物中,最常见的为非甾体类抗雌激素药物(如三苯氧胺及其衍生物)。

莫昔芬(三苯氧胺),三苯氧胺类化合物,是临床上广泛使用的非甾体类抗雌激素药物。通过作为雌二醇的竞争性拮抗剂,与乳腺细胞中的雌激素受体结合,发挥其药效。用于治疗绝经期后的进行性乳腺癌,特别是雌激素受体阳性(ER+)的乳腺癌。在这类乳腺癌中,肿瘤的生长部分依赖于雌激素的刺激。他莫昔芬通过阻断雌激素与其受体的结合,减少雌激素对乳腺癌细胞的促进作用,从而帮助控制肿瘤的生长和扩散。此外,由于其对雌激素受体的作用,他莫昔芬也在治疗某些类型的不孕症中发挥作用。

雷洛昔芬是一种选择性雌激素受体调制剂(SERM),在临床上主要用于预防或治疗骨质疏松症。这种药物的特点在于它在不同组织中具有不同的作用,即在某些组织中模拟雌激素的作用,在其他组织中则阻断雌激素的作用。在骨骼上,雷洛昔芬模拟雌激素的作用,有助于维持骨密度并减少骨折风险。这一点尤其对绝经后妇女重要,因为绝经后雌激素水平下降是导致骨质疏松的主要原因之一。雷洛昔芬在乳腺和子宫内膜上并不表现为雌激素样作用,而是阻断雌激素的作用。这意味着与其他一些雌激素疗法相比,雷洛昔芬不会增加乳腺癌和子宫内膜癌的风险,甚至可能对预防乳腺癌有一定的积极作用。

氯米芬(克罗米酚)是一种用于治疗不孕症的药物,特别是在那些因排卵障碍而不孕的女性中效果显著。其作用机制独特,主要在下丘脑和腺垂体水平上发挥作用。通过与下丘脑和腺垂体中的雌激素受体竞争性结合,阻止了雌激素对这些区域的正常负反馈调制。这种阻断作用导致 GnRH 分泌增加,进而促使腺垂体释放更多的 FSH 和 LH。这些激素直接作用于卵巢,刺激其增大并增加雌激素的分泌,最终导致卵泡成熟和排卵。氯米芬主要被用于治疗因排卵障碍导致的不孕症,如多囊卵巢综合征(PCOS)引起的不孕。它也被用于治疗闭经和功能性子宫出血等妇科疾病。除此之外,在某些情况下,氯米芬也被用于乳腺纤维束性疾病和晚期乳癌的治疗。

(四)雄激素类药物

睾酮是天然存在的主要雄激素,对男性性征的发育和维持至关重要。在临床上,除了天然的睾酮,还广泛使用其人工合成的衍生物,如甲睾酮、丙酸睾酮和苯乙酸睾酮等。这些合成雄激素在治疗某些疾病时具有重要作用。

睾酮可以直接与体内的雄激素受体结合,这些受体分布在多种组织,包括肌肉和中枢神经系统。在某些靶细胞中,如精囊、附睾、前列腺、肾脏、骨髓肌和皮肤等,睾酮在 5α-还原酶的作用下转化为其更活跃的形式——双氢睾酮(DHT)。DHT 与雄激素受体结合后,其效果通常比原始的睾酮更强。睾酮还可以被转化为雌二醇,这一转化过程主要在脂肪组织中进行。转化后的雌二醇可以与雌激素受体结合,影响雌激素依赖的生物过程。

合成雄激素在临床上的应用非常广泛,包括治疗男性性功能减退、延迟青春期、某些类型的贫血、肌肉萎缩症等。然而,合成雄激素的使用需要非常谨慎,因为它们可能导致一系列副作用,如心血管疾病、肝脏问题、性功能障碍等,并且可能影响激素平衡和内分泌系统。因此,合成雄激素的使用应在医生的指导下进行,以确保安全和有效。

(五)同化激素药物

蛋白同化激素是指同化类固醇,即由雄激素衍生出的一系列人工合成类固醇化合物,是一类外源性的以蛋白同化作用为主的甾体激素,属雄激素家族,雄性化作用显著减弱,而蛋白同化作用增强。同化激素主要有苯丙酸诺龙、癸酸诺龙、美雄酮、司坦唑醇和羟甲烯龙等。

本类药物可以增加蛋白质合成,促进肌肉发育,增加食欲,并带来舒适感。主要用于处理蛋白质吸收和合成不足的情况,或者在患有慢性虚弱和消耗性疾病的患者中使用,如营养不良、贫血、再生障碍性贫血、严重烧伤、肿瘤化疗期、手术后恢复期、骨折愈合困难、老年性骨质疏松、慢性胆道阻塞性瘙痒等情况。在服用这类药物时,应增加蛋白质的摄入量。对于患有肾炎、心力衰竭和肝功能不良的患者,应谨慎使用,而孕妇和前列腺癌患者则禁止使用。

蛋白同化激素是一类小分子的脂溶性外源性类固醇,作用机制涉及通过细胞膜进入细胞质和细胞核内,以雄激素受体(AR)为介质,实现其类固醇激素的基因组和非基因作用,从而产生蛋白同化和雄性化效应。最近的研究发现,尽管雄激素受体存在配体依赖和非配体依赖两种诱导活化方式,但雄激素受体的作用机制远比这简单,还涉及许多辅助调节因子的参与,这使得对基因表达的调控更加有效和精确。核受体辅助调节因子已经成为研究领域的一个热点。

本类人工合成类固醇与睾酮在体内的代谢途径大致相似,包括羟化、还原、异构化和转化等多种方式。由于它们的分子结构不同,因此导致它们的代谢和降解过程也不同。这些类固醇的代谢程度相对较低,因此它们的半衰期相对较长。未被代谢的化合物、代谢产物及结合物主要通过尿液排出体外,主要在肝脏中发生代谢。

不同的制剂和给药途径(如口服、舌下、直肠、鼻腔、肌内注射、植入、透皮)可能会导致这些类固醇的药代动力学略有差异。

(六)避孕药

参见本书第二篇第六章。

第四节　性激素类药物药理学研究案例

去势雌性大鼠注射 AAA 长效注射剂与注射市售 BBB 剂量-时-效关系曲线研究

(一) 目的

AAA 长效注射液在临床拟用于辅助生殖或月经不调的黄体补充。本试验采用手术摘除 SD 大鼠双侧卵巢并补充低剂量雌二醇(E_2),分别肌内注射给予不同剂量的受试物(AAA 长效注射液)和市售对照品,考察这两种药物分别对去势雌性大鼠的子宫形态学、性激素水平和动情周期等指标的影响,比较其药效学作用的差异,尽量得出并比较两种药物的起效剂量、ED_{50} 和最适剂量。

(二) 受试物

(1) 名称:AAA 长效注射液。
(2) 代号:AAA。
(3) 受试物编号:2021-010。
(4) 批号:×××。
(5) 规格:420 mg/2.1 mL。
(6) 含量或浓度:99.1%(198.2 mg/mL)。
(7) 稳定性:在贮存条件和有效期内稳定。
(8) 有效期至:×××。
(9) 贮存条件:30 ℃以下,避光,密封保存。
(10) 提供单位:×××公司。
(11) 配制方法:本品无需配制。①将 AAA 长效注射液置于混匀仪上进行混匀(转速 1 000~1 500 r/min,时间 30~60 s)至瓶底无沉淀为止;②将所有混匀后 AAA 长效注射液于 15 s 内转移至无菌的容器中;③每只动物给药前将 AAA 长效注射液振荡混悬约 30 s。AAA 长效注射液需采用 22G 针头取样。
(12) 留样:档案室管理员负责留样,留样的受试物存放于本机构留样室内。
(13) 剩余受试物的处理:在确认无使用需求后,剩余受试物返还委托方。

(三) 辅料对照品

(1) 名称:AAA 辅料空白。
(2) 批号:×××。
(3) 规格:2.1 mL。
(4) 提供单位:×××公司。
(5) 有效期至:×××。
(6) 贮存条件:室温保存。
(7) 配制方法:本品无需配制。①将辅料对照品置于混匀仪上进行混匀(转速 1 000~1 500 r/min,时间 30~60 s);②将所有混匀后的辅料对照品于 15 s 内转移至无菌的容器中;③每只动物给药前将辅料对照品振荡混悬约 30 s。注意:辅料对照品需采用 22G 或大于 22G 的针头取样。
(8) 留样:档案室管理员负责留样,留样的辅料对照品存放于本机构留样室内。
(9) 剩余辅料对照品的处理:在确认无使用需求后,剩余辅料对照品返还委托方。

(四) 市售对照品

(1) 名称:BBB。
(2) 批号:2002033.1。
(3) 规格:500 mg/10 mL。
(4) 含量或浓度:50 mg/mL。
(5) 稳定性:在贮存条件和有效期内稳定。
(6) 有效期至:×××。
(7) 贮存条件:15~30 ℃保存(包装盒上为 20~25 ℃,美国药典中关于可控室温解释是可放宽至 15~30 ℃)。
(8) 运输环境:15~25 ℃。
(9) 提供单位:×××公司。
(10) 配制方法:本品无需配制,直接使用原液。注意:市售对照品需采用 22G 或大于 22G 的针头取样。
(11) 留样:档案室管理员负责留样,留样的市售对照品存放于本机构留样室内。
(12) 剩余市售对照品的处理:在确认无使用需求后,剩余市售对照品返还委托方。

(五) 其他主要试剂

1. 试剂一

(1) 名称:青霉素。
(2) 批号:F0032313。
(3) 来源:×××公司。
(4) 规格:0.96 g(160 万 U)。

(5) 有效期至:××××年×月。
(6) 使用浓度:40万 U/mL。
(7) 贮存条件:密封,在干燥处保存。
(8) 配制方法:注射器吸取 4 mL 生理盐水注入 1 瓶青霉素中,混匀备用。

2. 试剂二
(1) 名称:舒泰 50(注射用盐酸替来他明和盐酸唑拉西泮)。
(2) 批号:889E。
(3) 提供单位:×××公司。
(4) 规格:替来他明 125 mg+唑拉西泮 125 mg。
(5) 成分:替来他明和唑拉西泮。
(6) 使用浓度:50 mg/mL。
(7) 有效期至:××××年×月×日。
(8) 贮存条件:常温、密闭。
(9) 配制方法:使用前将包装内无菌注射用水溶解固体瓶内粉末,即浓度为 50 mg/mL。
(10) 剩余麻醉品的处理:剩余麻醉药经登记后返还给毒麻品室进行统一处理。

3. 试剂三
(1) 名称:戊酸雌二醇片。
(2) 批号:614A。
(3) 来源:×××公司。
(4) 规格:1 mg/21 片/盒。
(5) 有效期至:××××年×月×号。
(6) 使用浓度:10 μg/mL。
(7) 贮存条件:30 ℃以下保存。
(8) 配制方法:取若干片药品,磨细后,使用 0.5% CMC-Na 配制至所需浓度。

(六) 实验系统
(1) 种属、品系及级别:SD 大鼠,SPF 级。
(2) 性别和数量:共 460 只动物,全部雌性。首先筛选 204 只动情周期正常且处于动情期的大鼠进入专题,剔除 6 只动情周期异常的动物,按随机数字挑选其中 216 只动情周期正常的动物进入本试验,剩余动物在试验结束后返还给本机构动物饲养管理部。
(3) 体重范围:造模时为 224.70～328.91 g。
(4) 年龄范围:造模时为 17～18 周龄。
(5) 动物来源:×××实验动物技术有限公司。
(6) 实验动物生产许可证号:SCXK(X)2016-0006,×××科委颁发。
(7) 实验动物使用许可证号:SYXK(X)2016-0090,×××科技厅颁发。

(8) 研究系统选择说明:SD 大鼠具有遗传背景清楚、个体差异较小、易繁殖和饲养等优点,且该品系对性激素敏感,广泛用于药理、毒理、药效及 GLP 实验,并且委托方同意使用该种动物。
(9) 动物标识:给药前使用 Marker 笔在大鼠尾部进行标记,给药后使用耳标法进行标记,每只动物均有唯一的标记号。
(10) 饲料、垫料和饮用水

1) SPF 大小鼠维持饲料为×××饲料有限公司生产,批号×××,按实验动物和物品进出程序进入 SPF 级动物房。饲料供应商委托×××公司对饲料营养成分、微生物、重金属进行检测,并向本机构提供检测报告,检测指标符合 GB 14924.3-2010 和 GB/T 14924.2-2001,本机构每年委托×××公司对饲料微生物、重金属及有毒物质进行检测,检测指标符合 GB/T 14924.2-2001,本机构每季度对菌落总数进行检测,检测指标符合 GB 4789.2-2016。结果显示上述各项检测均符合要求。

2) 玉米芯垫料为×××饲料有限公司生产,批号×××,经高温高压灭菌后进入 SPF 级动物房,垫料供应商委托×××公司对垫料中重金属及有毒物质进行检测,并向本机构提供检测报告,本机构每年委托×××公司对垫料微生物、重金属及有毒物质进行检测,检测指标符合 GB/T 14924.2-2001,本机构每季度对其进行一次细菌总数检测,检测指标符合 GB 4789.2-2016。结果显示上述各项检测均符合要求。

3) 动物饮用水为本机构经纯化后的实验动物饮用水,经高温高压蒸汽灭菌后进入 SPF 级动物房,本机构每年委托×××公司对动物饮用水中微生物、化学物质、有毒物质等指标进行检测,检测指标符合 GB 5749-2006,本机构每季度对菌落总数进行检测,检测指标符合 GB 4789.2-2016。结果显示上述各项检测均符合要求。

(11) 动物饲养条件和环境:动物在屏障观察室内饲养,饲养于 318 mm×202 mm×135 mm 笼内,每笼饲养 2～4 只/性别,自由饮水和摄食。动物照度 15～20 Lx,自动光照,每 12 h 明暗交替,全新风。
(12) 动物福利:本试验涉及的动物福利均遵循×××公司动物使用与福利伦理委员会指导原则。试验期间动物管理和使用遵循 *Guide for the Care and Use of Laboratory Animals*(2011 年)、国家科学技术委员会 2017 年修订的《实验动物管理条例》。本试验所涉及的动物管理、使用和相关操作均经过实验动物管理和使用委员会（IACUC）批准，批准文号：IACUC（准）-2021-147。

（13）兽医护理：在试验期间未出现需兽医治疗的情况。

（七）试验设计

1. 动物模型设计依据

（1）受试物：委托方通过制剂改良设计的 AAA 长效注射剂，临床拟用于辅助生殖或月经不调的黄体补充。

（2）辅助生殖的黄体功能不全的病因与发病机制尚不完全清楚：①卵巢刺激引起多个卵泡生长，使得排卵后即黄体早期的血清雌激素浓度异常升高，孕酮浓度提前升高，子宫内膜由增生期提前转为分泌期；②黄体早期的雌激素和孕酮的异常升高，通过负反馈影响 LH 分泌，导致 LH 减少；③大剂量外源性 hCG 诱发排卵，可能通过负反馈降低黄体期 LH 浓度，导致黄体功能不全。

（3）迄今为止，尚无合适的用于辅助生殖的黄体功能不全的动物模型，国内外现有的部分动物模型如下。

1）完全去势雌性大鼠模型造模机制：摘除雌性 SD 大鼠双侧卵巢，孕激素和雌激素分泌降低，甚至无检出，子宫内膜呈萎缩性改变。

2）溴隐亭致流产动物模型造模机制：溴隐亭可抑制腺垂体激素催乳素的分泌，溴隐亭皮下注射早期孕鼠，可使血清催乳素降低，妊娠黄体受体及 mRNA 表达随之减少，黄体功能下降甚至黄体溶解，所分泌的 AAA 及雌二醇减少，影响子宫内膜蜕膜化，造成动物流产。

3）环磷酰胺诱导卵巢早衰大鼠模型造模机制：卵巢早衰所致的原始卵泡储备过少，卵泡闭锁或者耗竭，血清雌激素和促卵泡激素水平低。

（4）目前辅助生殖的黄体功能不全的诊断方法："金指标"为子宫内膜活检，辅助指标为孕激素检测、阴道脱落细胞涂片、基础体温、B 超和腹腔镜等。

（5）辅助生殖技术黄体功能不全的治疗药物：hCG、天然 AAA 及人工合成的 AAA 衍生物。其中 AAA 作为人体自然分泌的激素，安全性更高，是目前黄体支持的首选药物。

（6）AAA 长效注射剂的立题依据：AAA 注射液用于辅助生殖黄体支持的疗效确切，每日 1 次肌内注射，容易引起皮肤刺激性等不良反应，顺应性差。委托方通过制剂改良设计的 AAA 长效注射剂，延长半衰期，减少给药频率，提高患者依从性。

（7）综上所述，在无理想的动物模型前提下，本试验将采用手术摘除 SD 大鼠双侧卵巢并补充低剂量雌二醇，排除内源性激素的影响，考察受试物与市售对照品分别对去势大鼠的子宫内膜形态学、性激素水平和动情周期的影响，通过比较学研究方法评估受试物能否发挥市售对照品类似的药理学作用。

2. 建立模型

（1）理论基础：卵巢是雌性大鼠性激素分泌的主要器官，摘除双侧卵巢后，导致大鼠动情周期、性激素分泌、子宫内膜和阴道皱襞等发生抑制性异常。

（2）建模方法：术前大约 12 h 禁食不禁水，大鼠麻醉满意后，从背部最末肋骨下，在腋中线和距脊柱外侧约 2 cm 交叉处，备皮，常规消毒，切口视野中可见一乳白色发亮的脂肪团，用小镊子轻轻夹住脂肪团拉出切口外，分离脂肪团，可见一团细线状不规则呈黄红色的卵巢，剪取时先将卵巢下输卵管（包括脂肪）用细线结扎，再摘除卵巢，术后顺势将子宫角送回腹腔中，腹腔内滴青霉素，关腹。同法摘除另侧卵巢，伤口局部碘伏擦净血迹。

（3）模型成功标准：术前动物动情周期正常，术后 1 周开始进行阴道涂片连续观察，当动情周期紊乱，可初步判定去势大鼠造模成功，解剖后发现子宫内膜和阴道皱襞等发生抑制性异常最终判定成功。

（4）补充雌二醇（E_2）的剂量设计依据：①《绝经过渡期和绝经后期激素补充治疗临床应用指南》：激素补充治疗原则上应选用最低的有效剂量，该指南推荐连续性联合用药方法，戊酸雌二醇片 0.5～1.5 mg/d，加用 AAA 1～3 mg/d；②大鼠等效剂量：临床戊酸雌二醇片 0.5～1.5 mg/d，成年女性体重 60 kg 计算，按本机构《实验动物用药量的计算方法》进行计算，则大鼠临床等效剂量为每日 50～150 μg/kg；③参考文献，去势雌性大鼠灌胃每日 80 μg/kg 戊酸雌二醇，可以明显升高去势雌性大鼠的血清 E_2 水平。每日口服 110 μg/kg 戊酸雌二醇对去卵巢大鼠子宫、阴道及乳腺萎缩具有明显的拮抗效应；④去势造模成功的雌性大鼠，灌胃补充 100 μg/kg 戊酸雌二醇片溶液，以维持雌性大鼠生殖系统及器官的正常生理功能。

（5）模型特点：动情周期紊乱，血清孕激素（P）和雌激素（E_2）分泌降低，子宫内膜呈萎缩性改变。

3. 剂量设计依据

（1）《孕激素维持妊娠与黄体支持临床实践指南》（2021 版）：针对临床黄体支持，该指南推荐肌内注射

AAA 20 mg/人。

(2) AAA 注射液的大鼠等效用量：成年女性体重 60 kg 计算，按本机构《实验动物用药量的计算方法》进行计算，则 AAA 注射液的大鼠临床等效剂量 2 mg/kg。

(3) 委托方提供的 SD 大鼠药代试验结果：受试物（60 mg/kg）一周给药 1 次的 AUC_{0-168h}，大约相对于市售对照品（4 mg/kg）AUC_{0-24h} 均值的 7 倍。

(4) 委托方提供的前期 SD 大鼠 4 周重复给药试验结果：与正常对照组相比，给药 4 周结束，受试物组（30 mg/kg、100 mg/kg 和 300 mg/kg）和市售对照品组（46 mg/kg）均可见子宫重量及其系数下降、卵巢黄体退化、子宫黏膜皱襞增长增厚和阴道上皮黏液细胞增多（与药理作用相关），恢复期（14 天）结束受试物组（30 mg/kg）和市售对照品组（46 mg/kg）恢复，受试物组（100 mg/kg 和 300 mg/kg）未完全恢复。

(5) 综上所述，市售对照品设置 8 个剂量组，分别 1.3 mg/kg、2 mg/kg、3.1 mg/kg、4.8 mg/kg、7.4 mg/kg、11.5 mg/kg、17.9 mg/kg 和 27.7 mg/kg，剂距为 1.55 倍。故受试物设置 8 个剂量组，分别为 19.4 mg/kg、30 mg/kg、46.5 mg/kg、72.1 mg/kg、111.7 mg/kg、173.2 mg/kg、268.4 mg/kg 和 416.0 mg/kg，剂距为 1.55 倍。

4. 解剖观察时间点的设计依据

(1)《孕激素维持早期妊娠及防治流产中国专家共识》：助孕周期，连续用药 5~12 周（可视具体情况调整）。

(2) 参考文献：去势大鼠皮下注射 25 mg/kg AAA，分别在给药 1、2 和 4 周后解剖，随孕激素用药时间的延长，子宫肌层、内膜厚度和肌细胞直径也随之增大。

(3) 委托方前期重复给药的研究结果：市售对照品（46 mg/kg）连续给药 4 周后，正常大鼠给药局部镜下观察发现肌纤维坏死，考虑到动物伦理，给药周期不宜太长。

(4) 解剖观察时间设计 3 个点，分别为给药后 1、2 和 4 周。

5. 分组与剂量设置

(1) 分组：挑选至少 216 只正常动情周期的雌性 SD 大鼠，根据随机数字随机分成 2 组，分别为假手术组（12 只）和手术组（至少 204 只）。从手术组中挑选 204 只造模成功的大鼠，根据动物体重分层随机分成 17 组，每组 12 只，设模型对照组、受试物 1、2、3、4、5、6、7 和 8 组，市售对照品 1、2、3、4、5、6、7 和 8 组。假手术组（12 只）仍作为假手术组。多余的动物返还动物房（表 8-4-1）。

(2) 剂量：受试物 1、2、3、4、5、6、7 和 8 组分别为 19.4 mg/kg、30 mg/kg、46.5 mg/kg、72.1 mg/kg、111.7 mg/kg、173.2 mg/kg、268.4 mg/kg 和 416.0 mg/kg。市售对照品 1、2、3、4、5、6、7 和 8 组分别为 1.3 mg/kg、2 mg/kg、3.1 mg/kg、4.8 mg/kg、7.4 mg/kg、11.5 mg/kg、17.9 mg/kg 和 27.7 mg/kg（表 8-4-1）。

(3) 剂距：1.55 倍。

表 8-4-1 试验分组和剂量设置

组别	剂量	临床拟用剂量倍数	等效剂量倍数
假手术组	—	—	—
模型对照组	—	—	—
受试物 1 组	每周 19.4 mg/kg	3.88	0.65
受试物 2 组	每周 30.0 mg/kg	6.00	1.00
受试物 3 组	每周 46.5 mg/kg	9.30	1.55
受试物 4 组	每周 72.1 mg/kg	14.42	2.40
受试物 5 组	每周 111.7 mg/kg	22.34	3.72
受试物 6 组	每周 173.2 mg/kg	34.64	5.77
受试物 7 组	每周 268.4 mg/kg	53.68	8.95
受试物 8 组	每周 416.0 mg/kg	83.20	13.87
市售对照品 1 组	每天 1.3 mg/kg	3.94	0.65
市售对照品 2 组	每天 2.0 mg/kg	6.06	1.00
市售对照品 3 组	每天 3.1 mg/kg	9.39	1.55
市售对照品 4 组	每天 4.8 mg/kg	14.55	2.40
市售对照品 5 组	每天 7.4 mg/kg	22.42	3.70
市售对照品 6 组	每天 11.5 mg/kg	34.85	5.75
市售对照品 7 组	每天 17.9 mg/kg	54.24	8.95
市售对照品 8 组	每天 27.7 mg/kg	83.94	13.85

注：—，不适用；表中"临床拟用剂量"和"等效剂量"分别以每周 5 mg/kg 和 30 mg/kg 计算

(八) 给药方法

(1) 给药频率：假手术组、模型对照组和受试物组，1 次/周。市售对照品组，1 次/天。

(2) 给药途径：肌内注射。

(3) 给药剂量：表 8-4-1。

(4) 给药体积：表 8-4-2。

(5) 给药期限：每组动物按动物编号顺序分 3 批停药，每组每批 4 只动物，分别在给药 1、2 和 4 周后停药。

(6) 给药时间：13:30~16:02。

(7) 给予受试物的途径说明：与临床使用途径相同。

(8) 受试物和对照品配制方法

1) 市售对照品的配制方法：无需配制，直接使用原液。

2) 辅料对照品配制和受试物配制见表8-4-2。

表8-4-2 受试物和市售对照品配制

组别	剂量	给药体积(mL/kg)	使用浓度(mg/mL)
假手术组	—	2.099	—
模型对照组	—	2.099	—
受试物1组	每周19.4 mg/kg	0.098	198.2
受试物2组	每周30.0 mg/kg	0.151	198.2
受试物3组	每周46.5 mg/kg	0.235	198.2
受试物4组	每周72.1 mg/kg	0.364	198.2
受试物5组	每周111.7 mg/kg	0.564	198.2
受试物6组	每周173.2 mg/kg	0.874	198.2
受试物7组	每周268.4 mg/kg	1.354	198.2
受试物8组	每周416.0 mg/kg	2.099	198.2
市售对照品1组	每天1.3 mg/kg	0.026	50
市售对照品2组	每天2.0 mg/kg	0.040	50
市售对照品3组	每天3.1 mg/kg	0.062	50
市售对照品4组	每天4.8 mg/kg	0.096	50
市售对照品5组	每天7.4 mg/kg	0.149	50
市售对照品6组	每天11.5 mg/kg	0.231	50
市售对照品7组	每天17.9 mg/kg	0.358	50
市售对照品8组	每天27.7 mg/kg	0.555	50

注：—，不适用

3) 剩余受试物和对照品制剂返还受试物配制室并确认剩余量，倒入废弃物仓库的废液桶内并记录，由本机构统一处理。

(9) 受试物和市售对照品的给予方法：按照本机构《大鼠、小鼠及仓鼠的给药途径和方法》进行肌内注射给药（所有动物需采用22G或大于22G的针头给药，注射部位为后肢腿部肌肉，左右交替给药，根据给药量进行多点注射，每个注射点给药量不超过0.2 mL）。

（九）试验方法

(1) 动物接收和检疫：动物接收后根据相关规范进行检疫，接收后检疫时间12天，检疫期结束由兽医出具实验动物检疫报告书。

(2) 适应性饲养：本试验动物检疫同时进行适应性饲养。

(3) 试验周期定义：mD为造模期，定义手术造模的当天定义为mD_1。D为给药期，定义首次给药的当天为D_1。

(4) 动情周期：术前连续7天和去势手术全部完成后1周开始连续7天，以及给药开始至给药结束，按《实验动物的合笼交配、妊娠和动情周期判别》进行阴道涂片操作，每天观察1次动情周期。

(5) 非终点采血：禁食12 h，不禁水。造模前1天(mD_0)和给药前1天(D_0)，颈静脉采血，分离血清，测定雌鼠体内GnRH、FSH、LH、睾酮(T)、雌二醇(E_2)和孕酮(P)水平。

(6) 手术造模：挑选216只动情周期正常的雌性SD大鼠，根据随机数字随机分成2组，分别为假手术组(12只)和手术组(204只)。剩余大鼠作为备用动物，防止麻醉或手术意外死亡。由于动物数量(216只)较多，计划分4批在4天内完成手术，除假手术组外，其余组均进行去势手术造模。从去势手术完成后1周后开始阴道涂片法观察动情周期，连续观察1周，每天1次，呈现不规则动情周期的即可初步判断造模成功。

(7) 动物分组：挑选造模成功的216只大鼠，根据动物体重分层随机分成17组，分别为模型对照组、受试物1~8组和市售对照品1~8组，每组12只。假手术组(12只)继续设为假手术组。

(8) 补充雌二醇：D_1每只去势大鼠均灌胃每日100 μg/kg戊酸雌二醇片溶液，假手术组灌胃等体积0.5% CMC-Na，每天1次，直至给药结束。

(9) 给药观察：D_1各组开始肌内注射给予相应的药物。每组动物按动物编号顺序分3批，分别在给药1周、2周和4周后停药。

(10) 大体解剖

1) 每组12只动物按动物编号顺序依次分3批解剖，每组每批4只动物，每批总共72只大鼠，分别在D_8、D_{15}和D_{29}进行安乐死。

2) 取血后观察大体解剖情况，摘取大/小脑、垂体、子宫、阴道和乳腺，称量大脑和子宫的重量，计算脏器系数。

3) 将大/小脑、垂体、子宫、阴道、乳腺和异常内脏组织均放入10%福尔马林中保存。

（十）观察指标

(1) 一般状况观察：给药后每日进行外观体征、行为活动、动物姿势、饮食、被毛、刺激反应、腺体分泌物、排泄物、呼吸状态、死亡情况等观察。

(2) 体重：每周测定 1 次动物体重。

(3) 子宫重量及其脏体比和脏脑比：称量子宫和大脑重量，并计算子宫的脏体比与脏脑比。

(4) 组织病理学：D_8、D_{15} 和 D_{29} 动物解剖后，子宫、阴道及肉眼观察有异常的脏器均进行组织病理学检查。必要时，增加子宫内膜和阴道壁厚度的检测。

(5) 血清激素水平检测：mD_0 与 D_0 的非终点血清和 D_8、D_{15} 和 D_{29} 的终点血清，按照说明书，用酶标仪检测相关激素。

（十一）数据统计分析

实验数据以均值±SD 表示，采用 SPSS25.0 软件对数据进行录入和统计分析。按本机构《试验数据的统计方法》进行统计，计量资料使用单因素方差分析或 Mann-WhitneyU 多重比较检验。$P<0.05$ 和 $P<0.01$ 均表示具有统计学差异。

（十二）结果（试验数据略）

1. **模型建立** 手术摘除正常动情周期的雌性 SD 大鼠双侧卵巢后，假手术组仅开腹缝合处理，各组动物体重和动情周期的结果如下。

(1) 体重：与同期假手术组（mD_9 290.43 g±26.58 g；mD_{14} 297.60 g±31.30 g）相比，手术组 mD_9（310.53 g±23.02 g）和 mD_{14}（333.39 g±24.08 g）体重增加，均具有统计学差异（$P<0.05$）。

(2) 体重增重：与同期假手术组（mD_{1-9} 6.81 g±20.57 g；mD_{9-14} 7.17 g±7.11 g）相比，手术组 mD_{1-9}（33.42 g±15.88 g）和 mD_{9-14}（22.86 g±10.02 g）体重增重更多，均具有统计学差异（$P<0.01$）。

(3) 动情周期：造模 1 周后至给药前，观察 1 周内动情周期，与同期假手术组（动情期 1.92 天±1.38 天；动情间期 3.00 天±1.65 天）相比，手术组动情期天数（0.10 天±0.31 天）减少，动情间期天数（4.81 天±1.67 天）增加，均具有统计学差异（$P<0.01$）。

(4) 血清激素水平：①造模前：与同期假手术组相比，手术组血清 GnRH、FSH、LH、T、E_2 和 P 水平无统计学差异（$P>0.05$）；②给药前：与同期假手术组（GnRH 938.219 pg/mL±66.602 pg/mL；T 0.802 ng/mL±0.147 ng/mL；和 P 5.439 ng/mL±0.746 ng/mL）相比，手术组血清 GnRH、T 和 P 水平降低，分别为 770.797 pg/mL±178.323 pg/mL、0.568 ng/mL±0.129 ng/mL 和 3.525 ng/mL±0.597 ng/mL，均具有统计学差异（$P<0.01$）。

2. **药效学作用**

(1) 一般状况观察：给药后每日进行外观体征、行为活动、动物姿势、饮食、被毛、刺激反应、腺体分泌物、排泄物、呼吸状态和死亡情况等观察，同时观察给药局部刺激反应。

1) 假手术组、模型对照组和受试物 1～8 组：试验期间，无动物死亡，各组外观体征、行为活动、动物姿势、饮食、被毛、腺体分泌物、排泄物、呼吸状态和给药局部刺激性反应等均未见明显异常。

2) 市售对照品 1～8 组：试验期间，无动物死亡，市售对照品 1 组动物 D_{12}（1/8）开始部分动物出现后肢伸展异常，市售对照品 2、4 和 5 组动物 D_2（分别为 1/12、1/12 和 2/12）开始部分动物出现后肢伸展异常，市售对照品 3 组动物 D_3（1/12）开始部分动物出现后肢伸展异常，市售对照品 6～8 组动物 D_1（分别为 2/12、4/12 和 4/12）开始部分动物出现后肢伸展异常，并且市售对照品 1～8 组后肢伸展异常的动物数量与每组动物总数的比例随给药次数和给药剂量的增加可见升高的趋势。

(2) 体重：每周对存活动物称量体重。①模型对照组：与同期假手术组（D_1 302.10 g±33.64 g；D_{15} 312.10 g±28.74 g；D_{22} 312.80 g±38.55 g；和 D_{29} 297.70 g±43.68 g）相比，模型对照组 D_1、D_{15}、D_{22} 和 D_{29} 体重增加，分别为 333.48 g±22.92 g、364.89 g±24.26 g、390.03 g±16.81 g 和 378.11 g±13.17 g。②受试物 1～8 组：与同期模型对照组（333.48 g±22.92 g）相比，受试物 5～8 组 D_1 体重减少，分别为 293.75 g±21.76 g、295.83 g±19.36 g、296.98 g±21.55 g 和 295.57 g±20.50 g，均具有统计学差异（$P<0.01$）。③市售对照品 1～8 组：与同期模型对照组相比，市售对照品 1～8 组 D_1、D_8、D_{15}、D_{22} 和 D_{29} 体重均无统计学差异（$P>0.05$）。

(3) 体重增重：每周对存活动物称量体重，并计算体重增重。①模型对照组：与同期假手术组相比，模型对照组 D_{1-8}、D_{8-15}、D_{15-22} 和 D_{22-29} 体重增重均无统计学差异（$P>0.05$）。②受试物 1～8 组：与同期模型对照组（D_{1-8} 8.17 g±8.37 g；D_{22-29} −11.91 g±4.22 g）相比，受试物 5～8 组 D_{1-8} 体重增重增加，分别为 38.05 g±15.19 g、41.38 g±11.95 g、36.53 g±11.12 g 和 35.78 g±12.78 g；受试物 4～6 和 8 组 D_{22-29} 体重增重增加，分别为 −5.28 g±2.02 g、−2.68 g±4.52 g、−4.98 g±1.37 g 和 −3.15 g±4.17 g，均具有统计学差异（$P<0.05$）。③市售对照品 1～8 组：与同期模型对照组（D_{1-8} 8.17 g±8.37 g；D_{22-29} −11.91 g±4.22 g）相比，市售对照品 1 组 D_{1-8}（22.65 g±16.82 g）、市售对照品 3 组

D_{22-29}($-1.37\,g\pm2.98\,g$)、市售对照品7组D_{22-29}($-4.36\,g\pm4.04\,g$)和市售对照品8组D_{22-29}($1.70\,g\pm4.21\,g$)体重增重增加,均具有统计学差异($P<0.05$)。

(4) 动情周期:给药前7天(D_{-6})至给药结束(D_{28})每天观察1次动情周期。

1) 给药1周(观察7天)对去势雌鼠动情周期的影响:①模型对照组:与同期假手术组(动情期0.83天±0.83天;动情间期3.33天±1.56天)相比,模型对照组动情期天数减少,动情间期天数(5.50天±0.90天)增加;②受试物1~8组和市售对照品1~8组:与同期模型对照组相比,各组动情间期、动情前期、动情期和动情后期未见明显变化,无统计学差异($P>0.05$)。

2) 给药2周(观察14天)对去势雌鼠动情周期的影响:①模型对照组:与同期假手术组(0.63天±0.52天)相比,模型对照组动情后期天数减少,具有统计学差异($P<0.01$)。②受试物1~8组和市售对照品1~8组:与同期模型对照组相比,各组动情间期、动情前期、动情期和动情后期未见明显变化,无统计学差异($P>0.05$)。

3) 给药4周(观察28天)对去势雌鼠动情周期的影响:①模型对照组:与同期假手术组(动情期6.25天±1.71天;动情后期2.75天±0.50天)相比,模型对照组动情期和动情后期天数(动情期0.50天±0.58天;动情后期0.50天±0.58天)减少,均具有统计学差异($P<0.01$)。②受试物1~8组和市售对照品1~8组:与同期模型对照组相比,各组动情间期、动情前期、动情期和动情后期未见明显变化,无统计学差异($P>0.05$)。

(5) 血清激素水平检测:D_8、D_{15}和D_{29},GnRH、FSH、LH、T、E_2和P水平的结果。

1) 给药1周对去势雌鼠血清激素水平的影响:①模型对照组:与同期假手术组相比,模型对照组血清GnRH、FSH、LH、T、E_2和P未见明显变化,无统计学差异($P>0.05$);②受试物1~8组:与同期模型对照组(3.585 ng/mL±0.340 ng/mL)相比,受试物5~8组血清P升高,分别为5.125 ng/mL±1.000 ng/mL、5.509 ng/mL±1.353 ng/mL、5.230 ng/mL±0.228 ng/mL和5.712 ng/mL±0.648 ng/mL,均具有统计学差异($P<0.05$)。③市售对照品1~8组:与同期模型对照组(3.585 ng/mL±0.340 ng/mL)相比,市售对照品6~8组血清P升高,分别为5.217 ng/mL±0.988 ng/mL、5.443 ng/mL±0.118 ng/mL和5.079 ng/mL±0.896 ng/mL,均具有统计学差异($P<0.05$)。

2) 给药2周对去势雌鼠血清激素水平的影响:①模型对照组:与同期假手术组(T 0.678 ng/mL±0.174 ng/mL;P 5.850 ng/mL±0.560 ng/mL)相比,模型对照组血清T和P水平降低,分别为0.545 ng/mL±0.047 ng/mL和4.600 ng/mL±0.773 ng/mL,均具有统计学差异($P<0.05$)。②受试物1~8组:与同期模型对照组(E_2 142.195 pg/mL±14.689 pg/mL;P 4.600 ng/mL±0.773 ng/mL;T 0.545 ng/mL±0.047 ng/mL)相比,受试物1、2和6~8组血清E_2升高,分别为177.000 pg/mL±15.791 pg/mL、199.977 pg/mL±22.327 pg/mL、215.678 pg/mL±24.360 pg/mL、206.170 pg/mL±31.054 pg/mL和189.813 pg/mL±17.894 pg/mL,受试物3和6~8组血清P升高,分别为6.700 ng/mL±0.961 ng/mL、6.326 ng/mL±0.490 ng/mL、6.067 ng/mL±0.560 ng/mL和6.949 ng/mL±1.047 ng/mL,受试物4和6~8组血清T升高,分别为0.930 ng/mL±0.145 ng/mL、0.838 ng/mL±0.223 ng/mL、1.051 ng/mL±0.230 ng/mL和1.531 ng/mL±0.434 ng/mL,均具有统计学差异($P<0.05$)。③市售对照品1~8组:与同期模型对照组(LH 70.787 mU/mL±7.045 mU/mL;E_2 142.195 pg/mL±14.689 pg/mL;P 4.600 ng/mL±0.773 ng/mL;T 0.545 ng/mL±0.047 ng/mL)相比,市售对照品7和8组血清LH水平升高,分别为101.929 mU/mL±19.561 mU/mL和111.305 mU/mL±9.959 mU/mL,市售对照品1~6组血清E_2水平升高,分别为257.381 pg/mL±101.898 pg/mL、198.436 pg/mL±27.302 pg/mL、220.309 pg/mL±28.828 pg/mL、195.532 pg/mL±11.489 pg/mL、195.713 pg/mL±34.013 pg/mL和179.260 pg/mL±3.979 pg/mL,市售对照品6组血清P水平(6.620 ng/mL±0.386 ng/mL)升高,市售对照品6~8组血清T升高,分别为0.764 ng/mL±0.073 ng/mL、0.875 ng/mL±0.180 ng/mL和0.866 ng/mL±0.256 ng/mL,均具有统计学差异($P<0.05$)。

3) 给药4周对去势雌鼠血清激素水平的影响:①模型对照组:与同期假手术组(T 0.810 ng/mL±0.134 ng/mL;P 5.616 ng/mL±0.971 ng/mL)相比,模型对照组血清T和P降低,分别为0.572 mU/mL±0.041 mU/mL和3.524 mU/mL±0.560 mU/mL,均具有统计学差异($P<0.05$)。②受试物1~8组:与同期模型对照组(LH 85.341 mU/mL±14.063 mU/mL;P 3.524 ng/mL±0.560 ng/mL;T 0.572 ng/mL±0.041 ng/mL)相比,受试物4、6和7组血清LH降低,分

别 53.155 mU/mL±10.365 mU/mL、58.765 mU/mL±5.595 mU/mL 和 53.406 mU/mL±5.568 mU/mL,受试物 1～8 组血清 P 升高,分别为 5.311 ng/mL±1.016 ng/mL、6.211 ng/mL±0.577 ng/mL、5.542 ng/mL±0.573 ng/mL、6.082 ng/mL±1.253 ng/mL、6.861 ng/mL±0.979 ng/mL、6.764 ng/mL±0.262 ng/mL、6.002 ng/mL±0.583 ng/mL 和 6.019 ng/mL±0.882 ng/mL,受试物 2～8 组血清 T 升高,分别为 6.211 ng/mL±0.577 ng/mL、5.542 ng/mL±0.573 ng/mL、6.082 ng/mL±1.253 ng/mL、6.861 ng/mL±0.979 ng/mL、6.764 ng/mL±0.262 ng/mL、6.002 ng/mL±0.583 ng/mL 和 6.019 ng/mL±0.882 ng/mL,均具有统计学差异($P<0.05$)。③市售对照品 1～8 组:与同期模型对照组(LH 85.341 mU/mL±14.063 mU/mL;P 3.524 ng/mL±0.560 ng/mL;T 0.572 ng/mL±0.041 ng/mL)相比,市售对照品 3 组血清 LH 水平(62.151 mU/mL±5.902 mU/mL)降低,市售对照品 4～8 组血清 P 水平升高,分别为 5.498 ng/mL±0.490 ng/mL、6.001 ng/mL±0.773 ng/mL、5.930 ng/mL±0.979 ng/mL、6.472 ng/mL±0.453 ng/mL 和 6.313 ng/mL±1.195 ng/mL,市售对照品 4～6 和 8 组血清 T 升高,分别为 0.842 ng/mL±0.175 ng/mL、0.696 ng/mL±0.048 ng/mL、0.802 ng/mL±0.159 ng/mL 和 1.028 ng/mL±0.208 ng/mL,均具有统计学差异($P<0.05$)。

(6) 脏器重量:给药 1、2 和 4 周后大脑和子宫重量的结果。

1) 给药 1 周对去势雌鼠脏器重量的影响:与同期假手术组相比,模型对照组大脑和子宫重量未见明显变化,无统计学差异($P>0.05$);与同期模型对照组相比,各组大脑和子宫重量未见明显变化,无统计学差异($P>0.05$)。

2) 给药 2 周对去势雌鼠脏器重量的影响:①模型对照组:与同期假手术组(0.583 g±0.335 g)相比,模型对照组子宫重量(0.178 g±0.031 g)减轻具有统计学差异($P<0.05$ g);②受试物 1～8 组:与同期模型对照组(0.178 g±0.031 g)相比,受试物 2、3、7 和 8 组子宫量均增加,分别为 0.238 g±0.026 g、0.235 g±0.019 g、0.247 g±0.016 g 和 0.396 g±0.188 g,均具有统计学差异($P<0.05$);③市售对照品 1～8 组:与同期模型对照组(0.178 g±0.031 g)相比,市售对照品 6～8 组子宫量均增加,分别为 0.253 g±0.033 g、0.285 g±0.028 g 和 0.316 g±0.046 g,均具有统计学差异($P<0.05$)。

3) 给药 4 周对去势雌鼠脏器重量的影响:①模型对照组:与同期假手术组(0.713 g±0.141 g)相比,模型对照组子宫重量(0.162 g±0.023 g)减轻具有统计学差异($P<0.05$)。②受试物 1～8 组:与同期模型对照组(0.162 g±0.023 g)相比,受试物 1～8 组子宫量均增加,分别为 0.227 g±0.051 g、0.226 g±0.046 g、0.259 g±0.024 g、0.279 g±0.035 g、0.287 g±0.043 g、0.306 g±0.048 g、0.290 g±0.051 g 和 0.292 g±0.046 g 均具有统计学差异($P<0.05$)。③市售对照品 1～8 组:与同期模型对照组(0.162 g±0.023 g)相比,市售对照品 1～8 组子宫量均增加,分别为 0.231 g±0.049 g、0.226 g±0.030 g、0.209 g±0.011 g、0.201 g±0.018 g、0.283 g±0.073 g、0.283 g±0.045 g、0.285 g±0.060 g 和 0.294 g±0.026 g 均具有统计学差异($P<0.05$)。

(7) 脏器系数:给药 1、2 和 4 周后大脑、卵巢和子宫重量的结果。

1) 给药 1 周对去势雌鼠脏器系数的影响:与同期假手术组相比,模型对照组大脑脏体比和子宫脏体比及脏脑比未见明显变化,无统计学差异($P>0.05$);与同期模型对照组相比,各组大脑脏体比和子宫脏体比及脏脑比未见明显变化,无统计学差异($P>0.05$)。

2) 给药 2 周对去势雌鼠脏器系数的影响:①模型对照组:与同期假手术组(子宫脏体比 0.187%±0.119%;子宫脏体比 0.276%±0.150%)相比,模型对照组子宫脏体比和脏脑比均降低,分别为 0.051%±0.008% 和 0.085%±0.013%,具有统计学差异($P<0.05$)。②受试物 1～8 组:与同期模型对照组(子宫脏体比 0.051%±0.008%;子宫脏脑比 0.085%±0.013%)相比,受试物 2～8 组子宫脏体比均升高,分别为 0.071%±0.010%、0.070%±0.007%、0.072%±0.012%、0.078%±0.015%、0.068%±0.011%、0.075%±0.006% 和 0.120%±0.057%;受试物 3、5、7 和 8 组子宫脏脑比均增加,分别为 0.111%±0.010%、0.128%±0.024%、0.118%±0.011% 和 0.186%±0.089%,均具有统计学差异($P<0.05$)。③市售对照品 1～8 组:与同期模型对照组(子宫脏体比 0.051%±0.008%;子宫脏脑比 0.085%±0.013%)相比,市售对照品 2 和 5～8 组子宫脏体比均升高,分别 0.068%±0.010%、0.075%±0.017%、0.079%±0.012%、0.089%±0.008% 和 0.097%±0.011%;市售对照品 6～8 组子宫脏脑比均增加,分别为 0.124%±0.018%、0.141%±0.015%、0.151%±0.023% 均具有统计学差异($P<0.05$)。

3) 给药4周对去势雌鼠脏器系数的影响：①模型对照组：与同期假手术组（脑脏体比 0.695%±0.073%；子宫脏体比 0.241%±0.044%；子宫脏脑比 0.350%±0.076%）相比，模型对照组脑脏体比、子宫脏体比和脏脑比均降低，分别为 0.527%±0.056%、0.043%±0.005% 和 0.082%±0.017%，具有统计学差异（$P<0.05$）；②受试物 1～8 组：与同期模型对照组（脑脏体比 0.527%±0.056%；子宫脏体比 0.043%±0.005%；子宫脏脑比 0.082%±0.017%）相比，受试物 6～8 组脑脏体比均升高，分别 0.600%±0.009%、0.590%±0.015% 和 0.600%±0.022%；受试物 1 和 3～8 组子宫脏体比均增加，分别为 0.059%±0.013%、0.068%±0.006%、0.075%±0.009%、0.077%±0.011%、0.081%±0.014%、0.079%±0.016% 和 0.080%±0.013%；受试物 3～8 组子宫脏脑比均升高，分别为 0.120%±0.012%、0.129%±0.016%、0.133%±0.022%、0.136%±0.024%、0.133%±0.026% 和 0.132%±0.019%，均具有统计学差异（$P<0.05$）；③市售对照品 1～8 组：与同期模型对照组（脑脏体比 0.527%±0.056%；子宫脏体比 0.043%±0.005%；子宫脏脑比 0.082%±0.017%）相比，市售对照品 2、5 和 8 组脑脏体比均身高，分别 0.619%±0.024%、0.625%±0.024% 和 0.626%±0.016%；市售对照品 1～8 组子宫脏体比均升高，分别为 0.065%±0.013%、0.063%±0.007%、0.057%±0.005%、0.055%±0.004%、0.081%±0.021%、0.078%±0.012%、0.079%±0.013% 和 0.083%±0.009%；受试物 6～8 组子宫脏脑比均增加，分别为 0.134%±0.026%、0.135%±0.024% 和 0.132%±0.013% 均具有统计学差异（$P<0.05$）。

(8) 子宫和阴道厚度：给药 1 周、2 周和 4 周后子宫内膜上皮细胞层厚度、子宫内膜基底层厚度、子宫肌层厚度和阴道厚度的结果。

1) 给药 1 周对去势雌鼠子宫和阴道厚度的影响：①模型对照组：与同期假手术组（子宫内膜上皮细胞层厚度 42.74 μm±9.21 μm；子宫肌层厚度 687.11 μm±71.11 μm）相比，模型对照组子宫内膜上皮细胞层厚度和子宫肌层厚度均减少，分别为 20.74 μm±5.13 μm 和 529.67 μm±32.94 μm，具有统计学差异（$P<0.05$）；②受试物 1～8 组：与同期模型对照组（子宫内膜上皮细胞层厚度 20.74 μm±5.13 μm；子宫肌层厚度 529.67 μm±32.94 μm）相比，受试物 1～8 组子宫内膜上皮细胞层厚度均增加，分别为 49.73 μm±11.33 μm、52.46 μm±3.83 μm、52.14 μm±14.73 μm、47.16 μm±14.06 μm、50.24 μm±16.90 μm、57.08 μm±16.47 μm、60.01 μm±22.29 μm 和 70.32 μm±45.30 μm，受试物 6～8 组子宫肌层厚度均增加，分别为 721.41 μm±115.45 μm、787.81 μm±131.89 μm 和 752.13 μm±118.06 μm，均具有统计学差异（$P<0.05$）；③市售对照品 1～8 组：与同期模型对照组（子宫内膜上皮细胞层厚度 20.74 μm±5.13 μm；子宫肌层厚度 529.67 μm±32.94 μm）相比，市售对照品 1～8 组子宫内膜上皮细胞层厚度均增加，分别为 62.52 μm±34.69 μm、99.10 μm±33.24 μm、161.56 μm±122.04 μm、53.33 μm±11.48 μm、85.59 μm±32.46 μm、72.74 μm±29.98 μm、83.26 μm±59.36 μm 和 55.49 μm±8.66 μm，市售对照品 2 和 6～8 组子宫肌层厚度均增加，分别为 679.30 μm±56.50 μm、838.37 μm±240.34 μm、725.77 μm±174.96 μm 和 799.27 μm±59.11 μm，均具有统计学差异（$P<0.05$）。

2) 给药 2 周对去势雌鼠子宫和阴道厚度的影响：①模型对照组：与同期假手术组（子宫内膜基底层厚度 1577.96 μm±371.91 μm；子宫肌层厚度 894.97 μm±148.32 μm）相比，模型对照组子宫内膜基底层厚度和子宫肌层厚度均减少，分别为 702.29 μm±77.85 μm 和 496.10 μm±50.42 μm，具有统计学差异（$P<0.05$）；②受试物 1～8 组：与同期模型对照组（子宫内膜上皮细胞层厚度 72.03 μm±21.59 μm；子宫肌层厚度 496.10 μm±50.42 μm）相比，受试物 4、5 和 8 组子宫内膜上皮细胞层厚度均增加，分别为 206.16 μm±78.53 μm、126.93 μm±34.43 μm 和 696.56 μm±509.29 μm，受试物 1、4、5、7 和 8 组子宫肌层厚度均增加，分别为 600.12 μm±29.24 μm、689.57 μm±125.15 μm、721.81 μm±93.12 μm、773.53 μm±87.12 μm 和 914.63 μm±41.53 μm，均具有统计学差异（$P<0.05$）。③市售对照品 1～8 组：与同期模型对照组（496.10 μm±50.42 μm）相比，市售对照品 4～7 组子宫肌层厚度均增加，分别为 670.19 μm±28.87 μm、661.72 μm±64.37 μm、766.79 μm±82.15 μm 和 779.59 μm±182.33 μm，均具有统计学差异（$P<0.05$）。

3) 给药 4 周对去势雌鼠子宫和阴道厚度的影响：①模型对照组：与同期假手术组（子宫内膜基底层厚度 1749.52 μm±525.13 μm；子宫肌层厚度 899.82 μm±171.23 μm）相比，模型对照组子宫内膜基底层厚度和子宫肌层厚度均减少，分别为 566.79 μm±95.97 μm 和 490.84 μm±48.69 μm，具有统计学差异（$P<0.05$）。

②受试物1~8组:与同期模型对照组(子宫内膜上皮细胞层厚度39.40 μm±2.51 μm;子宫内膜基底层厚度566.79 μm±95.97 μm;子宫肌层厚度490.84 μm±48.69 μm)相比,受试物1~3和5~8组子宫内膜上皮细胞层厚度均增加,分别为60.01 μm±12.11 μm、225.98 μm±187.69 μm、153.34 μm±107.28 μm、238.45 μm±197.30 μm、162.77 μm±124.59 μm、434.52 μm±205.24 μm和461.46 μm±76.86 μm,受试物1~4和6组子宫内膜基底层厚度均增加,分别为950.68 μm±58.73 μm、841.37 μm±112.74 μm、979.58 μm±155.69 μm、997.09 μm±171.49 μm和986.31 μm±79.69 μm,受试物1、3~5和7~8组子宫肌层厚度均增加,分别为624.62 μm±53.17 μm、730.88 μm±87.49 μm、680.38 μm±66.26 μm、862.56 μm±99.22 μm、861.89 μm±82.94 μm和962.98 μm±71.22 μm,均具有统计学差异($P<0.05$)。③市售对照品1~8组:与同期模型对照组(子宫内膜上皮细胞层厚度39.40 μm±2.51 μm;子宫内膜基底层厚度566.79 μm±95.97 μm;子宫肌层厚度490.84 μm±48.69 μm)相比,市售对照品1、2和4~8组子宫内膜上皮细胞层厚度均增加,分别为82.12 μm±43.58 μm、67.43 μm±9.11 μm、79.76 μm±31.33 μm、127.83 μm±64.98 μm、95.66 μm±38.28 μm、400.75 μm±142.04 μm和663.02 μm±185.87 μm,市售对照品2~6组子宫内膜基底层厚度均增加,分别为966.98 μm±141.86 μm、881.63 μm±142.17 μm、809.03 μm±163.67 μm、946.05 μm±175.82 μm和1 019.76 μm±89.02 μm,市售对照品2和5~8组子宫肌层厚度均增加,分别为634.48 μm±45.91 μm、742.00 μm±94.15 μm、725.55 μm±68.59 μm、791.67 μm±81.83 μm和890.91 μm±84.06 μm,均具有统计学差异($P<0.05$)。

(9) 解剖后大体观察结果:各给药周期动物大体观察可见异常,具体为:1F01、1F05、1F10、1F11、1F12一侧或双侧子宫体粗,1F01双侧子宫内含清亮液体,6F01肝有白色结节,10F06右侧子宫体可见三个球状突起,质略硬,大小0.5 cm×1.0 cm×0.5 cm;其余大部分动物见双侧子宫体细,各组动物上述所取其他脏器均未见明显异常。

(10) 组织病理学结果:给药1周、2周和4周后组织病理学结果如下。

1) 给药1周:①假手术组:阴道上皮黏液化或黏液化增多:2只动物(1F03、1F04)阴道上皮黏液化。子宫腔扩张:1只动物(1F01)双侧子宫子宫腔轻度扩张;②模型对照组:4只动物(2F01~2F04)双侧子宫轻微萎缩,肌层薄且致密,1只动物(2F01)子宫内膜层基质致密;③受试物组:阴道上皮黏液化或黏液化增多:受试物1组1只(3F03)、5组1只(7F04)、6组1只(8F01)、10组1只(10F03)共4只动物见阴道上皮黏液化。子宫萎缩:受试物1组3只(3F02~3F04)、2组4只(4F01~4F04)、3组4只(5F01~5F04)、4组3只(6F01、6F02、6F04)、5组2只(7F01、7F03)、6组1只(8F03)、7组1只(9F04)、8组1只(10F02)共19只动物一侧或双侧子宫轻微萎缩,表现为子宫肌层薄而致密,子宫内膜层基质致密。子宫内膜子宫腺增生:受试物6组1只动物(8F03)双侧子宫内膜子宫腺轻微增生;④市售对照品组:阴道上皮黏液化或黏液化增多:市售对照品2组1只(12F02)、3组1只(13F02)、6组1只(16F02)、7组2只(17F01、17F04)、8组3只(18F02~18F04)共8只动物见阴道上皮黏液化。子宫萎缩:市售对照品1组4只(11F01~11F04)、2组2只(12F01、12F02)、3组2只(13F03、13F04)、4组3只(14F01~14F03)、5组3只(15F01、15F03、15F04)、6组1只(16F04)共15只动物一侧或双侧子宫轻微萎缩,表现为子宫肌层薄而致密,子宫内膜层基质致密。

2) 给药2周:①假手术组:1只动物(1F05)一侧子宫宫腔轻微扩张;②模型对照组:3只动物(2F05、2F06、2F07)双侧子宫轻微萎缩,肌层薄而致密;③受试物组:阴道上皮黏液化或黏液化增多:受试物1组2只(3F05、3F06)、3组2只(5F05、5F06)、4组1只(6F06)、5组2只(7F07、7F08)、6组2只(8F05、8F08)、7组2只(9F06、9F08)、8组3只(10F05~9F07)共14只动物阴道上皮黏液化或黏液化轻微增多。子宫萎缩:受试物1组1只(3F07)、2组2只(4F06、4F07)、3组1只(5F07)、4组1只(6F05)、6组2只(8F05、8F08)共7只动物一侧或双侧子宫轻微萎缩,表现子宫肌层薄而致密,子宫内膜层基质致密。子宫内膜增生:7组2只(9F06、9F08)、8组3只(10F05、10F07、10F08)共5只动物一侧或双侧子宫内膜轻微或轻度增生。子宫内膜子宫腺增生:受试物5组1只动物(7F07)子宫内膜子宫腺轻微增生。子宫见假孕:8组1只动物(10F06)一侧子宫见中度假孕;④市售对照品组:阴道上皮黏液化或黏液化增多:市售对照品2组1只(12F05)、3组3只(13F05~13F07)、4组2只(14F05、14F07)、5组3只(15F05、15F07、15F08)、6组2只(16F07、16F08)、7组4只(17F05~17F08)、8组4只(18F05~18F08)共19只动物阴道上皮黏液化或黏液化轻微增多。子宫萎缩：市售对照品 1 组 3 只（11F05、11F06、11F08）、2 组 2 只（12F06、12F08）、4 组 1 只（14F05）共 6 只动物一侧或双侧子宫萎缩，表现为表现子宫肌层薄而致密，子宫内膜层基质致密。子宫内膜增生：市售对照品 5 组 2 只（15F05、15F07）、6 组 1 只（16F08）、7 组 1 只（17F05）、8 组 1 只（18F07）共 5 只动物一侧或双侧子宫内膜轻微或轻度增生。

3) 给药 4 周：①假手术组：1 只动物（1F10）一侧子宫宫腔轻微扩张；②模型对照组：4 只动物（2F09～2F12）双侧子宫轻微萎缩，子宫肌层薄而致密，子宫内膜层基质致密；③受试物组：阴道上皮黏液化或黏液化增多：受试物 1、2、3 组每组 1 只（3F12、4F11、5F11）、4 组 2 只（6F010、6F11）、5 组 1 只（7F09）、7、8 组每组 4 只（9F09～9F12、10F09～10F12）共 14 只动物阴道上皮黏液化。子宫萎缩：受试物 1 组 3 只（3F09、3F10、3F12）、2 组 3 只（4F10～4F12）共 6 只动物一侧或双侧子宫萎缩，表现为表现子宫肌层薄而致密，子宫内膜层基质致密。子宫内膜增生：受试物 3 组 1 只（5F12）、7 组 2 只（9F10～9F12）、8 组 3 只（10F09～10F11）共 6 只动物双侧子宫内膜轻微增生。子宫内膜子宫腺增生：6 组 1 只动物（8F12）双侧子宫内膜子宫腺轻微增生；④市售对照品组：阴道上皮黏液化或黏液化增多：市售对照品 1、2 组各 1 只（10F11、11F09）、3 组 3 只（13F09、13F11、13F12）、4 组 2 只（1409、14F10）、5 组 3 只（1509、15F10、15F12）、6 组 3 只（16F09～16F11）、7 组 4 只（17F09～17F12）、8 组 3 只（18F09～18F11）共 20 动物阴道上皮黏液化。子宫萎缩：市售对照品 1 组 3 只（11F09、11F11、11F12）、3 组 2 只（13F09、13F12）、4 组 3 只（14F09、14F10、14F12）、5 组 1 只（15F10）、6 组 1 只（16F12）共 10 只动物一侧或双侧子宫萎缩，表现为表现子宫肌层薄而致密，子宫内膜层基质致密；子宫内膜增生：市售对照品 8 组 4 只动物（18F09～18F12）双侧子宫内膜轻微或轻度增生。

（十三）影响研究可靠性和造成研究工作偏离试验方案的异常情况

无。

（十四）讨论

1. 模型建立　手术切除 SD 大鼠双侧卵巢 1 周后，与同期假手术组相比，手术组体重和增重均增加（$P<0.05$），手术组动情期天数减少（$P<0.01$），动情间期天数增加（$P<0.01$），手术组血清 GnRH、T 和 P 水平降低（$P<0.01$），根据完全去势雌鼠模型的判断标准，动情周期紊乱，并结合血清 GnRH、T 和 P 水平降低，认为完全去势雌鼠模型基本成功。

2. 药效学作用

（1）一般状况观察：试验期间，各组无动物死亡，其中市售对照品 1～8 组后肢伸展异常，可见时间-反应和剂量-反应关系，参考市售对照品说明书中的不良反应（给药局部疼痛），考虑可能与给药局部的刺激有关；其他各组一般状况未见异常。综合分析，与市售对照品相比，受试物对去势雌鼠的给药局部刺激更小。

（2）体重与增重：①模型对照组：与假手术组相比，模型对照组 D_1、D_{15}、D_{22} 和 D_{29} 体重增加（$P<0.05$），表明去势和补充雌二醇可导致雌性 SD 大鼠体重增加。②受试物 1～8 组：与模型对照组相比，受试物 5～8 组 D_1 体重减少（$P<0.01$），受试物 5～8 组 D_{8-1} 体重增重增加（$P<0.05$），未见明显的剂量-效应和时程-效应关系，考虑可能与分组时体重差异有关。③市售对照品 1～8 组：与模型对照组相比，市售对照品 1～8 组 D_1、D_8、D_{15}、D_{22} 和 D_{29} 体重均无统计学差异（$P>0.05$），市售对照品 1 组 D_{1-8}、市售对照品 3 组 D_{22-29}、市售对照品 7 组 D_{22-29} 和市售对照品 8 组 D_{22-29} 体重增重增加（$P<0.05$），未见明显的剂量-效应和时程-效应关系，考虑可能与 D_{22} 未禁食称量有关。

（3）动情周期

1) 给药 1 周（观察 7 天）：①模型对照组：与同期假手术组相比，模型对照组动情期天数减少，动情间期天数增加；②受试物 1～8 组和市售对照品 1～8 组：与同期模型对照组相比，各组动情间期、动情前期、动情期和动情后期未见明显变化，无统计学差异（$P>0.05$）。

2) 给药 2 周（观察 14 天）：①模型对照组：与同期假手术组相比，模型对照组动情后期天数减少（$P<0.01$）；②受试物 1～8 组和市售对照品 1～8 组：与同期模型对照组相比，各组动情间期、动情前期、动情期和动情后期未见明显变化，无统计学差异（$P>0.05$）。

3) 给药 4 周（观察 28 天）：①模型对照组：与同期假手术组相比，模型对照组动情期和动情后期天数减少（$P<0.01$）；②受试物 1～8 组和市售对照品 1～8 组：与同期模型对照组相比，各组动情间期、动情前期、动情期和动情后期未见明显变化，无统计学差异（$P>0.05$）。

4) 综合分析，给药 1 周、2 周和 4 周，与同期假手术组相比，模型对照组动情周期紊乱（包括动情期天数减少和动情间期延长），受试物和市售对照品对去势雌鼠的动情周期未产生明显影响。

(4) 血清激素水平

1) 给药1周：①模型对照组：与同期假手术组相比，模型对照组血清 T 和 P 有一定降低，无统计学差异（$P>0.05$）；②受试物1~8组：与同期模型对照组相比，受试物5~8组血清 P 升高（$P<0.05$）；③市售对照品1~8组：与同期模型对照组相比，市售对照品6~8组血清 P 升高（$P<0.05$）。

2) 给药2周：①模型对照组：与同期假手术组相比，模型对照组血清 T 和 P 水平降低（$P<0.05$）；②受试物1~8组：与同期模型对照组相比，受试物1、2和6~8组血清 E_2 升高（$P<0.05$），受试物3和6~8组血清 P 升高（$P<0.05$），受试物4和6~8组血清 T 升高（$P<0.05$）；③市售对照品1~8组：与同期模型对照组相比，市售对照品7和8组血清 LH 水平升高（$P<0.05$），市售对照品1~6组血清 E_2 水平升高（$P<0.05$），市售对照品6组血清 P 水平升高（$P<0.05$），市售对照品6~8组血清 T 升高（$P<0.05$）。

3) 给药4周：①模型对照组：与同期假手术组相比，模型对照组血清 T 和 P 水平降低（$P<0.05$），血清 LH 水平有一定升高，无统计学差异（$P>0.05$）。②受试物1~8组：与同期模型对照组相比，受试物4、6和7组血清 LH 降低（$P<0.05$），受试物1~8组血清 P 升高（$P<0.05$），受试物2~8组血清 T 升高（$P<0.05$）。③市售对照品1~8组：与同期模型对照组相比，市售对照品3组血清 LH 水平降低（$P<0.05$），市售对照品4~8组血清 P 水平升高（$P<0.05$），市售对照品4~6和8组血清 T 升高（$P<0.05$）。

4) 综合分析，给药1、2和4周，与同期假手术组相比，模型对照组血清 T 和 P 水平降低，血清 LH 水平升高，可见一定时程-效应关系；给药1周，与同期模型对照组相比，受试物和市售对照品对去势雌鼠血清 P 升高；给药2周，与同期模型对照组相比，受试物和市售对照品对去势雌鼠血清 P 和 T 升高；给药4周，与同期模型对照组相比，受试物和市售对照品对去势雌鼠血清 P 和 T 升高，LH 降低；上述变化可见一定剂量-效应和时程-效应关系；表明受试物和市售对照品对去势雌鼠血清 P 和 T 降低以及 LH 升高产生了明显拮抗作用；与市售对照品相比，受试物的起效剂量所对应的等效剂量倍数更低。

(5) 脏器重量及系数

1) 给药1周：与同期假手术组相比，模型对照组大脑、子宫重量及其脏体比和脏脑比有一定减轻或降低，但未见统计学差异（$P>0.05$）；与同期模型对照组相比，受试物1~8组和市售对照品1~8组大脑、子宫重量及其脏体比和脏脑比未见明显变化（$P>0.05$）。

2) 给药2周：①模型对照组：与同期假手术组相比，模型对照组子宫重量减轻（$P<0.05$），子宫脏体比和脏脑比均降低（$P<0.05$）；②受试物1~8组：与同期模型对照组相比，受试物2、3、7和8组子宫重量均增加（$P<0.05$），受试物2~8组子宫脏体比均增加（$P<0.05$），受试物3、5、7和8组子宫脏脑比均增加（$P<0.05$）；③市售对照品1~8组：与同期模型对照组相比，市售对照品6~8组子宫重量均增加（$P<0.05$），市售对照品2和5~8组子宫脏体比均增加（$P<0.05$），市售对照品6~8组子宫脏脑比均增加（$P<0.05$）。

3) 给药4周：①模型对照组：与同期假手术组相比，模型对照组子宫重量减轻（$P<0.05$），脑脏体比、子宫脏体比和脏脑比均降低（$P<0.05$）；②受试物1~8组：与同期模型对照组相比，受试物1~8组子宫重量均增加（$P<0.05$），受试物6~8组脑脏体比均增加（$P<0.05$），受试物1和3~8组子宫脏体比均增加（$P<0.05$），受试物3~8组子宫脏脑比均增加（$P<0.05$）；③市售对照品1~8组：与同期模型对照组相比，市售对照品1~8组子宫重量均增加（$P<0.05$），市售对照品2、5和8组脑脏体比均增加，市售对照品1~8组子宫脏体比均增加，市售对照品6~8组子宫脏脑比均增加（$P<0.05$）。

4) 综合分析，给药1、2和4周，与同期假手术组相比，模型对照组子宫重量减轻，子宫脏体比和脏脑比降低，脑脏体比降低，可见一定的时程-效应关系；给药1、2和4周，与同期模型对照组相比，受试物和市售对照品子宫重量增加，子宫脏体比和脏脑比升高，脑脏体比升高，可见一定的剂量-效应和时程-效应关系，表明受试物和市售对照品对去势雌鼠的子宫重量和脑重量减轻产生了明显拮抗作用。

(6) 子宫内膜上皮细胞层、子宫内膜基底层和子宫肌层厚度

1) 给药1周：①模型对照组：与同期假手术组相比，模型对照组子宫内膜上皮细胞层厚度和子宫肌层厚度均减少（$P<0.05$）；②受试物1~8组：与同期模型对照组相比，受试物1~8组子宫内膜上皮细胞层厚度均增加（$P<0.05$），受试物6~8组子宫肌层厚度均增加（$P<0.05$）；③市售对照品1~8组：与同期模型对照组相比，市售对照品1~8组子宫内膜上皮细胞层厚度均增加（$P<0.05$），市售对照品2和6~8组子宫

肌层厚度均增加($P<0.05$)。

2）给药2周：①模型对照组：与同期假手术组相比，模型对照组子宫内膜基底层厚度和子宫肌层厚度均减少($P<0.05$)；②受试物1~8组：与同期模型对照组相比，受试物4、5和8组子宫内膜上皮细胞层厚度均增加($P<0.05$)，受试物1、4、5、7和8组子宫肌层厚度均增加($P<0.05$)；③市售对照品1~8组：与同期模型对照组相比，市售对照品4~7组子宫肌层厚度均增加($P<0.05$)。

3）给药4周：①模型对照组：与同期假手术组相比，模型对照组子宫内膜基底层厚度和子宫肌层厚度均减少($P<0.05$)；②受试物1~8组：与同期模型对照组相比，受试物1~3和5~8组子宫内膜上皮细胞层厚度均增加($P<0.05$)，受试物1~4和6组子宫内膜基底层厚度均增加($P<0.05$)，受试物1、3~5和7~8组子宫肌层厚度均增加($P<0.05$)；③市售对照品1~8组：与同期模型对照组相比，市售对照品1、2和4~8组子宫内膜上皮细胞层厚度均增加($P<0.05$)，市售对照品2~6组子宫内膜基底层厚度均增加($P<0.05$)，市售对照品2和5~8组子宫肌层厚度均增加($P<0.05$)。

4）综合分析，给药1、2和4周，与同期假手术组相比，模型对照组子宫肌层厚度均减少，给药1周子宫内膜上皮细胞层厚度减少，给药2和4周子宫内膜基底层厚度均减少，可见一定的时程-效应关系；与同期模型对照组相比，受试物和市售对照品组子宫肌层厚度均增加，可见一定的剂量-效应和时程-效应关系，给药1周子宫内膜上皮细胞层厚度增加，给药2和4周子宫内膜基底层厚度均增加，表明受试物和市售对照品对去势雌鼠的子宫内膜上皮细胞层、子宫内膜基底层和子宫肌层的减少具有不同程度的拮抗作用；与市售对照品相比，受试物的起效剂量所对应的等效剂量倍数更低。

（7）阴道厚度

1）给药1周：①模型对照组：与同期假手术组相比，模型对照组阴道厚度未见明显变化($P>0.05$)；②受试物1~8组和市售对照品1~8组：与同期模型对照组相比，各组阴道厚度未见明显变化($P>0.05$)。

2）给药2周：①模型对照组：与同期假手术组相比，模型对照组阴道厚度未见明显变化($P>0.05$)；②受试物1~8组和市售对照品1~8组：与同期模型对照组相比，各组阴道厚度未见明显变化($P>0.05$)。

3）给药4周（观察28天）：①模型对照组：与同期假手术组相比，模型对照组阴道厚度未见明显变化($P>0.05$)；②受试物1~8组和市售对照品1~8组：与同期模型对照组相比，各组阴道厚度未见明显变化($P>0.05$)。

4）综合分析，给药1周、2周和4周，受试物和市售对照品对去势雌鼠的阴道厚度未产生明显影响。

（8）组织病理学结果

1）阴道上皮黏液化或黏液化增多：①给药1周：假手术组和模型对照组：假手术组2只动物（1F03、1F04）见阴道上皮黏液化，模型对照组动物均未见阴道上皮黏液化；与同期假手术组相比，模型对照组动物均未见阴道上皮黏液化改变；受试物1~8组：受试物1、5、6、10组每组1只共4只动物见阴道上皮黏液化；与同期模型对照组相比，受试物组4/32只动物见阴道上皮黏液化；市售对照品1~8组：市售对照品2、3、6组每组1只、7组2只、8组3只共8只动物见阴道上皮粘液化；与同期模型对照组相比，市售对照品8/32只动物见阴道上皮黏液化；②给药2周：假手术组和模型对照组：假手术组和模型对照组动物均未见阴道上皮黏液化。受试物1~8组：受试物1、3、5、6、7组每组2只、4组1只、8组3只共14只动物阴道上皮黏液化或黏液化轻微增多；与同期模型对照组相比，受试物组14/32只动物见阴道上皮黏液化或黏液化轻微增多。市售对照品1~8组：市售对照品2组1只、3、5组每组3只、4、6组每组2只、7、8组每组4只共19只动物阴道上皮黏液化或黏液化轻微增多；与同期模型对照组相比，市售对照品19/32只动物见阴道上皮黏液化或黏液化轻微增多；③给药4周：假手术组和模型对照组：假手术组和模型对照组动物均未见阴道上皮黏液化。受试物1~8组：受试物1、2、3、5组每组1只、4组2只、7、8组每组4只共14只动物阴道上皮黏液化；与同期模型对照组相比，受试物组14/32只动物见阴道上皮黏液化。市售对照品1~8组：市售对照品1、2组每组1只、3、5、6、8组每组3只、4组2只、7组4只共20只动物阴道上皮黏液化；与同期模型对照组相比，市售对照品20/32只动物见阴道上皮黏液化；④综合分析，给药1周、2周和4周，假手术组与模型对照组动物未见阴道上皮黏液化改变；与同期模型对照组相比，受试物组和市售对照品组部分动物阴道上皮黏液化，表明受试物和市售对照品的给予与去势雌鼠的阴道上皮黏液化存在相关性。

2）子宫萎缩：①给药1周：假手术组和模型对照组：假手术组动物均未见子宫轻微萎缩，模型对照组4

只动物均见子宫萎缩;与同期假手术组相比,模型对照组4/4只动物见子宫轻微萎缩。受试物1~8组:受试物1、4组每组3只,2、3组每组4只,5组2只,6、7、8组每组1只共19只动物一侧或双侧子宫轻微萎缩;与同期模型对照组相比,受试物组19/32只动物子宫轻微萎缩。市售对照品1~8组:市售对照品1组4只,2、3组每组2只,4、5组每组3只,6组1只共15只动物一侧或双侧子宫轻微萎缩;与同期模型对照组相比,市售对照品15/32只动物见子宫轻微萎缩;②给药2周:假手术组和模型对照组:假手术组动物均未见子宫轻微萎缩,模型对照组3只动物见子宫萎缩;与同期假手术组相比,模型对照组3/4动物见子宫轻微萎缩。受试物1~8组:受试物1、3、4组每组1只,2、6组每组2只共7只动物一侧或双侧子宫轻微萎缩;与同期模型对照组相比,受试物组7/32只动物子宫轻微萎缩。市售对照品1~8组:市售对照品1组3只,2组2只,4组1只共6只动物一侧或双侧子宫轻微萎缩;与同期模型对照组相比,市售对照品6/32只动物见子宫轻微萎缩;③给药4周:假手术组和模型对照组:假手术组动物均未见子宫轻微萎缩,模型对照组4/4只动物见子宫轻微萎缩,与同期假手术组相比,模型对照组动物4/4只动物见子宫轻微萎缩。受试物1~8组:受试物1组3只,2组3只共6只动物一侧或双侧子宫萎缩;与模型对照组相比,受试物组6/32只动物见子宫轻微萎缩。市售对照品1~8组:市售对照品1、4组每组3只,3组2只,5、6组每组1只共10只动物一侧或双侧子宫萎缩,表现为表现子宫肌层薄而致密,子宫内膜层基质致密;与模型对照组相比,市售对照品10/32只见子宫轻微萎缩;④综合分析,给药1周、2周和4周,与假手术组相比,模型对照组均见子宫轻微萎缩改变;与模型对照组相比,受试物组和市售对照品组部分动物子宫轻微萎缩;与市售对照品相比,给药1周时受试物组子宫萎缩动物数较市售对照品多,给药2周时两者于给药剂量组3开始子宫萎缩动物例数呈减少趋势,给药4周时,受试物3~8组子宫未见明显异常,市售对照品5~6组子宫萎缩呈减少趋势并于7、8组未见明显异常,可见受试物和市售对照品给予对去势雌鼠对其子宫萎缩有改善作用且受试物给药2、4周时从给药剂量组3开始子宫萎缩呈减少趋势或未见明显异常,市售对照品给药2、4周的起效剂量分别为组3和组5,综合考虑,受试物的给药2、4周的起效剂量较市售对照品稍低。

3)子宫内膜增生:①给药1周:假手术组和模型对照组:假手术组和模型对照组动物均未见子宫内膜增生。受试物1~8组:受试物各组动物均未见子宫内膜增生。市售对照品1~8组:市售对照品各组动物均未见子宫内膜增生;②给药2周:假手术组和模型对照组:假手术组和模型对照组动物均未见子宫内膜增生。受试物1~8组:7组2只、8组3只共5只动物一侧或双侧子宫内膜轻微或轻度增生。与模型对照组相比,受试物组5/32只动物见一侧或双侧子宫内膜轻微或轻度增生。市售对照品1~8组:市售对照品5组2只,6、7、8组每组1只共5只动物一侧或双侧子宫内膜轻微或轻度增生。与模型对照组相比,市售对照品5/32只动物见一侧或双侧子宫内膜轻微或轻度增生;③给药4周:假手术组和模型对照组:假手术组和模型对照组动物均未见子宫内膜增生。受试物1~8组:受试物3组1只、7组2只、8组3只共6只动物双侧子宫内膜轻微增生。与模型对照组相比,受试物组6/32只动物见双侧子宫内膜轻微增生。市售对照品1~8组:市售对照品8组4只动物双侧子宫内膜轻微或轻度增生。与同期模型对照组相比,市售对照品4/32只动物见子宫内膜轻微或轻度增生;④综合分析,给药1周、2周和4周,假手术组与模型对照组动物均未见子宫内膜增生。与模型对照组相比,受试物组和市售对照品组给药2周、4周时部分动物见子宫内膜增生,表明动物子宫内膜增生与受试物的给予存在相关性。与市售对照品相比,给药2周时,受试物7、8组见动物子宫内膜增生,市售对照品5、6、7、8组见动物子宫内膜增生,两者子宫内膜增生动物数相同,给药4周时,受试物组3、7、8组见动物子宫内膜增生,市售对照品8组见动物子宫内膜增生,受试物组动物子宫内膜增生例数较市售对照品多,可见受试物与市售对照品对子宫内膜增生的起效剂量主要集中于7、8剂量组。

4)子宫内膜子宫腺增生:给药1周、给药2周、给药4周假手术组、模型对照组和市售对照品1~8组动物均未见子宫内膜子宫腺增生,受试物1~8组给药1周6组1只、给药2周5组1只、给药4周6组1只共3只动物见双侧子宫内膜子宫腺轻微增生。与模型对照组相比和市售对照品组相比,受试物各给药周期各1/32只动物见子宫内膜子宫腺轻微增生,随给药时间的延长,各给药周期未见明显时程-效应关系。

5)综上,与模型对照组相比,给药1周受试物1~8组和市售对照品1~8组见阴道上皮黏液化改变,给药2周、4周受试物1~8组和市售对照品1~8组见阴道上皮黏液化或黏液化轻微增多、子宫内膜轻微或轻度增生等改变;与给药1周相比,给药2周时受试物组和市售对照品组阴道上皮黏液化、子宫萎缩、子宫内膜增生改变呈时程-效应;与给药2周相比,给药4周时受试物组和市售对照品组阴道上皮黏液化、子宫萎缩、子宫内膜增生改变未见明显差异;与市售对照品相比,综合考虑受试物对子宫萎缩改善的起效剂量为组3,受试物对子宫萎缩改善的起效剂量所对应的等效剂量倍数稍低;受试物与市售对照品对子宫内膜增生的起效剂量差异不大,主要集中于第7、8剂量组。

(十五) 结论

本实验设假手术组、模型对照组、受试物1～8组(19.4 mg/kg、30 mg/kg、46.5 mg/kg、72.1 mg/kg、111.7 mg/kg、173.2 mg/kg、268.4 mg/kg和416.0 mg/kg AAA长效注射液)和市售对照品1～8组(1.3 mg/kg、2 mg/kg、3.1 mg/kg、4.8 mg/kg、7.4 mg/kg、11.5 mg/kg、17.9 mg/kg和27.7 mg/kg市售BBB),在去势大鼠模型成功后每天补充雌二醇(100 μg/kg)的基础上,分别每周1次肌内注射AAA长效注射液及每天1次肌内注射市售AAA,分别在给药1周后、给药2周后和给药4周后,考察这2种药物对去势后补充雌二醇大鼠的子宫形态学、性激素水平和动情周期等指标的影响。试验结果表明:①与同期市售对照品相比,受试物对去势雌鼠的给药局部刺激更小;②市售对照品和受试物对去势雌鼠的体重未产生明显的影响;③受试物和市售对照品对去势雌鼠的动情周期未产生影响;④受试物和市售对照品对去势雌鼠血清P和T降低及LH升高产生了明显拮抗作用,与市售对照品相比,受试物的起效剂量所对应的等效剂量倍数更低;⑤受试物和市售对照品对去势雌鼠的子宫重量和脑重量减轻具有不同程度的拮抗作用;⑥受试物和市售对照品对去势雌鼠的子宫内膜上皮细胞层、子宫内膜基底层和子宫肌层的减少具有不同程度的拮抗作用;与市售对照品相比,受试物的起效剂量所对应的等效剂量倍数更低;⑦市售对照品和受试物对去势雌鼠的阴道厚度未产生明显影响;⑧受试物和市售对照品对去势雌鼠的阴道上皮黏液化或黏液化增多产生了明显影响;⑨受试物和市售对照品对去势雌鼠的子宫萎缩具有不同程度的拮抗作用;⑩受试物和市售对照品对去势雌鼠的子宫内膜增生产生了明显影响;⑪受试物和市售对照品对去势雌鼠的子宫内膜子宫腺增生未产生明显影响。综合分析,在本试验所设定的条件下,AAA长效注射液的起效剂量为每周19.4 mg/kg(相当于等效剂量的0.65倍,临床剂量的3.88倍),最适剂量为每周416.0 mg/kg(相当于等效剂量的13.87倍,临床拟用剂量的83.20倍);市售对照品的起效剂量为每天2.0 mg/kg(相当于等效剂量的1.00倍,临床剂量的6.06倍),最适剂量为每天27.7 mg/kg(相当于等效剂量的13.85倍,临床拟用剂量的83.94倍)。

(十六) 记录保存

除计算机自动化仪器直接采集的数据外,其他所有实际研究的数据均直接、及时和准确地记录在表格或记录纸上,并随时整理装订,所有数据记录都应注明记录日期。研究结束,递交最终报告时,所有原始记录文件与材料均需整理归档保存。

(十七) 资料归档时间和地点

(1) 归档时间:×××
(2) 归档地点:×××档案室
(3) 保存时间:药物上市后5年

(蔡亚争 周 莉)

参考文献

[1] 曹宇,张瑞明,刘清波,等.大鼠非梗阻性无精症模型的建立[J].临床和实验医学杂志,2015,14(24):2021-2024.
[2] 陈元欢,武权生,周小静,等.子宫内膜异位症动物模型建立方法[J].医学综述,2021,27(16):3221-3225.
[3] 丁立忠,傅鹰.性激素补充疗法指南类文献的系统性综述[J].药物流行病学杂志,2003,(5):264-271.
[4] 何清明,周兴.环磷酰胺复制中老年男性雄激素部分缺乏综合征大鼠模型的研究[J].湖南中医药大学学报,2011,31(1):15-17,29.
[5] 黄思行,杨雪,占敏霞,等.妇安栓剂对兔子宫内膜异位症的研究[J].中药药理与临床,2016,32(05):90-92,68.
[6] 何国珍,杨美春,谢桂珍,等.雷公藤多苷诱导大鼠卵巢功能低下模型的实验研究[J].广西中医药大学学报,2017,20(4):9-11.
[7] 李天赋,李卫巍,夏欣一,等.慢性前列腺炎动物模型研究进展[J].中华男科学杂志,2013,19(12):1124-1128.DOI:10.13263/j.cnki.nja.2013.12.020.
[8] 马晓萍,徐颖,丁婕,等.戊酸雌二醇对去卵巢大鼠子宫、阴道、乳腺雌激素受体表达的影响[J].中国药科大学学报,2014,45(03):341-345.
[9] 彭艳,何援利.大鼠子宫内膜异位症动物模型建立方法的比较[J].重庆医学,2012,41(25):2619-2620,2681.
[10] 邱晓燕,朱焰,刘向云,等.孕三烯酮对大鼠血清雌孕激素及在位和异位子宫内膜雌孕激素受体的影响[J].生殖与避孕,2005,(11):643-648.
[11] 秦盛斐,徐剑,蔺晓慧,等.良性前列腺增生合并迟发性性腺功能减退大鼠模型的构建[J].第二军医大学学报,2017,38(07):865-870.
[12] 孙学东.雌激素类药物作用特点与注意事项[J].中国医院用药评价与分析,2002(3):170-171.DOI:10.14009/j.issn.1672-2124.2002.03.024.
[13] 孙毅霖.中国古代秋石提炼考[J].广西民族学院学报(自然科学版),2005,(4):10-14.
[14] 宋春生,赵家有.良性前列腺增生动物模型研究进展[J].中国性科学,2013,22(1):13-15.
[15] 孙祖越,周莉.药物生殖和发育毒理学发展史[M].上海:上海科学技术出版社.2017.
[16] 王焕英,姚珍薇.性激素在女子性生理中的作用研究进展[J].中国性科学,2002,(3):25-28.

[17] 徐邦生,鲁晓燕,蔡云平,等.大鼠与兔子宫内膜异位动物模型的比较[J].南通医学院学报,2003(01):31-33.
[18] 杨化新,张慧,丁丽霞.激素类药物研究现状与展望[J].中国药师,2008,(3):287-291.
[19] 杨溢铎,李佶.围绝经期动物模型建立方法的研究进展[J].医学研究杂志,2019,48(6):176-180.
[20] 余堰澜,余帆.前列腺炎药物治疗研究新进展[J].医学综述,2020,26(21):4292-4295,4301.
[21] 朱焰,孙祖越,曹霖.第四代孕激素研究进展[J].中国药学杂志,2006,(8):572-576.
[22] 邹世恩,张绍芬,蒋莉,等.大豆苷原防治去卵巢大鼠骨质疏松症的量效作用[J].中国骨质疏松杂志,2008,(3):177-182.
[23] 周兴,周青,赖永金.肾虚肝郁证迟发性性腺功能减退症大鼠模型的建立与评价[J].湖南中医药大学学报 2016,36(03):30-35.
[24] 钟倩,吴洪瀚,吴恒鹏,等.前列腺癌转基因动物模型研究进展[J].陕西医学杂志,2023,52(12):1778-1781.
[25] Gezer A, Oral E. Progestin therapy in endometriosis [J]. Women's Health, 2015, 11(5):643-652.
[26] Huang D Y, Wu J H, Sun Z Y. Categories and characteristics of BPH drug evaluation models: a comparative study [J]. Zhonghua nan ke xue, 2014, 20(2):181-185.
[27] Laurent M R, Hammond G L, Blokland M, et al. Sex hormone-binding globulin regulation of androgen bioactivity *in vivo*: validation of the free hormone hypothesis [J]. Scientific Reports, 2016, 6(1):35539.
[28] Li Z, Liu H, He Z, et al. Effects of cisplatin and letrozole on surgically induced endometriosis and comparison of the two medications in a rat model [J]. European Journal of Pharmaceutical Sciences, 2016, 93:132-140.
[29] Ruggiero R J, Likis F E. Estrogen: physiology, pharmacology, and formulations for replacement therapy [J]. Journal of Midwifery & Women's Health, 2002, 47(3):130-138.
[30] Schenken R S, Asch R H. Surgical induction of endometriosis in the rabbit: effects on fertility and concentrations of peritoneal fluid prostaglandins [J]. Fertility and Sterility, 1980, 34(6):581-587.
[31] Sassarini J, Lumsden M A, Critchley H O D. Sex hormone replacement in ovarian failure-new treatment concepts [J]. Best Practice & Research Clinical Endocrinology & Metabolism, 2015, 29(1):105-114.
[32] Tang Z R, Zhang R, Lian Z X, et al. Estrogen-receptor expression and function in female reproductive disease [J]. Cells, 2019, 8(10):1123.
[33] Vernon M W, Wilson E A. Studies on the surgical induction of endometriosis in the rat [J]. Fertility and Sterility, 1985, 44(5):684-694.
[34] Xiang-Yun L, Ying-Wen X, Chen-Jing X, et al. Possible mechanism of benign prostatic hyperplasia induced by androgen-estrogen ratios in castrated rats [J]. Indian Journal of Pharmacology, 2010, 42(5):312-317.

第九章
激素样活性中药药理学

第一节 概 述

激素样活性中药是指那些含有可以模拟人体内激素作用的中药。这些中药的成分能与人体内的激素受体结合,激发或抑制与激素相关的生理反应,从而在人体内产生类似于天然激素的效果。这类药物在调节内分泌功能、治疗激素失衡相关疾病方面显示出巨大的潜力,尤其是在女性健康、生殖健康、更年期症状缓解及骨质疏松症等方面。

一、种类、化学结构和生物活性

中药雌激素的化学结构为杂环多酚类化合物,根据其分子结构将植物雌激素主要分为异黄酮类、木脂素类、二苯乙烯类、香豆素类甚至是真菌类,在结构上,这些中药雌激素与体内雌激素的结构相似,实际应用的研究结果显示,它们作为激素替代治疗(HRT)方案效果显著,并且副作用较小。

1. 大豆异黄酮(soy-isoflavones) 是一类天然存在于大豆中的物质,具有多重生物活性和健康益处。大豆异黄酮在自然状态下通常以糖苷的形式存在(图9-1-1),这使得它们在水中的溶解度相对较低。然而,在人体肠道内,这些化合物经微生物代谢过程转化为非糖苷形式,如大豆苷元,从而提高了生物可利用性。这种代谢过程对于大豆异黄酮的生物活性至关重要,因为它将它们从不活跃的形式转化为对人体更有益的活性形式。

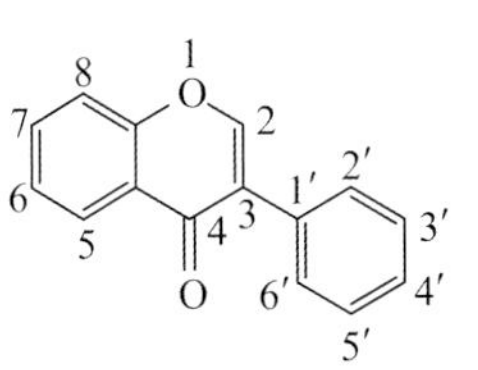

大豆异黄酮被认为是"弱雌激素",因为它们模拟雌激素的作用,但效力较低。它们可以与人体内的雌激素受体相互作用,尽管效力较弱,但在某些情况下仍然可以产生有益的影响。这些影响包括对骨骼健康的积极影响,因为它们可以减轻骨质疏松的风险,以及对心血管健康的潜在保护作用。此外,大豆异黄酮还被研究用于缓解更年期症状。

2. 木脂素 是一类天然存在于植物中的化合物,在人体中具有多种生物活性和健康益处。与大豆异黄酮类似,木脂素在水中具有较好的溶解性,这使得它们相对容易被人体吸收。然而,其生物活性通常是通过肠道内的微生物作用而实现的。在肠道中,微生物将木脂素分解转化成具有生物活性的代谢物,其中最为知名的包括亚麻苷素和素苷。这些代谢物被认为对健康有益,可能在多种生理过程中发挥积极作用,如抗氧化、抗炎症和潜在的抗癌作用。

3. 二苯乙烯 是一类含有特定分子结构的天然物质(图9-1-2),通常具有良好的脂溶性,易溶解于脂肪和油类物质中,但水溶性相对较差。因此,它们在人体内的生物利用度和生物活性很大程度上依赖于摄入方式和个体的代谢速率。通常,二苯乙烯类化合物需要通过饮食或补充剂的形式摄入,以提供其潜在的健康益处。

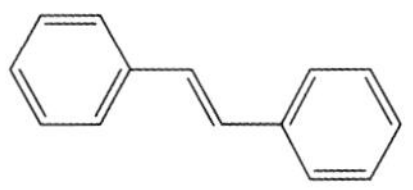

图9-1-2 二苯乙烯结构式

二苯乙烯类化合物在药理学上备受关注,因为它们被认为具有广泛的生物活性。其中,白藜芦醇是最知名的例子之一,因其在实验研究中显示出的抗氧化、抗炎、抗癌的潜能而备受瞩目。

图9-1-1 异黄酮的分子结构式

4. 香豆素类　香豆素类化合物（图9-1-3）通常具有适度的水溶性和脂溶性，这使得它们可以通过多种途径在人体内代谢。这种适度的溶解性有助于它们在不同的生理环境中发挥作用。它们可以通过饮食或草药补充剂等方式摄入，以提供其潜在的健康益处。

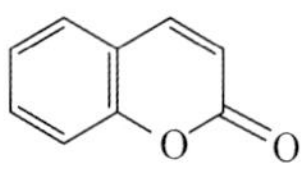

图9-1-3　香豆素结构式

香豆素类化合物在植物中被发现具有雌激素样作用，尽管它们的效力相对较弱。由于其与雌激素受体的亲和性，香豆素类化合物被研究用于治疗更年期症状和骨质疏松症。它们可以帮助减轻更年期女性的热潮和潮热等不适症状，并对骨骼健康产生积极影响，减少骨质疏松的风险。

5. 真菌类激素　是一类天然存在于真菌中的物质，其性质因具体类型而异，但它们普遍具有高度生物活性。这些化合物通常能够与人体内的雌激素受体发生相互作用，因此可能对内分泌系统产生影响。虽然它们在某些方面模拟雌激素的作用，但它们的生物活性相对较强，可能会对人体产生负面影响。

真菌类激素的生物活性主要表现为对内分泌系统的影响。它们可能扰乱内分泌平衡，尤其是影响雌激素信号通路。其中，黄曲霉素是一种被广泛研究的真菌类激素，被认为可能具有致癌潜力。黄曲霉素与雌激素受体发生相互作用，可能干扰正常的雌激素信号传导，增加患癌症的风险。

需要注意的是，真菌类激素不同于植物类激素（如大豆异黄酮和木脂素等），后者通常被研究为可能对健康有益的化合物。相比之下，真菌类激素的影响可能更复杂且潜在危险，因此应该谨慎对待。

二、基本生物学效应

激素样中药以其模拟或调节内源性雌激素和雄激素的生物学活性而备受研究和关注，因其具有潜在的临床应用潜力。这些药物能够对多个生理系统产生影响，包括生殖系统、代谢过程、骨骼健康和神经系统等。

1. 雌激素样活性的生物学效应

（1）雌激素受体（ER）的激活：雌激素样中药通常具有分子结构，与内源性雌激素相似，这种结构相似性使它们能够与雌激素受体（ERα和ERβ）结合。雌激素受体是一种核受体，在细胞核内起着关键的调节作用。当雌激素样化合物结合到这些受体时，发生一系列的生物学事件，具体如下。

1）受体构象变化：雌激素样化合物的结合引发了雌激素受体的构象变化。这一构象变化使得受体能够更好地结合到DNA上的雌激素响应元件（ERE），从而影响基因的转录。

2）启动基因转录：一旦受体与DNA结合，它们可以招募共激活子和组蛋白修饰酶，以促使相关基因的转录。这些基因包括调控生殖系统、骨骼健康、代谢过程和神经系统等多个生理系统的基因。

3）下游信号通路的激活：雌激素样化合物通过激活雌激素受体，还可以启动多个下游信号通路。这些通路包括细胞信号传导、细胞增殖和凋亡等，对生理过程产生广泛的影响。

大豆异黄酮的分子结构与17β-雌二醇（一种内源性雌激素）非常相似。研究表明，大豆异黄酮可以与雌激素受体结合，激活受体并影响基因转录。

红曲米中的红曲素是一种传统中药中常见的成分。红曲素被发现具有激素样活性，能够与雌激素受体相互作用，导致细胞内信号通路的改变。因此，红曲米及其红曲素成分已被研究用于降低胆固醇水平和改善心血管健康。

（2）细胞核内的基因表达：活性的ER与共激活蛋白和DNA结合，形成复合物，通过与启动子区域相互作用，调节特定基因的转录。这些基因编码了与生殖系统、骨骼健康、乳腺组织发育和代谢等相关的蛋白质。中药对雌激素受体（ER）的影响是一个重要的研究领域，因为它们可以影响女性生殖系统和乳腺组织的生理和病理过程。一些中药被研究发现可以与ER相互作用，从而影响ER的活性，并与共激活蛋白和DNA结合形成复合物。

黄柏中的黄酮类化合物（如黄芩素）可以与雌激素受体α（ERα）相互作用，并影响其活性。黄芩素可以抑制ERα的活性，从而减少乳腺癌细胞的增殖和侵袭能力。黄芩素可以干扰ERα与DNA结合，从而降低ERα介导的基因表达，这有助于抑制雌激素依赖性乳腺癌的生长上述研究支持了黄柏中的黄酮类化合物对雌激素受体的影响，从而可能在乳腺癌等疾病的治疗中发挥作用。

（3）靶组织和生理效应：雌激素样活性药物的效应通常在生殖系统中最为明显。它们可以模仿雌激素的作用，对生殖器官产生重要影响，包括卵巢、子宫和乳腺组织的生长和发育。

2. 雄激素样活性的生物学效应

（1）雄激素受体（AR）的激活：AR 的激活是一个与雄激素（如睾酮）相互作用的生物学过程，它在生殖系统、肌肉生长和其他生理过程中起关键作用。一些激素样中药和天然药物可能包含与雄激素相似的分子结构，使其能够与 AR 结合。这种结合激活 AR 并影响下游信号通路。

巴豆碱能够与 AR 结合，并激活 AR 信号通路。这种作用导致了 AR 靶基因的表达上调，包括与生殖系统和性激素有关的基因。这表明一些中药可能通过激活 AR 来调节雄激素相关的生理过程。

川芎醇具有与雄激素类似的分子结构，能够激活 AR 并影响 AR 调控的基因表达。这些发现暗示了川芎中的活性成分可能通过模拟雄激素的作用来调节生殖系统和其他与 AR 有关的生理过程。

人参皂苷可以与 AR 发生互作用，并增加 AR 靶基因的表达。这些基因与肌肉生长和性激素调节有关，暗示人参皂苷可能通过 AR 调节这些生理过程。

（2）细胞核内的基因表达：激素样活性中药和其活性成分可能与细胞核内的 AR 相互作用，从而调节基因表达和蛋白质的合成。这种相互作用可以影响多个生理过程，包括生殖系统、肌肉质量和骨密度等。

研究发现，黄芪提取物可以影响 AR 与 DNA 结合，并调节 AR 靶基因的转录。这些靶基因与肌肉生长和性激素调节有关。这表明黄芪可能通过干预 AR 的功能来调节这些生理过程。

巴豆中的生物碱被研究发现具有激素样活性。一项研究调查了巴豆生物碱与 AR 的相互作用，并发现它们能够影响 AR 与 DNA 结合，并调节 AR 调控的基因的表达。这些基因涉及生殖系统、性激素和生殖细胞的发育和功能。这支持了巴豆中的活性成分可能通过影响 AR 的功能来调节这些生理过程。

一项研究探讨了红景天提取物对 AR 的影响，并发现它能够影响 AR 与 DNA 结合，从而调节 AR 介导的基因表达。这些基因涉及生殖系统和性激素调节。这支持了红景天可能通过影响 AR 的功能来调节这些生理过程。

（3）靶组织和生理效应：激素样活性中药和雄激素样活性药物的效应通常在生殖系统和肌肉组织中最为显著，包括促进睾丸的发育和功能、增加肌肉质量和力量，以及维护骨密度。

研究结果显示，枸杞子提取物能够促进睾丸组织的生长，并提高睾丸激素（睾酮）的分泌。这支持了枸杞子作为一种具有雄激素样活性的中药，在促进睾丸发育和功能方面的作用。

三、展　望

激素样活性中药的研究和临床应用领域充满了希望和挑战。虽然这些中药在模拟或调节内源性激素活性方面展现出了潜在的疗效，但与之伴随的问题也不可忽视。

（1）临床前和临床研究的重要性：为了确保激素样活性中药的安全性和有效性，需要进行系统而全面的研究，包括临床前研究和大规模的临床试验。临床前研究包括药物的药理学、毒理学和药代动力学研究，以评估其在体内的行为和潜在的毒副作用。这些研究为制定临床试验方案提供了基础，有助于预测药物在临床中的表现。

（2）雌激素和雄激素活性中药：激素样活性中药通常可以分为雌激素活性和雄激素活性两大类。雌激素活性中药，如黑升麻、葛根等，被广泛用于管理更年期症状，如潮热和盗汗。这些药物提供了一种替代传统雌激素替代疗法的选择，以降低与激素疗法相关的心血管风险和其他不良影响。同时，雄激素活性中药，如淫羊藿、毛笕子梢等，可能在男性性功能障碍、肌肉肥大症、骨质疏松症和一些神经系统疾病的治疗中具有潜在应用前景，但其在临床上的应用仍需更多的研究支持。

（3）丰富的中药资源：中国传统草药库中包含了数千种植物药物，其中许多可能具有激素样活性。例如，当归、川芎、丹参、淫羊藿、毛杭子梢、葛根和黑升麻等都是受关注的中药，被认为对不同的生理系统具有影响。这些丰富的中药资源为寻找激素样活性中药提供了广阔的空间，但也需要深入的研究来明确其作用机制和临床应用价值。

（4）网络药理学的崛起：近年来，网络药理学作为一种新兴的研究方法逐渐崭露头角。它结合了系统生物学、生物信息学和药理学的原理，通过构建生物网络来研究药物的多靶点作用和整体效应。这一方法为激素样活性中药的研究提供了新的视角和机会，有助于深入了解其在细胞和生物系统中的作用。

（5）中医药古籍的价值：中医药古籍是宝贵的知识资源，记录了千百年来中药的使用经验和理论基础。现代研究可以借鉴这些古籍，以发现潜在的激素样活性中药,并理解其在中医体系中的传统应用。

(6) 科学合作的重要性:解决激素样活性中药研究和开发中的挑战需要多领域和多学科的合作。药学、生物学、临床医学、生物信息学等不同领域的专家应联合起来,共同推动这一领域的发展。

总之,激素样活性中药的研究和应用前景广阔,但需要克服众多挑战。通过科学的方法、创新的研究和跨学科的合作,我们有望更好地理解这些中药的作用机制,开发更安全、更有效的治疗方法,为患者提供更好的生活质量。同时,加强规范和监管,确保激素样活性中药的质量和安全性,也是这一领域发展的重要方向。

第二节　激素样活性中药有效性研究生物学模型

建立动物模型可以帮助研究人员更清晰地识别这些机制,并揭示中药如何影响这些生物学过程。在深入研究中,利用动物模型,研究人员可以进行组织和细胞水平的分析,研究不同剂量和持续时间的中药暴露对生物体的效应。这种研究可以涉及采样组织样本,进行分子生物学和生物化学分析,以及监测生理参数。

在药物研发的不同阶段,动物模型可以发挥关键作用。初期的体外研究可以使用细胞培养模型,以评估中药对特定细胞类型的影响。接着,体外研究通常采用小型动物模型,如小鼠或大鼠,来评估中药的生物学效应。这些实验可以包括中药的给药、生理参数的监测以及疾病模型的建立。最终,临床前研究阶段需要更大规模的动物模型来验证中药的有效性和安全性,这为将药物引入人体试验提供了关键数据。

建立激素样活性中药的动物模型也用于模拟不同疾病状态。这对于研究中药在特定疾病的治疗潜力至关重要。研究激素样活性中药是一项复杂而具有挑战性的任务,因为这些药物涉及多种复杂的生理和生化过程。为了更好地理解这些中药的作用机制、评估其药效和安全性,以及验证其临床潜力,建立激素样活性中药动物模型是不可或缺的。同时,应积极克服动物模型的局限性,以确保研究的科学价值和伦理合规性。

(一) 体内动物模型

动物试验在评估激素样活性中药的效应和检测雌雄激素活性方面起着至关重要的作用。各种生物学模型已广泛用于这些研究,以便更全面地了解中药的潜在影响及评估环境或工业化学品对内分泌系统的不良影响。

1. 生物模型种类

(1) 斑马鱼模型:是一种小型且透明的模型生物,具有高度的遗传相似性,其胚胎发育快速且易于观察。这使得它成为评估激素样活性中药效应的理想模型之一。例如,研究人员可以使用斑马鱼模型评估毛蕊异黄酮等中药成分对血管生成的影响,通过测量肠下静脉血管直径等参数来检验其作用。此外,通过研究斑马鱼模型,可以深入探讨激素受体(ER)及 ER 通路与血管内皮生长因子受体(VEGFR)和丝裂原激活蛋白激酶(MAPK)通路之间的相互作用,有助于揭示激素样活性中药的作用机制。

(2) 转基因 medaka 模型:是另一种用于研究激素样活性中药的生物学模型。这些 medaka 菌株被设计成含有绿色荧光蛋白(GFP)基因,该基因受雌激素的调控,并在肝脏特异性绒毛原素 H 基因启动子的转录调控下表达。这个模型可用于评估中药成分对细胞周期和凋亡的影响。通过观察 GFP 基因表达和其他生物标志物的变化,可以更全面地了解中药对内分泌系统的影响。

(3) 虹鳟鱼模型:虹鳟鱼被广泛用于评估激素样活性中药,尤其是雌激素性物质的效应。研究人员可以通过检测虹鳟鱼肝脏中卵黄原素基因的表达水平来评估中药中的植物化学物质,如 3,30-二吲哚基甲烷,是否具有雌激素性。这个模型有助于研究中药对雌激素受体的激活及对生殖系统的影响,特别是在风险评估方面,虹鳟鱼模型表现出了明显的优势。

(4) 啮齿动物模型:啮齿动物,如小鼠和大鼠,是内分泌研究中最常用的模型之一。这些动物对雌雄激素非常敏感,其不同组织和细胞,如卵巢、阴道、子宫、乳腺、肾上腺、前列腺、垂体、下丘脑和 Leydig 细胞等,都可以用来评估激素活性化合物的效应。啮齿动物模型通常用于研究中药对生殖和内分泌系统的影响,以及其与相关健康问题的关联。

这些生物学模型各具优势,适用于不同类型的激素样活性中药研究。通过综合运用这些模型,研究人员可以更深入地了解中药的激素活性,评估其潜在风险和益处,并为中药的科学研究和临床应用提供更多支持。同时,继续深入研究植物化学成分之间的相互作用和这些模型在不同研究领域的适用性,将有助于更好地应对激素样活性中药研究的复杂性挑战。

2. 雌激素筛选动物模型

(1) 子宫增重试验:子宫是富含雌激素受体的重要组织,外源性物质与这些受体结合后,可以引发子宫诱导蛋白的合成,从而促使子宫生长。可以通过测量啮齿类动物的子宫重量和脏器系数来评估受试物的雌激素活性和作用强度。其中,啮齿类动物子宫增重试验是目前最广泛应用的雌激素活性体内测定方法之一,属于雌激素体内测定的经典方法。

这一试验通常使用未成熟的雌性大鼠(通常是21～22 日龄的幼鼠)或卵巢切除的成年雌性大鼠(通常是6～8 周龄的大鼠)。动物种类的选择通常并不是一个关键因素,一般选用大鼠。对于未成熟的动物是否优于卵巢切除的成年动物仍存在一定争议,但未成熟的动物更容易获取,因此在毒理学研究中经常用于子宫增重试验。

需要指出的是,子宫增重试验可能不适用于评估选择性雌激素受体调节剂(SERM)或者对剂量特异性的化学物质。这是因为一些化合物,如雷洛昔芬,展现出对雌激素受体在组织上的选择性激活,不会促使子宫组织过度增长。雷洛昔芬是一种全身性 ER 激动剂,但在子宫组织中却没有显著的活性。这一发现引发了对子宫增重试验是否适用于所有情况下鉴定具有雌激素活性的化合物的质疑。

此外,除了子宫增重试验,还可以通过观察植物雌激素对其他生物指标的影响来更全面地评估其激素样活性。这包括植物雌激素对激素水平(如雌二醇、孕酮、促卵泡激素和睾酮等)、性周期的影响,以及 ER 受体的亲和力等指标。

总之,子宫增重试验在评估植物雌激素的雌激素活性方面发挥着重要作用,但并非适用于所有情况。因此,在评估激素样活性中药物时,需要综合考虑多种生物指标,以更全面地了解其作用机制和潜在影响。

(2) 过氧化物酶活力测定试验:当激素样活性物质作用于子宫时,子宫可以产生一系列生物分子,包括糖原、磷酸酯酶及过氧化氢酶等。其中,过氧化氢酶在这些反应中被认为是对雌激素作用的一种特异性应答反应。因此,通过测量过氧化氢酶的活性和含量,可以间接地反映激素样活性的存在和强度。

需要注意的是,过氧化氢酶的检测受到一些因素的影响,其中包括温度和检测时限。为了准确测定过氧化氢酶的活性和含量,操作通常需要在低温下完成,以确保反应不被不必要的热敏感影响所干扰。此外,检测的时限也很关键,因为过氧化氢酶的活性可能在一段时间内发生变化。因此,及时测定样本以获得准确的结果是非常重要的。

通过测量过氧化氢酶的活性和含量,研究人员可以更深入地了解激素样活性物质对子宫的影响,从而评估其潜在生物学效应。这种方法提供了一种有力的工具,用于研究植物化合物或其他化学物质对内分泌系统的影响,并可以在毒理学和药理学研究中发挥关键作用。

(3) 其他测试方法:子宫血管渗透试验是曾经用于检测雌激素活性的一种方法,它通过比较小鼠子宫组织中的放射性信号与血浆中的放射性信号来评估激素活性的存在。这个试验旨在测量激素样活性物质对子宫组织的影响,通过监测放射性标记物的分布来推断活性物质的效应。

此外,非洲爪蟾实验也被用于研究雌激素活性。在这个实验中,蟾蜍胚胎或卵被暴露在测试化学物质、槲皮素或对照溶剂中,然后在一定时间后对蟾蜍进行形态学和组织学检查。这个实验可以用来评估激素样活性物质对发育过程的影响,特别是与生殖和发育有关的方面。

然而,动物试验的结果通常需要使用其他化验方法进行重新评价,以确认效应或发现不同试验方法之间的差异。例如,虹鳟试验的结果可能会通过反转录聚合酶链反应(RT-PCR)、DNA 微阵列试验、Western blotting 及配体结合试验等分子生物学和生化方法进行重新评估。类似地,使用人类乳腺癌细胞的信号通路分析也可以用来进一步研究植物化合物的作用机制。

3. 雄激素筛选动物模型

(1) 肾阳虚模型:根据《中医虚证辨证参考标准》中的肾阳虚诊断标准,建立肾阳虚证的动物模型是研究中药或其他潜在药物对该证候的治疗作用的重要步骤。常见的实验动物包括小鼠、大鼠或其他适合的动物品种。选择的动物应该对肾阳虚证具有一定的敏感性。可以采用注射糖皮质激素(如氢化可的松)来诱导肾阳虚证。这些激素可以影响肾上腺皮质功能,导致肾阳虚的表现。造模后,观察动物的行为和生理参数,如动物活动减少、反应迟钝、体温下降、畏寒、体毛枯疏、失去光泽、体重下降和摄食量下降等异常表现。这些表现应与肾阳虚证的临床表现相符合。除了观察临床症状,还可以通过测定生物学指标来确认模型的成功。这些指标可能包括血清睾酮含量、肾脏和性腺中AR 蛋白表达水平、AR mRNA 表达水平等。这些指标的下降可以反映肾阳虚证的存在。使用潜在的药物(如菟丝子黄酮和蛇床子素)进行治疗试验,观察它们是否能够逆转肾阳虚证所致的临床症状和生物学指标的下降。如果这些药物能够恢复这些指标的正常水平,那么可以确认它们具有补肾壮阳作用,并可以进一步研究其分子机制。

总之,建立肾阳虚证的动物模型是研究中药治疗相关疾病的重要工具,它可以帮助科学家们更好地理解中药的药效机制及其在治疗特定证候中的潜在作用。通过仔细选择动物、制定合适的造模方案、评估模型的成功与否以及进行治疗试验,研究人员可以有效地研究肾阳虚证的治疗策略。

(2) Hershberger 试验:是一种用于筛选具有雄激素样作用的物质的标准实验方法,通常以啮齿类动物大鼠的雄性附性腺器官的重量作为检测指标。自1962 年正式成为推荐的雄激素样作用研究的标准模型以来,该模型已不断完善,并且已被经济合作与发展组织(OECD)正式认可为标准化的评价方法。Hershberger 试验通常选择两种类型的大鼠作为实验动物。

1)雄性围青春期去势大鼠:这些大鼠是在去势后进入围青春期的,失去了内源性雄激素的影响,因此可以用于评估外源性物质对雄激素样作用的影响。

2)未成熟雄性大鼠:这些大鼠是未去势的,具有内源性雄激素,通常是刚断奶的幼年大鼠。它们可以用于评估外源性物质是否增强了其内源性雄激素的作用。

中药(抗)雄激素样作用研究的体内模型通常采用Hershberger 试验或在此基础上进行改进。例如,使用未成熟大鼠模型和去势大鼠模型来评估中药中主要成分复方的雄激素样作用,如人参、鹿茸、雄蚕蛾和菟丝子等。通过观察大鼠包皮腺、精液囊、前列腺及提肛肌等 4 种雄激素依赖性靶器官的重量及脏器系数的变化,可以确认受试物是否显著促进这些附性腺器官的重量,从而证明其通过拟雄激素样作用实现了传统的益气壮阳作用。

总之,Hershberger 试验是一种在中药(抗)雄激素样作用研究中常用的体内实验模型,可用于评估潜在药物或化合物对雄激素的影响,特别是在补肾壮阳领域的研究中具有重要作用。

(3) 短期子宫试验:激素样活性受试物在妊娠期暴露于啮齿类动物后,需要在不同的时间点进行检测,以了解其对胚胎发育和激素水平的影响。以下是一些重要的时间点和指标,用于评估激素样活性物质的影响。

1)妊娠分化期 7~8 天:这是妊娠初期,胚胎正在分化和发育的关键阶段。在这个时期,可以检测以下指标:激素水平(如雌二醇和孕酮)、睾酮和双氢睾酮(评估对胚胎的雄激素影响)、抗雄激素(可能会干扰胚胎性别的正常发育)、抗甲状腺化合物等。

2)第 10 天:在妊娠的第 10 天,胚胎的器官和系统开始形成,此时也需要检测上述指标以了解其对发育的潜在影响。

3)第 25 天:在妊娠的第 25 天,胚胎已经发育成为胎仔,各个器官和系统已经形成。在这个时候,需要再次检测激素水平、睾酮、双氢睾酮、抗雄激素和抗甲状腺化合物等指标,以评估受试物对胚胎的长期影响。

这些检测时间点和指标的选择旨在全面评估激素样活性物质对胚胎发育和激素水平的影响,特别是在妊娠期间可能存在的潜在毒性和影响。这些数据对于确定激素样活性物质的安全性和潜在风险至关重要,以确保其合理的应用。

(4) 青春期雄鼠试验:抗雄激素物质作用于雄鼠,持续给药 20~25 日,检测发育年龄与血清激素水平的相关度及生殖系统发育情况。

1)选择试验动物:在这种情况下,通常选择雄性啮齿动物(如大鼠)作为试验对象。确保它们处于青春期,即发育年龄适中。

2)抗雄激素物质给药:将抗雄激素物质以适当的剂量和途径(如口服或注射)给予雄性啮齿动物,并持续给药 20~25 天。这个时间段被选为它覆盖了青春期发育的关键时期。

3)检测血清激素水平:定期(通常每几天或每周一次)采集血样,以测量激素水平,特别是性激素如睾酮和双氢睾酮的浓度。这可以通过血清学或激素水平的生化分析来完成。

4)生殖系统发育评估:在给药期间或给药结束后,对雄性啮齿动物的生殖系统进行评估。这包括测量睾丸的重量、精子产量、精子质量、睾丸组织的形态学和组织学分析等。

5)发育年龄的相关性分析:分析抗雄激素物质的给药与发育年龄、血清激素水平及生殖系统发育之间的相关性。这可以帮助确定受试物是否影响了雄性啮齿动物的性成熟和发育。

通过这个试验，研究人员可以了解抗雄激素物质对雄性啮齿动物的性发育和生殖系统的影响。这对于评估这些物质对生殖健康的潜在危险性非常重要。

（二）体外筛选生物模型

体外研究的基础是细胞形态、生长/增殖、发育/分化、功能和死亡等几种特征的定性和量化。

细胞特征的定性和量化：体外研究通常涉及对细胞的多种特征进行定性和量化分析。这些特征包括细胞形态（如细胞形状和结构）、细胞的生长和增殖速率、细胞的分化状态、功能（如分泌特定蛋白质）及细胞的生存与死亡。

细胞标志物：细胞分析通常包括使用标志物来研究特定细胞功能或特性。这可以包括细胞表面标志物、荧光探针、抗体、荧光染料等，用于检测细胞内或细胞间的特定分子或过程。

替代动物试验：体外细胞试验被广泛应用作为替代动物试验的工具，以评估化学物质的毒性、生物活性和药理作用。与动物试验相比，体外试验有很多优势，包括更容易进行、成本较低及较少的伦理和道德问题。这符合"3R原则"，即减少（reduce）、替代（replace）和优化（refine）使用动物的原则。

雌激素活性的体外细胞试验：体外细胞试验可以用来评估化学物质的雌激素活性，通常通过检测细胞内的雌激素受体激活或相关生物标志物的变化来实现。这些试验可以使用雌激素受体报告基因分析、蛋白质分析或其他细胞生物学方法。体外细胞试验是一种有力的工具，用于评估化学物质的生物活性和毒性，同时也有助于减少对动物的使用，符合伦理和科学原则。这些试验在药物研发、毒性学研究和环境风险评估等领域发挥着重要作用。

根据雌激素的作用机制，我们可以初步将雌激素活性检测方法分为不同的类别，包括配体结合试验（L）、酵母双杂交试验（Y）、报告基因试验（R）、转录试验（T）、蛋白质试验（P）和动物试验（A）。这些方法代表了化学物质可能影响的不同方面，包括在配体-受体结合、共同调控因子激活、启动子激活、标记/靶基因的mRNA生成、标记/靶蛋白的生成，以及活细胞或生物体的死亡率、形态和生长水平等方面的影响。将检测雌激素活性的方法进行分类至关重要，因为它们与雌激素作用机制密切相关，因此不同的体外方法可能会得出相互矛盾的结论。

与雌激素信号传递有关的受体种类多种多样，其中包括ERα、ERβ、雌激素相关受体（ERR）、G蛋白偶联雌激素受体1（GPER）、ER-x和ER-α36等不同类型或形式的雌激素受体。此外，还有其他可能涉及受体串扰的受体，如芳香烃受体（AhR）。同时，还存在一些与雌激素信号传递相关的其他受体，如表皮生长因子受体（EGFR）/HER2、ERRα、胰岛素样生长因子1受体（IGF-1R）、白细胞介素6受体（IL-6R）、孕激素受体（PR）、转化生长因子β受体（TGF-βR）和肿瘤坏死因子α受体（TNF-αR）。

1. 雌激素筛选体外模型

（1）受体竞争结合试验：是一种用于检测雌激素样活性的方法。在这个试验中，使用来自大鼠子宫的雌激素受体，雌激素首先结合到这些受体，形成激素-受体复合物。这个复合物诱导特定蛋白质的合成，从而表现出雌激素样的生物活性。在雌二醇中，A环和D环是两个具有相关性的结构部分。D环通常被认为是影响雌激素是否能够发挥作用的最主要因素之一。

在受体竞争结合试验中，荧光标记的雌二醇被引入作为竞争性配体。通过荧光偏振技术，可以分析受试物与雌激素受体的结合程度。这个方法可以用来确定受试物是否具有雌激素样的活性，从而帮助科研人员评估化合物的潜在雌激素效应。

（2）雌激素辅助活蛋白受体相互作用试验：雌激素受体与雌激素配体结合后，通常会发生构象改变，这使得受体能够与辅助激活蛋白相互作用，进而激活特定的生物学响应。因此，观察受试物是否能够促使雌激素受体与辅助激活蛋白之间发生相互作用，是一种评估其雌激素样活性的方法之一。

该方法可以通过不同的实验技术来实施，包括蛋白质-蛋白质相互作用实验、免疫共沉淀实验和荧光共聚焦显微镜等。通过这些实验，可以确定受试物是否与雌激素受体结合，并促使其与辅助激活蛋白相互作用，从而识别其是否具有雌激素样的活性。该方法在评估化合物的潜在雌激素效应时非常有用，有助于了解它们对雌激素受体介导的生物学过程的影响。

（3）重组酵母筛选试验：雌激素与雌激素受体的结合会引发一系列生物学效应，其中之一涉及位于雌激素可调控基因上游的雌激素效应元件（ERE）的激活。ERE的激活导致了雌激素受体的DNA结合区（DBD）与ERE的特异性识别，进而调控了相关的靶基因的转录和表达。这是激素样活性物质在人体内分泌系统中产生作用的一种机制。

为了评估激素样活性物质的影响,可以采取一种实验方法,即构建 ER 的 cDNA 酵母表达质粒,将 ERE 与报告基因 LacZ(β 半乳糖苷酶基因)相连接,形成酵母报告载体。然后,将这个报告基因置于环境中的雌激素调控之下。通过这种基因重组的酵母细胞,可以评估激素样活性物质对于雌激素受体活性的影响。

该实验方法允许研究人员在体外环境中模拟雌激素受体的活性,从而更好地理解潜在的激素样活性物质对内分泌系统的影响。这有助于评估化合物的激素活性,特别是在筛选药物或化学物质的过程中。

(4) 报告基因:多种报告基因检测系统可用于检测雌激素活性,主要由用于检测配体或测试化学物质的受体、受体结合的启动子、报告基因和整个反应发生的细胞组成。实验中使用的典型启动子来自 Xenopus 卵黄原蛋白基因的雌激素响应元件(ERE)和报告基因,如 *LacZ*、氯霉素乙酰转移酶基因(CAT)、荧光素酶基因(*Luc*)和 GFP 基因。而使用的细胞为 ER 阳性乳腺癌细胞,如 MCF-7 和 T-47D 细胞,或 ER 阴性细胞,如酵母细胞(在酵母雌激素筛选试验或 YES 试验中),其中内源性雌激素通路缺失。以酶为底物的比色法,例如 LacZ 和 CAT,在早期经常被使用,但很快被发光法取代,如 Luc 法,最后是荧光分析,如基于 GFP 的分析,这种方法不需要底物或复杂的反应系统。此外,ER-CALUX(化学激活荧光素酶基因表达)检测是基于 ER 驱动的 *Luc* 基因在 T-47D 细胞或人骨肉瘤细胞中的表达而开发的,已被广泛用于检测环境化学品/样品的雌激素和抗雌激素活性。

报告基因法因其操作简便、灵敏度高,已广泛应用于中药及其有效化学制剂的雌激素活性和作用研究。

(5) 配体结合试验:配体结合试验是一种用于检测化学物质雌激素活性的方法,它通过监测配体(通常是雌激素或其类似物)与受体(通常是雌激素受体)之间的相互作用来进行。这一过程可以利用多种监测系统来实现,包括放射性、荧光和免疫反应等。

在配体结合试验中,常常使用已建立的细胞系(如 MCF-7 细胞和小鼠 B1-F 细胞),这些细胞表达内源性 ER。另外,也可以使用组织(如羔羊子宫)或重组的 ER 模型(如重组的人 ERα 或 ERβ)。为了监测配体与受体的相互作用,通常采用[3H]标记的 17β-雌二醇竞争性测定方法。除了放射性方法之外,还可以使用非放射性方法,如竞争性酶免疫测定法、荧光互补生物测定法、荧光极化测定法及分子对接和定量构效关系(QSAR)等。

(6) 蛋白质的测定:蛋白质作为雌激素反应基因表达的标记已经被广泛用于雌激素活性的检测和研究。以下是一些常见的免疫分析方法和物理化学方法,用于检测雌激素活性和相关标记基因/蛋白质:

1) 染色质免疫沉淀(ChIP)分析:ChIP 分析用于研究染色质上的蛋白质-核酸相互作用,如液化皂苷元的雌激素反应,可以帮助确定特定蛋白质与 DNA 序列的结合,并揭示雌激素调控基因表达的机制。

2) 酶联免疫吸附试验(ELISA):ELISA 用于检测特定蛋白质的存在和浓度,如 genistein 和丹参酮。它是一种高灵敏度的定量方法,常用于研究化合物对雌激素受体的影响。

3) 免疫细胞化学(ICC)和免疫组化(IHC)染色:这些技术用于在细胞或组织水平上检测特定蛋白质的表达,如皮杉醇/杨梅素和毛蕊异黄酮。它们可以提供有关蛋白质在细胞或组织中的分布和表达水平的信息。

4) 蛋白质印迹法:蛋白质印迹用于检测和定量目标蛋白质,如 ERα/ERβ 或 Akt/细胞外信号调节激酶(ERK)。这是一种常用于蛋白质表达研究的方法,可用于研究雌激素相关的信号通路。

此外,物理化学方法如质谱法和气/液相色谱法也可用于蛋白质分析,以确定它们的结构和性质。在研究中,通常会使用多种不同的方法来验证和确认结果,以获得更全面的了解雌激素活性和相关蛋白质标记的信息。

(7) 转录分析:转录分析技术依托于对标记基因或靶基因在转录水平上的检测。随着技术的不断进步,这些分析技术也发展成了能够高效、准确和定量地,而且是全面地扩增 mRNA 分子(或其互补 DNA)。在早期,通常利用放射性探针或用生物素标记的非放射性探针进行 RNA 印迹检测。DNA 微阵列技术则被广泛用于探测雌激素活性,表征其生物效应,并验证其潜在的应用。而实时定量 PCR(RT-PCR)技术使得在 mRNA 水平上,成千上万个基因的表达可以被全面监测。转录分析的进一步发展赋予了它分析基因功能和信号传导路径的能力,通过整合不同数据集,有时是不同的样本量,专门针对如雌激素信号等特定的基因功能,例如采用 GAGE(广泛基因组富集分析)方法。

转录检测技术已被成功应用于传统中药及其活性成分的雌激素活性研究。例如,DNA 微阵列用于检测四物汤中激素样活性,RNA 印迹用于评估十字花科蔬菜中的激素样活性,RT-PCR 用于检测芹菜素的激素样活性。

上述技术的复杂性得到了通过更先进的双杂交系统的解决,在该系统中,可以在酵母细胞内观察到 ER 及其共调节因子的配体依赖性相互作用。为了精确检测特定的蛋白-蛋白相互作用并有效降低背景噪声,酵母 GAL4 转录激活子系统被应用,其中 DNA 结合域和转录激活域被分配到不同的质粒。只有在有配体存在的情况下,ER(配体结合域)和其共调节因子才能在各自的质粒上发生相互作用,这种相互作用以 GAL4 的功能恢复作为检测信号。将 ER 配体结合域替换为完整的 ERα 蛋白后,这一系统的敏感性得到了显著提升,从而成为了一种更为灵敏的检测手段。

2. 雄激素筛选体外模型

(1) 雄激素依赖细胞增殖筛选试验:雄激素受体(AR)依赖的 LNCaP 细胞株和非依赖的 DU-145 与 PC-3 细胞株是研究拟雄激素和抗前列腺癌作用的常用细胞模型。LNCaP 细胞株表达 AR 并能分泌前列腺特异性抗原(PSA)。在雄激素的刺激下,这些细胞的增殖速率会增加,并且 PSA 的分泌量也会增加。这使得 LNCaP 细胞成为研究雄激素样作用的理想模型。

研究中使用 LNCaP 细胞模型来探究毛头鬼伞和灵芝提取物的抗雄激素作用。结果表明,这些提取物能够抑制由双氢睾酮引发的 LNCaP 细胞增殖,减少 PSA 的分泌,并使细胞周期停滞在 G1 期。这些发现指出,毛头鬼伞和灵芝提取物能够通过影响雄激素受体通路来发挥抗雄激素作用。

相比之下,相同的提取物对 AR 非依赖的 DU-145 和 PC-3 细胞株并没有显示出抑制作用,这进一步证实了其作用是通过 AR 通路实现的。这样的差异表明,毛头鬼伞和灵芝提取物的活性成分可能具有选择性地与 AR 结合,从而抑制由 AR 介导的信号传导,这对于发展新的抗前列腺癌策略可能具有重要价值。

(2) 转录活化分析实验:转录活化分析是研究核受体家族机制的一个常用方法。核受体家族成员大多数是转录因子,它们可以被小分子的受体或激动剂活化。当激动剂与受体结合时,会改变目标基因的转录活性,这种改变也涉及到目标基因上游因子的调控。

转录活化分析主要是通过检测报告基因的表达产物来反映靶基因的转录活性。报告基因是指那些编码易于检测的蛋白质或酶的基因。在实验中,通常会将报告基因的编码序列放置在特定目的基因的表达调控序列下游,或者与目的基因融合形成嵌合基因。然后,这些序列会被克隆到报告基因载体中,并转染到特定细胞中。在目的基因调控序列的控制下表达报告基因,从而通过检测报告基因的表达产物来了解目的基因的表达调控情况。

研究人员构建了 HeLa 细胞模型,通过共转染含有两个雄激素受体元件(ARE)的荧光素酶报告基因载体,用来筛选杜仲提取物中的雄激素样作用。

(3) 受体竞争结合试验:来源于大鼠附睾的 AR 是研究雄激素样作用的重要工具。在细胞的胞质中,雄激素与 AR 结合,形成激素-受体复合物。这个复合物随后进入细胞核,诱导特异性蛋白质合成,从而发挥雄激素样作用。

在雄激素样活性的研究中,荧光标记的睾酮可以作为竞争性配体。这种荧光标记的睾酮在与 AR 结合时会发生荧光偏振变化,这可以通过荧光偏振技术来检测。荧光偏振技术可以分析受试物(如药物候选物或化学物质)与受体的结合程度。如果受试物能与 AR 结合,它会与荧光标记的睾酮竞争同一结合位点,导致荧光偏振信号的变化。通过测量这种变化,研究人员可以判定受试物是否具有雄激素样活性。

这种技术的优点在于它是一种非放射性的实时检测方法,可以提供关于受试物与 AR 结合亲和力的直接信息。此外,荧光偏振技术的高通量性质使得它适合于大规模筛选实验,为发现具有潜在治疗作用的雄激素或抗雄激素药物提供了一个有效的平台。

第三节　激素样活性中药药理学研究

激素样活性中药对女性及男性的生物学效应几乎遍布全身各系统,特别是对生殖系统的影响最为显著(图 9-3-1)。然而,这些药物对雌性和雄性机体的作用存在差异,其作用机制也显示出多样性,需要进一步深入研究。

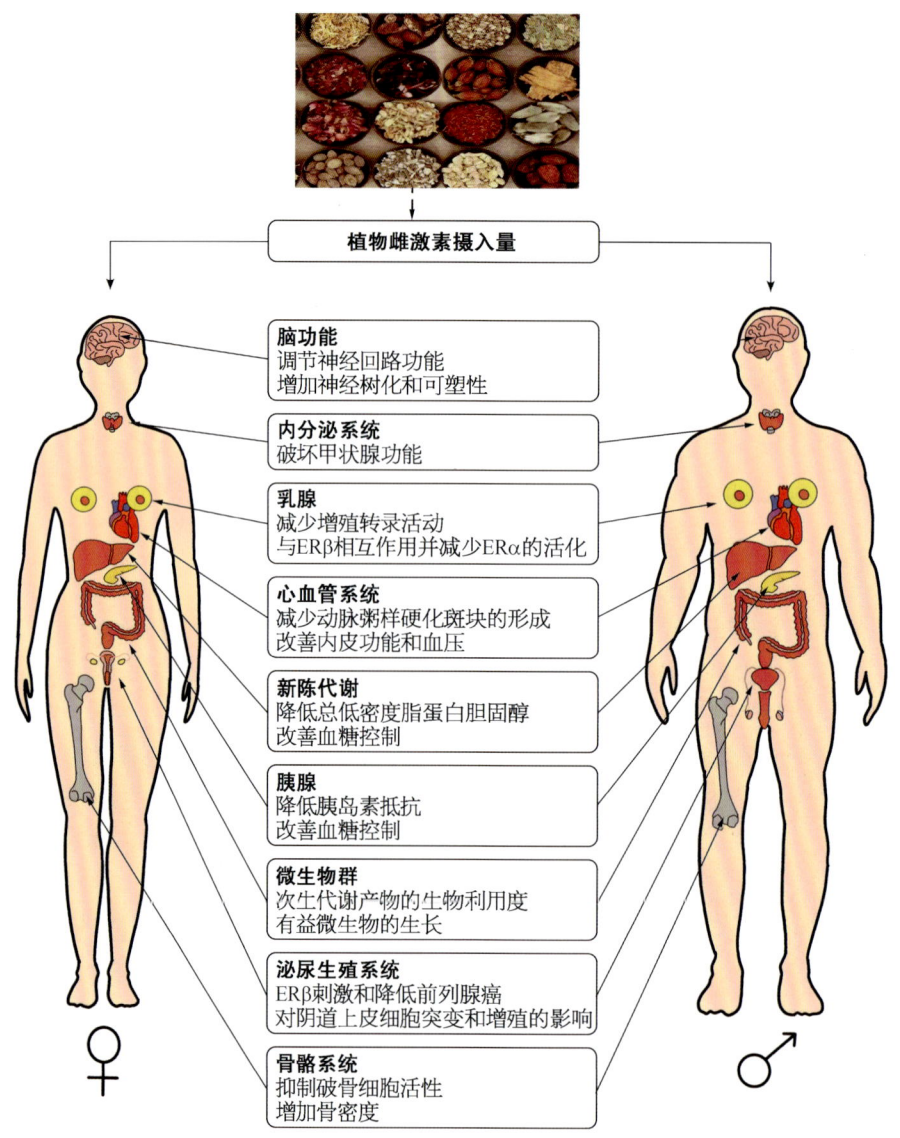

图9-3-1 激素样活性中药对全身各系统的生物学效应示意图

（一）雌激素样活性中药机制研究分类及作用机制

涉及中药的典型材料及其有效化学物质包括植物雌激素（如类黄酮、木酚素、酚和类固醇）、水果、草药、叶、根茎或根的提取物及其衍生物。

1. 雌激素活性中药机制研究分类

（1）基础研究/途径分析：包括对中药中雌激素活性的分子机制和信号通路的研究，尤其是与雌激素受体（ERα、ERβ和GPER）相关的信号通路的探索。这有助于更深入地理解中药对生物体的影响。

（2）细胞功能：中药雌激素活性的研究也涉及雌激素代谢、成骨活性、妊娠、生殖和性发育等细胞功能方面的调查。这些研究有助于揭示中药如何影响不同细胞功能及其对人体健康的潜在影响。

（3）疾病/症状：中药雌激素活性的应用还包括针对不同疾病和症状的研究，如乳腺癌、心脏保护、化疗预防、慢性肾脏疾病、绝经综合征、神经保护、骨质疏松和呼吸系统疾病等。这些研究有助于探讨中药在各种医学领域中的潜在临床价值。

（4）药物/补充剂：中药雌激素活性还涉及中药作为药物或保健品的应用，以及与选择性雌激素受体激动剂（SERM）等药物的关系。这些研究有助于了解中药在药物治疗和保健领域的角色。

2. 雌激素样活性中药作用机制　雌激素样活性中药常常含有多样性和复杂的生物活性物质，其大多来源于植物，多半具有类黄酮、类固醇和萜类等多种化学结构，能够模拟雌激素的作用，与人体内的雌激素受体（ERα和ERβ）结合，从而发挥雌激素或抗雌激素样的活性(图9-3-2)。按此作用机制,有以下多样的具体研究。

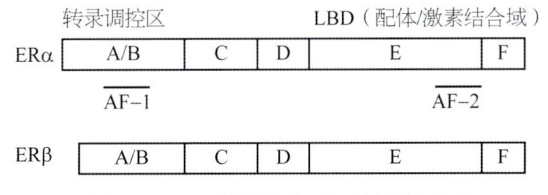

图9-3-2 雌激素受体(ER)的结构示意图

(1) 毛蕊异黄酮、大豆苷元和染料木素等属于黄酮类化合物,它们可能通过模拟或抑制雌激素的作用来影响人体内的激素平衡。它们通常通过与ER(如ERα和ERβ)结合来激活生物反应。与ER互动后,这些受体激活基因转录,产生对正常生理功能至关重要的雌激素效应。尤其是那些具有对ERβ选择性作用的植物成分,可能成为替代传统激素替代疗法的更安全选择。

(2) 植物雌激素在多个生物学效应和疾病中发挥作用,它们影响多个信号通路,如ERα、ERβ、GPER、MAPK、MEK/ERK和PI3K/Akt等,以及其他激素或生长因子相关的通路。植物雌激素通过抑制雌激素合成相关的酶活性,如17β-HSD和CYP19,降低内源性雌激素合成,改变肿瘤生长所需的环境。此外,它们可能通过调节促性腺激素水平和月经周期,降低某些疾病的风险,如乳腺恶性肿瘤。

(3) 植物雌激素的结构与内源性雌激素相似,但通常与受体的结合亲和力较低,因此其雌激素作用较弱。然而,这些植物成分通常对ERβ的亲和力较高,具有选择性激活或抑制受体的潜力。有些植物成分同时具备雌激素和抗雌激素的活性,在不同条件下可能表现出不同的生物活性,如淫羊藿苷、淫羊藿苷和吡赛坦醇。此外,某些物质,如浆果中的多酚,表现出双相活性,既能模拟雌激素的作用,也能抑制其作用。它们的双向调节作用对于预防心血管疾病和癌症可能具有益处,尽管存在一些争议,部分原因可能是由于测定方法或作用机制的差异。不同的中草药和其成分可能表现出不同的效果。

(4) 雌激素受体激动剂和拮抗剂在调节雌激素信号方面起着关键作用,但它们对中药雌激素潜能的影响各不相同。中草药及其成分显示出雌激素活性,对绝经综合征、情绪障碍、骨质疏松症等可能有益。此外,膳食中的植物、草药及蘑菇中的化学成分也可能与中药联合使用,发挥综合效应。与此相反,中药及其有效成分可能表现出抗雌激素活性,对于癌症预防和绝经综合征的平衡可能具有潜在价值。

纵观此类物质,关于植物雌激素的研究结果存在争议,尽管有多种机制研究结果报道,其主要途径还是绕不开与雌激素受体结合,作用导致一系列的生物学效应(图9-3-3和图9-3-4)。

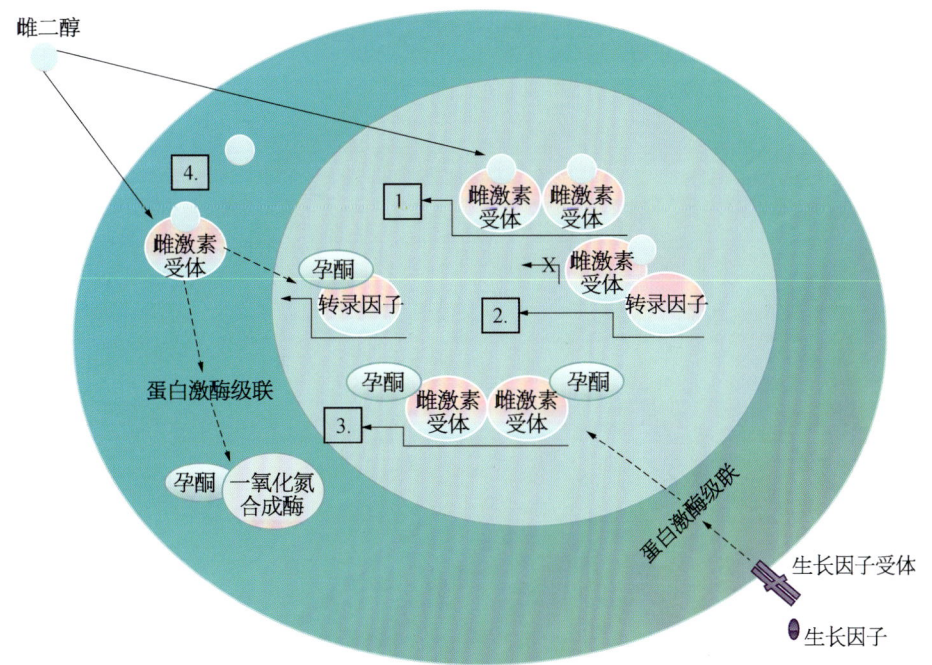

图9-3-3 雌激素效应信号通路示意图

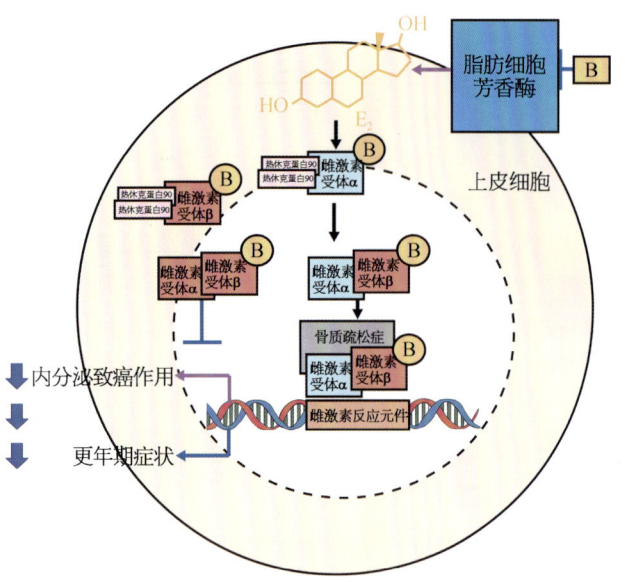

图9-3-4　激素样物质与雌激素受体结合产生生物学效应示意图

减少了更年期症状和骨质疏松症;②许多植物药可以降低芳香酶的表达/活性,进而减少雌激素的合成。此图被简化为只代表经典的雌激素信号传导途径。

(二)雄激素样活性中药机制研究分类及作用机制

在结构上,睾酮与雌二醇有相似性,因此它们是合成前体。ER和AR都属于核激素受体超家族,具有类似的功能结构域。这种结构上的相似性导致雌雄激素及其受体在生物体内介导了类似的生理作用。

1. **雄激素活性中药机制研究分类**　中药中的雄激素化学物质主要包括多糖、萜类和黄酮类等化合物。这些化合物通过不同的机制来影响和调节内源性雄激素活性,具体如下。

(1)多糖类化合物在中药中常见,它们的作用机制通常包括免疫调节和细胞信号传导的调整。这些化合物可以帮助维持身体平衡,并可能对雄激素产生一定的调节作用。

(2)萜类化合物是植物中广泛存在的多环酚类化合物,具有显著的抗氧化性质。其中的一些化合物,如熊果酸、槲皮素、紫云英苷和芹菜素,被认为可能具有雄激素样活性,可以发挥类似雄激素的效果,可能在治疗生殖功能障碍方面有帮助。

(3)黄酮类化合物,如淫羊藿总黄酮和菟丝子黄酮,不仅可以保护生精细胞免受自由基的损害,还能够调节激素水平,多角度保护生殖系统。

2. **雄激素样活性中药作用机制**　这些植物雄激素类化合物通过结合雄激素受体发挥类似雄激素的效果,主要应用于治疗因肾阳虚引起的生殖功能障碍(图9-3-5)。

图9-3-3提示:①经典的核受体机制:在细胞核中E_2-ER复合体结合到靶基因启动子上的ERE;②非ERE依赖性的基因组效应:E_2-ER复合物和一些转录因子以蛋白-蛋白相互作用的方式调控靶基因的启动子;③非配体依赖性的基因组效应:生长因子激活蛋白激酶级联,促进ER磷酸化并活化ER与靶基因ERE结合;④非基因组效应:雌激素膜受体与E_2的复合物激活蛋白激酶级联,影响细胞质中蛋白质的功能状态,如活化eNOS,或者通过磷酸化作用活化转录因子。

图9-3-4提示:①ERα和ERβ被激素样物质激活,引起这些受体的二聚化并转位到细胞核。ERα对ERβ反应基因的激活增加了增殖,但却减少了更年期症状和骨质疏松症。另一方面,ER减少增殖,同时也

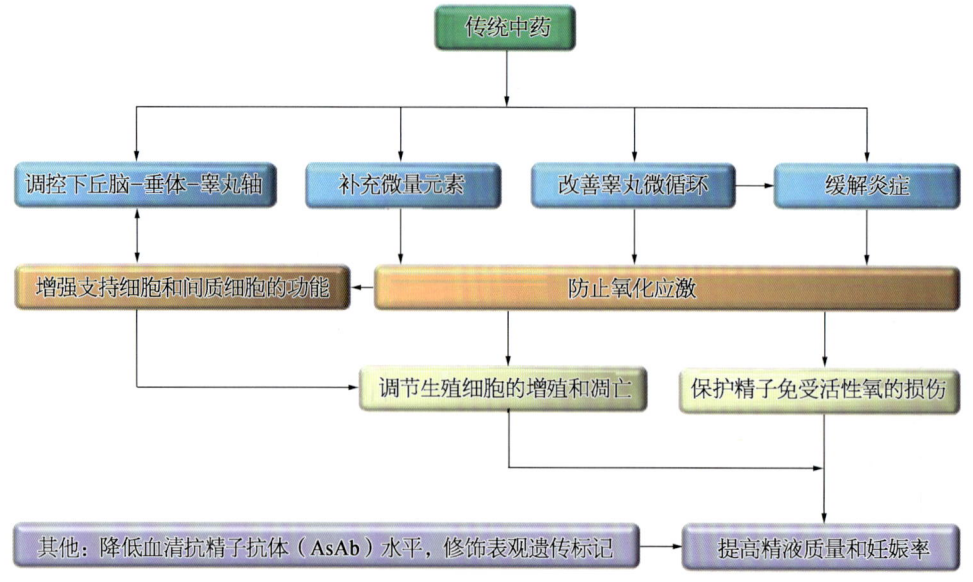

图9-3-5　中药对男性生殖系统潜在影响示意图

(1) 中医学认为肾脏为先天之本,男性不育问题常被认为与肾虚有关。下丘脑-垂体-睾丸(HPT)轴是控制睾丸功能的关键内分泌系统。它通过调节性激素如睾酮、LH 和 FSH 的分泌来维持生殖系统的正常功能。肾虚通常导致 HPT 轴的功能紊乱和结构受损。

(2) 这些激素样活性中药调节 HPT 轴的平衡,对于精子的正常生成至关重要。不稳定的激素水平可能导致精子问题,因为激素水平过高或过低都会对精子生成产生不利影响。补肾可以修复 HPT 轴的结构并恢复其功能,双向调节 FSH 和 LH 的水平,并最终提高睾酮水平,从而改善男性的精子质量。

(3) 近年来,有些研究重点放在补虚中药上,如枸杞子和淫羊藿,这些药物主要以补虚、强壮和治疗虚证为主,具备多种功效,如补气、补血和补阴阳等。在临床上,雄激素缺乏通常表现为虚证,时常表现为机体抵抗力下降。为了与中医药选择的原则相符合,摄入雄激素活性氧中药,往往达到强身抗炎的功效。

(4) 雄激素样活性中药还因其具有独特的天然属性,其成分也是复杂多样的,特别富含微量元素,可以提供机体更多的营养及多靶点调节的功效。

第四节 激素样活性中药药理学研究案例

AAA 雄性激素样活性探索性研究

(一) 目的

本试验以大鼠为模型,观察摄入 AAA 对雄性生殖系统的影响及其可能作用机制。

(二) 受试物

(1) 名称:AAA。
(2) 受试物号:P2020-004-AAA。
(3) 缩写名:AAA。
(4) 性状:白带粉红色粉末。
(5) 提供单位:×××生物。
(6) 批号:20042002。
(7) 规格:1 kg。
(8) 含量:96.16%。
(9) 有效期:××××-×-×。
(10) 保存条件:密闭、干燥。
(11) 配制方法:以纯水配制。

(三) 阳性对照药

(1) 名称:丙酸睾酮。
(2) 提供单位:×××公司。
(3) 批号:200803。
(4) 规格:25 mg/mL。
(5) 含量:25 mg×10 支。
(6) 有效期:2 年。
(7) 保存条件:避光,密闭保存。

(四) 溶媒

(1) 名称:纯水(CascadaTMⅢ纯水一体化系统)。
(2) 提供单位:自制。
(3) 性状:无色透明。
(4) 批号:无。
(5) 规格:无。
(6) 成分:H_2O。
(7) 使用浓度:无。
(8) 保存条件:密闭、常温。
(9) 配制方法:无需配制。

(五) 动物资料

(1) 种:大鼠。
(2) 系:BN。
(3) 性别和数量:雄鼠 48 只。
(4) 年龄:3~6 月龄,健康性成熟的雄性大鼠。
(5) 体重范围:以实际为准。
(6) 来源:×××公司。
(7) 等级:SPF 级。
(8) 许可证号及发证单位:实验动物生产许可证 SCXK(X)2013-0016。实验动物使用许可证 SYXK(X)2019-0012。
(9) 实验研究系统选择说明:大鼠是药理学和毒理学生殖试验研究中公认的标准动物之一。
(10) 实验动物识别方法:动物到达后,按要求接收,按机构统一的编号方法(SOP 编号×××)进行编号,采用耳标号与身体颜色标记并用,为每只动物指定一个单一的研究动物号。原始资料中使用研究动物号来识别。

(11) 饲料及饮用水:饲料为×××公司生产的繁殖鼠料,本中心每年度抽检饲料一次,委托×××饲料质量监督检验站检测,依据相应的 GB 和 GB/T,检验粗蛋白质、粗脂肪、粗纤维、水分、钙、总磷含量,以及细菌总数、大肠菌群、黄曲霉毒素 B_1、砷、铅、镉和汞等,质量均合格。木屑垫料由×××实验用品供应站提供。饮用水为高压灭菌生活饮用水,每年度检测一次,委托×××疾病预防控制中心检测,参照生活饮用水卫生标准,检测浑浊度、菌落总数、游离余氯和总大肠菌群等,所检项目均符合评价依据的要求。三者均经高温高压灭菌。

(12) 饲养环境与条件:动物在×××研究所 SPF 级动物房内饲养,室温 20~26℃,相对湿度 40%~70%,光照 12h,黑暗 12h。动物实验开始前检疫 5 天,经一般行为观察,达到试验要求后选用符合要求的大鼠作为实验动物。饲养于 400 mm×350 mm×200 mm 塑料笼内,每笼饲养同性大鼠 3~5 只。自由饮水、摄食。

(六) 分组和剂量设置

(1) 分组方法:表 9-4-1。

表 9-4-1　AAA 给药动物分组、解剖计划

组别	剂量 (mg/kg)	给药 D_{35} 解剖数量(只)	给药 D_{36} 解剖数量(只)
对照组	纯净水	6	6
低剂量组	32.00	6	6
高剂量组	160.00	6	6
阳性对照组 (im, mg/kg)	2.00	6	6

(2) 剂量设置依据:略。

(3) 剂距:5.00 倍。

(七) 给药方法

(1) 给药频率:1 次/天。

(2) 给药途径:灌胃(ig)。

(3) 给药量:最大 20 mL/kg。

(4) 给药时间:8:30~12:30。

(5) 给药期限:5 周。

(6) 给予受试物的途径说明:与临床给药途径相同。

(7) 受试物和对照品配制和给予方法。按大鼠灌胃给药 SOP(SOP 编号×××)进行(表 9-4-2)。

表 9-4-2　受试物和对照品配制方法

组别	剂量 (mg/kg)	受试物量 (mg)	溶液量 (mL)	目标浓度 (mg/mL)
正常对照组	/	/	/	/
低剂量组	32.00	320	200	1.60
高剂量组	160.00	1600	200	8.00
阳性对照组 (im, mg/kg)	/	/	/	/

注:各个剂量组配制的总药量随动物体重的增加而相应改变,该表表示的是第一次给药时的配制方法举例

(八) 试验方法和观察指标

(1) 一般状况观察:按实验动物一般状况观察规定(SOP 编号×××),每天上下午各观察 1 次动物的外观体征、行为活动及有无死亡等情况。

(2) 体重:按小动物体重测定方法(SOP 编号×××)测定动物体重,每周测定 2 次。

(3) 摄食量:按小动物摄食量测定方法(SOP 编号×××),测定动物摄食量,每周测定 1 次。

(4) 一般血液学常规指标检查。

(5) 血液细胞炎性因子:$CD3^+$、$CD4^+$、$CD8^+$、$CD16^+$、$CD19^+$、$CD45^+$ 和 $CD56^+$。

(6) 一般生化常规指标检查。

(7) 血清炎性因子:TNF-α、INF-γ、IL-2、IL-6 和 IL-10。

(8) 血激素睾酮(T)、雌激素(E_2)和双氢睾酮(DHT)水平。

(9) 大鼠前列腺、精囊腺、包皮腺和提肛肌重量及其脏器系数。

(10) 精子计数存活率、畸形率、活动度、精子顶体酶活变化。

(11) 睾丸、附睾组织病理检查。

(12) 睾丸、附睾组织免疫组化检查:指标待定。

(13) 睾丸、附睾组织炎症因子:TNF-α、INF-γ、IL-2、IL-6 和 IL-10。

(14) 睾丸、附睾组织抗氧化因子:SOD、MDA、GSH-Px 和 T-AOC。

(15) 睾丸、附睾组织测序:查找差异表达基因(如果发现上述任何指标出现有意义的阳性结果时)。

(16) 蛋白质印迹法和 PCR 验证:测序后进行蛋白质印迹法(如 Bcl/Myc/p53/Bax,雄激素受体表达等)和 PCR 验证(如果发现上述任何指标出现有意义的阳性结果时)。

(17) 蛋白质组学(如果发现上述任何指标出现有

意义的阳性结果时)。

(18) 代谢组学(如果发现上述任何指标出现有意义的阳性结果时)。

(19) 留上述血清和生殖器官组织备用。

(20) 数据处理:实验数据用 $\bar{X} \pm SD$ 表示。体重、摄食量、脏器系数和激素检测等计量资料采用前后比较分析等。

(九) 结果

(1) 一般状况

1) 一般观察:给药期间,正常对照组,AAA 给药组和阳性对照组动物的外观、行为和排泄物等均未见明显异常。

2) 死亡情况:给药期间,正常对照组,AAA 给药组和阳性对照组均未见动物死亡。

(2) 对体重的影响:与正常对照组比较 AAA 给药 5 周后,未观察到受试物对动物体重明显影响(表9-4-3)。

(3) 对雄鼠生殖系统脏器重量和脏器系数的影响:与正常对照组比较,高剂量组 AAA(160 mg/kg)给药 5 周后,动物包皮腺系数增加($P<0.05$),括约肌系数降低($P<0.05$)。未观察到受试物对动物其他生殖系统脏器重量和脏器系数的影响(表9-4-4和表9-4-5)。

(4) 对血液学指标的影响:与正常对照组比较,高剂量组 AAA(160 mg/kg)给药 5 周后,动物血液中淋巴细胞数(LYMPH)和血小板计数(PLT)增加($P<0.05$),单核细胞百分比(MONO%)降低($P<0.05$)。未观察到 AAA 对其余指标的明显影响(表9-4-6)。

(5) 对血生化指标的影响:与正常对照组比较,低剂量组 AAA(32 mg/kg)给药后,动物血液中碱性磷酸酶(ALP)含量降低($P<0.05$),白蛋白(ALB)和总胆红素(TBIL)含量增加($P<0.05$)。高剂量组 AAA(160 mg/kg)给药后,动物血液中丙氨酸氨基转换酶(ALT)和碱性磷酸酶(ALP)含量降低($P<0.05$),白蛋白(ALB)和总胆红素(TBIL)含量增加($P<0.05$)。未观察到 AAA 对其余指标的明显影响(表9-4-7)。

(6) 对雄鼠精子的影响:与正常对照组比较,未观察到 AAA 对精子指标的影响(表9-4-8)。

(7) 对激素和细胞因子的影响:与正常对照组比较,高剂量组 AAA(160 mg/kg)可以降低动物血液中雌二醇和 IL-6 含量($P<0.05$)。未观察到 AAA 对其他指标的影响(表9-4-9)。

(8) 对血液淋巴细胞亚型的影响:与正常对照组比较,低剂量组 AAA(32 mg/kg)给药 5 周后,动物 $CD16^+$ 免疫细胞表达减少($P<0.05$),$CD3^+CD8^+$ 免疫细胞表达增加($P<0.05$)。高剂量组 AAA(160 mg/kg)给药 5 周后,动物 $CD16^+$ 免疫细胞表达减少($P<0.05$),$CD4^+$、$CD3^+CD4^+$ 和 $CD3^+CD8^+$ 免疫细胞表达增加($P<0.05$)。未观察到 AAA 对其他指标的影响(表9-4-10)。

表9-4-3 AAA 给药对雄鼠体重(g)的影响

	给药天数									
	D_1	D_5	D_8	D_{12}	D_{15}	D_{19}	D_{22}	D_{26}	D_{29}	D_{33}
正常对照组	272.8±21.1	272.6±20.9	273.5±21.5	271.7±25.0	272.1±23.8	273.9±20.9	272.4±20.9	275.2±22.3	275.3±24.8	272.0±28.5
低剂量组	276.9±21.2	258.9±20.6	271.7±21.8	273.9±17.5	277.9±13.1	282.5±12.7	283.8±15.6	285.9±15.9	288.3±18.2	288.1±18.0
高剂量组	274.5±21.9	271.1±22.2	272.1±23.4	263.2±24.3	272.0±21.8	271.4±26.0	271.6±30.9	274.0±30.5	276.5±32.3	278.6±33.3
阳性对照组	272.4±20.9	269.3±17.6	269.5±19.2	268.1±19.3	269.3±17.6	266.4±14.8	265.5±13.7	266.3±14.6	264.9±17.7	270.8±21.7

表9-4-4 AAA 给药对雄鼠脏器重量(g)的影响

	体重	睾丸	附睾	包皮腺	前列腺	精囊腺	提肛肌	括约肌
正常对照组	272.0±28.5	2.788±0.257	1.048±0.139	0.209±0.271	0.639±0.145	0.819±0.279	0.665±0.128	0.167±0.038
低剂量组	270.8±21.7	2.473±0.492	0.949±0.130	0.138±0.036	0.695±0.148	0.752±0.243	0.646±0.155	0.138±0.031
高剂量组	288.1±18.0	2.886±0.257	1.108±0.112	0.145±0.037	0.683±0.134	0.789±0.204	0.640±0.106	0.144±0.034
阳性对照组	284.7±25.0	2.880±0.378	1.081±0.123	0.135±0.034	0.801±0.130*	0.725±0.249	0.658±0.075	0.145±0.043

表 9-4-5　AAA 给药对雄鼠脏器系数的影响

	睾丸系数	附睾系数	包皮腺系数	前列腺系数	精囊腺系数	提肛肌系数	括约肌系数
正常对照组	1.028±0.070	0.385±0.026	0.074±0.089	0.236±0.050	0.297±0.090	0.245±0.039	0.062±0.015
低剂量组	0.917±0.175	0.352±0.051	0.051±0.013	0.257±0.054	0.277±0.089	0.239±0.054	0.051±0.010
高剂量组	1.003±0.076	0.385±0.038	0.140±0.099*	0.236±0.038	0.275±0.072	0.222±0.031	0.050±0.011*
阳性对照组	1.013±0.120	0.381±0.040	0.047±0.010	0.281±0.038*	0.257±0.082	0.231±0.020	0.0500±0.0110*

注：* 与正常对照组比较，$P<0.05$

表 9-4-6　AAA 给药对雄鼠血液学的影响

	RBC ($\times 10^{12}$/L)	HGB (g/L)	HCT (%)	MCV (fL)	MCH (pg)	MCHC (g/L)	RDW-SD (fL)	RET ($\times 10^6$/μL)	RET ($\times 10^6$/L)	RET% (%)
正常对照组	7.31±0.5	121±7	37±2.4	50.6±1.2	16.5±0.4	326±5	23.8±2.7	0.1832±0.0571	183.2±57.1	2.53±0.88
低剂量组	7.61±0.43	124±6	38±2.2	49.9±0.6	16.2±0.3	325±7	23.8±1.1	0.1937±0.0404	193.7±40.4	2.54±0.44
高剂量组	7.45±0.31	123±5	37.5±1.6	50.3±1.2	16.5±0.3	327±4	24.4±2.5	0.1495±0.024	149.5±24.0	2.01±0.33
阳性对照组	7.48±0.47	123±7	37.4±2.3	50.0±0.9	16.5±0.3	329±4	23.3±2.8	0.1458±0.0321	145.8±32.1	1.97±0.47

	WBC ($\times 10^9$/L)	LYMPH ($\times 10^9$/L)	NEUT ($\times 10^9$/L)	MONO ($\times 10^9$/L)	EO ($\times 10^9$/L)	BASO ($\times 10^9$/L)	LYMPH% (%)	NEUT% (%)	MONO% (%)
正常对照组	5.50±1.30	3.52±0.87	1.51±0.74	0.41±0.15	0.05±0.03	0.02±0.01	64.4±10.8	27.1±9.9	7.4±1.9
低剂量组	5.18±0.72	3.38±1.00	1.40±0.65	0.34±0.05	0.05±0.04	0.01±0.00	64.4±13.7	27.8±14.4	6.5±1.2
高剂量组	5.82±0.90	4.29±0.91*	1.09±0.26	0.36±0.07	0.06±0.03	0.02±0.00	73.0±7.60	19.4±7.7	6.3±1.0*
阳性对照组	4.71±1.44	3.30±0.92	1.03±0.85*	0.31±0.11*	0.06±0.02	0.02±0.01	71.0±13.4	21.0±13.1	6.5±0.8

	EO% (%)	BASO% (%)	PLT ($\times 10^9$/L)	MPV (fL)	PDW (fL)	PT (s)	APTT (s)	FIG (s)	TT (s)
正常对照组	0.8±0.4	0.3±0.2	583±145	7.9±0.3	8.1±0.5	8.6±0.7	12.1±0.7	3.196±1.010	58.1±6.8
低剂量组	1.0±0.7	0.3±0.1	600±120	7.7±0.3	8.0±0.6	8.5±0.5	11.5±0.6	2.809±0.867	53.7±6.9
高剂量组	1.1±0.5	0.3±0.1	687±88*	7.7±0.3	7.9±0.5	8.1±0.3	15.3±5.3	2.359±0.376	47.4±12.0
阳性对照组	1.2±0.6*	0.4±0.1	638±79	7.9±0.4	8.2±0.6	8.3±0.1	11.8±2.7	3.026±1.171	54.9±8.5

注：* 与正常对照组比较，$P<0.05$

表 9-4-7　AAA 给药对雄鼠血生化的影响

	AST (U/L)	ALT (U/L)	ALP (U/L)	CK (U/L)	BUN (mmol/L)	CREA (μmol/L)	TP (g/L)	ALB (g/L)	GLU (mmol/L)	TBIL (μmol/L)
正常对照组	144±36	36±5	195±64	941±312	6.3±0.6	87±12	66.1±3.3	21.7±1.9	5.66±0.87	0.57±0.22
低剂量组	126±31	34±7	140±27*	800±308	6.1±0.5	83±23	66.0±3.7	23.6±2.0*	6.00±1.05	0.82±0.26*
高剂量组	146±52	32±3*	142±20*	950±490	5.9±0.4	76±7	65.4±3.4	23.6±1.9*	6.07±0.77	0.85±0.18*
阳性对照组	132±48	30±5*	132±46*	689±308	6.4±0.8	88±15	65.9±4.8	23.0±2.7	5.78±0.92	0.85±0.34*

	CHOL (mmol/L)	TRIG (mmol/L)	GGT (U/L)	K (mmol/L)	Na (mmol/L)	CL (mmol/L)	Ca (mmol/L)	IgG (g/L)	IgM (g/L)	LDH (U/L)
正常对照组	1.40±0.12	0.49±0.17	1.0±0.6	4.31±0.33	140±1	101±2	2.19±0.09	0	0.02±0.04	1757.1±554.9
低剂量组	1.44±0.09	0.53±0.18	0.5±0.7	4.17±0.32	140±1	101±2	2.22±0.06	0.07±0.15	0±0*	1525.0±570.8
高剂量组	1.48±0.14	0.55±0.11	0.8±0.6	4.27±0.53	141±3	102±3	2.18±0.07	0.06±0.20	0±0*	1831.2±800.4
阳性对照组	1.47±0.16	0.45±0.16	0.9±0.8	4.12±0.47	141±3	101±1	2.21±0.09	0.05±0.15	0±0*	1510.9±704.1

注：* 与正常对照组比较，$P<0.05$

表9-4-8 AAA给药对雄鼠精子的影响

参数	溶媒对照组 12只	低剂量组 12只	高剂量组 12只	阳性对照组 12只
附睾尾重量(g)	0.1678 ± 0.0312	0.156 ± 0.0315	0.1661 ± 0.0171	0.1793 ± 0.0182
精子密度(10^6/mL)	505.4 ± 464.6	320.8 ± 258.4	590.5 ± 541.2	720.9 ± 542.7
活动精子密度(10^6/mL)	292.5 ± 367.1	120.3 ± 139.9	240.9 ± 373.4	326.2 ± 436
向前运动精子密度(10^6/mL)	86.3 ± 118.9	38.2 ± 45.2	76.3 ± 122	74.7 ± 112.9
实际浓度(mol/mL)	1.3 ± 1.2	0.8 ± 0.7	3.9 ± 6.4	40.1 ± 127.3
精子活动百分率(%)	43.1 ± 25.6	28.4 ± 21	33.6 ± 22.1	29.5 ± 30.1
快速活动百分率(%)	42.7 ± 25.4	27.8 ± 20.6	32.5 ± 22.4	29.1 ± 29.7
精子数量(10^6/g)	30.8 ± 28.5	21.2 ± 17.2	57.8 ± 78.5	42.3 ± 33.3
运动分布				
快速(10^6/mL)	290.3 ± 364.9	117.8 ± 136.7	232.2 ± 375.7	320.2 ± 429.4
中等(10^6/mL)	2.2 ± 2.5	2.5 ± 3.8	7.1 ± 12.3	6.0 ± 7.0
慢速(10^6/mL)	45.0 ± 43.0	40.8 ± 53.0	69.3 ± 64.7	83.2 ± 99.4
静止(10^6/mL)	167.9 ± 112.1	159.8 ± 88	291.1 ± 328.1	311.5 ± 196.2
平均路径速度(VAP, μm/s)	176.8 ± 71.9	153.1 ± 86.8	191.6 ± 46.5	184.3 ± 43.3
直线运动速率(VSL, μm/s)	115.2 ± 50.1	103.2 ± 62.3	140.6 ± 49.8	129.6 ± 41
曲线运动速率(VCL, μm/s)	339.8 ± 132.3	287.1 ± 156.4	350.2 ± 152.1	349.3 ± 86
精子头侧摆幅度(ALH, μm)	12.7 ± 5.9	11.6 ± 7.3	15.0 ± 4.1	12.0 ± 5.2
鞭打频率(BCF, Hz)	21.1 ± 7.5	17.9 ± 9.1	24.7 ± 14.2	21.7 ± 7.8
前向性(STR, %)	58.0 ± 18.5	54.8 ± 26.0	62.3 ± 9.4	66.7 ± 4.1
直线性(LIN, %)	32.9 ± 10.6	32.2 ± 16.5	36.6 ± 10.2	38.5 ± 6.2
伸张度(ELO, %)	19.6 ± 7.5	19.9 ± 10	22.6 ± 5.1	23.1 ± 6.4
区域(μm sq)	221.6 ± 82.2	195.8 ± 99.8	228.4 ± 59.4	245.2 ± 67.8

表9-4-9 AAA给药对雄鼠激素和细胞因子影响

	E_2 (ng/L)	T (nmol/L)	DHT (IU/L)	IFN-γ (ng/L)	TNF-α (ng/L)	IL-2 (pg/mL)
正常对照组	12.86 ± 6.28	27.44 ± 15.59	8.06 ± 3.24	424.89 ± 182.23	67.89 ± 37.94	266.46 ± 91.19
低剂量组	10.38 ± 2.98	29.51 ± 15.20	7.50 ± 2.34	390.92 ± 170.34	67.26 ± 40.30	274.18 ± 148.59
高剂量组	$8.89 \pm 3.51^*$	29.17 ± 17.32	8.55 ± 1.57	436.06 ± 193.52	57.66 ± 34.65	261.47 ± 92.19
阳性对照组	11.62 ± 2.67	28.21 ± 11.23	8.17 ± 3.15	434.27 ± 229.22	52.10 ± 37.10	289.70 ± 140.70

	IL-4 (pg/mL)	IL-6 (ng/L)	IL-10 (ng/L)	IgM (μg/mL)	IgG (μg/mL)
正常对照组	3.52 ± 1.70	15.34 ± 4.68	14.92 ± 7.36	1.86 ± 0.66	39.48 ± 27.57
低剂量组	5.61 ± 3.26	13.20 ± 1.51	16.97 ± 6.46	1.59 ± 0.40	38.92 ± 21.80
高剂量组	7.44 ± 5.67	$11.92 \pm 2.01^*$	15.63 ± 3.09	1.85 ± 0.70	34.70 ± 4.75
阳性对照组	6.51 ± 3.81	$10.29 \pm 1.98^*$	11.41 ± 4.96	1.55 ± 0.65	22.03 ± 16.63

注:* 与对照组比较,$P < 0.05$

表 9-4-10　AAA 给药对雄鼠免疫细胞表达影响

	CD19$^+$	CD16$^+$	CD4$^+$	CD8$^+$	CD3$^+$CD4$^+$ T4 淋巴细胞	CD3$^+$CD8$^+$ T8 淋巴细胞	CD4$^+$/CD8$^+$
正常对照组	7.438±0.863	4.034±0.915	20.5±5.4	7.4±3.0	10.9±3.2	3.9±1.1	3.8±3.2
低剂量组	6.703±3.582	2.057±0.711*	21.8±7.3	8.1±3.0	13.1±4.0	5.4±2.4*	2.7±0.5
高剂量组	8.404±0.857	2.392±0.553*	31.0±2.7*	9.5±1.8	18.5±1.9*	6.7±1.8*	3.3±0.6
阳性对照组	9.056±0.743	1.641±1.319*	34.3±5.7*	8.4±1.2	21.0±3.1*	6.0±1.6*	4.2±0.9

注：* 与正常对照组比较，$P<0.05$

（十）讨论

（1）一般状况：灌胃给予 32 mg/kg 和 160 mg/kg AAA 5 周，给药期间不会对 BN 大鼠的外观、行为、对刺激的反应和排泄物等造成明显影响。

（2）对体重的影响：灌胃给予 32 mg/kg 和 160 mg/kg AAA 5 周，不会对 BN 大鼠的体重造成明显影响。

（3）对雄鼠生殖系统脏器重量和脏器系数的影响：160 mg/kg AAA 给药 5 周后，雄鼠包皮腺系数增加（$P<0.05$），括约肌系数降低（$P<0.05$），结合其他指标，以上变化有统计学意义，无明显生物学意义。故认为灌胃给予 AAA 5 周，不会对雄鼠生殖系统脏器重量和脏器系数造成明显影响。

（4）对血液学指标的影响：与正常对照组比较，160 mg/kg AAA 给药 5 周后，动物血液中 LYMPH 和 PLT 增加（$P<0.05$），MONO% 降低（$P<0.05$）。未观察到 AAA 对其余指标的明显影响。结合血液淋巴细胞亚型测定结果，认为灌胃给予 160 mg/kg AAA 5 周，可增加 BN 大鼠血液中淋巴细胞数量。

（5）观察指标和方法：见表 9-4-11～表 9-4-13。

表 9-4-11　观察及检测指标和时间

项目	具体指标	检测时间
一般状况	外观体征、行为活动、腺体分泌、呼吸、粪便性状、摄食情况等	1～2次/天
生长发育	体重	2次/周
血液学指标	红细胞计数，血红蛋白，血细胞比容，平均红细胞体积，平均红细胞血红蛋白，平均红细胞血红蛋白浓度，红细胞体积分布宽度，网织红细胞计数及百分比，白细胞计数，淋巴细胞、中性粒细胞、单核细胞、嗜酸性粒细胞、嗜碱性粒细胞计数及百分比，血小板计数，平均血小板体积和血小板分布宽度	D$_{35}$
凝血指标	活化部分凝血活酶时间、凝血酶原时间、血浆纤维蛋白原和凝血酶时间	D$_{35}$
血液生化指标	天冬氨酸转氨酶、丙氨酸转氨酶、碱性磷酸酶、肌酸磷酸激酶、尿素氮、肌酐、总蛋白、白蛋白、白球比、血糖、总胆红素、总胆固醇、甘油三酯、γ 谷氨酰转移酶、钾、钠、氯和钙	D$_{35}$
免疫指标	免疫球蛋白 G(IgG) 和免疫球蛋白 M(IgM) 白介素 2(IL-2)、白介素 6(IL-6)、白介素 10(IL-10)、肿瘤坏死因子-α(TNF-α)、干扰素-γ(IFN-γ)	D$_{35}$
激素	雌二醇(E$_2$)、睾酮(T)、双氢睾酮(DHT)	D$_{35}$
淋巴细胞亚型	CD3$^+$、CD4$^+$、CD8$^+$、CD16$^+$、CD19$^+$、CD45$^+$ 和 CD56$^+$	D$_{35}$
脏器重量	睾丸、附睾、前列腺、精囊腺、包皮腺和提肛肌	D$_{35}$
病理检查	睾丸、附睾	D$_{35}$

表 9-4-12　血液学及血凝检测指标和方法

指标(参数)	缩写名	单位	方法
红细胞计数	RBC	×10^{12}/L	鞘流 DC 检测方法
血红蛋白	HGB	g/L	SLS 血红蛋白检测法

续表

指标(参数)	缩写名	单位	方法
血细胞比容	HCT	%	RBC 累积脉冲高度检测法
平均红细胞体积	MCV	fL	由 RBC 和 HCT 算出
平均红细胞血红蛋白含量	MCH	pg	由 RBC 和 HGB 算出
平均红细胞血红蛋白浓度	MCHC	g/L	由 HCT 和 HGB 算出
红细胞体积分布宽度	RDW-SD	fL	根据红细胞直方图算出
网织红细胞计数	RET#	$\times 10^9$/L	流式细胞计数
网织红细胞比率	RET%	%	流式细胞计数
白细胞计数	WBC	$\times 10^9$/L	流式细胞计数
中性粒细胞计数	NEUT#	$\times 10^9$/L	流式细胞计数
淋巴细胞计数	LYMPH#	$\times 10^9$/L	流式细胞计数
单核细胞计数	MONO#	$\times 10^9$/L	流式细胞计数
嗜酸性粒细胞计数	EO#	$\times 10^9$/L	流式细胞计数
嗜碱性粒细胞计数	BASO#	$\times 10^9$/L	流式细胞计数
中性粒细胞比率	NEUT%	%	流式细胞计数
淋巴细胞比率	LYMPH%	%	流式细胞计数
单核细胞比率	MONO%	%	流式细胞计数
嗜酸性粒细胞比率	EO%	%	流式细胞计数
嗜碱性粒细胞比率	BASO%	%	流式细胞计数
血小板计数	PLT	$\times 10^9$/L	鞘流 DC 检测方法
血小板压积	PCT	%	根据血小板直方图算出
平均血小板体积	MPV	fL	根据血小板直方图和 PLT 算出
血小板分布宽度	PDW	fL	根据血小板直方图算出
凝血酶原时间	PT	s	凝固法
活化部分凝血活酶时间	APTT	s	凝固法
凝血酶时间	TT	s	凝固法
血浆纤维蛋白原	FIB	s	凝固法

表 9-4-13 血液生化学检测指标和方法

指标(参数)	缩写名	单位	方法
天冬氨酸转氨酶	AST	U/L	连续监测法
丙氨酸转氨酶	ALT	U/L	连续监测法
碱性磷酸酶	ALP	U/L	AMP 缓冲液法
肌酸磷酸激酶	CK	U/L	DKGC 法
尿素氮	BUN	mmol/L	紫外酶法
肌酐	CREA	μmol/L	肌氨酸氧化酶法
总蛋白	TP	G/L	双缩脲法
白蛋白	ALB	G/L	溴甲酚绿法

续 表

指标(参数)	缩写名	单位	方法
血糖	GLU	mmol/L	葡萄糖氧化酶法
总胆红素	TBIL	μmol/L	二氯苯重氮盐法
总胆固醇	CHOL	mmol/L	胆固醇过氧化酶法
甘油三酯	TRIG	mmol/L	甘油三酯过氧化酶法
γ谷氨酰转移酶	GGT	U/L	连续监测法
钾	K^+	mmol/L	酶法
钠	Na^+	mmol/L	酶法
氯	Cl^-	mmol/L	硫氰酸汞终点法
钙	Ca^{2+}	mmol/L	偶氮胂Ⅲ法
雌二醇	E_2	ng/L	酶联免疫法
睾酮	T	nmol/L	酶联免疫法
双氢睾酮	DHT	pg/mL	酶联免疫法
肿瘤坏死因子	TNF-a	ng/L	酶联免疫法
白介素-2	IL-2	pg/mL	酶联免疫法
白介素-6	IL-6	ng/L	酶联免疫法
干扰素-γ	IFN-γ	ng/L	酶联免疫法
免疫球蛋白G	IgG	g/L	透射比浊法
免疫球蛋白M	IgM	g/L	透射比浊法

(6) 对血生化指标的影响：给药5周后，32 mg/kg AAA 使动物血液中碱性磷酸酶(ALP)含量降低($P<0.05$)，ALB 和 TBIL 含量增加($P<0.05$)；160 mg/kg 高剂量组 AAA 使动物血液中 ALT 和 ALP 含量降低($P<0.05$)，ALB 和 TBIL 含量增加($P<0.05$)。故认为灌胃给予 32 mg/kg 和 160 mg/kg AAA 5周，可增加 BN 大鼠血液中 ALB 和 TBIL 含量。

(7) 对雄鼠精子的影响：灌胃给予 AAA 5周，不会对 BN 大鼠的精子造成明显影响。

(8) 对激素和细胞因子的影响：与正常对照组比较，160 mg/kg AAA 可以降低动物血液中雌激素(E_2)和 IL-6 含量($P<0.05$)；提示 AAA 具有降低动物体内雌激素水平的作用，具有抑制炎症因子 IL-6 表达的作用。

(9) 对血液淋巴细胞亚型的影响：32 mg/kg AAA 给药5周后，动物 $CD16^+$ 免疫细胞表达减少($P<0.05$)，$CD3^+CD8^+$ 免疫细胞表达增加($P<0.05$)；160 mg/kg AAA 给药5周后，动物 $CD16^+$ 免疫细胞表达减少($P<0.05$)，$CD4^+$、$CD3^+CD4^+$ 和 $CD3^+CD8^+$ 免疫细胞表达增加($P<0.05$)。未观察到 AAA 对其他指标的影响。故认为灌胃给予 AAA 5周，可以增加 BN 大鼠 T4 淋巴细胞亚群和 T8 淋巴细胞亚群表达和功能。

(十一) 结论

在本研究条件下，观察发现经口灌胃 32 mg/kg 和 160 mg/kg 的 AAA 5周后，可以使 BN 大鼠血液中 ALB 和 TBIL 含量增加，T4 淋巴细胞亚群和 T8 淋巴细胞亚群表达和功能上调。160 mg/kg 的 AAA 可使 BN 大鼠血液中淋巴细胞数量和 PLT 增加，同时，抑制炎症因子 IL-6 表达，降低动物体内雌激素水平。上述结果提示 AAA 对免疫系统活力有潜在作用，增加血小板数量，降低雌激素水平。本研究结论基于动物实验结果，上述结论有待在临床上进一步验证。

(十二) 参考文献

略。

(十三) 记录保存

除计算机或自动化仪器直接采集的数据外，其他所有在实际研究中产生的数据均记录在表格或记录纸上，并随时整理装订。所有数据记录都注明记录日期，并由记录人签字。对原始记录进行更改时按要求进行。

记录的所有数据,都由另一人(非做记录的人)进行核查、签字,保证数据可靠。研究结束后,递交最终报告时,所有原始资料、文件等材料均交档案室保存。具体管理内容、程序和方法按本中心制定的标准操作规程执行。

(十四) 资料归档时间和地点

保存单位:×××

地址:×××

邮编:×××

保管人:×××

电话:×××

归档时间:×××

保存时间:>10 年

(郭 隽 孙祖越 侯祎雯)

参考文献

[1] 蔡心银,张紫佳.植物雌激素药理作用及相关中药的研究进展[J].现代中药研究与实践,2020,34(2):75-78,86.

[2] 林飞,施兴华.含植物雌激素相关中药研究进展[J].河南中医,2022,42(5):790-795.

[3] 闫朋宣,杜宝俊,罗然.中药类激素样作用研究进展[J].中华中医药杂志,2014,29(2):531-534.

[4] 赵元,郑红霞,徐颖,等.中药植物雌激素的研究进展[J].中国中药杂志,2017,42(18):3474-3487.

[5] Annie S, Prabhu R G, Malini S. Activity of Wedelia calendulacea Less. in post-menopausal osteoporosis [J]. Phytomedicine, 2006, 13(1-2):43-48.

[6] Aiyer H S, Warri A M, Woode D R, et al. Influence of berry polyphenols on receptor signaling and cell-death pathways: implications for breast cancer prevention [J]. Journal of agricultural and food chemistry, 2012, 60(23):5693-5708.

[7] Albini A, Rosano C, Angelini G, et al. Exogenous hormonal regulation in breast cancer cells by phytoestrogens and endocrine disruptors [J]. Current Medicinal Chemistry, 2014, 21(9):1129-1145.

[8] Bovee T F H, Helsdingen R J R, Rietjens I M C M, et al. Rapid yeast estrogen bioassays stably expressing human estrogen receptors α and β, and green fluorescent protein: a comparison of different compounds with both receptor types [J]. The Journal of steroid biochemistry and molecular biology, 2004, 91(3):99-109.

[9] Brennan J C, Denison M S, Holstege D M, et al. 2,3-cis-2R,3R-(-)-epiafzelechin-3-O-p-coumarate, a novel flavan-3-ol isolated from Fallopia convolvulus seed, is an estrogen receptor agonist in human cell lines [J]. BMC complementary and alternative medicine, 2013, 13:1-14.

[10] Backert L, Kohlbacher O. Immunoinformatics and epitope prediction in the age of genomic medicine [J]. Genome medicine, 2015, 7:1-12.

[11] Beronius A, Vandenberg L N. Using systematic reviews for hazard and risk assessment of endocrine disrupting chemicals [J]. Reviews in Endocrine and Metabolic Disorders, 2015, 16:273-287.

[12] Chen J, Liu L, Hou R, et al. Calycosin promotes proliferation of estrogen receptor-positive cells via estrogen receptors and ERK1/2 activation in vitro and in vivo [J]. Cancer letters, 2011, 308(2):144-151.

[13] Cevik O, Akpinar H, Oba R, et al. The effect of Momordica charantia intake on the estrogen receptors ESRα/ESRβ gene levels and apoptosis on uterine tissue in ovariectomy rats [J]. Molecular biology reports, 2015, 42:167-177.

[14] Dong S, Furutani Y, Suto Y, et al. Estrogen-like activity and dual roles in cell signaling of an Agaricus blazei Murrill mycelia-dikaryon extract [J]. Microbiological research, 2012, 167(4):231-237.

[15] Dong S, Furutani Y, Kimura S, et al. Brefeldin A is an estrogenic, Erk1/2-activating component in the extract of Agaricus blazei mycelia [J]. Journal of agricultural and food chemistry, 2013, 61(1):128-136.

[16] de Pascual-Teresa S. Molecular mechanisms involved in the cardiovascular and neuroprotective effects of anthocyanins [J]. Archives of biochemistry and biophysics, 2014, 559:68-74.

[17] Du C, Li Z, Wang S, et al. Tongshu capsule down-regulates the expression of estrogen receptor α and suppresses human breast cancer cell proliferation [J]. PloS one, 2014, 9(8):e104261.

[18] Fritz H, Seely D, Flower G, et al. Soy, red clover, and isoflavones and breast cancer: a systematic review [J]. PloS one, 2013, 8(11):e81968.

[19] Gong A G W, Lau K M, Xu M L, et al. The estrogenic properties of Danggui Buxue Tang, a Chinese herbal decoction, are triggered predominantly by calycosin in MCF-7 cells [J]. Journal of ethnopharmacology, 2016, 189:81-89.

[20] Gong A G, Li N, Lau K, et al. Calycosin orchestrates the functions of Danggui Buxue Tang, a Chinese herbal decoction composing of Astragali Radix and Angelica Sinensis Radix: an evaluation by using calycosin-knock out herbal extract [J]. Journal of Ethnopharmacology, 2015, 168:150-157.

[21] Gui Y, Qiu X, Xu Y, et al. Bu-Shen-Ning-Xin decoction suppresses osteoclastogenesis via increasing dehydroepiandrosterone to prevent postmenopausal osteoporosis [J]. Bioscience Trends, 2015, 9(3):169-181.

[22] Hwang Y P, Jeong H G. Ginsenoside Rb1 protects against 6-hydroxydopamine-induced oxidative stress by increasing heme oxygenase-1 expression through an estrogen receptor-related PI3K/Akt/Nrf2-dependent pathway in human dopaminergic cells [J]. Toxicology and applied pharmacology, 2010, 242(1):18-28.

[23] Hai-Xin L I U, Yu W, Qing L U, et al. Bidirectional regulation of angiogenesis by phytoestrogens through estrogen receptor-mediated signaling networks [J]. Chinese journal of natural medicines, 2016, 14(4):241-254.

[24] Indran I R, Zhang S J, Zhang Z W, et al. Selective estrogen receptor modulator effects of epimedium extracts on breast cancer and uterine growth in nude mice [J]. Planta medica, 2014, 80(1):22-28.

[25] Jiang J, Slivova V, Sliva D. Ganoderma lucidum inhibits proliferation of human breast cancer cells by down-regulation of estrogen receptor and NF-κB signaling [J]. International Journal of Oncology, 2006, 29(3):695-703.

[26] Jisha S, Sreeja S, Manjula S. In vitro & in vivo estrogenic activity of glycoside fractions of Solanum nigrum fruit [J]. Indian Journal of Medical Research, 2011, 134(3):369-374.

[27] Ji M, Liu Y, Yang S, et al. Puerarin suppresses proliferation of endometriotic stromal cells in part via differential recruitment of nuclear receptor coregulators to estrogen receptor-α[J]. The Journal of Steroid Biochemistry and Molecular Biology, 2013, 138:421-426.

[28] Jang E H, Jang S Y, Cho I H, et al. Hispolon inhibits the growth of estrogen receptor positive human breast cancer cells through modulation of estrogen receptor alpha [J]. Biochemical and Biophysical Research Communications, 2015, 463(4):917-922.

[29] Kang H K, Choi Y H, Kwon H, et al. Estrogenic/antiestrogenic activities of a Epimedium koreanum extract and its major components: in vitro and in vivo studies [J]. Food and Chemical Toxicology, 2012, 50(8):2751-2759.

[30] Kim S H, Park M J. Effects of phytoestrogen on sexual development [J]. Korean journal of pediatrics, 2012, 55(8):265.

[31] Keiler A M, Zierau O, Kretzschmar G. Hop extracts and hop substances in treatment of menopausal complaints [J]. Planta medica, 2013, 79(7):576-579.

[32] Kim E H, Kim I H, Lee M J, et al. Anti-oxidative stress effect of red ginseng in the brain is mediated by peptidyl arginine deiminase type IV (PADI4) repression via estrogen receptor (ER) β up-regulation [J]. Journal of ethnopharmacology, 2013, 148(2): 474 - 485.

[33] Kiyama R, Zhu Y. DNA microarray-based gene expression profiling of estrogenic chemicals [J]. Cellular and molecular life sciences, 2014, 71: 2065 - 2082.

[34] Karabin M, Hudcova T, Jelinek L, et al. Biotransformations and biological activities of hop flavonoids [J]. Biotechnology advances, 2015, 33(6): 1063 - 1090.

[35] Kasala E R, Bodduluru L N, Madana R M, et al. Chemopreventive and therapeutic potential of chrysin in cancer: mechanistic perspectives [J]. Toxicology letters, 2015, 233(2): 214 - 225.

[36] Khan K, Pal S, Yadav M, et al. Prunetin signals via G-protein-coupled receptor, GPR30 (GPER1): Stimulation of adenylyl cyclase and cAMP-mediated activation of MAPK signaling induces Runx2 expression in osteoblasts to promote bone regeneration [J]. The Journal of nutritional biochemistry, 2015, 26(12): 1491 - 1501.

[37] Kiyama R. Estrogenic potentials of traditional Chinese medicine [J]. The American Journal of Chinese Medicine, 2017, 45(7): 1365 - 1399.

[38] Liu T, Jin H, Sun Q R, et al. Neuroprotective effects of emodin in rat cortical neurons against β-amyloid-induced neurotoxicity [J]. Brain Research, 2010, 1347: 149 - 160.

[39] Locklear T D, Huang Y, Frasor J, et al. Estrogenic and progestagenic effects of extracts of Justicia pectoralis Jacq., an herbal medicine from Costa Rica used for the treatment of menopause and PMS [J]. Maturitas, 2010, 66(3): 315 - 322.

[40] Leung K W, Ng H M, Tang M K S, et al. Ginsenoside-Rg1 mediates a hypoxia-independent upregulation of hypoxia-inducible factor-1α to promote angiogenesis [J]. Angiogenesis, 2011, 14: 515 - 522.

[41] Li Q, Chen L, Zhu Y, et al. Involvement of estrogen receptor-β in farrerol inhibition of rat thoracic aorta vascular smooth muscle cell proliferation [J]. Acta Pharmacologica Sinica, 2011, 32(4): 433 - 440.

[42] Lee J M, Hwang D S, Kim H G, et al. Dangguijakyak-san protects dopamine neurons against 1-methyl-4-phenyl-1, 2, 3, 6-tetrahydropyridine-induced neurotoxicity under postmenopausal conditions [J]. Journal of Ethnopharmacology, 2012, 139(3): 883 - 888.

[43] Liu L, Ma H, Tang Y, et al. Discovery of estrogen receptor α modulators from natural compounds in Si-Wu-Tang series decoctions using estrogen-responsive MCF - 7 breast cancer cells [J]. Bioorganic & medicinal chemistry letters, 2012, 22(1): 154 - 163.

[44] Leclercq G, Jacquot Y. Interactions of isoflavones and other plant derived estrogens with estrogen receptors for prevention and treatment of breast cancer — considerations concerning related efficacy and safety [J]. The Journal of steroid biochemistry and molecular biology, 2014, 139: 237 - 244.

[45] Li L, Bonneton F, Chen X Y, et al. Botanical compounds and their regulation of nuclear receptor action: The case of traditional Chinese medicine [J]. Molecular and cellular endocrinology, 2015, 401: 221 - 237.

[46] Lipovka Y, Konhilas J P. The complex nature of oestrogen signalling in breast cancer: enemy or ally? [J]. Bioscience reports, 2016, 36(3): e00352.

[47] Ma H, Chung M H, Lu Y, et al. Estrogenic effects of the herbal formula, menoprogen, in ovariectomized rats [J]. Biological and Pharmaceutical Bulletin, 2010, 33(3): 455 - 460.

[48] McLachlan M J, Katzenellenbogen J A, Zhao H. A new fluorescence complementation biosensor for detection of estrogenic compounds [J]. Biotechnology and bioengineering, 2011, 108(12): 2794 - 2803.

[49] Meiyanto E, Hermawan A, Anindyajati A. Natural products for cancer-targeted therapy: citrus flavonoids as potent chemopreventive agents [J]. Asian Pacific Journal of Cancer Prevention, 2012, 13(2): 427 - 436.

[50] Ma H, Wang Q, Qi H, et al. Assessment of the estrogenic activities of chickpea (Cicer arietinum L) sprout isoflavone extract in ovariectomized rats [J]. Acta Pharmacologica Sinica, 2013, 34(3): 380 - 386.

[51] Ming L G, Chen K M, Xian C J. Functions and action mechanisms of flavonoids genistein and icariin in regulating bone remodeling [J]. Journal of cellular physiology, 2013, 228(3): 513 - 521.

[52] Mourouti N, Panagiotakos D B. Soy food consumption and breast cancer [J]. Maturitas, 2013, 76(2): 118 - 122.

[53] Mao H, Wang H, Ma S, et al. Bidirectional regulation of bakuchiol, an estrogenic-like compound, on catecholamine secretion [J]. Toxicology and applied pharmacology, 2014, 274(1): 180 - 189.

[54] Mirkin S, Pickar J H. Selective estrogen receptor modulators (SERMs): a review of clinical data [J]. Maturitas, 2015, 80(1): 52 - 57.

[55] Mohd Effendy N, Abdullah S, Yunoh M F M, et al. Time and dose-dependent effects of Labisia pumila on the bone strength of postmenopausal osteoporosis rat model [J]. BMC Complementary and Alternative Medicine, 2015, 15: 1 - 11.

[56] Ma X, Guo X, Song Y, et al. An integrated strategy for global qualitative and quantitative profiling of traditional Chinese medicine formulas: Baoyuan decoction as a case [J]. Scientific Reports, 2016, 6(1): 38379.

[57] Ma G, Zheng Q, Xu M, et al. Improves learning and memory function: preclinical evidence and possible mechanisms [J]. Front Pharmacol, 2018, 9: 1415.

[58] Nardone A, De Angelis C, Trivedi M V, et al. The changing role of ER in endocrine resistance [J]. The Breast, 2015, 24: S60 - S66.

[59] Rao Y Q, Li J, Wang W J. Effects of Gengnianchun on learning and memory ability, neurotransmitter, cytokines, and leptin in ovariectomized rats [J]. Int J Clin Exp Med, 2015, 8(6): 8648 - 8660.

[60] Reay J L, Scholey A B, Milne A, et al. Panax ginseng has no effect on indices of glucose regulation following acute or chronic ingestion in healthy volunteers [J]. The British journal of nutrition, 2008, 101(11): 1673 - 1678. DOI: 10.1017/S0007114508123418.

[61] Sreeja S, Kumar T R S, Lakshmi B S, et al. Pomegranate extract demonstrate a selective estrogen receptor modulator profile in human tumor cell lines and in vivo models of estrogen deprivation [J]. The Journal of nutritional biochemistry, 2012, 23(7): 725 - 732.

[62] Simmler C, Pauli G F, Chen S N. Phytochemistry and biological properties of glabridin [J]. Fitoterapia, 2013, 90: 160 - 184.

[63] Schilling T, Ebert R, Raaijmakers N, et al. Effects of phytoestrogens and other plant-derived compounds on mesenchymal stem cells, bone maintenance and regeneration [J]. The Journal of steroid biochemistry and molecular biology, 2014, 139: 252 - 261.

[64] Shi C, Zhu X, Wang J, et al. Tanshinone IIA promotes non-amyloidogenic processing of amyloid precursor protein in platelets via estrogen receptor signaling to phosphatidylinositol 3-kinase/Akt [J]. Biomedical Reports, 2014, 2(4): 500 - 504.

[65] Shang D, Li Z, Zhu Z, et al. Baicalein suppresses 17-β-estradiol-induced migration, adhesion and invasion of breast cancer cells via the G protein-coupled receptor 30 signaling pathway [J]. Oncology reports, 2015, 33(4): 2077 - 2085.

[66] Tang J, Li S, Li Z, et al. Calycosin Promotes Angiogenesis Involving Estrogen Receptor and Mitogen-Activated Protein Kinase (MAPK) Signaling Pathway in Zebrafish and HUVEC [J]. Plos One, 2010, 5(7): e11822. DOI: 10.1371/journal.pone.0011822.

[67] Tohno H, Horii C, Fuse T, et al. Evaluation of estrogen receptor Beta binding of pruni cortex and its constituents. [J]. Yakugaku Zasshi-journal of the Pharmaceutical Society of Japan, 2010, 130(7): 989 - 997. DOI: 10.1248/yakushi.130.989.

[68] Tiyasatkulkovit W, Charoenphandhu N, Wongdee K, et al. Upregulation of osteoblastic differentiation marker mRNA expression in osteoblast-like UMR106 cells by puerarin and phytoestrogens from Pueraria mirifica [J]. Phytomedicine, 2012, 19(13): 1147 - 1155. DOI: 10.1016/j.phymed.2012.07.010.

[69] Wang Z, Zhang X, Wang H, et al. Neuroprotective effects of icaritin against beta amyloid-induced neurotoxicity in primary cultured rat neuronal cells via estrogen-dependent pathway [J]. Neuroscience, 2007, 145(3): 911 - 922. DOI: 10.1016/j.neuroscience.2006.12.059.

[70] Weerachayaphorn J, Chuncharunee A, Mahagita C, et al. A protective effect of Curcuma comosa Roxb. on bone loss in estrogen deficient mice [J]. Journal of Ethnopharmacology, 2011, 137(2): 956 – 962. DOI: 10.1016/j.jep.2011.06.040.

[71] Wang Y, Wang W L, Xie W L, et al. Puerarin stimulates proliferation and differentiation and protects against cell death in human osteoblastic MG – 63 cells via ER-dependent MEK/ERK and PI3K/Akt activation [J]. Phytomedicine, 2013, 20(10): 787 – 796. DOI: 10.1016/j.phymed.2013.03.005.

[72] Wong K C, Lee K S, Luk H K, et al. Er-xian Decoction exerts estrogen-like osteoprotective effects *in vivo* and *in vitro* [J]. American Journal of Chinese Medicine, 2014, 42(2): 409 – 426. DOI: 10.1142/S0192415X1450027X.

[73] Wuttke W, Jarry H, Haunschild J, et al. The non-estrogenic alternative for the treatment of climacteric complaints: Black cohosh (Cimicifuga or Actaea racemosa) [J]. The Journal of steroid biochemistry and molecular biology, 2014, 139: 302 – 310.

[74] Wang C, Du X, Yang R, et al. The prevention and treatment effects of tanshinone IIA on oestrogen/androgen-induced benign prostatic hyperplasia in rats [J]. The Journal of Steroid Biochemistry and Molecular Biology, 2015, 145: 28 – 37.

[75] Xin D, Wang H, Yang J, et al. Phytoestrogens from Psoralea corylifolia reveal estrogen receptor-subtype selectivity [J]. Phytomedicine, 2010, 17(2): 126 – 131. DOI: 10.1016/j.phymed.2009.05.015.

[76] Xu Y, Feng L, Wang S, et al. Calycosin protects HUVECs from advanced glycation end products-induced macrophage infiltration [J]. Journal of Ethnopharmacology, 2011, 137(1): 359 – 370. DOI: 10.1016/j.jep.2011.05.041.

[77] Xiao H H, Fung C Y, Mok S K, et al. Flavonoids from Herba epimedii selectively activate estrogen receptor alpha (ERα) and stimulate ER-dependent osteoblastic functions in UMR – 106 cells [J]. The Journal of Steroid Biochemistry and Molecular Biology, 2014, 143: 141 – 151.

[78] Xu Y, Ding J, Ma X P, et al. Treatment with Panax ginseng antagonizes the estrogen decline in ovariectomized mice [J]. International journal of molecular sciences, 2014, 15(5): 7827 – 7840.

[79] Xu F, Ding Y, Guo Y, et al. Anti-osteoporosis effect of Epimedium via an estrogen-like mechanism based on a system-level approach [J]. Journal of ethnopharmacology, 2016, 177: 148 – 160.

[80] Y Maximov P, M Lee T, Craig Jordan V. The discovery and development of selective estrogen receptor modulators (SERMs) for clinical practice [J]. Current clinical pharmacology, 2013, 8(2): 135 – 155.

[81] Yin Q Z, Lu H, Li L M, et al. Impacts of You Gui Wan on the expression of estrogen receptors and angiogenic factors in OVX-rat vagina: A possible mechanism for the trophic effect of the formula on OVX-induced vaginal atrophy [J]. Molecular Medicine Reports, 2013, 8(5): 1329 – 1336.

[82] Yoon H J, Seo C R, Kim M A, et al. Dichloromethane extracts of Sophora japonica L. stimulate osteoblast differentiation in mesenchymal stem cells [J]. Nutrition research, 2013, 33(12): 1053 – 1062.

[83] Yan C, You-Mei T, Su-Lan Y U, et al. Advances in the pharmacological activities and mechanisms of diosgenin [J]. Chinese journal of natural medicines, 2015, 13(8): 578 – 587.

[84] Zhang W L, Choi C Y, Zhan Y X, et al. Can Hedysari Radix replace Astragali Radix in Danggui Buxue Tang, a Chinese herbal decoction for woman aliment? [J]. Phytomedicine International Journal of Phytotherapy & Phytopharmacology, 2013, 20(12): 1076 – 1081. DOI: 10.1016/j.phymed.2013.04.016.

[85] Zhao X D, Dong N, Man H T, et al. Antiproliferative effect of the Ginkgo biloba extract is associated with the enhancement of cytochrome P450 1B1 expression in estrogen receptor-negative breast cancer cells [J]. Biomedical reports, 2013, 1(5): 797 – 801.

[86] Zhu Y, Kiyama R. Capsaicinoids are silent estrogens, a class of estrogenic chemicals without cell-proliferation activity [J]. Environmental Technology & Innovation, 2017, 7: 182 – 193. DOI: 10.1016/j.eti.2017.02.006.

第十章
激素类药物药代动力学

第一节 概 述

激素的分泌与调控是一个较为复杂的系统,包涵着多层次的一个调节与反馈过程(图 10-1-1)。

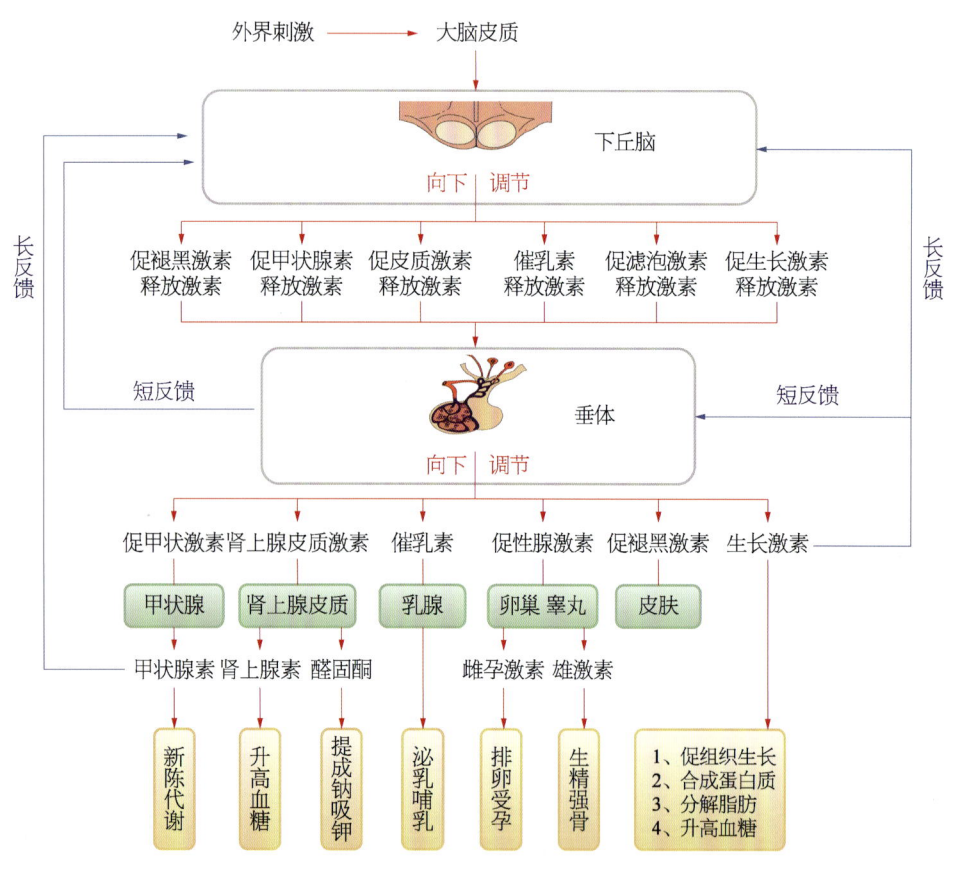

图 10-1-1 激素在人体中的分泌与调控示意图

激素类药物就是以人体或动物激素(包括与激素结构、作用原理相同的有机物)为有效成分的药物。按照药物的类别来划分,共可分为以下五类。

1. 肾上腺皮质激素类

(1) 促肾上腺皮质激素:这些药物可以刺激肾上腺皮质产生激素,用于治疗一些肾上腺皮质功能不足的疾病。

(2) 糖皮质激素:包括类固醇激素,用于治疗炎症、免疫系统问题和其他疾病。

(3) 盐皮质激素:这些药物影响盐的代谢,通常用于治疗盐皮质功能异常或其他肾上腺相关的问题。

2. 甲状腺激素类

(1) 甲状腺激素:这些药物包括甲状腺激素,用于治疗甲状腺功能减退症等疾病。

(2) 促甲状腺激素:用于刺激甲状腺产生更多甲状腺激素,通常在甲状腺问题的治疗中使用。

3. 胰岛素类

(1) 短效胰岛素类：用于控制血糖水平，如迅速降低高血糖。

(2) 中效胰岛素类：具有较长的持续作用，帮助控制血糖。

(3) 长效胰岛素类：提供持续的胰岛素释放，用于长期血糖管理。

4. 腺垂体激素类

(1) 促肾上腺皮质激素释放激素类：用于刺激腺垂体释放促肾上腺皮质激素，通常用于治疗垂体功能不足。

(2) 生长激素类：用于促进生长，通常在生长激素缺乏症状中使用。

(3) 生长抑素类：抑制生长激素的分泌，通常用于治疗生长激素过多的情况。

(4) 生长激素释放激素及类似药：用于影响生长激素的释放。

5. 性激素类

(1) 雄激素类：包括睾酮等，用于男性性激素替代疗法或其他治疗。

(2) 雌激素类：包括雌二醇等，用于女性性激素替代疗法或其他治疗。

(3) 孕激素类：包括孕酮，通常与其他药物一起使用，用于避孕或治疗相关疾病。

(4) 同化激素类：这些激素影响体内的氮平衡，通常与营养摄入和生长有关。

(5) 促性腺激素类：用于刺激性腺激素的产生和功能，对性腺有影响。

本章将重点介绍性激素的药代动力学特征。

(一) 雄激素类药物药代动力学研究

雄激素药物可以经口服方式给予患者。口服雄激素的生物利用度通常较低，睾酮口服后易被吸收，但在肝脏中会迅速被代谢和分解，因此其生物利用度很低。这意味着只有一小部分口服睾酮能够进入血液循环并发挥作用。为了提高生物利用度，通常需要使用一些特殊的化学修饰剂，如 17α-烷基化化合物，以减慢肝脏代谢。不过，即使采取这些措施，口服睾酮的生物利用度仍然较低。

为了维持睾酮在体内的稳定水平和提高生物利用度，通常采用肌内注射或植入皮下的方式给药。睾酮的酯类化合物具有较低的极性，可以溶于油液中。将雄激素药物通过肌内注射到患者的肌肉组织中。这种给药方式可以产生较高的药物浓度，并且避免了肝脏首过效应。通常，肌内注射需要定期进行，以维持稳定的药物水平。将睾酮制成油溶液，植入物会逐渐释放药物，维持一定的药物浓度。这种给药方式通常需要较少的频率，因为植入物可以维持相对较长的时间。这对于需要稳定雄激素水平的患者可能是一种便捷的选择。

睾酮的给药方式和生物利用度是根据治疗目的和患者的具体需求来选择的。口服睾酮通常具有较低的生物利用度，因此肌内注射或植入皮下的方式可以提供更稳定和长效的药效。甲睾酮具有口服给药的优势，可以在某些情况下方便地使用。这些不同的给药方式可以根据医疗专业人员的建议和患者的需求来选择。

雄激素在体内以不同程度分布到多种组织和器官中，包括肌肉、骨骼和皮肤。这种分布受到药物的性质和特性的影响，因此不同类型的雄激素药物在不同组织中的浓度可能有所不同。此外，个体差异也会影响药物在体内的分布特点，包括代谢速度、药物清除率等因素。例如，睾酮主要通过口服或肌内注射等途径输入体内。一旦进入体内，睾酮会分布到多种组织和器官中。它在肌肉组织中的浓度较高，因为肌肉对雄激素有较高的亲和力，这有助于增加肌肉质量和力量。此外，睾酮也分布到骨骼中，促进了骨组织的生长和维护，有助于预防骨质疏松。而在皮肤中的分布则可能与次生性征的发育和维护有关。

雄激素及其代谢产物主要通过肾脏排泄，以尿液形式排出体外，这是维持体内雄激素浓度平衡的主要途径。肾脏在这一过程中扮演关键角色，肾小球和肾小管负责药物的过滤、分泌和重吸收。此外，雄激素在肝脏中代谢，形成代谢产物（图 10-1-2），也通过肾脏排泄。药物的清除率受到多种因素的影响，包括肾脏清除率、生物利用度和药物代谢速度等。高肾脏清除率通常会导致药物更快地从体内排出。这些因素共同影响了体内雄激素的浓度维持和药物的药代动力学特点。

甲睾酮：甲睾酮是一种口服雄激素药物，其药代动力学特点包括较短的半衰期。通常，甲睾酮的半衰期为 4~6 h。这意味着它在体内停留的时间相对较短，需要多次分割剂量以维持稳定的血药浓度。由于其短半衰期，患者通常需要每天分割多次剂量来满足治疗需要。

睾酮龙：与甲睾酮不同，睾酮龙是一种长效雄激素药物，其药代动力学特点包括较长的半衰期。通常，睾酮龙的半衰期可长达数周，具体取决于个体代谢和分

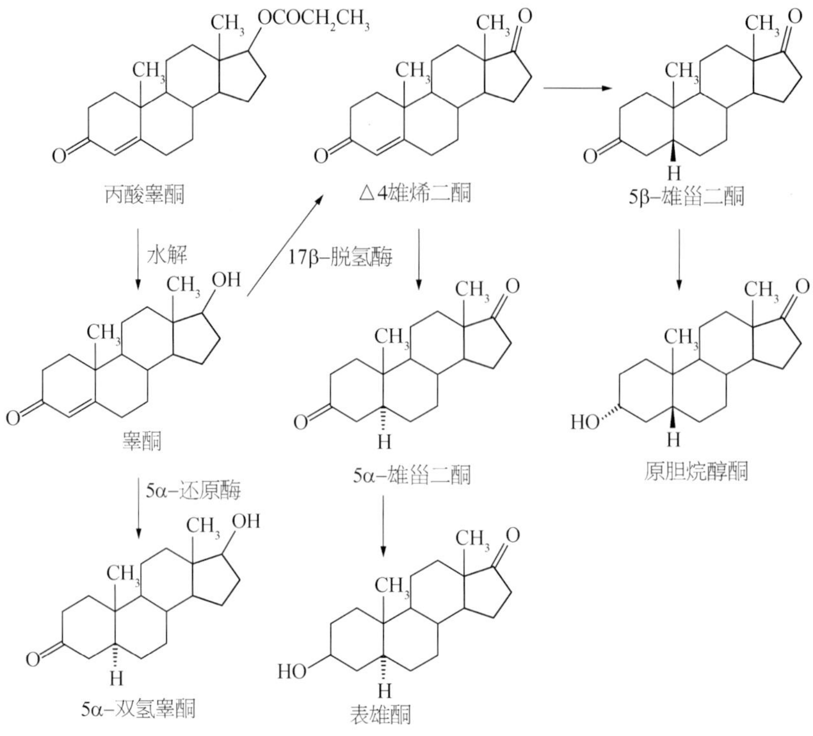

图 10-1-2 雄激素类药物的体内代谢示意图

布。由于其长效性质，患者通常每隔数周或数月才需要 1 次注射，以维持正常的雄激素水平，提高治疗依从性。

(二) 雌激素类药物药代动力学研究

天然雌激素在口服后会经过胃肠道吸收，但它们在肝脏内会迅速被代谢，因此其生物利用度较低。因此，一般来说，选择注射给药的方式，以避免肝脏的代谢作用。这些天然雌激素的代谢产物主要会与葡萄糖醛酸结合，然后从肾脏排泄，部分代谢产物也会通过胆汁排泄，从而形成肝肠循环。在血浆中，雌激素通常会与性激素结合球蛋白或白蛋白相结合，结合率可以达到 50% 以上。

相比之下，人工合成的炔雌醇、炔雌醚和己烯雌酚等合成雌激素在肝脏内代谢较慢，因此口服后可以获得较好的疗效，并且维持时间较长。这些药物通常以油溶液制剂的形式提供，如果通过肌内注射，吸收速度较慢，因此作用时间也较长。

此外，大多数雌激素还可以通过皮肤和黏膜吸收，因此可以根据需要通过不同的剂型进行局部给药。具体的给药方式通常会根据患者的情况和医生的建议而确定。雌激素类药物的药代动力学特性与给药方式密切相关。

雌激素可以通过口服给药方式吸收，进入胃肠道后会被吸收。吸收程度因雌激素的类型和给药方式而异。天然雌激素在口服后在肝脏内会迅速被代谢，因此其生物利用度相对较低。合成雌激素通常具有更好的生物利用度，因为它们在肝脏内代谢较慢。

雌激素在体内以不同程度分布到多种组织和器官中，包括肌肉、骨骼和皮肤。这种分布受到药物的性质和特性的影响，因此不同类型的雌激素药物在不同组织中的浓度可能有所不同。肌肉对雌激素有较高的亲和力，因此雌激素在肌肉组织中的浓度较高，有助于增加肌肉质量和力量。此外，雌激素也分布到骨骼中，促进了骨组织的生长和维护，有助于预防骨质疏松。

雌激素的代谢主要发生在肝脏中。天然雌激素和合成雌激素的代谢速度不同。天然雌激素在肝脏内迅速代谢，形成代谢产物，主要与葡萄糖醛酸结合。这些代谢产物随后会从肾脏排泄，部分也会通过胆汁排泄，形成肝肠循环。合成雌激素通常在肝脏内代谢较慢，因此口服后可以获得较好的生物利用度。

雌激素及其代谢产物主要通过肾脏排泄，以尿液形式排出体外。肾脏在这一过程中扮演关键角色，肾小球和肾小管负责药物的过滤、分泌和重吸收。此外，雌激素在肝脏中代谢后形成的代谢产物也通过肾脏排泄。药物的清除率受到多种因素的影响，包括肾脏清除率、药物的生物利用度和药物代谢速度等。

天然雌激素，包括雌二醇、雌酮、雌酮硫酸盐（钠盐）和雌三醇，可以用于不同的制剂。雌二醇和雌酮具有亲脂性，但它们同时表现出足够的水溶性，这使它们能够与白蛋白和性激素结合球蛋白（SHBG）结合，从而增加它们在血液中的循环时间。与此不同，雌激素的硫酸盐和葡萄糖醛酸盐则具有高度的水溶性。

大多数雌激素在循环中与血清蛋白结合。在女性中，大约有 37% 的雌二醇与 SHBG 结合亲和力很高（与睾酮相比为 55%），61% 与白蛋白结合，只有 2% 是游离状态。游离部分和白蛋白结合部分都具有生物活性，但也受代谢的影响（表 10-1-1）。

表 10-1-1 与血清结合蛋白的结合亲和力及雌激素的代谢清除率

类固醇	与 SHBG 的相对结合亲和力 (mol/L)	与 SHBG 结合率 (%)	与白蛋白结合率 (%)	代谢清除率 [/(d·m²)]
17β-雌二醇	50.0	37	61	580
雌激素酮	12.0	16	80	1050
雌二醇	0.3	1	91	1110
硫酸雌酮	0	0	99	80
17β-二氢马烯雌酮	30.0			1250
马烯雌酮	8.0	26	13	2640
硫酸 17β-二氢马烯雌酮	0			375
硫酸马烯雌酮	0			175
Δ8 雌激素				1710

雌酮是一种较弱的雌激素，其雌激素活性仅为雌二醇的 4%。它的结合比例分别为 16% 与 SHBG 和 80% 与白蛋白。高达 99% 的硫酸雌激素与白蛋白结合，这导致了偶联物的半衰期相对较长。雌二醇和雌酮的半衰期为 20~30 min，而硫酸雌酮的半衰期为 10~12 h。同样，马奎林和二氢-马奎林-17β 的清除速度也比它们各自的硫酸盐快得多。

由于吸收和代谢存在较大的个体差异，因此相同制剂治疗的女性在性激素血清浓度方面表现出相当大的个体差异，其变异系数通常为 30%~60%。个体差异主要由遗传或后天差异引起的肠道和肝脏代谢差异所致，而个体内的日常变异可能受饮食、饮酒、吸毒、吸烟、体育活动、压力等外部因素的影响，这些外部因素可能导致外周或内脏血流、吸收或代谢发生快速和短暂的变化。某些疾病，如甲状腺问题，也可能影响雌激素的代谢。

不同的给药途径具有各自的优点和缺点。口服给药途径简便、无创且迅速可逆。然而，由于口服后经过肠道和肝脏的高代谢率，这需要比其他给药途径更高的剂量。尽管如此，口服雌二醇和经皮或鼻内给药的雌二醇随着时间的推移会导致类似的全身雌二醇暴露水平（AUC），从而产生相似的临床效应，如对潮热的缓解作用。这证实，雌激素和硫酸雌酮在口服治疗期间以高浓度循环，而不是在经肠外应用时，具有较弱或无雌激素活性。雌酮的活性仅为雌二醇的 4%，在动物研究中发现，雌酮的雌激素效价主要是由于其能够在体内转化为雌二醇。此外，与雌二醇和雌三醇不同，雌酮不会在靶组织中积累。因此，认为口服给药后血清中雌酮和硫酸雌酮的高水平可能具有不利效应是不合理的。

相反，这些雌二醇代谢物明显会再转化为雌二醇，有助于在摄入后 12 h 内维持较高的雌二醇水平。在口服治疗期间，雌激素在肠道快速吸收后会首次经过肝脏通道，这会导致局部肝脏内的类固醇浓度高，大约是外周血液中浓度的 4 倍。此外，由于肝脏微血管的高通透性以及雌激素对蛋白结合物质的高度依赖，相比于其他器官，口服雌激素对肝脏代谢的影响更为显著。这可能会导致期望或非期望的效果。口服雌激素的生物利用度通常较低，因为雌激素在经过肝脏代谢后容易被降解。研究表明，口服雌激素的生物利用度在不同的雌激素药物之间存在差异。例如，一项关于 17β-雌二醇口服给药的研究发现，其生物利用度为 2.2%~9.6%。这意味着只有一小部分口服雌激素能够进入血液循环并发挥药效。为了提高生物利用度，研究人员已经尝试使用特殊的化学修饰剂，如 17α-烷基化化合物，以减慢肝脏代谢，从而提高口服雌激素的有效性。

17β-雌二醇的半衰期为 16~20 h，表明该雌激素在体内停留的时间相对较短，需要多次分割剂量以维持稳定的血药浓度。

雌激素药物的肌内注射是一种常见的给药方式，具有较高的药物浓度。一项关于雌激素药物注射的研究发现，肌内注射能够在短时间内产生较高的药物峰浓度，以满足急需的药效。这种方式避免了肝脏首过效应，从而提高了雌激素的生物利用度。然而，肌内注射通常需要定期进行，以维持稳定的药物水平。

皮下植入物是一种长效的雌激素给药方式，通过植入植物到患者的皮下组织中，药物会逐渐释放，维持一定的药物浓度。一项关于雌激素植入物的研究发现，这种方式可以提供持续的药效，减少了给药的频率，对于需要长期维持雌激素水平的患者来说可能更为便捷。

总的来说，不同的雌激素给药方式具有不同的药代动力学特性，医疗专业人员应根据患者的具体情况和治疗目标来选择合适的药物和给药方式。研究数据支持了口服天然雌激素的较低生物利用度、肌内注射的高峰浓度及合成雌激素的较好生物利用度，这些数据有助于指导临床实践中的治疗决策。

（三）孕激素类药物药代动力学研究

孕激素类药物的给药途径多样，主要包括口服、肌内注射和阴道给药。黄体酮作为一种孕激素，在口服后可快速被胃肠道吸收，但其在肝脏中迅速代谢并失活，因此通常不适宜通过口服给药。鉴于黄体酮的溶解性较差，以及为了在特定部位产生更高的药物浓度，常采用注射给药。在血浆中，超过 90% 的黄体酮会与蛋白质结合，游离状态的黄体酮仅占约 3%。黄体酮的代谢物主要与葡萄糖醛酸结合后，通过肾脏排泄。

人工合成的孕激素，如地屈孕酮和炔诺酮，在肝脏中的代谢速度较慢，因此可以通过口服给药。这些药物的药代动力学特点在临床应用上提供了更多的灵活性，包括不同的给药途径，以满足特定的治疗需求和患者条件。选择合适的孕激素及其给药途径对于有效管理各种妇科状况至关重要。

对于口服孕激素药物，如醋酸甲羟孕酮，其生物利用度通常为 60%~80%，峰血药浓度时间为 1~3 h。这类药物在血浆中的蛋白结合率高，为 95%~99%，半衰期大约 30 h。其代谢主要在肝脏进行，涉及羟化和结合反应，排泄则主要通过尿液和部分通过胆汁。

经皮给药的孕激素，如孕激素贴片，可直接通过皮肤吸收，从而避免了首过效应。它们的血浆蛋白结合率通常在 90%~95%，半衰期根据不同的制剂会有所不同，一般在 20~50 h。经皮给药的孕激素在肝脏和皮肤中都会发生代谢，排泄主要通过尿液和粪便。

需要注意的是，这些数值可能会因个体差异、制剂特性和生产批次等因素而有所不同。因此，在使用孕激素药物时，应严格遵循医嘱，尤其是考虑到患者的特定健康状况和药物相互作用的可能性。

第二节　激素类药物药代动力学研究生物学模型

（一）概述

药代动力学（PK）是一门运用动力学原理和数学处理方法的学科，其主要研究目标在于定量分析药物在机体内通过各种给药途径进入后的存续和转化过程，以及这些过程与时间和空间的关系。该学科关注药物的吸收、分布、代谢和排泄，以深入探讨这些过程在时间和不同体内部位的动态变化。

1. 研究内容　在药代动力学研究领域，主要涉及以下关键内容。

（1）建模与参数计算：构建药代动力学数学模型，系统研究药物在不同体液、组织和排泄物中的动力学规律，以精确计算药代动力学参数。

（2）数学处理方法的创新：制定客观反映药物体内动态特征的数学处理方法，对药代动力学实验所得数据进行分析和解释。

（3）参数与效应关系研究：深入研究药物动力学参数与药物效应之间的关系，以全面理解药物在体内的作用机制。

（4）结构与规律关联：探索药物的化学结构与药代动力学规律之间的相互关系，通过结构改造寻找更高效和低毒的新药。

（5）剂型影响研究：考察药物剂型对药代动力学规律的影响，为药物剂型的改进和新剂型的开发提供指导。

（6）质量与性能评估：运用药代动力学的观点和方法评估药物的质量和性能，确保其体内表现符合预期。

（7）个体化治疗方案制定：基于药代动力学的原理和参数，制定个体化的临床治疗方案，进行治疗药物监测，以提高治疗效果和安全性。

药代动力学在中药研究中发挥着关键作用，可用于探究中药活性成分和复方在生物体内的动态变化规律。通过深入研究这一领域，能更全面地理解中药的药效和药物代谢过程。这对于提升药物研发、个体化治疗及药物安全性评估等多个领域具有重要意义，并为临床药学奠定了科学的理论基础。

2. PK 特性　药物药代动力学研究的基本流程涵盖动物给药、样品收集、生物分析及 PK 参数计算四个关键步骤。常用的动物模型包括小鼠、大鼠、犬和猴。以下是对良好 PK 特性的详细描述，这对于新药物的评估至关重要。

（1）吸收和 PK 特性的卓越表现：新药物应具备卓越的吸收性能，表现为高吸收率和优异的生物利用度。这确保患者能够充分吸收并有效受益于药物治疗。

（2）最小化首过效应：首过效应指药物通过肝脏时被代谢或排除的程度。理想的新药物应具有较低的首过效应，其肝提取率不超过 30%。

（3）避免过早吸收和过快达峰：新药物的药代动力学特性应避免过早吸收，即药物不应在胃中被迅速吸收。此外，药物的峰浓度达到的时间（T_{max}）应适中，避免过快达到峰值。

（4）药时曲线平缓：良好的 PK 特性还包括药物在体内的分布曲线平缓，避免剂量引起的剧烈波动，以提供更加稳定的治疗效果。

（5）较长的人体内半衰期：新药物的半衰期应较长，通常在 6~8 h 或更长。这有助于减少药物的频繁给药，提高治疗的便利性。

（6）最小化食物影响和性别差异：良好的 PK 特性要求药物在不同条件下表现一致，不受食物摄取或性别差异的显著影响。这确保药物在不同患者群体中的适用性。

（7）线性药动学：良好的 PK 特性还包括线性药动学，即药物的代谢和排泄在不同剂量下以线性方式变化。这使得剂量的调整更加容易和可控。

（二）经典房室模型

房室（compartment）的概念涵盖了具有相似药物转运速率的器官和组织的动态平衡状态。该模型是基于药物转运动力学特征的抽象概念，不反映解剖学或生理学上的具体结构。同一房室可以由不同器官和组织组成，而同一器官的不同结构可能属于不同房室。药物可呈现不同房室模型和组成。

药物在体内各部位转运速率相近时，可迅速达到分布平衡，属于单房室模型。在单房室模型中，分布平衡后，血药浓度主要受吸收和消除影响。若药物在不同部位的转运速率差异较大，可将血液和高血供部分划入中央室，其余部分为周边室，进一步细分为第一、第二周边室等，形成多室模型。多室模型药物首先在中央室达到分布平衡，随后再与周边室平衡，因此在分布平衡前，其血药浓度受吸收、消除及分布的共同影响（图 10-2-1）。

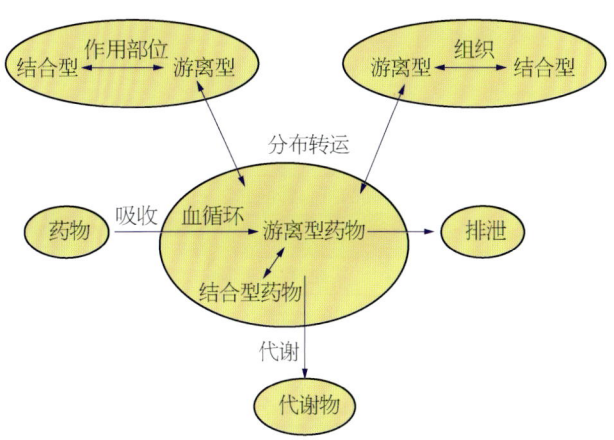

图 10-2-1 药物的体内代谢过程

（三）生理药代动力学模型

生理药代动力学（physiologically based pharmacokinetic，PBPK）模型是一种数学模型，根据对机体生理、生化和解剖学的深入理解，采用多房室结构来模拟不同器官或组织，并模拟机体循环系统中血液流向。模型中各房室相互连接，考虑实际血流速率、组织/血液分布系数和药物特性，遵循物质平衡原理，以模拟药物在机体内的吸收、分布、代谢和排泄过程。

PBPK 模型的快速发展和广泛应用推动了以模型和模拟技术为基础的新药研发模式的兴起，逐渐替代了传统以动物实验和人体试验为主的研究方法。该模型强调体外和动物实验与临床的相关性，通过有限的人体试验验证预测结果，提高新药研发效率，节省研发资源。

PBPK 模型具有多方面的应用和优势。首先，它可研究药物在体内吸收、分布、代谢和排泄（ADME）过程中的各环节，并获得相关参数，如吸收速率常数、生物利用度、分布容积、肝代谢清除率等。其次，PBPK 模型可建立整体模型，预测药物在各器官和组织中的浓度随时间的变化。模型利用动物实验数据和计算机模拟在进行人体临床实验之前，预测药物在血液和各器官组织中的动力学特性。第三，基于器官药物浓度数据的预测有助于构建药物的药效-药代动力学（PB-PD）相互关系，为候选化合物的临床应用提供指导。此外，生理模型还促进了种属间、不同给药途径和计算机水平间的推导，使相同模型在不同种属的动物中通用，从而节省时间和资源。第四，通过调整生理模型中的参数，可以研究和预测病理或药理因素对药物在体内过程的影响。最后，PBPK 模型有助于从动力学的角度比较同类系列药物的差异，提供新药开发过程中与已上市药物的比较,以评估其潜在临床应用前景(图10-2-2和图10-2-3)。

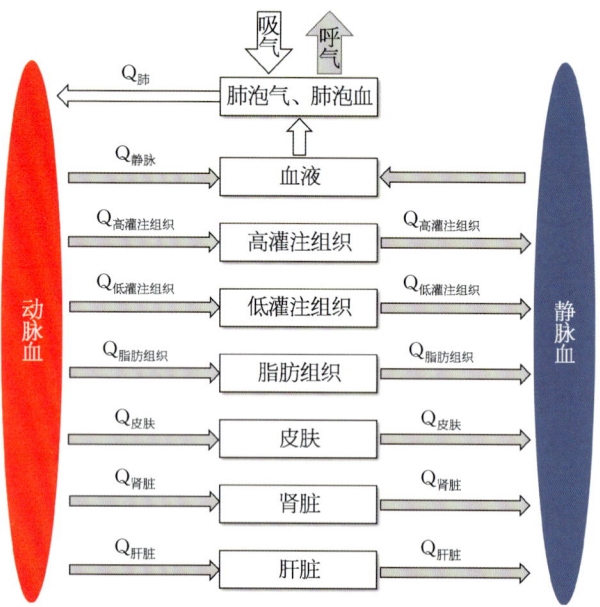

图10-2-2 具有快速和缓慢灌注组织的简化室

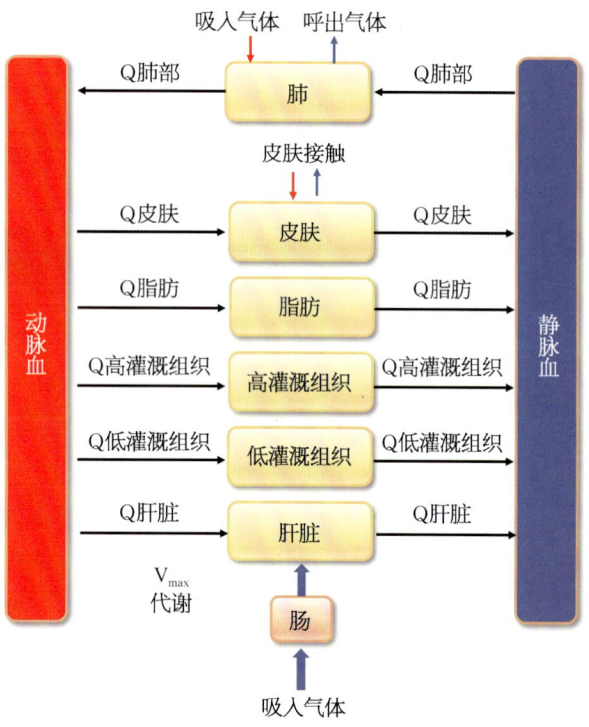

图10-2-3 仅通过生物转化消除的简化模型

PBPK模型目前存在一系列问题,主要涉及以下三个方面。

首先,模型结构复杂多样,数学表达冗长,计算处理困难。PBPK模型的描述方程在数学上具有较高的复杂性,初期计算机技术水平的限制导致模型方程难以有效求解,从而制约了模型的进展。

其次,所需参数繁多且获取困难。PBPK模型需要大量参数来描述药物在体内的动力学过程,包括生理学参数和药代动力学参数等。获取这些参数需要大量实验数据和研究,有时这些参数并不容易获得。建立参数数据库可以为模型提供方便,但这需要广泛的合作和研究工作。

最后,动物试验所得生物样本量大,对分析检测方法的灵敏度和专属性要求高。PBPK模型的开发和验证通常需要大规模的动物实验,这导致大量的生物样本需要进行分析和检测。这要求分析方法具有高度的灵敏度和专业性,以确保数据的准确性和可靠性。

尽管PBPK模型当前存在一些挑战,但随着模型研究人员的不懈努力和相关学科的发展,PBPK模型有望逐渐变得更加优化和实用,成为药代动力学模型研究的主流(图10-2-4)。

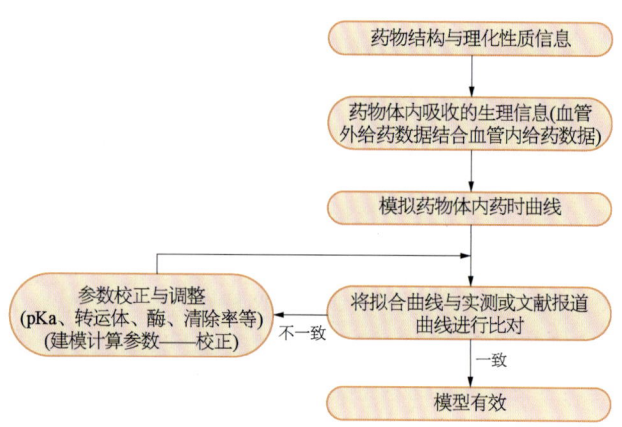

图10-2-4 药物吸收模型建立的流程图(以Gastro Plus软件为例)

(四)AI技术在药代动力学研究方面的应用

近年来,人工智能(AI)技术在药物代谢和排泄领域的应用逐渐深入,被广泛认为具有在药物研发中降低成本、缩短时间和提高成功率的潜力。目前,AI在该领域的应用主要包括代谢位点预测、代谢物结构预测、药代动力学预测、CYP抑制剂和底物预测及MGT预测。

为提高AI模型的准确性,需更多高质量数据和改进的建模方法(图10-2-5,图10-2-6),克服这些挑战对于药物研发和临床应用至关重要。

(五)激素类药物药代动力学模型研究进展

1. **雌激素类药物药代动力学模型** 不同形式的雌激素可通过口服、注射、透皮或局部途径施用。由于雌激素具有亲脂性,适当的制剂在这些途径下均可有

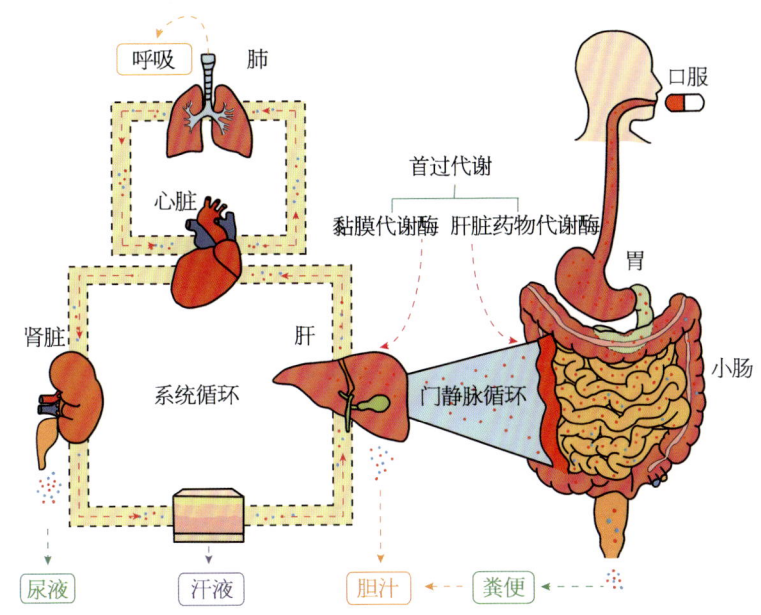

图 10-2-5 药物体内代谢和排泄示意图

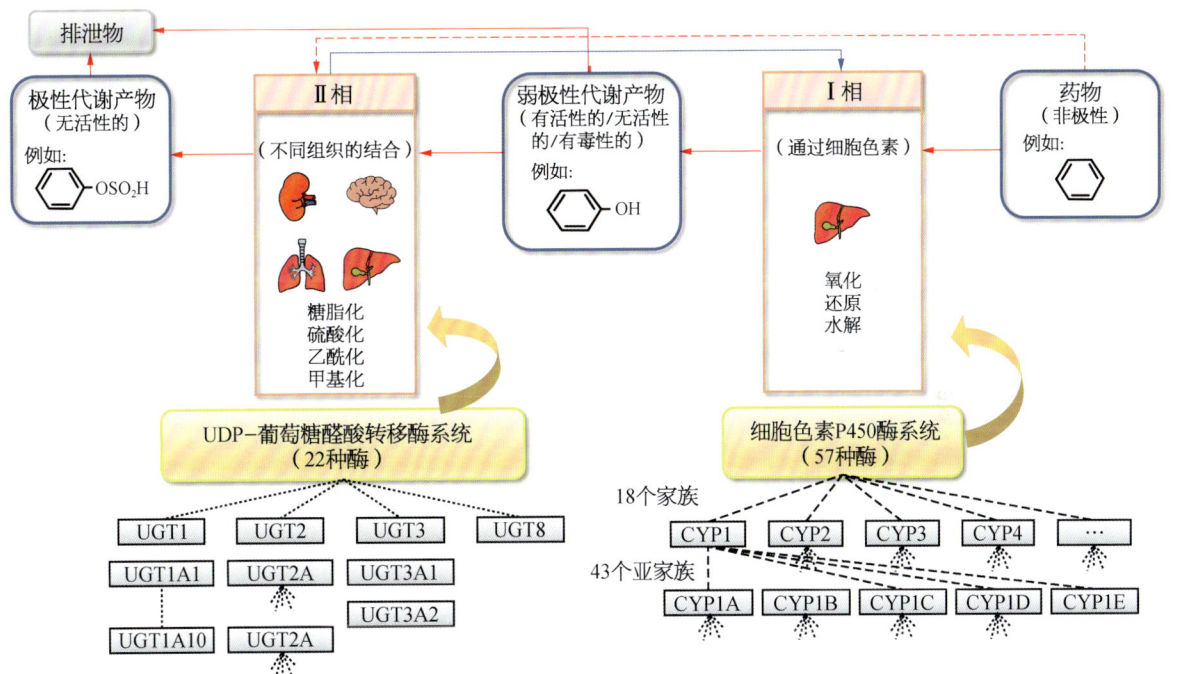

图 10-2-6 药物Ⅰ相和Ⅱ相代谢示意图

效吸收。雌二醇可通过水溶性或油基质酯类制剂进行肌内注射,雌酮同样可采用此方式。此外,雌激素也可以结合形式通过静脉或肌内注射进行使用。在多种治疗方案中,雌激素制剂通常需要与孕激素联合使用,以达到治疗效果。

(1) 雌激素药物口服药代动力学研究:雌二醇在口服给药方面经过广泛研究,同时也进行了口腔雌二醇的临床前研究。颊下和舌下给药方式对雌二醇的吸收特性呈现相似性。

此外,雌二醇在鼻内给药方面也受到研究和应用。鼻内给药的雌二醇表现出与舌下和静脉注射雌二醇相似的药代动力学特性,包括雌二醇水平急剧升高,然后迅速下降。尽管鼻内给药的雌二醇持续时间相对较短,但在缓解更年期症状,如潮热等方面,其疗效与其他长期给药途径一样显著。

(2) 雌激素药物透皮贴片剂药代动力学研究:雌二醇的给药方式主要包括透皮贴片剂型和局部凝胶涂抹,这两种方法在临床研究和应用中受到广泛关注。透皮贴片剂型具备独特的优势,能够通过缓慢而连续的释放方式,维持更为平稳的血浆雌二醇浓度。相较于口服给药,透皮贴片剂型减少了大量药物通过门静脉进入肝脏的情况,从而降低了雌激素对肝脏的不良影响,例如对肝脏蛋白质合成、脂蛋白构成和甘油三酯水平的影响。

另一种常见的给药方式是将雌二醇凝胶局部涂抹于大腿或手臂,通常每日1次。该方法能够引起局部组织内雌二醇水平的升高,如乳腺组织。

(3) 雌激素药物经皮凝胶给药药代动力学研究:雌二醇通过经皮吸收的途径,实现全身药效,主要应用于治疗因体内17β-雌二醇缺乏所致的相关疾病。一项药代动力学初步研究集中关注雌二醇成膜凝胶。研究对象为大鼠,在经皮吸收雌二醇凝胶后,研究小组系统地探讨了其药代动力学特性。此研究旨在深入了解雌二醇在体内的吸收、分布、代谢和排泄等过程,得出了以下药代动力学参数(表10-2-1)。

表10-2-1 雌二醇药代动力学主要参考

参数	单位	具体数值
AUC_{0-t}	pg/(L·h)	830.83±6.96
$t_{1/2}$	h	13.48±4.19
T_{max}	h	10.00±2.21
K_a	1/h	0.33±0.13
C_{max}	pg/L	56.44±1.24
R^2		0.82±0.01

研究结果显示,雌二醇凝胶涂抹后,大鼠内雌二醇血药浓度在不到10 h内快速升至峰值,并在接下来的24 h内保持相对恒定水平。随时间推移,雌二醇血药浓度缓慢下降,最终恢复至基线水平。通过对雌二醇含量的药代动力学参数测定,发现其半衰期($t_{1/2}$)为13.48 h±4.19 h,提示雌二醇凝胶能够实现药物的持续缓慢释放,延长释放时间约一天。这表明雌二醇凝胶具备有效控制药物释放、维持血药浓度稳定的特性。

(4) 雌激素药物给药途径对比:雌二醇作为女性主要雌激素之一,可通过口服药物、贴剂、透皮制剂和阴道凝胶等多种途径进行给药。其效力和安全性受多方面因素调控,如给药途径、位置、治疗起始年龄及联合使用的孕激素类型等。

透皮雌二醇制剂与口服制剂在效果上相当,但研究表明其更为安全。首先,透皮给药方式规避了口服制剂的"首过"效应,从而最大程度地减少了对凝血因子的肝脏诱导,显然降低了血栓栓塞的风险。此外,与口服雌激素相比,透皮雌二醇在血压方面的有益影响并未增加高血压的风险,尽管这一点尚未在临床研究中得到证实。此外,经皮雌二醇在改善绝经后女性冠状动脉疾病患者的内皮功能方面表现出更好的效果,显示其对预防动脉粥样硬化具有积极作用。

(5) 雌激素药物在体内动力学研究:雌激素类化合物在血浆中与血浆蛋白结合,但它们的结合方式存在差异。雌二醇及其他天然雌激素主要与SHBG结合,而与血清蛋白的结合相对较少。相反,炔雌醇与大量血清蛋白结合,而与SHBG结合较少。由于其分子大小和亲脂性质,非结合性雌激素易于快速广泛分布到全身。

雌激素还可经历肝肠循环,包括以下步骤:①在肝脏中与硫酸和葡萄糖醛酸结合;②结合物通过胆汁分泌进入肠腔;③在肠道中(主要由细菌酶催化)水解,然后再被吸收。

由于炔雌醇在肝脏中的代谢较为有限,其清除速度较雌二醇慢得多,不同研究报告中其消除半衰期在13~27 h。与雌二醇不同,炔雌醇的生物转化首先经历2-羟基化反应,随后形成相应的雌二醇的2-甲基醚和3-甲基醚。美雌醇是一种半合成雌激素,是某些口服避孕药的组成成分,其化学结构为炔雌醇的3-甲基醚,在体内经肝脏快速去甲基化,形成具有活性的炔雌醇。

2. 孕激素药代动力学模型研究　黄体酮具备急速的首过效应,尽管高剂量微粉化孕酮的口服制剂可供应用。黄体酮口服制剂具备方便的使用方式,然而,由于其在肝脏和肠道中迅速经历首过效应,导致快速的代谢。在非禁食状态下,黄体酮的生物利用率相较于禁食状态高出2倍。

值得关注的是,黄体酮在阴道分娩的子宫内膜组织中的浓度大约比肌内注射高出约10倍。尽管口服给药后血液中的黄体酮浓度较低,但其在子宫内膜组织中的浓度更为显著。因此,在辅助生殖技术中的黄体支持方面,口服黄体酮并非优先选择,可能导致妊娠率较低,同时伴随全身不良反应的风险。

(1) 黄体酮注射液的药代动力学研究:黄体酮注射液(IMP)作为孕激素药物的主要制剂之一,具有肌内注射后全身吸收的优势。在2~8 h内,其血药浓度能够迅速达到有效水平,与口服给药相比,不受肝脏首过效应影响,生物利用度较高。

(2) 黄体酮缓释凝胶的药代动力学研究:最新研究表明,黄体酮阴道缓释凝胶在临床治疗中与黄体酮肌内注射相比,具有相似的治疗效果且副作用更小。这一发现对黄体酮的应用具有重要的临床意义。黄体酮阴道缓释凝胶的使用不仅更为方便,还降低了患者可能面临的不适和不良反应。此外,阴道凝胶和缓释子宫内置制剂在避孕领域的应用为女性提供了更多选择。

(3) 孕激素药物不同给药方式的对比研究:相较于口服途径,肌内注射和阴道给药方式可降低黄体酮的首过代谢,同时在目标组织中实现更高的药物浓度。阴道给药方式产生的微粒化黄体酮在子宫内膜组织中的浓度约为肌内注射的10倍。已有研究表明,由于阴道黏膜富含血管,阴道给药能够使黄体酮迅速被吸收。

黄体酮主要通过胆道和肾脏排泄,其中95%通过粪便排出,其中65%为游离黄体酮,35%为结合形式。剩余的5%通过尿液排泄,其中14.5%为游离形式,其余为结合形式。表10-2-2详细列出了一些在临床实践中常用的黄体酮产品,包括其成分、药代动力学特性以及适应证。

图10-2-7说明了黄体酮和药理活性的经典作用

表10-2-2 黄体酮药物药代动力学研究

给药方式	制剂类型	组分	药代动力学			适应证
			C_{max}(ng/mL)	T_{max}(h)	AUC(ng/mL)	
口服	胶囊	花生油、明胶、甘油、卵磷脂、二氧化钛、色素	17.3±21.9	1.5±0.8	43.3±30.8	绝经后妇女继发性子宫内膜增生
阴道	凝胶	甘油、矿物油、多酚、氢化棕榈油甘油酯、山梨酸、纯净水	13.15±6.49	5.6±1.84	88.63±273.72	作为黄体酮补充剂辅助治疗(ART)和继发性闭经的治疗
	阴道环	孕酮、轻矿物油和硅橡胶	9.33±2.80	134.80±49.17	1188.41±374.25	用于支持妊娠早期胚胎植入。它可以作为辅助生殖技术提高不孕妇女的黄体活性。帮助维持怀孕
	阴道插入物(子宫内膜素)	一水乳糖、聚乙烯吡咯烷酮、己二酸、碳酸氢钠、十二烷基硫酸钠、硬脂酸镁	18.5±5	18.0±9.4	327±127	作为ART的一部分支持胚胎植入
注射	肌内注射	苯甲醇、香油	50	8 h		主要用于激素失衡引起的子宫出血及闭经的治疗

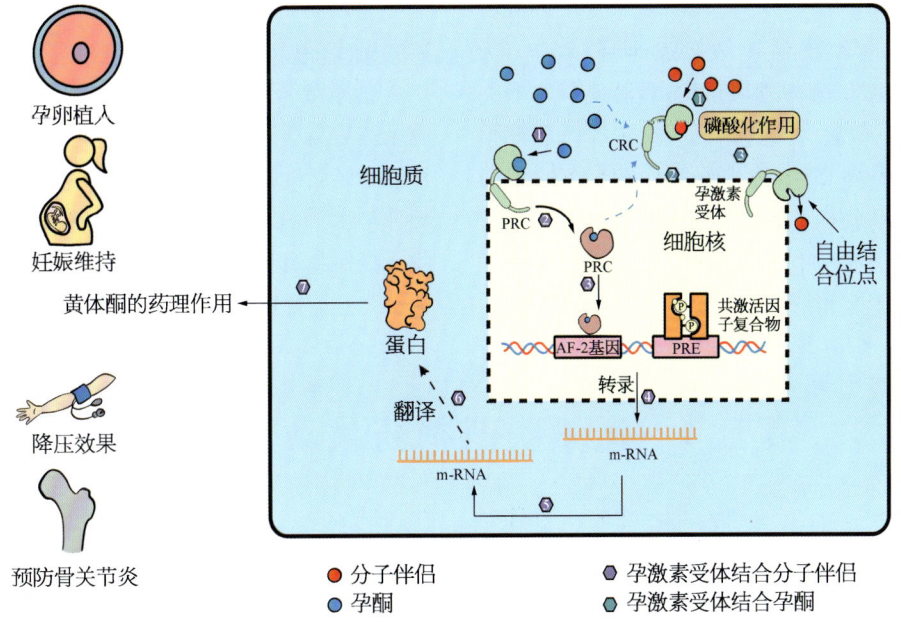

图10-2-7 黄体酮药理活性经典作用机制示意图

机制。在临床实践中，黄体酮通过几种途径给药，即口服、阴道、局部、肠外和鼻内途径。

（4）孕激素药物药代动力学研究：黄体酮的阴道给药和肌内注射在药代动力学特征上存在差异，肌内注射可导致更高的血浆孕酮浓度和较低的子宫内膜孕酮浓度，而阴道缓释凝胶则相反，产生较低的血浆孕酮浓度和较高的子宫内膜孕酮浓度。

有研究认为，尽管阴道给药导致的血清孕酮水平较低，但局部高浓度的孕酮具有诱导子宫内膜实现完全分泌性转化的效应，因此能够提高体内黄体水平，促使子宫内膜成熟、剥脱并维持月经周期。因此，在临床治疗中，黄体酮阴道缓释凝胶的局部高浓度效应显得更为适用。

3. 雄激素药代动力学模型研究进展　雄激素是一类包括睾酮、雄烯二酮和脱氢表雄酮的激素。其中，睾酮是产量最高、生物活性最强的雄激素。在分泌后，约40%的循环睾酮与性激素结合球蛋白发生结合，由于结合亲和力较高，使得结合的激素无法充分发挥其生物学功能。另外，白蛋白与约60%的循环睾酮结合，其结合亲和力较低，因此，大约有2%的睾酮以未结合或游离状态存在。

在一些睾酮检测方法中，白蛋白结合和游离状态的睾酮被认为是"生物可利用的"睾酮。尽管有多种方法可用于监测血清中的睾酮水平，但在常规临床实践中，自动免疫测定（IA）是最为广泛应用的方法。然而，在低睾酮浓度下，可能存在缺乏敏感性和容易产生交叉反应的问题。

为解决这些问题，越来越多的睾酮检测分析采用基于液相色谱串联质谱（LC-MS/MS）的方法。这些方法包括了增强的检测和分离技术，提高了对低浓度睾酮的灵敏性，并减少了交叉反应的可能性。这种趋势表明，液相色谱串联质谱技术在睾酮浓度测定中的应用逐渐得到重视和推广。

为了优化睾酮替代和补充疗法，必须充分了解睾酮制剂的药代动力学主要参数（表10-2-3）。

表10-2-3　睾酮（酯类）的药代动力学主要参数及研究

睾酮制剂	剂量(mg)	血睾酮浓度时间(h)	T_{max}浓度(nmol/L)	$T_{1/2}$(d)	MRT(d)
丙酸睾酮（TP）	50	14.0	40.2	0.8	1.5
庚酸睾酮（TE）	250	10.0	39.4	4.5	8.5
十一酸睾酮（TU）	500	4.9	55.0	18.3	21.7
正丁基环己基羧酸睾酮（TB）	600	42.0	13.1	29.5	65.0

注：$T_{1/2}$，终末半衰期；MRT，平均滞留时间

上述研究结果揭示了不同睾酮酯制剂的药代动力学特性，为选择合适的治疗方案提供了有力的依据。

首先，TP的药代动力学表现不佳，其半衰期仅为2天，要求每2天进行一次注射。血浆中睾酮水平在注射后的14h内迅速升高至2nmol，然后迅速下降至正常范围以下（10～35 nmol/L）。此现象提示其治疗效果较为短暂且不够稳定。

其次，TE的药代动力学指标也不尽理想。注射后的10h内，血浆中的睾酮水平超过正常范围上限，并在短时间内显著下降。为维持治疗水平，需要每2周注射200～250mg，表明TE并非长效睾酮制剂。

与之不同，TB展现出最佳的药代动力学指标。然而，美国NIH研制的长效TB尚未获得FDA批准，成为待解决的问题。

值得注意的是，中国研制的TU是目前唯一可用于临床治疗的长效睾酮注射液。其药代动力学参数略次于TB，口服40mg TU后，血浆中睾酮在2～6h内达到峰值。然而，临床研究表明个体之间存在明显差异，需要更多的研究验证。

总体而言，除TB和TU外，其他睾酮酯制剂存在睾酮迅速升高后逐渐下降的缺点，下降速度与脂族侧链的长度和亲脂性相关。理想情况下，释放速率应能维持生理分泌水平。经皮途径可能更适合，但关于与心血管风险安全性和避孕潜在作用的问题仍有待更深入、更长期的研究。监管审查结果有望在这方面提供更多澄清。

第三节　激素类药物药代动力学研究

性激素类药物在医学中有广泛应用，但其药代动力学仍在深入研究。未来研究需重点关注不同人群中性激素药物的吸收、分布、代谢和排泄差异，以及性激素与结合蛋白之间的相互作用，优化治疗安全性和效果，提升患者医疗服务。同时，性激素类药物在避孕领域的潜在作用也值得更深入、长期的研究来明确其效果和安全性。

(一) 性激素的分泌与调节

在性激素调控系统中,下丘脑扮演着至关重要的角色。下丘脑中的促性腺激素释放激素(GnRH)神经元以脉冲形式释放 GnRH,经下丘脑正中隆起的门脉系统传输至腺垂体。受到 GnRH 刺激后,腺垂体以脉冲形式分泌促性腺激素,包括 FSH 和 LH。在女性中,FSH 促进卵泡生长和发育,同时提高 LH 受体数量。FSH 和 LH 协同作用下,成熟卵泡合成并分泌雌激素。在男性中,FSH 促进睾丸精曲小管成熟和精子生成,LH 刺激睾丸间质细胞生长,增加睾酮分泌,故 LH 也被称为间质细胞刺激素(ICSH)。

性激素生物作用受 GnRH、FSH 和 LH 调节,同时受性激素自身正/负反馈调节。正反馈中,雌激素对垂体和下丘脑进行反馈调节,在排卵前期通过正反馈促使腺垂体分泌更多 LH,导致排卵。而在月经周期的分泌期,雌激素通过负反馈减少 GnRH、LH 和 FSH 的释放,抑制排卵。负反馈中,垂体分泌的 FSH 和 LH 通过短反馈减少下丘脑中 GnRH 的释放。最后,超短反馈是腺体内部的正反馈调节,雌激素刺激成熟卵泡,增加其对促性腺激素的敏感性,促进雌激素合成。同时,下丘脑分泌的 GnRH 也促进自身分泌。

这复杂的调控系统确保性激素水平在不同生理状态下精确维持平衡。性激素对维持正常生殖功能至关重要,同时在其他生理过程中也扮演关键角色。性激素的药代动力学特性及与神经内分泌系统的相互作用仍是研究热点,对于深入理解性激素生物学功能及性激素类药物临床应用具有重要意义。

(二) 雌激素类药物药代动力学研究进展

雌激素对代谢产生多方面影响,涉及多个组织和器官。目前尚未明确这些影响是由于雌激素对组织直接作用,还是由于对其他部位的继发性反应。研究表明,雌激素对代谢的多种影响可能通过直接介导机制在受影响的器官中产生。这些对代谢的选择性作用对于深入理解雌激素的药理作用,尤其是在心血管、中枢神经、骨骼系统、生殖系统等方面的生长、发育和功能调节具有重要意义。

在人体内,存在三种内源性雌激素,分别是雌二醇(E_2)、雌酮(E_1)和雌三醇(E_3)。其中,雌二醇是卵巢和睾丸主要分泌的天然雌激素,也具有最强的生物活性,而雌酮、雌三醇等其他雌激素多为雌二醇在肝脏代谢后的产物(图 10-3-1)。

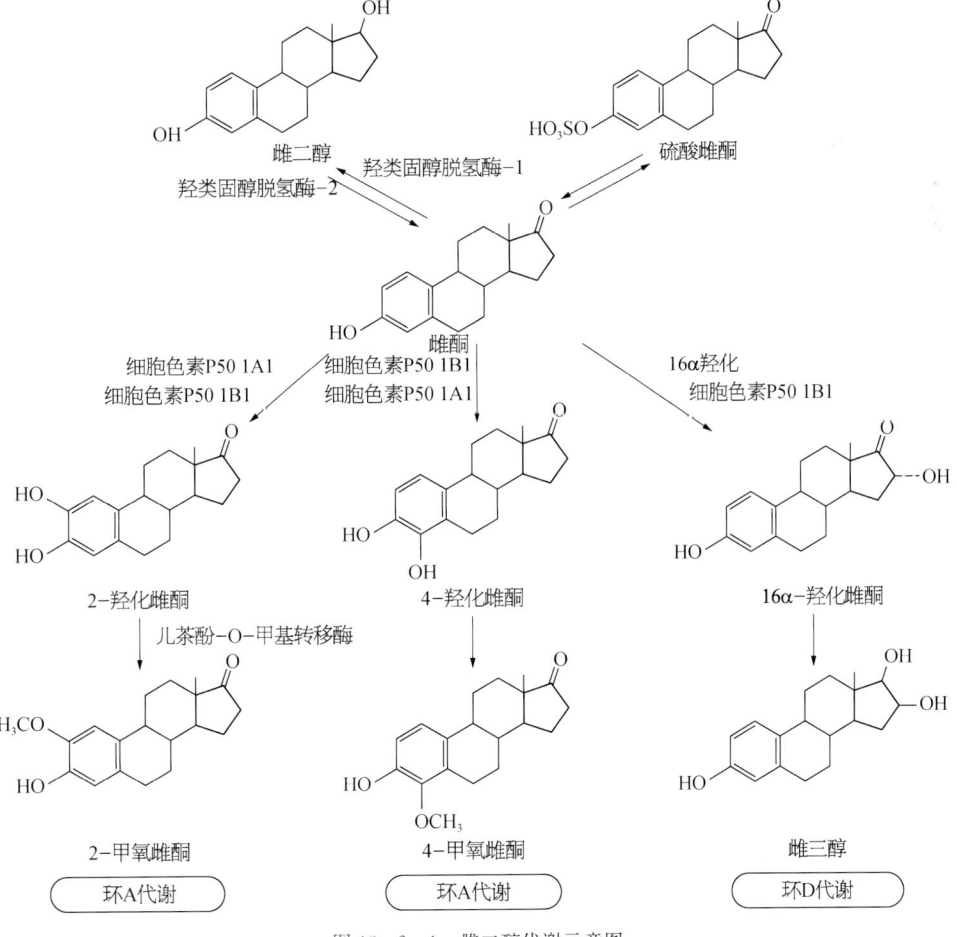

图 10-3-1 雌二醇代谢示意图

雌二醇是人体中最为重要的雌激素之一。在口服给药雌二醇或戊酸雌二醇时，其药代动力学特点呈现与大多数其他性激素不同的模式。尽管乙炔雌酚（EE）、雌三醇和孕激素的血清浓度在1~3h内快速达到峰值，然后急速下降，而雌二醇的水平在12h内持续上升，之后缓慢下降（图10-3-2）。这一特性源于雌二醇的独特代谢过程，其在肠道和肝脏中经过快速而广泛的转化，形成雌酮和硫酸雌酮。这两种代谢物以高浓度存在，充当激素的惰性储存库，随着时间的推移，雌二醇不断释放并再次转化为活性形式（图10-3-3）。与口服硫酸雌酮后的情况相似，雌二醇、雌酮和硫酸雌酮的时间过程证实了这一现象。

口服是常见的给药方式，适用于多种雌激素，包括雌二醇、结合雌激素、雌酮及炔雌醇。雌二醇本身并不常以口服方式给药，但采用非微粉化或微粉化制剂及C17位的乙炔替代物等方式可以提高其口服生物利用度。透皮贴片是一种常见的治疗方式，可以实现雌二醇的缓慢而持续释放，血液中的浓度更加稳定。透皮治疗相对于口服给药有望减少对肝脏的影响，并避免大量药物通过门静脉进入肝脏的问题。

雌二醇在透皮治疗中存在三种系统：储层贴片、基质贴片和雌二醇凝胶。贴片治疗可能导致皮肤反应，但不同的贴片制剂和凝胶有不同的特性，需要密切遵循说明书以确保正确的剂量和应用。透皮治疗的雌二醇效应取决于类固醇的透过性，而透皮贴片的优势在于其稳定的雌二醇水平和避免口服首过效应的影响（图10-3-4）。

雌二醇亦可通过局部应用凝胶，涂抹于大腿或手臂，以减轻雌激素对肝脏的影响，包括对肝脏蛋白质合成、脂蛋白概况和甘油三酯水平的影响。研究发现，将

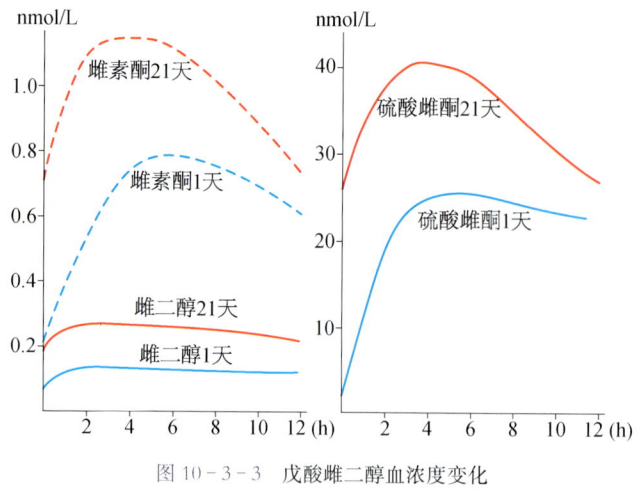

图10-3-3　戊酸雌二醇血浓度变化

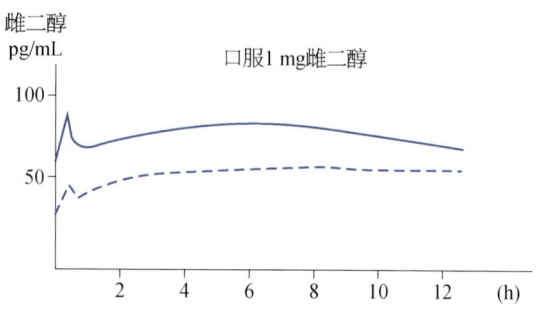

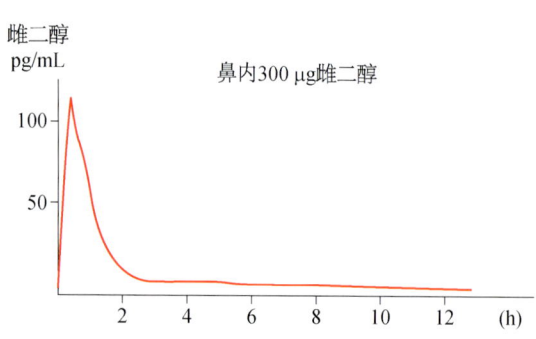

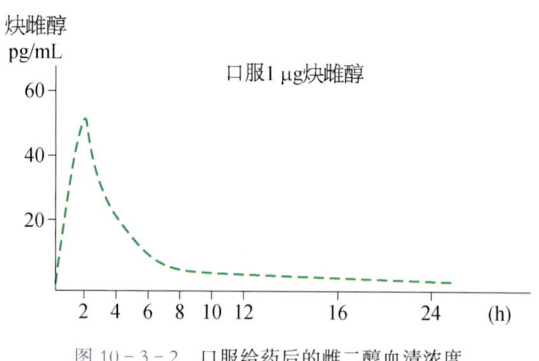

图10-3-2　口服给药后的雌二醇血清浓度

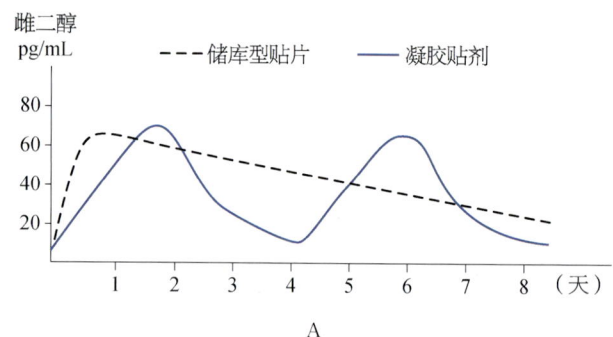

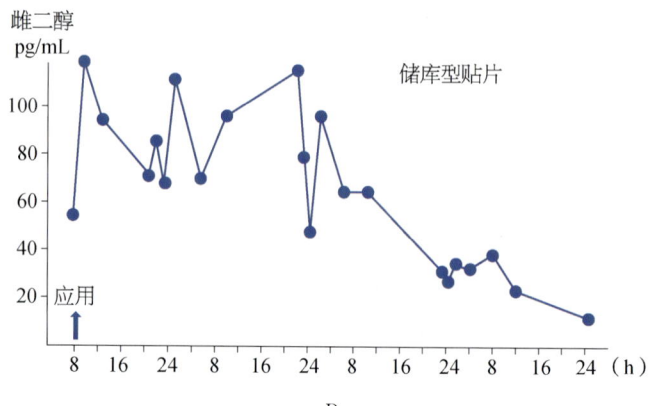

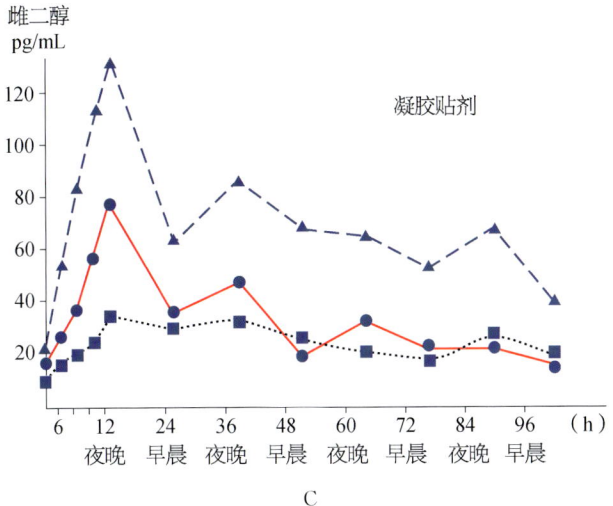

图10-3-4 雌二醇不同给药方式药物浓度比较。A. 使用基质贴片或两个储层贴片（Baracat 等研究，1996）；B. 绝经后妇女在透皮使用雌二醇治疗时雌二醇水平的短期波动；C. 三名绝经后妇女使用释放每日50mg 雌二醇的基质贴片进行治疗时的个体雌二醇水平（Rohr 等研究，1997）

雌二醇局部涂抹于乳房区域能够增加乳房组织内雌二醇的局部水平（图10-3-5）。

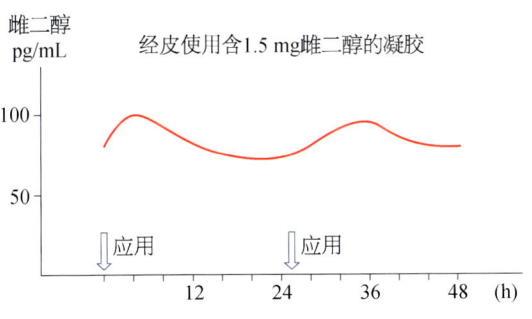

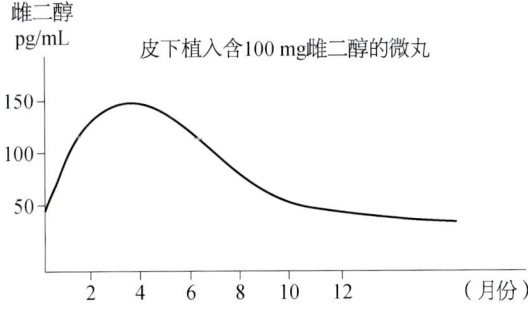

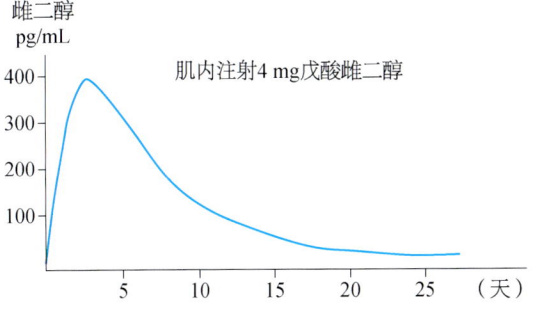

图10-3-5 局部应用雌二醇后血清中的浓度变化

雌激素在肝肠循环中经历一系列步骤，包括与硫酸和葡萄糖醛酸结合，形成结合物，然后这些结合物通过胆汁分泌进入肠腔。最终，在肠道中，主要由细菌酶参与的水解过程发生，使其能够再次被吸收。各种药物和环境因素，如香烟烟雾，可能作为酶的诱导剂或抑制剂，从而影响雌激素的代谢过程。因此，在绝经后激素疗法和避孕雌激素的使用中，逐渐关注减少剂量的问题，以考虑这些因素对治疗效果和不良反应的影响。

（三）孕激素类药物

孕激素制剂可分为天然孕激素和人工合成孕激素，常用的人工合成孕激素包括醋酸甲羟孕酮（MPA）和醋酸甲地孕酮。口服避孕药中含有19-去甲睾酮衍生物（雌烷类），具有孕激素作用，同时带有雄激素和其他活性。此外，口服避孕药中还包含甾烷，是一类19-去甲睾酮衍生物，其雄激素活性较低，广泛应用于口服避孕药（表10-3-1）。

表10-3-1 激素活性的孕激素谱

孕激素	A-E	EST	AND	A-A	GLU	A-M
孕酮	+	−	−	(+)	+	+
醋酸氯地孕酮	+	−	−	−	+	−
醋酸环丙孕酮	+	−	−	+	+	−
醋酸甲羟孕酮	+	−	(+)	−	+	−
美屈孕酮	+	−	−	−	?	−
地屈孕酮	+	−	−	?	−	(+)
炔诺酮	+	+	+	−	−	−
左炔诺孕酮	+	−	+	−	−	−
孕二烯酮	+	−	+	−	(+)	+
依托孕烯（3-酮代异孕烯）	+	−	+	−	(+)	−
诺孕酯	+	−	+	−	?	?
地诺孕素	+	−	−	+	−	−
替勃龙	+	+	++	−	−	−
屈螺酮	+	−	−	+	−	+
曲美孕酮	+	−	(+)	−	(+)	−
普美孕酮	+	−	−	−	+	−
醋酸诺美孕酮	+	−	−	+	−	−
醋酸烯诺孕酮	+	−	+	−	−	−

注：A-E, 抗雌激素活性；EST, 雌激素活性；AND, 雄激素活性；A-A, 抗雄激素活性；GLU, 糖皮质激素活性；A-M, 抗盐皮质激素活性；++，强有效；(+)，弱有效；+，有效；−，无效

口服避孕药中的孕激素类似于螺内酯，如抗盐皮

质激素和雄激素的屈螺酮,对女性健康和生育管理起重要作用。在给药方式选择上,考虑患者情况和治疗目标,17α-孕酮类通常需要注射,而19-去甲睾酮类通常可口服。

黄体酮口服制剂方便但存在肝脏首过效应,影响药效。相比之下,黄体酮注射液(IMP)是常用制剂,通过肌内注射迅速吸收,生物利用度高。最近研究显示,黄体酮阴道缓释凝胶与IMP效果相近,副作用更少,提供了有效的替代途径。

不同孕激素在体内经历不同代谢途径,形成特定代谢产物。黄体酮口服后主要在肝脏代谢,生成孕二醇和孕烯醇酮,随后在肠道发生解离、还原等反应(图10-3-6)。选择最适合患者需求的孕激素种类和给药方式是个体化治疗的重要因素。

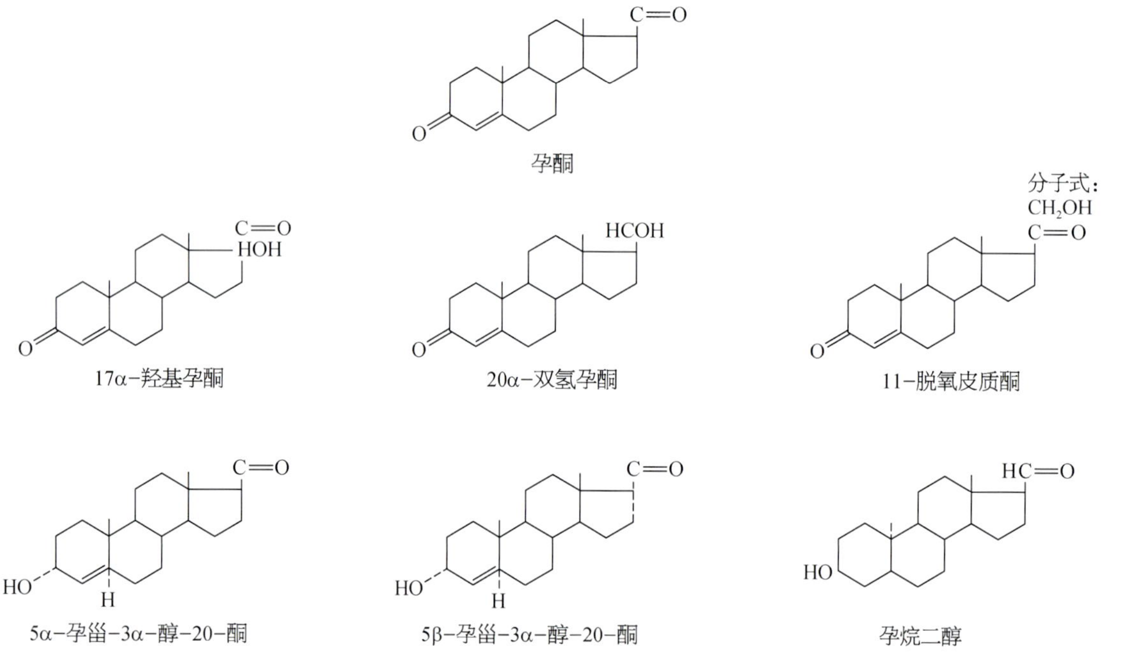

图 10-3-6 孕酮及各类孕酮代谢产物

醋酸甲羟孕酮口服后在肝脏中主要通过CYP450酶介导的羟基化反应代谢,涉及环A或侧链的还原、脱乙酰基等步骤,最终形成葡萄糖苷酸和硫酸化物。而17α-OHPC在体内经历Ⅰ相和Ⅱ相反应,主要由CYP3A4和CYP3A5酶介导,包括还原、羟化和共轭化等步骤,生成葡萄糖苷酸化产物、硫酸化产物和乙酰化产物。炔诺酮的代谢与17α-OHPC相似,主要产生葡萄糖苷酸化产物和硫酸化产物。表10-3-2显示了孕激素的激素效价和肝微粒体细胞色素P450依赖性酶的体外失活。

总体而言,孕激素在血浆中的蛋白结合率普遍较高,大约约占总量的90%或更多。然而,它们与不同种类的蛋白质结合,具有化合物特异性,可能影响它们在体内的分布和代谢。黄体酮在血浆中通常与白蛋白和皮质类固酮结合球蛋白(CBG)结合,但很少与SHBG结合。这意味着黄体酮在血液中主要以与白蛋白和CBG的结合形式存在,而不会大部分结合到SHBG上(表10-3-3)。

表 10-3-2 孕激素的激素效价和肝微粒体细胞色素P450依赖性酶的体外失活

孕激素	TFD (mg/循环)	OID (mg/d)	AA 活性	0.1μmol/L 5α-R (%抑制)	1μmol/L 5α-R (%抑制)	IC_{50} CYP (μmol/L)
孕酮	4 200	300				
醋酸甲羟孕酮	50					
醋酸甲地孕酮	50					
氯地孕酮	25	1.7	30%	0	0	
醋酸环丙孕酮	20	1.0	100%			
地诺孕酮	6	1.0	40%	0	5.0%	NE
替勃龙		2.5				
炔诺酮	120	0.4		4.4%	20.1%	51
炔诺酮醋酸盐	50	0.5				
诺孕酯	7	0.2		3.0%	10.3%	
左炔诺孕酮	5	0.06		2.8%	18.5%	32
去氧孕烯/3-酮代异孕烯	2	0.06		5.7%	34.9%	24

续 表

孕激素	TFD (mg/循环)	OID (mg/d)	AA 活性	0.1μmol/L 5α-R (%抑制)	1μmol/L 5α-R (%抑制)	IC_{50} CYP (μmol/L)
孕二烯酮	3	0.04		14.5%	45.9%	5
屈螺酮	50	2.0	30%			
醋酸诺美孕酮	100	5.0	90%			
普美孕酮	10	0.5				

注:TFD,女性转化剂量;OID,女性排卵抑制剂量(无额外雌激素);AA 活性,去势后的相对抗雄激素活性;5α-R,肝脏 5α-还原酶;%抑制,用 0.1μmol/L 或 1μmol/L 孕激素孵育 30 min 后的抑制作用;IC_{50},50%抑制 CYP(细胞色素 P-450ⅢA4 单加氧酶)时的孕激素浓度;NE,无效。

表 10-3-3 孕激素与类固醇受体和血清结合球蛋白的相对结合亲和力(mol/L)

孕激素	PR	AR	ER	GR	MR	SHBG	CBG
孕酮	50	0	0	10	100	0	36
氯地孕酮	67	5	0	8	0	0	0
醋酸环丙孕酮	90	6	0	6	8	0	0
醋酸甲羟孕酮	115	5	0	29	160	0	0
美屈孕酮	?	?	?	?	?	?	?
地屈孕酮	75	?	?	?	?	?	?
炔诺酮	75	15	0	0	0	16	0
左炔诺孕酮	150	45	0	1	75	50	0
孕二烯酮	90	85	0	27	290	40	0
依托孕烯(3-酮代异孕烯)	150	20	0	14	0	15	0
诺孕酯	15	0	0	1	0	0	0
地诺孕素	5	10	0	1	0	0	0
Δ4-替勃龙(7α-甲-炔诺酮)	90	35	1	0	2	1	0
屈螺酮	35	65	0	6	230	0	0
曲美孕酮	330	1	0	9	120	?	?
普美孕酮	100	0	0	5	53	0	0
醋酸诺美孕酮	125	42	0	6	0	0	0
醋酸烯诺酮	136	0	0	38	?	0	?

注:PR,孕激素受体(普美孕酮,100%);AR,雄激素受体(美曲勃龙 R1881,100%);ER,雌激素受体(17β-雌二醇,100%);GR,糖皮质激素受体(地塞米松,100%);MR,盐皮质激素受体(醛固酮,100%);SHBG,性激素结合球蛋白(双氢睾酮,100%);CBG,皮质类固醇结合球蛋白(皮质醇,100%)

相比之下,19-去甲基化合物如炔诺酮、炔诺孕酮和去氧孕烯,可以与 SHBG 及白蛋白结合。这些化合物在血浆中的结合方式更多样化,不仅与白蛋白结合,还与 SHBG 有相互作用。而酯类激素,如醋酸甲羟孕酮(MPA),主要会与白蛋白结合(表 10-3-4)。它们的血浆结合方式相对简单,主要与白蛋白发生相互作用。

表 10-3-4 黄体酮代谢物与类固醇受体的相对结合亲和力(mol/L)

孕激素	PR	AR	ER
诺赛甾酮	75	15	0
5α-二氢炔诺酮	25	27	0
炔诺酮(3β-羟基去氧孕烯)	1	0	18
左炔诺孕酮	150	45	0
5α-二羟-左炔诺孕酮	50		
诺孕脂	15	0	0
17β-醋酸-左炔诺酮	135		0
甲基孕酮(去甲肾上腺素)	10	0	
依托孕烯	150	20	0
3β-羟基去氧孕烯	13	3	2
3-酮-5α-二氢去氧孕烯	9	17	0
地诺孕素	5	10	0
9α,10β-二氢地诺孕素	26	13	
3,5α-四氢地诺孕素	19	16	
异炔诺酮	6	0	2
替博龙(7α-甲-异炔诺酮)	6	6	1
Δ4-替博龙(7α-甲-炔诺酮)	90	35	1
3α-羟基替博龙	0	3	4
3β-羟基替博龙	0	4	3

注:PR,孕激素受体(普美孕酮,100%);AR,雄激素受体(美曲勃龙 R1881,100%);ER,雌激素受体(17β-雌二醇,100%)

黄体酮的消除半衰期相对较短,约为 5 min,表明它在体内被迅速代谢和清除。首先,在肝脏中,黄体酮经过代谢,转化为羟基化合物及与硫酸或葡萄糖醛酸结合的代谢产物。所有这些代谢产物最终通过尿液排出体外。测定这些代谢产物在尿液和血浆中的含量可以作为内源性黄体酮分泌的指标。

不同黄体酮衍生物在生物利用度、代谢途径、药效及对其他激素的影响上存在差异,可根据需要选择合适的药物治疗不同症状。其中一些药物可能影响子宫内膜增殖、血管舒缩症状等。此外,在脂质代谢和激素水平上也存在差异,因此在选择 HRT 方案时需考虑这些因素。

(四) 雄激素类药和同化激素类药

天然雄激素主要是睾酮,由睾丸合成。睾酮在男性和女性均通过类似的途径合成。睾酮的前体雄烯二酮和脱氢表雄酮是弱雄激素,可在外周转化为睾酮。人工合成的睾酮衍生物如甲睾酮、丙酸睾酮和苯乙酸睾酮广泛应用。睾酮生物利用度低,宜采用油溶液进行注射或皮下给药。睾酮酯类吸收缓慢,作用时间较长。代谢产物与葡萄糖醛酸结合后排出。睾酮分泌在生命各阶段男性明显高于女性,影响许多方面的性别差异。青春期时,男性睾酮浓度迅速上升,而随年龄增长逐渐下降,可能是男性衰老的因素之一。睾酮通过与受体结合介导生物学效应,可直接或间接产生雄性激素或雌激素效应。口服睾酮不是有效的替代疗法,因易在肝脏代谢。改进的雄激素疗法需避开肝脏首过效应。

为提高雄激素药物生物利用度,研究者致力于探索新的给药系统,如悬浊剂、纳米颗粒、胶体载体和纳米乳剂,以改善药物的溶解度、渗透性和吸收效率。注射睾酮酯提供高生物利用度,但可能导致睾酮水平波动。经皮给药系统包括凝胶、贴剂和口含片剂,提供相对稳定的血清睾酮浓度,有助于减少副作用。这些现代经皮制剂的药代动力学参数表现为平稳的血清睾酮浓度,不会出现急剧的峰值和下降。各类给药方式比较见表10-3-5。

表10-3-5 睾酮各类给药方式的优缺点

方式	配方	优点	缺点
肌内(IM)	庚酸睾酮或环戊酸睾酮	相对便宜、自我管理、可预测水平	需要肌内注射、血清睾酮浓度的高峰和低谷可能与症状波动有关
	十一酸睾酮	不利于管理	需要大量肌内注射(3 mL或4 mL)、一些男性注射后咳嗽
经皮(SC)	凝胶	易于应用、良好的皮肤耐受性	皮肤接触传染的可能性、睾酮浓度应用时不同、某些男性皮肤过敏、较高的双氢睾酮浓度
	贴剂	易于应用、可预测水平	应用部位刺激性强、出汗降低黏性
	腋窝溶液	良好的皮肤耐受性	通过接触传染他人、睾酮浓度应用时不同、少部分出现皮肤刺激、较高的双氢睾酮浓度
转化黏液质	经黏膜含片	方便	牙龈发炎、味觉障碍、每天给药
	鼻凝胶	快速吸收、避免首过代谢	每日多次给药,不能用于鼻部疾病的男性
皮下植入	丸剂	不易于管理	需要手术植入、丸剂会自发挤出、血肿和感染风险
口服	十一酸睾酮	易于管理	需每日2次给药、对血脂和血压有不利影响

IM和SC给药呈现明确定义的吸收阶段,血清睾酮浓度逐渐升至C_{max},随后根据消除半衰期逐渐降低。睾酮酯的T_{max}受吸收速率影响,与给药途径无关。注射部位和制剂会影响吸收速度和幅度。IM或SC给药后,睾酮酯通过扩散从储存区吸收,吸收模式受环境生理学特点影响。小分子如睾酮通过血管毛细血管迅速吸收,但高亲脂性导致部分进入淋巴系统,延长次级吸收。淋巴引流与IM和SC给药的淋巴循环有关,表明SC给药的睾酮酯吸收动力学可能更稳定。SC和IM组织的血管间隔的血流变学差异和药物给药部位影响药代动力学,SC注射相较IM注射显示更稳定的血管吸收模式(图10-3-7)。

与肌内注射相比,SC给药途径在体力活动波动较小的脂肪组织中导致更稳定的睾酮吸收和释放。

十一酸睾酮是一种常用的睾酮衍生物,通过SC注射提供治疗。与其他睾酮酯相比,它在水中不溶,口服生物利用度较低。尽管存在肺泡微栓塞的潜在风险,但SC注射可降低剂量后血清睾酮水平波峰和波谷,可能是一种更安全的途径。研究者比较了皮下和肌内注射的药代动力学,发现在稳态时,给药途径对血清睾酮浓度没有显著差异(图10-3-8)。

在国内,对于十一酸睾酮新剂型的开发相对滞后,尚未推出新型剂型。研究人员在此尝试使用微乳化制剂口服给药方式,通过提高药物在胃肠道的渗透性,改善其口服生物利用度。通过大鼠实验,测定了自制的十一酸睾酮微乳灌胃给药后的血清睾酮浓度,与市售产品和原料药进行了对照,为未来改进口服制剂提供科学依据。

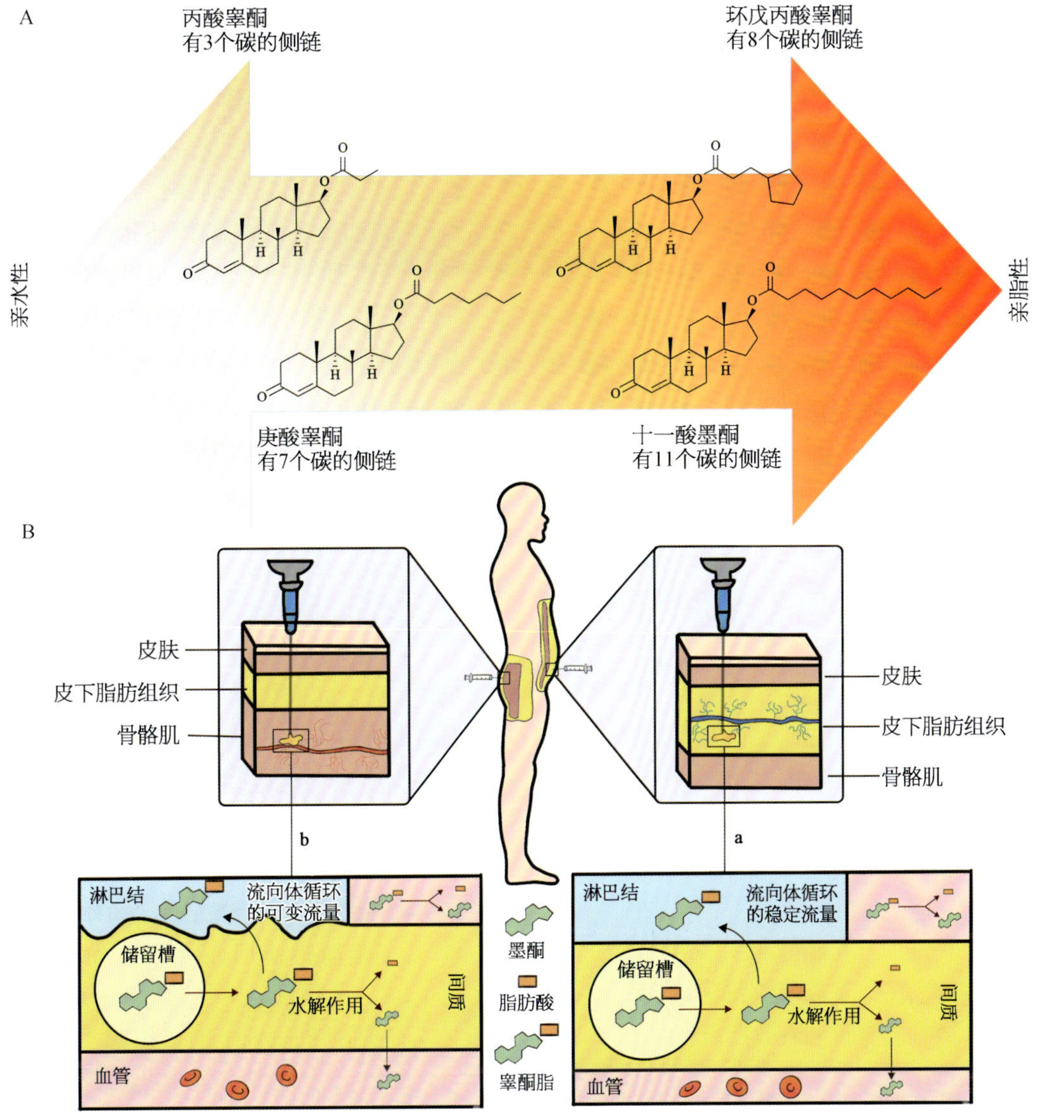

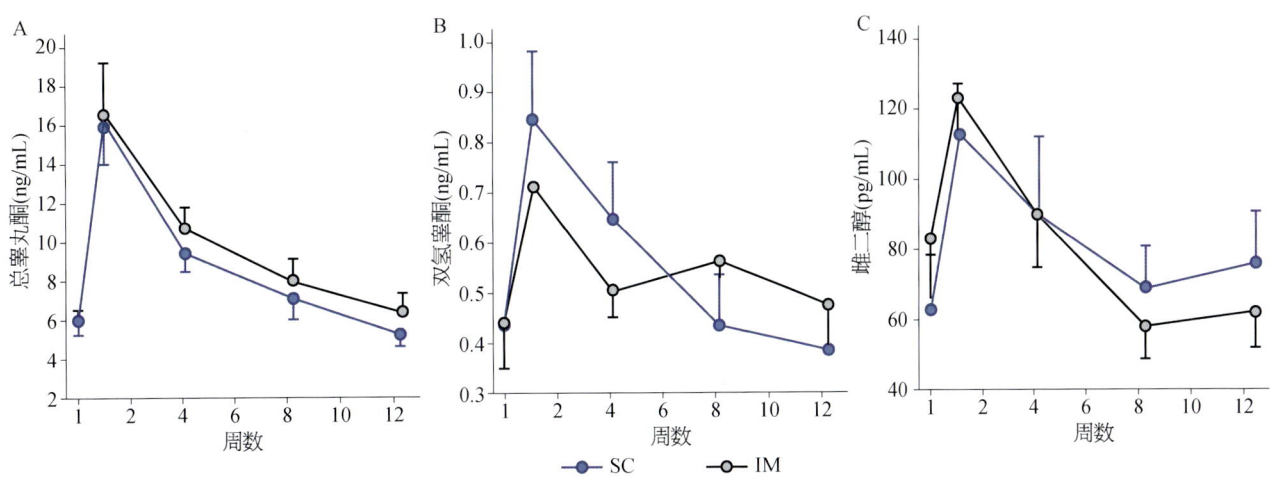

图 10-3-7 睾酮代谢中脱氢过程。A.随着侧链碳数增加,睾酮酯类化合物的亲脂性逐渐增加。B.肌内(b)或皮下(a)注射后睾酮酯类化合物的吸收步骤。使用任何一种途径给药,酯类化合物通过扩散从储存区域进入间质,然后进入淋巴系统,随后进入循环系统,在细胞内酯酶的作用下水解。部分睾酮酯也在间质内水解,游离睾酮直接进入循环系统

图 10-3-8 睾酮代谢中总浓度的变化。A.皮下(SC)或肌内(IM)注射 1000 mg 睾酮-十一酸酯后,血清总睾酮浓度;B. 5-双氢睾酮浓度;C.雌二醇浓度

第四节　激素类药物药代动力学研究案例

AAA长效注射液雌性恒河猴单次肌内注射药代动力学试验

（一）目的

对恒河猴单次肌内注射给予7 mg/kg、35 mg/kg和70 mg/kg的AAA长效注射液（受试物），研究AAA长效注射液（受试物）在恒河猴体内的药代动力学特征，同时给予市售AAA注射液1 mg/kg、连续7天作为对照，以考察AAA长效注射液在恒河猴体内的剂量-暴露量关系及与市售对照的药代动力学差异，为后续试验提供参考。

（二）受试物

(1) 名称：AAA长效注射液。
(2) 代号：×××。
(3) 受试物编号：2021-×××。
(4) 批号：×××。
(5) 规格：420 mg/2.1 mL。
(6) 含量或浓度：99.1%（198.2 mg/mL）。
(7) 稳定性：在贮存条件和有效期内稳定。
(8) 有效期：×××。
(9) 质检报告：有。
(10) 贮存条件：30 ℃以下，遮光，密闭保存。
(11) 运输环境：15～25 ℃。
(12) 提供单位：×××。
(13) 配制方法：无需配制。
(14) 给药前的处理方法：①将受试物置于涡旋仪上进行混匀（转速1000～1500 r/min，时间30～60 s）瓶底无沉淀为止；②将所有混匀后受试物于15 s内转移至无菌的容器中；③每只动物给药前将受试物振荡混悬约30 s。受试物需采用22G针头取样。
(15) 剩余受试物的处理：在确认无使用需求后，剩余受试物返还委托方。

（三）市售对照品

(1) 名称：×××。
(2) 批号：2002033.1。
(3) 规格：500 mg/10 mL。
(4) 含量或浓度：50 mg/mL。
(5) 稳定性：在贮存条件和有效期内稳定。
(6) 有效期：××××年×月。
(7) 贮存条件：15～30 ℃保存。
(8) 运输环境：15～25 ℃。
(9) 提供单位：×××。
(10) 配制方法：无需配制。

（四）实验系统

(1) 种属、品系及级别：恒河猴，普通级。
(2) 性别和数量：32只，均为雌性。
(3) 体重及年龄范围：申请当天的备用动物年龄为3～5岁，体重为2.52～3.56 kg。给药前年龄为3～5岁，体重为2.58～3.61 kg。
(4) 动物来源：申请检疫合格的备用动物开展研究，动物购自××××公司。
(5) 实验动物生产许可证号：SCXK（X）2016-0×××，×××颁发。
(6) 实验动物质量合格证号：No.421218300000149。
(7) 实验动物使用许可证号：SYXK（X）2016-0×××，×××颁发。
(8) 研究系统选择说明：参照《药物非临床药代动力学研究技术指导原则》，尽可能选择与毒理学和药效学研究相同的动物，结合受试物的性质与特点，本试验选择恒河猴作为非啮齿类动物开展非临床药代动力学试验，此种属与毒理学研究所使用的动物种属一致，委托方同意使用该种动物。根据《药物非临床药代动力学研究技术指导原则》，药代动力学试验以血药浓度-时间曲线的每个采样点一般不少于5个数据为限，本次试验共4组（药代市售对照组、药代AAA长效注射液低、中和高剂量组），药代市售对照组、药代AAA长效注射液低剂量组每组6只动物，药代AAA长效注射液中和高剂量组每组10只动物，可满足获取足够试验数据的最低动物数目要求。
(9) 实验动物到达日期：××××年×月×日。
(10) 动物标识：按照《实验动物编号与分组程序》，以项圈和笼卡（每只动物均自带唯一的项圈号，分组后动物编号与项圈号一一对应）作为动物识别标记。
(11) 饲料和饮用水

1) 猴维持饲料为×××饲料有限公司生产，批号×××,饲料供应商委托有资质的单位对饲料营养分成、微生物、重金属进行检测,并向提供检测报告,检测指标符合 GB 14924.3-2010 和 GB 14924.2-2001,每年委托具有资质的检测机构对饲料微生物、重金属及有毒物质进行检测,检测指标符合 GB 14924.2-2001,每季度对菌落总数进行检测,检测指标符合 GB 4789.2-2016。

2)饮用水为经纯化后的实验动物饮用水,经高温高压蒸汽灭菌后使用,每年委托有资质的检测机构对动物饮用水中微生物、化学物质、有毒物质等指标进行检测,检测指标符合 GB 5749-2006,每季度对菌落总数进行检测,检测指标符合 GB 4789.2-2006。

(12)动物饲养条件和环境:动物在普通级动物房饲养,饲养于 900 mm×1 000 mm×2 080 mm 不锈钢猴笼内,每日更换猴笼托盘一次,整个试验阶段均单笼饲养。室温 18~26 ℃(日温差≤4 ℃),相对湿度 40%~70%,换气≥8 次/h,工作照度≥200 Lx,动物照度 100~200 Lx,自动光照,每 12 h 明暗交替。

(13)动物福利:本试验涉及的动物福利均遵循×××公司动物福利指导原则。研究提交实验动物管理和使用委员会(IACUC)审核和批准。试验期间动物管理和使用遵循 *Guide for the Care and Use of Laboratory Animals*(2011 年)、国家科学技术委员会 2017 年修订的《实验动物管理条例》。本试验所涉及的动物管理、使用和相关操作均经过×××公司 IACUC 批准。

(14)兽医护理:试验过程中未出现需要兽医护理的情况。

(五)分组和剂量设计

(1)分组

1)本试验设置药代市售对照组、药代 AAA 长效注射液低剂量组、药代 AAA 长效注射液中和高剂量组共 4 组。

2)按照《实验动物编号与分组程序》(SOP 编号×××)对动物进行体重分层随机分组,药代市售对照组、药代 AAA 长效注射液低剂量组每组 6 只动物,药代 AAA 长效注射液中和高剂量组每组 10 只动物,共计 32 只。

(2)剂量设置依据

1)根据《孕激素维持妊娠与黄体支持临床实践指南(2021 版)》:针对临床黄体支持,该指南推荐肌内注射 AAA 20 mg/人。人体重按 60 kg 计算,即市售对照品的临床剂量为每日 0.33 mg/kg。以此折算成恒河猴的等效剂量为每日 1 mg/kg,药代市售对照组给药剂量为每日 1 mg/kg。

2)根据"AAA 长效注射液雌性恒河猴肌内注射 5 周重复给药毒性伴随毒代动力学预试验"TK 结果显示,AAA 长效注射液组和市售对照品每周给药总剂量近似时,两者的总暴露量相当。结合本品的立题依据,同时参考《药物非临床药代动力学研究技术指导原则》对非临床药代动力学剂量选择要求低剂量与动物最低有效剂量基本一致,因此 AAA 长效注射液低剂量以恒河猴临床等效剂量 1 倍进行设计,即给药剂量为 7 mg/kg。药代 AAA 长效注射液中、高剂量组数据源于"AAA 长效注射液雌性恒河猴肌内注射 5 周重复给药毒性伴随毒代动力学试验"(专题编号×××)AAA 长效注射液低剂量(35 mg/kg)和中剂量(70 mg/kg)组首次给药的 TK 数据,AAA 长效注射液低和中剂量是本试验药代 AAA 长效注射液低剂量的 5 倍和 10 倍,满足《药物非临床药代动力学研究技术指导原则》剂量设置要求。

(3)剂距:本试验市售对照品仅 1 个剂量组,无剂距。药代 AAA 长效注射液剂距为 5 和 10。

(4)剂量:综上所述,本试验药代 AAA 长效注射液低剂量组为 7 mg/kg,中剂量组为 35 mg/kg,高剂量组为 70 mg/kg,药代市售对照组的给药剂量为每日 1 mg/kg(表 10-4-1)。

表 10-4-1 剂量与分组

受试物	剂量	临床拟用剂量倍数	临床等效剂量倍数	动物数量(只)	动物编号
药代市售对照组	每日 1 mg/kg	3	1	6	/
药代 AAA 长效注射液低剂量组	7 mg/kg	3	1	6	/
药代 AAA 长效注射液中剂量组	35 mg/kg	15	5	10	/
药代 AAA 长效注射液高剂量组	70 mg/kg	30	10	10	/

(六)给药方法

(1)给药频率:药代 AAA 长效注射液低剂量组为单次给药,中、高剂量引用"AAA 长效注射液雌性恒河猴肌内注射 5 周重复给药毒性伴随毒代动力学试验"低和中剂量的首次给药。市售对照组每天给药一次,连续 7 天。

(2) 给药途径：肌内注射。

(3) 给药部位：后肢腿部肌肉，每个点注射量不超过 0.5 mL。

(4) 给药量：市售对照组的给药量为 0.02 mL/kg，AAA 长效注射液低、中和高剂量组给药为 0.035 mL/kg、0.175 mL/kg 和 0.35 mL/kg。

(5) 给药时间：08:50～11:09。

(6) 给药期限：药代 AAA 长效注射液低剂量组为单次给药，中和高剂量组为 1 次/周，连续 5 周（仅采用首次给药数据）。市售对照组为 7 天，首次给药日当天定义为给药期第 1 天（D_1）。

(7) 受试物和对照品给药前的处理方法：市售对照品无需进行处理。AAA 长效注射液处理见"（二）受试物"。剩余受试物制剂返还受试物配制室并确认剩余量，经废弃物暂存间统一处理。

(8) 受试物的给予方法：按照《猴的给药途径和方法》进行肌内注射给药，采用 22G 的针头进行后肢肌内注射，药代市售对照组左右交替给药。

(9) 给予受试物的途径说明：与临床拟用途径相同。

(10) 剩余受试物制剂的处理：若有剩余，则由实验人员确认剩余量，倒入废弃物仓库的废液桶内并记录，由统一处理。

(七) 试验方法

(1) 动物检疫：申请检疫合格的备用动物开展研究，备用动物按照《实验动物的检疫》进行检疫。

(2) 适应性训练：所有动物适应性饲养期间开始进行适应性训练，对恒河猴进行坐猴椅和模拟操作过程等训练，选择经兽医评估适应性训练合格的动物进入正式试验。

(3) 适应期观察指标：适应期间进行 2 次血液学指标、凝血指标、血液生化指标、电解质和激素检测；适应期采集空白血样，采用通过方法学验证的 LC-MS/MS 方法测定血浆样品中 AAA 的本底。

(4) 给药：根据给药前动物最近 1 次称量的体重，计算每只动物的给药体积，动物固定一侧上肢，进行肌内注射给药。

(5) 样本采集及处理：血液学、凝血指标、血生化和激素样本采集后常温转运，2 000 g，20 ℃离心 10 min 后上机检测，血生化样本采集前需禁食 12～18 h，自由饮水；PK 样本采集后冰盒转移，1 800 g，2～8 ℃离心 10 min，分装处理后置于≤-60 ℃保存，血液从采集到处理完毕并冻存在 2 h 内完成。

(6) 试验终点动物处理：试验结束后将所有动物返还动物房。

(八) LC-MS/MS 测定方法

(1) 空白基质：EDTA-K2 抗凝的雌性恒河猴空白全血，在 1 800 g，4 ℃条件离心 10 min 取得血浆，并冻存于-80 ℃冰箱备用。

(2) 检测条件

1) 色谱条件：①仪器：LC-30AD 型输液泵及 SIL-30AC 型自动进样器，×××公司。色谱柱为 Welch Ultimate XB-C_{18}（2.1 mm×50 mm，3 μm）；流速为 0.45 mL/min，进样体积 2.00 μL，流动相梯度洗脱；②洗脱条件见表 10-4-2。

表 10-4-2　流动相洗脱条件

时间(min)	A(含 0.1%甲酸的 5 mmol/L 甲酸铵水溶液)	B(甲醇)
0.00	35 mL	65 mL
2.00	20 mL	65 mL
2.01	5 mL	95 mL
2.50	5 mL	95 mL
2.51	35 mL	65 mL
3.50	35 mL	65 mL

2) 质谱条件：①仪器：×××公司 Qtrap 5500 质谱，配有 TurboSpray 离子源，采用电喷雾电离源（ESI），正离子扫描模式；②检测模式：多反应监测（MRM）；雾化气（GS1）50 psi；辅助气（GS2）65 psi；气帘气（CUR）45 psi；碰撞池气体（CAD）为 Medium，源温度为 550 ℃，离子喷雾电压（ISVF）为 5 500 V；数据采集时间 3.5 min；③主要质谱参数见表 10-4-3。

表 10-4-3　分析物及内标物主要质谱参数

化合物类别	化合物名称	监测离子对(MRM)	驻留时间(ms)	DP(V)	CE(V)	EP(V)	CXP(V)
分析物	AAA	315.2/97.1	200	80	40	10	12
内标	AAA-d9	324.2/100.1	200	130	33	10	12

(3) 溶液配制

1) 储备溶液配制：①储备液 A：精密称取一定量黄体酮对照品，置于棕色玻璃瓶中，加入一定体积的甲醇使其溶解，继续加入甲醇，配制成浓度为 1 mg/mL 的黄体酮储备液 A(Stock A)。②储备液 B：精密称取一定量黄体酮对照品，置于棕色玻璃瓶中，加入一定体积的甲醇使其溶解，继续加入甲醇，配制成浓度为

1 mg/mL 的黄体酮储备液 B(Stock B)。③Progesterone-d9 储备液(内标)：取 Progesterone-d9 一瓶,加入一定体积的甲醇使其溶解,配制成浓度为 1 mg/mL 的内标储备液(IS Stock)。

2) 实验溶液配制：①流动相 A(含 0.1% 甲酸的 5 mmol/L 甲酸铵水溶液)：称取一定量甲酸铵,配制成 5 mmol/L 甲酸铵水溶液,吸取一定量甲酸至液相色谱瓶中混匀,配制成含 0.1% 甲酸的 5 mmol/L 甲酸铵水溶液。②流动相 B(甲醇)：吸取一定量甲醇至液相色谱瓶中,即得。③洗针溶液：吸取一定量甲醇至液相色谱瓶中,加入一定量的水,配制成体积比为 1:1 的洗针溶液。④稀释液(50%甲醇水溶液)：吸取一定量甲醇至液相色谱瓶中,加入一定量的超纯水,配制成体积比为 1:1 的 50%甲醇水溶液。⑤内标工作液(IS-WS)：吸取 10 μL IS Stock 至 10 mL 容量瓶中,用乙腈定容至刻度后混匀,制得浓度为 1 μg/mL 的内标溶液(IS Stock-01),再取 2 mL IS Stock-01,加入 98 mL 乙腈溶液,混匀后,即得浓度为 20 ng/mL 的内标工作液(IS-WS),储存条件 2~8 ℃。

3) 标准曲线样品与质控样品配制：①使用 Stock A 和 Stock B 分别配制标准曲线工作溶液及质控工作溶液,其中标曲工作溶液浓度分别为 20 μg/mL、16 μg/mL、8 μg/mL、4 μg/mL、0.8 μg/mL、0.16 μg/mL、0.04 μg/mL 和 0.02 μg/mL,质控工作溶液浓度分别为 100 μg/mL、15 μg/mL、3 μg/mL、0.4 μg/mL、0.05 μg/mL 和 0.02 μg/mL,稀释液为 50%甲醇水溶液。②分别取一定体积的工作液加到一定体积的空白基质中(20 倍稀释),配制成标准曲线样品和质控样品。

(4) 样本处理方法：取待测样品 40 μL 于离心管中,加入 40 μL 内标工作液(20 ng/mL Progesterone-d9 乙腈溶液),再加入乙腈沉淀剂 160 μL,涡旋混匀后,4 ℃,10 000 g 离心 10 min,取上清 150 μL 于 96 孔板中,加入 150 μL 水溶液,混匀后,进样测定,进样体积 2 μL。样本处理过程中,可根据实际取样样本量,按如上操作,依相应比例稀释处理。

(九) 观察指标

(1) 一般状态观察：每天上午或下午各观察 1 次,观察内容主要为外观体征、行为活动、动物姿势、饮食、被毛、腺体分泌物、排泄物、呼吸状态和给药局部的刺激性反应等,具体指标见表 10-4-4。

(2) 适应期观察指标：适应期间进行 2 次血液学指标、凝血指标、血液生化指标、电解质和激素检测,具体指标见表 10-4-4 和表 10-4-5。

(3) AAA 本底：适应期采集空白血样,采用通过方法学验证的 LC-MS/MS 方法(专题编号×××)测定血浆样品中 AAA 的本底。

表 10-4-4　检测指标和时间安排

项目	具体指标	检测时间	仪器
一般观察	外观体征、行为活动、动物姿势、饮食、被毛、腺体分泌物、排泄物、呼吸状态和给药局部的刺激性反应等	每天 1 次	无
血液学指标	红细胞计数,血红蛋白,血细胞比容,平均红细胞体积,平均红细胞血红蛋白,平均红细胞血红蛋白浓度,网织红细胞计数及百分比,白细胞计数,淋巴细胞、中性粒细胞、单核细胞、嗜酸性粒细胞、嗜碱性粒细胞计数及百分比,血小板计数(PLT)	D_{-10}、D_{-3}	XN-1000IV 全自动模块式血液体液分析仪
凝血指标	活化部分凝血活酶时间、凝血酶原时间、凝血酶时间和血浆纤维蛋白原	D_{-10}、D_{-3}	ACL TOP300 CTS 全自动凝血分析仪
血液生化及电解质指标	天冬氨酸转氨酶、丙氨酸转氨酶、碱性磷酸酶、肌酸磷酸激酶、尿素氮、肌酐、总蛋白、白蛋白、血糖、总胆红素、总胆固醇、甘油三酯、谷氨酰转移酶、钠、钾、氯	D_{-10}、D_{-3}	BX-3010 全自动生化分析仪,Klite8G 多参数电解质分析仪
激素指标	促性腺激素释放激素、卵泡刺激素、黄体生成素、雌二醇、孕酮、睾酮	D_{-10}、D_{-3}	iMark 酶标仪

表 10-4-5　主要检测指标和测定方法

检测指标	单位	测定方法
白细胞(WBC)计数	10^9/L	流式细胞计数
白细胞分类计数(N#、L#、M#、E# 和 B#)	10^9/L	流式细胞计数
白细胞分类计数百分比(N%、L%、M%、E% 和 B%)	%	流式细胞计数
红细胞计数(RBC)	10^{12}/L	鞘流 DC 检测方法
血红蛋白(HGB)	g/L	SLS 血红蛋白检测法
血细胞比容(HCT)	%	RBC 累积脉冲高度检测法
平均红细胞体积(MCV)	fL	由 RBC 和 HCT 算出
平均红细胞血红蛋白(MCH)	pg	由 RBC 和 HGB 算出

续 表

检测指标	单位	测定方法
平均红细胞血红蛋白浓度(MCHC)	g/L	由 HCT 和 HGB 算出
网织红细胞计数(RET)	10^9/L	流式细胞计数
网织红细胞计数百分比(RET%)	%	流式细胞计数
血小板计数(PLT)	10^9/L	鞘流 DC 检测方法
凝血酶原时间(PT)	s	凝固法
活化部分凝血活酶时间(APTT)	s	凝固法
凝血酶时间(TT)	s	凝固法
纤维蛋白原(FIB)	mg/dL	凝固法
丙氨酸转氨酶(ALT)	U/L	丙氨酸底物法
天冬氨酸转氨酶(AST)	U/L	天门冬氨酸底物法
碱性磷酸酶(ALP)	U/L	NPP 底物-AMP 缓冲液法
尿素氮(BUN)	mmol/L	尿素酶-谷氨酸脱氢酶法
肌酐(CREA)	μmol/L	肌氨酸氧化酶法
白蛋白(ALB)	g/L	溴甲酚绿法
总蛋白(TP)	g/L	双缩脲法
总胆红素(T-Bill)	μmol/L	钒酸盐法
血糖(GLU)	mmol/L	己糖激酶法
甘油三酯(TG)	mmol/L	GPO-PAP 法
总胆固醇(TCHO)	mg/dL	CHOD-PAP 法
γ谷氨酰基转移酶(GGT)	U/L	GCANA 底物法
肌酸磷酸激酶(CK)	U/L	磷酸肌酸底物法
钠(Na^+)	mmol/L	离子选择电极法
钾(K^+)	mmol/L	离子选择电极法
氯(Cl^-)	mmol/L	离子选择电极法
促性腺激素释放激素(GnRH)	pg/mL	ELISA 法
卵泡刺激素(FSH)	IU/L	ELISA 法
黄体生成素(LH)	mIU/mL	ELISA 法
雌二醇(E_2)	pmol/L	ELISA 法
孕酮(PROG)	ng/mL	ELISA 法
睾酮(T)	pg/mL	ELISA 法

(4) 药代动力学检测

1) 血液样本采集:①市售对照品组:给药前,给药后 5 min、30 min、1 h、2 h、3 h、4 h、6 h、8 h、10 h 和 24 h(D_2);末次给药前(D_7),末次给药后 5 min、30 min、1 h、2 h、3 h、4 h、6 h、8 h、10 h 和 24 h(D_8)。②AAA 长效注射液低剂量组:给药前,给药后 30 min、1 h、2 h、3 h、4 h、6 h、8 h、10 h、24 h(D_2)、48 h(D_3)、72 h(D_4)、120 h(D_6)和 168 h(D_8)。

2) 采集方法和采集量:四肢静脉(避开给药部位)采血约 1 mL,收集全血至 EDTA-K_2 抗凝的采血管中。

3) 样品处理:收集全血至采集管中,冰盒转移,2~8 ℃离心,1800 g,离心 10 min。收集血浆分为 3 份,按血样标识方法做好标识,置于≤-60 ℃暂存;血液从采集到处理完毕并冻存在 2 h 内完成。

(5) 药代动力学分析:使用通过方法学验证的方法检测血浆样品中 AAA 的浓度(方法学验证专题编号:TQ-2021-××-××)。

(十) 数据统计分析

(1) 采用 Phoenix WinNonlin8.3.1 非房室模型模块计算药代动力学参数:末端消除半衰期($T_{1/2}$)、达峰浓度(C_{max})、达峰时间(T_{max})、药时曲线下面积(AUC_{0-t} 和 $AUC_{0-\infty}$)、表观分布容积(Vd)、清除率(Cl)、平均滞留时间(MRT_{0-t} 和 $MRT_{0-\infty}$),并对个体浓度和参数结果进行均值(Mean)和标准差(SD)统计;在浓度数据导入 WinNonlin8.3 前对BLQ(低于定量下限)进行定义:BLQ 在有数据之前定义为 0,其余定义为缺失。

(2) 计算如下

1) T_{max} 和 C_{max} 直接从血药浓度-时间曲线图中获取。

2) AUC_{0-t}:采用线性梯形法计算,t 为最后一个可定量血药浓度的时间。

3) $AUC_{0-\infty} = AUC_{0-t} + C_t/\lambda_z$,$C_t$ 为最后一个可定量时间点的血药浓度,λ_z 为末端消除速率常数(Bestfit 法)。

4) $T_{1/2} = 0.693/\lambda_z$。

5) MRT = AUMC/AUC。

6) Cl = D/$AUC_{0-\infty}$(D 为给药剂量)。

7) Vd = Cl × $MRT_{0-\infty}$。

(3) 在浓度数据导入 WinNonlin 8.3.1 软件前对BLQ(低于定量下限)进行定义:BLQ 在 C_{max} 出现之前定义为 0,C_{max} 出现之后定义为缺失。对于无样本的情况定义为 NS。

(十一) 结果(具体数据略)

(1) 一般状态观察:试验期间各组所有动物外观体征、行为活动、动物姿势、饮食、被毛、腺体分泌物、排泄物、呼吸状态和给药局部的刺激性反应等均未见异常。

(2) 凝血、血液学、血液生化和电解质检测:入组的12只动物给药前凝血、血液学、血液生化和电解质检测结果均处于背景值范围内。

(3) 激素检测:本试验12只动物给药前激素检测结果均无较大的波动。

(4) AAA本底:本试验所有动物给药前血浆使用通过方法学验证的方法检测血浆样品中AAA的浓度中均未检出AAA。

(5) PK样品检测

1) 血浆样本分析:药代血浆样本检测共3个分析批,其中2个分析批的样本检测和1个分析批的样本复测及ISR;3个分析批均满足方法学接受标准;分析方法定量范围为1.00～1 000 ng/mL;定量范围内,测定AAA的标准曲线回算浓度的准确度在92.27%～105.71%,各分析批标准曲线的线性系数均大于0.99;测定AAA各级别质控样品(LQC、MQC-2、MQC-1和HQC分别为2.50 ng/mL、20.00 ng/mL、150.00 ng/mL和750.00 ng/mL)准确度介于95.15%～109.46%;已测样本再分析(ISR):试验中对部分样本进行了已测样本重分析(ISR),共检测23个样品,占总样品数量的10.65%,其中23个(100%)样品的再分析值与原值的差异在20%范围内,符合通过标准。

2) 血浆药物浓度:给药前,所有恒河猴的AAA血浆浓度均为0或低于定量下限,给药后,各剂量组平均血药浓度-时间变化曲线见图10-4-1和图10-4-2,药代市售对照组恒河猴体内的血药浓度在给药0.5～2 h即达到峰值(图10-4-3);药代AAA长效注射液低剂量组恒河猴体内的血药浓度在给药3～10 h即达到峰值(图10-4-4);药代AAA长效注射液中剂量组(图10-4-5);药代AAA长效注射液高剂量组动物血药浓度未见异常(图10-4-6)。

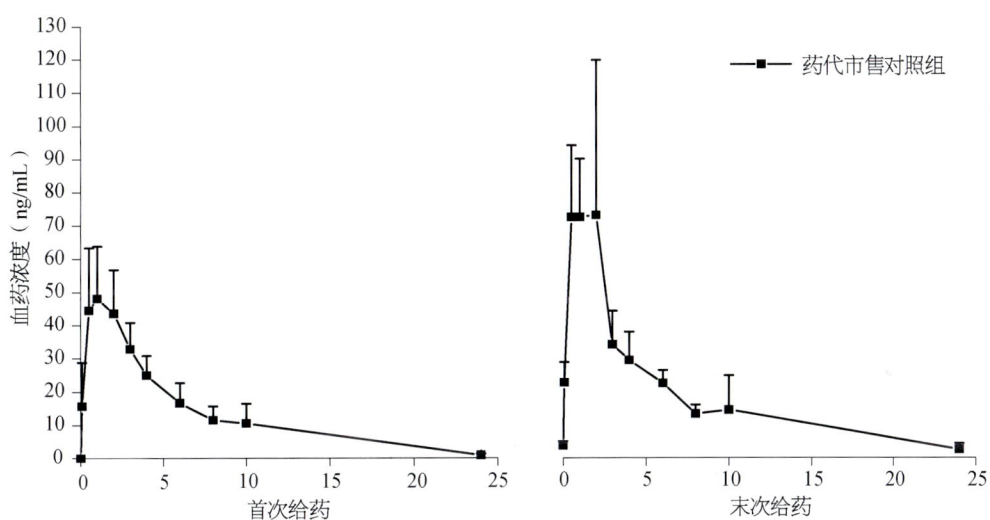

图10-4-1 市售对照组恒河猴首、末次给药血浆中平均药物浓度-时间曲线

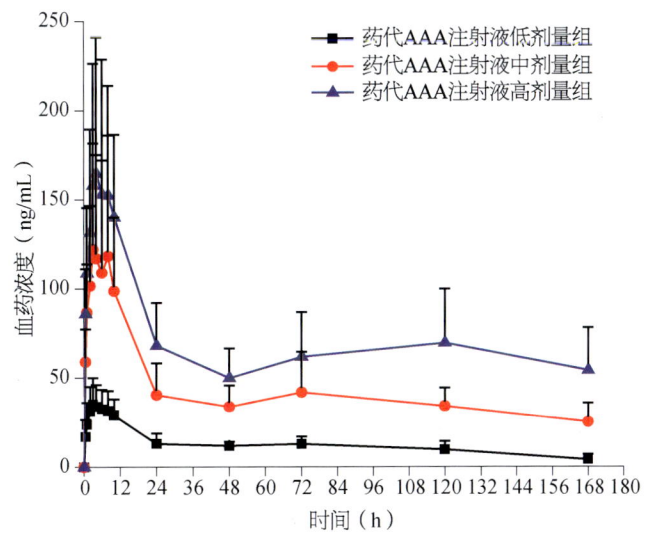

图10-4-2 低、中和高剂量组恒河猴血浆中平均药物浓度-时间曲线

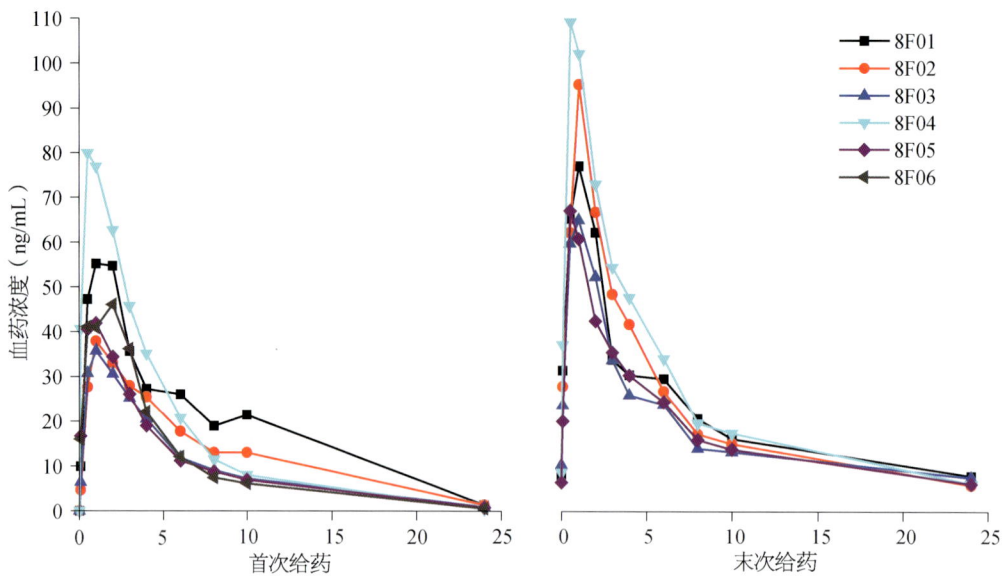

图 10-4-3 市售对照组个体恒河猴血浆中 AAA 的浓度-时间曲线(每日 1 mg/kg)

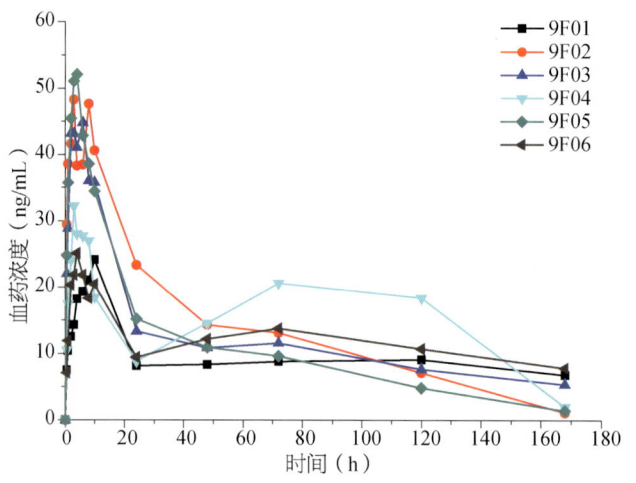

图 10-4-4 低剂量组个体恒河猴血浆中 AAA 的浓度-时间曲线(7 mg/kg)

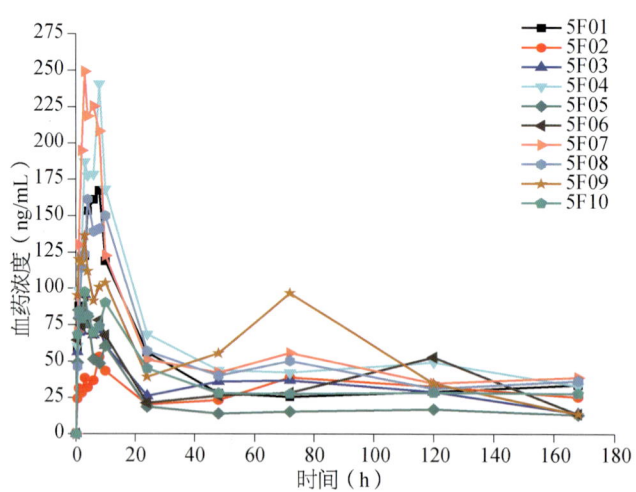

图 10-4-5 中剂量组个体恒河猴血浆中 AAA 的浓度-时间曲线(35 mg/kg)

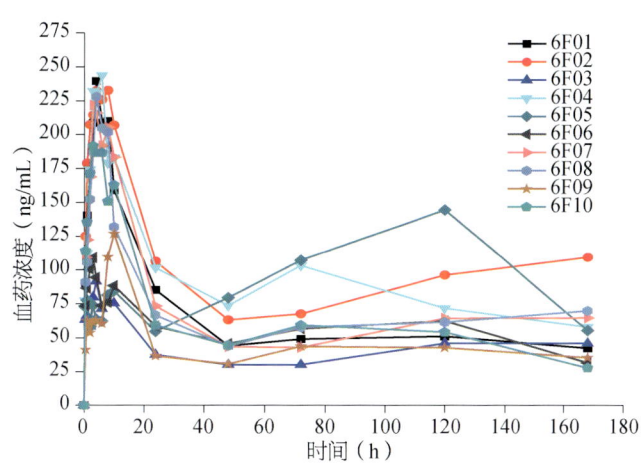

图 10-4-6　高剂量组个体恒河猴血浆中 AAA 的浓度-时间曲线(70 mg/kg)

(6) 药代参数分析

1) 市售对照品的药代动力学特征：①首次给药：T_{max} 范围为 0.5～2 h，平均 $T_{1/2}$ 为 4.38 h±1.29 h，平均 C_{max} 为 49.47 ng/mL±16.43 ng/mL，平均 AUC_{0-t} 为 284.54 h·ng/mL±111.98 h·ng/mL，平均 $AUC_{0-\infty}$ 为 317.00 h·ng/mL±94.49 h·ng/mL，平均 Vd 为 21 886.98 mL/kg±10 220.45 mL/kg，平均 Cl 为 3 368.43 mL/(h·kg)±876.59 mL/(h·kg)，平均 MRT_{0-t} 为 4.38 h±1.58 h，平均 $MRT_{0-\infty}$ 为 6.13 h±1.43 h。②末次给药：T_{max} 范围为 0.5～2 h，平均 $T_{1/2}$ 为 6.34 h±2.85 h，平均 C_{max} 为 92.45 ng/mL±39.73 ng/mL，平均 AUC_{0-t} 为 433.79 h·ng/mL±153.78 h·ng/mL；平均 $AUC_{0-\infty}$ 为 468.42 h·ng/mL±175.94 h·ng/mL；平均 Vd 为 20 221.42 mL/kg±8 546.25 mL/kg；平均 Cl 为 2 334.04 mL/(h·kg)±657.37 mL/(h·kg)；平均 MRT_{0-t} 为 5.28 h±1.20 h，平均 $MRT_{0-\infty}$ 为 7.02 h±2.24 h。

2) AAA 长效注射液的药代动力学特征：①药代 AAA 长效注射液低剂量组动物的 T_{max} 范围为 3～10 h，AUC_{0-t} 为 2 063.74 h·ng/mL±342.19 h·ng/mL，平均 $AUC_{0-\infty}$ 为 2 853.39 h·ng/mL±785.37 h·ng/mL，平均 C_{max} 为 37.79 ng/mL±12.19 ng/mL，平均 $T_{1/2}$ 为 93.30 h±87.69 h，平均 Vd 为 291 329.08 mL/kg±191 438.55 mL/kg，平均 Cl 为 2 607.18 mL/(h·kg)±695.04 mL/(h·kg)，平均 MRT_{0-t} 为 62.39 h±13.61 h，平均 $MRT_{0-\infty}$ 为 139.32 h±117.08 h。②药代 AAA 长效注射液中剂量组动物的 T_{max} 范围为 2～8 h，AUC_{0-t} 为 7 069.01 h·ng/mL±2 150.67 h·ng/mL，平均 $AUC_{0-\infty}$ 为 10 924.66 h·ng/mL±4 064.94 h·ng/mL，平均 C_{max} 为 137.95 ng/mL±66.50 ng/mL，平均 $T_{1/2}$ 为 99.05 h±49.17 h，平均 Vd 为 477 548.79 mL/kg±185 832.21 mL/kg，平均 Cl 为 3 670.93 mL/(h·kg)±1 565.92 mL/(h·kg)，平均 MRT_{0-t} 为 68.38 h±7.02 h，平均 $MRT_{0-\infty}$ 为 155.46 h±59.92 h。③药代 AAA 长效注射液高剂量组动物的 T_{max} 范围为 3～120 h，AUC_{0-t} 为 11 736.23 h·ng/mL±3 450.55 h·ng/mL，平均 $AUC_{0-\infty}$ 为 27 309.79 h·ng/mL±21 337.82 h·ng/mL，平均 C_{max} 为 182.92 ng/mL±59.14 ng/mL，平均 $T_{1/2}$ 为 181.38 h±121.79 h，平均 Vd 为 712 379.96 mL/kg±325 078.04 mL/kg，平均 Cl 为 3 305.51 mL/(h·kg)±1 241.01 mL/(h·kg)，平均 MRT_{0-t} 为 74.95 h±7.69 h，平均 $MRT_{0-\infty}$ 为 277.16 h±177.88 h。④AAA 长效注射液剂量-暴露量关系：本试验 AAA 长效注射液低、中和高剂量组(7 mg/kg、35 mg/kg 和 70 mg/kg)的给药剂量比例为 1:5:10，所有动物组间平均 AUC_{0-t} 比值为 1:3.43:5.69，平均 $AUC_{0-\infty}$ 比值为 1:3.83:9.57，平均 C_{max} 比值为 1:3.65:4.84，暴露量随给药剂量增加而增加，增加比例低于给药剂量增加比例。

(十二) 讨论

(1) 动物一般行为状况、体征观察和给药前血液学及生化、激素指标检测结果表明：用于本试验动物健康合格。

(2) 药前检测时，激素检测中检测出正常的 AAA 水平，药代动力学研究主要采用方法为 LC-MS/MS，因激素检测中 AAA 浓度远低于药代 AAA 检测方法的定量下限(1.00 ng/mL)，认为恒河猴血浆中无 AAA 本底的干扰。

(3) 血药浓度检测：AAA 长效注射液低剂量组 1/6

只动物、中剂量组1/10只、高剂量组3/10只动物血药浓度-时间曲线和AAA长效注射液低剂量组1/10只动物血药浓度-时间曲线存在跳点,部分血浆样品复测后和初始数据一致,考虑受试物具有缓释的特性,认为上述动物部分时间点血药浓度异常波动与受试物的缓释有关。

(4) AAA长效注射液与市售对照品药代动力学特征比较分析：与市售对照比较,药代AAA长效注射液低、中、高剂量组$T_{1/2}$(93.3～181.38 h)明显延长,表明AAA长效注射液具有较好的缓释行为；药代AAA长效注射液低剂量组(7 mg/kg)的血药浓度均在市售对照的首、末次给药后C_{min}～C_{max}范围内,其AUC_{0-t}为市售对照首、末次给药AUC_{0-t}的7倍和5倍,给药后0～168 h的暴露量基本与每天一次,连续7天给予1 mg/kg市售对照的总暴露量相当(平均AUC_{0-24h}=359.17 h·ng/mL,估算7天总AUC约2514.16 h·ng/mL)。

(十三) 结论

在本试验条件下,恒河猴肌内注射给予市售对照每日1 mg/kg,连续7天和AAA长效注射液7 mg/kg、35 mg/kg和70 mg/kg后,各动物一般观察未见异常；恒河猴单次肌内注射给予7 mg/kg、35 mg/kg和70 mg/kg的AAA长效注射液,血浆药物浓度及药物暴露量均随剂量增加而增加,增加比例低于剂量增加比例；与市售对照比较,本品具有明显的缓释行为。

(许 旭 徐 闫 周 莉)

参考文献

[1] Abduljalil K, Cain T, Humphries H, et al. Deciding on success criteria for predictability of pharmacokinetic parameters from in vitro studies: an analysis based on *in vivo* observations [J]. Drug Metab Dispos, 2014, 42(9): 1478 - 1484.

[2] Andriole G, Bruchovsky N, Chung L W, et al. Dihydrotestosterone and the prostate: the scientific rationale for 5alpha-reductase inhibitors in the treatment of benign prostatic hyperplasia [J]. J Urol, 2004, 172(4 Pt 1): 1399 - 1403.

[3] Bartsch G, Rittmaster R S, Klocker H. Dihydrotestosterone and the concept of 5alpha-reductase inhibition in human benign prostatic hyperplasia [J]. World J Urol, 2002, 19(6): 413 - 425.

[4] Bagchus W M, Hust R, Maris F, et al. Important effect of food on the bioavailability of oral testosterone undecanoate [J]. Pharmacotherapy, 2003, 23(3): 319 - 325.

[5] Blake E J, Norris P M, Dorfman S F, et al. Single and multidose pharmacokinetic study of a vaginal micronized progesterone insert (Endometrin) compared with vaginal gel in healthy reproductive-aged female subjects [J]. Fertil Steril, 2010, 94(4): 1296 - 1301.

[6] Bhasin S, Brito J P, Cunningham G R, et al. Testosterone therapy in men with hypogonadism: an endocrine society clinical practice guideline [J]. J Clin Endocrinol Metab, 2018, 103(5): 1715 - 1744.

[7] Beck-Fruchter R, Nothman S, Baram S, et al. Progesterone and estrogen levels are associated with live birth rates following artificial cycle frozen embryo transfers [J]. J Assist Reprod Genet, 2021, 38(11): 2925 - 2931.

[8] Choi H J, Chung Y S, Kim H J, et al. Signal pathway of 17beta-estradiol-induced MUC5B expression in human airway epithelial cells [J]. Am J Respir Cell Mol Biol, 2009, 40(2): 168 - 178.

[9] Dias J P, Melvin D, Simonsick E M, et al. Effects of aromatase inhibition *vs* testosterone in older men with low testosterone: randomized-controlled trial [J]. Andrology, 2016, 4(1): 33 - 40.

[10] Duijkers I, Klingmann I, Prinz R, et al. Effect on endometrial histology and pharmacokinetics of different dose regimens of progesterone vaginal pessaries, in comparison with progesterone vaginal gel and placebo [J]. Hum Reprod, 2018, 33(11): 2131 - 2140.

[11] Figueiredo M G, Gagliano-Jucá T, Basaria S. Testosterone therapy with subcutaneous injections: a safe, practical, and reasonable option [J]. The Journal of Clinical Endocrinology & Metabolism, 2022, 107(3): 614 - 626.

[12] Gao W, Li Z, Li Y, et al. Sexual practices and the prevalence of HIV and syphilis among men who have sex with men in Lanzhou, China [J]. Japanese J of Infectious Diseases, 2015, 68(5): 370 - 375.

[13] Hulley S, Grady D, Bush T, et al. Randomized trial of estrogen plus progestin for secondary prevention of coronary heart disease in postmenopausal women. Heart and Estrogen/progestin Replacement Study (HERS) Research Group [J]. JAMA, 1998, 280(7): 605 - 613.

[14] Ho C H, Chen S U, Peng F S, et al. Luteal support for IVF/ICSI cycles with Crinone 8% (90 mg) twice daily results in higher pregnancy rates than with intramuscular progesterone [J]. J Chin Med Assoc, 2008, 71(8): 386 - 391.

[15] Hou W, Liu B, Xu H. Triptolide: Medicinal chemistry, chemical biology and clinical progress [J]. European Journal of Medicinal Chemistry, 2019, 176: 378 - 392.

[16] Hwangbo H, Kim M Y, Ji S Y, et al. Mixture of Corni Fructus and Schisandrae Fructus improves testosterone-induced benign prostatic hyperplasia through regulating 5alpha-reductase 2 and androgen receptor [J]. Nutr Res Pract, 2023, 17(1): 32 - 47.

[17] Liu M Y, Meng S N, Wu H Z, et al. Pharmacokinetics of single-dose and multiple-dose memantine in healthy chinese volunteers using an analytic method of liquid chromatography-tandem mass spectrometry [J]. Clin Ther, 2008, 30(4): 641 - 653.

[18] La Vignera S, Aversa A, Cannarella R, et al. Pharmacological treatment of lower urinary tract symptoms in benign prostatic hyperplasia: consequences on sexual function and possible endocrine effects [J]. Expert Opin Pharmacother, 2021, 22(2): 179 - 189.

[19] Miles R A, Paulson R J, Lobo R A, et al. Pharmacokinetics and endometrial tissue levels of progesterone after administration by intramuscular and vaginal routes: a comparative study [J]. Fertil Steril, 1994, 62(3): 485 - 490.

[20] Mathysen D, Wuyts W, Bossuyt P J, et al. Assignment of the mouse Extl1 gene to the distal part of chromosome 4 by in situ hybridization and radiation hybrid mapping [J]. Cytogenetics & Cell Genetics, 2001, 92(1 - 2): 162.

[21] Mannino C A, South S M, Inturrisi C E, et al. Pharmacokinetics and Effects of 17β-Estradiol and Progesterone Implants in Ovariectomized Rats [J]. Journal of Pain, 2005, 6(12): 809 - 816.

[22] Marjoribanks J, Farquhar C, Roberts H, et al. Long-term hormone therapy for perimenopausal and postmenopausal women [J]. Cochrane Database Syst Rev, 2017, 1(1): D4143.

[23] Min J S, Bae S K. Prediction of drug-drug interaction potential using physiologically based pharmacokinetic modeling [J]. Arch Pharm Res, 2017, 40(12): 1356 - 1379.

[24] Ogawa M, Kitakaze T, Harada N, et al. Female-specific regulation of skeletal muscle mass by USP19 in young mice [J]. J Endocrinol, 2015, 225(3): 135 - 145.

[25] Poulin P, Jones R D, Jones H M, et al. PHRMA CPCDC initiative on

predictive models of human pharmacokinetics, part 5: prediction of plasma concentration-time profiles in human by using the physiologically-based pharmacokinetic modeling approach [J]. J Pharm Sci, 2011, 100 (10):4127-4157.
[26] Parr M K, Zhao P, Haupt O, et al. Estrogen receptor beta is involved in skeletal muscle hypertrophy induced by the phytoecdysteroid ecdysterone [J]. Mol Nutr Food Res, 2014, 58(9):1861-1872.
[27] Regidor P A. The clinical relevance of progestogens in hormonal contraception: Present status and future developments [J]. Oncotarget, 2018, 9(77):34628-34638.
[28] Sauerwein H, Meyer H H D, Schams D. Divergent effects of estrogens on the somatotropic axis in male and female calves [J]. Journal of Reproduction and Development, 1992, 38(4):271-278.
[29] Shushan A, Simon A, Reubinoff B E, et al. The use of vaginal tablets as a vehicle for steroid replacement in a donor oocyte program [J]. Fertil Steril, 1994, 62(2):412-414.
[30] Schindler A E, Campagnoli C, Druckmann R, et al. Classification and pharmacology of progestins [J]. Maturitas, 2003, 46 Suppl 1:S7-S16.
[31] Savic R M, Jonker D M, Kerbusch T, et al. Implementation of a transit compartment model for describing drug absorption in pharmacokinetic studies [J]. Journal of Pharmacokinetics and Pharmacodynamics, 2007, 34:711-726.
[32] Sager J E, Yu J, Ragueneau-Majlessi I, et al. Physiologically based pharmacokinetic (PBPK) modeling and simulation approaches: a systematic review of published models, applications, and model verification [J]. Drug Metab Dispos, 2015, 43(11):1823-1837.
[33] Sapir-Koren R, Livshits G. Postmenopausal osteoporosis in rheumatoid arthritis: the estrogen deficiency-immune mechanisms link [J]. Bone, 2017, 103:102-115.
[34] Seko D, Fujita R, Kitajima Y, et al. Estrogen receptor beta controls muscle growth and regeneration in young female mice [J]. Stem Cell Reports, 2020, 15(3):577-586.
[35] Tavaniotou A, Smitz J, Bourgain C, et al. Comparison between different routes of progesterone administration as luteal phase support in infertility treatments [J]. Hum Reprod Update, 2000, 6(2):139-148.
[36] Tuntland T, Ethell B, Kosaka T, et al. Implementation of pharmacokinetic and pharmacodynamic strategies in early research phases of drug discovery and development at Novartis Institute of Biomedical Research [J]. Frontiers in Pharmacology, 2014, 5:174.
[37] Tjandrawinata R R, Setiawati E, Putri R S, et al. Pharmacokinetic equivalence study of two formulations of the anticonvulsant pregabalin [J]. Clin Pharmacol, 2015, 7:69-75.
[38] Traish A M. Negative Impact of Testosterone deficiency and 5alpha-reductase inhibitors therapy on metabolic and sexual function in men [J]. Adv Exp Med Biol, 2017, 1043:473-526.
[39] Tsametis C P, Isidori A M. Testosterone replacement therapy: For whom, when and how? [J]. Metabolism, 2018, 86:69-78.
[40] Traish A M. Health risks associated with long-term finasteride and dutasteride use: it's time to sound the alarm [J]. World J Mens Health, 2020, 38(3):323-337.
[41] Vannuccini S, Clemenza S, Rossi M, et al. Hormonal treatments for endometriosis: The endocrine background [J]. Rev Endocr Metab Disord, 2022, 23(3):333-355.
[42] Wang C, Berman N, Longstreth J A, et al. Pharmacokinetics of transdermal testosterone gel in hypogonadal men: application of gel at one site versus four sites: a General Clinical Research Center Study [J]. J Clin Endocrinol Metab, 2000, 85(3):964-969.
[43] Wang C, Cunningham G, Dobs A, et al. Long-term testosterone gel (AndroGel) treatment maintains beneficial effects on sexual function and mood, lean and fat mass, and bone mineral density in hypogonadal men [J]. J Clin Endocrinol Metab, 2004, 89(5):2085-2098.
[44] Wang C, Harnett M, Dobs A S, et al. Pharmacokinetics and safety of long-acting testosterone undecanoate injections in hypogonadal men: an 84-week phase III clinical trial [J]. J Androl, 2010, 31(5):457-465.
[45] Wu G, Chen J, Hu X, et al. Pharmacokinetic properties of three forms of vaginal progesterone administered in either single or multiple dose regimen in healthy post-menopausal Chinese women [J]. Front Pharmacol, 2017, 8:212.

第三篇

疾 病 篇

第十一章
性早熟药理学

第一节 概 述

(一) 概念

性早熟(precocious puberty)是一种内分泌疾病,其特征是儿童在性成熟年龄之前出现第二性征的现象。具体来说,这包括男孩在9岁之前或女孩在8岁之前开始发育,出现第二性征,如乳房发育、体毛生长、生殖器发育等。性早熟不仅影响身体的生殖器官和性特征的发育,还可能对儿童的心理和社交发展产生一定的影响。

性早熟主要分为两类:中枢性性早熟(central precocious puberty,CPP)和外周性性早熟(peripheral precocious puberty,PPP)。

(1) CPP主要特征是下丘脑-垂体-性腺轴(HPG轴)过早激活,表现出与正常青春期发育相似的生理过程。CPP进一步可分为两种亚型:一是特发性性早熟,即在没有发现明显器质性病变的情况下出现的CPP。二是部分性早熟,通常表现为孤立的性发育特征,HPG轴的部分激活导致。

(2) PPP特点是不涉及HPG轴的激活过程,通常由于多种原因导致体内性甾体激素水平异常升高至类似青春期水平,导致第二性征的提前出现,但不伴随着完整的性发育程序。

(二) 流行病学

随着全球生活水平的提高,性早熟的全球发病率显著增高,使其成为目前儿科内分泌领域中最为常见的疾病之一。西班牙的研究表明,在2008年至2010年期间,全球儿童性早熟的年发病率介于0.02~1.07例/100万。丹麦的一项为期9年的研究发现,女孩性早熟的发病率为0.2%,而男孩的发病率低于0.05%。在韩国,每10万名女孩中有55.9例性早熟,而男孩的发病率仅为每10万中的1.7例。美国的研究数据显示,7岁的女童中,乳房发育达到Tanner I期(B2)及以上的比例在不同种族间有所不同。白种人为10.4%,西班牙裔为14.9%,而非西班牙裔黑种人中有75%~90%的女孩和25%~60%的男孩被诊断为特发性性早熟。

(三) 病因

(1) 遗传因素:遗传因素在特发性中枢性性早熟(ICPP)的研究中扮演着重要角色。一项以色列的研究对453名因性早熟而被转诊的儿童进行了分析,其中156名被诊断为特发性CPP。在这些特发性CPP患儿中,有27.5%(包括42名女孩和1名男孩)具有家族性性早熟病史,这可能表明存在女性中的常染色体显性遗传模式。

(2) 特发性病变:一项荷兰的研究表明,有13%的患儿在头部MRI上检测出异常,如错构瘤。而在一项意大利的回顾性研究中,仅有18.4%的患者表现出神经影像学上的异常。这些研究结果强调了头部MRI在评估所有CPP儿童时的重要性,即使在许多情况下未能发现明显的颅内病变。

(3) 其他多种颅内肿瘤:多种颅内肿瘤可能引发CPP。此外,一些先天性异常,如蛛网膜囊肿、视网膜发育不良和小脑上皮囊肿等,也有可能引起CPP。

(4) 性类固醇的暴露:长期暴露于性类固醇激素,如McCune-Albright综合征、家族性男性性早熟、先天性肾上腺增生及卵巢或肾上腺肿瘤患者可发生性早熟。

(四) 症状与体征

儿童性早熟表现为性发育提前和加速,与正常青春期的发育序列相仿,但时间提前且过程加速。在女孩中,首先表现为乳房发育,可能伴有触痛,紧随其后的是外生殖器成熟、阴道分泌物增多及阴毛生长,最终出现月经初潮和腋毛的生长。最初的月经往往不规则,无排卵现象,但随着时间的推移,月经周期可能变得规律,存在怀孕的可能性。

男孩则首先出现睾丸和阴茎的增大,随后可能经历阴茎勃起、排精,并伴有阴毛发育、痤疮出现和声音变化。在这一性成熟的过程中,儿童的骨骼生长速度加快,骨骺提前封闭,导致他们在青春期时暂时比同龄儿童高,但成年后身高通常比正常水平矮。智力和心理状态则与他们的实际年龄相匹配。

(五)治疗药物

CPP 的治疗目标主要包括抑制过早或过快的性发育,预防或减轻由性早熟引起的社会和心理问题,同时改善因骨龄提前而受损的成年身高。对于外周性性早熟(PPP),治疗策略则依据具体病因而定,包括手术治疗肿瘤和对先天性肾上腺皮质增生症患者进行皮质醇替代治疗等。

促性腺激素释放激素激动剂(GnRHa)是治疗 CPP 的首选药物,它能够完全可逆地抑制下丘脑-垂体-性腺轴的功能,从而维持最终成年身高。这种治疗方法对骨密度和身体成分没有长期不利影响。此外,目前还在研究中探索新型治疗方法用于处理 CPP,如 GnRH 拮抗剂和第三代芳香化酶抑制剂。这些新疗法有望成为未来治疗 CPP 的附加选择,为患者提供更多治疗方案。

第二节 性早熟生物学模型

为了深入探讨中枢性性早熟的病理机制和评估潜在的治疗方法,国内外学者已经建立了多种中枢性性早熟的动物模型。这些模型主要涉及啮齿类和非人灵长类动物,它们在生理、解剖和遗传方面与人类具有一定的相似性,因此能有效模拟人类的病理状态。通过这些模型,研究者能够在受控的实验环境中观察性早熟的发病机制,评估新药的有效性和安全性。

(一)动物种属特性

啮齿类动物,在青春期神经内分泌控制的研究中,扮演着至关重要的角色。特别是大鼠等啮齿类动物的性成熟过程与人类的有着显著的相似性,使它们成为理想的实验模型。在这些动物模型中,正常青春期的开始和中枢性性早熟的发生都伴随着 HPG 轴的激活。这一过程导致 GnRH 分泌增加,从而进一步促使垂体分泌促性腺激素(LH 和 FSH)。这些激素作用于性腺,推动生殖器官的发育和功能。

值得注意的是,尽管啮齿类动物在青少年期缺乏灵长类动物(包括人类)所特有的促性腺激素分泌减少的特点,但在它们幼年期结束时,同样表现出 LH 脉冲式分泌的昼夜增加。这一现象表明,尽管存在某些差异,啮齿类动物仍可作为研究重要神经内分泌事件的有效模型,尤其是在模拟和理解青春期生理过程方面。

常用的啮齿类动物模型包括 Wistar、SD 大鼠和 BALB/c 小鼠等。这些模型因其生理和遗传特征的相似性,以及易于饲养和操作的优势,被广泛应用于生殖内分泌相关的研究中。

非人灵长类动物作为研究工具,在揭示人类青春期生物学机制方面发挥着不可或缺的作用。它们的应用不仅促进了对基本生理过程的理解,还为临床研究和药物开发提供了关键性的信息和指导。随着研究的深入,这些动物模型将继续在生殖内分泌学和神经生物学的研究领域扮演重要角色。非人灵长类动物在性腺发育的内分泌、神经内分泌及神经生物学过程上与人类有着高度的相似性,特别是在 HPG 轴的驱动力发展方面。这些动物从出生到青春期的促性腺激素分泌呈现出独特的"开-关-开"模式,这使得它们成为研究人类生殖系统的理想模型。

在这一领域中,特别值得关注的是非人高级灵长类动物,包括旧大陆猴科(如恒河猴)和猿科。在青春期的内分泌学研究方面,这两个科之间的主要区别在于猿科动物具有肾上腺皮质的发育,这一点与人类相似。这种相似性为研究人类青春期的生物学过程提供了重要的视角。

(二)性早熟动物模型的建立

1. 小鼠性早熟模型 值得注意的是,人类青春期的开始时间受到环境和遗传因素的共同影响。虽然环境因素在这一过程中起着重要作用,但青春期时间高度遗传,表明这一特征至少有一半的差异是由群体内的遗传变异所决定的。因此,识别控制青春期时间的遗传因素对于我们深入了解青春期发育至关重要。在这方面,小鼠作为研究青春期发育的模型系统具有一些优势。已知不同近交系小鼠的青春期时间存在差异,这表明小鼠的青春期起始受到基因的调控;另外,小鼠基因组与人类基因组具有广泛的同源性。同时，由于可以在受控环境中进行设计和交配，因此有利于发现与定量性状位点（QTL）相关的基因。

需要指出的是，青春期的生理过程在不同物种之间存在差异，这些差异可能代表了模型系统的一些局限性。首先，虽然人类和非人灵长类动物都经历"青春期停顿"（从出生后 6～24 个月开始，持续到青春期前的一段相对稳定的促性腺激素分泌期），但小鼠的青春期可能是逐渐而持续的。其次，γ 氨基丁酸（GABA）在灵长类动物的 GnRH 分泌中扮演了重要的抑制作用，而在小鼠中则既有抑制又有兴奋作用的报道。这种物种间的临时差异的重要性尚不清楚，但可能与 KCC2 的差异表达有关，KCC2 是一种钾-氯协同转运蛋白，它能够使 GABA 的效应从去极化变为超极化，而在 GnRH 神经元中表达。最后，尽管小鼠在帮助定位和识别与青春期发育相关的基因方面具有潜力，但小鼠和人类之间的基因组差异虽然不常见，但可能会降低特定发现与人类生理的相关性。

人类和小鼠的 HPG 轴的关键组成部分是相同的，许多基因已被确定为两种物种的生殖内分泌轴的关键调节因子。实际上，一些在人类中引起 HH 的基因在小鼠模型中表现出相似的表型。因此，在小鼠中发现的调节青春期时间的基因似乎也可能在人类中发挥相似的作用。小鼠研究对于研究基因型与表型关联、揭示机制以及进行全基因组扫描都具有广泛的前景。模型系统的另一个优势是在小鼠中进行全基因组扫描比在人类中更容易实施。这种扫描对于研究复杂性状非常重要，因为它不需要先验关于致病基因或途径的假设，并且可能会导致新的调控因子的发现。另外，由于小鼠和人类的基因组序列几乎完全已知，因此应该有助于在 QTL 中识别特定基因。

2. 促性腺激素类药诱导性早熟模型　达那唑是一种雄激素，具有蛋白同化和抗孕激素的特性，但不含孕激素或雌激素活性。它的主要作用机制是通过调节下丘脑-垂体-卵巢轴，抑制促性腺激素的分泌与释放。这种物质通常被用于构建 SD 大鼠性早熟模型。日本的 Morishita 等学者进行了一项研究，通过给予出生后第 5 天的雌性 SD 大鼠一次性皮下注射 $300\mu g$ 的达那唑，观察到明显的性发育变化。结果表明，达那唑能够在雌性大鼠中诱导真正的性早熟，从而构建了一个用于探究青春期性早熟的独特大鼠模型。这个模型有望促进对性早熟机制和治疗方法的研究。

戴方伟等采用了以下方法来利用达那唑诱导雌性大鼠性早熟模型：在分组后的第二天，每只雌性大鼠皮下注射 $25\mu L$ 达那唑溶液，该溶液浓度为 $12 mg/mL$，是乙醇和乙二醇的 1∶1 混合物。具体而言，5～8 日龄的雌性大鼠一次性接受了 $300\mu g$ 达那唑注射。研究结果显示，这导致雌性大鼠的阴门开启和建立动情周期的时间显著提前。研究还发现，在 15 和 25 日龄时，达那唑注射组的血清 LH 水平明显高于正常对照组（$P<0.05$），表明垂体分泌 LH 功能提前激活，而模型组和正常对照组大鼠在 15、25 和 32 日龄时的血清 FSH 和 E_2 值变化趋势基本一致。上述结果表明，达那唑成功在正常 SD 大鼠体内复制了儿童中枢性性早熟，因此，可用作研究和开发儿童性早熟治疗药物的真性性早熟模型。

值得注意的是，达那唑是一种雄激素，具有蛋白同化和抗孕激素的特性，但不含孕激素或雌激素活性。它的主要作用机制是通过调节下丘脑-垂体-卵巢轴，抑制促性腺激素的分泌与释放。这种物质通常被用于构建 SD 大鼠性早熟模型。

3. 神经递质类药诱导性早熟模型　兴奋性氨基酸在中枢神经系统中充当着重要的介导因子，参与调控兴奋性突触传递。在中枢神经系统中，谷氨酸是主要的内源性兴奋性氨基酸。天冬氨酸则是一种神经递质，通过与谷氨酸受体相互作用来发挥作用。此外，N-甲基-DL-天冬氨酸（NMA）是一种常见的兴奋性氨基酸受体激动剂。NMA 通过作用于下丘脑，促进 GnRH 分泌，进而刺激 LH 分泌，导致青春前期雌性大鼠 HPG 轴功能提前激活，青春期提前发生。在正常未发育的大鼠体内，天冬氨酸的血浆浓度较低。因此，通过改善营养来提高血浆中天冬氨酸的浓度可能会增加脑中天冬氨酸的浓度，从而导致促性腺激素的分泌增加，引发性早熟。

有报道称皮下注射 NMA 也是诱发雌性大鼠中枢性性早熟的有效手段。在一项实验中，尹蔚萍等研究人员建立了雌性中枢性性早熟大鼠模型，采用了 26 日龄的 SD 大鼠。这些大鼠每天的 14:00 和 16:00 分别接受 $40 mg/kg$ 的 NMA 皮下注射，每日 2 次，直到观察到阴道口的开放停止注射 NMA。随后，研究人员取得了这些大鼠的双侧卵巢、子宫、下丘脑和垂体样本，并进行了相应的分析。结果显示，与对照组相比，中枢性性早熟模型组的大鼠双侧卵巢、子宫、下丘脑和垂体相对较大。在这个雌性中枢性性早熟模型中，还观察到下丘脑和垂体中 GnRH 的表达增加。同时，垂体和卵巢中 GnRH 受体（GnRHR）的表达也升高，这表明成功建立了中枢性性早熟模型。

4. 瘦素及性激素诱导性早熟模型　多项研究已经明确了营养状况、脂肪含量与生殖成熟度之间的紧密关系。在这一背景下，瘦素作为一种由脂肪组织分泌的激素，被发现在生殖功能的启动中扮演着重要角色。Chehab 等研究人员进行的研究探讨了瘦素在青春期启动中的作用。他们发现，未成熟的雌性 BALB/c 小鼠在注射瘦素后生长速度减缓，这是由于瘦素的减肥效应引起的。这些小鼠的生殖能力比对照组提前了 9 天，这表明瘦素可能在触发青春期的过程中发挥着关键作用，促进脂肪积累和性早熟。瘦素被认为是青春期的信号分子，可以加速生殖系统的发育，包括阴道开放、首次发情周期的开始，以及与 LH 和 17β-雌二醇水平变化相关的生殖组织成熟。因此，瘦素可能是一个参与通知神经内分泌途径达到关键脂肪量的因素，这是触发青春期的关键步骤。因此，瘦素可用于诱导 BALB/c 雌性小鼠的 CPP 模型。

然而，关于使用瘦素建立动物性早熟模型的观点并不一致。Barker-Gibb 等研究者对灵长类动物恒河猴的性发育进行了瘦素影响的研究。在这项研究中，他们对 15~19 个月大的青春期前雄性恒河猴进行了长达 22 天的重组人瘦素治疗。尽管瘦素治疗显著提高了血浆瘦素水平(增加了 15 倍)，但似乎对食物摄入量和体重没有影响。此外，瘦素的静脉注射和输液未能诱导猴子提前进入青春期或诱发 GnRH 的释放。垂体对 GnRH 的反应在整个治疗过程中保持稳定。这些结果未能证实瘦素作为灵长类动物青春期启动信号的观点，也表明雄性猴子的自发青春期似乎不依赖于内源性循环瘦素水平的上升。

另一方面，杨芳琳等研究人员使用苯甲酸雌二醇(EB)制备了性早熟大鼠模型。在这个模型中，雌性 SD 大鼠在生后 16~20 日每日皮下注射 $300\mu g/mL$ 苯甲酸雌二醇。结果显示，在自然发育的大鼠中，阴道开口直到生后 35 日才出现，而在 EB 处理组(EB-2)中，阴道开口的平均出现时间为生后 20 日，相比之下，对照组(OL-2)的阴道开口的平均出现时间为生后 39 日，两组之间的差异是显著的($P<0.05$)。这表明通过雌激素干预，大鼠的性成熟被显著提前。

综上，尽管存在一些不一致的观点，研究表明使用瘦素或雌激素可以有效地建立动物性早熟模型，这有助于更深入地研究性早熟的发生机制。

5. 环境内分泌干扰物诱导性早熟模型　环境内分泌干扰物(EED)是一类自然产生或由人类活动释放到环境中的化学物质。它们具有干扰人类和动物体内正常激素功能及内分泌系统的能力。EED 通常具有稳定的化学性质和强脂溶性，容易被生物体吸收。它们能够干扰内分泌激素的合成、释放、转运、与受体的结合以及代谢，从而对内分泌系统的正常功能产生影响。

研究发现，大多数 EED 具有拟雌激素和抗雄激素的活性，因此可能导致男女性生殖系统的发育和功能异常。例如，EED 可以导致女性乳房异常发育、子宫和卵巢增大，以及男性睾丸和附睾萎缩、精液量和精子数量减少等问题。EED 与性发育异常的发病有密切关系，因此一些研究者利用 EED 在实验动物上构建性早熟模型。需要注意的是，由 EED 引起的性早熟往往是不可逆的。

邻苯二甲酸二酯(DEHP)和双酚 A(BPA)是我们日常生活中常见的环境内分泌干扰物，它们广泛存在于各类塑料制品和玩具中，已被发现能够引发儿童性早熟。研究人员郑月琳等采用了 DEHP(400 mg/kg)和 BPA(200 mg/kg)的联合灌胃方法，对 21 日龄的雌性未成熟大鼠进行处理，每天一次，持续 7 天，以诱导建立性早熟大鼠模型。研究结果显示，性早熟模型组的平均阴道开口时间明显提前，同时，病理学检查结果也表明子宫壁增厚、子宫腺体增多，这些发现明确了模型的构建成功。

在另一项研究中，罗小娟等研究人员采用 BPA 建立了雌性 SD 大鼠的中枢性性早熟模型，进一步验证了 BPA 的暴露能够诱导青春前期雌性大鼠性发育提前，适用于构建中枢性性早熟模型。

6. 光照诱导性早熟模型　褪黑素(MT)是一种主要由松果体分泌的激素，在人体内呈现出明显的昼夜变化规律。MT 分泌不足可能导致 HPG 轴异常激活，从而引发性早熟。

有研究表明，长期受光照影响会抑制松果体的功能，形成类似于松果体光切除的状态。在这种状态下，MT 分泌被抑制，而且这种抑制程度与光照强度成正比。结果是性腺抑制作用减弱，导致大鼠内分泌失常、阴道开口提前、排卵提前，进而引起性发育提前。一项由张宁等进行的研究选择了 40 只 21 日龄的 SPF 级雌性大鼠，将其随机分为对照组、16h、20h 和 24h 持续光照组，每组 10 只，光照持续 28 天。结果发现，24h 持续光照组的大鼠动情期延长，MT 水平下降，雌二醇水平升高，观察到成熟卵泡和排卵后的黄体。20h 光照组偶尔观察到少量成熟卵泡。这表明，持续的人工光照能够导致青春期前雌性大鼠性发育提前,可用于模拟中枢性性早熟模型。

此外,王剑等研究者基于褪黑素在青春前期抑制 HPG 轴的生理功能,采用连续 24 h 光照以抑制 SD 大鼠 MT 分泌。这种处理使 HPG 轴的兴奋性提前增强,进而诱导了性早熟模型的发展。这些研究提供了关于光照对松果体功能和 MT 分泌影响的重要见解,同时也为研究性早熟的机制和治疗方法提供了实验模型。

7. 非人灵长类性早熟模型　非人灵长类动物在研究性早熟的病理机制、激素调节及潜在治疗方法方面提供了独特的见解,因为它们在生理和发育上与人类更为相似。在啮齿类动物模型中,环境内分泌干扰物的暴露导致了许多生殖器官的发育和功能异常,而这些污染物同样对灵长类动物的生殖健康构成了严重威胁。

非人灵长类动物中很少有关于青春期发育自发性紊乱的报道,这与人类情况不同,因此无法通过这些动物来理解猴子的青春期。然而,早期在高雄激素水平下的儿童可能会在猴子中实验性地观察到中枢性性早熟。此外,非人灵长类动物模型提供了有关胎儿发育、出生后营养和环境对青春期开始时间和节奏的影响的信息,这些信息在当代备受关注。

与人类类似,猴子的青春期可以看作是由于 GnRH 脉冲的重新出现或苏醒而引发的一系列生理和行为过程。这种 GnRH 脉冲分泌在围产期的发育中就已存在,但在自婴儿期以来一直受到抑制。从婴儿期晚期到青春期,GnRH 脉冲的长期抑制主要是由于性腺外机制引起的,但在女性中,这种抑制会被性腺激素放大,在男性中则程度较轻。

产生成人脉动性 GnRH 释放模式所需的 GnRH 神经元分子机制似乎在整个发育的幼年(GnRH 关闭)阶段都存在。通过实验性地激活下丘脑内的 GPR54 和谷氨酸受体信号通路,可以在令人惊讶的时间提前发挥作用。这些信号通路及其他上游信号通路在青春期时被激活,导致脉冲性 GnRH 释放在青春期时恢复,这与下丘脑内的结构可塑性有关。然而,关于确定下丘脑 GnRH 脉冲生成器何时停止和苏醒的生理控制系统的具体机制仍然是发育生物学中的一个基本问题,具体细节如图 11-2-1 所示。

研究人员 Calhoun KC 等对环境内分泌干扰物 BPA 对灵长类动物子宫的影响进行了深入探究。结果表明使用非人灵长类动物作为性早熟模型的研究不

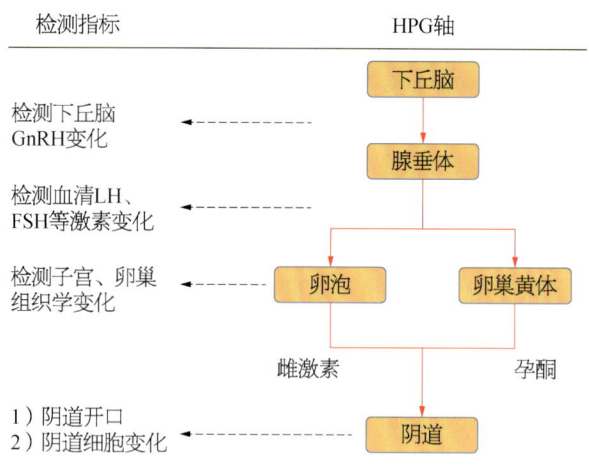

图 11-2-1　性成熟过程中 HPG 轴激活过程及其对应检测指标

仅揭示了生殖发育过程中的基因表达变化,还有助于确定在性早熟发展中起关键作用的基因和信号通路。

关于使用瘦素建立动物性早熟模型的研究在非人灵长类和啮齿类动物之间产生了不一致的结果。在建立非人灵长类动物模型的探索中,有研究者试图通过直接测试瘦素是否能够作为启动灵长类动物青春期的 GnRH 释放水平上升的信号来验证这一观点。然而,这些实验结果显示,无论是静脉注射还是静脉滴注瘦素,都未能诱导任何猴子过早释放 GnRH。此外,垂体对 GnRH 的反应性在整个注射过程中保持不变,而且在中枢瘦素治疗结束后,脑室内注射 NPYY1 受体拮抗剂也能引起 GnRH 释放的增加,这表明脑室内通路的通畅性。

因此,目前的研究结果尚未提供足够的证据来支持瘦素作为启动灵长类动物性早熟的信号,因此尚未成功通过注射瘦素来建立灵长类动物性早熟模型。这表明性早熟的机制可能在不同种类的动物中存在差异,需要进一步研究来深入探究。

8. 犬性早熟模型　目前尚未有以犬为动物模型的性早熟研究报道,但在进行犬的生殖内分泌研究时,有研究者发现犬对外源性 KP-10(Kisspeptin-10)非常敏感。研究结果表明,KP-10 对于比格犬的生殖内分泌系统具有明显的影响,可以在不同阶段诱导血浆中的 LH 浓度显著升高。由于正常的 KP 信号通路对于生殖功能至关重要,这些研究为进一步探究性早熟的机制和潜在治疗方法提供了有趣的线索。需要进一步的研究来深入了解 KP-10 在性发育和生殖健康方面的作用。

Kisspeptins(KP) 是由 KiSS1 基因编码的肽,在 HPG 轴的调节中扮演着关键的角色。KP-10 是 G 蛋

白偶联受体 KiSS1R(也称为 GPR54)的自然配体,它具有与该受体相同的高结合亲和力。KP-10 是一种高效的 Kisspeptin,能够在未发情的雌性犬中引发强烈的促性腺激素和雌二醇反应,因此可能作为诱导犬性早熟模型的潜在候选化合物。这一发现为研究犬类性早熟的机制及可能的治疗方法提供了有价值的线索。需要进一步的研究来深入了解 KP-10 在犬类性发育中的确切作用机制。

9. 转基因性早熟动物模型 为了更深入地理解性早熟的生物学机制,以及为潜在的治疗方法提供实验基础,研究人员已开发转基因性早熟动物模型。模型通常通过修改特定的基因来实现,这些基因与性发育的调控有关。通过这种方式,研究者可以在受控的环境中研究性早熟的症状,从而更好地理解这一疾病的发展过程及其对个体健康的影响。通常涉及对动物模型中的特定基因进行敲除或敲入,以观察这些改变如何影响动物的性成熟过程。例如,可能会增加或减少与性激素产生或调节有关的基因的活性,以观察这些改变对动物发育的影响。通过这些模型,研究人员可以更好地理解性早熟的遗传和分子机制,以及这些机制如何与环境因素相互作用。

(1) KiSS1R/GPR54 转基因小鼠模型:KiSS1R/GPR54 转基因小鼠模型特别关注 KiSS1R 基因,它在性成熟和生殖系统的调节中扮演着关键角色。在 KiSS1R/GPR54 转基因小鼠模型中,通过敲除、敲入或突变这些基因,研究人员能够观察这种基因改变对小鼠性成熟和生殖功能的影响。研究者可以更深入地理解 KiSS1R/GPR54 基因在性早熟中的作用,以及这些基因如何通过影响 Kisspeptins 信号传导来调控性成熟。这对于开发针对性早熟的治疗方法,以及更广泛地理解人类性发育的基本生物学过程都是非常重要的。

(2) GnRH 转基因小鼠模型:GnRH 是控制性激素分泌和性发育的关键神经肽,它在下丘脑产生,并刺激腺垂体释放促性腺激素(LH 和 FSH),进而影响性腺(睾丸或卵巢)的功能。在 GnRH 转基因小鼠模型中,通过去除或改变 GnRH 基因,增加 LHRH 基因的表达,修改影响 GnRH 基因表达的上游调控因子,从而影响 GnRH 的合成和释放。上述改变可以导致 GnRH 的产生或释放增加或减少,从而影响整个 HPG 轴的功能。例如,增加 GnRH 的产生可能导致促性腺激素的过度分泌,从而触发性早熟的症状。相反,减少 GnRH 的产生可能导致性激素分泌不足,影响正常的性发育。

GnRH 神经元特异性表达基因模型:精确地修改或控制位于大脑中的 GnRH 神经元中的特定基因。通过敲除(去除)、敲入(添加)或特异性表达某些基因,研究 GnRH 神经元内的信号传导途径,包括这些途径如何调控 GnRH 的合成和释放,以及它们如何影响性激素的产生和性成熟。观察特定基因在不同环境条件下的表现,例如在不同的应激或营养状态下,GnRH 神经元的反应可能会有所不同。通过模拟与性早熟相关的基因变异,创建疾病模型,以研究这些变异如何影响性成熟和整个生殖系统。

(3) Leptin 相关转基因模型:瘦素与性早熟的关系主要是通过其对 HPG 轴的影响。一些研究中,改变小鼠体内瘦素或其相关基因的表达,可以观察到对性早熟的影响。

综上所述,啮齿类动物,特别是大鼠,因其青春期发育过程与人类相似,已成为构建性早熟动物模型的首选对象。特别是雌性大鼠,由于其性成熟周期短且性腺发育指标明显,成为观察和研究性早熟现象的理想选择。在这些动物模型中,常用的观测指标包括阴门开启时间、阴道脱落细胞涂片以监测性周期规律性、血清中 LH、雌二醇和 FSH 水平,以及子宫和卵巢指数和下丘脑基因表达水平等。而在研究性早熟的遗传因素时,小鼠模型因其便于基因操作而具有特殊优势。非人灵长类动物模型则对于研究机体控制促性腺激素释放激素脉冲式释放的发育模式机制具有重要价值。

第三节 性早熟药理学研究

在性早熟的案例中,特发性(即没有明显器质性原因的)和器质性(有明确的神经源性器质性原因的)比例大约为 2∶1,这表明约有 2/3 的患者属于特发性,1/3 的患者具有可识别的器质性原因。

这些观察结果反映了性早熟在男女之间的不同发生率及其潜在原因的差异。了解这些差异对于有效地诊断和治疗性早熟至关重要，尤其是考虑到性早熟可能对孩子的心理和身体健康产生长期影响。因此，对性早熟的全面理解应包括其遗传、生理、心理和环境方面的因素。

（一）性早熟发病机制研究

1. 环境和营养作用机制 青春期的开始受到多种因素的影响，其中环境因素的作用至关重要，占据了高达20%的影响比例。这些环境因素包括宫内条件、营养、生活中的压力，以及暴露于干扰内分泌的化学物质。这些因素通过与外周和下丘脑信号的相互作用，可能导致青春期的提前发生或在某些子群体中引发性早熟。

2. 遗传作用机制 遗传因素在性早熟的发生机制中起着重要的作用。在家族性中枢性性早熟（ICPP）的病例中，约47.8%的儿童有父母也受到影响。其中，母系遗传的家庭数量较多，达21个，而父系遗传的家庭有10个，只有四个家庭中父母双方都受到影响。此外，研究表明这种病状可能遵循常染色体显性遗传模式，但这种遗传模式具有性别依赖的不完全性。

KiSS1 基因也是遗传性中枢性早熟的重要候选基因。携带 p.Pro74Ser 突变（一种功能增强型变异）的个体表现出性腺轴过早激活的特征。

MKRN3 基因位于15号染色体长臂上的 Prader-Willi 区域，是一个印记基因，只有来自父系的基因拷贝表达。*MKRN3* 基因的突变已被证实导致中枢性性早熟。家族研究表明，这种突变遵循常染色体显性遗传模式，具有完全渗透性。由于 *MKRN3* 遵循母体沉默的印记模式，带有突变的无症状父亲可以将疾病遗传给后代。对无性早熟家族史的患者进行基因型分析揭示了父系遗传的模式。

3. 脑部畸形作用机制 许多脑部畸形和获得性损伤都与中枢性性早熟有关。男孩和女孩可能出现类似的病因，但在女孩中，特发性中枢性性早熟更为常见，大约90%的女孩病例被归类为特发性。与中枢性性早熟关联的常见脑部异常包括：

（1）下丘脑错构瘤：这是男孩和女孩中最常见的器质性性早熟原因，通常在4岁之前显现。这种先天性下丘脑错构瘤中可能包含 GnRH 神经元或产生转化生长因子 α（TGF-α）的星形胶质细胞，导致脉冲式 GnRH 释放的过早激活。

（2）脑炎、脑积水：这些病状可能通过损害下丘脑-垂体-性腺轴的正常功能，引发性早熟。

（3）1型神经纤维瘤病、脑膜肌瘤：这些疾病可能通过直接影响脑部结构或功能，导致性早熟。

（4）新生儿脑病：早期脑部损伤可能影响 HPG 轴的功能。

（二）性早熟治疗药物作用机制研究

CPP 的治疗需要全面评估患者的身体和心理状况，并根据个体的具体情况及药物的作用机制来定制治疗方案。治疗目标不仅是控制性早熟的症状，还包括保护患者的身心健康，确保其在成长过程中的整体福祉。

1. GnRH 受体激动剂 自20世纪80年代中期以来，长效 GnRH 激动剂已成为治疗性早熟的首选方法。该治疗原理通过持续刺激垂体性腺，最终导致 LH 的脱敏和释放减少，同时 FSH 的释放也会在一定程度上减少。这种治疗方式的效果表现为青春期症状的减轻或稳定，使生长速度降至正常青春期前水平，并减缓骨龄的增长速度。

在使用 GnRH 激动剂治疗期间，所有受控制的病例都应定期监测青春期前的雌二醇和睾酮浓度。这一步骤有助于评估治疗效果，并确保激素水平维持在适当的范围内。然而，对于基础 LH 浓度的常规生化监测，目前存在一些争议。在接受 GnRH 激动剂治疗的患者中，通常预期血清中的 GnRH 刺激引发的 LH 浓度会降低至青春期前或被抑制的水平。为了有效监测治疗效果，可采用两种方法：经典的短效 GnRH 刺激试验或在长效 GnRH 激动剂给药后 30~120 min 内采集的单一 LH 样本。这种监测方式有助于确定治疗是否有效，以及是否需要调整药物剂量。

此外，长期使用 GnRH 激动剂治疗性早熟的安全性和有效性已经广泛研究和证实。它对儿童的身体和心理发展具有重要影响，可以提高最终成人身高，减少青春期过早完成的风险，并帮助儿童更好地适应心理和社会方面的挑战。然而，长效 GnRH 激动剂治疗也可能伴随一些副作用，如注射部位反应、头痛和情绪变化等。因此，在使用过程中需要对患者进行全面的评估和密切监测。

目前最常用的治疗药物是醋酸亮丙瑞林，通常以皮下注射的方式给予，这种形式的疼痛感相对较轻，可每隔 3~4 周注射一次。在治疗期间，应密切监测骨龄、生长速度、子宫和卵巢大小，以及乳房发育情况。这种治疗不会影响阴毛的生长。在治疗的第 3~6 个月内，应通过静脉注射 GnRH 测试来检查 LH 的抑制情况。目前不建议进行常规监测雌激素水平。

新的治疗方案包括希斯林，一种 GnRH 激动剂的皮下植入物。还有一项新的研究正在探讨同时使用激动剂和短效拮抗剂来抑制治疗初期可能的病情加重，但这些研究仍然处于实验阶段。对于外周性早熟，通常使用抗雌激素药物，如他莫昔芬或芳香化酶抑制剂，如阿那曲唑。

总体而言，虽然 GnRH 激动剂治疗在控制激素水平方面表现出良好的效果，但其对骨密度、心理健康及生育能力的长期影响仍需进一步研究和监测。尽管在评估和管理中枢性性早熟方面取得了显著进展，但仍存在一些挑战。比如，如何区分正常青春期发育（如良性变异或非进展性的性早熟）和病理性疾病。此外，理解这些条件背后的潜在机制也是一个重要的研究领域。为了制定标准化的治疗指南，需要进行更多研究来调查使用 GnRH 激动剂治疗后的长期结果。这些研究对于支持临床医生在诊断和治疗中枢性性早熟时作出更加明智的决策至关重要。综合考虑，虽然 GnRH 激动剂治疗在管理性早熟方面非常有效，但在决定最佳治疗方案时，应考虑患者的个体差异、潜在的副作用和长期影响。随着新治疗方案和药物的研发，未来可能会有更多的选择和更佳的治疗结果。

2. GnRH 拮抗剂　长效 GnRH 拮抗剂是治疗中枢性性早熟（CPP）的标准疗法。GnRH 拮抗剂的作用机制依赖于维持高浓度的 GnRH，从而导致 HPG 轴的矛盾性下调和抑制，从而抑制促性腺激素的分泌。通过适当的激素抑制，治疗可以稳定青春期进程，降低生长速度，减缓骨龄增长。治疗的主要目标包括保持正常的成年身高，使青春期与同龄人同步，减轻社会心理压力，对于女孩来说，避免过早出现月经。

GnRH 拮抗剂的治疗效果，尤其是在身高方面的结果，主要通过与历史对照组进行比较，以及比较治疗前后达到的与预测的成人身高之间的差异来评估。对于女孩，最终身高的增加通常在 2～10 cm。最近的研究报告指出，男孩经过 GnRH 拮抗剂治疗后，预测的成年身高明显增加了约 4.1 cm。然而，目前尚缺乏足够的证据来确定治疗男孩的最佳年龄参数。最常见副作用包括头痛、潮热和注射部位的反应。这些副作用通常都是轻微的，并不会对患者造成太大的困扰。

GnRH 拮抗剂的植入物通常在局部麻醉下植入上臂内侧，它们在植入后的第一年内能够迅速且深度地抑制 HPG 轴。这种治疗方法的优点在于能够提供持续且稳定的激素水平，减少注射频率，从而降低对患者日常生活的影响。

综合来看，GnRH 拮抗剂治疗对于控制中枢性性早熟（CPP）是有效的，尤其是在控制生长发育和保持成年身高方面。然而，关于治疗的最佳开始时间及长期影响，仍需进一步的研究和探讨。

3. 外周性性早熟治疗　外周性性早熟（PPP）的治疗需要根据具体病因进行个体化定制。例如，在先天性肾上腺皮质增生症的管理中，主要目标是使用糖皮质激素来抑制肾上腺雄性激素的产生。对于 McCune-Albright 综合征（MAS）的女孩，其青春期进展迅速、月经频繁、生长加速和骨龄提前等症状可能受益于治疗。芳香化酶抑制剂，如阿那曲唑和来曲唑，已被用于治疗 MAS 的女孩，它们通过与芳香化酶的细胞色素 P450 部分结合来抑制雄激素向雌激素的转化。相比早期的药物，这些第三代芳香化酶抑制剂更有效，耐受性更好，但只有来曲唑被证明对 MAS 治疗有效。他莫昔芬和氟维司群可作为二线药物或辅助治疗。

对于患有功能性男性性腺刺激素早熟（FMPP）的男孩，最常见的治疗方法是将抗雄激素与第三代芳香化酶抑制剂联合使用。螺内酯和阿那曲唑的组合已被证明可以改善最终成年身高，并降低骨成熟率。酮康唑和醋酸环丙孕酮也被提出作为替代疗法。

（三）性早熟治疗药物研发热点

性早熟的治疗方法目前正在积极研究和发展，旨在提高疗效并减少副作用。其中一个核心研究领域是新型 GnRH 激动剂和拮抗剂的开发。这些新药物的目标是更精确地调节 HPG 轴的活动，以有效控制性早熟的症状。新型 GnRH 激动剂，如改良的亮丙瑞林制剂，被设计为具有更长的半衰期。这意味着患者可以更少地进行注射，同时保持稳定的药物浓度，从而减少由于频繁注射带来的不便和不适。这种改良对于儿童患者尤其重要，因为它可以减少与注射相关的痛苦和心理压力。

在治疗外周性性早熟，特别是处理 McCune-Albright 综合征这类疾病方面，研究人员正在积极探索靶向治疗药物的应用，其中包括地诺单抗。地诺单抗是一种单克隆抗体药物，它通过针对和抑制 RANKL（核因子-κB 配体）的活性来发挥作用。通过抑制 RANKL，地诺单抗可以减少骨吸收细胞的活性，从而减轻骨骼损伤，改善骨痛，以及减缓骨质疏松的进程。这种治疗方式直接作用于疾病的关键病理过程，对于 MAS 患者来说是一种有希望的治疗选择。

针对男性儿童性早熟的治疗，目前正积极进行多项临床试验，以比较不同的 GnRH 激动剂治疗药物和剂量,旨在确定最有效和最安全的治疗组合。由于不同的GnRH激动剂药物可能具有不同的副作用谱,因此临床试验的目标之一是评估这些药物在治疗性早熟时的安全性。对副作用的评估对于确定哪种药物最适合儿童患者至关重要。

GnRH激动剂治疗可能对儿童的生长速度和性成熟进程产生影响。因此,临床试验通常会监测这些药物对儿童身高、体重和性征发育的影响,以确定最佳的治疗方案,既能有效控制性早熟,又能保障正常的生长发育。未经治疗的性早熟可能导致生长板过早闭合,从而影响成年身高。

此外,临床试验还将评估不同GnRH激动剂治疗对最终成人身高的影响,以确定哪种治疗方案最能促进儿童达到其遗传潜在的成人身高。这些临床试验的最终目标是为男性儿童性早熟患者提供个性化的治疗方案,以确保他们在控制性早熟的同时,也能获得最佳的生长和发育结果。男孩外生殖器早期发育及女孩乳房早期发育调控线路见图11-3-1和图11-3-2。

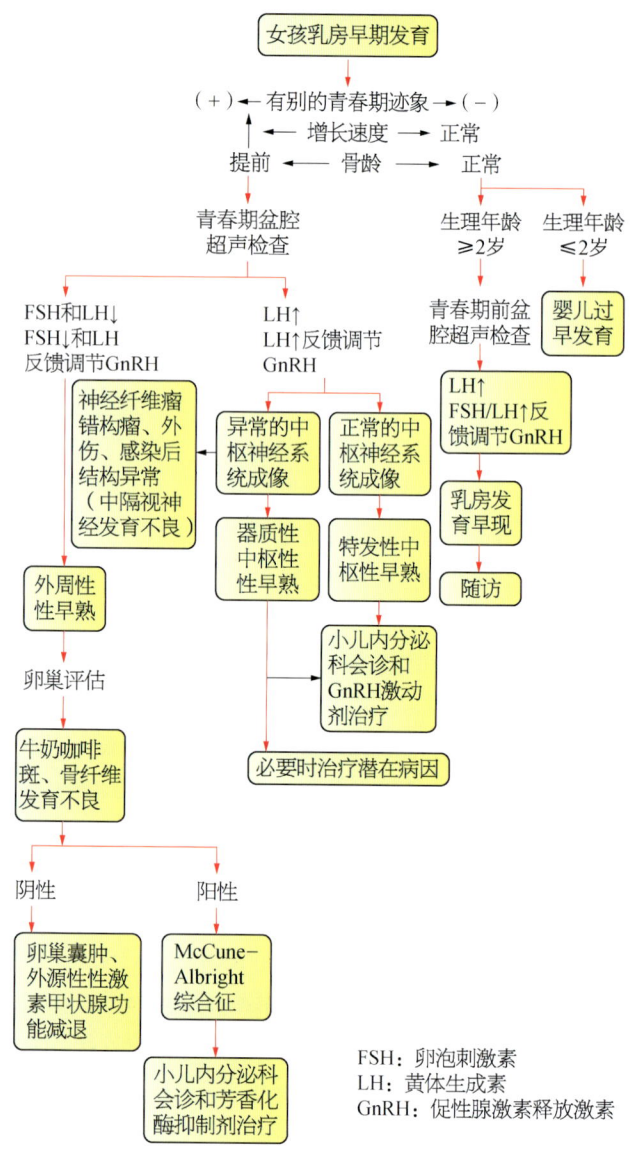

图11-3-2 女孩乳房早期发育调控线路示意图

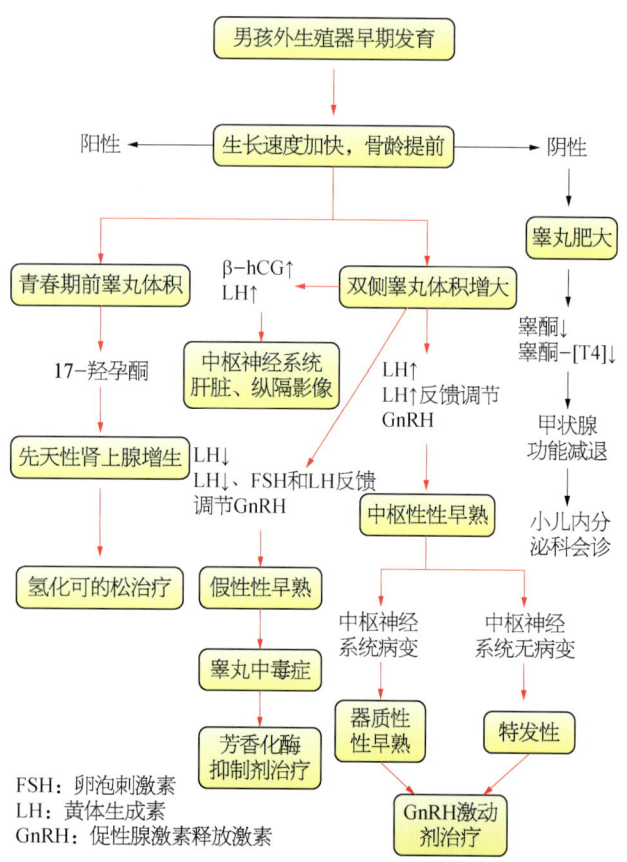

图11-3-1 男孩外生殖器早期发育调控线路示意图

最近,新一代的GnRH拮抗剂和长效制剂的研发推动了治疗的进一步优化,减少了治疗频率和副作用,提高了便捷性。

(四)展望

在未来的药物开发中,我们将着重于设计更具靶向性和生物可利用性的分子,以便能够直接作用于特定的生物标志物或病理过程。这种方法不仅能够提升治疗效果,还能减少对身体其他部分的不良影响。例如,我们可以开发针对性早熟症特定激素受体的新型分子,如针对GnRH受体的激动剂或拮抗剂,从而更精确地控制垂体激素的释放。此外,专门针对性早熟相关细胞信号通路的特定药物,如针对垂体-性腺轴的特定环节的调控剂,能更准确地调节性激素水平。这种精准药物的设计不仅提高了治疗的有效性,还有助于减少副作用,为患者提供了更安全、更有效的治疗方案。

在性早熟的治疗中,个体化治疗策略将通过利用遗传信息和生物标志物来定制治疗方案,使我们能够更准确地预测药物的效果和副作用。例如,基于遗传测试结果,某些患者可能更适合使用特定类型的 GnRH 类似物或拮抗剂。药物剂量的调整可以根据个体的代谢特性和药物反应进行,从而最大化治疗效果,同时尽量减少副作用的风险。

药物联合疗法,通过结合作用机制不同的药物,旨在优化疗效并降低耐药性的风险。长期疗效和安全性的研究对于制定有效且安全的治疗方案至关重要。持续的临床研究和患者跟踪观察有助于我们深入理解治疗方案对儿童患者长期生长发育的影响,揭示潜在的长期副作用和药物相互作用,为未来的治疗提供宝贵的数据和见解。

第四节　性早熟药理学研究案例

案例一:AAA 对性早熟食蟹猴的治疗试验研究

(一) 目的

建立 EED 食蟹猴性早熟模型,观察性早熟食蟹猴灌胃给予滋阴泻火中药后对性早熟的治疗作用,研究中药拮抗 EED 生殖毒性的作用机制。为开发具有自主知识产权的有效拮抗 EED 生殖毒性的中药制剂提供更为恰当的理论依据。

(二) 受试物

(1) 名称:AAA。

(2) 浓度或含量:每毫升约含生药 2.5 g。

(3) 组分:由生地黄 15 g、炙龟板 12 g、黄柏 9 g、知母 9 g 等组成。

(4) 性状:浓缩浸膏。

(5) 提供单位:×××制剂室。

(三) 动物资料

(1) 种:食蟹猴。

(2) 性别和数量:雌性食蟹猴共 27 只。

(3) 年龄:20 月龄 ± 10 天。

(4) 体重范围:接收时体重为 1.74 kg ± 0.12 kg(正式实验)。

(5) 来源:×××公司。

(6) 等级:清洁级。

(7) 合格证号:实验动物生产许可证号:SCXK(X)2007 - 0002。

(8) 动物接收日期:2011 -××-××。

(9) 实验系统选择说明:由于食蟹猴与人类的遗传密码高度相似,其生长发育、生殖和内分泌系统与人类也高度相似,因此被视为研究人类生殖系统的最佳实验动物。相比于过去常用的大鼠动物模型,灵长类动物更能准确地模拟人类疾病过程和药物反应,因此研究结果能够为开发自主知识产权的中药制剂,用于对抗内分泌干扰物所致的生殖毒性,提供更为切实可行的理论基础。

(10) 饲料、垫料及饮用水:动物食用种猴标准颗粒饲料。

(11) 饲养条件和环境:动物在普通级动物房内饲养,自由饮水和摄食,温度 22 ℃ ± 3 ℃,相对湿度为 50%~70%,光照 12 h,黑暗 12 h。

(四) 分组和剂量设置

(1) 分组方法:设溶媒对照组、模型组和给药组共 3 组,每组 5 只动物。

(2) 剂量设置:对照组单纯喂饲溶剂玉米油;模型组喂饲 4 - NP 50 mg/kg 加 BPA 200 mg/kg;治疗组喂饲 4 - NP 50 mg/kg 加 BPA 200 mg/kg 加中药合剂 60 mL/只(与临床用量相同)。

(五) 给药方法

(1) 给药频率:重复给药。

(2) 给药途径:灌胃给药。

(3) 给药量:2.5 mL/kg。

(4) 给药时间:模型组每天空腹灌胃一次;治疗组分清晨及下午 2 次空腹灌胃。

(5) 给药期限:4 周。

(6) 受试物的给予方法:按食蟹猴灌胃给药方法操作。

(六) 实验方法和观察指标

(1) 主要检测仪器:Olympus BH2 型显微镜、Panasonic MV - CP410 性摄像机。

(2) 实验方法:动物适应性饲养观察 1 周。15 只 20 月龄雌雄食蟹猴随机分成 3 组,每组 5 只。

(3) 观察指标:血清雌激素水平、阴道脱落细胞成熟指数、子宫湿重及组织病理学检查。

（七）统计分析

采用 SPSS 18.0 统计分析软件处理数据，所有数据以 $\bar{X} \pm SD$ 表示，组间比较用单因素方差分析，两两比较采用 LSD 检验，方差不齐时用 Tamhane 检验。$P<0.05$ 为差异有统计学意义。

（八）结果

（1）血清雌激素水平：实验各组血清雌激素及阴道脱落细胞成熟指数比较（表 11-4-1）与对照组比较，染毒组血清雌激素水平及阴道脱落细胞成熟指数显著升高（$P<0.01$）；与染毒组比较，治疗组血清雌激素水平及阴道脱落细胞成熟指数显著降低（$P<0.01$）。

表 11-4-1　实验各组血清雌激素及阴道脱落细胞成熟指数比较（$\bar{X} \pm SD$）

组别	n	血清雌激素（pg/mL）	阴道脱落细胞成熟指数
对照	5	23.50 ± 3.89	0.41 ± 0.07
染毒	5	30.48 ± 6.54*	0.64 ± 0.16*
治疗	5	22.95 ± 3.54△	0.41 ± 0.06△

注：与对照组比较，* $P<0.01$；与染毒组比较，△ $P<0.01$

（2）阴道脱落细胞成熟指数：实验各组血清雌激素及阴道脱落细胞成熟指数比较（表 11-4-2）与对照组比较，染毒组血清雌激素水平及阴道脱落细胞成熟指数显著升高（$P<0.01$）；与染毒组比较，治疗组血清雌激素水平及阴道脱落细胞成熟指数显著降低（$P<0.01$）。

表 11-4-2　实验各组子宫湿重及脏器系数比较（$\bar{X} \pm SD$）

组别	n	子宫湿重（mg）	脏器系数（‰）
对照	5	392 ± 52	0.22 ± 0.03
染毒	5	280 ± 48*	0.23 ± 0.09*
治疗	5	582 ± 130△	0.33 ± 0.10△

注：与对照组比较，* $P<0.01$；与染毒组比较，△ $P<0.01$

（3）子宫湿重及组织病理学检查：实验各组子宫内膜及环形平滑肌厚度、子宫内膜上皮细胞及腺上皮细胞高度比较见表 11-4-3。HE 染色的病理切片中，对照组子宫内膜较薄，上皮为单层立方上皮，子宫肌层不明显，腺体数目少，腺上皮呈立方状。染毒组子宫内膜增厚，上皮呈高柱状上皮，环形平滑肌增厚，腺体增多。中药治疗干预后可使上述改变明显减轻，增殖程度减弱（$P<0.01$）。

表 11-4-3　实验各组子宫内膜厚度、环形平滑肌厚度、内膜上皮细胞高度及腺上皮细胞高度比较（μm，$\bar{X} \pm SD$）

组别	n	子宫内膜厚度	环形平滑肌厚度	子宫内膜上皮细胞高度	腺上皮细胞高度
对照	5	493.58 ± 139.72	595.89 ± 162.22	13.63 ± 2.86	17.10 ± 4.86
染毒	5	767.06 ± 173.19*	936.11 ± 235.40*	16.64 ± 5.20*	22.42 ± 5.64*
治疗	5	439.32 ± 41.81△	774.40 ± 151.73△	9.74 ± 2.47△	12.74 ± 2.78△

注：与对照组比较，* $P<0.01$；与染毒组比较，△ $P<0.01$

（九）讨论

雌激素水平是机体性发育和性征发展的重要指标，对阴道、皮肤等靶器官产生生理和病理变化。本研究发现，EED 染毒导致动物血清雌激素水平上升，与性早熟相关的血清雌激素水平呈正相关。此外，EED 可能通过促进机体天然雌激素合成而增加血清雌激素水平，导致乳房早发育、子宫增大等表现。经中药治疗后，血清雌激素水平显著下降，表明中药可能拮抗了 EED 对机体自身雌激素合成的促进作用，减轻了其对生殖器官发育的促进效应。另外，阴道脱落细胞成熟度作为敏感指标，显示出 EED 的影响及中药治疗的拮抗作用。进一步的研究表明，EED 引起的子宫重量增加和组织学改变可以通过中药制剂治疗得到减缓，证实了中药对 EED 拟雌激素活性的拮抗作用。食蟹猴作为灵长类动物被广泛应用于毒理学研究，其与人类的相似性使其成为研究人类生殖系统的理想模型。本研究基于食蟹猴建立了 EED 引致性早熟的动物模型，并展示了中药治疗的有效性，为进一步研究中药拮抗 EED 拟雌激素活性的作用机制提供了基础。

（十）结论

本研究在 EED 引起的性早熟病模型中，使用了滋肾阴泻相火中药进行治疗干预。结果显示，中药治疗后，染毒动物的血清雌激素水平和阴道脱落细胞成熟指数显著降低，子宫湿重减轻，子宫内膜及环形平滑肌厚度明显变薄，子宫内膜上皮及腺上皮细胞数量显著降低。总体而言，本研究证实了滋肾阴泻相火中药对 EED 拟雌激素活性的明显拮抗作用。

案例二：达那唑诱导雌性大鼠性早熟模型的建立及其应用

（一）目的

观察雌性 SD 大鼠的第二性征发育和雌二醇的变化，为中药治疗性早熟提供科学实验依据。

（二）受试物

(1) 名称：BBB。

(2) 浓度或含量：BBB 每剂 15 g，用温开水溶解。高浓度为 15 g/20 mL 溶解，低浓度为 15 g/40 mL 溶解。

(3) 组分：为黄柏、生地黄、知母、鳖甲、焦三栀、海藻、丹皮、泽泻等。

(4) 性状：颗粒剂。

(5) 提供单位：×××医院。

（三）动物资料

(1) 种：大鼠。

(2) 属：SD。

(3) 性别和数量：40～60 只，雌雄各半。

(4) 体重范围：250～300 g。

(5) 来源：×××实验动物中心。

(6) 等级：清洁级。

(7) 合格证号及发证单位：实验动物生产许可证号 SCXK(X)2003-0001。

(8) 实验系统选择说明：中医药辨证治疗性早熟方法颇多，疗效确切，值得临床研究运用。国内外结合现代医学进行的动物实验研究，主要应用的是处于正常青春期的动物。虽然中枢性性早熟的发生与正常青春期相似，但不能排除两者之间存在一定的差异，应用中枢性性早熟动物进行相关研究更为合理。由于大鼠青春期发育过程与人类近似，且生命周期短（2～3年）、性成熟期短（2～3 个月）、性周期短（4～5 天），性发育指征明确，易观察，大鼠已经成为性发育研究的主要实验动物，大量用来控制儿童性早熟的化学药物研究试验均通过建立大鼠性早熟模型进行。

(9) 饲料、垫料及饮用水：每周早上定时换 2 次垫料，每天早上定时换水和加饲料，水为一般的自来水全价营养配方饲料，动物自饮自食。

(10) 饲养条件和环境：饲养于开放系统实验室，温度范围 19～29 ℃，湿度 40%～80%，照明时间 8:00—17:00，有通风系统保持室内空气流畅。

（四）分组和剂量设置

(1) 分组方法：出现阴栓后第 19 天以后每天上、下午定时查看仔鼠出生情况，若有出生则选用雌仔鼠，称体质量，记录雌鼠数量，在笼标签上再添上出生日期。选用 4 天内出生的雌鼠。点数，分笼，分组，分为正常组、模型组、溶剂组、高药组、低药组共 5 组。每组鼠数控制在 8 只以上，每笼出生鼠由亲母自养，每笼 8 只，若每笼出生雌鼠数量不足 8 只，则用该亲母生的雄仔鼠凑足 8 只，确保每笼内饲养密度一致，体重一致，以达到饲养条件一致。从出生开始每隔 3 天记 1 次体质量，每天早上定时记录，并写在体质量记录表上。

(2) 剂量设置依据：高浓度药为 0.75 g/mL 温水溶解，低浓度按 0.375 g/mL 溶解。

（五）给药方法

(1) 给药频率：重复给药。12 日龄和 15 日龄期，1 次/天。

(2) 给药途径：灌胃。

(3) 给药量：高剂量组 0.75 g/mL；低剂量组 0.375 g/mL，0.5 mL/20 g 体重。

(4) 给药期限：药物组 SD 大鼠在 15 日龄时开始以 0.5 mL/20 g 的药液灌胃，正常组、模型组灌自来水，刚开始 2 天予每天 1 次灌胃，以后每天定时灌胃 2 次，灌胃间隔时间为 6 h，直至处死。

(5) 给予受试物的途径说明：与临床使用途径相同。

(6) 受试物和对照品的配制方法：高浓度药为 0.75 g/mL 温水溶解，低浓度按 0.375 g/mL 溶解。

（六）实验方法和观察指标

1. **主要检测仪器** 仪器 Nikon 荧光显微镜、SN-659 型智能放免 Y 测量仪。

2. **实验方法**

(1) 配种：选用 SD 清洁级未孕大鼠，雌雄鼠 20～30 对，体重 250～300 g，一对一笼喂养交配，全价营养配方饲料，自饮自食。每天早上定时查看阴栓，有阴栓的选用母鼠饲养于另一只塑料笼盒中，并在笼上贴上标签，标签上写明配种日期、阴栓日期和笼号，笼号顺序从 1 号开始编号。

(2) 动物分组：出现阴栓后第 19 天以后每天上、下午定时查看仔鼠出生情况，若有出生则选用雌仔鼠，称体质量，记录雌鼠数量，在笼标签上再添上出生日期。选用 4 天内出生的雌鼠。点数，分笼，分组，分为正常组、模型组、溶剂组、高剂量组、低剂量组共 5 组。每组鼠数控制在 8 只以上，每笼出生鼠由亲母自养，每笼 8 只，若每笼出生雌鼠数量不足 8 只，则用该亲母生的雄仔鼠凑足 8 只，确保每笼内饲养密度一致，体重一致，以达到饲养条件一致。从出生开始每隔 3

天记1次体质量,每天早上定时记录,并写在体重记录表上。

(3) 建模:用乙醇棉签消毒,用50 mL微量注射器吸取,25 μL达那唑溶解液皮下注射。注射时防止液体溢出,若有溢出则丢弃。模型组、低剂量组和高剂量组于出生最早的雌性大鼠为8日龄时同一天每只皮下注射25 μL达那唑。

(4) 灌喂:药物组SD大鼠在15日龄时开始以0.5 mL/20 g的药液灌胃,正常组、模型组灌自来水,刚开始2天予每天1次灌胃,以后每天定时灌胃2次,灌胃间隔时间为6 h,直至处死。一般每隔3天称1次体重。SD大鼠在出生后26天断奶,断奶时去掉母鼠和雄仔鼠只剩下雌仔鼠。

(5) 观察阴道开口时间和阴道涂片:20日龄时开始每天观察阴道开启情况,阴道开启后,每天8:00定时做阴道涂观察雌激素依赖的阴道脱落细胞的周期性变化并拍照保存,直至SD大鼠建立正常的性周期,SD大鼠建立正常性周期的第一个发情前期立即称体重,采血清,处死,采集子宫、卵巢和下丘脑。

(6) 具体标本采集:一旦发现发情前期涂片,则立即称体重,然后股静脉采血。采血时防止溶血,杂质污染。室温放置30 min后离心,分离血清分成2个Ep管-20 ℃保存。放射免疫ABC法测定血清E_2水平;在室温用颈椎脱白法处死大鼠,放于干冰袋分离头颈,并立即提取下丘脑放在袋子中-70 ℃冻存。处理好下丘脑后,开始剥离子宫和卵巢,称子宫和卵巢湿重,10%甲醛固定在1.5 mL Ep管中,室温放置。根据器官脏器系数=器官湿重/体重计算子宫脏器系数、卵巢脏器系数。

3. 观察指标 仔鼠体重、仔鼠阴道开启平均日龄和性周期稳定后第一发情前期平均日龄。

(七) 统计分析

用SPSS 10.0软件处理数据,计算资料采用t检验和方差分析,以$\bar{X} \pm SD$表示,计算资料采用卡方检验,以$P<0.05$为有统计学意义。

(八) 结果

SD大鼠性周期跟人相似,也分为发情间期(D)、发情前期(P)、发情期(E)和发情后期(M)。处于不同发情期时其阴道涂片能够观察到其代表的细胞。

(1) 达那唑及抗性早熟颗粒中药对雌性SD大鼠体质量的影响:雌性大鼠于4天内最晚出生为5日龄时同一天注射含300 μg的达那唑溶液,观察12、15、18、19、22和25日龄时,模型组与正常组比较并无差异。药物组与正常组比较也无差异。

(2) 达那唑及抗性早熟颗粒对雌性SD大鼠阴道开启平均日龄(VO)和性周期稳定后第一发情前期平均日龄(P_1)的影响:模型组首先发现阴道开口。接着陆续发现高剂量组、低剂量组和正常组的阴道开口,高药组各笼大鼠发现阴道开口间隔时间最长。模型组阴道开口日龄较正常组有显著性差异;药物组阴道开口时间较正常组有差异。高剂量组较低剂量组早开口5天左右,P_1出现日龄较阴道开口日龄延后7天左右,高剂量组P_1出现日龄较正常组和低剂量组迟出现P_1状态,但与模型组无差异(表11-4-4)。

表11-4-4 达那唑及抗性早熟颗粒中药对雌性SD大鼠VO、P_1的影响($\bar{X} \pm SD$)

组别	正常组	模型组	低剂量组	高剂量组
鼠数(只)	11	8	8	23
VO(天)	34.45±2.30	21.75±2.12	31.00±4.96	26.96±3.28
P_1(天)	40.55±2.94	29.00±2.52	37.13±5.77	34.27±4.81

(3) 子宫脏器系数和卵巢脏器系数:本实验对子宫和卵巢湿重的影响主要为采样时鼠是否受到刺激。因刺激可通过神经系统和HPG轴,子宫和卵巢充盈程度会不同,从而对脏器系数产生干扰,应尽量避免其他刺激。模型组子宫脏器系数与正常组、药物组无显著性差异($P>0.05$);模型组卵巢脏器系数较正常组有显著性差异,药物组脏器系数与模型组有差异;低剂量组和高剂量组卵巢脏器系数几乎相等(表11-4-5)。

表11-4-5 各组子宫脏器系数和卵巢脏器系数比较($\bar{X} \pm SD$)

项目	正常组	模型组	低剂量组	高剂量组
鼠数/只	11/11	8/7	8/8	23/20
子宫脏器系数($\times 10^{-3}$)	1.37±0.80	1.36±0.83	1.27±0.90	1.49±0.68
卵巢脏器系数($\times 10^{-4}$)	3.98±0.92	6.16±1.20	4.25±0.16	4.27±0.15

注:高药组剔除性周期、体质量不稳定鼠3只,模型组同样原因剔除1只

(4) 血清雌二醇(E_2)和FSH水平:模型组的E_2水平最高,与药物组特别是高剂量组有显著性差异;低剂量组E_2含量高于正常组,高剂量组E_2水平最低,但高剂量组E_2与正常组无显著性差异。另外FSH正常组最高,模型组最低,药物组中高剂量组低于低剂量

组,高剂量组与模型组无显著性差异,高剂量组比低剂量组低。因采用免疫组化 ABC 法检测血清,脑垂体中重要的促性腺激素 LH 未能全面测得(表 11-4-6)。

表 11-4-6 各组 E_2 和 FSH 比较($\bar{X} \pm SD$)

项目	正常组	模型组	低剂量组	高剂量组
鼠数/只	11/11	8/7	8/7	23/19
E_2(pmol/L)	207.72±116	333.4±155	248.98±92	192.34±76.4
FSH(IU/L)	4.97±3.63	0.98±0.77	2.02±1.14	1.21±1.33

注:考虑到血清溶血及实验室检测误差,低剂量组和高剂量组又各剔除 1 只

(九)讨论

在探究性早熟的发病机制时,中医学理论提供了重要的理论支持。根据中医学的观点,性早熟的病因被归结为"肾阴虚而相火旺",即肾对生殖功能的调节受到影响。在这一理论框架下,GnRH 被认为是一个至关重要的因素,它通过脉冲方式分泌,并调控垂体对 FSH/LH 的合成和释放。GnRH 的脉冲幅度和频率对垂体的反应至关重要,直接影响着促性腺激素的合成和释放水平。在婴幼儿期,GnRH 表现出负反馈作用,脉冲水平较低,随着生长发育,这种抑制作用逐渐减弱,GnRH 脉冲幅度和频率逐渐增加。到了青春期中晚期,GnRH 正反馈机制建立,诱发出 LH 峰,标志着性功能的成熟。这一理论框架为理解性早熟的发病机制提供了重要参考,并为进一步的研究提供了指导。

在正常青春期的启动和特发性性早熟的发生过程中,HPG 轴的激活是一个复杂而重要的生理事件。这一激活导致了体内 E_2、FSH 和 LH 水平的升高,从而促进了生殖系统的发育和功能成熟。值得注意的是,SD 大鼠作为实验动物,其 E_2、FSH 和 LH 的调节机制与人类相似,特别是在发情前期,E_2 水平达到了最高峰。因此,在研究性早熟的发生机制和治疗方法时,监测发情前期的 E_2 水平成为了一项重要的评估指标,有助于评估动物模型的准确性和治疗方案的有效性。

实验中,灌胃操作对实验结果和大鼠体质量的影响至关重要。大鼠处于幼年状态,其生理结构尚未完全成熟,食管和气管的相近及管壁单薄使得灌胃过程中需格外小心,以避免对呼吸系统和消化系统造成不良影响。每天两次的灌胃操作需要精确控制,确保药物的适当给予同时又不会造成过度刺激。特别是在注入高浓度药物的情况下,需要更加小心,以确保药物的稳定吸收,并减少可能的副作用。

在建立特发性性早熟模型方面,实验中采用 300μg 达那唑注射的方式取得了成功。此外,抗性早熟颗粒药在治疗性早熟模型中显示出了显著的疗效,能够有效地延迟阴道开口平均日龄。然而,值得注意的是,药物浓度的不同可能会影响治疗效果,低浓度组在治疗性早熟模型方面表现出更显著的效果。

实验结果显示,模型组与正常组及溶剂组在体质量方面没有明显差异,这意味着所用药物并未对大鼠的整体生长和发育产生不良影响。同样,药物组与正常组之间也未观察到体质量上的显著性差异,这进一步证明了所选用的药物对大鼠整体健康状态的较小影响。

在实验中,正常青春期的启动和特发性性早熟时,HPG 轴的激活是一个复杂的生理过程,它导致了子宫和卵巢的生理变化。然而,这些变化可能受到实验操作的影响,特别是在采样时对实验动物的刺激可能会引起子宫和卵巢的不同反应。这些刺激可能通过神经系统和 HPG 轴的作用,引起子宫和卵巢充盈程度的不同,从而干扰了脏器系数的测量结果。这一结果强调了治疗药物对性早熟动物模型的重要性,并为进一步研究提供了重要参考。

本研究观察到模型组的子宫脏器系数与正常组及药物组之间没有显著差异,这表明所使用的达那唑造模剂和抗性早熟颗粒中药对 SD 大鼠子宫的发育没有明显影响。然而,卵巢脏器系数的差异则显著,模型组最高,而药物组与模型组之间存在显著性差异,这表明抗性早熟颗粒中药 BBB 具有治疗作用。尽管药物组的卵巢脏器系数与正常组之间没有明显差异,但这表明抗性早熟颗粒中药对 SD 大鼠卵巢的正常发育没有不良影响。这一结果强调了治疗药物对性早熟动物模型的重要性,并为进一步研究提供了重要参考。

从实验结果分析来看,本研究观察到模型组的 E_2 水平最高,而药物组和正常组的 E_2 水平相对较低。这表明抗性早熟颗粒中药 BBB 对 E_2 具有一定的控制作用,并且其治疗效果与药物浓度呈正相关。另外,值得注意的是,药物组的 E_2 水平与正常组之间并没有显示出显著差异,这表明抗性早熟颗粒中药 BBB 对 E_2 的调节并没有引起过度抑制作用,从而保持了内分泌系统的相对平衡。

此外,本研究还观察到模型组的 FSH 水平最低,而药物组和正常组的 FSH 水平次之。这可能与外周

血液中 E_2 水平较高导致的神经负反馈有关。然而,药物组和模型组的 FSH 水平与正常组之间存在显著差异,这表明抗性早熟颗粒中药 BBB 和造模药物达那唑均对 FSH 水平的下降起到了一定的促进作用。这一结果提示了抗性早熟治疗药物对 FSH 水平的影响,但其具体作用机制尚待进一步研究和阐明,有望为未来的临床治疗提供更为深入的理论支持。

（十）结论

本实验结果表明,抗性早熟颗粒对性早熟 SD 大鼠模型雌二醇有着重要的调节作用,从而延缓第二性征发育,为抗性早熟颗粒中药 BBB 临床治疗性早熟提供科学实验依据。

（张君芳　郭　隽）

参考文献

［1］蔡德培.性早熟及青春期延迟［M］.上海:上海科学技术文献出版社,2005.

［2］陈永霞,郑高利,程敏.性早熟动物模型的研究进展［J］.中药药理与临床,2011,27(2):3. CNKI;SUN;ZYYL.0.2011-02-050.

［3］刘孟渊,徐雯,肖турine英,等.加减知柏地黄丸拮抗抑那通诱导小鼠特发性性早熟的实验研究［J］.中药新药与临床药理,2013,24(5):5. DOI:CNKI;SUN;ZYXY.0.

［4］罗小娟,曹科,金晨,等.双酚 A 诱导青春前期雌性大鼠中枢性性早熟模型的建立［J］.中国卫生检验杂志,2019,29(3):264-268.

［5］孙艳艳,田占庄,李婧,等.滋阴泻火中药对雌性性早熟模型大鼠下丘脑生长激素释放肽及其受体 GHSR1-α 表达的影响［J］.中国中西医结合杂志,2015,35(7):6. DOI:CNKI;SUN;ZZXJ.0.2015-07-017.

［6］孙燕.玉米赤霉烯酮诱导雌性大鼠中枢性性早熟分子机制的探讨［J］.中国妇幼保健,2016,31(8):3. DOI:10.7620/zgfybj.j.issn.1001-4411.2016.08.62.

［7］田占庄,赵宏,陈伯英.滋阴泻火中药对性早熟模型大鼠促性腺激素释放激素及其受体 mRNA 表达的影响［J］.中国中西医结合杂志,2003,23(9):695-698.

［8］杨丽珍,张小静,郑杨,等.栀早颗粒对 N-甲基-DL-天冬氨酸诱导性早熟大鼠血清骨钙素水平的影响［J］.中医药信息,2014,31(2):52-54.

［9］尹蔚萍,夏杰,祁燕,等.疏肝泻火方对雌性性早熟大鼠血清 IGF-1、GH、BGP 水平的影响［J］.山东中医药大学学报,2018,42(05):449-451.

［10］张宁,郑群,傅晓艳,等.人工光照对青春期前雌性大鼠生殖系统发育的影响［J］.中国组织化学与细胞化学杂志,2017,26(5):451-455.

［11］郑月琳,盛丽先,王其莉,等.抗早1号对 DEHP 联合 BPA 诱导的雌性性早熟大鼠的治疗作用及机制研究［J］.浙江中西医结合杂志,2022,32(9):790-794.

［12］朱琳,蔡德培.由环境内分泌干扰物引致食蟹猴性早熟疾病模型建立及滋阴泻火中药治疗干预的实验研究［J］.中国中西医结合杂志,2012,32(12):5. DOI:CNKI;SUN;ZZXJ.0.2012-12-033.

［13］朱琳.爪哇猴由环境内分泌干扰物引致性早熟疾病模型的建立及中药作用机制的研究［D］.上海:复旦大学,2012.

［14］Abreu A P, Dauber A, Macedo D B, et al. Central precocious puberty caused by mutations in the imprinted gene MKRN3［J］. New England Journal of Medicine, 2013, 368(26):2467-2475.

［15］Aguirre R S, Eugster E A. Central precocious puberty: From genetics to treatment［J］. Best Practice & Research Clinical Endocrinology & Metabolism, 2018, 32(4):343-354.

［16］Aksglaede L, Sørensen K, Petersen J H, et al. Recent decline in age at breast development: the Copenhagen Puberty Study［J］. Pediatrics, 2009, 123(5):e932-e939.

［17］Albers-Wolthers C H J, De Gier J, Rutten V, et al. The effects of kisspeptin agonist canine KP-10 and kisspeptin antagonist p271 on plasma LH concentrations during different stages of the estrous cycle and anestrus in the bitch［J］. Theriogenology, 2016, 86(2):589-595.

［18］Albers-Wolthers C H J, De Gier J, Walen M, et al. In vitro and in vivo effects of kisspeptin antagonists p234, p271, p354, and p356 on GPR54 activation［J］. PLoS One, 2017, 12(6):e0179156.

［19］Argente J, Dunkel L, Kaiser U B, et al. Molecular basis of normal and pathological puberty: from basic mechanisms to clinical implications［J］. The Lancet Diabetes & Endocrinology, 2023, 11(3):203-216.

［20］Asavoaie C, Fufezan O, Cosarca M. Ovarian and uterine ultrasonography in pediatric patients. Pictorial essay［J］. Medical Ultrasonography, 2014, 16(2):160-167.

［21］Berberolu M. Precocious puberty and normal variant puberty: definition, etiology, diagnosis and current management［J］. Journal of clinical research in pediatric endocrinology, 2009, 1(4):164.

［22］Biro F M, Galvez M P, Greenspan L C, et al. Pubertal assessment method and baseline characteristics in a mixed longitudinal study of girls［J］. Pediatrics, 2010, 126(3):e583-e590.

［23］Biro F M, Greenspan L C, Galvez M P, et al. Onset of breast development in a longitudinal cohort［J］. Pediatrics, 2013, 132(6):1019-1027.

［24］Brito V N, Latronico A C, Arnhold I J P, et al. Update on the etiology, diagnosis and therapeutic management of sexual precocity［J］. Arquivos Brasileiros de Endocrinologia & Metabologia, 2008, 52:18-31.

［25］Brito V N, Latronico A C, Cukier P, et al. Factors determining normal adult height in girls with gonadotropin-dependent precocious puberty treated with depot gonadotropin-releasing hormone analogs［J］. The Journal of Clinical Endocrinology & Metabolism, 2008, 93(7):2662-2669.

［26］Bulcao Macedo D, Nahime Brito V, Latronico A C. New causes of central precocious puberty: the role of genetic factors［J］. Neuroendocrinology, 2014, 100(1):1-8.

［27］Calhoun K C, Padilla-Banks E, Jefferson W N, et al. Bisphenol a exposure alters developmental gene expression in the fetal rhesus macaque uterus［J］. PLoS one, 2014, 9(1):e85894.

［28］Carel J C, Eugster E A, Rogol A, et al. Consensus statement on the use of gonadotropin-releasing hormone analogs in children［J］. Pediatrics, 2009, 123(4):e752-e762.

［29］Carretto F, Salinas-Vert I, Granada-Yvern M L, et al. The usefulness of the leuprolide stimulation test as a diagnostic method of idiopathic central precocious puberty in girls［J］. Hormone and Metabolic Research, 2014, 46(13):959-963.

［30］Cassidy S B, Schwartz S, Miller J L, et al. Prader-willi syndrome［J］. Genetics in medicine, 2012, 14(1):10-26.

［31］Chalumeau M, Hadjiathanasiou C G, Ng S M, et al. Selecting girls with precocious puberty for brain imaging: validation of European evidence-based diagnosis rule［J］. The Journal of pediatrics, 2003, 143(4):445-450.

［32］Cheuiche A V, da Silveira L G, de Paula L C P, et al. Diagnosis and management of precocious sexual maturation: an updated review［J］. European Journal of Pediatrics, 2021, 180:3073-3087.

［33］Cisternino M, Arrigo T, Pasquino A M, et al. Etiology and age incidence of precocious puberty in girls: a multicentric study［J］. Journal of Pediatric Endocrinology and Metabolism, 2000, 13(Supplement):695-702.

［34］Cukier P, Castro L H M, Banaskiwitz N, et al. The benign spectrum of hypothalamic hamartomas: infrequent epilepsy and normal cognition in patients presenting with central precocious puberty［J］. Seizure, 2013, 22(1):28-32.

［35］De Vries L, Gat-Yablonski G, Dror N, et al. A novel MKRN3 missense mutation causing familial precocious puberty［J］. Human reproduction,

2014,29(12):2838 - 2843.

[36] de Vries L, Guz-Mark A, Lazar L, et al. Premature thelarche: age at presentation affects clinical course but not clinical characteristics or risk to progress to precocious puberty [J]. The Journal of pediatrics, 2010, 156(3):466 - 471.

[37] de Vries L, Kauschansky A, Shohat M, et al. Familial central precocious puberty suggests autosomal dominant inheritance [J]. The Journal of clinical endocrinology & metabolism, 2004, 89(4):1794 - 1800.

[38] de Vries L, Phillip M. Pelvic ultrasound examination in girls with precocious puberty is a useful adjunct in gonadotrophin-releasing hormone analogue therapy monitoring [J]. Clinical endocrinology, 2011, 75(3): 372 - 377.

[39] Demirbilek H, Alikasifoglu A, Gonc N E, et al. Assessment of gonadotrophin suppression in girls treated with GnRH analogue for central precocious puberty; validity of single luteinizing hormone measurement after leuprolide acetate injection [J]. Clinical endocrinology, 2012,76(1):126 - 130.

[40] Deng F, Tao F, Liu D, et al. Effects of growth environments and two environmental endocrine disruptors on children with idiopathic precocious puberty [J]. European journal of endocrinology, 2012, 166(5): 803 - 809.

[41] Denham M, Schell L M, Deane G, et al. Relationship of lead, mercury, mirex, dichlorodiphenyldichloroethylene, hexachlorobenzene, and polychlorinated biphenyls to timing of menarche among Akwesasne Mohawk girls [J]. Pediatrics, 2005,115(2):e127 - e134.

[42] Freire A V, Escobar M E, Gryngarten M G, et al. High diagnostic accuracy of subcutaneous Triptorelin test compared with GnRH test for diagnosing central precocious puberty in girls [J]. Clinical endocrinology, 2013,78(3):398 - 404.

[43] Fuqua J S, Eugster E A. History of puberty: normal and precocious [J]. Hormone Research in Paediatrics, 2022,95(6):568 - 578.

[44] Goswami R, Goswami D, Kabra M, et al. Prevalence of the triple X syndrome in phenotypically normal women with premature ovarian failure and its association with autoimmune thyroid disorders [J]. Fertility and sterility, 2003,80(4):1052 - 1054.

[45] Hagen C P, Sørensen K, Mieritz M G, et al. Circulating MKRN3 levels decline prior to pubertal onset and through puberty: a longitudinal study of healthy girls [J]. The Journal of Clinical Endocrinology & Metabolism, 2015,100(5):1920 - 1926.

[46] Hirsch H J, Gillis D, Strich D, et al. The histrelin implant: a novel treatment for central precocious puberty [J]. Pediatrics, 2005,116(6): e798 - e802.

[47] Hoffmann K, Heller R. Uniparental disomies 7 and 14 [J]. Best Practice & Research Clinical Endocrinology & Metabolism, 2011, 25 (1):77 - 100.

[48] Houk C P, Kunselman A R, Lee P A. Adequacy of a single unstimulated luteinizing hormone level to diagnose central precocious puberty in girls [J]. Pediatrics, 2009,123(6):e1059 - e1063.

[49] Huirne J A F, Lambalk C B. Gonadotropin-releasing-hormone-receptor antagonists [J]. The Lancet, 2001,358(9295):1793 - 1803.

[50] Jung H, Ojeda S R. Pathogenesis of precocious puberty in hypothalamic hamartoma [J]. Hormone research, 2002,57(Suppl. 2):31 - 34.

[51] Kaplowitz P. Update on precocious puberty: girls are showing signs of puberty earlier, but most do not require treatment [J]. Advances in Pediatrics, 2011,58(1):243 - 258.

[52] Ketha H, Kaur S, Grebe S K, et al. Clinical applications of LC - MS sex steroid assays: evolution of methodologies in the 21st century [J]. Current Opinion in Endocrinology, Diabetes and Obesity, 2014, 21(3): 217 - 226.

[53] Kim S H, Huh K, Won S, et al. A significant increase in the incidence of central precocious puberty among Korean girls from 2004 to 2010 [J]. PloS one, 2015, 10(11):e0141844.

[54] Kumar M, Mukhopadhyay S, Dutta D. Challenges and controversies in diagnosis and management of gonadotropin dependent precocious puberty: an Indian perspective [J]. Indian Journal of Endocrinology and Metabolism, 2015,19(2):228 - 235.

[55] Lahlou N, Carel J C, Chaussain J L, et al. Pharmacokinetics and pharmacodynamics of GnRH agonists: clinical implications in pediatrics [J]. Journal of Pediatric Endocrinology and Metabolism, 2000, 13 (Supplement): 723 - 738.

[56] Lakshman R, Forouhi N G, Sharp S J, et al. Early age at menarche associated with cardiovascular disease and mortality [J]. The Journal of Clinical Endocrinology & Metabolism, 2009,94(12):4953 - 4960.

[57] Lee D S, Ryoo N Y, Lee S H, et al. Basal luteinizing hormone and follicular stimulating hormone: is it sufficient for the diagnosis of precocious puberty in girls? [J]. Annals of pediatric endocrinology & metabolism, 2013,18(4):196.

[58] Leka-Emiri S, Chrousos G P, Kanaka-Gantenbein C. The mystery of puberty initiation: genetics and epigenetics of idiopathic central precocious puberty (ICPP) [J]. Journal of Endocrinological Investigation, 2017,40:789 - 802.

[59] Macedo D B, Abreu A P, Reis A C S, et al. Central precocious puberty that appears to be sporadic caused by paternally inherited mutations in the imprinted gene makorin ring finger 3 [J]. The Journal of Clinical Endocrinology & Metabolism, 2014,99(6):E1097 - E1103.

[60] Martin D D, Wit J M, Hochberg Z, et al. The use of bone age in clinical practice-part [J]. Hormone research in paediatrics, 2011,76(1):1 - 16.

[61] Mogensen S S, Aksglaede L, Mouritsen A, et al. Pathological and incidental findings on brain MRI in a single-center study of 229 consecutive girls with early or precocious puberty [J]. PloS one, 2012,7 (1):e29829.

[62] Mouritsen A, Aksglaede L, Sørensen K, et al. Hypothesis: exposure to endocrine-disrupting chemicals may interfere with timing of puberty [J]. International journal of andrology, 2010,33(2):346 - 359.

[63] Neocleous V, Shammas C, Phelan M M, et al. In silico analysis of a novel MKRN 3 missense mutation in familial central precocious puberty [J]. Clinical Endocrinology, 2016,84(1):80 - 84.

[64] Nguyen D, Singh S, Zaatreh M, et al. Hypothalamic hamartomas: seven cases and review of the literature [J]. Epilepsy & Behavior, 2003, 4(3):246 - 258.

[65] Ni N, Su H, Kong X. Discussion on the pathogenesis of central precocious puberty [J]. Chinese Journal of Biochemistry and Molecular Biology, 2021,37(6):727 - 32.

[66] Ojeda S R, Heger S. New thoughts on female precocious puberty [J]. Journal of Pediatric Endocrinology and Metabolism, 2001, 14(3):245 - 256.

[67] Ozen S, Darcan S, Bayindir P, et al. Effects of pesticides used in agriculture on the development of precocious puberty [J]. Environmental monitoring and assessment, 2012,184:4223 - 4232.

[68] Palmert M R, Boepple P A. Variation in the timing of puberty: clinical spectrum and genetic investigation [J]. The Journal of Clinical Endocrinology & Metabolism, 2001,86(6):2364 - 2368.

[69] Parent A S, Franssen D, Fudvoye J, et al. Developmental variations in environmental influences including endocrine disruptors on pubertal timing and neuroendocrine control: revision of human observations and mechanistic insight from rodents [J]. Frontiers in neuroendocrinology, 2015,38:12 - 36.

[70] Parent A S, Teilmann G, Juul A, et al. The timing of normal puberty and the age limits of sexual precocity: variations around the world, secular trends, and changes after migration [J]. Endocrine reviews, 2003,24(5):668 - 693.

[71] Park S C, Trinh T A, Lee W Y, et al. Effects of estrogen inhibition formula herbal mixture for danazol-induced precocious puberty in female rats: an experimental study with network pharmacology [J]. Integrative Medicine Research, 2021,10(3):100708.

[72] Pasternak Y, Friger M, Loewenthal N, et al. The utility of basal serum LH in prediction of central precocious puberty in girls [J]. European journal of endocrinology, 2012,166(2):295 - 299.

[73] Pedicelli S, Alessio P, Scirè G, et al. Routine screening by brain

magnetic resonance imaging is not indicated in every girl with onset of puberty between the ages of 6 and 8 years [J]. The Journal of Clinical Endocrinology & Metabolism, 2014, 99(12): 4455-4461.

[74] Prentice P, Viner R M. Pubertal timing and adult obesity and cardiometabolic risk in women and men: a systematic review and meta-analysis [J]. International journal of obesity, 2013, 37(8): 1036-1043.

[75] Rasier G, Parent A S, Gérard A, et al. Early maturation of gonadotropin-releasing hormone secretion and sexual precocity after exposure of infant female rats to estradiol or dichlorodiphenyltrichloroethane [J]. Biol Reprod, 2007, 77(4): 734-742.

[76] Rasier G, Parent A S, Gérard A, et al. Mechanisms of interaction of endocrine-disrupting chemicals with glutamate-evoked secretion of gonadotropin-releasing hormone [J]. Toxicological Sciences, 2008, 102(1): 33-41.

[77] Ritte R, Lukanova A, Tjønneland A, et al. Height, age at menarche and risk of hormone receptor-positive and -negative breast cancer: A cohort study [J]. International journal of cancer, 2013, 132(11): 2619-2629.

[78] Rivarola M A, Belgorosky A, Mendilaharzu H, et al. Precocious puberty in children with tumours of the suprasellar and pineal areas: organic central precocious puberty [J]. Acta paediatrica, 2001, 90(7): 751-756.

[79] Roelants M, Hauspie R, Hoppenbrouwers K. References for growth and pubertal development from birth to 21 years in Flanders, Belgium [J]. Annals of human biology, 2009, 36(6): 680-694.

[80] Rogan W J, Ragan N B. Some evidence of effects of environmental chemicals on the endocrine system in children [J]. International journal of hygiene and environmental health, 2007, 210(5): 659-667.

[81] Saletti V, Canafoglia L, Cambiaso P, et al. A CDKL5 mutated child with precocious puberty [J]. American Journal of Medical Genetics Part A, 2009, 149(5): 1046-1051.

[82] Sathasivam A, Rosenberg H K, Shapiro S, et al. Pelvic ultrasonography in the evaluation of central precocious puberty: comparison with leuprolide stimulation test [J]. The Journal of pediatrics, 2011, 159(3): 490-495.

[83] Schreiner F, Gohlke B, Hamm M, et al. MKRN3 mutations in familial central precocious puberty [J]. Hormone research in paediatrics, 2014, 82(2): 122-126.

[84] Settas N, Dacou-Voutetakis C, Karantza M, et al. Central precocious puberty in a girl and early puberty in her brother caused by a novel mutation in the MKRN3 gene [J]. The Journal of Clinical Endocrinology & Metabolism, 2014, 99(4): E647-E651.

[85] Silveira L G, Noel S D, Silveira-Neto A P, et al. Mutations of the KISS1 gene in disorders of puberty [J]. The Journal of Clinical Endocrinology & Metabolism, 2010, 95(5): 2276-2280.

[86] Soriano-Guillén L, Corripio R, Labarta J I, et al. Central precocious puberty in children living in Spain: incidence, prevalence, and influence of adoption and immigration [J]. The Journal of Clinical Endocrinology & Metabolism, 2010, 95(9): 4305-4313.

[87] Stephen M D, Zage P E, Waguespack S G. Gonadotropin-dependent precocious puberty: neoplastic causes and endocrine considerations [J]. International Journal of Pediatric Endocrinology, 2011, 2010: 1-14.

[88] Teles M G, Bianco S D C, Brito V N, et al. A GPR54-activating mutation in a patient with central precocious puberty [J]. New England Journal of Medicine, 2008, 358(7): 709-715.

[89] Tuvemo T, Gustafsson J, Proos L A. Suppression of puberty in girls with short-acting intranasal versus subcutaneous depot GnRH agonist [J]. Hormone Research in Paediatrics, 2002, 57(1-2): 27-31.

[90] Völkl T M K, Langer T, Aigner T, et al. Klinefelter syndrome and mediastinal germ cell tumors [J]. American Journal of Medical Genetics Part A, 2006, 140(5): 471-481.

[91] Vries L, Lazar L, Phillip M. Craniopharyngioma: presentation and endocrine sequelae in 36 children [J]. Journal of Pediatric Endocrinology and Metabolism, 2003, 16(5): 703-710.

[92] Wei C, Davis N, Honour J, et al. The investigation of children and adolescents with abnormalities of pubertal timing [J]. Annals of Clinical Biochemistry, 2017, 54(1): 20-32.

[93] Wei Q, Wu M, Li Y L, et al. Physical deviation and precocious puberty among school-aged children in Leshan City: an investigative study [J]. Journal of International Medical Research, 2020, 48(8): 0300060520939672.

[94] Willemsen R H, Elleri D, Williams R M, et al. Pros and cons of GnRHa treatment for early puberty in girls [J]. Nature reviews Endocrinology, 2014, 10(6): 352-363.

[95] Williams R M, Ward C E, Hughes I A. Premature adrenarche [J]. Archives of disease in childhood, 2012, 97(3): 250-254.

[96] Wu M H, Lin S J, Wu L H, et al. Clinical suppression of precocious puberty with cetrorelix after failed treatment with GnRH agonist in a girl with gonadotrophin-independent precocious puberty [J]. Reproductive biomedicine online, 2005, 11(1): 18-21.

第十二章 HPV 感染药理学

第一节 概述

20 世纪 70 年代，人乳头瘤病毒（HPV）研究迎来突破，通过 DNA 重组成功克隆 HPV 基因组。1972 年，Harold zur Hausen 开始探寻 HPV 感染与宫颈癌关系。20 世纪 80 年代初，Howley 克隆了 HPV1、2、4、6 和 11，zur Hausen 团队克隆了 HPV16 和 18，揭示了 $E6$ 和 $E7$ 基因在宫颈癌中的致癌作用。80 年代末，病毒癌基因引起的细胞转化在啮齿动物和人类细胞中得到证实，为深入研究 HPV 感染与癌症关系提供基础，也为治疗提供新途径。

（一）概念

HPV 是一种微小的双链 DNA 病毒，拥有一个紧凑的基因组，其组织分为三个区域：上游非编码区（URR）约 1 kb，负责调控基因表达；早期区域，包含多个编码蛋白质的基因（$E6$、$E7$、$E1$、$E2$、$E4$ 和 $E5$），这些基因涉及病毒的复制和宿主细胞周期的干扰；以及晚期区域，编码两种衣壳蛋白 L1（主要）和 L2（次要）（图 12-1-1）。

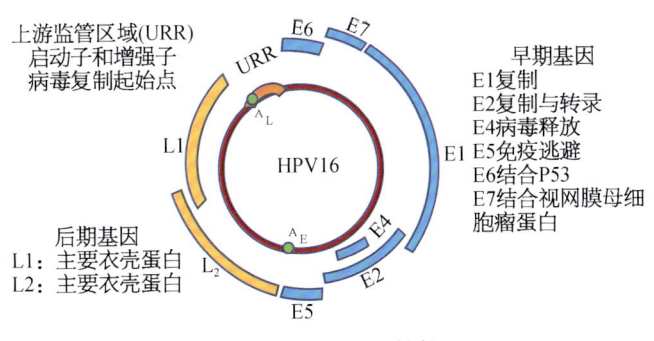

图 12-1-1　HPV 基因组

HPV 专门感染鳞状上皮细胞，并引起如皮肤疣等细胞增生性病变。这些病毒具有物种特异性，且仅在完全分化的鳞状上皮细胞中完成其完整的感染周期。

迄今为止，临床样本检测已经识别出大约 130 种不同的 HPV 类型。根据它们对身体不同解剖位置的偏好分为三大类，分别与各种不同类型的疾病和病变相关联。这包括引起皮肤疣的 HPV 类型、与遗传性皮肤状况——疣状表皮发育不全相关的 HPV 类型，以及与生殖器官或黏膜病变相关的 HPV 类型（图 12-1-2）。

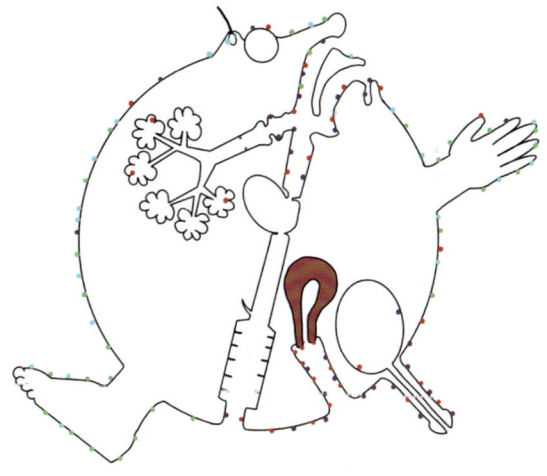

图 12-1-2　HPV 分布图

在皮肤或黏膜相关的 HPV 群组中，根据其致癌潜能，病毒被进一步分类为高风险型和低风险型。在生殖道中，这种分类尤为明显，有 30~40 种 HPV 类型会引起周期性或偶发性感染。其中，低风险 HPV 类型，如 6 和 11 型，通常与良性的肛门生殖器疣或尖锐湿疣相关；而高风险 HPV 类型，如 16、18、31、33、35 和 45 型，与肛门生殖器癌症及其前驱病变（上皮内瘤变），特别是宫颈癌相关。

已经有证据表明，特定类型的 HPV 感染与多种生殖器癌症的发生有关，包括外阴癌、阴道癌、肛门癌、阴茎癌和头颈部癌。据估计,大约有4%的癌症病例与HPV感染有关。HPV感染是导致子宫颈癌和生殖器疣的主要原因。

(二) 流行病学

HPV16是宫颈浸润性癌(ICC)检测中最常见的HPV类型,占ICC病例的55%。其次是HPV18,占12.8%。此外,全球范围内,HPV33、45和31也是较为常见的HPV病毒类型,尽管在亚洲,HPV58、33和52也是较常见的类型。然而,这些非HPV16和18类型相对较低,不超过4%。与HPV16和18相比,它们的致癌潜力较低。

在宫颈腺癌的发病中,HPV感染同样是主要的诱因,其中HPV16型占48%,HPV18型占36%,HPV45型占6%。这些数据强调了特定HPV亚型与不同类型的宫颈癌之间的关联,以及HPV16和18在引发这些癌症中的重要作用(图12-1-3)。因此,疫苗和筛查方法的发展都应着重考虑对这些高风险HPV亚型的防护和检测。

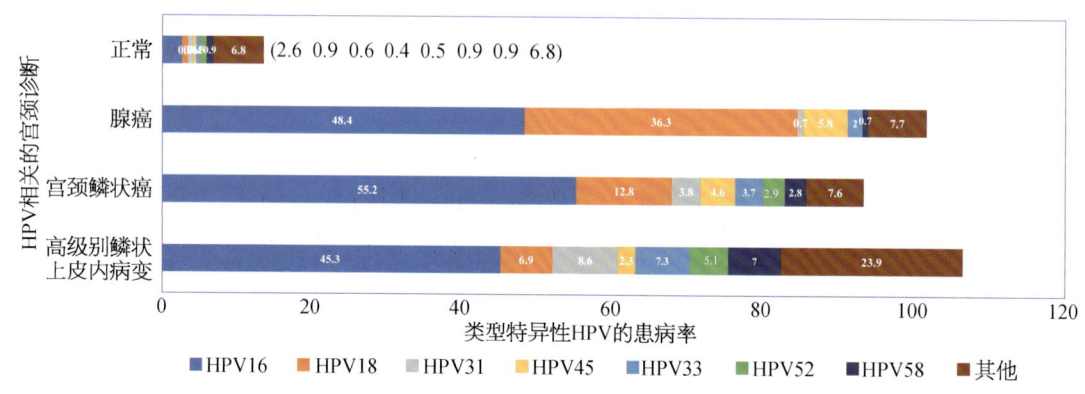

图12-1-3 类型特异性HPV在正常、高级别宫颈上皮内瘤变和侵袭性宫颈癌中的患病率

HPV感染极为普遍,几乎所有妇女在一生中的某个时候都可能感染生殖器HPV,终生感染的风险在50%~80%。在特定时间点,即使在没有明显宫颈细胞学异常的正常妇女中,也有10.2%的人在宫颈内检测到HPV DNA呈阳性,尽管这个比例在不同地区有所差异。

有一个普遍的趋势,即年轻妇女(25岁以下)的HPV感染率最高,然后在30多岁和40多岁的年龄段,感染率迅速下降。然而,在绝经后的年龄组中,感染率略有上升(图12-1-4)。

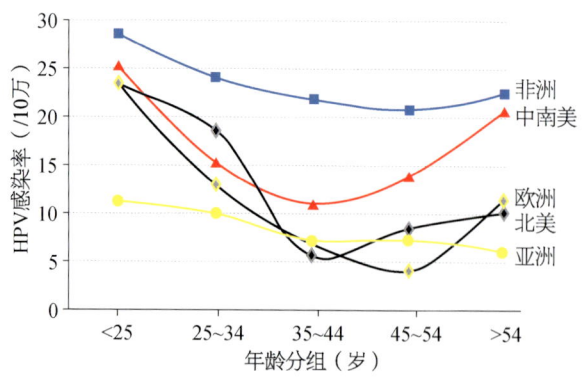

图12-1-4 世界范围内细胞学正常的女性生殖道HPV年龄特异性感染率

(三) 感染过程

尽管HPV基因组的规模较小,其基因表达呈现出高度复杂的时空调控模式,这一过程严格依赖于宿主的上皮细胞分化状态(图12-1-5)。

在HPV的感染周期中,病毒最初以较低的拷贝数侵入宿主的基底细胞。感染早期伴随着一轮与宿主细胞周期独立的病毒DNA复制,从而将病毒的拷贝数增加至每个细胞50~100个。此后,感染细胞离开原始的干细胞样室,迁移到上皮细胞的增殖室。

在这个阶段,病毒进入一个以质粒或片段形式维持的状态,其基因表达水平极低,特别是致癌基因$E6$和$E7$,其mRNA几乎不被表达。当感染的细胞进入分化阶段,退出细胞周期时,所有病毒基因的表达水平都显著增加,特别是$E6$和$E7$基因。随后,病毒DNA复制和病毒拷贝数的增加发生,直至每个细胞中至少含有1 000个病毒拷贝。最终,外套蛋白L1和L2表达并组装成感染性病毒粒子。这一整个周期在宿主体内大约需2至3周时间,与基础角质形成细胞在上皮内的上移和分化时间相符。

生殖器HPV感染的自然历史总结如图12-1-6所示。

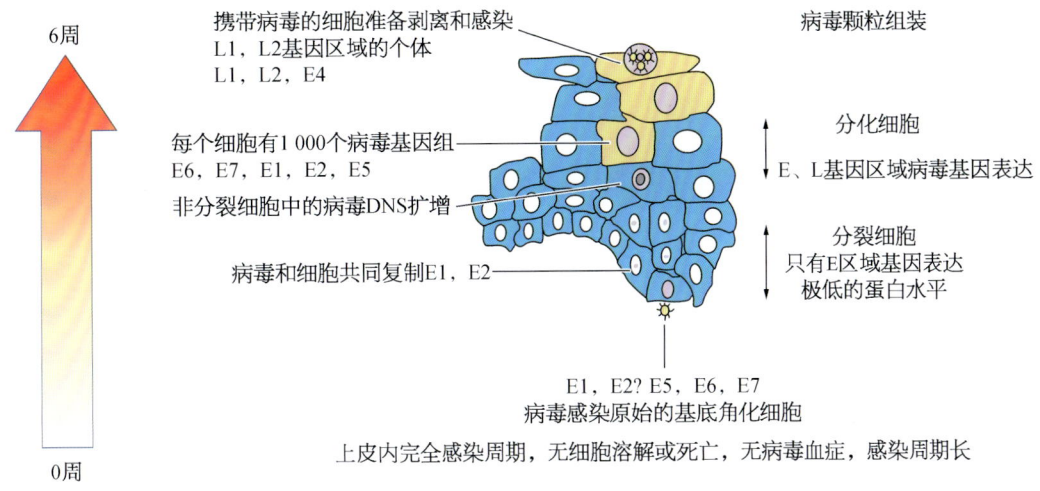

图 12-1-5　高危 HPV 的感染周期

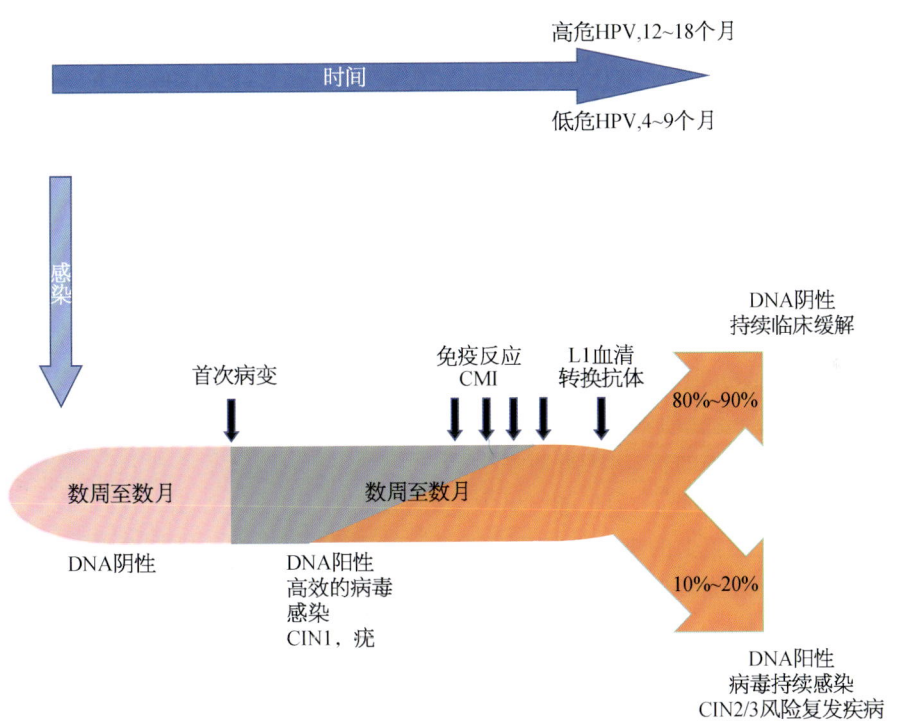

图 12-1-6　生殖器 HPV 感染的自然史。CMI,细胞介导免疫;CIN,宫颈上皮内瘤变

(四) 症状和体征

HPV 感染在不同部位可能导致不同的临床症状和并发症:①生殖器疣(尖锐湿疣)(图 12-1-7),是最常见的症状之一,表现为生殖器区域的小、柔软、粉红色或皮肤色的疣状生长物;②上皮内瘤样变;③癌症:肛门、子宫颈、阴茎、喉、膀胱和口咽等癌症;④鲍文样丘疹病:通常表现为丘疹或皮疹,常见于手、足、膝盖和肘部等部位。

生殖器疣在免疫受损的患者中尤为常见。它们的生长速度不确定,但妊娠、免疫抑制或皮肤湿润可能会加速疣的生长和扩散。疣的出现通常在感染后经过 1~6 个月的潜伏期。肉眼可见的生殖器疣通常呈柔软、潮湿、粉红或灰色的小型息肉,随着时间增大,有时会形成带蒂的疣,其表面可能显得粗糙,常以成群出现。

(五) 组织病理学

生殖器疣通常表现为:①小型、柔软、潮湿的疣状生长物,可以是圆形、卵形或不规则形状,具体外观因

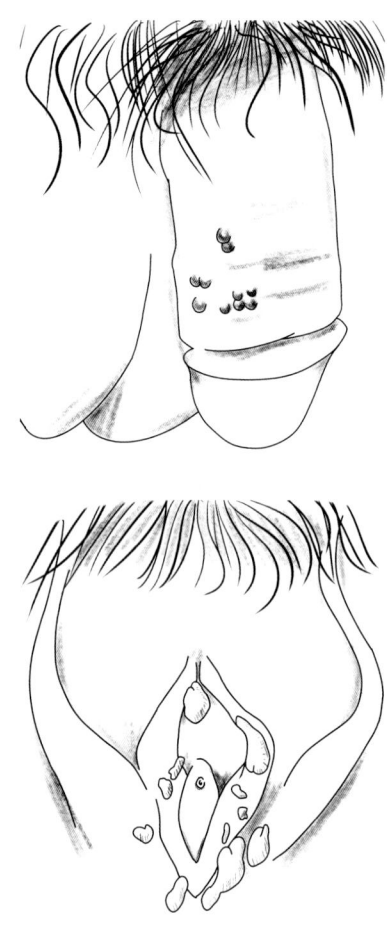

图12-1-7 生殖器尖锐湿疣

个体差异而异;②颜色通常是粉红色或灰色,但也可能与周围组织的颜色略有不同;③疣的表面可能呈现出不规则、颗粒状、粗糙或凹凸不平的特征;④有时生殖器疣会带蒂,即疣的底部连接到皮肤上,而顶部突出。

口腔病变通常包括口腔黏膜上的疣状生长物,可能出现在口唇、舌头、颊部黏膜或喉部等区域,可引起疼痛、瘙痒、不适感或口腔溃疡。

(六)治疗

1. 物理治疗　常见的治疗方法是冷刃切除,其他还包括光力学治疗(PDT)、冷冻疗法、热疗法、超声波治疗及激光治疗。

2. 化学治疗　常用药物治疗如下。

(1) 酸类:三氯乙酸(TCA)和较小浓度的50%~90%二氯乙酸溶液在妇科医学领域得到广泛应用。这些酸性溶液主要用于治疗黏膜表面的尖锐湿疣。

(2) 抗丝分裂和抗代谢物

1) 鬼臼素和鬼臼丝:在过去的50年里,鬼臼素曾是治疗生殖器疣最常用的方法之一。它是由鬼臼植物的根茎提取制成的,鬼臼中的木脂素具有抗疣活性,但同时也有毒性。

2) 5-氟尿嘧啶(5-FU):一种嘧啶类似物,具有干扰DNA和在较小程度上RNA合成的作用。

3) 吲哚-3-羧基(I3C)和二吲哚基甲烷(DIM)在一些研究中用于HPV相关疾病的食物补充剂,但使用时应该在医生的指导下进行,因为用量、用法和治疗周期会因个体差异和疾病的严重程度而异。

(3) 干扰素、免疫调节剂、抗病毒药物和其他治疗

1) 干扰素:干扰素(α、β和γ)虽然被广泛评估用于治疗生殖器疣,但其在此应用中的活性相对较低,尤其是与其他治疗方法相比。

2) 咪喹莫德:是一种咪唑喹啉药物,它能够诱导干扰素α和其他细胞因子在局部的产生。这种药物以5%的乳膏形式存在,被批准用于外部生殖器疣的治疗。

3) 西咪替丁:是一种H_2受体阻滞剂,尽管在体外表现出免疫调节的作用,但在治疗生殖器疣方面,已进行的随机对照试验未能明确证明其疗效。

4) 西多福韦:一种无环核苷酸,以其抑制疱疹病毒的DNA聚合酶而闻名。在治疗生殖器疣方面,1%的西多福韦凝胶(非市售)已被证明优于安慰剂。

第二节　HPV感染生物学模型

在研究HPV的生物学时,建立适当的研究模型是至关重要的。HPV具有高度选择性的宿主特异性,只能在人类或高度相关的灵长类动物中感染。这使得研究HPV的生命周期和致癌机制变得复杂。因此,需要借助模型系统来模拟HPV感染和致癌过程,以便更好地理解这一过程。

动物模型系统如下。

1. 转基因小鼠　高危型人乳头瘤病毒(HR HPV)的$E6$和$E7$基因具有显著的作用,它们能够使原始人类上皮细胞实现永久生长,即所谓的"不朽化"。在这个过程中,HPV的DNA通常被整合到宿主的染色体中。值得注意的是,这些经过转化的细胞在免疫缺陷

小鼠体内并不形成肿瘤。然而，在选择性压力作用下，这些永生化的细胞在长时间的繁殖过程中最终可能形成致瘤特性，表现为对序列生长因子的独立性和对分化的抵抗。在这一多阶段的转化过程中，细胞的基因会发生一系列遗传或表观遗传变化。这些宿主基因的变化和它们在肿瘤发展中的角色是当前积极研究的领域。

为了更深入地研究 HPV 在动物模型系统中的致癌性，研究者们已经开发了多种转基因小鼠模型。在这些模型中，HPV16 的致癌基因 E6、E7 或 E5，或 HPV16 的整个早期区域，都是通过角蛋白 14（keratin 14）启动子表达的，该启动子在小鼠上皮的基底细胞中特异性活跃。通过育种方法，可以从双转基因 HPV16 E6 和 E7 小鼠中获得单转基因小鼠。有趣的是，研究发现，在这些模型中，癌症的发生似乎与长期暴露于促进细胞增殖的雌激素环境有关。

转基因小鼠模型由于保留了免疫能力，因此也被用于研究 HPV 与宿主免疫系统的相互作用。

2. 异种移植的免疫缺陷小鼠　患者源性原位异种移植模型（PDX）在研究 HPV 引发的上皮细胞变异和宫颈癌发展中，提供了一种极具价值的研究工具。PDX 模型通过在动物宿主中移植患者的癌细胞，更真实地模拟了人类癌症的生物环境，从而使研究成果更接近于人体内发生的实际情况。

在 PDX 模型中，研究人员可以观察 HPV 如何影响细胞的基因表达和行为，尤其是在细胞增殖、细胞周期调控及细胞死亡机制方面。这种模型不仅保留了肿瘤微环境，包括细胞间的相互作用、血管生成及与周围基质的交互作用，而且还能够在 HPV 引发的癌症发展中扮演重要角色。

通过 PDX 模型，研究人员能够深入理解 HPV 感染如何从初期的癌前状态过渡到恶性肿瘤，揭示这一过程中的分子和细胞事件。此外，PDX 模型还被用于评估针对 HPV 相关癌症的各种治疗策略的有效性，包括化疗、靶向治疗和免疫治疗。

异种移植系小鼠模型与宫颈癌细胞系相比，具有显著优势，因为它们更好地保留了原始癌症的特征。与此相反，长期在体外繁殖的癌细胞系可能会发生与原始癌症不同的特性变化。

3. HPV16 转化小鼠细胞的同基因小鼠　TC-1 细胞是一种特殊的细胞系，由 C57BL/6 小鼠肺细胞通过转化而成。这种转化是由 HPV16 E6/E7 基因和激活的 $c-Ha-Ras$ 基因共同作用实现的。HPV16 是一种与宫颈癌等癌症密切相关的高危型 HPV。

TC-1 细胞在科学研究中具有重要意义，因为它们能在与其相同的 C57BL/6 小鼠中诱发肿瘤。这一特性使得 TC-1 细胞成为研究 HPV 相关癌症免疫治疗的重要工具。C57BL/6 小鼠是一种模式生物，常用于生物医学研究，尤其是在免疫学和肿瘤学领域。由于这种小鼠具有完整的免疫系统，它们常被用于开发和测试治疗 HPV 引起的癌症的免疫疗法及潜在的治疗药物。

TC-1 细胞系的建立为研究 HPV 相关癌症的机制、疫苗和治疗策略提供了一个重要的实验模型。通过使用这种细胞系和 C57BL/6 小鼠，研究人员可以更好地理解 HPV 如何引发癌症，以及如何有效地利用免疫系统对抗这种病毒和相关的肿瘤。

第三节　HPV 感染药理学研究

HPV 和其他乳头状瘤病毒展现出一种独特的感染机制，这些病毒似乎已经进化出一种特殊策略，专门感染层状上皮的基底细胞，这些细胞是它们复制的唯一场所。近期对小鼠颈阴道挑战模型的研究揭示了一个意外发现：病毒最初并不直接与体内的角质形成细胞结合。相反，病毒首先必须通过其 L1 主衣壳蛋白与因上皮损伤而暴露的基底膜（BM）上的硫酸肝素蛋白多糖（HSPG）发生结合，进而触发构象变化，这一变化使 L2 小衣壳蛋白的 N 端暴露并遭受糠醛裂解。

（一）HPV 感染发生机制研究

1. HPV 附着　初步的 VLP 研究表明，HPV 通过与许多上皮细胞和其他培养的细胞系表面大量表达的进化保守蛋白受体结合。VLP 通常由 L1 独立或 L1 与 L2 共同组成，这表明 L1 在初始附着中起主要作用。目前，大多数研究者都认同 HSPG 在这一过程中是关键的主要附着因子，尤其是对于上皮细胞而言。支持这一结论的研究结果包括使用肝素酶治疗或肝素（硫酸肝素的可溶性形式）治疗可以抑制 HPV 与细胞的结合和感染。

此外，还有一些其他硫酸盐聚合物，如角叉菜胶，可能作为更有效的感染抑制剂，但由于结构方面的复杂性，很难预测它们的相对活性。有一项研究发现，HPV31 是一个例外，不需要 HSPG 来感染培养的上皮细胞。

除了细胞表面，HPV 衣壳还能够结合细胞外基质（ECM），这是由许多体外培养的上皮细胞系分泌的。硫酸肝素和 laminin-5 都可能对衣壳与 ECM 的结合起到一定作用。因此，研究者提出了一个关于角质形成细胞摄取之前的体内事件的模型（图 12-3-1）。

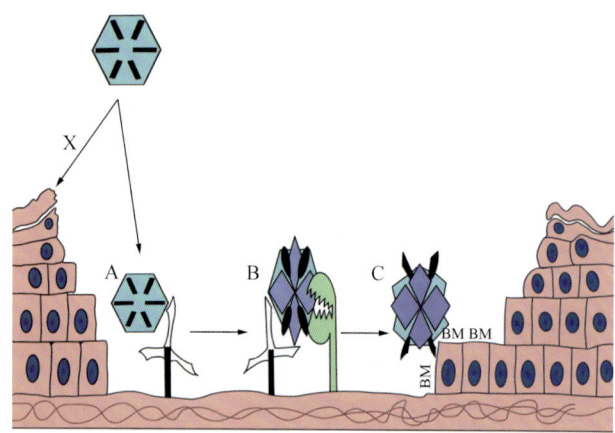

图 12-3-1 病毒粒子通过 HSPG 结合到破溃基底膜过程。在基底膜上的细胞破坏后，病毒粒子首先结合到暴露出 BM 的 HSPG 上（A）。这引起构象变化，暴露 L2 上一个易受原蛋白转化酶（弗林蛋白酶或 PC 5/6）的切割位点（B）。L2 切割后，L2 中和表位暴露出来，L1 先前未暴露的区域与上皮细胞入侵边缘上的一个未识别的次级受体（C）结合。X，病毒；A，病毒结合 HSPG；B，酶切割位点；C，结合次级受体；BM，基底膜

2. HPV 入胞　研究表明，在 HPV 感染的早期阶段，衣壳的结合和病毒基因组（或假基因组）的表达之间存在着一个非常长的延迟。使用敏感的巢式 RT-PCR 技术，首次在感染真正的牛 PV-1 型（BPV-1）后的 12 h 检测到拼接的病毒 mRNA。在大多数检测系统中，感染通常要等到衣壳结合后至少 24 h 才能被强有力地检测到，不论是在培养细胞还是在体内的角质形成细胞中。

感染的最初缓慢阶段是内化，通常在衣壳与细胞表面结合后的 2~4 h 内发生。已经确定了若干不同的进入前步骤。HSPG 在体内与基底膜结合，或在体外与细胞表面结合，可以诱导衣壳的构象变化，使 L2 蛋白的 N 端（通常在 12 位点）暴露出来，这与原蛋白转化酶（PC）5/6 的裂解密切相关。在所有 HPV 中，弗林蛋白酶的裂解位点是绝对保守的，裂解是感染所必需的。

在这个模型中，衣壳首先与外露的基底膜结合，然后移动至角质形成细胞的前缘。随着伤口愈合的进行，角质形成细胞逐渐迁移到这些结合点，并随后衣壳通过角化细胞特异性受体内化。这一过程凸显了 HPV 感染的复杂性，牵涉到多个细胞类型和多个阶段，并涉及与宿主细胞之间的精确相互作用。深入研究这些相互作用和感染机制对于理解 HPV 感染，并开发抗病毒策略具有至关重要的意义。

3. 细胞核内运输　HPV（病毒颗粒）衣壳内化和细胞内运输的内吞途径已经受到广泛的研究，然而，各个研究方向尚未达成一致的共识。在某种程度上，这可能是由于不同的基因型使用了不同的内吞途径，但在相同基因型的研究中也存在不一致的结果。衣壳的性质（包括 VLP、PsV 或病毒粒子）、衣壳的成熟状态、具体的实验操作及研究的终点（如内化与感染）都可能导致观察到的差异。无论基因型如何，内化都以缓慢且不同步的方式在数小时内发生。与此不同，大多数其他类型的病毒在细胞表面结合后仅需几分钟就能完成内化。一般而言，内吞途径和细胞内运输的方案如图 12-3-2 所示。大多数研究表明，已经研究的 HPV 类型中，多数使用了网格蛋白介导的内吞途径，包括 BPV1 和 HPV16。

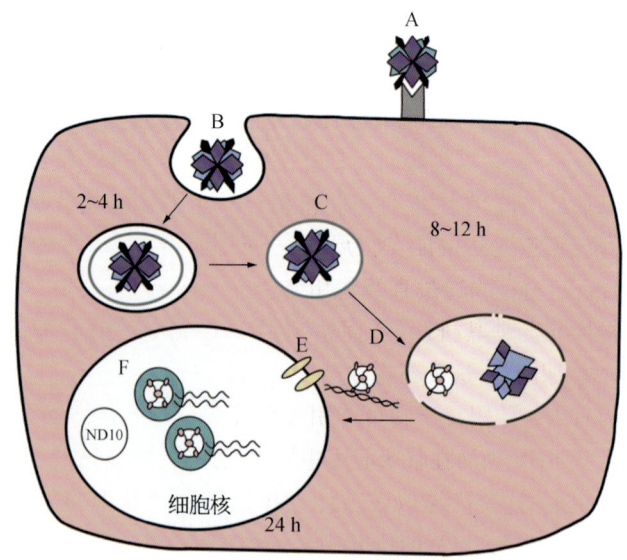

图 12-3-2 细胞核运输示意图。在最初与 HSPG 结合和弗林蛋白酶裂解后，病毒被转移到细胞表面的一个未知受体上（A）。然后病毒通过内吞途径进入细胞（B），在 4 h 内定位于早期核内体（C）。到 12 h，病毒在晚期核内体内脱壳，病毒基因组与 L2 复合物被释放（D）。L2-基因组复合物通过细胞质，可能通过微管，24 h 进入细胞核（E）。核进入后，复合物与 ND10 共定位，RNA 转录开始（F）

4. 结论　在小鼠子宫颈阴道挑战模型中对 HPV 感染过程的研究发现，上皮组织感染与培养细胞系感

染存在许多相似之处，但也存在重要的区别。在这两种情况下，HSPG是主要的附着因素，感染进程异常缓慢且不同步。主要区别在于，在体内感染的情况下，参与衣壳结合的关键HSPG位于非细胞基底膜而不是细胞表面，并且感染所需的第一组构象变化发生在细胞表面结合之前。据研究所知，HPV是唯一一种在细胞外部位启动感染过程的病毒。病毒粒子也会与培养细胞沉积的细胞外基质（ECM）结合，但这并不等同于基底膜，因为初始构象改变和弗林蛋白酶裂解不会在那里发生。

有趣的是，考虑到HPV可能已经积极进化以适应极其缓慢的感染过程。在体内，感染局限于上皮破坏的部位，而宿主免疫反应可能主要集中在这些部位。在小鼠模型中，上皮细胞在1～2天内就能修复。因此，病毒基因表达的起始延迟1～2天，可能有助于逃避对感染的最初免疫反应。然而，这种通过延迟感染来逃避自然免疫监视的适应可能是该病毒在疫苗干预方面的致命弱点。在感染过程中，中和抗体靶点的长时间暴露可能是基于L1和L2的预防性疫苗特别有效的原因之一。

（二）HPV感染治疗药物作用机制研究

目前市面上的抗病毒药物，如干扰素、咪唑胺、西多福韦和中药制剂，对HPV感染的治疗效果有限，尤其是在高危型HPV感染方面。还没有经过临床实践证明的完全有效的抗HPV病毒药物。因此，开发治疗性HPV疫苗和其他有效药物对于持续治疗HPV至关重要。

1. 细胞毒性药物　一些细胞毒性药物如鬼臼碱和三氯乙酸已被证实在局部应用上有效去除生殖器疣。这些药物通过直接作用于受感染的细胞，破坏其结构并促进其排除，从而达到治疗效果。然而，对于5-氟尿嘧啶，这种药物在治疗生殖器疣方面的应用较为有限。原因在于它可能引发强烈的炎症反应，导致患者不适，因而在临床应用中需更加谨慎。

某些抗癌药物如三氧化二砷（As_2O_3）和卡铂，已在HPV相关癌症的研究中显示出潜力。它们通过靶向转录因子AP-1和NF-κB，从而影响HPV癌蛋白E6和E7的表达。这一机制对于阻断HPV诱导的细胞恶变过程至关重要，因为E6和E7蛋白在HPV感染的细胞恶性转化中扮演着核心角色。

在免疫调节方面，咪喹莫特等药物在安全性和有效性上已获得认可。这些药物通过调节机体的免疫反应，增强对HPV感染的防御能力，从而有效地治疗生殖器疣。

来自曲霉菌、胶质瘤菌和青霉菌产生的三环生物碱胶质瘤毒素在研究中显示了对抗HPV18感染的潜力。这种毒素通过诱导细胞内的凋亡相关蛋白（如Bax、Caspase-3、Caspase-8和Caspase-9）并同时抑制抗凋亡蛋白Bcl-2的表达，有效降低了HPV18感染细胞的增殖能力。这种机制为开发新型的抗HPV药物提供了有价值的参考。

2. 抗病毒药物　顺式维甲酸曾在治疗HPV引发的喉部病变方面被广泛使用。然而，由于其治疗效果不尽如人意，因此不再作为复发性呼吸道乳头状瘤病（RRP）患者的首选治疗方法。现今，RRP的辅助治疗中，最常使用的药物是西多福韦。

利巴韦林和阿昔洛韦的应用在RRP状瘤病治疗中确实存在，但它们的临床疗效仍然备受争议。这两种药物在RRP的治疗中被考虑的原因主要与它们的抗病毒作用有关，尽管它们的效果不如西多福韦显著。

利巴韦林是一种广谱抗病毒药物，曾在一些RRP患者中试用。然而，有限的临床数据表明，它的疗效并不总是一致的，而且在治疗过程中可能伴随着一些不良反应。因此，利巴韦林在RRP治疗中的地位相对较低，通常被视为备用选择。

阿昔洛韦是一种主要用于治疗疱疹病毒感染的药物，也曾被用于RRP患者，因为它对某些HPV亚型具有一定的活性。然而，其临床疗效也因患者之间的差异而不同，且副作用相对较少。尽管如此，阿昔洛韦在RRP治疗中的地位仍然受到争议，并且通常只在其他治疗选择无效或不适用的情况下才被考虑。

干扰素（IFN）在HPV的活性调控方面表现出了显著的疗效，不论是在体外还是在体内。由于其多种重要特性，包括抗病毒活性、抗增殖性质及激发宿主免疫反应的能力，干扰素在HPV治疗中引起了广泛的关注。在喉乳头状瘤病的辅助治疗中，干扰素早期被用作治疗的一种药物选择。最近，双相囊泡被引入用于局部传递IFN-α，以确保其局部传递时能够维持较长的时间，而不会导致全身过多的暴露。IFN-α与类维生素A的联合使用在宫颈癌治疗中显示出了很好的效果。

IFN-α与利巴韦林的联合治疗已被发现对于HPV引起的肛周和生殖器感染非常有效。同样，聚乙二醇化干扰素与利巴韦林的联合应用也用于治疗播散性HPV感染，这为处理复杂疾病提供了有希望的治疗途径。

对于尖锐湿疣（生殖疣）的治疗，使用干扰素α已被证明能够有效地降低复发率。这表明干扰素在多种HPV相关疾病的治疗中都具有重要作用。

3. 中草药　在中草药系统中，已鉴定出多种具有抗HPV活性的植物和药物。其中，派特灵是一种中药，包含苦参、蛇床子、胆、爪哇油等成分，通过破坏线粒体和其他细胞膜引起细胞坏死以抑制HPV。卡拉胶则源自红藻，已知它能结合HPV病毒粒子并抑制其附着和进入宿主细胞。卡拉胶凝胶作为性润滑剂已被证明在预防HPV16假病毒感染方面有效。

此外，一些传统中药显示出显著的抗HPV活性。柴胡被广泛认为对HPV感染有抑制作用，它可以干扰生殖器疣中HPV的DNA表达。优毒净是另一种药物，可以导致HPV感染风险较高患者宫颈病变功能逆转，这可能与其主要成分，包括爪哇油、胆、蛇毒和苦豆子等，最终导致线粒体和其他生物膜的特异性破坏，进而引发细胞变性和程序性细胞死亡有关。

半夏提取物也显示出对宫颈癌细胞中HPV E6基因的表达产生影响，导致HPV E6 mRNA和蛋白水平降低，同时提高p53蛋白和mRNA水平。这种作用被认为是由于下调HPV E6基因的表达和上调p53基因所致。

4. Ranpirnase核糖核酸酶　是一种肽，具有裂解双链RNA（dsRNA）的能力，并已显示出能够根除HPV。这种药物在治疗多种恶性肿瘤方面已经得到应用，且副作用相对较少，即使有短期的血清肌酐水平升高也很罕见。

研究结果表明，Ranpirnase核糖核酸酶可能是一种有潜力的治疗选项，用于处理与HPV相关的病症，尤其是生殖器疣，但需要更多的研究和临床验证来确认其疗效和安全性。

5. 局部免疫调节　局部免疫调节在正常免疫系统清除或抑制HPV感染方面已被证实具有重要作用。咪喹莫特的作用是通过激活巨噬细胞、树突状细胞和角质形成细胞来释放干扰素（Ⅰ型）和促炎细胞因子。这些效应可以增强Th1反应，从而提高免疫力来清除或抑制HPV感染。然而，咪喹莫特的使用可能会引起副作用，包括应用部位的刺激。

此外，绿茶中含有一种提取物称为多酚E，已经被发现具有免疫调节刺激的作用，有助于清除病毒。这些局部免疫调节方法为应对HPV感染提供了一种有希望的治疗途径。

6. 针对HPV的特定治疗　在针对HPV特定的治疗中，已经开发了针对HPV16 L1蛋白的单克隆抗体，该蛋白是病毒的一个主要外壳成分，有助于病毒粒子的组装和感染。此外，针对HPV16/18的E6蛋白的治疗被研究用于诱导HPV相关宫颈癌细胞的凋亡。E6蛋白是HPV的早期表达蛋白，它与宿主细胞的p53抑癌蛋白相互作用，导致细胞周期调控失常。针对E6的治疗策略旨在复原p53的正常功能，从而促进癌细胞的死亡。

疫苗的开发标志着HPV药理学研究的巨大突破。目前，广泛使用的HPV疫苗，包括二价、四价和九价疫苗，能够高效预防多种高危型HPV的感染，从而显著减少宫颈癌和其他相关癌症的发病率。此外，通过优化疫苗接种策略，例如减少接种剂次和扩大接种人群年龄范围，进一步提高了预防措施的可及性和效率。

第四节　HPV感染药理学研究案例

AAA防治HPV感染及其机制研究

（一）目的

将编码HPV衣壳蛋白的三种质粒和含有GFP及luciferase报告基因的报告质粒共转染293TX细胞，包装出三种亚型的HPV6、16和18假病毒株。通过假病毒筛药体系，评价AAA的抗病毒活性，并进一步评价其可能的作用机制。

（二）供试品

AAA。

（三）溶媒

普通培养液。

（四）细胞资料

（1）细胞：人宫颈癌HeLa细胞。

（2）来源：由×××惠赠。

（3）细胞株培养条件：通过液氮保存并成功复苏了HeLa细胞。在含有10%胎牛血清（FBS）和100 U/

mL青/链霉素的DMEM培养基中培养。培养条件为37℃、5% CO_2 的培养箱中，细胞经过0.02% EDTA和0.25%胰蛋白酶消化后进行传代。使用了表达密码子优化的重组HPV L1和L2衣壳蛋白的三种质粒（p6sheLL、p16sheLL、p18sheLL），以及含有luciferase报告基因的核心质粒（pClucf）。

（五）试验方法

（1）HPV假病毒的包装与制备：从-80℃冰箱中取出三种亚型HPV6/HPV16/HPV18的假病毒衣壳质粒（p6sheLL、p16sheLL及p18sheLL）和报告质粒（pClucf），以及感受态细胞（DH-5α），并置于冰上解冻备用。将50 ng/mL的上述三种质粒溶液分别加入100 μL感受态细胞中，轻轻混匀后置于冰上静置30 min，避免剧烈晃动。将混合物置于42℃水浴锅中90 s，随后立即置于冰浴3~5 min。加入900 μL不含氨基酸的LB培养基，置于摇床中37℃、220 r/min振摇45 min使菌体复苏。同时，将氨基酸抗性的固体LB培养皿恢复至室温。以4 000 r/min离心5 min，弃去大部分上清，仅留200 μL液体悬浮物。将其均匀涂布在预先准备好的含有100 μg/mL氨基酸的LB培养板上。先将LB平板正置于37℃的培养箱中培养1 h，然后倒置培养过夜。

（2）质粒的提取及扩增：转化后的单个形态完整的菌落挑选后接种到含有3~5 mL选择性LB液体培养基的摇菌管中，于37℃、220 r/min条件下培养4~6 h直至菌液变浑浊，随后按比例接种至200~400 mL的LB培养基中，再次置于37℃、220 r/min条件下培养12~14 h。收集培养好的菌液后，进行菌液离心、重悬、裂解、终止裂解等步骤，最终提取DNA并测定浓度和纯度后，将其分装并存放于-20℃冰箱备用。

（3）感染性假病毒株的制备

1）将293FT细胞以 4×10^6 个/皿的浓度接种于平板中，加入10 mL培养基，置于37℃、5%CO_2 的培养箱中过夜。当细胞生长至60%~70%时，小心地弃去原有培养基，并更换为不含血清的新鲜DMEM培养基。

2）使用1.5 mL无菌EP管，用1 mL不含血清的DMEM培养基溶解12 μg HPV假病毒衣壳质粒（p6sheLL、p16sheLL及p18sheLL）和12 μg报告质粒（pClucf），按照转染试剂说明书中的方法，质粒与PEI按1:3（质量与体积比）将72 μL转染试剂PEI加入上述质粒溶液中，立即涡旋混合均匀。

3）将上述混合液体置于37℃的培养箱中孵育30 min，之后均匀滴加入细胞培养皿中，轻轻摇动以使液体混合均匀。将细胞皿放置于37℃、5% CO_2 的培养箱中培养，转染10~12 h后更换培养液，继续培养48 h。

（4）假病毒的收获：将细胞培养皿中的上清液弃去，如有大量漂浮的细胞，经离心后同样弃去上清液；随后使用1~2 mL胰酶进行消化，用4 mL培养基冲洗，将细胞转移至15 mL离心管中，以800 g离心5 min。再次弃去上清液，将细胞用0.5 mL DPBS-Mg重悬，然后转移至1.5 mL EP管中，在800 g离心5 min后，小心移去上清液。接着，用0.5 mL新鲜DPBS-Mg吹打，继续800 g离心5 min。将细胞重悬在1.5倍体积的DPBS-Mg中，轻轻涡旋或轻弹管子使细胞均匀分散。加入10% Brij-58（细胞裂解液），使终浓度为0.35%，在裂解液中37℃孵育24 h后，将样品放置于冰上5~10 min，以5 000 g离心10 min，上清即为病毒液，可分装并保存于-80℃。

（5）HPV假病毒感染能力的检测：将HeLa细胞以6 000个/孔、100 μl/孔的密度接种到96孔细胞培养板中，置于37℃、5%CO_2 条件下培养过夜。从-80℃取出病毒液，室温解冻后，进行六倍比例稀释，每个浓度取100 μL加入到相应的细胞中，未加病毒的细胞孔作为空白对照，然后置于37℃、5%CO_2 培养箱中继续培养。培养48 h后，检测细胞荧光素酶报告基因luciferase的表达情况。吸掉细胞培养上清，每孔加入50 μL的细胞裂解液，置于振荡器上振摇15~30 min，待细胞完全裂解后，吸出30 μL细胞裂解液转移到白色的96孔板中，室温避光。然后每孔加入50 μL稀释后的荧光素酶底物，立即用酶标仪检测luciferase荧光值。

（6）AAA抗HPV病毒活性评价：HeLa细胞以6 000个/孔、100 μL/孔的密度接种至96孔细胞培养板中，在37℃、5% CO_2 条件下培养过夜。接着，从-80℃取出HPV6/HPV16/HPV18型假病毒液，解冻后使用不含血清的DMEM空白培养基稀释病毒。随后，将AAA在DMEM培养基中逐倍稀释，与HPV6/HPV16/HPV18型假病毒混合后，在37℃培养箱中孵育30 min。孵育后的药物病毒混合液每孔加入细胞板中，感染24 h后更换培养基。最后，感染48 h后，利用荧光素酶检测试剂盒检测报告基因luciferase的表达，并据此计算药物的抑制率。

（7）病毒添加实验：HeLa细胞以6 000个/孔、100 μL/孔的密度接种到96孔细胞培养板中，置于

37 ℃、5%CO_2 条件下培养过夜。随后,从 -80 ℃ 取出 HPV6/HPV16/HPV18 型假病毒液,室温解冻后用不含血清的 DMEM 空白培养基稀释,同时用 DMEM 培养基配制固定浓度的 AAA。将稀释后的 HPV6/HPV16/HPV18 型假病毒液加入细胞板中,培养 2 h 后吸去上清,用 PBS 洗板 2~3 次,加入含 10% FBS 的新鲜 DMEM 培养基继续培养。随后,在不同时间点(0 h、2 h、4 h、6 h、8 h、10 h、12 h 和 24 h)加入药物到病毒作用的细胞板中,其中 0 h 药物和病毒预先孵育 30 min 后再加入细胞板,2 h 点洗去病毒液后立即加入药物。最后,在 48 h 后利用荧光素酶检测试剂盒检测报告基因 luciferase 的表达,按照上述方法计算药物的抑制率。

(8) 温度变化实验:将 HeLa 细胞以 6 000 个/孔、100 μL/孔的密度接种到 96 孔细胞培养板中,置于 37 ℃、5% CO_2 条件下培养过夜。从 -80 ℃ 取出 HPV16/HPV18 型假病毒液,室温解冻后使用 DMEM 培养液稀释病毒。用不含血清的 DMEM 空白培养基将 AAA 倍比稀释,然后将不同梯度稀释的药物和病毒液混合,在 4 ℃ 孵育 30 min 后,预先冷却细胞培养板 15 min。接着将预冷后的药物病毒液混合物每孔 100 μL 加入细胞板中,单独加病毒液的细胞孔作为病毒对照孔,细胞孔作为空白对照,将细胞板置于 4 ℃ 放置 3 h。3 h 后吸去细胞培养上清,使用不含血清的 DMEM 空白培养基清洗 2 次,洗去细胞表面未黏附的病毒,然后置于 37 ℃ 培养 48 h。48 h 后,利用荧光素酶检测试剂盒检测报告基因 luciferase 的表达。

(9) 病毒抑制实验:将 HeLa 细胞以 6 000 个/孔、100 μL/孔的密度接种到 96 孔细胞培养板中,置于 37 ℃、5% CO_2 条件下培养过夜。从 -80 ℃ 取出 HPV6/HPV16/HPV18 型假病毒液,室温解冻后使用不含血清的 DMEM 空白培养基稀释病毒。配制固定浓度的 AAA 于 DMEM 培养基中,每孔加入 100 μL 至细胞板中,培养 2 h 后吸去培养基,用不含血清的 DMEM 空白培养基清洗 2 次,加入含病毒液的新鲜培养基。进行常规病毒抑制实验,混合稀释后的药物和病毒液,孵育 30 min 后加入细胞板中,置于 37 ℃ 培养箱中继续培养。48 h 后利用荧光素酶检测试剂盒检测报告基因 luciferase 的表达。

(10) 免疫荧光染色法检测细胞表面 HPV16 L1 蛋白表达:将 HeLa 细胞以每平板 1.5×10^5 个/2 mL 的密度接种于培养皿中,置于 37 ℃、5% CO_2 条件下培养过夜。随后,从 -80 ℃ 取出 HPV16 型假病毒液,室温解冻后,使用不含血清的 DMEM 空白培养基稀释病毒。将稀释后的药物和病毒液混合,孵育 30 min 后加入培养皿中,作为空白对照的细胞仅加入病毒液。感染 24 h 后,弃去培养上清,PBS 洗 2 次,进行细胞表面抗原染色。随后,固定细胞并进行封闭,接着加入一抗和二抗,PBS 洗后使用 DAPI 染色,最后使用倒置荧光显微镜拍照。HPV16 L1 蛋白表达和纯化采用毕赤酵母表达系统,先合成优化基因并进行克隆,然后通过电转化至菌株中并进行蛋白表达,采用蛋白质印迹法检测表达情况,最后用 BCA 试剂盒检测蛋白浓度。表面等离子共振(SPR)分析中,将 HPV16 L1 固定在芯片上,使用不同浓度的药物进行流动相实验,采用阳性对照和阴性对照,最后使用软件进行数据分析和作图。

(六) 分组和剂量设置

设置对照组和实验组两组。

(七) 给药方法

将 AAA 药物按照设计的剂量依此注入相应的实验组的培养瓶。

(八) 实验方法和观察指标

主要检测仪器:CO_2 培养箱、全自动高压灭菌器、倒置相差显微镜、恒温干燥箱、酶标仪、超净工作台、离心机等。主要指标:靶细胞生长状况。

(九) 统计分析

各实验数据结果用均数±标准差表示,使用单因素方差分析(One-way ANOVA)比较各组计量资料,使用 t 检验进行两组间数据比较。方差不齐的数据,采用 Welch 法进行校正。$P<0.05$ 表示差异有统计学意义。所有数据采用 Graphpad Prism 5.0 进行统计处理。

(十) 结果

(1) AAA 显著抑制三种亚型 HPV 病毒感染靶细胞:实验室建立的假病毒体系研究发现,AAA 具有显著的剂量依赖性,能显著抑制三种不同亚型的 HPV 假病毒感染靶细胞。其对 HPV 6、16 和 18 亚型病毒的 IC_{50} 分别为 1.22 μg/mL ± 0.03 μg/mL、4.24 μg/mL ± 1.13 μg/mL 及 6.14 μg/mL ± 0.22 μg/mL。

(2) AAA 能作用在病毒进入靶细胞的早期阶段:通过病毒添加实验,即在病毒入侵靶细胞的不同时间点(0 h、2 h、4 h、6 h、8 h、10 h 和 12 h)加入 AAA,观察其抗病毒活性的变化,并分析药物可能的作用环节。实验结果显示,在病毒进入靶细胞前加入 AAA(50 μg/mL),其几乎完全抑制 HPV 病毒的复制,抑制率达 80%~100%。然而,在病毒感染靶细胞后加入

AAA时,其抗病毒活性逐渐下降,且随着病毒感染时间的延长,AAA抗病毒活性也进一步下降。这些结果表明,AAA对病毒进入靶细胞的早期阶段具有一定的影响。然而,现有结果也表明,当在病毒感染靶细胞10~12h后加入AAA时,其抑制病毒感染率仍能维持在20%~50%,这说明AAA可能在病毒进入细胞后的其他环节也发挥作用。这一发现需要后续实验进一步验证。

(3) AAA抑制HPV病毒结合靶细胞:病毒与靶细胞结合是HPV感染的第一步。HPV L1蛋白介导了病毒入侵细胞。使用免疫荧光染色观察AAA对HPV16 L1蛋白表达的影响。在HeLa细胞中处理HPV与AAA后,发现AAA能显著降低细胞表面L1蛋白的荧光表达,且呈剂量依赖性。结果表明,AAA可以有效抑制HPV与细胞的结合。这暗示AAA可能在病毒进入细胞后的其他环节也发挥作用,需要进一步实验验证。

(4) AAA能抑制HPV病毒黏附靶细胞:研究指出,HPV病毒通过胞吞作用进入靶细胞,这是一个能耗过程。在4℃条件下,细胞对病毒的感染能力显著减弱,但这并不影响病毒对细胞表面的黏附。基于此,设计了温度变化实验,将HPV假病毒与靶细胞在4℃条件下孵育。在此温度下,病毒仅能黏附在细胞表面,而内吞作用无法发生。加入了不同浓度的AAA观察其对病毒与细胞的黏附作用。结果显示,AAA明显降低了病毒对细胞的黏附能力,且在恢复正常温度后,病毒的内吞及感染能力明显减弱,且呈现剂量依赖性。这表明,AAA能够抑制HPV病毒黏附并阻止其内吞入胞,可能是其抗病毒作用机制之一。

(5) AAA对宿主细胞相关受体无影响:上述结果显示了AAA对病毒早期阶段的作用,它抑制了病毒黏附到靶细胞,但其具体作用机制尚不清楚。为了探究AAA是否影响宿主细胞的相关受体,病毒抑制实验中,先将AAA与靶细胞3TC预处理2h,然后去除未结合的AAA,接着加入HPV病毒进行感染。如果AAA与宿主细胞受体相互作用,病毒将无法与靶细胞结合,从而减弱或消除感染力。结果表明,AAA与细胞预处理并不能影响HPV假病毒的感染力,AAA的抗病毒活性也随之消失。相比之下,未清洗的药物对照组中,AAA几乎完全抑制了HPV假病毒的感染。

这表明AAA抑制病毒黏附的作用与宿主细胞受体无直接关系,提示AAA的作用靶位可能在病毒本身,尽管也不能排除AAA与宿主之间的间接作用。

(6) AAA能特异性结合HPV的L1衣壳蛋白:病毒颗粒进入靶细胞主要是通过HPV病毒的L1衣壳蛋白介导的。AAA的抗病毒作用可能是通过针对L1蛋白展开的。利用表面等离子共振技术,探测AAA与HPV 16型的L1蛋白的结合。AAA能特异性结合HPV 16病毒的L1蛋白,其亲和力为7.71×10^{-11} mol/L,结合常数为每秒3.38×10^3 mol/L,解离常数为2.60×10^7 s。表明AAA可以高效地结合HPV病毒的L1衣壳蛋白,可能通过此途径抑制病毒进入靶细胞。

(十一)影响研究可靠性和造成研究工作偏离试验方案的异常情况

无。

(十二)讨论

研究表明,AAA对多种病毒具有抗性,但至今尚未有关于其抑制HPV病毒的报道。我们的研究首次揭示了AAA对HPV假病毒(CHPV 6、16和18)的抑制效果,并显示其剂量依赖性。

病毒添加实验表明,AAA在病毒进入靶细胞的早期阶段发挥作用,尽管在病毒感染10~12h后加入,其抗病毒效果仍然显著,暗示AAA可能在病毒进入细胞后的其他环节起作用。AAA对宿主细胞相关受体无直接影响,其抗病毒作用可能与病毒相关蛋白密切相关,但也可能存在与宿主细胞之间的间接作用。

免疫荧光染色实验证实了AAA可直接阻止HPV与靶细胞的结合。Temperature shift实验显示,AAA部分抑制HPV假病毒颗粒与靶细胞表面的黏附,阻止病毒与细胞结合和入侵。然而,这可能仅是其抗病毒机制之一,需进一步实验验证。

通过表面等离子共振技术(SPR)分析,发现AAA与HPV16型L1蛋白结合力极强,阻断了病毒衣壳与细胞表面的HSPG黏附因子的结合。

(十三)结论

AAA主要通过与HPV主要衣壳蛋白L1结合,阻止HPV内吞进入宿主细胞,发挥抗病毒作用,从而减少了病毒感染的风险。

(刘斯语　王琴霞)

参考文献

[1] 丁永桢. 丹酚酸B防治人乳头瘤病毒感染及其机制研究[D]. 广州: 南方医科大学, 2019.

[2] 王康. HPV16阳性人宫颈鳞状细胞癌裸鼠动物模型的建立[J]. 中华劳动卫生职业病杂志, 2014, 32(6): 3. DOI: 10.3760/cma.j.issn.1001-9391.2014.06.013.

[3] 王鹏飞, 何奔. 内源性大麻素系统与心肌缺血再灌注损伤[J]. 中国动脉硬化杂志, 2010(8): 4. DOI: CNKI; SUN; KDYZ.0.2010-08-023.

[4] 许荣. 5种药物对HPV感染裸小鼠模型免疫反应的影响[D]. 天津: 天津医科大学, 2020.

[5] 严磊. 大麻素对HPV感染引起的宫颈癌的作用机制及HBV慢性感染的小鼠模型的建立[D]. 重庆: 重庆医科大学, 2015. DOI: 10.7666/d.D792557.

[6] 张小林. 内源性大麻素系统抗胶质瘤的作用机制[J]. 临床肿瘤学杂志, 2011, 16(3): 4. DOI: 10.3969/j.issn.1009-0460.2011.03.021.

[7] Alphs H H, Gambhira R, Karanam B, et al. Protection against heterologous human papillomavirus challenge by a synthetic lipopeptide vaccine containing a broadly cross-neutralizing epitope of L2 [J]. Proceedings of the National Academy of Sciences, 2008, 105(15): 5850-5855.

[8] Archambault J, Melendy T. Targeting human papillomavirus genome replication for antiviral drug discovery [J]. Antiviral Therapy, 2013, 18(3): 271-283.

[9] Ben-Avi R, Farhi R, Ben-Nun A, et al. Establishment of adoptive cell therapy with tumor infiltrating lymphocytes for non-small cell lung cancer patients [J]. Cancer Immunology Immunotherapy, 2018, 67: 1221-1230.

[10] Brown I, Cascio M G, Rotondo D, et al. Cannabinoids and omega-3/6 endocannabinoids as cell death and anticancer modulators [J]. Progress in Lipid Research, 2013, 52(1): 80-109.

[11] Buck C B, Pastrana D V, Lowy D R, et al. Efficient intracellular assembly of papillomaviral vectors [J]. Journal of Virology, 2004, 78(2): 751-757.

[12] Buck C B, Thompson C D, Pang Y Y S, et al. Maturation of papillomavirus capsids [J]. Journal of Virology, 2005, 79(5): 2839-2846.

[13] Burnett J C, Rossi J J. RNA-based therapeutics: current progress and future prospects [J]. Chemistry & Biology, 2012, 19(1): 60-71.

[14] Chang J T C, Kuo T F, Chen Y J, et al. Highly potent and specific siRNAs against E6 or E7 genes of HPV16- or HPV18-infected cervical cancers [J]. Cancer Gene Therapy, 2010, 17(12): 827-836.

[15] Chen F P. Efficacy of imiquimod 5% cream for persistent human papillomavirus in genital intraepithelial neoplasm [J]. Taiwanese Journal of Obstetrics and Gynecology, 2013, 52(4): 475-478.

[16] Chu F, Cao J, Neelalpu S S. Versatile CAR T-cells for cancer immunotherapy [J]. Contemp Oncol, 2018, 2018(1): 73-80.

[17] Culp T D, Budgeon L R, Christensen N D. Human papillomaviruses bind a basal extracellular matrix component secreted by keratinocytes which is distinct from a membrane-associated receptor [J]. Virology, 2006, 347(1): 147-159.

[18] Culp T D, Christensen N D. Kinetics of in vitro adsorption and entry of papillomavirus virions [J]. Virology, 2004, 319(1): 152-161.

[19] Da Silva D M, Velders M P, Nieland J D, et al. Physical interaction of human papillomavirus virus-like particles with immune cells [J]. International Immunology, 2001, 13(5): 633-641.

[20] Darshan M S, Lucchi J, Harding E, et al. The l2 minor capsid protein of human papillomavirus type 16 interacts with a network of nuclear import receptors [J]. Journal of Virology, 2004, 78(22): 12179-12188.

[21] Day P M, Gambhira R, Roden R B S, et al. Mechanisms of human papillomavirus type 16 neutralization by l2 cross-neutralizing and l1 type-specific antibodies [J]. Journal of Virology, 2008, 82(9): 4638-4646.

[22] Day P M, Lowy D R, Schiller J T. Heparan sulfate-independent cell binding and infection with furin-precleaved papillomavirus capsids [J]. Journal of Virology, 2008, 82(24): 12565. DOI: 10.1128/JVI.01631-08.

[23] Day P M, Lowy D R, Schiller J T. Papillomaviruses infect cells via a clathrin-dependent pathway [J]. Virology, 2003, 307(1): 1-11.

[24] Day P M, Thompson C D, Buck C B, et al. Neutralization of human papillomavirus with monoclonal antibodies reveals different mechanisms of inhibition [J]. Journal of Virology, 2007, 81(16): 8784-8792.

[25] D'Souza G, Kreimer A R, Viscidi R, et al. Case-control study of human papillomavirus and oropharyngeal cancer [J]. New England Journal of Medicine, 2007, 356(19): 1944-1956.

[26] Everett R. DNA viruses and viral proteins that interact with PML nuclear bodies [J]. Oncogene, 2001, 20: 7266-73.

[27] Fausch S C, Da Silva D M, Kast W M. Differential uptake and cross-presentation of human papillomavirus virus-like particles by dendritic cells and Langerhans cells [J]. Cancer Research, 2003, 63(13): 3478-3482.

[28] Florin L, Becker K A, Lambert C, et al. Identification of a dynein interacting domain in the papillomavirus minor capsid protein l2 [J]. Journal of Virology, 2006, 80(13): 6691-6696.

[29] Florin L, Schäfer F, Sotlar K, et al. Reorganization of nuclear domain 10 induced by papillomavirus capsid protein l2 [J]. Virology, 2002, 295(1): 97-107.

[30] Fonseca B M, Correia-da-Silva G, Teixeira N A. The endocannabinoid anandamide induces apoptosis of rat decidual cells through a mechanism involving ceramide synthesis and p38 MAPK activation [J]. Apoptosis, 2013, 18: 1526-1535.

[31] Gambhira R, Karanam B, Jagu S, et al. A protective and broadly cross-neutralizing epitope of human papillomavirus L2 [J]. Journal of Virology, 2007, 81(24): 13927-13931.

[32] Giroglou T, Florin L, Schäfer F, et al. Human papillomavirus infection requires cell surface heparan sulfate [J]. Journal of Virology, 2001, 75(3): 1565-1570.

[33] Guabiraba R, Russo R C, Coelho A M, et al. Blockade of cannabinoid receptors reduces inflammation, leukocyte accumulation and neovascularization in a model of sponge-induced inflammatory angiogenesis [J]. Inflammation Research, 2013, 62: 811-821.

[34] Guo Z, Wang X, Cheng D, et al. PD-1 blockade and OX40 triggering synergistically protects against tumor growth in a murine model of ovarian cancer [J]. PloS one, 2014, 9(2): e89350.

[35] Guo-Qin H. Clinical observation of paiteling on treatment of cervicitis combined with high-risk HPV infection [J]. Chin J Woman Child Health Res, 2012, 23: 675-677.

[36] Hindmarsh P L, Laimins L A. Mechanisms regulating expression of the HPV 31 L1 and L2 capsid proteins and pseudovirion entry [J]. Virology Journal, 2007, 4: 1-12.

[37] Hoy S M. Polyphenon E 10% ointment: in immunocompetent adults with external genital and perianal warts [J]. Am J Clin Dermatol, 2012, 13: 275-281.

[38] Johnson K M, Kines R C, Roberts J N, et al. Role of heparan sulfate in attachment to and infection of the murine female genital tract by human papillomavirus [J]. Journal of Virology, 2009, 83(5): 2067-2074.

[39] Jung H S, Rajasekaran N, Ju W, et al. Human papillomavirus: current and future RNAi therapeutic strategies for cervical cancer [J]. J Clin Med, 2015, 4: 1126-1155.

[40] Kines R C, Thompson C D, Lowy D R, et al. The initial steps leading to papillomavirus infection occur on the basement membrane prior to cell surface binding [J]. Proceedings of the National Academy of Sciences, 2009, 106(48): 20458-20463.

[41] Koutsky L. The epidemiology behind the HPV vaccine discovery [J]. Annals of Epidemiology, 2009, 19(4): 239-244.

[42] Laniosz V, Holthusen K A, Meneses P I. Bovine papillomavirus type 1: from clathrin to caveolin [J]. Journal of Virology, 2008, 82(13): 6288

6298.

[43] Lenz P, Day P M, Pang Y Y S, et al. Papillomavirus-like particles induce acute activation of dendritic cells [J]. The Journal of Immunology, 2001, 166(9):5346-5355.

[44] Lin J, Chen L, Qiu X, et al. Traditional Chinese medicine for human papillomavirus (HPV) infections: a systematic review [J]. Biosci Trends, 2017, 11:267-273.

[45] Novetsky A P, Keller M J, Gradissimo A, et al. In vitro inhibition of human papillomavirus following use of a carrageenan-containing vaginal gel [J]. Gynecol Oncol, 2016, 143:313-318. doi: 10.1016/j.ygyno.2016.09.003

[46] Patterson N A, Smith J L, Ozbun M A. Human papillomavirus type 31b infection of human keratinocytes does not require heparan sulfate [J]. J Virol, 2005, 79:6838-6847.

[47] Putral L N, Bywater M J, Gu W, et al. RNA interference against human papilloma virus oncogenes in cervical cancer cells results in increased sensitivity to cisplatin [J]. Mol Pharmacol, 2005, 68:1311-1319.

[48] Roberts J N, Buck C B. Thompson C D, Kines R. Bernardo M. Choyke PL, et al. Genital transmission of HPV in a mouse model is potentiated by nonoxynol-9 and inhibited by carrageenan [J]. Nat Med, 2007, 13:857-861.

[49] Schiller J T, Lowy D L. Immunogenicity testing in human papillomavirus virus-like-particle vaccine trials [J]. J Infect Dis, 2009, 200:166-171.

[50] Selinka H C, Florin L, Patel H D, et al. Inhibition of transfer to secondary receptors by heparan sulfate-binding drug or antibody induces noninfectious uptake of human papillomavirus [J]. J Virol, 2007, 81:10970-10980.

[51] Senin L L, Al-Massadi O, Folgueira C, et al. The gastric CB1 receptor modulates ghrelin production through the mTOR pathway to regulate food intake [J]. PloS One, 2013, 8(11):e80339.

[52] Sibbet G, Romero-Graillet C, Meneguzzi G, et al. α6 integrin is not the obligatory cell receptor for bovine papillomavirus type 4 [J]. Journal of General Virology, 2000, 81(2):327-334.

[53] Sima N, Wang W, Kong D, et al. RNA interference against HPV16 E7 oncogene leads to viral E6 and E7 suppression in cervical cancer cells and apoptosis via upregulation of Rb and p53 [J]. Apoptosis, 2008, 13:273-281.

[54] Singh S, Bhat M K. Carboplatin induces apoptotic cell death through downregulation of constitutively active nuclear factor-κB in human HPV-18 E6-positive HEp-2 cells [J]. Biochem Biophys Res Commun, 2004, 318:34-53. doi: 10.1016/j.bbrc.2004.04.037

[55] Smith J L, Lidke D S, Ozbun M A. Virus activated filopodia promote human papillomavirus type 31 uptake from the extracellular matrix [J]. Virology, 2008, 381(1):16-21.

[56] Song M, DiPaola R S, Cracchiolo B M, et al. Phase 2 trial of paclitaxel, 13-cis retinoic acid, and interferon alfa-2b in the treatment of advanced stage or recurrent cervical cancer [J]. Int J Gynecol Cancer, 2014, 24:1636-1641.

[57] Squiquera L, Taxman D J, Brendle S A, et al. Ranpirnase eradicates human papillomavirus in cultured cells and heals anogenital warts in a phase I study [J]. Antivir Ther, 2017, 22:247-255.

[58] Svahn K S, Göransson U, Chryssanthou E, et al. Induction of gliotoxin secretion in Aspergillus fumigatus by bacteria-associated molecules [J]. PLoS One, 2014, 9(4):e93685..

[59] Wang S H, Zhang X S, Guan H S, et al. Potential anti-HPV and related cancer agents from marine resources: an overview [J]. Mar Drugs, 2014, 12:2019-2035.

[60] Welch S P, Sim-Selley L J, Selley D E. Sphingosine-1-phosphate receptors asemerging for treatment of pain. [J] Biochem Pharmacol, 2012, 84(12):1551-1562.

[61] Xiao J, Huang J L, Cai L E. Study of Youdujing in treating HR-HPV infected cervical lesions [J]. Guangdong Med J, 2011, 32:2036-2039.

[62] Yamato K, Yamada T, Kizaki M, et al. New highly potent and specific E6 and E7 siRNAs for treatment of HPV16 positive cervical cancer [J]. Cancer Gene Ther, 2008, 15:140-153.

[63] Zhou J, Peng C, Li B, et al. Transcriptional gene silencing of HPV16 E6/E7 induces growth inhibition via apoptosis in vitro and in vivo [J]. Gynecol Ncol, 2012, 124:296-302.

第十三章 淋病药理学

第一节 概述

(一) 概念

淋病是一种性传播疾病，由淋病奈瑟菌感染引起，通常表现为尿道分泌物异常、尿道疼痛和其他泌尿生殖道症状。

淋病奈瑟菌是一种革兰阴性细菌，通常呈现出双球菌形态，其单个细胞直径为 0.6~1 μm。其独特的细胞壁由细胞质膜（内膜）、含有肽聚糖的胞间隙及含有脂寡糖（LOS）的外膜组成。这种 LOS 与其他革兰阴性细菌的脂多糖（LPS）类似，但不具备 LPS 的典型多糖 O 抗原特征（图 13-1-1）。

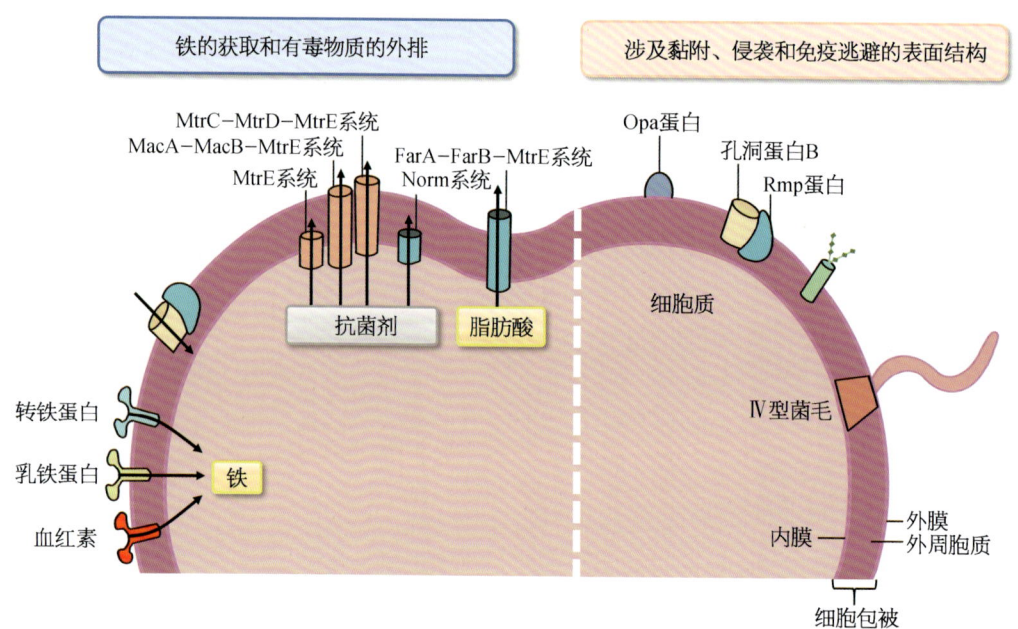

图 13-1-1 淋病奈瑟菌结构示意图

淋病奈瑟菌的包膜中存在三个铁获取系统，分别是转铁蛋白采集系统（TbpA-TbpB）、乳铁蛋白采集系统（LbpA-LbpB）和血红蛋白采集系统（HpuA-HpuB）。这些系统能够从宿主人类蛋白质中剥离铁，从而维持细菌对铁的需求。铁获取是维持细菌生存和繁殖所必需的，而这些系统有助于淋病奈瑟菌从宿主体内获取所需的铁元素。

(二) 流行病学

2016 年，根据世界卫生组织的估计，在 15~49 岁的成年人群中，全球共报告了 8 690 万例淋病病例，全球流行率为 0.9%。淋病的流行病学表现出多样性，这表现在其地理分布的不均匀性及在特定人群中的不同流行率。导致这种差异的因素包括性别、性取向、社会经济状况、人口统计特征、地理位置、文化因素（包括歧视和禁忌因素）、获得性教育、预防措施、检测和诊断的可及性和质量，以及卫生服务的政治承诺等。

全球每 1 000 名女性中有 20 例新的淋病感染病例，每 1 000 名男性中有 26 例。淋病发病率最高的是非洲地区,其次是美洲地区,最低的是欧洲地区。

(三) 病因

淋病奈瑟菌感染通常发生在人体的泌尿生殖道、直肠、咽喉或结膜和黏膜上皮。这种感染主要通过无保护的性行为传播,包括阴道性交、肛门性交或口交。在阴道性交中,从男性传播给女性的概率通常高于反过来的传播概率。然而,有关淋病奈瑟菌如何从阴道、直肠或口腔/咽部成功传播到男性尿道的机制尚不完全清楚。需要指出的是,淋病感染会增加艾滋病毒和其他性传播疾病的传播风险,尽管所有潜在的传播机制尚未完全理解,但可能涉及炎症、黏膜破坏和分泌物等因素(图 13-1-2)。

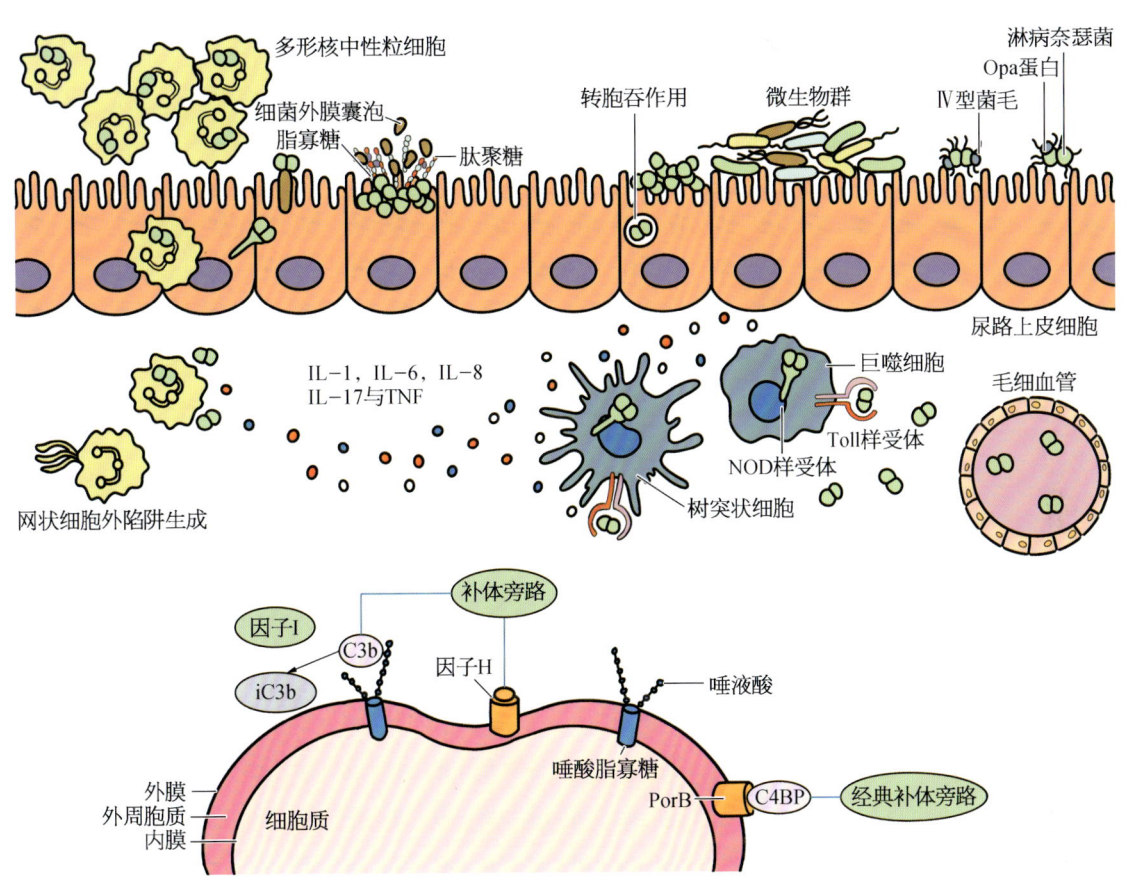

图 13-1-2 淋病奈瑟菌感染过程

(四) 治疗

淋病奈瑟菌对抗生素的持续抗药性发展,再加上新抗微生物药物开发的减少,使得可用于淋病治疗的方法变得有限。目前只有一种足够有效用于一线单药治疗的药物,即肌内注射头孢噻唑,通常与阿奇霉素一起使用。

其他替代治疗方法包括:环丙沙星单药治疗(如果感染的淋病奈瑟菌株已被表型或基因耐药性测试证实对其敏感)、高剂量阿奇霉素单药治疗和庆大霉素(尤其是如果未排除咽喉淋病)。然而,这些替代治疗方法都存在与淋病奈瑟菌的抗药性、抗生素可用性和(或)患者耐受性相关的局限性。

第二节 淋病生物学模型

建立淋病生物学研究模型对深入研究淋病的各个方面至关重要。目前,已经存在实验性淋病奈瑟菌感染的一些动物模型,主要用于加速淋病治疗和疫苗研发。然而,这些模型存在一些限制,例如感染仅局限于宫颈阴道区域,难以评估产品对上行淋病奈瑟菌感染的疗效。此外,一些动物模型用于测试候选治疗和疫苗对淋病奈瑟菌上生殖道感染的疗效。建立这些模型具有重要的意义和价值。

淋病研究的历史可以追溯到使用兔子、豚鼠、仓鼠、小鼠和黑猩猩等动物模型(图13-2-1)。然而,寻找适合淋病研究的合适模型一直是一个挑战,因为淋病奈瑟菌是一种人类特异性病原体。除了动物模型,还建立了多种体外细胞模型,使用不同的细胞来源,包括细胞系和原代细胞。此外,多种方法被采用来重现感染部位的3D结构及病原体渗透和免疫细胞迁移,其中包括Transwell插入技术、去细胞化支架,以及来自泌尿生殖道不同部位的器官培养物。建立淋病生物学药理学研究模型对于深入研究淋病的生物学、病理学、治疗和预防方面具有重要的意义。这些模型为研究人员提供了一个理想的平台,用以深入探索淋病,有助于改善淋病的管理和控制(表13-2-1)。

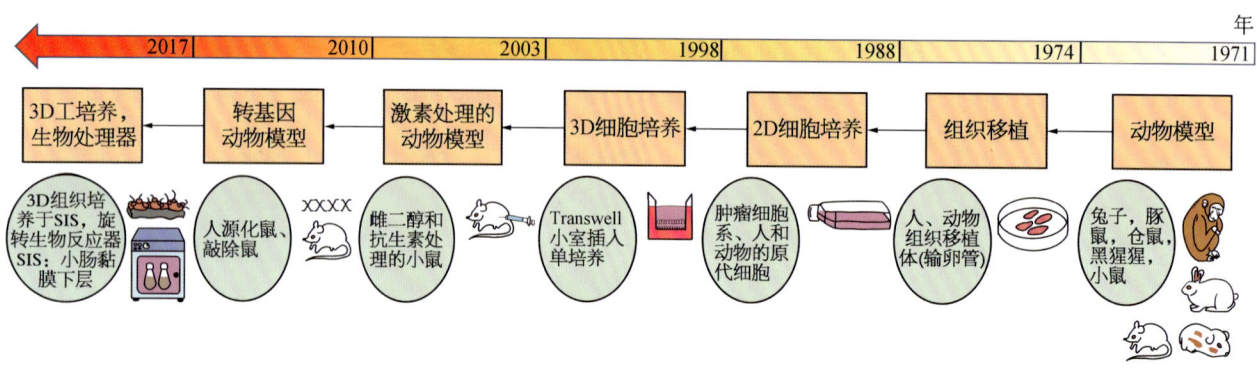

图13-2-1　奈瑟菌感染研究领域引入新模型的历程

表13-2-1　用于研究淋病奈瑟菌感染的选定动物模型

动物模型	关键发现
家兔	淋病奈瑟菌在感染家兔眼睛的晶状体和睫状体中侵入和繁殖
黑猩猩	引入黑猩猩作为研究淋病奈瑟菌感染的选择模型
家兔、小型猪、仓鼠、小鼠	使各种实验动物感染淋病奈瑟菌,介绍豚鼠作为最相关的研究淋病奈瑟菌免疫反应的模型
C3H、CBA、BALB/c小鼠	小鼠对淋球菌感染的抵抗力
经雌二醇处理的无菌雌性BALB/c小鼠	雌二醇治疗后小鼠黏膜持续定植的首个证据
经雌二醇处理的BALB/c雌性小鼠	mtrcde编码和farab编码外排泵系统在小鼠淋病奈瑟菌感染中的作用
敲除C57BL/6 BG小鼠和THP1细胞系	关注感染后IL-17和Th17细胞诱导对淋病奈瑟菌免疫应答的研究
hCEACAM1 FVB和C57BL/6 BG转基因小鼠	人CEACAM1转基因小鼠模型的建立
C57BL/6小鼠转基因人CEA	细菌通过抑制黏膜细胞的脱落在CEA转基因小鼠的泌尿生殖道中定植
人,雌二醇处理的雌性BALB/c小鼠	pea修饰的淋球菌脂质A在雌性小鼠和雄性志愿者竞争性感染中的作用研究
转基因小鼠(hCEACAM1,CEARAC21)	个体Opa-CEACAM相互作用在非复杂下生殖道感染中的作用盆腔炎的比较
人CD34$^+$干细胞移植NSG小鼠	淋病奈瑟菌与HIV合并感染增加了女性生殖道病毒的脱落
hCEACAM1、CEBAC2和hCEACAM5转基因小鼠	感染小鼠的转录分析,小鼠绝经期子宫感染表现出较高的1型干扰素诱导水平
雌二醇处理的雌性BALB/c小鼠	共生种奈瑟菌通过基于遗传能力和DNA甲基化状态的机制杀死Ngo
一种无脊椎大蜡蛾幼虫	抗生素和新型抗菌剂抗淋球菌特性的测试

(一)体外生物学模型

1. 2D体外生物学模型　在过去的50年中,绝大多数关于淋病奈瑟菌致病机制的研究都是使用二维细胞培养的细胞系和原代细胞进行的。在这些体外模型中,通常将细胞培养在细胞培养板上,有些在培养板上涂有细胞外基质蛋白。常用的上皮细胞系包括HeLa

细胞、人子宫内膜腺癌细胞 HEC-1-B、宫颈鳞状细胞癌细胞 ME180、人结肠癌细胞 T84、人结膜上皮细胞 Chang，以及人亚洲子宫内膜腺癌细胞 Ishikawa（表 13-2-2，表 13-2-3）。

表 13-2-2 用于研究淋病奈瑟菌感染的选定体外 2D 细胞培养模型

细胞	关键发现
人精子细胞	菌毛在淋球菌附着于人类精子中的作用
HeLa、HEp-2	淋球菌与组织培养细胞的相互作用
HEC-1-B 细胞系	引入 HEC-1-B 细胞系作为研究淋病奈瑟菌侵袭的模型
角膜上皮细胞、红细胞	淋病奈瑟菌在毛菌介导下对宿主的黏附需要 PiLE 和 PiLC 相互作用
张氏细胞系	Opa 在上皮细胞肌动蛋白骨架重排中的作用
T84 细胞系	淋病奈瑟菌对极化上皮的穿越。在 Transwell 插片上生长引起的极化
HeLa、CHO、HUVECs	Opa CD66 与淋病奈瑟菌相互作用及细胞应答的研究
HeLa、ME180、HaCat 角化细胞	上皮细胞感染时 NF-κB 的激活和炎症细胞因子基因的转录激活
原代尿道上皮细胞	建立原代男性尿道上皮细胞培养方法进行研究淋球菌的感染
原代人子宫内膜细胞	毛蛋白和 Opa 蛋白在淋病奈瑟菌与子宫内膜细胞相互作用中的作用
原代宫颈外细胞和宫颈内细胞	膜褶似乎是由淋球菌引起的。二维培养，转移到 Transwell 膜褶似乎是由淋球菌引起的
宫颈内(End1)、宫颈外(Ect1)、阴道(Vk2) 及内皮细胞(HMEC1)	淋病奈瑟菌感染免疫应答过程中 Toll 样受体 4 介导的信号传导
尿道原代细胞永生化	炎性细胞因子对淋球菌感染反应的研究
输卵管上皮细胞	淋球菌感染抑制 TNF-α 诱导的细胞凋亡
THCEC 原代宫颈细胞永生化	淋球菌生物膜形成机制的研究
石川细胞系	人类生殖上皮细胞的细胞连接破坏与 Opa 和 Pili 无关

表 13-2-3 用于研究淋病奈瑟菌感染的特定体外免疫细胞模型

细胞	关键发现
人和豚鼠原代中性粒细胞	PMN 对淋球菌的杀菌活性
人和兔原代中性粒细胞	菌落形态与抗吞噬能力的关系
人单核细胞来源的巨噬细胞	Neisserial porin 可以阻止巨噬细胞内吞噬体的成熟
人 CD4⁺ T 淋巴细胞	淋球菌 Opa 蛋白可结合原发 $CD4^+$ T 淋巴细胞并抑制其活化和增殖
HL-60 细胞系	维甲酸处理的 HL-60 细胞表达 CEACAM1，并能吞噬表达不透明的淋球菌
人原代中性粒细胞	中性粒细胞内淋病奈瑟菌的抗性和复制
未成熟的人类树突状细胞	淋球菌通过 TLR2 激活树突状细胞，增强这些细胞的 HIV-1 感染
鸡 DT40 B 细胞、B 细胞外周富集血单核细胞	淋病奈瑟菌杀死表达 CEACAM1(CD66a) 的人 B 细胞，抑制抗体的产生
原代人 T 细胞 Jurkat-CEACAM1 $CD4^+$ T 细胞系	淋病奈瑟菌抑制 $CD4^+$ T 淋巴细胞活化
人树突状细胞	淋病奈瑟菌脂低聚糖变异指导树突状细胞诱导的 T 辅助反应
HL-60 细胞系与人原代中性粒细胞	淋病奈瑟菌积极抑制细胞凋亡并激活中性粒细胞 NF-κB 信号
小鼠骨髓来源的树突状细胞和 T 淋巴细胞	暴露于淋病奈瑟菌的树突状细胞不能诱导抗原诱导的 $CD4^+$ T 淋巴细胞增殖
小鼠脾 T 淋巴细胞	淋病奈瑟菌通过 TGF-β 依赖机制抑制 Th1/Th2 介导的适应性免疫反应
人 B 淋巴细胞	淋球菌与人类 IgM 记忆 B 细胞相互作用，激活它们并引发广泛的、不依赖于 T 细胞的免疫应答

续 表

细胞	关 键 发 现
小鼠 RAW 264.7 巨噬细胞细胞系	淋病奈瑟菌诱导巨噬细胞耐受表型诱导免疫应答逃避
人单核细胞来源的巨噬细胞	淋病奈瑟菌处理的巨噬细胞不能诱导人类 T 细胞的增殖
U937 和 THP-1 细胞系,单核细胞来源巨噬细胞	淋病奈瑟菌与巨噬细胞的相互作用,以及巨噬细胞作为淋病奈瑟菌复制生态位的作用
人单核细胞来源的巨噬细胞	淋病奈瑟菌诱导人巨噬细胞炎症性热亡与细胞内 LOS 有关
U937 和原代人外周血单核细胞	淋病奈瑟菌在定植巨噬细胞时占据不同的亚细胞壁龛

尽管原代细胞能够更好地模拟感染部位,但它们的应用受到了其寿命短、增殖率低,在细胞分离过程中的交叉污染和异质性等限制。诱导多能干细胞(iPSC)可以是另一种原代细胞的来源。它们已经被用于研究相关的脑膜炎奈瑟菌物种,并在提供新的见解方面证明了对脑膜炎奈瑟菌致病机制的有用性。总之,单一培养(2D)细胞模型提供了感染部位的基本特征,并且对于解决某些问题非常有用。然而,它们不能完全复制 3D 模型的细胞复杂性(表 13-2-4)。

表 13-2-4 用于研究淋病奈瑟菌感染的选定 3D 体外模型

细胞/组织	平台	关 键 发 现
输卵管器官培养	输卵管器官培养	体外淋病奈瑟菌器官培养长期感染成功
人的输卵管器官培养	人体离体模型,灌注生物反应器	人输卵管灌注系统的建立研究淋病奈瑟菌感染
输卵管器官培养	离体模型	淋病奈瑟菌的附着和由此引起的输卵管黏膜损伤
器官培养中的人角膜	离体模型	淋球菌感染后角膜变薄
输尿管远端,人类	离体模型	研究淋病奈瑟菌的定植和侵袭机制
T84 细胞系	Transwell 插入	淋病奈瑟菌对极化上皮的穿越
T84 细胞系	Transwell 插入	Opa 结合 CD66 受体在淋球菌跨细胞穿越中的作用
原始人类的内源性和 ectocervical 细胞	Transwell 插入	淋病奈瑟菌可侵入宫颈内/宫颈外细胞并诱导细胞骨架重排
人类子宫内膜	离体模型	淋球菌附着在子宫内膜细胞的纤毛上
T84 和 HEC-1-B 细胞系	Transwell 插入	淋病奈瑟菌通过激活 EGFR 破坏极化上皮细胞的顶端连接进行转运
离体猪阴道黏膜	离体模型在 Transwell 插入	阴道共生菌与淋病奈瑟菌的相互作用淋病奈瑟菌在乳酸诱导的 pH 为 5.5 的环境中生长
HEC-1-A 细胞系	转壁容器生物反应器	建立了动态条件下研究淋病奈瑟菌感染的生物反应器模型
人宫颈内膜,T84	组织外植体 Transwell 插入	淋病奈瑟菌诱导非肌球蛋白 Ⅱ 介导的上皮脱落
End1 细胞,PMNs	Transwell 插入(共培养)	中性粒细胞的迁移依赖于淋病奈瑟菌与上皮的接触
SV-HUC-1、HEC-1-B 型 T84 真皮成纤维细胞	基于 SIS 支架的三维共培养组织模型	基于 SIS 支架的三种新型人体三维组织共培养模型的开发用于研究淋球菌感染
宫颈,HEC-1-B,T84 细胞系	组织外植体,Transwell 插入物	淋病奈瑟菌宫颈上皮细胞和病原体表面分子在感染性中的特性
UOK257 细胞系	Transwell 插入	卵泡蛋白在淋病奈瑟菌感染中的重要性
T84/成纤维细胞/HUVEC/PMN	基于 SIS 支架的 3D 共培养组织模型,灌注生物反应器	使用灌注生物反应器的上皮细胞、成纤维细胞、内皮细胞和中性粒细胞模型

2. 3D 体外生物学模型

(1)肠道和泌尿生殖模型:从 2D 到 3D 细胞培养技术的转变对于感染研究至关重要。组织工程和生物工程的进步使得能够开发出多种新的体外人体器官模型,这些模型在传染性疾病研究中发挥着重要作用。

Transwell 插入物是一种广泛用于培养柱状上皮

细胞的工具,用于研究病原体穿越极化上皮单层的迁移机制。在1998年,研究人员首次将人类结肠癌上皮细胞(T84)培养在Transwell插入物上,用于研究Opa与CD66受体在奈瑟菌穿越上皮过程中的相互作用。近年来,使用生长在Transwell插入物上的肾癌上皮细胞(UOK 257)的研究表明卵泡极变在控制奈瑟菌的细胞内存活和穿越过程中发挥作用。

除了细胞系外,原代细胞也可以在2D中培养数代,然后植入Transwell插入物以生成3D模型。这种方法已经应用于原代子宫内膜细胞以及内、外宫颈细胞的研究。通过将Transwell培养系统与器官oid技术相结合,可以实现原代细胞的长期扩展,并将其用于3D Transwell模型。目前已经建立了多种与奈瑟菌感染相关的上皮细胞的长期培养方法,包括子宫内膜、输卵管、肠道等器官oid。这些模型甚至可以包含多种细胞类型,如子宫内膜的基质细胞和器官oid源自的上皮细胞,它们生长在人工多孔胶原支架上,形成了具有极化性和对激素反应的子宫内膜组织模型。这个例子突出了通过使用器官oid培养获得的原代细胞可以转移到支架上,从而产生更复杂的模型,可用于各种研究目的,包括感染研究。这种3D模型的发展有望为感染研究提供更加生理相关的工具。

(2) 角膜模型:奈瑟菌感染的另一个常见部位是人类角膜,为此已经开发了不同的3D模型,包括细胞系和原代细胞。一些模型是使用猪、牛或兔细胞建立的。后者被证明可以模拟铜绿假单胞菌感染的自然特征,考虑到这种病原体只能在角膜受伤之后侵入角膜结缔组织。然而,由于奈瑟菌是一种人类特异性病原体,使用动物细胞可能会带来问题,因此需要人类细胞衍生的模型。

已建立的人类模型包括仅在Transwell插入物上使用上皮细胞的单一培养模型或角膜基质等效物的生成,以及包括上皮、基质或内皮细胞的共培养等更复杂的模型。甚至已经开发了包括神经细胞的培养模型。然而,这些模型并不是为感染研究而设计的。相反,已经采取了各种不同的努力来替代眼部刺激的体内Draize测试,生成3D角膜模型以将其用作移植医学中的移植物,并用于研究特定的病理状况,如角膜锥或干眼病。另一方面,对这些已经存在的模型进行改编和在奈瑟菌研究中的使用可能会为研究奈瑟菌引起的眼部感染的病理学提供新的见解。

(3) 引入免疫细胞的模型:女性生殖道由上皮细胞、基质细胞和内皮细胞层组成,提供了对抗病原体入侵的屏障。此外,在病原体挑战期间,招募免疫细胞的存在是女性生殖系统的重要特征。为了研究奈瑟菌与免疫系统细胞的相互作用,迄今已尝试了几种方法。使用无细胞的Transwell插入膜来研究奈瑟菌外膜囊泡向培养在玻璃片上的骨髓来源的巨噬细胞的转运。

(4) 去细胞支架:目前,研究已经转向使用去细胞组织的天然支架,如心脏瓣膜、肝脏、血管、神经、皮肤、骨骼肌、肺和肠道等,来构建体内和体外模型。这些无细胞支架包含了ECM的重要蛋白质,如胶原、纤连蛋白和层粘连蛋白,其中猪小肠支架(SIS)具有互连孔隙的网状结构,为细胞增殖和分化提供了适宜条件。最近,研究人员使用SIS支架作为基础,建立了三种不同的上皮细胞和成纤维细胞的共培养模型,分别基于T84、HEC-1-B和男性尿道上皮细胞(SV-HUC-1)。这些模型旨在模拟人体内奈瑟菌感染部位的功能和形态特征,以还原细胞间和细胞与基质的相互作用。研究结果表明,基于去细胞的SIS支架的组织模型对感染更具抵抗力,同时也支持了细菌的生长,使得观察时间延长至六天。因此,这种模型在进行感染的长期研究方面具有优势,尤其是相对于商业的Transwell模型而言。

引入细胞培养的复杂性使得模型更贴近自然环境中的条件。生物反应器提供了一种支持细胞在动态培养条件下生长的良好控制的细胞培养平台。

在淋病研究中,已经采用了多种不同的模型,包括动物模型和体外组织模型,以深入探讨淋球菌感染的机制。动物模型从最初的二维单细胞培养逐渐发展为复杂的三维共培养和三重共培养组织模型,有助于更好地模拟淋球菌感染部位的特征和相互作用。然而,每个模型都存在一些局限性,需要根据具体的科学问题来选择。

动物模型和体外培养模型的结合提供了更真实的环境,更稳定和寿命更长的模型,特别适用于长期感染的研究。然而,这些模型也存在一些挑战,例如组织的可用性和供体之间的变异性。为了解决这些问题,已经开始生成高复杂性的三维组织模型,其中包括感染相关的所有细胞类型。这些模型使用生物支架,如去细胞SIS支架,可以更好地模拟淋球菌感染部位的复杂性,同时提供更长的观察时间,相对于Transwell模型而言具有优势。

引入生物反应器和微流控平台进一步提高了组织模型的仿生度,使研究人员能够更好地模拟感染发生的动态环境。微流控模型对于研究免疫应答非常有用,因为它们可以定制,需要更少的试剂和材料,并且非常适合使用原始人类细胞。微流控装置的发展允许将活体和完整的病原体纳入模型,从而允许对中性粒细胞功能进行单细胞分析。此外,最新的进展还包括引入微生物组,以研究宿主-微生物组相互作用,这有助于揭示益生菌对感染的保护作用。

总的来说,淋病研究已经取得了重大进展,从简单的二维细胞培养模型过渡到复杂的三维组织模型。这些模型不仅有助于深入理解淋球菌感染的机制,还为研究感染提供了更真实、更复杂的环境。虽然还存在一些挑战,但当前的研究方向表明我们正在朝着更好地理解淋病的发病机制和寻找治疗方法的正确方向迈进。

(二) 体内生物学模型

研究淋病发展和药物发现进行了多项使用非人类物种的研究,包括兔子、豚鼠、仓鼠、小鼠、黑猩猩及最近的蜡螟幼虫。1990 年,Taylor-Robinson 及其同事首次成功地在雌性雌二醇处理的无菌小鼠中进行了淋病奈瑟菌的定植。17β-雌二醇处理通过扩张发情期来促进淋病奈瑟菌的长期定植。然而,在此处理期间,小鼠的共生菌过度生长可能会阻止淋病奈瑟菌的附着,因此使用无菌小鼠或抗生素可以增加淋病奈瑟菌的定植成功率。

最早的感染模型为 1945 年 Miller CP 等发表的实验性淋病奈瑟菌感染兔眼的制备方法。20 世纪 70 年代 Arko RJ 的研究团队将淋病奈瑟菌注入皮下植入的小型实验室动物(兔子、豚鼠、仓鼠、小鼠和大鼠)的隔室后,建立了淋病奈瑟菌的实验性感染。

1989 年 Johnson AP 等为了尝试制造淋病的动物模型,使用了五株小鼠(C3H、CBA、BALB/c、TO 和 ICR),进行了淋病奈瑟菌的阴道接种。总共接种了 68 只小鼠,仅有三只(4.4%)在 3 天后呈阳性培养。对接种动物的生殖道黏膜和体外接种的生殖道器官培养物的组织学检查均未显示出淋病奈瑟菌的附着或定植证据。因此,这些品系的小鼠似乎对生殖道淋病奈瑟菌感染具有抵抗力。

Kraus SJ 等通过黑猩猩模型,该模型模拟了人类淋病奈瑟菌感染的症状、体征和宿主反应,发现了对淋病奈瑟菌挑战的自然抗性。这种自然抗性的一个方面在宫颈和口咽部抵抗淋病奈瑟菌方面表现得更为明显,而尿道则抵抗较少。当发现环境因素影响对淋病奈瑟菌咽喉炎的抵抗力时,也展示了自然抗性。除了自然抗性外,还证明了对淋病奈瑟菌的感染后获得的免疫力。在淋病奈瑟菌咽喉炎后,这个解剖位置成功地抵抗了更多的淋病奈瑟菌,比最初的抵抗更多。类似地,再次挑战尿道时,成功地抵抗了更多的淋病奈瑟菌。这些发现与临床情况相关,并提示了对淋病控制可能的新方法。

Aiste Dijokaite 等研究探讨了使用大蜡螟作为淋病奈瑟菌感染的体内模型的有效性。研究结果表明,需要 $10^6 \sim 10^7$ 个淋病奈瑟菌/幼虫的阈值才能杀死超过 50% 的幼虫($P<0.05$)。这种毒性增加与幼虫健康指数得分的降低、明显的组织病理学变化(如总病变分级、黑化结节、血细胞反应和多发性脂肪体变性的增加)相关。幼虫的死亡与淋病奈瑟菌的纤毛、Opa 蛋白或 LOS 唾液酸化表达无关,但该模型可以展示不同分离物的相对毒性。该研究为淋病奈瑟菌感染的研究提供了一个新的体内模型,并且可以用于评估抗生素和抗微生物药物的疗效。这种模型的使用有助于更深入地了解淋病奈瑟菌感染的机制,并为开发治疗淋病的新方法提供了有用的工具。

1. **下生殖道感染** 实验性淋球菌感染的雌性小鼠需要使用 17β-雌二醇和抗生素来促进长期易感性。一些近交系小鼠品系、解除宿主限制的转基因小鼠和基因敲除小鼠已经被使用。在 BALB/c 小鼠中,淋球菌可见于阴道腔、宫颈和阴道组织及固有层内,并且出现含有细胞内双球菌的阴道中性粒细胞内流。与人类宫颈感染的情况类似,观察到从阴道拭子中恢复的淋病奈瑟菌数量在激素驱动下的周期性波动。正如在人类感染中看到的那样,小鼠可以再次感染同一菌株,并且对淋病奈瑟菌感染的适应性免疫反应被抑制。然而,少量淋病奈瑟菌可以短暂地从子宫内膜中恢复,就像在一个模型中观察到的那样,该模型将淋病奈瑟菌经宫颈接种到孕激素治疗或妊娠期小鼠中。因此,在这些目前的模型中,检验产品在预防或治疗淋病奈瑟菌上升感染方面的功效是不可行的。

此外,需要注意的是,淋球菌感染模型通常仅限于下生殖道感染,难以模拟上行淋病奈瑟菌感染,这在实验研究中可能具有重要意义。因此,研究人员需要在开发更适合模拟不同感染路径和疗效测试的动物模型方面继续努力。

2. **上生殖道感染** 研究表明,淋病是人类特有的病原体,可能受到一些宿主限制性因素的制约,这些因素包括定植受体、补体级联的负性调节因子,以及通过淋病奈瑟菌外膜受体从人体保护蛋白中摄取锌,从人类转铁蛋白(hTf)和乳铁蛋白(hLf)中摄取铁。虽然淋病奈瑟菌在男性志愿者的尿道感染中需要转铁蛋白或乳铁蛋白受体的表达,但在小鼠的下生殖道感染中,这并不是必需的。这可能是因为在小鼠下生殖道区域具有较低的 pH,这有助于提供更多的可溶性铁,并且存在其他铁载体及铁与代谢产物形成的络合物。

然而,当在阴道接种淋病奈瑟菌时,从小鼠上生殖道感染中恢复淋病奈瑟菌的能力较差。因此,研究人员提出了淋病奈瑟菌在这个身体部位生长可能需要人类铁结合糖蛋白。为了验证这一假设,研究人员使用了硫酸雌酮钠治疗的 BALB/c 小鼠,分别用磷酸盐缓冲生理盐水(PBS)或 hTf 处理,使血清中的 hTf 水平与人类相似。然后,将淋病奈瑟菌接种到小鼠的宫颈,随后在 1 天、5 天和 7 天后收集子宫内膜和输卵管组织进行培养。结果显示,在这些时间点,从补充 hTf 的小鼠的子宫内膜和输卵管中回收到的淋病奈瑟菌数量较多,而从 PBS 处理的小鼠中回收的数量较少。

为了进一步验证 hTf 是否支持上行感染,研究人员将淋病奈瑟菌接种到补充 hTf 的小鼠组和对照组的宫颈或阴道。结果显示,同样比例的小鼠呈阳性。在细菌接种后 5 天进行子宫内膜培养后,发现回收的活淋球菌数量在培养阳性小鼠中没有差异。

因此,研究结论表明,通过提供可用的铁源,hTf 的有效性突破了至少一个宿主限制性屏障,使淋病奈瑟菌能够在上行感染方面生长。这一模型可能对于测试清除上行感染的治疗产品及预防性产品,如疫苗和阴道给药,具有重要的实验价值。

3. 转基因动物模型　人类和小鼠生殖道的生理存在一定相似性。女性的平均阴道 pH 低于 4.5,而子宫颈的 pH 在 6.5~7.5 范围内。相比之下,对淋病奈瑟菌感染易感的 17β-雌二醇处理的小鼠的平均阴道 pH 为 6.6,与人类子宫颈的 pH 相似,而人类子宫颈是感染的主要部位。然而,小鼠和人类之间也存在一些解剖和内分泌学差异。例如,小鼠和人类的阴道菌群是不同的。另一个原因是小鼠模型未能恰当地代表人类生理的缺乏某些宿主特异性受体,这些受体是淋病奈瑟菌不同毒力因子的结合靶点。

为解决这个问题,已经生成了各种人类化的转基因小鼠。

第三节　淋病药理学研究

淋病药理学机制研究不仅有助于深入理解这一疾病的生物学过程,还为治疗、预防和管理提供了关键信息,有望为控制淋病的传播和危害健康的程度做出重要贡献。

(一)发病机制

1. 淋病定植和入侵　淋病奈瑟菌通常定植于人类生殖器黏膜,但也可以从肛门、鼻咽和眼黏膜中分离出来。为了在这些生态位内黏附和生存,该细菌表达了多种黏附素和其他因素,使其能够与宿主上皮细胞相互作用。以下是淋球菌主要的黏附途径和相关因素。

(1) 主要粘连蛋白Ⅳ型菌毛(Tfp):淋球菌使用 Tfp 作为初始黏附途径,通过这些菌毛黏附到宿主上皮细胞表面。随后,Tfp 可缩回,将细菌拉近细胞表面,启动黏附的第二阶段。

(2) 不透明度(Opa)蛋白:Opa 蛋白是淋球菌的外膜蛋白,具有与宿主细胞受体相互作用的能力。它可以与多种宿主受体如癌胚抗原相关细胞黏附分子(CEACAM)和硫酸乙酰肝素蛋白聚糖结合,从而实现细菌的黏附。

(3) 补体受体 3 结合的去唾液酸糖蛋白受体(ASGR):淋球菌可以利用其在宫颈上皮细胞表面的 LOS 或 ASGR 来入侵尿上皮细胞,进一步定植和感染。

(4) 黏附平台:宿主膜蛋白被认为在黏附过程中起关键作用,它们将 Tfp 和 Opa 受体聚集在所谓的"黏附平台"上,有助于细菌有效黏附于细胞表面。这有助于保护细菌免受剪切应力,并与细菌在细胞内的内化过程相关。

细菌的定植和黏附是淋球菌感染的重要第一步,同时也触发了强烈的宿主炎症反应,导致感染的病理过程。深入了解这些黏附途径和相关因素对于理解淋球菌感染的机制至关重要。

2. 感染的性别差异　淋病奈瑟菌在男性和女性的泌尿生殖道中可能采用不同的黏附机制,这可以部分解释为什么会观察到一些性别倾向,包括有症状和无症状感染之间的差异。这些性别倾向可能与男性和女性泌尿生殖道的生态位差异有关,导致淋球菌需要不同的策略来成功定植和感染。例如,女性泌尿生殖道的特点可能导致淋球菌在该区域采用特定的黏附机制。女性的生殖道内有一种不同的质膜库,可能包括与男性不同的受体或黏附分子。因此,淋球菌可能需要适应这些不同的生态位和受体,以便成功黏附和感染女性泌尿生殖道。男性泌尿生殖道可能具有不同的生态位特征,可能需要不同的黏附机制。这可能导致淋球菌在男性感染中采用不同的策略。

男性和女性泌尿生殖道的生态位差异可能导致淋球菌采用不同的黏附机制,从而在性别之间观察到感染性别倾向的差异。这种性别差异的理解对于深入研究淋球菌感染和开发相关的治疗和预防策略非常重要。

(二)淋病治疗药理学研究进展

近年来淋球菌感染加剧,部分原因是这种细菌对抗生素的快速耐药性增加,引发了对淋球菌各个生物学方面的研究兴趣。首次报告了对一线抗生素头孢曲松和头孢曲松与阿奇霉素双重疗法的耐药性,这使得淋球菌感染成为一个严重的公共卫生问题。多重 PCR 和快速全基因组测序的引入将有助于快速分析抗微生物耐药性基因,从而有助于抗生素管理和淋病的知情和有针对性的治疗。

1. 新型抗生素的研发　zoliflodacin 是一种针对淋病治疗的新型抗生素,其作用机制是干扰淋病菌的 DNA 合成。这种药物的开发针对的是淋病奈瑟菌日益增加的耐药性问题。在 2018 年的临床试验中,zoliflodacin 显示出对治疗未复杂化的泌尿生殖道感染的淋病具有显著效果。这项研究主要评估了单剂量 zoliflodacin 对于治疗单纯泌尿生殖道感染的效果。这种新型药物的开发是医学领域中一个重要的进展,因为淋病的治疗正面临着越来越多的挑战,特别是由于多种抗生素耐药性菌株的出现。zoliflodacin 的这种新机制表明了对于细菌性疾病而言,新型药物的研发仍然有巨大的潜力。

2. 联合用药　ceftriaxone 和 azithromycin 的组合使用是目前淋病治疗的一种有效方案,尤其是在面对细菌的抗生素耐药性时。ceftriaxone 是一种第三代头孢菌素,其通过干扰细菌细胞壁的合成来杀死细菌,通常通过注射给药。而 azithromycin 是一种大环内酯类抗生素,它通过抑制细菌的蛋白质合成起作用,通常以口服形式给药。在治疗淋病时,ceftriaxone 通常以单剂量 250~500 mg 肌内注射的形式给药,而 azithromycin 则以单剂量 1 g 口服给药。这种组合疗法的优势在于两种药物通过不同的机制共同作用于细菌,从而增强治疗效果并降低产生耐药性的风险。

研究表明,这种组合治疗在治疗未复杂化的淋病感染中非常有效。多个国家的临床指南推荐使用这种组合疗法作为一线治疗,尤其是在考虑到淋病奈瑟菌对传统抗生素的耐药性不断增加的背景下。此外,这种组合疗法也适用于可能同时感染淋病和其他性传播病原体(如衣原体)的病例。然而,必须注意的是,随着抗生素耐药性的不断演变,治疗策略可能需要适时调整。

3. 干扰耐药机制　针对淋病奈瑟菌的抗生素耐药性,一些研究正在专注于开发能够干预细菌排除抗生素机制的新型药物。这些研究的目标是开发出能够阻断细菌内部所谓的"排药泵"的抑制剂,这些泵是细菌用来排出入侵的抗生素,从而抵抗药物治疗的一种机制。

在这些研究中,MBX2319 是一个引人注目的案例。这种分子被设计用来特别针对淋病菌中的一个关键排药泵。MBX2319 的作用机制是抑制这种泵,从而阻止细菌排出抗生素。通过这种方式,MBX2319 可以增强现有抗生素的效果,甚至恢复某些抗生素的活性,这些抗生素可能已经因为细菌的耐药性而变得无效。

这种研究对于应对淋病及其他细菌性疾病的抗生素耐药性问题具有重要意义。通过阻断排药泵的作用,MBX2319 可能为治疗耐多药性细菌感染开辟了新的途径。然而,像所有新药物一样,MBX2319 需要经过广泛的临床试验和评估,以确保其安全性和有效性,尤其是在广泛用于临床治疗之前。

4. 非传统抗生素的应用　噬菌体是一种可以感染并杀死特定细菌的病毒。尽管针对淋病的噬菌体疗法目前还处于研究早期阶段,但已有的实验室研究表明,特定噬菌体能够有效地杀死淋病奈瑟菌。这种疗法的优势在于其高度针对性,可以减少对人体正常菌群的影响,并有可能对抗那些对传统抗生素产生耐药性的细菌。

合成生物学是一门结合生物学、工程学和计算科学的交叉学科,旨在设计和构建新的生物部件、系统和机器。在淋病的治疗研究中,科学家正在利用合成生物学技术设计小分子药物,这些药物可以特别针对淋病菌的特定关键蛋白质。通过这种方法,可以开发出更加有效和特异性的治疗方案,从而针对淋病菌产生的特定生物标志物,提高治疗的精确度和效率。

淋球菌是一种与人类宿主共同进化的专性人类病

原体。现在对这种微生物在人类宿主内生长的方式及它如何利用不同营养物质来影响其生化途径和毒力产生有了更深入的了解。例如,已经了解到乳酸盐在淋球菌生物学中发挥着多种重要作用,包括促进生长、在中性粒细胞内存活、提高血清抗性及影响小菌落扩散。尽管如此,其中一些分子机制仍有待进一步研究。此外,通过 PTA - AckA 途径产生的乙酰磷酸具有潜力在淋球菌中发挥重要作用,因为它可以通过磷酸化调节蛋白和非酶乙酰化赖氨酸残基来调节一系列蛋白质和途径。这为研究蛋白质乙酰化如何影响淋球菌的毒力或与宿主的相互作用提供了新的潜在领域。

淋球菌与宿主免疫细胞的相互作用,以及它通过表面蛋白的阶段性和抗原变异实现免疫逃逸的机制,是当前研究的重点。这些表面蛋白的变异也增加了疫苗开发的复杂性。然而,随着对抗生素耐药性的关注增加,对淋球菌疫苗的兴趣也在重新增长,例如使用脑膜炎奈瑟菌血清组 B 疫苗 bexsero,已显示出对淋球菌感染的一定交叉保护作用。因此,淋球菌与宿主及其微生物群落的相互作用仍然是一个需要进一步研究的领域。通过更全面地了解淋球菌的生理学和发病机制,可以更有效地设计未来的治疗干预措施,包括新型抗生素、疫苗和其他策略,以应对淋病及其耐药性的挑战。

淋球菌表面蛋白的阶段性和抗原变异为疫苗开发带来挑战,但同时也为设计能够适应这些变异的疫苗提供了方向。例如,针对脑膜炎奈瑟菌的疫苗 bexsero 显示出对淋球菌的交叉保护作用,这为研发针对多种奈瑟菌属病原体的疫苗提供了可能性。考虑到淋球菌的适应性和多变性,多靶点药物和组合疗法可能更为有效。这种策略可以同时攻击细菌的多个关键环节,减少耐药性的发展。

综上所述,淋病药物开发的未来依赖于对淋球菌生物学的全面了解和创新的药物设计策略。随着生物技术的进步和新治疗方法的探索,我们有望开发出更多样化、有效的治疗方案,以更好地应对淋病及其耐药性的挑战。这要求持续的科学研究和跨学科合作,以确保新治疗策略能够有效应对淋球菌的复杂性和不断演变的耐药性问题。

第四节　淋病药理学研究案例

案例一:AAA 对雌性小鼠生殖道感染淋病奈瑟菌的抑菌活性试验

(一) 研究背景与目的

淋病奈瑟菌是淋病的致病菌,而淋病是美国第二大报告的性传播疾病之一。据美国疾病控制和预防中心(CDC)数据显示,2019 年美国报告了超过 616 000 例淋病病例,比 2015 年增加了 56%。全球范围内,据世界卫生组织(WHO)估计,2016 年新增的淋病感染病例高达 8700 万例。然而,报告病例数量并不反映淋病的真实负担,因为许多感染是无症状的。淋病主要感染女性子宫颈和男性前尿道,其症状包括脓性分泌物和炎症。未经治疗的宫颈感染可能导致严重并发症,如盆腔炎、宫外孕和不孕症。治疗的困难在于淋病奈瑟菌对一些抗生素的耐药性增加,如阿奇霉素。AAA 是一种被证实对多种细菌有抗菌活性的药物,包括对淋病奈瑟菌临床分离株表现出低最小抑制浓度。因此,本研究通过小鼠阴道感染模型研究 AAA 在体内的活性,以探索其作为新型抗淋球菌药物的潜力。

(二) 研究方法

(1) 细菌菌株、化学品和培养基:淋病奈瑟菌的 FA1090(ATCC 700825)菌株来源于美国典型培养物保藏中心(ATCC)。实验所使用的培养基包括 GC 琼脂基、巧克力 II 琼脂、干牛血红蛋白、布鲁菌肉汤和 IsoVitaleX 及心脏灌注琼脂。其他实验所需的物质如酵母提取物、葡萄糖、AAA、血红素、吡哆醛和烟酰胺腺嘌呤二核苷酸(NAD)、蛋白酶蛋白胨和 VCNT 补充剂、磷酸盐缓冲盐水(PBS)。药物包括头孢曲松、阿奇霉素、皂苷、吐温 80、雌二醇丸(5 mg,21 天控释)、Dacron 拭子。

(2) 最小抑制浓度:在先前的实验中,对淋病奈瑟菌 FA1090 菌株进行了对 AAA、阿奇霉素和头孢曲松的最小抑制浓度(MIC)值的测定。实验过程包括制备相当于 1.0 McFarland 标准的细菌悬液,并将其稀释至 $1×10^6$ CFU/mL 的细菌计数,然后将稀释后的细菌与一系列浓度的 AAA、阿奇霉素或头孢曲松在 37 ℃ 和 5% CO_2 的条件下孵育 24 h。

(3) 评价 AAA 对小鼠淋球菌的活性：本研究涉及两个主要方面：淋病奈瑟菌的制备和淋病奈瑟菌阴道感染小鼠模型。首先，淋病球菌 FA1090 在 GC 琼脂平板上培养并孵育 20 h，然后使用分离的菌落制备细菌悬液，并通过稀释和涂布到 GC 琼脂平板上来确认细菌计数。其次，通过使用异氟烷吸入麻醉小鼠并在阴道内接种淋病奈瑟菌 FA1090 建立了淋病奈瑟菌阴道感染小鼠模型。在感染过程中，动物接受特定剂量的抗生素和药物治疗，然后根据特定标准监测其健康状况，并在实验结束后使用二氧化碳对其进行安乐死。这一模型的建立和操作严格遵循了动物实验的伦理原则和指南，以确保动物的福利和实验结果的可靠性。

(4) 统计分析：使用 graph pad Prism version 8 for Windows（graph pad Software, La Jolla, CA）通过双向 ANOVA 和事后 Dunnett 检验对数据进行多项比较分析。

（三）结果和讨论

AAA 在 0.125 μg/mL 的浓度下对淋球菌 FA1090 表现出良好的体外抗菌活性，与阿奇霉素和头孢曲松的阳性对照相比，它们的抑菌效果更为显著。

采用雌性小鼠模型评估了 AAA 对淋病杆菌 FA1090 的体内活性。该模型允许研究抗生素对感染的影响，并在淋球菌接种到阴道时模拟感染。在感染前两天给小鼠皮下植入雌二醇以延长感染时间，并通过注射抗生素鸡尾酒来控制阴道微生物生长。

通过口服 AAA 连续 5 天来治疗小鼠，并发现相比于对照组，AAA 显著降低了淋病奈瑟菌在小鼠阴道中的数量。虽然治疗后淋病奈瑟菌负荷有所减少，但没有完全清除感染。

小鼠连续口服 AAA（0.25 mg/kg），治疗过程中发现 AAA 显著减少了淋病奈瑟菌数量，治疗 3 天后降低了 91%，5 天后降低了 96%。然而，AAA 未完全清除感染，而单剂量头孢曲松治疗的小鼠在 24 h 内清除了感染。先前的研究显示，AAA 安全性良好，常见剂量在人体范围内，没有引起明显的不良反应，因此，AAA 是一种有前途的、安全的治疗淋病感染的药物，可单独使用或与其他抗生素联合使用。

研究表明，AAA 对淋病奈瑟菌表现出优异的体外活性，对消除胞内淋病奈瑟菌感染的效果比头孢曲松好。本研究发现，0.25 mg/kg 剂量的 AAA 治疗小鼠 5 天后，淋球菌负荷平均下降了 96%。增加 AAA 剂量或治疗时间可能会提高其抗淋球菌效果。AAA 与阿奇霉素或头孢曲松联合使用可能具有协同作用，但需要进一步研究验证。

案例二：疫苗在小鼠模型中诱导 Th1 产生的免疫应答及对淋病奈瑟菌感染的抵抗力

（一）研究背景与目的

淋病奈瑟菌是一种常见的性传播病原体，全球每年新增病例超过 7 800 万例。尽管淋病通常通过筛查和抗生素治疗进行控制，但菌株对抗生素的耐药性不断增加。感染可能导致男性尿道炎和女性宫颈炎，但大多数女性感染没有症状。未经治疗的感染可能导致女性上生殖道感染，增加不孕和宫外孕的风险。新生儿可能通过产道感染而致盲。感染也可能引起关节炎、皮炎和增加 HIV 传播的风险。由于多重耐药菌株的出现，世界卫生组织和美国 CDC 呼吁开发新的治疗方法和疫苗。目前尚未成功开发出有效的疫苗，因为淋病奈瑟菌的广泛抗原变异性使得疫苗工作变得复杂。不过，使用雌性小鼠建立的感染模型为免疫反应的研究提供了机会。这些研究表明，免疫抑制的逆转可能有助于发展保护性免疫，从而提供了治疗淋病和开发疫苗的新方向。

（二）研究方法

1. 动物　包括野生型 BALB/c 和 C57BL/6 在内的所有小鼠，即 C57BL/6 背景的 B6.129S7 - Ifngtm1Ts/J（IFN-γ 缺陷），B6.129S2 - Ighmtm1Cgn/J（B 细胞缺陷），B6.129S2 - Cd4tm1Mak/J（CD4 缺陷）和 B6.129S2 - Cd8atm1Mak/J（CD8 缺陷）小鼠。除非另有说明，否则使用 BALB/c 小鼠进行实验。

2. 菌种　包括淋病奈瑟菌菌株 FA1090、MS11 菌株、FA19 菌株和临床分离株。这些菌株自 1992 年首次分离以来一直保存在 -80 ℃，进行了最低限度的继代培养。为了用于鼠类感染模型，菌株 9087 和 0336 被转化为链霉素抗性 rpsL 基因 FA1090 产生 GC68 和 GC69 菌株。另外，还包括大肠埃希菌 K12、不可分型流感嗜血杆菌（NTHI）菌株 6P24H1。淋病奈瑟菌在 GC 琼脂上培养，添加了血红蛋白和 Isovitalex，NTHI 在只有血红蛋白的 GC 琼脂上培养，大肠埃希菌在 BHI 琼脂上培养。细菌从平板中收获，并按照之前的方法测定细胞密度。

3. IL-12 微球　使用相转化纳米胶囊技术将鼠 IL-12 胶囊化到聚乳酸微球中，同时用蔗糖替代牛血清白蛋白。制备了相同方式的不含 IL-12 的空白微球。

4. 淋球菌外膜泡(OMV)　将淋病奈瑟菌培养在 GC 琼脂上，然后收集并剥离外膜。经过离心后，沉淀物被洗涤和重新悬浮在 PBS 中，并用蛋白检测试剂盒检测蛋白含量。

5. 免疫程序和小鼠阴道感染模型　使用淋球菌 OMV 和 IL-12/微球对小鼠进行免疫，每组 8 只 7～9 周龄雌性小鼠。控制组接受假免疫或空白微球。根据指示，小鼠在 7～14 天的间隔内进行 1～3 次免疫。在免疫后 2 周至 6 个月，感染免疫小鼠 5×10^6 CFU 的活淋球菌，同时在 -2、0 和 2 天皮下注射 0.5 mg premarin。每天采集的阴道拭子在含有血红蛋白、异维他烯和选择性抗生素(万古霉素、链霉素、乳链球菌素、黏菌素和甲氧苄啶)的 GC 琼脂上培养以确定细菌定植量。检测限为每只小鼠回收 100 个菌落形成单位 (CFU)。淋球菌恢复由对实验处理"不知情"的个体进行计数，所有实验重复 2 或 3 次以进行验证。

6. 血清和黏膜抗体的测定　在指定时间点，从小鼠收集阴道冲洗液和血清样本。使用 ELISA 技术，在涂有全淋球菌的平板上测定阴道冲洗液中的淋球菌特异性 IgA、IgG、IgM 和 IgG 亚类抗体，以及总 IgA、IgG 和 IgM 浓度。使用未稀释的阴道冲洗液和 10 倍稀释的血清作为起始稀释液。利用标准曲线建立，通过检测结合抗体的方式来测量抗体水平。

7. 淋巴细胞分离和培养　采用 Histopaque 1083 密度梯度离心法，从无菌收获的 ILN 中分离单核细胞。然后，使用 Dynal CD4 细胞分离试剂盒纯化 $CD4^+$ T 细胞。这些细胞以 2×10^6 个细胞/mL 的密度在 24 孔培养板中培养，同时添加等量的丝裂霉素 C 灭活的脾细胞作为 APC。细胞可以在无刺激条件下培养，或者与 2×10^7 个淋球菌细胞一起培养。

8. 统计分析　使用 Prism 5 软件。采用双向 ANOVA 分析了免疫对接种后淋病奈瑟菌恢复的影响，随后使用 Fisher 保护的最小显著性差异事后检验进行重复测量。此外，使用 Kaplan-Meier 分析和对数秩检验比较了治疗组之间的感染清除率(定义为连续 3 天零恢复的第一天)。对于免疫应答数据，使用不成对的双尾 t 检验比较了两组之间的平均值，或者进行了方差分析和 Bonferroni 事后检验进行多重比较。$P<0.05$ 被认为具有统计学意义。

(三) 结果和讨论

1. 用淋球菌 OMV 加 IL-12/微球对小鼠进行阴道内免疫可加速对淋球菌攻击感染的清除　对淋球菌 FA1090 的免疫试验采用了 4 种不同的免疫方案：淋球菌 OMV 加 IL-12/微球、OMV 加空白微球、单独使用 IL-12/微球和空白微球。结果显示，用 OMV 加 IL-12/微球免疫的小鼠在感染后能更快地清除感染，且产生了更高水平的抗体。通过对髂淋巴结进行分析，发现只有用 OMV 加 IL-12/微球免疫的小鼠产生了特定类型的 T 细胞。进一步实验表明，间隔 2 周给予 2 个剂量的 OMV 加 IL-12/微球免疫可以诱导对淋球菌的抗性，而单剂量免疫或使用其他菌株制备的 OMV 加 IL-12/微球免疫则效果不佳。

2. 疫苗诱导的抗感染持续时间　评估免疫抗性持续时间的实验中，用淋球菌 OMV 和 IL-12/微球免疫了 8 只小鼠，然后在免疫后 2、4 或 6 个月用相同的淋病奈瑟菌(FA1090)进行攻击。结果显示，免疫后 2 个月或 4 个月攻击时，免疫小鼠表现出抗性，清除时间显著缩短，而对照组小鼠为 11～11.5 天，免疫组为 7 天。免疫后 6 个月的实验结果与之类似。在免疫结束后，在血清和阴道洗液中检测到抗淋球菌抗体。此外，ILN 存在分泌 IFN-γ 的 $CD4^+$ T 细胞，这表明免疫细胞具有记忆效应。尽管免疫后总是检测到分泌 IL-17 的 T 细胞，但随着年龄的增长，小鼠对淋球菌感染的抵抗力增强，因此未对更长时间进行评估。

3. 免疫诱导对淋病奈瑟菌异源菌株的抗性　为了确定一株淋球菌 OMV 疫苗对不同毒株的有效性，进行了小鼠模型实验。首先，使用由 FA1090 菌株制备的 OMV 免疫小鼠，然后暴露它们于 FA1090 或 MS11 淋球菌菌株。结果显示，FA1090 OMV 免疫小鼠对两种菌株的攻击都有相似程度的抵抗力。进一步的实验表明，使用 MS11 菌株制备的 OMV 同样诱导了对 FA1090 菌株的抗性。这种交叉反应性也在对其他毒株的挑战中得到了验证，表明免疫反应不受菌株差异的影响。

尽管淋球菌菌株具有不同的亚型，但研究发现，OMV 疫苗诱导的抗体反应和细胞免疫应答对不同亚型的淋球菌同样有效。最后，使用了自分离 30 年以来在体外传代最少的新临床菌株进行了挑战实验，结果显示，FA1090 OMV 免疫小鼠对这些新菌株的攻击同样具有抵抗力。

4. 淋球菌 OMV 加 IL-12/微球阴道内免疫诱导持续的淋球菌特异性抗体应答和 Th1 细胞应答　为了评估淋球菌 OMV 加 IL-12/微球免疫后的局部和全身免疫反应，研究者在最后一次免疫后 2 周收集了血清、阴道洗液和 ILN 样本。结果显示，3 次免疫提高了阴道和血清中的抗淋球菌 IgA 和 IgG 抗体水平，而一次或两次免疫的效果较差。这些抗体在接种后 3 个月达到峰值,6 个月后仍可检测到。免疫后的 ILN 细胞分析显示,与对照组相比,免疫组中的 IFN-γ$^+$/CD4$^+$ 和 IFN-γ$^+$/CD8$^+$ T 细胞数量增加。免疫后 4 个月,ILN CD4$^+$ T 细胞的 IFN-γ 产量仍保持升高。RT-PCR 分析显示,免疫显著增强了阴道组织中 IFN-γ 的 mRNA 表达。这些结果表明,淋球菌 OMV 加 IL-12/微球免疫可诱导持久的细胞免疫和抗体反应,有望成为淋病预防的有效策略。

(田义超 周 莉)

参考文献

[1] Arko R J. Neisseria gonorrhoeae: experimental infection of laboratory animals [J]. Science, 1972, 177(4055): 1200-1201.

[2] Bettoni S, Shaughnessy J, Maziarz K, et al. C4BP-IgM protein as a therapeutic approach to treat Neisseria gonorrhoeae infections [J]. JCI Insight, 2019, 4(23): e131886.

[3] Connolly K L, Pilliguа-Lucas M, Gomez C, et al. Preclinical testing of vaccines and therapeutics for gonorrhea in female mouse models of lower and upper reproductive tract infection [J]. The Journal of Infectious Diseases, 2021, 224(Supplement_2): S152-S160.

[4] Criss A K, Genco C A, Gray-Owen S D, et al. Challenges and controversies concerning Neisseria gonorrhoeae-neutrophil interactions in Pathogenesis [J]. mBio, 2021, 12(3): e0072121.

[5] Dijokaite A, Humbert M V, Borkowski E, et al. Establishing an invertebrate galleria mellonella greater wax moth larval model of Neisseria gonorrhoeae infection [J]. Virulence, 2021, 12(1): 1900-1920.

[6] Edwards J L, Jennings M P, Apicella M A, et al. Is gonococcal disease preventable? The importance of understanding immunity and pathogenesis in vaccine development [J]. Critical Reviews in Microbiology, 2016, 42(6): 928-941.

[7] Elhassanny A E M, Abutaleb N S, Seleem M N. Auranofin exerts antibacterial activity against Neisseria gonorrhoeae in a female mouse model of genital tract infection [J]. PLoS One, 2022, 17(4): e0266764.

[8] Escobar A, Rodas P I, Acuña-Castillo C. Macrophage-Neisseria gonorrhoeae Interactions: A better understanding of pathogen mechanisms of immunomodulation [J]. Frontiers in Immunology, 2018, 9: 3044.

[9] Green L R, Cole J, Parga E F D, et al. Neisseria gonorrhoeae physiology and pathogenesis [J]. Advances in Microbial Physiology, 2022, 80: 35-83.

[10] Heydarian M, Rühl E, Rawal R, et al. Tissue models for Neisseria gonorrhoeae research—from 2D to 3D [J]. Frontiers in Cellular and Infection Microbiology, 2022, 12: 840122.

[11] Hobbs M M, Anderson J E, Balthazar J T, et al. Lipid A's structure mediates Neisseria gonorrhoeae fitness during experimental infection of mice and men [J]. MBio, 2013, 4(6): 10.1128/mbio.00892-13.

[12] Hobbs M M, Duncan J A. Experimental human infection with Neisseria gonorrhoeae [J]. Methods in Molecular Biology, 2019, 1997: 431-452.

[13] Kim W J, Higashi D, Goytia M, et al. Commensal Neisseria kill Neisseria gonorrhoeae through a DNA-dependent mechanism [J]. Cell Host & Microbe, 2019, 26(2): 228-239.e8.

[14] Kraus S J, Brown W J, Arko R J. Acquired and natural immunity to gonococcal infection in chimpanzees [J]. The Journal of Clinical Investigation, 1975, 55(6): 1349-1356.

[15] Lovett A, Duncan J A. Human Immune Responses and the Natural History of Neisseria gonorrhoeae Infection [J]. Frontiers in Immunology, 2019, 9: 3187.

[16] Matthias K A, Connolly K L, Begum A A, et al. Meningococcal detoxified outer membrane vesicle vaccines enhance gonococcal clearance in a murine infection model [J]. The Journal of Infectious Diseases, 2022, 225(4): 650-660.

[17] Quillin S J, Seifert H S. Neisseria gonorrhoeae host adaptation and pathogenesis [J]. Nature Reviews Microbiology, 2018, 16(4): 226-240.

[18] Raterman E L, Jerse A E. Female mouse model of Neisseria gonorrhoeae Infection [J]. Methods in Molecular Biology, 2019, 1997: 413-429.

[19] Rice P A, Shafer W M, Ram S, et al. Neisseria gonorrhoeae: drug resistance, mouse models, and vaccine development [J]. Annual Review of Microbiology, 2017, 71(1): 665-686.

[20] Rubin D H F, Ross J D C, Grad Y H. The frontiers of addressing antibiotic resistance in Neisseria gonorrhoeae [J]. Translational Research, 2020, 220: 122-137.

[21] Shaughnessy J, Ram S, Rice P A. Biology of the gonococcus: disease and pathogenesis [J]. Methods in Molecular Biology, 2019, 1997: 1-27.

[22] Sunkavalli A, McClure R, Genco C. Molecular regulatory mechanisms drive emergent pathogenetic properties of Neisseria gonorrhoeae [J]. Microorganisms, 2022, 10(5): 922.

[23] Unemo M, Golparian D, Eyre D W. Antimicrobial Resistance in Neisseria gonorrhoeae and treatment of gonorrhea [J]. Methods in Molecular Biology, 2019, 1997: 37-58.

[24] Unemo M, Seifert H S, Hook E W, et al. Gonorrhoea [J]. Nature Reviews Disease Primers, 2019, 5(1): 79.

[25] Wong K H, Arko R J, Schalla W O, et al. Immunological and serological diversity of Neisseria gonorrhoeae: identification of new immunotypes and highly protective strains [J]. Infection and Immunity, 1979, 23(3): 717-722.

第十四章 尖锐湿疣药理学

第一节 概 述

(一) 概念

尖锐湿疣(condyloma acuminatum,CA),是一种由人乳头瘤病毒(HPV)感染引起的性传播疾病。这种病毒主要引起皮肤和黏膜上的疣状增生性病变(图14-1-1)。这种疾病通常通过性接触传播,但也可以通过非性接触途径(如从母亲到婴儿)传播。

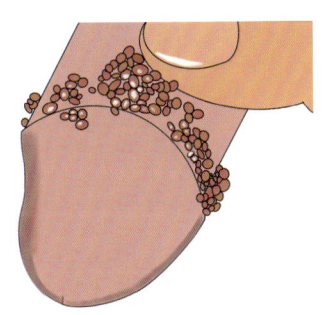

图14-1-1 生殖器疣示意图

根据疣的外观和形态,尖锐湿疣可以被划分为增生型、寻常疣状、丘疹型和扁平损害四种类型。按照感染部位,可分为外生尖锐湿疣和内生尖锐湿疣。外生尖锐湿疣是较常见的类型,通常表现为在生殖器区域、肛门周围、大腿内侧等部位出现的肉眼可见小突起或颗粒状疣块。而内生尖锐湿疣则主要出现在肛门和直肠内部,形成的小疣块通常较难观察,可能导致不适或出血。

需要注意的是,HPV 不仅能感染生殖器区域,还可能影响口腔、结膜、鼻部和乳房等部位,导致如口腔尖锐湿疣和喉咙尖锐湿疣等病变。

(二) 流行病学

全球范围内,尖锐湿疣的估计发病率为每10万人每年160~289例,近20年来这一数字明显增加,使其成为全球最常见的性传播疾病之一。以美国为例,过去十多年间,尖锐湿疣的发病数增加了5倍,生殖器疣在私人门诊的就诊患者中占比达5%,在某些门诊甚至超过了淋病。美国每年有约620万新的HPV感染病例,其中1%~2%可能发展为尖锐湿疣。在性活跃人群中,临床可见的性生殖器疣比例为1%,而通过HPV DNA检测发现的亚临床感染至少有15%。在英国,尖锐湿疣的发病率仅次于淋病和非淋菌性尿道炎。国外报道显示,在15~24岁的女性和20~29岁的男性中,尖锐湿疣的发病率显著增高,高峰期在20~29岁,之后女性的发病率急剧下降,而男性的高发病率可持续到40岁。

2002年,中国报告的尖锐湿疣发病率为每10万人12.94例。到了2008年,全国105个性病监测点中的发病率上升至每10万人29.35例。在2008至2016年间,国家性病监测点报告的尖锐湿疣发病率为每10万人24.65~29.47例,其中男性的发病率为每10万人25.91~28.97例,女性则为每10万人23.30~29.99例,这一数字低于全球平均发病率。

在年龄分布方面,性活跃人群(20~39岁)的尖锐湿疣发病率最高,达每10万人68.78~91.12例,这个年龄段是防治工作的重点对象。其中,20~34岁的人群报告发病率最高。而在20岁以下和61岁以上的人群中,多重感染的比例有所上升。

(三) 病因

尖锐湿疣是由HPV感染上皮细胞引起的。HPV不仅是宫颈癌的重要危险因素,还与生殖器疣和其他多种肿瘤的发生密切相关,包括阴茎、肛门和喉部肿瘤等。

尖锐湿疣传播途径主要有以下几种:性接触传染,为最主要的传播途径;间接接触传染,少部分患者可因接触患者使用过的物品传播而发病,如内衣、内裤、浴巾、澡盆、马桶圈等;母婴传播,分娩过程中通过产道传播而发生婴儿的喉乳头瘤病等。

(四)症状与体征

尖锐湿疣主要发生在男性和女性的外生殖器和肛门部位(图14-1-2),男性常见的发病部位包括包皮、系带、冠状沟、龟头、尿道口、阴茎部、会阴、肛门周围和阴囊等;而同性恋者中尤其容易在肛门和直肠区域发生。女性的发病部位依次为大小阴唇、阴道口、阴道、阴蒂、后联合、宫颈、会阴和肛门周围等,偶尔也可能在肛门生殖器以外的部位,如口腔、乳房、腋窝、脐窝和趾间等。

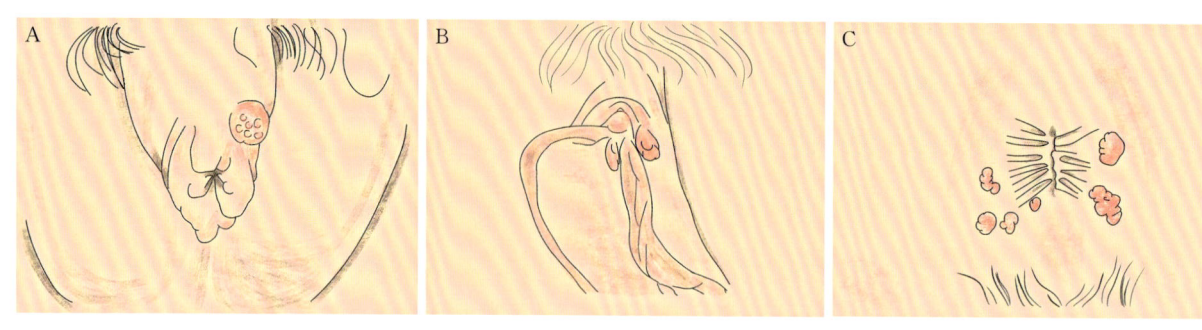

图14-1-2 尖锐湿疣示意图(A.男性,B.女性,C.肛周)

尖锐湿疣的皮损初期呈现为散在的淡红色小丘疹,可以是单个或多个,质地柔软,顶端尖锐,随着时间逐渐增多和增大。这些疣体通常呈白色、粉红色或污灰色,表面容易发生糜烂,可能有渗液、浸润、破溃,甚至出血和感染。大多数患者没有明显自觉症状,但少数患者可能会感到异物感、灼痛、刺痒或性交不适。在极少数情况下,疣体过度生长变成巨大型尖锐湿疣(也称Bschk-Loewenslin肿瘤),这通常与HPV 6型感染有关,并可能发生恶变。

(五)组织病理学

尖锐湿疣病理特征典型表现为表皮乳头瘤样增生伴角化不全,纤维血管核心突出,基底广泛。颗粒层和棘层上部细胞可有明显的空泡形成,胞质着色淡,核浓缩深染,核周围有透亮的晕(凹空细胞),葡萄干样核和双核化的明显HPV相关变化(空泡细胞增多),但异型性可能从显著到不明显不等,这些都是特征性的改变。真皮浅层毛细血管扩张,周围通常有较多炎症细胞浸润。

(六)治疗

根据《中国皮肤性病学杂志》的指南,目前认为尖锐湿疣是可以治愈的。

1. 西医治疗 尖锐湿疣的西医治疗临床药物治疗主要有:0.5%鬼臼毒素酊、5%咪喹莫特乳膏、80%~90%的三氯醋酸(TCA)溶液和皮损内干扰素注射4种药物。与手术治疗相比,5%咪喹莫特乳膏治疗非常有效且无创。预计咪喹莫特将有助于未来有效控制尖锐湿疣病情。

(1) 0.5%鬼臼毒素酊/0.15%鬼臼毒素(图14-1-3):鬼臼毒素是盾叶的衍生物,在细胞中期停止细胞周期,导致细胞死亡。在欧美地区,它是治疗生殖器疣的首选药物。

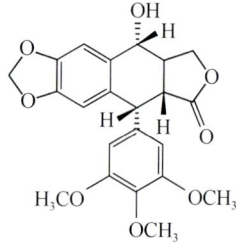

图14-1-3 鬼臼毒素分子结构

鬼臼毒素酊具有细胞毒性,可以导致疣体坏死,适用于治疗直径不超过10mm的生殖器疣,对于柔软、非角质化的较小疣体效果较好。

需要注意的是,鬼臼毒素具有致畸性,因此孕妇不应使用,育龄期妇女在治疗期间需要采取避孕措施。此外,皮肤专家刘全忠教授特别指出,这种药物可能会引发严重的系统性副作用,长期使用可能潜在致癌,并可能导致胎儿宫内死亡、畸形和神经系统受累。因此,不建议使用鬼臼毒素脂。

(2) 5%咪喹莫特:咪喹莫特是一种外用的局部免疫活性增强剂,能够激发干扰素及其他细胞因子的产生。其在治疗柔软、非角质化的较小疣体方面效果较好,且具有较低的复发率。

(3) 80%~90%的三氯醋酸(TCA)溶液:TCA是一种用于治疗肛门疣的化学物质,通常以浓度在80%~90%之间的溶液形式使用,需要由医生或卫生保健专业人员施用。其作用机制是通过烧灼皮肤黏膜以及烧灼病变部位来治疗疣体。需要注意的是,TCA

适用于小型皮损或丘疹状皮损,不适用于角化过度、较大、数量较多或面积较大的疣体。

(4) 皮损内干扰素注射治疗:皮损内的干扰素注射治疗主要通过抗病毒、抗增殖和免疫刺激的作用来应对皮肤损伤。在临床上,常用的干扰素亚型包括α1b、α2b、α2a 等。在相同疗效的情况下,干扰素 α1b 的不良反应明显低于其他亚型的干扰素。

(5) 其他:西医治疗的药物还有茶多酚软膏,氟尿嘧啶和中药,这类药物的疗效缺乏有效证据,属于有条件推荐药品。

2. 中医治疗 中医药被认为是一种替代方法,因为目前没有临床推荐的特定药物治疗方案。中医药的使用有多靶点有效性,可通过抗病毒、抗增殖和免疫刺激的作用来处理这些问题。一些中药如苍术、黄柏、薏仁、茯苓、黄芪、当归、猪笼草、金银花等被用于改善脾脏功能、免疫力、清热解毒和缓解疼痛等方面。

3. 综合医学 综合医学理念的兴起使得不同医学体系可以相辅相成。举例来说,Ezhuyou NCWS 是一种将红色诺卡菌细胞壁骨架(N-CWS)与中药 Ezhuyou 结合的治疗方法,它在体外抑制了 HeLa 细胞的增殖,对宫颈 HPV 感染患者也表现出显著的有效性。此外,在宫颈癌手术后出现阴道上皮内瘤变和 HPV 感染的患者中,CO_2 激光联合保妇康栓剂显示出更好的疗效。微波治疗联合保妇康治疗慢性 HPV 感染患者的临床效果也被多项研究证实。电烙术与保妇康的联合应用在宫颈感染患者中表现出更好的治疗效果,而联合使用保妇康和干扰素后,宫颈感染患者的 HPV 阴性率显著提高。另外,针灸等中医治疗方法也在一些皮肤病和 HPV 感染的治疗中显示出潜力。

第二节 尖锐湿疣生物学模型

建立尖锐湿疣药效学生物学模型的最终目标是为治疗提供更多选择和更有效的方法。这些模型有助于加速新药物的研发,揭示治疗机制,评估药物的安全性,为个性化治疗提供基础,并推动尖锐湿疣领域的研究和临床应用取得进展。

(一) 高危型和低危型 HPV

HPV 可以导致多种上皮疾病,包括通常由宿主免疫系统控制的良性乳头瘤,以及特定身体部位的肿瘤和癌症。引起肿瘤和癌症的 HPV 通常属于 Alpha 属乳头状瘤病毒,这些被称为高风险型 HPV,与低风险型 HPV 有明显不同的增殖周期(图 14-2-1)。低风险型 HPV 一般不会显著增强感染基底细胞的增殖率。低危型 HPV 以一种"干细胞样细胞"的形式存在于上皮细胞中,这种细胞分裂速度较慢,分化后聚集在周围的上皮基底层。相比之下,高风险型 HPV(图 14-2-1B)更容易在细胞培养系统中建立模型,因为它们的基因组能够表达出使被感染的细胞增殖的因子。自 30 年前发现这些高风险型 HPV 以来,它们一直受到广泛研究。与对高风险型 HPV 感染的认识不同,低风险型乳头状瘤病毒感染的模型仍然相对不完善。

(二) 疣体组织移植小鼠模型

裸鼠是天生没有胸腺的小鼠。由于其免疫系统的缺陷,裸鼠在某些情况下不会排斥来自其他物种的组织移植,因此常被用作人类疾病动物模型的首选。疣体组织移植动物模型是参考人类毛发移植方法而建立的,它将尖锐湿疣的皮片移植到裸鼠体内,用于研究尖锐湿疣的病理特征和病毒感染。

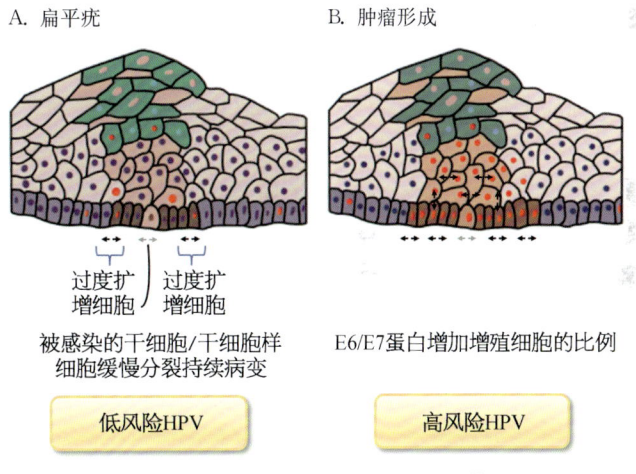

图 14-2-1 "低风险"和"高风险"HPV 有不同的增殖周期示意图

在 1985 年,Kreider 等研究人员将含有 HPV11 病毒颗粒的包皮组织移植到裸鼠的肾包膜下,经过 3~5 个月的时间,这些移植物发展为湿疣性囊肿。这些囊肿内的细胞核包含大量的衣壳抗原和病毒粒子。这项研究为获得含有病毒颗粒的人体组织提供了基础。国内的研究者张菊等在研究中将经分子生物学鉴定为

HPV6 和 11 型感染的尖锐湿疣患者皮损组织移植到裸小鼠皮下，成功获得了疣体组织。这些组织在前 5 周内保持了尖锐湿疣的重要组织学特征，包括乳头瘤样增生和散在的挖空细胞。通过组织病理学和分子生物学的双重鉴定，验证了这一模型的可靠性，这标志着该领域取得了重大进展（图 14-2-2）。

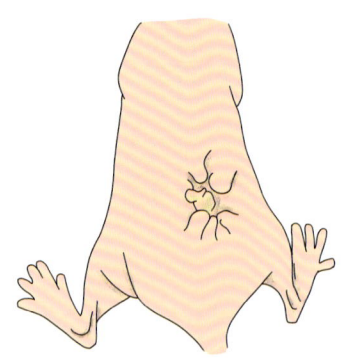

图 14-2-2 移植后小鼠示意图

在疣体移植模型研究中，常常面临标本来源的局限性。选择适当的尖锐湿疣组织，确保快速且安全的冷链运输方式，以及在移植后对裸鼠采取措施（包括使用人及小鼠血管内皮生长因子）以促进移植区域的血管再生和改善局部的血供状况，都对获得长期存活的湿疣组织模型产生直接影响。随着人体组织工程技术的不断发展，体外合成组织工程皮肤的技术日益成熟，未来可以考虑在组织工程皮肤的基础上构建尖锐湿疣的动物模型。

当前的研究中提出的高度可复制的皮肤疣诱导模型有助于筛选和选择治疗或预防人乳头瘤病毒感染的候选药物。这一模型已经成为了解 HPV 生物学和药物评价的重要工具；然而，还存在许多限制，包括需要针对感染部位进行治疗和观察，因此需要更多的研究团队不断寻求改进。

（三）转基因方法建立动物模型

转基因技术是一种强大的生物学工具，可以将外源基因引入实验动物体内，使这些基因整合到实验动物的基因组中，并实现稳定的表达和遗传。转基因技术可以用来创建尖锐湿疣的动物模型。将与 HPV 感染相关的基因或病毒基因导入实验动物体内，从而模拟尖锐湿疣的发病过程。动物模型可以用来研究尖锐湿疣的病理学、病毒感染机制和免疫反应。利用转基因技术创建的尖锐湿疣动物模型可以用于测试新的治疗方法。科学家可以在这些模型中测试各种药物、疫苗或免疫疗法，以评估其对病变的疗效和安全性。转基因技术还可以用于研究 HPV 病毒的生命周期。通过将病毒相关基因或蛋白质导入细胞或动物模型中，科学家可以更深入地了解病毒的复制、传播和感染机制。转基因技术还可用于研究宿主免疫反应。科学家可以创建具有特定免疫系统基因改变的动物模型，以研究免疫系统如何应对 HPV 感染及潜在的免疫治疗方法。

1. HPV 自启动子制备转基因小鼠　根据研究结果，人体内的 HPV 感染具有组织特异性，这取决于其 URR(upstream、regulatory、region)的特性。因此，科学家希望在转基因小鼠中也能观察到 HPV URR 的组织特异性，但实验结果却出现了不一致的情况。

综合这些研究结果，尽管转基因小鼠模型可以用于研究 HPV 感染和相关肿瘤的发展，但与人类感染情况存在一些差异。这些差异可能涉及病毒感染的具体机制以及小鼠与人类的生物学差异。因此，研究人员需要继续改进这些模型，以更准确地模拟人类 HPV 感染的组织特异性和生物学特点。

2. 复层上皮基底层特异性表达启动子制备转基因小鼠　组织细胞的过度增殖与 DNA 合成的增加、颗粒细胞层中 K5 和 K14 的出现及 K10 和中间丝相关蛋白的减少等密切相关。通常情况下，K5 和 K14 的表达仅限于表皮基底层，过度增生与它们在上层基底层的表达有关。而 K10 和中间丝相关蛋白则是终末分化的标志物，其表达的减少与上皮分化的丧失一致。

人角蛋白 14(hK14)启动子与 HPV 早期阅读框相连，通过微注射方法在遗传背景为 C57 何 BALA/c 的动物表面上皮中实现高水平的表达。

使用特异性启动子来制作转基因小鼠模型时，发现动物的遗传背景对 HPV 转基因小鼠的表达水平产生影响。

外皮蛋白(hINV)是上皮组织中基底层早期分化的标志物，其相对于角蛋白表达水平较低。一般认为该启动子的活性低于角蛋白启动子。Crish 等人使用人皮肤蛋白启动子构建了 HPV16 $E6/E7$ 靶基因，制备了转基因小鼠，并在表皮、宫颈、阴道、食管、肛门和口腔的上基底层表达。结果显示，hINV $E6/E7$ 转基因小鼠表现出严重的上皮增生，并伴有角化不全，表皮厚度约为正常水平的 8 和 10 倍。值得注意的是，转基因小鼠的表型严重程度与 $E6/E7$ 的表达水平和小鼠的遗传背景无关。

3. 非上皮组织特异性启动子制备转基因小鼠　除了在上皮组织中进行靶向表达外，人们还使用多种特异性异源启动子来在非上皮组织中表达HPV癌基因。

总的来说,转基因技术似乎是制作HPV感染实验动物模型的主要方法。通过使用内源性和各种外源性启动子来实现HPV全基因组或致癌蛋白的特定组织表达,已经成功制备了多种转基因小鼠模型。尽管由于HPV感染引起的临床症状与各种转基因小鼠的表型存在不一致性,甚至相互矛盾,但这些模型在揭示HPV的发病机制方面发挥着重要作用。未来,预计将会使用更多特异性启动子来制备转基因小鼠,并使用诱导子进行精确诱导,以产生更接近临床情况的HPV感染动物模型。

(四) 自然界存在的尖锐湿疣动物模型

疣是一种常见的皮肤病,在许多不同的动物物种中都有发现,并且被用多种临床术语来描述,如犬口腔乳头状瘤、猫非病毒性食管乳头状瘤、羊面部及腿部乳头状瘤、鹦鹉殖腔乳头状瘤、牛纤维乳头状瘤、马肉瘤、兔口腔乳头状瘤、象鼻乳头状瘤、结节及倒立滤泡角化病、马鹿纤维瘤、纤维乳头状瘤及乳头状瘤、猴口腔局灶性上皮增生、口腔乳头状瘤、阴茎尖锐湿疣及手足疣等。在美国,尚不清楚非人灵长类动物中阴茎病毒性乳头状瘤病的患病率,但似乎很低。

对于野生捕获的食蟹猴,研究人员在其阴茎轴和龟头上发现了尖锐湿疣。这些病变具有特征性的花椰菜状、指状形态,在组织病理学上表现为表皮增生、角化过度、过度颗粒化、中棘区苍白和角质形成细胞拥挤。通过电子显微镜观察,发现细胞核内存在10个病毒颗粒。尽管使用HPV探针进行原位杂交研究,但未能检测到病毒的存在。同样地,使用乳头瘤病毒探针MY09,MY11、GP5和GP6的聚合酶链式反应也未能扩增HPV DNA。因此,这种病变很可能是由病毒诱导的湿疣,但目前可用的人或猴乳头瘤病毒检测方法均未能证实病毒的存在。

(五) 乳头瘤病毒模型

由于HPV是物种特异性的,它不会在动物中引起疾病,因此无法获得像其他人畜共患病一样的动物模型。此外,必须谨慎对待将现有模型获得的数据外推到人类身上。

(六) 总结

在深入研究尖锐湿疣的治疗方法中,发展可靠的动物模型具有不可或缺的价值。当前,培育尖锐湿疣的体外和体内模型面临重大挑战。这些挑战主要源于HPV的物种特异性和其独特的生命周期,特别是与角质形成细胞的分化过程紧密相关。

建立一个有效的尖锐湿疣生物学模型,并将其用于尖锐湿疣治疗药物筛选,具有极其重要的价值。

第三节 尖锐湿疣药理学研究

尖锐湿疣的确切发病机制可能与细胞周期的改变有关。HPV的作用可能改变宿主细胞的某些基因表达,这种基因改变可能对细胞周期的调控产生影响,导致细胞异常增殖。有研究表明,高危型和低危型HPV均能诱导已脱离细胞周期(即已分化)的上皮细胞进行DNA合成。HPV似乎依赖于宿主细胞提供DNA聚合酶等复制工具来完成病毒DNA的合成。由于上皮细胞在已完成有丝分裂的深层细胞内提供的复制元件是有限的,因此HPV可能通过某种机制激活已分化细胞内的DNA合成。这些发现强调了HPV感染和尖锐湿疣发病机制的复杂性,需要进一步研究以更好地理解和治疗这种疾病。

(一) 尖锐湿疣发病机制

尖锐湿疣的发病与免疫系统密切相关。特异性免疫功能的降低,包括T淋巴细胞亚群数量和功能的异常,以及非特异性免疫细胞如树突状细胞(DC)和自然杀伤细胞(NK细胞)的活性减弱,都可能导致对HPV病毒的抵抗能力下降,使感染更容易发生。此外,免疫分子如Toll样受体(TLR)的表达变化也可能影响免疫系统对HPV的应答。尖锐湿疣的复发与机体局部和全身的免疫状态密切相关,因此维护免疫系统的健康和功能对于预防和治疗尖锐湿疣至关重要。

(二) 尖锐湿疣药理学研究机制

目前,针对HPV感染引发的宫颈上皮内瘤变存在多种治疗方法,包括抗病毒药物,如西多福韦;免疫增强剂,如干扰素和咪喹莫德;细胞毒性药物,如5-氟尿嘧啶(5-FU);治疗性疫苗等。

1. **咪喹莫特** 是一种免疫反应调节剂,也被称为S-26308或R-837(图14-3-1)。

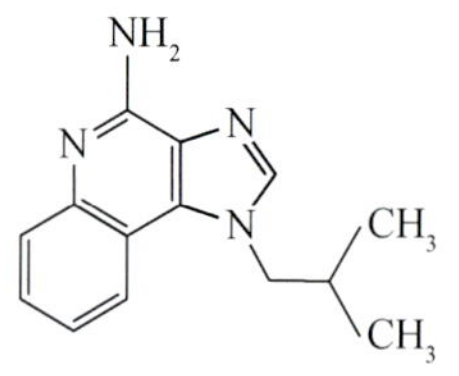

图 14-3-1 咪喹莫特分子结构

1997 年,美国食品药品管理局(FDA)首次批准了咪喹莫特用于治疗外生殖器和肛周疣。咪喹莫特通过局部应用刺激先天免疫和适应性免疫途径,并诱导细胞因子产生。咪喹莫特诱导的细胞因子可以通过产生干扰素(IFN)-α、肿瘤坏死因子(TNF)-α、白介素(IL)-6 和 IL-8 来刺激先天免疫系统。

最近的研究表明,咪喹莫特的作用在一定程度上是通过皮肤招募和浆细胞样树突状细胞(PDC)的激活来介导的。PDC 是已知的树突状细胞的一个独特亚群,主要是局部产生 I 型 IFN(包括 IFN-α)的主要来源。由于 PDC 在内体区室中表达 TLR7 和-9,咪喹莫特治疗后的 PDC 被激活,诱导 TLR7/MyD88 信号通路,从而增加了 IFN-α 的产生。这一过程有助于解释咪喹莫特在免疫系统中的免疫调节和抗病毒作用(图 14-3-2)。

2. 氟尿嘧啶(5-Fu) 5%氟尿嘧啶具有细胞毒性和抗增殖作用,能够干扰 DNA 的合成。一种常见的治疗方法是在疣体周围涂抹薄层氟尿嘧啶凝胶。尽管在临床研究中,氟尿嘧啶在尖锐湿疣治疗后的复发率接近 50%,但使用 5-FU 评估复发率的研究并不多。

在一项涉及 359 名尖锐湿疣患者的二期试验中,给予氟尿嘧啶/肾上腺素凝胶治疗的患者治愈率为 77%,而给予单独氟尿嘧啶的患者治愈率为 61%($P<0.002$)。因此,有研究认为氟尿嘧啶/肾上腺素凝胶治疗尖锐湿疣更为安全和有效。然而,尽管存在这些积极的研究结果,但由于氟尿嘧啶治疗可能伴随各种不良反应,并且在疗效方面存在争议,因此通常不建议将其作为治疗尖锐湿疣的首选方法。患者和医生应根据具体情况和临床指南来选择最合适的治疗方法。

3. 西多福韦凝胶(1%) 西多福韦是一种非环核苷膦酸盐类药物,可以对 DNA 病毒产生作用。有研究发现,使用西多福韦治疗尖锐湿疣的患者治愈率为 32%,60%的患者的疣有部分治愈。然而,值得注意的是,在非吸烟者中,使用西多福韦治疗疣的去除率达到 66%,而吸烟者的去除率只有 16.6%。这可能与吸烟与治疗效果之间存在一定关联。

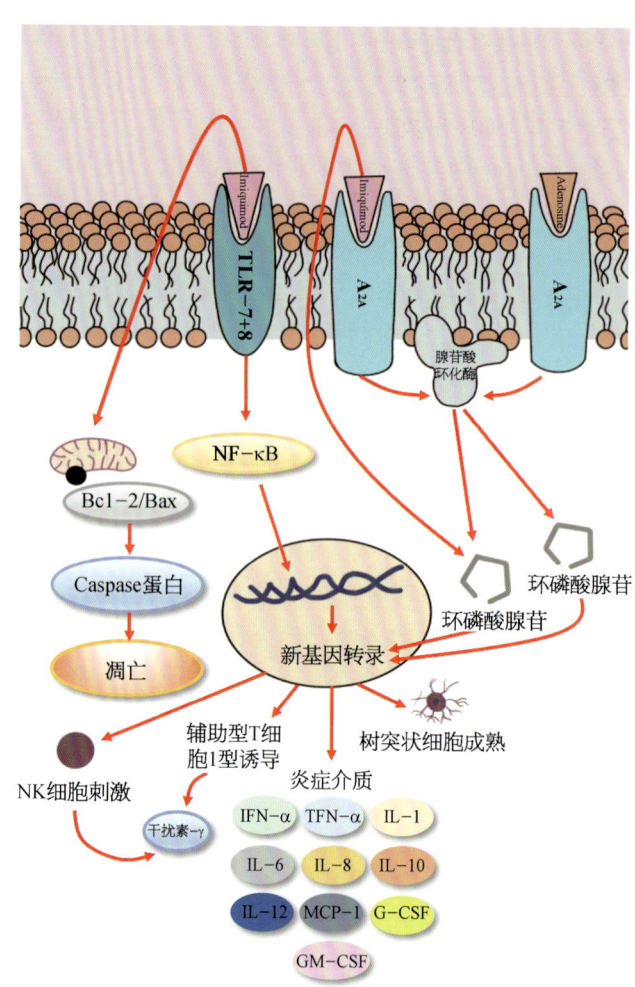

图 14-3-2 咪喹莫特的作用机制示意图。咪喹莫特作为 TLR-7 激动剂,激活 NF-κB,诱导多种促炎细胞因子,包括 IFN-α、TNF-α、IL-6、IL-8。此外,咪喹莫特可以通过间接刺激 TH1 细胞因子 IFN-γ 的产生来增强获得性免疫。此外,较高浓度的咪喹莫特通过激活 Bcl-2 蛋白和 Caspase 蛋白酶家族诱导肿瘤细胞凋亡。G-CSF,粒细胞集落刺激因子;GM-CSF,粒细胞-巨噬细胞集落刺激因子

4. 绿茶多酚 绿茶多酚是一种植物提取物,于 2006 年获得美国 FDA 批准用于治疗生殖器疣,成为第一个获得 FDA 批准的植物性药物。虽然绿茶多酚治疗尖锐湿疣的具体作用机制尚不清楚,但它被认为具有抗增殖、抗病毒、抗氧化和免疫调节作用。有研究表明,这种化合物通过抑制 NF-κB、AF-1 和提高免疫功能的转录因子来发挥作用。儿茶素还可能影响环氧化酶通路 2 的调控,该通路与前列腺素系统有关,该系统的调控可能导致上皮细胞的发育不良。

5. 新型免疫治疗药物 近年来,免疫疗法在其治疗中显示出显著潜力,特别是麻疹/腮腺炎/风疹疫苗(MMR)、念珠菌抗原及纯化蛋白衍生物(PPD)的应用。

MMR 疫苗在尖锐湿疣的治疗中表现出良好效果。主要的治疗方式是通过局部注射 MMR 疫苗。研

究发现,在接受此疗法的儿童患者中,73%实现了完全缓解,且在随后的6个月内未见复发。此外,对其他部位的疣体也表现出较高的清除率(62%)。治疗期间可能会出现轻微的红斑水肿和流感样症状,但这些副作用通常可以通过非甾体类抗炎药物得到有效缓解。

念珠菌抗原治疗尖锐湿疣也取得了一定成效。通过局部注射念珠菌抗原,约50%的患者实现了疣体的完全清除。然而,值得注意的是,患者对念珠菌抗原的反应存在明显的个体差异。部分患者在接受治疗后只有部分反应,或者完全没有反应。这表明在实施免疫治疗之前,评估宿主的免疫反应情况是非常重要的。

PPD作为一种结核分枝杆菌提取物,在尖锐湿疣的治疗中同样显示出潜力。研究表明,在接受PPD治疗的孕妇和普通患者中,疣体的完全清除率分别达到了74%和69.9%。这表明PPD不仅在局部疣体的治疗上有效,还可能对远处的疣体产生影响。

6. 中药治疗　体外和体内实验研究表明中药在处理HPV相关疾病中具有潜在的作用,并揭示了其活性成分的潜在机制。中药中的一些成分如三氧化二砷和丁烯被发现可以促进细胞凋亡,特别是在HPV感染的宫颈上皮细胞中。这可能与抑制病毒癌基因有关,从而促进了细胞的凋亡和DNA损伤。

一些中药成分如半夏、丹参酮ⅡA等被发现可以调节HPV相关基因的表达,包括下调病毒癌基因如$E6$和$E7$的表达,同时上调抑癌基因如$p53$和$p21$的表达。

脱氢壳聚糖等中药成分被发现可以抑制宫颈癌细胞的增殖和侵袭,特别是通过降低Akt磷酸化水平,与PI3K/Akt通路抑制剂联合使用时效果更佳。

以上研究结果表明中药在HPV相关疾病的治疗中具有多种作用机制,包括诱导细胞凋亡、调节基因转录和蛋白质合成、调节细胞信号转导途径和增强免疫力。这为中药在未来的临床应用中提供了有力的支持和指导。

第四节　尖锐湿疣药理学研究案例

5种药物对HPV感染裸小鼠模型免疫反应的影响

(一) 目的

构建尖锐湿疣小鼠动物模型,观察在尖锐湿疣小鼠模型中外用1∶2 AAA、1∶20 AAA、BBB、CCC、DDD和EEE后,对小鼠皮损与IFN-γ、TNF-α、IL-2、IL-12因子表达水平,凹空细胞数量变化,朗格汉斯细胞阳性表达水平,数目变化和病毒载量变化情况的影响。

(二) 受试物一

(1) 名称:AAA。

(2) 组分:金银花、蛇床子、大青叶、苦参和鸦胆子等。

(3) 提供单位:购自于×××药房,由×××公司生产。

(4) 配制方法:1∶2 AAA溶液:取AAA原液8 mL于15 mL摇菌管中,加入去离子水8 mL,振荡、混匀。1∶20 AAA溶液:取AAA原液1 mL于50 mL摇菌管中,加入19 mL去离子水,振荡、混匀。

(三) 受试物二

(1) 名称:BBB。

(2) 提供单位:购自于×××西药房,产自×××生物工程公司。

(四) 受试物三

(1) 名称:5%CCC乳膏。

(2) 提供单位:产自×××公司。

(五) 受试物四

(1) 名称:DDD。

(2) 组分:白芷10 g、白鲜皮30 g、白花蛇舌草30 g、百部50 g、板蓝根30 g、苍术10 g、黄柏10 g和银花10 g等。

(3) 配制方法:加去离子水1 000 mL,浓煎成500 mL煎液,去渣后待用。

(4) 提供单位:白芷、白鲜皮、白花蛇草等各种中药材均购自×××中药房。

(六) 受试物五

(1) 名称:EEE。

(2) 组分:紫草、夏枯草、生薏仁、败酱草、桃仁、红花和大青叶各20 g。

(3) 配制方法:加水去离子水500 mL,煎成药水200 mL,待用。

(4) 提供单位：紫草、夏枯草、败酱草、桃仁等中药材均购自×××中药房。

（七）动物资料

(1) 种：裸小鼠。
(2) 系：BALB/C-nu。
(3) 性别和数量：雌性，40只。
(4) 年龄：4~6周。
(5) 体重范围：15~20 g。
(6) 来源：购自×××实验动物中心。
(7) 等级：SPF级。
(8) 合格证号及发证单位：×××。
(9) 动物接收日期：××××。
(10) 实验系统选择说明：×××。
(11) 实验动物识别方法：动物到达后，按要求接收，按统一编号方法进行编号，为每只动物指定一个单一的研究动物号。原始资料中使用研究动物号来识别。
(12) 饲料、垫料及饮用水：×××提供。
(13) 饲养环境和条件：将动物饲养在 SPF 封闭屏障中，1只/笼。饲养的房间温度维持在18~26℃，湿度维持在40%~70%，采用自然昼夜照明，确保动物室条件始终稳定。饲料为鼠专用颗粒饲料（由×××实验用品有限公司提供），自由进食饮水。

（八）分组和剂量设置

(1) 分组方法：40只雌性小鼠，随机分成8组，每组5只。除空白组的小鼠外，阴性对照组和各受试物剂量组均接受疣体移植。
(2) 剂量设计依据：分别为空白对照组、阴性对照组、BBB治疗组、CCC治疗组、AAA治疗组（1∶20）（1∶20）、AAA治疗组（1∶2）和DDD治疗组。
(3) 剂距：外涂AAA剂距为10倍。
(4) 剂量：表14-4-1。

表14-4-1 五种药物剂量分组

组别	是否移植疣体	外涂药物	♀动物数
空白对照组	-	-	5
阴性对照组	+	-	5
AAA高浓度组（1∶2）	+	1∶2AAA	5
AAA低浓度组（1∶20）	+	1∶20AAA	5
DDD组	+	DDD	5
EEE组	+	EEE	5
BBB组	+	BBB	5
CCC组	+	CCC	5

（九）给药方法

(1) 给药频率：BBB软膏隔日早上8:00用棉签薄薄涂药一层于小鼠背部皮损处，涂抹范围约为1 cm×1 cm。除了空白对照组和阴性对照组外，其他6组小鼠均每日早晚（8:00和16:00）两次用棉签薄薄涂药一层于小鼠背部皮损处，涂抹范围约为1 cm×1 cm。
(2) 给药途径：皮肤给药。
(3) 给药量：按照给药皮肤面积1 cm×1 cm。
(4) 给药时间：8:00和16:00。
(5) 给药期限：14天。
(6) 给予受试物的途径说明：按照临床拟用途径给药。
(7) 受试物配制方法：市售或见受试物列。
(8) 受试物的给予方法：除了空白对照组和阴性对照组外，其他6组小鼠均给予干预：外涂AAA高浓度组（1∶2稀释），外涂AAA低浓度组（1∶20稀释），外涂DDD组，外涂EEE组，外涂CCC组，均每日早8:00下午16:00两次用棉签薄薄涂药一层于小鼠背部皮损处，涂抹范围约为1 cm×1 cm。BBB软膏隔日早上8:00用棉签薄薄涂药一层于小鼠背部皮损处，涂抹范围约为1 cm×1 cm。干预时间为14天，于实验的第35天将小鼠处死。

（十）试验方法和观察指标

(1) 主要检测仪器：离心机型号542、移液枪型号Researchplus、摇床型号MTS2/4、ST40R高性能通用台式离心机、超微量微孔板分光光度计。
(2) 试验方法
1) 准备试剂及液体配制：制备75%酒精、1%戊巴比妥钠、生理盐水、聚维酮碘、名乳酸林格液、D-hanks液和100×青链霉素。
2) 疣体获得：选取适当的疣体，用无菌器械夹持，剪下并放入含有乳酸林格液的管中，立即转运至实验室。
3) 疣体处理：在超净台内，用100×青链霉素和D-hanks溶液处理疣体组织。
4) 疣体移植：麻醉小鼠后，消毒并切开皮肤，将疣体植入，并缝合皮肤。
5) 术后护理：定期更换敷料，清洁伤口，避免并发症。
6) 取材：按照给药方法给药后，处死小鼠，取得移植处皮肤泡和血液样本。
7) 疣体样本总RNA提取：使用总RNA提取试剂盒提取组织总RNA，注意在操作前配制好无水乙醇。

将疣体组织彻底研磨,加入 TRLZOL 试剂,提取 RNA,并测定浓度。最后,存储 RNA 样本。

8) 反转录合成 cDNA:反转录反应体系总体积为 20 μL,其中已经加入了 13 μL 的荧光底物 5×NI-RTMasterMix 试剂。根据反转录所需的总 RNA 质量为 3 μg 及反应体系中剩余空间,计算出所需的 RNA 原液体积约为 0.43 μL。

于室温下 5 min,37 ℃ 30 min,90 ℃ 1 min,待反应结束后,短暂离心,放置冰上冷却。反转录产物 cDNA 可直接用于 PCR 反应,或置于 -20 ℃ 保存。

9) 动物实验 HE 染色:首先进行组织脱水透明处理,通过使用不同浓度的乙醇和二甲苯浸泡,逐步去除水分并使组织透明。然后,将脱水成功的组织放入石蜡中进行浸蜡包埋,在冰水中凝固成块。接着,将预埋的蜡块切成薄片,厚度约为 4 μm,然后黏贴在玻片上进行切片。随后,进行脱蜡处理,逐步去除蜡质,并进行染色步骤,包括苏木精染色和伊红染色。最后,将切片浸泡在不同浓度的乙醇中进行脱水处理,然后加入中性口香糖并密封以进行封片。

10) 免疫组化技术:皮肤组织切片被放入烤箱中以进行脱蜡,然后在二甲苯中浸泡,随后在不同浓度的乙醇中脱水,并用自来水冲洗。接下来进行抗原性热修复,使用 PBS 冲洗,然后滴入内源性过氧化氢。然后加入特异性一抗体和二抗体,并进行相应的冲洗。随后进行显色剂的加入、水洗、复染和酒精脱水干燥步骤。最后,使用二甲苯密封切片,确保在封片过程中避免气泡产生。

11) 炎症因子检测方法:MSD 电化学发光技术利用 SULFO - TAGTM 标记物,在 MULTI - ARRAY 和 MULTI-SPOT 微孔板的电极表面通电后,通过电化学作用激发 SULFO - TAGTM 标记物发出强光。电化学发光(ECL)是一种特异性化学发光反应,是电化学和化学发光两个过程的完美结合,在电极表面由电化学引发(图 14-4-1)。

(3) 观察指标:使用核酸定量分析仪检测了总 RNA 的浓度和纯度;利用 PCR 技术检测了 HPV 病毒的载量;通过组织病理学检测和免疫组织化学检测,观察和拍摄了小鼠皮损组织的病理学变化及 CD207 阳性染色的情况;利用 MSD 电化学发光技术检测了炎症因子的含量。

(十一) 统计分析

细胞因子使用 MSD Discovery Workbench 软件 v4.0 分析数据;均数 ± 标准差($\bar{X}$ ± SD)对所得实验数

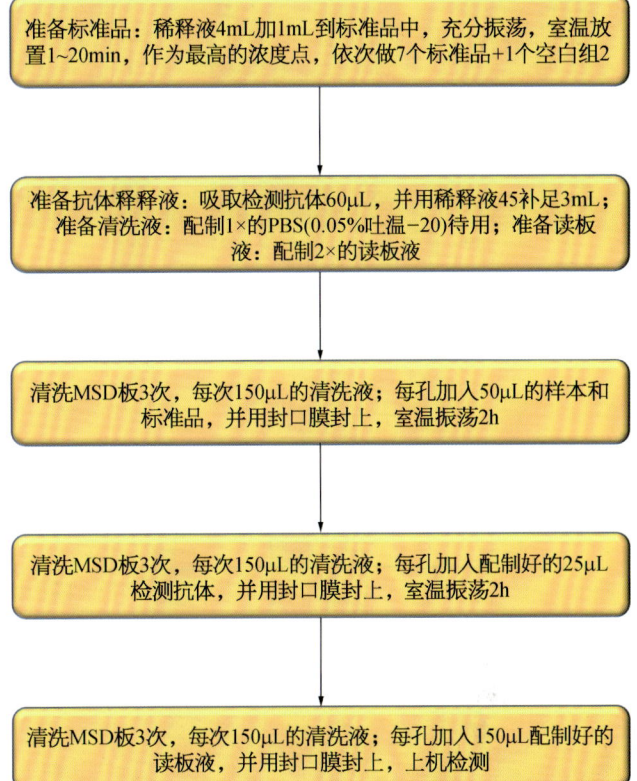

图 14-4-1 炎症因子检测步骤

据进行统计,使用 SPSS13.0 软件进行 ANOVA 分析,统计计算结果显示 $P<0.05$,其差异具有统计学意义。

(十二) 结果和讨论

(1) 小鼠血液中细胞因子的水平:本研究采用眼眶采血法获取小鼠血清,并取上层血清用 MSD 电化学发光检测 IFN-γ、IL-2、IL-12p70 和 TNF-α 共 4 种细胞因子的含量。根据文献提示,这 4 个因子在尖锐湿疣的微环境中起着重要的免疫保护作用。IFN-γ 因子水平分析显示(图 14-4-2),空白组和阴性对照组的 IFN-γ 水平最低且相近,而 6 个给药组的 IFN-γ 浓度均显著高于空白组和阴性对照组。其中,外涂 AAA 高浓度组(1:2)的 IFN-γ 水平最高($P<0.001$),其次为 EEE 治疗组、外涂 AAA 低浓度组(1:20)($P<0.001$)、BBB($P<0.001$)、CCC($P<0.01$)和 DDD 治疗组($P<0.01$)。治疗组间的两两比较显示,AAA 治疗组(1:2)的 IFN-γ 水平最高,与 BBB 治疗组、CCC 治疗组、DDD 治疗组相比具有统计学意义(分别为 $P<0.01,P<0.01,P<0.01$);AAA 治疗组(1:20)的 IFN-γ 水平在 6 个治疗组中也较高,并且与 BBB 治疗组、CCC 治疗组、DDD 治疗组相比具有统计学意义(分别为 $P<0.01,P<0.01,P<0.01$);

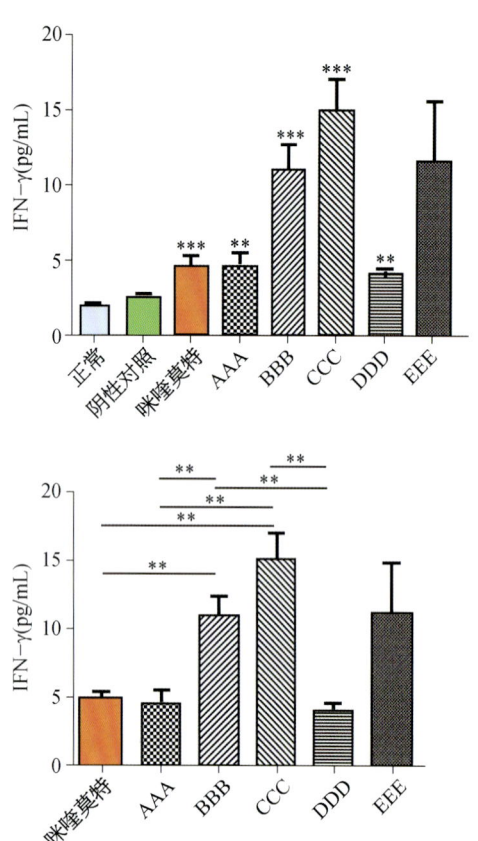

图 14-4-2 各组小鼠血液里 IFN-γ 因子水平。与正常对照组相比，* $P<0.05$，** $P<0.01$，*** $P<0.005$

而 BBB 治疗组、CCC 治疗组和 DDD 治疗组在 6 个治疗组中 IFN-γ 水平的比较结果无统计学意义。

IL-2 因子水平结果分析显示（图 14-4-3）：与空白对照组比较，各受试物组的 IL-2 因子水平均呈现升高趋势（$P<0.05$ 或 $P<0.01$）；与阴性对照组比较，除了 AAA 治疗低浓度组（1∶20）IL-2 因子水平较低（$P<0.05$），其他各受试物组的 IL-2 因子水平均显著升高，依次为 EEE（$P<0.05$）、DDD（$P<0.05$）、BBB（$P<0.01$）、CCC（$P<0.05$）和 AAA 治疗组（1∶20）（$P<0.05$）。治疗组两两比较结果显示，在 6 个治疗组中，EEE 治疗组的 IL-2 因子水平最高，与 AAA 治疗组（1∶20）的结果相比具有统计学意义（$P<0.01$），而与其他 4 个治疗组比较则没有统计学意义。而 DDD、BBB 和 CCC 治疗组分别只与 AAA 治疗组（1∶20）的结果相比具有统计学意义（分别为 $P<0.05$，$P<0.01$，$P<0.05$），与其他治疗组的结果均没有统计学意义。

IL-12p70 因子水平结果分析（图 14-4-4）显示，空白组和阴性对照组的 IL-12p70 因子水平最低，而 6 个给药组的 IFN-γ 因子浓度均显著高于空白组和阴性对照组。在 6 个治疗组中，AAA 治疗组（1∶20）的

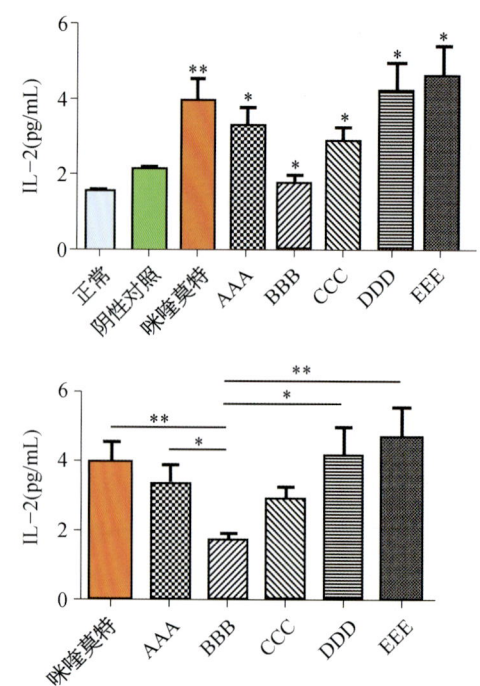

图 14-4-3 各组小鼠血液里 IL-2 因子水平。与正常对照组相比，* $P<0.05$，** $P<0.01$

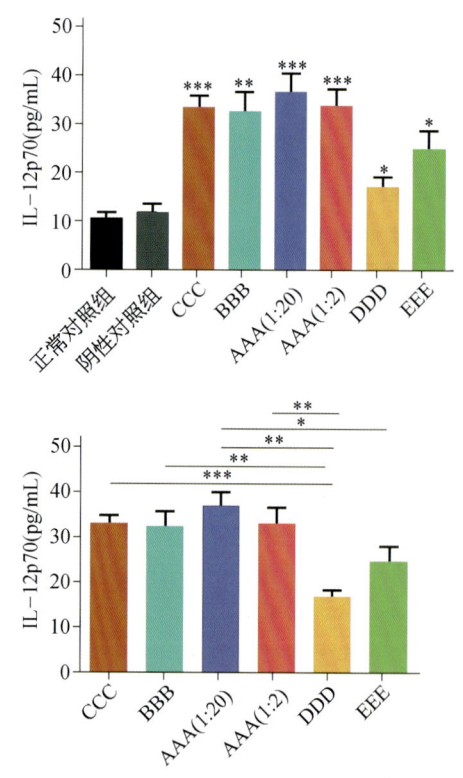

图 14-4-4 各组小鼠血液里 IL-12p70 因子水平。与正常对照组相比，* $P<0.05$，** $P<0.01$，*** $P<0.005$

IL-12p70 水平最高，并且与 EEE 治疗组和 DDD 治疗组的结果比较具有统计学意义（$P<0.01$ 和 $P<0.05$）。BBB 治疗组的 IL-12p70 水平虽然排名第二，但仅与

DDD 治疗组的结果比较具有统计学意义（$P<0.001$）。CCC 治疗组仅与 DDD 治疗组的结果比较具有统计学意义（$P<0.01$），而 AAA 治疗组（1∶2）仅与 DDD 治疗组的结果比较具有统计学意义（$P<0.01$）。

治疗组两两比较显示，在 6 个治疗组中，AAA 治疗组（1∶20）的 IL-12p70 水平最高，与 EEE 治疗组和 DDD 治疗组的结果比较具有统计学意义（分别为 $P<0.01$ 和 $P<0.05$）。BBB 治疗组与 DDD 治疗组的比较结果具有统计学意义（$P<0.001$）；CCC 治疗组与 DDD 治疗组的结果比较具有统计学意义（$P<0.01$）；AAA 治疗组（浓度为 1∶2）与 DDD 治疗组的结果比较具有统计学意义（$P<0.01$）。

TNF-α 因子水平结果分析（图 14-4-5）显示，在空白组和阴性对照组中，TNF-α 因子水平最低，与 IFN-γ、IL-2 和 IL-12p70 这 3 个因子结果相似。6 个用药组的 TNF-α 因子浓度均升高，其中 BBB 治疗组 TNF-α 因子水平最高（$P<0.001$）。相较于空白组和阴性对照组，AAA 治疗组（1∶2）、AAA 治疗组（1∶20）、CCC、DDD 治疗组和 EEE 治疗组的 TNF-α 因子水平升高，但差异不显著。治疗组两两比较显示，BBB 治疗组与 AAA 治疗组（1∶20）、AAA 治疗组（1∶2）、DDD 治疗组和 EEE 治疗组的结果有显著差异（分别为 $P<0.01$、$P<0.05$、$P<0.01$ 和 $P<0.05$）。

DDD 治疗组和 EEE 治疗组的结果也有显著差异（$P<0.05$）。

AAA 治疗组（1∶2）的细胞因子水平高于 AAA 治疗组（1∶20）。在六个处理组中，AAA 治疗组小鼠血液中 IFN-γ 和 IL-12p70 的水平最高，而重组人干扰素 α-2b 喷雾剂治疗小鼠血液中 IFN-γ 和 TNF-α 水平最低（$P<0.05$，$P<0.05$）。因此，BBB、CCC、AAA、DDD、EEE 均被认为具有刺激尖锐湿疣移植小鼠血液中细胞因子水平升高的作用，其中 AAA 的作用最为显著。

(2) 三种药物治疗前后 HPV 病毒载量的变化：取出小鼠皮下的疣体组织，通过多重 PCR 技术进行了 HPV 病毒载量检测，统计学分析结果提示量与阴性对照组相比，经过 BBB、CCC、AAA（1∶20）、AAA（1∶2）、DDD 和 EEE 治疗后，HPV 病毒载量均明显降低（图 14-4-6，表 14-4-2）

表 14-4-2　各组小鼠疣体组织中 HPV 病毒载量

组别	病毒载量（拷贝数）
空白对照组	0
阴性对照组	66 817±49 559
AAA 高浓度组（1∶2）	12 717±11 481*
AAA 低浓度组（1∶20）	28 003±21 307**
DDD 组	38 770±26 120
EEE 组	22 140±19 708*
BBB 组	26 808±23 130*
重组人 CCC 组	49 900±23 416

注：与空白对照组比较，* $P<0.05$，** $P<0.01$

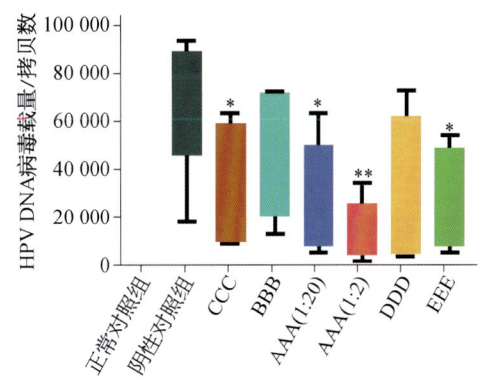

图 14-4-6　6 种药物对小鼠疣体组织中 HPV 病毒降低的作用。与正常对照组相比，* $P<0.05$，** $P<0.01$

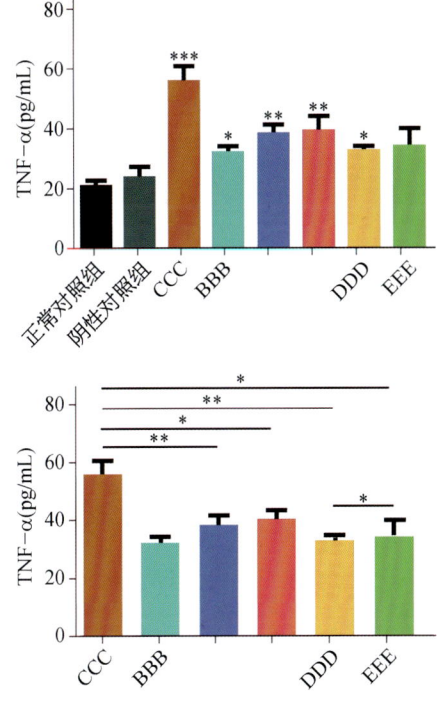

图 14-4-5　各组小鼠血液里 IL-12p70 因子水平。与正常对照组相比，* $P<0.05$，** $P<0.01$，*** $P<0.005$

(3) 小鼠疣体组织中凹空细胞的数量：在 HPV 病毒感染的皮肤和皮下组织中，通常会观察到中空细胞的增加，这是一个明显的特征。因此，通过观察和分析 HE 染色结果中中空细胞数量的减少，可以评估药物对HPV病毒的清除效果。我们在每个HE染色切片中随机选择了5个视野进行统计分析(图14-4-7)，结果显示，经过AAA治疗组(1:2)的凹空细胞数量最少，与其他治疗组相比具有显著统计学意义($P<0.001$)。这表明，AAA治疗组(1:2)对HPV病毒的清除效果最为显著，与HPV病毒载量检测的结果一致。

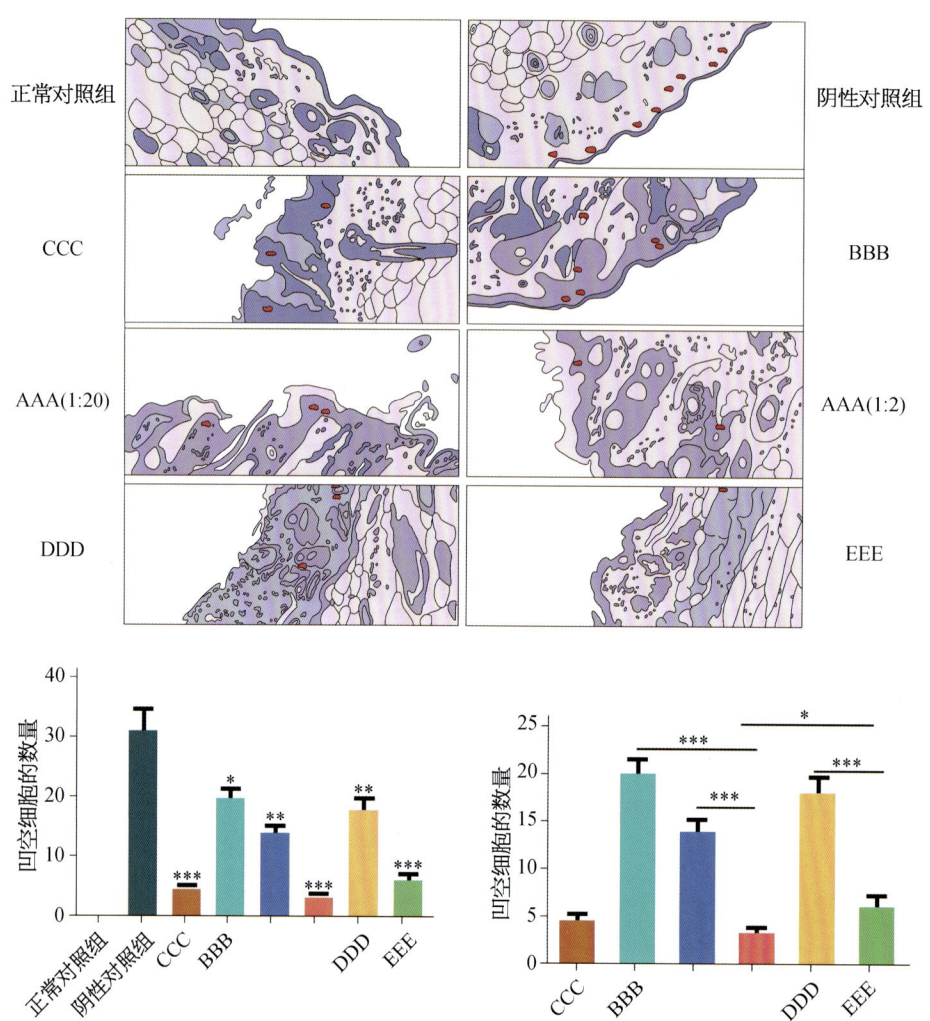

图14-4-7 6种药物治疗后能够减少小鼠疣体组织中凹空细胞的数量。与正常对照组相比，* $P<0.05$，** $P<0.01$，*** $P<0.005$

(4) 免疫组化染色结果中疣体朗格汉斯细胞的数量(表14-4-3)：通过免疫组织化学染色检测CD207分子，反映了朗格汉斯细胞(LCS)在小鼠疣体组织内的分布。观察到在免疫组化结果的图片中，红色箭头指向的LCS在6个治疗组中数量显著高于空白组和阴性对照组，而空白组和阴性对照组的LCS数量较少。对每张HE染色切片中的25个视野进行随机选取，并统计每个视野的LCS数量，结果显示，与阴性对照组相比，6个治疗组中，BBB组($P<0.001$)、AAA(1:2)组($P<0.01$)、AAA(1:20)组($P<0.01$)、CCC组($P<0.05$)、EEE组($P<0.05$)和DDD组($P<0.01$)的LCS数量显著增加。咪哇莫特的效果最强，AAA的效果次之，两组的LCS数目也显著高于其他治疗组(图14-4-8)。因此，认为在免疫作用中BBB和AAA的效果优于其他药物。

表14-4-3 各组小鼠疣体组织中朗格汉斯细胞数

组别	LCS数量($\times 10^6$/mL)
空白对照组	$5.33+0.94$
阴性对照组	$6.33+1.25$
AAA高浓度组(1:2)	$24+1.63$***
AAA低浓度组(1:20)	$21+1.25$**
DDD组	$1+0.82$**
EEE组	$13+2.05$*
BBB组	$28+1.70$***
重组人CCC组	$14+1.70$*

注：与空白对照组比较，* $P<0.05$，** $P<0.01$，*** $P<0.001$

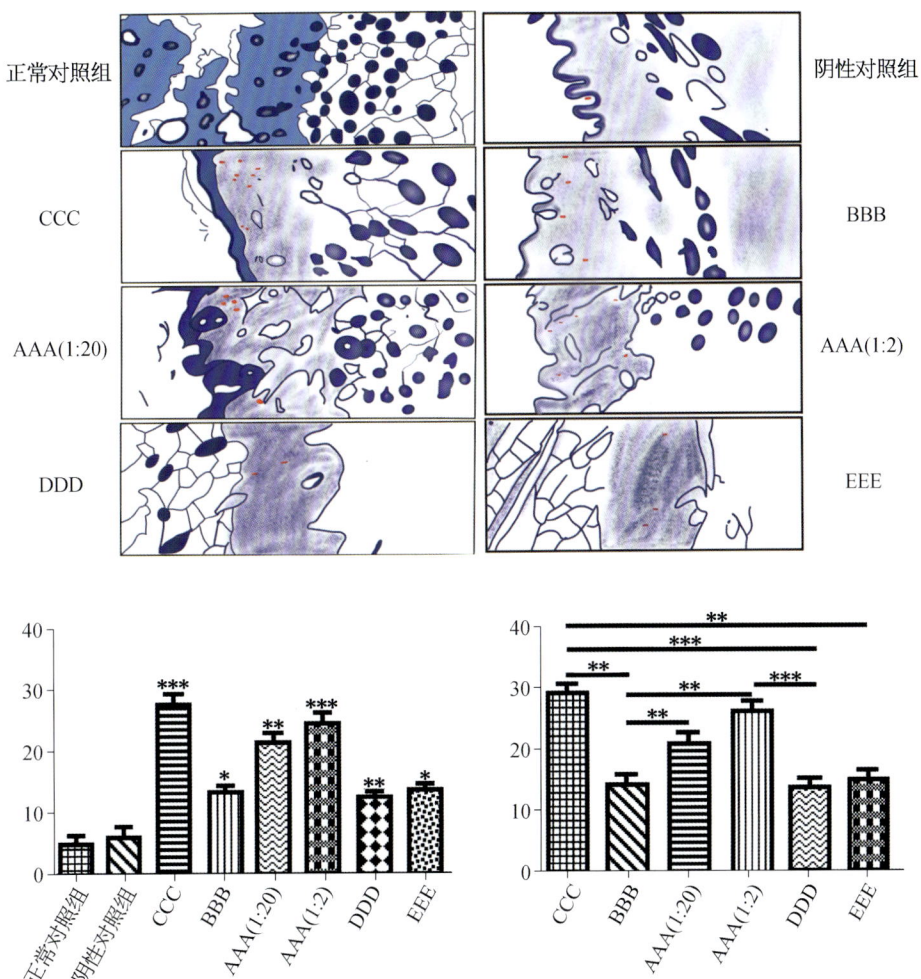

图 14-4-8　6 种药物治疗后能够增加小鼠疣体组织中朗格汉斯细胞的数量。与正常对照组相比，* $P<0.05$，** $P<0.01$，*** $P<0.005$

HPV 感染引起的组织学变化中，凹空细胞数量的变化反映了病毒的清除情况。治疗后尖锐湿疣组织中凹空细胞数量减少，暗示药物对 HPV 的清除效果显著。

免疫系统中的细胞和因子在 HPV 感染后发挥着重要作用，招募免疫细胞和分泌免疫效应因子。研究选取了 LCS 及 IL-2、TNF-α、IFN-λ 和 IL-12p70 等因子，探究它们与尖锐湿疣的关联。

LC 是一种特殊的树突细胞，存在于皮肤和黏膜中，对监测病原体和激活 T 细胞起着重要作用。虽然 LC 的研究取得了一定进展，但其免疫相关作用机制仍需进一步研究。

IL-2、TNF-α、IFN-λ 和 IL-12p70：这些细胞因子在免疫系统中具有多重功能，如增强免疫应答、抗病毒活性和抗肿瘤作用。研究关注它们在尖锐湿疣治疗中的作用及潜在机制。

（十三）影响研究可靠性和造成研究工作偏离试验方案的异常情况

无。

（十四）结论

尖锐湿疣在临床上治愈困难，易复发。降低病毒载量对治疗和预防复发至关重要，但目前临床主要注重手术去除疣体，而非降低病毒载量。常用的预防复发药物包括 AAA、BBB 和 CCC。本研究比较了这些药物对尖锐湿疣的影响，发现它们通过提高免疫作用降低 HPV 病毒载量，进而达到治疗效果。AAA 和 BBB 的效果优于 CCC、DDD 和 EEE，且具有温和、副作用小的优点。然而，尽管 AAA、DDD 和 EEE 都是中药制剂，但它们的具体作用机制仍需进一步研究，以期为尖锐湿疣的彻底治愈带来新的希望。

（陈丽芬　郭　隽）

参考文献

[1] 程裕群,万敏. 派特灵在治疗尖锐湿疣中的概述[J]. 淮海医药,2018,36(02):243-245.

[2] 董平. 鬼臼毒素脂质体壳聚糖涂膜剂的制备及动物实验研究[D]. 广州:中国人民解放军第一军医大学,2003.

[3] 龚向东,张君炎,张国成,等. 1991~2001年我国性病流行病学分析[J]. 中华皮肤科杂志,2002,(03):8-12.

[4] 郭红卫. 尖锐湿疣的免疫学发病机制[J]. 国外医学(皮肤性病学分册),2001,(5):296-299.

[5] 解方,李承新. 尖锐湿疣免疫学发病机制研究进展[J]. 传染病信息,2015,28(3):175-178.

[6] 李建华,曾抗,王元占,等. 疣体组织移植制作尖锐湿疣动物模型初探[J]. 中国皮肤性病学杂志,2014,28(8):3.

[7] 李志嘉,冯颖君,肖紫璇,等. 5-氨基酮戊酸光动力疗法治疗尖锐湿疣的机制研究进展[J]. 皮肤性病诊疗学杂志,2019,26(5):315-318.

[8] 林静,韩永智,周洁平,等. CD147在尖锐湿疣组织中的表达及其介导的发病机制[J]. 华中科技大学学报(医学版),2017,46(5):549-554.

[9] 任荣鑫,郑有义. 尖锐湿疣局部免疫功能抑制及其机制的研究进展[J]. 中国皮肤性病学杂志,2014,28(2):3.

[10] 汤怡. HPV6b型E7蛋白抗体制备及尖锐湿疣原代细胞培养研究[D]. 杭州:浙江大学,2012.

[11] 王博,赵伊珂,邱其其,等. 尖锐湿疣研究进展的文献计量及分析[J]. 皮肤病与性病,2023,45(3):191-195.

[12] 王丽娟,牟宽厚. 尖锐湿疣临床指南推荐分级的进展和应用[J]. 皮肤科学通报,2021,(5):38.

[13] 谢佳佳. 自噬与凋亡在5-氨基酮戊酸光动力疗法治疗尖锐湿疣中的机制研究[D]. 广州:南方医科大学,2019.

[14] 许荣. 5种药物对HPV感染裸小鼠模型免疫反应的影响[D]. 天津:天津医科大学,2019.

[15] 袁娜,伦文辉. 尖锐湿疣的非性途径接触传播研究进展[J]. 皮肤科学通报,2021,38(5):401-407.

[16] 岳晓丽,顾恒,龚向东,等. 2008—2016年中国性病监测点尖锐湿疣流行特征分析[J]. 中华皮肤科杂志,2017,50(5):321-325.

[17] 张菊,高艳娥,阎小君,等. 建立人乳头瘤病毒6,11型感染皮损移植模型的研究[J]. 中国皮肤性病学杂志,2002,(5):10-12.

[18] 张志军,郑捷. 皮肤性病学[M]. 9版. 北京:人民卫生出版社,2018.

[19] 中华医学会皮肤性病学分会,中国医师协会皮肤科医师分会,中国康复医学会皮肤性病委员会. 中国尖锐湿疣临床诊疗指南(2021完整版)[J]. 中国皮肤性病学杂志,2021,35(4):359-374.

[20] 左国伟,赖国旗. HPV转基因动物研究进展[J]. 中国实验动物学报,2005,(4):257-260.

[21] Ahmed H G, Bensumaidea S H, Ashankyty I M. Frequency of human papilloma virus (HPV) subtypes 31, 33, 35, 39 and 45 among Yemeni women with cervical cancer [J]. Infectious Agents and Cancer, 2015, 10:1-6.

[22] ALA-PDT combined with oral acitretin in the treatment of refractory condyloma acuminatum in anal canal [J]. Photodiagnosis Photodyn Ther, 2022, 40:103048.

[23] Bonnez W, Oakes D, Bailey-Farchione A, et al. A randomized, double-blind trial of parenteral low dose versus high dose interferon-beta in combination with cryotherapy for treatment of condyloma acuminatum [J]. Antiviral Res, 1997, 35(1):41-52.

[24] Bu Z, Xiang T, Lei Z, et al. A new option for the treatment of condyloma acuminatum in the male urethra: Multimodal ultrasound image-guided scraping and photodynamic therapy (USP) [J]. Photodiagnosis Photodyn Ther, 2022, 39:102985.

[25] Cardamakis E, Kotoulas I G, Relakis K, et al. Comparative study of systemic interferon alfa-2a plus isotretinoin versus isotretinoin in the treatment of recurrent condyloma acuminatum in men [J]. Urology, 1995, 45(5):857-860.

[26] Carrasco D, Straten M V, Tyring S K. Prophylactic and therapeutic vaccines for genital papillomavirus infection [J]. J Investig Dermatol Symp Proc, 2001, 6(3):238-243.

[27] Carter J J, Madeleine M M, Shera K, et al. Human papillomavirus 16 and 18 L1 serology compared across anogenital cancer sites [J]. Cancer Research, 2001, 61(5):1934-1940.

[28] Cromme F V, Van Bommel P F J, Walboomers J M M, et al. Differences in MHC and TAP-1 expression in cervical cancer lymph node metastases as compared with the primary tumours [J]. British Journal of Cancer, 1994, 69(6):1176-1181.

[29] Doorbar J. Model systems of human papillomavirus-associated disease [J]. J Pathol, 2016, 238(2):166-179.

[30] Elbasha E H, Dasbach E J, Insinga R P. A multi-type HPV transmission model [J]. Bull Math Biol, 2008, 70(8):2126-2176.

[31] Groves I J, Coleman N. Pathogenesis of human papillomavirus-associated mucosal disease [J]. The Journal of Pathology, 2015, 235(4):527-538.

[32] Hu Y, Lu Y, Qi X, et al. Clinical efficacy of paiteling in the treatment of condyloma acuminatum infected with different subtypes of HPV [J]. Dermatol Ther, 2019, 32(5):e13065.

[33] Hu Z, Zhu D, Wang W, et al. Genome-wide profiling of HPV integration in cervical cancer identifies clustered genomic hot spots and a potential microhomology-mediated integration mechanism [J]. Nature Genetics, 2015, 47(2):158-163.

[34] Hubert P, Caberg J H, Gilles C, et al. E-cadherin-dependent adhesion of dendritic and Langerhans cells to keratinocytes is defective in cervical human papillomavirus-associated (pre) neoplastic lesions [J]. The Journal of Pathology: A Journal of the Pathological Society of Great Britain and Ireland, 2005, 206(3):346-355.

[35] Hufbauer M, Maltseva M, Meinrath J, et al. HPV16 increases the number of migratory cancer stem cells and modulates their miRNA expression profile in oropharyngeal cancer [J]. International Journal of Cancer, 2018, 143(6):1426-1439.

[36] Jorgaqi E, Jafferany M. Giant condyloma acuminatum (Buschke-Lowenstein tumor): Combined treatment with surgery and chemotherapy [J]. Dermatol Ther, 2020, 33(1):e13193.

[37] Juckett G, Hartman-Adams H. Human papillomavirus: clinical manifestations and prevention [J]. American Family Physician, 2010, 82(10):1209-1214.

[38] Korostil I A, Ali H, Guy R J, et al. Near elimination of genital warts in Australia predicted with extension of human papillomavirus vaccination to males [J]. Sex Transm Dis, 2013, 40(11):833-835.

[39] Koutsky L A, Galloway D A, Holmes K K. Epidemiology of genital human papillomavirus infection [J]. Epidemiologic Reviews, 1988, 10:122-163.

[40] Krawczyk E, Suprynowicz F A, Liu X, et al. Koilocytosis: a cooperative interaction between the human papillomavirus E5 and E6 oncoproteins [J]. The American Journal of Pathology, 2008, 173(3):682-688.

[41] Lacey C J N, Woodhall S C, Wikstrom A, et al. 2012 European guideline for the management of anogenital warts [J]. Journal of the European Academy of Dermatology and Venereology, 2013, 27(3):e263-e270.

[42] Li Y T, Lee W L, Wang P H. Immune response of condyloma acuminatum after 5-aminolevulinicacid-photodynamic therapy treatment [J]. J Chin Med Assoc, 2019, 82(8):672.

[43] Liao L C, Hu B, Zhang S P. Reply to "Immune response of condyloma acuminatum after 5-aminolevulinicacid-photodynamic therapy treatment" [J]. J Chin Med Assoc, 2019, 82(8):673.

[44] Lin J, Chen L, Qiu X, et al. Traditional Chinese medicine for human papillomavirus (HPV) infections: A systematic review [J]. Biosci Trends, 2017, 11(3):267-273.

[45] Long F Q, Zhao L S, Qian Y H. Vitiligo or vitiligo-like hypopigmentation associated with imiquimod treatment of condyloma acuminatum: not a casual event [J]. Chin Med J (Engl), 2017, 130(4):503-504.

[46] Matthews K, Leong C M, Baxter L, et al. Depletion of Langerhans cells

in human papillomavirus type 16-infected skin is associated with E6-mediated down regulation of E-cadherin [J]. Journal of Virology, 2003, 77(15):8378 - 8385.

[47] Namuduri R P, Lee L Y, Aan Koh M J. Combination of oral acitretin, antiretroviral therapy, human papillomavirus vaccine, and carbon dioxide laser ablation for the treatment of giant condyloma acuminatum of the vulva in a patient with AIDS [J]. Dermatol Ther, 2020, 33(6):e14253.

[48] Polz-Dacewicz M, Strycharz-Dudziak M, Dworzański J, et al. Salivary and serum IL - 10, TNF - α, TGF - β, VEGF levels in oropharyngeal squamous cell carcinoma and correlation with HPV and EBV infections [J]. Infectious Agents and Cancer, 2016, 11:1 - 8.

[49] Siegler E, Shiner M, Segev Y, et al. Prevalence and Genotype Distribution of HPV Types in Women at Risk for Cervical Neoplasia in Israel [J]. IMAJ, 2017, 19(10):635 - 639.

[50] Smola S. Immunopathogenesis of HPV-associated cancers and prospects for immunotherapy [J]. Viruses, 2017, 9(9):254.

[51] Successful application of aminolevulinic acid/photodynamic therapy in the treatment of condyloma acuminatum in a young child [J]. Photodiagnosis Photodyn Ther, 2022, 38:102746.

[52] Tao P, Zheng W, Meng X, et al. Effect of paiteling on human papillomavirus infection of the cervix [J]. Molecular and Clinical Oncology, 2017, 7(6):957 - 964.

[53] Wang Y T, Li W S, Liu Q S, et al. Dendritic cells treated with HPV16mE7 in a three-dimensional model promote the secretion of IL - 12p70 and IFN - γ[J]. Experimental and Molecular Pathology, 2011, 91(1):325 - 330.

[54] Yuan S Y, Lun X, Liu D S, et al. Acupoint-injection of BCG polysaccharide nuclear acid for treatment of condyloma acuminatum and its immunoregulatory action on the patient [J]. Zhongguo Zhen Jiu, 2007, 27(6):407 - 411.

[55] Zhu Y, Wang Y, Hirschhorn J, et al. Human papillomavirus and its testing assays, cervical cancer screening, and vaccination [J]. Advances in Clinical Chemistry, 2017, 81:135 - 192.

第十五章
尿道炎药理学

第一节 概 述

(一) 概念

尿道炎是一种炎症性疾病,涉及膀胱排尿通道,也被称为尿路感染(urinary tract infection,UTI)。人体中的男性和女性均通过尿道排出尿液,而男性的尿道既充当排尿管道,也用于排放精液。尿道炎可由多种原因引起,包括感染(常见的病原微生物包括沙眼衣原体、淋球菌、大肠埃希菌、阴道毛滴虫、疱疹、解脲支原体等)、自身免疫性疾病(如 Reiter 综合征、Wegener 肉芽肿)及局部刺激物(如异物、沐浴露和肥皂)。这些因素可以导致尿道的炎症和不适症状。

(二) 流行病学

尿道炎在美国每年影响着约 400 万人。其中,淋病奈瑟菌导致的感染估计每年新增 60 多万例。据 2018 年数据显示,淋球菌性尿道炎的发病率为每 10 万美国男性中有 213 例,成为男性最常见的报告疾病和尿道炎类型。非淋球菌性尿道炎每年新病例约为 300 万例。同年,衣原体尿道炎的发病率在每 10 万美国男性中为 381 例,也成为男性最常规的报告疾病和尿道炎类型。值得注意的是,从 2008 年至 2018 年,美国男性和女性报告的衣原体感染病例数增加了 36%。

一项对 424 名男性进行的研究发现,其中有急性尿道炎症状和体征的男性中,有 127 人(30%)感染了淋球菌,而在其他 297 名非淋球菌性尿道炎患者中,几乎一半的感染源可以追溯到沙眼衣原体。此外,在 154 名非衣原体非淋球菌性尿道炎患者中,检测出的病原体包括:生殖器支原体(22.7%)、解脲支原体(19.5%)、人腺病毒(16.2%)、流感嗜血杆菌(14.3%)、细小支原体(9.1%)、人支原体(5.8%)、脑膜炎(3.9%)、阴道炎(1.3%)及单纯疱疹病毒 1(7.1%)和单纯疱疹病毒 2(2.6%)。

据世界卫生组织(WHO)预测,到 2020 年,全球将有 1.29 亿例新的沙眼衣原体感染病例。它是男性非淋菌性尿道炎和女性宫颈炎的最常见病因。在欧洲,2016 年的指南报告显示,沙眼衣原体是非淋球菌性尿道炎的主要原因。近年来,中国的沙眼衣原体感染引起的泌尿生殖道感染病例逐年增加,根据 2015—2019 年中国 105 个性病监测点的报告数据分析,沙眼衣原体感染的发病率年均增长了 10.44%。2018 年,衣原体尿道炎的发病率在每 10 万名美国男性中为 381 例,这使其成为男性最常见的可报告疾病和最常见的尿道炎类型。从 2008 年到 2018 年,美国男性和女性报告的衣原体感染病例数增加了 36%。

最新的临床研究数据显示,在中国,非淋球菌性尿道炎患者中支原体感染率逐年上升,其中解脲支原体的检出率最高,范围在 18.8%~39.3%。而女性患者中,解脲支原体感染的发生率明显高于男性患者。解脲支原体也是非洲非淋球菌性尿道炎的常见病因,占男性非淋球菌性尿道炎的 15%~20%。

(三) 病因

尿道炎是一种尿道内部的炎症,其成因多样,主要包括感染、免疫因素及外伤。感染是尿道炎最常见的原因之一,可能由多种微生物如细菌、真菌和病毒引起,例如细菌性尿道炎常由大肠埃希菌引发,性传播感染如淋病奈瑟菌和衣原体也是常见原因。免疫因素也可能导致尿道炎,例如自身免疫疾病如系统性红斑狼疮和类风湿关节炎可能影响尿道。外伤,如长期导尿或不当的导尿操作,可能导致尿道受损。此外,化学刺激(如部分卫生产品中的化学物质)及药物反应或激素变化,也可能是引发尿道炎的原因。

(四) 症状和体征

尿道炎的常见症状包括尿道分泌物、尿频、尿急、尿痛、小便浑浊、小便淋漓不尽,严重时可能伴随高热、寒战、腰酸不适及尿潴留等症状。然而,部分尿道炎患者可能没有明显的自觉症状。对于轻度或无症状的非淋球菌性尿道炎患者，常常被忽视，从而有可能导致传播。

男性非淋球菌性尿道炎的临床表现与淋球菌性尿道炎基本相似，包括尿道刺痒、刺痛或烧灼感，个别患者可能有尿频、尿急和尿痛。体检可见尿道口充血、红肿，甚至溃疡，尿道分泌物较少，呈浆液性。有些患者在早晨可能会发现尿道口有少量分泌物结成的脓膜，堵塞尿道口或弄脏内裤。部分患者可能没有症状或症状不典型，容易被忽略。如果不及时治疗，可能会并发急性或慢性附睾炎、前列腺炎、精囊炎及男性不育等。

女性非淋球菌性尿道炎的主要表现包括尿道口充血、水肿、瘙痒、尿频、排尿困难等。此外，女性非淋球菌性尿道炎还可能波及宫颈，引起宫颈炎症、糜烂，同时导致阴道和外阴瘙痒，以及下腹部坠胀感。个别患者可能出现月经间出血或月经过多的情况。

（五）组织病理学

1. 非淋球菌性尿道炎组织学　尿道分泌物在革兰染色后显示出多形核白细胞，而在细胞内无法观察到革兰阴性双球菌。非淋球菌性尿道炎由解脲支原体感染引起，其表现为尿道黏膜上皮细胞出现空泡变性、基底层和固有层内炎症细胞浸润、间质水肿、局部增生。这些变化导致黏膜组织中的细胞核形态不规则，明显畸变，核膜下出现高度浓缩的染色质，胞质内的线粒体出现嵴性肿胀或空泡变性，胞质内也存在大量次级溶酶体颗粒。此外，固有层显示出大量粒细胞浸润。

2. 淋球菌性尿道炎组织学　淋球菌尿道炎的诊断包括对尿道分泌物进行显微镜下革兰染色观察，结果显示存在革兰阴性双球菌。此外，淋病奈瑟菌培养也被进行，观察到这些细菌没有鞭毛或芽孢，呈现成对排列的卵圆形、凹面相对、成肾形或豆形，同时革兰染色结果为阴性。

（六）治疗原则

2022年中华医学会男科学分会编写的《非淋菌性尿道炎诊疗指南》提出以下建议。

（1）针对非淋球菌性尿道炎，应始终遵循及时、足量、规范用药的原则。如果可能，可以考虑联合中药或中成药以提高疗效。

（2）根据患者的病情和药物敏感试验结果，采用不同的治疗方案。治疗结束后应进行随访，同时性伴侣也应接受检查和治疗。

（3）应格外注意可能存在多重病原体感染的情况，建议患者进行梅毒血清学检测，并咨询关于艾滋病的信息和检测。

（4）对于有严重症状的男性，应立即开始广谱抗生素治疗，同时等待病原学检查结果以确定最合适的抗生素。

（5）对于症状轻微且尿道分泌物不明显的男性，必须在进行核酸扩增技术检测（NAAT）、微生物培养和显微镜检查后，根据病原学结果来制定治疗方案。有时，尿道炎可能会自行缓解，无需治疗。

（6）适当的抗生素治疗应该能够在绝大多数病例中根除微生物（至少95%的情况），同时对患者的生活质量影响较小。需要注意的是，炎症的持续可能并不一定表明感染的持续，在抗生素治疗结束后至少进行10天的微生物检查，以确定炎症的持续情况。不过，炎症的持续时间目前尚无法确定。

第二节　尿道炎生物学模型

尿道炎的生物模型建立不仅为深入研究尿道炎的机制提供了有力工具，还在探索新的治疗性药物和疫苗研发方面发挥了关键作用。这些模型包括不同类型，如体外模型、动物模型、人模型及组织工程模型，每种模型都有其独特的优势，能够满足不同研究需求。

通过体外模型，研究人员可以深入研究尿道炎的分子机制和细胞反应，从而为新药的筛选和疗效评估提供支持。而动物模型则更接近真实生物体内情况，可用于模拟尿道炎的生理和病理过程，评估不同治疗方法的有效性。人体模型直接从患者身上获得的临床数据，可以为尿道炎的临床研究提供重要信息，包括样本采集和生物标志物分析。而组织工程模型利用体外培养的技术，模拟尿道炎的微环境，有助于测试药物效果和治疗策略。此外，根据不同的感染原因，还可以建立淋球菌性、非淋球菌性、创伤性和自身免疫性尿道炎模型，以更精确地研究各种尿道炎类型，开发针对性的治疗和预防措施。总之，尿道炎的生物模型构建为研究人员提供了全面的研究平台，有望为尿道炎的解决和管理提供更多的见解和解决方案。

一、淋球菌性尿道炎模型

(一) 淋球菌尿道炎的组织细胞模型

淋病奈瑟菌是人类特有的病原体,因此,寻找适合研究淋病的模型一直是一项具有挑战性的任务。在过去的 50 年中,大多数关于淋病奈瑟菌发病机制的研究都依赖于细胞系和原代细胞培养。这些体外模型通常包括在细胞培养板上培养细胞,有时添加细胞外基质蛋白(如胶原蛋白和基质胶包被),并使用多种上皮细胞系,如 HeLa 细胞、人子宫内膜腺癌细胞(HEC-1-B)、表皮样癌宫颈细胞 ME180、人结肠直肠癌细胞 T84、人类结膜上皮细胞和人类亚洲子宫内膜腺癌细胞。

在淋球菌性尿道炎模型方面,1986 年,Bessen D 使用体外培养的 HeLa 细胞研究了淋球菌感染的过程,分析了淋球菌与 HeLa 细胞的附着、分离、复制、渗透,以及蛋白质Ⅱ的分泌。

1989 年,Stephens D 等研究人员通过模拟组织器官感染淋球菌的方式建立了感染模型,用以探讨淋球菌感染的相关机制。这种通过组织细胞和体外器官研究淋球菌感染的模型可用于分析淋球菌感染的毒力因子、黏附、定植、特异性蛋白分泌等,尽管存在与实际细菌在人体内感染和引发炎症反应过程的一定差异。

1992 年,Rudel 等研究了淋球菌在培养的人角膜上皮细胞中的黏附和侵袭,揭示了 PilC 在菌毛介导的细菌黏附中的核心作用。1996 年,Grassmé 等使用人 Chang 细胞研究了 Opa 介导的淋病奈瑟菌侵袭,Chang 细胞是通过 Hep 细胞的类似 LeLa 细胞污染而建立的,因此在研究淋球菌与上皮细胞相互作用方面具有重要意义。2015 年,Faulstich 等使用 Chang 细胞系证明了中性鞘磷脂酶 2 在无磷酸盐条件下对 PorB1A 依赖性淋病奈瑟菌侵袭的必要性。

研究淋病奈瑟菌时,使用细胞系作为模型具有一些明显的优点,包括可用性、易操作性及可扩展性。然而,这些细胞系也伴随着一些缺点,其中之一是它们通常来源于肿瘤组织或由于永生化和长期培养而表现出与原始细胞类型显著不同的特性。

早期的淋病研究尝试使用人类精子或来源于尿道上皮的细胞,以及永生化的原代尿道细胞。原代尿道上皮细胞主要用于提供类似于天然组织的模型系统,用于研究淋球菌的附着和侵袭,或者研究细胞因子对感染的反应。此外,原代细胞培养系统在研究淋球菌与宿主细胞的相互作用、受体作用、免疫反应诱导及感染细胞的超微结构分析等方面也广泛应用。

原代细胞在某些情况下也被选择为模型,特别是在研究信号传导、细胞死亡途径或基因表达等方面。这是因为肿瘤细胞系可能与原始组织存在显著差异,因此在一些研究领域中,原代细胞显示出更合适的特性。然而,原代细胞的传代次数受到限制,这是一个显著的缺陷。引入永生化原代细胞可以克服这一问题,同时提供了一个更接近天然组织的模型系统,相对于肿瘤细胞系,更具优势。这些模型系统在淋病研究中发挥了重要作用。

另一种原代细胞的来源可以是诱导的多能干细胞(iPSC)。已经使用 iPSC 来研究与相关的奈瑟菌属,如脑膜炎奈瑟菌,证明它们有助于为脑膜炎球菌的发病机制提供新的见解。总之,在淋球菌感染研究中,不同类型的免疫细胞模型都发挥着关键作用,帮助我们更好地理解淋球菌与宿主免疫系统的相互作用。

(二) 淋球菌性尿道炎动物模型

淋球菌研究中,动物模型发挥着关键作用,尽管这些模型不能完全模拟人体尿道炎的组织结构和免疫反应,但由于伦理审批的限制,直接以人作为模型变得非常困难。因此,动物模型在深入研究淋球菌感染机制方面具有重要价值。淋球菌感染的研究历史可以追溯到使用兔、豚鼠、仓鼠、小鼠和黑猩猩等动物模型。

在 1943 年,Hill JH 使用兔建立了淋球菌感染模型,发现淋球菌进入兔的眼前房后会繁殖并侵入眼内组织,特别是晶状体和睫状体。感染的阳性程度与注射的淋球菌数量成正比。这种模型的损伤适用于需要局部淋菌感染的实验问题的研究。

1971 年,Lucas CT 等将患有淋球菌性尿道炎的人类男性尿道渗出液转移到 3 只雄性黑猩猩的尿道,结果黑猩猩也感染上了淋球菌性尿道炎,表现为化脓性尿道渗出物中存在革兰阴性细菌,并在培养基上检测到淋球菌。这一实验建立了淋球菌性尿道炎的动物模型。然而,以黑猩猩作为试验模型存在昂贵、难以控制和难以驾驭等问题,因此研究数据相对有限。

小鼠感染模型在研究传染病及开发感染的预防或治疗产品方面扮演着重要的角色。早在 1978 年 Novotny 等及 1979 年 Wong 等使用豚鼠建立了淋球菌感染模型。此后,1972 年,Arko 等通过仓鼠建立了淋球菌感染模型,而 1981 年,Streeter PR 等则通过小鼠成功建立了淋球菌感染模型。然而,要更好地模拟淋球菌感染并了解它的生态特征,我们需要更精确的小鼠模型。

在2019年，Katherine Rhodes等开发了一种研究共生奈瑟菌持续定植的天然小鼠模型。该模型将普通实验室小鼠与野生小鼠Mus musculus口腔和肠道中的共生菌Neisseria musculi(Nmu)结合起来。这种模型绕过了以往研究奈瑟球菌体内行为时的宿主限制障碍，首次允许研究无症状定植的宿主和奈瑟菌决定因素。该模型的接种程序是非侵入性的，并且对Nmu定植的易感性因宿主遗传背景而异。在定植小鼠中，可在接种后一年内检测到细菌负荷，因此非常适合研究持久性感染。

然而，小鼠模型未能充分代表人类生理，因为缺乏某些宿主特异性受体，这些受体是淋病奈瑟菌毒力因子的结合靶标。为解决这个问题，科学家们已经制造了多种人源化转基因小鼠，它们表达淋球菌毒力因子的不同受体。

研究淋球菌感染的模型涵盖了不同动物和细胞系。Raterman等使用小鼠模型，通过雌二醇和抗生素处理小鼠，维持发情期状态并抑制共生菌群的过度生长，这导致了持续的淋球菌感染。

（三）淋球菌性尿道炎的组织工程模型

为了研究淋球菌感染及其涉及的黏附、迁移和向深层组织层的转移，需要一个合适的体外细胞培养模型，因为淋球菌是一种人类特有的病原体，动物感染模型的应用有限。在2019年的一项研究中，Heydarian等学者采用了创新的方法，通过将人真皮成纤维细胞与人结直肠癌、子宫内膜上皮细胞和男性尿上皮细胞进行共培养，构建了三个独立的3D组织模型，基于猪小肠黏膜下层(SIS)支架。此外，组织学、免疫组织化学和超微结构分析表明，这些基于3D SIS支架的模型紧密模拟了人类宿主中淋球菌感染部位的主要特征，包括上皮单层、下层结缔组织、黏液产生、紧密连接和微绒毛形成。

总之，基于SIS支架的人体黏膜组织3D组织模型代表了一个有前景的工具，可以在接近自然条件下研究淋球菌感染。这种模型的建立为深入了解淋球菌感染的机制及开发相关治疗策略提供了新的途径和有力的工具。

二、非淋球菌性尿道炎模型

（一）非淋球菌尿道炎的动物模型

在1975年，Ronald F等使用2只成年雄性黑猩猩和狒狒建立了沙眼衣原体引起尿道炎的模型。这些狒狒通过尿道导管感染，使用从一名非淋菌性尿道炎男性患者分离的D型沙眼衣原体菌株。

1981年，Taylor-Robinson D等研究人员将实验室传代的沙眼衣原体生殖器菌株和来自非淋菌性尿道炎患者的2个未传代的生殖器菌株通过尿道接种到3只年轻的雄性黑猩猩体内。结果显示，衣原体被从2只黑猩猩的尿道中回收，并在所有黑猩猩中检测到特异性抗体反应。

2008年，宁夏医学院的杨建宏等研究人员通过手术建立了大鼠解脲支原体尿道炎感染模型。手术过程中使用了2%戊巴比妥钠按2 mL/kg麻醉，然后通过打开大鼠腹腔，抽尽膀胱内尿液，向膀胱内注射0.5 mL解脲支原体悬液(10^5 CCU/mL)，最后缝合腹腔。大鼠在接种后连续2周每日观察，然后在2周后处死，通过尿道组织HE染色和PCR检测成功建立了解脲支原体感染模型。这个模型可用于研究解脲支原体感染引发的尿道炎症，然而，需要注意手术本身可能导致创伤，以及在模型制备中需要严格按照无菌操作技术来控制非目标微生物引起的假阳性反应，以提高模型动物的敏感性和特异性。

（二）非淋球菌性尿道炎组织工程模型

2018年，Bart Versteeg等研究人员为了真实反映天然尿道组织中的感染情况，开发了一种人类尿道重建模型，被称为RhU。该模型的构建过程包括使用原代尿道细胞在成纤维细胞填充的胶原纤维蛋白水凝胶上重新建立尿道上皮细胞，从而生成RhU。通过采用免疫组织化学技术，研究人员对比了RhU和天然尿道组织在沙眼衣原体感染方面的情况。他们发现，将RhU暴露于沙眼衣原体后的10天，RhU同样分泌了增殖和分化标志物，包括角蛋白6、10、13、17、外皮蛋白、SKALP(皮肤衍生的抗核糖蛋白酶)、波形蛋白和CD31，与天然尿道组织的情况非常相似。

总之，人原代尿道成纤维细胞和角质形成细胞的应用使RhU与天然尿道组织非常相似，并可用于研究活跃的沙眼衣原体感染。这一研究为探索宿主与微生物的相互作用提供了有前景的模型，不仅局限于沙眼衣原体，还可用于研究人类发病机制的其他方面。

综上，尿道炎研究在生物学模型方面取得了显著进展，目前，这些模型包括多种体外细胞系模型。动物模型，特别是小鼠和大鼠，也被广泛用于研究不同类型的尿道炎及新药物的疗效。这些动物模型有助于模拟人类疾病的复杂性，为研究提供了更接近实际情况的环境。组织工程模型则通过体外培养技术模拟尿道炎的微环境,用于评估治疗策略的有效性。根据感染原因不同,研究者们还建立了淋球菌性、非淋球菌性、创伤性和自身免疫性尿道炎模型,以更精确地研究不同类型的尿道炎。总的来说,这些生物学模型的不断进展为研究者们提供了丰富的工具和平台,有望为尿道炎的预防和治疗提供更深入的见解和解决方案,从而改善患者的生活质量。

第三节 尿道炎药理学研究

在药理学领域,尿道炎的治疗药物研究取得了显著进展。随着新药物的开发和现有药物疗效的不断提高,患者的治疗选择变得更加多样化和有效。

(一)尿道炎发生机制

(1)防御机制异常:一种或多种防御机制的相对减弱或完全缺失可以导致个别患者对膀胱尿道炎更为易感。膀胱细菌入侵和持续存在可能是导致这种防御机制失效的因素,其基本原因相似。多种因素,如创伤、尿道动力学影响、激素变化、过敏反应、心理因素、内在病原体等,在临床和试验中均已被证实,可以导致防御机制的失效。

(2)创伤:创伤也是引起下尿道感染的因素之一。早期研究已经指出性交引起的创伤是下尿道感染的重要原因,已婚女性相较于单身女性更容易患上尿路感染。同时,反复留置导尿管的患者相对于没有导尿管的患者更容易患上泌尿系统感染。此外,在年轻女孩中,插入阴道内的卫生棉条可能会导致局部创伤并增加感染的风险。

(3)尿道的解剖结构异常:也可以促成尿道炎的发生。

(4)尿动力学异常:①尿道湍流:非层状的尿液通过尿道时可能会导致湍流,从而使细菌逆行冲洗进入尿道;②尿道狭窄:早在1917年,Bugbee首次指出,反复泌尿感染的女性常伴有尿道狭窄。后来的研究也证实了这一情况,而尿道扩张后患者通常出现明显改善;③里昂环:一些研究者指出,约70%的女性在尿道远端具有一个环形结构,可能与反复泌尿道感染和排尿困难有关。这一结构称为里昂环,位于尿道口附近。

(5)内脏细菌异位:内脏细菌异位是尿道感染发病机制的一个重要因素。已有研究发现,尿道感染的多数微生物源自粪便,这些细菌通过尿道侵入下尿路。研究还发现,尿道口的细菌群反映了远端尿道的细菌群,这意味着尿道口的微生物组成可能对尿道感染的形成起到关键作用。

(二)尿道炎治疗药物作用机制研究

根据尿道炎的不同病因,制订不同的治疗方案至关重要。

1. 感染因素引起的尿道炎 感染因素导致的尿道炎需要使用抗微生物药物进行治疗。治疗方式可以选择局部使用、口服或静脉使用,具体取决于感染的严重程度和患者的病情。对于一些反复发作尿道感染的患者,局部使用抗菌药物也取得了良好的效果。

在治疗淋球菌性尿道炎时,首选的药物是头孢曲松,其次可以选择喹诺酮类药物,如环丙沙星和左氧氟沙星。对于那些妊娠期妇女或对喹诺酮类和头孢菌素过敏的患者,可以考虑使用达观霉素。而在治疗非淋球菌性尿道炎时,常见的病原体包括沙眼衣原体和解脲支原体。治疗可以选择大环内酯类药物,如阿奇霉素,或四环素类药物,如多西霉素,也可以考虑使用喹诺酮类药物,如左氧氟沙星。对于妊娠期女性,通常会选择阿奇霉素或红霉素等药物。尽管关于新病原体与男性尿道炎的关联的数据不断发展,但2015年CDC推荐的尿道炎治疗方法与2010年推荐的方案保持一致(图15-3-1)。

然而,随着抗生素的广泛使用,耐药菌的出现已经成为一个严重的问题。现有的抗生素变得越来越无效,因此迫切需要寻找新的治疗方法来解决耐药性。

(1)磺胺类药物:是一类人工合成的抗菌药物,其基本结构以对氨基苯磺酰胺为基础,而不同的磺胺类药物在磺酰基的位置会有不同的杂环取代基。

磺胺类药物具有广泛的抗菌谱,其性质相对稳定。特别值得注意的是,当与其他药物如甲氧苄氨嘧啶联合使用时,可以增强其抗菌作用,从而扩大治疗范围。

磺胺类药物可以有效地治疗革兰阳性细菌和一些革兰阴性细菌、衣原体及某些原虫,如疟原虫和阿米巴原虫。

磺胺类药物的抗菌机制基于其化学结构与氨苯甲酸的相似性。它们能够与氨苯甲酸竞争性地干扰二氢

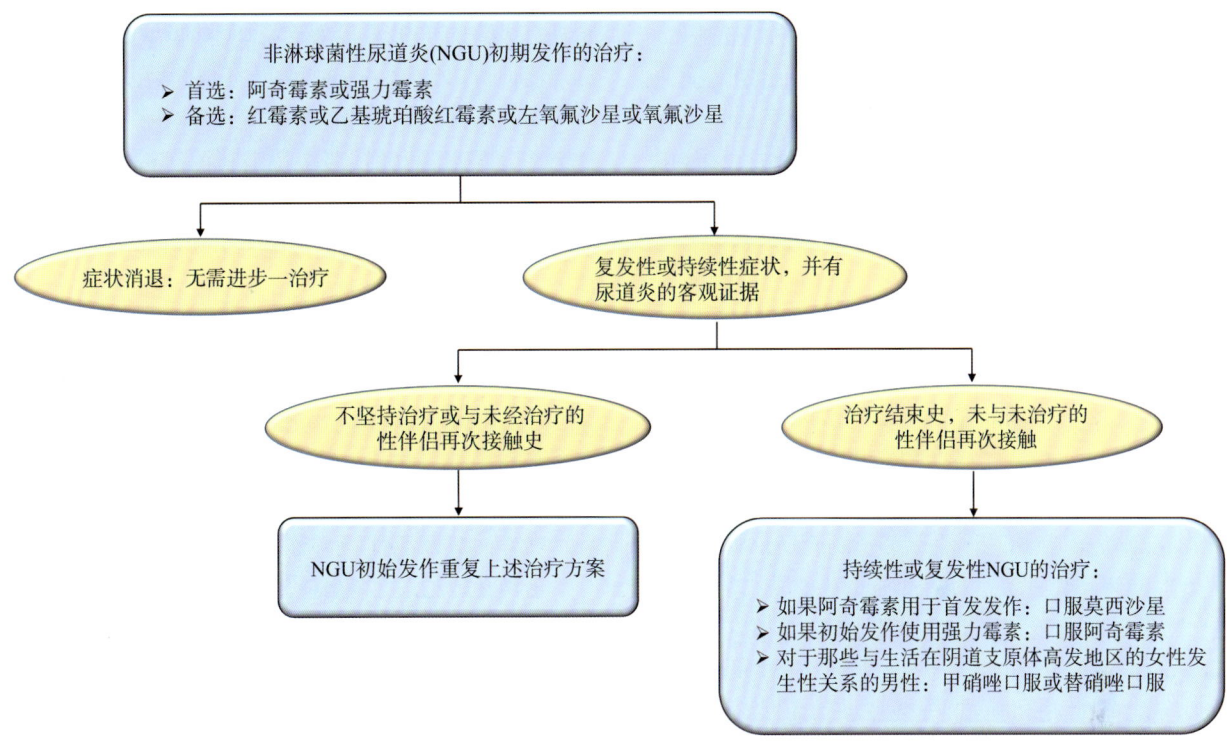

图 15-3-1 非淋菌性尿道炎(NGU)的治疗流程示意图

叶酸的合成,从而影响二氢叶酸的生成。由于二氢叶酸在二氢叶酸还原酶的催化下形成四氢叶酸,而四氢叶酸作为一碳单位转移酶的辅酶,参与核酸前体物嘌呤和嘧啶的合成,核酸对于细菌的生长和繁殖至关重要。因此,当二氢叶酸的合成受到阻碍时,细菌的核酸和蛋白质合成会受到影响,导致细菌无法正常生长和繁殖。然而,细菌与磺胺类药物反复作用后,可能会导致对这些药物的敏感性降低,甚至形成耐药性。

最近的研究合成了一些新型磺酰胺杂化物,包括香豆素和异噁唑。这些新型药物对革兰阴性和革兰阳性菌都具有抗菌活性,为应对耐药性提供了新的治疗选择。

(2) β-内酰胺类:青霉素、头孢菌素和头霉素是广泛用于抗菌治疗的药物。青霉素于 1943 年首次被引入用于治疗淋病,作为磺胺类治疗的替代药物。然而,从 20 世纪 60 年代开始,青霉素的敏感性开始下降。

青霉素是一种 β-内酰胺抗菌剂,它通过与细菌细胞质中的青霉素结合蛋白(PBP)的转肽酶结合来抑制细菌细胞壁的合成。在最初使用的 50 年中,淋球菌对青霉素的耐药机制主要涉及与细胞壁生物合成相关的不同基因(如 penA 和 ponA1)的染色体突变,或涉及影响细胞质药物浓度的结构蛋白(如 penB、penC 和 mtrR)的染色体突变。

青霉素结合蛋白 2 是淋球菌中的重要青霉素结合蛋白之一,其突变已在青霉素敏感性下降的菌株中检测到,包括 345 位后的天冬氨酸插入和蛋白 C 端的可变数量的置换。

头孢曲松是治疗淋球菌性尿道炎的推荐药物之一。与大多数头孢菌素类药物不同,头孢曲松的消除半衰期较长,为 6~9 h,并且不太受剂量的显著变化影响。该药物已成功用于治疗对其他抗生素无反应的患者及对常规治疗有抵抗力的肠杆菌科引起的尿路感染。然而,需要注意的是,在 2000 年发现了对头孢曲松产生耐药性的菌株,并且在许多国家也发现了散发病例。头孢曲松耐药的机制包括两个主要方面:①大多数头孢曲松耐药病例与 penA 和 ponA 基因编码的 PBP 有关;②质粒介导的 β-内酰胺酶:某些淋球菌分离株携带 pblaTEM-135 质粒,这导致对青霉素的高水平耐药性。类似地,携带 pblaTEM-20 质粒的分离株可能显示对头孢曲松的高水平耐药性。

对于非淋球菌性尿道炎和淋球菌性尿道炎,当常规 β-内酰胺类药物失效或面临耐药问题时,一些指南建议考虑使用 β-内酰胺酶抑制剂的复方制剂及碳青霉烯类抗生素来治疗严重感染。这些药物具有广泛的抗菌谱、强大的抗菌作用,对革兰阳性和革兰阴性菌、需氧菌和厌氧菌都具有良好的效果。它们适用于由多重耐药或产β-内酰胺酶的菌株引起的严重革兰阴性菌感染、混合感染、耐药菌感染及免疫缺陷者的感染。

2014年的研究提示，注射用碳青霉烯类抗生素厄他培南对于头孢曲松耐药的淋球菌的治疗是有效的。此外，脂糖肽达巴万星及两种新的2-酰基碳青霉烯类药物（SM-295291和SM-369926）在有限数量的淋球菌分离株中表现出高活性。

（3）大环内酯类：大环内酯类抗菌素包括红霉素、阿奇霉素和克拉霉素。这些抗生素之所以得名是因为它们都具有大环内酯环的基本结构。阿奇霉素是氮杂内酯亚类的唯一代表。它是由红霉素经过改造而来，在大环内酯环上插入了一个氮杂甲基，这一变化增强了其稳定性，但并未改变其抗生素作用机制。与红霉素相比，阿奇霉素多了一个氨基，这带来了显著的优势，包括更好的组织穿透性和更长的半衰期。

阿奇霉素通过结合50S核糖体亚基，阻止肽基-tRNA的易位，通过与23S rRNA相互作用，阻断了50S亚基中的肽出口通道，导致核糖体释放不完整的多肽，从而达到了抑制细菌生长的效果。阿奇霉素在体外研究中表现出对多种细菌，包括淋球菌在内的高度抗菌活性。

新一代口服大环内酯类抗菌素，如氟酮内酯索利霉素，已被证明在对抗淋球菌方面具有高度活性，包括对阿奇霉素耐药、头孢类耐药和多药耐药菌株。与其他大环内酯类抗菌素相比，索利霉素在细菌核糖体上具有三个结合位点，而不是两个结合位点，这可能导致其具有更高的抗菌活性并延缓了耐药性的发展。

（4）四环素类：四环素类药物是最早由链霉菌分离出来的抗菌药物之一。它们都具有相同的核心化学结构，但在侧链部分存在差异。第一代四环素类药物，包括金霉素、土霉素和四环素，是从自然生物合成中获得的。第二代四环素类药物，如强力霉素和米诺环素，是半合成的。而第三代四环素类药物，如甘氨酰环替加环素和氨基甲基环素，则是完全合成的，其侧链更为精确，具有更强的抗菌活性。

四环素类药物通过与细菌核糖体结合并与30S核糖体亚基中高度保守的16S核糖体RNA（rRNA）相互作用，从而抑制了细菌蛋白质的合成。它们对由微小支原体、解脲支原体和人型支原体引起的非淋球菌性和淋球菌性尿道炎表现出良好的疗效。

研究已经证实第二代和第三代四环素类药物在体内和体外均具有杀灭细菌的作用。强力霉素在最低抑菌浓度时表现出时间依赖性杀菌效果，而在较高最低抑菌浓度下表现出剂量依赖性杀菌效果。四环素类药物具有显著的抗生素后效应，这意味着它们在体内的抗菌活性可以持续一段时间，并且与药物浓度相关。

替加环素是米诺环素的衍生物，对一些革兰阴性杆菌、多药耐药的肠杆菌和泛耐药的肠杆菌引起的尿道炎表现出较好的疗效，因此在临床上常用于治疗泛耐药的革兰阴性菌引起的尿道炎。还有研究发现替加环素对淋球菌可能也有效，但由于仅有一小部分以原形药物形式从尿液中排出，这可能会限制其在淋球菌尿道炎和非淋球菌性尿道炎中的抗菌效果。

（5）喹诺酮类：是一类合成药物，包括环丙沙星、左氧氟沙星和莫西沙星等。这些药物在对抗引起尿道炎的细菌中，如革兰阴性杆菌、衣原体和支原体等，表现出良好的抗菌活性。

这类药物通过抑制细菌的DNA复制和转录来发挥抗菌作用，主要作用于革兰阳性细菌的拓扑异构酶Ⅳ和革兰阴性细菌的DNA回旋酶。这两种酶是细菌生长所必需的，因此对其任何一种的影响都会导致细菌生长停止，最终导致细菌死亡。细菌中这两种酶的突变可能导致氟喹诺酮类药物的耐药性。这些药物需要通过细菌的外膜孔蛋白进入细胞才能发挥抗菌作用，因此外膜孔蛋白的下调、减少或缺失可能会影响药物的进入，从而影响其抗菌效果。

（6）氨基糖苷类：是一类广谱杀菌抗菌素，主要用于治疗革兰阴性菌引起的感染，其中包括庆大霉素、阿米卡星、链霉素、妥布霉素、新霉素等。这些药物根据其化学结构、抗菌谱及对细菌修饰酶的抗性分为三代。

氨基糖苷类通过与细菌小亚基上的16S rRNA上的A位点结合，干扰了细菌蛋白质合成过程，从而发挥抗菌作用。

plazomicin是一种新型的肠外用药，主要用于治疗多重耐药肠杆菌科细菌感染，包括产氨基糖苷类修饰酶、产超广谱β-内酰胺酶（ESBL）和碳青霉烯酶的肠杆菌科细菌。它于2018年6月获得美国FDA批准，用于治疗微生物引起的复杂性尿路感染和肾盂肾炎。

大观霉素被推荐作为淋球菌的一线治疗药物，并且对淋球菌表现出高度的活性。

（7）糖肽类：是由链霉菌或放线菌产生的一类抗生素家族，其中有数十个不同的成员。这些抗生素的基本结构由两个线性的七肽核心之一组成，然后通过选择性的糖基化和氨基酸修饰来产生不同的化合物。根据它们所含的氨基酸不同，糖肽类抗菌素可以分为四个不同的族群，包括万古霉素族、ristocetin族、

avoparcin 族和 synmonicin 族。糖肽类抗菌素的抗菌机制主要涉及抑制细菌细胞外肽聚糖的合成。

糖肽类抗菌素通常用于治疗各种革兰阳性菌引起的感染，包括肠球菌属和耐甲氧西林金黄色葡萄球菌引起的尿道炎等。这些抗生素属于时间依赖性杀菌剂，意味着增加药物浓度不会增加其杀伤活性。抗菌素后效应与药物浓度相关，当浓度超过最低抑菌浓度的 2～4 倍时，抗菌素后效应会显著增加。

(8) 硝基咪唑类：是一类用于治疗原虫感染和厌氧菌感染的药物，最初用于治疗阴道毛滴虫感染。这些药物通过产生毒性代谢产物，引起微生物的 DNA 链断裂，从而实现抗菌杀菌作用。主要的硝基咪唑类包括甲硝唑、替硝唑和奥硝唑等。

硝基咪唑类抗菌素属于浓度依赖性杀菌剂。然而，一些微生物可能会通过降低硝基咪唑类药物在组织中的有效浓度来产生耐药性，这可能会导致治疗失败。因此，硝基咪唑类抗菌素的使用需要仔细监测和合理用药，以确保有效治疗感染。

(9) 植物来源的药物：研究表明植物提取物可能具有一定的抗菌活性，并有助于应对抗生素耐药性的问题。

鼠尾草(CS)和石榴(GP)提取物对金黄色葡萄球菌临床分离株具有一定的抗菌活性。鼠尾草提取物对耐 β-内酰胺类抗生素和喹诺酮类抗生素的细菌更敏感，而石榴提取物对甲氧西林敏感的细菌更有效。这种差异可能与细菌的耐药谱和抗生素的抗菌特性有关。

假可坡根提取物对淋球菌表现出有效的抗菌活性，其中黄连素被识别为主要的活性化合物。这个发现可能有助于开发治疗淋病的新药物。

白柳的甲醇提取物对多种病原微生物，包括化脓性链球菌、金黄色葡萄球菌、宋内志贺菌、大肠埃希菌和淋病奈瑟菌，具有抗菌活性。这提供了一个有潜力的方向，可以用来开发控制耐药性病原微生物的新药物。

飞燕草叶提取物具有抗菌活性，支持了其在传统医学中的应用。这个发现有望为未来的药物研发提供新的线索。

青蒿的甲醇提取物展示了较高的抗氧化潜力，并且青蒿植物化合物有望用作抗菌剂和抗真菌剂的生物增强剂，以控制耐药性。

(10) 针对持续/复发性尿道炎的治疗：尿道炎的治疗由于支原体(MG)的挑战而变得更加复杂。多西环素对 MG 只有 20%～35% 的疗效，而阿奇霉素估计疗效≥70%。然而，最近在美国进行的一项 NGU 治疗试验发现，无论是阿奇霉素还是多西环素，对 MG 的治愈率都非常低(分别为 40% 和 30%，$P=0.41$)。不幸的是，越来越多的证据表明，对 MG 的亚最佳治疗可能会导致治疗失败者迅速产生大环内酯耐药性。对于具有大环内酯耐药性 MG 感染的患者，莫西沙星目前是唯一的治疗选择，但有关该药的数据有限。总之，根据目前推荐的 NGU 方案，MG 的治疗失败非常普遍，理想情况下，NGU 的治疗应以病因学诊断为指导，但在市场上推出经济实惠的已获批准的检测方法之前，这将是困难的。

对于寻求治疗持续/复发性 NGU 的男性的横断面研究表明，淋病和滴虫是一些病例的原因，而 MG 是 12%～41% 病例的原因。目前尚不清楚病毒病原体对持续/复发性 NGU 的贡献。Sena 等进行了一项大型 NGU 试验的次级数据分析，报告在第 2 次随访(治疗后 1 周)时，245 名 NGU 男性中有 33 名(13%)出现了临床失败，其中 9% 感染了淋病，33% 感染了 MG，12% 感染了滴虫。在回到第 3 次随访(治疗后 3～4 周)的男性中，10% 感染了淋病，25% 感染了 MG，10% 感染了滴虫，56% 没有病原体(图 15-3-2)。

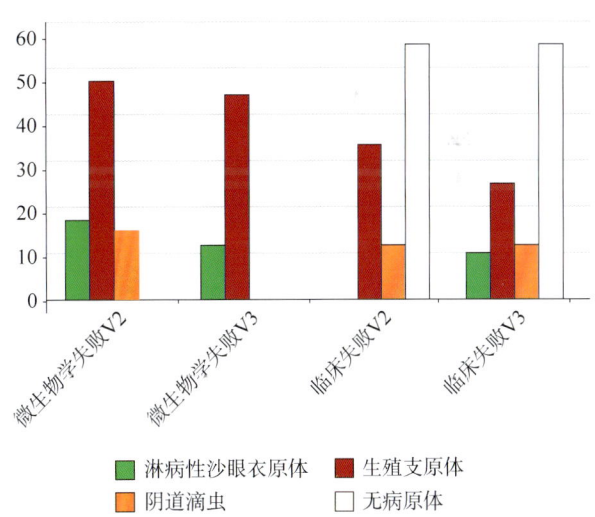

图 15-3-2 淋病性沙眼衣原体、支原体和阴道滴虫与微生物学的临床失败

鉴于存在强有力的证据表明生殖支原体与 NGU 相关，并且未能根除 MG 与持续性尿道炎相关，CDC 指南建议在初始阿奇霉素治疗后，对于持续性 NGU，应口服莫西沙星，并使用甲硝唑或替硝唑治疗阴道滴虫感染。对于接受过多西环素、氧氟沙星或左氧氟沙星作为初始治疗的持续/复发性 NGU 患者，应口服阿奇霉素，并治疗阴道滴虫。

第四节　尿道炎药理学研究案例

小鼠模型尿路感染的新型噬菌体 AAA 疗法

（一）目的

拟证明使用噬菌体 AAA 疗法是一种有前途和潜在的人类尿路感染的替代疗法。

（二）材料和方法

（1）细菌和噬菌体：一项研究分离了 25 株泌尿系致病性大肠埃希菌（UPEC）菌株和 25 株针对 UPEC 的裂解噬菌体，并进行了表征。噬菌体包括 PEC3、PEC11、PEC15、PEC16、PEC28、PEC30、PEC36、PEC37、PEC38、PEC44、PEC51、PEC52、PEC55、PEC63、PEC68、PEC78、PEC80、PEC94、PEC102、PEC133、PEC215、PEC301、PEC304、PEC305 和 PEC306。每个噬菌体对大肠埃希菌的裂解活性为 27% 或更低，但由 25 个噬菌体组成的噬菌体混合物对所有大肠埃希菌分离物的裂解活性均为 100%。这些细菌是从人类 UTI 病例中分离出来，通过培养、纯化尿液样本进行诊断，使用差异培养基、IMViC 和 Vitik2 自动化系统进行生长检测。此外，通过甘露糖抗性血凝集和甘露糖敏感血凝集检测 P 伞和 1 型伞的存在，通过囊泡染色检测囊泡形成，通过血琼脂平板检测溶血素产生（5%）。

（2）噬菌体 AAA 准备：使用单价和多价噬菌体制剂治疗 UPEC 诱导的慢性 UTI 小鼠模型。单价制剂以 10^7 PFU/mL 的浓度制备噬菌体 PEC80，并将 25 种噬菌体混合以制备多价噬菌体混合物，保持高活性。每种噬菌体制剂以 1×10^7 PFU/mL 的浓度等体积混合，得到总浓度为 10^7 PFU/mL 的噬菌体混合物。

（3）接种物制备：在经过膜过滤灭菌的人尿中培养 UPEC，以增强其适应性。将细菌培养物在 37 ℃ 下摇动培养 18 h，然后离心并重新悬浮在磷酸盐缓冲盐水中，使浓度达到约 1×10^{10} CFU/mL。

（4）动物：总共 90 只雌性白化小鼠被随机分为三组（$n=30$），并用于诱导 UTI。在接种前，动物在笼子中驯化 24 h，并允许自由接触食物和水。

（5）小鼠慢性 UTI 的建立：在进行尿道注射细菌悬浮液前，先以 0.05 mg/mL 戊巴比妥钠麻醉小鼠。消毒尿道周围后，使用直径为 0.7 mm、长度为 19 mm 的 24 号无菌特氟隆导管将细菌接种注射至膀胱。为了建立慢性尿路感染，先损伤小鼠膀胱黏膜，然后中和酸性泌尿道，并用盐水冲洗。在创伤后 24 h，再次通过导管注入细菌接种物。两种慢性尿路感染模型包括单一菌株和多菌株模型。每隔两天从受感染小鼠中收集尿样，并进行培养检测。每隔一段时间处死小鼠，检查肾脏和膀胱，计算细菌数量。

（6）单株泌尿系致病性大肠埃希菌诱导的小鼠慢性尿路感染的治疗：使用单剂量 100 μL 噬菌体 PEC80 单价噬菌体制剂治疗由单一 UPEC 菌株引发的慢性 UTI 小鼠模型。其中一组（30 只小鼠）通过尿道给药，另一组（20 只小鼠）在感染后第 10 天通过腹膜内给药。自感染后第 10 天到第 20 天，每天收集 3 只小鼠的尿样。每天处死 3 只小鼠，对其膀胱和肾脏进行匀浆和培养，发现泌尿致病性大肠埃希菌。同时统计了每个器官的细菌数量。

（7）多株泌尿系致病性大肠埃希菌治疗小鼠慢性尿路感染：在感染后第 10 天，对 30 只小鼠进行治疗：一组经尿道给予多价噬菌体制剂，另一组腹腔注射多价抗体制剂，治疗慢性 UTI。还有一组注射单价噬菌体制剂。每天收集尿液，每天处死 3 只小鼠，检查膀胱和肾脏是否有致病性大肠埃希菌，计算细菌数量。

（8）细菌试验：每天收集尿液及处死动物的膀胱和肾脏组织匀浆，在培养皿中对 UPEC 进行检测。检查分离的细菌是否具有 K 和 O 抗原、P 菌毛、1 型菌毛及溶血素的产生。K 和 O 抗原的检测通过与山羊多克隆 K+O 抗原的凝集来完成。定期对治疗活菌的膀胱和肾脏进行处理，取出器官并均质化。通过连续稀释匀浆并将其在 DHL 琼脂上培养，计算每个器官中 UPEC 的菌落形成单位（CFU），并报告平均值和标准差。

（三）结果

（1）小鼠慢性尿路感染的建立：自感染后第 1 天起，小鼠尿液中始终有大肠埃希菌阳性培养结果。在感染后的不同时间点（1、3、5、7、10、14、24 和 30 天）处死小鼠，对其膀胱和肾脏进行培养，发现细菌数量有轻微变化。图 15-4-1 和图 15-4-2 显示了慢性 UTI 期间 3 只小鼠膀胱和肾脏培养结果的平均值。检测到的最小细菌数为肾脏 100 CFU 和膀胱 20 CFU。

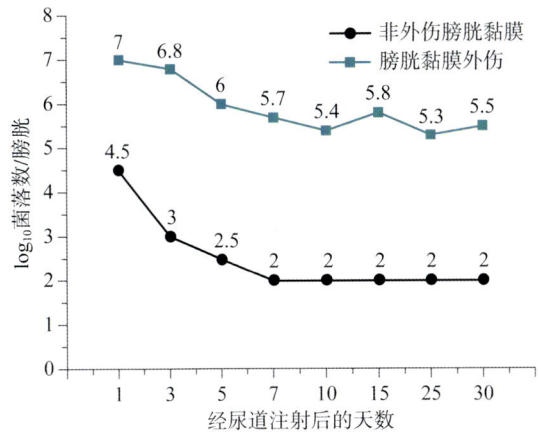

图 15-4-1　AAA 创新疗法抑制膀胱内细菌生长

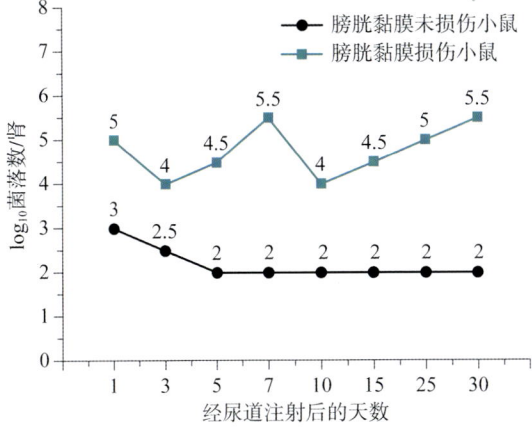

图 15-4-2　AAA 创新疗法抑制肾脏内细菌生长

（2）单株泌尿系致病性大肠埃希菌诱导的小鼠慢性尿路感染的治疗：用单个剂量的 PEC80 噬菌体制剂在 24 h 内清除了尿液和膀胱、肾脏组织中的细菌（图 15-4-3 和图 15-4-4）。

（3）多株泌尿系致病性大肠埃希菌致小鼠慢性尿路感染的治疗：使用大肠埃希菌 8 和大肠埃希菌 302

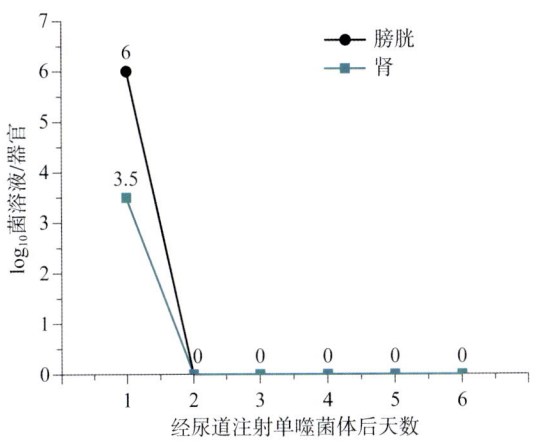

图 15-4-3　第 10 天 PEC80 噬菌体单噬菌体制剂后膀胱匀浆培养结果

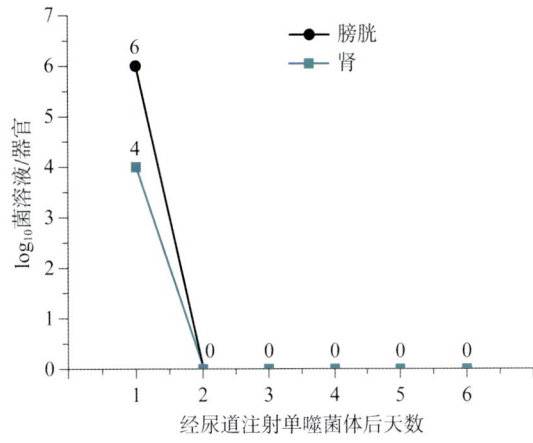

图 15-4-4　第 10 天腹腔注射噬菌体 AAA 制剂后肾脏匀浆培养结果

诱导的小鼠慢性尿路感染进行治疗试验，发现单剂量的噬菌体 AAA 制剂仅在 24 h 后可清除尿液和膀胱、肾脏样本中的细菌。而经过尿道和腹膜注射的噬菌体 PEC80 对尿液中的细菌培养没有影响，且膀胱和肾脏样本中未检测到大肠埃希菌（图 15-4-5～图 15-4-8）。

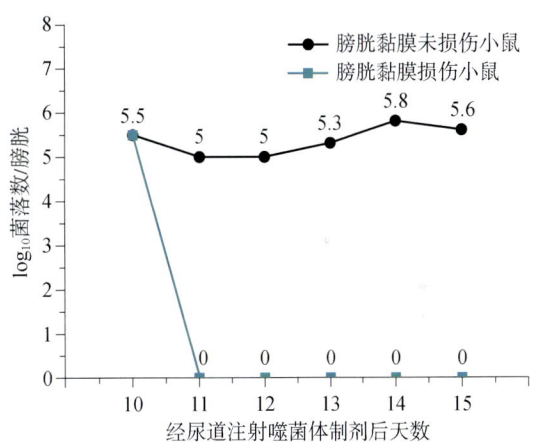

图 15-4-5　第 10 天噬菌体制剂经尿道给药后按天次处死小鼠膀胱匀浆培养结果

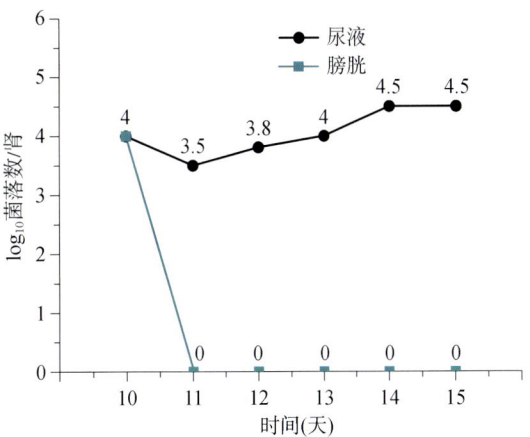

图 15-4-6　第 10 天噬菌体制剂经尿道给药后按天次处死小鼠肾匀浆培养结果

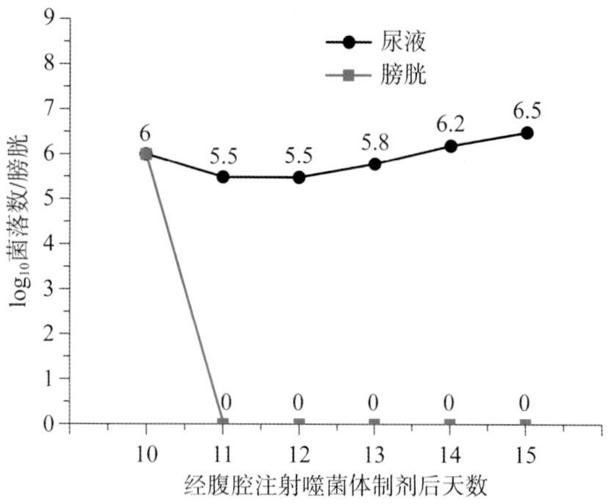

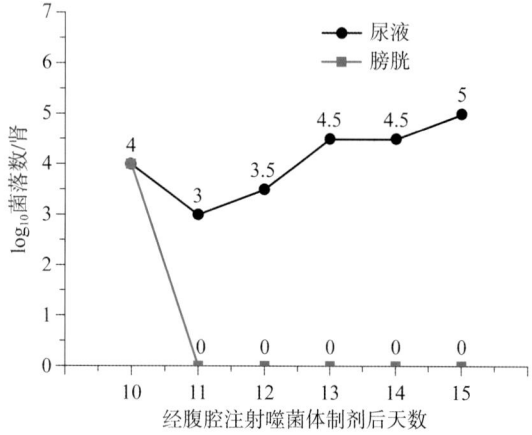

图 15-4-7 第 10 天噬菌体制剂经腹腔注射后按天次处死小鼠膀胱匀浆培养结果

图 15-4-8 第 10 天噬菌体制剂经腹腔注射后按天次处死小鼠肾匀浆培养结果

通过在小鼠尿道施加 HCL 创伤 45 s,然后中和 KOH,成功诱导了 UTI 的慢性模型。这种模型特征是在激发后持续 3 周以上的尿道、膀胱和肾脏中存在 10^6 CFU 浓度的细菌病原体。对创伤的膀胱黏膜模型进行检测显示,噬菌体对泌尿系致病性大肠埃希菌小鼠模型有活性,而非创伤的膀胱黏膜模型只导致短暂感染。小鼠 UTI 过程中未发生全身感染。

通过腹腔内和经尿道给药单一和噬菌体 AAA 制剂治疗小鼠实验模型的成功表明,噬菌体在治疗人类 UTI 病例中可能有潜在用途,这使得治疗变得简单易行,就像化疗一样。

噬菌体 PEC80 成功治疗了由宿主细菌大肠埃希菌 80 诱导的 UTI 小鼠模型,但在治疗由大肠埃希菌 8 和大肠埃希菌 302 诱导的模型中失败了,因为它的宿主范围有限。然而,25 噬菌体混合物对两种菌株的小鼠模型都成功,因为它对所有大肠埃希菌分离株都具有广泛的宿主范围。

尿致病性大肠埃希菌的多重耐药性使噬菌体制剂在根除此类病原体方面变得至关重要,特别是在治疗妊娠期和围产期妇女的尿路感染时,抗生素的使用可能带来风险。噬菌体混合物对大多数大肠埃希菌分离株都有活性,这使得它成为对抗多种致病型大肠埃希菌感染的有力候选菌株。

(四) 结论

噬菌体尾是扩大抗 UPEC 和其他 UTI 细菌范围的最佳方法,使噬菌体疗法成为治疗 UTI 的有效替代。成功治疗慢性尿路感染小鼠模型的噬菌体 AAA 显示了其可能通过多种途径治疗尿路感染。噬菌体疗法的简单、快速特点使其在慢性 UTI 治疗中备受关注,甚至可能优于传统抗生素,前景广阔。

(李 雷 王 芬 郭 隽)

参考文献

[1] 贾晓晖,贾天军.沙眼衣原体分子生物学分型方法研究进展[J].生理科学进展,2018,49(5):4. DOI:10.3969/j.issn.0559-7765.2018.05.011.

[2] 刘啸林.2016 生殖支原体感染欧洲指南解读[J].中国性科学,2020,29(12):122-125. DOI:10.3969/j.issn.1672-1993.2020.12.038.

[3] 杨建宏,王荣,王伟明,等.解脲支原体感染非淋菌性尿道炎大鼠模型建立及评价[J].中药药理与临床,2008(5):3. DOI:10.3969/j.issn.1001-859X.2008.05.034.

[4] 岳晓丽,龚向东,李婧,等.2015-2019 年中国性病监测点生殖道沙眼衣原体感染流行病学特征[J].中华皮肤科杂志,2020,53(8):6. DOI:10.35541/cjd.20200317.

[5] 中国疾病预防控制中心性病控制中心撰写组.生殖道沙眼衣原体感染检测指南[J].国际流行病学传染病学杂志,2020,47(5):6. DOI:10.3760/cma.j.cn331340-20200824-00257.

[6] Alirol E, Wi T E, Bala M, et al. Multidrug-resistant gonorrhea: a research and development roadmap to discover new medicines [J]. PLoS medicine, 2017,14(7):e1002366.

[7] Álvarez-Martínez F J, Rodríguez J C, Borrás-Rocher F, et al. The antimicrobial capacity of Cistus salviifolius and Punica granatum plant extracts against clinical pathogens is related to their polyphenolic composition [J]. Scientific reports, 2021,11(1):588.

[8] Arenas-Hernández M M P, Martinez-Laguna Y, Torres A G. Clinical implications of enteroadherent Escherichia coli [J]. Current gastroenterology reports, 2012,14:386-394.

[9] Bachmann L H, Kirkcaldy R D, Geisler W M, et al. Prevalence of Mycoplasma genitalium infection, antimicrobial resistance mutations, and symptom resolution following treatment of urethritis [J]. Clinical Infectious Diseases, 2020,71(10):e624-e632.

[10] Bachmann L H, Manhart L E, Martin D H, et al. Advances in the understanding and treatment of male urethritis [J]. Clinical infectious diseases, 2015,61(suppl_8):S763-S769.

[11] Baumann L, Cina M, Egli-Gany D, et al. Prevalence of Mycoplasma genitalium in different population groups: systematic review and meta-analysis [J]. Sexually transmitted infections, 2018,94(4):255-262.

[12] Beernink P T, Ispasanie E, Lewis L A, et al. A meningococcal native outer membrane vesicle vaccine with attenuated endotoxin and overexpressed factor H binding protein elicits gonococcal bactericidal

[13] Beernink P T, Shaughnessy J, Braga E M, et al. A meningococcal factor H binding protein mutant that eliminates factor H binding enhances protective antibody responses to vaccination [J]. The Journal of Immunology, 2011, 186(6): 3606 - 3614.

[14] Beernink P T, Vianzon V, Lewis L A, et al. A meningococcal outer membrane vesicle vaccine with overexpressed mutant FHbp elicits higher protective antibody responses in infant rhesus macaques than a licensed serogroup B vaccine [J]. MBio, 2019, 10(3): 10.1128/mbio.01231 - 19.

[15] Belkacem A, Jacquier H, Goubard A, et al. Molecular epidemiology and mechanisms of resistance of azithromycin-resistant Neisseria gonorrhoeae isolated in France during 2013 - 14 [J]. Journal of Antimicrobial Chemotherapy, 2016, 71(9): 2471 - 2478.

[16] Bernstein K, Bowen V B, Kim C R, et al. Re-emerging and newly recognized sexually transmitted infections: can prior experiences shed light on future identification and control? [J]. PLoS medicine, 2017, 14 (12): e1002474.

[17] Bharat A, Demczuk W, Martin I, et al. Effect of variants of penicillin-binding protein 2 on cephalosporin and carbapenem susceptibilities in Neisseria gonorrhoeae [J]. Antimicrobial Agents and Chemotherapy, 2015, 59(8): 5003 - 5006.

[18] Bharat A, Demczuk W, Martin I, et al. Effect of variants of penicillin-binding protein 2 on cephalosporin and carbapenem susceptibilities in Neisseria gonorrhoeae [J]. Antimicrobial Agents and Chemotherapy, 2015, 59(8): 5003 - 5006.

[19] Borges-Costa J, Matos C, Pereira F. Sexually transmitted infections in pregnant adolescents: prevalence and association with maternal and foetal morbidity [J]. Journal of the European Academy of Dermatology and Venereology, 2012, 26(8): 972 - 975.

[20] Cafora M, Deflorian G, Forti F, et al. Phage therapy against Pseudomonas aeruginosa infections in a cystic fibrosis zebrafish model [J]. Scientific reports, 2019, 9(1): 1527.

[21] Château A, Seifert H S. Neisseria gonorrhoeae survives within and modulates apoptosis and inflammatory cytokine production of human macrophages [J]. Cellular microbiology, 2016, 18(4): 546 - 560.

[22] Chen A, Seifert H S. Neisseria gonorrhoeae-mediated inhibition of apoptotic signalling in polymorphonuclear leukocytes [J]. Infection and immunity, 2011, 79(11): 4447 - 4458.

[23] Chisholm S A, Dave J, Ison C A. High-level azithromycin resistance occurs in Neisseria gonorrhoeae as a result of a single point mutation in the 23S rRNA genes [J]. Antimicrobial agents and chemotherapy, 2010, 54(9): 3812 - 3816.

[24] Chukwudi C U. rRNA binding sites and the molecular mechanism of action of the tetracyclines [J]. Antimicrobial agents and chemotherapy, 2016, 60(8): 4433 - 4441.

[25] Daniel T M, Iversen P A. Hippocrates and tuberculosis [J]. The International Journal of Tuberculosis and Lung Disease, 2015, 19(4): 373 - 374.

[26] Dijokaite A, Humbert M V, Borkowski E, et al. Establishing an invertebrate Galleria mellonella greater wax moth larval model of Neisseria gonorrhoeae infection [J]. Virulence, 2021, 12(1): 1900 - 1920.

[27] dos Santos Gomes F O, Oliveira A C, Ribeiro E L, et al. Intraurethral injection with LPS: an effective experimental model of prostatic inflammation [J]. Inflammation Research, 2018, 67: 43 - 55.

[28] Fedarovich A, Cook E, Tomberg J, et al. Structural effect of the Asp345a insertion in penicillin-binding protein 2 from penicillin-resistant strains of Neisseria gonorrhoeae [J]. Biochemistry (Mosc), 2014, 53 (48): 7596 - 7603.

[29] Flagg E W, Meites E, Phillips C, et al. Prevalence of Trichomonas vaginalis among civilian noninstitutionalized male and female population aged 14 to 59 years: United States, 2013 to 2016 [J]. Sex Transm Dis, 2019, 46(10): e93 - e96.

[30] Fujimoto K, Takemoto K, Hatano K, et al. Novel carbapenem antibiotics for parenteral and oral applications: in vitro and in vivo activities of 2-aryl carbapenems and their pharmacokinetics in laboratory animals [J]. Antimicrob Agents Chemother, 2013, 57: 697 - 707.

[31] Golparian D, Fernandes P, Ohnishi M, et al. In vitro activity of the new fluoroketolide solithromycin (CEM - 101) against a large collection of clinical Neisseria gonorrhoeae isolates and international reference strains including those with various high-level antimicrobial resistance-potential treatment option for gonorrhea [J]. Antimicrob Agents Chemother, 2012, 56: 2739 - 2742.

[32] Golparian D, Harris S R, Sánchez-Busó L, et al. Genomic evolution of Neisseria gonorrhoeae since the preantibiotic era (1928 - 2013): Antimicrobial use/misuse selects for resistance and drives evolution [J]. BMC Genom, 2020, 21: 116.

[33] Golparian D, Shafer W M, Ohnishi M, Unemo M. Importance of multidrug efflux pumps in the antimicrobial resistance property of clinical multidrug-resistant isolates of Neisseria gonorrhoeae [J]. Antimicrob Agents Chemother, 2014, 58(6): 3556 - 9.

[34] Gottlieb S L, Jerse A E, Delany-Moretlwe S, et al. Advancing vaccine development for gonorrhoea and the Global STI Vaccine Roadmap [J]. Sex Health, 2019, 16(5): 426 - 432.

[35] Grad Y H, Harris S R, Kirkcaldy R D, et al. Genomic epidemiology of Gonococcal resistance to extended-Spectrum Cephalosporins, macrolides, and Fluoroquinolones in the United States, 2000 - 2013 [J]. J Infect Dis, 2016, 214(10): 1579 - 1587

[36] Hadad R, Jacobsson S, Pizza M, et al. Novel meningococcal 4CMenB vaccine antigens-prevalence and polymorphisms of the encoding genes in Neisseria gonorrhoeae [J]. APMIS, 2012, 120(9): 750 - 60.

[37] Haghi F, Peerayeh S N, Siadat S D, et al. Recombinant outer membrane secretin PilQ406 - 770 as a vaccine candidate for serogroup B Neisseria meningitidis [J]. Vaccine, 2012, 30(9): 1710 - 1714.

[38] Harvey H A, Jennings M P, Campbell C A, et al. Receptor-Mediated Endocytosis of Neisseria Gonorrhoeae Into Primary Human Urethral Epithelial Cells: The Role of the Asialoglycoprotein Receptor. [J] Mol. Microbiol, 2011, 42, 659 - 672.

[39] Herrera-Imbroda B, Aragón I M, Hierro M I, et al. An immunohistochemical study of cytokeratins distribution of the human adult male and female urethra [J]. Histol Histopathol, 2017, 32(3): 283 - 291.

[40] Hickey D K, Patel M V, Fahey J V, et al. Innate and adaptive immunity at mucosal surfaces of the female reproductive tract: stratification and integration of immune protection against the transmission of sexually transmitted infections [J]. Journal of reproductive immunology, 2011, 88(2): 185 - 194.

[41] Horner P J, Blee K, Falk L, van der Meijden W, et al. 2016 European guideline on the management of non-gonococcal urethritis [J]. Int J STD AIDS, 2016, 27: 928 - 937.

[42] Ito S, Hanaoka N, Shimuta K, et al. Male non-gonococcal urethritis: From microbiological etiologies to demographic and clinical features [J]. International journal of urology, 2016, 23(4): 325 - 331.

[43] Ivanov S S, Castore R, Juarez Rodriguez M D, et al. Neisseria gonorrhoeae subverts formin-dependent actin polymerization to colonize human macrophages [J]. PLoS pathogens, 2021, 17(12): e1010184.

[44] Javed B, Farooq F, Ibrahim M, et al. Antibacterial and antifungal activity of methanolic extracts of Salix alba L. against various disease causing pathogens [J]. Brazilian Journal of Biology, 2021, 83: e243332.

[45] Johnson S R, Grad Y, Ganakammal S R, et al. In vitro selection of Neisseria gonorrhoeae mutants with elevated MIC values and increased resistance to cephalosporins [J]. Antimicrob Agents Chemother, 2014, 58(11): 6986 - 9.

[46] Kandinov I, Shaskolskiy B, Kravtsov D, et al. Azithromycin Susceptibility Testing and Molecular Investigation of Neisseria gonorrhoeae Isolates Collected in Russia, 2020 - 2021 [J]. Antibiotics (Basel), 2023, 12(1): 170.

[47] Kelly D, McAuliffe O, Ross R P, et al. Development of a broad-host-range phage cocktail for biocontrol [J]. Bioeng Bugs, 2011, 2(1): 31 - 37.

[48] Kim M, Welch T. Update on azithromycin and cardiac side effects [J]. The Southwest Respiratory and Critical Care Chronicles, 2014, 2(5): 48-51.

[49] LeBleu V S, Neilson E G. Origin and functional heterogeneity of fibroblasts [J]. The FASEB Journal, 2020, 34(3): 3519-3536.

[50] Lei H T, Chou T H, Su C C, et al. Crystal structure of the open state of the Neisseria gonorrhoeae MtrE outer membrane channel [J]. PLoS One, 2014, 9(6): e97475.

[51] Leonard C A, Schoborg R V, Low N, et al. Pathogenic interplay between Chlamydia trachomatis and Neisseria gonorrhoeae that influences management and control efforts-more questions than answers? [J]. Current Clinical Microbiology Reports, 2019, 6: 182-191.

[52] Letkiewicz S, Miedzybrodzki R, Klak M, et al. The perspectives of the application of phage therapy in chronic bacterial prostatitis [J]. FEMS Immunol Med Microbiol, 2010, 60(2): 99-112.

[53] Li G, Jiao H, Yan H, et al. Establishment of a human CEACAM1 transgenic mouse model for the study of gonococcal infections [J]. J Microbiol Methods, 2011, 87(3): 350-354.

[54] Liu Y, Egilmez N K, Russell M W. Enhancement of adaptive immunity to Neisseria gonorrhoeae by local intravaginal administration of microencapsulated interleukin 12 [J]. The Journal of infectious diseases, 2013, 208(11): 1821-1829.

[55] Liu Y, Hammer L A, Liu W, et al. Experimental vaccine induces Th1-driven immune responses and resistance to Neisseria gonorrhoeae infection in a murine model [J]. Mucosal immunology, 2017, 10(6): 1594-608.

[56] Liu Y, Islam E A, Jarvis G A, et al. Neisseria gonorrhoeae selectively suppresses the development of Th1 and Th2 cells, and enhances Th17 cell responses, through TGF-β-dependent mechanisms [J]. Mucosal immunology, 2012, 5(3): 320-331.

[57] Liu Y, Islam E A, Jarvis G A, et al. Neisseria gonorrhoeae selectively suppresses the development of Th1 and Th2 cells, and enhances Th17 cell responses, through TGF-β-dependent mechanisms [J]. Mucosal Immunol, 2012, 5(3): 320-31.

[58] Liu Y, Liu W, Russell M W. Suppression of host adaptive immune responses by Neisseria gonorrhoeae: role of interleukin 10 and type 1 regulatory T cells [J]. Mucosal Immunol, 2014, 7(1): 165-76.

[59] Liu Y, Perez J, Hammer L A, et al. Intravaginal administration of interleukin 12 during genital gonococcal infection in mice induces immunity to heterologous strains of Neisseria gonorrhoeae [J]. mSphere, 2018, 3(1).

[60] Llano-Sotelo B, Dunkle J, Klepacki D, et al. Binding and action of CEM-101, a new fluoroketolide antibiotic that inhibits protein synthesis [J]. Antimicrob Agents Chemother, 2010, 54: 4961-4970.

[61] Mazloomdoost D, Westermann L B, Mutema G, et al. Histologic Anatomy of the Anterior Vagina and Urethra [J]. Female Pelvic Med Reconstr Surg, 2017, 23(5): 329-335.

[62] Mir W R, Bhat B A, Almilaibary A, et al. Evaluation of the In Vitro Antimicrobial Activities of Delphinium roylei: An Insight from Molecular Docking and MD-Simulation Studies [J]. Med Chem, 2022, 18(10): 1109-1121.

[63] Mlisana K, Naicker N, Werner L, et al. Symptomatic vaginal discharge is a poor predictor of sexually transmitted infections and genital tract inflammation in high-risk women in South Africa [J]. J Infect Dis, 2012, 206(1): 6-14.

[64] Munson K L, Napierala M, Munson E, et al. Screening of male patients for Trichomonas vaginalis with transcription-mediated amplification in a community with a high prevalence of sexually transmitted infection [J]. J Clin Microbiol, 2013, 51(1): 101-104.

[65] Napierala M, Munson E, Wenten D, et al. Detection of Mycoplasma genitalium from male primary urine specimens: an epidemiologic dichotomy with Trichomonas vaginalis [J]. Diagn Microbiol Infect Dis, 2015, 82: 194-198.

[66] Nasr-Eldin M, Abo EL-Maaty S, EL-Dougdoug K, et al. Characterization and development of a phage cocktail for Escherichia coli causing gastrointestinal diseases [J]. J Bas Environ Sci, 2011, 5: 115-122.

[67] Ortiz M C, Lefimil C, Rodas P I, et al. Neisseria gonorrhoeae modulates immunity by polarizing human macrophages to a M2 profile [J]. PloS One, 2015, 10(6): e0130713.

[68] Packiam M, Wu H, Veit S J, et al. Protective role of Toll-like receptor 4 in experimental gonococcal infection of female mice [J]. Mucosal immunology, 2012, 5(1): 19-29.

[69] Pal S, Tifrea D F, de la Maza L M. Characterization of the Horizontal and Vertical Sexual Transmission of Chlamydia Genital Infections in a New Mouse Model [J]. Infect Immun, 2019, 87(7): e00834-18.

[70] Park S, Russo R, Westfall L, et al. A Novel Oral GyrB/ParE Dual Binding Inhibitor Effective against Multidrug-Resistant Neisseria gonorrhoeae and Other High-Threat Pathogens [J]. Antimicrob Agents Chemother, 2022, 66(9): e0041422.

[71] Patel E U, Gaydos C A, Packman Z R, et al. Prevalence and correlates of Trichomonas vaginalis infection among men and women in the United States [J]. Clin Infect Dis, 2018, 67(2): 211-217.

[72] Petousis-Harris H, Paynter J, Morgan J, et al. Effectiveness of a group B outer membrane vesicle meningococcal vaccine against gonorrhoea in New Zealand: a retrospective case-control study [J]. Lancet, 2017, 390(10102): 1603-1610.

[73] Petousis-Harris H. Impact of meningococcal group B OMV vaccines, beyond their brief [J]. Hum Vaccin Immunother, 2018, 14(5): 1058-1063.

[74] Plummer E L, Ratten L K, Vodstrcil L A, et al. The Urethral Microbiota of Men with and without Idiopathic Urethritis [J]. mBio, 2022, 13(5): e0221322.

[75] Quaye N, Cole M J, Ison C A. Evaluation of the activity of ertapenem against gonococcal isolates exhibiting a range of susceptibilities to cefixime [J]. J Antimicrob Chemother, 2014, 69: 1568-1571.

[76] Quillin S J, Seifert H S. Neisseria gonorrhoeae host adaptation and pathogenesis [J]. Nature Reviews Microbiology, 2018, 16(4): 226-240.

[77] Reimer A, Seufert F, Weiwad M, et al. Inhibitors of macrophage infectivity potentiator-like PPIases affect neisserial and chlamydial pathogenicity [J]. International journal of antimicrobial agents, 2016, 48(4): 401-408.

[78] Rice P A, Shafer W M, Ram S, et al. Neisseria gonorrhoeae: Drug Resistance, Mouse Models, and Vaccine Development [J]. Annu Rev Microbiol, 2017, 71: 665-686.

[79] Rietmeijer C A, Mungati M, Machiha A, et al. The etiology of male urethral discharge in Zimbabwe: results from the Zimbabwe STI Etiology Study [J]. Sex Transm Dis, 2018, 45: 56-60.

[80] Rowley J, Vander Hoorn S, Korenromp E, et al. Chlamydia, gonorrhoea, trichomoniasis and syphilis: global prevalence and incidence estimates, 2016 [J]. Bull World Health Organ, 2019, 97(8): 548-562P.

[81] Samo M, Choudhary N R, Riebe K J, et al. Immunization with the Haemophilus ducreyi trimeric autotransporter adhesin DsrA with alum, CpG or imiquimod generates a persistent humoral immune response that recognizes the bacterial surface [J]. Vaccine, 2016, 34(9): 1193-200.

[82] Sánchez J L, Agan B K, Tsai A Y, et al. Expanded sexually transmitted infection surveillance efforts in the United States military: a time for action [J]. Mil Med, 2013, 178(12): 1271-80.

[83] Saravolatz L D, Stein G E. Plazomicin: a new aminoglycoside [J]. Clinical Infectious Diseases, 2020, 70(4): 704-709.

[84] Seike K, Maeda S, Kubota Y, Tamaki M, Yasuda M, Deguchi T. Prevalence and morbidity of urethral Trichomonas vaginalis in Japanese men with or without urethritis [J]. Sex Transm Infect, 2013, 89: 528-530.

[85] Semchenko E A, Everest-Dass A V, Jen F E, et al. Glycointeractome of Neisseria gonorrhoeae: Identification of Host Glycans Targeted by the Gonococcus To Facilitate Adherence to Cervical and Urethral Epithelial Cells [J]. mBio, 2019, 10(4): e01339-19.

[86] Semchenko E A, Mubaiwa T D, Day C J, et al. Role of the gonococcal neisserial heparin binding antigen in microcolony formation, and serum resistance and adherence to epithelial cells [J]. J Infect Dis, 2020, 221

(10):1612-1622.

[87] Semchenko E A, Tan A, Borrow R, et al. The Serogroup B meningococcal vaccine bexsero elicits antibodies to Neisseria gonorrhoeae [J]. Clin Infect Dis, 2019, 69(7):1101-1111.

[88] Shigemura K, Osawa K, Miura M, et al. Azithromycin Resistance and Its Mechanism in Neisseria gonorrhoeae Strains in Hyogo, Japan [J]. Antimicrobial Agents Chemother, 2015, 59(5):2695-2699.

[89] Shukla V, Barnhouse V, Ackerman W E, et al. Cellular mechanics of primary human cervical fibroblasts: influence of progesterone and a pro-inflammatory cytokine [J]. Annals of Biomedical Engineering, 2018, 46:197-207.

[90] So N S Y, Ostrowski M A, Gray-Owen S D. Vigorous response of human innate functioning IgM memory B cells upon infection by Neisseria gonorrhoeae [J]. The Journal of Immunology, 2012, 188(8):4008-4022.

[91] Sviben M, Missoni E M, Meštrović T, et al. Epidemiology and laboratory characteristics of Trichomonas vaginalis infection in Croatian men with and without urethritis syndrome: a case-control study [J]. Sex Transm Infect, 2015, 91:360-364.

[92] Terkelsen D, Tolstrup J, Johnsen C H, et al. Multidrug-resistant Neisseria gonorrhoeae infection with ceftriaxone resistance and intermediate resistance to azithromycin, Denmark, 2017 [J]. Euro Surveill, 2017, 22(42):17-00659.

[93] Tothova L, Celec P, Babickova J, et al. Phage therapy of Cronobacter-induced urinary tract infection in mice [J]. Med Sci Monit, 2011, 17(7):173-178.

[94] Uhlendahl H, Gross D. Victim or profiteer? Gerhard Domagk (1895-1964) and his relation to National Socialism [J]. Pathology-Research and Practice, 2020, 216(6):152944.

[95] Unemo M, Golparian D, Nicholas R, et al. High-level cefixime- and ceftriaxone-resistant Neisseria gonorrhoeae in France: novel penA mosaic allele in a successful international clone causes treatment failure [J]. Antimicrob Agents Chemother, 2012, 56(3):1273-1280.

[96] Vanneste B G L, Van Limbergen E J, Marcelissen T A, et al. Development of a management algorithm for acute and chronic radiation urethritis and cystitis [J]. Urologia Internationalis, 2022, 106(1):63-74.

[97] Vu D M, Pajon R, Reason D C, Granoff D M. A broadly cross-reactive monoclonal antibody against an epitope on the n-terminus of meningococcal fHbp [J]. Scientific reports, 2012, 2:341.

[98] Wi T, Lahra M M, Ndowa F, et al. Antimicrobial resistance in Neisseria gonorrhoeae: Global surveillance and a call for international collaborative action [J]. PLoS Med, 2017, 14(7):e1002344.

[99] Zhao L, Liu A, Li R, et al. High prevalence of bla TEM-135 and genetic epidemiology of bla TEM-135-carrying Neisseria gonorrhoeae isolates in Shandong, China, 2017-19 [J]. Journal of Antimicrobial Chemotherapy, 2022, 77(9):2406-2413.

[100] Zhu W, Tomberg J, Knilans K J, et al. Properly folded and functional PorB from Neisseria gonorrhoeae inhibits dendritic cell stimulation of $CD4^+$ T cell proliferation [J]. J Biol Chem, 2018, 293(28):11218-11229.

[101] Zhu W, Ventevogel M S, Knilans K J, et al. Neisseria gonorrhoeae suppresses dendritic cell-induced, antigen-dependent CD4 T cell proliferation [J]. PloS One, 2012, 7(7):e41260.

[102] Zielke R A, Wierzbicki I H, Baarda B I, et al. Proteomics-driven antigen discovery for development of vaccines against gonorrhea [J]. Mol Cell Proteomics, 2016, 15(7):2338-2355.

第十六章 卵巢功能不全药理学

第一节 概 述

(一) 概念

卵巢功能不全(premature ovarian insufficiency, POI)是一种临床状态,其中卵巢功能的下降是不可逆的,并且超出了女性正常年龄范围的预期。这种状况可能表现为原发性或继发性闭经。在继发性闭经的情况下,月经周期的改变有时会在闭经之前发生。

POI的诊断主要依赖于卵泡刺激素(FSH)水平的评估,但目前尚无公认的精确临界值。早期的多篇论文采用FSH水平大于40 mIU/mL、50 mIU/mL或20 mIU/mL作为诊断标准。然而,有时某些POI患者的FSH水平低于这些阈值,因此这些标准的诊断准确性存在限制。早期诊断对于治疗POI及其相关问题至关重要,尽管如此,确立准确的诊断标准仍然具有挑战性。

目前,最广泛接受的诊断标准是由欧洲人类生殖和胚胎学会(European Society of Human Reproduction and Embryology, ESHRE)指南制定小组提出的,这一标准包括:至少4个月的少经或闭经,以及两次(间隔4周)测量的FSH水平升高至大于25 mIU/mL。上述标准结合了月经紊乱的临床表现和生化指标,为POI的诊断提供了一个更全面和准确的框架。

在卵巢内因子和促性腺激素的调控下,原始卵泡发育为腔前卵泡和腔早期卵泡,最易发生闭锁或卵泡死亡。然后,它们成为排卵前卵泡,导致卵母细胞释放和黄体形成。卵泡发生缺陷(如原始卵泡减少、闭锁增加和卵泡成熟改变)导致POI(图16-1-1)。

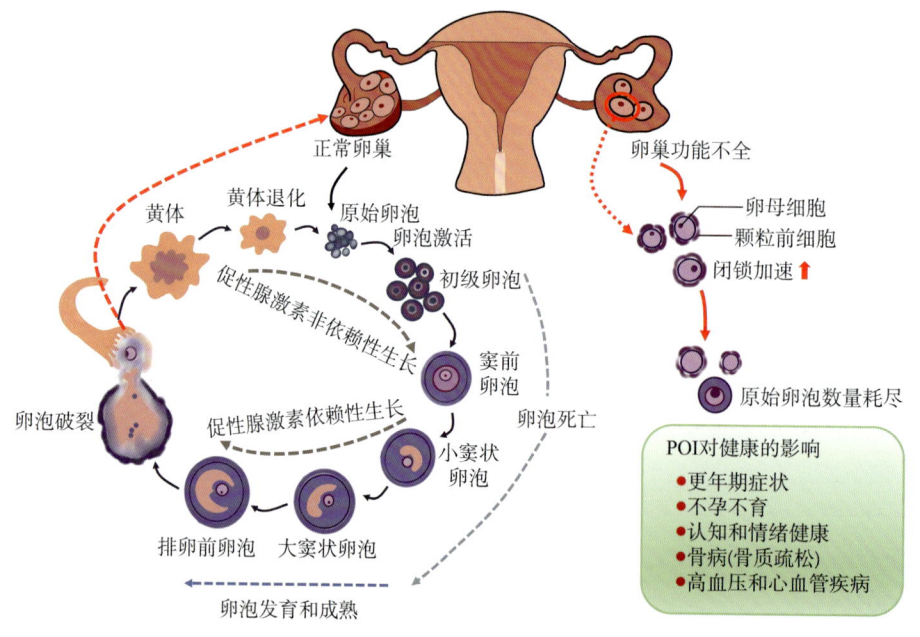

图16-1-1 正常卵巢与POI卵巢卵泡发生和排卵示意图

(二) 流行病学

初级早期卵巢功能不全(PPOI)主要影响40岁以下女性,表现为高促性腺激素性闭经和低雌激素血症。PPOI发生率在18~25岁女性中为1:10 000,25~30

岁为1∶1000,35～40岁为1∶100。在10%～28%的案例中,PPOI引起原发性闭经,在4%～18%的案例中引起继发性闭经。约15%的PPOI患者有家族史,表明存在遗传病因。初级POI涉及X染色体(单体、三体、易位、缺失)或常染色体的遗传异常。

M Li等通过元分析的方法,总结了POI的流行病趋势。研究结果涵盖了POI的病因、地区分布、样本大小、研究类型、研究质量及研究年限等多个方面,研究结果表明,从2003年到2021年,POI的患病率呈上升趋势,尽管增长趋势并不具有统计学显著性。自身免疫性疾病与POI的关联较高,占总POI病例的10.5%。HIV感染与POI的关联也较高,占总POI病例的13.1%。由医疗操作引起的原因导致的POI占比为11.2%。原因不明的POI占比最低,仅为2.1%。北美洲的POI患病率最高,为11.3%。南美洲、亚洲和欧洲的POI患病率分别为5.4%、3.3%和2.3%。发展中国家的POI患病率高于发达国家,分别为5.3%和3.1%。

(三) 病因

尽管在许多病例中,POI的病因尚不清楚,但已意识到家族特征是其因素之一。在各种研究中,家族性POI的患病率为4%～31%(图16-1-2)。

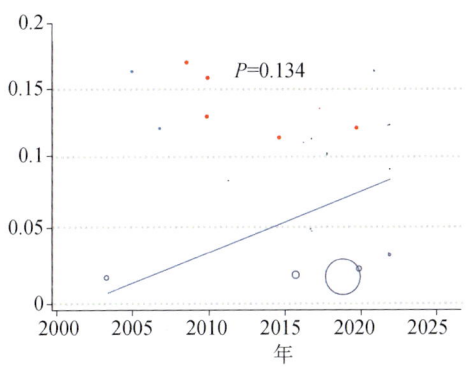

图16-1-2 卵巢功能不全逐年发展趋势示意图

大多数与POI病因有关的遗传因素尚不清楚。已知引起家族性POI的病因是染色体异常和一些基因突变。

1. **染色体畸变** 经过对圣玛丽安娜大学医学院和玫瑰女士诊所合共688例自发性早期卵巢功能不全(POI)病例进行详细分析后,发现其中88例(占总样本的12.8%)患者具备核型异常(表16-1-1)。值得注意的是,大多数核型异常涉及X染色体,但也存在一些涉及常染色体的异常情况。X染色体核型异常可能包括数量异常(如Turner综合征)和末端缺失,这两者都可能成为导致POI的因素。

表16-1-1 圣玛丽安娜大学医学院和玫瑰女士诊所分析827例确诊POI患者病因

分类	数量(百分比)
● 自发性	688(83.2%)
√ 正常核型	600(87.2%)
自身抗体-阳性	270(45.0%)
自身抗体-阴性	330(55.0%)
√ 染色体异常	88(12.8%)
● 医源性	131(15.8%)
√ 化疗或放疗	47(35.9%)
√ 卵巢手术	84(64.1%)
● 炎症	8(1.0%)
总数	827(100.0%)

2. **遗传学/基因学** POI与超过50个基因的关联显示了其遗传异质性。大多数POI基因研究侧重于那些已知在卵泡发育、生长因子调控及卵巢激素合成中发挥关键作用的基因。这些基因在卵巢功能中起到重要作用,其突变可能导致卵巢功能的丧失,进而引发POI。

3. **自身免疫** 与一般人群相比,POI常伴随着自身免疫性疾病,而且在POI患者中自身免疫性疾病的发病率更高。根据圣玛丽安娜大学医学院和玫瑰女士诊所的数据,对特发性、正常核型的POI患者进行了16种自身抗体试验的检测,结果显示总阳性率为45%。其中,41例患者(占总数的15%)被诊断为临床上患有自身免疫性疾病。

4. **医源性POI** 圣玛丽安娜大学医学院和玫瑰女士诊所的数据包括827名POI患者,其中131名(15.8%)可能由医源性原因引起(表16-1-1)。此外,用于治疗放射治疗和化疗也可能导致POI。

5. **感染性疾病** 病毒感染后可能导致卵巢功能衰竭。目前腮腺炎和卵巢炎被确认为POI的潜在病因,这些POI病例占3%～7%。

(四) 症状

患有POI的妇女可能会经历典型的绝经期症状,有时甚至在月经不规律发生之前就会出现这些症状。起初患者通常会经历月经紊乱或不孕问题。继发性闭经的时候,患者可能会突然经历闭经。然而,在出现闭经之前,月经周期也可能会出现变化,如月经减少或月经增多。

(五) 组织病理学

一项由周宇等进行的研究使用顺铂诱导了 POI 模型,组织病理学结果显示,与空白对照组相比,顺铂组的小鼠卵巢出现明显的萎缩。在光学显微镜下可见卵巢结构混乱,皮质增厚,各阶段生长卵泡的数量减少,卵母细胞和透明带表现出形态异常(如变性、固缩或消失等退行性变化及出现空泡样改变);卵母细胞周围的颗粒细胞层次减少,排列紊乱,细胞间隙增大,黄体数量增多并伴有纤维化;血管数量减少,间质纤维化和坏死(图 16-1-3)。

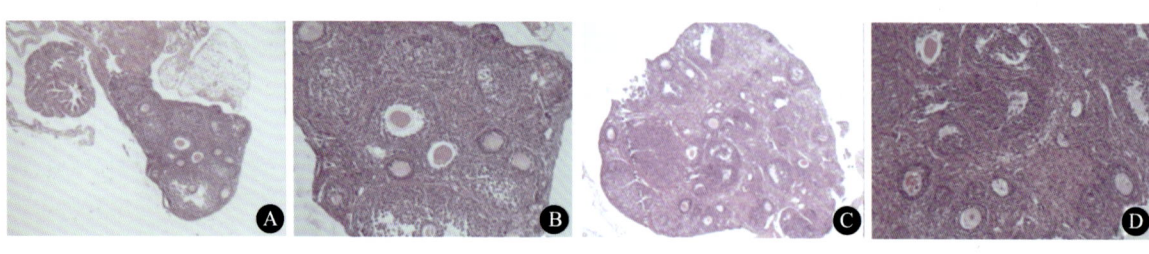

图 16-1-3 顺铂引起小鼠卵巢组织的病理改变(HE染色)。A、B 顺铂造模后小鼠卵巢萎缩,各阶段生长卵泡数目显著减少;C、D 空白对照组小鼠卵巢组织正常

(六) 治疗药物

治疗方案应该根据每位 POI 患者的具体情况进行个体化和定制,包括年龄、症状严重程度、生育意愿及患者的整体健康状况。

1. 激素替换疗法(HRT) 在确诊 POI 时,通常需要考虑进行激素替代疗法(HRT),除非患者存在禁忌证。因为已知 POI 患者缺乏雌激素可能导致早期血管、骨骼和其他组织的老化,进而缩短患者的预期寿命。

血管舒缩症状往往是 POI 患者接受激素替代疗法的主要原因之一。有数据支持激素替代治疗对缓解这些症状的有效性。有证据表明 HRT 可以减轻 POI 对骨骼健康的影响。大型随机试验表明,绝经后的妇女接受 HRT 可以改善骨密度,并降低髋关节和椎体骨折的风险。

雌激素替代已被证实对绝经前卵巢切除术后妇女的骨密度有益。研究发现,HRT 对于绝经前卵巢切除术后的妇女的骨密度具有保护作用。

已经有证据显示,持续的联合激素替代疗法可以降低绝经后妇女患子宫内膜癌的风险,这一结果可能也适用于患有 POI 的妇女。

2. 不孕治疗 POI 正成为一个需要不孕症治疗的重要临床问题。对不孕性 POI 患者进行诱导排卵的尝试产生了 6.3% 的总妊娠率,而使用促性腺激素释放激素激动剂(GnRH-a)抑制促性腺激素的对照研究与使用安慰剂的对照研究未显示出妊娠率的任何差异。因此,卵母细胞捐赠(OD)被认为是 POI 患者不孕的最合理的治疗选择。

第二节 卵巢功能不全生物学模型

POI 的发病机制相当复杂,临床上造成 POI 的原因主要包括自身免疫、遗传、环境因素、药物及应激等。许多病理机制至今仍然不甚明了。另外,由于难以获取人体卵巢等关键组织进行研究,这进一步加大了解析 POI 发病机制和开发治疗方法的难度。目前,临床上还缺乏疗效明确的药物治疗,部分原因是构建有效的 POI 模型存在挑战,尤其是那些由特定因素引发的 POI。

因此,发展针对 POI 的药物和研究其发病机制,以及建立 POI 模型显得尤为紧迫。近年来,国内外的学者们对 POI 动物模型进行了大量研究,并开发出多种造模方法。然而,至今尚未有一种普遍被认可的理想模型。近年来国内外学者对于 POI 动物模型进行了大量研究,创造了多种可行的造模方式,但目前尚无一种公认的理想模型。

POI 动物模型的建立,基本上都是基于 POI 的发病机制,大多数模型只是与人类患病情况有所接近,很难替代人类患病的真实情况。因此,在实际应用中还应尽量采用不同因素造成的 POI 模型进行研究。

小鼠和大鼠模型被用于识别与 POI 相关的遗传

和分子机制,并为新疗法的发展提供见解。除了一些变异和生理差异,包括排卵时间和单排卵与多排卵,这两种动物在卵巢发育过程和功能方面与人类高度相似,并表现出类似的POI的遗传途径调控。最常见的动物模型是化学药物诱导的,如环磷酰胺、白消安、顺铂和鼠ZP3 330-342肽(ZP3)(表16-2-1),可通过腹腔(ip)或尾静脉注射给药。卵巢衰竭可通过阴道涂片确认。

表16-2-1 化学药物和肽诱导的POI动物模型

化学药物	剂量和给药期限*	参考文献
环磷酰胺	120 mg/kg,腹腔单次给药,2周	Nguyen et al. 2019
白消安和环磷酰胺联合	白消安20 mg/kg或12 mg/kg,环磷酰胺70 mg/kg或200 mg/kg腹腔单次给药,2周	Mohamed et al. 2018
鼠源ZP3 330-342肽	1 mg/mL,每两周注射2次	Li et al. 2020
顺铂	5 mg/kg,腹腔单次给药,2周	Nguyen et al. 2019

注:*不同研究的注射剂量和期限不同

自然衰老模型(NOA)也是研究卵巢功能提前终止机制的重要工具。在这种模型中,12~14个月龄的小鼠或大鼠会自然出现卵巢衰竭和卵泡数量减少的现象。此外,卵巢切除(OVX)模型也被广泛使用,因为通过手术造成的卵巢损伤可以导致卵巢功能的过早终止。

迄今为止,所有已知的POI遗传原因都是单基因和孟德尔遗传的。尽管下一代测序(NGS)技术加速了相关基因的鉴定,但POI的复杂遗传模式及其可能涉及的遗传或环境因素仍需进一步探索。POI的发生可能与复杂的遗传网络有关,这些网络涉及多个具有适当基因调控功能的基因。通过对POI患者大量测序数据的分析,可以探索这种可能性。

(一)化疗药物模型

化疗药物模型是研究POI的一种经典方法。由于化疗药物通常对身体的各个器官系统具有非选择性的分布特性,它们常常会引起多种副作用。这些药物对性腺的影响,包括卵巢,会因所治疗的疾病类型、所使用的药物种类、治疗方案和累积剂量等因素而有所不同。

最近的研究透露了化疗药物是如何对卵巢的不同细胞组分产生影响的。这些药物可以诱导原始卵泡的死亡,损害卵巢内的血管和基质腔室结构,加速卵泡活化,以及增加卵泡闭锁的发生。这些影响都是通过化疗药物对卵巢细胞的直接或间接作用来实现的。

1. **环磷酰胺(CP)** CP是一种在临床上常用的烷化剂类抗肿瘤药物,它对卵巢具有显著的生殖毒性作用,使卵巢成为其主要靶器官。使用CP建立的POI模型能够有效模拟大鼠的动情周期紊乱,并导致血清中抗米勒管激素(AMH)和雌二醇(E_2)水平显著下降,同时FSH水平显著升高。这些变化与临床上POI患者的内分泌变化一致。

化疗导致POI模型的效果与化疗剂量及持续时间有关,随着化疗时间延长,卵巢功能有自然恢复的可能性,不适合进行长期的探索性研究。但随着模型动物体内外实验对细胞毒性药物的深入研究,新的生育力保存方法不断被开发,这些研究有助于进一步了解卵巢损伤的机制和途径。

2. **雷公藤多苷** 雷公藤多苷是从卫矛科植物雷公藤根提取精制而成的一种脂溶性混合物,在临床中主要起抗炎、抗肿瘤、免疫抑制的作用。因其在临床中有生殖系统相关不良反应,可使雌性动物出现动情周期紊乱、卵巢功能下降、卵巢和子宫早衰等症状。大多被广泛运用于生殖系统研究模型制造中,对雌性生殖系统损伤机制的研究主要包括诱导卵巢细胞凋亡、抑制卵泡生长发育、干扰生殖内分泌等方面,聚焦于p53磷酸化、Stk11-p53-p21信号通路、Smads介导的TGF-1信号传导通路和PI3K/AKT信号通路等方面。

(二)自身免疫模型

自身免疫性疾病是POI的常见病因之一,约占20%的病例。自身免疫性疾病通常与体内产生的抗卵巢抗体相关,这些抗体可能靶向卵泡颗粒层、卵泡膜、透明带等卵巢成分。不仅如此,POI患者还可能同时患有一种或多种其他自身免疫性疾病,其中自身免疫性POI与原发性肾上腺皮质功能不全的伴发率高达10%~23%。目前的观点认为,POI不仅仅是一种自身免疫性疾病,还可能是全身自身免疫性疾病对卵巢的一种表现。因此,免疫反应可能是导致POI的重要因素之一,它可以影响卵巢的功能。

在研究中,使用免疫反应来诱导POI的模型具有高成功率和简单的特点,因此被广泛用于研究免疫因素与卵巢功能不全之间的关系。这些模型有助于深入了解自身免疫性POI的发病机制及可能的治疗方法。总之,免疫反应在POI研究中扮演着重要角色,有助于揭示这种疾病的复杂性和多样性。

1. 透明带(ZP)或透明带 3 多肽片段(pZP3) 机体发生自身免疫异常,产生抗 ZP 抗体是导致卵巢早衰的一个重要原因。pZP3 是 ZP3 蛋白的多肽片段,具体指的是 ZP3 蛋白的第 330 到 342 个氨基酸序列。透明带拥有很强的抗原性,因此可以通过主动或被动的免疫机制诱发产生抗体。

2. 卵巢抗原免疫动物 这种方法是将牛或鼠的卵巢提取物注入小鼠皮下注射,引起的细胞媒介的自身免疫,出现迟发型超敏反应,在动物体内由于卵巢自身抗原的暴露,最终获得自身免疫性卵巢炎的模型。

此外,还有研究使用收集自 Wistar 雌性大鼠的卵巢组织,制备成卵巢组织液进行皮下多点注射,结果表明抗米勒管激素水平下降,卵泡的质量和生长状况受到影响,成功建立了 POI 模型。这些研究的基本原理是,卵巢的多种组织可能成为异常抗原,从而导致多克隆性卵巢抗体的产生,引发单纯的免疫性卵巢炎,这影响了排卵和受精过程,进而降低了卵巢功能。

3. 动物胸腺切除 先天无胸腺的小鼠表现出一系列特征,包括垂体-性腺轴发育异常、性成熟延迟、生育能力低下和短暂的生殖期。通过在新生小鼠出生后第 2～5 天进行全胸腺摘除手术,研究人员能够造成这些小鼠自身免疫性 $CD4^+$ T 细胞的缺乏,从而引发自身免疫性疾病。Tong ZB 等研究者切除了新生 2～4 天的小鼠的两片胸腺,发现 90% 的小鼠出现自身免疫性卵巢炎并发生卵巢早衰。这些发现为自身免疫性卵巢早衰的早期治疗和预防提供了重要线索。

4. 垂体-卵巢轴的自身免疫靶向破坏 一些学者的研究揭示了垂体-性腺调节轴的自身免疫靶向破坏在引起小鼠卵巢早衰方面的作用,这一现象与人类卵巢早衰有着惊人的相似性。Altuntas CZ 等研究者在他们的研究中开辟了一种新的诱发卵巢炎的途径。他们利用抑制素-α 的 P215-234 序列激活 $CD4^+$ T 细胞,并诱导这些细胞针对卵巢发起攻击,从而引发了一种特殊的卵巢炎双相形态。这一过程导致成熟卵泡数量增加,后代存活率提高,但随之而来的是原始卵泡的加速耗尽,最终导致小鼠出现卵巢衰竭。

在另一项实验中,6～8 周龄的 SWXJ 雌性小鼠通过腹部皮下注射 200μg 抑制素 α P215-245 肽。在免疫后的 7～9 周,这些小鼠展现出显著增强的生育力。然而,到了免疫后的 43～45 周时,其卵巢组织明显萎缩。这种免疫反应减轻了抑制素介导的 FSH 释放下调,从而加速了卵泡池的耗竭。这一发现为理解人类 POI 的机制提供了新的视角,并为开发治疗自身免疫介导的不育症的有效替代疗法奠定了重要基础。

(三) 基因突变与基因编辑模型

遗传因素在 POI 的发生中占据重要地位,据估计占 20%～25% 的病例。在这些遗传因素中,最常见的是 X 染色体相关缺陷。除此之外,还有一些单基因异常与 POI 的发生有关。这些异常主要涉及以下几类基因。

(1) X 染色体上的基因:如骨形态发生蛋白 15(BMP15)基因和脆性 X 智力低下 1(FMR1)基因。这些基因在卵巢的发育和功能中起着关键作用。

(2) 常染色体上的基因:包括生长分化因子 9(GDF9)基因、新生儿卵巢同源盒(NOBOX)基因、雌激素受体 1(ESR1)基因和卵泡刺激素受体(FSHR)基因。这些基因的变异或异常也与 POI 的发展密切相关。

对于 FMR1 基因敲除小鼠的研究,已持续了二十多年。这些小鼠因原始卵泡活化增加而导致生育力过早下降。

ESR1 基因敲除小鼠表现出因卵泡成熟受损而导致的生育力过早丧失,这使得 ESR1 基因成为 POI 的潜在候选基因。在 NOBOX 基因敲除小鼠中,POU 结构域 5 类转录因子 1(POU5F1)基因的表达显著下调,因此 NOBOX 基因是研究 POI 的理想基因。

POI 是一种具有高度异质性的疾病,其动物模型已经成功用于鉴定该疾病的候选基因。迄今为止,已经鉴定出 80 多个与 POI 相关的候选基因,其中大约 25% 的基因显示出明确的致病作用。在这些基因中,只有极少数,如 FMR1、BMP15、GDF9 和 FSHR,被用作诊断的生物标志物。这些基因因其在 POI 发病机制中的重要作用,可能成为未来基因治疗的有效靶标。

(四) 其他模型

1. 应激模型 研究表明,反复的不良精神刺激会持续 HPG 轴,这种干扰进一步影响垂体分泌的 FSH、LH 及卵巢分泌的雌二醇(E_2),从而可能导致卵巢功能不全。这表明精神压力和情绪应激对女性生殖健康具有显著影响。

2. 超促排卵模型 在啮齿类动物研究中,通过使用孕母马血清促性腺激素(PMSG)和人绒毛膜促性腺激素(hCG)反复诱导超排卵,以及使用前列腺素 $F_{2\alpha}$($PGF_{2\alpha}$)溶解黄体的方法,可以成功构建卵巢早衰(POI)的小鼠模型。

3. 电离辐射模型 电离辐射,特别是 X 线和 γ 射线,是临床上常用的辐射线类型。在癌症放疗中,POI是一种常见的远期并发症。卵巢对于放射治疗尤其敏感,辐照后的损伤程度与辐照剂量和年龄密切相关,年龄越小,卵巢对放疗的敏感性越高,损伤也越严重。

(五) POI动物模型评价指标

在POI动物模型研究中,评价模型成功与否通常依赖于一系列非侵入性的指标或生物标志物。由于病理学指标通常只能在解剖动物后获得,研究中需采用活体动物可测的指标体系。这些指标如下。

(1) 性激素水平测定:血液中的激素水平,如雌二醇(E_2)、FSH、LH等,以及孕酮、睾酮和催乳素,可以通过血液样本分析来评估。在POI模型中,通常观察到E_2水平的下降和FSH、LH水平的升高。

(2) 动情周期监测和生殖行为观察:动情周期的变化,如周期不规律或停止,以及生殖行为的改变(如交配频率减少)可以用来评估卵巢功能。这些变化反映了性激素水平的变化和生殖系统的健康状态。

(3) 卵巢结构和功能评估:超声检查技术可用于非侵入性地评估卵巢的大小、结构和卵泡发育情况。POI模型中,卵巢通常会出现萎缩、卵泡数量减少、排卵能力下降等特征。

(4) 体重和一般健康状况监测:体重变化和一般健康状况也是重要的评估指标,反映了动物的整体健康状况和生殖健康的可能影响。

(5) 生物化学标志物:血液或尿液中的生物化学标志物,如抗米勒管激素(AMH)和抑制素B,可作为卵巢储备和功能的指标。

在未来的研究中,可考虑对POI模型进行更全面的基因学和细胞组织学的定性、定量分析。同时,将各种模型制备方法的相互结合和优势互补,为POI的研究提供更广阔的视角和更深入的理解(表16-2-2)。

表16-2-2 卵巢功能不全动物模型的比较

造模因素	动物品系	建模方式	处理方法	造模时间	可逆性	适合临床病症状
免疫因素	小鼠	卵巢抗原	接种免疫	至少3周	不可逆	自身免疫引起的POI
基因缺失	小鼠	治病基因缺失	敲除或编辑	至少3周	不可逆	遗传因素引起的POI
工业化学原料	大鼠	去氧乙烯基环己烯	注射化学物质	至少2周	未知	工业化学原料引起的POI
物理放射	小鼠	射线	暴露放射	至少30天	未知	放射引起的POI
激素合成酶缺失	小鼠	半乳糖	饲喂	70天	未知	先天性酶缺失引起的POI
药物因素	大鼠	雷公藤多苷	灌胃	10周	可逆	药物引起
促性腺激素功能障碍性因素	大鼠	孕马血清促性腺激素	皮下注射	3天	可逆	性腺激素障碍引起的POI
应激因素	大鼠	制动应激	刺激	15天	可逆	应激因素引起的POI
高血压因素	大鼠	食盐	饲喂	11周	未知	其他因素引起的POI

第三节 卵巢功能不全药理学研究

(一) POI发病机制研究进展

表16-3-1展示了导致卵巢功能不全的主要致病机制类别。这些致病机制可能包括(但不限于)以下几方面。

1. **遗传因素** POI的遗传病因通常由阳性家族史和相关综合征的特征所暗示。在POI的病例中,大约2%出现染色体异常,其中大部分涉及X染色体。

(1) X染色体缺陷和特纳综合征:与POI相关的X染色体缺陷包括一个X染色体的完全或部分缺失(特纳综合征)、X三体或X染色体与常染色体的易位。

(2) X染色体缺失区域:X染色体缺失似乎集中在两个特定区域:Xq26-qter的POI1和Xq13.3至Xq21的POI2。X染色体缺陷导致POI的机制多种多样,包括对负责生殖细胞发育的基因的破坏。

表 16-3-1 卵巢功能不全综合征部分表型列表

POI 综合征	染色体异常或基因突变
Turner 综合征及其变异性	核型 45,X,XY/XX 嵌合体,环 X 染色体,同染色体,其他特纳变异
自身免疫性多内分泌腺病综合征 I 型	AIRE
Woodhouse-Sakati 综合征	DCAF17
Perrault 综合征	HSD17B4,HARS2,LARS2 CLPP C10orf2,CLDN14p SGO2,KIAA0391,ERAL1
眼睑虫病,上睑下垂,内眦赘皮综合征	FOXL2
半乳糖血症	GALT
伪甲状旁腺功能减退 1a 型	PHP1a
卵巢性脑白质营养不良(OLD)	EIF2B
毛细血管扩张性运动失调	ATM
Demirhan 综合征	BMPR1B
早衰综合征	WRN,ANTXR1
进行性眼外肌麻痹	POLG
范可尼贫血症	FANCA,FANCM,FANCL FANCD1/BRCA2,FANCU/XRCC

2. **自身免疫引起 POI** 高达 30% 的 POI 病例可能与自身免疫机制有关。POI 与多种内分泌和非内分泌的自身免疫性疾病相关,这表明自身免疫反应可能在破坏卵巢功能中发挥重要作用。相关的内分泌疾病包括甲状腺疾病、肾上腺功能减退症、甲状旁腺功能减退症、糖尿病和垂体炎,而非内分泌疾病则包括慢性念珠菌病、特发性血小板减少性紫癜、白癜风、脱发、自身免疫性溶血性贫血、恶性贫血、系统性红斑狼疮、类风湿关节炎、克罗恩病、重症肌无力、原发性胆汁性肝硬化和慢性活动性肝炎等。

3. **医源性 POI** 随着全球儿童癌症存活率的提高,医源性 POI 的病例比例不断增加。特别是随着更多女性选择在 40~50 岁延迟怀孕,治疗恶性肿瘤可能导致卵巢损伤,从而引发 POI 的风险也随之增加。恶性肿瘤的治疗,尤其是实体肿瘤和血液肿瘤的联合化疗,经常涉及烷基化剂的使用,这可能导致高达 80% 的不育风险。早期乳腺癌的辅助治疗也可能带来较高的不育风险,而针对淋巴瘤和某些白血病的治疗则可能使大约 20% 的女性面临不育的风险。

4. **混杂因素引起的 POI** 病毒性卵巢炎被认为是可能的隐性病因,理论上可以解释许多特发性 POI 病例。尽管如此,除了个别的病例报告,例如腮腺炎引起的卵巢炎,目前很少有直接证据支持病毒感染导致卵巢损伤的观点。这表明,虽然病毒感染可能与卵巢功能不全有关,但其在 POI 病因中的确切作用仍需进一步研究。

另外,环境因素对卵巢功能的影响也是 POI 研究中的一个关注点。例如,吸烟已被广泛认为与更早的自然绝经年龄相关。然而,这些环境影响不太可能强烈到足以引起 POI。对于内分泌干扰物、重金属、溶剂、农药、塑料和工业化学品对女性生殖系统的影响,目前的研究数据仍然存在不确定性。

(二) POI 治疗药物作用机制研究进展

1. **激素补充疗法** 是治疗 POI 的主要西医策略,包括雌激素和孕激素的补充治疗。由于 POI 患者的卵巢功能衰退导致雌激素水平下降,可能出现经期紊乱、潮热多汗、眩晕等症状,以及加重焦虑、抑郁情绪,甚至可能导致骨质疏松、心血管病变等长期严重症状,因此雌、孕激素补充治疗可用于缓解这些临床症状,并对严重的远期风险起到预防作用。

在临床实践中,通常采用雌孕激素连续治疗或序贯治疗,以保护子宫内膜。对于子宫切除的患者,则可以采用单纯雌激素补充方案。对于无乳腺癌、子宫内膜癌、系统性红斑狼疮、活动性血栓等相关禁忌证的 POI 患者,建议进行激素补充治疗至自然绝经的平均年龄,之后再根据绝经激素治疗的原则进行处理。

雄激素补充治疗和认知行为干预治疗也可能改善 POI 患者的持续性疲劳、性欲降低等雄激素缺乏相关症状。研究表明,外源性脱氢表雄酮可能通过作用于卵巢颗粒细胞,促进睾酮、雌二醇及孕酮的转化。

然而,使用激素补充治疗的患者需要对可能的治疗风险保持警觉。5 年内的雌激素或雌孕激素补充治疗未显著增加乳腺癌的终生发病风险,但超过 5 年的补充治疗对乳腺癌风险的影响尚不确定。因此,在考虑激素补充治疗时,医生和患者需要权衡其益处与潜在风险,并根据个体情况做出明智的决策。

2. **免疫治疗** POI 的发病因素确实复杂,其中由自身免疫异常引起的 POI 患者通常表现出抗卵巢抗体阳性、免疫性卵巢炎,以及与其他自身免疫疾病的关联。针对这类 POI 患者,目前正在积极探索新的免疫治疗方案,其中包括干细胞疗法。干细胞疗法作为一种新兴的治疗手段,显示出治疗多种疾病的潜力,包括自身免疫引起的 POI。

3. **中药治疗** 与西药不同,中医药治疗 POI 脂代谢异常的疗效显著,它具有多靶点、多环节和多途径的效应,可以同时调节POI患者的内分泌与代谢紊乱。此外,中医药治疗相对安全,且具有独特的优势,因此为POI患者提供了一种有前景的治疗选择。

第四节　卵巢功能不全药理学研究案例

AAA大鼠灌胃治疗药物源性卵巢功能不全药效学试验

(一) 目的

在通过环磷酰胺建立POI动物模型的基础上,灌胃给予模型动物AAA,观察其对卵巢功能不全动物卵巢形态学、性激素水平和动情周期的影响,明确AAA在上述模型中治疗卵巢功能不全的有效性,为进一步AAA临床治疗卵巢功能不全提供参考信息。

(二) 受试物

(1) 名称:AAA。
(2) 受试物号:P2016-005。
(3) 性状:棕黑色粉末。
(4) 提供单位:×××公司。
(5) 批号:B20180307。
(6) 规格:500 g/袋×18包。
(7) 含量:每1 g含何首乌按大黄素计算,不得少于0.018 mg。
(8) 有效期:××××-×-×。
(9) 保存条件:密封、防潮、避光,置阴凉干燥处(20 ℃以下)。
(10) 配制方法:用0.5%的羧甲基纤维素钠配制。

(三) 市售对照品

(1) 名称:脱氢表雄酮(DHEA)。
(2) 性状:白色结晶性粉末。
(3) 提供单位:×××公司。
(4) 批号:20141008。
(5) 规格:200 g/袋。
(6) 含量:99.18%。
(7) 保存条件:遮光,密闭保存。
(8) 配制方法:用0.5%的羧甲基纤维素钠的配制,现用现配。

(四) 造模药物

(1) 名称:环磷酰胺(CP)。
(2) 性状:白色粉末。
(3) 提供单位:×××公司。
(4) 批号:K1625007。
(5) 规格:25 g。
(6) 含量:99.2%。
(7) 保存条件:常温、避光保存。
(8) 配制方法:用生理盐水配制。

(五) 动物资料

(1) 种:大鼠。
(2) 系:SD。
(3) 性别和数量:雌鼠156只。
(4) 年龄:360~390天,健康性成熟的雌性大鼠(为动物造模时年龄)。
(5) 体重范围:雌鼠253.2~410.8 g(造模时)。
(6) 来源:×××实验动物有限公司。
(7) 等级:SPF级。
(8) 实验研究系统选择说明:SD大鼠是药理学和毒理学研究中公认的标准动物之一。参考《药物生殖毒性研究技术指导原则》使用该种动物。委托方同意使用该种动物。
(9) 实验动物识别方法:动物到达后,按要求接收,按本中心统一的编号方法进行编号,采用耳标号为每只动物指定一个单一的研究动物号。原始记录中使用研究动物号来识别。
(10) 饲料及饮用水:饲料为×××公司生产的繁殖鼠料,本中心每年度抽检饲料一次,委托上海市饲料质量监督检验站检测,依据相应的GB和GB/T,检验粗蛋白质、粗脂肪、粗纤维、水分、钙、总磷含量,以及细菌总数、大肠菌群、黄曲霉毒素B_1、砷、铅、镉和汞等,质量均合格。木屑垫料由×××实验用品供应站提供,经高压消毒。饮用水为高压灭菌生活饮用水,每年度检测一次,委托×××中心检测,参照生活饮用水卫生标准,检测浑浊度、菌落总数、游离余氯和总大肠菌群等,所检项目均符合评价依据的要求。三者均经高温高压灭菌。
(11) 饲养环境和条件:SD大鼠在×××研究所SPF级动物房内饲养。室温21.4~25.7 ℃,相对湿度

46.9%～69.3%,光照 12 h,黑暗 12 h。动物实验开始前检疫 5 天,适应性饲养至动物各项指标均稳定和达到实验要求,经一般行为观察,选用符合要求的大鼠作为实验动物。饲养于 400 mm×350 mm×200 mm 塑料笼内,每笼饲养同性大鼠 3 只。自由饮水、摄食。

(六) 分组和剂量设置

(1) 分组方法:156 只大鼠,造模前根据随机数字分为 2 组,分别为溶媒对照组和药物造模组,其中溶媒对照组为 30 只、药物造模组为 126 只动物。造模后 D_{18},溶媒对照组和药物造模组分别根据随机数字,选择 6 只大鼠收集血液检测激素、卵巢组织制片以备镜下观察。溶媒对照组剩余 24 只动物仍然作为溶媒对照组,药物造模组其余 120 只根据体重随机分为 5 组,分别为模型对照组,低、中和高剂量组,市售对照组(DHEA 组),每组 24 只(表 16-4-1)。上述剂量组的动物在给药后 2 周和 4 周观察相关指标。

表 16-4-1 动物造模分组和解剖计划表

组别	剂量(g/kg)	造模总数(只)	造模 D_{18} 解剖数量(只)	给药 2 周后解剖数量(只)	给药 4 周后解剖数量(只)
造模前					
溶媒对照组	—	30	6	12	12
药物造模组	0.080	126	6	/	/
造模后					
溶媒对照组					
模型对照组	0	/	/	12	12
低剂量组	0.225	/	/	12	12
中剂量组	0.900	/	/	12	12
高剂量组	1.800	/	/	12	12
DHEA 组	0.006	/	/	12	12

(2) 剂量设置依据

1) 委托单位提供的临床使用方案:AAA 口服 6 g/次,2~3 次/天,即 12~18 g/天,按人均体重 50 kg 计算,临床使用剂量为每天 0.24~0.36 g/kg。取中间剂量,折算成大鼠等效剂量为 1.8 g/kg。

2) 委托单位提供的药效学资料:无。

3) 临床给药途径:口服给药。

4) 前期毒理学试验资料:①SD 大鼠灌胃 AAA 生育力与早期胚胎发育毒性试验中,给予 AAA 2 g/kg、4 g/kg 和 8 g/kg,雄鼠连续给药超过 28 天,雌鼠连续给药超过 20 天,对大鼠生育力和早期胚胎发育未见明显毒性反应剂量(NOAEL)为 8 g/kg。②SD 大鼠灌胃 AAA 胚胎-胎仔发育毒性中,连续 10 天给予 AAA 2 g/kg、4 g/kg 和 8 g/kg,未对母体的生殖功能及胚胎发育产生影响。

5) SD 大鼠灌胃 AAA 单次给药的最大耐受剂量(MTD)大于 20 g/kg,SD 大鼠灌胃 AAA 90 天反复给药未观察到有害作用剂量(NOAEL)为 8 g/kg。

6) 最大给药浓度:AAA 溶解于去离子水并顺利通过大鼠灌胃针的较适合浓度为 0.40 g/mL。

7) DHEA:用于制造甾体激素类药物的中间体。临床用量 50 mg/天,按照女性成人平均体重 50 kg 计算,则每天 1.0 mg/kg,换算成大鼠等效剂量为每天 6.0 mg/kg,给予与等效剂量同等倍数(每天 6.0 mg/kg)的剂量,每天 1 次,与给药组同步。

8) 前期本中心开展的药效学预试验:设假手术组、模型对照组、AAA 剂量组(分别为 0.112 5 g/kg、0.225 g/kg、0.45 g/kg、0.9 g/kg、1.8 g/kg、3.6 g/kg 和 7.2 g/kg,共 7 组)和 DHEA 组(0.006 g/kg)10 组。结果表明,AAA 给药 4 周,对雌鼠一般状况、体重、体重增重、摄食量、子宫重量及其脏器系数均未见明显影响。给药 4 周后,剂量组 5(1.8 g/kg)的卵巢重量及其脏器系数增加,剂量组 2~7(0.225~7.2 g/kg)对动情前期有一定的调节作用。剂量组 3~7(0.45~7.2 g/kg)具有促进原始卵泡增多和发育的作用。综合分析,在实验所确定的条件下,AAA 灌胃 4 周治疗卵巢切除后的卵巢功能不全的有效剂量在 0.45~7.2 g/kg,初步确定最适剂量为 1.8 g/kg,相当于等效剂量的 1.0 倍,临床剂量的 6.0 倍。

9) 综合上述资料,设计本试验剂量为 0.225 g/kg、0.9 g/kg 和 1.8 g/kg,分别相当于以临床剂量折算的大鼠等效剂量的 0.125 倍、0.5 倍和 1.0 倍。

(3) 剂距:2~4 倍。

(4) 剂量:表 16-4-2。

(七) 造模方法

(1) 造模药物:环磷酰胺,80 mg/kg。

(2) 给药频率:9~10 天 1 次,共 2 次。

(3) 给药途径:腹腔注射(ip)。

(4) 给药量:10 mL/kg。

(5) 给药时间:第一次 13:46~15:06,第二次 09:36~10:47。

(6) 造模期限:18 天。

(7) 配制方法:按受试物配制要求,称取一定量的环磷酰胺用生理盐水配成一定浓度的溶液。具体方法如表 16-4-3。当天配制。

表 16-4-2 剂量分组

组别	剂量 (g/kg)	等效剂量的倍数	临床剂量的倍数	动物数量 (只)
造模前				
溶媒对照组	—	—	—	30
药物造模组	0.080	6.7	40.0	126
造模后				
溶媒对照组				24
模型对照组				24
低剂量组	0.225	0.125	0.75	24
中剂量组	0.900	0.500	3.00	24
高剂量组	1.800	1.000	6.00	24
DHEA 组	0.006	1.000	6.00	24

注：①受试物 AAA：临床使用剂量为每天 12～18 g/人，按人均 50 kg 体重计算，临床剂量中间剂量为 0.30 g/kg，折算成大鼠的等效剂量约为 1.8 g/kg，表中"等效剂量的倍数"以 1.8 g/kg 计算，"临床剂量的倍数"以 0.30 g/kg 计算；②DHEA：临床用量 50 mg/天，按照女性成人平均体重 50 kg 计算，则 1.0 mg/kg，换算成大鼠等效剂量为 6.0 mg/kg，给予与受试物等效剂量同等倍数（每天 6.0 mg/kg）的剂量，表中"等效剂量的倍数"以 6 mg/kg 计算，即 0.006 g/kg；③模型对照组环磷酰胺：临床用量 2～4 mg/kg，换算成大鼠等效剂量为每天 12～24 mg/kg，表中"等效剂量的倍数"以 12 mg/kg 计算，"临床剂量的倍数"以 2 mg/kg 计算

表 16-4-3 受试物和对照品配制方法

组别	剂量 (g/kg)	受试物量 (g)	溶液量至 (mL)	目标浓度 (g/mL)
造模前				
溶媒对照组	—	—	100	—
药物造模组	0.080	0.8	100	0.008
造模后				
溶媒对照组			100	
模型对照组			100	
低剂量组	0.225	1.125	100	0.011 25
中剂量组	0.900	4.5	100	0.045
高剂量组	1.800	9.0	100	0.09
DHEA 组	0.006	0.03	100	0.000 3

注：各个剂量组配制的总药量随动物体重的增加而相应改变，表中表示的是第一次给药时的配制方法举例；模型对照组采用环磷酰胺造模

(8) 造模药物的给予方法：按大鼠腹腔注射给药 SOP 进行。

（八）给药方法

(1) 给药频率：造模后，1 次/天。

(2) 给药途径：灌胃（ig）。

(3) 给药量：20 mL/kg。

(4) 给药时间：9:21～12:18。

(5) 给药期限：4 周。

(6) 给予受试物的途径说明：与临床给药途径相同。

(7) 受试物和对照品配制和给予方法

1) 受试物到达后，检测受试物原料药的含量。给药前，检测配制后的均一性和稳定性。

2) 由于首次和末次给药当天，需要开展药代动力学采血及检测，考虑到时间和人员的交叉，故在首、末次给药前一天进行受试物-介质混合浓度的检测。

3) 溶媒对照组：造模时，腹腔注射生理盐水。造模成功后，溶媒对照组灌胃给予等体积 0.5% CMC-Na。

4) 药物造模组：造模时，按照 80 mg/kg 剂量腹腔注射环磷酰胺。造模后药物造模组分为模型对照组、AAA 低、中、高剂量组和 DHEA 组。

5) 模型对照组：造模后，药物造模组（其中的 24 只）变成模型对照组，灌胃给予 0.5% CMC-Na。

6) AAA：造模后，按受试物配制要求，分别称取一定量的 AAA，采用 0.5% CMC-Na 配成不同浓度的混悬液。现用现配。

7) 市售对照组（DHEA）：造模成功后，按受试物配制要求，分别称取一定量的 DHEA 用 0.5% 羧甲基纤维素钠配成混悬液。当天配制。具体配制方法如表 16-4-3。

8) 受试物和对照品的给予方法：按大鼠灌胃给药 SOP 进行。

（九）实验方法和观察指标

1. 实验方法

(1) 动物接收：由于需要购买年龄较大的（中老年）雌鼠，供应商分 3 批将动物送至本中心，在本中心适应性饲养 29～43 天，待全部接收后检疫 5 天。

(2) 动情周期：成年雌鼠从造模前 7 天开始，每天阴道涂片观察动情周期，直至给药后 4 周。

(3) 动物分组：按照随机数字法将雌鼠分为溶媒对照组和药物造模组，溶媒对照组 30 只，药物造模组 126 只。造模后 D_{18}，溶媒对照组和药物造模组分别根据随机数字选择 6 只大鼠收集血液检测激素、卵巢组织制片以备镜下观察。造模后，溶媒对照组剩余 24 只动物仍然作为溶媒对照组，药物造模组 120 只雌鼠按照体重随机分为模型对照组、AAA 低、中和高剂量组和 DHEA 组，每组 24 只。

(4) 制备模型：①溶媒对照组腹腔注射生理盐水，1 次/9～10 天，共 2 次。②药物造模组腹腔注射环磷

酰胺溶液,1次/9～10天,共2次。③上述两组每日进行阴道涂片,观察动情周期变化。当药物造模组雌鼠动情周期紊乱、动情间期延长、无动情周期或动情期,表示大鼠卵巢功能不全造模成功,激素水平(E_2、P、FSH、LH 和 AMH)改变作为辅助参考指标。

(5) 给予受试物:造模后,各组给予相应的受试物和对照品,连续给予2周和4周(表16-4-1)。溶媒对照组和模型对照组灌胃给予0.5%CMC-Na,1次/天,与受试物组同步。

(6) 检测激素:①药物造模前后,所有雌鼠尾静脉或眼眶采血1mL左右,分离血清,测定雌鼠体内 E_2、P、FSH、LH 和 AMH 等水平。②连续2周或4周给予 AAA,末次给药后雌鼠采血3～5mL,分离血清,测定雌鼠体内 E_2、P、FSH、LH 和 AMH 等水平。

(7) 大体解剖:①各组雌鼠分别于给药2周和4周后的24h,用3%戊巴比妥钠按动物麻醉方法的要求腹腔注射麻醉后,切开腹部,腹主动脉采血。②取血后暴露两侧子宫、卵巢和内脏器官,摘取双侧卵巢,去除卵巢表面的脂肪组织,观察卵巢大体解剖情况。称重子宫和卵巢,计算脏器系数。③保存卵巢、子宫和阴道等组织进行病理学检查,观察卵巢形态学变化和子宫内膜厚度。④采集后肢胫骨进行生长发育检测,测量骨密度和长度。⑤发现任何内脏有异常应作好记录,并将所有异常组织切下来,做好标记放入10%福尔马林中固定,以便将来作组织病理学检查。

2. 观察指标

(1) 一般状况观察:按实验动物一般状况观察规定,每天观察1～2次动物的外观体征,记录动物外观、行为或异常体征。发现死亡或濒死动物,及时剖检。

(2) 体重:按小动物体重测定方法,每周测定2次动物体重。

(3) 摄食量:按小动物摄食量测定方法,每周测定1次动物24h摄食量。

(4) 动情周期:从造模前7天开始直至解剖前1天持续阴道涂片,观察雌鼠阴道上皮周期性变化,初步判断造模是否成功。

(5) 脏器系数:卵巢和子宫称重,计算脏器系数。

(6) 组织病理学:给药结束后解剖动物,保存卵巢、子宫和阴道以及肉眼观察有异常的脏器,进行组织学检查。光镜下观察大鼠卵巢形态学变化,计数各级卵泡。

(7) 激素水平检测:按照说明书,用酶标仪检测 E_2、P、FSH、LH 和 AMH 等水平。

(8) 生长发育检测:测量胫骨长度和骨密度。

(十) 统计分析

实验数据用 $\bar{X} \pm SD$ 表示;造模前后进行独立样本的 t 检验;体重、摄食量、脏器系数和激素水平、胫骨长度和骨密度等计量资料采用单因素方差分析来进行检验。

(十一) 结果(具体数据略)

1. 模型建立 环磷酰胺造模对雌鼠体重、摄食和动情周期等的影响具体如下。

(1) 一般状况:溶媒对照组动物活动正常,被毛浓密有光泽,眼睛鲜红而有精神,呼吸正常,鼻部无血性分泌物;SD 雌鼠给予环磷酰胺后,药物造模组动物表现出反应迟缓、背毛竖起、蓬松及活动减少等体征。

(2) 体重变化:与溶媒对照组相比,给予环磷酰胺 D_5、D_8、D_{12} 和 D_{15},药物造模组动物体重降低,具有统计学差异($P<0.05$ 或 $P<0.01$)。

(3) 体重增重:药物造模组 D_{5-1}、D_{8-5} 和 D_{15-12} 体重负增长。与溶媒对照组相比,造模组 D_{5-1} 和 D_{8-5} 体重增重减少,具有统计学差异($P<0.05$)。

(4) 摄食量:造模2周期间,与溶媒对照组相比,第1周 SD 雌鼠摄食量降低,具有统计学差异($P<0.05$)。

(5) 动情周期:环磷酰胺造模前后,每天观察雌鼠动情周期的变化情况;分析动情间期、动情前期、动情期和动情后期的变化情况。①造模前适应性饲养7天分析 SD 大鼠各动情周期,动情间期、动情前期、动情期、动情后期和周期数无明显变化。②造模后18天内对 SD 大鼠周期数和各动情周期变化进行独立样本的 t 检验,与溶媒对照组相比,造模组 SD 大鼠动情间期的天数延长,动情前期和动情后期的天数缩短,周期数减少,均具有统计学差异($P<0.01$)。

(6) 激素水平:环磷酰胺造模前后,进行眼眶采血,检测体内 E_2、P、FSH、LH 和 AMH 的变化情况。①造模前:与溶媒对照组比较,药物造模组的 E_2、P 和 LH 水平升高($P<0.05$ 或 $P<0.01$),FSH 和 AMH 激素水平未见明显变化,无统计学差异($P>0.05$)。②造模后18天:与溶媒对照组比较,药物造模组的 E_2、P 和 FSH 水平降低,LH 水平升高,具有统计学差异($P<0.05$ 或 $P<0.01$);AMH 水平未见明显变化,无统计学差异($P>0.05$)。

(7) 卵泡计数:造模 D_{18} 后,与溶媒对照组相比,药物造模组原始卵泡所占百分比(55.1%±12.3%)降低,具有统计学差异($P<0.05$);其余各级卵泡所占百分比未见明显变化,无统计学差异($P>0.05$)。

(8) 脏器系数:造模结束后,与溶媒对照组相比,药物造模组卵巢重量降低,具有统计学差异($P<0.05$),子宫重量及其脏器系数未见明显变化,无统计学差异($P>0.05$)。

(9) 骨密度:造模 18 天后,对动物进行指标检测。①胫骨长:与溶媒对照组比较,药物造模组动物的胫骨长均无明显变化,未见统计学差异($P>0.05$)。②骨密度:与溶媒对照组比较,药物造模组动物的骨密度均无明显变化,未见统计学差异($P>0.05$)。

(10) 组织病理学:造模 18 天后,对动物进行组织病理学检查。①卵巢:溶媒对照组 2 只($001^\#$ 和 $040^\#$)和药物造模组 2 只($014^\#$ 和 $128^\#$)轻微囊肿,溶媒对照组 1 只($098^\#$)和药物造模组 1 只($036^\#$)轻度囊肿,药物造模组 1 只($071^\#$)轻度血管扩张;其他动物卵巢可见处于不同发育阶段的卵泡,未见明显病变。其他大鼠卵巢可见处于不同发育阶段的卵泡,未见明显病变。②子宫:溶媒对照组 1 只($040^\#$)子宫腺轻微扩张;其他动物子宫内膜、肌层和外膜分界明显,子宫内膜被覆单层柱状上皮,未见明显病变。③阴道:溶媒对照组和药物造模组动物阴道黏膜、肌层和外膜完整,黏膜突起形成皱襞,未见明显病变。④下丘脑:溶媒对照组和药物造模组动物下丘脑神经元分层排列整齐,未见明显病变。⑤垂体:溶媒对照组和药物造模组动物腺垂体和神经垂体内细胞成分、形态正常,未见明显病变。

2. 药效学作用

(1) 一般状况:造模成功后,SD 雌鼠灌胃给予不同剂量的 AAA 共 4 周,其间各组动物活动正常,被毛浓密有光泽,眼睛鲜红而有精神,呼吸正常,鼻部无血性分泌物,与溶媒对照组动物相比,无明显异常;未见给予 AAA 对动物一般状况造成明显影响。

(2) 雌鼠体重:给予 AAA 4 周期间,与溶媒对照组相比,高剂量 D_1、D_4、D_8 和 D_{11} 的体重降低,具有统计学差异($P<0.05$);其他各组均未见明显变化,无统计学差异($P>0.05$);与模型对照组和 DHEA 组相比,AAA 各组大鼠体重均未见明显变化,无统计学差异($P>0.05$)。

(3) 雌鼠增重:给予 AAA4 周期间,与溶媒对照组、模型对照组和 DHEA 组相比,AAA 各组大鼠体重增重均未见明显变化,无统计学差异($P>0.05$)。

(4) 雌鼠摄食量:各组每笼 3 只动物,故仅列出每笼每只动物的均值。给予 AAA4 周期间,与溶媒对照组、模型对照组和 DHEA 组相比,AAA 各组摄食量均未见明显变化,无统计学差异($P>0.05$)。

(5) 脏器系数:给予 AAA 2 周和 4 周后,各组动物解剖并称量子宫和卵巢重量,计算脏器系数,与溶媒对照组、模型对照组和 DHEA 组相比,AAA 各剂量组动物卵巢、子宫重量及其脏器系数均未见明显变化,无统计学差异($P>0.05$)。

(6) 动情周期:给予 AAA 后,对雌鼠动情周期持续观察 4 周。①给药 2 周,与模型对照组相比,低剂量组的动情前期天数减少,具有统计学差异($P<0.01$);与溶媒对照组和 DHEA 组相比,各剂量组周期数、动情间期、动情前期、动情期和动情后期的天数无明显变化,未见统计学差异($P>0.05$)。②给药 4 周,与溶媒对照组、模型对照组和 DHEA 组相比,各剂量组周期数、动情间期、动情前期、动情期和动情后期的天数无明显变化,未见统计学差异($P>0.05$)。

(7) 激素水平:给予 AAA 2 周或 4 周给予 AAA 后分别眼眶采血,检测体内 E_2、P、FSH、LH 和 AMH 的变化情况。

1) 给药 2 周后:①与溶媒对照组比较:高剂量组和 DHEA 组的 P 水平降低,低剂量组的 LH 水平升高,具有统计学差异($P<0.01$);各剂量组 E_2、FSH 和 AMH 水平均未见明显变化,无统计学差异($P>0.05$)。②与模型对照组比较:高剂量组和 DHEA 组的 P 和 LH 水平降低,具有统计学差异($P<0.01$);各剂量组 E_2、FSH 和 AMH 水平均未见明显变化,无统计学差异($P>0.05$)。③与 DHEA 组比较:各剂量组 FSH 和 AMH 水平均未见明显变化,无统计学差异($P>0.05$);低和中剂量组的 E_2 水平升高,溶媒对照组、模型对照组和低剂量组的 P 水平升高,模型对照组、低剂量组和中剂量组的 LH 水平升高,均具有统计学差异($P<0.05$ 或 $P<0.01$)。

2) 给药 4 周:①与溶媒对照组比较,低剂量组、中剂量组、高剂量组和 DHEA 组 E_2 和 P 水平降低,具有统计学差异($P<0.01$);模型对照组、低剂量组、中剂量组、高剂量组和 DHEA 组 FSH 水平降低,具有统计学差异($P<0.01$);中、高剂量组和 DHEA 组 AMH 水平降低,具有统计学差异($P<0.01$)。②与模型对照组比较,高剂量组和 DHEA 组 E_2 水平降低,溶媒对照组 FSH 水平升高,高剂量组和 DHEA 组 FSH 水平降低,DHEA 组 AMH 水平降低,均具有统计学差异($P<0.05$ 或 $P<0.01$);其余各剂量组 P 和 LH 未见明显变化,无统计学差异($P>0.05$)。③与 DHEA 组比较,溶媒对照组和模型对照组 E_2 和 AMH 水平明显升高；溶媒对照组的 P 水平升高，溶媒对照组、模型对照组和低剂量组的 FSH 水平升高，均具有统计学差异（$P<0.05$ 或 $P<0.01$）；其余各剂量组 LH 未见明显变化，无统计学差异（$P>0.05$）。

（8）卵泡计数：给药 2 周和 4 周后，计数各组动物卵巢的卵泡变化情况。

1）给药 2 周：①与溶媒对照组（$5.5\%\pm4.1\%$）相比，低剂量组成熟卵泡所占百分比（$10.8\%\pm9.6\%$）增加，具有统计学差异（$P<0.05$）；其余各剂量组各级卵泡所占百分比未见明显变化，无统计学差异（$P>0.05$）。②与模型对照组和 DHEA 组相比，各剂量组各级卵泡所占百分比未见明显变化，无统计学差异（$P>0.05$）。

2）给药 4 周：①与溶媒对照组（$7.2\%\pm6.5\%$）相比，DHEA 组次级卵泡所占百分比（$2.7\%\pm3.5\%$）减少，具有统计学差异（$P<0.05$）；其余各剂量组各级卵泡所占百分比未见明显变化，无统计学差异（$P>0.05$）。②与模型对照组和 DHEA 组相比，各剂量组各级卵泡所占百分比未见统计学差异（$P>0.05$）。

（9）骨密度：给予 AAA 2 周和 4 周后分别取胫骨进行检测。

1）给药 2 周：与溶媒对照组、模型对照组和 DHEA 组比较，各剂量组动物的 BMC、BMD 和胫骨长度均无明显变化，未见统计学差异（$P>0.05$）。

2）给药 4 周：与溶媒对照组和模型对照组相比，中剂量组、高剂量组和 DHEA 组的胫骨长度减少，具有统计学差异（$P<0.01$）；与 DHEA 组相比，溶媒对照组、模型对照组和低剂量组的胫骨长度增加，具有统计学差异（$P<0.01$）；其余各剂量组的 BMC 和 BMD 未见明显变化，无统计学差异（$P>0.05$）。

（10）组织病理学

1）给予 AAA 2 周后，各组动物（12 只/组）进行病理检查。①卵巢：溶媒对照组 3 只（048#、075# 和 176#）、模型对照组 2 只（099# 和 121#）、AAA 中剂量组 1 只（161#）、AAA 高剂量组 3 只（082#、111# 和 160#）、DHEA 组 1 只（097#）轻微囊肿，溶媒对照组 1 只（057#）、模型对照组 3 只（072#、080# 和 085#）、AAA 低剂量组 2 只（092# 和 130#）、AAA 高剂量组 2 只（107# 和 178#）、DHEA 组 1 只（114#）轻度囊肿，DHEA 组 1 只（143#）中度囊肿，模型对照组 1 只（185#）轻微血管扩张，DHEA 组 1 只（091#）黄体轻微空泡变。其他大鼠卵巢可见处于不同发育阶段的卵泡，未见明显病变。②子宫：溶媒对照组 1 只（058#）、AAA 中剂量组 2 只（083# 和 095#）、AAA 高剂量组 1 只（070#）子宫腺轻微扩张，溶媒对照组 1 只（165#）子宫腺中度扩张，模型对照组 1 只（187#）、AAA 低剂量组 1 只（077#）、AAA 高剂量组 1 只（191#）和 DHEA 组 1 只（150#）子宫腔轻度扩张，AAA 高剂量组 1 只（116#）和 DHEA 组 1 只（108#）子宫腔中度扩张，模型对照组 1 只（196#）轻微血管扩张，AAA 中剂量组 1 只（145#）轻微炎症细胞浸润，AAA 低剂量组 1 只（077#）轻度色素沉着，AAA 低剂量组 1 只（154#）子宫内膜上皮轻度增生。其他动物子宫内膜、肌层和外膜分界明显，子宫内膜被覆单层柱状上皮，未见明显病变。③阴道：溶媒对照组、模型对照组、AAA 低剂量组、AAA 中剂量组、AAA 高剂量组和 DHEA 组动物阴道黏膜、肌层和外膜完整，黏膜突起形成皱襞，未见明显病变。④下丘脑：溶媒对照组、模型对照组、AAA 低剂量组、AAA 中剂量组、AAA 高剂量组和 DHEA 组动物下丘脑神经元分层排列整齐，未见明显病变。⑤垂体：溶媒对照组、模型对照组、AAA 低剂量组、AAA 中剂量组、AAA 高剂量组和 DHEA 组动物腺垂体和神经垂体内细胞成分、形态正常，未见明显病变。

2）给予 AAA 4 周后，各组动物（12 只/组）进行病理检查发现，①卵巢：溶媒对照组 2 只（022# 和 028#）、模型对照组 2 只（062# 和 064#）、AAA 中剂量组 2 只（106# 和 198#）、DHEA 组 1 只（179#）轻微囊肿，模型对照组 1 只（076#）、AAA 中剂量组 1 只（152#）和 DHEA 组 1 只（203#）轻度囊肿，溶媒对照组 1 只（037#）、模型对照组 2 只（064# 和 101#）、AAA 低剂量组 1 只（151#）、AAA 中剂量组 1 只（163#）、AAA 高剂量组 1 只（197#）、DHEA 组 1 只（087#）轻微血管扩张，溶媒对照组 1 只（028#）、AAA 高剂量组 1 只（149#）轻度血管扩张，模型对照组 1 只（192#）黄体轻度空泡变。其余大鼠卵巢可见处于不同发育阶段的卵泡，未见明显病变。②子宫：DHEA 组 1 只（175#）轻微子宫内膜息肉，溶媒对照组 1 只（189#）和 AAA 中剂量组 2 只（106# 和 198#）子宫腺轻微扩张，溶媒对照组 1 只（031#）子宫腺轻度扩张，模型对照组 1 只（192#）、AAA 低剂量组 1 只（147#）和 DHEA 组 1 只（203#）子宫腔轻微扩张，模型对照组 1 只（166#）、AAA 低剂量组 1 只（200#）子宫腔轻度扩张，AAA 高剂量组 1 只（068#）子宫腔中度扩张，模型对照组 1 只（064#）轻微炎症细胞浸润。③其他动物子宫内膜、肌层和外膜分界明显，子宫内膜被覆单层柱状上皮，未见明显病变。④阴道：其他动物子宫内膜、肌层和外膜分界明显,子宫内膜被覆单层柱状上皮,未见明显病变。⑤下丘脑:溶媒对照组、模型对照组、AAA 低剂量组、AAA 中剂量组、AAA 高剂量组和 DHEA 组动物下丘脑神经元分层排列整齐,未见明显病变。⑥垂体:AAA 中剂量组 1 只(157#)轻度囊肿;其他动物腺垂体和神经垂体内细胞成分、形态正常,未见明显病变。

(十二) 讨论

1. 模型建立

(1) 给予造模药物环磷酰胺后,动物表现出反应迟缓、背毛竖起、蓬松和活动减少等体征,体重下降趋势明显,摄食量和多个时间点体重明显下降($P<0.05$ 或 $P<0.01$),该异常是细胞毒类抗肿瘤药物常见的不良反应。

(2) 造模后,雌鼠 E_2、P 和 FSH 水平降低($P<0.05$ 或 $P<0.01$),LH 水平升高($P<0.05$);原始卵泡比例(%)降低($P<0.05$),卵巢重量下降($P<0.05$),雌鼠完整动情周期循环数下降($P<0.01$),同时可见动情间期延长,动情前期和动情后期缩短($P<0.01$),根据卵巢功能不全模型的判定标准,造模组雌鼠动情周期紊乱且原始卵泡比例下降,认为大鼠卵巢功能不全造模成功。

2. 药效学作用

(1) 一般状况:造模后,SD 雌鼠给予 DHEA 和不同剂量 AAA 4 周,其间模型对照组、AAA 各剂量组动物的外观体征、行为活动与溶媒对照组动物相比均未见明显异常,表明给予 DHEA 和 AAA 不会对动物一般状况造成明显影响。

(2) 体重和增重:①DHEA:造模后,市售对照组给予 DHEA 共 4 周,与溶媒对照组相比,DHEA 组和 AAA 各剂量组体重变化趋势较为一致($P>0.05$),故认为 DHEA 对雌鼠体重不会产生明显影响。②AAA:造模后,给予 AAA 4 周期间,与溶媒对照组相比,高剂量组多个时间点体重降低($P<0.05$),考虑可能与环磷酰胺的延迟毒性有一定关系;与模型对照组和 DHEA 组相比,各剂量组体重变化趋势较为一致($P>0.05$),认为 AAA 对雌鼠体重不会产生明显影响。

(3) 摄食量:溶媒对照组、模型对照组、AAA 各剂量组和 DHEA 组,摄食量均未见明显变化($P>0.05$);认为 DHEA 和 AAA 对雌鼠摄食不会产生明显影响。

(4) 脏器系数:给药 2 周和 4 周后,与溶媒对照组、模型对照组和 DHEA 组相比,各剂量组卵巢、子宫重量及其脏器系数均未见明显变化($P>0.05$);认为 DHEA 和 AAA 对雌鼠脏器重量和脏器系数不会产生明显影响。

(5) 动情周期

1) DHEA:分析动情周期数据,给药 4 周后,市售对照组(DHEA)与溶媒对照组更为接近,表明 DHEA 具有正向调节雌鼠动情周期的作用。

2) AAA:①给药 2 周:与溶媒对照组相比,AAA 各剂量组的动情周期数量、动情间期、动情前期、动情期和动情后期数据已无统计学差异($P>0.05$),高剂量组的变化趋势与溶媒对照组较为接近;药物造模后一定时间内,模型对照组大鼠似乎呈现一定的自我调节动情周期的趋势,动情间期和动情前期与溶媒对照组趋向于接近。②给药 4 周:AAA 低、中剂量组完整的动情周期数量、动情间期、动情期和动情后期,与溶媒对照组较为接近,高剂量组的动情周期数量、动情间期、动情前期和动情期,与溶媒对照组较为接近,表明 AAA 对雌鼠动情周期有一定的调节作用。

(6) 激素水平:与溶媒对照相比,给药 2 周,各组激素 E_2、FSH 和 AMH 变化水平趋于一致,AAA 高剂量组 P 降低($P<0.01$),低剂量组 LH 升高($P<0.01$);给药 4 周,各组 LH 变化水平趋于一致,低、中和高剂量 E_2、P 和 FSH 水平降低($P<0.01$),中和高剂量组 AMH 降低($P<0.01$);该变化与造模 D_{18} 时激素变化趋势基本一致,表明 AAA 对雌鼠性激素水平的影响不明显。

(7) 卵泡计数:与溶媒对照相比,给予 AAA 2 周后,低剂量组成熟卵泡增加($P<0.05$),DHEA 和 AAA 各剂量组原始卵泡比例均呈现增加趋势,与溶媒对照组变化趋势一致;给予 AAA 4 周后,DHEA 和 AAA 各剂量组原始卵泡比例均呈现增加趋势,初级卵泡或成熟卵泡比例均呈现增加趋势,原始卵泡数量体现了卵巢的贮备情况,表明 DHEA 和 AAA 对于卵泡发育和储备具有一定的促进作用。

(8) 骨密度:与溶媒对照组相比,给予 AAA 2 周后,各剂量组胫骨长度、骨矿物质密度(BMD)和骨矿物质含量(BMC)未见明显变化;给药 4 周时,各剂量组 BMD 和 BMC 未见明显变化,而与溶媒对照组比较,中、高剂量组和 DHEA 组胫骨长度减少($P<0.01$),考虑由于溶媒对照组体重持续增加,胫骨长度(体格)也相应增加,而药源性卵巢功能不全引起的大鼠体重下降同时会伴有胫骨长度增加缓慢所致。

(9) 组织病理学:给予 AAA 后,各组均有动物出现子宫腔轻度、中度扩张,卵巢轻微或轻度囊肿,溶媒对照组动物也出现上述变化,未见剂量-效应和时间-

效应关系,考虑为动物的自发病变,与受试物无关。

(十三) 结论

本实验设溶媒对照组(0.5% CMC-Na)、模型对照组(造模后给予0.5% CMC-Na)、AAA剂量组(分别为0.225 g/kg、0.9 g/kg和1.8 g/kg)和DHEA组(0.006 g/kg)6组,在药物源性卵巢功能不全造模成功的基础上,SD雌鼠给予AAA 4周。结果表明:①造模药物环磷酰胺对雌鼠体重具有一定的延迟毒性。②市售对照DHEA对雌鼠一般状况、体重增重、摄食量、激素水平、卵巢、子宫重量及其脏器系数、卵巢和子宫的组织形态均未见明显影响,对雌鼠的动情周期和卵泡发育等具有正向调节作用。③AAA对雌鼠一般状况、体重、体重增重、摄食量、激素水平趋势(E_2、P、LH和FSH)、脏器重量及其脏器系数均未见明显影响。④给药2周,AAA高剂量组对雌鼠动情周期的调节作用更好,AAA各剂量组均具有促进原始卵泡增加的趋势。⑤给药4周,AAA低、中剂量组雌鼠动情周期相关指标的调节作用更好;AAA各剂量组具有促进原始卵泡增加的趋势。综合分析,在本实验所确定的条件下,AAA灌胃治疗药源性的卵巢功能不全的起效剂量在0.225/kg(低剂量,相当于等效剂量的0.125倍,临床剂量的0.75倍),最适剂量为1.8 g/kg(高剂量,相当于等效剂量的1.0倍,临床剂量的6.0倍)。

(贾玉玲 周 莉 孙祖越)

参考文献

[1] 施新猷,顾为望.人类疾病动物模型[M].北京:人民卫生出版社,2008.
[2] 陈淑萍.基于TGF-β/smads信号通路探讨坤泰胶囊对早发性卵巢功能不全大鼠的影响[D].南京:南京中医药大学,2019.
[3] 付霞霏,何援利.化疗所致卵巢早衰动物模型的建立[J].广东医学,2008,29(12):1952-1954.
[4] 高慧,杨涓,韩冰,等.药物型卵巢早衰模型的研究[J].国医论坛,2007,22(3):22-26.
[5] 何连利.D-半乳糖致卵巢早衰动物模型建立的初步研究[J].临床医药实践,2016,25(10):762-764.
[6] 贺宇恒,谭容容,浦丹华,等.放疗致卵巢早衰小鼠动物模型的构建[J].生殖医学杂志,2017,26(12):1243-1249.
[7] 胡凌云,陈亚琼.X线辐射对大鼠卵巢形态与功能的影响[J].国际妇产科学杂志,2011,38(5):439-442,469.
[8] 靳琦,尹平,郑慧敏.早发性卵巢功能不全动物模型研究概述[J].中华中医药杂志,2022,37(1):305-308.
[9] 梁策,高惠.雷公藤制剂致卵巢早衰的研究进展[J].中华中医药杂志,2015,30(10):3588-3590.
[10] 隋明醒.人羊水干细胞预防和逆转顺铂所致卵巢损伤的实验研究[D].长春:吉林大学,2017.
[11] 田川,朱向情,杨再玲,等.骨髓间充质干细胞调控猕猴卵巢的衰老[J].中国组织工程研究,2022,26(7):985-991.
[12] 涂晓娟,刘丹,王莹,等.胸腺切除小鼠自身免疫性卵巢疾病发生发展的时相性变化[J].免疫学杂志,2019,35(9):744-751.
[13] 王佩娟,陈思,卢燕.B6AF1雌性小鼠免疫性卵巢早衰模型建立[J].世界科学技术-中医药现代化,2017,19(2):319-324.
[14] 魏路晓,黄冰雪,王纪田等.间充质干细胞治疗早发性卵巢功能不全的研究进展[J].中国性科学,2023,3(4):76-80.
[15] 魏天琴,凌丽,冯秀山,等.环磷酰胺对大鼠卵巢结构与功能的影响及机制[J].解放军医学杂志,2018,43(3):195-200.
[16] 徐颖,樊媛芳,赵元,等.近40年雷公藤生殖毒性研究概述[J].中国中药杂志,2019,44(16):3406-3414.
[17] 姚敏,王芹,潘红玲,等.针刺治疗卵巢早衰及对患者细胞因子TNF-α、IFN-γ表达水平的影响[J].中国针灸,2019,39(11):1181-1184.
[18] 张金金.洋橄榄叶素和坤泰胶囊对衰老卵巢的功能保护及作用机制研究[D].武汉:华中科技大学,2017.
[19] 钟惠仪,杨洪艳.去氧乙烯基环己烯致卵巢早衰动物模型的研究进展[J].广东医学,2013,34(11):1787-1790.
[20] 周娴颖,周莉,孙祖越.用于治疗多囊卵巢综合征的中药药理学作用机制研究进展[J].中国中药杂志,2016,41(20):3715-3720.
[21] 周宇,贾玉玲,严大为.两种小鼠卵巢早衰模型的比较[J].上海医学,2018,41(8):489-494.
[22] Al-Agha A E, Ahmed I A, Nuebel E, et al. Primary ovarian insufficiency and azoospermia in carriers of a homozygous PSMC3IP stop gain mutation [J]. J Clin Endocrinol Metab Feb, 2018, 103(2): 555-563.
[23] AlAsiri S, Basit S, Wood-Trageser M A, et al. Exome sequencing reveals MCM8 mutation underlies ovarian failure and chromosomal instability [J]. J Clin Invest Jan, 2015, 125(1): 258-262.
[24] Anagnostis P, Christou K, Artzouchaltzi A M, et al. Early menopause and premature ovarian insufficiency are associated with increased risk of type 2 diabetes: a systematic review and meta-analysis [J]. European journal of endocrinology, 2019, 180(1): 41-50.
[25] Ates S, Yesil G, Sevket O, et al. Comparison of metabolic profile and abdominal fat distribution between karyotypically normal women with premature ovarian insufficiency and age matched controls [J]. Maturitas, 2014, 79(3): 306-310.
[26] Bachelot A, Nicolas C, Bidet M, et al. Long-term outcome of ovarian function in women with intermittent premature ovarian insufficiency [J]. Clinical Endocrinology, 2017, 86(2): 223-228.
[27] Bakhsh H, Dei M, Bucciantini S, et al. Premature ovarian insufficiency in young girls: repercussions on uterine volume and bone mineral density [J]. Gynecological Endocrinology, 2015, 31(1): 65-69.
[28] Bernard V, Donadille B, Zenaty D, et al. Spontaneous fertility and pregnancy outcomes amongst 480 women with Turner syndrome [J]. Human Reproduction, 2016, 31(4): 782-788.
[29] Bouilly J, Beau I, Barraud S, et al. Identification of multiple gene mutations accounts for a new genetic architecture of primary ovarian insufficiency [J]. J Clin Endocrinol Metab Sep, 2016, 101(12): 4541-4550.
[30] Caburet S, Todeschini A-L, Petrillo C, et al. A truncating MEIOB mutation responsible for familial primary ovarian insufficiency abolishes its interaction with its partner SPATA22 and their recruitment to DNA double-strand breaks [J]. EBioMedicine Apr, 2019, 42: 524-531.
[31] Cakiroglu Y, Saltik A, Yuceturk A, et al. Effects of intraovarian injection of autologous platelet rich plasma on ovarian reserve and IVF outcome parameters in women with primary ovarian insufficiency [J]. Aging (Albany NY), 2020, 12(11): 10211.
[32] Cameron-Pimblett A, La Rosa C, King T F J, et al. The Turner syndrome life course project: karyotypephenotype analyses across the lifespan [J]. Clin Endocrinol (Oxf) Nov, 2017, 87(5): 532-538.
[33] Cartwright B, Robinson J, Seed P T, et al. Hormone replacement therapy versus the combined oral contraceptive pill in premature ovarian failure: a randomized controlled trial of the effects on bone mineral density [J]. The Journal of Clinical Endocrinology & Metabolism, 2016, 101(9): 3497-3505.
[34] Chang H M, Wu H C, Sun Z G, et al. Neurotrophins and glial cell line-derived neurotrophic factor in the ovary: physiological and pathophysiological implications [J]. Human reproduction update, 2019,

25(2):224-242.

[35] Chapman C, Cree L, Shelling A N. The genetics of premature ovarian failure: current perspectives [J]. International journal of women's health, 2015,7:799.

[36] Dang J, Jin Z, Liu X, et al. Human cord blood mononuclear cell transplantation for the treatment of premature ovarian failure in nude mice [J]. International Journal of Clinical and Experimental Medicine, 2015,8(3):4122-4127.

[37] Desai S, Rajkovic A. Genetics of reproductive aging from gonadal dysgenesis through menopause [J]. Semin Reprod Med Mar, 2017, 35 (2):147-159.

[38] Edessy M, Hosni H N, Shady Y, et al. Autologous stem cells therapy, the first baby of idiopathic premature ovarian failure [J]. Acta Medica International, 2016,3(1):19-23.

[39] Erler P, Sweeney A, Monaghan J R. Regulation of injury-induced ovarian regeneration by activation of oogonial stem cells [J]. Stem Cells, 2017,35(1):236-247.

[40] Farimani M, Heshmati S, Poorolajal J, et al. A report on three live births in women with poor ovarian response following intra-ovarian injection of platelet-rich plasma (PRP) [J]. Molecular biology reports, 2019,46(2):1611-1616.

[41] Faubion S S, Kuhle C L, Shuster L T, et al. Long-term health consequences of premature or early menopause and considerations for management [J]. Climacteric, 2015,18(4):483-491.

[42] Geisinger A, Benavente R. Mutations in genes coding for synaptonemal complex proteins and their impact on human fertility [J]. Cytogenet Genome Res Dec, 2016,150(2):77-85.

[43] Goldberg Y, Halpern N, Hubert A, et al. Mutated MCM9 is associated with predisposition to hereditary mixed polyposis and colorectal cancer in addition to primary ovarian failure [J]. Cancer Genet Dec, 2015, 208 (12):621-624.

[44] Golezar S, Ramezani Tehrani F, Khazaei S, et al. The global prevalence of primary ovarian insufficiency and early menopause: a meta-analysis [J]. Climacteric, 2019,22(4):403-411.

[45] Guo T, Zhao S, Zhao S, et al. Mutations in MSH5 in primary ovarian insufficiency [J]. Hum Mol Genet Apr, 2017,26(8):1452-1457.

[46] Huang B, Lu J, Ding C, et al. Exosomes derived from human adipose mesenchymal stem cells improve ovary function of premature ovarian insufficiency by targeting SMAD [J]. Stem cell research & therapy, 2018,9(1):1-12.

[47] Huhtaniemi I, Hovatta O, La Marca A, et al. Advances in the molecular pathophysiology, genetics, and treatment of primary ovarian insufficiency [J]. Trends Endocrinol Metab Apr, 2018, 29(6): 400-419.

[48] Igboeli P, E l Andaloussi A, Sheikh U, et al. Intraovarian injection of autologous human mesenchymal stem cells increases estrogen production and reduces menopausal symptoms in women with premature ovarian failure: two case reports and a review of the literature [J]. Journal of medical case reports, 2020,14(1):1-11.

[49] Ishizuka B. Current understanding of the etiology, symptomatology, and treatment options in premature ovarian insufficiency (POI) [J]. Frontiers in endocrinology, 2021,12:626924.

[50] Jang H, Lee O H, Lee Y, et al. Melatonin prevents cisplatin-induced primordial follicle loss via suppression of PTEN/AKT/FOXO3a pathway activation in the mouse ovary [J]. J Pineal Res, 2016,60(3):336-347.

[51] Jenkinson E M, Rehman A U, Walsh T, et al. Perrault syndrome is caused by recessive mutations in CLPP, encoding a mitochondrial ATP-dependent chambered protease [J]. The American Journal of Human Genetics, 2013,92(4):605-613.

[52] Jiao X, Zhang H, Ke H, et al. Premature ovarian insufficiency: phenotypic characterization within different etiologies [J]. The Journal of Clinical Endocrinology & Metabolism, 2017,102(5):2281-2290.

[53] Kandaraki E, Chatzigeorgiou A, Livadas S, et al. Endocrine disruptors and polycystic ovary syndrome (PCOS): elevated serum levels of bisphenol A in women with PCOS [J]. The Journal of Clinical Endocrinology & Metabolism, 2011,96(3):E480-E484.

[54] Kasum M, Beketić-Orešković L, Peddi P F, et al. Fertility after breast cancer treatment [J]. European Journal of Obstetrics & Gynecology and Reproductive Biology, 2014,173:13-18.

[55] Kawamura K, Cheng Y, Suzuki N, et al. Hippo signaling disruption and Akt stimulation of ovarian follicles for infertility treatment [J]. Proceedings of the National Academy of Sciences, 2013, 110 (43): 17474-17479.

[56] Kawamura K, Ishizuka B, Hsueh A J W. Drug-free in-vitro activation of follicles for infertility treatment in poor ovarian response patients with decreased ovarian reserve [J]. Reproductive biomedicine online, 2020,40 (2):245-253.

[57] Kim K H, Kim E Y, Kim G J, et al. Human placenta-derived mesenchymal stem cells stimulate ovarian function via miR-145 and bone morphogenetic protein signaling in aged rats [J]. Stem Cell Research & Therapy, 2020,11(1):1-14.

[58] Kulaksizoglu M, Ipekci S H, Kebapcilar L, et al. Risk factors for diabetes mellitus in women with primary ovarian insufficiency [J]. Biological trace element research, 2013,154(3):313-320.

[59] Lagergren K, Hammar M, Nedstrand E, et al. The prevalence of primary ovarian insufficiency in Sweden; a national register study [J]. BMC women's health, 2018,18(1):1-4.

[60] Lai D, Wang F, Chen Y, et al. Human amniotic fluid stem cells have a potential to recover ovarian function in mice with chemotherapy-induced sterility [J]. BMC developmental biology, 2013,13(1):1-13.

[61] Leo M S, Kumar A S, Kirit R, et al. Systematic review of the use of platelet-rich plasma in aesthetic dermatology [J]. Journal of cosmetic dermatology, 2015,14(4):315-323.

[62] Li J, Mao Q X, He J J, et al. Human umbilical cord mesenchymal stem cells improve the reserve function of perimenopausal ovary via a paracrine mechanism [J]. Stem cell research & therapy, 2017,8(1):1-11.

[63] Liao H T, James I B, Marra K G, et al. The effects of platelet-rich plasma on cell proliferation and adipogenic potential of adipose-derived stem cells [J]. Tissue Engineering Part A, 2015, 21 (21-22): 2714-2722.

[64] Luan Y, Edmonds M E, Woodruff T K, et al. Inhibitors of apoptosis protect the ovarian reserve from cyclophosphamide [J]. J Endocrinol, 2019,240(2):243-256.

[65] Manshadi M D, Navid S, Hoshino Y, et al. The effects of human menstrual blood stem cells-derived granulosa cells on ovarian follicle formation in a rat model of premature ovarian failure [J]. Microsc Res Tech, 2019,82(6):635-642.

[66] Mauri D, Gazouli I, Zarkavelis G, et al. Chemotherapy associated ovarian failure [J]. Front Endocrinol (Lausanne) Dec, 2020, 11: 572388.

[67] Mok-Lin E, Ascano M Jr, Serganov A, et al. Premature recruitment of oocyte pool and increased mTOR activity in Fmr1 knockout mice and reversal of phenotype with rapamycin [J]. Sci Rep, 2018,8(1):588.

[68] Na J, Kim G J. Recent trends in stem cell therapy for premature ovarian insufficiency and its therapeutic potential: a review [J]. Journal of ovarian research, 2020,13(1):1-10.

[69] Nie X, Dai Y, Zheng Y, et al. Establishment of a Mouse model of premature ovarian failure using consecutive superovulation [J]. Cell Physiol Biochem, 2018,51(5):2341-2358.

[70] Pantos K, Simopoulou M, Pantou A, et al. A case series on natural conceptions resulting in ongoing pregnancies in menopausal and prematurely menopausal women following platelet-rich plasma treatment [J]. Cell transplantation, 2019,28(9-10):1333-1340.

[71] Patino L C, Beau I, Carlosama C, et al. New mutations in non-syndromic primary ovarian insufficiency patients identified via whole-exome sequencing [J]. Hum Reprod Jul, 2017,32(7):1512-1520.

[72] Podfigurna-Stopa A, Czyzyk A, Grymowicz M, et al. Premature ovarian insufficiency: the context of long-term effects [J]. Journal of endocrinological investigation, 2016,39(9):983-990.

[73] Popat V B, Calis K A, Kalantaridou S N, et al. Bone mineral density in

young women with primary ovarian insufficiency: results of a three-year randomized controlled trial of physiological transdermal estradiol and testosterone replacement [J]. The Journal of Clinical Endocrinology & Metabolism, 2014, 99(9):3418 – 3426.

[74] Portman D J, Gass M L S, Vulvovaginal Atrophy Terminology Consensus Conference Panel. Genitourinary syndrome of menopause: new terminology for vulvovaginal atrophy from the International Society for the Study of Women's Sexual Health and the North American Menopause Society [J]. Climacteric, 2014, 17(5):557 – 563.

[75] Qin Y, Jiao X, Simpson J L, et al. Genetics of primary ovarian insufficiency: new developments and opportunities [J]. Human reproduction update, 2015, 21(6):787 – 808.

[76] Rocca W A, Henderson V W. Is there a link between gynecologic surgeries and Alzheimer disease? [J]. Neurology, 2014, 82(3):196 – 197.

[77] Sen Halicioglu B, Saadat K A S M, Tuglu M I. Adipose-derived mesenchymal stem cell transplantation in chemotherapy-induced premature ovarian insufficiency: the role of connexin and pannexin [J]. Reproductive Sciences, 2022, 29(4):1316 – 1331.

[78] Seok J, Park H, Choi J H, et al. Placenta-derived mesenchymal stem cells restore the ovary function in an ovariectomized rat model via an antioxidant effect [J]. Antioxidants, 2020, 9(7):591.

[79] Sfakianoudis K, Simopoulou M, Nitsos N, et al. A case series on platelet-rich plasma revolutionary management of poor responder patients [J]. Gynecologic and obstetric investigation, 2019, 84(1):99 – 106.

[80] Sharif K, Watad A, Bridgewood C, et al. Insights into the autoimmune aspect of premature ovarian insufficiency [J]. Best Pract Res Clin Endocrinol Metab, 2019, 33(6):101323.

[81] Smirin-Yosef P, Zuckerman-Levin N, Tzur S, et al. A biallelic mutation in the homologous recombination repair gene SPIDR is associated with human gonadal dysgenesis [J]. J Clin Endocrinol Metab Feb, 2017, 102(2):681 – 688.

[82] Soldà G, Caccia S, Robusto M, et al. First independent replication of the involvement of LARS2 in Perrault syndrome by whole-exome sequencing of an Italian family [J]. Journal of human genetics, 2016, 61(4):295 – 300.

[83] Sonigo C, Beau I, Grynberg M, et al. AMH prevents primordial ovarian follicle loss and fertility alteration in cyclophosphamidetreated mice [J]. FASEB J, 2019, 33(1):1278 – 1287.

[84] Suzuki N, Yoshioka N, Takae S, et al. Successful fertility preservation following ovarian tissue vitrification in patients with primary ovarian insufficiency [J]. Human reproduction, 2015, 30(3):608 – 615.

[85] Tsui V, Crismani W. The Fanconi Anemia Pathway and Fertility [J]. Trends Genet, 2019, 35(3):199 – 214.

[86] Venturella R, De Vivo V, Carlea A, et al. The Genetics of Non-Syndromic Primary Ovarian Insufficiency: A Systematic Review [J]. Int J Fertil Steril, 2019, 13(3):161 – 168.

[87] Walentowicz P, Sadlecki P, Walentowicz-Sadlecka M, et al. Human amniotic fluid as a source of stem cells [J]. Open Medicine, 2022, 17(1):648 – 660.

[88] Woo I, Zhang Y, Hui H, et al. Resistant Ovary Syndrome Masquerading as Premature Ovarian Insufficiency [J]. Journal of Clinical Gynecology and Obstetrics, 2019, 8(4):111 – 113.

[89] Yin N, Wu C, Qiu J, et al. Protective properties of heme oxygenase-1 expressed in umbilical cord mesenchymal stem cells help restore the ovarian function of premature ovarian failure mice through activating the JNK/Bcl-2 signal pathway-regulated autophagy and upregulating the circulating of CD8 + CD28 - T cells [J]. Stem Cell Research & Therapy, 2020, 11(1):1 – 16.

[90] Yin N, Zhao W, Luo Q, et al. Restoring Ovarian Function With Human Placenta-Derived Mesenchymal Stem CellsinAutoimmuneInduced Premature Ovarian Failure Mice Mediated by Treg Cells and Associated Cytokines [J]. Reprod Sci, 2018, 25(7):1073 – 1082.

[91] Zhang D, Liu Y, Zhang Z, et al. Basonuclin 1 deficiency is a cause of primary ovarian insufficiency [J]. Hum Mol Genet, 2018, 27(21):3787 – 3800.

[92] Zhang H, Luo Q, Lu X, et al. Effects of hPMSCs on granulosa cell apoptosis and AMH expression and their role in the restoration of ovary function in premature ovarian failure mice [J]. Stem Cell Res Ther, 2018, 9(1):20.

[93] Zhang H, Luo Q, Lu X, et al. Effects of hPMSCs on granulosa cell apoptosis and AMH expression and their role in the restoration of ovary function in premature ovarian failure mice [J]. Stem cell research & therapy, 2018, 9(1):1 – 12.

[94] Zhang Q, Huang Y, Sun J, et al. Immunomodulatory effect of humanamniotic epithelial cells on restoration of ovarian function in mice with autoimmune ovarian disease [J]. Acta Biochim Biophys Sin (Shanghai), 2019, 51(8):845 – 855.

[95] Zhe J, Chen S, Chen X, et al. A novel heterozygous splice-altering mutation in HFM1 may be a cause of premature ovarian insufficiency [J]. J Ovarian Res, 2019, 12(1):61.

[96] Zhou Y, Qin Y, Qin Y, et al. Wdr62 is involved in female meiotic initiation via activating JNK signaling and associated with POI in humans [J]. PLoS Genet, 2018, 14(8):e1007463.

第十七章
多囊卵巢综合征药理学

第一节 概 述

(一) 概念

多囊卵巢综合征(polycystic ovary syndrome, PCOS)是一种影响育龄女性复杂的内分泌疾病,其核心特征包括三个主要方面。

(1) 排卵障碍:这是 PCOS 的一个关键特征,通常表现为月经不规律。月经不规律可能是月经间隔延长或完全没有月经。

(2) 高雄激素血症:指的是体内雄激素(如睾酮)水平异常升高。这种激素失衡可能导致各种症状,包括体毛过多,雄激素性脱发及痤疮。

(3) 多囊卵巢形态:通过超声波检查可以观察到这一特征。多囊卵巢的表现包括卵巢体积增大和囊性结构的存在。这些囊性结构实际上是未能正常成熟和排卵的卵泡。

对 PCOS 的医学认知历史上经历了演进。最早,PCOS 被视为一种与不孕症相关的妇科疾病,其治疗方法主要包括手术干预。随着时间的推移,随着内分泌学和超声成像技术的进步,对 PCOS 的理解逐渐扩展,涉及胰岛素抵抗、代谢综合征、炎症状态和心血管风险因素等多个方面。定义标准也经历了变化,从早期的临床表现到现代的全面综合评估,强调个性化治疗策略。

(二) 流行病学

PCOS 是一种常见的妇科疾病,主要发生在 15~49 岁的生育年龄妇女中。该异质性内分泌紊乱的患病率为 6%~20%,即全球约 15 位绝经前妇女中约有 1 位患有 PCOS。患病率取决于个体所处地区(农村或城市)和生活方式(体力活动和饮食习惯)。

不同地区的诊断标准和方法也对 PCOS 患病率的统计产生了影响。以往,不同研究采用的诊断标准不一,如部分研究基于 1990 年的国家卫生研究院(NIH)标准,而其他研究可能使用 2003 年的罗特丹标准,或是 2012 年的国际多囊卵巢综合征联盟(AE - PCOS)标准。这些标准在确定 PCOS 的生化特征和临床表现方面存在差异,从而影响了全球范围内的患病率数据。

(三) 病因

尽管 PCOS 的确切原因仍然不为人所明,但研究表明,遗传、胰岛素抵抗和慢性炎症可能在其病因中扮演关键角色。由于 PCOS 可能与多种健康问题,包括代谢综合征、2 型糖尿病、心血管疾病和心理健康问题有关。

研究发现,PCOS 患者的直系亲属中,患病率显著高于一般人群,这表明遗传因素可能在 PCOS 的发展中发挥着关键作用。目前已识别出多个与 PCOS 相关的基因位点,其中包括与胰岛素信号传导、雄激素生成和炎症反应有关的基因。

胰岛素抵抗是 PCOS 的核心特征之一,高胰岛素血糖通常是由胰岛素抵抗引起的,这会导致卵巢产生过多的雄激素。过多的雄激素不仅会直接影响卵巢的排卵功能,导致排卵障碍和月经不规律,还可能通过影响卵泡的发育和成熟来加剧 PCOS 的临床表现。

慢性低度炎症在 PCOS 患者中常见,与 PCOS 的发展密切相关。研究表明,PCOS 患者的血液中炎症标志物,如 C 反应蛋白(CRP)和白细胞介素 - 6(IL - 6),往往处于较高水平。

不良的饮食习惯,如高糖、高脂肪的饮食,尤其是肥胖和缺乏运动,也被认为是 PCOS 的危险因素。肥胖可以加剧胰岛素抵抗,而体力活动的减少可能会进一步影响代谢和激素水平,从而可能加剧 PCOS 症状。

环境因素,包括暴露于内分泌干扰化学物质,如双酚 A(BPA)和某些类型的邻苯二甲酸酯,可能会影响内分泌系统的正常运作,从而增加 PCOS 的风险。

(四) 症状与体征

PCOS 一个明显特征是月经周期的异常,有些患者周期可能会延长,即超过 35 天;有些可能月经量增多或减少;还有些可能出现无月经的情况,即无排卵性月经。

多毛症是 PCOS 患者常见的体征之一,指的是女性在脸部、胸部、腹部和背部等区域出现不寻常的毛发增长。还表现为皮肤问题,包括痤疮(青春痘),尤其是在脸部、胸部和上背部。

除了痤疮外,PCOS 患者还可能经历其他类型的皮肤变化,如皮肤标签(小的皮肤增生)、皮肤暗沉(尤其在颈部、腋下和腹股沟等区域,医学上称为肤色素沉着症或黑棘皮病)及皮肤油脂分泌增多。

(五) 组织病理学

PCOS 涉及多个病理学上的改变,分别涉及卵巢、卵巢周围组织、内分泌系统和相关的关联病理学变化,其中最主要的是卵巢改变。

在 PCOS 患者中,卵巢通常会呈现增大的情况,可以通过影像学检查如超声波清晰可见。这种增大与卵巢内多个小囊肿的形成有关,这些囊肿的直径通常在 2～9 mm。此外,还伴随着卵泡数量的异常增加及发育受阻,导致排卵障碍。这些未成熟的卵泡形成了所谓的"项链"状排列,是 PCOS 的典型超声图像表现。长期未排卵的卵泡可能导致卵巢硬化和纤维化,卵巢质地改变。

(六) 临床治疗

PCOS 是一种内分泌失调的疾病,治疗的目标包括恢复内分泌平衡、缓解症状及预防潜在的长期并发症。药物和自我管理在 PCOS 治疗中扮演着关键角色。

(1) 胰岛素抵抗改善药物:在 PCOS 治疗中,改善胰岛素抵抗是至关重要的。二甲双胍是首选的口服降糖药物,通过提高肌肉和肝脏对胰岛素的敏感性来减少胰岛素抵抗。在 PCOS 治疗中,二甲双胍还可以改善月经周期的规律性,有助于恢复排卵。通过改善胰岛素抵抗,它还可能间接减少雄激素水平,从而减轻多毛和痤疮等症状。

(2) 排卵诱导药物:排卵障碍是 PCOS 患者常见的问题,排卵诱导药物是治疗这一问题的关键。克罗米芬是一种选择性雌激素受体调节剂,通过竞争性抑制雌激素受体,减少负反馈抑制,从而促使 FSH 分泌,刺激卵泡生长,从而诱导排卵。

(3) 抗雄激素药物:孕激素类药物,如孕酮和炔诺酮,可以通过多种机制减少雄激素的影响,包括直接抑制卵巢和肾上腺的雄激素产生,增加性激素结合球蛋白的合成,从而降低游离雄激素水平。这些药物不仅改善多毛和痤疮,还有助于规范月经周期,并可能减少卵巢囊肿的形成。

(4) 降脂药物:血脂异常是 PCOS 患者常见的问题,斯他汀类药物是最常用的降胆固醇药物,通过抑制肝脏中 HMG-CoA 还原酶的活性来减少胆固醇生产。此外,ω-3 脂肪酸,特别是 EPA 和 DHA,对 PCOS 患者的血脂和炎症状态有积极效果,可能通过改善胰岛素敏感性来降低代谢异常。

(5) 新型药物研究:肠促胰岛素和 GLP-1 受体激动剂等药物是研究的焦点,它们在 2 型糖尿病治疗中表现出积极效果,有望应用于 PCOS 治疗。

第二节 多囊卵巢综合征生物学模型

建立 PCOS 生物学研究模型具有重要的意义和价值,可以更深入地了解 PCOS 的发病机制,从而为预防和治疗提供更多的信息和线索。目前,在实验室中,最常用于建立 PCOS 模型的实验动物是大鼠,包括 SD 和 Wistar 大鼠。大鼠具有许多优点,包括价格相对较低、适应较广泛的试验需求、具有规律的动情周期及较强的生命力。它们的动情周期为 4～5 天,因此可以用于连续观察多个动情周期的变化。

此外,研究人员还使用豚鼠建立 PCOS 模型,但与大鼠相比,豚鼠的价格较高,饲养条件较为严格,而且它们的生命力较为脆弱,难以承受较强的刺激性操作,如灌胃等。因此,通常情况下,大鼠是建立 PCOS 模型的首选动物。

高雄激素过多是 PCOS 的典型特征。高雄激素的异常是导致 PCOS 症状的根本原因。因此,各种模型被开发出来,以增加总体或游离睾酮水平,以模拟 PCOS。PCOS 可以在生物体的不同发育阶段受各种因素诱导(图 17-2-1 和图 17-2-2)。

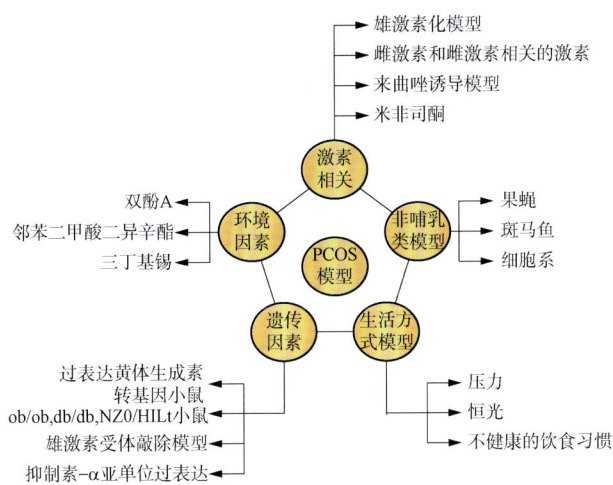

图 17-2-1 构建 PCOS 生物学模型的不同方法示意图

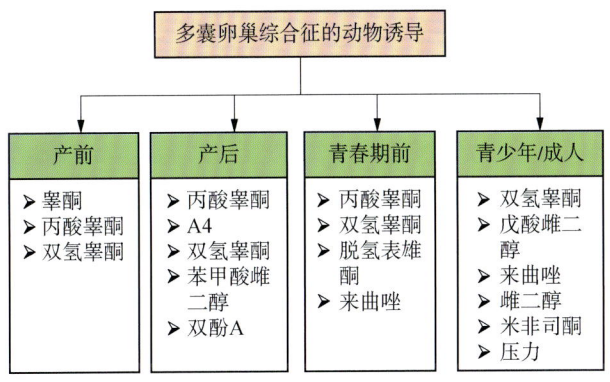

图 17-2-2 展示在不同生命阶段诱导动物模型 PCOS 流程

(一) 环境因素诱发的 PCOS 模型

众所周知，许多不良的环境因素，包括气温变化、辐射、农药、除农药化学品及内分泌干扰物质（EDC）等，都与 PCOS 关联。

1. 双酚 A（BPA） 研究已经发现，在啮齿动物中接触 BPA 会导致 PCOS 的发生。例如，将幼年大鼠暴露于高水平的 BPA（500 μg）会导致 GnRH 分泌脉冲增加、睾酮浓度升高，并在成年期出现多囊卵巢；大鼠和小鼠在围产期接触 BPA 也会导致卵泡数增加、卵巢囊肿出现及黄体数量减少。此外，研究还发现，在绵羊中，胎儿期接触 BPA 会导致母体循环中 BPA 水平升高，同时导致后代生殖畸形，伴随 FSH 和 LH 水平升高，类似于 PCOS 女性。此外，还有研究报告称，在 PCOS 女性的血清和卵泡液中检测到了 BPA，进一步证实了 BPA 在 PCOS 中的潜在作用。

2. 邻苯二甲酸二（2-乙基己基）酯（DEHP） 是一种内分泌干扰物质，是主要的环境雌激素之一。有报道称 DEHP 也可以诱导类似于 BPA 的 PCOS。研究还报告 DEHP 可以通过抑制 LH 激增反应基因的转录来阻止排卵。此外，无论是体外还是体内研究均报告邻苯二甲酸酯可以降低芳香化酶的 mRNA 和酶水平，该酶将睾酮转化为雌二醇，并维持高雄激素状态，从而促进 PCOS 的发展。

3. 三丁基锡（TBT） 是另一种内分泌干扰物，以其导致肥胖的特性而广泛知名。由于肥胖与胰岛素抵抗有关，而胰岛素抵抗是 PCOS 的特征之一，近年来的研究已经着重于探讨 TBT 导致 PCOS 的发展。TBT 模型可能更适用于模拟肥胖型 PCOS，而不是瘦型 PCOS。

(二) 通过激素干预诱发的 PCOS 模型

1. 睾酮或睾酮丙酸酯诱导 PCOS 模型 高雄激素水平在 PCOS 的内分泌改变中起着关键作用，因此，建立 PCOS 模型的基本理念在于通过干扰高雄激素水平来影响卵泡的正常发育和成熟，从而导致排卵异常。研究结果表明，通过雄激素或丙酸睾酮处理大鼠，可以建立与人类 PCOS 相似的动物模型，包括排卵异常、多囊卵巢和内分泌紊乱等特征。这些模型为研究 PCOS 的病因和治疗提供了重要工具。同时，通过产前或产后雄激素或睾酮丙酸酯（TP）处理，可以建立与 PCOS 相关的动物模型。

2. 脱氢表雄酮诱导 PCOS 模型 脱氢表雄酮（DHEA）诱导 PCOS 模型是一种用来模拟 PCOS 的动物实验模型。一些研究者使用 DHEA 皮下注射来诱导 SD 雌性大鼠 PCOS 模型。

总的来说，DHEA 诱导的 PCOS 模型在许多方面表现出与 PCOS 患者相似的特征，包括卵巢病理改变和激素水平的变化。然而，需要注意的是，模型中的囊性卵泡与人类 PCOS 中的囊性卵泡在卵泡膜细胞层的厚度上存在差异。

3. 双氢睾酮诱导 PCOS 模型 甾体 5α-还原酶是一种酶，简称 5α-还原酶，将卵泡膜细胞合成的睾酮不可逆地转化为双氢睾酮（DHT）。DHT 是一种无法通过芳香化酶作用而转化为雌激素的不可气化雄激素，因此增强了雄激素的效力。DHT 诱导的 PCOS 模型可用于研究激素调节和卵巢变化机制。由于这个模型展示了与 PCOS 女性相似的大部分生殖和代谢改变，因此适用于研究 PCOS 的不同方面，如卵巢功能、病理生理、代谢紊乱、治疗等。

4. 雌激素诱导的 PCOS 模型 与雌激素相关的激素干预是一种用于研究 PCOS 动物模型的方法。雌激素是由卵巢颗粒细胞合成的女性性激素，对次生性征的发育至关重要。PCOS 患者通常表现出血清雌激素水平升高的特征。为了模拟 PCOS 情况,研究人员使用雌激素或其他雌激素形式,如戊二酸雌二醇(EV)和苯甲酸雌二醇(EB),在动物模型中诱导 PCOS。

目前的文献表明,这种模型在卵巢方面具有与 PCOS 女性相似的特点。然而,在激素和代谢方面,与 PCOS 女性的情况不太相符。

5. **来曲唑** 是一种非甾体芳香化酶抑制剂。芳香化酶是一种催化雄激素转化为雌激素的酶。通过给予来曲唑诱导的 PCOS 模型可以展示出大部分的生殖和代谢特征,因此这个模型可以用于 PCOS 研究的验证。然而,在确定其代谢特征和机制探索研究的有效模型之前,还需要进一步的研究。这是因为高雄激素、LH 的高分泌、多囊卵巢及缺乏黄体的特征甚至在 ER-α(ESR-1)基因敲除小鼠中也能发现。因此,来曲唑诱导模型中观察到的 PCOS 的关键特征可能是由于雌激素作用受损而不是高雄激素条件导致的。

6. **米非司酮** 抗孕酮药物米非司酮(RU486)是一种合成类固醇,也被称为米非司酮,对孕激素和糖皮质激素受体具有拮抗作用。因此,抗孕酮药物 RU486 在动物/啮齿动物治疗过程中对抗孕激素的作用,表现出与 PCOS 女性相似的卵巢和激素改变。

上述几种 PCOS 生物模型的造型药物比较见表 17-2-1。

表 17-2-1 PCOS 生物学模型中几种造模药物剂量一览表

PCOS 动物模型	干预时间	月经周期不规则	排卵次数减少	高雄激素血症	囊性卵泡	胰岛素抵抗
丙酸睾酮 100 μg(皮下注射)大鼠	1 天或 5 天	是	是	—	是	—
丙酸睾酮 100 μg(皮下注射)大鼠	6 天	是	是	是	是	—
双氢睾酮 7.5 mg 微球大鼠	21~110 天	是	是	否	是	是
脱氢表雄酮 6 mg/100 g(皮下注射)大鼠	27~46 天	是	是	是	是	—
脱氢表雄酮 6 mg/100 g(皮下注射)大鼠	27~46 天	是	是	是	是	—
脱氢表雄酮 6 mg/100 g(皮下注射)小鼠	25~44 天	是	—	—	是	—
脱氢表雄酮 6 mg/100 g(皮下注射)小鼠	25~44 天	是	—	—	是	是
脱氢表雄酮 4.5/6 mg/100 g(皮下注射)	25~44 天	是	是	是	是	—
戊酸雌二醇 2 mg(皮下注射)大鼠	给幼年性周期大鼠注射一次	是	是	—	是	—
戊酸雌二醇 2,4 mg(肌内注射)大鼠	给幼年性周期大鼠注射一次	是	是	否	是	—
雌二醇 2 mm 长填充物植入大鼠	长期暴露	是	是	—	是	—
来曲唑 0.1 mg/kg、0.5 mg/kg(口服)大鼠	成年连续 21 天	是	是	是	是	—
来曲唑 1 mg/kg(口服)大鼠	成年连续 21 天	是	是	是	是	—
来曲唑 36 mg 微球大鼠	21~110 天	是	是	是	是	—
米非司酮 4 mg(皮下注射)大鼠	连续 4 天	是	是	—	是	—
米非司酮 2 mg(皮下注射)大鼠	连续 8 天	是	是	—	是	—
米非司酮 2 mg/100 g(皮下注射)大鼠	连续 7~9 天	是	是	—	是	—
米非司酮 4 mg/100 g(皮下注射)大鼠	连续 9 天	是	是	—	是	—

7. **胰岛素(INS)和 HCG 联合诱导 PCOS 模型** Poresky 首次成功建立了联合 INS 和 HCG 诱导的大鼠 PCOS 模型。胰岛素促使卵巢细胞产生雄激素,HCG 则抑制卵泡分裂,导致卵巢多囊形成。

8. **孕激素联合 HCG 诱导 PCOS 模型** 基于 Bogovich 等的研究,通过皮埋左旋 18-甲基炔诺酮,使激素水平低,不排卵,HCG 引起卵泡闭锁。模型表现为卵巢多囊和激素升高,类似 PCOS 患者,适合 PCOS 研究。

(三)非人灵长类 PCOS 生物学模型

PCOS 的动物模型也可以通过激素干预在非人灵长类动物中建立。通过产前给猴注射睾酮,可以获得

PCOS 模型，因为它们在卵泡分化方面与人类相似。雌性猴子在怀孕晚期（100～110 天）接触高雄激素条件后，也会表现出类似成年 PCOS 的特征，但它们的 LH 和胰岛素分泌及胰岛素敏感性没有明显异常。同样，经过雌激素干预的母猴的胎儿在成年后表现出 PCOS 表型，包括卵泡多囊、高 LH 水平和胰岛素抵抗。

（四）遗传异常/突变引发的 PCOS 模型

除了激素和化学模型外，还开发了多种基于遗传突变的模型。PCOS 患者的生殖和代谢激素水平发生变化，因此研究了能模拟或表现 PCOS 的基因突变模型。

尽管基因突变模型显示出 PCOS 的一些特征，但这些模型可以用于研究发病机制、治疗和相关代谢紊乱。需要注意，卵巢组织的变化可能不同于 PCOS，因此需要谨慎解释，以避免与 PCOS 无关的因素的干扰，如 LH 过度表达模型中的卵巢肿瘤。

（五）非哺乳类动物模型

非哺乳动物模型，如细胞培养模型、果蝇和斑马鱼等备选模型。

果蝇被用于多个研究领域，如衰老、神经疾病和发育等，因为它与人类共享约 61% 的疾病基因。饥饿的果蝇模型被提出作为 PCOS 的研究模型。与 PCOS 女性类似，饥饿的果蝇显示出雄激素和 20-羟基雄激素等激素水平升高。这些激素与卵巢组织相关，并在卵泡发育中发挥作用。此外，与对照组相比，饥饿的果蝇的生育能力降低，这与 PCOS 中的无排卵特征相符。

另一个广泛使用的模式生物是斑马鱼。斑马鱼 *gsdf* 基因突变可以模拟人类 PCOS。此外，还有一种使用细胞系作为人类 PCOS 模型的体外模型。可以使用免疫化的类固醇生殖颗粒细胞系或原代颗粒细胞培养，并通过高浓度的睾酮或胰岛素处理来模拟 PCOS 条件。然而，这个模型主要用于了解内分泌异常、各种药物或天然草药提取物的作用机制及相关的代谢紊乱。

尽管这些备选模型正在被提出并进行研究，但仍需要更多的验证，以确定它们是否适用于作为 PCOS 的替代模型，并展示 PCOS 的诊断特征。需要进一步的研究来充分揭示这些模型的潜力和局限性。

各类 PCOS 生物模型的指标见表 17-2-2。

表 17-2-2　各类 PCOS 生物学模型中几种指标汇总表

PCOS 动物模型	月经周期不规则/无周期	排卵次数减少/不排卵	高雄激素血症	囊性卵泡	胰岛素抵抗	肥胖
双酚 A	是	是	是	是	*	*
丙酸睾酮	是	是	是	是	是	*
脱氢表雄酮	是	是	是	是	是	否
双氢睾酮	是	是	否	是	是	是
戊酸雌二醇	是	是	否	是	否	是
来曲唑	是	是	是	是	是	是
米非司酮	是	是	是	是	否	否
持续光照	是	是	*	是	*	*
压力	是	是	是	是	是	*

注：*，未知结果

第三节　多囊卵巢综合征药理学研究

（一）PCOS 发病机制研究进展

PCOS 具体发病机制不明，多种因素包括遗传（图 17-3-1）、环境、多余的雄激素暴露和肥胖在内的易感因素负责引发胰岛素抵抗（图 17-3-2）、高雄激素水平、氧化应激、月经周期不规律、排卵缺陷导致排卵不足或无排卵、不孕和心血管胰岛素抵抗等可引发 PCOS。

PCOS 引起不孕的病理机制尚不完全了解。确实，胰岛素抵抗、高雄激素血症、雌激素过多（主要是血清雌烯酮浓度增加）和高胰岛素血症是导致卵巢和子宫内膜功能缺陷的主要因素。此外，氧化应激和促炎细胞因子也直接影响卵母细胞质量和内皮功能，从而引起不孕。所有导致 PCOS 的风险因素在某种程度上都相互关联（图 17-3-3）。

PCOS 的病理生理机制描绘了下丘脑-垂体-卵巢轴、肾上腺皮质、氧化应激和促炎细胞因子方面的缺陷。

免疫学与 PCOS 的关系是当前研究的一个重要领域。PCOS 患者通常伴随着慢性低度炎症的情况，大量炎症细胞因子产生，这最终导致排卵障碍和胚胎植入失败，进而导致不孕（图 17-3-4）。

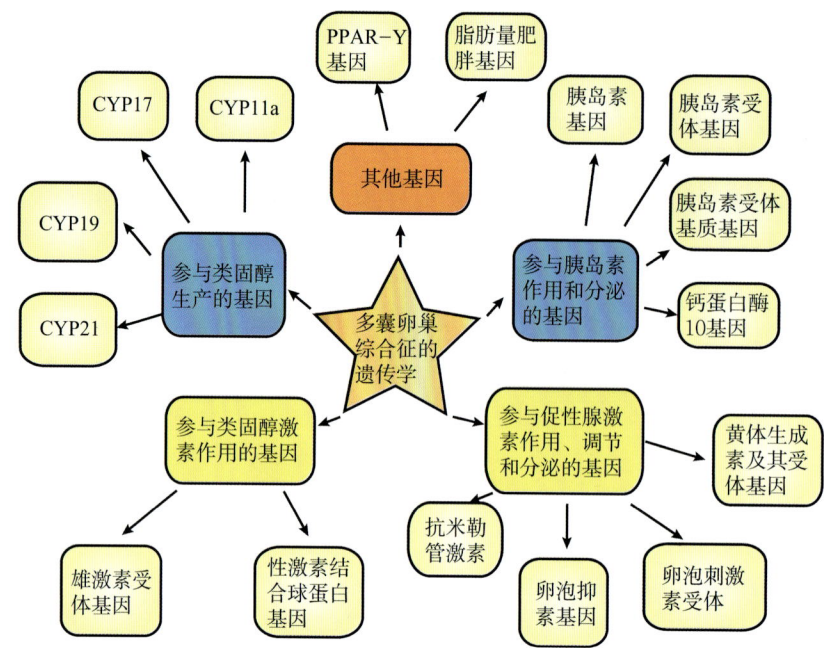

图 17-3-1 不同基因/因素在 PCOS 发展中具有特定作用

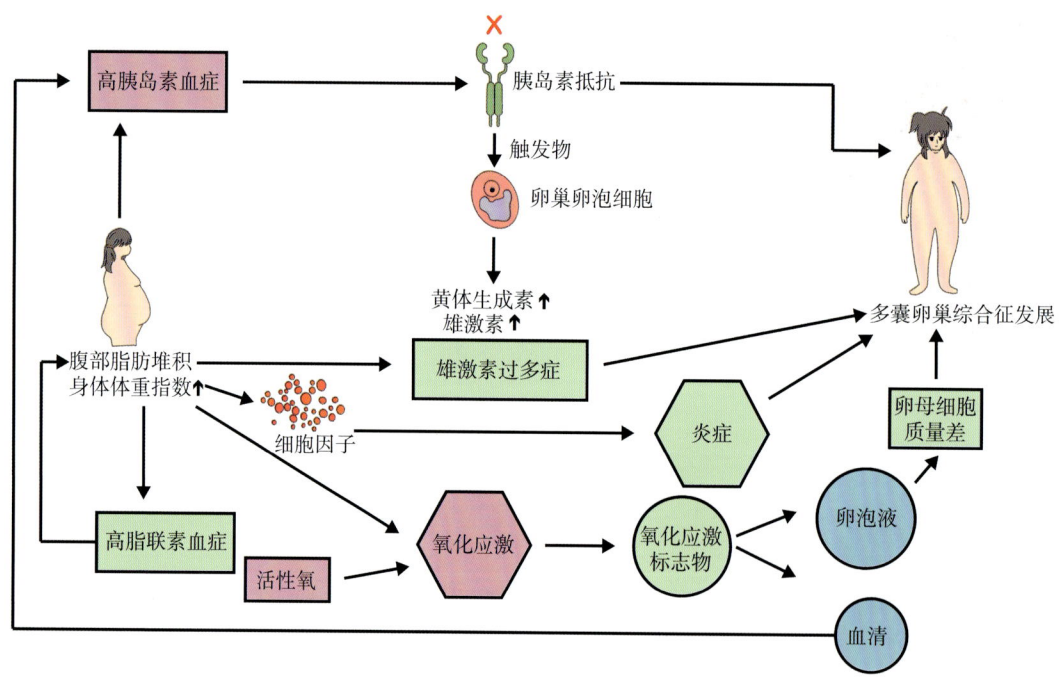

图 17-3-2 胰岛素抵抗引发 PCOS 机制的示意图

（二）PCOS 治疗药物药理学研究进展

PCOS 的症状可能伴随女性的整个生活，严重影响身心健康，因此成为国内外研究的焦点和难点。

1. PCOS 不孕患者治疗 在 PCOS 患者中，排卵问题可能导致不孕和不良妊娠结果。治疗 PCOS 不孕的方法包括生活方式改变（饮食、运动和行为策略）、药物治疗（如来曲唑、阿那曲唑、二甲双胍等口服或注射药物）、手术治疗（腹腔镜卵巢手术）或体外受精（IVF）。

芳香酶抑制剂（AI）是有效的促排卵药物，其中来曲唑和阿那曲唑是最常用的。来曲唑特别被认为是 PCOS 患者促排卵的首选药物，因为它可以抑制卵巢中雄激素向雌激素的转化，同时增加 FSH 的分泌，刺激卵泡的发育和成熟。

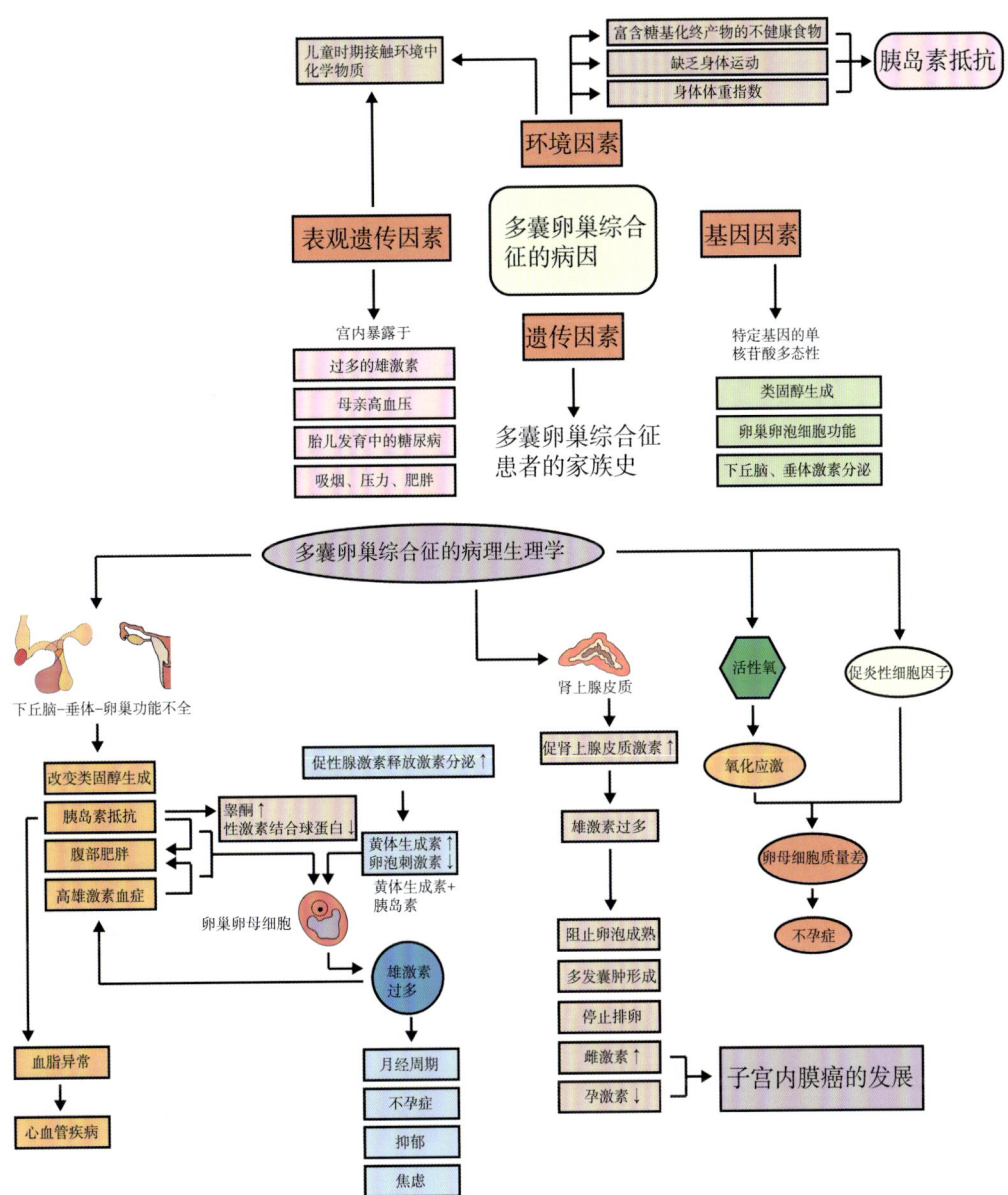

图 17-3-3　PCOS 引发因素归纳及其病理表现示意图

枸橼酸克罗米芬（CC）是一种选择性雌激素受体调节剂，对于 PCOS 患者的无排卵性不孕非常有效。对于对 CC 抵抗的 PCOS 患者，可以考虑使用促性腺激素联合二甲双胍，以改善排卵、妊娠和活产率。

促性腺激素（如 FSH 或 HMG）是另一种治疗选择，适用于无排卵 PCOS 患者。对于这些患者，低剂量强化方案或降压方案可能是治疗的选择，但需要仔细监测卵泡的发育，以减少多胎妊娠的风险。

2. 调节月经紊乱　用口服避孕药是治疗 PCOS 月经紊乱的最佳选择，因为它们能够恢复出血节奏、降低血凝素水平及降低子宫内膜增生的风险。这些作用主要取决于口服避孕药抑制垂体 LH、增加性激素结合球蛋白水平及降低游离雄激素水平的能力。此外，口服避孕药中的黄体酮成分还对增殖性子宫内膜病变（如子宫内膜增生和癌症）具有保护作用。特别是那些容易出血不足和存在胰岛素抵抗情况的女性更容易发生增殖性子宫内膜病变。

在 2019 年的一项广泛的系统综述和荟萃分析中，证实了口服避孕药治疗能够改善 PCOS 女性的高雄激素症和月经调节问题。

对于 PCOS 的代谢特征的全面管理，二甲双胍是另一种有效的治疗选择。有限的证据支持在口服避孕药治疗中添加抗雄激素的益处。

3. 减轻高雄激素症的症状　对于患有 PCOS 的女性来说，常见的症状包括多毛症、痤疮、雄激素性脱发和黑棘皮症，这些症状是由于雄激素合成过度引起

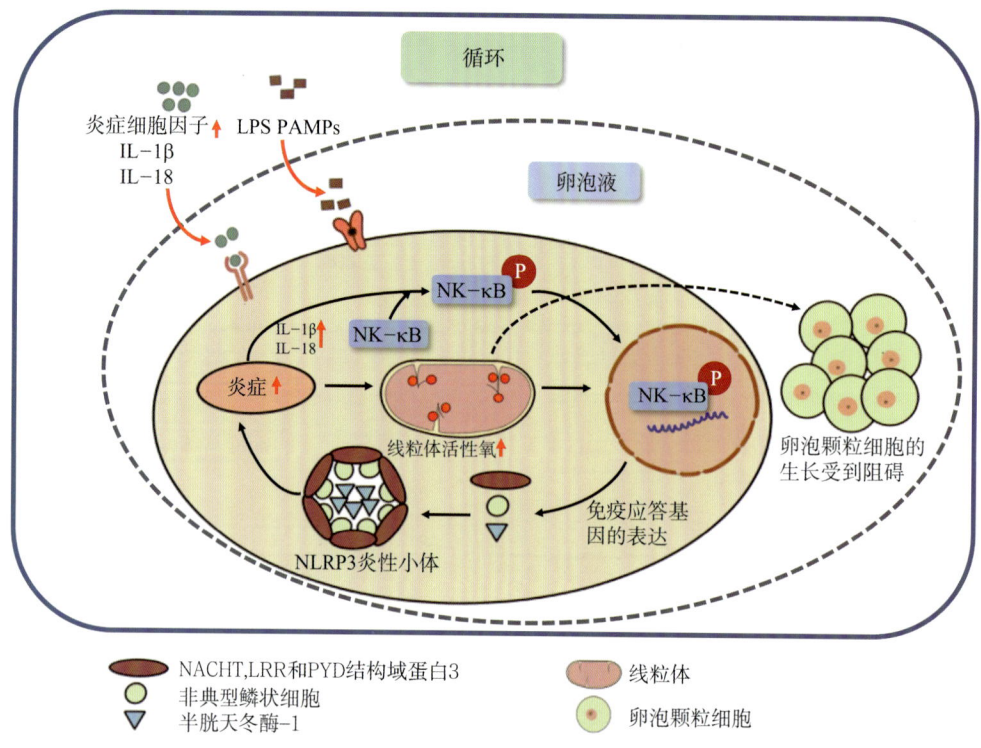

图 17-3-4 参与 PCOS 的炎症细胞因子在体内作用示意图

的。在这种情况下，可以考虑药物治疗和非药物治疗。通常，抗雄激素药物，如醋酸环丙孕酮或螺内酯，会与口服避孕药中的炔雌醇或二甲双胍联合使用。

此外，研究发现螺内酯也可能对肥胖有益，因为它似乎能够增强人体棕色脂肪组织在冷却和进食后的功能，从而将能量的使用从储存状态转移到散热状态。螺内酯通过抑制雄激素受体的活性，降低雄激素的合成，同时促进雄激素向雌激素的转化，对减轻多囊卵巢综合征相关的高雄激素症状有一定益处。

近期研究还提出了 SPIOMET 治疗作为减轻 PCOS 表型的另一种方法，它是一种组合治疗，包括低剂量螺内酯（抑制雄激素和矿物皮质激素的作用，同时激活棕色脂肪组织以增加能量消耗）、吡格列酮（提高循环高分子量脂联素浓度）和二甲双胍。

对于痤疮，异维 A 酸是一种常见的治疗药物，它通过减少皮脂分泌、抑制细菌生长和细胞增殖，诱导细胞分化和凋亡，控制微粉刺的形成，从而正常化皮肤脱屑。对于与 PCOS 相关的雄激素性脱发，抗雄激素药物（如醋酸环丙孕酮）和 5α-还原酶抑制剂（如非那雄胺）在治疗 BMI 升高的患者中特别有效。外用米诺地尔是美国 FDA 批准的治疗女性雄激素性脱发的首选药物，其有效性已在研究中得到证实。

4. **新兴疗法** 胰高血糖素样肽-1 受体激动剂（GLP-1 RA）的使用，这些药物模仿肠促胰岛素，可以同时解决 PCOS 患者的体重问题和血糖控制。GLP-1 RA 被发现可以改善血糖水平、减轻体重、适度降低血压和改善高脂血症。虽然有 6 种批准的 GLP-1 RA，但只有 2 种（短效艾塞那肽和利拉鲁肽）用于 PCOS 的研究，还有 2 种长效 GLP-1 RA（杜拉鲁肽和阿比鲁肽）正在评估中。与二甲双胍联合使用时，这些药物似乎能改善胰岛素抵抗，并提高生殖功能。

补充 Omega-3 脂肪酸、α-硫辛酸和 N-乙酰半胱氨酸（NAC）被认为具有抗氧化和抗炎作用，这可能有助于改善 PCOS 女性的胰岛素敏感性和脂质谱。肌醇（MI）治疗对改善 PCOS 患者的胰岛素敏感性非常有效。一些临床试验显示，MI 能够降低糖耐量试验（OGTT）后的血糖水平，调节黄体生成素、脱氢表雄酮、睾酮、孕酮和血脂的分泌。

5. **控制慢性炎症** 慢性炎症可能在 PCOS 的发病机制中扮演着关键角色，而氧化应激也可能对该疾病的发展产生影响。一些促炎细胞因子，如 TNF-α 和 IL-1β，已被发现在 PCOS 患者中增加，这似乎促进了细胞凋亡和慢性无排卵的发生。此外，较高水平的 IL-1β 可能会降低 SHBG 水平，从而进一步导致高雄激素状态。

研究表明，抑制炎症反应治疗可能对受影响的

PCOS 患者有益。一项研究使用依那西普（ETA）来抑制 TNF 受体，发现该治疗可以改善 PCOS 模型中的多个方面，包括减轻超重、降低血清睾酮水平、减少 TNF-α 和 MCP-1 水平。然而，需要注意的是，这项研究采用了芳香化酶的药理抑制，而大多数 PCOS 患者并没有芳香化酶损伤，因此在实际应用中需更多研究。

左旋肉碱是一种衍生自氨基酸赖氨酸的物质，已被研究用于 PCOS 治疗。左旋肉碱可能通过减少炎症和氧化应激来改善卵巢功能。

6. 中医药治疗 PCOS　中医对 PCOS 的认识主要在妇科学领域，将其归类为"肥胖闭经"。根据临床表现，PCOS 可表现为闭经、不孕、月经后期、月经过少等病证。研究显示，PCOS 的病机主要包括肾虚痰湿、肾虚血瘀、脾肾两虚、肾虚肝郁、痰瘀互结等。不同专家提出不同的病因病机理论，但大多数认为肾虚和痰湿是核心因素。

治疗 PCOS 的中药包括多种药物种类，如补虚药、活血化瘀药、清热药、理气药、化痰药、利水渗湿药等。常用的药物有菟丝子、巴戟天、川芎、丹参等。治疗方案根据不同的证型，如肝气郁结型、肾虚痰湿血瘀型、脾肾阳虚、瘀血内阻型等，制定相应的中药方剂。

第四节　多囊卵巢综合征药理学研究案例

AAA 中药大鼠灌胃治疗 PCOS 抗胰岛素型药效学试验

（一）目的

采用胰岛素联合 HCG 诱导建立 SD 雌性大鼠 PCOS 动物模型，观察药物对 PCOS 大鼠卵巢局部形态学、性激素水平和动情周期的影响；利用 AAA 中药进行大鼠灌胃，明确 AAA 中药在上述模型中治疗 PCOS 的有效性。

（二）受试物

(1) 名称：AAA 中药。
(2) 受试物号：×××。
(3) 缩写名：AAA 中药。
(4) 性状：棕黄色粉末。
(5) 提供单位：×××公司。
(6) 批号：×××。
(7) 稳定性：样品在有效期内稳定（室温避光）。
(8) 规格：18 kg。
(9) 含量：BBB 1.43 mg/g，CCC 6.53 mg/g。
(10) 有效期：×××。
(11) 保存条件：密封保存。
(12) 配制方法：用去离子水配制，现用现配。

（三）造模药物一

(1) 名称：精蛋白生物合成人胰岛素注射液（预混 30R）。
(2) 性状：白色或类白色混悬液。
(3) 提供单位：×××公司。
(4) 批号：×××。
(5) 规格：3 mL/300 IU。
(6) 有效期：××××年×月。
(7) 保存条件：开封使用前冷藏于 2～8 ℃ 冰箱中，开始使用后可在室温下（不超过 30 ℃）存放 6 周。
(8) 配制方法：无需配制。

（四）造模药物二

(1) 名称：人绒毛膜促性腺激素（hCG）。
(2) 性状：白色的冻干粉末。
(3) 提供单位：×××制药厂。
(4) 批号：161101。
(5) 规格：2 000 IU/瓶。
(6) 有效期：××××年×月。
(7) 保存条件：常温、避光保存。
(8) 配制方法：用生理盐水配制。

（五）市售对照药（阳性对照药）

(1) 名称：二甲双胍。
(2) 性状：白色结晶。
(3) 提供单位：×××公司。
(4) 批号：×××。
(5) 规格：500 g。
(6) 含量：99.9%。
(7) 保存条件：常温、避光保存。
(8) 配制方法：用去离子水配制。

（六）溶媒一（用于配制受试物 AAA 中药）

(1) 名称：去离子水。
(2) 提供单位：×××公司。

(3) 批号:×××。
(4) 规格:25 L/桶。
(5) 成分:H_2O。
(6) 有效期:××××年×月。
(7) 保存条件:密闭,阴凉干燥处。

(七) 溶媒二(用于配制受试物 AAA 中药)
(1) 名称:超纯水。
(2) 提供单位:Cascada 纯水一体化系统。
(3) 批号:/。
(4) 规格:/。
(5) 成分:H_2O。
(6) 有效期:现用现制。
(7) 保存条件:密闭,阴凉干燥处。

(八) 溶媒三(用于配制造模药物二 HCG)
(1) 名称:氯化钠注射液(生理盐水)。
(2) 提供单位:×××公司。
(3) 批号:×××。
(4) 规格:500 mL/4.5 g。
(5) 成分:0.9% NaCl。
(6) 有效期:××××年×月。
(7) 保存条件:常温、密闭。

(九) 动物资料
(1) 种:大鼠。
(2) 系:SD。
(3) 性别和数量:雌鼠 180 只。
(4) 年龄:42 日龄雌鼠(6 周龄,造模时)。
(5) 体重范围:135~180 g(造模时)。
(6) 来源:×××实验动物公司。
(7) 等级:SPF 级。
(8) 合格证号及发证单位:实验动物质量合格证序号×××。实验动物生产许可证号 SCXK(X)2013-0016。实验动物使用许可证号 SYXK(X)2013-0027X。
(9) 动物接收日期:××××。
(10) 实验研究系统选择说明:SD 大鼠是药理学和毒理学研究中公认的标准动物之一。委托方同意使用该种动物。
(11) 实验动物识别方法:动物到达后,按要求接收,按本中心统一的编号方法进行编号,采用耳标号与身体颜色并用为每只动物指定一个单一的研究动物号。原始记录中使用研究动物号来识别。
(12) 饲料、垫料及饮用水:饲料为×××公司生产的繁殖鼠料,批号 20170402、20170501、20170601 等,质量合格,经高温高压灭菌后进入 SPF 级动物房。本中心每年度抽检饲料一次,委托××市饲料质量监督检验站检测,依据相应的 GB 和 GB/T,检验粗蛋白质、粗脂肪、粗纤维、水分、钙、总磷含量,以及细菌总数、大肠菌群、黄曲霉毒素 B_1、砷、铅、镉和汞等,质量均合格。木屑垫料由×××实验用品供应站提供,经高压消毒。饮用水为高温高压灭菌生活饮用水,每年度检测一次,委托×××机构检测,参照生活饮用水卫生标准,检测浑浊度、菌落总数、游离余氯和总大肠菌群等,所检项目均符合评价依据的要求。
(13) 饲养环境和条件:SD 大鼠在×××中心 SPF 级动物房内饲养。室温 22.0~24.6 ℃,相对湿度 53.0%~68.5%,光照 12 h,黑暗 12 h。动物购入后检疫 5 天,适应性饲养至动物体重或日龄达到要求,经一般行为观察,选用符合要求的大鼠作为实验动物。饲养于 400 mm×350 mm×200 mm 塑料笼内。自由饮水、摄食。

(十) 分组和剂量设置
1. 分组方法
(1) 42 日龄 SD 雌鼠 180 只,造模前根据体重随机分为 2 组,分别为阴性对照和造模组,其中对照组为 30 只、造模组 150 只动物;在分别给予胰岛素和 hCG 造模后,次日上午对照组和造模组分别选择 6 只动物解剖,收集血液检测激素;同时卵巢切片镜下观察模型是否成功。
(2) 造模后,阴性对照组成为溶媒对照组,造模组根据体重随机分为 6 组,分别为模型对照组、剂量组 1、2、3 和 4 以及市售对照组,每组 24 只;各组动物数量和解剖计划见表 17-4-1。

表 17-4-1 各组动物数量和解剖计划表(只)

组别	造模 22 天 (造模结束)	给药 4 周 (给药期)	给药 13 周 (给药结束)	动物总数 合计(只)
阴性对照组	6	/	/	30
造模组 (胰岛素+hCG)	6	/	/	150
溶媒对照组	/	12	12	24
模型对照组	/	12	12	24
剂量组 1	/	12	12	24
剂量组 2	/	12	12	24
剂量组 3	/	12	12	24
剂量组 4	/	12	12	24
市售对照组 (二甲双胍)	/	12	12	24

注:本表中造模后阴性对照组成为溶媒对照组,造模组随机分为模型对照组、剂量组 1、2、3 和 4 及市售对照组

2. 剂量设计依据

（1）造模药物

1）胰岛素：临床用量个体化，剂量根据病情、血糖和尿糖由小剂量（视体重等因素每次 2~4 IU）开始，逐步调整。根据参考文献，设定胰岛素的造模剂量为 0.5~6.0 IU 逐渐递增（详见试验方法）。

2）HCG：用于女性促排卵或卵泡成熟障碍引起的不育症，临床用量个体化（1 000~10 000 IU）。常用 hCG 与孕激素联合制备大鼠 PCOS 模型，根据参考文献，设定 hCG 的造模剂量为每天 3.0 IU/只。

（2）阳性对照药（市售药物）

1）二甲双胍：目前治疗 PCOS 患者胰岛素抵抗的一线用药是二甲双胍，它可增加胰岛素在外周组织的敏感性，降低胰岛素水平，降低 PCOS 患者的高雄激素水平，改善卵巢功能，提高促排卵治疗的效果。二甲双胍能抑制肝脏葡萄糖产量，减少肠道葡萄糖摄取，增加外周组织胰岛素敏感性和降低胰岛素水平，改变胰岛素对卵巢雄激素合成的影响，促进卵泡膜细胞增殖和子宫内膜生长，可改善排卵、月经并减轻体重。二甲双胍用于治疗 PCOS 的机制是通过改善患者的胰岛素抵抗，提高循环中胰岛素的廓清能力，从而消除胰岛素对 PCOS 病情的影响，并可阻滞患者胰岛功能失代偿而引起的相关并发症。

2）二甲双胍服用方法：开始剂量（500 mg/天）餐间服，每周增加 500 mg，目标剂量 1 500~2 550 mg/天；取二甲双胍临床用量的最高剂量每天 2 550 mg/人，女性成人平均体重以 50 kg 计算，则每天 51 mg/kg，折算成大鼠等效剂量为每天 306 mg/kg；本试验设定二甲双胍的剂量为每天 224 mg/kg（约大鼠等效剂量 0.72 倍），1 次/天。

（3）受试物

1）功能主治：AAA 中药源于临床验方，适应证为 PCOS；

2）委托单位提供的临床拟用方案：成人 90 g 生药/天，按女性平均体重 50 kg 计算，则临床使用量为每天 1.8 g 生药/kg，折算成大鼠的等效剂量为 10.8 g 生药/kg；生药出膏率为 25.62%，故每天 23.058 g 提取物，则临床使用量为每天 0.46 g 提取物/kg，折算成大鼠的等效剂量为 2.76 g 提取物/kg。

3）委托单位提供的药效学资料：①临床给药剂量为每天 90 g 生药/人，临床剂量为 1.5 g 生药/kg，大鼠临床等效剂量 9.3 g 生药/kg（按照成人平均体重 60 kg 计算）。工艺筛选实验中，大鼠给药的高、低剂量分别为 18 g 生药/kg（2 倍临床等效剂量）和 9 g 生药/kg（临床等效剂量），在低剂量即可有效降低 LH 水平，显效剂量为临床等效剂量。②采用连续注射硫酸普拉睾酮钠溶液联合 hCG 21 天的方法，建立大鼠 PCOS 模型。分别给予不同工艺的（A）DN 提取物（即 AAA 中药提取物）、A1（0.56 g 干粉/kg）、A2（1.13 g 干粉/kg）、A3（2.25 g 干粉/kg）、A4（4.5 g 干粉/kg）和 A5（9 g 干粉/kg）。在降低胰岛素方面，DN 提取物不同剂量的效果为 A2＞A5＞A1＞A3＞A4；在降低空腹血糖方面，DN 提取物 A5 的效果相对较好；在增加黄体数目方面，DN 提取物 A1 的效果相对较好；在增加窦状卵泡数量方面，DN 提取物 A3 的效果相对较好。

4）委托单位提供的毒理学资料：大鼠 LD_{50} 为 248.43 g 生药/kg，按照出膏率 25.62% 计算，相当于 63.65 g 提取物/kg。

5）预试验结果：胰岛素联合 hCG 造模后灌胃给予 AAA 中药 28 天，对雌鼠一般状况、体重、体重增重、卵巢、子宫重量及其脏器系数、激素水平和空腹血糖水平等均未见明显影响；但是灌胃给予 AAA 中药对大鼠动情周期的调节、卵巢组织结构改善及卵巢体积的恢复均具有一定的药效作用，对于抑制囊性扩张卵泡、使得卵泡正常发育发挥一定的药效学作用。在预试验所确定的条件下，AAA 中药灌胃 28 天治疗 PCOS 的起效剂量为 0.02 g/kg，最佳有效剂量为 0.6 g/kg 或 2.0 g/kg；抑制囊性扩张卵泡的 ED_{50} 为 0.087 g/kg。

6）综合上述资料，设计本试验剂量为 0.06 g/kg、0.2 g/kg、0.6 g/kg 和 2.0 g/kg，分别相当于大鼠等效剂量的 0.022 倍、0.072 倍、0.22 倍和 0.72 倍。

3. 剂距 3.0 倍或 3.3 倍；

4. 剂量 见表 17-4-2 和表 17-4-3。

表 17-4-2 抗胰岛素型动物分组及给药情况

组别	造模药物	造模后给药	动物数量(只)	剂量	给药途径和频率
阴性对照组	生理盐水	去离子水	30(6+12+12)	—	sc,1 次/天
造模组	胰岛素+hCG	去离子水	150(6+72+72)	0.5~6.0 IU 胰岛素 + 3.0 IU hCG	sc,1 次/天,胰岛素,22 天 1 次/天,hCG,11~22 天

表 17-4-3　抗胰岛素型药效学试验剂量分组

组别	剂量 (g 提取物/kg)	剂量 (g 生药/kg)	等效剂量 的倍数	临床剂量 的倍数	动物数量 (只)
溶媒对照组	—	—	—	—	24
模型对照组	—	—	—	—	24
剂量组 1	0.06	0.234	0.022	0.13	24
剂量组 2	0.20	0.78	0.072	0.44	24
剂量组 3	0.60	2.34	0.220	1.30	24
剂量组 4	2.00	7.8	0.720	4.40	24
市售对照组(二甲双胍)	224 mg/kg	—	0.720	4.40	24

注：表中"等效剂量的倍数"以 2.76 g 提取物/kg 计算，"临床剂量的倍数"以 0.46 g 提取物/kg 计算。

(十一) 模型选择依据

(1) PCOS 是育龄期妇女最常见的生殖内分泌紊乱性疾病，2003 年欧洲人类生殖协会和美国生殖医学协会在鹿特丹联合对 PCOS 的诊断提出了建议的诊断标准：①偶发排卵和(或)不排卵；②临床和(或)生化指标提示存在高雄激素血症，并排除其他可能致病的因素，如先天性肾上腺增生、分泌雄激素肿瘤和库欣氏综合征；③双侧卵巢多囊性改变：双侧卵巢有≥12 个直径在 2～9 mm 的小卵泡，和(或)卵巢体积增大>10 mm；④符合以上 3 项中两项者即可诊断。

(2) 动物模型：各种文献均以建立一种接近人类 PCOS 病理特征的动物模型为目标，以进一步研究和探讨 PCOS 的发生、发展机制及有效的治疗措施，但是迄今为止，尚无一种公认的标准方法。虽然各有优缺点，但主要是以接近于临床 PCOS 患者的特点，如持续无排卵、卵巢多囊样改变、高雄激素血症或高胰岛素血症等为特征来评判；综合各种模型的不同侧重点，本试验主要以卵巢组织病理学改变(主要是囊性扩张卵泡形成)为造模成功"金标准"，性激素改变和动情周期消失或紊乱作为辅助标准。

(十二) 造模方法

(1) 造模药物：胰岛素联合 hCG 造模。

(2) 给药频率：胰岛素，造模时 1 次/天。hCG，D_{11-22}，1 次/天。

(3) 给药途径：皮下注射(sc)。

(4) 给药量：详见实验方法中的模型制备。

(5) 给药时间：8:50～12:20。

(6) 给药期限：胰岛素，22 天。

(7) 给予造模药物的途径说明：与临床给药途径相同。

(8) 造模药物配制方法：按受试物、对照品配制要求，现用现配。①胰岛素：无需配制。②hCG：将 1 瓶 (2000 IU)hCG 粉末加入生理盐水充分混匀，定容至 10.0 mL。取 1.0 mL(200 IU/mL)，加入生理盐水定容至 10.0 mL(20 IU/mL)。取 1.0 mL(20 IU/mL)，准确加入生理盐水 3.0 mL(即为 5 IU/mL)，取 0.6 mL 注射即为 3.0 IU/mL 的 hCG 注射液(表 17-4-4)。

(十三) 给药方法

(1) 给药频率：二甲双胍和 AAA 中药，造模结束后开始给药，1 次/天。

(2) 给药途径：灌胃(ig)。

(3) 给药量：20 mL/kg。

(4) 给药时间：8:49～12:37。

(5) 给药期限：91 天。

(6) 给予阳性对照药物和受试物的途径说明：与临床给药途径相同。

(7) 市售药物和受试物配制方法：按受试物、对照品配制要求，现用现配。①二甲双胍：称取一定量二甲双胍用去离子水配成一定浓度溶液。②AAA 中药：称取一定量受试物用去离子水配成一定浓度溶液。

(十四) 实验方法和观察指标

1. 主要检测仪器　DLYQ0043 Nikon 55i 生物显微镜、PLI501-3 电子天平、PL203 电子天平、ZENyTh200ST 酶联免疫仪和 Nikon-eclipse-50i 型病理显微镜。

2. 实验方法

(1) 动物接收：雌鼠接收后检疫 5 天，根据接收日龄或体重增长情况决定适应性饲养时间。

(2) 动情周期：雌鼠从造模前 5～10 天开始，每天阴道涂片观察动情周期，直至动物解剖前 1 天。

表17-4-4 造模药物和受试物配制

组别	药物名称	剂量 (g提取物/kg)	造模或 受试物用量	溶液量至 (mL)	目标浓度 (g/mL)	溶媒
造模组	胰岛素	见造模组内容	—	—	—	生理盐水
	hCG	3.0 IU	2 000 IU	20	100 IU/mL(母液)	
			5 mL(母液)	100	5 IU/mL	
阴性对照组	去离子水	—	—	100		去离子水
溶媒对照组	去离子水			100		
模型对照组	去离子水			100		
剂量组1	AAA中药	0.06	0.3 g	100	0.003	去离子水
剂量组2	AAA中药	0.2	1.0 g	100	0.010	
剂量组3	AAA中药	0.6	3.0 g	100	0.030	
剂量组4	AAA中药	2.0	10.0 g	100	0.100	
市售对照组	二甲双胍	224 mg/kg	1 122 mg	100	11.22 mg/mL	

注：各个剂量组配制的总药量随动物体重的增加而相应改变，表中表示的是第一次给药时的配制方法举例

(3) 模型制备

1) 造模组：42日龄SD大鼠第1～10天皮下注射胰岛素，自0.5 IU/d开始，每天递增0.5 IU，至4.0 IU（第8天），第9天、第10天分别每天递增1.0 IU，逐渐递增至6.0 IU/d，并按此剂量维持至第22天。同时第11～22天，每只皮下注射hCG 3.0 IU，每天1次。以体积分数5%葡萄糖溶液替代日常饮水，造模最后1天禁食过夜。

2) 对照组：溶媒对照，皮下注射同体积的生理盐水。

3) 造模标准：观察到卵巢形态学(金指标)改变，或大鼠阴道涂片失去完整动情周期(阴道角化细胞持续出现)，或辅助参考性激素变化情况(如血清T升高)，作为PCOS大鼠模型。

(4) 血糖检测：造模前、造模后和给药4周和13周时，分别测定空腹血糖(FPG)水平，前1天晚上8:00开始禁食，次日上午8:00采血进行检测。

(5) 给予受试物：各模型分别在造模后分组并开始给予AAA中药13周(91天)。剂量见表17-4-4。

(6) 检测激素：造模后、给药4周和13周时，所有雌鼠尾静脉或眼眶采血0.6～0.8 mL，分离血清，测定雌鼠体内睾酮(T)、孕酮(P)、黄体生成素(LH)、空腹胰岛素(FINS)和抗米勒管激素(AMH)水平。

(7) 大体解剖

1) 造模后，对照组和造模组分别选择6只动物解剖，收集血液检测激素。同时卵巢切片镜下观察模型是否成功。

2) 造模后，各组雌鼠分别给予AAA中药4周和13周后，每组用Excel软件随机函数随机选出1/2动物剖杀，采用3%戊巴比妥钠，按动物麻醉方法腹腔注射麻醉后，切开腹部，腹主动脉采血。

3) 取血后暴露两侧子宫、卵巢和内脏器官，摘取双侧卵巢，用生理盐水冲洗，去除卵巢表面的脂肪组织，观察卵巢大体解剖情况，游标卡尺分别测量双侧卵巢的长(A)、宽(B)和高(C)，计算椭圆形卵巢体积 V (mm³) = 0.52×A×B×C。

4) 称量子宫和卵巢，计算脏器系数。

5) 保存卵巢、子宫和阴道进行组织病理学检查，观察卵巢和子宫形态学变化。

6) 发现任何内脏有异常应作好记录，并将所有异常组织切下来，做好标记放入10%福尔马林中固定，以便将来作组织病理学检查。

3. 检测指标

(1) 一般状况观察：按实验动物一般状况观察规定，每天观察1～2次动物的外观体征，记录动物外观、行为或异常体征。发现死亡或濒死动物，及时剖检。

(2) 体重：按小动物体重测定方法，每周测定2次动物体重。

(3) 动情周期：造模前5天开始，每天阴道涂片观察阴道上皮周期性变化，初步判断造模是否成功。

(4) 激素水平：按照说明书，用酶标仪检测睾酮、孕酮和胰岛素水平。

(5) 脏器系数：测量卵巢体积。子宫和卵巢称重，计算脏器系数。

(6) 组织病理学：子宫、卵巢和阴道包埋后制片，HE 染色观察组织学与形态学改变，计数黄体数和卵泡数，统计平均黄体数、平均囊性扩张卵泡数和囊性扩张卵泡率（囊性卵泡扩张率＝囊性卵泡扩张卵泡数/卵泡总数×100%），卵泡囊性扩张抑制率（%）＝100－(剂量组卵泡囊性扩张率×100/模型对照组囊性扩张卵泡率)。

(十五) 统计分析

实验数据用 $\bar{X} \pm SD$ 表示。体重、脏器系数、黄体数、囊性扩张卵泡数和激素检测等计量资料采用单因素方差分析来进行检验。两组间比较采用独立样本的 t 检验。

(十六) 结果（具体数据略）

1. 受试物检测

(1) 本试验采用批号为 201601001 的受试物。试验开始前和结束后，进行原料药含量、介质混合浓度、均一性和稳定性检测（委托方提供的检测结果为淫羊藿苷计 6.53 mg/g）。

(2) 原料药含量：试验开始前，进行原料药检测，检测结果为以淫羊藿苷计，含量为 6.59 mg/g，符合质量标准。

(3) 介质混合浓度：检测结果各浓度误差分别为－2.82%（0.003 g/mL）、－1.27%（0.010 g/mL）、－0.06%（0.030 g/mL）和－0.11%（0.100 g/mL），误差范围符合本中心对于介质混合浓度检测的要求。

(4) 均一性检测：检测结果 RSD 值分别为 0.52%（0.003 g/mL）、2.83%（0.010 g/mL）、1.28%（0.030 g/mL）和 2.57%（0.100 g/mL），误差范围符合本中心对于均一性的检测要求。

(5) 稳定性检测：4 个浓度受试物溶液室温放置 8 h 后稳定性分别为 100.65%（0.003 g/mL）、101.11%（0.010 g/mL）、100.21%（0.030 g/mL）和 100.46%（0.100 g/mL），误差范围均符合本中心对于稳定性检测要求。

(6) 试验结束后，进行原料药检测，批号 201601001，结果以淫羊藿苷计，含量为 6.65 mg/g，符合质量标准。

2. 一般状况　雌性 SD 大鼠造模（皮下注射胰岛素＋HCG）及灌胃给予 AAA 中药期间，各组动物活动正常，被毛浓密有光泽，眼睛鲜红而有精神，呼吸正常，鼻部无血性分泌物，与同期阴性对照组或溶媒对照组动物相比，无明显异常体征。

3. 判定模型

(1) 体重：造模 22 天期间，与阴性对照组相比，造模组体重在 D_8 和 D_{18} 明显增加（$P<0.01$ 和 $P<0.05$），其余时间点未见统计学差异（$P>0.05$）。

(2) 体重增重：①造模 22 天期间，阴性对照组和造模组体重增重呈逐渐下降趋势，但未见统计学差异。②与阴性对照组比较，造模组 D_{8-4} 和 D_{18-15} 体重增重增加，具有统计学差异（$P<0.01$）。D_{11-8} 和 D_{22-18} 体重增重降低，具有统计学差异（$P<0.01$）。其余时间点造模组大鼠的体重增重未见明显变化，无统计学差异（$P>0.05$）。

(3) 动情周期：①造模前 5 天开始，每天观察雌鼠动情周期的变化和周期数（仅计算完整的周期数）。分析动情间期、动情前期、动情期和动情后期的变化情况。②造模前观察 5 天，分析两组 SD 大鼠动情周期的变化情况。与阴性对照组相比，造模组动情间期延长，周期数缩短，具有统计学差异（$P<0.01$）。③造模后观察 22 天，分析两组 SD 大鼠动情周期变化情况和周期数，未见明显变化，无统计学差异（$P>0.05$）。

(4) 激素水平：①造模前后，眼眶采血 1 mL 左右，分离血清，测定雌鼠体内 T、P、LH、FINS 和 AMH 水平的变化情况。②造模前，与阴性对照组比较，造模组激素水平未见统计学差异（$P>0.05$）。③造模第 22 天，与阴性对照组比较，造模组 T 水平明显升高（$P<0.05$），FINS 和 AMH 水平明显降低，具有统计学差异（$P<0.01$）。④造模第 22 天，与造模前造模组比较，LH 升高，FINS 和 AMH 水平明显降低，具有统计学差异（$P<0.01$）。

(5) 空腹血糖和胰岛素抵抗指数：①造模前和第 22 天，尾静脉采血测定空腹血糖（FPG）水平，计算 HOMA-IR。②造模前，与阴性对照组比较，造模组大鼠的 FPG 水平和 HOMA-IR（胰岛素抵抗指数）均未见统计学差异（$P>0.05$）。③造模第 22 天，与阴性对照组比较，造模组大鼠 FPG 水平升高，具有统计学差异（$P<0.01$）。造模组大鼠 HOMA-IR 降低，具有统计学差异（$P<0.01$）。

(6) 卵巢外观形态学变化：造模 22 天后，阴性对照组和造模组分别随机选择 6 只动物进行大体解剖。肉眼观察可见，阴性对照组卵巢形态正常、色泽红润，未见明显囊状扩张卵泡。造模组卵巢可见少量囊状扩张的卵泡。

(7) 卵巢组织学改变:造模 22 天后,阴性对照组和造模组分别选择 6 只动物进行大体解剖,卵巢组织固定、包埋后制片,HE 染色,光镜下观察组织学改变。①阴性对照组:卵巢切片光镜下可见不同发育阶段的卵泡,成熟卵泡内可见卵母细胞及放射冠,颗粒细胞排列整齐,形态完整,细胞层较厚。②造模组:可见囊状扩张卵泡,卵泡大部分位于卵巢靠近表面的部分,发育阶段卵泡数目明显减少,卵泡内卵母细胞或放射冠消失颗粒细胞层数减少,排列疏松。

(8) 脏器系数:造模 22 天后,阴性对照组和造模组分别选择 6 只动物进行解剖,测量卵巢体积、子宫和卵巢称重,计算脏器系数。①与阴性对照组相比,造模组动物卵巢和子宫重量增加,子宫脏器系数增大,具有统计学差异($P<0.05$)。②与阴性对照组相比,造模组动物体重、卵巢脏器系数和双侧子宫体积均呈现增加趋势,但未见统计学差异($P>0.05$)。

(9) 卵泡计数:①上述切片光镜下计数黄体数和卵泡数,统计平均黄体数、平均囊性扩张卵泡数和卵泡囊性扩张率(卵泡囊性扩张率=囊性扩张卵泡数/卵泡总数×100%)。②与阴性对照组相比,造模组平均黄体数减少、平均囊性扩张卵泡数和囊性扩张卵泡率增加,具有统计学差异($P<0.01$)。原始卵泡和成熟卵泡比例呈现降低趋势,但未见统计学差异($P>0.05$)。

4. 药效学评价 胰岛素联合 HCG 造模 22 天后,雌鼠灌胃给予不同剂量的 AAA 中药溶液,市售对照组雌鼠灌胃给予二甲双胍,溶媒对照组和模型对照组灌胃给予等体积去离子水,连续 91 天。

(1) 体重:①给药 1~4 周:各组大鼠体重随时间均呈现逐渐增加趋势,与溶媒对照组、模型对照组和市售对照组相比,各组大鼠体重均未见明显变化,无统计学差异($P>0.05$)。②给药 5~13 周:各组大鼠体重随时间呈现逐渐增加趋势,与溶媒对照组、模型对照组和市售对照组相比,各组大鼠体重均未见明显变化,无统计学差异($P>0.05$)。

(2) 体重增重

1) 给药 1~4 周:各组大鼠体重增重随时间均呈现逐渐降低趋势。①与溶媒对照组相比,模型对照组和市售对照组大鼠在给药后 D_{1-4} 时间点体重增重明显增加,具有统计学差异($P<0.01$),市售对照组大鼠给药后 D_{4-8} 体重增重明显降低,具有统计学差异($P<0.05$),其余时间点各组大鼠体重增重未见统计学差异($P>0.05$)。②与模型对照组相比,溶媒对照组大鼠体重增重在给药后 D_{1-4} 时间点明显降低($P<0.01$),其余时间点各组大鼠体重增重无明显变化,未见统计学差异($P>0.05$)。③与市售对照组相比,溶媒对照组、剂量组 1、2 和 4 大鼠体重增重在给药后 D_{1-4} 时间点明显降低,具有统计学差异($P<0.05$ 或 $P<0.01$),溶媒对照组、剂量组 1 和 3 大鼠体重增重在给药后 D_{4-8} 时间点明显增加,具有统计学差异($P<0.05$),其余时间点各组体重增重无明显变化,未见统计学差异($P>0.05$)。

2) 给药 5~13 周:①与溶媒对照组相比,剂量组 4 和市售对照组大鼠体重增重在给药后 D_{52-56} 时间点明显降低、剂量组 1、2 和 4 在给药后 D_{56-59} 时间点明显增加、剂量组 2 大鼠体重增重在给药后 D_{73-77} 时间点明显降低、剂量组 4 大鼠体重增重在给药后 D_{84-87} 时间点明显降低,均具有统计学差异($P<0.05$ 或 $P<0.01$),剂量组 4 和市售对照组大鼠体重增重在给药后 D_{87-91} 时间点明显增加,具有统计学差异($P<0.05$)。②与模型对照组相比,剂量组 1、2 和市售对照组大鼠体重增重在给药后 D_{52-56} 时间点明显降低、剂量组 2 在给药后 D_{73-77} 时间点体重增重明显降低、剂量组 4 在给药后 D_{84-87} 时间点体重增重明显降低,均具有统计学差异($P<0.01$ 或 $P<0.05$)。③与市售对照组相比,剂量组 4 在给药后 D_{38-42} 时间点体重增重明显增加($P<0.05$),具有统计学差异。模型对照组在给药后 D_{52-56} 时间点体重增重明显增加,具有统计学差异($P<0.01$),其余时间点未见统计学差异($P>0.05$)。

(3) 动情周期:给予 AAA 中药后,对雌鼠动情周期持续观察 13 周。分析动情间期、动情前期、动情期、动情后期和周期数的变化情况。

1) 给药 4 周:①与溶媒对照组相比,剂量组 1 和剂量组 2 动情期明显缩短,剂量组 4 周期数明显缩短,具有统计学差异($P<0.05$)。②与模型对照组相比,各组雌鼠动情周期均未见明显变化,无统计学差异($P>0.05$)。③与市售对照组相比,各组雌鼠动情周期均未见明显变化,无统计学差异($P>0.05$)。

2) 给药 13 周:①与溶媒对照组相比,模型对照组雌鼠周期数明显缩短,具有统计学差异($P<0.01$)。②与模型对照组相比,溶媒对照组和剂量组 2~4 雌鼠周期数明显延长,具有统计学差异($P<0.01$)。③与市售对照组相比,各组雌鼠动情周期均未见明显变化,无统计学差异($P>0.05$)。

(4) 激素水平:给予 AAA 中药 4 周、13 周后,分别眼眶采血 1 mL 左右,分离血清,测定雌鼠体内 T、P、

LH、FINS 和 AMH 水平的变化情况。

1) 给药 4 周:①睾酮:与溶媒对照组比较,剂量组 3 和剂量组 4 大鼠 T 水平明显降低,具有统计学差异($P<0.05$)。与模型对照组比较,剂量组 3、剂量组 4 和市售对照组均明显降低,具有统计学差异($P<0.01$)。与市售对照组比较,模型组和剂量组 1 大鼠 T 水平均明显升高,具有统计学差异($P<0.01$)。②孕酮:与溶媒对照组和模型对照组比较,各剂量组未见统计学差异($P>0.05$)。与市售对照组比较,剂量组 3 和剂量组 4 均明显降低,具有统计学差异($P<0.01$)。③LH:与溶媒对照组比较,各组未见统计学差异($P>0.05$)。与模型对照组比较,剂量组 4 大鼠 LH 大鼠含量明显降低,具有统计学差异($P<0.01$),其余各组均未见统计学差异($P>0.05$)。与市售对照组比较,各组均未见统计学差异($P>0.05$)。④FINS:与溶媒对照组、模型对照组和市售对照组比较,各剂量组均无明显变化,未见统计学差异($P>0.05$)。⑤AMH:与溶媒对照组、模型对照组和市售对照组比较,各剂量组均无明显变化,未见统计学差异($P>0.05$)。

2) 给药 13 周:①睾酮:与溶媒对照组和模型对照组比较,各组 T 水平均无明显变化,未见统计学差异($P>0.05$)。与市售对照组比较,剂量组 1 大鼠 T 水平明显降低,具有统计学差异($P<0.05$)。②孕酮:与溶媒对照组和模型对照组比较,各组 P 水平均无明显变化,未见统计学差异($P>0.05$)。与市售对照组比较,剂量组 2 大鼠 P 水平明显降低,具有统计学差异($P<0.01$)。③LH:与溶媒对照组、模型对照组和市售对照组比较,各剂量组均无明显变化,未见统计学差异($P>0.05$)。④INS:与溶媒对照组、模型对照组和市售对照组比较,各剂量组均无明显变化,未见统计学差异($P>0.05$)。⑤AMH:与溶媒对照组、模型对照组和市售对照组比较,各剂量组均无明显变化,未见统计学差异($P>0.05$)。

(5) 空腹血糖

1) 给药 4 周:与溶媒对照组相比,剂量组 1~3 和市售对照组空腹血糖降低,具有统计学差异($P<0.01$ 或 $P<0.05$)。与模型对照组相比,各组大鼠空腹血糖的变化未见统计学差异($P>0.05$)。与市售对照组相比,溶媒对照组和剂量组 4 大鼠空腹血糖升高,具有统计学差异($P<0.01$ 或 $P<0.05$)。

2) 给药 13 周:与溶媒对照组、模型对照组和市售对照组比较,各组大鼠空腹血糖均未见统计学差异($P>0.05$)。

(6) HOMA-IR:给药 4 周和 13 周,与溶媒对照组、模型对照组和市售对照组比较,各组 HOMA-IR 水平的变化均未见统计学差异($P>0.05$)。

(7) 卵巢外观形态学变化:

1) 给药 4 周:各剂量组进行大体解剖,肉眼观察卵巢外观形态学变化。溶媒对照组:卵巢色泽红润,形态正常。模型对照组:卵巢体积略大,可见少量透亮囊状扩张的卵泡。AAA 中药剂量组:卵巢体积较模型对照组略小,色泽恢复红润,囊状扩张的卵泡数量略少。市售对照组:卵巢形态正常。

2) 给药 13 周:各剂量组进行大体解剖,肉眼观察卵巢外观形态学变化。溶媒对照组:卵巢色泽红润,形态正常,未见透亮囊状扩张的卵泡。模型对照组:卵巢可见少量透亮囊状扩张的卵泡。AAA 中药剂量组:卵巢体积略小,色泽恢复红润,囊状扩张的卵泡数量略少。市售对照组:卵巢形态正常。

(8) 卵巢组织学改变

1) 给药 4 周:HE 染色后,光学显微镜下观察卵巢结构。溶媒对照组:卵巢可见各级卵泡,卵泡结构完整,颗粒细胞形态完整,颗粒细胞层 8~9 层。模型对照组:可见多个囊状扩张卵泡,卵泡内卵母细胞或放射冠消失,颗粒细胞排列松散,颗粒细胞层变薄甚至消失。AAA 中药各剂量组:囊状扩张卵泡数量略少,可见不同阶段的卵泡,卵泡内可见卵母细胞和放射冠,颗粒细胞层数增加。市售对照组:光镜下囊状扩张卵泡数量略少,颗粒细胞层数增加至多层,卵泡结构完整。

2) 给药 13 周:HE 染色后,光学显微镜下观察卵巢结构。溶媒对照组:卵巢可见各级卵泡各级卵泡结构完整,颗粒细胞排列整齐,颗粒层 8~9 层。模型对照组:可见囊状扩张卵泡增多,卵泡内卵母细胞或放射冠消失,颗粒细胞排列松散,颗粒细胞层变薄。AAA 中药各剂量组:可见不同阶段的卵泡和少量囊状扩张卵泡,卵泡内可见卵母细胞和放射冠,颗粒细胞层数增加。市售对照组:光镜下囊状扩张卵泡数量略少,颗粒细胞层数增加,卵泡结构完整。

(9) 病理组织学:观察卵巢、子宫和阴道的病理组织学变化,均未见异常。

(10) 脏器系数

1) 给药 4 周:各剂量组进行大体解剖,测量卵巢体积、子宫和卵巢称重,计算脏器系数。①与溶媒对照组、模型对照组和市售对照组相比,各组大鼠体重、卵巢重量、卵巢脏器系数、子宫重量和子宫脏器系数均无明显变化,未见统计学差异($P>0.05$)。与溶媒对照组相比,剂量组 3 和剂量组 4 大鼠双侧卵巢体积增加,具有统计学差异($P<0.01$)。②与模型对照组比较,剂量组 3 右侧卵巢体积增加,具有统计学差异($P<0.01$)。③与市售对照组比较,剂量组 3 和剂量组 4 侧卵巢体积增加,具有统计学差异($P<0.01$ 和 $P<0.05$)。

2) 给药 13 周:各剂量组进行大体解剖,测量卵巢体积、子宫和卵巢称重,计算脏器系数。①与溶媒对照组、模型对照组和市售对照组相比,各剂量组大鼠子宫重量和脏器系数无明显变化,未见统计学差异($P>0.05$)。②与溶媒对照组相比,各组大鼠双侧卵巢体积无明显变化,未见统计学差异($P>0.05$)。③与模型对照组相比,剂量组 3 大鼠右侧卵巢体积缩小,具有统计学差异($P<0.05$),其余各组大鼠双侧卵巢体积呈缩小趋势,但未见统计学差异($P>0.05$)。④与市售对照组相比,各组大鼠双侧卵巢体积未见明显差异($P>0.05$)。

(11) 卵泡计数

1) 给药 4 周:上述切片光镜下计数黄体数和卵泡数,统计平均黄体数、平均囊性扩张卵泡数和卵泡囊性扩张率(卵泡囊性扩张率 = 囊性扩张卵泡数/卵泡总数 × 100%),卵泡囊性扩张抑制率(%) = 100 - (剂量组卵泡囊性扩张率 × 100/模型对照组囊性扩张率)。①平均黄体数:与溶媒对照组、模型对照组和市售对照组相比,各组平均黄体数无明显变化,未见统计学差异($P>0.05$)。②平均囊性扩张卵泡数:与溶媒对照组相比,模型对照组和剂量组 1 平均囊性扩张卵泡数增加,具有统计学差异($P<0.05$ 或 $P<0.01$),其余各组大鼠平均囊性扩张卵泡数呈增加趋势,但未见统计学差异($P>0.05$)。与模型对照组相比,溶媒对照组和市售对照组平均囊性扩张卵泡数减少,具有统计学差异($P<0.05$),AAA 中药各剂量组平均囊性扩张卵泡数呈现减少趋势,但未见统计学差异($P>0.05$)。与市售对照组相比,模型对照组和剂量组 1 平均囊性扩张卵泡数明显增加,具有统计学差异($P<0.05$ 或 $P<0.01$)。其余各组平均囊性扩张卵泡数呈现增加趋势,但未见统计学差异($P>0.05$)。③囊性扩张卵泡率:与溶媒对照组相比,模型对照组、剂量组 1 和剂量组 2 囊性扩张卵泡率明显增加,具有统计学差异($P<0.05$ 或 $P<0.01$)。其余各组大鼠囊性扩张卵泡率呈现增加趋势,但无统计学差异($P>0.05$)。与模型对照组相比,溶媒对照组、模型对照组和剂量组 4 囊性扩张卵泡率降低($P<0.01$),其余各组囊性扩张卵泡率虽呈现降低趋势,但无统计学差异($P>0.05$)。与市售对照组相比,模型对照组、剂量组 1 和剂量组 2 囊性扩张卵泡率明显增加囊性扩张卵泡率增加,具有统计学差异($P<0.05$ 或 $P<0.01$)。

2) 给药 13 周:光镜下计数黄体数和卵泡数,统计平均黄体数、平均囊性扩张卵泡数和囊性扩张卵泡率(囊性卵泡扩张率 = 囊性卵泡扩张数/卵泡总数 × 100%),卵泡囊性扩张抑制率(%) = 100 - (剂量组泡囊性扩张率 × 100/模型对照组囊性扩张率)。①平均黄体数:与溶媒对照组相比,剂量组 2~4 和市售对照组平均黄体数明显减少,具有统计学差异($P<0.05$)。与模型对照组相比,各组平均黄体数呈减少趋势,但未见统计学差异($P>0.05$)。与市售对照组相比,溶媒对照组平均黄体数增加,具有统计学差异($P<0.05$)。②平均囊性扩张卵泡数:与溶媒对照组相比,模型对照组平均囊性扩张卵泡数明显增加,具有统计学差异($P<0.01$)。其余各组平均囊性扩张卵泡数均呈增加趋势,但无统计学差异($P>0.05$)。与模型对照组相比,溶媒对照组、剂量组 4 和市售对照组平均囊性扩张卵泡数明显降低,具有统计学差异($P<0.01$)。其余各组平均囊性扩张卵泡数均呈减少趋势,但无统计学差异($P>0.05$)。与市售对照组相比,溶媒对照组平均囊性扩张卵泡数明显增加,具有统计学差异($P<0.01$)。③囊性扩张卵泡率:与溶媒对照组相比,模型对照组和剂量组 1~3 囊性扩张卵泡率明显增加,具有统计学差异($P<0.01$)。其余各组囊性扩张卵泡率均呈增加趋势,但无统计学差异($P>0.05$)。与模型对照组相比,各组囊性扩张卵泡率均明显降低,具有统计学差异($P<0.05$ 或 $P<0.01$)。与市售对照组相比,模型对照组和剂量组 1 囊性扩张卵泡率明显增加,具有统计学差异($P<0.01$)。

(十七) 影响研究可靠性和造成研究工作偏离试验方案的异常情况

(1) 首次和末次给药当天未进行受试物检测,给药结束后补测受试物介质混合浓度、均一性和稳定性,误差范围均符合本中心相应的检测要求。虽然偏离相关 SOP,但认为不会对试验结果产生明显影响。

(2) 按照计划书,本试验溶媒对照组及配制受试物采用购买的蒸馏水。由于购买的最后一批蒸馏水××××年×月×日过期失效,从×月×日起,采用机构内部超纯水仪生产的纯水。尽管偏离计划书,但考察换水前后动物的一般状况、体重变化、体重增重及给药结束(××××年×月×日)解剖时各项指标变化情况(详见讨论),综合分析,认为此偏离不会影响试验整体结果的可靠性。

(3) 由于统计分析和病理诊断工作有所延误,故总结报告完成时间比原计划推迟,但此偏离不会影响研究工作的可靠性。

(十八) 讨论

1. 一般观察　造模和给药期间,各组动物的外观体征、行为活动均未见明显异常,与溶媒对照组动物相比无明显差别。表明造模和给予 AAA 中药对动物一般状况未造成明显影响。

2. 判定模型

(1) 体重和增重:造模 22 天期间,与阴性对照组相比,造模组体重在给药后 D_8 和 D_{18} 明显增加($P<0.01$ 或 $P<0.05$)。造模组给药后 D_{4-8} 和给药后 D_{15-18} 体重增重增加,具有统计学差异($P<0.01$)。给药后 D_{8-11} 和给药后 D_{18-22} 体重增重降低,具有统计学差异($P<0.01$)。表明造模(皮下注射胰岛素 + hCG)对雌鼠体重产生了一定影响。

(2) 动情周期:造模前观察 5 天,与阴性对照组相比,造模组动情间期延长(阴性对照组为 3.2 天 ± 0.6 天,造模组为 3.5 天 ± 0.7 天),周期数缩短(阴性对照组为 1.0 天 ± 0.0 天,造模组为 0.9 天 ± 0.3 天),虽然具有统计学差异($P<0.01$),但是分析数据可知两组间变化较小,造成统计学差异主要是由于标准差较小而致。造模后观察 22 天,动情周期各指标未见统计学差异($P>0.05$)。表明造模(皮下注射胰岛素 + hCG)对雌鼠的动情周期未产生明显影响。

(3) 激素水平:造模前,与阴性对照组比较,造模后(第 22 天),造模组 T 水平升高($P<0.05$),与造模前相比增加 25.1%,FINS 和 AMH 水平降低($P<0.01$)。表明造模(皮下注射胰岛素 + hCG)对雌鼠的 T、FINS 和 AMH 水平产生一定影响。

(4) 空腹血糖和胰岛素抵抗指数:与阴性对照组比较,造模后(第 22 天),造模组 FPG 水平升高($P<0.01$),HOMA-IR 降低($P<0.01$),考虑造模(皮下注射胰岛素 + hCG)对雌鼠的 FPG 和 HOMA-IR 水平产生了一定程度的影响。

(5) 卵巢外观形态和组织学变化:①阴性对照组:造模结束时,卵巢形态正常、色泽红润,未见明显囊状扩张卵泡。镜下可见不同发育时期的卵泡,成熟卵泡内可见卵母细胞及放射冠,颗粒细胞排列整齐,形态完整,颗粒细胞层较厚。②造模组:造模结束时,卵巢可见囊状扩张的卵泡。镜下可见囊状扩张卵泡,卵泡大部分位于卵巢靠近表面的部分,发育阶段卵泡数目明显减少,卵泡内卵母细胞或放射冠消失颗粒细胞层数减少,排列疏松。表明造模(皮下注射胰岛素 + hCG)对大鼠卵巢外观形态和卵巢组织学结构产生了一定的影响。

(6) 脏器系数和卵巢体积:造模结束时,与阴性对照组相比,造模组动物卵巢和子宫重量增加,子宫脏器系数增大($P<0.05$)。动物体重、卵巢脏器系数和双侧子宫体积均呈现增加趋势,但未见统计学差异($P>0.05$)。表明造模(皮下注射胰岛素 + hCG)对大鼠卵巢、子宫的重量和脏器系数及两侧卵巢体积产生了一定影响。

(7) 卵泡计数:与阴性对照组相比,造模结束时,造模组平均黄体数减少,平均囊性扩张卵泡数和囊性扩张卵泡率增加($P<0.01$)。原始卵泡和成熟卵泡比例也呈现降低趋势,但未见统计学差异($P>0.05$)。表明造模(皮下注射胰岛素 + hCG)对大鼠卵泡发育产生了一定影响。

(8) 综上所述,动物模型的一系列指标变化并不能完全反应多囊卵巢综合征的临床指标变化,但是以卵巢组织病理学改变作为"金指标",根据造模标准(出现囊状扩张卵泡、颗粒细胞层数减少及辅助指标性激素改变如 T 和 LH 水平升高等),可以判定皮下注射胰岛素 + hCG 已成功建立大鼠 PCOS 模型。

3. 药效学评价

(1) 体重和增重:灌胃给予 AAA 中药 13 周(称量 27 个时间点),与溶媒对照组、模型对照组和市售对照组相比,各剂量组雌鼠体重未见统计学差异($P>0.05$)。不同剂量组体重增重仅在个别时间点有上下波动,整体分析认为 AAA 中药对造模(皮下注射胰岛素 + hCG)诱导的 PCOS 大鼠体重没有明显影响。

(2) 动情周期:①与溶媒对照组(5.3 天 ± 1.1 天)相比,给药后观察 28 天,剂量组 1 和剂量组 2 动情期(分别为 4.3 天 ± 0.9 天和 4.4 天 ± 1.2 天)缩短,剂量组 4 周期数(溶媒对照组为 5.9 个 ± 0.7 个,剂量组 4 为 5.3 个 ± 0.6 个)缩短($P<0.05$)。给药 13 周时,模型对照组雌鼠周期数(溶媒对照组为 12.8 个 ± 0.8 个,模型对照组为 10.7 个 ± 1.1 个)明显缩短($P<0.01$)。②仔细分析给药 4 周和给药 13 周的数据,可以看到,给药 4 周,动情周期各项参数变化与模型对照组比较接近,也无统计学差异($P>0.05$),表明给药 4 周时对动情周期的影响不明显。给药 13 周时,剂量组 1、2、3 和 4 的动情期和周期数等与溶媒对照组接近,但与模型对照组具有统计学差异($P<0.01$),考虑造模可能对动情周期的改变有一定的延迟作用。综合分析给予AAA中药13周对于造模(皮下注射胰岛素+hCG)诱导的动情周期改变具有一定的正向调节作用。

(3) 激素水平:与溶媒对照组相比,给药4周,剂量组3和剂量组4大鼠T水平明显降低($P<0.05$)。给药13周,各组激素水平均无明显变化($P>0.05$),考虑为造模引起的激素水平的波动,在长期给药后趋于平稳,表明长期给予AAA中药13周不会进一步对大鼠T、P和INS等激素水平产生明显影响。

(4) 空腹血糖和HOMA-IR:与溶媒对照组相比,给药4周,剂量组1~3和市售对照组空腹血糖降低($P<0.01$或$P<0.05$),HOMA-IR水平在各时间点均无明显变化($P>0.05$),给药13周,各组空腹血糖和HOMA-IR水平均无明显变化,表明AAA中药对造模(皮下注射胰岛素+hCG)引起的PCOS雌鼠空腹血糖和HOMA-IR水平未产生明显影响。

(5) 卵巢外观形态和组织学变化:给予AAA中药13周,肉眼观察,AAA中药各剂量组卵巢色泽红润,卵巢体积较模型对照组略有缩小,囊状扩张卵泡数略少。给药4周时,光镜下可见囊状扩张卵泡数量略少,并可见不同阶段的卵泡,卵泡内可见卵母细胞和放射冠,颗粒细胞层数增加。给药13周,可见不同阶段的卵泡和少量囊状扩张卵泡,卵泡内可见卵母细胞和放射冠,颗粒细胞层数增加。表明AAA中药对造模(皮下注射胰岛素+hCG)诱导的PCOS大鼠卵巢组织结构改善具有一定作用。

(6) 脏器系数和卵巢体积:①与溶媒对照组相比,给药4周时,各组大鼠体重、卵巢重量、卵巢脏器系数、子宫重量、子宫脏器系数和平均黄体数均无明显变化($P>0.05$),剂量组3和剂量组4大鼠双侧卵巢体积增加($P<0.01$)。认为AAA中药给药4周对造模(皮下注射胰岛素+hCG)诱导的PCOS大鼠卵巢体积的缩小作用尚不明显。②与溶媒对照组相比,给药13周时,各剂量组大鼠子宫重量和脏器系数无明显变化($P>0.05$)。但与模型对照组(59.06 mm³±11.02 mm³)相比,剂量组3右侧卵巢体积(46.97 mm³±6.93 mm³)缩小($P<0.05$),而且分析数据,剂量组1~4双侧卵巢体积与溶媒对照组比较接近。表明给予AAA中药13周对于缩小造模(皮下注射胰岛素+hCG)诱导的PCOS大鼠卵巢体积有一定的作用。

(7) 卵泡计数

1) 给药4周:①与溶媒对照组(1.2个±1.4个)相比,模型对照组(2.9个±1.6个)和剂量组1(3.3个±2.0个)平均囊性扩张卵泡数增加($P<0.05$或$P<0.01$),其余各组大鼠平均囊性扩张卵泡数虽呈增加趋势,但未见统计学差异($P>0.05$),剂量组4(1.3个±0.9个)和市售对照组(1.2个±1.0个)的平均囊性扩张卵泡数均与溶媒对照组比较接近。②与溶媒对照组(3.0%±3.6%)相比,模型对照组(10.9%±9.7%)的囊性扩张卵泡率仍明显增加($P<0.01$),表明模型的影响依然存在。③与模型对照组(10.9%±9.7%)相比,剂量组1~4(分别为10.8%±5.1%、7.0%±3.1%、5.8%±4.3%和3.1%±2.0%)的囊性扩张卵泡率呈现降低趋势,剂量组4则明显降低($P<0.01$)。其中剂量组4(3.1%±2.0%)和市售对照组(3.5%±2.9%)的囊性扩张卵泡率均与溶媒对照组比较接近。④剂量组2~4的卵泡囊性扩张抑制率分别为35.8%、46.8%和71.6%。表明AAA中药给药4周,剂量组2~4对皮下注射胰岛素+hCG诱导的PCOS大鼠囊性卵泡恢复均有一定的作用。

2) 给药13周:①与溶媒对照组(0.6个±0.7个)相比,模型对照组平均囊性扩张卵泡数(3.0个±1.2个)仍然明显增加($P<0.01$)。其余各组平均囊性扩张卵泡数均呈增加趋势,但无统计学差异($P>0.05$)。剂量组4(0.8个±0.7个)和市售对照组(0.8个±0.6个)的平均囊性扩张卵泡数均与溶媒对照组比较接近。②与溶媒对照组(1.3%±1.4%)相比,模型对照组(9.6%±3.5%)囊性扩张卵泡率增加($P<0.01$),表明模型的影响依然存在。③与模型对照组相比,剂量组1~4囊性扩张卵泡率(分别为7.6%±5.7%、4.1%±3.4%、5.3%±4.8%和2.5%±2.4%)明显降低($P<0.05$或$P<0.01$),剂量组4(2.5%±2.4%)与市售对照组(2.7%±2.4%)相当。④剂量组1~4的卵泡囊性扩张抑制率分别为20.8%、57.3%、44.8%和74.0%。表明AAA中药给药13周,剂量组1~4对皮下注射胰岛素+hCG诱导的PCOS大鼠囊性卵泡恢复均有一定的药效学作用。

综上所述,灌胃给予AAA中药13周,剂量组1~4(分别为0.06 g/kg、0.2 g/kg、0.6 g/kg和2.0 g/kg)均对治疗造模(皮下注射胰岛素+hCG)诱导的PCOS大鼠有治疗作用,但是动物实验是否有效尚不能与临床试验等同,真正的药效学作用有待临床验证。综合动情周期、卵巢体积和卵泡计数等结果,考虑给药4周的起效剂量为0.2 g提取物/kg,最佳剂量为2.0 g提取物/kg。给药13周的起效剂量为0.06 g提取物/kg,最佳剂量为 2.0 g 提取物/kg。

(十九) 结论

本实验采用皮下注射胰岛素 + hCG 诱导 PCOS 大鼠模型。造模后,设溶媒对照组、模型对照组、AAA 中药剂量组 1~4(分别为 0.06 g 提取物/kg、0.2 g 提取物/kg、0.6 g 提取物/kg 和 2.0 g 提取物/kg)、市售对照组(二甲双胍)共 7 组。结果表明:①皮下注射胰岛素 + hCG 可建立 PCOS 大鼠模型。②皮下注射胰岛素 + hCG 造模后灌胃给予 AAA 中药 13 周,对雌鼠一般状况、体重、体重增重、激素水平、空腹血糖和 HOMA-IR 水平等均未见明显影响。AAA 中药对大鼠动情周期的调节、卵巢组织结构改善及卵巢体积、卵泡计数等的恢复均具有一定的药效作用,对于抑制囊性扩张卵泡、使得卵泡正常发育发挥一定的药效学作用,但是真正的药效学作用需要临床验证。综合以上结果,在本实验所确定的条件下,AAA 中药灌胃 4 周治疗 PCOS 的起效剂量为 0.2 g 提取物/kg(相当于 0.78 g 生药/kg),最佳剂量为 2.0 g 提取物/kg(相当于 7.8 g 生药/kg)。灌胃 13 周治疗 PCOS 的起效剂量为 0.06 g 提取物/kg(相当于 0.234 g 生药/kg),最佳剂量为 2.0 g 提取物/kg(相当于 7.8 g 生药/kg)。

(王欣然 周 莉 孙祖越)

参考文献

[1] 陈子江,刘嘉茵. 多囊卵巢综合征:基础与临床[M]. 北京:人民卫生出版社,2009.

[2] 高磊,吴效科. 多囊卵巢综合动物模型的研究进展[J]. 中国妇幼健康研究,2005,16(4):245-248. DOI:10.3969/j.issn.1673-5293.2005.04.021.

[3] 李明明,潘文,康开彪. 不同造模方法对大鼠多囊卵巢综合征伴胰岛素抵抗模型的影响[J]. 西部中医药,2015,(4):11-14. DOI:10.3969/j.issn.1004-6852.2015.04.004.

[4] 李淑娟,程泾. 多囊卵巢综合动物模型构建的研究进展与评价[J]. 浙江中西医结合杂志,2009,19(7):454-456. DOI:10.3969/j.issn.1005-4561.2009.07.040.

[5] 李巍巍,侯丽辉,郝松莉,等. 多囊卵巢综合动物模型构建与评价[J]. 世界中西医结合杂志,2011,6(10):3. DOI:10.3969/j.issn.1673-6613.2011.10.036.

[6] 杨正望,周芳,谈珍瑜,等. 不同造模方法对大鼠多囊卵巢综合征模型的影响[J]. 中国实验动物学报,2010(1):13-16. DOI:10.3969/j.issn.1005-4847.2010.01.004.

[7] 姚莉娟,徐晓娟,王婧婧,等. 体现中医病因病机的多囊卵巢综合动物模型评价及筛选[J]. 世界科学技术:中医药现代化,2014(10):12. DOI:10.11842/wst.2014.10.014.

[8] 张娟,朱桂金,王昕荣,等. 硫酸普拉睾酮钠诱导大鼠多囊卵巢综合动物模型的实验研究[J]. 中国优生与遗传杂志,2007,15(2):3. DOI:10.3969/j.issn.1006-9534.2007.02.048.

[9] 赵秋生,谭秀芬,王南苏. 桂枝茯苓丸对多囊卵巢综合征大鼠胰岛素抵抗及脂联素的影响[J]. 新中医,2012,44(1):2. DOI:CNKI:SUN:REND.0.2012-01-057.

[10] Chen J, Qiu Y. Estrin levels of polycystic ovarian syndrome [J]. Chinese Journal of Medical Writing, 2004,11(10):887-889.

[11] Chen X. Effect of removing blood stasis and phlegm method to the comprehensive sex hormone and ovarian morphology in rats with polycystic ovary syndrome [J]. Journal of Basic Chinese Medicine, 2015, 21(12):1514-1529.

[12] Chen X. Study about influence mechanism of tiangui decoction on intensifying insulin resistance and improving sex hormone in PCOS rats [J]. Chinese Archives of Traditional Chinese Medicine. 2015,33(3):682-684.

[13] Chen Y, Liu H Y, Yang B X, et al. Clinical observation on the treatment of 30 cases of obese polycystic ovary syndrome with TCM for Kidney treatment and activating blood phlegm fueling [J]. Practical Clinical Journal of Integrated Traditional Chinese and Western Medicine, 2015,15(10):36-38.

[14] Cui X F, Mo X Y. Polycystic Ovary Syndrome treated by tonifying kidney and removing phlegm method of 50 cases of Hyperandrogenism [J]. Jilin Journal of Traditional Chinese Medicine, 2012, 32(4):378-379.

[15] Della Corte L, Foreste V, Barra F, et al. Current and experimental drug therapy for the treatment of polycystic ovarian syndrome [J]. Expert Opin Investig Drugs, 2020,29(8):819-830.

[16] Divyashree S, Janhavi P, Ravindra P V, et al. Experimental models of polycystic ovary syndrome: An update [J]. Life Sci, 2019,237:116911.

[17] Dong H J, Xie Z, Zhong X M. Effect of kidney nourishing Decoction on the expression of AQP9 in the uterus of rats with polycystic ovarian syndrome [J]. Lishizhen Medicine and Materia Medica Research, 2012, 23(1):239-241.

[18] Du J. Effect of bushen tiaojing decoction in promoting ovulation among polycystic ovarian syndrome barrenness patients [J]. Chinese Journal of Experimental Traditional Medical Formulae, 2015,21(16):171-174.

[19] Dunaif A, Scott D, Finegood D, et al. The insulin-sensitizing agent troglitazone improves metabolic and reproductive abnormalities in the polycystic ovary syndrome [J]. Journal of Clinical Endocrinology & Metabolism, 1996,81(9):110-111.

[20] Escobar-Morreale H F. Polycystic ovary syndrome: definition, aetiology, diagnosis and treatment [J]. Nat Rev Endocrinol, 2018, 14 (5):270-284.

[21] Fakhroddin Mesbah, Mohsen Moslem, Zahra Vojdani, et al. Does metformin improve in vitro maturation and ultrastructure of oocytes retrieved from estradiol valerate polycystic ovary syndrome-induced rats [J]. Journal of Ovarian Research, 2015,8(74):1-10.

[22] Fan H Y, Zhou L, Song J M, et al. Clinical observation on the treatment of infertile women with polycystic ovary syndrome by Bushen zhuyun decoction [J]. Journal of Sichuan of Traditional Chinese Medicine, 2015,33(9):145-146.

[23] Fauser B C J M, Tarlatzis B C, Rebar R W, et al. Consensus on women's health aspects of polycystic ovary syndrome (PCOS): the Amsterdam ESHRE/ASRM-Sponsored 3rd PCOS Consensus Workshop Group [J]. Fertility & Sterility, 2012,97(1):28-38.

[24] Foecking E M, Mc Devitt M A, Acosta-Martinez M, et al. Neuroendocrine consequences of androgen excess in female rodents [J]. Hormones & Behavior, 2008,53(5):673-692.

[25] Glendining K A, Campbell R E. Recent advances in emerging PCOS therapies [J]. Curr Opin Pharmacol, 2023,68:102345.

[26] H Aytan, P Caglar, D Uygur, et al. Effect of the immunomodulator leflunomide on the induction of endometriosis in an experimental rat model [J]. Fertility & Sterility, 2007,87(87):698-701.

[27] Hong Y L, Wu F. Effect of Bushen Huatan Recipe on the Akt Signal Pathway in Polycystic Ovarian Syndrome Model Rats with Insulin Resistance: an Experimental Research [J]. Chinese Journal of Integrated Traditional and Western Medicine, 2014,34(2):230-234.

[28] Huang H F, Li M G. Polycystic Ovarian Syndrome and Hyperandrogenism [J]. Chinese Journal of Practical Gynecology and Obstetrics, 2002, 18 (11):647-650.

[29] Jin X T, Ma K, Shan J. The treatment of clomiphene resistant

polycystic ovary syndrome by Buzhong Yiqi Decoction Combined with metformin [J]. China Journal of Chinese Materia Medica, 2014, 39(1): 140 - 143.

[30] Joham A E, Norman R J, Stener-Victorin E, et al. Polycystic ovary syndrome [J]. Lancet Diabetes Endocrinol, 2022, 10(9): 668 - 680.

[31] Jones M R, Chua A, Chen Y D I, et al. Harnessing expression data to identify novel candidate genes in polycystic ovary syndrome [J]. PloS One, 2011, 6(5): e20120.

[32] Kamada S, Yamamoto Y, Aoki H, et al. A novel PCOS rat model and an evaluation of its reproductive, metabolic, and behavioral phenotypes [J]. Reprod Med Biol, 2021, 21(1): e12416.

[33] Kuek S, Wang W J, Gui S Q. Efficacy of Chinese patent medicine Tian Gui Capsulem in patients with polycystic ovary syndrome: a randomized controlled trial [J]. Journal of Chinese Integrative Medicine, 2011, 9(9): 965 - 971.

[34] Kumariya S, Ubba V, Jha R K, et al. Autophagy in ovary and polycystic ovary syndrome: role, dispute and future perspective [J]. Autophagy, 2021, 17(10): 2706 - 2733.

[35] Lan M. An overview of traditional Chinese medicine in the treatment of Polycystic Ovary Syndrome [J]. World Chinese Medicine, 2012, 7(3): 274 - 275.

[36] Legro R S, Castracane V D, Kauffman R P. Detecting insulin resistance in polycystic ovary syndrome: purposes and pitfalls [J]. Obstet Gynecol Surv, 2004, 59(2): 141 - 154.

[37] LI H F. Effect of Honghua Xiaoyao tablets on endocrine and metabolism of patients with polycystic ovary syndrome [J]. Maternal and Child Health Care of China, 2014, 29(22): 3622 - 3625.

[38] Lin H, Huang Q, Wang P, et al. Influences of Bushen Huoluo Fang on sex hormones and ovarian morphology in rats with polycystic ovary syndrome [J]. Journal of Beijing University of Traditional Chinese Medicine, 2014, 37(5): 330 - 343.

[39] Lu L L, Cheng J, Cheng L, et al. Effect of Yishendaotantiaochong Decoction on Leptin and Leptin Receptor and Insulin-like Growth Factor I Receptor in Polycystic Ovary Syndrome Rats [J]. Zhejiang Journal of Integrated Traditional Chinese and Western Medicine, 2012, 22(1): 11 - 14.

[40] Luo S C, Xv Z P, Peng X P. Effect of Traditional Chinese Medicine Modified Cang-Fu-Dao-Tan-Wan (TCM-CFDTW) on Ovary Tissues Pathology and Improving Sex Hormone in Rat Models with Polycystic Ovary Syndrome (PCOS) [J]. Information on Traditional Chinese Medicine, 2014, 31(3): 118 - 120.

[41] March W A, Moore V M, Willson K J, et al. The prevalence of polycystic ovary syndrome in a community sample assessed under contrasting diagnostic criteria [J]. Human Reproduction, 2009, 25(2): 544 - 51.

[42] Ovalle F, Azziz R. Insulin resistance, polycystic ovary syndrome, and type 2 diabetes mellitus [J]. Fertility & Sterility, 2002, 77(6): 1095 - 105.

[43] Pan W, Li M M, Wang X P. Effect of Bushen Huayu decoction on hormone levels and blood glucose in rats with polycystic ovary syndrome with insulin resistance [J]. Journal of New Chinese Medicine, 2015, 47(12): 222 - 224.

[44] Qiao J. Polycystic Ovary Syndrome [M]. Bei Jing: Peking University Medical Press, 2010: 221.

[45] Shao X M. Clinical research on the treatment of Berberine combined with Guizhi Fuling Pill on polycystic ovary syndrome with insulin resistance in patients [J]. Chinese Journal of Clinical Research, 2013, 26(8): 803 - 805.

[46] Siddiqui S, Mateen S, Ahmad R, et al. A brief insight into the etiology, genetics, and immunology of polycystic ovarian syndrome (PCOS) [J]. J Assist Reprod Genet, 2022, 39(11): 2439 - 2473.

[47] Sun X, Ding C F, Zhan X R, et al. Effects of bushen tiaogan recipe on sex hormone in non-obese women with polycystic ovary syndrome [J]. Chinese Archives Of Traditional Chinese Medicine, 2015, 33(2): 404 - 406.

[48] Tu Z R, Wang L Y, Tian X Z, et al. Buzhong Yiqi Decoction Combined with metformin in the treatment of clomiphene resistant polycystic ovary syndrome [J]. Shanxi Medical Journal, 2008, 37(9): 815 - 816.

[49] Wang H Y, Lin X. Research on Jiajian Cangfu Daotan Decoction in Treating Endometrial Receptivity in Dampnessphlegm Obstructing Type Patients with Polycystic Ovary Syndrome [J]. Journal of Hunan University of CM, 2014, 34(6): 31 - 34.

[50] Wang N M. Effect of Berberine on metabolism and reproduction in rats with polycystic ovarian syndrome [J]. China Journal of Modern Medicine, 2015, 25(35): 13 - 17.

[51] Wang X. Preliminary Study on the Effort of the traditional Chinese medicine (TCM) on the expression of insulin receptor and its substrate-1 in ovarian tissue of the polycystic ovary syndrome rats with insulin resistance [J]. Chinese Archives of Traditional Chinese Medicine, 2015, 33(3): 630 - 632.

[52] Wood J R, Ho C K M, Nelson-Degrave V L, et al. The molecular signature of polycystic ovary syndrome (PCOS) theca cells defined by gene expression profiling [J]. Journal of Reproductive Immunology, 2004, 63(1): 51 - 60.

[53] Wu C F, Zhao X L. Impacts of Chinese herbal medicine on androgen synthetase expression in PCOS in rats [J]. World Journal of Integrated Traditional and Western Medicine, 2013, 8(10): 1003 - 1006.

[54] Wu Z C, Han B. Changes of serum sex hormones in patients with polycystic ovary syndrome treated with traditional Chinese Medicine [J]. Journal of Clinical and Experimental Medicine, 2012, 11(4): 303 - 304.

[55] Xu C S, Luo L L, Zeng R H, et al. Effects of epimedium total flavonoids on sex hormone in rats with polycystic ovary syndrome [J]. February of Chongqing Medical University, 2013, 38(2): 147 - 150.

[56] Xv Z P, Luo X C, Ning Y, et al. Effect of Chinese medicine modified cangfu daotan wan on expression of tumor necrosis factor alpha and its receptor in rat model of polycystic ovary syndrome [J]. Journal of New Chinese Medicine, 2013, 45(3): 161 - 164.

[57] Y U Jin, Wang Z Z, Zhou L H, et al. Study of cryptotanshinone on improving hyperandrogenism of polycystic ovary syndrome via down-regulating the expression of gene CYP17 and AR [J]. Journal of New Chinese Medcine, 2014, 29(5): 1699 - 1704.

[58] Zhang L H, Jing L L, Hunag H, et al. Proteomic analysis of Danzhixiaoyao Powder on prevention of polycystic ovary syndrome in rats [J]. Pharmacology and Clinics of Chinese Materia Medica, 2013, 29(1): 1 - 4.

[59] Zhang N. Effect of invigorating kidney and removing phlegm herbs on women with polycystic ovary syndrome undergoing in vitro fertilization and embryo transplantation treatment [J]. Journal of Liaoning University of TCM, 2011, 13(7): 56 - 58.

[60] Zhang T, Guo J Y. Effects of Lycii Cortex on express of PI3K/PKB in PCOS rats [J]. China Journal of Chinese Materia Medica, 2015, 40(10): 2004 - 2008.

[61] Zhao Q S, Tan X F, Wang N S. The effect of Guizhi Fuling pill on polycystic ovary syndrome with insulin resistance and adiponectin in rats [J]. Journal of New Chinese Medicine, 2012, 44(1): 116 - 117.

第十八章
卵巢囊肿药理学

第一节 概 述

(一)概念

卵巢囊肿(ovarian cysts),广义上定义为卵巢内部或表面形成的囊状结构,其中充填有液体或液态物质。这些囊肿可出现在女性卵巢的组织内或表面,并可能因多种原因形成。卵巢囊肿在临床上常见,通常通过医学影像技术,如超声波、计算机断层扫描(CT)或磁共振成像(MRI)进行诊断和评估。它们的类型、大小、特征及是否引起症状会因囊肿的性质而异。

根据卵巢囊肿的形成是否与卵巢周期有关可以分为功能性卵巢囊肿和非功能性卵巢囊肿两大类。

1. 功能性卵巢囊肿(生理性卵巢囊肿) 包括卵泡囊肿和黄体囊肿。

(1)卵泡囊肿:是一种由于排卵期内卵泡受到过度的FSH刺激和LH释放不足,导致卵泡未破裂或未释放卵子,从而使激素继续刺激卵泡继续生长或退化,最终在卵泡内部积聚液体而形成的囊肿(图18-1-1)。卵泡囊肿的形态通常表现为光滑、壁薄且单室的特点,其直径通常大于2.5 cm。

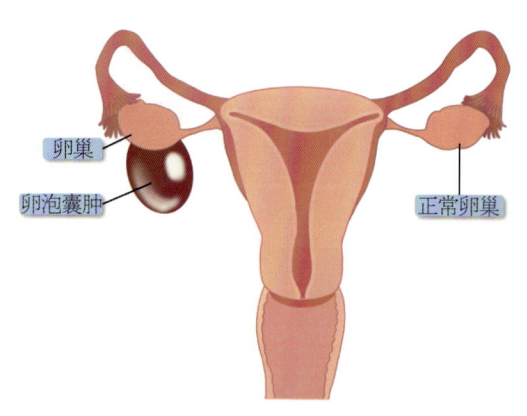

图18-1-1 卵泡囊肿

(2)黄体囊肿(图18-1-2):通常出现在排卵后。当卵子未受精时,正常的黄体在排卵后大约14天内会退化。然而,如果黄体持续增大或者黄体内部含有较多的血液,就会形成黄体囊肿。这种囊肿的形成通常与卵巢周期后半段的孕酮和雌激素的生成有关,多数情况下仅影响单侧卵巢,其直径大小通常在3~10 cm,可以呈现出不同的特点,包括复杂或简单、壁厚或内部含有碎屑。黄体囊肿通常在妊娠期间出现,并且通常在妊娠早期结束时会自行消失。虽然黄体囊肿通常不是病理性的,而且多数情况下能够自行吸收,但有时它可能引起排卵期腹痛,因此需要进行注意和监测。

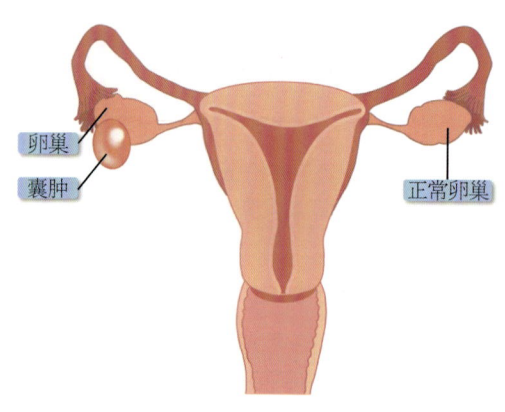

图18-1-2 黄体囊肿

2. 非功能性卵巢囊肿

(1)皮样囊肿:又称成熟畸胎瘤,是一种可以在各个年龄段出现,但以20~40岁的年龄段最为常见。

(2)卵巢囊腺瘤:由卵巢表面细胞发育而来的肿瘤,属于卵巢上皮性肿瘤。这种囊肿的内部可能充满水样或黏液样物质。卵巢囊腺瘤包括浆液性囊腺瘤和黏液性囊腺瘤,两者均为良性肿瘤。

(3)卵巢子宫内膜异位囊肿:是一种子宫内膜异位症的典型病变,其中异位内膜生长在卵巢皮质内,形成多个或单个囊肿。典型情况下,囊肿内充满陈旧性血液,形成咖啡色的黏稠液体,外观类似巧克力,因此俗称为"卵巢巧克力囊肿"。

(二) 流行病学

卵巢囊肿的流行病学尚不清晰,因为这些囊肿通常有自发消退的可能性,所以很多患者可能无症状或未被确诊。在美国,绝经后的妇女在15年内患卵巢囊肿的发病率约为18%。在欧洲,一项大型筛查试验显示,在健康人群中,卵巢囊肿的发病率为21.2%。全球范围内,大约有7%的女性在一生中的某个时刻会患上卵巢囊肿。此外,卵巢囊肿是婴儿和胎儿中最常见的肿瘤之一,患病率超过30%。在对335名年龄介于24～40岁、无症状的女性进行的随机样本研究中,附件病变的患病率为7.8%。在一项对绝经后的妇女进行的研究中,单纯的单腔附件囊肿的患病率为2.5%。

(三) 病因

卵巢囊肿的确切病因尚不明确,目前理论认为,其发生可能受多种因素影响,包括激素水平、环境因素、生活方式、饮食习惯、药物使用等。卵巢囊肿的形成可能是单一因素的作用,也可能是多种因素共同作用的结果。

(1) 激素水平:研究发现,卵巢囊肿患者的体内激素水平存在着明显的异常。下丘脑-垂体-卵巢功能的紊乱可以导致激素分泌病理性紊乱,同时性腺激素的分泌过多可能会影响卵泡的生成、发育和释放,从而影响卵巢囊肿的形成。

(2) 环境与生活方式:吸烟已被确认为卵巢囊肿的危险因素之一。除吸烟外,环境污染和电离辐射等因素也可能对女性生殖系统造成损害,影响生殖系统的正常功能,干扰激素的分泌,从而可能诱发卵巢囊肿的发生。

(3) 饮食与营养:饮食在卵巢囊肿的发病方面也被认为是一个主要的外部因素之一。高胆固醇的饮食、饮食结构的不平衡及过量饮酒等习惯可能对女性的身体功能产生不良影响,进而可能导致卵巢组织异常增生,增加卵巢囊肿的风险。

(4) 药物因素:有研究表明,接受促性腺激素和其他促排卵药物治疗的患者,可能会发展为卵巢囊肿。

(5) 其他原因:子宫、卵巢、盆腔、泌尿系统等部位的炎症会导致这些部位产生炎性积液和积脓,从而引起囊肿。

(6) 中医理论认为,气血津液失调是导致卵巢囊肿及其他多种疾病的关键因素。气血津液不仅构成并维持人体的基本生命活动,也是脏腑生理活动的物质基础。因此,在中医的视角下,卵巢囊肿的治疗往往侧重于调整气血津液的平衡。

(四) 症状与体征

功能性卵巢囊肿通常在早期没有明显症状,但随着囊肿增大,患者可能会经历不同程度的腹痛、月经变化、绝经后异常子宫出血和腹胀等症状。特别是当出现剧烈下腹痛,并伴有恶心、呕吐等症状时,应考虑囊肿破裂、囊内出血或囊肿蒂扭转的可能性。

(五) 临床治疗

对于无症状的功能性卵巢囊肿,通常可以采取观察和随访的策略,因为这些囊肿有可能自行消退或没有明显变化。药物治疗是一种适用于直径小于5 cm的卵巢囊肿的保守治疗方法。

米非司酮(RU486):是一种孕激素拮抗剂,它的作用机制主要是通过抑制孕激素受体,从而阻止孕激素在子宫内膜的作用,导致子宫内膜蜕落,终止妊娠。此外,米非司酮还可以通过影响下丘脑-垂体-卵巢轴的功能,抑制促性腺激素的分泌,进而阻止卵泡的发育。这种作用有助于减小某些激素依赖性囊肿(如卵巢囊肿)的大小。

孕三烯酮:具有抗孕激素和抗雄激素作用,能促进GnRH释放,进而影响下丘脑-垂体-卵巢轴的功能,导致卵巢分泌功能的抑制。这种抑制效果可以降低雌激素水平,对于治疗依赖于雌激素的囊肿有助益。

第二节 卵巢囊肿生物学模型

卵巢囊肿生物学模型为新治疗方法的评估提供了重要的平台。通过在动物模型中测试不同的治疗策略,研究人员可以评估这些策略的疗效和安全性。这对于开发新的药物、手术技术或其他治疗手段至关重要。

卵巢囊肿动物模型成功与否的判定标准一般有卵巢体积是否增大,血清内的性激素水平有无异常。

(一) 基于中医理论的动物模型

中医学中强调"痰瘀互结"可引起卵巢囊肿。为了深入了解这种类型的卵巢囊肿,张仲林等采用了一种多因素造模法,结合高脂肪乳和雌二醇注射,成功建立了痰瘀互结型卵巢囊肿动物模型。这一模型的建立为痰瘀互结型卵巢囊肿的基础研究及相关中药新药的研发提供了重要的动物模型。在这项研究中,研究人员由使用 SD 大鼠,采用了雌二醇联合脂肪乳的方法,并采用加味桂枝茯苓丸进行药物反证治疗。

与空白对照组相比,模型组动物的卵巢脏器系数、全血黏度、红细胞凝集指数、总胆固醇、甘油三酯、低密度脂蛋白胆固醇均升高。上述指标的升高确认了模型动物体内脂质代谢的异常情况。然而,在使用加味桂枝茯苓丸治疗后,这些指标显著降低,表明该中药对改善模型动物的脂质代谢异常起到了积极的作用。

采用雌二醇联合脂肪乳造模的方法,可以成功复制出痰瘀互结型卵巢囊肿的动物模型。这一模型不仅具有痰瘀互结的实验指标,还能够显示出明显的卵巢囊肿病变。瘀互结型卵巢囊肿动物模型的建立对卵巢囊肿领域的研究和临床应用具有积极的意义。

(二) 手术造模

1. 大鼠结扎子宫卵巢囊肿手术造模方法　建立实验性卵巢囊肿的主要方法是手术移植方法,选择的实验动物是大鼠。准备好健康性成熟的 Wistar 大鼠,并在特定环境下进行常规喂养。对动情期的大鼠,通过手术方法引发卵巢囊肿,这会导致卵巢组织体积增大并在局部出现液体,类似宫腔液,这被视为成功建立模型的标志。然后,对造成的囊肿进行评估,包括检测卵巢的大小及血液中 FSH 和 LH 的指标变化。这两种激素的含量变化可用来评估卵巢的储备能力,同时增加 FSH 和 LH 含量可能表明卵巢功能下降,处于病理状态。大鼠动情各期阴道细胞图片表现结果见表 18-2-1。

表 18-2-1　大鼠动情各期阴道细胞涂片表现

分期	结果表现
动情前期	较多有核上皮细胞和少数角化上皮细胞,看不到白细胞
动情期	有核上皮细胞和较多角化上皮细胞混合存在
动情后期	可见大量角化上皮细胞,呈块状核上皮细胞、角化细胞和大量的白细胞混合存在
间期	主要是白细胞,偶可见少量上皮细胞

2. 右侧输卵管全切除手术　一项通过实验研究探讨10%碘伏(PI)硬化疗法对卵巢囊肿直径的影响的研究中,Remzi Atilgan 等使用了 20 只成熟的、12~14 周龄的雌性 Wistar 白化大鼠。通过阴道细胞学证实处于动情周期的大鼠接受了肌内注射 70 mg/kg 氯胺酮和 10 mg/kg 二甲苯胺,按照 Atilgan 等的描述进行了右侧输卵管全切除以诱发卵巢囊肿,然后用 3-0 丝线缝合腹腔。第一次手术后一个月进行了第二次腹腔切开手术,观察到 16 只大鼠(80%)出现了肉眼可见的卵巢囊肿(图 18-2-1)。

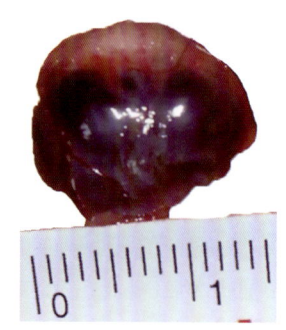

图 18-2-1　造模成功的卵巢囊肿

(三) 注射芥子油大鼠卵巢囊肿模型

芥子油单侧卵巢注射法制备了大鼠卵巢囊肿的动物模型,并使用酶联免疫吸附法来检测对照组和模型组大鼠的血清和卵巢组织中雌激素受体含量。

实验采用成年雌性未孕 SD 大鼠,通过筛选发情周期稳定的大鼠,分为 5 组:正常组、假手术组、模型组,正常组作为空白对照,不接受任何处理。在大鼠下腹正中作一个 1.5 cm 的纵向切口,分离组织,暴露左侧卵巢。假手术组向卵巢局部注射 0.1 mL 的 0.9% 生理盐水,而模型组则注射同等量的 10% 芥子油,然后进行常规缝合和消毒。使用 9% 芥子油 0.1 mL 对大鼠右侧卵巢进行注射,制备大鼠卵巢囊肿动物模型。在手术后 8 周,采集大鼠左侧卵巢组织和血液标本,测量卵巢的体重、三径,并计算出体积大小,检测血清中性激素的含量及 SOD 的活性变化情况(表 18-2-2)。

表 18-2-2　大鼠血清和卵巢中 ER 的含量

组别	动物(n)	血清 ER 浓度	卵巢 ER 浓度
空白组	10	21.07±2.25	25.20±1.28
模型组	10	17.54±2.12**	22.43±2.32**

测量结果显示,模型组大鼠的卵巢在长、宽和高方面明显大于其他两组,表明卵巢囊肿模型组的卵巢明显增大。模型组大鼠的卵巢重量也明显高于其他两组,进一步证实了卵巢囊肿的形成。在低倍镜下观察

卵巢组织切片时,模型组显示出最大的囊肿。

低倍电镜下,可以明显观察到经芥子油注射后大鼠卵巢的充血和水肿,而注射生理盐水后未出现这种情况。因此,根据卵巢囊肿直径超过 10 mm 来判断模型制备成功。这个实验的结果为进一步的卵巢囊肿研究提供了有力的支持和验证。

(四) 输卵管全切除术诱导卵巢囊肿模型

建立输卵管全切除术诱导卵巢囊肿模型,来探讨大鼠局部应用乙醇后单纯性卵巢囊肿大小的回归程度及邻近卵巢储备的损伤程度。该研究旨在建立一种大鼠卵巢囊肿的动物模型,并通过不同处理方法来观察囊肿的形成和发展。在研究过程中,作者选择了 18 只性成熟的雌性 Wistar 大鼠,这些大鼠具有规律的发情周期,年龄在 12~14 周龄,体重在 200~220 g。为了诱导卵巢囊肿的形成,进行了中线腹腔镜手术,其中包括右侧全输卵管切除术。1 个月后,再次进行手术观察卵巢囊肿的形成情况。结果显示,在 20 只大鼠中,有 15 只发生了卵巢囊肿。

第三节 卵巢囊肿药理学研究

(一) 卵巢囊肿机制研究进展

研究表明,哺乳动物雷帕霉素靶蛋白(mTOR)在细胞生长和代谢调节中起着重要作用,对细胞内外的能量刺激和生长因子做出响应。因此,mTOR 信号通路的重要性促使了抑制 mTOR 信号的药物,即 mTOR 抑制剂(mTORi)的开发,包括雷帕鲁类药物,如西罗莫司、替米罗莫司、他克莫司、依维莫司和去甲罗莫司等。研究表明使用 mTORi 进行免疫抑制的患者比那些不使用 mTORi 的患者更容易出现卵巢囊肿。有关 mTORi 暴露和卵巢囊肿发病机制的具体细节仍然不清楚,尚需进一步研究。

另一个影响卵巢囊肿发生的因素是避免使用糖皮质激素。糖皮质激素有可能通过其抗增殖作用和抑制肾上腺雄激素的产生对卵巢囊肿的发生具有保护作用。

纯孕激素避孕药与腹痛症状相关的卵巢囊肿有关,甚至在无症状的使用者及避孕药植入剂和左炔诺孕酮释放宫内系统(LNG-IUS)使用者中也有报道。

促性腺激素释放激素激动剂(GnRH-a)与促性腺激素联合使用,被广泛用于改善多囊卵巢综合征患者的卵巢过度刺激综合征的临床症状。尽管使用 GnRH-a 与卵巢囊肿的形成已被报道,但在治疗周期内的发生率在 6%~25%。卵巢囊肿的形成与制剂的类型、给药途径或月经周期中 GnRH-a 的给药时间无关。

(二) 卵巢囊肿治疗药物作用机制研究进展

药物治疗在卵巢子宫内膜囊肿的管理中具有相对有限的作用。然而,对于那些伴有疼痛症状的弥漫性子宫内膜异位症患者,药物治疗可能是一种可行的选择。可以考虑使用多种类型的治疗药物,包括雌激素-孕激素制剂、孕激素,如孕激素释放宫内系统和促性腺激素释放激素激动剂。对于不孕的女性,尤其是未能自然怀孕或年龄已经超过 35 岁的患者,体外受精通常是首选的治疗方法,应该尽早考虑。

关于复方口服避孕药治疗功能性卵巢囊肿,与期待的治疗相比,并未显示出明显的疗效优势。因此,不建议使用复方口服避孕药来治疗卵巢囊肿。

雌激素/孕激素治疗功能性卵巢囊肿虽然在临床实践中被广泛使用,但这种治疗的疗效尚未在对照试验中明确确定。有一项研究指出,雌激素/孕激素治疗对于功能性卵巢囊肿的消失率没有影响,因此雌激素/孕激素治疗不应作为卵巢囊肿的治疗选择。

卵巢囊肿是一种常见的妇科问题,通常被描述为生理性或功能性的。药物治疗在卵巢囊肿的管理中发挥着重要作用,然而,近年来的研究进展和展望对卵巢囊肿的药物治疗提出了新的挑战和机遇。传统上,复方口服避孕药被广泛应用于卵巢囊肿的治疗,尤其是对于那些伴有月经周期异常的患者。然而,最新的研究结果表明,复方口服避孕药并没有在治疗卵巢囊肿方面显示出明显的疗效优势,因此不再被推荐作为主要治疗选项。雌激素/孕激素治疗在一些情况下被使用,但其疗效仍未在临床试验中明确确定。研究需要更多的对照试验来验证这种治疗方法的有效性。

第四节 卵巢囊肿药理学研究案例

AAA 治疗卵巢囊肿模型大鼠的实验研究

（一）目的

通过观察 AAA 治疗卵巢囊肿模型大鼠在治疗前后血清中 LH 及 FSH 含量，客观评价其治疗卵巢囊肿的疗效，为中医药治疗卵巢囊肿提供实验依据。

（二）受试物

(1) 名称：AAA。
(2) 浓度或含量：×××。
(3) 组分：BBB。
(4) 性状：深黄色膏状。
(5) 提供单位：×××公司。

（三）动物资料

(1) 种：大鼠。
(2) 属：Wistar。
(3) 性别和数量：雌性，80 只。
(4) 年龄：90～100 天。
(5) 体重范围：200 g ± 20 g。
(6) 来源：×××公司提供。
(7) 等级：×××。
(8) 合格证号及发证单位：合格证号为 CXK(X) 2011-0004。
(9) 动物接收日期：××××。
(10) 实验系统选择说明：×××。
(11) 饲料、垫料及饮用水：×××。
(12) 饲养条件和环境：×××。

（四）分组

分组方法：先对动物进行造模，根据造模结果判断标准，选取造模成功的动物 48 只，随机分组。分为高剂量组、中剂量组、低剂量组、赋形剂对照组、阳性药组和模型对照组，每组 8 只，另取未造模动物 8 只为空白对照组，共计七组。

（五）给药方法

(1) 给药频率：1 次/天。
(2) 给药途径：外敷给药。
(3) 给药量：高剂量组 2.52 g/kg；中剂量组 1.26 g/kg；低剂量组 0.63 g/kg；赋形剂对照组 2.52 g/kg；阳性药组，给药炔雌醇环丙孕酮 1 mL/100 g；模型对照组仅常规喂养，不作处理；空白对照组仅常规喂养，不作处理。每天外敷给药一次后敷以油纸和纱布，并用无刺激性透明胶布固定，单笼饲养。
(4) 给药速度：×××。
(5) 给药时间：×××。
(6) 给药期限：连续 6 周。

（六）实验方法和观察指标

(1) 主要检测仪器：×××。
(2) 实验方法：利用子宫内膜异位症的动物模型对大鼠进行模拟实验。选取 64 只雌性未孕、处于动情期规律的大鼠，经过腹腔注射 10% 水合氯醛麻醉后，置于仰卧位并固定头部与四肢。在腹部进行消毒剪毛后，沿腹中线距离耻骨联合 1 cm 处做 2 cm 长的垂直切口，找到输卵管并取出卵巢。在左侧子宫角处结扎系膜，切除约 10 mm 子宫组织，放入含无菌生理盐水的培养皿中处理，去除多余脂肪并纵向剖开。从中切割一块 0.5 cm×0.5 cm 的内膜，缝合到右侧远离腹部切口处。完成常规消毒后缝合腹部。术后 4 周进行开腹检查，根据移植物的体积增大情况（体积超过 30 mm）、颜色（出现淡红或暗红的囊泡）及质地（质地柔软、有澄清液体积聚并有血管形成），来判断模拟是否成功。
(3) 观察指标：实验结束后，收集眼球血液 5 mL，并分离血清备用。随后，对动物实施安乐死，剖腹检查各组大鼠腹腔内移植物情况，并测量其体积。使用两脚规测量移植物的长、宽、高（单位为 mm），记录为 V。最后，采用放射免疫法检测血清中 FSH 和 LH 的含量。

（七）统计分析：应用 SPSS 17.0 统计学软件进行数据分析，计量资料以 ($\bar{X}$ ± SD) 表示，比较采用 t 检验，以 $P<0.05$ 表示差异有统计学意义。

（八）结果

(1) 术后 4 周，开腹检查发现有 53 只移植物明显增大，形成透明的薄壁囊泡，表面血管清晰，囊内积聚清亮液体，大多数为无色透明或含血性液体，病灶结构较清晰，造模成功率为 82.0%。
(2) AAA 对卵巢囊肿大鼠体内移植物体积的影响：模型组大鼠移植物体积为 143.39 mm³ ± 5.60 mm³，

赋形剂组为 141.13 mm^3 ± 7.98 mm^3,高、中、低剂量组分别为 42.43 mm^3 ± 8.33 mm^3、82.46 mm^3 ± 8.41 mm^3、110.77 mm^3 ± 8.61 mm^3,阳性药组为 30.70 mm^3 ± 9.00 mm^3。各 AAA 剂量组与模型组比较,大鼠移植物体积均有明显缩小趋势,且各组与模型组比较差异有统计学意义($P<0.01$)。阳性药组大鼠移植物体积也明显缩小,与模型组比较差异有统计学意义($P<0.01$)。

(3) AAA 对卵巢囊肿大鼠血清 LH 和 FSH 含量的影响(表 18-4-1):48 只给药大鼠中有 3 只因体质较弱死亡,分别为模型组 1 只、中剂量组 1 只和赋形剂组 1 只。模型组血清 LH、FSH 含量均明显升高,差异有统计学意义($P<0.01$);AAA 各剂量组、阳性药组血清 LH、FSH 含量与模型组比较差异均有统计学意义($P<0.05$)。

(九) 讨论

临床前药理实验显示,AAA 具有行气活血、散结消肿的功效,适用于气滞血瘀所致的乳癖。主要成分莪术二酮是 AAA 发挥活血化瘀作用的关键成分,具有抗血栓和抗血小板聚集的作用。使用 AAA 治疗卵巢囊肿主要以行气活血为主,结合观察多种激素水平变化可更好地了解卵巢功能。

(十) 结论

实验研究表明,AAA 高、中和低剂量组能显著减小卵巢囊肿大鼠体内移植物体积,具有一定的选择性抑制作用,同时降低血清中 FSH 和 LH 的含量,调整性腺轴功能,改善卵巢囊肿细胞的紊乱,发挥治疗效果。然而,AAA 的具体治疗机制及其在治疗其他妇科疾病方面的效果,仍需进一步研究。

(严建燕 侯祎雯)

表 18-4-1 AAA 对卵巢囊肿大鼠血清 LH、FSH 含量的影响

组别	动物数(只)	LH(ng/mL)	FSH(ng/mL)
空白组	8	4.42 ± 0.19	1.47 ± 0.06
模型组	7	5.53 ± 0.264 4 △△	1.83 ± 0.09△△
赋形剂组	7	5.38 ± 0.08△△	1.80 ± 0.12△△
AAA 高剂量组	8	4.80 ± 0.39**△	1.55 ± 0.06*△
AAA 中剂量组	7	4.94 ± 0.35**△△	1.61 ± 0.08*△△
AAA 低剂量组	8	5.22 ± 1.16*△△	1.73 ± 0.04*△△
阳性药组	8	4.50 ± 0.12*	1.51 ± 0.08**

注:与模型组比较,* $P<0.05$,** $P<0.01$;与空白对照组比较,△ $P<0.05$,△△ $P<0.01$

参考文献

[1] 陈晨,李俊东,黄鹤,等.肿瘤标志物检测对卵巢成熟、未成熟畸胎瘤的诊断价值[J].癌症,2008,27(1):92-95.
[2] 郭皓.散结乳癖膏对卵巢囊肿大鼠血清中促黄体生成素、促卵泡刺激素含量影响的研究[D].哈尔滨:黑龙江中医药大学,2013.
[3] 侯惠玲,靳瑾健,关宏,等.散结乳癖膏治疗卵巢囊肿模型大鼠的实验研究[J].中国医学创新,2016,13(20):3.
[4] 梁俊凤.卵巢囊肿发病原因与临床治疗方式的应用进展[J].临床医药文献电子杂志,2018,5(2):3.
[5] 陆美荣,陈必良.多囊卵巢综合征患者 HB-EGF、p-JNK、CHOP 水平及其临床意义分析[J].临床和实验医学杂志,2018,17(20):4. DOI:CNKI:SUN:SYLC.0.2018-20-016.
[6] 罗成,李启富,杨淑敏.血清补体C3与多囊卵巢综合征患者代谢综合征及其组分的相关性研究[J].重庆医科大学学报,2011,36(4):433-436.
[7] 马艳茹,陆晓媛.抗苗勒管激素联合性激素水平检测在多囊卵巢综合征患者促排卵发育治疗中的预测价值[J].医学临床研究,2018,35(11):3. DOI:10.3969/j.issn.1671-7171.2018.11.035.
[8] 郭启龙.彩色多普勒超声诊断卵巢囊肿蒂扭转的临床分析[J].数理医药学杂志,2017,30(12):2. DOI:10.3969/j.issn.1004-4337.2017.12.026.
[9] 彭心.温针扬刺法对卵巢囊肿模型大鼠性激素及 SOD 的影响研究[D].武汉:湖北中医药大学,2013. DOI:10.7666/d.Y2296323.
[10] 齐凤军,夏榆,刘建民.针灸结合中药治疗卵巢囊肿临床观察[J].湖北中医杂志,2010,32(5):56-57. DOI:10.3969/j.issn.1000-0704.2010.05.032.
[11] 沈东成,徐秋霞,余舒鹏,等.生三棱-生莪术组分配伍对卵巢囊肿大鼠雌激素受体的作用研究[J].江西中医药大学学报,2017,29(2):3. DOI:CNKI:SUN:XYXB.0.2017-02-025.
[12] 盛传波.犬卵巢囊肿的发生与睾酮的相关性研究[D].长春:吉林大学,2022.
[13] 孙艳玲.猪卵泡囊肿的发病机理研究[D].长春:吉林大学,2011.
[14] 肖承悰.中医对卵巢囊肿的病机认识及诊治[J].陕西中医药大学学报,2008,31(1):6-7.
[15] 谢幸,孔北华,段涛.妇产科学[M].9 版.北京:人民卫生出版社,2018.
[16] 徐秋霞,沈东成,余舒鹏,等.卵巢囊肿的中西医治疗研究进展[J].中药与临床,2016,7(2):3. DOI:CNKI:SUN:LCZY.0.2016-02-032.
[17] 杨华,尹菊.中医治疗卵巢囊肿临床疗效[J].吉林中医药,2020,40(4):3. DOI:CNKI:SUN:ZYJL.0.2020-04-018.
[18] 杨屹,康瑛,罗金维.腹腔镜下卵巢囊肿剥除术对不同性质卵巢囊肿患者卵巢储备功能的影响[J].中国性科学,2019. DOI:CNKI:SUN:XKXZ.0.2019-04-021.
[19] 张楚凡,姜新.传统中医疗法对卵巢囊肿的治疗进展[J].吉林医药学院学报,2019,40(6):3. DOI:CNKI:SUN:JLDS.0.2019-06-023.
[20] 周小祝,莫志贤.桂枝茯苓丸的药理作用研究进展[J].医药导报,2006,25(2):2. DOI:10.3870/j.issn.1004-0781.2006.02.024.
[21] Alfadhli E, Koh A, Albaker W, et al. High prevalence of ovarian cysts in premenopausal women receiving sirolimus and tacrolimus after clinical islet transplantation [J]. Transplant International, 2010, 22(6):622-625.
[22] Amooee S, Gharib M, Ravanfar P. Comparison of anti-mullerian hormone level in non-endometriotic benign ovarian cyst before and after laparoscopic cystectomy [J]. Iranian Journal of Reproductive Medicine, 2015, 13(3):149-154.
[23] Jürgen Bauer, Jarre A, Dietrich Klingmüller, et al. Polycystic ovary syndrome in patients with focal epilepsy: a study in 93 women [J]. Epilepsy Research, 2000, 41(2):163-167.
[24] Betts T, Dutton N, Yarrow H. Epilepsy and the ovary (cutting out the hysteria) [J]. Seizure, 2001, 10:220-228.
[25] Biggs W S, Marks S T. Diagnosis and Management of Adnexal Masses [J]. Am Fam Physician, 2016, 93(8):676-681.
[26] Bottomley C, Bourne T. Diagnosis and management of ovarian cyst accidents [J]. Best Practice & Research Clinical Obstetrics & Gynaecology,

2009,23(5):711-724.

[27] Braun M, Young J, Reiner C S, et al. Low-dose oral sirolimus and the risk of menstrual-cycle disturbances and ovarian cysts: analysis of the Randomized Controlled SUISSE ADPKD Trial [J]. PLoS One, 2012, 7 (10):e45868.

[28] Brawer J R, Michael M, Riaz F. Development of the polycystic ovarian condition (PCO) in the estradiol valerate-treated rat [J]. Biology of Reproduction, 2024,(3):647.

[29] Bristow R E, Smith A, Zhang Z, et al. Ovarian malignancy risk stratification of the adnexal mass using a multivariate index assay [J]. Gynecologic Oncology, 2013,128(2):252-259.

[30] Bruguerolle B, Jadot G, Valli M, et al. Absence of effects of sodium valproate on the estrous cycle of the rat [J]. C R Seances Soc Biol Fil, 1982,176(3):359-363.

[31] Castillo G, Juan Luis Alcázar, Jurado M. Natural history of sonographically detected simple unilocular adnexal cysts in asymptomatic postmenopausal women [J]. Gynecologic Oncology, 2004,92(3):965-969.

[32] Davis, L L, Ryan W, Adinoff B, et al. Comprehensive review of the psychiatric uses of valproate [J]. Clin Psychopharmacol, 2000, 20:1S-17S.

[33] Margaret A Fallon, David C Wilbur, Manju Prasad. Ovarian frozen section diagnosis: use of whole-slide imaging shows excellent correlation between virtual slide and original interpretations in a large series of cases [J]. Archives of Pathology & Laboratory Medicine, 2010,134(7):1020.

[34] Farghaly S A. Robot-assisted laparoscopic surgery in patients with advanced ovarian cancer: Farghaly's technique [J]. European journal of gynaecological oncology, 2013,34(3):205-207.

[35] Glanc P, Salem S, Farine D. Adnexal masses in the pregnant patient: a diagnostic and management challenge [J]. Ultrasound Quarterly, 2008, 24(4):225. DOI:10.1097/RUQ.0b013e31819032f.

[36] Göçmen A, Atak T, Uçar M, et al. Laparoscopy-assisted cystectomy for large adnexal cysts [J]. Arch. Gynecol Obstet, 2009,279:17.

[37] Grimes D A, Jones L B, Lopez L M, et al. Oral contraceptives for functional ovarian cysts [J]. Cochrane Database Syst Rev. 2014, (4): CD006134.

[38] Gu Z, He Y, Zhang Y, et al. Postprandial increase in serum CA125 as a surrogate biomarker for early diagnosis of ovarian cancer [J]. Journal of Translational Medicine, 2018,16(1):114. DOI:10.1186/s12967-018-1489-4.

[39] Haan J D, Verheecke M, Amant F. Management of ovarian cyst and cancer in pregnancy [J]. Facts Views Vis Obgyn, 2015,7(1):25-31.

[40] Han W, Kim H, Ku S Y, et al. Ovarian cysts during tamoxifen use may affect the prognostic markers of premenopausal breast cancer [J]. Gynecol Endocrinol, 2013,29(1):16-19.

[41] Heilbrun M E, Olpin J, Shaaban A. Imaging of benign adnexal masses: characteristic presentations on ultrasound, computed tomography, and magnetic resonance imaging [J]. Clin Obstet Gynecol, 2009,52:21-39.

[42] Heling K S, Chaoui R, Kirchmair F, et al. Fetal ovarian cysts: prenatal diagnosis, management and postnatal outcome [J]. Ultrasound Obstet Gynecol. 2002,20(1):47-50.

[43] Hidalgo M M, Lisondo C, Juliato C T, et al. Ovarian cysts in users of Implanon and Jadelle subdermal contraceptive implants [J]. Contraception. 2006,73(5):532-536.

[44] Hilger W S, Magrina J F, Magtibay P M. Laparoscopic management of the adnexal mass [J]. Clin Obstet Gynecol, 2006,49:535.

[45] Kim S W, Lee Y H, Lee S R, et al. Bilateral ovarian cysts originating from rete ovarii in an African green monkey (Cercopithecus aethiops) [J]. Journal of Veterinary Medical Science, 2012,74(9):1229-1232.

[46] Knudsen U B, Tabor A, Mosgaard B, et al. Management of ovarian cysts [J]. Acta Obstet Gynecol Scand. 2004,83(11):1012-1021.

[47] Kwak D W, Sohn Y S, Kim S K, et al. Clinical experiences of fetal ovarian cyst: diagnosis and consequence [J]. J Korean Med Sci, 2006, 21 (4):690-694.

[48] Lagace D C, Nachtigal M W. Valproic acid fails to induce polycystic ovary syndrome in female rats [J]. Progress in Neuro-Psychopharmacology and Biological Psychiatry, 2003,27(4):587-594.

[49] Lee S, Kim Y H, Kim S C, et al. The effect of tamoxifen therapy on the endometrium and ovarian cyst formation in patients with breast cancer [J]. Obstet Gynecol Sci, 2018,61(5):615-620.

[50] Quan A M, Guo Y, Yue-Ping L I, et al. Effects of therapeutic hypercapnia on inflammation and apoptosis after hepatic ischemia-reperfusion injury in rats [J]. Chin Med J, 2010,123(16):2254-2258.

[51] Loscher W. Valproate: a reappraisal of its pharmacodynamic properties and mechanisms of action [J]. Prog Neurobiol, 1999.58:31-59.

[52] Magrina J F, Zanagnolo V, Noble B N, et al. Robotic approach for ovarian cancer: perioperative and survival re-sults and comparison with laparoscopy and laparotomy [J]. Gynecol Oncol, 2011,121:100.

[53] Mahajan N N, Gaikwad N L, Mahajan K N. Minimal access approach to the management of large ovarian cysts [J]. Surg Endosc, 2008,22:406.

[54] Medeiros L R, Fachel J M G, Garry R, et al. Laparoscopy versus laparotomy for benign ovarian tumours [J]. Cochrane Database Syst Rev, 2005,3:CD004751.

[55] Moussa M B, Majdoubi H E, Baiss M, et al. Massive hemoperitoneum laparotomy for safe spleen diagnoses a ruptured ovarian cystin woman with antithrombotic treatment: case report and literature review [J]. International Journal of Advanced Research, 2020,8(7):167-171.

[56] Nowak-Psiorz I, Ciećwież S M, Brodowska A, et al. Treatment of ovarian endometrial cysts in the context of recurrence and fertility [J]. Adv Clin Exp Med, 2019,28(3):407-413.

[57] Pakhomov S P, Orlova V S, Verzilina I N, et al. Risk factors and methods for predicting ovarian hyperstimulation syndrome (OHSS) in the in vitro fertilization [J]. Arch Razi Inst. 2021,76(5):1461-1468.

[58] Parazzini F, Gerli S, Favilli A, et al. mTOR inhibitors and risk of ovarian cysts: a systematic review and meta-analysis [J]. BMJ Open, 2021,11(9):e048190.

[59] Pradhan P, Thapa M. Dermoid Cyst and its bizarre presentation [J]. JNMA, 2014,52(194):837-844.

[60] Rosario R, Cui W, Anderson RA. Potential ovarian toxicity and infertility risk following targeted anti-cancer therapies [J]. Reprod Fertil, 2022,3(3):R147-R162.

[61] Sagiv R, Golan A, Glezerman M. Laparoscopic management of extremely large ovarian cysts [J]. Obstet Gynecol, 2005,105:1319.

[62] Seamon L G, Fowler J M, Richardson D L, et al. A detailed analysis of the learning curve: robotic hysterectomy and pelvicaortic lymphadenectomy for endometrial cancer [J]. Gynecol Oncol, 2009,114:162.

[63] Sehouli J, Akdogan Z, Heinze T, et al. Preoperative determination of CASA (Cancer Associated Serum Antigen) and CA-125 for the discrimination between benign and malignant pelvic tumor mass: a prospective study [J]. Anticancer Research, 2003,23(2A):1115-1118.

[64] Stankiewicz T, Ausgabe G GroBtiere. Biochemical composition of the fluid of ovarian cysts and pre-ovulatory follicles compared to the serum in sows [J]. Tierarztliche Praxis, 2015,43(4):216-221.

[65] Stany M P, Hamilton C A. Benign disorders of the ovary [J]. Obstet Gynecol Clin North Am, 2008,35(2):271-284.

[66] Taubøll E, Isojarvi J I, Harbo H F, et al. Long-term valproate treatment induces changes in ovarian morphology and serum sex steroid hormone levels in female Wistar rats [J]. Seizure, 1999,8:490-493.

[67] Tresa A, Rema P, Suchetha S, et al. Hypothyroidism Presenting as Ovarian Cysts-a Case Series [J]. Indian J Surg Oncol, 2021, 12(Suppl 2):343-347.

[68] Yamaguchi K, Mandai M, Toyokuni S, et al. Contents of endometriotic cysts, especially the high concentration of free iron, are a possible cause of carcinogenesis in the cysts through the iron-induced persistent oxidative stress [J]. Clin Cancer Res, 2008,14(1):32-40.

第十九章

卵巢及输卵管肿瘤药理学

第一节 概 述

(一) 概念

卵巢肿瘤是一种在卵巢组织中发生的肿瘤,可以分为良性和恶性两种类型。

卵巢癌是一种影响女性的疾病。多数情况下,卵巢癌发生在 40 岁以上,大多数病例在 60 岁以上出现。

卵巢癌可以分为不同的亚型(图 19-1-1),其中上皮性卵巢癌最为常见,仅有 10% 的情况具有非上皮性起源。在上皮性卵巢癌中,有 97% 为非黏液性卵巢癌,而仅有 3% 为黏液性卵巢癌。黏液性卵巢癌包括浆液性(约占所有卵巢癌的 70%)、子宫内膜样(约占 10%)、透明细胞(约占 10%)和未指明类型(约占 5%)等不同的组织学类型。浆液性亚型还可以分为高级别和低级别两个亚组。

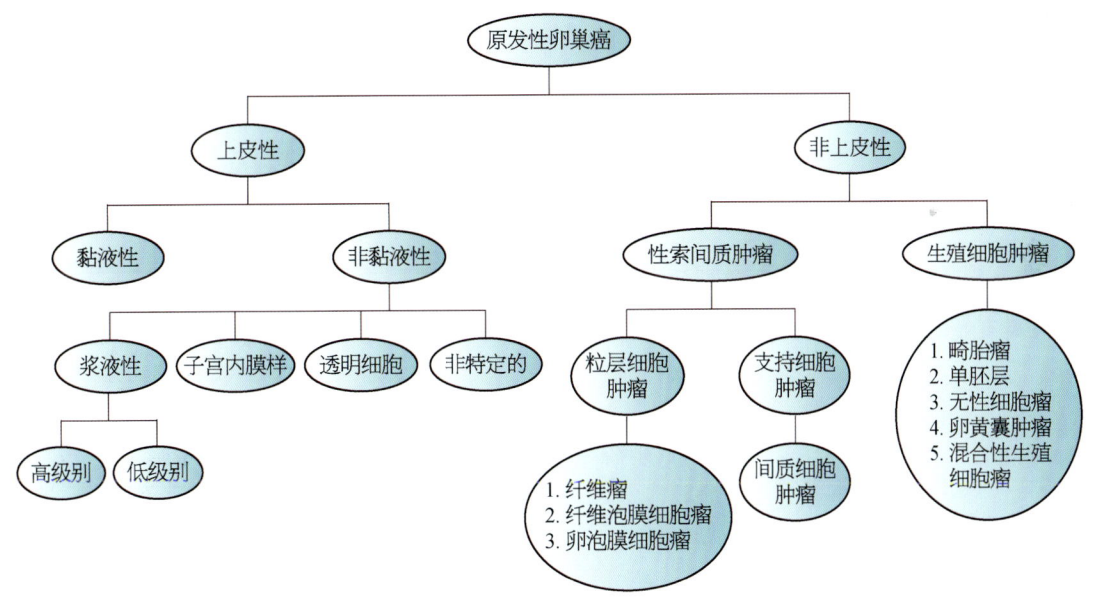

图 19-1-1 卵巢癌分类

(二) 流行病学

近年来,随着口服避孕药的广泛使用,卵巢癌的发病率有所下降。截至 2018 年,卵巢癌在全球女性中是第七大最常见的癌症。

卵巢癌的发病率在不同国家和不同种族之间存在差异,2012 年最高的发病率出现在欧洲北部和美国,而日本则报告最低的发病率。按照不同的种族,白种妇女的发病率最高,其次是西班牙裔、亚洲/太平洋岛民、非洲裔和美洲印第安/阿拉斯加原住民,其发病率分别为每 10 万人 9.8 例、9.0 例、8.5 例和 7.9 例。需要注意的是,非洲地区的卵巢癌死亡率最高,这可能与环境和社会因素,如贫困和医疗资源匮乏等有关。

全球范围内,2018 年的发病率为每 10 万人 6.6 例,死亡率为每 10 万人 3.9 例。

(三) 病因

卵巢癌的危险因素多种多样,包括人口统计学因素、生育历史、妇科因素、激素因素、遗传因素和与生活方式相关的因素。家族病史被认为是卵巢癌最强烈的危险因素之一。此外，与 BCRA1 和 BCRA2 基因突变也与卵巢癌风险增加相关联。年龄、排卵周期次数及哺乳和生育历史等因素也与卵巢癌的风险相关。尽管一些因素的影响仍然存在争议，如营养、饮食、生活方式和体育活动等，但综合来看，卵巢癌是一种具有重要公共卫生意义的癌症。其发病率和死亡率受多种因素的影响，因此早期诊断和了解危险因素对于预防和管理卵巢癌非常重要。

(四) 症状

卵巢癌的症状通常是模糊且非特异性的，容易与日常生活中的一般不适症状相混淆。这些症状包括腹部胀气、腹痛、尿频、早饱感或饱腹感，以及排便习惯的改变。因此，许多妇女可能会忽视这些症状，不主动寻求医疗护理，从而延误了诊断的时机。卵巢癌的典型临床表现通常是通过盆腔检查或影像学检查发现的附件肿块。这些附件肿块可能引起盆腔疼痛或压力感等症状，并且有时可能在常规盆腔检查或出于其他临床原因进行的影像学研究中偶然被发现。在晚期阶段，卵巢癌可能会导致超出附件区域的盆腔肿块。

(五) 临床治疗

传统上，卵巢癌的治疗方法通常包括化疗和手术的综合治疗。在手术之前，可能需要进行新辅助疗法，以减小肿瘤的体积，以便在手术之前减轻肿瘤的负担。根据国家综合癌症网络指南，目前建议在减灭手术后使用静脉紫杉醇联合卡铂及脂质体阿霉素/卡铂方案作为辅助和新辅助疗法。卡铂和紫杉醇的联合化疗仍然是卵巢癌的主要治疗方案。

一些患有晚期上皮性癌和腹膜癌且在减灭手术后有低体积残留疾病的患者可能适合接受腹腔内疗法。近年来，腹腔内疗法已显示出提高患者生存率的潜力。在这种治疗中，会在腹壁上做一个小切口，然后通过皮下组织引入导管，将其插入腹腔。导管充当药物输注端口，化疗药物可以通过它注入腹腔。

卵巢癌治疗的另一个可能的发展方向是使用活性维生素 D_3 $[1,25(OH)_2D_3]$ 的组合治疗，因为低维生素 D 水平与增加卵巢癌风险有关。当与化疗联合使用时，$1,25(OH)_2D_3$ 已经被证明可以显著增强抗肿瘤作用，特别是在卵巢系膜的癌细胞中。

第二节 卵巢及输卵管肿瘤生物学模型

为了更深入地理解卵巢癌与基本生物特性之间的关联，并开发更有效的治疗方法，必须建立准确的卵巢癌模型。由于小鼠与人类基因组的相似性，小鼠常被用作人类疾病的体内模型。虽然已有多个小鼠品系用于研究卵巢癌的复杂性，以及发现和研究潜在的治疗方法的效果，但仅有 5% 的潜在抗癌化合物在小鼠中的评估表现出足够的临床活性，并最终获得临床试验批准。这些限制强调了改进预临床模型的必要性。

在卵巢癌药物发现中，成功的小鼠模型应能够准确地模拟原始患者中的肿瘤生长和转移模式，并复制患者对治疗的反应。因此，在设计小鼠模型时，需要考虑多个因素，包括肿瘤细胞的来源、移植位置及小鼠的免疫状态。选择适当的临床前模型将有助于更好地设计和测试新药治疗。

(一) 使用肿瘤细胞系的卵巢癌原位移植模型

在小鼠原位移植模型中，肿瘤细胞被植入到它们最初来源的解剖位置。原位移植方法的使用已导致肿瘤模型在肿瘤组织学、血管系统、基因表达、对化疗的反应及转移生物学方面与人类癌症相似。与基于皮下肿瘤移植的模型相比，原位移植模型通常呈现出与特定癌症相关的适当转移模式。原位移植模型为癌症生长提供了必要的环境调节因子，并提供了研究与癌症相关的微环境的机会。

研究人员采用不同的手术技术将肿瘤细胞移植到小鼠卵巢上，并通过一种保护性膜囊，称为疱囊，将其隔离在腹膜环境之外。这个疱囊为卵母细胞发育和卵巢功能提供了液体腔室。这些原位移植的小鼠模型是使用不同来源的卵巢肿瘤生成的，包括肿瘤细胞悬液、切碎的肿瘤碎片、肿瘤片或细胞片层(CS)培养。

然而，与注射到腹腔内的动物相比，腹膜疾病的发生率有所降低，这表明恶性细胞受到囊膜的限制，局限于卵巢内。囊膜是鼠类中将卵巢与腹膜分开的独特结构。相比之下，人类卵巢位于腹腔内而不被囊膜包裹，这使得肿瘤细胞可以通过腹腔液被被动携带到腹膜和大网膜进行转移。这种解剖差异限制了囊内卵巢癌模型准确地模拟人类卵巢癌的转移过程。

在建立原位模型时，通过卵巢囊注射存在一个技术难题，即细胞可能泄漏到腹腔中。Cordero 等强调了在建立腹内囊内原位小鼠模型时技术精度的重要性。必须迅速将针头从囊腔中移除，以密封穿刺点并防止注射细胞泄漏，但同时又必须温和，以免撕裂囊腔。另一方面，Zhang 等开发了一种替代的原位卵巢癌小鼠模型生成方法，以防止囊腔泄漏。在他们的方法中，将肿瘤碎片手术移植到卵巢上，并随后用含有羧甲基纤维素的止血纱布包裹卵巢，然后放回腹腔中，以防止肿瘤移植物的位移和囊腔泄漏。

Yi 等研究了建立原位卵巢癌模型的其他方法。在他们的研究中，使用 BALB/c 小鼠植入带有荧光素酶的小鼠 4T1 乳腺癌细胞系，建立了三种不同的原位卵巢癌模型。这些模型分别使用培养细胞悬浮液、皮下移植肿瘤细胞磨碎悬浮液和皮下移植肿瘤组织块。

第一个模型使用培养细胞悬浮液，注射到卵巢后，整个腹腔显示生物发光现象，可能是由于注射的细胞悬浮液溢出所致。第二个模型使用之前生成的皮下肿瘤细胞磨碎液，1 周后仅有有限的生物发光。作者认为这个结果是由于细胞的存活率因细胞磨碎而降低。第三个模型使用从皮下肿瘤中获得的肿瘤组织块，植入卵巢后 1 周内出现局部生物发光，并在 50 天后扩展至整个小鼠体内。作者得出结论，与细胞悬浮液相比，使用整个肿瘤组织块有更多的优势。尽管这项研究存在一些技术挑战，并且使用的是乳腺癌细胞系，但它突出了使用整个肿瘤片段进行模型开发的优势。

岩内等研究人员调查了工程 CS 培养物在开发替代性同位型卵巢癌小鼠模型中的应用。CS 培养物允许以完整的细胞单层形式输送肿瘤细胞。与传统的单细胞悬浮液相比，CS 培养物保留了所有的细胞-细胞连接、受体和相关的细胞外基质。

（二）PDX 模型

卵巢癌的 PDX（患者来源的移植瘤）模型是利用患者的肿瘤组织或腹水建立的。这种模型被认为可以忠实地反映患者肿瘤的基因组特征。然而，最近的研究发现，在 PDX 传代过程中可能会发生拷贝数变化，导致 PDX 肿瘤在基因上与其原发肿瘤存在差异。此外，大多数癌细胞株在长期的体外传代过程中，由于在固体支持物上生长时的基因修饰，已经失去了与其来源肿瘤的基因相似性。Domcke 等最近的分析还表明，许多在高级别卵巢癌体外和体内研究中常用的卵巢癌肿瘤细胞株与患者肿瘤之间存在基因相似性的不足。这些发现强调了需要更加谨慎地考虑 PDX 和细胞株模型的使用，以确保它们能够准确地代表患者肿瘤的特征。

卵巢癌的组织学亚型（包括 HGSC、EC、CCC、MC 和 LGSC）直到最近在临床前研究或临床试验中没有得到明确定义，尽管这些卵巢癌亚型之间存在分子相似性的差异很小。这也强调了需要更深入地研究和分析卵巢癌研究中不同亚型的必要性。

尽管 PDX 模型在药物治疗测试中具有明显的优势，但也面临一些限制。其中一个限制是一些 PDX 模型，如卵巢癌、乳腺癌、结肠癌、胰腺癌、膀胱癌和肾癌模型，容易形成人类淋巴瘤肿瘤。为确保生成的 PDX 模型与原始患者的癌症相似，必须对这些模型进行淋巴瘤标志物的充分评估。有研究表明，使用药物如 rituximab 可以抑制在卵巢癌 PDX 中出现 B 细胞淋巴瘤的情况。

另一个限制是 PDX 模型的基因组不稳定性，即经过体内移植后的肿瘤可能会出现拷贝数改变。这种基因组不稳定性可能会影响 PDX 模型对药物治疗的反应，特别是对于胰腺癌、结肠癌和乳腺癌等模型，拷贝数的改变可能影响药物疗效。因此，在研究开发卵巢癌 PDX 模型时，研究人员需要认识到这些限制并加以考虑，以确保 PDX 模型的可靠性和准确性。

（三）人源化小鼠模型

Bankert 等的研究使用人类化小鼠模型来评估外源性 IL-12 作为潜在的免疫治疗方法。他们通过腹腔注射将含有 $CD45^+$ 白细胞、细胞角蛋白阳性细胞和三铬阳性胶原纤维母细胞产生的胶原纤维的卵巢癌肿瘤细胞悬液注入 NSG 小鼠的腹腔中，建立了人类化的卵巢癌小鼠模型。这个模型被认为是人类化的，因为它包含肿瘤相关的人类免疫细胞，如 $CD3^+$ T 细胞、$CD20^+$ B 细胞和 $CD138^+$ 浆细胞，并且这些细胞保持了功能。

Chang 等的研究使用了人源化小鼠模型来评估一种单克隆抗体免疫疗法对卵巢癌的影响，该疗法的机制包括清除调节性 T 细胞并恢复抗肿瘤免疫。他们使用了两种不同的人源化小鼠模型，一种是 huPBL-NSG 小鼠，另一种是接受成年人外周血淋巴细胞的小鼠。

临床前的卵巢癌小鼠模型提供了对卵巢癌生物学的深入了解，并有助于寻找新的卵巢癌治疗方法。这些模型包括原位移植、异种移植（PDX）、人源化或它们的组合，可以帮助研究人员了解卵巢癌的转移、药物耐药性、肿瘤组成及免疫成分。这些见解对于挖掘和评估新的治疗方法至关重要。

未来,卵巢癌小鼠模型的发展将充分利用新的免疫缺陷小鼠品系,以更好地移植肿瘤细胞和人类免疫细胞,深入研究卵巢癌肿瘤微环境,并帮助开发治疗方法。这些人源化小鼠将有助于了解铂类药物的耐药性及免疫细胞对铂类药物耐药性的影响。最近的研究表明,纤维细胞介导的耐药性与免疫细胞(如 CD8$^+$ T 细胞)释放的 IFN-γ 相关,这有望为治疗提供新的方向。

第三节 卵巢癌及输卵管肿瘤药理学研究

(一) 发生机制研究进展

卵巢癌的描述和诊断观念正在发生变化,近年来,提出了一个新的分类系统,将卵巢癌分为Ⅰ型和Ⅱ型肿瘤(图 19-3-1)。

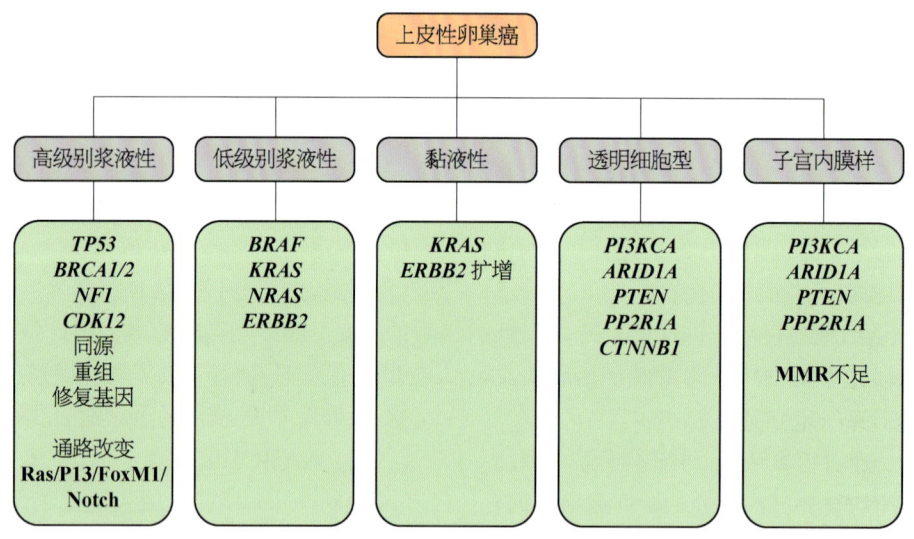

图 19-3-1 卵巢上皮癌亚型及其相关突变

Ⅰ型肿瘤通常是低级别的,其中一些亚型(如子宫内膜样、黏液样和透明细胞型)携带 BRAF、KRAS 和 PTEN 突变,以及微卫星不稳定性。Ⅱ型肿瘤包括高级别浆液性和癌肉瘤,这些肿瘤通常含有 p53、BRCA1 和 BRCA2 等基因的突变。通过对数百例卵巢癌进行综合基因组分析,进一步将高级别肿瘤分为四个转录亚型,并确定了 NF1、BRCA1、BRCA2 和 CDK12 等基因的体细胞突变。值得注意的是,大约 50% 的高级别浆液性癌存在同源重组修复 DNA 损伤的缺陷,同时 NOTCH 和 FOXM1 信号通路与浆液性肿瘤的病理生理过程有关。现在,已经确定了与不同类型相关的遗传标志物,为未来十年的个性化医学奠定了基础。

1. 基因和分子机制 卵巢癌的基因和分子机制涉及一系列相关遗传物质和分子过程,它们指导着卵巢癌的发展和转移。这个复杂的过程包括多个途径,其中被动扩散和血液传播是其中重要的机制之一。被动扩散描述了癌细胞如何通过腹腔液传播到身体其他腹腔器官,而血液传播则表示癌细胞通过血液循环进入到远处器官。此外,卵巢癌的转移还受到周围组织间质和肿瘤细胞之间的相互作用的紧密调节,同时小 RNA 分子也在该过程中发挥着重要作用。蛋白激活如 STAT3 和 STAT5 在卵巢癌的发展中扮演着关键的调控角色,它们影响细胞的增殖、转移及对治疗的抗药性等方面的过程。TP53 基因的突变对于卵巢癌的 STAT3 磷酸化和 DNA 结合活性产生重要影响,尤其是在高级别浆液性癌中,p53 突变对 STAT3 的调控具有显著影响。最后,肿瘤微环境中的多种因素,包括炎性因子、基质细胞和肿瘤相关的巨噬细胞等,对卵巢癌的发展和转移也发挥着关键的调节作用。一些特定的遗传突变,特别是 BRCA1 和 BRCA2 基因的突变,已被确定为卵巢癌的重要风险因素。

(1) BRCA1 和 BRCA2 基因突变:BRCA1 和 BRCA2 基因都是抑癌基因,它们在正常情况下有助于稳定细胞的 DNA 并防止无控制的细胞增长。然而,当这些基因发生突变时,抑癌功能会减弱,从而增加了患者发生卵巢癌的风险。据估计,BRCA1 基因突变者患卵巢癌的风险在 35%～70%,而 BRCA2 基因突变者的风险在 10%～30%。相比之下,普通女性患卵巢癌的风险大约为 1.3%。

(2) 家族性卵巢癌:家族性卵巢癌通常定义为有两个或更多直系亲属(如母亲、姐妹、女儿)患有卵巢癌的家庭。在这些家庭中,卵巢癌的风险显著增加。家族性卵巢癌可能与 BRCA1 和 BRCA2 突变有关,但也可能涉及其他遗传因素。对这些家庭进行遗传咨询和风险评估非常重要。

(3) 其他遗传突变:除 BRCA1 和 BRCA2 外,其他一些基因突变也已被关联到卵巢癌的风险,包括 Lynch 综合征相关基因(如 MLH1、MSH2、MSH6、PMS2 和 EPCAM)及 RAD51C 和 RAD51D 基因。

(4) STAT 基因持续上调:在 EOC 中,在没有体细胞突变的情况下,STAT 的持续上调主要是通过持久的酪氨酸磷酸化信号贡献的。一般来说,STAT3/STAT5 在许多细胞因子、激素和生长因子结合其受体及细胞内激酶的活化作用下被激活,其中大部分是由 4 个 JAK 家族激酶引起的酪氨酸磷酸化。通常,STAT3/STAT5 会通过关键残基的磷酸化[STAT3 酪氨酸残基 705 和丝氨酸 727(ERK、JNK 和其他应激激酶),STAT5A 酪氨酸残基 694、丝氨酸 725(CDK8)和丝氨酸 779(PAK1/2)及 STAT5B 酪氨酸残基 699 和丝氨酸 730(CDK8)]来激活。EOC 中的 JAK - STAT 信号转导可以进一步通过各种分子途径进行调控。然而,尚未报告导致 EOC 中 STAT3/STAT5 过度活化的遗传突变。

(5) IL-6 信号通路:在 JAK - STAT 信号传导的上游,IL-6 家族细胞因子在信号转导中起着关键作用。IL-6 家族细胞因子与 gp130 的配体结合亚单位发生同源二聚化,激活 JAK 结合到 gp130,然后触发下游信号级联反应。在卵巢癌中,IL-6 家族细胞因子是免疫调节细胞因子的主要家族之一。在卵巢癌肿瘤微环境中分泌的 IL-6、LIF 和 IL-11 共同作用,诱导卵巢癌细胞的 JAK - STAT 信号传导。

(6) TP53 基因突变:值得注意的是,在卵巢癌细胞中,野生型 p53 而非突变型 p53 可以减少 JAK2 的 Tyr 磷酸化。由于高级别浆液性癌(HGSC)中有 TP53 基因的高频突变,这说明 STAT3 的磷酸化和其 DNA 结合活性可能受到 HGSC 中 p53 状态的调节。

(7) 脂质代谢通路:细胞内氧化还原状态通过调控转录与侵袭性表型相关基因来调节 STAT3。与脂质代谢相关的通路已被发现影响氧化还原状态,因此被认为是肥胖与恶性卵巢癌患者生存率较低之间相关。

2. 生育史与药物使用 已有研究表明,生育历史与卵巢癌的风险存在关联。具体而言,女性的生育历史,尤其是在 30 岁之前生育的女性,与卵巢癌的风险呈负相关,即她们的患病风险较低于未曾生育的女性。此外,生育次数越多,卵巢癌的风险也越低。尽管目前尚未完全理解生物机制,但有理论认为这可能与排卵周期的数量有关,即排卵周期越多,卵巢表皮受到的损伤和炎症反应也越多,从而增加了卵巢癌的风险。

长期使用雌激素替代疗法(ERT)的女性,特别是只使用雌激素而不包含孕激素的女性,可能会增加卵巢癌的风险。然而,对于短期(5 年以内)使用 ERT 的女性,其卵巢癌风险并没有显著增加。另一方面,口服避孕药使用者的卵巢癌风险实际上是降低的,即使在停药多年后,其卵巢癌的风险仍然较低。

3. 环境与生活方式 肥胖被认为是多种癌症,包括卵巢癌的一个重要风险因素。多项研究表明,体重指数(BMI)超过 $30\,kg/m^2$ 的女性患卵巢癌的风险较高。尽管确切的机制尚不清楚,但与肥胖相关的慢性炎症、胰岛素抵抗和激素水平的变化可能与此有关。

关于饮食与卵巢癌风险的研究结果并不一致。然而,一些研究表明,富含蔬菜和水果的饮食可能与较低的卵巢癌风险相关。相反,高脂肪饮食可能会增加卵巢癌的风险。

吸烟已被确定为卵巢癌,尤其是黏液性卵巢癌的风险因素。烟草中的有害化学物质可能通过血液进入卵巢,影响卵巢细胞的 DNA,从而增加卵巢癌的风险。

关于酒精摄入是否增加卵巢癌风险的研究结果目前尚不一致。一些研究发现酒精摄入与卵巢癌风险增加相关,而其他研究则未发现这种关联。

(二)治疗药物药理学研究进展

目前治疗卵巢癌和输卵管癌的主要药物分为四类:化疗药物包括顺铂、卡铂、紫杉醇和多柔比星等,是最常用的治疗方式之一。靶向治疗药物如贝伐单抗和 PARP 抑制剂如奥拉帕尼则专注于干预肿瘤细胞的特定生长和扩散过程。免疫治疗药物,如纳武单抗和帕博单抗,通过激活患者的免疫系统来识别和攻击癌细胞。另外,内分泌治疗药物主要应用于雌激素受体(ER)或孕激素受体(PR)阳性的患者,旨在通过调整激素水平或阻止激素与癌细胞受体的结合来抑制癌细胞的生长。这些不同类型的药物为卵巢癌和输卵管癌患者提供了多样化的治疗选择，医生会根据患者的具体情况和疾病特点选择合适的治疗策略。

1. 化疗药物研究进展　顺铂和卡铂属于铂类化疗药物，它们的工作原理是通过形成与 DNA 结合的铂络合物，阻止 DNA 的复制和转录，从而阻止细胞的分裂和增长。然而，它们也会影响正常细胞，尤其是那些快速分裂的细胞，导致一些副作用，如恶心、脱发和白细胞减少。

紫杉醇是一种微管稳定剂，它可以阻止微管的分解，从而妨碍细胞在分裂期间形成正常的分裂装置（纺锤体）。由于细胞无法正常分裂，它们最终会死亡。紫杉醇的副作用可能包括脱发、口腔溃疡和低血压。

多柔比星是一种强效的抗癌药物，其工作原理是阻止 DNA 和 RNA 的合成，这是细胞复制所必需的过程。这种药物的副作用可能包括心脏损伤、免疫系统抑制和脱发。

2. 靶向治疗药物研究进展　靶向治疗药物的设计目标是专门攻击癌细胞的特定特征，例如它们的生长方式或存活方式。与传统的化疗药物不同，靶向药物通常不会对正常细胞产生大量的毒性。

贝伐单抗是一种靶向血管生成（新生血管的形成）的药物。癌细胞需要血液供应才能生长和扩散，血管生成因子（VEGF）是促进新血管形成的一种蛋白质。贝伐单抗能够结合到 VEGF 上，阻止其刺激新血管的形成，从而"饿死"癌细胞。

PARP（聚腺苷二磷酸核糖聚合酶）是一种存在于我们身体所有细胞中的酶，它的主要功能是帮助修复 DNA 的单链损伤。当 DNA 的单链断裂发生时，PARP 会被激活并附着在损伤的部位，帮助引导修复机制修复这个损伤。因此，PARP 抑制剂通过阻止 PARP 的功能，使癌细胞不能修复 DNA 的单链损伤。这个未修复的单链损伤在 DNA 复制的过程中会转变为双链断裂。如果癌细胞不能有效修复这个双链断裂，它就会死亡。PARP 抑制剂包括奥拉帕尼、卢卡帕尼和尼拉帕尼等。

奥拉帕尼是第一个获得美国食品药品管理局（FDA）批准的 PARP 抑制剂。它被用于 *BRCA1* 或 *BRCA2* 突变的晚期卵巢癌治疗。常见的副作用包括疲劳、恶心、呕吐、腹泻和贫血。

卢卡帕尼获得 FDA 批准用于治疗 *BRCA* 突变的复发性卵巢癌，也被用于 *BRCA* 突变的乳腺癌治疗。常见的副作用包括疲劳、恶心、呕吐、肺炎、贫血和肝功能异常。

尼拉帕尼获得 FDA 批准用于治疗复发性卵巢癌，这些患者在接受铂类化疗后疾病进展缓慢，且无论是否有 *BRCA* 突变。尼拉帕尼在这方面与其他两种药物不同，因为它可以用于非 *BRCA* 突变的患者。常见的副作用包括高血压、心动过速、恶心、疲劳、贫血和减少血小板数量。

3. 免疫治疗研究进展

（1）免疫检查点阻断剂：抗体阻断抑制性受体的特定目标是恢复已存在的抗肿瘤反应。这一目标已通过三种一般策略实现：抑制活化 T 淋巴细胞上表达的免疫抑制性受体，以及抑制这些受体的主要配体，如 PD-1 配体（PD-L1）。已经开发了几种针对 PD-1、PD-L1 和 CTLA-4 的抗体，并正在临床中测试它们在卵巢癌患者中的疗效。

（2）疫苗：癌症疫苗的核心原理是激发免疫反应，有针对性地攻击恶性细胞。这使得癌症疫苗可以用于预防和治疗两种方式。在预防性疫苗接种方面，目标是启动一种免疫反应，旨在早期识别和清除癌细胞，以阻止肿瘤的恶性发展。此外，癌症疫苗还可以用于治疗，作为对已接受积极抗肿瘤免疫治疗或免疫增强疗法的患者的"增强剂"。癌症疫苗的适应性在很大程度上取决于肿瘤抗原的性质，并已用于激发多种癌症免疫治疗应用中的抗癌免疫反应。一个关键问题是在卵巢癌中鉴定最有效和安全的疫苗靶点。

美国国家癌症研究所抗原优先级小组已将 NY-ESO-1 列为进一步开发免疫疗法的前 10 个抗原之一。在卵巢癌中针对 CT 抗原的策略开发可能具有潜在的治疗益处。已经在卵巢癌患者中进行了多个基于 NY-ESO-1 的临床试验，还有其他试验正在进行中。这些疫苗包括长肽、异源免疫增强方法（首先使用重组表达 NY-ESO-1 的卡介苗病毒，然后使用重组表达 NY-ESO-1 的鸡痘病毒）及与表观遗传修饰相结合的 NY-ESO-1 蛋白。

（3）细胞免疫治疗（ACT）：ACT 涉及在体外选择抗原特异性 T 细胞并扩增它们以获得所需的规模，以实现有针对性的免疫反应。与疫苗策略相比，ACT 不受体内免疫抑制的限制，这些限制可能会限制其他被动免疫疗法方法所实现的期望抗肿瘤免疫反应的幅度、持续时间和表型。用于 ACT 的 T 细胞可以来源于外周血淋巴细胞（PBL）或肿瘤浸润淋巴（TIL）。在体外修改和扩增后，活化的 T 细胞通常在患者接受淋巴去除预处理化疗后重新输注。

最初的研究表明，T 细胞免疫疗法有潜力根治实体肿瘤,这些研究来自美国国家癌症研究所关于体外选择 TIL 的转移研究。不幸的是,分离和制备 TIL 的方法劳动密集且仅在部分患者中成功。为了提高转移细胞的治疗潜力,研究人员最近将焦点放在了通过基因修改 PBL 以表达肿瘤抗原特异性的方法上。使用基因工程改造的 PBL 来表达抗肿瘤受体在扩展 ACT 的应用中有望扩大,特别是对于卵巢癌等上皮癌症患者。

最近的报告表明,通过在体外扩增以维持干细胞记忆 T 细胞(Tscm)的更多干细胞样 T 细胞群体,可以实现更持久的免疫应答。将不太成熟、更干细胞样的细胞转移给受益者的明显好处可能是由于这些细胞在体内的持久性和补充能力增加。从概念上讲,造血干细胞的再生性质可以通过 PBL 的 TCR 基因改造提供对肿瘤抗原的工程化效应 T 细胞的长期、潜在终身的供应。这种方法目前正在罗斯韦尔帕克癌症研究所的卵巢癌患者临床试验中进行测试。

(4) 前景:除了 PD-1 和 CTLA-4 通路之外,在卵巢癌中还存在其他耐受性机制,应作为新型联合疗法的一部分进行靶向。例如,在卵巢癌中最关键的免疫抑制机制之一是由色胺-2,3-二氧化酶(IDO)介导的,这是一种免疫调节酶,催化色氨酸降解的限速步骤,沿着骈胱氨酸途径进行。一项临床试验测试了一种新策略,即通过对 NY-ESO-1 进行疫苗接种,选择性地破坏 IDO 介导的免疫耐受,并同时通过对 NY-ESO-1 进行疫苗接种促进生成肿瘤抗原特异性 T 细胞。

另一种有前景的方法是开发新的合成生物学技术,这些技术正在引领 TCR 或 CAR 修饰 T 细胞的新一代。这些策略包括细胞因子如 IL-12,导致它们在肿瘤微环境中的局部释放,包括对抑制分子如 TGF-β 或 PD-1 的诱骗受体,以及包括自杀基因以消除 T 细胞和终止正在进行的副作用。希望这些下一代方法在不久的将来将在卵巢癌中进行测试,单独或与其他免疫疗法结合使用。

4. miRNA 治疗　卵巢癌治疗中的 miRNA 研究显示,在多项使用 miRNA 和 cDNA 微阵列的研究中,揭示了卵巢癌(OC)中存在广泛的转录变化。这些研究发现了一些在晚期或高级别卵巢癌中下调的 miRNA,这表明 miRNA 参与了 OC 恶性肿瘤的形成。同时,越来越多的研究不断发现与卵巢癌病因有关的新 miRNA。这些一致的结果持续支持 miRNA 在恶性肿瘤发病机制中的作用。因此,利用这些 miRNA 的特性来干预肿瘤的发展已经成为各种研究的重要课题。

研究显示,miRNA-126-3p 和 PLXNB2 被认为可以作为 OC 治疗的重要靶标(图 19-3-2)。

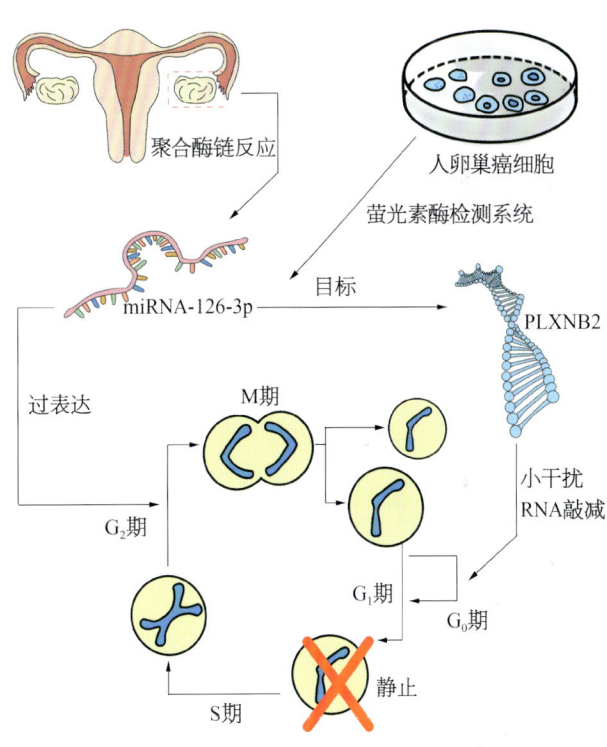

图 19-3-2　miRNA-126-3p 和 PLXNB2 作用机制示意图

第四节　卵巢癌药理学研究案例

^{131}I-单克隆抗体对卵巢癌裸鼠肿瘤的抑制作用探索性研究

(一) 目的

建立卵巢癌裸鼠原位(或转移)移植瘤模型,对其新的生物标志物进行初步研究,并探索 ^{131}I-单克隆抗体对卵巢癌裸鼠肿瘤的抑制作用。

(二) 实验材料

1. 主要试剂

(1) 细胞培养相关试剂:①含 10% 胎牛血清的 RPMI1640 培养基。②细胞冻存液:DMSO:标准胎牛血清：RPMI1640 培养基为 1∶2∶7。③胰酶：浓度 0.25％，pH 7.2，用 PBS 配制，通过微孔滤膜加压过滤除菌（滤膜孔直径 0.22 μm）。

(2) 检测用试剂：环氧酶-1(COX-1)免疫组化试剂盒及雌激素受体表达检测相关试剂。

(3) 对照品及供试品：阴性对照品：橄榄油，由×××公司提供。阳性对照品：环磷酰胺，由×××生物科技有限公司提供。^{131}I-单克隆抗体：由×××公司提供。

2. 器械和材料　托盘、止血钳、剪刀、镊子、烧杯、游标卡尺、注射器、细胞培养瓶、离心管、过滤器(0.22 μm 滤膜)、移液枪、枪头、盖玻片和血细胞计数板。

3. 主要仪器　CO_2 培养箱(×××公司)、全自动高压灭菌器(×××公司)、倒置相差显微镜(×××公司)、恒温干燥箱(×××公司 WFO-700)、SW-CJ-1FD 超净工作台(×××公司)、离心机(×××公司，型号 L500)。

(三) 细胞资料

(1) 细胞：人卵巢腺癌细胞系 OVCAR-3。
(2) 来源：购买。
(3) 细胞保存：液氮保存。
(4) 细胞培养：用含 10％ 胎牛血清的 RPMI1640 培养基培养。
(5) 细胞株培养条件：37 ℃、5％ CO_2 培养箱中培养。

(四) 动物资料

(1) 种：裸鼠。
(2) 系：BALB/c 裸鼠。
(3) 性别和数量：雌性，20 只。
(4) 年龄：4～6 周。
(5) 体重范围：18～20 g。
(6) 来源：×××实验动物中心。
(7) 等级：SPF 级。
(8) 许可证号及发证单位：实验动物生产许可证号 SCXK(X)2003-0002。实验动物使用许可证号 SYXK(X)2013-0027。
(9) 实验系统选择说明：BALB/c 裸鼠是肿瘤学研究中公认的标准动物之一，委托方同意使用该种动物。
(10) 实验动物识别方法：动物到达后，按要求接收，按本中心统一的编号方法进行编号，为每只动物指定一个单一的研究动物号。原始资料中使用研究动物号来识别。
(11) 饲料及饮用水：饲料为由×××生物科技有限公司生产的繁殖鼠料，饮用水为自来水。两者均经高温高压消毒。
(12) 饲养条件和环境：动物在×××清洁级级动物房层流架内饲养，每笼饲养同性裸鼠 5 只，自由饮水、摄食。室温 20～26 ℃，相对湿度 40％～70％，光照 12 h，黑暗 12 h。实验开始前适应性饲养 3 天。经一般行为观察，选用符合要求裸鼠作为实验动物。

(五) 试验方法

(1) 细胞培养及肿瘤细胞皮下接种：OVCAR-3 细胞株复苏后，加入 10 倍以上培养液，混匀后低速离心，除去上清液，再重复一次后，加入 10 mL RPMI1640 培养液，放入培养箱，若细胞促角较短，则第二日换细胞培养液，继续培养。均传 2～3 代，用于接种。取对数期生长的卵巢癌癌细胞以 0.25％ 的胰酶消化后，加入新鲜培养液重悬制成细胞悬液，1 000 r/min 离心 5 min 后重悬于 PBS 溶液中，调整细胞密度，用锥虫蓝溶液进行染色，排除法检验细胞存活率大于 90％ 的细胞悬液可用。取制备的细胞悬液，均以 $4×10^6$ 个细胞，0.2 mL/只分别接种至 BALB/c 雌性裸鼠的颈背部近腋窝处皮下，形成一小皮丘表明接种成功，共接种 10 只裸鼠。

(2) 实验分组：根据第一批试验动物的体重进行随机分组，设置二个实验组，分别为皮下移植瘤模型组和空白对照组，10 只/组。根据第二批试验动物的体重进行随机分组，设置 7 个实验组：阳性对照组(环磷酰胺 60 mg/kg)，阴性对照组(等体积)，单抗高和低 2 个剂量组(10 mg/kg、2 mg/kg)，^{131}I-单抗高、中和低 3 个剂量组(10 mg/kg + 125 μCi、6 mg/kg + 75 μCi 和 2 mg/kg + 25 μCi)。每组 4 只。

(3) 裸鼠卵巢癌皮下移植模型的建立及供试品处理

1) 裸鼠 10 只，每笼 5 只，饲养于 SPF 级动物房中，分别将对数生长期 OVCAR-3，悬浮于无血清 RPMI1640 培养基中，进行细胞计数后，收集细胞，调整浓度为 $4×10^6$/mL。常规络合碘消毒裸鼠右前腋皮下，用 1 mL 30G 无菌胰岛素注射器将细胞悬液按每只 0.2 mL 细胞注入实验裸鼠的颈背部近腋窝处皮下。

2) 观察裸鼠的进食、一般活动状况及皮下肿瘤形成情况，从接种后的第 7 日开始测量肿瘤大小，每 7 日取游标卡尺分别测量、记录裸鼠皮下肿瘤长径和短径按公式计算肿瘤体积，并以时间为横坐标，以肿瘤的体积为纵坐标，绘制移植瘤生长曲线图。

3) 动物解剖，于接种后 60 天后以颈椎脱白法处死裸鼠,无菌条件下完整地剥出瘤体、拍照、称重,测量裸鼠移植瘤的重量,选择生长良好、无液化坏死、鱼肉状的瘤组织块把它切成 1 mm×1 mm×1 mm 的小块,利用 20 号套管针接种于裸鼠一侧腋窝(近乳腺)皮下。尽可能在切除后 1 h 内接种。剩余部分肿瘤与切取的肝、肺、肾及腋下淋巴结等用 10% 甲醛溶液固定,石蜡包埋,制片,HE 染色和免疫组化检测。另取部分成瘤组织用液氮冷冻保存备用。

4) 将移植肿瘤的 28 只裸鼠,搬移至同位素实验室,按照分组结果,分别进行腹腔(ip)给药连续 14 天,分别在 D_0、D_4、D_8、D_{12} 和 D_{15} 称量体重和肿瘤体积,并记录裸鼠存活时间。

(六) 观察指标

(1) 动物一般特征观察:包括精神状态、活动状况、反应、饮食、动物体重。

(2) 肿瘤的形态学特征:瘤体大小和重量、移植瘤的形态、质地、颜色、活动度等。皮下接种肿瘤体积测量,1 次/7 日。绘制肿瘤生长曲线。

(3) 肿瘤的病理背景数据:光学显微镜下观察肿瘤组织的特征和免疫细胞化学特征。

(4) 肿瘤转移情况:检查腹水生成情况,观察肺、肝、肾及淋巴结有无转移。

(5) 肿瘤组织中环氧酶-1 的表达。

(6) 肿瘤抑制率(TIR):停药后第 2 天(D_{15})颈椎脱臼处死裸鼠,剥离瘤组织,称取瘤重,通过实验组移植瘤的瘤重与阴性对照组移植瘤的瘤重相比较计算抑瘤率:TIR(%) = 1 − 实验组平均瘤重/阴性对照组平均瘤重×100%。

(7) 相对肿瘤增殖率(T/C):肿瘤结节出现后,每周用游标卡尺测量瘤体的长、宽和高,并绘制生长曲线。肿瘤体积的计算公式为:$V = 1/2 \times a \times b^2$。其中 a、b 分别表示长和宽。

(8) 根据测量结果计算出相对肿瘤体积(RTV),RTV = V_t/V_0。其中 V_0 为分笼给药时(即 D_0)测量所得肿瘤体积,V_t 为每一次测量时的肿瘤体积。

(9) 抗肿瘤活性评价指标为相对肿瘤增殖率 T/C (%):T/C(%) = (TRTV/CRTV)×100%。其中,TRTV 为治疗组 RTV,CRTV 为阴性对照组 RTV。疗效评价标准:T/C %>40% 为无效;T/C %≤40%,并经统计学处理 $P < 0.05$ 为有效。

(七) 统计分析

试验数据用 $\bar{X} \pm SD$ 表示,计数资料卡方检验,计量指标用方差检验,非正态资料用非参检验,观察各组间是否存在差异。

(八) 结果

1. 细胞培养结果 细胞复苏后第 1 天观察,复苏的细胞均贴壁(图 19-4-1),细胞伸展,近似圆形,细胞棱角较短。2 天后均生长活跃(图 19-4-2),3~4 天均铺满瓶底(图 19-4-3),需进行传代培养。

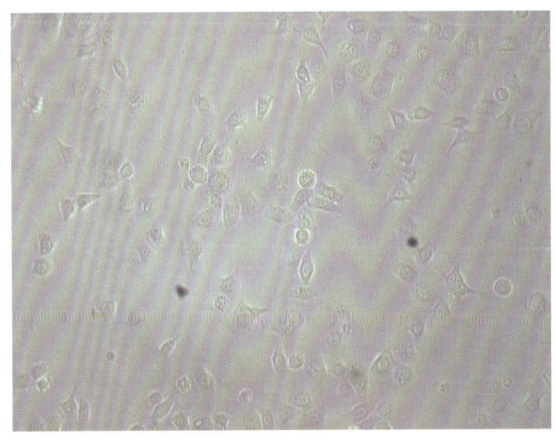

图 19-4-1 OVCAR-3 卵巢癌细胞体外培养第 1 天的细胞生长情况(×400)

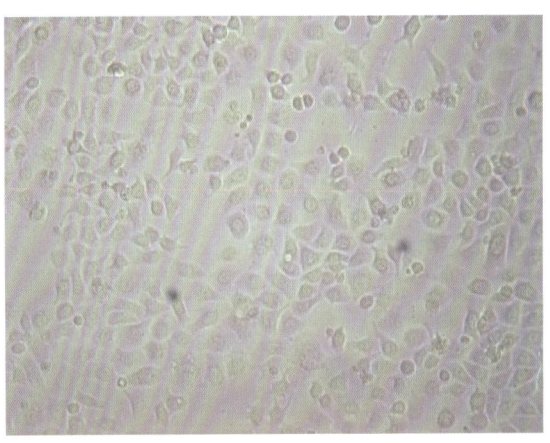

图 19-4-2 OVCAR-3 卵巢癌细胞体外培养第 2 天的细胞生长情况(×400)

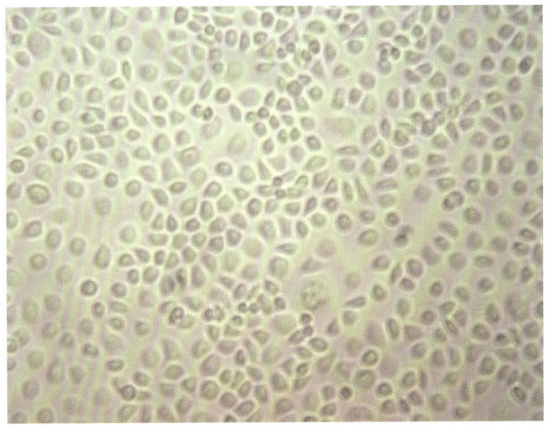

图 19-4-3 OVCAR-3 卵巢癌细胞体外培养第 4 天的细胞生长情况(×400)

2. 一般状况观察 裸鼠试验期间,各组动物活动正常,呼吸正常,鼻部无血性分泌物,与空白对照组动物相比无明显差别;未见与卵巢癌肿瘤细胞有关、供试品和对照品相关的动物死亡。

3. 皮下接种肿瘤生长特点、大体和组织学改变 将含 4×10^6 个卵巢癌细胞悬液接种于裸鼠皮下7天左右,所有裸鼠颈背部皮下均长出突起的小瘤块(图19-4-4),成瘤率为100%,绘制其肿瘤生长曲线,可见其随着时间而不断长大(图19-4-5)。接种后2个月时予以解剖分离皮下组织后发现瘤体亦呈灰白色,制成石蜡切片HE染色后,行组织学检查发现裸鼠皮下肿瘤细胞均细胞体积较大,细胞核大而染色深,核分裂相较多,异型性明显,见不到明显正常卵巢组织(图19-4-4)。而在肝、肺、肾和腋窝淋巴结等器官病理切片中均结构清晰、组织完整,未发现任何肿瘤细胞(图19-4-6),表明未发生这些器官的转移。

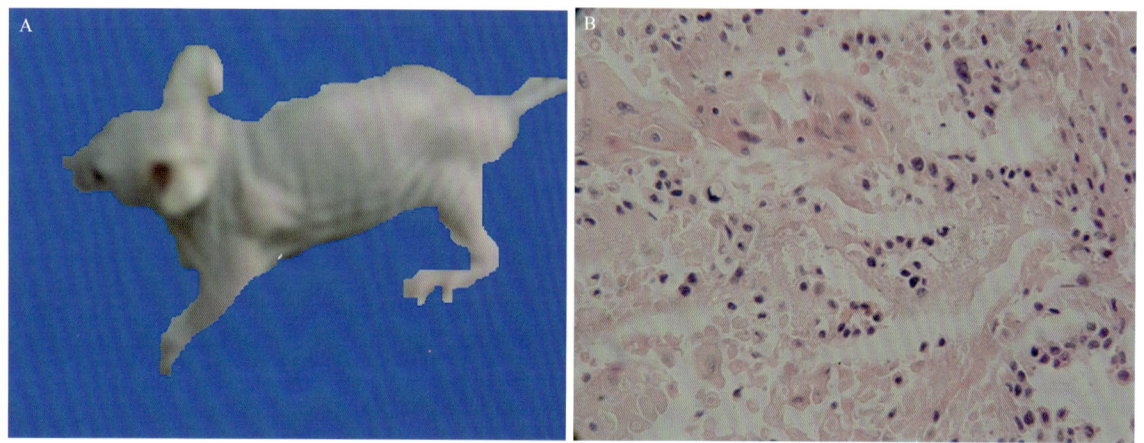

图19-4-4 人OVCAR-3卵巢癌细胞株皮下接种裸鼠模型建立(×400)。A图中箭头所示为皮下肿瘤组织;B为皮下肿瘤的组织切片,HE染色

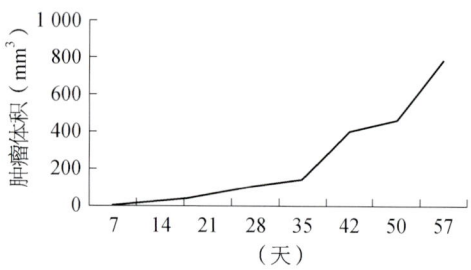

图19-4-5 裸鼠皮下肿瘤生长曲线

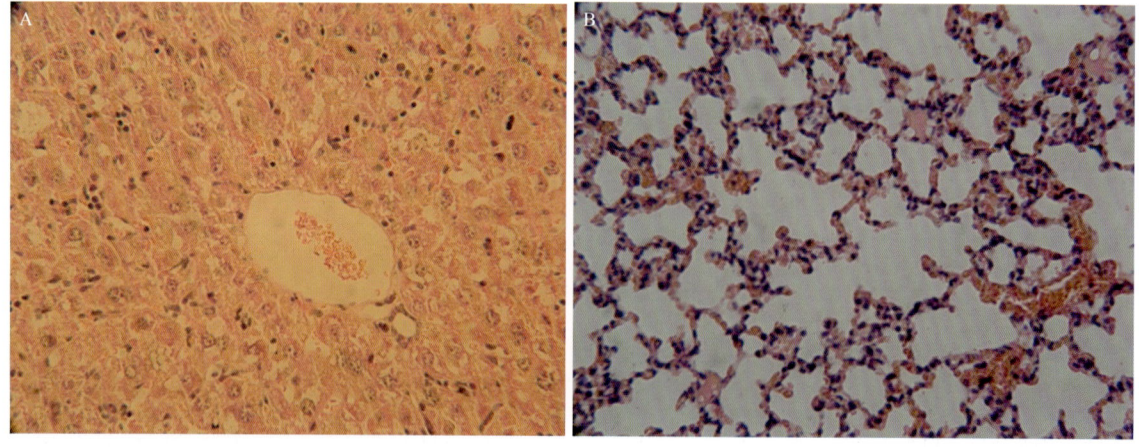

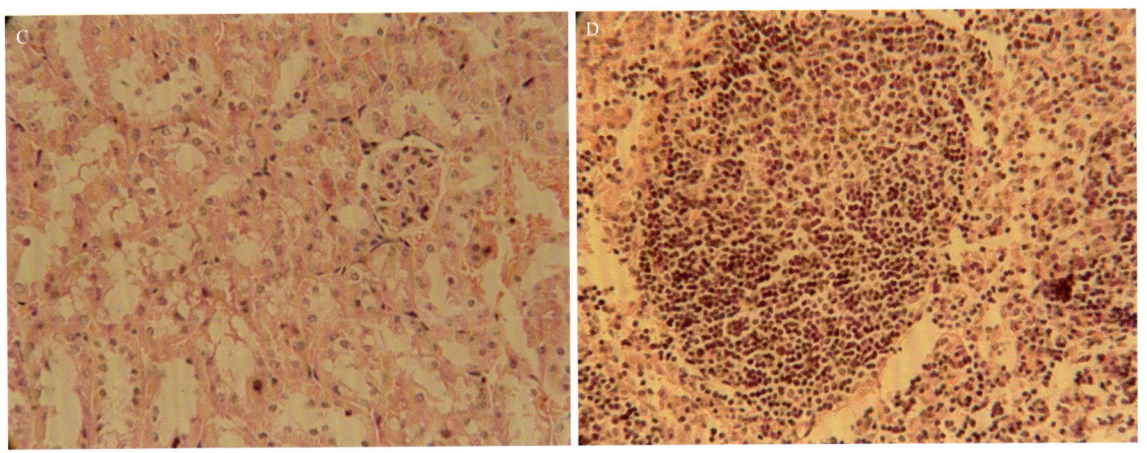

图 19-4-6　其他组织肝(A)、肺(B)、肾(C)和腋窝淋巴结(D)(×400)

4. 对荷 OVCAR-3 裸鼠体重变化的影响　实验期间,各组荷瘤裸鼠在给药期间均存活,体重均有不同程度的增加(图 19-4-7)。实验后(D_{15})与实验前(D_0)相比,NC、PC 和 ^{131}I-LA 均出现显著性差异($P<0.01$),LA 和 ^{131}I-MA 的差异具有统计学意义($P<0.05$);实验后(D_{15}),各药物治疗组的裸鼠体质量与 NC 比较,差异无统计学意义($P>0.05$)。结果见表 19-4-1。

5. 对荷 OVCAR-3 裸鼠质量抑瘤作用　体内抗肿瘤实验结果显示,与 NC 比较,PC 和 HA、LA 均能抑制 OVCAR-3 实体瘤的生长($P<0.05$),并随单抗剂量增加,抑瘤作用增强;由图 19-4-8 可以看出,HA 的抑瘤率为 33.59%,高于 PC,能显著抑制肿瘤的生长($P<0.01$)。

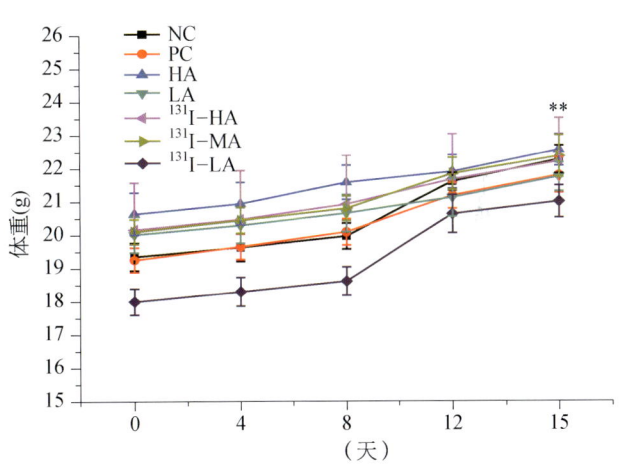

图 19-4-7　各组荷瘤裸鼠体重的变化

表 19-4-1　^{131}I-单克隆抗体对荷 OVCAR-3 裸鼠的体重影响和抑瘤作用($\bar{X}\pm SD$)

组别	剂量	I^{131} 含量 (μCi)	动物数量	体重(g) D_0	体重(g) D_{15}	瘤重(g)	抑瘤率
对照组	0.5 mL	—	4	19.35±0.83	22.26±0.84##	0.131±0.019	1%
环磷酰胺	60 mg/kg	—	4	19.25±0.73	21.79±1.06##	0.096±0.003*	26.72%
高剂量组单克隆抗体	10 mg/kg	—	4	20.64±1.27	22.55±0.95	0.087±0.007**	33.59%
低剂量组单克隆抗体	2 mg/kg	—	4	20.01±1.08	21.74±0.86#	0.102±0.017*	22.14%
高剂量^{131}I-单克隆抗体(^{131}I-HA)	10 mg/kg	125	4	20.16±2.83	22.21±2.58	0.046±0.022**△	64.89%
中剂量^{131}I-单克隆抗体(^{131}I-MA)	6 mg/kg	75	4	20.10±0.74	22.36±1.26#	0.071±0.017**	45.80%
低剂量^{131}I-单克隆抗体(^{131}I-LA)	2 mg/kg	25	4	18.00±0.79	21.00±0.96##	0.117±0.030	10.69%

注:20 g/只裸鼠;D_{15} 体重与 D_0 体重比较,#$P<0.05$,##$P<0.01$;治疗组与对照组比较,*$P<0.05$,**$P<0.01$;^{131}I-HA 与 HA 比较,△$P<0.05$

与 NC 比较,^{131}I-HA、^{131}I-MA、^{131}I-LA 均能抑制 OVCAR-3 实体瘤的生长,并随着单抗剂量和 ^{131}I 含量的增加,抑瘤作用增强;其中,^{131}I-HA、^{131}I-MA 的抑瘤率分别为 64.89% 和 45.80%,都高于 PC 和 HA,且都能显著抑制肿瘤的生长($P<0.01$)。

^{131}I-HA 与 HA 比较,抑瘤作用明显增强,且有统

计学意义($P<0.05$);^{131}I-LA 与 LA 比较,抑瘤作用略低,但差异无统计学意义($P>0.05$)。结果见图 19-4-8。

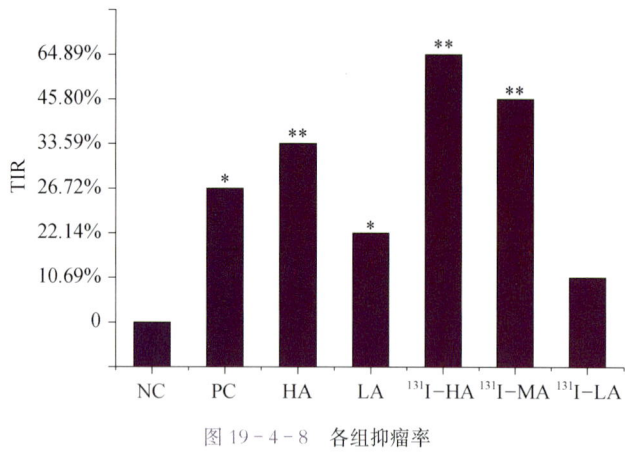

图 19-4-8　各组抑瘤率

6. 对荷 OVCAR-3 裸鼠体积抑瘤作用　给药前一天为 D_0,与 NC 相比,各给药组的肿瘤体积无显著性差异($P>0.05$);给药结束后为 D_{15} 天,与 NC 相比,PC、HA、^{131}I-HA、^{131}I-MA 肿瘤体积明显减小($P<0.05$);PC 和所有给药组均较 NC 肿瘤生长缓慢(图 19-4-9)。相对肿瘤体积(RTV)与 NC 相比,PC、HA、LA、^{131}I-HA、^{131}I-MA 的 RTV 明显减小($P<0.05$),结果见表 19-4-2。

(1) 时效关系:随着给药天数的增加,各给药组的 T/C 均不同程度降低,^{131}I-HA 和 HA 最先在 D_8 出现显著性差异($P<0.01$),^{131}I-MA 到 D_{12} 出现显著性差异($P<0.01$)。两个低剂量组均未出现统计学差异($P>0.05$),考虑主要是因为抗体剂量太低,但随给药天数的增加,从 D_8 到 D_{15},出现 T/C 逐步降低的趋势(图 19-4-10)。

表 19-4-2　^{131}I-单克隆抗体对荷 OVCAR-3 裸鼠肿瘤体积的影响($\bar{X}\pm SD$, $n=4$)

组别	体积(mm³)		RTV(mm³)	T/C 值
	D_0	D_{15}		
对照组	1.43±0.14	160.82±20.07	112.74±15.86	1.00±0.00
环磷酰胺	1.42±0.30	92.34±8.31*	67.42±16.38*	0.60±0.15*
高剂量组单克隆抗体	1.45±0.23	85.45±1.88*	59.98±10.14**	0.54±0.09**
低剂量组单克隆抗体	1.49±0.33	113.74±29.44	82.12±35.65*	0.71±0.23*
高剂量^{131}I-单克隆抗体(^{131}I-HA)	1.35±0.13	47.03±15.93*	34.8±11.80**	0.30±0.07**
中剂量^{131}I-单克隆抗体(^{131}I-MA)	1.34±0.27	71.39±12.42*	53.90±9.84**	0.48±0.10**
低剂量^{131}I-单克隆抗体(^{131}I-LA)	1.53±0.38	136.02±43.12	88.31±10.69	0.80±0.18

注:与对照组比,* $P<0.05$,** $P<0.01$

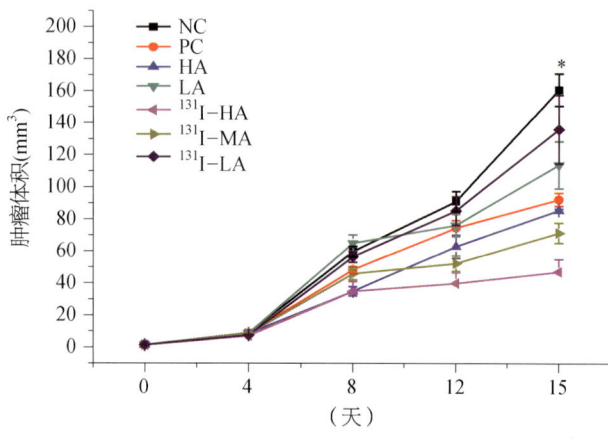

图 19-4-9　各组荷瘤裸鼠肿瘤体积的变化

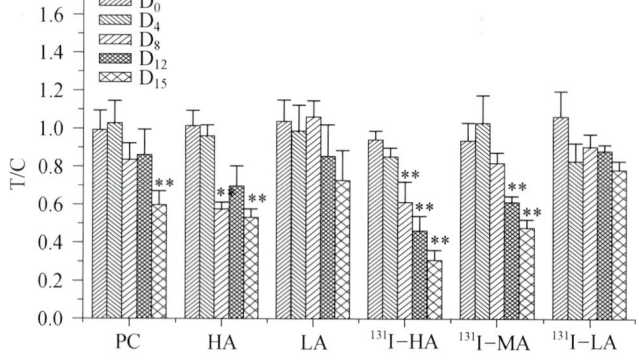

图 19-4-10　各给药组内不同时点(D_4、D_8、D_{12} 和 D_{15})的增殖率与 D_0 比较

(2) 量效关系:由图 19-4-11 可看出,各给药组与 NC 比较,^{131}I-HA 组于第四天已出现明显的抑瘤作用($P<0.05$);从 D_8 起,标记^{131}I 的三个抗体组呈剂量依赖性;到 D_{15},各给药组的 T/C 均显著降低,HA、^{131}I-HA 和^{131}I-MA 的 T/C 分别是 54%、30% 和 48%,除了 LA 差异不明显($P>0.05$),其余各组均具显著性差异($P<0.01$)。虽然,D_{15} 时^{131}I-LA 的增殖率高于 LA,但是 LA 各时点的 T/C 降低不明显($P>$

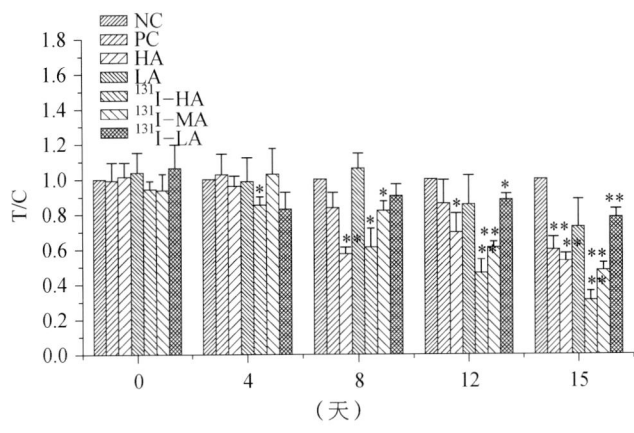

图19-4-11 不同时点各给药组的增殖率与NC比较

0.05),而抗体浓度相同的^{131}I-LA在D_{12}增值率明显降低($P<0.05$),到D_{15}差异显著($P<0.01$)。这可能是由于^{131}I-LA有体内辐射作用之故。根据《细胞毒类抗肿瘤药物非临床研究技术指导原则》(2006年11月)规定,T/C≤40%,并经统计学处理$P<0.05$为有效,只有^{131}I-HA有效。

7. 新生物标志物的探讨研究 对裸鼠的卵巢切片进行免疫组化,结果显示接肿瘤组的裸鼠卵巢的切片中环氧酶-1大量进行表达,空白组的裸鼠卵巢切片的环氧酶-1没有表达,说明环氧酶-1可以作为卵巢癌的前期生物标志物。

(九)讨论

卵巢癌死亡率的控制需要早期发现,将肿瘤控制在器官限制阶段,但现在对卵巢癌晚期阶段缺乏有效治疗。目前的研究较多集中在雌激素及其受体和卵巢癌的关系上,对卵巢癌的新药开发研究也集中在针对雌激素或其受体的药物研究上,而对和雌激素受体相关性小的卵巢癌类型研究较少。OVCAR-3细胞株就是一种几乎不表达雌激素受体的卵巢癌细胞株,本模型的建立成功,增加了对卵巢癌研究的动物模型,拓宽了对卵巢癌药物开发。为临床上对抗雌激素治疗不敏感的卵巢癌病例,提供新的研究基础。在本实验中,未在肝、肾、肺和腋窝淋巴结等器官中发现癌细胞,说明皮下接种OVCAR-3肿瘤细胞形成的皮下瘤块未发生器官转移。肿瘤细胞能否在动物宿主中生长及发生转移取决于肿瘤细胞(种子)本身特性即转移能力及所处的器官组织环境(土壤)。首先肿瘤细胞本身的转移能力对于能否产生转移极其重要,因肿瘤转移是一个相当复杂的过程,肿瘤细胞要在宿主体内生长并发生侵袭转移需要具备破坏基底膜、浸润结缔组织间质及侵入小血管和淋巴管基底膜的能力,另外还要突破宿主机体的免疫屏障,因而并非所有肿瘤细胞均能在宿主体内发生侵袭和转移,只有那些具备高转移潜能且达到一定数目的癌细胞才可以。OVCAR-3卵巢癌细胞株其他类型动物模型是否转移,有待进一步研究。

本实验将放射性核素^{131}I结合单抗,检测其是否能增强对人OVCAR-3卵巢癌细胞的杀伤作用。单用抗体虽对肿瘤生长有一定的抑制作用,但效果不显著,只有将抗体与核素相结合,才能起到良好的杀伤肿瘤细胞的作用。本研究结果证明,环磷酰胺、不同剂量的抗体和^{131}I-抗体对人OVCAR-3卵巢癌裸鼠肿瘤生长都有一定的抑制作用;D_{15}时各组抑瘤率由高到低顺序为:^{131}I-HA>^{131}I-MA>HA>PC>LA>^{131}I-LA>NC;由图19-4-10和图19-4-11得知,^{131}I标记的抗体对肿瘤的疗效具有时间依赖性和剂量依赖性,从D_8开始到D_{15},相对肿瘤增殖率在一定剂量范围内可以随^{131}I-单抗剂量的增大而降低;虽然,D_{15}时^{131}I-LA的增殖率高于LA,但是^{131}I-LA的增殖率在D_{12}($P<0.05$)和D_{15}($P<0.01$)明显降低,而抗体浓度相同的LA各时点均无统计学差异($P>0.05$),这同样是由于^{131}I-LA有体内辐射作用之故。根据《细胞毒类抗肿瘤药物非临床研究技术指导原则》(2006年11月)规定和实验结果,虽然仅^{131}I-单抗高剂量组有效,但根据图19-4-10显示可以看出,包括^{131}I-LA在内的各给药组均出现增殖率逐步降低的趋势。以上结果说明,同样剂量的抗体标记^{131}I后,其抑制肿瘤细胞增殖的效果更好,其原因除与免疫结合有关外,放射性核素的辐射起了重要作用。有实验证明,有些器官肿瘤细胞虽然无法摄取^{131}I的功能,但给予大剂量^{131}I后,见肿瘤缩小,症状减轻,考虑系正常甲状腺细胞浓聚^{131}I而对邻近病灶造成照射之故,其机制,有待进一步研究。

本实验中未见裸鼠的肿瘤完全缓解,这可能与开始治疗时肿瘤体积较大及^{131}I在肿瘤部位的浓聚量有关。因此,将^{131}I-单抗结合传统化疗药物对人OVCAR-3卵巢癌细胞的抑制作用是本课题组下一步研究的内容,为雌激素抵抗的卵巢癌患者的治疗提供放射性治疗方法的理论依据。

(十)结论

本OVCAR-3细胞原位接种后,可以导致裸鼠的皮下原位肿瘤,且成功率较高。同时单克隆抗体和^{131}I-单克隆抗体对人OVCAR-3卵巢癌均有明显的抑制作用,^{131}I-单克隆抗体高剂量组有明显的增效作用。

(王欣然 周莉 孙祖越)

参考文献

[1] 刘向云,杨荣富,胡文娟,等. 人 OVCAR-3 卵巢癌细胞裸小鼠肿瘤模型的建立[J]. 中国实验动物学报,2009,17(2):108-110.

[2] 张旭垠,易晓芳,丰有吉. 雌激素受体 β 与上皮性卵巢癌关系研究进展[J]. 中国妇幼健康研究,2006,17(5):433-435.

[3] Arauchi A, Yang C H, Cho S, et al. An immunocompetent, orthotopic mouse model of epithelial ovarian cancer utilizing tissue engineered tumor cell sheets [J]. Tissue Engineering Part C: Methods, 2015, 21(1):23-34.

[4] Bankert R B, Balu-Iyer S V, Odunsi K, et al. Humanized mouse model of ovarian cancer recapitulates patient solid tumor progression, ascites formation, and metastasis [J]. PloS one, 2011, 6(9):e24420.

[5] Bardin A, Hoffmann P, Boulle N, et al. Involvement of estrogen receptor β in ovarian carcinogenesis [J]. Cancer research, 2004, 64(16):5861-5869.

[6] Ben-David U, Ha G, Tseng Y Y, et al. Patient-derived xenografts undergo mouse-specific tumor evolution [J]. Nature genetics, 2017, 49(11):1567-1575.

[7] Bondarenko G, Ugolkov A, Rohan S, et al. Patient-derived tumor xenografts are susceptible to formation of human lymphocytic tumors [J]. Neoplasia, 2015, 17(9):735-741.

[8] Bowtell D D L. The genesis and evolution of high-grade serous ovarian cancer [J]. Nature Reviews Cancer, 2010, 10(11):803-808.

[9] Butler K A, Hou X, Becker M A, et al. Prevention of human lymphoproliferative tumor formation in ovarian cancer patient-derived xenografts [J]. Neoplasia, 2017, 19(8):628-636.

[10] Chang D K, Peterson E, Sun J, et al. Anti-CCR4 monoclonal antibody enhances antitumor immunity by modulating tumor-infiltrating Tregs in an ovarian cancer xenograft humanized mouse model [J]. Oncoimmunology, 2016, 5(2):e1090307.

[11] Chung W, Eum H H, Lee H O, et al. Single-cell RNA-seq enables comprehensive tumour and immune cell profiling in primary breast cancer [J]. Nature communications, 2017, 8(1):15081.

[12] Cordero A B, Kwon Y, Hua X, et al. In vivo imaging and therapeutic treatments in an orthotopic mouse model of ovarian cancer [J]. JoVE, 2010, (42):e2125.

[13] Dobbin Z C, Katre A A, Steg A D, et al. Using heterogeneity of the patient-derived xenograft model to identify the chemoresistant population in ovarian cancer [J]. Oncotarget, 2014, 5(18):8750.

[14] Domcke S, Sinha R, Levine D A, et al. Evaluating cell lines as tumour models by comparison of genomic profiles [J]. Nature communications, 2013, 4(1):2126.

[15] Duraiswamy J, Kaluza K M, Freeman G J, et al. Dual blockade of PD-1 and CTLA-4 combined with tumor vaccine effectively restores T-cell rejection function in tumors [J]. Cancer Res, 2013, 73(12):3591-3603.

[16] Gaona-Luviano P, Medina-Gaona L A, Magaña-Pérez K. Epidemiology of ovarian cancer [J]. Chin Clin Oncol, 2020, 9(4):47.

[17] Hasan N, Ohman A W, Dinulescu D M. The promise and challenge of ovarian cancer models [J]. Translational cancer research, 2015, 4(1):14.

[18] Heo E J, Cho Y J, Cho W C, et al. Patient-derived xenograft models of epithelial ovarian cancer for preclinical studies [J]. Cancer research and treatment: official journal of Korean Cancer Association, 2017, 49(4):915.

[19] Hidalgo M, Amant F, Biankin A V, et al. Patient-derived xenograft models: an emerging platform for translational cancer research [J]. Cancer discovery, 2014, 4(9):998-1013.

[20] Holub M, Rossmann P, Tlaskalova H, et al. Thymus rudiment of the athymic nude mouse [J]. Nature, 1975, 256(5517):491-493.

[21] Hutchinson L, Kirk R. High drug attrition rates — where are we going wrong? [J]. Nature reviews Clinical oncology, 2011, 8(4):189-190.

[22] Ito R, Takahashi T, Katano I, et al. Current advances in humanized mouse models [J]. Cell Mol Immunol, 2012, 9(3):208-214.

[23] Jackson K S, Inoue K, Davis D A, et al. Three-dimensional ovarian organ culture as a tool to study normal ovarian surface epithelial wound repair [J]. Endocrinology. 2009, 150(8):3921-3926.

[24] Jian-hong Chu, Zu-yue Sun, Xue Lian Meng, et al. Differential metastasis-associated gene analysis of prostate carcinoma cells derived from primary tumor and spontaneous lymphatic metasis in nude mice with orthotopic implantation of PC-3M cells [J]. Cancer Letters, 2006, 233(1):79-88.

[25] Kaku T, Ogawa S, Kawano Y, et al. Histological classification of ovarian cancer [J]. Med Electron Microsc, 2003, 36(1):9-17.

[26] Kargl J, Busch S E, Yang G H, et al. Neutrophils dominate the immune cell composition in non-small cell lung cancer [J]. Nat Commun, 2017, 1(8):14381.

[27] Khanna C, Hunter K. Modeling metastasis in vivo [J]. Carcinogenesis, 2005, 26(3):513-523.

[28] Kluz T, Bogaczyk A, Wita-Popów B, et al. Giant ovarian tumor [J]. Medicina, 2023, 59(10):1833.

[29] Knutson K L, Maurer M J, Preston C C, et al. Regulatory T cells, inherited variation, and clinical outcome in epithelial ovarian cancer [J]. Cancer Immunol Immunother. 2015, 64(12):1495-1504.

[30] Koneru M, Purdon T J, Spriggs D, et al. IL-12 secreting tumor-targeted chimeric antigen receptor T cells eradicate ovarian tumors in vivo [J]. Oncoimmunology, 2015, 4(3):e994446.

[31] Konstantinopoulos P A, Matulonis U A. Clinical and translational advances in ovarian cancer therapy [J]. Nat Cancer, 2023, 4(9):1239-1257.

[32] Kurman R J, Shih I M. The origin and pathogenesis of epithelial ovarian cancer: a proposed unifying theory [J]. Am J Surg Pathol, 2010, 34(3):433-443.

[33] Lai Y, Wei X, Lin S, et al. Current status and perspectives of patient-derived xenograft models in cancer research [J]. J Hematol Oncol, 2017, 10(1):106.

[34] Lau C H, Seow K M, Chen K H. The molecular mechanisms of actions, effects, and clinical implications of PARP inhibitors in epithelial ovarian cancers: a systematic review [J]. International Journal of Molecular Sciences, 2022, 23(15):8125.

[35] Lee P, Daniel G R, Zhu C C, et al. Expression of progesterone receptor is a favorable prognostic marker in ovarian cancer [J]. Gynecologic Oncology, 2005, 96:671-677.

[36] Lengyel E. Ovarian cancer development and metastasis [J]. Am J Pathol, 2010, 177(3):1053-1064.

[37] Matsuzaki J, Gnjatic S, Mhawech-Fauceglia P, et al. Tumor-infiltrating NY-ESO-1-specific CD8+ T cells are negatively regulated by LAG-3 and PD-1 in human ovarian cancer [J]. Proceedings of the National Academy of Sciences, 2010, 107(17):7875-7880.

[38] Maurizio Chiriva-Internati, Fabio Grizzi, Jon A. Weidanz, et al. A NOD/SCID tumor model for human ovarian cancer that allows tracking of tumor progression through the biomarker Sp17 [J]. Journal of Immunological Methods. 2007, 321:86-93.

[39] Maykel J, Liu J H, Li H, et al. NOD-scidIl2rg (tm1Wjl) and NOD-Rag1 (null) Il2rg (tm1Wjl): a model for stromal cell-tumor cell interaction for human colon cancer [J]. Dig Dis Sci. 2014, 59(6):1169-1179.

[40] Morin P J, Weeraratna A T. Genetically-defined ovarian cancer mouse models [J]. J Pathol. 2016, 238(2):180-184.

[41] Ng A, Barker N. Ovary and fimbrial stem cells: biology, niche and cancer origins [J]. Nat Rev Mol Cell Biol. 2015, 16(10):625-638.

[42] Ocana A, Pandiella A, Siu L L, et al. Preclinical development of molecular-targeted agents for cancer [J]. Nat Rev Clin Oncol. 2010, 8(4):200-209.

[43] Paine-Murrieta G D, Taylor C W, Curtis R A, et al. Human tumor

models in the severe combined immune deficient (scid) mouse [J]. Cancer Chemother Pharmacol. 1997,40(3):209-214.

[44] Prat J. Ovarian carcinomas: five distinct diseases with different origins, genetic alterations, and clinicopathological features [J]. Virchows Arch. 2012,460(3):237-249.

[45] Ramalingam P. Germ Cell Tumors of the Ovary: A Review [J]. Semin Diagn Pathol. 2023,40(1):22-36.

[46] Rämer P C, Chijioke O, Meixlsperger S, et al. Mice with human immune system components as in vivo models for infections with human pathogens [J]. Immunol Cell Biol. 2011,89(3):408-416.

[47] Reid B M, Permuth J B, Sellers T A. Epidemiology of ovarian cancer: a review [J]. Cancer Biol Med. 2017,14(1):9-32.

[48] Ricci F, Bizzaro F, Cesca M, et al. Patient-derived ovarian tumor xenografts recapitulate human clinicopathology and genetic alterations [J]. Cancer Res, 2014,74(23):6980-6990.

[49] Scarlett U K, Conejo-Garcia J R. Modulating the tumor immune microenvironment as an ovarian cancer treatment strategy [J]. Expert Rev Obstet Gynecol, 2012,7(5):413-419.

[50] Sekine K, Shimizu T, Dobashi I, et al. Cardiac cell sheet transplantation improves damaged heart function via superior cell survival in comparison with dissociated cell injection [J]. Tissue Eng Part A, 2011,17(23-24):2973-2980.

[51] Shaw T J, Senterman M K, Dawson K, et al. Characterization of intraperitoneal, orthotopic, and metastatic xenograft models of human ovarian cancer [J]. Mol Ther, 2004,10(6):1032-1042.

[52] Sieben N L, Macropoulos P, Roemen G M, et al. In ovarian neoplasms, BRAF, but not KRAS, mutations are restricted to low-grade serous tumours [J]. J Pathol, 2004,202(3):336-340

[53] Stewart C, Ralyea C, Lockwood S. Ovarian Cancer: An integrated review [J]. Semin Oncol Nurs, 2019,35:151-156.

[54] Stewart J, Cunningham N, Banerjee S. New therapies for clear cell ovarian carcinoma [J]. Int J Gynecol Cancer, 2023,33(3):385-393.

[55] Topp M D, Hartley L, Cook M, et al. Molecular correlates of platinum response in human highgrade serous ovarian cancer patient-derived xenografts [J]. Mol Oncol, 2014,8(3):656-668.

[56] Tsujikawa T, Kumar S, Borkar R N, et al. Quantitative multiplex immunohistochemistry reveals myeloid-inflamed tumor-immune complexity associated with poor prognosis [J]. Cell Rep, 2017,19(1):203-217.

[57] Vaughan S, Coward J I, Bast R C Jr, et al. Rethinking ovarian cancer: recommendations for improving outcomes [J]. Nat Rev Cancer, 2011,11(10):719-725.

[58] Veneziani A C, Gonzalez-Ochoa E, Alqaisi H, Madariaga A, Bhat G, Rouzbahman M, Sneha S, Oza A M. Heterogeneity and treatment landscape of ovarian carcinoma [J]. Nat Rev Clin Oncol, 2023,20(12):820-842.

[59] Wang M, Yao L C, Cheng M, et al. Humanized mice in studying efficacy and mechanisms of PD-1-targeted cancer immunotherapy [J]. The FASEB Journal, 2018,32(3):1537.

[60] Wang W, Kryczek I, Dostál L, et al. Effector T cells abrogate stroma-mediated chemoresistance in ovarian cancer [J]. Cell, 2016,165(5):1092-1105.

[61] Weroha S J, Becker M A, Enderica-Gonzalez S, et al. Tumorgrafts as in vivo surrogates for women with ovarian cancer [J]. Clin Cancer Res, 2014,20(5):1288-1297.

[62] Whittle J R, Lewis M T, Lindeman G J, et al. Patient-derived xenograft models of breast cancer and their predictive power [J]. Breast cancer research, 2015,17:1-13.

[63] Yamato M, Utsumi M, Kushida A, et al. Thermo-responsive culture dishes allow the intact harvest of multilayered keratinocyte sheets without dispase by reducing temperature [J]. Tissue Eng, 2001,7(4):473-480.

[64] Yi C, Zhang L, Zhang F, et al. Methodologies for the establishment of an orthotopic transplantation model of ovarian cancer in mice [J]. Front Med, 2014,8(1):101-105.

[65] Yu L, Sun J, Wang Q, Yu W, et al. Ovulation induction drug and ovarian cancer: an updated systematic review and meta-analysis [J]. J Ovarian Res. 2023,16(1):22.

[66] Zhang H, Zhang Y, Zhao H, et al. Hormonal regulation of ovarian bursa fluid in mice and involvement of aquaporins [J]. PLoS One. 2013,8(5):e63823.

[67] Zhang R, Siu M K Y, Ngan H Y S, et al. Molecular biomarkers for the early detection of ovarian cancer [J]. Int J Mol Sci, 2022,23(19):12041.

[68] Zhao L, Liang X, Wang L, et al. The role of miRNA in ovarian cancer: an overview [J]. Reprod Sci, 2022,29,2760-2767.

第二十章
子宫内膜异位症药理学

第一节 概 述

(一) 概念

子宫内膜异位症（endometriosis，EMT）是一种以子宫内膜样组织在子宫腔外异常增生为特征的慢性妇科疾病。增生部位包括腺体及其支持组织。这些异位组织对激素波动敏感，可能引发炎症、疼痛、瘢痕组织形成及粘连。EMT的具体病因尚未完全阐明，但研究显示可能与遗传因素、免疫系统异常、激素失衡及月经血逆流等多种因素相关。

EMT表现多样，症状包括痛经、慢性盆腔疼痛、性交疼痛、月经不规则，以及伴随月经周期的腹胀和消化系统问题。该病与女性不孕症密切相关，严重情况下可侵犯尿道和肠道，导致复杂并发症。

(二) 流行病学

EMT是一种紧密与现代社会发展和工业化进程相关的妇科疾病。随着剖宫产率和人工流产手术的增加，EMT的发病率在育龄女性中明显上升。高发时段通常在初潮和绝经之间，尽管也有绝经后和青春期的病例，但大多数发生在25～45岁的高峰期。

据估计，全球有大约1.9亿名妇女患有子宫内膜异位症，5%～15%的育龄女性受到EMT的影响。在无症状的青少年中，EM的患病率在49%～75%。患有子宫内膜异位症女性并发症的发生率高于未患子宫内膜异位症的女性。EM患者的不孕率高达40%～50%。约7%的妇女患EMT与家族遗传倾向有关。2%的接受输卵管结扎的妇女和17%的切除卵巢手术后的妇女被发现患有EMT。有报道称，胎儿中出现子宫内膜异位症病灶，甚至个别接受激素治疗的前列腺癌男性患者也出现了EMT。

(三) 病因

EMT的起源是多因素的，包括遗传、环境和激素等因素。

1984年，K. Schweppe将EMT的理论归纳为三大类：通过逆行月经血和机械性移植（如在手术中），以及通过淋巴管和血管传输的子宫内膜移植理论；从胚胎或泌尿生殖系统的细胞或组织残骸中获得的局部组织；脱落的子宫内膜细胞进入腹腔，刺激腹膜上皮细胞转化为子宫内膜组织。EMT理论发展过程见表20-1-1。

表20-1-1 子宫内膜异位症理论发展史

研究者姓名	年份	理论
Recklinghausen	1885	来自于沃尔夫细丝（Wolff wires）
Cullen	1896	来自于米勒管（Müller cables）
Iwanhofen	1898	化生理论——该理论的假设是子宫内膜中存在能够分化的细胞，并且是盆腔腹膜上皮的前体细胞
Meyer	1903	化生理论——该理论的假设是子宫内膜中存在能够分化的细胞，并且是卵巢中胚层上皮的前体细胞
Pick	1905	化生理论；关于卵巢上皮
Sampson	1927	"月经逆流"
Halban	1924	子宫内膜成分可以通过血液或淋巴途径进入腹腔
Navrital i Kramer	1936	血管扩散
Javert	1949	一种结合着床理论，血液和淋巴途径的运输，以及子宫内膜通过子宫肌肉直接渗透的理论
Mc Weigh	1955	来自环卵子放射状的细胞
Weed i wsp	1980	免疫系统的衰竭源于米勒管
Malick	1982	腹膜的先天性或获得性纤溶活性减弱

EMT的发病机制是一个多因素、多理论的复杂过程，涉及月经逆行、组织来源变化、淋巴和血管传输、免疫和干细胞等多个层面。这些理论共同为EMT的深入研究和治疗提供了理论基础。值得注意的是，虽然

在雌激素激活下发生的 EMT 常见于育龄妇女，但免疫变化、遗传、环境等因素也在 EMT 的发病机制中发挥作用。

（四）症状和体征

EMT 呈现多种表现形式，包括浅表腹膜病变、卵巢囊肿、穿透深度超过 5 mm 的结节（深部 EMT，通常伴有瘢痕和粘连），以及盆腔外病变。根据美国生殖医学会（rASRM）修订版分期分类法，EMT 的病变在患者中表现差异，其中 29% 的病例呈现进展，42% 消退，29% 保持不变。然而，病变的严重程度或复发与 rASRM 分期无直接关系。症状表现高度异质，不同分期的患者可能经历剧烈疼痛、不孕或无明显症状。盆腔疼痛可能是炎症性或神经性的，并且即使切除病灶后，疼痛也可能持续存在。

子宫内膜异位症其显著特征是周期性的疼痛，尤其在月经期间表现得更为明显。随着时间的推移，这种疼痛可能逐渐加剧，波及到下腹部和盆腔深层。疼痛有时还可能放射到骶尾部，在整个月经周期中都可能存在。

（五）组织病理学

子宫内膜异位症的病变经历了多个阶段：①早期阶段，病变透明或半透明，无脉管形成，组织学上无血液聚集；②子宫内膜附着：随着细胞侵袭，促使病变通过有丝分裂和血管生成生长；③生长过程：微血管过度增生，病变呈充血的不透明红色；④脱氧过程：随时间推移，血红蛋白脱氧，病变颜色逐渐变为黑色或相关色调；⑤变为白色病变：胆红素或胆绿素沉积，纤维组织积聚，黑色病变变为白色；⑥病变消失：旧的病变逐渐消失，新的病变由于月经逆流而出现。

这一连续的过程表明，一旦子宫内膜脱落并附着在盆腔表面，就会发生血管生成、血红素代谢和纤维化，以维持子宫内膜的生命周期（图 20-1-1）。

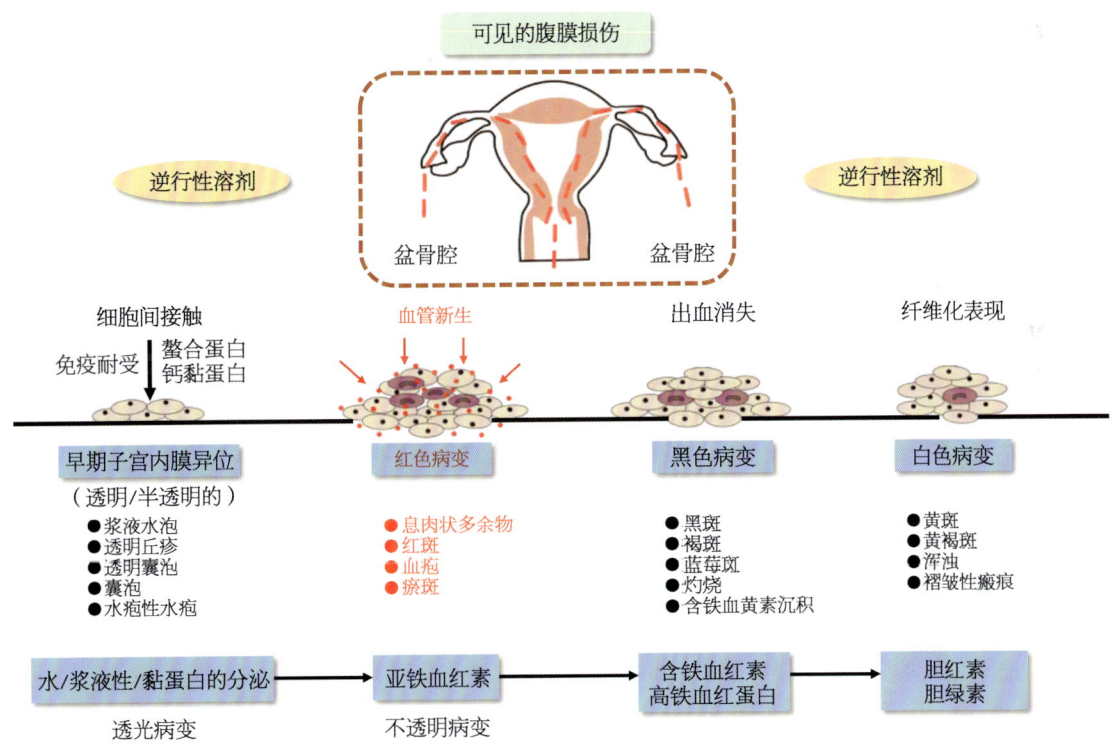

图 20-1-1　盆腔内可见的腹膜子宫内膜异位症的自然过程示意图

典型子宫内膜异位症病灶由子宫内膜腺体上皮、特异性基质及与异位症相关的慢性炎症区域形成的纤维化基质组成。纤维化与浸润的炎症细胞（如巨噬细胞、肥大细胞等）成纤维细胞增生、平滑肌变态、血管生成和神经支配有关。异位的腺体和基质细胞也表达雌激素和孕激素受体，孕妇的基质细胞可能发生蜕膜反应。

（六）治疗药物

EMT 治疗分为药物治疗、手术治疗和综合治疗。药物治疗主要有激素治疗和对症治疗两类。

激素治疗针对疼痛，包括全身或局部的激素抑制，有时可联合使用。口服避孕药，是最早用于治疗轻度 EMT 的激素药物之一。其机制包括降低垂体促性腺激素水平，直接影响内膜和异位内膜，导致内膜萎缩和月经减少。GnRH 激动剂作为二线治疗,可用于盆腔疼痛。其他口服 GnRH 拮抗剂如 linzagolix 和 relugolix 正在进行第三期临床试验。

达那唑是从男性激素睾酮衍生的药物,通过抑制 GnRH 的分泌减少垂体分泌的 LH 和 FSH。常用于治疗轻度到中度 EMT 引起的明显痛经。

芳香化酶抑制剂通过中断 EMT 病灶和卵巢中的雌激素分泌,明显降低雌激素水平。然而,由于低雌激素水平引起的副作用包括骨骼中大量钙流失,可能导致骨质疏松症,以及性欲减退、阴道干燥和失眠等。

第二节　子宫内膜异位症生物学模型

已成功建立啮齿和非啮齿动物模型,为研究月经周期内子宫内膜异位症基本机制提供了有价值的信息。非人灵长类动物广泛应用于 EMT 研究,但成本高。近年来,通过将子宫内膜组织移植到异位点,成功建立小型实验动物模型,尤其是啮齿动物,为 EMT 研究提供了新途径。

(一) 鸡绒毛膜(CAM)模型

CAM 模型最初为研究肿瘤细胞的侵袭、转移和血管生成而开发,后来也被用于子宫内膜异位症研究。在该模型中,将人类子宫内膜组织碎片培养于受精鸡卵的 CAM 基底层,然后移植到新孵化的鸡胚。经过 7~10 天的预培养后,发生与子宫内膜病变相似的过程。这模型中的子宫内膜碎片需包含完整的腺体结构和基质成分。

CAM 试验适用于研究子宫内膜异位症早期步骤中的侵袭和血管生成机制,但不适用于免疫或炎症反应研究,也不适用于分析疾病过程中的长期药物效应。

(二) 啮齿动物模型

1. 正常小鼠模型　与人类和非人类灵长类动物相比,发情动物不会自发发生 EMT,因为它们不会脱落子宫内膜组织。但可以通过将子宫内膜组织移植到异位部位诱发 EMT,分为同源和异源模型。同源模型使用手术将同一或同基因动物的子宫内膜移植到免疫正常的动物身上,而在异源模型中,将人类子宫内膜碎片植入免疫缺陷的小鼠身上。

小型实验动物中已发展了多个 EMT 模型,包括大鼠和小鼠。小鼠的生殖过程与人类存在显著差异,主要体现在发情周期上。小鼠的发情周期持续 4~5 天,与人类的月经周期不同。尽管小鼠缺乏月经周期,但仍然是研究 EMT 不可或缺的模型,因为其成本低、可研究体内环境且可进行各种基因敲除实验。为了诱导小鼠发展 EMT,通常需要进行手术,将人类子宫内膜组织植入小鼠体内,或者将人类子宫内膜组织注入小鼠腹壁。

(1) 同源性模型:EMT 同源小鼠模型通常通过手术或腹腔注射方式建立,将来自同一品系的另一只小鼠的子宫内膜组织移植。这类似的子宫内膜模型已在多种啮齿类动物中成功实现,包括小鼠、大鼠和仓鼠。在这些模型中,接受移植组织的小鼠通常在腹壁、肠道和子宫表面出现子宫内膜异位病变。为了建立此模型,供体和受体小鼠的卵巢通常会被切除,以防止卵巢激素反馈。随后,受体小鼠会接受外源性雌激素治疗,以模拟发情周期,促使可行的子宫内膜组织生长和增殖,以便进行移植。然而,由于受体小鼠对雌激素的依赖,雌激素治疗可能会影响疾病的发展。除了生理差异如月经和发情周期外,这一模型的主要问题之一是小鼠中观察到的子宫内膜病变相对较小,难以清晰鉴别和区分。这些局限可能对研究 EMT 的机制和治疗方法的有效性产生影响,因此在使用小鼠模型时需要谨慎考虑这些因素。

在小鼠中,异位子宫碎片展示了与人类疾病相似的组织学特征,包括形成多个高度血管化的病变,其中包括子宫内膜腺体、基质和囊肿,与其在腹膜之外的位置无关。一些实验对大鼠和小鼠的子宫内膜和子宫肌层进行了有限分离,只将子宫内膜移植到异位部位。供体和受体小鼠都接受了卵巢切除和雌激素治疗,所有受体动物在 3 周后均显示出腹膜 EMT 的证据,并在病变表面观察到新生血管。

(2) 异源性模型:由于 EMT 发病机制可能涉及子宫内膜本身,而啮齿类动物可能没有这种异位现象,因此人们通过将人类子宫内膜组织植入免疫缺陷小鼠模型来建立相关研究模型。其中,最常用的模型是缺乏成熟 T 淋巴细胞的无胸腺裸鼠。研究者成功地将来自月经周期增殖期或分泌期的人类子宫内膜碎片植入裸鼠的皮下或腹腔内。这些植入体在形态学和组织学上类似于人类患者的 EMT 病变,而植入时的月经周期阶段似乎对病变发展没有影响。这些植入体保留了对雌激素和孕激素受体的反应性,这在异位病变的研究中具有重要意义。此外,血管生成保证了移植组织的供血和对系统应用药物的响应。

当人类子宫内膜组织被随机植入到小鼠的腹腔时,植入后不久就会发生腹腔粘连,这些植入体主要位于肠道、腹壁肌肉、肝脏和腹部器官周围的脂肪组织。然而,不同的动物模型的植入率差异很大,平均不超过 30%。通过将人类子宫内膜碎片缝合到不同的腹腔部位,可以提高植入的成功率,这对药物测试是有利的,因为两组动物的病变数量差异可能是由于实验开始时的植入率不同,而不是由于药物的作用。

已经建立了免疫系统更加有缺陷的小鼠作为 EMT 的异源模型。

与同源性啮齿动物模型相比,异源性模型中使用的小鼠具有免疫系统缺陷,因此几乎不用于评估免疫调节药物的效果的研究。然而,可以在这个模型中研究抗炎成分,如妇女腹腔液中含有的抗炎成分。

2. 转基因小鼠模型　转基因小鼠模型在研究 EMT 具有重要作用。一方面,研究人员通过创建特异表达 SIRT1 的小鼠模型,深入研究了 SIRT1 在子宫内膜功能和 EMT 发展中的作用,以及 SIRT1 抑制剂和激动剂对该疾病的影响。另一方面,生物发光技术帮助开发了新型 EMT 动物模型,使研究者能够观察病灶的形成过程,揭示了基质细胞的可塑性及它们对子宫内膜损伤和修复的贡献。这些研究为 EMT 的机制解析和治疗靶点的发现提供了关键见解,有望改善这一疾病的诊断和治疗方法。

为了研究 SIRT1 在子宫内膜功能和 EMT 发展中的作用,研究人员创建了一种特异表达 SIRT1 的小鼠转基因模型,该模型具有子宫特异性。

(三)灵长类动物模型

非人灵长类动物作为 EMT 研究的动物模型具有很多优势,可以帮助科学家更好地理解这一疾病的发病机制和潜在治疗方法。非人灵长类动物的解剖结构与人类更为相似,尤其是子宫和子宫内膜的结构,使得研究结果更具可比性。非人灵长类动物也经历月经周期,使得可以模拟女性月经周期内的生理和病理过程,包括子宫内膜异位的发展。一些非人灵长类动物具有季节性繁殖模式,这可以在研究中控制雌性动物的月经周期,以更好地研究 EMT 发病机制。研究人员可以更容易地控制和操纵非人灵长类动物的遗传和环境因素,以便研究这些因素对子宫内膜异位症的影响。由于非人灵长类动物的寿命相对较长,可以进行更长期的观察和干预研究,以深入了解疾病的发展和治疗。与临床研究不同,非人灵长类动物研究不涉及伦理问题,使得可以进行更广泛的实验和干预。

自然界中,具有月经周期的灵长类动物也会出现自发性 EMT。与人类疾病相比,这些动物在组织学上展现出相似的异位病变,而且病变部位也相似。尽管在所有猴中,自发性 EMT 的发病率并不高,但研究表明,随着捕获时间的推移,其发病率逐渐增加。

由于猴的自发性 EMT 病程较缓慢,研究人员已经采用人工方法诱导这种疾病。在早期的研究中,通过调整恒河猴的宫颈位置,将月经流向腹部,后来通过封闭狒狒的子宫颈来增加逆行月经的程度。此外,还可以通过手术方式诱导疾病,例如通过在异位点缝合子宫内膜组织碎片,或者将子宫内膜组织碎片植入腹腔。

使用孕激素受体调节剂,单独或与 GnRH 类似物联合使用,可以诱发非人灵长类动物 EMT,并观察到腹膜内膜异位症病变的逆转。环境化合物对自发性 EMT 的发展也产生影响,例如,恒河猴接触二噁英或多氯联苯(PCB)会导致 EMT 的发病率和严重程度呈剂量依赖性增加。

非人灵长类动物模型在研究免疫系统在 EMT 发展和进展中的作用方面具有重要价值。例如,狒狒在月经期间和盆腔内注射子宫内膜后表现出亚临床腹膜炎症,表现为腹腔液中白细胞数量增加及 TNF-α、转化生长因子(TGF-β1)和某些白细胞标志物阳性表达。

孙祖越研究员团队成功利用食蟹猴,采用外科手术移植的方法建立了食蟹猴子宫内膜异位症模型,该模型可用于评估药物的有效性。在模型建立中,食蟹猴在手术前连续 3 天皮下注射苯甲酸雌二醇注射液,每天 200 μg/kg。随后,通过麻醉,从子宫腔黏膜面取出子宫内膜碎片,将其切成约 2 mm×2 mm 的碎片,然后缝合到腹壁上。2 个月后,再次剖腹测量异位内膜的体积,并记录其形态。根据移植物的成活情况,将动物分为不同组,开始给药。经过连续给药 28 天后,再次进行剖腹,肉眼检查和测量异位内膜的大小,以记录异位内膜的变化。研究结果表明,受试物的有效性可以通过对内膜的体积变化及细胞形态的病理学诊断来评价。成功建立了这一模型,为进一步研究提供了有力工具(图 20-2-1)。

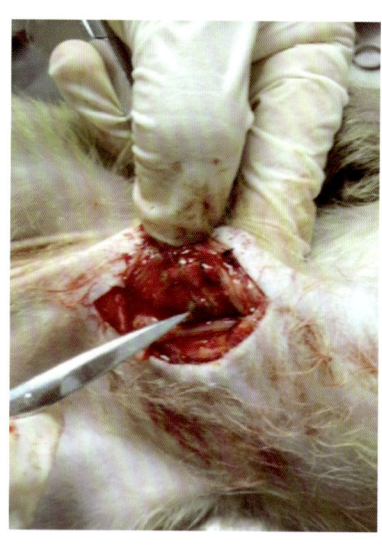

图20-2-1 食蟹猴带血疱的成活移植膜

EMT的灵长类动物模型与人类情况最为相似，因此非常适合研究该疾病的多个方面，包括其发病和发展机制、免疫学参数、遗传模式及异位子宫内膜的反馈机制。这些模型在盆腔解剖学、生殖生理学特征和免疫学特征等方面与妇女相似。灵长类动物不仅可以自发地发生EMT，还可以通过诱导方法模拟该疾病，这使得可以比较自发和诱导EMT的参数，以深入了解疾病的原因和机制。然而，由于伦理问题和高昂的成本，使用灵长类动物进行研究受到限制。

(四) 研究展望

提高临床前模型的预测价值是EMT研究人员面临的主要挑战之一，因为EMT是一种复杂、多因素和异质性疾病，不易在体外或体内模拟。考虑到异位子宫内膜组织与正常子宫内膜的根本差异，以及在模型中反映疾病的所有关键因素的重要性，采用源自EMT病变的原代细胞和（或）组织作为模型的基础似乎是一个合理的方法。

EMT组织的应用多种多样，包括从中分离和培养上皮细胞和基质细胞，以及制备组织外植片，随后在体外培养或移植至免疫缺陷小鼠体内。这些方法存在明显的局限性，如在细胞培养中缺乏与局部"疾病环境"中其他成分的相互作用，上皮细胞和组织外植片只能进行短期培养且无法传代，且病变通常极其异质，包括腺体和基质及大量的纤维肌肉/纤维组织。尽管一些研究小组已成功使子宫内膜异位病变细胞免疫化，延长其寿命，并且这些细胞在与免疫化的子宫内膜基质细胞结合时能够形成三维异型类球体，但目前尚无数据支持它们在转化医学中的应用价值。对于体外组织培养和患者源小鼠异种移植模型也存在类似的局限性，尽管从根本上说，这些外植片包含了子宫内膜异位病变的所有成分，包括细胞外基质、驻留免疫细胞和血管。

在癌症研究中，患者源异种移植（PDX）模型的应用已广泛被接受。这些模型通常涉及将患者手术中收集的肿瘤组织移植到小鼠体内，然后对患者和小鼠进行相同的治疗方案，这在反应一致性上显示出良好的效果。这与组织在小鼠中的短期培养对其基因型和表型影响较小的事实相符。来自不同病变类型的原发组织外植片的移植成功率相对较高，但接受者小鼠的免疫缺陷背景及人类基质和血管在两周内被小鼠细胞替代的事实限制了人类子宫内膜异位病变组织（表观）遗传和表型特征维持的时间。此外，组织收集和分型的逻辑挑战，以及病变的异质性，可能会阻碍PDX模型成为EMT研究的黄金标准模型，除非这些模型最终被证明具有预测价值。

与此同时，对重新创建"疾病环境"的新方法的勤奋和持续寻找进入了一个新时代，研究人员已成功从癌症组织及包括正常子宫内膜和EMT组织在内的生殖组织中生成器官样体，这开启了全新的研究可能性。这些器官样体具有与原始组织相似的（表观）遗传构成，能模拟组织的生理反应，并可长时间存储、扩展和传代，为建立基于临床活检样本的生物库提供了可能。尽管这一突破令人振奋，但在完全模拟现实生活条件方面，仍有诸多挑战，其中最重要的是将器官样体与微环境中的其他成分结合。

众多研究结果表明，细胞系模型是验证临床发现和小鼠模型结果的有益工具，也可用于探索作用机制，为EMT提供新的生物标志物和治疗策略的信息（图20-2-2）。

微流控和介观流控"器官芯片"技术是工程化3D微环境并模拟EMT相关方面的理想平台。这些技术因其在毒理学研究和构建灌注微血管网络方面的应用而广为人知。在这些微流控平台上，通过在合成的细胞外基质中共培养EMT器官样体与病变来源的基质细胞、免疫细胞和纤维肌肉细胞，可以实现重建微血管化和神经化的病变类环境。体外患者衍生模型预计将对新靶点的识别和验证、确认靶点结合/调节、筛选新疗法，以及可能识别用于临床试验的关键（替代）生物标志物方面非常有用。

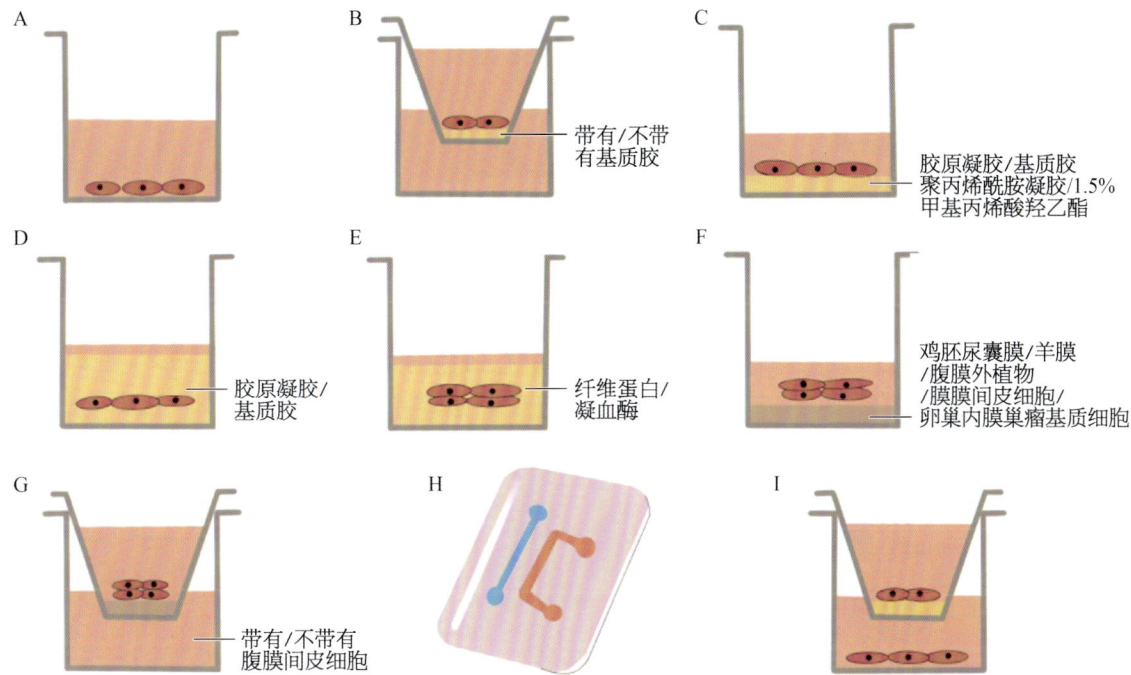

图 20-2-2　EMT 体外模型。A. EMT 细胞系、原代子宫内膜上皮细胞（EEC）和基质细胞（ESC）、子宫内膜间充质干细胞（EN-MSC）、卵巢内膜巢瘤基质细胞（OESC）和腹膜间皮细胞（PMC）在培养皿中培养。B. EMT 细胞系、ESC 及与 ESC 和 PMC 混合的细胞群在带有/不带有基质胶的室内进行迁移和侵袭实验。C. EMT 细胞系、EEC 和 ESC 生长在涂有不同基质的培养皿上。D. EMT 细胞系、ESC、EN-MSC 和卵巢内膜巢瘤细胞在胶原凝胶或基质胶溶液中的三维模型。E. EMT 细胞系在纤维蛋白原或凝血酶溶液中的三维子宫内膜外植物模型。F. 子宫内膜外植物和细胞系生长在鸡胚尿囊膜（CAM）、羊膜（AM）、腹膜外植物、PMC 或 OESC 之上。G. 子宫内膜外植物或 ESC 生长在涂有/不涂有 PMC 的插入物上。H. ESC 和 PMC 的微流控通道模型。I. EEC、ESC、EN-MSC、PMC、免疫细胞和人脐带内皮细胞以各种组合在插入物或下井中培养

第三节　子宫内膜异位症药理学研究

盆腔 EMT 的发病机制和病理生理特点十分复杂。EMT 病变的潜在来源包括通过逆行月经移植子宫内膜组织和腹膜内膜原位胶原化。血管或淋巴转移很可能只发生在盆腔外病变的极少数病例中。浅层和深层子宫内膜异位病变是通过相互作用的分子机制建立和维持的，这些机制促进细胞黏附和增殖、全身和局部类固醇生成、局部炎症反应和免疫调节失调及血管化和神经支配（图 20-3-1）。

一、子宫内膜异位症发病机制研究进展

（一）经血逆行学说

在正常月经期间，月经碎片包括存活的异位子宫内膜细胞、生长因子和细胞因子，可以逆行通过输卵管进入盆腔，这些细胞可以在盆腔周围的组织中侵入和增殖。这一理论的支持来自 EMT 组织与正常子宫内膜组织在组织学上的相似性，以及 EMT 在盆腔内器官上的频繁发现。研究已经表明，在灵长类动物模型中，通过手术诱导逆行月经可以导致 50% 的病例发生 EMT。然而，值得注意的是，高达 90% 的育龄妇女的腹膜腔中存在月经碎片。虽然 90% 的女性经历逆行月经，但只有约 1/10 的女性会患上 EMT，这表明 EMT 的发展可能受到其他因素的影响，如月经碎片的暴露量（月经流量增加、周期长度缩短）、子宫内膜的异常、腹膜环境的变化、免疫系统功能的降低或血管生成的增强。

激素的变化可能影响子宫内膜细胞的增殖、附着在间皮上及逃避免疫系统清除。性激素，尤其是雌激素（如雌二醇），在 EMT 患者的细胞内被发现。芳香化酶在子宫内膜组织中特异性表达，将雄烯二酮转化为雌酮（E_1），然后由 17β-羟类固醇脱氢酶（17β-HSD）1 型转化为 E_2。研究发现，在 EMT 患者的组织中，似乎没有 17β-HSD 2 型的表达，因此局部 E_2 浓度增加。除了雌激素依赖性外，越来越多的证据支持 EMT 的病理生理学中存在对孕激素（P）的抵抗特征。

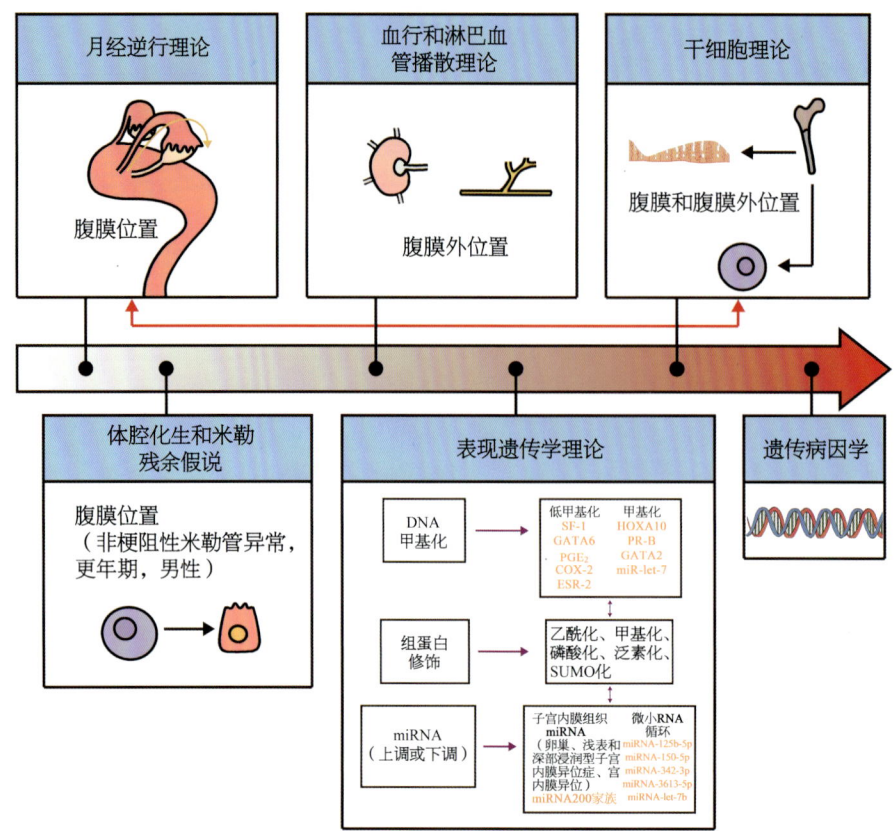

图 20-3-1 子宫内膜异位症发病机制理论。SF-1,类固醇生成因子 1;GATA6,GATA 结合蛋白 6;PGE_2,前列腺素 E_2;COX-2,环氧化酶-2;ESR-2,雌激素受体 α;HOXA10,同源盒蛋白 A10;PR-B,孕酮受体异构体 B;GATA2,GATA 结合蛋白

相对于异位的子宫内膜,EMT 的病变表现为 P 受体的整体减少,并且没有 P 受体-β 的表达。此外,子宫内膜在增殖期和分泌期之间的不完全转变对回流的子宫内膜细胞有明显的影响(图 20-3-2,图 20-3-3)。

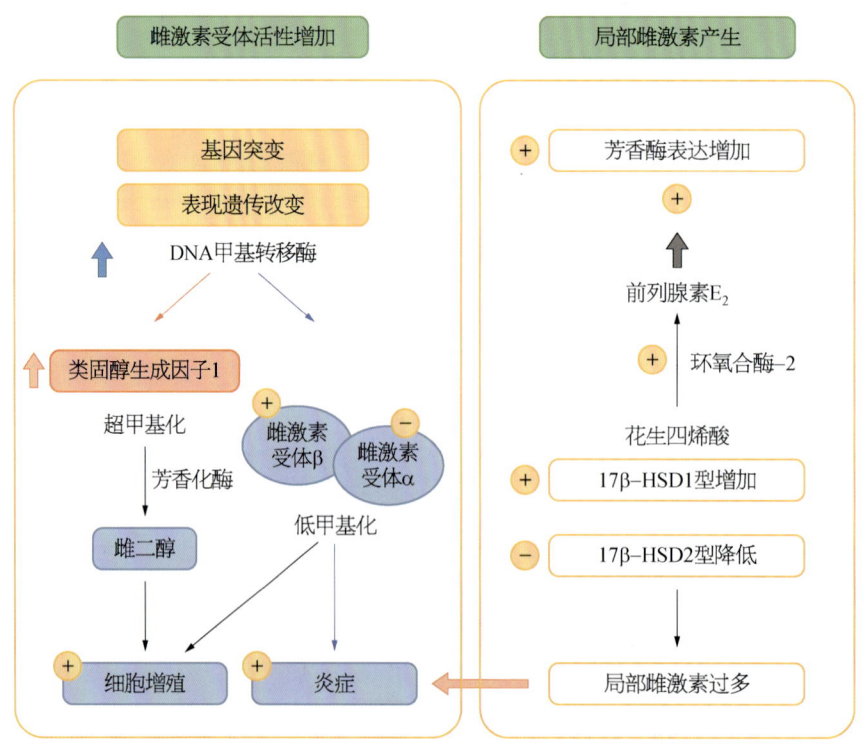

图 20-3-2 EMT 中雌激素受体的活性和局部雌激素产生示意图

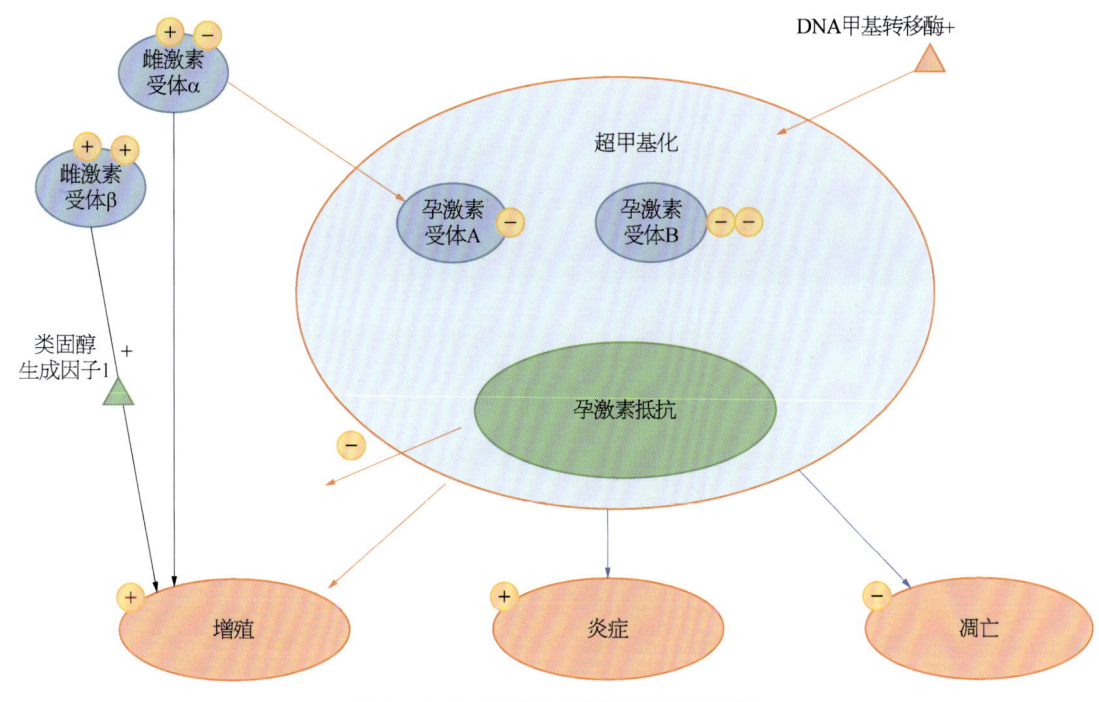

图 20-3-3 EMT 中孕激素抵抗机制示意图

(二) 体腔化生理论

1942 年,Gruenwald 提出了体腔化生理论,该理论认为任何器官的间皮细胞,包括盆腔内的间皮细胞,特别是卵巢的间皮细胞,都有可能分化为功能性子宫内膜细胞。这一理论得到了多位研究者的支持,并得到了一些实验证据的支持。体腔化生理论的核心观点是,类固醇激素或外源性化合物可以诱导正常的间皮细胞分化为 EMT 细胞。这一理论的依据之一是解释了一些闭经的女性和男性在接受激素治疗时如何偶尔出现 EMT 的情况。另一个支持体腔化生理论的证据是,EMT 可能在身体的任何部位都会出现,只要存在间皮细胞。因此,在胸膜腔、横膈膜、大脑和其他一些器官中发现 EMT,增加了这一理论的可信度。然而,还存在其他可能的原因来解释盆腔外部位 EMT 的发生,例如子宫内膜细胞通过循环系统或淋巴系统进行转移的可能性。因此,体腔化生理论虽然有一定的支持和合理性,但仍需要更多的研究来明确 EMT 的起源和发展机制。

(三) 免疫学改变

EMT 被认为可能受到患者免疫系统缺陷的影响,这可能减少了月经碎片的清除,从而允许异位子宫内膜细胞在盆腔内持续存在。此外,观察到的异常免疫反应可能促进了异位子宫内膜细胞的持久存活和生长。一些证据表明,EMT 患者的腹膜液中存在增加的巨噬细胞浓度,这些巨噬细胞可能分泌生长因子和细胞因子,从而促进了异位子宫内膜细胞的生存。

此外,EMT 组织在炎症介质方面的生物学特征与无病妇女的异位子宫内膜存在明显差异。一些研究发现,EMT 患者的异位子宫内膜组织表现出更高水平的白细胞介素-6(IL-6)、IL-8 和环氧化酶-2 的基因表达,相较于正常的子宫内膜。这意味着 EMT 组织的免疫反应可能与正常子宫内膜存在明显的不同。

(四) 氧化应激

研究表明,患有子宫内膜异位症的妇女在腹腔内经历了增加的氧化应激,特别是在疾病晚期更为显著。Polak 等的研究发现,患有 EMT 妇女的腹腔液特征是铁代谢受损。这一现象可能与腹腔内红细胞数量的增加有关,导致血红蛋白浓度升高。铁平衡的失调可能通过血红蛋白衍生物的直接影响,或通过创造一个促炎症和促氧化的环境,对腹膜 EMT 的病理生理学产生显著影响。

氧化应激能够激活转录因子 NF-κB,NF-κB 的转录活性对细胞功能和增殖至关重要。患有 EMT 妇女的腹腔液中 TNF-α、TNF-β、LPS、IL-1β 和 CD40 浓度增加,这促进了黏附、侵袭、增殖和血管生成等过程,进一步刺激了疾病的发展。

(五) 遗传因素

EMT 被认为具有遗传倾向,因为在患者的一级亲属中发病率显著增加。多项研究支持遗传因素在

EMT 发展中的作用,例如对同卵双胞胎的研究表明,16 对中有 14 对同时患有 EMT。在澳大利亚对女性双胞胎的大型研究中,约 51% 的 EMD 风险被认为是遗传的。迄今已在 EMT 细胞中发现多个未被调控的基因,涵盖凋亡、细胞周期调节、血管形成、免疫调节和细胞黏附等功能。某些遗传多态性与 EMT 的关联已被发现,但跨文化和种族背景的一致性尚未确立。连锁研究揭示了某些与家族性 EMT 相关的基因区域,但这些区域较大,包含许多潜在关注的基因。例如,英国和澳大利亚的多中心研究缩小了染色体 10q26 区的关注范围,并发现其与 EMT 显著相关。非人类灵长类动物研究,如在恒河猴中,也证实了 EMT 的家族聚集现象。动物模型,尤其是能自发发展 EMT 的非人类灵长类动物模型,对于进一步阐明 EMD 的遗传学具有重要价值。

表观遗传学的发展为理解 EMT 的起源和发展提供了新视角。表观遗传学关注基因表达的可遗传变化,这些变化受环境因素影响,但不涉及 DNA 编码的变化,如 DNA 甲基化、印迹丢失和基因调控的 miRNA(图 20-3-4)。

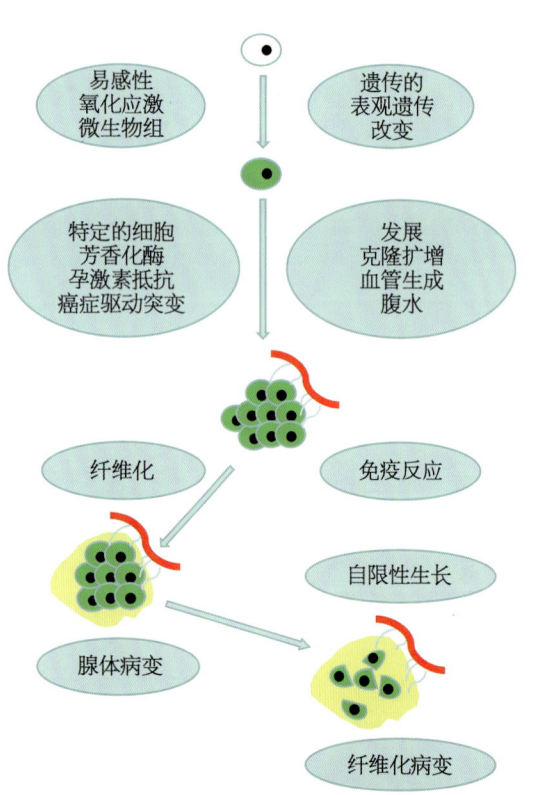

图 20-3-4　EMT 发展历程示意图

(六) 环境/生活方式因素

人类经常接触环境和饮食中的毒素,这可能破坏正常的生理过程,从而导致 EMT。环境毒素由于半衰期长,往往在体内积累较长时间。这些毒素的亲脂性导致它们与脂肪和富含脂质的组织结合并储存。环境污染物成为内分泌干扰物,可以通过改变类固醇的合成、激素受体功能、破坏免疫功能及通过表观遗传学修改来抑制生殖功能。

研究指出,生活方式和饮食因素可能与 EMT 的易感性有关。流行病学研究发现,多食用水果和蔬菜、少吃肉类的饮食方式有助于预防 EMT 的发生。此外,很少或不生育、体重指数(BMI)较低的女性发生 EMT 的风险更高。

二、EMT 治疗药物作用机制研究进展

手术治疗曾被视为 EMT 的最终解决方法,但最近的证据显示手术不能完全解决 EMT 的发病机制,因此患者需要长期管理。治疗的目标包括控制疼痛、提高生育能力,并利用医疗手段最大限度地减少症状和病变的复发,以避免重复手术。目前,药物治疗是大多数 EMT 患者的首选治疗方法,用于改善症状,并为手术或辅助生殖技术(ART)治疗规划最佳时机,或防止手术后疾病复发。

子宫内膜和 EMT 需要雌激素才能生长,这解释了通过使用促性腺激素释放激素(GnRH)来降低循环雌激素的疗效(图 20-3-5、图 20-3-6)。

药物治疗并不改善生育能力。药物治疗可以使一些 EMT 病变失活并减小体积,从而减轻与 EMT 相关的疼痛。

(一) 复方口服避孕药(COC)

COC 由炔雌醇和孕激素的复合物组成,能够诱导一种名为"假性怀孕"的生理状态。尽管有关 COC 作用机制的详细数据尚不充足,但初步研究表明,COC 具有抑制子宫内膜细胞增殖并诱导凋亡的潜力。

COC 在预防和减轻术后复发性痛经及 EMT 复发的频率和严重程度方面具有显著效果。尤其是在保守性手术后,连续使用 COC 比周期性使用更加有益。

口服孕激素已经用于治疗 EMT 及其相关症状已经有 40 多年的历史。这种治疗方法旨在模仿孕激素的抗雌激素作用,从而创造一种治疗 EMT 的医学疗法。常用的孕激素包括孕激素醋酸甲羟孕酮(MDPA)和醋酸炔诺酮(NETA)。这些孕激素,特别是非雄激素孕激素,具有较好的耐受性和较小的副作用,可以反复或长期连续使用。

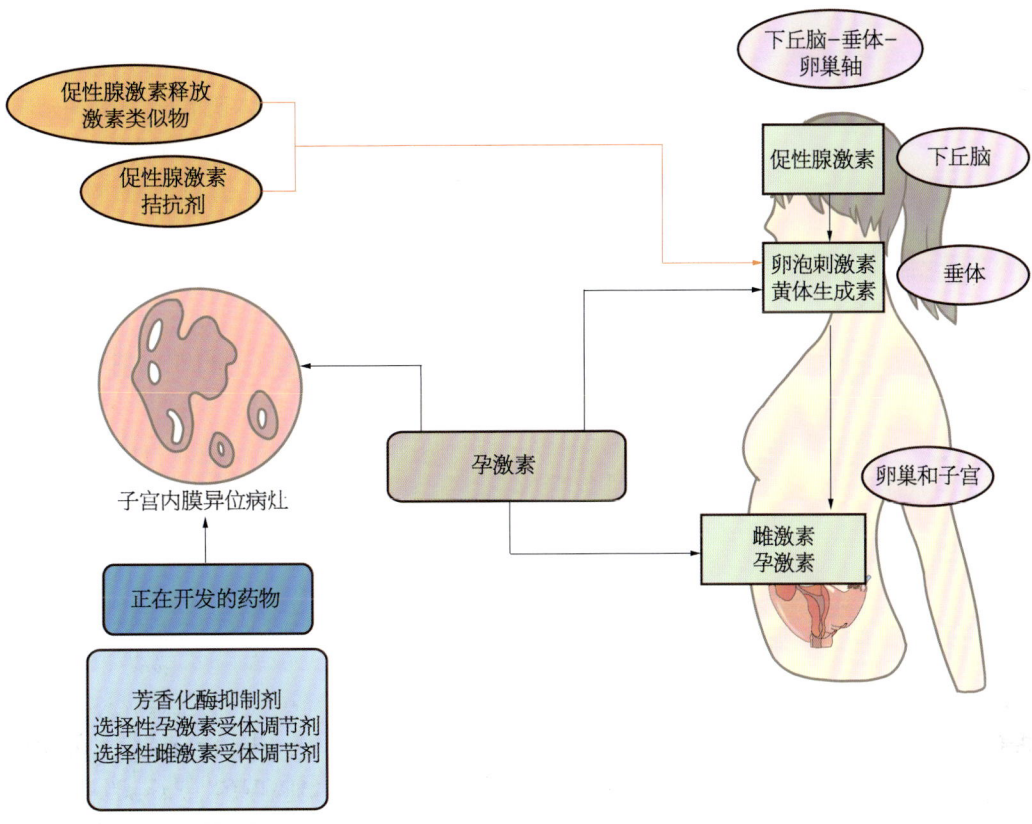

图 20-3-5　激素治疗 EMT 的靶点示意图

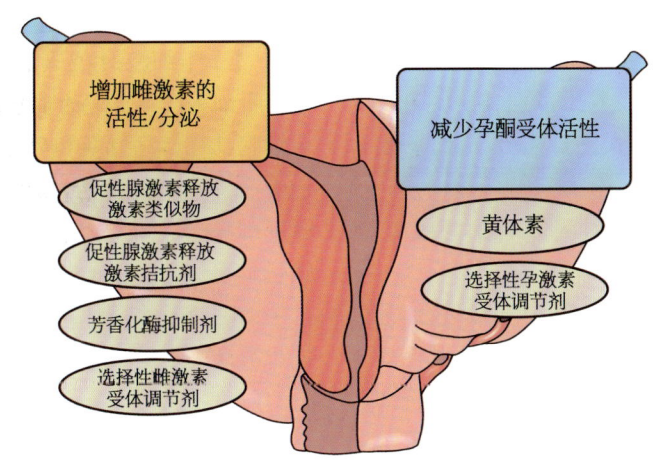

图 20-3-6　增加雌激素活性/分泌与降低孕激素受体活性治疗机制示意图

孕激素醋酸甲羟孕酮（MDPA）是一种已经用于治疗 EMT 疼痛症状多年的药物。在一项多中心的随机对照试验中，皮下注射 MDPA 与亮丙瑞林治疗 EMT 相关疼痛进行了比较。结果显示，DMPA 和亮丙瑞林在疼痛评分方面产生了同等的减轻效果。MDPA 被认为是一种治疗有症状 EMT 的有效、安全且经济的替代方法。但需要注意的是，由于其对排卵的影响，MDPA 不适合寻求生育的妇女。此外，可能出现子宫突破性出血等不良反应，需要谨慎考虑。

醋酸炔诺酮（或醋酸诺龙，NETA）是另一种用于治疗与 EMT 相关症状的孕激素，已被证明在减轻疼痛症状方面非常有效，总体疗效高达 94％。此外，连续使用醋酸炔诺酮治疗 EMT 已获得美国 FDA 批准。

地诺孕酮是一种合成类固醇，已用作避孕药的孕激素，目前正研究其在治疗 EMT 方面的潜在临床用途。

美国 FDA 批准的第一个用于治疗 EMT 的药物是达那唑。达那唑通过创建高雄激素和低雌激素环境

(假性绝经),导致 EMT 植入物的萎缩,从而改善疼痛症状。但其可能引发一系列雄性激素副作用,如毛发生长、情绪变化,甚至更严重的肝脏损伤和动脉血栓形成。

(二) 促性腺激素释放激素激动剂(GnRH-a)

GnRH-a 是一种与下丘脑激素 GnRH 相似的合成物,而正常月经周期则取决于 GnRH 以脉冲方式向垂体腺传递信号,从而调节卵巢的正常功能。GnRH-a 与垂体的 GnRH 受体结合,导致垂体激素的分泌受到抑制,进而减少了卵巢对雌激素的分泌调控。持续的抑制会导致类似于更年期的低雌激素状态,从而显著降低了子宫内膜细胞中雌激素的水平,同时伴随着血浆蛋白原激活物和基质金属蛋白酶的变化,这被认为会导致子宫内膜萎缩。

戈舍瑞林、亮丙瑞林、纳法瑞林、布舍瑞林和特里普瑞林等药物是自 20 世纪 90 年代以来用于治疗 EMT 的标志性药物。它们通过与 GnRH 受体结合,在治疗的最初 10 天内刺激垂体产生 FSH 和 LH。然后,长期连续使用这些药物会导致 GnRH 受体的下调,从而减少 LH 和 FSH 的水平,抑制卵巢中雌激素的分泌。引发的低雌激素状态及随后的闭经状态有助于 EMT 病变的退缩。

(三) GnRH 拮抗剂

GnRH 拮抗剂通过与内源性 GnRH 竞争其垂体受体而抑制促性腺激素的分泌。在分子水平上,GnRH 拮抗剂干扰了 GnRH 受体(GnRH-γ)的基本激活过程。与 GnRH-a 相比,拮抗剂不会引起最初的爆发期,因此治疗效果迅速显现。

elagolix 是一种短效的 GnRH 拮抗剂,最近在美国获得批准,用于治疗与 EMT 相关的中度至重度疼痛。relugolix 和 linzagolix 是两种新的口服 GnRH 拮抗剂。一项 Ⅱ 期多中心、随机、双盲、安慰剂对照的研究显示,口服 relugolix 在 12 周内对减轻 EMT 相关疼痛具有一定疗效,但也伴随着一些不良事件(潮热、大量月经出血和月经不调、骨矿物质密度下降),而且剂量反应相关。

(四) 芳香化酶抑制剂

芳香化酶抑制剂被认为是一种可行的治疗方法,特别适用于对传统疗法无响应的子宫内膜异位症患者。这些药物通过抑制子宫内膜和子宫内膜中的芳香化酶系统来工作,从而在理论上有望对 EMT 产生益处,因为它们减少了局部雌激素的产生。

(五) 选择性雌激素受体调节剂

雷洛昔芬是一种被批准用于治疗绝经后骨质疏松症的选择性雌激素受体调节剂(SERM),同时它不会刺激大鼠的子宫内膜增生。在动物模型中,每天口服雷洛昔芬可以显著缩小诱发 EMT 的大鼠体内异位组织的体积,表明其潜在治疗效果。

(六) 选择性黄体酮受体调节剂

选择性黄体酮受体调节剂(SPRM)通过干预黄体酮受体(PR)的相互作用,阻断或改变其下游效应。相对于传统的 EMT 治疗方法,SPRM 具备更显著的疗效和更大的灵活性,为改善 EMT 症状提供了一种药物治疗替代方案。米非司酮是这一类药物中的代表,主要通过抑制排卵来发挥作用。尽管在非常有限的临床试验中,米非司酮(每日 5~10 mg)在某些患者中表现出减轻疼痛和病灶消退的潜力,但其临床应用仍在进一步研究中。其他类似的 SPRM 包括 asoprisnil、醋酸乌利司他、lonaprisan 和醋酸特拉普利司酮等,它们也表现出抑制子宫内膜增殖、导致子宫内膜萎缩的特性,并可能减轻疼痛。

除了 SPRM,还有其他一些免疫调节剂、基质金属蛋白酶抑制剂、血管生成抑制剂和肿瘤坏死因子-α(TNF-α)抑制剂等药物,也正在研究用于治疗 EMT。

(七) 干细胞治疗

干细胞在不孕症的治疗中展现了新的希望。由于干细胞具有自我更新和分化的能力,它们可以用于替代受损组织,减少宫腔粘连和纤维化,改善子宫内膜的厚度,促进子宫内膜的再生。然而,EMT 病灶可能会吸引干细胞迁移到子宫外部,导致子宫内膜的修复和再生不足。因此,利用干细胞的吸引和免疫调节特性进行治疗可能是一种有效的选择。

(八) 免疫疗法

EMT 研究中,免疫细胞抑制剂和稳定剂发挥着关键作用。NK 细胞细胞毒活性的抑制与 EMT 有关。激活 NK 细胞细胞毒活性被认为是治疗策略。激活的肥大细胞在子宫内膜组织中显著增加,因此抑制肥大细胞的稳定剂和抑制剂或许是有效的治疗手段。

抗 TNF 制剂通过降低 TNF 水平或阻断其信号通路,对 EMT 有益。奎贝林、依非酮、重组人 TNF 结合蛋白-1(r-hTBP-I)等药物可能通过影响炎症介质产生和免疫活性细胞反应来发挥作用。这些疗法在动物研究和临床实践中表现出抑制异位症发展的潜力。

各类免疫疗法机制见图 20-3-7。

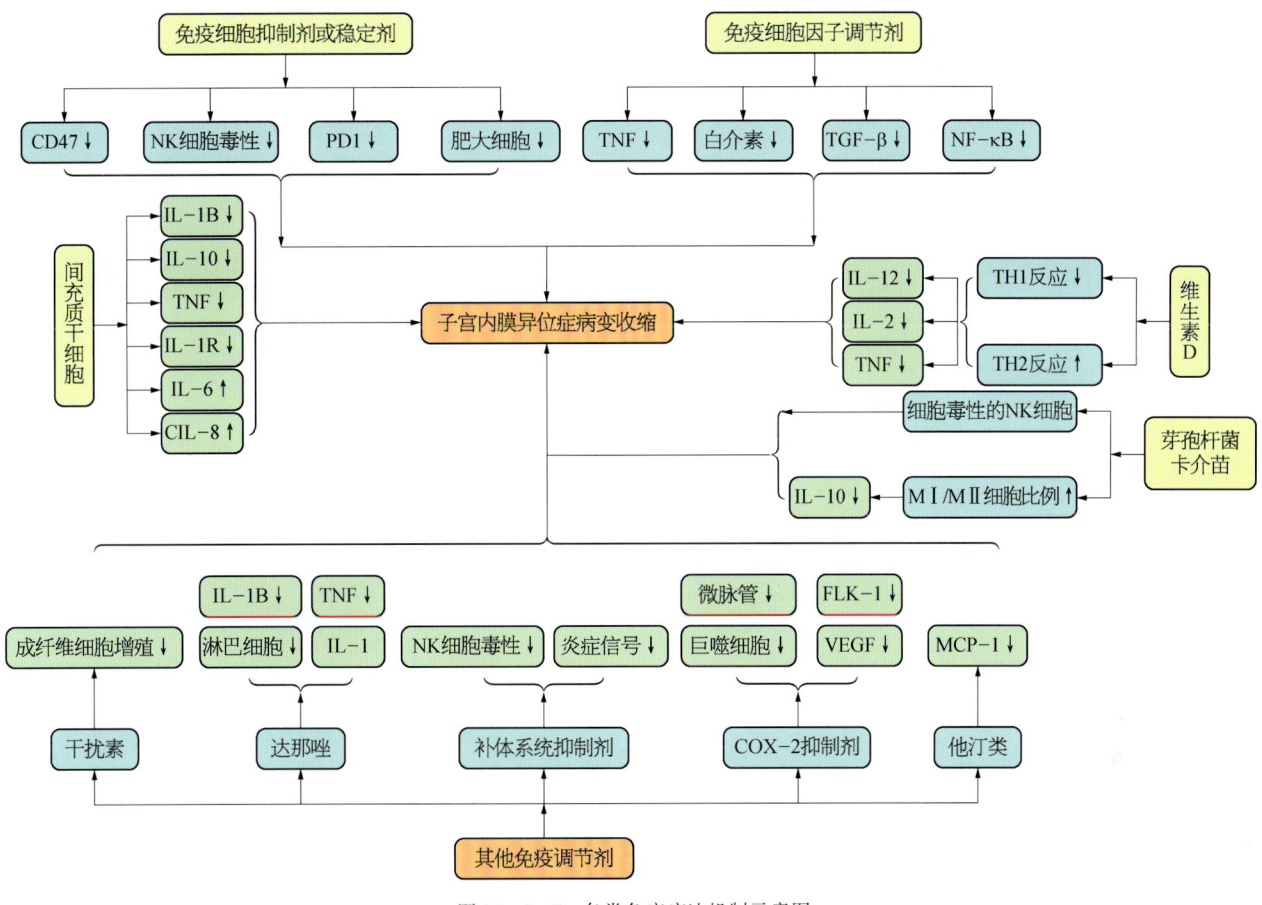

图 20-3-7 各类免疫疗法机制示意图

第四节 子宫内膜异位症药理学研究案例

建立并完善大鼠子宫内膜异位症模型

(一)目的

建立并完善大鼠子宫内膜异位症模型。

(二)动物资料

(1) 种:大鼠。

(2) 系:SD。

(3) 性别和数量:雌性,根据试验需要购买相应数量大鼠。

(4) 日龄:35~40 天。

(5) 体重范围:140~160 g。

(6) 来源:×××实验动物有限公司。

(7) 等级:SPF 级。

(8) 合格证号及发证单位:实验动物生产许可证号:SCXK(X)2013-0016。实验动物使用许可证号:SYXK(X)2018-0017。

(9) 动物接收日期:具体实际日期见具体试验。

(10) 实验系统选择说明:SD 大鼠是药理学研究中公认的标准动物之一。种属相关性试验显示 SD 大鼠是评价子宫内膜异位模型的合适动物。

(11) 实验动物识别方法:动物到达后,按要求接收,根据机构统一的编号方法进行编号,为每只动物指定一个单一的研究动物号。原始资料中使用研究动物号来识别。

(12) 饲料、垫料及饮用水:饲料为由×××科技有限公司生产的大鼠繁殖饲料,垫料为×××实验用品供应站提供的木屑垫料,饮用水为自来水。

(13) 饲养条件和环境:大鼠在×××研究院普通级大鼠饲养房内饲养,SD 大鼠饲养于 400 mm×350 mm×200 mm 塑料笼内,每笼饲养同性大鼠 5 只,自由饮水、摄食。室温 20~26 ℃,相对湿度 40%~70%,光照

12 h,黑暗 12 h。大鼠实验开始前先进行适应性饲养、检疫 5 天,经过一般行为等的观察,选择符合试验要求的大鼠作为本试验用动物。

(14) 试验期间动物管理和使用遵循 Guide for the Care and Use of Laboratory Animals(2011 年)、国家科学技术委员会 2017 年修订的《实验动物管理条例》。本试验所涉及的动物管理、使用和相关操作均经过实验动物管理和使用委员会(IACUC)批准。

(三) 分组和剂量设置

(1) 分组方法:正式试验可设造模溶媒对照组、受试物各剂量组、阳性对照组,必要时可设未造模阴性组。

(2) 剂量设置依据:/。

(3) 剂距:/。

(4) 剂量:/。

(四) 实验方法和观察指标

(1) 主要检测仪器:电子游标卡尺、电子天平。

1) 大鼠适应性饲养、检疫 5 天。术前连续 3 天,每天一次皮下注射苯甲酸雌二醇注射液 30 μg/kg。

2) 模型建立时以 3% 戊巴比妥钠溶液麻醉,无菌剖腹,游离一侧子宫,结扎子宫系膜内的血管,切下一段子宫,在生理盐水的平皿中,纵行剖开子宫,分离肌层与内膜,取一段约 0.5 cm×0.5 cm 内膜,缝于腹壁内富含血管处,内膜面朝向腹腔。

3) 缝合腹部切口,术后肌注青霉素 80 万 U,连续 5 天。3 周后,剖腹测量异位内膜体积,并观察记录异位内膜形态。

4) 选择移植物成活者按异位内膜体积随机将动物分为若干组,手术伤口干燥后开始给药,连续给药 28 天后,进行第三次剖腹,肉眼检查并测量异位内膜体积的大小,并记录异位内膜体积大小和形态的变化。

(2) 观察指标及判断标准

1) 每周一称重一次,根据体重变化配制药物。给药 28 天后将大鼠进行解剖,用游标卡尺测量异位子宫内膜的体积。

2) 病理组织学检查:根据肉眼观察内膜变化和内膜体积的测量结果而定:①若给药后内膜较给药前增大,说明受试物无效;②若给药后内膜较给药前明显缩小,说明受试物有效;③若给药后内膜与给药前大小变化不明显,则通过病理学诊断,根据细胞的变化来判断受试物是否有效。具体而言,若给药后内膜细胞较给药前明显缩小,说明受试物有效,否则无效。该病理指标为模型建立成功与否,以及药物治疗是否有效的"金指标"。

(五) 统计分析

采用 SPSS 统计软件,计量资料以单因素方差分析进行检验,方差齐时选用 LSD 分析,方差不齐时选用 Dunnett T3 分析。

(六) 结果

(1) 移植 3 周后,剖腹,发现移植膜存活,形成囊腔,内有液体积聚,移植物表面有血管,模型建立成功(图 20-4-1)。

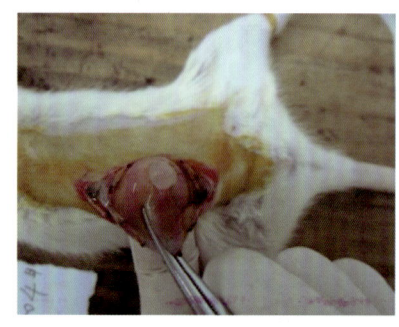

图 20-4-1 成活移植膜

(2) 测量异位内膜体积,根据异位内膜体积进行随机分组,连续给予受试物 28 天。

(3) 根据观察移植膜在给药前、后的异位内膜体积变化计算出的对其生长抑制率,根据抑制率可判断受试物是否有效,具体药物对异位内膜的抑制见图 20-4-2。

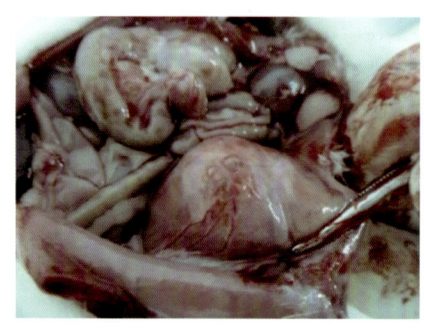

图 20-4-2 受试物给药后抑制异位内膜生长

(4) 若大体解剖结果不能判断出受试物的作用,可进行病理学检查,可在镜下测量异位内膜腺上皮高度,进行统计,判断受试物的有效性。

(七) 讨论

(1) 移植异位内膜 3 周后,内膜存活,通过外科手术移植法可以成功建立大鼠子宫内膜异位症模型,此模型可以成功评价受试物的有效性。

(2) 根据具体造模给药过程建立相应的 SOP,使试验规范化。

(3) 如需进行机制研究,可以测量更多指标,如血清中雌激素和孕激素水平、细胞因子和炎症介质等。

(八) 结论

外科手术移植法可以成功建立大鼠 EMT 模型,此模型可以成功评价受试物的有效性。

(九) 记录保存

除计算机或自动化仪器直接采集的数据外,其他所有在实际研究中产生的数据均记录在表格或记录纸上,并随时整理装订。所有数据记录都注明记录日期,并由记录人签字。对原始记录进行更改时按要求进行。

记录的所有数据,都由另一人(非做记录的人)进行核查、签字,保证数据可靠。研究结束后,递交最终报告时,所有原始资料、文件等材料均交档案室保存。具体管理内容、程序和方法按本中心制订的标准操作规程执行。

(十) 资料归档时间和地点

保存单位:×××
地址:×××
邮编:×××
保管人:×××
电话:×××
归档时间:×××
保存时间:>10 年

(郭 隽 孙祖越)

参考文献

[1] Agarwal S K, Chapron C, Giudice L C, et al. Clinical diagnosis of endometriosis: a call to action [J]. American journal of obstetrics and gynecology, 2019, 220(4):354.e1-354.e12.

[2] Agic A, Djalali S, Wolfler M M, et al. Combination of CCR1 mRNA, MCP1, and CA125 measurements in peripheral blood as a diagnostic test for endometriosis [J]. Reproductive Sciences, 2008, 15(9):906-911.

[3] Ahn J, Yoon M J, Hong S H, et al. Three-dimensional microengineered vascularised endometrium-on-a-chip [J]. Human Reproduction, 2021, 36(10):2720-2731.

[4] Alvarado R G, Liu J Y, Zwolak R M. Danazol and limb-threatening arterial thrombosis: two case reports [J]. Journal of vascular surgery, 2001, 34(6):1123-1126.

[5] Anderes K L, Luthin D R, Castillo R, et al. Biological characterization of a novel, orally active small molecule gonadotropin-releasing hormone (GnRH) antagonist using castrated and intact rats [J]. Journal of Pharmacology and Experimental Therapeutics, 2003, 305(2):688-695.

[6] Bártová E, Krejci J, Hájek R, et al. Chromatin structure and epigenetics of tumour cells: a review [J]. Cardiovascular & Haematological Disorders-Drug Targets, 2009, 9(1):51-61.

[7] Bischoff F, Simpson J L. Genetics of endometriosis: heritability and candidate genes [J]. Best practice & research Clinical obstetrics & gynaecology, 2004, 18(2):219-232.

[8] Boing C, Kimmig R. Surgical management of endometriosis — an overview [J]. Gynakologisch-geburtshilfliche Rundschau, 2007, 47(3):124-131.

[9] Bonavina G, Taylor H S. Endometriosis-associated infertility: From pathophysiology to tailored treatment [J]. Frontiers in endocrinology, 2022, 13:1020827.

[10] Campbell I G, Thomas E J. Endometriosis: candidate genes [J]. Human Reproduction Update, 2001, 7(1):15-20.

[11] Carey E T, Till S R, As-Sanie S. Pharmacological management of chronic pelvic pain in women [J]. Drugs, 2017, 77:285-301.

[12] Coffee A L, Sulak P J, Kuehl T J. Long-term assessment of symptomatology and satisfaction of an extended oral contraceptive regimen [J]. Contraception, 2007, 75(6):444-449.

[13] Culley L, Law C, Hudson N, et al. The social and psychological impact of endometriosis on women's lives: a critical narrative review [J]. Human reproduction update, 2013, 19(6):625-639.

[14] D'Hooghe T M, Mihalyi A M, Simsa P, et al. Why we need a noninvasive diagnostic test for minimal to mild endometriosis with a high sensitivity [J]. Gynecologic and obstetric investigation, 2006, 62(3):136.

[15] Eisenberg V H, Weil C, Chodick G, et al. Epidemiology of endometriosis: a large population-based database study from a healthcare provider with 2 million members [J]. BJOG, 2018, 125(1):55-62.

[16] Eskenazi B, Mocarelli P, Warner M, et al. Serum dioxin concentrations and endometriosis: a cohort study in Seveso, Italy [J]. Environmental health perspectives, 2002, 110(7):629-634.

[17] Falcone T, Flyckt R. Clinical management of endometriosis [J]. Obstetrics & Gynecology, 2018, 131(3):557-571.

[18] Fan H. In-vitro models of human endometriosis [J]. Experimental and Therapeutic Medicine, 2020, 19(3):1617-1625.

[19] Fjerbæk A, Knudsen U B. Endometriosis, dysmenorrhea and diet — What is the evidence? [J]. European Journal of Obstetrics & Gynecology and Reproductive Biology, 2007, 132(2):140-147.

[20] Flores I, Rivera E, Ruiz L A, et al. Molecular profiling of experimental endometriosis identified gene expression patterns in common with human disease [J]. Fertility and sterility, 2007, 87(5):1180-1199.

[21] Fraga M F, Ballestar E, Paz M F, et al. Epigenetic differences arise during the lifetime of monozygotic twins [J]. Proceedings of the National Academy of Sciences, 2005, 102(30):10604-10609.

[22] Giudice LC, Kao LC. Endometriosis [J]. Lancet. 2004, 364:1789-1799.

[23] Groothuis P. Model systems in endometriosis research: translation, translation, translation! [J]. Frontiers in Reproductive Health, 2022, 3:809366.

[24] Guo S W. Epigenetics of endometriosis [J]. Molecular human reproduction, 2009, 15(10):587-607.

[25] Harada T, Taniguchi F. Dienogest: a new therapeutic agent for the treatment of endometriosis [J]. Women's Health, 2010, 6(1):27-35.

[26] Hassan M H, Othman E E, Hornung D, et al. Gene therapy of benign gynecological diseases [J]. Advanced drug delivery reviews, 2009, 61(10):822-835.

[27] Johnson N P, Hummelshoj L, Adamson G D, et al. World endometriosis society consensus on the classification of endometriosis [J]. Human reproduction, 2017, 32(2):315-324.

[28] Kazakov D V, Ondic O, Zamecnik M, et al. Morphological variations of scar-related and spontaneous endometriosis of the skin and superficial soft tissue: a study of 71 cases with emphasis on atypical features and types of müllerian differentiations [J]. Journal of the American Academy of Dermatology, 2007, 57(1):134-146.

[29] Kim T H, Young S L, Sasaki T, et al. Role of SIRT1 and progesterone resistance in normal and abnormal endometrium [J]. The Journal of Clinical Endocrinology & Metabolism, 2022, 107(3):788-800.

[30] Kirkwood P M, Gibson D A, Shaw I, et al. Single-cell RNA sequencing and lineage tracing confirm mesenchyme to epithelial transformation (MET) contributes to repair of the endometrium at menstruation [J].

Elife, 2022, 11: e77663.

[31] Kitawaki J, Ishihara H, Kiyomizu M, et al. Maintenance therapy involving a tapering dose of danazol or mid/low doses of oral contraceptive after gonadotropin-releasing hormone agonist treatment for endometriosis-associated pelvic pain [J]. Fertility and sterility, 2008, 89 (6): 1831-1835.

[32] Koninckx P R, Fernandes R, Ussia A, et al. Pathogenesis based diagnosis and treatment of endometriosis [J]. Frontiers in endocrinology, 2021, 12: 745548.

[33] Küpker W, Felberbaum R E, Krapp M, et al. Use of GnRH antagonists in the treatment of endometriosis [J]. Reproductive biomedicine online, 2002, 5(1): 12-16.

[34] Seal S L, Kamilya G, Mukherji J, et al. Aromatase inhibitors in recurrent ovarian endometriomas: report of five cases with literature review [J]. Fertility and sterility, 2011, 95(1): 291. e15-291. e18.

[35] Leyland N, Casper R, Laberge P, et al. Endometriosis: diagnosis and management [J]. Journal of Endometriosis, 2010, 2(3): 107-134.

[36] Lopez J, Percharde M, Coley H M, et al. The context and potential of epigenetics in oncology [J]. British journal of cancer, 2009, 100(4): 571-577.

[37] Ma T, Liu P, Wei J, et al. Imperatorin alleviated endometriosis by inhibiting the activation of PI3K/Akt/NF-κB pathway in rats [J]. Life sciences, 2021, 274: 119291.

[38] Mehedintu C, Plotogea M N, Ionescu S, et al. Endometriosis still a challenge [J]. Journal of medicine and life, 2014, 7(3): 349.

[39] Meresman G F, Auge L, Baranao R I, et al. Oral contraceptives suppress cell proliferation and enhance apoptosis of eutopic endometrial tissue from patients with endometriosis [J]. Fertility and sterility, 2002, 77(6): 1141-1147.

[40] Mounsey A L, Wilgus A, Slawson D C. Diagnosis and management of endometriosis [J]. American family physician, 2006, 74(4): 594-600.

[41] Nnoaham K E, Hummelshoj L, Webster P, et al. Impact of endometriosis on quality of life and work productivity: a multicenter study across ten countries [J]. Fertility and sterility, 2011, 96(2): 366-373. e8.

[42] Othman E E R, Salama S, Ismail N, et al. Toward gene therapy of endometriosis: adenovirus-mediated delivery of dominant negative estrogen receptor genes inhibits cell proliferation, reduces cytokine production, and induces apoptosis of endometriotic cells [J]. Fertility and sterility, 2007, 88(2): 462-471.

[43] Painter J N, Anderson C A, Nyholt D R, et al. Genome-wide association study identifies a locus at 7p15. 2 associated with endometriosis [J]. Nature genetics, 2011, 43(1): 51-54.

[44] Parazzini F, Di Cintio E, Chatenoud L, et al. Estroprogestin vs. gonadotrophin agonists plus estroprogestin in the treatment of endometriosis-related pelvic pain: a randomized trial [J]. European Journal of Obstetrics & Gynecology and Reproductive Biology, 2000, 88 (1): 11-14.

[45] Parazzini F, Chiaffarino F, Surace M, et al. Selected food intake and risk of endometriosis [J]. Human Reproduction, 2004, 19(8): 1755-1759.

[46] Petta C A, Ferriani R A, Abrao M S, et al. Randomized clinical trial of a levonorgestrel-releasing intrauterine system and a depot GnRH analogue for the treatment of chronic pelvic pain in women with endometriosis [J]. Human Reproduction, 2005, 20(7): 1993-1998.

[47] Porpora M G, Ingelido A M, Di Domenico A, et al. Increased levels of polychlorobiphenyls in Italian women with endometriosis [J]. Chemosphere, 2006, 63(8): 1361-1367.

[48] Shakiba K, Bena J F, McGill K M, et al. Surgical treatment of endometriosis: a 7-year follow-up on the requirement for further surgery [J]. Obstetrics & Gynecology, 2008, 111(6): 1285-1292.

[49] Sharpe-Timms K L, Zimmer R L, Jolliff W J, et al. Gonadotropin-releasing hormone agonist (GnRH-a) therapy alters activity of plasminogen activators, matrix metalloproteinases, and their inhibitors in rat models for adhesion formation and endometriosis: potential GnRH-a-regulated mechanisms reducing adhesion formation [J]. Fertility and sterility, 1998, 69(5): 916-923.

[50] Smolarz B, Szyłło K, Romanowicz H. Endometriosis: epidemiology, classification, pathogenesis, treatment and genetics (review of literature) [J]. International journal of molecular sciences, 2021, 22(19): 10554.

[51] Stratton P, Sinaii N, Segars J, et al. Return of chronic pelvic pain from endometriosis after raloxifene treatment: a randomized controlled trial [J]. Obstetrics & Gynecology, 2008, 111(1): 88-96.

[52] Suzuki T, Miki Y, Moriya T, et al. In situ production of sex steroids in human breast carcinoma [J]. Medical molecular morphology, 2007, 40: 121-127.

[53] Szyllo K, Tchorzewski H, Banasik M, et al. The involvement of T lymphocytes in the pathogenesis of endometriotic tissues overgrowth in women with endometriosis [J]. Mediators of inflammation, 2003, 12: 131-138.

[54] Tempfer C B, Simoni M, Destenaves B, et al. Functional genetic polymorphisms and female reproductive disorders: part II—endometriosis [J]. Human reproduction update, 2009, 15(1): 97-118.

[55] Tosti C, Biscione A, Morgante G, et al. Hormonal therapy for endometriosis: from molecular research to bedside [J]. European Journal of Obstetrics & Gynecology and Reproductive Biology, 2017, 209: 61-66.

[56] Treloar S A, Wicks J, Nyholt D R, et al. Genomewide linkage study in 1 176 affected sister pair families identifies a significant susceptibility locus for endometriosis on chromosome 10q26 [J]. The American Journal of Human Genetics, 2005, 77(3): 365-376.

[57] Vannuccini S, Clemenza S, Rossi M, et al. Hormonal treatments for endometriosis: The endocrine background [J]. Reviews in Endocrine and Metabolic Disorders, 2022, 23(3): 333-355.

[58] Vercellini P, Facchin F, Buggio L, et al. Management of endometriosis: toward value-based, cost-effective, affordable care [J]. Journal of Obstetrics and Gynaecology Canada, 2018, 40(6): 726-749. e10.

[59] Vercellini P, Somigliana E, Vigano P, et al. Endometriosis: current therapies and new pharmacological developments [J]. Drugs, 2009, 69: 649-675.

[60] Vigano P, Somigliana E, Vignali M, et al. Genetics of endometriosis: current status and prospects [J]. Front Biosci, 2007, 12(9): 3247-3255.

[61] Wibisono H, Nakamura K, Taniguchi F, et al. Tracing location by applying Emerald luciferase in an early phase of murine endometriotic lesion formation [J]. Experimental Animals, 2022, 71(2): 184-192.

[62] Wu M Y, Ho H N. The role of cytokines in endometriosis [J]. American Journal of Reproductive Immunology, 2003, 49(5): 285-296.

[63] Yang J Z, Agarwal S K, Foster W G. Subchronic exposure to 2, 3, 7, 8-tetrachlorodibenzo-p-dioxin modulates the pathophysiology of endometriosis in the cynomolgus monkey [J]. Toxicological Sciences, 2000, 56(2): 374-381.

[64] Yisa S B, Okenwa A A, Husemeyer R P. Treatment of pelvic endometriosis with etonogestrel subdermal implant [J]. BMJ Sexual & Reproductive Health, 2005, 31(1): 67-70.

[65] Yoshida S, Harada T, Iwabe T, et al. Laparoscopic surgery for the management of ovarian endometrioma [J]. Gynecologic and obstetric investigation, 2002, 54(Suppl. 1): 24-29.

[66] Zhou L, Cai E, Liu H, et al. Extracellular ATP (eATP) inhibits the progression of endometriosis and enhances the immune function of macrophages [J]. Biochim Biophys Acta Mol Basis Dis, 2024, 1870(1): 166895.

[67] Zondervan KT, Becker CM, Missmer SA. Endometriosis [J]. N Engl J Med, 2020, 382: 1244-1256.

[68] Zondervan K T, Weeks D E, Colman R, et al. Familial aggregation of endometriosis in a large pedigree of rhesus macaques [J]. Human Reproduction, 2004, 19(2): 448-455.

第二十一章
子宫肌瘤药理学

第一节 概 述

（一）概念

子宫肌瘤（uterine fibroids，UF），也称为子宫平滑肌瘤、纤维肌瘤或子宫纤维瘤，是一种子宫常见的良性肿瘤，主要由子宫的平滑肌细胞组成。这种肿瘤主要是单克隆的平滑肌细胞增殖，意味着它们来源于单个细胞的异常增长。在子宫肌瘤中，还存在一定量的纤维结缔组织，这种组织提供了额外的支持结构。

1. 按生长部位　子宫肌瘤可分为两种类型：宫体肌瘤和宫颈肌瘤。其中，宫体肌瘤是更为普遍的类型，占95%~98%。相比之下，宫颈肌瘤较为罕见，仅约占2%~8%。

2. 按肌瘤与子宫肌壁的关系　主要分为以下四类。

（1）肌壁间肌瘤：最常见的类型，占60%~70%。这种肌瘤发生在子宫的肌壁之间，被周围的肌层所包围。

（2）浆膜下肌瘤：约占20%，主要分为带蒂浆膜下肌瘤、游离性肌瘤和阔韧带肌瘤。它们生长方向朝向子宫的浆膜面，并突出于子宫表面。阔韧带肌瘤位于宫体侧壁旁，并突出于阔韧带两叶之间（图21-1-1）。

（3）黏膜下肌瘤：占10%~15%，这种肌瘤向子宫腔内生长，突出于宫腔中。其表面被黏膜层覆盖。黏膜下肌瘤易于形成蒂，并在宫腔内生长，常会导致子宫收缩。在某些情况下，肌瘤可能被挤出宫颈外口并突入阴道（图21-1-1）。

（4）多发性子宫肌瘤：当两种或两种以上不同类型的子宫肌瘤同时存在，或者单个肌瘤的数量超过2个时，便被称为多发性子宫肌瘤（图21-1-1右图）。

（二）流行病学

据不完全统计，育龄期的女性子宫肌瘤的发病率可以高达25%。特别是在年龄介于30~50岁的女性中更为普遍，而年龄介于40~50岁女性的发病率可能

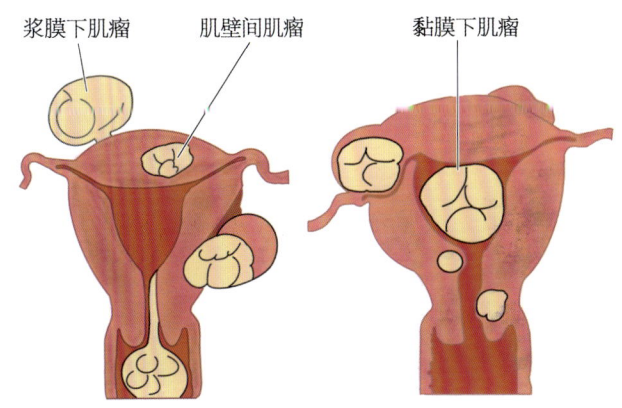

图21-1-1　子宫肌瘤示意图

高达51%~60%。

国内的流行病调查结果显示，与女性生殖健康相关的疾病中，子宫肌瘤的发病率位居第三，仅次于乳腺增生和慢性宫颈炎，并且呈逐年上升趋势。一般认为子宫肌瘤的发病率范围在5%~50%，但在某些情况下，这一比例甚至可以高达70%。子宫肌瘤发病率的统计数据与不同的检查方法密切相关，同时也受到肌瘤大小的影响。从显微镜下观察，肌瘤必须相当大才能被检测到，因此在妇科检查和一般的影像学检查中，直径小于1cm的子宫肌瘤难以检测，这些因素都影响了发病率的统计。

（三）病因

引起子宫肌瘤的病因很多，主要有激素、遗传、生长因子及环境等方面因素，具体如下。

（1）性激素及其受体：生物化学检测已经确认，肌瘤中的雌酮转化明显低于正常肌组织，而肌瘤中雌激素受体浓度明显高于周边肌组织。因此，可以认为肌瘤组织对雌激素具有较高的敏感性，这是导致肌瘤生长的主要因素之一。临床研究表明，子宫肌瘤组织中雌激素、孕激素及其受体的浓度和mRNA水平明显高

于正常子宫平滑肌层。此外,雌激素还可以在转录水平上调节孕激素受体的 mRNA 水平,从而导致孕激素受体水平的上升。雌激素和孕激素通过自分泌和旁分泌相互调节,它们的联合作用进一步增强了细胞的 DNA 合成和有丝分裂能力,从而刺激了肌瘤的生长(图 21-1-2)。

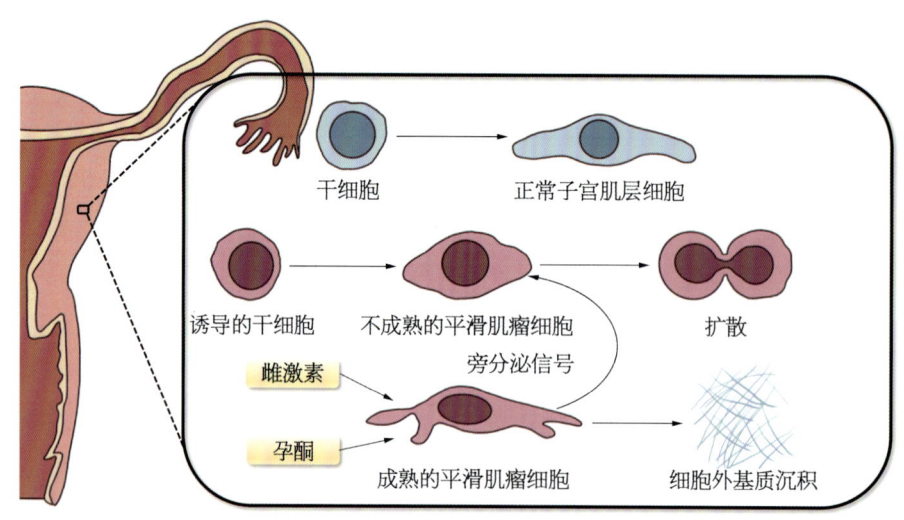

图 21-1-2　子宫肌瘤发病机制中雌激素和黄体酮作用的示意图

(2) 遗传学:细胞遗传学研究显示,40%~50% 的子宫肌瘤存在染色体遗传学异常。

(3) 生长因子:生物化学与分子生物学研究提示,子宫肌瘤是由单克隆平滑肌细胞增殖而成的,而多发性子宫肌瘤则由不同克隆的平滑肌细胞增殖形成。此外,一些生长因子,如表皮生长因子(EGF)、胰岛素生长因子(IGF)、转化生长因子(TGF-β)和血小板生长因子(PDGF)等,都可以调节子宫肌瘤的生长。

(4) 其他相关因素:子宫肌瘤的发病与宫颈糜烂、盆腔炎、附件炎、月经异常等因素密切相关。

此外,子宫肌瘤的发生还与个体情绪异常、环境因素及机体免疫力下降有一定的关联。

(四) 临床表现

多数子宫肌瘤患者并无明显症状,往往是在进行盆腔检查或超声波检查时偶然发现。如果出现症状,这通常与肌瘤的生长位置、生长速度、是否发生变性及是否伴有并发症密切相关,而与肌瘤的大小和数量的关系相对较小。

(1) 子宫出血:子宫肌瘤的主要症状之一,超过半数的患者会经历。常见的表现形式包括周期性出血,如月经量增多、经期延长或周期缩短。也可能表现为非周期性的不规则阴道流血。黏膜下肌瘤和肌壁间肌瘤更易引起子宫出血,而浆膜下肌瘤引起出血的情况较少。

(2) 经期改变及贫血:通常发生在黏膜下和肌壁间肌瘤患者中,表现为月经过多、经期延长或不规则阴道流血。导致出血增多的原因主要是子宫内膜面积的增大、雌激素作用引起的子宫内膜增生,以及肌瘤对子宫收缩和血液循环的干扰。长期出血可能导致不同程度的贫血。

(3) 腹部肿包及压迫症状:随着肌瘤逐渐增大,当子宫增大至超过 3 个月妊娠大小,或者存在较大的浆膜下肌瘤时,常可在腹部触摸到肿块,尤其在早晨膀胱充盈时更为明显。这些肿块通常是实性的,可移动,无压痛感。肌瘤增大到一定程度时,可能会引起周围器官的压迫症状。

(4) 疼痛:通常情况下,子宫肌瘤不会引起疼痛。但是,不少患者可能会感到下腹部的坠胀感或腰背酸痛。当浆膜下肌瘤发生蒂扭转,或子宫肌瘤发生红色变性时,可能会产生急性腹痛。

(5) 白带增多:随着子宫腔的增大和子宫内膜腺体的增多,加之盆腔充血,患者可能会出现白带增多的情况。

(6) 对妊娠及分娩的影响:有些子宫肌瘤患者可能伴有不孕症或易发生流产,这可能与肌瘤的生长部位、大小及数量有关。

(五) 病理

子宫肌瘤为实质性球形肿瘤,其表面相对光滑,质地较子宫肌层更为坚硬,且与周围的肌壁纤维组织之间存在着明显的分界线,形成了一种类似假包膜的结构。

镜下主要由梭形平滑肌细胞和不等量的纤维结缔组织构成。这些肌细胞具有均匀的大小，排列呈漩涡状或栅状，其细胞核呈杆状，染色较深。在少数情况下，子宫肌瘤可能表现出一些特殊的组织学类型，如奇异型、富细胞型、核分裂活跃型、上皮样平滑肌瘤及静脉内和播散性腹膜平滑肌瘤等。这些特殊类型的子宫肌瘤的性质及潜在的恶性程度仍需要进一步确定。

子宫肌瘤变性的发生率相当高，据报道，大约有60%的子宫肌瘤可能会发生变性。常见的变性类型包括玻璃样变、囊性变及肉瘤样变、红色样变和钙化（表21-1-1）。

表21-1-1 常见变性类型

类别	症状	镜下观察
玻璃样变	肌瘤剖面漩涡状结构消失，由均匀透明样物质取代	镜下见病变区肌细胞消失，为均匀透明无结构区
囊性变	该病变以透明变性为基础，子宫肌瘤玻璃样变继续发展，引发进一步的供血不足，变形区内的组织呈现液化情况，肌细胞坏死液化即可发生囊性变，此时子宫肌瘤变软，很难与妊娠子宫或卵巢囊肿区别。肌瘤内会出现大小不一的囊腔，且有结缔组织相隔，亦会出现多个囊腔融合成大囊腔，腔内含清亮无色透明液体，或凝固成胶冻状	镜下见囊腔为玻璃样变的肌瘤组织构成，内壁无上皮
红色样变	多见于妊娠期或产褥期，为肌瘤的一种特殊类型坏死，发生机制尚不清楚，可能与肌瘤内小血管退行性变引起血栓及溶血、血红蛋白渗入肌瘤内有关。患者可有剧烈腹痛伴恶心呕吐、发热，白细胞计数升高，检查发现肌瘤迅速增大、压痛。肌瘤剖面为暗红色，有腥臭味，质软，漩涡状结构消失	镜检见组织高度水肿，假包膜内大静脉及瘤体内小静脉血栓形成，广泛出血伴溶血，肌瘤细胞减少，细胞核常溶解消失，并有较多脂肪小球沉积
肉瘤样变	肉瘤样变较为少见，肌瘤恶变为肉瘤的比例为0.4%~0.8%，多见于绝经后子宫肌瘤在短期内迅速长大伴随疼痛和出血的患者。目前无直接证据证实绝经前快速增长的肌瘤有肉瘤变的可能，但若绝经后女性肌瘤增大应警惕恶变可能。肌瘤恶变后，组织变软且脆，切面灰黄色，似生鱼肉状，与周围组织界限不清	镜下见平滑肌细胞增殖活跃，排列紊乱，漩涡状结构消失，细胞有异型性，核分裂象易见，并出现肿瘤细胞凝固性坏死
钙化	钙化变性主要多见于蒂部细小、血供不足的浆膜肌瘤及绝经后女性的肌瘤。与其雌激素水平下降，在脂肪变性后进一步分解成甘油三酯，再与钙盐结合，沉积在肌瘤内。X线摄片可清楚看到钙化阴影	镜下可见钙化区为层状沉积，呈圆形，有深蓝色微细颗粒

（六）治疗

治疗子宫肌瘤时，应该综合考虑患者的年龄、生育需求、症状及肌瘤的部位、大小和数量等因素，以便选择合适的治疗方式。根据患者的个体情况来进行治疗选择是至关重要的（表21-1-2）。

表21-1-2 治疗方式分类

分类	适用类型	备注
随访观察	无症状肌瘤、近绝经期妇女	每3~6个月进行随访观察
药物治疗	症轻、近绝经年龄或全身情况不宜手术	用于治疗子宫肌瘤的药物主要有促性腺激素释放激素类似物、选择性孕激素受体调节剂类、芳香化酶抑制剂、雄激素类药物等
手术治疗	子宫增大超过2.5个月妊娠子宫大小，或单个肌瘤直径≥5 cm者，或因各种原因药物治疗无效者	常采用肌瘤切除术、子宫切除术
中医治疗	患者根据自身需求	多采用活血化瘀的方法进行治疗
介入治疗	不能耐受或不愿手术者	多采用子宫动脉栓塞术、高能聚焦超声和子宫内膜切除术

第二节 子宫肌瘤生物学模型

动物模型在临床前研究中扮演着关键角色，有助于理解特定疾病的发病机制、环境影响、药物疗效评估及功能和结构修饰。尽管已提出一些新的体内模型，自从首次报道Eker大鼠模型以来，但由于多种动物模型不能充分代表人类疾病,因此我们需要继续努力研究肌瘤的形成机制、治疗方法和预防措施。

关于建立子宫肌瘤生物模型的研究在国内外尚未形成统一的标准。已报道的模型包括自发性模型、诱导性模型、基因工程模型和移植模型等,不同的动物模型具有各自的特点,包括 Eker 雌鼠、Long-Evans 大鼠、斯普拉格道利鼠、C57B6 小鼠、BALB/c 裸鼠、豚鼠、鹌鹑、转基因小鼠、基因敲除型小鼠、美国大肚子猪及小型宠物猪等。这些不同的模型在研究领域上也有各自的优势和特点。国外子宫肌瘤动物模型主要有自发性模型、转基因小鼠模型和异种移植模型,国内更倾向采用外源性性激素诱导模型(表 21-2-1)。

表 21-2-1 常见动物模型

模型分类	常用动物	优点	缺点	研究领域
自发性模型	Eker 雌鼠、鹌鹑、美国大肚子猪及小型宠物猪等	无需任何干预处理,与人类子宫肌瘤具有极其相似的病理改变	造模时间长,价格昂贵	作为体外实验研究模型,用于疾病药物疗效的评估
基因工程模型	转基因小鼠、基因敲除型小鼠	突破了种系隔离,可以开展广泛的基因研究,特征性地敲除和整合基因,可以精确地研究基因在子宫肌瘤发生发展过程中的机制	操作难度大,价格昂贵	1) 用于深入研究遗传学相关基因改变及通路机制 2) 单基因突变构建的模型有利于研究药物的精确靶点
诱导性模型	雌孕激素联合诱导模型,Long-Evans 大鼠,斯普拉格道利鼠、C57B6 小鼠、BALB/c 裸鼠、豚鼠	操作简单,价格更为低廉,且长程造模更符合临床子宫肌瘤的发展过程	造模成功率稍低,造模时间接近于其他方法时长的 2 倍	1) 用于研究疾病的病理生理过程 2) 药物的疗效及毒理作用方面
移植模型	组织块移植模型:免疫缺陷型小鼠、NOD/SCID/IL-2R gamma null(NSG)小鼠、NOD/SCID/yC-Null 小鼠、Wistar 大鼠(褐家鼠)	造模成功率高,保留了人子宫平滑肌瘤的解剖学、组织学和生物学的特征	免疫缺陷动物昂贵,对无菌条件要求较为严格,需要复杂的手术操作	1) 广泛用于药物的临床前研究 2) 用于射频消融等微创方法疗效的检测
	细胞移植:注射原代细胞,NOD/SCID 小鼠,家兔 VX2 肿瘤动物模型	操作简单,单一样品来源,皮下注射细胞即可,减少了动物的手术损伤	造模成功率较低,异种移植物生存期较短	1) 用于研究药物对肌瘤平滑肌细胞生长发育的影响 2) 也可评价药物对肌瘤的疗效与毒害作用

子宫肌瘤的动物模型研究仍需要更多的深入研究,本文对已建立的子宫肌瘤生物模型进行了系统回顾,分析了各模型的研究机制和优缺点,为今后研究子宫肌瘤的生物学模型和药物治疗提供了有益的参考。

在过去的几十年中,大量的啮齿动物已被用于开发子宫肌瘤模型。在此期间,尚未建立研究这种肿瘤高发病率的动物模型,直到 1995 年才成功建立了大鼠子宫肌瘤细胞模型,该模型后来成为研究体内肌瘤的常用工具之一。此外,关于从子宫肌瘤中分离和转化细胞系的报道在当时也是独一无二的。因此,为了创立一种创新的模型,以研究性激素对子宫肌瘤生长的影响,并揭示其发展的分子机制,我们采用了 Eker 大鼠进行了实验。

(一)自发性子宫肌瘤动物模型

1. Eker 大鼠模型　Eker 大鼠作为目前被广泛认可并应用的唯一自发性子宫肌瘤动物模型,其具有野生型 Tsc2 的杂合子特性,容易发生遗传突变,导致其易患多种自发性肿瘤,包括肾脏、脾脏、急性白血病及子宫肌瘤等。雌性 Eker 大鼠特别容易患上自发性子宫肌瘤,据不完全统计,发生率高达 65%。此外,Eker 大鼠子宫肌瘤在表型、生化和遗传特征上与人类子宫肌瘤相似,表现为表达性类固醇激素受体、高迁移率蛋白 A2 抗体、胰岛素样生长因子失调及参与靶蛋白调控途径等。

2. 大腹猪(scrofa)模型　这一模型的优势在于大腹猪具有较为规律的发情周期,大约为 21 天,每次发情周期持续 2~3 天。在经过一段时间的循环激素影响后,大腹猪可能会发展出肿瘤,而这些肿瘤的组织学特征与人类相似,发病率也有相似之处。

然而,研究人员也发现了该模型的一些劣势。首先,并非所有大腹猪都会发展出肿瘤。其次,不同可用组织的初始取样和固定方法可能不够一致。第三,由于单头大腹猪体内可能存在多个肿瘤,这些肿瘤往往不能被单独识别出来,因此无法进行独立评估。此外，记录的临床体征和大体肿瘤特征也存在差异。综合来看，该模型显示出了用于研究人类肌瘤的潜力，但仍需要进一步深入的研究来解决其存在的问题和限制。

（二）移植子宫肌瘤动物模型

鉴于自发性子宫肌瘤动物模型存在外显率低、高成本等局限性，迫切需要寻求其他新的动物模型来补充。随着器官移植技术的发展，国内外逐渐出现了一类以免疫缺陷动物为基础的子宫肌瘤异种移植模型。这些模型保留了人类子宫肌瘤的解剖学、病理学、组织学和生物学特征，已被广泛用于进行药物的临床前研究，以及研究介入治疗对肌瘤的疗效。相对于其他造模方法，手术移植瘤模型操作简单，成功率也较高，因此近年来备受国内外研究者推崇。这些移植模型可以分为两类，一类是基于组织块移植的动物模型，另一类则是基于细胞移植的动物模型。

多种动物物种和技术已被用于研究子宫肌瘤的体内病理生理学。这些动物模型包括在小鼠中异体移植人类子宫肌瘤组织或细胞，使用基因修饰小鼠（如 Tsc2 基因敲除、GPR10 基因过表达、β 连环蛋白过表达等），以及利用那些自发发展子宫肌瘤的物种，如豚鼠、小肚猪及 Eker 大鼠。后者携带着结节性硬化复合体-2（Tsc2）抑癌基因的生殖系突变，到 16 个月大时，子宫肌瘤的发生频率约为 65%。尽管 Eker 大鼠模型是研究子宫肌瘤的体内动物模型中最广泛使用的，但该动物模型存在一些局限性。例如，Tsc 基因的突变与人类该疾病尚未建立联系。

1. 组织移植

（1）严重联合免疫缺陷小鼠（SCID）：通过采用 SCID 小鼠作为宿主，研究人员成功建立了一种新型的人子宫肌瘤异种移植模型。这一模型，被命名为 MemyⅠ，使用了人子宫肌瘤组织的移植物，该组织来自一名 44 岁的非裔美国女性患者，她在进行子宫切除手术时由于多发性子宫肌瘤而获得。在构建 MemyⅠ模型时，研究人员先对 40 只 2 个月大的雌性 SCID 小鼠进行了预处理，通过皮下植入了一种能够缓慢释放 17β-雌二醇的微丸，以调控血清雌激素水平。随后，将获得的人类子宫肌瘤组织植入这些小鼠的皮下，并在移植后的 30 天内采集了移植物组织进行检查。

SCID 小鼠由于在 T 和 B 淋巴细胞功能方面存在先天性联合缺陷，因此能够成功接受各种异种移植，因为它们的免疫系统无法引发体液和细胞免疫反应，从而不会排斥异体组织移植。在这类小鼠中连续传递的人类组织显示出保留了其形态和生化特征。

尽管该模型具有成本低廉、能够研究人类子宫肌瘤在体内培养的巨大优势，但其缺点是腺病毒介导的 COX-2 和 VEGF-A 的过表达可能会改变人类子宫肌瘤组织的特征。相关研究表明，在 MemyⅠ模型的子宫肌瘤异种移植瘤中观察到明显的血管化。

另一种免疫缺陷性小鼠-NOD/SCID/yC-Null 小鼠，即雌性非肥胖型糖尿病重症联合免疫缺陷小鼠，也被用于建立异种移植模型。

该模型的优点在于它使用腺病毒介导的促血管生成基因的基因转移，同时通过皮下移植减少了动物感染的机会，使得可以在不必杀死宿主的情况下对肿瘤进行简单的检测。雌二醇和孕酮通过促进细胞增殖，导致异种移植物的增大，并增加了细胞和细胞外成分的体积。然而，一旦停止使用孕酮并使用抗黄体酮 RU486 来阻断其作用，已建立的异种移植物的体积会显著减少。然而，该模型也存在一些局限性，例如肿瘤植入的部位、移植物的数量和大小都相对受到限制。此外，该模型要求研究人员具备全面的手术植入技能，以确保成功建立和维护异种移植物。

（2）Wistar 大鼠：Wistar 大鼠作为子宫肌瘤动物模型已经在多项研究中得到广泛应用。Sousa 等研究人员进行了一项实验，旨在评估来自接受子宫切除手术的女性的子宫肌瘤样本是否能够成功移植到 Wistar 大鼠体内，并诱导 Wistar 大鼠形成子宫肌瘤。

（3）BALB/c 裸鼠：Suzuki 等研究人员建立了一个与以往模型不同的更为简化的人子宫肌瘤小鼠异种移植模型。该模型既没有使用含有生长因子的凝胶，如基质凝胶，也没有采用免疫缺陷小鼠作为受体。相反，他们使用接受了手术过程中获得的经性腺激素释放激素激动剂（GnRH-a）预处理的人平滑肌瘤组织，并在经过雌激素/孕激素（E2/p4）释放颗粒处理后，将其植入 BALB/c 裸鼠的皮下。

此外，比较不同的手术方法，如腹腔镜辅助子宫肌瘤切除术加电粉碎器、腹部子宫肌瘤切除术或全腹子宫切除术，研究结果提示腹部子宫肌瘤切除术是从子宫肌瘤中获得分离的平滑肌瘤组织的理想手术方法。

2. 细胞移植　研究人员发现，原始人体组织的细胞密度对肿瘤生长速度具有重要影响。因此，建议使用细胞移植替代组织移植，以减轻异质性问题。此外，尽管组织移植模型的成功率较高，异种移植瘤保留了原组织的组织学特征，但这种方法通常需要复杂的手术操作，对动物的创伤较大。此外，获取新鲜的肿瘤样本也可能存在可行性问题，因为患者之间和肿瘤之间的差异可能会影响模型的成功率。相比之下，细胞移植操作更为简单，对于单一样本来源，只需进行皮下注射，减少了小鼠的手术损伤。

（三）转基因子宫肌瘤动物模型

转基因技术作为人类历史上的一项重大技术，在各个领域都得到广泛应用，包括生物医药和药物研发领域，尤其在建立子宫肌瘤模型用于研究方面起到了关键作用。这些转基因模型突破了种系隔离，使得更广泛深入的基因研究成为可能。

利用转基因技术，研究人员还成功建立了其他子宫肌瘤模型。例如，通过敲除 $Tsc2$ 基因的小鼠与表达 Cre 重组酶的小鼠杂交，可以获得适用于研究的小鼠。这些子宫肌瘤模型在病理和生化特征上与人类子宫肌瘤相似。

虽然特征性地敲除和整合某些基因可以用于研究基因在子宫肌瘤发生和发展过程中的机制，但转基因模型的建立难度较大，价格昂贵。此外，子宫肌瘤的遗传机制涉及多种基因，突变形式也多种多样，因此需要继续探索更多的转基因小鼠模型，以更好地了解肌瘤的遗传发病机制。

综上，转基因技术为研究子宫肌瘤提供了多种模型，但每种模型都有其优点和局限性，研究人员需要根据具体研究目的选择合适的模型。

（四）诱导性子宫肌瘤模型

综合国内外的子宫肌瘤动物模型研究发现，国际上主要采用 Eker 大鼠模型和移植模型，而国内则更多地采用诱导性子宫肌瘤模型。子宫肌瘤是一种常见的卵巢依赖性肿瘤，其发生和发展与体内激素水平密切相关。因此，激素诱导成为一种重要的模型建立方法，目前主要有雌激素单一诱导模型法和雌孕激素双重诱导模型法两种常见方法。

在雌激素单一诱导模型法中，通过给予动物雌激素，特别是雌二醇，来诱导子宫肌瘤的发生。这种方法简单，易于操作，但相对而言，子宫肌瘤的细胞生长可能相对较慢，模型的稳定性较低，与子宫肌瘤的发病机制可能存在一些差异。

与之相比，雌孕激素双重诱导模型法采用了雌激素和孕激素的联合诱导，使子宫肌瘤细胞的生长更为活跃和稳定。这种方法更符合子宫肌瘤的发病机制，因为子宫肌瘤的生长通常受到雌激素和孕激素的影响。双重诱导模型法综合评价上通常优于单一诱导模型法，因为它更能模拟子宫肌瘤的发展过程。

总的来说，国内外的子宫肌瘤动物模型研究表明，采用雌孕激素双重诱导模型法建立的动物模型更为稳定且更符合子宫肌瘤的发病机制。然而，模型的选择应根据具体研究目的和条件来决定，以确保研究结果的可靠性和适用性。

1. **激素单模法** 孙祖越团队的朱焰等学者采用去卵巢的豚鼠，通过单一雌激素诱导法建立了子宫肌瘤动物模型。研究中使用了雌性豚鼠，进行了卵巢摘除手术后，注射不同剂量的雌激素来诱导子宫肌瘤的形成。实验结果显示，雌激素的剂量和频率与豚鼠子宫肌瘤的形成率呈正相关，同时也发现雌激素诱导频率与豚鼠的死亡率呈正相关。这项研究表明，单一雌激素诱导法可以成功地建立子宫肌瘤模型，能够用于观察雌激素在子宫肌瘤发生和发展中的作用。

2. **雌孕激素双模法** Yu 等人利用雌性 Sprague Dawley 大鼠建立了雌激素诱导的子宫肌瘤动物模型，以研究传统草药对子宫肌瘤的影响。研究采用了体重为 180～220 g 的雌性 Sprague Dawley 大鼠，通过灌胃给予雌二醇，剂量为 0.167 mg/kg，每隔一天一次，同时进行肌内注射孕激素，剂量为 1 mg/kg，每周 1 次，连续给药 20 周。治疗试验从第 11 周开始，通过激素受体表达、子宫系数、分子学和组织学分析等多方面验证了该模型的建立。

除了上述提到的动物模型，还有研究人员选择家鸡作为动物模型，用于探究人类卵巢癌发展的分子机制。研究数据表明，家鸡是研究人类平滑肌瘤的合适模型，可用于深入研究病理生理学，并测试治疗干预的有效性。这一模型还有望通过开发非侵入性的肌瘤检测方法和监测技术来进一步改进，而无需对动物进行安乐死。

总的来说，激素诱导模型更符合子宫肌瘤的生长和发展过程，制模方法相对简单且成本较低，因此在国内广泛用于药物的临床前研究及疾病发生和发展的病理生理机制研究。而雌孕激素联合制模法相对更稳定，成功率更高，更符合子宫肌瘤的发展过程，容易观察到药物的疗效。然而，在制模的过程中，关于动物类型的选择、药物剂量、给药方法、频率和制模周期等方面尚未形成统一的标准，制模成功率一般低于 80%，因此需要进一步研究和探索更有效的激素诱导模型建立方法。

第三节 子宫肌瘤药理学研究

一、发生机制研究进展

研究发现,在检查子宫肌瘤的肿瘤样本中,约有40%的肿瘤呈现非随机的细胞遗传异常。此外,雌激素和孕激素被认为是促进子宫肌瘤生长的因素,而环境雌激素的潜在作用也最近才开始受到研究关注。在子宫肌瘤中,存在一些具有细胞分裂活性的生长因子,如转化生长因子-3、碱性成纤维细胞生长因子、表皮生长因子和胰岛素样生长因子-1等,它们的浓度升高可能是雌激素和孕激素促进肿瘤生长的效应因子之一。

(一)子宫肌瘤发病进展的微观特征

子宫肌瘤肌细胞的生长周期见图21-3-1。

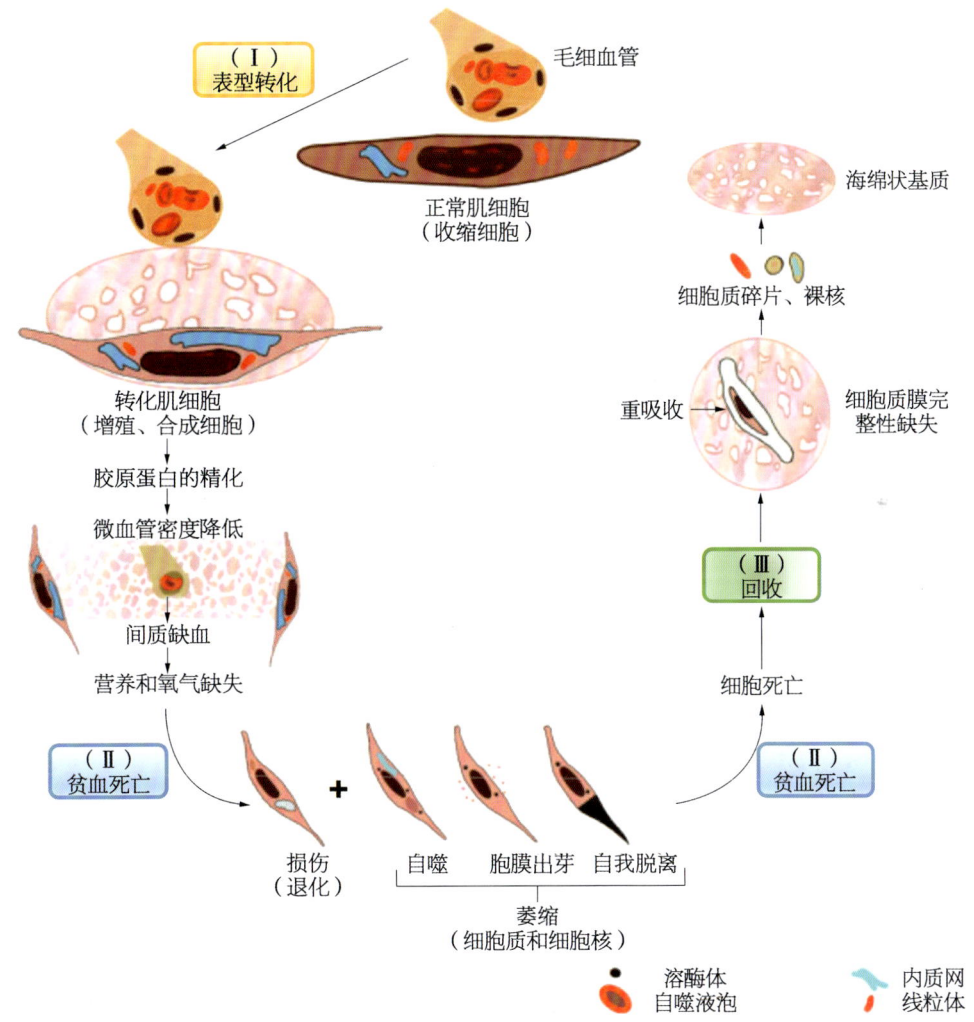

图21-3-1 子宫肌瘤肌细胞的生命周期示意图。从表型转变为增殖和合成细胞(Ⅰ),到损伤、萎缩和最终细胞死亡(Ⅱ),导致间质性和血管性缺血,再到回收(Ⅲ),其中死细胞和细胞内容通过酶降解吸收,而不涉及吞噬细胞

子宫肌瘤经历了一个自限制的生命周期,可以划分为4个阶段(图21-3-2)。第1阶段,几乎没有或只有微弱的胶原基质存在,主要特点是肌细胞的不断增殖。这一增殖可能反映了对月经期间血管收缩引起的低氧反应,尤其是在患有痛经的女性子宫平滑肌过度收缩的情况下。在雌激素和孕激素的持续刺激下,平滑肌细胞继续增殖,最终形成具有生长优势的单克隆或多克隆个体细胞类型。在某些情况下,增殖的肌

细胞可能在肿瘤的早期阶段,甚至在发病初期就开始产生胶原(第2阶段,≤10%胶原),完成了平滑肌细胞从收缩表型向增殖/合成表型的转变。

在第3阶段,尽管增殖仍在继续,但平衡逐渐倾向于胶原的合成(10%～50%胶原)。这时细胞外基质开始积累,甚至可能占据主导地位。与此同时,由于血管生成滞后于肿瘤的生长和老化,肌细胞离最近的毛细血管更远,导致微血管密度逐渐下降。这可能是由于一些生长因子的产生(如FGF和TGF-β)超过了血管生成因子(如VEGF)的产生,导致了这一现象。由于所有细胞都必须保持在毛细血管合理距离以接收氧气和营养,最终可能出现组织缺血状态。细胞的这种萎缩是第3阶段肿瘤的典型特征之一。

在子宫肌瘤的最后阶段(第4阶段),过多的细胞外基质达到最大值(>50%胶原),血管生成减少或至少无法跟上肿瘤的生长,肌细胞的增殖大大减少或不存在,细胞出现萎缩。

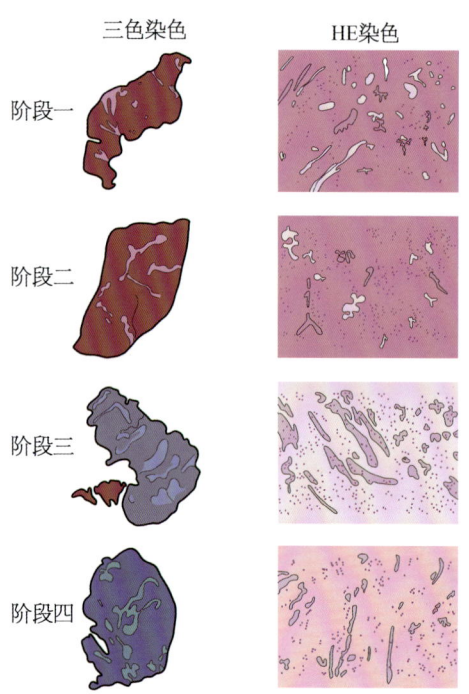

图21-3-2 子宫肌瘤四个阶段自限性生命周期示意图。左侧为Masson三色染色(1倍图像),右侧为同一肿瘤的HE染色(10倍图像)。从阶段一到阶段四,Masson三色染色部分清晰显示了蓝色染色胶原逐渐增加。右侧的相应HE染色图像也展示了阶段一肿瘤中胶原几乎不存在,阶段二中出现了夹杂的粉红色胶原纤维(箭头),阶段三中胶原基质呈现出更多的淡粉红色,阶段四中以粉红色透明质基质为主。还要注意阶段一中微血管(小卵形空间)的丰富及阶段三和四中血管的稀缺

(二) 子宫肌瘤的致病因素

子宫肌瘤的发生和发展确实是一个多步骤的演变过程,研究者已提出多种关于其发病机制的理论。其中,目前被广泛接受认可的理论之一是子宫肌瘤是一种卵巢激素依赖性肿瘤。这一理论强调高水平的雌激素(雌二醇)和孕激素(孕酮)在子宫肌瘤的形成和发展中起到关键作用。

1. **激素的影响** 虽然存在大量的临床证据表明激素在子宫肌瘤的发生和发展中起着重要作用,但关于雌激素和孕激素在整个过程中的确切功能和作用机制仍然不完全清晰。一些研究结果表明,初潮年龄与子宫肌瘤发病的风险存在相关性,初潮年龄越早,女性接触雌二醇和孕酮的时间越长,因为这两种激素在绝经期间会显著减少。此外,研究还发现,生育次数的增加可能降低子宫肌瘤的发病风险,而没有生育经历的女性则可能面临较高的风险。这可能部分是由于怀孕期间发生的肌层分化过程,使肌组织不容易受到生长因子和潜在的促发病基因突变的影响。

雌激素与雌激素受体-α(ER-α)协同作用,通过诱导孕激素受体(PR)的表达,使子宫肌瘤对孕激素产生反应。孕激素受体与子宫肌瘤细胞中数万个DNA位点结合,调节多个基因的表达,从而促进细胞的增殖、存活以及异常的细胞外基质生成。这些过程主要发生在生育年龄段,而激素水平下降(如绝经期或接受GnRH类似疗法)是导致肌瘤退缩的主要原因之一。

在组织水平上,肌层中孕激素受体的高表达与子宫肌瘤的发病风险增加有关,因为孕激素对于子宫肌瘤的生长和维持至关重要(图21-3-3)。

像大多数肿瘤一样,子宫肌瘤具有复杂的遗传背景,包括种系改变和体细胞突变(点突变和染色体异常)。这些影响因素可能诱导了子宫肌瘤的发生。

(1) 遗传易感性:尽管子宫肌瘤通常是自发性出现的,但在其发展过程中存在遗传因素,其遗传率在8%～70%。最早关于子宫肌瘤遗传性质的研究可以追溯到对双胞胎的研究,这些研究表明,同卵双胞胎之间的一致性高于异卵双胞胎之间的一致性。

基于家庭的关联性研究也发现,与一级亲缘关系的女性患子宫肌瘤的发病率明显高于无亲缘关系的个体。此外,家族性肌瘤发病率与特定症状的高发生率之间存在显著相关性。遗传性子宫肌瘤病和肾细胞癌(HLRCC)是与子宫肌瘤相关的家族性疾病的一个显著例子,该疾病是一种常染色体显性的癌症综合征,以皮肤肌瘤、子宫肌瘤和肾脏肿瘤为特征。肾细胞癌是由富马酸水合酶(FH)基因的家族性突变引起的,该基因编码一种在三羧酸循环中发挥肿瘤抑制作用的酶。在肾细胞癌中,FH双等位基因的突变会导致细胞氧

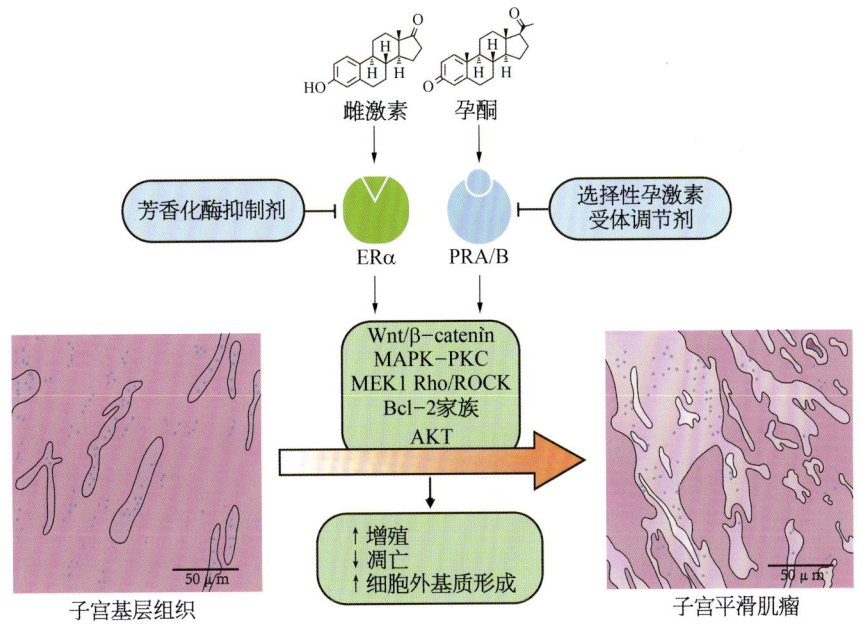

图 21-3-3 激素对肌层组织的影响最终促发子宫肌瘤遗传因素显现的示意图

化磷酸化缺陷,从而通过 Warburg 效应促使肿瘤细胞产生高水平的 ATP,以维持其快速的增殖能力。

全基因组关联性研究(GWAS)也发现了一些与女性易患子宫肌瘤相关的基因变异位点。这些研究表明,不同的易感位点可能取决于患者的种族或民族背景,这可以解释不同人群之间子宫肌瘤发病率的差异,例如,非洲血统的妇女患子宫肌瘤的风险显著增加。

(2)点突变:除了可能导致个体易患子宫肌瘤的家族性突变外,这些肿瘤通常还会积累一些影响广泛研究的基因位点和基因组区域的体细胞突变。其中,MED12 基因是与体细胞突变相关性最密切的基因之一,它在高达 70% 的子宫肌瘤中发生突变。

除了作为驱动基因外,MED12 的改变还与子宫肌瘤的临床特征相关,包括肿瘤大小、常规组织学、浆膜下位置及多发性和单纯性子宫肌瘤的诊断(图 21-3-4)。

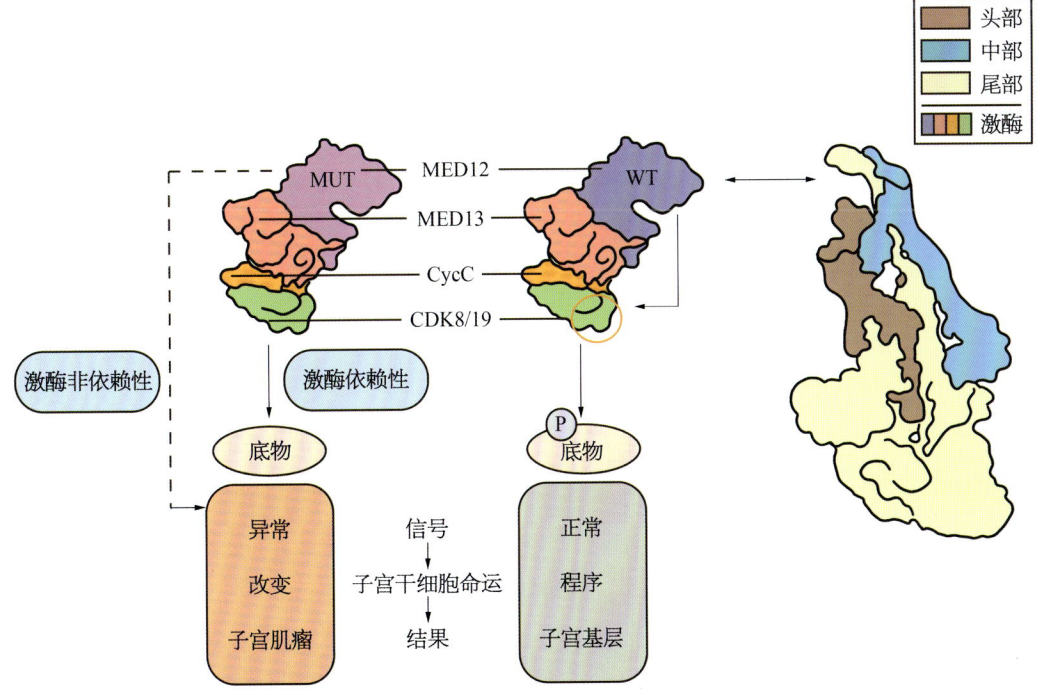

图 21-3-4 MED12 突变在子宫肌瘤发病机制中的作用。CDK8/19,细胞周期依赖性激酶 8/19;CycC,细胞周期蛋白 C;MED12/13,RNA 聚合酶Ⅱ转录中介体复合物亚单位 12/13

(3) 染色体异常：对子宫肌瘤进一步研究发现，肌瘤细胞中整个基因组和不同的染色体区域都发生了明显改变。这些遗传异常在几个不同的染色体上都有严重畸变，主要分布在第 7、12、14 和 15 号染色体。这种细胞遗传学的改变被认为可以将子宫肌瘤划分为具有不同分子和临床特征的亚群。一般而言，细胞遗传学异常的肌瘤通常具有更大的肿瘤体积，而染色体上特定区域的缺失可能与子宫肌瘤的组织病理学变异和预后有关。

在子宫肌瘤中，染色体重排有时表现为大量缺失，许多染色体断裂位点只影响其中一条同源染色体有限的基因组区域，这一过程被称为染色体残位。尽管染色体重排的具体原因尚不清楚，但不同的机制，如染色体断裂和端粒缩短，被认为可能是不同癌症类型的驱动因素。

2. 表观遗传学的影响　在人类中，表观遗传机制对于子宫肌瘤的形成同样起着至关重要的作用，主要的表观遗传机制包括 DNA 甲基化、组蛋白修饰、miRNA 和长链非编码 RNA(lncRNA)的调控。

DNA 甲基化在正常发育中扮演着关键角色，但当一些基因如 FOXO1、TERT 和 WNT4 发生异常甲基化时，可能会影响关键的胚胎发育过程。这些基因的高甲基化或低甲基化与肿瘤抑制基因和癌基因的变化相关，可能有助于子宫肌瘤的发生。其他表观遗传改变包括组蛋白尾部的甲基化和乙酰化。Zeste 同源物增强子 2(EZH2)和组蛋白去乙酰化酶(HDAC)是子宫肌瘤形成过程中主要相关的酶。虽然组蛋白甲基化可以影响基因的激活或抑制，组蛋白乙酰化只能调节基因的激活。在子宫肌瘤中，EZH2 甲基化可导致基因功能性沉默，而 HDAC 参与调控肿瘤抑制基因 KLF11，KLF11 在这些良性肿瘤中表达减弱。

3. 生物因子的影响　研究表明，EGF 及其受体 EGFR 在子宫肌瘤细胞中的表达明显高于周围正常子宫肌层组织，同时肌瘤细胞中 EGF 的 mRNA 含量也明显高于正常子宫平滑肌细胞。此外，研究还发现 PR 和 EGF 的表达呈正相关性。由于 PR 的合成主要受雌激素的影响，因此可以认为高水平的雌激素可能会上调 EGF 的表达，并且当 EGF 与其配体结合后，激活相关的信号转导通路。这种激活可以在局部组织内通过自分泌或旁分泌方式刺激多种组织细胞，从而加速肌瘤细胞的分裂和增殖。

4. 不良环境暴露　发育中的表观基因组可塑性容易受到后续不良环境暴露导致的子宫肌膜干细胞表观基因组变化的影响，从而导致突变并将其转化为肿瘤起始干细胞。子宫肌瘤的发展和生长具有以下主要特征：细胞异常增殖、抑制凋亡、DNA 不稳定性、过度沉积细胞外基质(ECM)及其他关键的生物途径(图 21-3-5)。

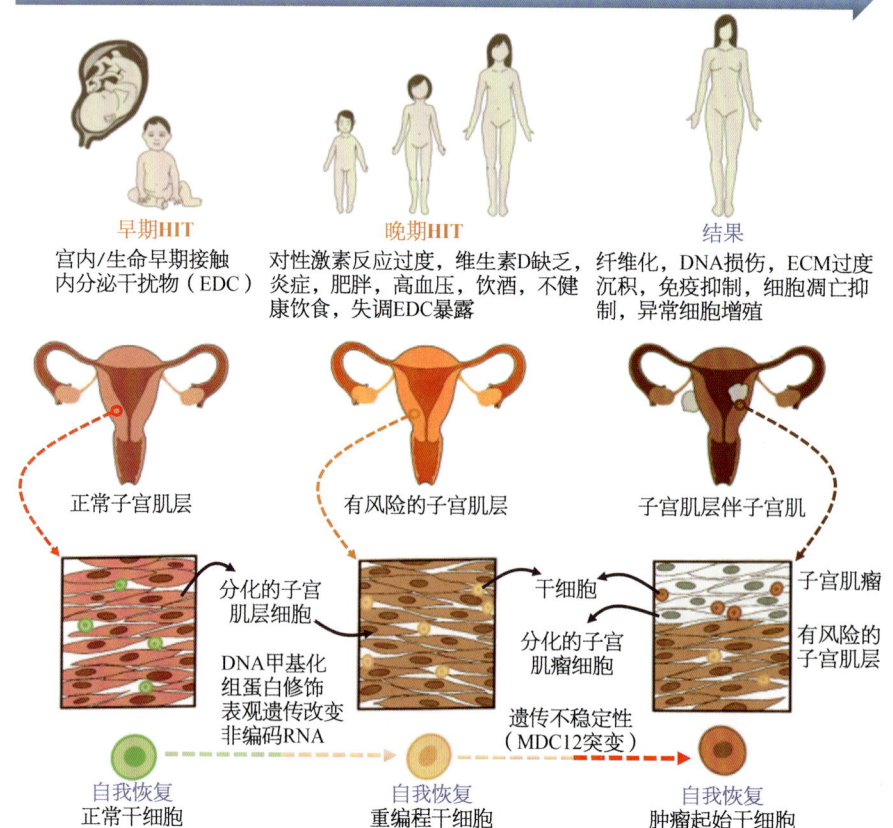

图 21-3-5　子宫肌膜干细胞来源的子宫肌瘤发育过程示意图。ECM，细胞外基质；MED12，RNA 聚合酶Ⅱ转录中介复合物亚单位 12

二、治疗药物作用机制研究进展

长期以来,子宫切除术一直被视为唯一的子宫肌瘤治疗方法。然而,现在已经出现了一些替代治疗方法,它们具有保留生育能力、避免侵入性手术、高效且副作用相对较低的特点。

1. 复方口服避孕药(COC) 是一种由雌激素与孕激素配伍合成的复合避孕药。其作用机制以孕激素为主,雌激素为辅。

临床研究发现,COC可有效规范妇科手术后的月经周期,纠正子宫病变引起的月经异常。此外,COC有助于保护患者的生育能力,减少非意愿怀孕的风险,从而降低流产引起的并发症的可能性。研究还表明,使用口服避孕药可以减少子宫肌瘤患者的月经出血。

因此,根据最新的研究,可以考虑在短期内使用COC来管理与子宫肌瘤相关的月经问题,但对于子宫肌瘤的长期治疗或体积缩小,COC可能并不是首选的治疗方法。

2. 黄体酮(孕酮) 是由卵巢黄体和胎盘分泌的一种天然孕激素,用于黄体支持的主要孕激素。其化学结构式见图21-3-6。

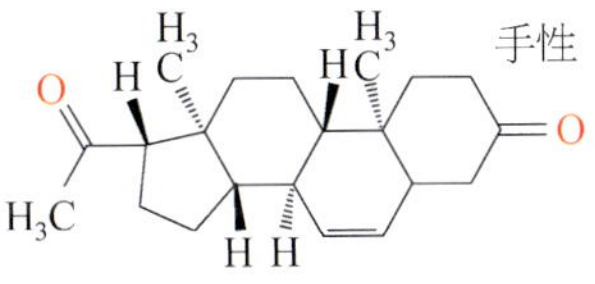

图21-3-6 黄体酮化学结构式

尽管与COC相似,黄体酮也常用于治疗子宫肌瘤,但有一些观点认为黄体酮不适用于治疗与子宫肌瘤相关的症状。一项研究使用醋酸甲羟孕酮(DMPA)治疗20名患有子宫肌瘤性出血的女性,结果显示经过治疗6个月后,30%的患者闭经,70%的患者的出血症状明显改善,15%的患者的红细胞压积增加,子宫和肌瘤的体积分别减少了48%和33%。

3. 左炔诺孕酮宫内缓释系统(LNG-IUS) 左炔诺孕酮为一种口服避孕药,主要用作孕激素类药,用于月经不调、子宫功能性出血、子宫内膜移位等。

LNG-IUS是一种包含左炔诺孕酮的新型宫内节育系统。它主要由一聚乙烯构成的T形支架组成,其中含有相当于52mg左炔诺孕酮(LNG)的储备库。这种局部持续释放的左炔诺孕酮(LNG)能够抑制子宫内膜中的雌激素和孕激素受体的表达,同时减少ki-67的表达,从而诱导细胞凋亡,并降低对血液中雌二醇的敏感性,从而抑制子宫内膜的增生。

4. 促性腺激素受体激动剂/拮抗剂药物

(1) GnRH激动剂:GnRH激动剂已广泛用于症状性子宫肌瘤的治疗研究,特别是术前辅助药物治疗。一项Cochrane系统综述回顾了26项随机对照试验,旨在评估在进行子宫切除术或子宫肌瘤切除术前使用GnRH激动剂的疗效。

尽管GnRH激动剂在治疗子宫肌瘤方面表现出显著的效果,但由于绝经期症状,如潮热和萎缩性阴道炎,以及长期使用后骨密度下降等因素,限制了它对大多数患者的长期治疗效果。由于这些低雌激素状态可能导致不适,因此长期使用GnRH激动剂的治疗通常需要结合激素补充疗法,以减轻这些症状并维护骨密度。

(2) GnRH拮抗剂:一项随机试验研究了109名女性在手术治疗前4周使用GnRH拮抗剂的效果,结果显示,与安慰剂相比,使用GnRH拮抗剂的患者的肿瘤体积和子宫体积均显著减小。这表明GnRH拮抗剂在术前治疗子宫肌瘤方面具有潜在的益处。

5. SPRM药物 雌二醇(E_2)是通过血液供应(内分泌)传递到细胞的,但也可以在细胞内自行合成(自分泌),其前体包括睾酮和雌酮(E_1)。雌激素受体ER-α可能会被激酶磷酸化(P),并与细胞核内的雌激素反应元件(ERE)相互作用,如图21-3-7所示。在子宫肌瘤细胞中,雌激素受体ER-α和孕激素受体(PR)可以激活多种自分泌和旁分泌机制,这表明孕酮和孕激素在子宫肌瘤的发病过程中起着至关重要的作用。

SPRM具有对PR的组织特异性作用,它们可以同时拥有完整的PR激动剂或拮抗剂作用,或是激动剂和拮抗剂混合的结构。一些SPRM,如米非司酮、替拉普司酮、安那普司酮、阿昔普利尼和乌立普司酮,已被证明在子宫肌瘤治疗中具有显著疗效。历史上,米非司酮是第一种PR拮抗剂,已在临床上使用超过25年。早期的临床研究主要涉及米非司酮和阿匹利尼的应用,这两种药物已被证明可以显著缩小子宫肌瘤的大小并改善相关症状。最近,醋酸乌普利斯托尔(UPA)已经获得国际批准,用于进行治疗的计划。对于大多数接受治疗的妇女,UPA已被证明可以提高生活质量、减小肌瘤体积,并诱导闭经。目前,UPA已被批准在欧洲和加拿大用于临床治疗。这些SPRM为子宫肌瘤的治疗提供了新的有效选择。

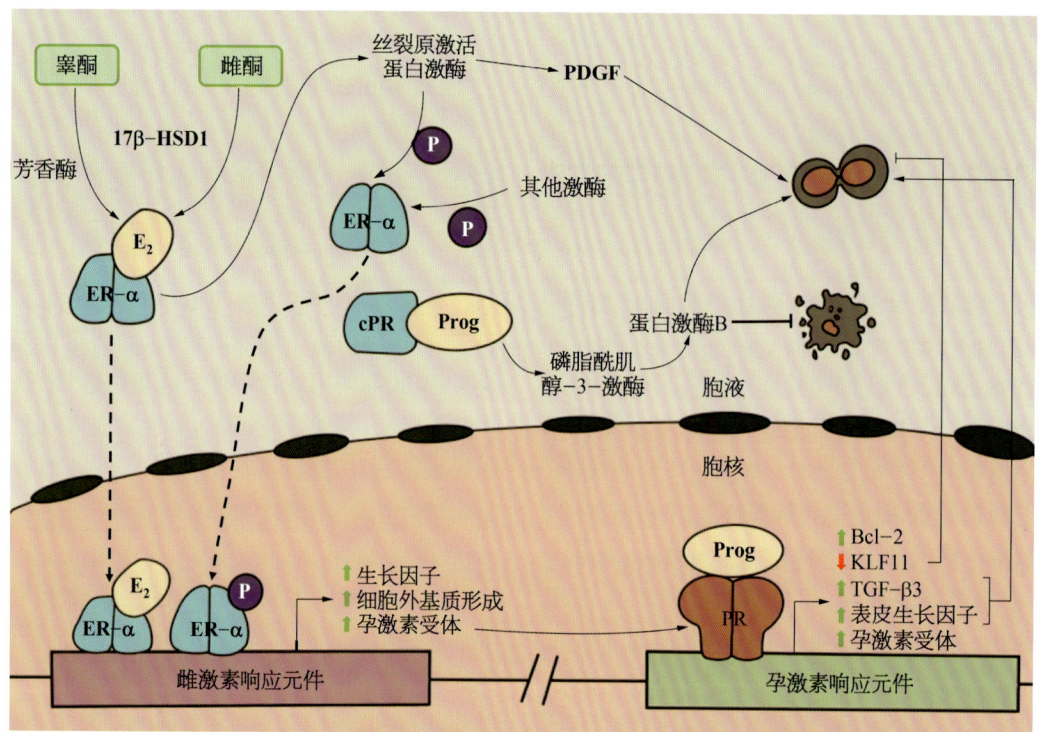

图 21-3-7 子宫肌瘤细胞中 ER-α 和 PR 激活的自分泌和旁分泌机制示意图

6. **选择性雌激素受体调节剂药物（SERM）** 是一类非甾体雌激素受体配体，它们通过在不同组织中改变雌激素受体的激活或拮抗作用，实现了对雌激素作用的组织特异性调控。最初，SERM 主要用于治疗雌激素受体阳性的乳腺癌。在治疗子宫肌瘤方面，两种最常研究的 SERM 是他莫昔芬和雷洛昔芬。

通过调节雌激素受体的活性，SERM 可以在子宫肌瘤的管理中发挥作用，以减少雌激素对肌瘤生长的刺激。这些药物在研究和临床实践中被广泛探讨，以探索它们在减小子宫肌瘤体积和改善相关症状方面的潜在疗效。

7. **芳香化酶抑制剂（AI）** 与 GnRH 激动剂诱导的间接抑制不同，芳香化酶抑制剂能够产生原位雌激素抑制，通过阻断雄激素向雌激素的胞外转化来实现其作用。这些药物已被广泛用于绝经后 ER 阳性乳腺癌患者的标准辅助治疗。研究结果表明，抑制肌瘤组织中的芳香化酶是激素依赖性子宫肌瘤生长的一个关键机制。

8. **靶向治疗药物** 靶向治疗专注于处理子宫肌瘤细胞，以最小程度干扰周围组织，同时不对全身激素水平或生育能力造成不良影响，以缩小肿瘤病变。有多种方法已经提出，包括局部注射来自溶组织假单胞菌的胶原酶及设计的病毒载体用于基因疗法传递，这些方法都是有针对性的治疗手段。

胶原酶的作用是溶解子宫肌瘤中无序排列的胶原纤维。概念验证研究已经明显减小了子宫肌瘤的大小。改良的腺病毒载体采用局部靶向策略，能够使肿瘤大小减小，并且显示了周围组织中不存在腺病毒、对子宫肌瘤具有特异性靶向作用及良好的安全性。磁性纳米颗粒能够增强基因治疗对不同化的人类子宫肌瘤细胞和肿瘤起始干细胞的有效性。采用基于局部非手术腺病毒的替代方法治疗子宫肌瘤，结合基因递送和纳米技术，能够使针对子宫肌瘤的靶向治疗更加高效，从而需要更低的病毒剂量，从整体上提高了治疗的安全性。

第四节　子宫肌瘤药理学研究案例

本试验探索了 AAA 注射液在治疗子宫肌瘤中的作用,为子宫肌瘤治疗提供了新的研究方向。

一、AAA 长效作用确认性研究

(一) AAA 猴体内释放时间的测定

1. 试验目的　考察 AAA 注射液在食蟹猴体内的释放时间,以确认其在体内长效作用。

2. 试验材料　AAA 注射液,含量 15.22%(mg/g),批号 20050719,分子量 308.4。

3. 实验方法　选取雌性食蟹猴,体重 2.5~3.5 g,随机分为 3 组,分别一次性皮下注射给予 AAA 注射液高、中和低剂量。AAA 低、中、高剂量分别为 0.6 mg/kg、2 mg/kg 和 6 mg/kg。低剂量相当于人临床用量折合猴用量,即 60 kg/人,3 天用量为 2.5 mg,折合 0.013 mg/kg,相当于猴每天 0.04 mg/kg,相当于猴每 15 天 0.6 mg/kg。

给药后在无污染条件下于不同时间点(采血时间点依次为 0 h、0.33 h、0.66 h、1.0 h、1.5 h、2 h、3 h、4 h、6 h、8 h、12 h、24 h、36 h、48 h、72 h、96 h、5 天、7 天、8 天、9 天、10 天、12 天、14 天、16 天、18 天和 20 天)采血 3.5 mL;血样于室温静置 3 h 后,离心,分离血清,将血清置于 -20℃ 保存,采用放免法测定 AAA 血药浓度。

4. 统计分析　分析结果以 ($\bar{X} \pm SD$) 表示。应用 SPSS 10.0 统计分析软件对结果进行处理。组间比较采用 F 检验。

5. 结果(具体数据略)　通过检测食蟹猴血清中 AAA 的浓度,通过统计分析得到单次皮下注射 AAA 后在食蟹猴体内的释放曲线(摘自本研究组),具体见图 21-4-1,单次给药后食蟹猴体内 AAA 低、中和高剂量组血药浓度均可维持 400 h 以上。

6. 结论　通过单次给与雌性食蟹猴 AAA 实验,首先食蟹猴血清中 AAA 的血药浓度,并得到 AAA 在食蟹猴体内的释放曲线。由试验结果分析,食蟹猴单次皮下注射 AAA 注射液 0.6 mg/kg、2 mg/kg 和 6 mg/kg,30 min 后即可达血药浓度峰值,体内释放时间可达为 490 h,有效浓度可维持约 350 h,表明 AAA

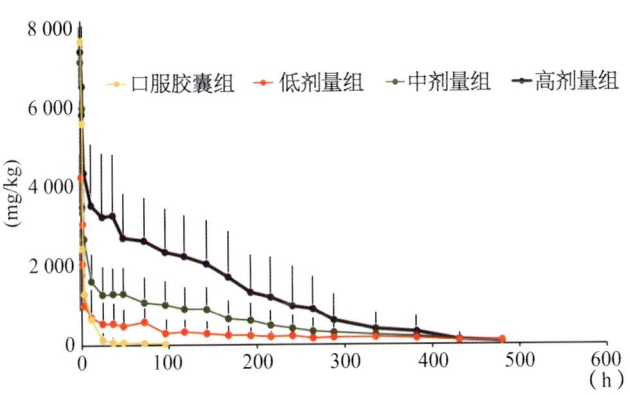

图 21-4-1　单次皮下注射 AAA 后在食蟹猴体内的释放曲线

注射液具有长效缓释作用,可用于进一步的抗子宫肌瘤实验研究。

(二) AAA 对 SD 大鼠性周期影响的研究

1. 试验目的　考察 SD 大鼠单次皮下注射 AAA 注射剂对其动情周期的影响。

2. 试验材料　AAA 注射液,含量 8.67%(mg/g),批号 20041021。

3. 试验仪器　显微镜。

4. 实验方法　×××公司提供雌性未孕 SD 大鼠 48 只,实验前体重为 200~220 g,连续 15 天,于每天上午定时对大鼠进行阴道涂片检查。选择动情周期规则的大鼠,随机分为 4 组,每组 12 只。溶剂对照组,仅皮下注射一次药物溶剂 0.5% CMC-Na;AAA 组,分别皮下注射一次给予 AAA 低、中和高剂量,即分别为 3.5 mg/kg、7.0 mg/kg 和 14.0 mg/kg。于动情间期给药,给药次日起,每天行阴道涂片并镜检,镜下观察细胞类型,记录动情间期持续时间。

5. 结果(具体数据略)　SD 大鼠给予 AAA 后,低、中和高三个剂量组大鼠阴道持续出现白细胞,显示为动情间期。与溶剂对照组相比,AAA 组动情间期持续时间明显延长($P<0.05$),AAA 低、中和高剂量组间未见明显差异($P>0.05$),结果见表 21-4-1。

6. 结论　由以上实验结果可知,雌性 SD 大鼠动情周期受体内性激素水平调节,4~5 天为一个动情周期,具有一定的发生规律性,动情间期的各期特征也各

表 21-4-1　AAA 对 SD 大鼠动周期结果

组别	动情间期持续时间(天)	动物数(只)
溶剂对照组	4.42±1.16	12
AAA(3.5 mg/kg)	12.83±5.92*	12
AAA(7.0 mg/kg)	14.50±3.99*	12
AAA(14.0 mg/kg)	16.83±4.24*	12

注：* 与溶剂对照组比较，$P<0.05$

有不同：①动情前期：出现大量核上皮细胞；②动情期：无白细胞，全部是无核角化细胞，有少量上皮细胞；③动情后期：在角化上皮细胞间，出现白细胞；④动情间期：出现大量白细胞。另外，雌性大鼠单次给予 AAA 3.0 mg/kg、5.0 mg/kg、7.0 mg/kg 和 14.0 mg/kg 后，阴道涂片连续 2 周处于白细胞相，即 AAA 可有效抑制大鼠排卵长达 2 周，通过动情周期变化通过对阴道分泌物涂片检查，可以了解大鼠动情周期的变化及药物对排卵和性周期变化的影响，间接反应药物的疗效和作用时间，AAA 具有显著的抑制排卵、抗着床和抗早孕作用。

二、AAA 对雌激素诱导豚鼠子宫肌瘤生长的抑制作用

(一) 试验目的

通过建立适合子宫肌瘤发病机制研究和药物筛选的动物子宫肌瘤模型，探索 AAA 注射液抗子宫肌瘤形成的作用。

(二) 试验材料

1. **关键试剂**　AAA 8.64%(mg/g)，米非司酮(RU486)100%。

2. **其他试剂与耗材**　巴比妥钠、庆大霉素、雌二醇(E_2)、PR、ER、SABC 免疫组化试剂盒、硫酸庆大霉素、苯甲酸雌二醇、孕激素测定试剂盒。

3. **主要仪器**　eica RM2126 型石蜡切片机、BH-2 型显微镜、Motic Images Advanced 3.2 显微图像分析软件、磁酶免疫三波长吸光度测定仪。

(三) 试验分组

1. **建立子宫肌瘤动物模型**　选取雌性豚鼠 200 只，以 3% 戊巴比妥钠麻醉后腹位固定，开展手术摘取两侧卵巢，缝合伤口，术后肌内注射庆大霉素 0.2 mL/只，连续注射 3 天，以防止术后腹腔感染。手术摘除术 20 天后随机分 4 组，进行皮下注射 E_2，具体动物分组与给药剂量见表 21-4-2。

表 21-4-2　雌性动物模型给药剂量

组别	动物数量(只)	给予 E_2 剂量(μg/只)	给药频率(次/周)
模型 1 组	50	50	2
模型 2 组	50	50	3
模型 3 组	50	100	2
模型 4 组	50	100	3
正常对照组	50	—	—
阴性(去势)组	50	—	—

注：阴性(去势)组动物仅摘取两侧卵巢，不给予 E_2。—，无相关信息

2. **AAA 抑制豚鼠子宫肌瘤生长的药效学研究**　雌性豚鼠 100 只，按前述方法摘取两侧卵巢，进行造模手术。于术后 20 天按体重随机分 6 组，具体给药剂量信息检表 21-4-3。

表 21-4-3　雌性动物分组与给药剂量

组别	动物数量(只)	注射 E_2			注射药物		
		注射剂量(μg/只)	给药频率(次/周)	给药周期(周)	注射剂量(mg/kg)	给药频率	给药周期(周)
正常对照组	10	—	—	—	—	—	—
模型组	14	100	2	16	—	—	—
阴性(去势)组	10	—	—	—	—	—	—
RU486 组	14	100	2	16	10	3 次/周	7~16
AAA 2 mg/kg 组	15	100	3	16	2	1 次/10 天	7~16
AAA 4 mg/kg 组	15	100	2	16	4	1 次/10 天	7~16
AAA 8 mg/kg 组	14	100	2	16	8	1 次/10 天	7~16

注：阴性(去势)组动物仅摘取两侧卵巢，不给予 E_2；—，无相关信息

(四) 实验方法

1. 雌激素诱导豚鼠子宫肌瘤动物模型的建立
分别于实验第 8、12 和 16 周分别处死部分动物,打开腹腔,观察子宫和肌瘤形态。计算成瘤率、子宫脏器系数(脏器系数 = 子宫重量/体重×100%),并将子宫剪下固定于 10%福尔马林固定液中。

(1) 血清激素水平的测定:通过腹部主动脉采血,按 3 000 g,离心 15 min,收集上清至新的管中,置于 −20℃贮存。采用孕激素测定试剂盒,按照试剂盒说明书提供方法测定血清雌激素(E_2)和孕激素(P)含量。

(2) 豚鼠子宫病理组织学观察:豚鼠解剖后,取其子宫组织,置于 10%福尔马林液固定液中固定处理 48 h,然后用石蜡包埋,并进行 5 μm 切片,最后采用 HE 染色。染色切片于显微镜下观察。

(3) 免疫组化法测定子宫雌、孕激素受体(ER、PR)的表达:对切片进行常规脱蜡处理后,用 0.3% H_2O_2 灭活内源性酶,随后洗涤除去残留 H_2O_2。进行抗原修复后,采用山羊血清封闭。稀释 ER 或 PR 抗体,按 1:200 比例加入后于 37℃孵育 1 h,随后用 PBS 冲洗去除未结合的抗体。接着加入生物素化二抗,再次于 37℃孵育 20 min,PBS 冲洗。加入 SABC 显色系统,于室温孵育 20 min,PBS 洗涤 4 次。最后进行 DAB 显色,常规脱水和封片。阳性反应为组织切片中出现棕黄色颗粒聚集。每组选取 6 个标本,每张片子观察 5 个视野,使用图像分析软件分析平均光密度,计算 ER 和 PR 的阳性表达率。

(4) 统计学分析:应用 SPSS 10.0 统计分析软件对结果进行处理。结果以($\bar{X}$ ± SD)表示。两组间比较采用 t 检验,多组间比较采用 F 检验。定性资料采用 X^2 检验。

2. AAA 抑制豚鼠子宫肌瘤生长的药效学研究
实验第 16 周分别处死动物,解剖观察子宫和肌瘤形态,称量子宫、肾上腺和垂体重量,计算脏器系数(子宫重量/体重×100%),取部分子宫固定于 10%福尔马林液中进行组织病理学检测,剩余部分贮存于液氮中备用。血清激素水平测定采用腹部主动脉采血,离心 15 min,收集上清至新管中置于 −20℃贮存,通过孕激素测定试剂盒测定血清 E_2 和孕激素含量。豚鼠子宫组织置于 10%福尔马林液固定处理 48 h,然后石蜡包埋,进行 5 μm 切片,并采用 HE 染色,最后在显微镜下观察。

(1) 统计学分析:应用 SPSS 10.0 统计分析软件对结果进行处理。结果以($\bar{X}$ ± SD)表示。两组间比较采用 t 检验,多组间比较采用 F 检验。定性资料采用 X^2 检验。

(2) 实验结果

1) AAA 对豚鼠子宫形态的影响:结果显示,经雌激素 100 μg 诱导 16 周后,模型组豚鼠子宫形态明显改变,膨大、增生,部分动物子宫出现肌壁间瘤和浆膜下肌瘤。相比之下,AAA 给药组(2 mg/kg,4 mg/kg 和 8 mg/kg)子宫增殖程度较轻,未见明显肌瘤形成(图 21 - 4 - 2)。

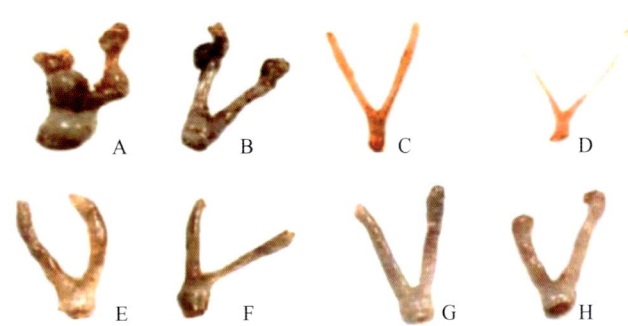

图 21 - 4 - 2　AAA 对 E_2 诱导豚鼠子宫肌瘤形成的影响。A. E_2 100 μg 诱导 16 周时模型组豚鼠子宫,肌壁间瘤;B. E_2 100 μg 诱导 16 周时模型组豚鼠子宫,浆膜下肌瘤;C. 正常对照组豚鼠子宫形态;D. 去势对照组豚鼠子宫形态;E. E_2 100 μg 诱导 16 周,同时给予 AAA(2 mg/kg)10 周豚鼠子宫形态;F. E_2 100 μg 诱导 16 周,同时给予 AAA(4 mg/kg)10 周豚鼠子宫形态;G. E_2 100 μg 诱导 16 周,同时给予 AAA(8 mg/kg)10 周豚鼠子宫形态;H. E_2 100 μg 诱导 16 周,同时给予米非司酮(10 mg/kg)10 周豚鼠子宫形态

2) AAA 对 E_2 诱导的豚鼠血清激素的影响:血清中 E_2 和 P 水平检测结果显示,模型组动物血清 E_2 显著升高,P 未见明显变化($P<0.05$),而 AAA 给药组(2 mg/kg,4 mg/kg 和 8 mg/kg)与模型组相比,E_2 浓度变化不显著($P>0.05$)。在给药组中,2 mg/kg 组 E_2 浓度未见明显变化($P>0.05$),而 4 mg/kg 和 8 mg/kg 组 E_2 浓度明显降低($P<0.05$),具体结果见表 21 - 4 - 4。

表 21 - 4 - 4　豚鼠血清 E_2 和 P 检测结果($\bar{X}$ ± SD)

组别	E_2(ng/mL)	P(ng/mL)	n
正常对照组	72.78 ± 28.25	3.06 ± 0.96	10
模型组	366.41 ± 167.34*#	2.37 ± 2.30	14
阴性(去势)组	51.30 ± 24.84a	3.76 ± 2.42	10
RU486 组	380.60 ± 155.01*#	5.14 ± 2.34a*	14
AAA 2 mg/kg 组	361.29 ± 99.87*#	3.70 ± 1.95	15
AAA 4 mg/kg 组	202.43 ± 55.33a*#	2.95 ± 2.48	15
AAA 8 mg/kg 组	195.60 ± 110.032a*#	4.91 ± 4.05*	15

注:a 与模型组比较,存在统计学差异,$P<0.05$;* 与去势组比较,存在统计学差异,$P<0.05$;# 与正常组比较,存在统计学差异,$P<0.05$

3) AAA 对 E_2 诱导的豚鼠脏器重量和脏器系数的影响:结果显示,与正常对照组相比,模型组动物子宫、肾上腺和垂体脏器重量和脏器系数均明显增加($P<0.05$);与模型组相比,AAA 2 mg/kg、4 mg/kg 和 8 mg/kg 可显著降低 E_2 诱导的豚鼠子宫、肾上腺和垂体脏器重量和脏器系数($P<0.05$),见表 21-4-5。

4) AAA 对豚鼠子宫病理组织学的影响:结果显示,与正常对照组相比,模型组动物子宫腺腔扩张呈束状、复层,呈上皮样变化。肌细胞呈长梭形,编织状排列状排列,肌细胞胞质呈伊红色,细胞核呈杆状,染色较深,呈现子宫肌瘤细胞典型特征。AAA 2 mg/kg、4 mg/kg 和 8 mg/kg 组子宫壁较薄,上皮细胞以单层柱状为主,上皮样细胞少见。肌细胞排列接近与正常对照组,具体结果见图 21-4-3。

表 21-4-5 AAA 对 E_2 诱导的豚鼠脏器重量及脏器系数结果($\bar{X} \pm SD$)

组别	体重(g)	子宫(g)	子宫脏器系数(%)	肾上腺(g)	肾上腺脏器系数(%)	垂体(g)	垂体脏器系数(%)	n
正常对照组	567.30±72.92	1.02±0.17	0.18±0.04	0.39±0.05	0.07±0.02	0.01±0.003	0.002±0.001	10
模型组	503.14±50.07*#	3.98±0.94*	0.80±0.22*	0.56±0.08*#	0.11±0.02*#	0.02±0.003*	0.004±0.001*	14
阴性(去势)组	567.60±52.10	0.74±0.51	0.13±0.09	0.46±0.07	0.08±0.01	0.01±0.002	0.002±0.0004	10
RU486 组	459.21±33.62	2.71±0.70a*#	0.59±0.13a*#	0.56±0.08*#	0.12±0.02a*#	0.02±0.002a*#	0.003±0.001a*#	14
AAA 2 mg/kg	494.20±48.73*#	2.53±0.70a*#	0.51±0.12a*#	0.63±0.17*	0.13±0.03*	0.01±0.003a*	0.003±0.001a*	15
AAA 4 mg/kg	504.00±54.41*#	1.89±0.37a*#	0.38±0.07a*#	0.53±0.11*	0.11±0.02*	0.02±0.004a*#	0.003±0.001a*#	15
AAA 8 mg/kg	497.93±50.84*#	1.94±0.52a*#	0.39±0.11a*#	0.57±0.18*#	0.12±0.04*	0.02±0.003a*	0.003±0.001a*#	15

注:a 与模型组比较,存在统计学差异,$P<0.05$;* 与去势组比较,存在统计学差异,$P<0.05$;# 与正常组比较,存在统计学差异,$P<0.05$

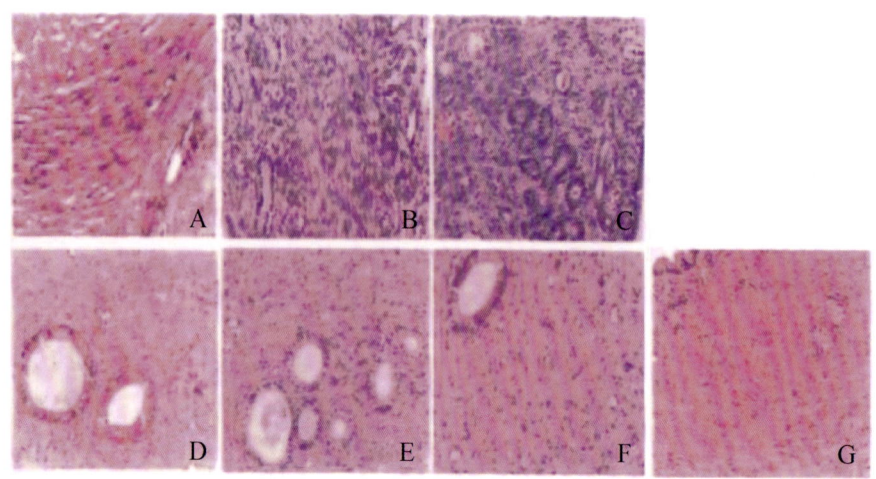

图 21-4-3 AAA 对豚鼠子宫病理组织学的影响。A. E_2 诱导的豚鼠子宫肌瘤模型组子宫组织切片;B. 正常对照组,豚鼠子宫组织切片;C. 去势对照组脖鼠子宫组织切片;D. E_2 100 μg 诱导 16 周,同时给予 AAA(2 mg/kg) 10 周豚鼠子宫组织切片;E. E_2 100 μg 诱导 16 周,同时给予 AAA(4 mg/kg) 10 周豚鼠子宫组织切片;F. E_2 100 μg 诱导 16 周,同时给予 AAA(8 mg/kg) 10 周豚鼠子宫组织切片;G. E_2 100 μg 诱导 16 周,同时给予米非司酮(10 mg/kg) 10 周豚鼠子宫组织切片,HE 染色(×200)

3. 结论 本研究成功建立了基于 E_2 诱导的实验性豚鼠子宫肌瘤模型,并证实了 AAA 注射液对子宫肌瘤的抗作用。结果显示,AAA 组豚鼠子宫增殖程度较轻,子宫重量和脏器系数明显降低,而肾上腺脏器系数未见明显差异。病理学检查进一步证实了 AAA 的抑制作用,显示其剂量依赖性。血清激素水平分析表明,AAA 主要抑制雌激素的升高,但对孕激素的影响较小。综上所述,AAA 在 E_2 诱导的豚鼠子宫肌瘤模型中的抗作用主要源于其强大的抗雌激素作用。

(周 娟 周 莉 孙祖越)

参考文献

[1] 范华农,龚义凤.桂枝茯苓胶囊对模型大鼠子宫肌瘤中孕激素受体及子宫平滑肌细胞的影响[J].安徽医药,2019,23(5):849-852.

[2] 李玉章,吴端生.实验动物的育种繁殖[M]//陈主初,吴端生.实验动物学.长沙:湖南科学技术出版社,2002.

[3] 朱焰,邱小燕,吴建辉,等.子宫肌瘤动物模型的建立[J].中国药理学通报,2006,22(3):5. DOI:10.3321/j.issn:1001-1978.2006.03.029.

[4] 朱焰.AAA治疗子宫肌瘤药效学研究及作用机制探讨[D].上海:复旦大学,2007.

[5] Ajabnoor G M A, Mohammed N A, Banaganapalli B, et al. Expanded somatic mutation spectrum of MED12 gene in uterine leiomyomas of Saudi Arabian women [J]. Frontiers in genetics, 2018, 9:552.

[6] Machado-López A, Simón C, Mas A. Molecular and cellular insights into the development of uterine fibroids [J]. International journal of molecular sciences, 2021, 22(16):8483.

[7] Al-Hendy A, Laknaur A, Diamond M P, et al. Silencing Med12 gene reduces proliferation of human leiomyoma cells mediated via Wnt/β-catenin signaling pathway [J]. Endocrinology, 2017, 158(3):592-603.

[8] Arleo E K, Schwartz P E, Hui P, et al. Review of leiomyoma variants [J]. American journal of roentgenology, 2015, 205(4):912-921.

[9] Asano R, Asai-Sato M, Matsukuma S, et al. Expression of erythropoietin messenger ribonucleic acid in wild-type MED12 uterine leiomyomas under estrogenic influence: new insights into related growth disparities [J]. Fertility and Sterility, 2019, 111(1):178-185.

[10] Baranov V S, Osinovskaya N S, Yarmolinskaya M I. Pathogenomics of uterine fibroids development [J]. International journal of molecular sciences, 2019, 20(24):6151.

[11] Bertsch E, Qiang W, Zhang Q, et al. MED12 and HMGA2 mutations: two independent genetic events in uterine leiomyoma and leiomyosarcoma [J]. Modern pathology, 2014, 27(8):1144-1153.

[12] Bondagji N S, Morad F A, Al-Nefaei A A A, et al. Replication of GWAS loci revealed the moderate effect of TNRC6B locus on susceptibility of Saudi women to develop uterine leiomyomas [J]. Journal of Obstetrics and Gynaecology Research, 2017, 43(2):330-338.

[13] Borahay M A, Al-Hendy A, Kilic G S, et al. Signaling pathways in leiomyoma: understanding pathobiology and implications for therapy [J]. Molecular medicine, 2015, 21:242-256.

[14] Britten J L, Malik M, Levy G, et al. Gonadotropin-releasing hormone (GnRH) agonist leuprolide acetate and GnRH antagonist cetrorelix acetate directly inhibit leiomyoma extracellular matrix production [J]. Fertility and sterility, 2012, 98(5):1299-1307.

[15] Cardozo E R, Clark A D, Banks N K, et al. The estimated annual cost of uterine leiomyomata in the United States [J]. American journal of obstetrics and gynecology, 2012, 206(3):211.e1-211.e9.

[16] Chen H Y, Lin P H, Shih Y H, et al. Natural antioxidant resveratrol suppresses uterine fibroid cell growth and extracellular matrix formation in vitro and in vivo [J]. Antioxidants, 2019, 8(4):99.

[17] Chuang T D, Rehan A, Khorram O. Functional role of the long noncoding RNA X-inactive specific transcript in leiomyoma pathogenesis [J]. Fertility and sterility, 2021, 115(1):238-247.

[18] Ciarmela P, Petraglia F. New epigenetic mechanism involved in leiomyoma formation [J]. Fertility and Sterility, 2021, 115(1):94-95.

[19] Corachán A, Ferrero H, Escrig J, et al. Long-term vitamin D treatment decreases human uterine leiomyoma size in a xenograft animal model [J]. Fertility and Sterility, 2020, 113(1):205-216.e4.

[20] Mitchell C N C, Islam M S, Afrin S, et al. Mechanical stiffness augments ligand-dependent progesterone receptor B activation via MEK 1/2 and Rho/ROCK-dependent signaling pathways in uterine fibroid cells [J]. Fertility and sterility, 2021, 116(1):255-265.

[21] Courtoy G E, Donnez J, Marbaix E, et al. In vivo mechanisms of uterine myoma volume reduction with ulipristal acetate treatment [J]. Fertility and sterility, 2015, 104(4):426-434.e1.

[22] Cstian D Piccini, Julia A Tessari, Candice C Moro, et al. Animal models of uterine leiomyomas: a review [J]. American Society for Reproductive Medicine, 2022, 3:121-135.

[23] De La Cruz M S D, Buchanan E M. Uterine fibroids: diagnosis and treatment [J]. American family physician, 2017, 95(2):100-107.

[24] Doherty L, Mutlu L, Sinclair D, et al. Uterine fibroids: clinical manifestations and contemporary management [J]. Reproductive sciences, 2014, 21(9):1067-1092.

[25] Donnez J, Dolmans M M. Uterine fibroid management: from the present to the future [J]. Human reproduction update, 2016, 22(6):665-686.

[26] Duhan N, Madaan S, Sen J. Role of the aromatase inhibitor letrozole in the management of uterine leiomyomas in premenopausal women [J]. European Journal of Obstetrics & Gynecology and Reproductive Biology, 2013, 171(2):329-332.

[27] El Andaloussi A, Al-Hendy A, Ismail N, et al. Introduction of somatic mutation in MED12 induces Wnt4/β-catenin and disrupts autophagy in human uterine myometrial cell [J]. Reproductive Sciences, 2020, 27:823-832.

[28] Arumugham T, Rambabu K, Hasan S W, et al. Supercritical carbon dioxide extraction of plant phytochemicals for biological and environmental applications-A review [J]. Chemosphere, 2021, 271:129525.

[29] Fang H N, Gong Y F. Guizhi Fuling capsule on progesterone receptor and uterine leiomyoma effect on vascular smooth muscle cells in model rats [J]. Anhui Med Pharm J, 2019, 23(5):849-852.

[30] Feng C, Meldrum S, Fiscella K. Improved quality of life is partly explained by fewer symptoms after treatment of fibroids with mifepristone [J]. International Journal of Gynecology & Obstetrics, 2010, 109(2):121-124.

[31] Fitter S, Gronthos S, Ooi S S, et al. The mesenchymal precursor cell marker antibody STRO-1 binds to cell surface heat shock cognate 70 [J]. Stem Cells, 2017, 35(4):940-951.

[32] Fritsch M, Schmidt N, Gröticke I, Frisk AL, Keator CS, Koch M, et al. Application of a patient derived xenograft model for predicative study of uterine fibroid disease [J]. PLoS One 2015, 10:0142429.

[33] Fu J, Ke X, Tan S, et al. The natural compound codonolactone attenuates TGF-β1-mediated epithelial-to-mesenchymal transition and motility of breast cancer cells [J]. Oncology Reports, 2016, 35(1):117-126.

[34] Giuliani E, As-Sanie S, Marsh E E. Epidemiology and management of uterine fibroids [J]. International Journal of Gynecology & Obstetrics, 2020, 149(1):3-9.

[35] Gonzalez P S, O'Prey J, Cardaci S, et al. Mannose impairs tumour growth and enhances chemotherapy [J]. Nature, 2018, 563(7733):719-723.

[36] Han H B, Li H, Hao R L, et al. One-step column chromatographic extraction with gradient elution followed by automatic separation of volatiles, flavonoids and polysaccharides from Citrus grandis [J]. Food chemistry, 2014, 145:542-548.

[37] Heinonen H R, Pasanen A, Heikinheimo O, et al. Multiple clinical characteristics separate MED12-mutation-positive and -negative uterine leiomyomas [J]. Scientific reports, 2017, 7(1):1015.

[38] Heinonen H R, Sarvilinna N S, Sjöberg J, et al. MED12 mutation frequency in unselected sporadic uterine leiomyomas [J]. Fertility and sterility, 2014, 102(4):1137-1142.

[39] Islam M T, Ali E S, Uddin S J, et al. Andrographolide, a diterpene lactone from Andrographis paniculata and its therapeutic promises in cancer [J]. Cancer letters, 2018, 420:129-145.

[40] Koohestani F, Qiang W, MacNeill A L, et al. Halofuginone suppresses growth of human uterine leiomyoma cells in a mouse xenograft model [J]. Human Reproduction, 2016, 31(7):1540-1551.

[41] Laganà A S, Vergara D, Favilli A, et al. Epigenetic and genetic landscape of uterine leiomyomas: a current view over a common gynecological disease [J]. Archives of gynecology and obstetrics, 2017,

[42] Yamei L, Jie T, Hongshan L, et al. Effects of Fuke Qian Formula on hormones and their receptors and metabonomics study in uterine fibroids model rats [J]. Digital Chinese Medicine, 2021, 4(4):316-327.

[43] Li Y, Qiang W, Griffin B B, et al. HMGA2-mediated tumorigenesis through angiogenesis in leiomyoma [J]. Fertility and sterility, 2020, 114(5):1085-1096.

[44] Liao K F, Chiu T L, Huang S Y, et al. Anti-cancer effects of radix Angelica sinensis (Danggui) and N-butylidenephthalide on gastric cancer: Implications for REDD1 activation and mTOR inhibition [J]. Cellular Physiology and Biochemistry, 2018, 48(6):2231-2246.

[45] Lin Y, Yang C, Tang J, et al. Characterization and anti-uterine tumor effect of extract from Prunella vulgaris L [J]. BMC complementary medicine and therapies, 2020, 20:1-11.

[46] Liu H, Wang J, Sheng L, et al. Paclitaxel promotes cell apoptosis in uterine leiomyomas [J]. Pharmacology, 2017, 100:246-252.

[47] Liu B, Chen G, He Q, et al. An HMGA2-p62-ERα axis regulates uterine leiomyomas proliferation [J]. The FASEB Journal, 2020, 34(8):10966-10983.

[48] Liu S, Yin P, Kujawa S A, et al. Progesterone receptor integrates the effects of mutated MED12 and altered DNA methylation to stimulate RANKL expression and stem cell proliferation in uterine leiomyoma [J]. Oncogene, 2019, 38(15):2722-2735.

[49] Luo L, Luo B, Zheng Y, et al. Oral and intrauterine progestogens for atypical endometrial hyperplasia [J]. Cochrane Database of Systematic Reviews, 2018, 12(12):CD009458.

[50] Machado-Lopez A, Simón C, Mas A. Molecular and cellular insights into the development of uterine fibroids [J]. International journal of molecular sciences, 2021, 22(16):8483.

[51] Mäkinen N, Kämpjärvi K, Frizzell N, et al. Characterization of MED12, HMGA2, and FH alterations reveals molecular variability in uterine smooth muscle tumors [J]. Molecular cancer, 2017, 16:1-8.

[52] Mäkinen N, Mehine M, Tolvanen J, et al. MED12, the mediator complex subunit 12 gene, is mutated at high frequency in uterine leiomyomas [J]. Science, 2011, 334(6053):252-255.

[53] Malik M, Britten J, Catherino W H. Development and validation of hormonal impact of a mouse xenograft model for human uterine leiomyoma [J]. Reprod Sci, 2020, 27:1304-1317.

[54] Malik M, Britten J, Catherino W. Characterization of gonadal hormone regulation in a novel in vivo mouse model for human fibroids [J]. Reprod Sci, 2019, 26:225A.

[55] Mas A, Stone L, O'Connor P M, et al. Developmental exposure to endocrine disruptors expands murine myometrial stem cell compartment as a prerequisite to leiomyoma tumorigenesis [J]. Stem Cells, 2017, 35(3):666-678.

[56] Mehine M, Kaasinen E, Heinonen H R, et al. Integrated data analysis reveals uterine leiomyoma subtypes with distinct driver pathways and biomarkers [J]. Proceedings of the National Academy of Sciences, 2016, 113(5):1315-1320.

[57] Jewson M, Purohit P, Lumsden M A. Progesterone and abnormal uterine bleeding/menstrual disorders [J]. Best Practice & Research Clinical Obstetrics & Gynaecology, 2020, 69:62-73.

[58] Moravek M B, Yin P, Ono M, et al. Ovarian steroids, stem cells and uterine leiomyoma: therapeutic implications [J]. Human reproduction update, 2015, 21(1):1-12.

[59] Nagatani M, Kodera T, Suzuki D, et al. Comparison of biological features between severely immuno-deficient NOD/Shi-scid Il2rg null and NOD/LtSz-scid Il2rg null mice [J]. Exp Anim, 2019, 68:471-82.

[60] Nai JJ, Zhang C, Shao HL, et al. Extraction, structure, pharmacological activities and drug carrier applications of Angelica sinensis polysaccharide [J]. International Journal of Biological Macromolecules, 2021, 183:2337-2353.

[61] Navarro A, Yin P, Monsivais D, et al. Genome-wide DNA methylation indicates silencing of tumor suppressor genes in uterine leiomyoma [J]. PLoS One, 2012, 7:e33284.

[62] Ooi A. Advances in hereditary leiomyomatosis and renal cell carcinoma (HLRCC) research [J]. Semin Cancer Biol, 2020, 61, 158-166.

[63] Park M J, Shen H, Spaeth J M, et al. Oncogenic exon 2 mutations in Mediator subunit MED12 disrupt allosteric activation of cyclin C-CDK8/19 [J]. J Biol Chem, 2018, 293, 4870-4882.

[64] Ponomarenko I, Reshetnikov E, Polonikov A, et al. Candidate genes for age at menarche are associated with uterine leiomyoma [J]. Frontiers in genetics, 2021, 11:512940.

[65] Segars J H, Parrott E C, Nagel J D, et al. Proceedings from the Third National Institutes of Health International Congress on Advances in Uterine Leiomyoma Research: comprehensive review, conference summary and future recommendations [J]. Human reproduction update, 2014, 20(3):309-333.

[66] Senol T, Kahramanoglu I, Dogan Y, et al. Levonorgestrel-releasing intrauterine device use as an alternative to surgical therapy for uterine leiomyoma [J]. Clin Exp Obstet Gynecol, 2015, 42(2):224-227.

[67] Sohn G S, Cho S H, Kim Y M, et al. Current medical treatment of uterine fibroids [J]. Obstetrics & gynecology science, 2018, 61(2):192.

[68] Singh S S, Belland L, Leyland N, et al. The past, present, and future of selective progesterone receptor modulators in the management of uterine fibroids [J]. American Journal of Obstetrics and Gynecology, 2018, 218:563-572.

[69] Ulin M, Ali M, Chaudhry Z T, et al. Uterine fibroids in menopause and perimenopause [J]. Menopause, 2020, 27(2):238-242.

[70] Vara-Messler M, Pasqualini M, Comba A, et al. Increased dietary levels of α-linoleic acid inhibit mammary tumor growth and metastasis [J]. European Journal of Nutrition, 2017, 56(2):509-519.

[71] Velez Edwards D R, Baird D D, Hartmann K E. Association of age at menarche with increasing number of fibroids in a cohort of women who underwent standardized ultrasound assessment [J]. Am J Epidemiol, 2013, 178:426-433.

[72] Veronica M, Ali A, Venkateshwari A, et al. Association of estrogen and progesterone receptor gene polymorphisms and their respective hormones in uterine leiomyomas [J]. Tumor Biology, 2016, 37:8067-8074.

[73] Wang L X, Zheng H R, Ren F C, et al. Polysubstituted Isoflavonoids from Spatholobus suberectus, Flemingia macrophylla, and Cudrania cochinchinensis [J]. Natural Products and Bioprospecting, 2017, 7:201-206.

[74] Wang X D, Wang P P, Sun J, et al. Study effect of phytoestrogens on serum NOS, TNF-α, IL-2 levels and thickness of uterine smooth muscle in uterine fibroids model rats [J]. Chin J Biochem Pharm, 2014, 34(9):137-139.

[75] Yasong W, Donghua L, et al. Lichong decoction reduces matrix metalloproteinases-2 expression but increases tissue inhibitors of matrix metalloproteinases-2 expression in a rat model of uterine leiomyoma [J]. Journal of Traditional Chinese Medicine, 2016, 36(4):479-485.

[76] Williams A R W, Bergeron C, Barlow D H, Ferenczy A. Endometrial morphology after treatment of uterine fibroids with the selective progesterone receptor modulator, ulipristal acetate [J]. Int J Gynecol Pathol, 2012, 31, 556-569.

[77] Wu X Z, He J L, Liu S S. Modeling of hysteromyoma rats and result comparison of the results of two methods of combination usage of estrogen and progesterone [J]. Journal of New Chinese Medicine, 2017, 49(7):6-8.

[78] Yang Q, Mas A, Diamond M P, et al. The mechanism and function of epigenetics in uterine leiomyoma development [J]. Reproductive Sciences, 2016, 23(2):163-175.

[79] Yatsenko S A, Mittal P, Wood-Trageser M A, et al. Highly heterogeneous genomic landscape of uterine leiomyomas by whole exome sequencing and genome-wide arrays [J]. Fertility and sterility, 2017, 107(2):457-466.

[80] Zakaria N, Mohd K S, Ahmed Saeed M A, et al. Anti-uterine fibroid effect of standardized Labisia pumila var. alata extracts in vitro and in human uterine fibroid cancer xenograft model [J]. Asian Pac J Cancer Prev, 2020, 21:943-951.

[81] Zhang S, Wang H, Zhu M J. A sensitive GC/MS detection method for analyzing microbial metabolites short chain fatty acids in fecal and serum samples [J]. Talanta, 2019, 196: 249-254.

[82] Zhang L, Feng Q, Wang Z, et al. Progesterone receptor antagonist provides palliative effects for uterine leiomyoma through a Bcl-2/Beclin1-dependent mechanism [J]. Bioscience reports, 2019, 39(7): BSR20190094.

[83] Zhi Y C, Zeng X Q, Zhao Y. Research progress of Fuke Qian capsults (tablets) in gynecological diseases [J]. China Medical Herald, 2018, 15(7): 55-59.

[84] Zhou S, Huang G, Chen G. Extraction, structural analysis, derivatization and antioxidant activity of polysaccharide from Chinese yam [J]. Food Chemistry, 2021, 361: 130089.

[85] Zhou S, Yi T, Shen K, et al. Hypoxia: the driving force of uterine myometrial stem cells differentiation into leiomyoma cells [J]. Medical hypotheses, 2011, 77(6): 985-986.

[86] Zhou W, Wang G, Li B, et al. LncRNA APTR promotes uterine leiomyoma cell proliferation by targeting erα to activate the Wnt/β-catenin pathway [J]. Frontiers in Oncology, 2021, 11: 536346.

[87] Zhu Y, Qiu X Y, Wu J H, et al. Establishment of an animal model of uterine fibroids [J]. Chin Pharmacol Bull, 2006, 22(3): 374-378.

第二十二章 子宫颈癌药理学

第一节 概　　述

(一) 概念

子宫颈癌是一种发生在女性子宫颈部位的恶性肿瘤。它主要起源于子宫颈上皮内的异常细胞,这些细胞由正常状态转变为癌细胞的过程通常是缓慢的。子宫颈癌的最常见类型是鳞状细胞癌,占所有子宫颈癌病例的大部分。

子宫颈癌与人乳头状瘤病毒(HPV)的感染密切相关。某些高危型 HPV,如 HPV16 和 HPV18,与子宫颈癌的风险显著增加有关。

早期的子宫颈癌可能没有明显症状,但随着病情发展,可能出现异常阴道出血(如性交后出血)、阴道分泌物增多或异味、盆腔疼痛等症状。

(二) 流行病学

子宫颈癌在全球范围内是女性第四大常见癌症。据 2018 年统计,全球新增子宫颈癌病例约 57 万例。这一数据表明,子宫颈癌是一个重大的全球公共卫生问题。特别是在中低收入国家,由于缺乏有效的筛查和预防措施,子宫颈癌的发病率明显高于高收入国家。根据年龄标准化的统计数据,发病率在高风险国家可以高达每 10 万名妇女 75 例,而在低风险国家则低于每 10 万名妇女 10 例。2020 年,全球估计有 604 127 例子宫颈癌病例和 341 831 例死亡,年龄标准化发病率为每 10 万女性年 13.3 例,死亡率为每 10 万女性年 7.2 例。

来自 2019 年全球疾病负担研究的数据,从 1990—2019 年,全球范围内及在社会人口学指数(SDI)地区和各地理区域内的子宫颈癌发病率、死亡率和 DALY 趋势见图 22-1-1。

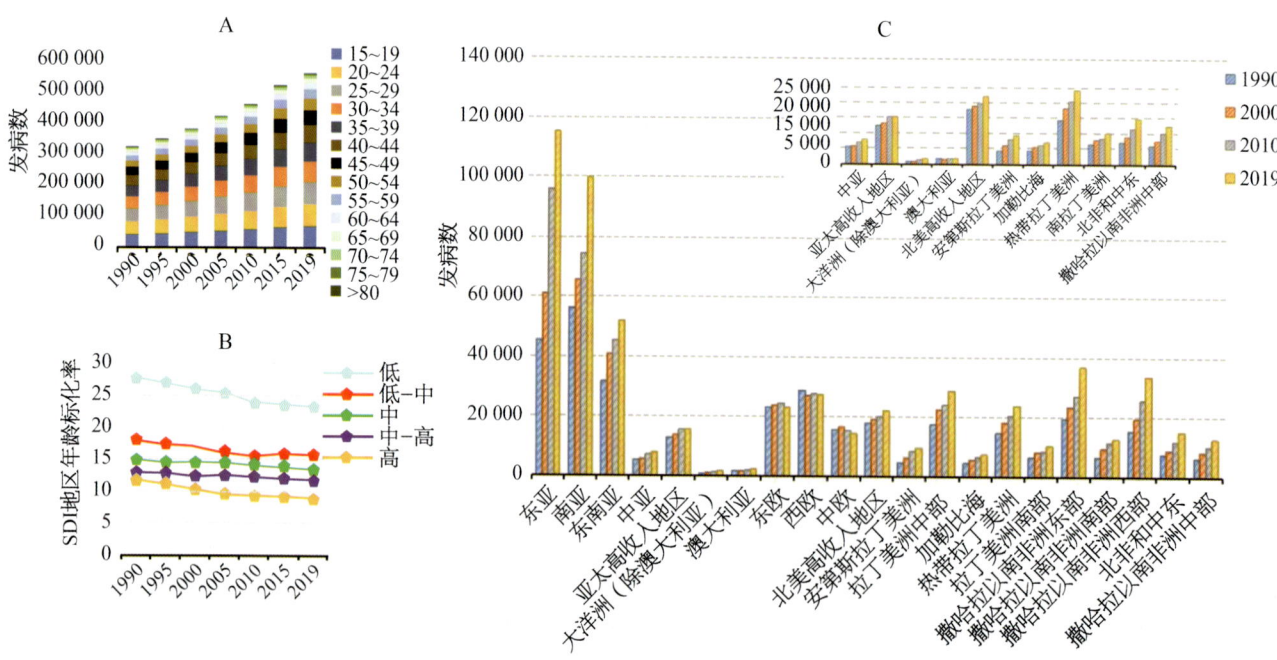

图 22-1-1　全球、各地区和国家子宫颈癌发展趋势。A.各年龄组的发病数;B.在 SDI 地区的年龄标准化率(ASR);C.各地理区域的发病数

从 1990 到 2019 年，全球子宫颈癌的新发病例呈增加趋势，但总体年龄标准化发病率呈下降趋势。各年龄组中，>80 岁和 50~54 岁年龄组的病例增加最显著。

（三）症状与体征

早期宫颈癌一般无明显症状，随病情发展可出现阴道不规则出血、接触性出血、阴道分泌物异常、疼痛及晚期症状，如消瘦、乏力、生活无法自理等。

（1）阴道流血：这是最常见的症状之一，通常表现为接触性出血，即在性生活或妇科检查后出现阴道流血。也可能会表现为不规则的阴道流血，月经期间的出血延长或经量增加。绝经后的妇女也可能出现不规则的阴道出血。

（2）接触性出血：女性患者在性行为后可能会注意到阴道分泌物中带有滴状鲜血。

（3）阴道分泌物异常：患者可能会自觉白带增多，甚至颜色和气味也会逐渐发生改变。在宫颈癌的早期阶段，白带的颜色和气味通常较为正常，但随着疾病的进展，白带可能会变为浆液性分泌物。晚期宫颈癌患者的白带主要呈米泔样或水样，这是由于癌组织坏死脱落并继发感染引起的症状。有些患者还可能会因此出现外阴炎。

（4）疼痛：患者可能会感到下腹部或腰部的疼痛，有时也可能在上腹部或大腿部感到疼痛。在经期或性行为时，疼痛可能会加重。疼痛的原因主要是由于盆腔神经受到癌瘤的浸润或压迫引起的。

（四）组织病理学

子宫颈癌可分为两个主要类型：宫颈鳞状细胞浸润癌和宫颈腺癌。

（1）宫颈鳞状细胞浸润癌：是子宫颈癌最常见的类型，占所有宫颈癌病例的大多数。它起源于宫颈的鳞状上皮细胞，通常在宫颈口的外层组织中发展。宫颈鳞状细胞浸润性癌占子宫颈癌病例的 75%~80%，其病理诊断要点包括具有鳞状上皮分化（即角化）和细胞间桥，而无腺体分化或黏液分泌。

（2）宫颈腺癌：一种相对较少见的子宫颈癌类型，其起源于宫颈内的腺体细胞。近年来，宫颈腺癌的发病率呈上升趋势，占据了子宫颈癌病例的 20%~25%。这种类型的癌症通常位于宫颈内部，不容易通过宫颈筛查检测到。由于它的早期症状不明显，宫颈腺癌通常在晚期被诊断，但可以通过临床检查和症状来确定。

（五）临床治疗

手术治疗是早期宫颈癌的首选治疗方法之一，旨在切除宫颈原发病灶及可能受累的周围组织，同时减少并发症的风险。放疗是子宫颈癌治疗的重要方式，可分为根治性放疗、辅助放疗和姑息性放疗。这种治疗方法使用高能量的辐射束来摧毁癌细胞。

（1）新辅助化疗：是指在手术之前对患者进行化疗，其主要目的是缩小肿瘤的体积，以便更容易进行根治性手术切除，可选用顺铂或紫杉醇。

（2）放疗同步化疗：对于一些中晚期子宫颈癌患者，放射治疗通常是主要的治疗方式。在这种情况下，化疗可以与放疗同时进行，称为放疗同步化疗。同步化疗的主要目的是提高放射治疗的疗效，减少肿瘤的复发和扩散。药物可选用拓扑替康和卡铂。

（3）姑息化疗：对于那些晚期或复发转移的子宫颈癌患者，姑息化疗成为一种重要的治疗选择。姑息化疗的主要目标是控制病情，减轻症状，提高患者的生活质量。虽然不能治愈癌症，但可以延长患者生存期及减轻疼痛和不适。吉西他滨通常以静脉注射的方式给药。

（4）免疫治疗：在免疫疗法中，帕博利珠单抗等药物已经成为关键的治疗选项。这类药物主要用于晚期宫颈癌患者，特别是那些既往标准治疗无效或者疾病复发的患者。通过靶向患者免疫系统的特定部分，这些药物能够解除癌细胞对免疫系统的抑制，从而使免疫细胞能够更有效地识别并攻击癌细胞。

第二节　子宫颈癌生物学模型

肿瘤治疗一直是医学研究领域中的一项巨大挑战。选择合适的肿瘤模型对于深入研究肿瘤的发病机制、病因、诊断、治疗和预防措施至关重要。然而，很多药物在临床前试验时虽然表现出潜力，但在临床试验中往往会失败，其中一个主要原因是使用了不合适的临床前模型。这些模型无法充分反映肿瘤的异质性，也不能准确预测肿瘤在生物体内的反应过程。因此，建立适用于肿瘤研究的生物学模型具有极其重要的意义。

对于子宫颈癌,目前的研究主要依赖于有限品系的细胞系、异种移植物和转基因小鼠模型。然而,这些模型都存在一定的局限性。

最近的研究进展表明,基于成体干细胞的类器官技术为解决这一问题提供了新的可能性。

(一) 体内动物模型

目前最常用的宫颈癌实验动物模型之一是皮下移植瘤模型。这种模型的制备方法是将瘤细胞注射到动物的皮下,形成移植瘤。它具有与原发瘤相似的形态学特征,制备相对简便,容易用于客观评估治疗效果,而且接种成功率较高。然而,这种模型也存在一些缺点,包括误差较大,只能研究单个时间点,无法持续动态观察肿瘤细胞在体内的生长变化。此外,宫颈癌通常并不是皮下发生的,因此将肿瘤细胞移植到皮下可能会影响肿瘤的生长特性,尤其对于评估肿瘤的转移和侵袭能力效果较差。另外,裸鼠(免疫缺陷小鼠)的饲养条件较高,试验费用昂贵,而且对化疗的耐受性相对较差。

理想的肿瘤动物模型需要在多个方面尽量模拟所研究的人类宫颈癌,包括发生部位、组织学类型、病因发病机制及生物学行为等。在这方面,原位诱发的动物模型具有一些明显的优点,例如:①与人类宫颈癌相似的肿瘤恶性程度、转移特性、生物化学特性和组织学特点;②动物模型的制备方法具有可重复性,成功率高,死亡率低,且易于获得和经济实惠(如小鼠模型);③制备过程简便易行,适合用于实验研究的动物的体形、大小和寿命等特征都较为合适;④对于药物和制剂的治疗反应与人类宫颈癌相似。

动物模型在子宫颈癌研究中扮演着重要的角色,不同类型的模型都有其适用性和局限性。选择适当的模型取决于研究的具体目的和需要,以期更好地理解子宫颈癌的病理特征,并为治疗方法的发展提供有力支持。

1. 自发性肿瘤模型 在实验动物中自然发生的肿瘤,无需任何人为干预。这种类型的肿瘤模型最大的优点在于,肿瘤的形成和发展过程与人类肿瘤非常相似,反映了生物内在因素、环境致癌物质、促进癌症发展的因素,以及对肿瘤的敏感性逐渐积累的过程。然而,尽管自发性肿瘤模型具有这些优点,但只有少数几个这样的模型被用于临床前研究,因为它们也存在明显的缺点,包括肿瘤的发生和发展需要较长的时间,需要大量的动物饲养和消耗大量的人力和物力。

研究结果已经证实,在将人宫颈鳞状细胞癌组织移植到SCID小鼠体内后,这些组织能够继续保持其原有的细胞形态学、组织学特征及表达HPV的能力。同时,荷瘤小鼠的肿瘤生长速度在初期较快,然后呈现出膨胀性生长,形成乳头状突起,瘤内含有丰富的血管。与人宫颈癌相似,该模型的肿瘤一般不会远程转移到其他器官,这增加了其用于研究的可行性。

使用人宫颈癌组织建立SCID小鼠宫颈癌模型具有许多优势,包括成功率高、维持组织学特征、模型性状稳定、观察周期短等特点。这一模型的建立为研究HPV在宫颈癌发病机制、治疗和预防策略方面提供了坚实的基础。

2. 诱发性肿瘤模型 在建立诱导性肿瘤模型时,选择适当的实验动物和致癌物是非常关键的,因为这些因素会直接影响模型的可靠性和研究结果的可比性。不同动物种类对于特定的肿瘤和致癌物质可能会表现出不同的敏感性,因此需要根据研究的具体目的来选择最合适的动物模型和致癌物质。此外,致癌物的剂量、持续时间及诱导肿瘤的部位也需要进行仔细的控制和调整,以确保模型能够准确地模拟人类疾病的特征和发展过程。

在宫颈癌的研究中,宫颈癌的发生是一个多阶段的过程,包括发育异常、原位癌和浸润癌等阶段。为了建立与人类宫颈癌相似的模型,可以使用一系列化学、生物或病毒性致癌剂来诱导这些组织病理学变化。观察发现,在使用致癌物后的不同时间点,小鼠宫颈内会出现不同程度的不典型变化,包括轻度不典型变化、中度不典型变化和重度不典型变化。这种模型的建立允许研究人员研究不同阶段宫颈癌的发展机制及可能的治疗方法。

3. 转基因肿瘤模型 转基因动物技术是一种通过基因工程将外源基因整合到动物细胞染色体中的过程,以培育成功携带外源基因的动物个体。这种技术通常分为两类主要模型:转基因和靶向转基因。在转基因动物模型中,外源癌基因通过原核注射胚胎干细胞来实现表达,而靶向转基因动物模型则涉及小鼠胚胎干细胞的同源重组,其中靶向载体将基因组位点的同源臂精确修改为单个碱基。

转基因动物模型在研究癌症发展等方面发挥了重要作用。它们特别适用于以组织特异性方式删除或过度表达靶基因的研究,并且易于生成和使用调节性内源性元素。然而,转基因动物模型也存在一些限制。首先,建立这些模型的周期较长,通常需要大约一年的时间。其次,成功率在不同靶点之间可能会有所不同,有时较低。此外,这些模型可能无法模拟与肿瘤特异性基因相关的个体化治疗。因此,在某些情况下,这些模型可能不完全代表最佳的临床前试验模型。

4. 移植肿瘤模型　细胞系来源的异种移植模型是一种常见的方法,用于建立肿瘤模型,这些模型可以通过多种途径将人类或其他物种的癌细胞移植到免疫缺陷小鼠体内。这种方法的发展已经有了长足的进展,并且在癌症研究中发挥着重要作用。

2007年,首次在大鼠后肢成功建立了软组织肉瘤细胞系衍生的肿瘤模型。继而,细胞系来源的异种移植模型的发展使得研究人员能够更好地控制肿瘤模型,减少了与无关细胞的影响。这种方法改进了实验性细胞操作,有助于研究肿瘤相关的信号通路和分子机制。

细胞系来源的异种移植模型也存在一些缺点。首先,将肿瘤组织分离为单细胞悬液的过程可能会引入选择性压力,从而导致肿瘤异质性的降低。其次,并非所有的细胞系都适合用于建立某些类型的癌症模型,而且这些细胞系可能无法准确反映肿瘤异质性的复杂性,这对患者的临床治疗反应可能产生具体影响。因此,细胞系来源的异种移植模型可能在满足个体化医学要求方面存在局限性。

5. 人源性肿瘤异种移植模型(PDX)　由于其具有预测价值并能够较好地保留原发肿瘤的特性,PDX模型已成为一种强大的工具,用于评估药物敏感性,是临床前研究的合适选择。

目前,研究人员越来越多地将注意力转向PDX模型。这些模型不仅可用于研究肿瘤的侵袭和转移机制,还可以用于创建更贴近实际情况的体内药物测试环境。在临床实践中,根据患者肿瘤的异质性进行个体化用药非常重要。因此,具有预测抗癌药物有效性能力的模型对于药物开发和患者治疗都具有重要价值。

PDX模型所使用的肿瘤标本直接来自患者的新鲜肿瘤组织,而没有经过加工或体外培养。这在很大程度上保留了肿瘤的复杂异质性。PDX模型通常使用肿瘤组织碎片进行移植,而不是单一的细胞悬浮物。这有助于保留肿瘤细胞之间的结构和肿瘤干细胞成分,使得模型中的肿瘤生长微环境更贴近实际情况。

(二) 体外细胞模型的建立

宫颈癌细胞系的建立是研究宫颈癌的基础,它们可以用于体外实验研究和药物筛选。研究人员成功地建立了多个宫颈癌细胞系,这些细胞系来源于患者的新鲜肿瘤组织。这些细胞系在体外培养中保持了相对稳定的生长增殖特性,为进一步的研究提供了可靠的细胞模型,这有望促进宫颈癌的研究和治疗。

传统的细胞培养技术是在二维平面上进行的,难以模拟体内组织细胞的三维空间结构和微环境。然而,近年来,三维细胞培养技术的应用已经改变了这一格局。这种技术使研究人员能够更好地模拟体内组织细胞的生长环境,从而更真实地研究宫颈癌细胞的生物学特性。这种方法的独特优势有望帮助我们更好地理解宫颈癌的发病机制。

1. HeLa细胞株　HeLa细胞株是第一个被建立的人类细胞株,来自一个31岁的宫颈腺癌患者(黑种人女性)。这些细胞株是上皮样细胞,能够在培养皿中贴壁生长。HeLa细胞株包含人乳头瘤病毒18型(HPV18)的相关基因,因此适用于与HPV18型宫颈腺癌相关的研究。这些特性使HeLa细胞成为了研究原发性和继发性耐药机制,以及肿瘤干细胞等领域的理想模型。

2. SiHa细胞株　SiHa细胞株来自一名55岁的亚洲女性,宫颈低分化鳞癌Ⅱ期患者。这些细胞株也是上皮样细胞,能够贴壁生长。SiHa细胞株含有人乳头瘤病毒16型(HPV16)基因的阳性表达,同时p53和pRb也呈阳性表达。由于这些特性,SiHa细胞株常用于研究与HPV16型宫颈鳞癌相关的蛋白表达情况。

3. CaSki细胞株　CaSki细胞株取自一名40岁高加索白种人女性的宫颈鳞癌小肠肠系膜转移患者。这些细胞株也是上皮样细胞,能够贴壁生长,并且包含有HPV16型和HPV18型相关基因序列。这些特性使得CaSki细胞成为研究肿瘤相关抗原(如TA-4)生物合成和调节的理想模型,有望在宫颈癌的诊断、预后和疗效观察等临床研究中发挥重要作用。

4. C-33细胞株　C-33细胞株同样来自宫颈鳞癌小肠肠系膜转移患者,具有类似的特性,包含HPV16型和HPV18型相关基因序列。这些细胞株也可以用于研究肿瘤相关抗原的生物合成和调节,具有较高的临床价值。

5. ME-180细胞株　ME-180细胞株来源于一名66岁的宫颈鳞癌患者的宫颈组织,同样是上皮样细胞,能够贴壁生长。ME-180细胞株具有HPV16型相关基因序列,但较少用于HPV病毒相关的研究。这些细胞对一些治疗药物具有天然抗性,因此可用于该类药物的研究。

6. SW756 细胞株　SW756 细胞株源自 46 岁宫颈鳞癌患者的宫颈组织，上皮样细胞，贴壁生长。这些细胞株主要用于研究肥大细胞与宫颈癌相关性的研究，具有一定的临床应用前景。

7. 新型宫颈癌细胞模型及细胞培养技术　主要采用原代培养技术，原代培养细胞经各种鉴定后才能用于实验研究。

目前国内也自建了几株人子宫颈癌细胞株，但类型很少。例如，人子宫颈鳞状细胞癌细胞系 HCC-0214，其宫颈癌组织取自宫颈鳞状细胞癌 Ⅱ 期经手术治疗切除的患者，经传代后，符合鳞状细胞癌的特点。人宫颈鳞癌细胞株 CS1213，经检测发现其是一个生物学特性稳定的、呈悬浮生长的人子宫颈鳞状细胞癌细胞株，该细胞独特的悬浮生长方式，与既往绝大多数构建的人宫颈癌细胞株呈贴壁生长方式不同。宫颈癌细胞系 HCE1 来源于 62 岁经病理诊断为低分化鳞癌的手术患者，已通过生物学特性鉴定，主要应用于化学治疗药物作用机制研究。这些新型宫颈癌细胞株提供了更多选择，有助于更全面地研究宫颈癌。

利用基因重组技术获得稳定的宫颈癌细胞株，如 HPV31 型的宫颈癌细胞株，为研究宫颈癌提供了新的实验模型。这些细胞株具有特定的目的基因表达，可用于研究相关的分子机制和治疗方法。此外，一些新型细胞株如 HHUS、CA 和 SFCC 等也为宫颈癌研究提供了更多的选择，有助于深入研究该疾病的不同方面。

(三) 类器官模型

类器官是一项革命性的技术，能够在体外精确模拟体内器官的三维结构和功能。过去十年来，这一技术已经成为再生医学领域最重要的突破之一，被广泛应用于多个领域，包括功能组织诱导、建立疾病模型及进行药物筛选。此外，类器官模型还为研究导致宫颈癌的 HPV 提供了有力工具。

(四) 基因载体模型

基因芯片是一种生物芯片，用于测定基因信息。它的表面固定了大量的基因探针，可以使用不同的载体材料，如硅片、玻璃片和尼龙膜等。基因芯片技术代表了宏观基因组学技术的一种重要发展，已经在生物生态学领域取得了巨大的进展。基因芯片的工作原理是基于核酸杂交原理，类似于 Southern 印迹杂交和 Northern 印迹杂交。通过使已知核酸探针与待测核酸序列之间的碱基对配对，可以对目标核酸序列进行测定。

基因芯片技术在研究宫颈癌等疾病中发挥着重要作用。通过绘制基因表达谱，可以寻找与宫颈癌相关的基因，从而深入了解该疾病的发病机制。研究人员可以筛选出在正常组织细胞和宫颈癌组织细胞之间表达差异显著的基因，这有助于确定与宫颈癌相关的基因，并为进一步的研究提供基础。

基因芯片技术还可以用于检测 miRNA 的种类和丰度，并对某一基因功能进行深入研究。例如，一些研究发现 miRNA-126 和 miRNA-26a 可能与宫颈癌的发生和发展相关。此外，基因芯片技术还可以用来分析差异表达基因在细胞增殖、细胞周期等方面的作用，为深入研究宫颈癌的分子机制提供了基础。通过分析循环中 miRNA 表达差异，还可以发现潜在的宫颈癌非侵入性生物标志物，有助于监测疾病进展和治疗效果。

第三节　子宫颈癌药理学研究

(一) 子宫颈癌发生机制研究进展

目前已明确，HPV 感染是宫颈癌发生和发展的重要病因。HPV 可以感染宫颈以外的内皮或黏膜上皮，根据其致病力可以分为低危型和高危型两大类。低危型主要包括 HPV6 和 11，通常引起良性病变，如尖锐湿疣等，而高危型主要包括 HPV16 和 18，常引发高度鳞状上皮内瘤变和宫颈癌等恶性病变。因此，预防 HPV 感染和及早治疗癌前病变对宫颈癌的防控至关重要。

宫颈癌的发展涉及多种因素，包括病毒的相互作用、宿主因素及环境因素。此外，表观遗传调控机制也可以导致肿瘤抑制基因的失调和癌基因的激活，从而促使癌细胞表现出恶性特征。在这方面，微小 RNA (miRNA) 作为一种重要的调控因子，在细胞周期、凋亡、转移和化疗耐药性等方面发挥着关键作用。miRNA 是一类小型的非编码 RNA，通过与目标 mRNA 的 3′非翻译区域 (3′UTR) 不完全互补配对来在转录后水平上调控基因表达。最近的研究发现，miRNA 在多种生理和病理过程中发挥着重要作用，包括癌症、病毒感染和肿瘤的发生。miRNA 也参与调节适应性和先天免疫反应,以及各种组织和细胞类型的炎症网络。

除了已知的高危HPV亚型持续感染的作用外,长期慢性炎症也是侵袭性宫颈癌(CC)发展的另一个重要原因。慢性炎症的作用涉及多种介质的参与,包括细胞因子、趋化因子、细胞生长和生存因子、活性氧/氮等。

(二)子宫颈癌治疗药物作用机制研究

1. 传统治疗药物 化疗在宫颈癌治疗中起着重要的作用,有多种治疗方案可以应用化疗,包括术前新辅助化疗、术后化疗、放疗前新辅助化疗和同步放化疗等。常用的化疗药物包括顺铂、紫杉醇、博来霉素、丝裂霉素和异环磷酰胺等。鳞状细胞癌对化疗通常较为敏感,而腺癌则多数不太敏感。

化疗可以通过不同的给药途径,如静脉或动脉灌注化疗及热灌注腹腔化疗等方式进行。它是一种全身治疗手段,可以有效减少宫颈癌的复发和转移风险,从而提高患者的生存率。然而,常规化疗药物可能会产生一系列副作用,包括对心脏、肝脏、肾脏等内脏的不良反应,以及多药耐药性的产生,这些因素有时会导致化疗失败,使治疗效果不如人意。寻找具有较好疗效且副作用较小的抗肿瘤药物对宫颈癌治疗具有重要的临床意义,这也是当前研究的一个热点。

(1)顺铂:顺铂是一种铂类抗肿瘤药物,通过与细胞核内的DNA碱基结合,导致DNA损伤,进而干扰DNA的复制和转录,从而抑制肿瘤细胞的增殖并促进细胞凋亡(程序性细胞死亡)。然而,顺铂使用可能伴随着一些不良反应,包括肾毒性、骨髓抑制(影响血细胞的生产)和胃肠道反应等。此外,宫颈癌中的E6和E7病毒致癌蛋白可引起细胞增殖相关信号通路的激活,这可能导致肿瘤细胞对顺铂产生耐药性。

(2)紫杉醇:紫杉醇是一种广泛应用的抗肿瘤药物,其作用机制主要涉及微管稳定化。它通过与肿瘤细胞内的微管结合,干扰了正常的微管动力学,从而阻止了细胞的正常分裂和增殖过程。这种药物使微管保持在稳定的状态,阻止了细胞的有序分裂,最终导致细胞停滞和凋亡(程序性细胞死亡)。值得注意的是,紫杉醇也可能伴随一些不良反应,包括但不限于神经毒性、骨髓抑制(影响血液细胞的生成)、肝功能异常等。因此,在使用紫杉醇时,医生需要仔细监测患者的反应,并根据患者的具体情况进行剂量和治疗计划的调整。此外,药物耐药性也可能在长期治疗中产生,因此需要进一步的研究来改善其治疗效果。

(3)卡铂:是一种铂类抗肿瘤药物,与顺铂具有相似的作用机制。它通过与肿瘤细胞内的DNA结合,引发DNA的损伤,阻碍了DNA的复制和转录,从而抑制了肿瘤细胞的增殖和生存。此外,卡铂还能够促进肿瘤细胞的凋亡,这是一种程序性细胞死亡过程,有助于清除受损的肿瘤细胞。然而,卡铂的使用可能伴随着一些不良反应,包括肾毒性、骨髓抑制和胃肠道不适。此外,类似于顺铂,宫颈癌中的E6和E7病毒致癌蛋白的活化可能导致对卡铂的耐药性。因此,在卡铂治疗中,医生通常会采取措施来减轻不良反应,并考虑联合治疗以提高治疗效果。

(4)博来霉素:是一种用于肿瘤治疗的药物,其作用机制不同于卡铂和顺铂。博来霉素通过一种独特的方式发挥抗肿瘤作用,它能够引发DNA链断裂,从而干扰了DNA的正常结构和功能。这种损伤阻碍了肿瘤细胞的DNA复制和修复过程,导致细胞无法正常增殖,最终导致细胞死亡。博来霉素对肿瘤细胞的特异性损害使其成为一种有效的抗癌药物。尽管博来霉素在治疗某些类型的癌症中表现出良好的疗效,但它也可能引发一些不良反应,包括肺部毒性是最为突出的,也包括皮肤反应、发热和肝功能异常等。

(5)异环磷酰胺:是一种抗肿瘤药物,其作用机制与卡铂和顺铂相似。它通过与肿瘤细胞内的DNA结合,引发DNA的损伤,阻碍了DNA的复制和转录,从而有效抑制了肿瘤细胞的增殖和存活能力。不良反应包括但不限于肾毒性、骨髓抑制及胃肠道不适等。

2. 肿瘤靶向药物 抗子宫颈癌药物根据其作用机制主要分为五类治疗方法。首先,信号传导阻滞通过干扰癌细胞内的信号传导通路,阻止或减缓癌细胞的生长和分裂,使用靶向药物等方式实现。其次,抑制血管新生治疗旨在阻止癌细胞获取新的血管供应所需的营养和氧气,通常采用抗血管新生药物。第三,抗转移治疗方法致力于干扰癌症扩散到其他组织或器官的过程,预防或减缓癌症的转移。第四,细胞周期调节治疗通过干预癌细胞的细胞周期,促使其停止生长或凋亡,常用化疗药物。最后,基因治疗和免疫疫苗疗法旨在修复异常基因、增强免疫系统对癌细胞的攻击,以强化机体自身的防御机制。这些治疗方法的选择将依赖于患者的具体情况和癌症类型,通常需要个体化的治疗方案。

(1)血管内皮生长因子(VEGF)抑制剂:VEGF是一种分泌性糖蛋白,其通过与酪氨酸激酶受体结合后,通过旁分泌和自分泌方式特异性地刺激血管内皮细胞的增殖、迁移和血管重建,对于肿瘤的生长和转移至关重要。研究发现,VEGF mRNA 表达水平与宫颈癌的临床病理分期、病理分化程度、淋巴结转移、肿瘤直径、深肌层浸润等因素呈显著的正相关。因此,VEGF 及其受体已成为抗肿瘤治疗的主要靶标。

目前,用于临床治疗的靶向 VEGF 药物主要包括贝伐单抗和帕唑帕尼。在宫颈癌的治疗中,VEGF 抑制剂仍处于国内外的临床前研究阶段,尚待进一步研究和临床验证。

(2) 表皮生长因子受体(EGFR)拮抗剂:EGFR 是一种跨膜糖蛋白,它能够激活酪氨酸激酶并控制细胞的分裂和增殖,促进血管新生和肿瘤的转移,与肿瘤的发生和发展密切相关。研究发现,在宫颈癌组织中,EGFR 的表达明显增加。

EGFR 是第一个作为肿瘤治疗靶点的生长因子受体。EGFR 拮抗剂主要分为抗 EGFR 单克隆抗体和 EGFR 小分子酪氨酸激酶抑制剂(TKI)。这两类药物均能通过抑制 EGFR 的自体磷酸化及下游信号传导通路,抑制肿瘤细胞的增殖并诱导癌细胞凋亡。

抗 EGFR 单克隆抗体包括西妥昔单抗、帕尼单抗和曲妥珠单抗。而 TKI 包括可逆性吉非替尼、埃罗替尼及不可逆性抑制剂 EKB569。其中,吉非替尼作为一种酪氨酸激酶抑制剂,是迄今为止研究最广泛的口服小分子抗肿瘤药物之一。在宫颈癌的治疗中,吉非替尼已被证明能够有效地控制疾病的进展,特别是在Ⅱ期的宫颈癌治疗中取得了显著的成果。这些药物代表了针对 EGFR 的治疗在癌症治疗中的重要进展,为患者提供了新的治疗选择。

(3) 信号转导阻滞药物:雷帕霉素是一种抑制细胞生长和代谢的药物,它的作用靶点之一是哺乳动物靶蛋白(mTOR)。mTOR 是一个重要的信号通路蛋白,在细胞生长、代谢、增殖和生存中发挥关键作用。与子宫颈癌相关的研究表明,mTOR 通路在该癌症的发病和发展中可能起到重要作用。

研究已经发现,mTOR 通路在子宫颈癌中可能被异常激活,促进了癌细胞的生长和扩散。因此,使用雷帕霉素等 mTOR 抑制剂可以抑制这一信号通路,从而抑制子宫颈癌细胞的增殖和生存。雷帕霉素及其他 mTOR 抑制剂在临床试验中被研究,以探索它们在子宫颈癌治疗中的潜在应用。

人体还有许多与细胞凋亡信号通路相关的基因,如 $p53$、$bcl-2$ 和 $mdm-2$ 等基因,它们也成为了很好的宫颈癌治疗靶点。例如,重组人腺病毒 p53 注射液是一种广谱抗癌药物,具有广泛的抗癌作用。它通过靶向恢复或增强 $p53$ 基因的功能,促使癌细胞发生凋亡,从而抑制肿瘤的生长和扩散。这些治疗方法代表了针对 mTOR 和细胞凋亡信号通路的治疗在宫颈癌治疗中的重要进展,为患者提供了新的希望。

(4) 细胞周期调控药物:组蛋白去乙酰化酶(HDAC)是一类蛋白酶,它在基因的表达调控和染色体结构修饰中起着关键作用。研究发现,HDAC 抑制剂可以诱导乙酰化组蛋白在宫颈癌细胞染色质中 $P21WAF1$ 基因中的积累,从而抑制与宫颈癌细胞系相关的恶性表型基因的表达。这些抑制剂的一种是丙戊酸。

细胞周期蛋白依赖性激酶(CDK)抑制剂也是肿瘤治疗的重要靶点之一。其中,载基因纳米粒注射剂是第一个获准上市的细胞周期调节因子类靶向抗肿瘤药物,已被广泛用于治疗多种顽固性癌症。这些药物通过抑制细胞周期的正常进程,阻止肿瘤细胞的增殖,从而在癌症治疗中发挥重要作用。这些治疗方法代表了针对组蛋白去乙酰化酶和细胞周期蛋白依赖性激酶的治疗在宫颈癌治疗中的重要进展,为患者提供了新的治疗选择。

3. 免疫治疗　免疫治疗是子宫颈癌治疗领域的一项重要创新,通过增强患者自身免疫系统的活性来打击癌细胞,相对于传统的放射治疗和化学治疗,免疫治疗通常具有更小的副作用。

帕博利珠单抗是一种免疫检查点抑制剂,它通过阻断免疫细胞上的 PD-1 蛋白来帮助它们攻击癌细胞。它被美国食品药物管理局(FDA)批准用于治疗复发或转移性子宫颈癌,特别是在患者体内的肿瘤表达 PD-L1 蛋白且在化疗期间或之后疾病进展的情况下。帕博利珠单抗可以单独使用,也可以与化疗联合使用,有时还会加上贝伐珠单抗。这种治疗已显示能改善子宫颈癌患者的生存率并延迟疾病进展。

然而,接受帕博利珠单抗治疗的女性中有近 40% 经历了严重副作用,包括贫血、瘘管形成、感染或出血等情况,约 8% 的患者因此必须停止治疗。

目前,对于治疗复发或转移性子宫颈癌的标准疗法是化疗结合贝伐珠单抗。2014 年,基于一项表明贝伐珠单抗加入化疗可将中位总生存期提高 3.7 个月的随机化第三阶段试验结果,FDA 批准了这一联合治疗方案。

目前尚无法将贝伐珠单抗和帕博利珠单抗的临床试验结果直接比较,因为这两项治疗的设计和目标不同。因此,患者在决定治疗方案之前应与医生讨论每种方案的利弊。现在,患者有了两种非常不同的经FDA批准的治疗选择,因此选择最合适的治疗方案显得尤为重要。

4. **生物治疗** 自体细胞回输疗法:一种利用患者自身的免疫细胞,如T淋巴细胞和自然杀伤细胞,通过体外培养和激活,然后重新注入患者体内以增强免疫系统的抗肿瘤作用的方法。

(1) 抗体治疗:使用特定的抗体来针对肿瘤细胞上的特定分子或抗原。这些抗体可以通过不同机制来杀伤或阻止肿瘤细胞的生长和扩散。tisotumab vedotin-tftv(Tivdak)是一种针对子宫颈癌的抗体药物偶联物(ADC),FDA在2021年批准用于治疗化疗期间或之后疾病进展的复发或转移性子宫颈癌患者。

(2) 多肽疫苗:通过引导患者的免疫系统来攻击肿瘤细胞的方法。这些疫苗通常包含肿瘤相关抗原的多肽片段,可以激发免疫系统产生针对肿瘤的抗体或T细胞反应。最近的研究案例显示,研究人员正在使用免疫信息学方法设计针对子宫颈癌的多表位疫苗。这些疫苗包括选择的CTL(细胞毒性T淋巴细胞)和HTL(帮助T淋巴细胞)表位,这些表位是通过免疫信息学工具预测出的。

(3) 细胞因子治疗:细胞因子是一类可以调节免疫系统活性的蛋白质分子。在肿瘤治疗中,细胞因子可以被使用来激活免疫细胞,增强它们对肿瘤的攻击性。细胞因子是调节肿瘤微环境中细胞通信的关键介质,对宿主抗肿瘤反应有重要影响。

5. **中医药治疗** 中医认为,子宫颈癌属于带下、漏症、症瘕类范畴。中医治疗子宫颈癌的方法基于中医原理,包括祛邪、扶正、软坚、散结、清热解毒、化痰、祛湿、通经活络,以及以毒攻毒等原则。这一方法利用中草药及其有效成分来治疗肿瘤。一些研究报告表明,如天南星、莪术等中草药对子宫颈癌HeLa细胞的增殖有一定的抑制作用。

中药紫草在治疗宫颈高危型HPV感染中得到广泛应用,已有研究证实其可以抑制HeLa细胞的增殖并诱导其凋亡。另外,紫草还能够抑制子宫颈癌Caski细胞的增殖并诱导其凋亡。在子宫颈癌的放化疗方面,青蒿素是一个研究热点,已有研究证实青蒿素对HeLa细胞具有放射增敏作用。此外,复方苦参注射液也能够增加宫颈癌HeLa细胞对放射线的敏感性,具有一定的放射增敏作用。

在研究中,一些中药单体如槲皮素和姜黄素已被发现可以通过细胞周期阻滞诱导凋亡,从而抑制HeLa细胞的生长。然而,同一种药物对不同类型的子宫颈癌细胞可能通过不同的机制实现其作用。因此,研究中需要考虑不同的细胞类型和作用机制。

6. **基因治疗** 子宫颈癌的基因治疗研究仍处于不断发展的阶段,一些研究探讨了使用RNA干扰技术来抑制在子宫颈癌中过度表达的癌基因。通过干扰这些癌基因的活性,可以减缓或停止癌细胞的生长。这些研究仍处于早期阶段,但为未来的基因治疗提供了一个有前景的方向。

第四节 子宫颈癌药理学研究案例

植物提取物AAA体外抗人宫颈癌HeLa细胞的活性研究

(一) 目的

采用人宫颈癌HeLa细胞对植物提取物DSH-001的抗肿瘤活性进行研究。

(二) 供试品

(1) 名称:植物提取物AAA。
(2) 供试品号:×××。
(3) 缩写名:×××。
(4) 性状:棕褐色粉末。
(5) 提供单位:×××公司。
(6) 批号:×××。
(7) 规格:5 g/瓶。
(8) 含量:0.420%(折干含量,以丹参酮ⅡA计)、6.059%(折干含量,以丹酚酸B计)、1.449%(折干含量,以氧化苦参碱计)。
(9) 保存条件:在25℃避光条件下。
(10) 配制方法:采用二甲基亚砜(DMSO)配制。

(三) 细胞资料

(1) 细胞:HeLa细胞。
(2) 来源:中国科学院细胞研究所。
(3) 研究系统选择说明:委托方要求使用该细胞。

(4) 细胞保存:液氮冻存。
(5) 细胞培养:细胞培养基为 MEM 培养液补加 10% 胎牛血清。
(6) 细胞培养条件:约 37 ℃ 和 5% CO_2 饱和湿度环境中培养。

(四) 溶媒一

(1) 名称:二甲基亚砜(DMSO)。
(2) 提供单位:×××公司。
(3) 批号:M8518。
(4) 规格:100 mL/瓶。
(5) 成分:二甲基亚砜。
(6) 保存条件:室温保存。

(五) 溶媒二

(1) 名称:生理盐水。
(2) 提供单位:×××公司。
(3) 批号:×××。
(4) 规格:500 mL/瓶。
(5) 成分:0.9% NaCl。
(6) 保存条件:室温,密闭保存。

(六) 实验材料

(1) 主要试剂:①MEM 培养基,提供单位×××。批号 NAG1435,规格 500 mL/瓶,保存条件 2~8 ℃。②胎牛血清,提供单位×××有限公司(四季青),批号 130917,规格 100 mL/瓶,保存条件-20 ℃。③CCK-8 试剂,提供单位×××研究所,批号 JE911,规格 1000T,保存条件 2~8 ℃。
(2) 材料:托盘、饭盒、EP 管、离心管(15 mL)、滤器(0.22 μm 滤膜)、注射器、移液器及吸头、培养瓶、96 孔板等。
(3) 主要仪器:CO_2 培养箱(型号 BB5060UV)、全自动高压蒸汽灭菌器(型号 MLS-3750)、倒置相差显微镜(型号 101M)、离心机(型号 L500)、送风干燥箱(型号 EYELA WFO-700)。

(七) 分组和剂量设置

(1) 分组方法:分 8 组,分别为溶媒对照组、DSH-001 剂量组 1、剂量组 2、剂量组 3、剂量组 4、剂量组 5、剂量组 6 和剂量组 7。
(2) 剂量设置依据:①预实验中设置最高剂量为 5 mg/mL,由于溶解度的限制,最终降为 2.5 mg/mL。②预实验结果表明,给药 4h 剂量组 4(即 1000 μg/mL)抑制率达到 96.3%。给药 24h 剂量组 3(即 200 μg/mL)抑制率达到 96.6%,因此降低剂量后进行正式试验,最高剂量设为 1000 μg/mL。
(3) 剂距:2 倍。
(4) 剂量:见表 22-4-1。

表 22-4-1 剂量分组

分组	剂量(μg/mL)	临床剂量倍数(约)
溶媒对照组	0	—
剂量组 1	15.625	—
剂量组 2	31.25	
剂量组 3	62.5	
剂量组 4	125	
剂量组 5	250	
剂量组 6	500	
剂量组 7	1 000	

(八) 给药方法

(1) 给药频率:单次给药。
(2) 给药途径:体外。
(3) 给药量:每孔 20 μL/180 μL。
(4) 给药时间:10:30~11:00。
(5) 给药期限:1 天。
(6) 给予供试品的途径说明:体外实验,无法模拟临床拟用途径。
(7) 供试品配制方法:DSH-001 为粉末,水中几乎不溶,采用 DMSO 配制,按供试品配制要求,具体配制量见表 22-4-2、表 22-4-3。

表 22-4-2 各剂量组母液配制方法

分组	供试品量 (mg 或 mL)	DMSO (mL)	母液浓度 (mg/mL)
剂量组 7 母液	100	1	100
剂量组 6 母液	取 0.5 mL 剂量组 7 母液	1	50
剂量组 5 母液	取 0.5 mL 剂量组 6 母液	1	25
剂量组 4 母液	取 0.5 mL 剂量组 5 母液	1	12.5
剂量组 3 母液	取 0.5 mL 剂量组 4 母液	1	6.25
剂量组 2 母液	取 0.5 mL 剂量组 3 母液	1	3.125
剂量组 1 母液	取 0.5 mL 剂量组 2 母液	1	1.562 5

表 22-4-3 各剂量组应用液配制方法

分组	剂量 (μg/mL)	供试品量 (mL)	加生理盐水至(mL)	目标浓度 (mg/mL)
溶媒对照组	0	取 0.1 mL DMSO	1	0
剂量组 1	15.625	取 0.1 mL 剂量组 1 母液	1	0.156 25

续 表

分组	剂量(μg/mL)	供试品量(mL)	加生理盐水至(mL)	目标浓度(mg/mL)
剂量组 2	31.25	取 0.1 mL 剂量组 2 母液	1	0.3125
剂量组 3	62.5	取 0.1 mL 剂量组 3 母液	1	0.625
剂量组 4	125	取 0.1 mL 剂量组 4 母液	1	1.25
剂量组 5	250	取 0.1 mL 剂量组 5 母液	1	2.5
剂量组 6	500	取 0.1 mL 剂量组 6 母液	1	5
剂量组 7	1000	取 0.1 mL 剂量组 7 母液	1	10

注：表中为正式实验给予供试品的配制方法，以 20 μL/180 μL 每孔给药，溶媒对照组及各剂量组中 DMSO 终浓度均为 1%。

(8) 供试品的给予方法：体外给药。

(九) 实验方法和观察指标

(1) 实验方法

1) 人宫颈癌 HeLa 细胞在含 10% 胎牛血清的 MEM 培养基中，37℃、5% CO_2 饱和湿度条件下培养。细胞生长至 85%~90% 覆盖度时，进行传代培养。

2) 细胞以 0.25% 胰酶消化后制成单细胞悬液，预实验时实际点板密度约为 5.6×10^4 个/mL，接种于 96 孔板中，每孔 0.2 mL 细胞悬液（约 1.1×10^4 个/孔），周边加上生理盐水防止边缘效应，接种 6 列×6 孔。正式试验时，调整细胞密度约为 2.5×10^4 个/mL，接种于 96 孔板中，每孔 0.2 mL 细胞悬液（约 5×10^3 个/孔），周边加上培养基防止边缘效应，接种 8 列×6 孔。

(2) 指标观察：细胞点板后培养约 24 h，换液，每孔加 180 μL 无血清培养基，依次加入 20 μL 溶媒或各剂量组供试品，每组重复 6 孔。并在左右两列各 6 孔仅含 180 μL 培养基而不含细胞的孔中分别加入 20 μL 溶媒对照或 20 μL 最高剂量组供试品，以作为空白孔，并观察药物对检测结果是否有影响。培养 24 h 后每孔加入 20 μL CCK-8 试剂，继续培养 1 h 后，测各孔吸光度。另一块板培养 4 h 后更换新鲜含 10% 胎牛血清的 MEM 培养基，继续培养 20 h 后，每孔加入 20 μL CCK-8 试剂，继续培养 1 h 后，测各孔吸光度。根据吸光度计算抑制率，抑制率计算公式如下，之后将各组剂量与对应的抑制率进行回归分析，得出 IC_{50}。

抑制率(%) = [1 - OD(处理组)/OD(溶媒对照组)] × 100，其中 OD(处理组) = OD(各剂量组) - OD(空白孔)，OD(溶媒对照组) = OD(溶媒对照组) - OD(空白孔)。

(十) 统计分析

将供试品各剂量组的剂量与相应的对 HeLa 细胞的抑制率进行回归分析，得出供试品在本实验条件下对 HeLa 细胞的 IC_{50}。

(十一) 结果与讨论

(1) 预实验

1) 由于 0.5 g DSH-001 不能溶解于 1 mL DMSO 中，故又加入 1 mL DMSO，相应的剂量组 4 由原来的取"0.2 mL 剂量组 5 母液"加入生理盐水至 1 mL 改为取"0.4 mL 剂量组 5 母液"加入生理盐水至 1 mL，因此预实验的剂量为 2 500 μg/mL、1 000 μg/mL、200 μg/mL、40 μg/mL 和 8 μg/mL。剂量组 4 和剂量组 5 母液加入到生理盐水中后产生浑浊现象，故剂量组 4（即 1 000 μg/mL）和剂量组 5（2 500 μg/mL）为深褐色的混悬液。

2) 由 OD 值结果可以看出，溶媒对照组及某些低剂量组的 OD 值较大，故正式试验时降低了细胞点板密度。

3) 通过 OD 值计算抑制率，结果可以看出给药 4 h，剂量组 4（即 1 000 μg/mL）抑制率达到 96.3%。24 h 剂量组 3（即 200 μg/mL）抑制率达到 96.6%，因此降低剂量后进行正式试验，预试验结果未给出，详见试验记录。

(2) 正式试验

1) 同预实验结果一致，剂量组 7 母液加入到生理盐水中后产生浑浊现象，剂量组 7（即 1 000 μg/mL）为深褐色的混悬液。而剂量组 6 母液加入到生理盐水中后，仍有轻微浑浊现象，剂量组 6（即 500 μg/mL）为褐色混悬液。

2) 溶媒对照组及各剂量组抑制率见表 22-4-4 和表 22-4-5，由结果可以看出剂量组 7 比剂量组 6 OD 值更高，这是由于剂量组 7 供试品为混悬液，由其浑浊及本身具有的颜色所致。故剂量组 7 结果不参与计算 IC_{50}。将其余 6 个剂量组的剂量及其对应的抑制率输入 SPSS 后进行回归分析得给药 4 h 的 IC_{50} 约为 71.592 μg/mL，给药 24 h 的 IC_{50} 约为 24.486 μg/mL。

(十二) 影响研究可靠性和造成研究工作偏离试验方案的异常情况

(1) 预实验中由于供试品溶解度的问题，导致最高剂量由 5 000 μg/mL 降为 2 500 μg/mL，但由于 2 500 μg/mL 仍为较大剂量，细胞几乎全部死亡，且不

表22-4-4　DSH-001正式试验毒性试验结果(4 h)

分组	剂量(μg/mL)	OD值	抑制率(%)
溶媒对照组	0	0.961±0.047	0
剂量组1	15.625	0.902±0.067	8.7
剂量组2	31.25	0.847±0.053**	16.9
剂量组3	62.5	0.461±0.044**	73.6
剂量组4	125	0.325±0.003**	93.5
剂量组5	250	0.302±0.004**	97.0
剂量组6	500	0.286±0.003**	99.2
剂量组7	1000	0.333±0.003**	92.3

注：** 与溶媒对照组相比，$P<0.01$。6个空白孔的OD值为 $0.281±0.006$。

表22-4-5　DSH-001正式试验毒性试验结果(24 h)

分组	剂量(μg/mL)	OD值	抑制率(%)
溶媒对照组	0	0.842±0.042	0
剂量组1	15.625	0.587±0.025**	47.3
剂量组2	31.25	0.488±0.024**	65.6
剂量组3	62.5	0.401±0.009**	81.8
剂量组4	125	0.356±0.015**	90.2
剂量组5	250	0.333±0.007**	94.4
剂量组6	500	0.322±0.010**	96.5
剂量组7	1000	0.347±0.012**	91.8

注：** 与溶媒对照组相比，$P<0.01$。空白孔的OD值为 $0.303±0.004$。

参与最后 IC_{50} 的计算，故不会影响试验的整体结果。

(2) 正式试验时周边加入培养基防止边缘效应，而计划书中写明是生理盐水或PBS，但是周边孔仅用作防止蒸发导致的边缘效应，其OD值并不参与计算，故不会影响试验的整体结果。

(十三) 结论

本实验条件下，植物提取物AAA对HeLa细胞作用4 h的 IC_{50} 约为71.592 μg/mL，作用24 h的 IC_{50} 约为24.486 μg/mL。

(十四) 记录保存

除计算机或自动化仪器直接采集的数据外，其他所有在实际研究中产生的数据均记录在表格或记录纸上，并随时整理装订。所有数据记录都注明记录日期，并由记录人签字。对原始记录进行更改时按要求进行。

记录的所有数据，都由另一人(非做记录的人)进行核查、签字，保证数据可靠。研究结束后，递交最终报告时，所有原始资料、文件等材料均交档案室保存。具体管理内容、程序和方法按本中心制订的标准操作规程执行。

(十五) 资料归档时间和地点

保存单位：×××

地址：×××

邮编：×××

保管人：×××

电话：×××

归档时间：×××

保存时间：×××

(王琴霞　孙祖越)

参考文献

[1] 陈丽萍, 刘润花, 赵富玺. 宫颈癌组织中CDC6, CDK1的表达及其与HPV16/18感染的相关性研究[J]. 现代肿瘤医学, 2008, 16(12): 5.

[2] 陈秀玮. 白桦脂酸诱导人宫颈癌HeLa细胞凋亡及机制的研究[D]. 哈尔滨: 黑龙江中医药大学, 2012.

[3] 丁丽, 纪其雄, 吕雯婷, 等. 宫颈癌组织中PPARγ与HIF-1a的表达及相关性研究[J]. 中国当代医药, 2012, 24(19): 11-15.

[4] 窦磊. HPV E6通过靶向葡萄糖-6-磷酸脱氢酶调节宫颈癌细胞代谢[D]. 沈阳: 中国医科大学, 2020.

[5] 范典, 郑博豪, 周圣涛. 宫颈癌靶向治疗和免疫治疗研究进展[J]. 中国肿瘤临床, 2021, 48(1): 1. DOI: 10.3969/j.issn.1000-8179.2020.21.702.

[6] 郭艳萍. PTEN, STAT3和CyclinD1蛋白在宫颈癌中的表达及意义[J]. 中国妇幼保健, 2012, 27(15): 3. DOI: CNKI:SUN:ZFYB.0.2012-15-042.

[7] 郭宗梁, 张林燕. 微小核糖核酸与宫颈癌的研究进展[J]. 中国医药, 2014, 9(1): 3. DOI: 10.3760/cma.j.issn.1673-4777.2014.01.040.

[8] 韩芳, 陆巧妮, 徐力昆, 等. 西多福韦对人宫颈癌细胞CaSki内人乳头瘤病毒16抑制作用研究[J]. 中国医药生物技术, 2014, 9(5): 6. DOI: 10.3969/cmba.j.issn.1673-713X.2014.05.005.

[9] 孔丽. RbAp48在HPV致宫颈癌中的功能研究[D]. 济南: 山东大学, 2007.

[10] 李碧岚. 表观遗传学调控与妇科肿瘤发生、演进及治疗的研究进展[J]. 临床肿瘤学杂志, 2012, 17(1): 7. DOI: 10.3969/j.issn.1009-0460.2012.01.014.

[11] 李丹, 王卫. 乳头瘤病毒感染小鼠模型的研究进展[J]. 中国比较医学杂志, 2019, 29(9): 7.

[12] 李萍, 曹保利. 中药治疗宫颈癌机制的研究进展[J]. 天津药学, 2009(2). DOI: 10.3969/j.issn.1006-5687.2009.02.033.

[13] 李姝庆, 张阳阳, 伊艳茹, 等. 阴道微生态菌群与宫颈疾病相关性的研究进展[J]. 国际妇产科学杂志, 2020, 47(2): 4. DOI: 10.3969/j.issn.1674-1870.2020.02.027.

[14] 李小颖, 马春梅, 张连峰. 人宫颈癌细胞HeLa移植模型肿瘤生长的荧光分析和卡尺测量的比较[J]. 中国比较医学杂志, 2010(1): 6. DOI: 10.3969/j.issn.1671-7856.2010.01.004.

[15] 李晓蕾. STAT3和MMp-2在宫颈癌中的表达及意义[D]. 青岛: 青岛大学, 2011.

[16] 李元幸, 王伟, 郝敏. 叶酸及其代谢在宫颈癌中的研究进展[J]. 国际妇产科学杂志, 2021.

[17] 林琳. microRNA与人乳头瘤病毒16型的作用靶点研究[D]. 上海: 复旦大学, 2013.

[18] 刘军秀, 夏梦, 何勉, 等. 宫颈癌细胞促进血管新生斑马鱼模型的建立[J]. 中山大学学报(医学科学版), 2015, 36(3): 456-460.

[19] 刘桐宇,谢榕.人乳头瘤病毒 E6、E7 基因致癌机制及临床应用进展[J].中华生物医学工程杂志,2013,(2):5.DOI:10.3760/cma.j.issn.1674-1927.2013.02.020.

[20] 刘相良,纪伟,李薇.二甲双胍抗肿瘤机制的研究进展[J].肿瘤代谢与营养电子杂志,2021,8(5):459-467.

[21] 刘英平,陈扬.宫颈癌患者血清 IL-17、VEGF 水平检测的临床意义分析[J].中国实验诊断学,2013,17(11):2.

[22] 罗慧,郑丽红,朱雪琼.原位宫颈癌动物模型的建立及在宫颈癌诊治中的研究[J].医学研究杂志,2016,45(10):5.DOI:10.11969/j.1673-548X.2016.10.002.

[23] 马庆宇,梁俊琴.β 型人乳头瘤病毒致皮肤鳞状细胞癌机制的研究进展[J].国际肿瘤学杂志,2019,46(12):4.DOI:10.3760/cma.j.issn.1673-422X.2019.12.011.

[24] 邵倩.替西罗莫司协同顺铂对宫颈癌 HeLa 细胞的作用及其机制研究[D].重庆:西南大学,2016.

[25] 宋亚辉,刘青云,张林.VEGF 和 p53 蛋白在宫颈癌中的表达[J].现代生物医学进展,2010,(2):3.DOI:CNKI:SUN:SWCX.0.2010-02-038.

[26] 田凌君,吴素慧,李雪,等.HPV 与宫颈癌及癌前病变的研究进展[J].中国医师杂志,2017,19(9):4.DOI:10.3760/cma.j.issn.1008-1372.2017.09.047.

[27] 王芬芬.miR-375 靶向转录调控因子 Sp1 在宫颈癌进展中的作用及其机制研究[D].杭州:浙江大学,2012.

[28] 王广娇,杨欣,郝敏.血管内皮生长因子 A 在宫颈癌发病机制中的研究进展[J].国际妇产科学杂志,2016,43(5):5.DOI:CNKI:SUN:GWVC.0.2016-05-009.

[29] 王慧.橙皮素调控 TGF-β1/Smad 信号通路干预上皮-间质转化抑制宫颈癌细胞侵袭转移作用研究[D].银川:宁夏医科大学,2020.

[30] 王楠,马蓉,吴建中,等.宫颈癌的发病机制、诊断及治疗进展[J].中国肿瘤外科杂志,2013,5(2):121-124.DOI:10.3969/j.issn.1674-4136.2013.02.017.

[31] 王嫱,郭洁,宋殿荣.阴道微环境与人乳头瘤病毒感染相关性的研究进展[J].国际妇产科学杂志,2020,47(1):6.DOI:CNKI:SUN:GWVC.0.2020-01-002.

[32] 王霞,等.宫颈癌及癌前病变中的 HPV-16 整合人宿主基因组的发生情况及其在宫颈癌筛查中的应用[J].河北医学,2017,23(11):5.DOI:CNKI:SUN:HCYX.0.2017-11-003.

[33] 王妍,陈晓军,薛晓成.人乳头瘤病毒感染与腮腺肿瘤的相关性[J].国际耳鼻咽喉头颈外科杂志,2012,36(1):4.DOI:10.3760/cma.j.issn.1673-4106.2012.01.007.

[34] 王莹.清毒栓对宫颈癌小鼠抑瘤作用的研究及 HR-HPV 感染的中药用药规律探讨[D].北京:北京中医药大学,2019.

[35] 王志莲.叶酸及 miR-224 调控宫颈癌细胞自噬的作用及机制研究[D].山西医科大学,2017.

[36] 魏丽惠,赵昀,沈丹华,等.中国子宫颈癌筛查及异常管理相关问题专家共识(一)[J].中国妇产科临床杂志,2017(2):190-192.

[37] 吴朗杰,赵春燕,战丽彬.基于网络药理学和分子对接研究白花蛇舌草和半枝莲药对治疗宫颈癌的作用机制[J].中草药 2021,53(4):1049-1058.

[38] 谢晶,白军,宁映霞,等.紫花牡荆素对人宫颈癌 HeLa 细胞裸鼠移植瘤生长的影响[J].现代医药卫生,2013(15):15-17.

[39] 谢晶,白军,宁映霞,等.紫花牡荆素对人宫颈癌裸鼠移植瘤生长的影响及其机制[J].肿瘤药学,2013,000(006):436-441.

[40] 徐立新,叶云飞,马戎.裸小鼠人宫颈癌组织模型的建立及其生物学特性初探[J].肿瘤防治研究,2010,37(9):5.

[41] 许君芬.miR-424 及其参与的 Cul2/E2F1/miR-424 调控环路在宫颈癌发生发展中的作用和机制研究[D].杭州:浙江大学,2014.

[42] 杨丽肖,韩璐,吴洁玲.雷帕霉素联合顺铂抑制人宫颈癌 HeLa 细胞裸鼠移植瘤的生长及其机制[J].中国肿瘤生物治疗杂志,2013,20(1):7.

[43] 易俊波,买前刚,卢海新,等.人乳头瘤病毒 HPV31 型宫颈癌细胞模型的建立[J].病毒学报,2012,28(5):6.

[44] 张军.宫颈癌治疗的现状与问题:从临床指南到真实世界研究[J].中国全科医学,2022,25(3):5.

[45] Arbyn M, Weiderpass E, Bruni L, et al. Estimates of incidence and mortality of cervical cancer in 2018: a worldwide analysis [J]. The Lancet Global Health, 2020, 8(2):e191-e203.

[46] Balleyguier C, Sala E, Da Cunha T, et al. Staging of uterine cervical cancer with MRI: guidelines of the European Society of Urogenital Radiology [J]. European radiology, 2011, 21:1102-1110.

[47] Bourgioti C, Chatoupis K, Moulopoulos L A. Current imaging strategies for the evaluation of uterine cervical cancer [J]. World journal of radiology, 2016, 8(4):342.

[48] Burt R W, Barthel J S, Dunn K B, et al. NCCN clinical practice guidelines in oncology. Colorectal cancer screening [J]. Journal of the National Comprehensive Cancer Network: JNCCN, 2010, 8(1):8-61.

[49] Diamantis A, Androutsos G. Highlights from the history of hormonal cytology [J]. Hormones, 2008, 7(2):184-186.

[50] Mucientes F, Villalobos P, Klaassen V, et al. Metástasis de carcinoma de células en anillo de sello al cuello uterino [J]. Revista chilena de obstetricia y ginecología, 2013, 78(3):229-235.

[51] Gillet E, Meys J F A, Verstraelen H, et al. Bacterial vaginosis is associated with uterine cervical human papillomavirus infection: a meta-analysis [J]. BMC infectious diseases, 2011, 11:1-9.

[52] Berumen J, Ordoñez R M, Lazcano E, et al. Asian-American variants of human papillomavirus 16 and risk for cervical cancer: a case-control study [J]. Journal of the National Cancer Institute, 2001, 93(17):1325-1330.

[53] JJeong Y Y, Kang H K, Chung T W, et al. Uterine cervical carcinoma after therapy: CT and MR imaging findings [J]. Radiographics, 2003, 23(4):969-981.

[54] Libra M, Scalisi A, Vella N, et al. Uterine cervical carcinoma: role of matrix metalloproteinases [J]. International journal of oncology, 2009, 34(4):897-903.

[55] Liu L, Yu X, Guo X, et al. miR-143 is downregulated in cervical cancer and promotes apoptosis and inhibits tumor formation by targeting Bcl-2 [J]. Molecular medicine reports, 2012, 5(3):753-760.

[56] Liu Y, Bai R, Sun H, et al. Diffusion-weighted imaging in predicting and monitoring the response of uterine cervical cancer to combined chemoradiation [J]. Clinical radiology, 2009, 64(11):1067-1074.

[57] Liu Y, Bai R, Sun H, et al. Diffusion-weighted magnetic resonance imaging of uterine cervical cancer [J]. Journal of computer assisted tomography, 2009, 33(6):858-862.

[58] Lõhmussaar K, Oka R, Valle-Inclan J E, et al. Patient-derived organoids model cervical tissue dynamics and viral oncogenesis in cervical cancer [J]. Cell Stem Cell, 2021, 28(8):1380-1396.

[59] Mailhot Vega R B, Balogun O D, Ishaq O F, et al. Estimating child mortality associated with maternal mortality from breast and cervical cancer [J]. Cancer, 2019, 125(1):109-117.

[60] Minig L, Patrono M G, Romero N, et al. Different strategies of treatment for uterine cervical carcinoma stage IB2-IIB [J]. World journal of clinical oncology, 2014, 5(2):86.

[61] Oh H Y, Kim B S, Seo S S, et al. The association of uterine cervical microbiota with an increased risk for cervical intraepithelial neoplasia in Korea [J]. Clinical Microbiology and Infection, 2015, 21(7):674.e1-674.e9.

[62] Piron M, Pop L, Radoi V, et al. Early cervical cancer treatment and pregnancy [J]. Romanian medical JouRnal, 2022, 69(3):42.

[63] Piva R, Spandidos D A, Gambari R. From microRNA functions to microRNA therapeutics: novel targets and novel drugs in breast cancer research and treatment [J]. International journal of oncology, 2013, 43(4):985-994.

[64] TTsikouras P, Zervoudis S, Manav B, et al. Cervical cancer: screening, diagnosis and staging [J]. J buon, 2016, 21(2):320-325.

[65] Valenti G, Vitale S G, Tropea A, et al. Tumor markers of uterine cervical cancer: a new scenario to guide surgical practice? [J]. Updates in surgery, 2017, 69:441-449.

[66] Vici P, Mariani L, Pizzuti L, et al. Emerging biological treatments for uterine cervical carcinoma [J]. Journal of Cancer, 2014, 5(2):86.

[67] Waggoner S E. Cervical cancer [J]. The lancet, 2003, 361(9376):2217-2225.

[68] Woromogo S H, Ambounda Ledaga N, Yagata-Moussa F E, et al.

Uterine cervical neoplasms mass screening at the University Hospital Centre of Libreville, Gabon: Associated factors with precancerous and cancerous lesions [J]. Plos one, 2021,16(7):e0255289.

[69] Wu N, Song H, Ren Y, et al. DGUOK-AS1 promotes cell proliferation in cervical cancer via acting as a ceRNA of miR-653-5p [J]. Cell Biochemistry and Function, 2020,38(7):870-879.

[70] Zhang S, Xu H, Zhang L, et al. Cervical cancer: Epidemiology, risk factors and screening [J]. Chinese Journal of Cancer Research, 2020,32(6):720.

[71] Zhang Y, Ma D, Zhang Y, et al. The imbalance of Th17/Treg in patients with uterine cervical cancer [J]. Clinica chimica acta, 2011,412(11-12):894-900.

[72] Zhang X, Zeng Q, Cai W, et al. Trends of cervical cancer at global, regional, and national level: data from the Global Burden of Disease study 2019 [J]. BMC public health, 2021,21:1-10.

第二十三章
妇科炎症药理学

第一节 概 论

妇科炎症,或称女性生殖系统炎症,是指女性生殖器官(图 23-1-1)发生的炎症性疾病的总称,大多是由细菌、原虫、真菌、病毒、衣原体、支原体等感染引起,属于常见的妇科问题。临床表现多种多样,包括但不限于外阴炎、阴道炎、宫颈炎和盆腔炎等。不同类型的妇科炎症根据炎症的性质和感染程度会呈现各种症状,如外阴瘙痒、异常白带、尿频、尿急、尿痛、性交时疼痛、下腹部坠胀痛和月经不调等。

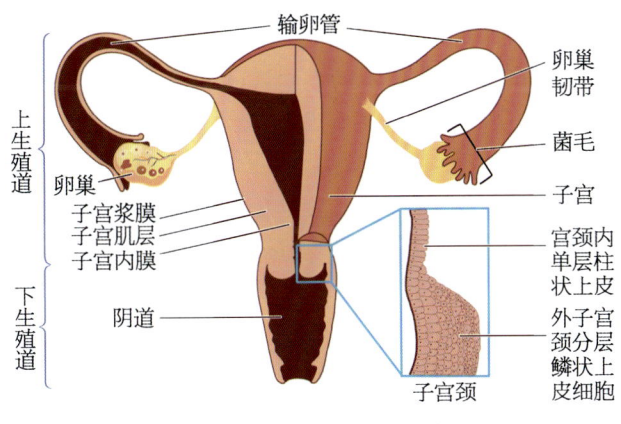

图 23-1-1 女性生殖器官示意图

生殖道感染(reproductive tract infection, RTI)是指由多种致病微生物侵入生殖道所引起的一系列疾病。这些感染可能影响女性的整个生殖系统,包括生殖器官的外部和内部结构。根据感染的来源和部位 RTI 可分为内源性感染和外源性感染。

在我国,生殖道感染是十分普遍的疾病。根据流行病学调查,在三级医院就诊的患者中,生殖道感染患者约占妇科和计划生育门诊患者的 55%,其中阴道炎症患者约占 30%,宫颈炎症和盆腔炎症患者约占 10% 或以上。而在基层医院和经济相对不发达地区医院的就诊患者中,生殖道感染的比例更高,可以达到 70%~80%,甚至更高。

妇产科炎症常见的临床表现如下。

(1) 白带异常:当患者存在外阴阴道炎症时,可表现为阴道分泌物的异常,例如黄色分泌物、豆渣样分泌物等,同时伴有外阴阴道异味。

(2) 外阴瘙痒、疼痛:当存在外阴阴道炎症时,在炎症的刺激下,可出现外阴阴道黏膜红肿、发热,同时出现瘙痒、疼痛等症状。

(3) 腹痛:出现盆腔炎症时,在炎症的刺激下可导致下腹部疼痛。如果盆腔炎症程度较轻,患者仅仅可表现为下腹不适感、坠胀感等。当盆腔炎症加重时,可表现为下腹持续性疼痛,可伴有分泌物异常、发热等症状。

第二节 妇科炎症生物学模型

疾病模型在探索女性生殖系统炎症的发病机制及新药开发中扮演着至关重要的角色。尽管如此,对于常见的阴道、子宫颈和盆腔炎症的具体发病机制和感染过程仍存在诸多不明之处。这一挑战加之特定致病菌(如阴道加德纳菌、念珠菌、支原体等)在体内外模型中难以定植,使得有效的动物模型的开发成为一大难题。目前,抗菌药物的研究主要采用体内和体外相结合的方法。

(一) 细菌性阴道炎模型

细菌性阴道炎(BV)的病因机制确实复杂,且目前尚未完全明确。这种疾病的动物模型研究因而充满争议。普遍观点认为，阴道加德纳菌是 BV 的主要致病原体之一，因此它常被用作典型 BV 模型的定植菌。

雌性鼠的生殖道与人类女性在许多微环境方面相似，这使得它们成为研究女性生殖系统疾病的有价值的模型。然而，需要注意的是，啮齿类动物在正常情况下通常具有较强的天然免疫能力，这使得它们的阴道内不易被致病菌感染。因此，为了使致病菌如阴道加德纳菌在这些动物模型中顺利定植，可能需要进行额外的处理。①免疫调节：通过调节或抑制啮齿类动物的自然免疫系统，以降低其对外源性病原体的抵抗力。②激素处理：使用雌激素等来模拟人类女性的生殖道环境，这可能有助于提高病原体的定植率。③微生物群落调整：通过改变或破坏啮齿类动物阴道的微生物平衡，以创建有利于阴道加德纳等病原体定植的环境。

1. 小鼠模型　阴道加德纳阴道接种至 C57BL/6 小鼠(6~8 周龄)，该模型使用最近从患有细菌性阴道病的女性中分离出的阴道加德纳菌株。雌性 C57/BL6 小鼠(6~8 周龄)在接种前三天和接种当天，通过腹膜内注射 0.5 mg β 雌二醇，模拟了患有 BV 的女性的激素水平。与模拟感染的对照组相比，感染阴道加德纳的小鼠和患有纽金特定义的 BV 的女性没有显示出典型的炎症迹象，如中性粒细胞浸润或水肿。这种缺乏炎症可能与实验中对小鼠注射的雌二醇有关。

2. 孕鼠模型　虽然 BV 与早产的关联已经被确认，但这种关联的具体机制目前尚不清楚。为了研究 BV 与早产之间的关系，使用怀孕 CD-1 小鼠模型，将阴道加德纳感染引入研究中。

在定时妊娠的 CD-1 小鼠上进行了实验，将阴道加德纳感染引入阴道，分别在胚胎日(E)第 12 天和第 13 天进行 2 次感染，使用 $2.5×10^7$ 或 $2.5×10^9$ 阴道加德纳的 CFU。随后，在第二次感染后的 48 h 内处死动物或允许动物自然分娩。观察到感染阴道加德纳的小鼠是否更容易早产，将早产定义为在 E_{18} 之前的任何一天分娩。实验模型有助于研究 BV 与早产之间的潜在关系，尽管具体的机制仍然需要进一步研究。

(二) 假丝酵母菌生殖道感染模型

假丝酵母菌是导致阴道念珠菌感染(VVC)的疾病的主要致病因子之一，它提供了多种基本的毒力因子。研究已经显示，白念珠菌生物膜可以在小鼠模型的阴道上皮上生长，这提示这些生物膜结构与 VVC 的发展有密切关联。这一发现进一步强调了假丝酵母菌的毒力因子在 VVC 病理过程中的重要作用。

1. 小鼠模型　在卵巢切除手术中，正常组的手术仅涉及切除卵巢周围少量脂肪组织。在术后的第 10 天，对这些动物进行了皮下注射，每千克体重 10 mg 的 β 雌二醇。在模型构建后的第 15 天，进行了阴道灌注，连续进行了 11 天，以感染动物。在感染后的第 4 天，取无菌棉拭子并插入动物的阴道内，然后进行了阴道分泌物涂片，以进行革兰染色，以验证模型的成功构建。

2. 假丝酵母菌微观生物膜模型　鉴于使用体内模型的复杂性和体外模型的局限性，可以尝试建立微生物生物膜模型来开展相关药理学、耐药机制等研究。

研究包括年龄介于 18~55 岁的患者，这些患者表现出提示存在念珠菌感染的临床特征，如瘙痒、分泌物和(或)外阴炎。但怀孕患者、患有自身免疫性疾病、使用皮质类固醇或在医生咨询前 3 个月内接受抗菌治疗的患者将被排除在研究之外。

使用无菌妇科刷从阴道穹窿收集阴道内容物，并将其稀释在 4 mL PBS pH7.4 中，然后在收集后的 3h 内运送到实验室。通过对革兰染色涂片中的 20 个不同区域的观察，进行实验室确认，以检测胚泡和(或)假菌丝的可视化，这些特征被认为提示存在念珠菌感染。

阳性样本用于分离和鉴定念珠菌及形成微观生物膜(MiB)。分离后，念珠菌属的菌落数量以菌落形成单位(CFU/mL)进行计数。菌落被铺在培养基上并在微需氧气氛下于 35℃ 温育长达 72h。使用绿色菌落在 ChromAgar 上进行进一步鉴定。表型鉴定包括在显色培养基上生长、Dalmau 玻片培养和碳水化合物同化。此外，通过特异性 PCR 和 MALDI-TOF-MS 进行分子和蛋白质组学分析，以确保准确的鉴定。

为了构建 MiB，从每位患者收集的临床样本与等体积的特定培养基混合，并在 96 孔平底聚苯乙烯微孔板中进行培养。MiB 在微需氧环境下于 35℃ 孵育 72h，每 24 h 更换新的培养基。

(三) 苯酚法子宫颈炎模型

雌性大鼠的生殖道与人类女性的生殖道在微环境和组织学特征上有相似之处，包括氧气压力、宫颈 pH、共生菌群和激素变化。大鼠具有较强的自然免疫能力，在正常情况下，阴道内不容易感染细菌。只有在动情期，阴道上皮细胞脱落并降低全身免疫功能时，病原菌才容易入侵。

使用苯酚作为腐蚀性物质,可以引发大鼠宫颈黏膜的糜烂,将其制成胶状后可以在宫颈口停留相当长的时间。动物麻醉后摘除双侧卵巢,术后给予抗生素以预防感染。然后,通过检查连续3天未观察到阴道上皮角化细胞的方式,确认卵巢已完全摘除,然后进行皮下注射β-雌二醇连续3天,以诱导假动情期和免疫功能下降。最后,在术后第7天开始使用锥形静脉切开针,向阴道深部注入25%苯酚胶浆,每3天注射1次,共4次。观察外阴的变化,通常可以观察到造模大鼠外阴出现红肿,伴有少量白色分泌物。造模后的第3天开始进行给药。

(四)解脲支原体感染模型

解脲支原体感染与妇科炎症及相关健康问题(如不孕症、早产、流产和妇科癌症)有关。这种感染导致促炎细胞因子浓度增加,包括TNF-α、IL-6和IL-1β。

为了研究解脲支原体感染,使用了雌性BALB/c小鼠作为模型。首先,对小鼠进行免疫抑制,然后在特定时间点通过刺伤子宫颈组织引入解脲支原体。解脲支原体T8菌株被用于感染小鼠的阴道。最后,在模型建立后的特定时间点,收集阴道拭子样本以进行分析,以验证模型的成功建立。这个模型可用于研究解脲支原体感染和相关炎症的机制。

(五)沙眼衣原体感染模型

动物模型用于研究沙眼衣原体生殖道感染,然而,这些模型没有能够完美地复制人类生殖系统的解剖学、组织学和内分泌学,也不能完全模拟人类在沙眼衣原体感染期间发生的发病机制和免疫反应(表23-2-1)。尽管非人类灵长类动物模型在生理上与人类更为相似,但由于伦理、财务和实际问题,它们的使用变得复杂。

表23-2-1 沙眼衣原体女性生殖道感染四种动物模型的优缺点比较

	小鼠	豚鼠	非人灵长类	猪
优点	体积小,方便操作成本低 丰富的近交系和敲除小鼠品系可用 大量免疫试剂可用	体积小,方便操作 成本低 女性生殖系统与人类的相似性高于小鼠 生殖器感染可通过性传播	模拟人类疾病相似性高 与人类相似的女性生殖道的解剖生理学	在生理学、免疫学上,通常与人类的关系比啮齿动物更密切 在实践和伦理上比非人类灵长类动物更方便 杂交系
缺点	结果并不总是可外推到人类疾病 近交系	很有限的免疫试剂	成本高 伦理问题 设施条件较为苛刻	比使用啮齿动物需要更昂贵和更专业的经验

与非人类灵长类动物模型相比,小鼠模型的操作相对简单且成本较低,因此成为研究生殖器衣原体感染最常用的动物模型之一。然而,从小鼠研究中获得的结果并不能直接推广到人类疾病。

相比之下,豚鼠模型具有一些优势,特别是它们的雌性生殖系统更接近于人类。与啮齿动物相比,猪在生理和遗传上更接近人类,同时在实际和伦理方面也更容易用作实验动物。因此,猪模型可能充当啮齿动物和非人灵长类动物模型之间的中间动物模型,甚至有可能替代非人灵长类动物模型的使用。

没有一个动物模型能够完全模拟人类沙眼衣原体生殖道感染的所有方面,但每个模型都反映了特定方面。因此,选择适合研究特定沙眼衣原体感染方面的动物模型至关重要。

1. 体外类器官模型

(1)原理:衣原体是一种细胞内细菌,它需要在宿主细胞内建立特殊的复制生态位。这个过程涉及多种细菌编码的Ⅲ型效应蛋白,其中一些称为包涵膜蛋白(Inc)。这些效应蛋白被传送到包涵体膜中,促进衣原体与宿主细胞之间的相互作用。尽管大部分关于衣原体与宿主细胞相互作用的信息来自使用癌症细胞系(如HeLa细胞)的体外研究,但这些细胞系的相关性有限。近年来,永生化和极化的生殖组织细胞系以及原代细胞的使用提高了体外系统的相关性。同时,使用三维和多细胞类型模型可以更好地模拟细胞之间的相互作用和组织结构。

尽管全组织或离体模型更符合体内环境,但难以维持和获取。小鼠模型常用于研究衣原体感染的发病机制和宿主免疫反应,尽管对特定分子机制的研究有限。近期,已经开发出人输卵管和子宫内膜类器官模型,可以模拟慢性沙眼衣原体感染,为性传播感染研究提供了前景。这些模型可以在体外模拟体内环境,有助于更好地理解沙眼衣原体与宿主细胞相互作用的分子机制。

(2)建立方法:在进行实验时,首先从6~8周龄的雌性C57BL/6J小鼠的生殖道组织中分离并切碎子宫角(图 23-2-1)。然后,通过一系列步骤,包括酶解、过滤和培养,成功地培养出子宫内膜类器官(EMO)。这个过程需要严格的条件和培养基的控制,包括特定的培养基和培养条件,以保持 EMO 的生长和稳定。

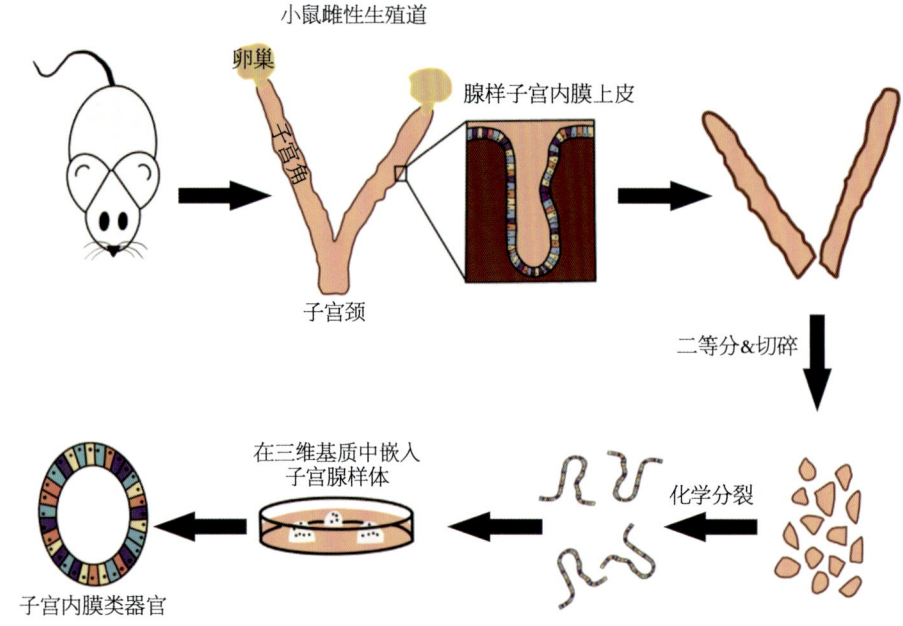

图 23-2-1　从雌性 C57BL/6J 小鼠中取出子宫内膜类器官方法示意图

一旦培养出 EMO,可以进行感染实验。在感染之前,需要将培养基更换为不含某些成分的培养基。然后,通过特定的步骤,包括 EMO 的破碎和沙眼衣原体的感染,可以进行实验以研究感染的影响。

需要特别注意的是,在特定的实验阶段需要使用 ROCK 抑制剂,而在感染前一天需要更换培养基。整个过程需要严格的实验技术和控制,以确保结果的准确性和可重复性。

2. 啮齿类　沙眼衣原体感染主要发生在宫颈上皮,随后可能向上生殖道组织、子宫角和输卵管扩散,这种感染常导致输卵管积水、纤维化和不孕,是女性中常见的感染问题。小鼠的生殖系统结构特点是双角子宫,拥有两个侧角,并带有携带血液和淋巴管的韧带。子宫颈包括头部、底部和尾部,其中尾段或子宫颈由伸入阴道口的单个腔组成。为了在小鼠模型中模拟上行感染(类似于人类子宫和输卵管中的感染),需要绕过子宫颈,将病原体接种到子宫底部。这一方法有助于在小鼠中较容易地建立上行感染模型。

(1) 小鼠的选择:使用雌性小鼠进行宫颈感染实验,确保它们至少有 8 周的性成熟期。每个治疗组应包含 5～10 只雌性小鼠,年龄匹配,并随机分配笼友,以避免笼效应。

(2) 经宫颈感染

1) 控制子宫脱落:为了确保实验的准确性,首先需要同步小鼠的发情周期。这通过注射黄体酮类药物,如 Depo-Provera(醋酸甲氧孕酮),来实现。这种药物阻止排卵,从而增加衣原体感染的易感性。在感染前五天,每只小鼠皮下注射 2.5 mg 的 Depo-Provera。

2) 准备实验材料:在进行感染操作的当天,将储存在冰中的细菌解冻。实验材料应包括 50 mL 的 Falcon 管、200 μL 的移液管,以及用于操作的非手术胚胎移植(NSET)装置。

3) 感染程序的环境:所有操作应在生物安全 2 级设施中进行,确保环境的清洁和安全。

4) 小鼠的固定和操作:操作前需要固定小鼠。将小鼠放在烤架顶部,轻轻握住其尾巴,让其抓住笼子顶部,然后调整其位置,使臀部向上。

5) 阴道液体的采集:小心地将移液管尖端插入阴道大约 0.2 cm 深,吸取宫颈上的液体,注意不要插入太深以避免伤害小鼠。

6) 通过 NSET 装置进行感染操作:按照既定的步骤,使用 NSET 装置将病原体缓慢引入到小鼠的阴道拱顶,并通过宫颈。可能需要一些技巧和实践,以确保正确地通过宫颈。

这一过程的精确性对于模拟人类生殖系统炎症至关重要,可以为 PID 的研究提供重要的实验基础。通过这样的实验模型,科学家能更深入地理解疾病的机制,并为新药开发提供关键信息。

3. 转基因小鼠模型 REM-1信号通路在感染沙眼衣原体的子宫内膜炎女性全血中被上调,是前10个基因转录通路之一(表23-2-2)。通过使用缺乏TREM-1和TREM-3(trem1,32/2)的小鼠模型,研究发现TREM-1仅在受感染小鼠生殖道的骨髓细胞上表达。TREM-1和TREM-3的缺失减少了子宫角的病理学损伤,但不会降低输卵管的病理学损伤。

4. 非人灵长类动物模型 狒狒是除了类人猿以外,在生殖道解剖学、生理学和生物化学等方面与人类最相似的动物,其具有直线形宫颈管,适于经宫颈手术。建立动物模型用于将来的盆腔炎症(PID)研究是一个关键的第一步,需要确定沙眼衣原体感染的剂量、临床特征和病理效应。

该研究为未来有关PID和沙眼衣原体感染的研究提供了一个重要的基础,特别是在确定感染剂量、临床特征和病理效应方面。通过这样的动物模型研究,可以更深入地理解这些疾病在人类中的表现和治疗方法。

表23-2-2 遗传缺失mRNA检测引物信息表

引物名称		序列(5′ to 3′)
trem1	F	TCTCTCCATCTATGCATCCACCC
	R	TCTTGCCGCTGATTGGTTCA
trem3	F	TCCCAAGAGCAGGCACAAGA
	R	TCTTGCCGCTGATTGGTTCA

第三节 妇科炎症药理学研究

妇科炎症根据发病部位的不同可分为多种类型,然而,它们大多都可以归类为由致病微生物感染引起的。

(一) 阴道微生物环境与阴道炎病

1. 阴道微生态平衡 生活在人体内部或外表面的微生物群落形成人体微生物区系,在阴道内,微生物与宿主密切合作,提供了抵御病原微生物迁移的第一道防线。这种健康的平衡称为生态平衡。然而,机会性病原微生物的过度繁殖破坏了这种被称为生态失调的共生平衡,进一步导致炎症。女性生殖生理和阴道微生物群(VMB)之间存在相互关系,即不仅从出生开始并持续到绝经后的生理变化会影响VMB,反之VMB也会影响生殖生理(图23-3-1)。

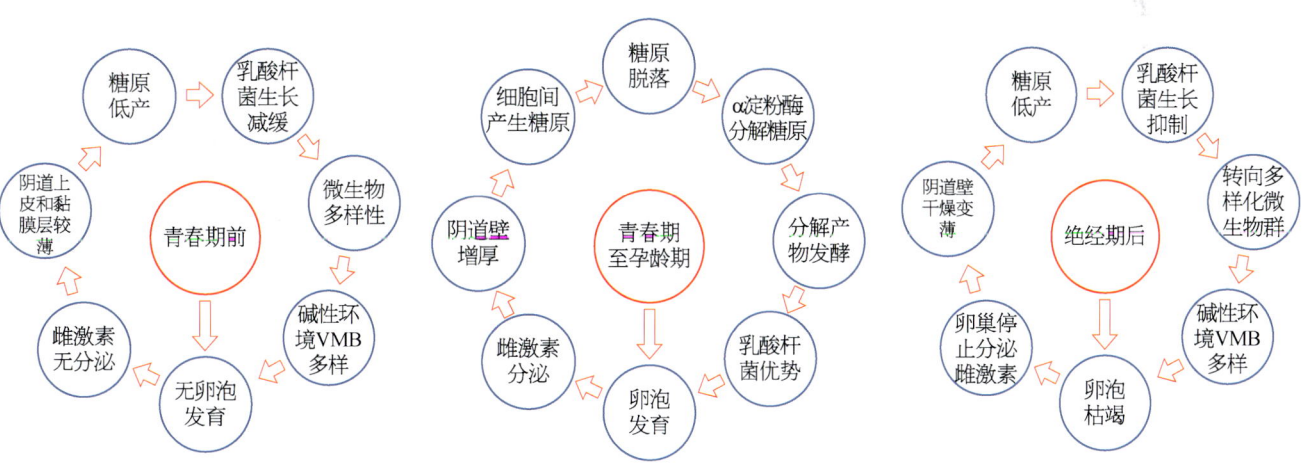

图23-3-1 不同年龄女性生殖系统的生理变化对阴道微生物群的影响示意图

在健康的育龄女性中,阴道内存在着一种复杂的微生物群,包括需氧菌、兼性厌氧菌和专性厌氧菌。大多数女性的阴道微生物群以乳酸杆菌为主,这种共生存在被认为构建了最有益于阴道健康的微生态环境。乳酸杆菌通过产生乳酸和其他抗菌副产物,以及通过激活免疫系统的低水平来预防有害病原菌的定植和感染。

研究已经证明,当乳酸杆菌的优势被破坏时,性传播感染(STI)和上生殖道感染的风险会增加,因为这可能导致其他细菌病原体和厌氧菌的增加。

基于分子生物学技术的进展,现在可以检测到以前用传统技术无法识别的未培养和挑选的细菌,从而建立了独特的阴道微生物群落状态类型(CST)。根据育龄妇女阴道中细菌的种类、丰度和组成,这些CST可以分为5个主要类型。具体来说,CST-Ⅰ、CST-Ⅱ、CST-Ⅲ和CST-Ⅴ的特点分别是富含卷曲乳杆菌、加氏乳杆菌、惰性乳杆菌和詹氏乳杆菌。而CST-Ⅳ特点则是包含多种兼性厌氧菌和低水平的乳酸杆菌。

根据Nugent评分,CST-Ⅳ代表着一种最为常见的生态失衡状态,即细菌性阴道病,如图23-3-2所示。图A中,乳杆菌(尤其是卷曲乳杆菌)占主导地位,在宫颈阴道微环境中占据主导地位。它们通过产生乳酸(以维持pH在4.0左右的酸性环境)和过氧化氢(以抑制过氧化氢酶阴性细菌的生长)来维护其生态位。子宫颈内膜通过维持厚重的黏液层,其中含有IgG、分泌型IgA、乳铁蛋白、溶菌酶和其他抗菌物质,

提供了天然免疫屏障。在这个相对静止的环境中,下层生殖道内皮细胞中的T细胞和抗原递呈细胞分布较为稀疏。图B中,多种厌氧菌群的替代可能导致微环境发生多种变化。细菌性阴道病的早期症状之一是阴道分泌物的恶臭,这是由细菌产生的尸胺和N-乙酰腐胺等化学物质引起的。一些细菌,如加德纳菌和普雷沃菌,可以产生唾液酸酶、IgA蛋白酶和短链脂肪酸,分别用于改善它们与上皮细胞的黏附、逃避抗体介导的抑制和调节免疫环境。例如,上皮细胞和潜在的抗原递呈细胞(APC)可以通过产生促炎细胞因子,包括IL-1α、IL-1b和TNF-α,对普雷沃菌、动弯杆菌和纤毛菌做出反应。此外,APC还产生CXCL10,这可能吸引更多活化的CD4 T细胞进入组织,这可能是各种微生物群落和增加的HIV感染风险之间的关键联系机制。这些多样化的微生物群落在形成生物膜后变得难以根除。

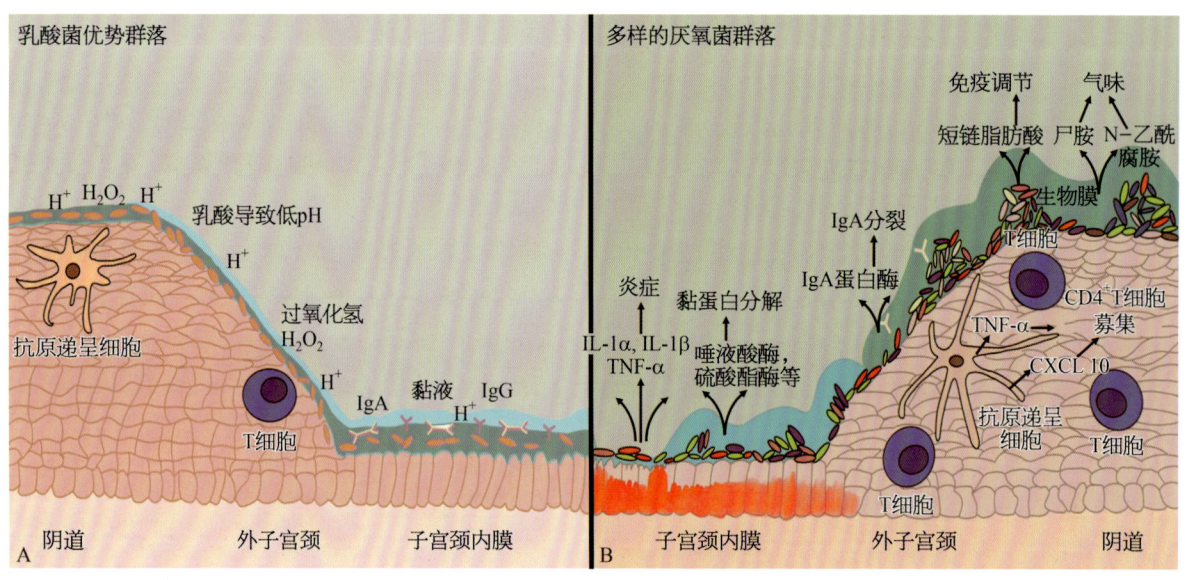

图23-3-2 常驻细菌群落对女性生殖道微环境调节示意图

盆腔炎(PID)和子宫内膜炎是上生殖道感染的一系列临床表现和表现。急性PID是由严格或兼性厌氧菌从阴道升至子宫内膜和附件引起的感染,病程短于30天。慢性子宫内膜炎则是一种持续时间超过30天的感染。超过85%的PID病例与BV相关细菌和(或)性传播感染有关。在这些情况下,不到一半是由淋球菌或沙眼衣原体引起的,这表明BV相关厌氧菌和其他非BV相关病原体(如生殖支原体)在子宫内膜炎和PID的发病机制中发挥了重要作用。PID和子宫内膜炎与多种不良健康结果相关,包括慢性疼痛、异位妊娠、输卵管卵巢脓肿和不孕症。

2. 性激素与阴道防御 女性生殖道是一个免疫过程丰富的区域,具有广泛的淋巴系统,能够产生对细胞内病原体(如沙眼衣原体)的保护性免疫反应。已经对卵巢类固醇激素对先天免疫、抗原递呈、T细胞特异性免疫和Ig产生等方面的影响进行了研究,但一些研究强调了不同的发现,而其他研究则提出了相互矛盾的结果。这种相反的报告可能是由于使用不同的细胞系和模型及测试不同激素水平和组合所导致的。未来研究控制女性生殖道感染的疫苗时,需要考虑雌二醇(E_2)和孕酮(P_4)在该黏膜部位的影响。为了更准确地反映人类情况,动物模型和体外试验应在性激素状态

方面进行改进,以评估新型疫苗制剂在这些模型中的潜在功效。

阴道内和生殖道内存在众多的先天免疫成分,同时卵巢和子宫内膜中也具备这些免疫成分。这些免疫成分包括可溶性因子,如甘露糖结合凝集素、补体成分、防御素、分泌白细胞蛋白酶抑制剂(SLPI)和一氧化氮,以及与膜相关的成分,如 Toll 样受体(包括 Toll 样受体和非 Toll 样受体)、吞噬细胞等。女性生殖道的先天免疫系统也包括多种不同类型的细胞,如巨噬细胞、树突状细胞(DC)、中性粒细胞、自然杀伤细胞(NK 细胞)和上皮细胞(EC)。研究表明,先天免疫的各个方面,包括分泌性免疫和非免疫细胞的因素、定位和功能,以及上皮细胞上的受体表达,都受到月经周期中卵巢类固醇激素的调节。

(二) 宫颈炎病理机制研究

沙眼衣原体和淋病奈瑟球菌仍然是宫颈炎的主要原因。有证据表明核酸扩增技术(NAAT)仍然是诊断这些性传播疾病的首选方法。

阴道毛滴虫和生殖器疱疹都与宫颈炎有关。阴道毛滴虫感染可以导致外宫颈上皮的糜烂性炎症,其典型表现为宫颈呈现出"草莓状宫颈"或斑状阴道炎。

最近的研究表明了细菌性阴道病(BV)与宫颈炎之间可能存在联系,而这与衣原体和淋球菌感染无关。BV 可能引发宫颈炎的机制尚不清楚,但可能涉及多个因素。患有 BV 的女性宫颈 HIV 脱落增加,这表明 BV 本身可能对宫颈黏膜有直接影响。

最近的研究还表明,宫颈促炎细胞因子(如 IL-1b、IL-6 和 IL-8)水平降低可能与临床绒毛膜羊膜炎的风险增加有关。治疗 BV 后,这些细胞因子水平降低的观察结果也支持了促炎性阴道细胞因子在这一过程中的作用。

(三) 盆腔炎症分子生物学改变

性传播病原体从宫颈管上升到子宫和(或)输卵管可导致 PID。PID 的典型症状包括下腹痛、盆腔器官压痛及宫颈阴道炎症的迹象。症状可能在数天内急性出现,也可能在数周至数月内缓慢出现。虽然大多数患有输卵管因素不孕症的女性没有明显的 PID 病史,但输卵管可能会在亚临床感染中受损,因此建议定期筛查性活跃女性是否感染淋球菌和沙眼衣原体,这两者是最常见的导致 PID 的病原体。

1. 先天免疫反应导致生殖道损伤 患有沙眼衣原体和(或)淋病奈瑟菌引发的子宫内膜炎的女性表现出多种 Toll 样受体、中性粒细胞和单核细胞的激活、迁移、黏附、细胞死亡途径及 IL-1 和炎性体相关基因的上调。研究表明中性粒细胞基质金属蛋白酶 9 是导致输卵管疾病的主要因素。

2. Ⅰ型干扰素反应有利于宿主病原体 仅感染沙眼衣原体的慢性子宫内膜炎女性表现出明显增加的Ⅰ型(IFN-α/β)和Ⅱ型(IFN-γ)基因表达。IFN-γ可以抑制衣原体的生长和复制,并激活吞噬细胞以清除细菌。在患有 PID 和慢性子宫内膜炎的沙眼衣原体感染的女性中,子宫内膜组织和宫颈分泌物中检测到Ⅰ型 IFN 诱导的趋化因子的升高,这可能与对沙眼衣原体的控制不佳有关。尽管在同时感染淋球菌和沙眼衣原体的女性中没有检测到系统性Ⅰ型 IFN 反应,但在她们的子宫内膜组织中观察到 IFN-β mRNA 的存在。合并感染女性可能会导致过度激活细胞死亡途径,这可能阻止在其外周血中检测到Ⅰ型 IFN。

3. 适应性 T 细胞免疫迟钝 在患有沙眼衣原体和(或)淋病奈瑟菌引发的子宫内膜炎的女性中,与未感染的女性和患有宫颈局限感染的女性相比,记忆 T 细胞反应对于保护免受沙眼衣原体和淋病奈瑟菌的感染至关重要。然而,这些反应在自然感染后的寿命很短,因此再次接触后再感染的风险很高。

体外研究和小鼠模型研究表明,淋病奈瑟菌采取多种机制来削弱适应性免疫反应。这些机制包括导致抗原呈递细胞凋亡、抑制树突状细胞介导的 T 细胞增殖、通过结合抑制性 CEACAM 下调 CD4T 细胞和 B 细胞增殖,以及诱导免疫抑制性 Treg 的产生,其中包括 IL-10 和 TGF-β 的诱导。在性活跃的女性中,淋球菌感染被发现是复发性沙眼衣原体感染的主要危险因素,这表明淋球菌可能抑制对沙眼衣原体的免疫保护反应的发展。

4. 抗体不足以起到保护作用 虽然生殖道内会产生抑制上皮黏附的淋球菌特异性抗体,但其寿命很短,因此即使检测到抗淋病奈瑟菌抗体,感染仍可能发生。此外,淋球菌对 Th1 和 Th2 反应的抑制及广泛的抗原变异,使自然感染后的免疫记忆受到限制。高滴度的抗沙眼衣原体抗体与疾病恶化有关,这表明抗体滴度反映了重复和(或)长期的衣原体暴露,但不能预测保护性免疫,高水平的抗 EB(淋球菌的一种血清型)抗体可能反映了免疫反应的降低,并且最好用作风险或易感性增加的标志物。

(四) 抗菌药物的药理学机制研究进展

解脲支原体(Uu)、人型支原体(Mh)、生殖支原体(Mg)是与生殖道感染相关的临床上最常见的支原体种属之一。这些支原体之所以具有一定的临床重要性,部分原因在于它们没有细胞壁结构,因此对于一些靶向细胞壁的抗菌药物,如磷霉素、糖肽类或 β-内酰胺类抗生素,并不敏感。此外,磺胺类药物、第一代喹诺酮类药物、甲氧苄啶、多黏菌素类和利福平等也对这些支原体显示出内在的耐药性。

目前,用于治疗支原体感染的抗生素主要包括大环内酯类和四环素类等药物,它们的机制涉及干扰蛋白质合成或 DNA 复制。此外,林可酰胺类、氟喹诺酮类、截短侧耳素类、利福霉素类和氨基糖苷类药物也具有一定的活性,可用于对抗这些支原体感染。

（1）常见抗支原体药物的耐药机制:阿奇霉素是一种常用于治疗生殖支原体感染的大环内酯类药物。它的作用机制涉及与细菌的 50S 核糖体亚基中的 23S rRNA 的 V 区 A2058 和 A2059 残基结合,从而干扰了蛋白质合成的过程,同时也与核糖体组装中的 L4 和 L22 蛋白相互作用。生殖支原体可以通过在 V 区的 A2058G、A2058C、A2059G 和 A2059C 等位置引入单核苷酸多态性,从而阻碍阿奇霉素的结合,进而产生对该药物的耐药性。此外,通过突变 L4 和 L22 蛋白也可以导致对阿奇霉素的耐药性。

一种名为 MG 23S 检测的多重检测方法被开发出来,可以用于诊断生殖支原体感染,并检测与大环内酯类药物耐药相关的 5 个突变。这一方法在生殖支原体感染的诊断和新药开发中具有重要作用。

莫西沙星是一种第四代氟喹诺酮类药物,通常被用作抗生殖支原体感染的二线治疗药物。它通过抑制与 DNA 复制过程相关的两种酶来发挥作用。

治疗生殖支原体感染时,选择合适的药物和根据临床情况进行治疗非常重要,同时需要密切关注耐药性的发展。常见抗支原体药物耐药机制详见表 23-3-1。

（2）几种新型抗支原体药物的药理学研究:lefamulin 是一种新型的截短侧耳素类抗生素,其作用机制涉及通过与核糖体的 A 位和 P 位形成氢键结合,干扰细菌核糖体肽基转移酶中心（PTC）,从而阻止肽键的形成,最终导致细菌肽链延长受阻,实现选择性抑制细菌的翻译过程。

德拉沙星和非那沙星是新型氟喹诺酮类药物,对各种感染具有更好的抗菌活性。这两种药物的独特分子结构和作用机制使它们在酸性环境中具有更好的细胞内渗透性,同时能够同时靶向 DNA 回旋酶和拓扑异构酶Ⅳ,从而降低了细菌对它们产生耐药性的可能性。

在体外实验中,德拉沙星和非那沙星对人型支原体和解脲支原体表现出卓越的抑菌活性。特别是对于人型支原体,德拉沙星的最低抑菌浓度（MIC90）非常低,这意味着它在低浓度下就能够有效地抑制这种支原体的生长。对于解脲支原体和微小脲原体,德拉沙星也显示出较低的 MIC90 值,表明对这些细菌具有出色的抗菌活性。最重要的是,德拉沙星即使在存在 QRDR（靶向药物抗性决定区）突变的情况下,仍然保持了明显的体外抗菌活性。这表明德拉沙星具有对抗耐药性细菌的潜力,尤其对于那些已经发生 QRDR 突变的细菌。

对于支原体等病原体的免疫疫苗研发是一个重要的领域,尤其是在考虑广谱抗生素的后遗症和耐药性问题的情况下。新型疫苗的开发为控制这些感染提供了一种有前途的方法。目前在研发中的支原体疫苗采用多表位的设计,这些疫苗可以引发免疫系统的有效应答,包括抗原特异性抗体和细胞介导的免疫反应。这些疫苗利用支原体的特定抗原位点,如 Uu-GrpE、Uu-50S 核糖体蛋白 L2 或 Uu-IscS 等,作为免疫靶点。虽然这些疫苗目前还没有获得批准,但它们代表了一种有望改善支原体感染预防和控制的方法。

此外,热休克蛋白（HSP）也被认为是潜在的疫苗开发靶标。在感染过程中,细菌通常会大量表达 HSP,这些蛋白在感染的宿主中具有高度的免疫原性。研究人员已经注意到,细菌源性的 HSP70 对于激活抗原呈递细胞（DC）的成熟及激活淋巴细胞至关重要。因此,HSP70 和与之相关的蛋白在免疫疫苗的设计中可能具有重要作用。

表 23-3-1　常见抗支原体药物耐药机制

类别	药物	耐药机制
大环内酯类	阿奇霉素	23S rRNA 中 V 区 A2058G、A2058T、A2058C、A2059G 和 A2059C 突变
	交沙霉素	A2058、A2059 和 A2062 位置的 SNP
	原始霉素	A2058 的 SNP 可能介导耐药性
氟喹诺酮类	莫西沙星	parC 基因（拓扑异构酶Ⅳ）或 gyrA 基因（DNA 促旋酶）的 QRDR 突变,以及生殖支原体 gyrA、gyrB、parC 和 parE 基因的 SNP
四环素类	多西环素	16S rRNA 中 A965T、A967T（螺旋 31）和 G1058A 或 G1058C（螺旋 34）突变

第四节 常见妇科炎症药理学研究案例

AAA 提取物抗大鼠阴道炎及宫颈炎有效性筛选开发研究

(一) 目的

比较药物 AAA 的 3 种工艺对大鼠宫颈炎和阴道炎的疗效。

(二) 分组和剂量设置

(1) 分组方法：分别按体重随机分 6 组，模型对照组、阳性药组、溶媒对照组、AAA-1Y 组、AAA-2Y 组和 AAA-3Y 组，每组 10 只。

(2) 剂量设置依据：(略)

(3) 拟用剂量：2.6 g/kg。

(4) 疗程：12 天。

(5) 途径：阴道给药。

(6) 剂量：见表 23-4-1。

表 23-4-1 AAA 剂量分组

序号	组别	剂量(g/kg)	人拟用剂量的倍数(或等效剂量)	动物数(只)
1	模型对照组	—	—	10
2	阳性药组	0.125	20	10
3	溶媒对照组	2.6	20	10
4	AAA-1Y 组	2.6	20	10
5	AAA-2Y 组	2.6	20	10
6	AAA-3Y 组	2.6	20	10

(三) 给药方法

每天 1 次，经阴道栓塞，给药量 2.6 g/kg(其中溶媒对照组用凝胶，阳性药组用 AAA)。给药 12 天，每天 14:00～16:00。

(四) 实验方法和观察指标

(1) 主要检测仪器：光学显微镜。

(2) 实验方法及观察指标

1) 阴道炎及宫颈炎造模：用锥形静脉切开针，进向阴道深部注入 25% 苯酚胶浆，每只 0.5 mL，3 天 1 次，共 4 次。造模后 3 天开始给药。

2) 局部组织解剖取材：末次给药 24 h 后，取出子宫和阴道，子宫称重，固定于 10% 福尔马林溶液中，常规包埋、切片、染色、观察。

3) 观察指标：肉眼观察(阴道、宫颈组织充血、水肿情况)；组织病理学检查(上皮增厚及过度角化、炎症细胞浸润、血管扩张充血、组织变性坏死)。

(五) 结果

连续造模第三次后，可见大鼠阴道口红肿，有的有脓性分泌物流出；阴道外周毛发脱落，形成溃疡，确定造模成功。造模成功后，连续给药 12 天后解剖，病理检查结果：①宫颈：溶媒对照组 4 只大鼠，阳性对照组 3 只大鼠，模型对照组 5 只大鼠，AAA-1Y 组 3 只大鼠，AAA-2Y 组 3 只大和 AAA-3Y 组 5 只大可见少量炎症细胞浸润。溶媒对照组 2 只大鼠，阳性对照组 1 只大鼠，模型对照组 2 只大可见中量炎症细胞浸润，部分可见小脓肿。余各组动物未见明显异常。②阴道：阳性对照组 3 只大鼠，模型对照组 1 只大鼠，AAA-2Y 组 3 只大鼠和 AAA-3Y 组 2 只大鼠可见少量炎症细胞浸润。阳性对照组 1 只大鼠，模型对照组 2 只大鼠，AAA-1Y 组 3 只大鼠，AAA-2Y 组 1 只大鼠可见中量炎症细胞浸润。余各组动物未见明显异常。

(六) 讨论

苯酚是腐蚀性物质，可以造成大鼠宫颈黏膜的糜烂。病理检查发现：模型组 10 只大鼠 7 只发生了不同程度的炎症(5 只轻度炎症，占 5/10；2 只中度炎症，占 2/10)，说明采用 25% 苯酚胶浆三天给药 1 次，连续 4 次，能成功复制大鼠宫颈炎动物模型。阳性对照药 AAA 连续给药 12 天后，大鼠宫颈炎有所好转：3 只轻度炎症，其中 1 只中度；AAA 各组，均不同程度改善了大鼠的宫颈炎的炎症程度，轻度炎症分别为 3/10、3/10 和 5/10，均无中度炎症。其中 AAA-1Y 和 AAA-2Y 治疗宫颈炎效果较佳，均为 3 只大鼠为轻度炎症(表 23-4-2)。各组大鼠病理结果见图 23-4-1。

表 23-4-2 各组大鼠宫颈病变比例比较

组别	炎症发生率		
	轻	中	重
模型对照组	5/10	2/10	—
阳性对照组	3/10	1/10	—
溶媒对照组	4/10	2/10	—
AAA-1Y 组	3/10	—	—
AAA-2Y 组	3/10	—	—
AAA-3Y 组	5/10	—	—

注：—，阴性；发生率(/)：分子为发生病变的动物数，分母为该组动物总数

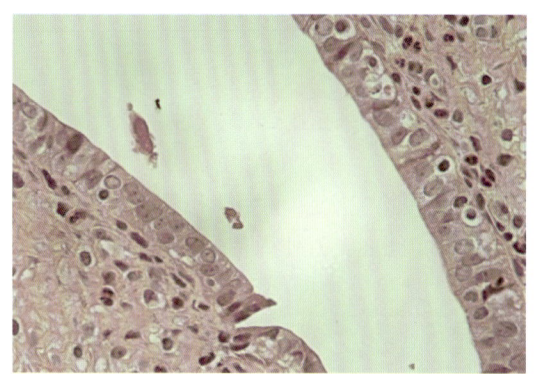
溶媒对照组 002 宫颈少量炎症细胞(×100)

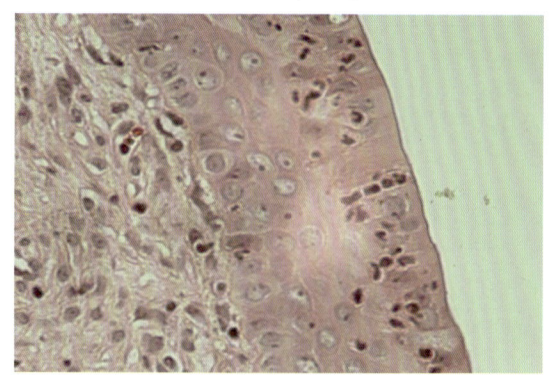
溶媒对照组 013 宫颈中量炎症细胞(×100)

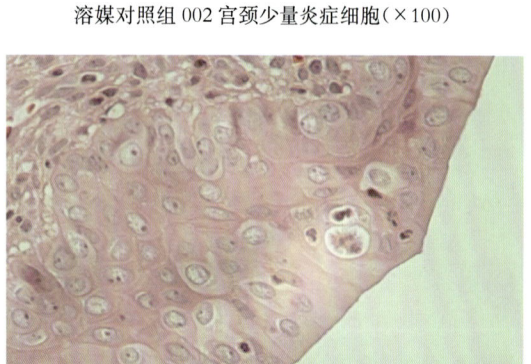
溶媒对照组 028 宫颈少量炎症细胞(×100)

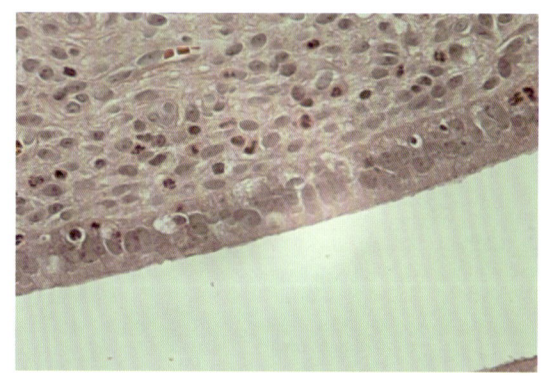
溶媒对照组 035 宫颈少量炎症细胞(×100)

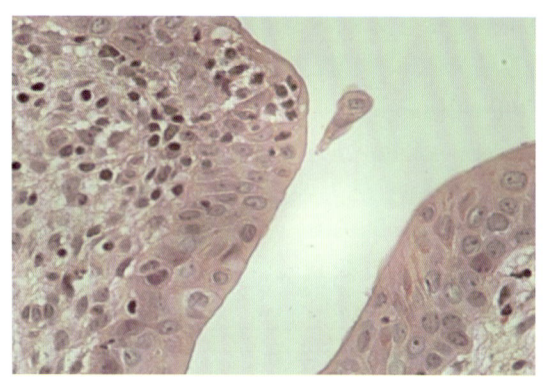
溶媒对照组 050 宫颈中量炎症细胞(×100)

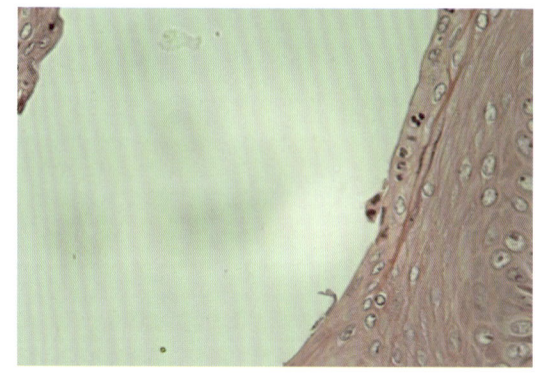
溶媒对照组 060 宫颈少量炎症细胞(×100)

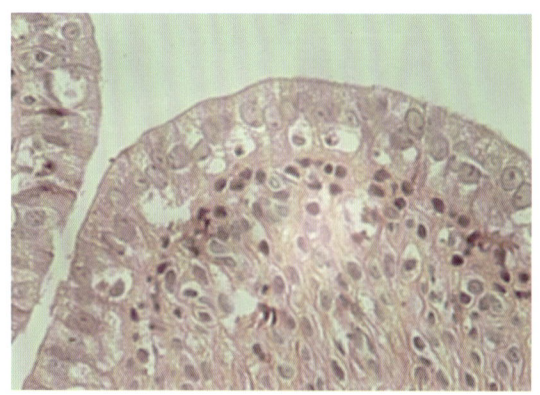
阳性对照组 018 宫颈少量炎症细胞(×100)

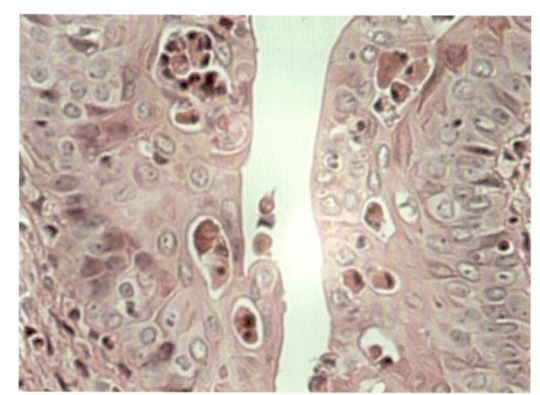
阳性对照组 047 宫颈少量炎症细胞(×100)

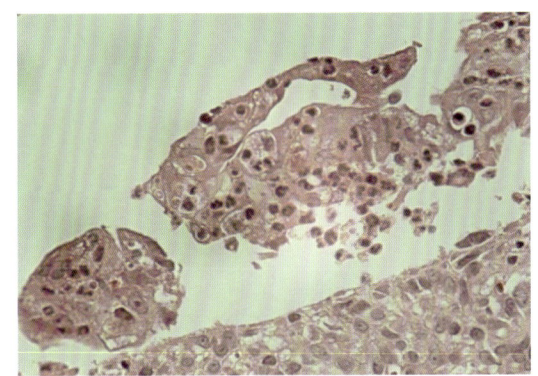

阳性对照组054宫颈中量炎症细胞(×100)

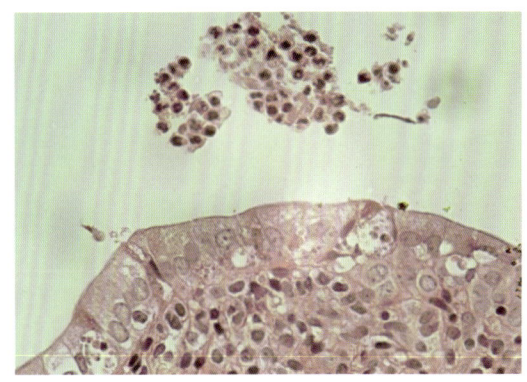

阳性对照组058宫颈少量炎症细胞(×100)

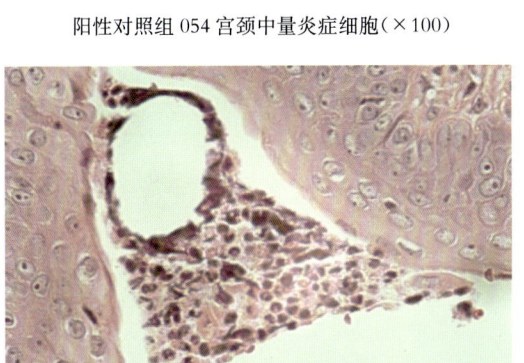

阳性对照组046阴道少量炎症细胞(×100)

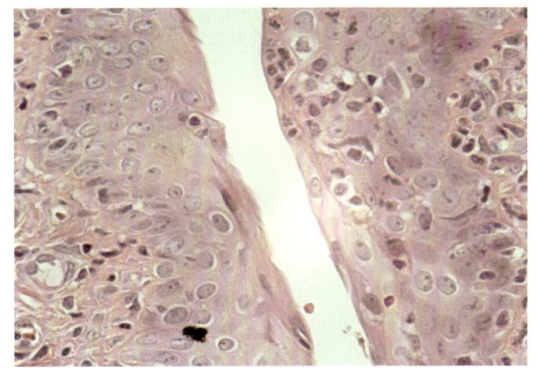

阳性对照组047阴道少量炎症细胞(×100)

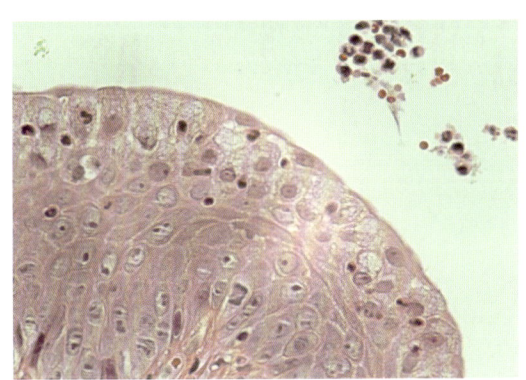

阳性对照组054阴道中量炎症细胞(×100)

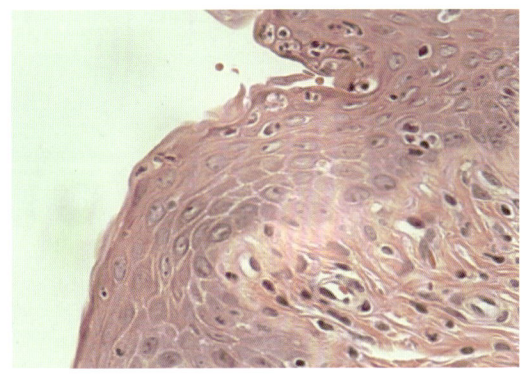

阳性对照组058阴道少量炎症细胞(×100)

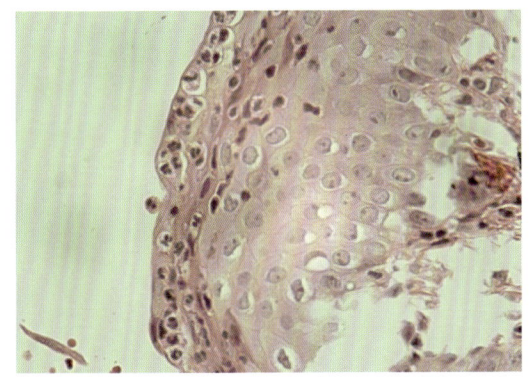

模型对照组001宫颈中量炎症细胞(×100)

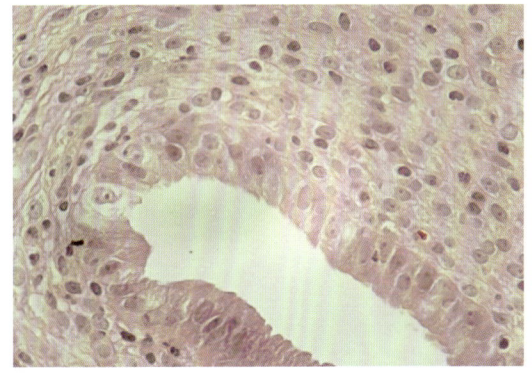

模型对照组023宫颈少量炎症细胞(×100)

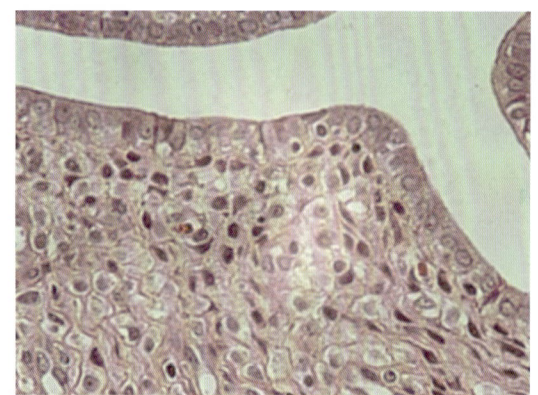
模型对照组024宫颈少量炎症细胞(×100)

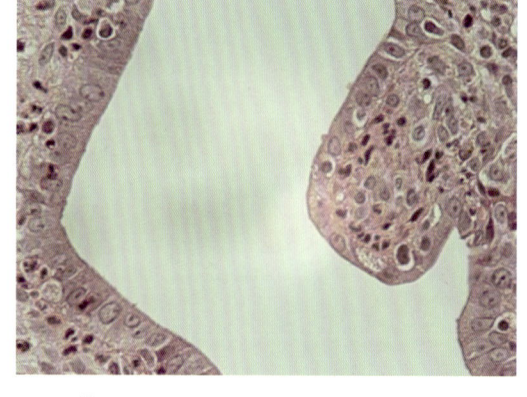
模型对照组025宫颈少量炎症细胞(×100)

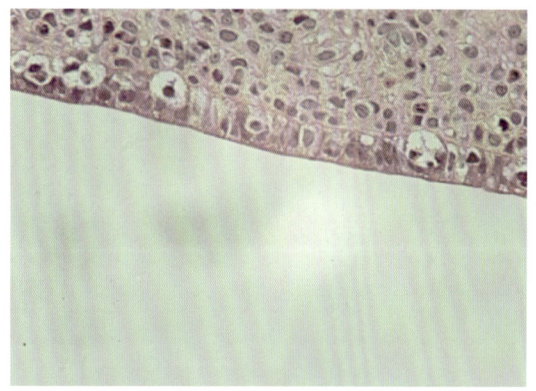
模型对照组038宫颈少量炎症细胞(×100)

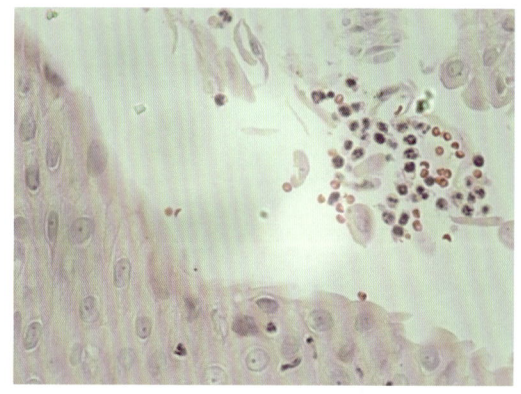
模型对照组39宫颈少量炎症细胞(×100)

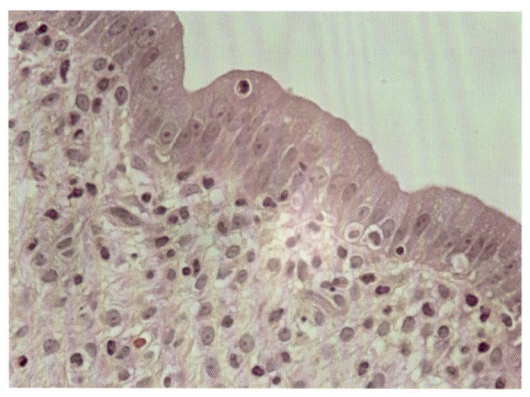
模型对照组053宫颈中量炎症细胞(×100)

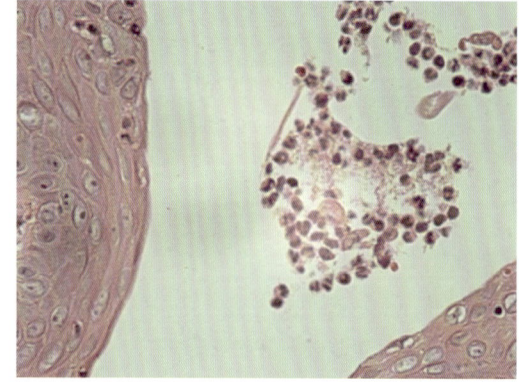
模型对照组024阴道中量炎症细胞(×100)

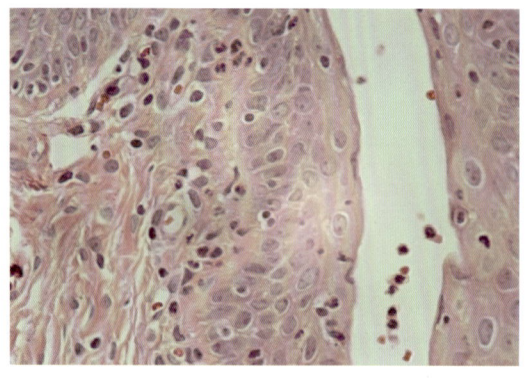
模型对照组038阴道中量炎症细胞(×100)

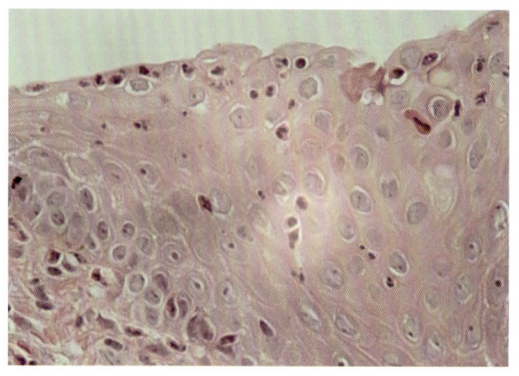
模型对照组039阴道少量炎症细胞(×100)

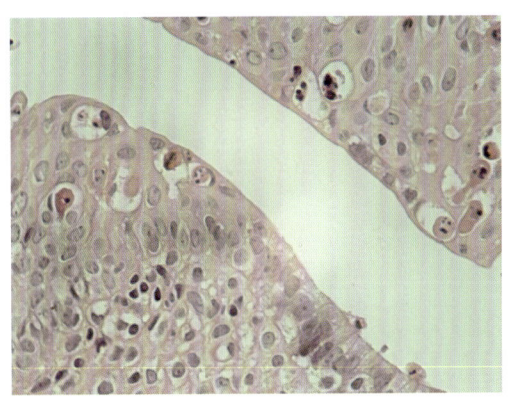

AAA-1组004宫颈少量炎症细胞(×100)

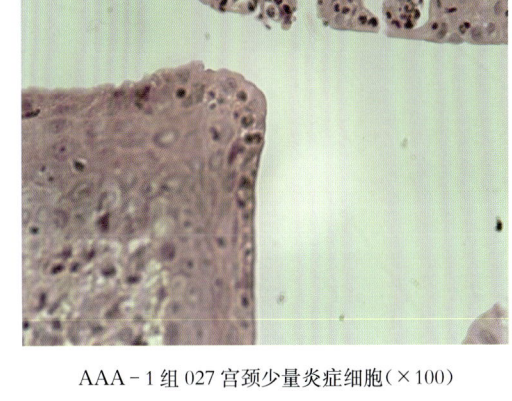

AAA-1组027宫颈少量炎症细胞(×100)

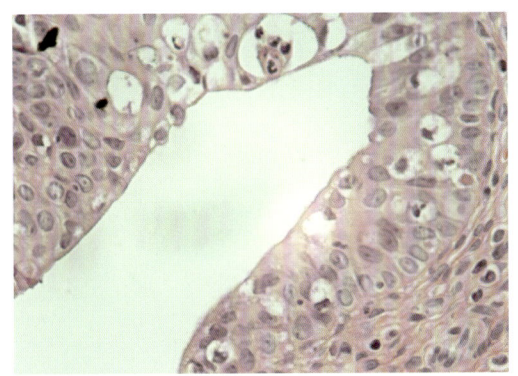

AAA-1组037宫颈少量炎症细胞(×100)

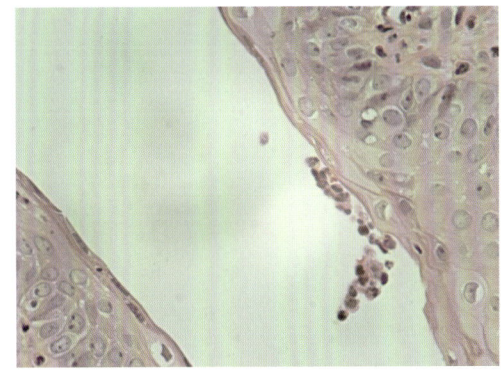

AAA-1组004阴道中量炎症细胞(×100)

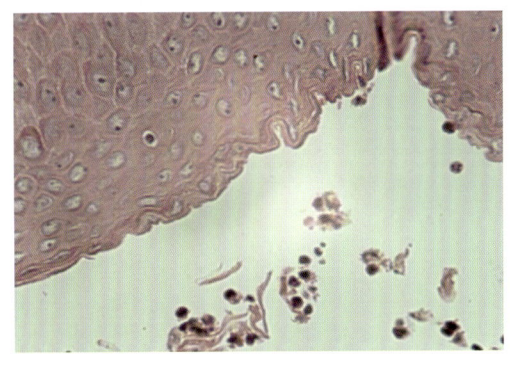

AAA-1组042阴道中量炎症细胞(×100)

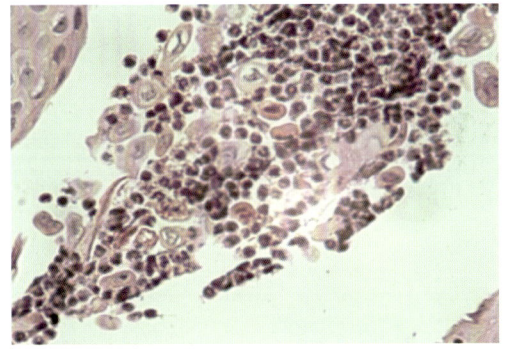

AAA-1组048阴道中量炎症细胞(×100)

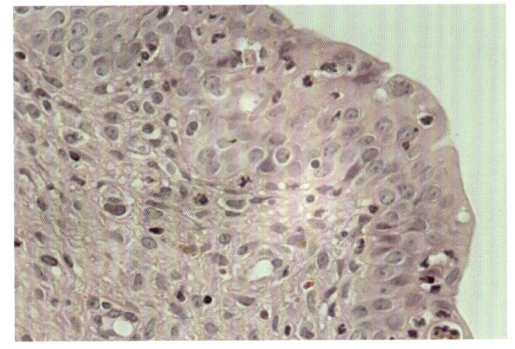

AAA-2组014宫颈少量炎症细胞(×100)

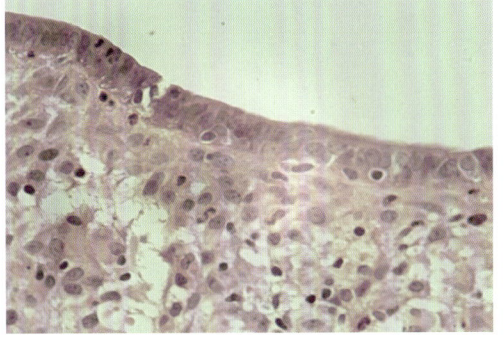

AAA-2组026宫颈少量炎症细胞(×100)

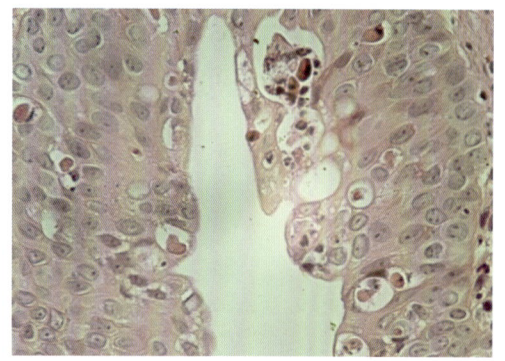

AAA-2组031宫颈少量炎症细胞(×100)

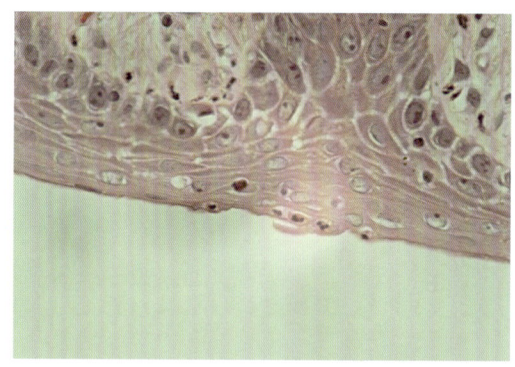

AAA-2组014阴道少量炎症细胞(×100)

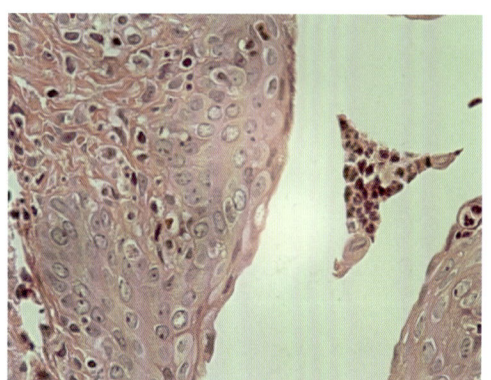

AAA-2组019阴道少量炎症细胞(×100)

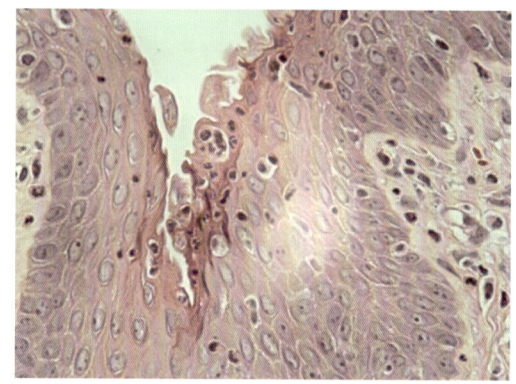

AAA-2组041阴道少量炎症细胞(×100)

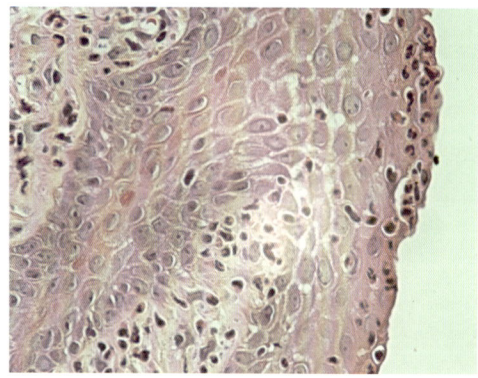

AAA-2组056阴道中量炎症细胞(×100)

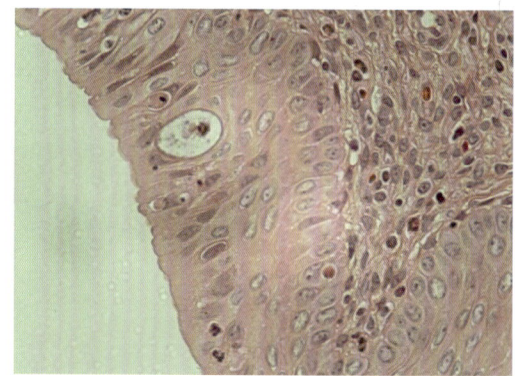

AAA-3组010宫颈少量炎症细胞(×100)

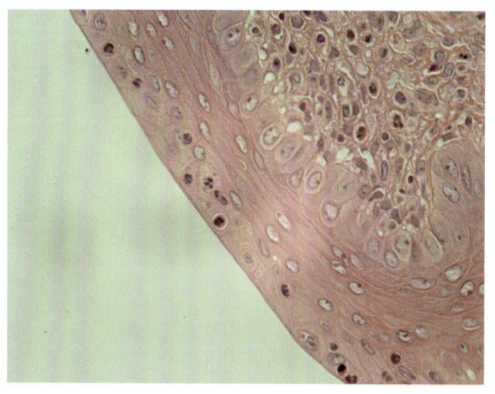

AAA-3组033宫颈少量炎症细胞(×100)

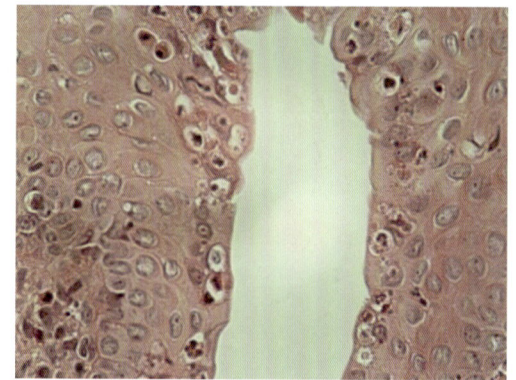

AAA-3组036宫颈少量炎症细胞(×100)

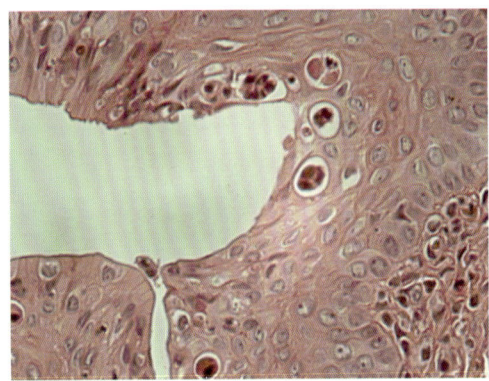
AAA-3组045宫颈少量炎症细胞(×100)

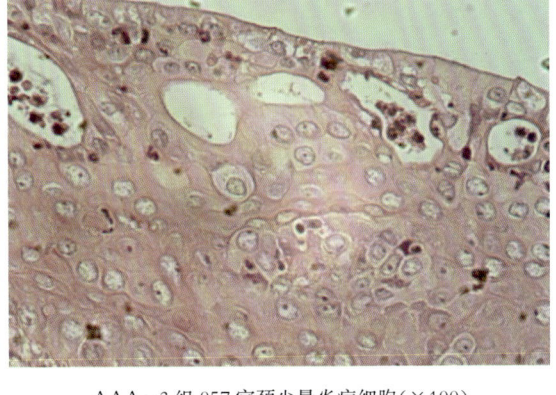
AAA-3组057宫颈少量炎症细胞(×100)

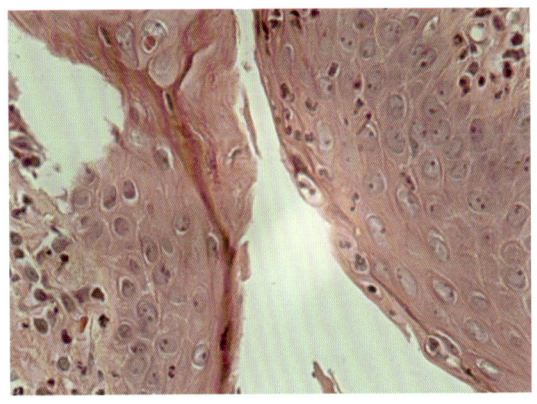
AAA-3组045阴道少量炎症细胞(×100)

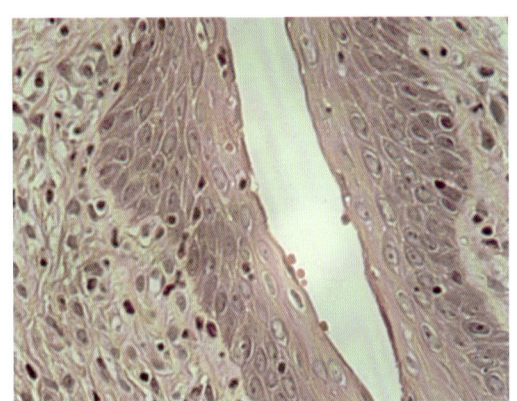
AAA-3组059阴道少量炎症细胞(×100)

图23-4-1 各组大鼠宫颈和阴道病理照片

(七) 结论

AAA和AAA-1Y、AAA-2Y、AAA-3Y均可以改善大鼠宫颈炎,其中以AAA、AAA-1Y和AAA-2Y效果较佳。

(王 春 周 莉 孙祖越)

参考文献

[1] Allen M. Identifying acute cervicitis in an era of less-frequent routine gynecologic examinations [J]. JAAPA, 2018, 31(2): 50-53.

[2] Al-Madboly L A, Abd El-Salam M A, Bastos J K, et al. Novel preclinical study of galloylquinic acid compounds from copaifera lucens with potent antifungal activity against vaginal candidiasis induced in a murine model via multitarget modes of action [J]. S Chaturvedi Microbiology Spectrum, 2022, 10(5): e02724-21.

[3] Anahtar M N, Gootenberg D B, Mitchell C M, et al. Cervicovaginal microbiota and reproductive health: the virtue of simplicity [J]. Cell Host & Microbe, 2018, 23(2): 159-168.

[4] Ang C W, Jarrad A M, Cooper M A, et al. Nitroimidazoles: molecular fireworks that combat a broad spectrum of infectious diseases [J]. Journal of Medicinal Chemistry, 2017, 60(18): 7636-7657.

[5] Bagri P, Anipindi V C, Kaushic C. The role of IL-17 during infections in the female reproductive tract [J]. Frontiers in Immunology, 2022, 13: 861444.

[6] Bell J D, Bergin I L, Schmidt K, et al. Nonhuman primate models used to study pelvic inflammatory disease caused by chlamydia trachomatis [J]. Infectious Diseases in Obstetrics and Gynecology, 2011, 2011: 1-7.

[7] Berry A, Hall J V. The complexity of interactions between female sex hormones and chlamydia trachomatis infections [J]. Current Clinical Microbiology Reports, 2019, 6(2): 67-75.

[8] Bhattacharya S, Sae-Tia S, Fries B C. Candidiasis and mechanisms of antifungal resistance [J]. Antibiotics, 2020, 9(6): 312.

[9] Bishop R C, Boretto M, Rutkowski M R, et al. Murine endometrial organoids to model chlamydia infection [J]. Frontiers in Cellular and Infection Microbiology, 2020, 10: 416.

[10] Blostein F, Levin-Sparenberg E, Wagner J, et al. Recurrent vulvovaginal candidiasis [J]. Annals of Epidemiology, 2017, 27(9): 575-582.e3.

[11] Bouchemal K, Bories C, Loiseau P M. Strategies for prevention and treatment of trichomonas vaginalis infections [J]. Clinical Microbiology Reviews, 2017, 30(3): 811-825.

[12] Chen X, Lu Y, Chen T, et al. The female vaginal microbiome in health and bacterial vaginosis [J]. Frontiers in Cellular and Infection Microbiology, 2021, 11: 631972.

[13] Coleman J S, Gaydos C A. Molecular diagnosis of bacterial vaginosis: an update [J]. C.S. Kraft. Journal of Clinical Microbiology, 2018, 56(9): e00342-18.

[14] Cordeiro R de A, de Andrade A R C, Portela F V M, et al. Proposal for a microcosm biofilm model for the study of vulvovaginal candidiasis [J]. Biofouling, 2020, 36(5): 610-620.

[15] Darville T. Pelvic inflammatory disease due to Neisseria gonorrhoeae and Chlamydia trachomatis: immune evasion mechanisms and pathogenic disease pathways [J]. The Journal of infectious diseases, 2021, 224

(Supplement_2):S39 - S46.
[16] Dockterman J, Coers J. Immunopathogenesis of genital chlamydia infection: insights from mouse models [J]. Pathogens and Disease, 2021,79(4):ftab012.
[17] Eastman A J, Bergin I L, Chai D, et al. Impact of the levonorgestrel-releasing intrauterine system on the progression of chlamydia trachomatis infection to pelvic inflammatory disease in a baboon model [J]. The Journal of Infectious Diseases, 2018,217(4):656 - 666.
[18] Erneholm K, Lorenzen E, Bøje S, et al. Genital infiltrations of $CD4^+$ and $CD8^+$ T lymphocytes, IgA^+ and IgG^+ plasma cells and intra-mucosal lymphoid follicles associate with protection against genital Chlamydia trachomatis infection in minipigs intramuscularly immunized with UV-inactivated bacteria adjuvanted with CAF01 [J]. Frontiers in Microbiology, 2019,10:197.
[19] Fang L, Ma R, Gao X J, et al. Metastable iron sulfides gram-dependently counteract resistant gardnerella vaginalis for bacterial vaginosis treatment [J]. Advanced Science, 2022,9(10):2104341.
[20] Filardo S, Di Pietro M, Sessa R. Better in vitro tools for exploring chlamydia trachomatis pathogenesis [J]. Life, 2022,12(7):1065.
[21] Guo F, Tang Y, Zhang W, et al. DnaJ, a promising vaccine candidate against ureaplasma urealyticum infection [J]. Applied Microbiology and Biotechnology, 2022,106(22):7643 - 7659.
[22] Morris H A L, McCue M P, Aurich C. Equine endometritis: a review of challenges and new approaches [J]. Reproduction, 2020,160(5):R95 - R110.
[23] Hafner L M, Cunningham K, Beagley K W. Ovarian steroid hormones: effects on immune responses and Chlamydia trachomatis infections of the female genital tract [J]. Mucosal Immunology, 2013,6(5):859 - 875.
[24] Hillier S L, Bernstein K T, Aral S. A Review of the challenges and complexities in the diagnosis, etiology, epidemiology, and pathogenesis of pelvic inflammatory disease [J]. The Journal of Infectious Diseases, 2021,224(Supplement 2):S23 - S28.
[25] Hotinger J A, May A E. Animal models of type III secretion system-mediated pathogenesis [J]. Pathogens, 2019,8(4):257.
[26] Jacobsson S, Golparian D, Oxelbark J, et al. Pharmacodynamic evaluation of lefamulin in the treatment of gonorrhea using a hollow fiber infection model simulating Neisseria gonorrhoeae infections [J]. Frontiers in Pharmacology, 2022,13:1035841.
[27] Jallow S, Govender N P. Ibrexafungerp: A first-in-class oral triterpenoid glucan synthase inhibitor [J]. Journal of Fungi, 2021,7(3):163.
[28] Kalia N, Singh J, Kaur M. Microbiota in vaginal health and pathogenesis of recurrent vulvovaginal infections: a critical review [J]. Annals of Clinical Microbiology and Antimicrobials, 2020,19(1):5.
[29] Kitaya K, Takeuchi T, Mizuta S, et al. Endometritis: new time, new concepts [J]. Fertility and Sterility, 2018,110(3):344 - 350.
[30] Kong Y, Li C, Li G, et al. In vitro activity of delafloxacin and finafloxacin against mycoplasma hominis and ureaplasma species [J]. C. M. Khursigara. Microbiology Spectrum, 2022,10(3):e00099 - 22.
[31] Landlinger C, Tisakova L, Oberbauer V, et al. Engineered phage endolysin eliminates gardnerella biofilm without damaging beneficial bacteria in bacterial vaginosis ex vivo [J]. Pathogens, 2021,10(1):54.
[32] Lin X, An X, Wang L, et al. Ainsliaea fragrans champ. Extract prevents cervicitis in BALB/c mice and regulates MyD88 - NF - κB signaling pathway in MALP - 2-stimulated RAW264.7 cells [J]. Journal of Ethnopharmacology, 2021,269:113684.
[33] Liu T, Wang R, Liu C, et al. Active substances from callicarpa nudiflora exert anti-cervicitis effects and regulate NLRP3-associated inflammation [J]. Molecules, 2021,26(20):6217.
[34] López-Jiménez A T, Mostowy S. Emerging technologies and infection models in cellular microbiology [J]. Nature Communications, 2021,12(1):6764.
[35] Lusk M J, Konecny P. Cervicitis: a review [J]. Current opinion in internal medicine, 2008,7(2):142 - 148.
[36] Ma F, Liu J, Lv X, et al. Characterization of allergic inflammation in chronic uterine cervicitis [J]. Clinical and Experimental Immunology, 2022,207(1):44 - 52.
[37] Ma X, Wu M, Wang C, et al. The pathogenesis of prevalent aerobic bacteria in aerobic vaginitis and adverse pregnancy outcomes: a narrative review [J]. Reproductive Health, 2022,19(1):21.
[38] Maenhoudt N, De Moor A, Vankelecom H. Modeling endometrium biology and disease [J]. Journal of Personalized Medicine, 2022,12(7):1048.
[39] Marnach M L, Wygant J N, Casey P M. Evaluation and management of vaginitis [J]. Mayo Clinic Proceedings, 2022,97(2):347 - 358.
[40] Marrazzo J M, Martin D H. Management of women with cervicitis [J]. Clinical infectious diseases, 2007,44(Supplement_3):S102 - S110.
[41] Marrazzo J M. Mucopurulent Cervicitis: No longer ignored, but still misunderstood [J]. Infectious Disease Clinics of North America, 2005,19(2):333 - 349.
[42] Mason M J, Winter A J. How to diagnose and treat aerobic and desquamative inflammatory vaginitis [J]. Sexually Transmitted Infections, 2017,93(1):8 - 10.
[43] Mattson S K, Polk J P, Nyirjesy P. Chronic cervicitis: presenting features and response to therapy [J]. Journal of Lower Genital Tract Disease, 2016,20(3):e30 - e33.
[44] McCracken J M, Balaji S, Keswani S G, et al. An avant-garde model of injury-induced regenerative vaginal wound healing [J]. Advances in Wound Care, 2021,10(4):165 - 173.
[45] McGowin C L, Totten P A. The unique microbiology and molecular pathogenesis of mycoplasma genitalium [J]. The Journal of infectious diseases, 2017,216(suppl_2):S382 - S388.
[46] McQueen B E, Kollipara A, Gyorke C E, et al. Reduced uterine tissue damage during chlamydia muridarum infection in TREM - 1,3-deficient mice [J]. CR Roy Infection and Immunity, 2021,89(10):e00072 - 21.
[47] Mitchell C, Prabhu M. Pelvic inflammatory disease [J]. Infectious Disease Clinics of North America, 2013,27(4):793 - 809.
[48] Muzny C A, Taylor C M, Swords W E, et al. An updated conceptual model on the pathogenesis of bacterial vaginosis [J]. The Journal of Infectious Diseases, 2019,220(9):1399 - 1405.
[49] Nabeta H W, Kouokam J C, Lasnik A B, et al. Novel antifungal activity of Q-griffithsin, a broad-spectrum antiviral lectin [J]. MZ Anderson. Microbiology Spectrum, 2021,9(2):e00957 - 21.
[50] Nabeta H W, Lasnik A B, Fuqua J L, et al. Antiviral lectin Q-griffithsin suppresses fungal infection in murine models of vaginal candidiasis [J]. Frontiers in Cellular and Infection Microbiology, 2022,12:976033.
[51] Nyirjesy P, Brookhart C, Lazenby G, et al. Vulvovaginal candidiasis: a review of the evidence for the 2021 centers for disease control and prevention of sexually transmitted infections treatment guidelines [J]. Clinical Infectious Diseases, 2022,74(Supplement_2):S162 - S168.
[52] Paavonen J, Brunham R C. Bacterial vaginosis and desquamative inflammatory vaginitis [J]. DL Longo. New England Journal of Medicine, 2018,379(23):2246 - 2254.
[53] Pitt R, Boampong D, Day M, et al. Challenges of in vitro propagation and antimicrobial susceptibility testing of mycoplasma genitalium [J]. Journal of Antimicrobial Chemotherapy, 2022,77(11):2901 - 2907.
[54] Poston T B, Darville T. Chlamydia trachomatis: Protective adaptive responses and prospects for a vaccine [J]. Current Topics in Microbiology and Immunology, 2018,412:217 - 237.
[55] Rajeeve K, Sivadasan R. Transcervical mouse infections with chlamydia trachomatis and determination of bacterial burden [J]. Bio-protocol, 2020,10(3):e3506 - e3506.
[56] Ravel J, Moreno I, Simón C. Bacterial vaginosis and its association with infertility, endometritis, and pelvic inflammatory disease [J]. American Journal of Obstetrics and Gynecology, 2021,224(3):251 - 257.
[57] Reiter S, Kellogg Spadt S. Bacterial vaginosis: a primer for clinicians [J]. Postgraduate Medicine, 2019,131(1):8 - 18.
[58] Sherrard J, Wilson J, Donders G, et al. 2018 European (IUSTI/WHO) international union against sexually transmitted infections (IUSTI) World Health Organisation (WHO) guideline on the management of

vaginal discharge [J]. International Journal of STD & AIDS, 2018, 29(13):1258-1272.

[59] Sieg W, Kiewisz J, Podolak A, et al. Inflammation-related molecules at the maternal-fetal interface during pregnancy and in pathologically altered endometrium [J]. Current Issues in Molecular Biology, 2022, 44(9):3792-3808.

[60] Sturdevant G L, Caldwell H D. Innate immunity is sufficient for the clearance of Chlamydia trachomatis from the female mouse genital tract [J]. Pathogens and Disease, 2014, 72(1):70-73.

[61] Su X, Xu H, French M, et al. Evidence for cGAS-STING signaling in the female genital tract resistance to chlamydia trachomatis infection [J]. Infect Immun, 2022, 90(2):e00670-21.

[62] van der Schalk T E, Braam J F, Kusters J G. Molecular basis of antimicrobial resistance in mycoplasma genitalium [J]. International Journal of Antimicrobial Agents, 2020, 55(4):105911.

[63] Veve M P, Wagner J L. Lefamulin: review of a promising novel pleuromutilin antibiotic [J]. Pharmacotherapy: The Journal of Human Pharmacology and Drug Therapy, 2018, 38(9):935-946.

[64] Wang N, Zhou Y, Zhang H, et al. In vitro activities of acetylmidecamycin and other antimicrobials against human macrolide-resistant mycoplasma pneumoniae isolates [J]. Journal of Antimicrobial Chemotherapy, 2020, 75(6):1513-1517.

[65] Wei A, Feng H, Jia X-M, et al. Ozone therapy ameliorates inflammation and endometrial injury in rats with pelvic inflammatory disease [J]. Biomedicine & Pharmacotherapy, 2018, 107:1418-1425.

[66] Wicha W W, Henson C, Webbley K, et al. Tissue distribution of [14C]-lefamulin into the urogenital tract in rats [J]. Antimicrobial Agents and Chemotherapy, 2022, 66(8):e00355-22.

[67] Woodward E M, Troedsson M H T. Inflammatory mechanisms of endometritis: mechanisms of endometritis [J]. Equine Veterinary Journal, 2015, 47(4):384-389.

[68] Xu J Z, Kumar R, Gong H, et al. Toll-like receptor 3 deficiency leads to altered immune responses to chlamydia trachomatis infection in human oviduct epithelial Cells [J]. C. R. Roy. Infection and Immunity, 2019, 87(10):e00483-19.

[69] Xu S X, Gray-Owen S D. Gonococcal pelvic inflammatory disease: placing mechanistic insights into the context of clinical and epidemiological observations [J]. The Journal of Infectious Diseases, 2021, 224(Supplement_2):S56-S63.

[70] Yang S F, Wu T F, Tsai H T, et al. New markers in pelvic inflammatory disease [J]. Clinica Chimica Acta, 2014, 431:118-124.

[71] Zanni P C, Negri M, Salci T P, et al. Animal models for the effective development of atrophic vaginitis therapies: possibilities and limitations [J]. Expert Opinion on Drug Discovery, 2014, 9(3):269-281.

[72] Zhang X, He M, Lei S, et al. An integrative investigation of the therapeutic mechanism of Ainsliaea fragrans Champ. in cervicitis using liquid chromatography tandem mass spectrometry based on a rat plasma metabolomics strategy [J]. Journal of Pharmaceutical and Biomedical Analysis, 2018, 156:221-231.

第二十四章
乳腺囊性增生病药理学

第一节 概 述

（一）概念

乳腺囊性增生病（breast cystic hyperplasia，BCH）是一种常见的乳腺病变，其主要特征是乳腺小叶、小导管和末端导管的明显扩张，伴随其他结构异常。临床上，乳腺囊性增生病的主要症状包括反复发作的乳房疼痛、肿块和乳头溢液。目前，这一疾病没有一个统一的术语，美国最常使用的名称是纤维性囊性乳腺病，而国内通常使用的是"乳腺囊性增生病"（图24-1-1）。

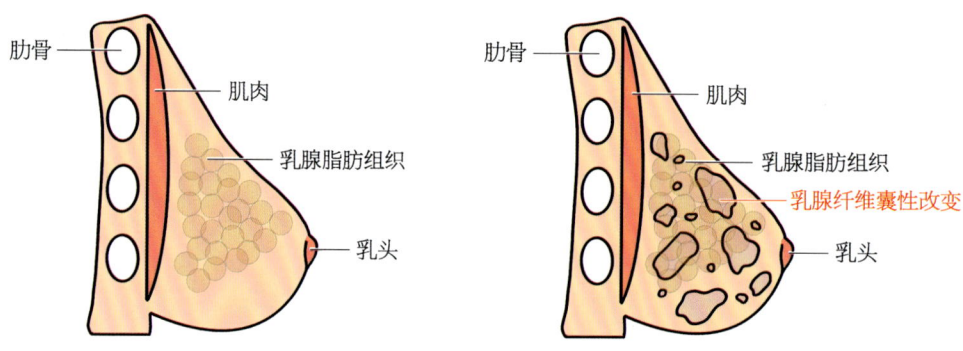

图24-1-1 乳腺囊性增生示意图

乳腺囊性增生病是妇女中最常见的非炎症性和非肿瘤性乳腺疾病，属于良性乳腺病变的一种。它包括两大类病理改变，即单纯性增生和非典型增生。在临床上，通常将其分为单纯性乳腺上皮增生症和乳腺囊性增生症两类。单纯性乳腺上皮增生症具有自限性，属于生理性变化，其症状在结婚、生育或哺乳后通常会明显改善或消失，而乳腺囊性增生症是一种由于乳腺生理性增生和复旧不全导致的乳腺组织正常结构紊乱的病理状态，被认为是一种潜在的癌前状态。因此，在对待这两种增生性乳腺疾病时，需要严格区分它们的本质和潜在风险。

（二）流行病学

乳腺增生是妇女最常见的乳腺疾病之一，可以影响从青春期到绝经期的各个年龄段，但在25～50岁更为常见，尤其在35～40岁年龄段发病的高峰。根据国内的数据，乳腺增生在30岁以上的妇女中占比为40%～60%，其中大约有一半的患者出现症状。城市地区的发病率通常高于农村地区。虽然缺乏确切的乳腺增生流行病学数据，但在日常医疗工作中，乳腺增生的发病率非常高，占就诊患者的80%以上。乳腺增生与乳腺癌在流行病学上存在一些相似之处。一项研究表明，年龄、职业、初次生育年龄、妊娠次数、流产次数、流产年龄、母乳喂养情况和饮食等8个因素是乳腺增生的发病危险因素。

（三）病因

1. **内分泌因素** 乳腺囊性增生的病因主要与内分泌功能的紊乱有关，尤其是与卵巢内分泌失衡有关。乳腺是性激素的靶器官，其生长受性激素的精密调控。雌激素能够促使腺管上皮细胞增生，而孕激素则刺激腺泡上皮细胞的增生。在月经周期中，乳腺组织会经历周期性的增生和复原，这与体内雌激素和孕激素水平的升降密切相关。如果激素水平和比例在这个周期中失衡，就有可能导致腺体过度增生或复原不全。因此，乳腺囊性增生病的发病机制与激素水平的周期性变化和失调密切相关。

此外,多种激素异常也与乳腺囊性增生的发病机制相关,包括高催乳素血症、雌激素水平升高、孕激素水平降以及甲状腺激素活动过剩等。近年的研究还发现,催乳素和甲基黄嘌呤物与乳腺增生存在一定相关性。因此,乳腺囊性增生病可能是多种激素长期共同作用的结果。

2. 非内分泌因素　乳腺囊性增生与一些潜在因素的关系,如妊娠哺乳史、饮食成分及心理因素等,目前尚存在争议。特别是关于摄入咖啡因对纤维囊肿疾病的发展和治疗是否有影响,存在不同的观点。一些研究表明,从饮食中排除咖啡因可能与病情改善有关,因为许多患者报告在停止摄取咖啡、茶和巧克力后症状得到了缓解。

过量摄入茶、咖啡、巧克力和某些可乐饮料中的甲基黄嘌呤,被认为可能与囊性改变的发展或恶化相关。研究表明,甲基黄嘌呤可能通过抑制环状单磷酸腺苷磷酸酯酶和环状单磷酸鸟苷磷酸酯酶的活性,导致单磷酸腺苷和单磷酸鸟苷化合物在组织中的积累。这些化合物据报道在患有囊性变化的妇女中存在。

(四) 症状及体征

乳腺囊性增生通常表现为乳房内出现无症状的肿块,通常是疼痛或压痛引起患者对肿块的关注。有时候,乳头也可能会分泌液体。在很多情况下,这种不适感会在月经周期的前期阶段出现,此时囊肿常倾向于扩大。值得注意的是,囊性疾病中乳腺肿块的大小可能会波动,并且可以迅速出现或消失。多发性或双侧的肿块也比较常见。许多患者都有乳房短期肿块或定期出现的乳房疼痛的病史。

(五) 组织病理学

1. 囊肿形成　乳房中最常见的良性组织学变化是囊肿的形成,通常在粉红色的分泌细胞的支持而成。这些囊肿的大小范围广泛,从微小的 1 mm 到可观的数厘米,有些可以被肉眼看到,而其他则需要显微镜才能观察到。囊肿通常是由单一的终末导管小叶单位的扩张、展开和聚集而形成的,通常包含混浊黄色或清澈的液体。

2. 大汗腺化生　通常表现为导管和囊肿样结构的扩张,有时也出现在大小正常的腺管中。这些囊肿被覆盖着类似大汗腺的上皮,内部充满液体,因内部压力较大,因此有时称为张力性囊肿。这些囊肿的上皮形态与大汗腺上皮非常相似,难以区分。细胞内含有许多嗜酸性颗粒状物质,通常还包括核上空泡和呈黄褐色的色素,有些甚至可能含有铁血黄素。细胞的顶部通常呈现出典型的"顶浆分泌小突起"特征。

3. 纤维化　在乳腺组织中经常出现,但其程度和表现形式各有不同。纤维化改变可能是由于乳腺囊肿破裂引起,进一步导致乳腺组织呈现出类似玻璃的改变。

(六) 治疗药物

乳腺囊性增生病的治疗方法众多,但迄今为止尚未出现令人满意的根本性治疗方法。一般而言,治疗选项包括药物治疗和手术治疗两大类。治疗流程详见图 24-1-2。

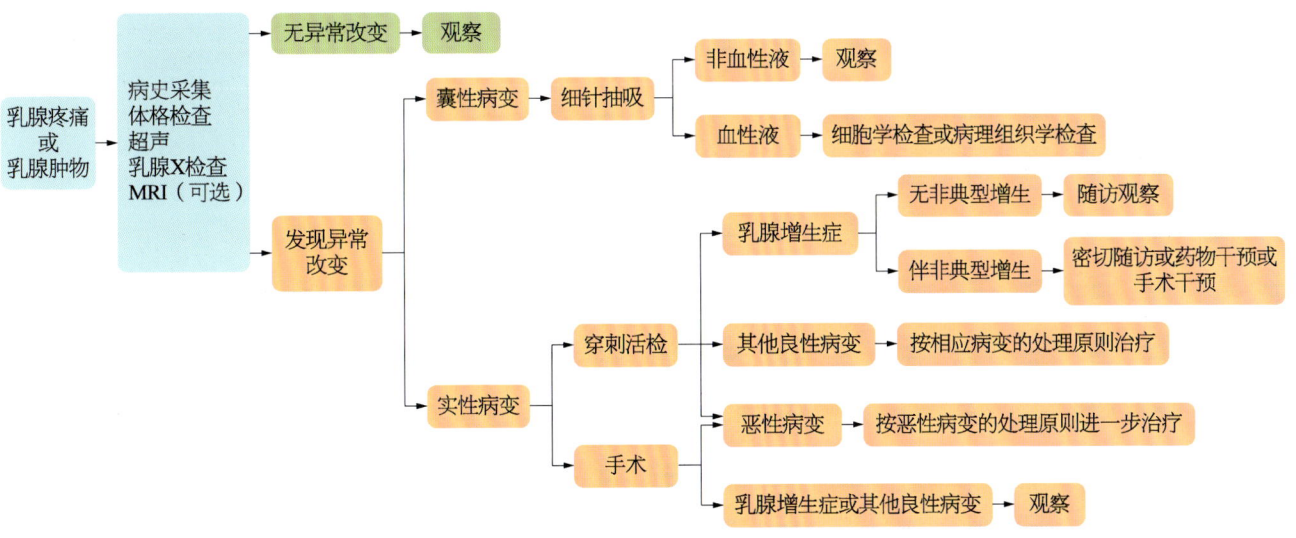

图 24-1-2　乳腺增生症诊治流程

国际上常用的治疗药物包括激素类药物和维生素类药物，而在国内，中药疗法更为普遍。中医学将乳腺囊性增生病归类为"乳癖"，并采用各种中药方剂来帮助缓解其症状。这些中药包括逍遥散、消癖丸、二仙汤、失笑散和开郁散等。

达那唑是一种合成的甾体类药物，具有雄激素活性。达那唑通常用于治疗纤维囊性乳腺疾病，其作用机制主要通过抑制垂体分泌促性腺激素，从而减少雌激素和孕激素水平，这些激素通常与纤维囊性乳腺疾病的症状有关。

他莫昔芬（三苯氧胺）是一种雌激素拮抗剂，可以阻止雌激素与其受体的结合，从而影响激素水平。这些药物的剂量和疗程需要根据患者的具体情况来确定。

口服避孕药如 yasmin、ortho tri-cyclen 和 loestrin 等也被用于乳腺囊性增生的治疗。这些药物包含合成的雌激素和合成的孕激素，可用来控制月经周期并减轻症状。

月见草油被认为对一些患者的乳腺囊性增生症状有一定帮助，因为它富含亚麻酸（GLA），具有抗炎和潜在的激素平衡作用。维生素 E 也被研究用于减轻乳腺囊性增生的症状，因为它具有抗氧化特性，有助于减轻炎症和细胞损伤。

需要强调的是，中药治疗需要个性化选择，治疗方案应根据患者的具体症状和中医医师的诊断来制订。治疗通常是综合性的，包括中药、针灸、推拿、饮食和生活方式的综合治疗。

第二节　乳腺囊性增生病生物学模型

在研究乳腺囊性增生病时，研究人员通常采用动物模型，其中最广泛使用的模型包括大鼠、小鼠、豚鼠和家兔等。这些动物模型的建立和应用在科研和临床领域具有重要意义。

动物模型在研究乳腺囊性增生中具有重要作用，为深入理解疾病机制、发现新的治疗方法及改善临床管理提供了有力支持。这些研究有望为患者提供更有效的治疗选择，改善他们的生活质量。

（一）动物种属特性

理想的动物模型应该模拟人类疾病。为了充分了解动物模型的有效性和局限性，必须了解动物乳腺与人类乳腺之间的相似性和差异。乳腺在解剖结构上与其他器官和腺体存在显著不同。在发育过程中，乳腺包括未成熟的乳腺实质，被成熟的基质组织所包围。这与其他腺体不同，其他腺体的实质和基质在确定的空间内同时协调发育。乳腺中，腺实质向周围组织的渗透过程在青春前期相当缓慢。此时，乳腺上皮周围的组织包括脂肪、结缔组织和血管，它们已经完全成熟，而乳腺腺体本身仍处于胚胎状态。在大鼠和人类的青春期发育过程中，上皮组织开始受到激素的刺激，逐渐渗透到周围成熟的组织中。虽然 SD 品系大鼠的产后乳腺发育已有深入研究，但其他品系大鼠的情况目前尚不清楚。人类女性乳腺的发育模式也尚不清楚，尚未对不同种族、遗传背景或环境的女性进行比较研究。人类和大鼠乳腺的发育模式存在基本差异。例如，人类乳腺导管结构沿着结缔组织间隔生长，小叶结构很少扩展到脂肪组织中，而大鼠乳腺导管和小叶结构则不断向相邻的脂肪组织扩展。因此，在研究不同物种的乳腺实质组织对基质的影响时，必须考虑到这一差异。另一个可能非常重要的区别是，在大鼠中，乳腺的发育是渐变的，从乳头到远端部分的发育是渐进的，远端部分是最后分化的；而在人类中，乳腺的生长或发育更多呈唇状，不同部分的乳房可能会观察到不同程度的发育。

人类乳腺切片显示上皮小叶和小叶间基质中有胶原，而小鼠乳腺的上皮导管在富含脂肪细胞的组织中被胶原鞘包围。乳腺增生的发生与内分泌系统的紊乱密切相关，其中乳腺组织内雌激素受体和孕激素受体水平的升高及乳腺组织自身的敏感性增加被视为乳腺增生的主要因素。当大鼠、小鼠或人的乳腺受到高剂量雌激素的刺激时，会导致乳腺增生的发生。此外，雌激素与促性腺激素的联合作用也可能加剧这些增生过程。

（二）乳腺囊性增生病动物模型的建立

1. 苯甲酸雌二醇 + 黄体酮诱导大鼠乳腺增生模型　是一种经典的实验方法，用于研究乳腺囊性增生病及相关疾病的机制和治疗。该方法的原理在于通过内分泌及卵巢相关功能的失调，长期刺激乳腺组织，导致乳腺组织不能由增殖转入复旧,从而诱导乳腺组织增生。

在这一经典的乳腺增生造模方法中,常使用雌性大鼠作为研究对象,雌激素和孕激素分别选用苯甲酸雌二醇和黄体酮。不同的研究中,动物品系、给药方式、给药剂量和给药天数等细节可能会有所差异。例如,赵乐、孟军华等研究选择雌性未孕 10 周龄的 Wistar 大鼠,给予苯甲酸雌二醇和黄体酮连续注射,构建了乳腺增生模型。而 Luo 和 Caikui 等在建立乳腺增生模型时采用了相似的给药方法,但所用大鼠的年龄较小。

成功建立乳腺囊性增生模型的动物通常表现出乳腺增生的典型症状,如囊性增生、腺泡增生或导管增生,乳腺组织出现明显的变化。这些模型可以用于研究乳腺增生的病理生理过程,以及评估潜在治疗方法的有效性。

总的来说,苯甲酸雌二醇和黄体酮联合诱导大鼠乳腺增生模型是一个常用且可靠的实验方法,有助于深入研究乳腺囊性增生及相关疾病的发病机制和治疗途径。研究人员需要根据自己的实验目的和条件来选择合适的动物品系、给药剂量和周期,以确保模型的成功建立和适用性。这个模型的建立为乳腺疾病研究提供了一个重要的平台。

2. 苯甲酸雌二醇诱导乳腺增生模型　是一种用于研究乳腺增生的实验方法。该方法的基本原理是雌激素对乳腺组织具有促进导管和小叶增生的生理作用,并且会导致乳腺组织不能正常复原,引发组织水钠潴留,从而导致小叶间质水肿。

早在 1930 年,Goormaghtigh 和 Amerlinck 就使用每天反复皮下注射含有雌二醇的提取物到卵巢切除的雌性小鼠体内,以复制乳腺囊性疾病。他们的研究结果显示,这种提取物诱导了所有乳腺的广泛发育,并在 11 只小鼠中诱导了 9 只小鼠的大量小叶-腺泡分化,尽管这种反应被认为是对黄体生成素的特异性反应。这种方法导致了乳腺的囊性扩张,伴随着乳白色分泌物进入扩张的导管,甚至有些导管发展成结节状腺瘤,其中一只小鼠甚至发展为乳腺癌。这是早期记录的小鼠乳腺囊性疾病模型建立的案例。

马保华等采用了苯甲酸雌二醇来诱导小白鼠的乳腺增生模型,以研究中药"乳增消"散剂的疗效。在模型动物中观察到小叶增生和囊状增生的发生,小叶增生表现为小叶数目增多,小叶内腺泡增生,数目增多,使小叶范围扩大,形态不规则,相邻小叶互相连接,有

的甚至融合。腺泡上皮增生成复层或多层,细胞体积增大,但细胞核未见明显变化。腺泡内可见红染的酸性分泌物。小叶间结缔组织轻度增生,毛细血管扩张充血,并有少量淋巴细胞浸润。囊状增生表现为大、中、小导管均可见扩张,上皮细胞增生成复层或多层,腔内有脱落的上皮细胞和红染的酸性分泌物。其中部分小腺管扩张呈囊状,囊壁细胞由立方变得扁平。这一方法成功建立了乳腺增生模型,为后续药物疗效研究提供了实验基础。

3. 7,12-二甲基苯并蒽(DMBA)诱导乳腺增生模型　是一种用于研究乳腺疾病的动物模型。该模型的原理在于 DMBA 能够引发大鼠乳腺组织中终端胚芽体向导管内增生的异常发展。

得注意的是,在雌激素治疗卵巢切除的动物中,可以观察到分泌性乳腺囊肿的发生率最高。

4. 纤维囊性乳腺细胞系模型　MCF10A 细胞系起源于患有纤维囊性疾病的乳腺上皮细胞,经自发永生化得以建立。此外,MCF10AneoN 和 MCF10AneoT 细胞系分别通过稳定转染新霉素耐药基因和 HRAS 基因或突变的 T-24 HRAS 基因而建立。学者 Miller 等创建了一个实验模型,用于研究人类增生性乳腺疾病的发展。其主要方法是将 MCF10A、MCF10AneoN 和 MCF10AneoT 细胞分别注射到雄性裸/米色(C57/BALB/c、nu/nu、bg/bg)小鼠的背部皮下(每组各有 12 只小鼠),并在细胞注射后的 1 周内处死 1 只小鼠。随后,移除病变并通过酶解来恢复细胞。经过第 14 周后,从肿瘤组织中培养出的细胞(MCF10AneoT, TG1)被再次注射到 12 只雄性裸鼠体内。在此过程中,MCF10A 和 MCF10AneoN 细胞在第 4 周和第 5 周之间形成了可触及的小结节,但随后消退。然而,在这些小鼠中的 10 只,T-24 HRAS 基因转染的 MCF10A 细胞(MCF10AneoT)却形成了持续至少 1 年的小扁平结节,其中 3 个异种移植瘤最终发展成癌症。这个研究成功地建立了一个可移植的动物模型,该模型可用于研究多种人类增生性乳腺疾病,为深入探讨乳腺增生的发展机制提供了新的机会。

5. 其他　角质形成细胞生长因子(KGF)是一种上皮细胞增殖的信号分子,已有研究表明,KGF 能够显著诱导大鼠乳腺上皮细胞的增殖。这些研究结果显示,KGF 处理后的大鼠乳腺上皮呈现出明显的增生,其组织学特征与人类乳腺导管内非典型增生相似。

在一项研究中,研究者通过全身施用 KGF,对幼龄小鼠和卵巢切除小鼠进行处理,结果导致了乳腺增

生。在组织学上,这些小鼠表现出由单层上皮和增生性内衬上皮细胞形成的囊肿。KGF处理后的小鼠乳腺组织学特征类似于人类女性乳腺中常见的纤维囊性疾病。

KGF处理后的小鼠乳腺与KGF处理的大鼠乳腺在组织外观上存在显著差异。尤其是在导管上皮增殖方面,两者表现不同。此外,雌激素和孕激素的联合给药,而不是单独给药,会导致小鼠乳腺内部的大量内胚芽。

此外,中医学认为情志过极和肝郁气滞是乳腺增生症的主要病因和病机。一项研究中,研究者对小鼠进行了连续10周的应激干预,采用不同的应激方式,包括禁食18 h、禁水12 h、夹尾30 s×3次、湿笼子6 h、行为束缚6 h等。结果显示,这些小鼠乳腺组织出现了不同程度的变化,包括乳腺小叶和腺泡数量的增加、导管扩张、管腔内含分泌物、腺上皮细胞层数增多、肌上皮细胞增多密集等改变,成功建立了小鼠乳腺增生模型。

另一项研究中,为了建立大鼠肝郁气滞型乳腺增生模型,研究者在注射苯甲酸雌二醇注射液和黄体酮的基础上,对每只大鼠进行了单独孤养,并施以不可预知的慢性应激刺激。最终成功建立了一种内分泌紊乱、卵巢功能失调和肝郁气滞的乳腺增生大鼠模型。

(三) 评价指标

1. **病理学指标** 成功建立乳腺增生模型后,乳腺组织表现出明显的增生特征。乳腺小叶的体积增大,腺泡和小导管扩张,小导管和小叶内的腺泡数量增加,它们有时会互相靠近并融合。上皮细胞数目在腺泡中也增加。毛囊鞘根细胞表现出中度增生,皮肤基底细胞形成块状聚集,皮脂腺数量也增多。这些病理指标是乳腺增生成功建模的最直观证据,也是核心指标。

2. **表观指标** 包括大鼠第2或第3对乳头的竖立度增加,乳头出现乳晕,乳头的直径和高度明显增大。乳头在第3周达到肿胀的高峰,第4周肿胀程度保持不变,然后在第5周开始下降。实验动物表现出易怒和躁动。这些表观指标在乳腺增生疾病的临床诊断中具有重要地位,直接反映了乳腺增生模型的成功程度。

3. **生化指标** 多数情况下,乳腺增生模型成功后,机体的生化指标也会发生相应的变化。这包括血清中促性腺激素释放激素(GnRH)、FSH、催乳素(PRL)、雌二醇(E_2)、5-羟色胺(5-HT)水平的增加,以及血清中孕酮(P)的减少。此外,乳腺组织中雌激素受体(ER)和孕激素受体(PR)的蛋白表达量显著增加。在需要时,还可以考虑测量血液流变学指标。这些生化指标间接反映了乳腺增生模型的发生、发展和恢复过程,提供了模型成功与否的重要线索。

总的来说,啮齿类动物是建立乳腺增生模型的主要研究对象。雌激素和孕激素的联合刺激是诱导乳腺组织增生的经典方法,大鼠常被用于雌孕激素联合刺激模型的构建,而小鼠则常被用于雌激素诱导的增生模型。此外,基于乳腺纤维囊性疾病患者乳腺上皮细胞的人类细胞系MCF10A构建的细胞模型也适用于研究乳腺增生的关键机制。通常观察的指标主要包括病理学指标、表观指标及生化指标,这些模型有助于深入了解乳腺增生的分子机制,并指导验证相关治疗药物的设计。

第三节　乳腺囊性增生病药理学研究

在乳腺疾病领域,中国使用了"乳腺增生症(病)"这一术语,而欧美则使用"乳腺纤维囊性病(fibrocystic breast disease,FBD)"或"乳腺纤维囊性变(fibrocystic breast change,FBC)"的概念,导致了国内外乳腺疾病诊疗术语的不同步与不接轨的情况。

乳腺囊性增生病是育龄期妇女中常见的乳腺疾病(图24-3-1),其病程可以短至数月,也可以长达10年以上。尽管这一疾病的确切发病机制尚不明确,但现代医学研究认为它可能与内分泌功能的紊乱有关,包括雌激素的相对或绝对增高,以及孕激素水平的不足,导致乳腺组织对雌激素过于敏感。

(一) 乳腺囊性增生致病机制研究进展

乳腺纤维囊性变化的确切原因尚不清楚,但性激素,尤其是雌激素,被认为是引起这种变化的主要原因之一。在月经周期中,激素水平的波动可能导致乳腺组织的不适和肿块区域感觉疼痛和肿胀。乳腺纤维囊性变化通常在月经前更加令人困扰,在月经开始后会有所缓解。在显微镜下观察,纤维囊性乳腺组织呈现

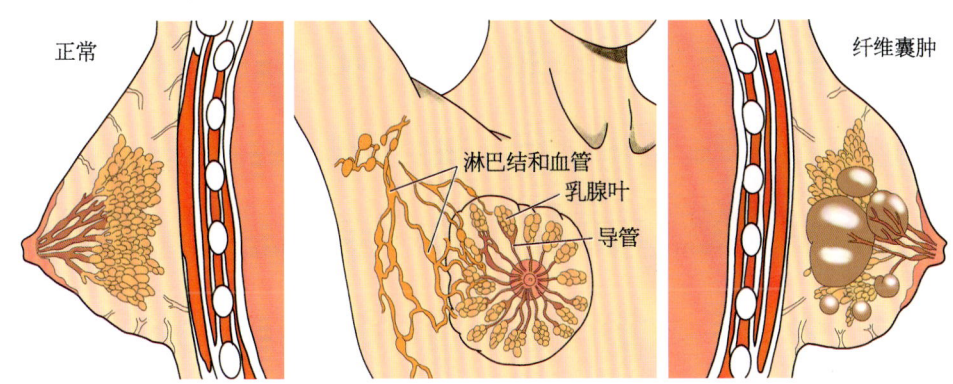

图 24-3-1 乳腺纤维囊性化导致充满液体的圆形或椭圆形囊肿

囊肿、纤维化、增生和腺病(乳腺小叶扩大)。

乳腺的生长、成熟和分化受到激素和生长因子的精确调控,这些变化会影响乳腺组织的基质和上皮细胞。在乳腺组织的增殖后期,可能会发生增生阶段,如硬化性腺病或小叶增生。一个重要的发现是,如果乳腺组织中的增生状态与 Ki67 细胞感染率升高(超过 2%)相关联,那么患者可能会面临乳腺癌的发病风险增加 2 倍的风险。

(二) 乳腺囊性增生治疗药物作用机制研究进展

由于雌激素和孕激素的作用可能导致乳房纤维囊性变化,一些人建议将二甲双胍作为一种治疗方法,以减少与相关激素过度刺激有关的细胞过度增殖。对于出现乳腺增生的患者,首选是改变生活方式。其他建议包括使用支持性胸罩,并考虑调整激素替代治疗的剂量。尚无证据表明减少咖啡因摄入可以改善纤维囊性乳腺疾病或乳腺增生。止痛药,如阿司匹林和布洛芬,可供选择。

研究表明,前列腺素 E 及其前体 γ-亚麻酸(GLA)的缺乏可能导致月经周期的黄体期间乳房的敏感性增加。特别是,在周期性乳腺增生症患者的血浆中,GLA 的代谢物水平被发现异常低。为了提高疗效,有研究建议在必需多不饱和脂肪酸(PUFA)中加入抗氧化剂,因为 PUFA 在体内容易被氧化变质。

针对脂肪酸缺乏导致乳腺囊性增生的假说,进行了一项临床研究,旨在通过在饮食中补充必需脂肪酸(EFA)来治疗这种情况。月见草油(EPO)富含必需多不饱和脂肪酸(PUFA),其中包含 7% 的亚麻酸和 72% 的亚油酸,被认为是自然界中最丰富的 EFA 来源之一。一些试验表明,月见草油对于缓解轻度和中度的周期性乳腺增生症状非常有帮助。

如果乳房疼痛持续严重超过 6 个月并且影响到日常活动,可以考虑其他治疗方法,如他莫昔芬、溴隐亭或达那唑。在存在高催乳素血症和雌激素过度刺激的迹象时,建议考虑使用溴隐亭和达那唑进行治疗。虽然达那唑已被美国 FDA 批准用于治疗纤维囊性乳腺病变,但其疗效并不显著,而且治疗费用限制了其广泛应用。

戈舍瑞林是一种人工合成的类似促黄体生成素释放激素(LHRH 类似物),长期使用可以抑制垂体分泌的黄体生成素,从而导致男性血清睾酮和女性血清雌二醇(E_2)的下降。一项大型随机多中心研究研究了戈舍瑞林在乳腺增生症治疗中的应用。

苯并吡喃具有弱的雌激素激动和强的雌激素拮抗活性,但不具备孕激素、雄激素和抗雄激素活性。临床研究表明,苯并吡喃不仅对乳腺增生有明显的益处,还对纤维腺瘤的消退有显著作用。

膳食纤维可以通过调节激素来影响纤维囊肿性乳腺疾病。虽然大部分与膳食纤维和雌性激素之间关系的研究主要集中在乳腺癌风险方面,但膳食纤维可能同样适用于纤维囊肿性乳腺疾病的预防未结合的雌激素被认为容易与肠腔内的某些纤维成分结合,从而减少这些游离的雌激素被再次吸收的机会。这可以减少体内雌激素的循环水平。

然而,目前尚缺乏直接证据来证明膳食纤维对乳腺纤维囊肿疾病的治疗效果(图 24-3-2)。尽管膳食纤维对雌激素代谢有潜在的调节作用,但其在治疗纤维囊肿性乳腺疾病方面的确切效果尚未得到充分证实。因此,需要更多的研究来深入探讨膳食纤维与这种乳腺疾病之间的关联以及其潜在的治疗作用。

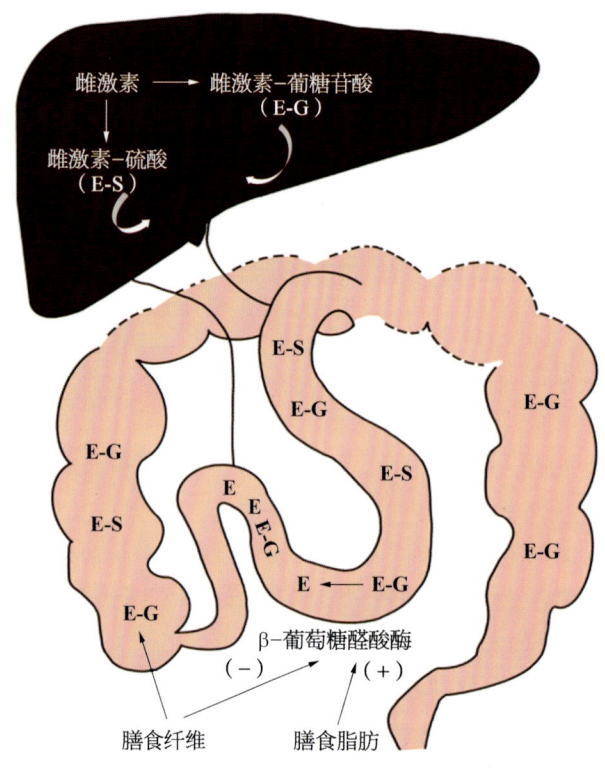

图 24-3-2　膳食纤维摄入影响体内雌激素水平过程示意图

第四节　乳腺囊性增生病药理学研究案例

AAA 对乳腺增生大鼠干预作用的研究

（一）目的

研讨乳腺增生病的中医药外治方法，探讨 AAA 透皮干预乳腺增生病的作用机制。

（二）受试物

(1) 名称：AAA。

(2) 批号：051028。

(3) 组分：丁香、红花、元胡、王不留行、冰片和麝香等。

(4) 性状：浓缩浸膏。

(5) 提供单位：×××医院。

（三）动物资料

(1) 种：大鼠。

(2) 属：Wistar。

(3) 性别和数量：雌性大鼠，70 只。

(4) 体重范围：200 g±20 g。

(5) 来源：×××实验动物中心提供。

(6) 等级：SPF 级。

(7) 合格证号及发证单位：合格证号 SCXK(X) 20030004。

(8) 实验系统选择说明：Wistar 大鼠的乳腺癌发生率很低，容易诱导乳腺增生病。

（四）分组和剂量设置

(1) 分组方法：设空白对照组、单纯疾病模型组和三苯氧胺软膏组、散结乳癖贴膏组、AAA 低、中和高剂量组共 7 组，每组 10 只动物。

(2) 剂量设置依据：①急性毒性实验：给动物皮下注射乳宁液，药后连续观察 7 天，测得 LD_{50} = 8.296 6 g/kg，其 95% 的可信区间为 6.966 1～9.627 1 g/kg，表明急性毒性较小，在一定程度上可保证 AAA 外用的安全性。②皮肤刺激实验：AAA 在 1∶1 浓度下对家兔完整皮肤几乎无明显刺激，而对破损皮肤刺激明显，但药后144 h破损皮肤用药部位完全恢复正常,局部无色素沉着、皮肤粗糙等异常改变,表明该药对破损皮肤刺激作用不会累及真皮层。③皮肤致敏实验:试验表明AAA对动物无皮肤过敏刺激,按皮肤反应强度分类属无致敏性药物,皮肤致敏率为零。

(五) 给药方法

(1) 给药频率:重复给药。

(2) 给药途径:皮肤涂抹给药。

(3) 给药量:空白对照组给予生理盐水0.2 mL/d;单纯疾病模型组,不做特殊处理;三苯氧胺软膏组涂抹三苯氧胺乳膏0.1 g;散结乳癖贴膏组:涂抹散结乳癖贴膏0.1 g;AAA小剂量组涂抹AAA 0.1 g;AAA中剂量组涂抹AAA 0.2 g;AAA大剂量组涂抹AAA 0.4 g。

(4) 给药期限:30天。

(5) 给予受试物的途径说明:与临床使用途径一致。

(6) 受试物的给予方法:空白对照组大鼠的后腿内侧肌内注射生理盐水0.2 mL/天。单纯疾病模型组大鼠在造模后进行自然饲养,不做特殊处理。三苯氧胺软膏组、散结乳癖贴膏组、AAA小剂量组、AAA中剂量组和AAA大剂量组在造模的基础上,分别于乳腺部位涂抹相应药物,并按摩每只乳房1 min,每天1次,持续30天。

(六) 实验方法和观察指标

(1) 主要检测仪器:OLYMPUS(BH-2)照相显微镜、光学显微镜、激光多普勒微循环血流分析仪。

(2) 实验方法:在实验开始的第1、2、3和4周末,对以上7组动物进行称重。造模及涂药30天后,使用3%的水合氯醛按300 mg/kg经腹腔注射麻醉。

1) 血流动力学测试:选择大鼠左腋前第2个乳头为研究对象,在使用3%的水合氯醛麻醉后,将大鼠放置于恒温箱内10 min,然后由同一操作者以相同的压力将激光探头放置在大鼠乳房上,测试大鼠乳腺微循环的血流量。

2) 大鼠乳头高度、乳房直径测量及乳房组织取材:使用精密游标卡尺测量腋前上、下二对(2、3对)乳房直径。取大鼠2、3对乳房组织,用10%福尔马林固定,石蜡包埋切片,常规HE染色后在光镜下进行组织学观察,评估其增生程度。

3) 血液流变学和血清性激素检测:完成血流动力学测试后,将大鼠固定,从大鼠下腔静脉抽取6 mL静脉血,注入已加肝素的试管,送至医院血流变室进行血液流变学检查。另外,抽取2 mL静脉血,注入普通试管,送至医学科检测血清性激素。同时取子宫及脾脏,使用电子天平称重并计算其脏器系数。对乳房组织进行HE染色和组织学诊断。

(3) 观察指标:体重、乳头高度和乳房直径、脏器系数、乳腺血流动力学、血液流变学、血清性激素及乳腺组织形态学。

(七) 统计分析

计量资料结果用均数±标准差($\bar{X} \pm SD$)表示。先采用方差齐性检验,再用两两q检验进行组间差异的比较,计数资料用X^2检验,等级资料用CMH卡方检验,采用SAS8.0版统计软件进行分析,检验标准a=0.05。

(八) 结果

(1) 大鼠实验前后体重的比较(表24-4-1):结果表明,大鼠经雌二醇、黄体酮联合造模并用药干预后,无一例死亡,第二周内出现疾病模型组及各用药组体重增长幅度较空白对照组降低($P<0.05$);第三周后恢复正常。

表24-4-1 试验各组大鼠体重对照表($\bar{X} \pm SD$, g)

组别	n	第1周	第2周	第3周	第4周
空白对照组	10	233.00±17.34	262.00±16.96	269.20±21.18	282.50±22.59
单纯疾病模型组	10	227.60±11.50	237.60±20.57*	238.30±25.88	246.90±25.20
三苯氧胺软膏组	10	232.50±12.20	240.60±18.40*	249.00±23.34	258.10±26.93
散结乳癖贴膏组	10	234.40±10.05	242.80±18.29*	247.10±20.04	252.30±17.93
AAA小剂量组	10	227.70±12.14	238.50±18.54*	242.30±26.41	247.50±28.50
AAA中剂量组	10	227.50±12.42	238.40±12.31*	242.60±12.92	246.80±14.37
AAA大剂量组	10	232.00±13.61	236.80±13.27*	242.70±15.85	246.40±18.85

注:* 与空白对照组比,$P<0.05$

(2) AAA 对大鼠乳头高度、乳房直径的影响:表 24-4-2 统计结果表明,疾病模型组大鼠的第二、三对乳头高度明显高于其他各组($P<0.01$)。经药物干预后,表现出良好的治疗效果,其中三苯氧胺软膏组优于散结乳癖贴膏组和 AAA 小剂量组($P<0.05$)。而 AAA 中剂量组和大剂量组也优于散结乳癖贴膏组($P<0.05$),并且与三苯氧胺组无显著性差异($P>0.05$),乳头高度接近于空白对照组($P>0.05$)。

表 24-4-2 大鼠乳头高度和乳房直径变化对照表($\bar{X}\pm SD$, mm)

组别	n	乳头高度		乳房直径	
		第二对	第三对	第二对	第三对
空白对照组	10	1.61±0.19**	1.65±0.18**	0.93±0.06**	0.96±0.06**
单纯疾病模型组	10	2.11±0.16	2.14±0.16	1.74±0.05	1.70±0.04
三苯氧胺软膏组	10	1.70±0.15**	1.75±0.15**	1.49±0.06**	1.52±0.06**
散结乳癖贴膏组	10	1.91±0.08**▲	1.94±0.08**▲	1.59±0.03**▲▲	1.63±0.03*▲▲
AAA 小剂量组	10	1.89±0.08**▲	1.93±0.07**▲	1.67±0.04**▲▲	1.70±0.04**▲▲
AAA 中剂量组	10	1.71±0.10**△	1.75±0.10**△	1.60±0.03**▲▲●	1.63±0.03*▲
AAA 大剂量组	10	1.73±0.09**△	1.76±0.09**△	1.59±0.04**▲▲●	1.62±0.04**▲▲

注:与单纯模型组相比,*$P<0.05$,**$P<0.01$;与三苯氧胺软膏组相比,▲$P<0.05$,▲▲$P<0.01$;与散结乳癖贴膏组相比,△$P<0.05$;与 AAA 组相比,●$P<0.05$

疾病模型组大鼠的第二、三对乳房直径明显大于其他各组($P<0.05$ 或 0.01)。经药物干预后,各组乳房直径有所缩小,其中三苯氧胺软膏组优于其他各药物组($P<0.01$)。此外,AAA 中剂量组和大剂量组也优于小剂量组($P<0.05$),而其他各组之间无显著性差异($P>0.05$)。

(3) AAA 对大鼠脏器系数的影响(表 24-4-3):结果显示,单纯疾病模型组大鼠的脾脏系数与空白对照组比明显减小,而子宫系数明显增大(均 $P<0.01$);经药物干预后各组大鼠脾脏系数提高($P<0.01$),与空白对照组接近($P>0.05$),对子宫系数影响不大。

表 24-4-3 AAA 对大鼠脏器系数的影响($\bar{X}\pm SD$)

组别	n	脏器系数	
		脾脏	子宫
空白对照组	10	0.34±0.05**	0.20±0.02
单纯疾病模型组	10	0.24±0.04	0.58±0.03▲▲
三苯氧胺软膏组	10	0.35±0.05**	0.56±0.03▲▲
散结乳癖贴膏组	10	0.34±0.04**	0.56±0.02▲▲
AAA 小剂量组	10	0.34±0.03**	0.55±0.03▲▲
AAA 中剂量组	10	0.35±0.06**	0.56±0.03▲▲
AAA 大剂量组	10	0.36±0.06**	0.56±0.04▲▲

注:与单纯模型组相比,**$P<0.01$;与空白对照组相比,▲▲$P<0.01$

(4) AAA 对大鼠乳腺血流动力学的影响(表 24-4-4):检测表明,空白对照组大鼠的乳腺微循环灌注量高于单纯疾病模型组和各用药组($P<0.01$)。经药物干预治疗后,各用药组的微循环灌注量均高于单纯疾病模型组($P<0.01$),其中 AAA 中、大剂量组的效果高于散结乳癖贴膏组($P<0.05$)。这表明 AAA 能够有效地改善大鼠乳房的微循环。

表 24-4-4 大鼠乳腺血流动力改变对照表($\bar{X}\pm SD$, AU)

组别	n	微循环灌注量
空白对照组	10	504.97±20.16
单纯疾病模型组	10	384.62±16.23**△△
三苯氧胺软膏组	10	479.35±19.59**△△
散结乳癖贴膏组	10	446.55±21.64**△△▲
AAA 小剂量组	10	419.44±26.80**△△
AAA 中剂量组	10	469.54±24.43**△△
AAA 大剂量组	10	469.15±25.09**△△

注:与空白对照组相比,**$P<0.01$;与单纯模型组相比,△△$P<0.01$;与三苯氧胺软膏组、AAA 大和中剂量组相比,▲$P<0.05$

(5) AAA 对大鼠血液流变学的影响(表 24-4-5):结果表明,经外源性激素造成乳腺增生模型后,血液呈现高凝状态,其流变学指标均高于空白对照组($P<0.05$ 或 $P<0.01$)。经各种药物干预后,血液高凝状态有不同程度的改善($P<0.05$ 或 $P<0.01$),甚至接近空白对照组,但三苯氧胺软膏组的改善效果不明显,可能与三苯氧胺导致血液高凝状态有关。实验结果表明,AAA 能够影响模型大鼠的血液流变学参

表24-4-5 大鼠血液流变改变对照表($\bar{X} \pm SD$)

组别	n	全血黏度(高切)(mPa/s)	全血黏度(低切)(mPa/s)	血浆黏度(mPa/s)	血细胞比容(L/L)	红细胞沉降率(mm/h)	纤维蛋白原(mg/mL)
空白对照组	10	4.35±0.40*	8.51±0.33**	1.33±0.03**△△	0.40±0.03**	1.3±0.48	2.07±0.33**
单纯疾病模型组	10	5.19±0.37	12.07±0.45▲▲	1.56±0.07	0.46±0.02	1.4±0.84	3.70±1.36
三苯氧胺软膏组	10	4.38±0.75*	11.00±1.31**▲▲	1.52±0.15	0.42±0.03*	1.3±0.67	3.07±0.70
散结乳癖贴膏组	10	4.34±0.43*	9.28±0.38**△△	1.34±0.03*△△	0.43±0.02*	1.8±0.92	2.63±0.65*
AAA 小剂量组	10	4.58±0.52*	9.41±0.22**△△	1.35±0.03*△△	0.42±0.03*	1.0±0.00	2.95±0.59
AAA 中剂量组	10	4.46±0.64*	9.41±0.33**△△	1.33±0.08*△△	0.42±0.03*	1.9±1.29	2.48±0.59*
AAA 大剂量组	10	4.28±0.31*	8.82±0.49**△△	1.32±0.04*△△	0.42±0.04	1.1±1.32	2.42±0.65*

注：与空白对照组相比，*$P<0.05$，**$P<0.01$；与单纯模型组相比，△△$P<0.01$；与三苯氧胺软膏组、AAA 大和中剂量组相比，▲$P<0.05$，▲▲$P<0.01$

数，从而改善血液的高凝状态。

(6) AAA 对大鼠血清性激素的影响（表24-4-6）：结果显示，外源性激素复制乳腺增生大鼠模型表现出明显的内分泌紊乱，其中 E_2 和 PRL 显著升高（$P<0.05$ 或 $P<0.01$），而 P、T、FSH 和 LH 有不同程度的降低（$P<0.05$ 或 $P<0.01$）。各种药物干预后，能够在一定范围内调整内分泌的紊乱，降低 E 和 PRL，升高 P、T、FSH 和 LH，但尚不能完全达到正常的性激素水平（$P>0.05$）。

表24-4-6 大鼠血清性激素水平检测结果($\bar{X} \pm SD$)

检测指标	n	E_2(ng/L)	P(μg/L)	T(μg/L)	PRL(μg/L)	FSH(mIUg/mL)	LH(mIUg/mL)
空白对照组	10	8.31±0.87	37.33±0.72	0.39±0.07	3.21±0.12	0.28±0.06	0.68±0.08
单纯疾病模型组	10	20.96±1.67**	17.64±0.88**	0.14±0.03**	3.90±0.11**	0.21±0.06*	0.56±0.08*
三苯氧胺软膏组	10	10.35±1.12**△△	28.43±1.13**△△	0.28±0.04**△△	3.26±0.10△△	0.35±0.05△△	0.55±0.08△
散结乳癖贴膏组	10	14.68±1.02**△△▲▲	22.80±1.48**△△▲▲	0.15±0.07**▲▲	3.52±0.11**△△▲▲	0.29±0.05△△	0.50±0.07▲
AAA 小剂量组	10	18.30±1.05**△△▲▲○○	19.76±1.57**△△▲●○○	0.18±0.05**△△▲○○	3.73±0.09**△△▲●○	0.27±0.08△	0.45±0.13△△
AAA 中剂量组	10	14.15±1.39**△△▲▲●●	23.51±1.13**△△▲●●	0.22±0.06**△△○	3.51±0.10**△△○	0.33±0.07△△	0.49±0.11△
AAA 大剂量组	10	12.47±0.85**△△▲▲○○	25.57±1.02**△△▲▲○○	0.27±0.04**△△○○	3.24±0.18△△●●	0.36±0.04△△●	0.55±0.11△

注：与空白对照组比*$P<0.05$，**$P<0.01$；与单纯疾病模型组比△$P<0.05$，△△$P<0.01$；与三苯氧胺软膏组比▲▲$P<0.01$；散结乳癖贴膏组比○$P<0.05$，○○$P<0.01$；与 AAA 大、中、小剂量组两两相比●$P<0.05$，●●$P<0.01$；AAA 大小剂量组比⊙⊙$P<0.01$

三苯氧胺软膏组优于 AAA 各剂量组（均 $P<0.01$），AAA 大剂量组优于散结乳癖贴膏组（$P<0.01$），AAA 各剂量组之间有显著性差异（均 $P<0.01$）。三苯氧胺软膏组优于散结乳癖贴膏组和 AAA 小剂量组（$P<0.01$），与 AAA 大、中剂量组无显著差异（$P>0.05$），AAA 大、中剂量组优于散结乳癖贴膏组（$P<0.05$ 或 0.01）。三苯氧胺软膏组与 AAA 大剂量组无显著性差异（$P>0.05$），但优于其他各组（$P<0.01$）。

虽然各药物组均能不同程度地提高 FSH 和 LH 的水平，但各组之间无显著性差异（$P>0.05$）。

(7) AAA 对大鼠乳腺组织形态学的影响（表24-4-7）：单纯疾病模型组大鼠乳房的病理形态主要表现为中重度增生，与空白对照组相比存在非常显著差异，

表24-4-7 大鼠乳腺组织形态学观察统计分析表

组别	n	乳数(对)	无增生	轻度增生	中度增生	中度增生
空白对照组	10	40	38	2	0	0
单纯疾病模型组	10	40	0	0	4	36
三苯氧胺软膏组	10	40	36	4	0	0**
散结乳癖贴膏组	10	40	21	13	5	1**▲▲
AAA 小剂量组	10	40	24	8	6	2**▲▲
AAA 中剂量组	10	40	28	8	4	0**▲
AAA 大剂量组	10	40	32	5	3	0**△

注：与空白对照组比**$P<0.01$；与三苯氧胺软膏组比▲$P<0.05$($X^2=6.33, P=0.0421$)，▲▲$P<0.01$(三苯氧胺软膏组与散结乳癖贴膏组比 $X^2=14.71, P=0.0028$；与 AAA 小剂量组比 $X^2=11.73, P=0.0006$)；与散结乳癖贴膏组比△$P<0.05$($X^2=6.84, P=0.0327$)

表明外源性激素能够有效复制乳腺增生病模型。经药物干预后,能够显著降低乳腺增生的程度,其中三苯氧胺软膏组优于散结乳癖贴膏组、AAA 小剂量组和中剂量组($P<0.01$ 或 $P<0.05$),与 AAA 大剂量组相比无显著性差异($P>0.05$)。AAA 大剂量组优于散结乳癖贴膏组($P<0.05$),而 AAA 大、中、小剂量组之间无显著性差异($P>0.05$)。

(九) 讨论

AAA 配方的研发充分考虑了乳腺增生病的特殊特点,并吸收了长期的临床实践经验,是在深入研究传统中药和现代药物的基础上完成的。为了提取有效成分并制备适合的剂型,本研究采用了现代科学的制药方法,成功地研制出一种全新的中药霜剂。这一独特的配方为乳腺增生病的治疗提供了新的路径,也为临床治疗带来了崭新的选择。

在实验中,研究人员对乳腺增生大鼠进行了 AAA 配方的干预观察,并进行了多方面的验证。组织病理学观察结果表明,AAA 干预明显改善了乳腺组织的病理结构,从而减轻了乳腺增生的程度。同时,监测血流动力学参数显示,AAA 干预后乳腺组织的血液灌注量发生了显著变化,表明其对乳腺组织的血液供应产生了积极影响。此外,血清学和细胞学方面的研究进一步证实了 AAA 对乳腺组织的调节作用,表现为血清中相关指标的改变以及乳腺细胞形态学的变化。

通过综合分析实验结果,本研究深入探讨了 AAA 配方在乳腺增生治疗中的作用机制。AAA 配方能够通过调节血液灌注、改善组织病理学状况、调节血清指标和细胞形态学等多种途径发挥治疗作用。这些发现为进一步的临床应用提供了坚实的理论和实验基础,同时也为乳腺增生病的治疗提供了新的思路和方法。

研究发现,在乳腺增生过程中存在着新的血管生成,并随着增生程度的加重,其表达逐渐增强。AAA 的透皮干预能够显著降低乳腺增生组织中的血管内皮生长因子和成纤维细胞生长因子的表达,进一步抑制血管生成,阻断了乳腺增生的进展。这不仅扩大了中药的应用范围,而且为中药干预乳腺增生提供了新的思路,具有重要的科学意义。

乳腺增生病的发生是多种内外环境因素综合作用的结果。尽管以上研究只涉及部分作用因素,而且仅对疾病模型进行了研究,尚未涉及病证结合造模,可能存在一定局限性。另外,AAA 的药物成分大多含有挥发性成分,可透过皮肤发挥治疗作用,若添加透皮促进剂,可能增加疗效,但需要进一步研究。

AAA 的应用能够改善乳腺微循环,并增加血流灌注量,进而调整全身血液流变性,改善血液高凝状态。通过调节乳腺增生大鼠的内分泌失调,AAA 能够抑制或逆转乳腺组织的增生,降低其程度,为中药透皮治疗乳腺增生病提供理论支持和疗效评价标准。

(十) 结论

本研究从血流动力学、组织病理学、血清学、细胞学等多个角度验证了 AAA 干预乳腺增生大鼠的作用机理,探讨了乳腺增生病的外治方法,对中医药外治乳腺增生病的理论及规律有了更深入的认识,丰富了治疗手段,提供了新的药物和方法,为未来的研究奠定了实验基础。

(张君芳　郭　隽)

参考文献

[1] 毕于聪,史渊源,张林,等. 双金散结颗粒治疗乳腺增生的药效及物质基础[J]. 中国实验方剂学杂志,2020,26(13):7. DOI:10.13422/j.cnki.syfjx.20201328.

[2] 曹月敏,王国佩. 乳腺外科学[M]. 石家庄:河北科学技术出版社,1991.

[3] 黄月玲,文端成,韦永芳,等. 大鼠乳腺增生模型的建立[J]. 广东医学,2002,23(4):2. DOI:10.3969/j.issn.1001-9448.2002.04.016.

[4] Li J L, Zhang J X, Wang T S,等. 柴金散结对乳腺增生大鼠的药效作用及机制[J]. 中国实验方剂学杂志,2019(015):025.

[5] 李军梅,刘建勋,邢泽田,等. 乳结消颗粒对肝郁气滞型乳腺增生模型大鼠的影响[J]. 中药新药与临床药理,2020,31(6):10. DOI:CNKI:SUN:ZYXY.0.2020-06-003.

[6] 李军梅,刘建勋,邢泽田,等. 乳结消颗粒对家兔乳腺增生的影响[J]. 中华中医药杂志,2020,35(9):5.

[7] 李湘奇. 乳宁霜透皮对乳腺增生大鼠干预作用的研究[D]. 济南:山东中医药大学,2006.

[8] 林成仁,马雪瑛,王敏,等. 青香丸(浓缩丸)对家兔乳腺增生的影响及机理研究[J]. 中国实验方剂学杂志,2003,9(005):35-38. DOI:10.3969/j.issn.1005-9903.2003.05.015.

[9] 刘丽军,杜庆兰,靳亚慈,等. 针药结合对乳腺增生大鼠乳腺组织及雌激素受体亚型表达的影响[J]. 中国针灸,2007,27(4):5. DOI:CNKI:SUN:ZGZE.0.2007-04-016.

[10] 刘万花. 乳腺比较影像诊断学[M]. 南京:东南大学出版社,2017.

[11] 刘宇飞. 消癥丸对小鼠乳腺增生病及乳腺非典型增生、乳腺癌 HCC1937 细胞系的作用机制研究[D]. 北京:北京中医药大学,2021.

[12] 马薇,金泉秀,吴云飞,等. 乳腺增生症诊治专家共识[J]. 中国实用外科杂志,2016(7):759-762. DOI:CNKI:SUN:ZGWK.0.2016-07-015.

[13] 马雪琳,林成仁,王敏,等. 青香丸(浓缩丸)对大鼠乳腺增生的影响[J]. 中药新药与临床药理,2003,14(6):4. DOI:10.3321/j.issn:1003-9783.2003.06.005.

[14] 孟军伟,安靖,王雄,等. 回乳抑增一号对乳腺增生大鼠激素受体及细胞增殖、凋亡的影响[J]. 中成药,2021,43(6):5. DOI:10.3969/j.issn.1001-1528.2021.06.012.

[15] 苗明三,温亚娟,白明,等. 乳腺增生动物模型制备规范(草案)[J]. 中国实验方剂学杂志,2017(24):17-22.

[16] 汤浩,陈丽津,梁晓静,等. 消乳增胶囊治疗小鼠乳腺增生作用机制的血清代谢组学研究[J]. 中药药理与临床,2019,35(4):6. DOI:CNKI:SUN:ZYYL.0.2019-04-034.

[17] 王丽,蔡惠,叶尔买克,等. 百麦外用中药制剂对小鼠乳腺增生的实验研究[J]. 北京联合大学学报,2010,24(4):3. DOI:10.3969/j.issn.1005-0310.2010.04.017.

[18] 魏谭军,梁源,王毅,等.理气散结颗粒对大鼠乳腺增生的影响[J].中成药,2019,41(2):6.DOI:CNKI:SUN:ZCYA.0.2019-02-012.
[19] 辛悦,于博文,郭鱼波,等.舒肝颗粒对肝郁气滞型乳腺增生症小鼠的治疗作用及机制研究[J].北京中医药,2021,40(10):1077-1082.
[20] 徐国兵,王峥涛.鹿角对大鼠乳腺增生模型的治疗作用[J].中国药科大学学报,2006,37(4):4.DOI:10.3321/j.issn:1000-5048.2006.04.015.
[21] 许德义,孙玉琪.碘化钾治疗大鼠乳腺纤维囊性增生的实验研究[J].中华外科杂志,2002,40(7):553-553.DOI:10.3760/j:issn:0529-5815.2002.07.025.
[22] 杨映红.常见乳腺疾病病理诊断图谱[M].福州:福建科学技术出版社,2018.
[23] 杨陆一,韩光红,陈凤山.乳痛宁对大鼠乳腺增生病模型的作用[J].吉林大学学报(医学版),2006,32(5):413-415.DOI:10.3969/j.issn.1671-587X.2006.03.018.
[24] 赵乐,张董晓,裴晓华,等.基于情绪轴及性腺轴探讨疏肝补肾法治疗乳腺增生症的机制[J].中华中医药杂志,2022,37(01):150-154.
[25] Aghababayan S, Sheikhi Mobarakeh Z, Qorbani M, et al. Dietary phytochemical index and benign breast diseases: A case-control study [J]. Nutrition and cancer, 2020, 72(6):1067-1073.
[26] Ahiskalioglu A, Yayik A M, Demir U, et al. Preemptive analgesic efficacy of the ultrasound-guided bilateral superficial serratus plane block on postoperative pain in breast reduction surgery: a prospective randomized controlled study [J]. Aesthetic Plastic Surgery, 2020, 44:37-44.
[27] Ameen F, Reda S A, El-Shatoury S A, et al. Prevalence of antibiotic resistant mastitis pathogens in dairy cows in Egypt and potential biological control agents produced from plant endophytic actinobacteria [J]. Saudi journal of biological sciences, 2019, 26(7):1492-1498.
[28] Autenshlyus A I, Studenikina A A, Bernado A V, et al. Assessment of the cytokine-producing resource of tumor biopsy samples from patients with invasive carcinoma of no special type and with non-malignant breast diseases [J]. Biomeditsinskaya khimiya, 2019, 65(5):418-423.
[29] Banuelos J, Sabbagh M D, Roh S G, et al. Infections following immediate implant-based breast reconstruction: a case-control study over 11 years [J]. Plastic and reconstructive surgery, 2019, 144(6):1270-1277.
[30] Blevins S, Gardner K, Wagner A, et al. Mammary gland enlargement and discharge in an adult New Zealand white rabbit [J]. Lab animal, 2009, 38(8):258-259.
[31] Carvalho M J, Subtil S, Rodrigues Â, et al. Controversial association between polycystic ovary syndrome and breast cancer [J]. European Journal of Obstetrics & Gynecology and Reproductive Biology, 2019, 243:125-132.
[32] Cloete D J, Minne C, Schoub P K, et al. Magnetic resonance imaging of fibroadenoma-like lesions and correlation with breast imaging-reporting and data system and kaiser scoring system [J]. SA Journal of Radiology, 2018, 22(2):1-9.
[33] Costa R S S, Silva I F D. P53 Expression in benign breast disease development: A systematic review [J]. Asian Pac J Cancer Prev. 2020, 21(9):2485-2491.
[34] Courtillot C, Plu-Bureau G, Binart N, et al. Benign breast diseases [J]. Journal of Mammary Gland Biology and Neoplasia, 2005, 10(4):325-335.
[35] Danino M A, El Khatib A M, Doucet O, et al. Preliminary results supporting the bacterial hypothesis in red breast syndrome following postmastectomy acellular dermal matrix-and implant-based reconstructions [J]. Plastic and Reconstructive Surgery, 2019, 144(6):988e-992e.
[36] Dhar A, Srivastava A. Role of centchroman in regression of mastalgia and fibroadenoma [J]. World journal of surgery, 2007, 31:1180-1186.
[37] Doshi D J, March D E, Crisi G M, et al. Complex cystic breast masses: diagnostic approach and imaging-pathologic correlation [J]. Radiographics, 2007, 27(suppl_1):S53-S64.
[38] Fu L M, Sun X J, Lyu H, et al. Low grade adenosquamous carcinoma arising from sclerosing adenosis of the breast: report of a case [J]. Zhonghua Bing Li Xue Za Zhi, 2019, 48(5):415-417.
[39] Ghaemi S Z, Keshavarz Z, Tahmasebi S, et al. Explaining perceived priorities in women with breast cancer: a qualitative study [J]. Asian Pacific Journal of Cancer Prevention: APJCP, 2019, 20(11):3311.
[40] Gopalani S V, Janitz A E, Martinez S A, et al. Trends in cancer incidence among American indians and Alaska natives and non-hispanic whites in the United States, 1999-2015 [J]. Epidemiology, 2020, 31(2):205-213.
[41] Hartmann L C, Sellers T A, Frost M H, et al. Benign breast disease and the risk of breast cancer [J]. New England Journal of Medicine, 2005, 353(3):229-237.
[42] Haynes B P, Ginsburg O, Gao Q, et al. Menstrual cycle associated changes in hormone-related gene expression in oestrogen receptor positive breast cancer [J]. NPJ breast cancer, 2019, 5(1):42.
[43] Horner N K, Lampe J W. Potential mechanisms of diet therapy for fibrocystic breast conditions show inadequate evidence of effectiveness [J]. Journal of the American Dietetic Association, 2000, 100(11):1368-1380.
[44] Huang P, Yao J, Liu X, et al. Individualized intervention to improve rates of exclusive breastfeeding: A randomised controlled trial [J]. Medicine, 2019, 98(47):e17822.
[45] İdiz C, Çakır C, Ulusoy Aİ, et al. The role of nutrition in women with benign cyclic mastalgia: A case-control study [J]. European journal of breast health, 2018, 14(3):156.
[46] Jafarian A H, Kooshkiforooshani M, Farzad F, et al. The relationship between fibroblastic growth factor receptor-1 (FGFR1) gene amplification in triple negative breast carcinomas and clinicopathological prognostic factors [J]. Iranian Journal of Pathology, 2019, 14(4):299.
[47] King-Batoon A, Leszczynska J M, Klein C B. Modulation of gene methylation by genistein or lycopene in breast cancer cells [J]. Environ Mol Mutagen, 2008, 49(1):36-45.
[48] Li T T, Kang C S, Li H Z, et al. Value of shear wave elastography image classification in the diagnosis of breast masses [J]. Zhonghua Zhong liu za zhi [Chinese Journal of Oncology], 2019, 41(7):540-545.
[49] Lukasiewicz E, Ziemiecka A, Jakubowski W, et al. Fine-needle versus core-needle biopsy-which one to choose in preoperative assessment of focal lesions in the breasts? Literature review [J]. J of Ultrasonography, 2017, 17(71):267-274.
[50] Lundberg F E, Iliadou A N, Rodriguez-Wallberg K, et al. The risk of breast and gynecological cancer in women with a diagnosis of infertility: a nationwide population-based study [J]. European journal of epidemiology, 2019, 34:499-507.
[51] Luo C, Wang Y, Zou J, et al. Establishment and comparison of two methods to produce a rat model of mammary gland hyperplasia with hyperprolactinemia [J]. Brazilian Journal of Pharmaceutical Sciences, 2022, 58:e18912.
[52] Marchant D J. Benign breast disease [J]. Obstet Gynecol Clin North Am, 2002, 29(1):1-20.
[53] Masood S. Core needle biopsy versus fine needle aspiration biopsy: are there similar sampling and diagnostic issues? [J]. Clinics in laboratory medicine, 2005, 25(4):679-688.
[54] McMullen E R, Zoumberos N A, Kleer C G. Metaplastic breast carcinoma: update on histopathology and molecular alterations [J]. Archives of pathology & laboratory medicine, 2019, 143(12):1492-1496.
[55] Meattini I, Poortmans P, Kirova Y, et al. Hypofractionated whole breast irradiation after conservative surgery for patients aged less than 60 years: a multi-centre comparative study [J]. Acta Oncologica, 2020, 59(2):188-195.
[56] Miner N, Meng K. Mammographic architectural distortion caused by cyst aspiration [J]. Acta Radiologica Open, 2019, 8(6):2058460119859353.
[57] Mullooly M, Nyante S J, Pfeiffer R M, et al. Involution of breast lobules, mammographic breast density and prognosis among tamoxifen-treated estrogen receptor-positive breast cancer patients [J]. Journal of clinical medicine, 2019, 8(11):1868.
[58] Purcino F A C, Ruiz C A, Sorpreso I C E, et al. Management of benign

[59] Qiao X, Wang B, Yuan Z, et al. The polysaccharides from Yiqi Yangyin complex attenuated mammary gland hyperplasia: Integrating underlying biological mechanisms and network pharmacology [J]. Journal of Functional Foods, 2022, 88:104878.

[60] Rosa M, Agosto-Arroyo E. Core needle biopsy of benign, borderline and in-situ problematic lesions of the breast: diagnosis, differential diagnosis and immunohistochemistry [J]. Annals of diagnostic pathology, 2019, 43:151407.

[61] Russo J. Significance of rat mammary tumors for human risk assessment [J]. Toxicol Pathol, 2015, 43(2):145-70.

[62] Sawano T, Kambe T, Seno Y, et al. High internal radiation exposure associated with low socio-economic status six years after the Fukushima nuclear disaster: A case report [J]. Medicine, 2019, 98(47):e17989.

[63] Schünemann H J, Lerda D, Quinn C, et al. Breast cancer screening and diagnosis: a synopsis of the European Breast Guidelines [J]. Annals of internal medicine, 2020, 172(1):46-56.

[64] Song D, Shi X, Li C, et al. Effect of vitamin D3 on hyperplasia of mammary glands in experimental rats [J]. Gland Surgery, 2022, 11(1):136-46.

[65] Tu C, Ren X, He J, et al. The value of LncRNA BCAR4 as a prognostic biomarker on clinical outcomes in human cancers [J]. Journal of Cancer, 2019, 10(24):5992.

[66] Urano M, Nishikawa H, Goto T, et al. Digital Mammographic Features of Breast Cancer Recurrences and Benign Lesions Mimicking Malignancy Following Breast-Conserving Surgery and Radiation Therapy [J]. The Kurume Medical Journal, 2018, 65(4):113-121.

[67] Youlden D R, Baade P D, Walker R, et al. Breast cancer incidence and survival among young females in Queensland, Australia [J]. Journal of Adolescent and Young Adult Oncology, 2020, 9(3):402-409.

[68] Zhang S C, Hu Z Q, Long J H, et al. Clinical implications of tumor-infiltrating immune cells in breast cancer [J]. Journal of Cancer, 2019, 10(24):6175.

第二十五章

乳腺恶性肿瘤药理学

第一节 概 述

（一）概念

乳腺癌是女性常见的乳腺恶性肿瘤，发自于乳腺上皮细胞的增殖失控。发病年龄从 20 岁起逐年升高，45～50 岁达最高点，中国乳腺癌病例占全世界的 30%，近年呈逐年增长趋势。

乳腺癌的癌变过程可分为两个阶段，第一个阶段为"始动阶段"，指正常人体细胞在某种因素（始动因素）作用下开始发生转化。发生转化的细胞不一定都会变成癌细胞，而在受到某种或多种具有促癌作用的因素下，比如环境因素、压力、生活不规律或者情绪不佳等反复作用下，就有可能发展成为癌细胞。第二个阶段称为促癌阶段。正常情况下，身体是有一个强大的抑癌系统。一般在一个正常细胞里，除了有致癌基因外，还有一个抑癌基因的存在。正常癌基因受到抑癌基因的监视，一般很难发生恶性行为。当人体的免疫监督作用减弱时，细胞内部的致癌基因会得到启动或者发生基因突变，该细胞就不会不断裂变，无止境地扩张后发生癌变。乳腺的正常细胞就是在经过始动阶段后及某种促癌因素较长时间反复的接触下，逐渐发生增生、非典型增生，继而发生癌变。

（二）流行病学

全球范围内，乳腺癌是女性最常见的癌症。在世界范围内，大多数地区的乳腺癌发病率一直在上升，但发达国家的上升速度高于发展中国家。然而，乳腺癌死亡率的趋势显示，在大多数发达国家，死亡率稳步下降，而在发展中国家则停滞不前或略有上升。

2012 年，全球确诊的乳腺癌新发病例超过 167 万例，占所有癌症病例的 25%。2015 年，美国女性估计有 231 840 例新诊断的浸润性乳腺癌病例，另有估计 60 290 例原位乳腺癌新增病例。同年，约有 40 290 名美国妇女死于乳腺癌。虽然发展中国家的发病率较低，但由于卫生条件不佳、获得医疗保健的机会有限，世界各地的死亡率几乎相等（发展中国家死亡 32.4 万人，占总数的 14.3%，发达国家死亡 19.8 万人，占总数的 15.4%）。

在亚洲国家，如中国、日本、韩国等，乳腺癌的调整发病率为每 10 万人中 10～30 例，目前仍呈上升趋势。我国乳腺癌的发病高峰年龄在 45～55 岁，比西方国家的妇女早 10～15 年。值得注意的是，乳腺癌不仅仅是女性的疾病，每年美国大约新增 2 000 例男性乳腺癌病例，每年大约有 400 名男性死于该病。一些男性病例似乎也具有遗传基础。

（三）病因

乳腺癌确切的病因目前尚不完全清楚，虽然有许多因素可能影响乳腺癌的风险，但只有少数被认为具有显著性。观察乳腺癌在家族中的聚集清晰地显示了遗传成分的相关性。目前已知的环境和社会风险因素包括生殖行为、初潮和绝经年龄、雌激素摄入、体重指数（绝经后）、饮酒和接触电离辐射。

（1）年龄：年龄是乳腺癌最为显著的危险因素之一。随着年龄的增长，乳腺癌的发病率呈急剧上升趋势。在绝经之前，女性患乳腺癌的可能性相对较低。而在绝经期，乳腺癌风险似乎会经历一个平台期，之后发病率再次缓慢上升。

（2）内源性激素：接触雌激素与乳腺癌的发病密切相关。雌激素是一种关键的女性性激素，在体内执行多项重要功能。雌激素促进致癌过程的机制复杂多样，但已有证据表明，雌激素能够刺激正常和恶性乳腺细胞的生长和增殖。许多已知的乳腺癌危险因素都可以追溯到雌激素暴露水平的升高或卵巢功能的周期性变化。

早初潮和晚绝经与长期高水平雌激素暴露有关，这两个因素与乳腺癌风险的增加密切相关（表 25-1-1）。

表 25-1-1　与激素浓度加倍相关的乳腺癌风险

模型中的激素	相对风险(95%置信区间)与激素浓度加倍相关性	
	未经调整的	调整其他激素
雌二醇和雄烯二酮[a]		
雌二醇	1.25(1.08～1.44)	1.15(0.99～1.35)
雄烯二酮	1.35(1.14～1.60)	1.27(1.06～1.53)
雌二醇和脱氢表雄酮[b]		
雌二醇	1.24(1.03～1.49)	1.19(0.98～1.44)
脱氢表雄酮	1.24(1.03～1.50)	1.19(0.98～1.45)
雌二醇和硫酸脱氢表雄酮[c]		
雌二醇	1.25(1.11～1.41)	1.19(1.05～1.35)
硫酸脱氢表雄酮	1.20(1.08～1.32)	1.15(1.04～1.27)
雌二醇和睾酮		
雌二醇	1.31(1.17～1.48)	1.18(1.04～1.34)
睾酮	1.42(1.25～1.61)	1.32(1.15～1.51)
雌二醇和性激素结合球蛋白[d]		
雌二醇	1.21(1.05～1.40)	1.20(1.04～1.38)
性激素结合球蛋白	0.88(0.76～1.02)	0.91(0.80～1.06)

注：[a]374 例病例患者和 986 例对照者来自美国密苏里州哥伦比亚市；[b]231 例病例患者和 423 例对照受试者来自美国密苏里州哥伦比亚市；[c]577 例病例患者和 1 483 名对照受试者来自美国密苏里州哥伦比亚市；[d]371 例病例患者和 1 137 例对照受试者来自美国密苏里州哥伦比亚市

(3) 外源性性激素：口服雌激素-孕激素联合避孕药被认为是已知的乳腺癌危险因素。绝经后的联合雌激素-孕激素替代疗法也被认为是乳腺癌的已知危险因素。

(4) 饮食：在膳食脂肪摄入量较高的国家，乳腺癌的发病率较高，而从膳食脂肪摄入低的环境迁移到膳食脂肪摄入高的地区的女性最终会增加患乳腺癌的风险。膳食脂肪在乳腺癌风险中扮演角色，很可能是通过其影响激素调节的机制。

(5) 酒精：饮酒被认为是乳腺癌的一个公认危险因素，并且大量研究已经证实了它们之间的关系。一项涵盖 53 项队列研究的大型汇总分析表明，与不饮酒相比，每日饮酒量在 35～44 g 的女性的相对危险度增加至 RR>1.3，每日饮酒量在 45 g 或以上的女性的相对危险度增加至 RR>1.4。对于那些考虑是否饮酒和绝经后是否使用激素的女性来说，可能需要考虑与乳腺癌相关的额外风险。

(6) 肥胖：体重过重(体重指数 BMI 在 25～30 kg/m²)和肥胖(BMI>30 kg/m²)被认为是乳腺癌的已知危险因素。然而，重要的是要注意，高 BMI 仅会增加绝经后女性患乳腺癌的风险，在绝经前女性中，适度增加的 BMI 可能会降低患乳腺癌的风险(表 25-1-2)。

表 25-1-2　乳腺癌多变量相对危险度和 95% 可信区间

人体测量变量	绝经前[b]			绝经后			总计		
	病例数(例)	相对[c]风险	95%可信区间	病例数(例)	相对风险	95%可信区间	病例数(例)	相对[d]风险	95%可信区间
高度(m)									
<1.60	149	1.0	—	724	1.0	—	970	1.0	—
≥1.60,≤1.65	202	1.21	0.94～1.55	921	1.09	0.98～1.21	1261	1.10	1.00～1.20
≥1.66,≤1.70	196	1.06	0.82～1.36	916	1.23	1.11～1.37	1253	1.20	1.09～1.32
≥1.70,≤1.75	117	1.14	0.86～1.52	491	1.24	1.09～1.41	688	1.24	1.11～1.38
≥1.75	39	1.42	0.95～2.12	156	1.28	0.94～1.76	213	1.22[a]	0.90～1.65
P 值(趋势检验)		0.41			<0.001			<0.001	
BMI(kg/m²)									
<21	158	1.0	—	363	1.0	—			
≥21,≤23	223	1.24	0.97～1.57	632	1.14	0.99～1.33			
≥23,≤25	131	1.03	0.78～1.35	699	1.15	1.00～1.34			
≥25,≤27	82	1.08	0.79～1.48	564	1.26	1.07～1.47			
≥27,≤29	47	0.97	0.66～1.44	401	1.43	1.21～1.67			
≥29,≤31	32	0.96	0.60～1.52	224	1.21	1.01～1.46			

续 表

人体测量变量	绝经前[b]			绝经后			总计		
	病例数（例）	相对[c]风险	95%可信区间	病例数（例）	相对风险	95%可信区间	病例数（例）	相对[d]风险	95%可信区间
>31,≤33	10	0.55	0.26～1.15	140	1.29	1.03～1.60			
>33	20	0.58	0.34～1.00	185	1.27	1.03～1.55			
P值（趋势检验）		0.007			0.001				

注：[a] 检验研究间的异质性，$P<0.05$。[b] 基督复临安息日会健康研究不包括在绝经前妇女的分析中。[c] 根据初潮年龄（≥11岁、12岁、13岁、14岁、≥15岁）、产次（0次、1～2次、≥3次）、第一个孩子出生年龄（≤20岁、21～25岁、26～30岁、>30岁）、绝经后激素使用（曾经、从未）、口服避孕药使用（曾经、从未）、良性乳腺疾病史（无、有）、母亲乳腺癌史（无、有）、姐妹乳腺癌史（无、有、无姐妹）、吸烟状况（曾经、从未）、教育程度（高中以下、高中、高中以上）、脂肪摄入（五分位数）、纤维摄入（五分位数）、能量摄入和酒精摄入（每天0g、0～1.5g、1.5～5g、5～15g、15～30g、≥30g），对多变量相对风险进行了调整。[d] 该模型包括上述所有项及诊断时的绝经状态（绝经前、绝经后、不确定）

（7）电离辐射：电离辐射与乳腺癌之间的关系已经得到一定程度的证实。医疗辐射与乳腺癌的关联较小，估计不到总体风险的1%。然而，一些人群，如共济失调-毛细血管扩张基因杂合子的女性，可能对常规辐射暴露的风险增加更为敏感。

（四）症状与体征

常见的乳腺癌症状包括乳房肿块、乳房增大、乳头内缩或乳头指向改变、乳头皮肤改变、乳房皮肤向内凹陷（酒窝征）、乳腺皮肤呈现"橘皮征"、乳头溢血、腋窝肿块和钙化灶等。

（五）组织病理学

乳腺癌有多种分型方法，目前国内多采用以下病理分型。

（1）非浸润性癌：包括导管内癌、小叶原位癌及乳头湿疹样乳腺癌。此型属早期，预后较好。

（2）浸润性非特殊癌：包括浸润性小叶癌、浸润性导管癌、髓样癌、单纯癌和腺癌等。此型是乳腺癌中最常见的类型，占80%。

（六）临床治疗

乳腺癌的治疗方法正在不断发展。手术治疗仍然是非侵袭性和局限性侵袭性乳腺癌的标准治疗方法，可能会与全身内分泌治疗、化疗和（或）放疗联合使用。本部分主要阐述用于乳腺癌治疗的相关药物。

（1）化学治疗药物：在乳腺癌治疗中，常用的化疗药物包括卡培他滨（希罗达）、卡铂、顺铂、环磷酰胺、多西紫杉醇、阿霉素、聚乙二醇脂质体阿霉素、表柔比星、依立布林、氟尿嘧啶、吉西他滨、伊沙匹隆、甲氨蝶呤、紫杉醇、结合蛋白紫杉醇和长春瑞滨。这些药物的用量和用法因患者个体差异、病情严重程度及药物特性而异。

（2）内分泌治疗药物：内分泌治疗已经成为对激素受体阳性乳腺癌患者而言主要且有效的治疗策略。其机制主要集中在干预雌激素受体（ER）信号通路上。

（3）联合治疗药物：联合化疗传统上涉及烷化剂（环磷酰胺）和抗代谢药物（甲氨蝶呤和5-氟尿嘧啶）的组合，这显著降低了复发风险。联合化疗的使用可能提供了诸多优势，如提高疗效和剂量减少，同时增加或维持疗效，减少毒性及降低或延迟药物耐药的发展。由于这些优势，联合化疗现在已成为临床实践中常规应用的策略。

（4）靶向治疗：是一种使用药物或其他物质来识别和攻击特定癌细胞的治疗方法。靶向治疗对正常细胞的伤害通常比化疗或放疗小。单克隆抗体、酪氨酸激酶抑制剂、细胞周期蛋白依赖激酶抑制剂、哺乳动物雷帕霉素靶蛋白抑制剂和PARP抑制剂是用于治疗乳腺癌的靶向治疗类型。

第二节 乳腺恶性肿瘤生物学模型

在研究乳腺癌的病因、发病机制和治疗效果评估方面，建立理想的乳腺癌模型是不可或缺的。动物模型可以用于研究乳腺癌的生物学特性及开发新的治疗方法。临床前动物模型主要用于预测候选药物在人类身上的安全性和有效性。

近年来，乳腺癌的研究已经在体外和体内模型中同时进行（图25-2-1），这为更深入的理解乳腺癌提供了新的机会。乳腺癌的基础和转化研究严重依赖于

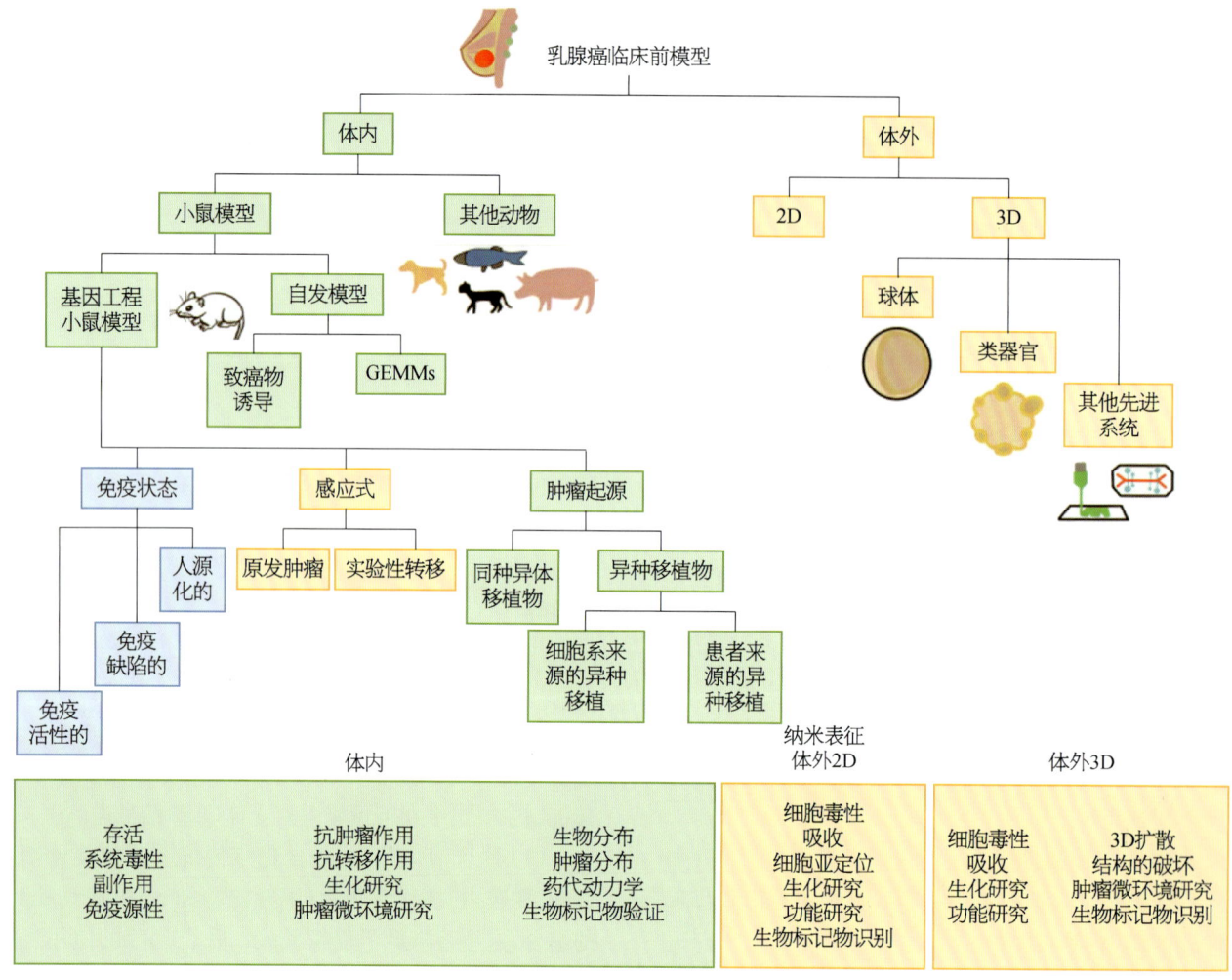

图 25-2-1 用于纳米医学发展的乳腺癌模型发展历程示意图

实验动物模型,通常情况下,这些模型应该与人类乳腺癌在肿瘤病因学、生物学行为、病理学和治疗反应等方面具有相似性。因此,在乳腺肿瘤发展的各个阶段建立动物模型,特别是乳腺癌癌前模型,具有重要意义。

本节将详细介绍当前不同乳腺癌实验动物模型的研究进展,分析它们的特点、优缺点以及潜在的应用领域,并展望乳腺癌动物模型未来的研究方向。这些努力将有助于更好地理解乳腺癌,并为预防和治疗提供新的可能性。

（一）非哺乳类动物

非哺乳动物,如秀丽隐杆线虫、果蝇、斑马鱼和鸡,经常被用于模拟乳腺癌细胞的生长、迁移和转移。利用这些动物进行实验具有一些优点,例如实验周期短、成本低,因为它们的繁殖周期短。鸡和斑马鱼通常用于研究肿瘤血管生成。例如,一些研究人员将乳腺癌患者原代培养的骨转移细胞注入斑马鱼胚胎中,以研究其转移潜能。还有研究人员将荧光蛋白和化学标记的人乳腺癌细胞移植到斑马鱼胚胎中,并可视化癌细胞扩散、侵袭和转移的时空过程。

然而,这些非哺乳动物作为乳腺癌研究模型也存在一些缺点。首先,它们与人类在基因组水平上存在很大的差异,缺乏许多同源基因,因此不一定能够完全模拟人类乳腺癌的生物学特性。其次,这些动物的大多数器官的生理结构与人类非常不同,这可能导致在某些方面的研究结果难以直接转化到人类疾病。因此,在使用这些非哺乳动物模型时,需要谨慎解释和推广研究结果,并将其与人类数据结合起来,以获得更全面的理解。

（二）哺乳动物

哺乳动物与人类更相似,因此在乳腺癌研究中,哺乳动物模型通常被认为更可靠。小鼠是最受欢迎的乳腺癌研究动物之一,因为它们具有体积小、成本低、世代时间短和成熟的基因编辑技术等优点。小鼠在解剖学、生理学和遗传学方面也与人类相似,这使得它们成为理想的研究对象。此外,有许多近交系的小鼠可供选择,使得研究更具可控性。

然而,小鼠模型也有一些缺点,如实验周期长和费用高。另外,小鼠对某些药物的耐受性可能不同于人类,导致在小鼠模型中获得的药物效果在人类身上无法复制。此外,小鼠乳腺癌的转移模式与人类不同,通常发生在肺,而人类乳腺癌常常会在淋巴结、肝、骨和脑等器官发生转移。因此,在使用小鼠模型时,需要谨慎解释研究结果,并考虑其与人类疾病的相似性和差异性。

除了小鼠,其他啮齿类动物(如大鼠、仓鼠和鼹鼠)、狗、猫、猪、树鼩和非人灵长类动物(如猴子)也常被用于乳腺癌研究。每种动物模型都具有其特定的优点和限制,可以根据研究目标和需要选择适当的模型。研究人员需要综合考虑各种因素,以确保模型能够尽可能地反映人类乳腺癌的特性,从而获得更准确的研究结果。

树鼩作为一种新的实验动物模型,在乳腺癌研究中具有许多优势。它们的体型小、高产、性成熟迅速,怀孕和哺乳期相对短暂,能够长时间繁殖,且寿命适中。这些特点使树鼩成为了一个有潜力的研究对象。树鼩的基因组序列研究揭示了它们在进化上与灵长类动物相似,这为研究人员提供了更多的遗传信息和相似性,有助于更准确地模拟人类乳腺癌的生物学特性。树鼩自发性乳腺癌的高发生率也使其成为研究乳腺癌的有力工具。

在乳腺癌研究中,有多种动物模型可供选择,包括自发性、诱导性、移植性、基因工程和远程转移性模型。根据研究的不同需求,研究人员可以构建不同类型的动物模型来模拟人类乳腺癌的发展过程。树鼩的特性和自发性乳腺癌发生率使其成为一个有前景的研究模型,有望为乳腺癌研究提供新的视角和机会(表25-2-1)。

表25-2-1 乳腺癌动物模型一览表

模型	类别	方法	参考文献
自发性	/	无处理	Rao et al. 1987
诱导性	化学法	DMBA 或 MNU	Chan et al. 2007
	物理法	辐射物	Russo et al. 1996
	生物法	慢病毒感染	Bu et al. 2009
移植性	同种移植	乳腺癌细胞移植到同一品系动物上	Paschall et al. 2016
	异种移植	人乳腺癌细胞或肿瘤移植到免疫缺陷动物上	Burdall et al. 2003
基因工程小鼠	基因敲除	癌基因激活	Rashid et al. 2015
		肿瘤抑制基因失活	Hutchinson. 2000

1. **自发性动物模型** 自发性肿瘤在实验动物种群中自然发生或通过遗传育种而保留下来,是一种重要的实验模型,因为这些肿瘤的最重要特点是没有经过人工治疗,因此在病因学上更接近人类疾病。自发性肿瘤研究在研究乳腺癌等疾病的发病机制和治疗方法方面具有重要价值。

不同品系的实验动物在自发性乳腺癌的发病率和类型上存在很大差异。例如,近交系小鼠如C3H系、A系、CBA/J系和TA2系等,都具有不同的遗传背景,因此其乳腺癌发病率和特点也不同。选择适合实验研究需求的动物品系是非常关键的,可以根据研究的具体目标来选择合适的模型。

例如,TA2近交系小鼠在自发性乳腺癌研究中被广泛应用,因为它们具有稳定的遗传表型,其乳腺癌与人类基底乳腺癌在生物学、形态学和表型上相似。这些小鼠平均在329.81天±95.3天内发生自发性乳腺癌,为研究提供了一个可靠的模型。

研究人员还可以利用不同的实验动物模型来探索治疗方法。例如,一项研究使用自发性乳腺肿瘤的BLRB雌鼠模型,评估了局部IL-2对肿瘤生长速率和受体生存率的影响。实验证明,IL-2治疗可以降低肿瘤生长速度,并在一些情况下延长动物的存活时间,这为进一步研究治疗方法提供了线索。

自发性肿瘤模型在乳腺癌研究中具有重要作用,可以提供与人类更接近的疾病模型,有助于深入了解乳腺癌的发病机制和开发治疗方法(表25-2-2)。

表 25-2-2 常见自发性小鼠乳腺肿瘤一览表

品系	潜伏期	时间	病理学	参考文献
C3H	6~10 个月	雌鼠 95%,雄鼠 1%	腺癌	Machida et al. 2019
DBA/2	/	雌鼠 72%,雄鼠 1%	/	Szymanska et al. 2014
BALB/c	12 个月	雌鼠 5%	腺癌	Machida et al. 2019
SHN	6.6~8.7 个月	雌鼠 97.2%	腺癌	Nagasawa et al. 1976
TA2	329.81 天 ± 95.3 天	84.1%		Sun et al. 2008
昆明鼠	13.5 个月	25%	浸润性导管癌	Zheng et al. 2014

除了啮齿类动物外，大型动物如狗、猫、树鼩和猴子也有自发性乳腺癌的报道。这些大型动物模型在乳腺癌研究中具有一些特殊的优点和价值。

犬类作为大型动物模型，具有一些研究上的优势。犬类具有近亲繁殖、体型大、自发性乳腺癌发病率高、生活环境与人类相似、免疫系统完整等特点，这使得它们在研究中具有重要价值。此外，狗与人类之间表现出较高的基因相似性，这增加了研究的可比性。研究人员已经发现狗的自发性炎症性乳腺癌可以作为人类炎症性乳腺癌的自发性模型，为该领域的研究提供了有力支持。

树鼩也被用于自发性乳腺癌研究，尤其是在探索乳腺癌发病机制方面。一些研究发现，树鼩自发性乳腺肿瘤模型能够很好地模拟人类乳腺癌，特别是在 PI3K-AKT 通路的突变方面显示出相似性。这为研究人员提供了一个新的工具来研究乳腺癌的发病机制和潜在治疗方法。

尽管自发性乳腺癌动物模型具有一些优势，如更接近人类肿瘤、自然发生等特点，但它们也存在一些缺点，如发病率低、潜伏期长、实验周期长、不同步等。因此，这些模型通常更适用于研究乳腺癌的病因和治疗机制，而不太适合用于高通量筛选和快速药物测试。研究人员需要根据研究的具体需求和目标选择合适的动物模型。

2. 诱导型动物模型　致癌物诱导的肿瘤模型是一种常用于研究癌症发展机制的实验方法，它通过暴露实验动物于特定的致癌物质，如化学物质、辐射、激素或病毒等，来诱发肿瘤的发生。这种模型可以模拟人类乳腺癌发生的多阶段过程，并在一定程度上复制了自然的肿瘤微环境。

在大鼠肿瘤模型中，常用的致癌物可以诱发激素依赖性肿瘤，这些肿瘤在组织病理学特征和遗传改变方面与人类相似。而在小鼠中，致癌物诱导的肿瘤往往是激素非依赖性的。不同的动物模型和致癌物可以模拟不同类型的乳腺癌，这有助于研究人员更全面地了解癌症的发展过程和机制。

尽管致癌物诱导的模型具有一些优点，如容易操作、诱发成瘤率较高，以及模拟了癌症的多阶段过程，但它们也存在一些局限性。其中包括开发模型所需的时间较长，以及在时间、位置、肿瘤和转移形成的数量等方面的不可预测性。此外，由于致癌物的使用，这些模型可能会引起伦理和动物福利方面的关切。

因此，致癌物诱导的模型通常更适用于研究癌症的发展过程和机制，而较少用于抗肿瘤药物筛选。在选择合适的实验模型时，研究人员需要权衡不同模型的优缺点，并根据研究目标和需要做出明智的选择。

（1）化学致癌物诱导动物乳腺肿瘤模型：建立化学致癌物诱导动物乳腺肿瘤模型是研究乳腺癌的常见方法，最常用的化学致癌物质包括 7,12-二甲基苯并蒽（DMBA）、3,4-苯并芘、3-甲基胆蒽（MCA）、1,2,5,6-二苯并蒽和 n-甲基-n-亚硝基脲（NMU）。DMBA 是一种多环芳烃，具有强大的器官特异性化学致癌作用，它在经过肝脏细胞色素 P450 的生物活化后，会与DNA 形成共价加合物，从而诱导特定类型的肿瘤。由于 DMBA 对乳腺特异性较高，因此经常被用于选择性地诱导实验动物产生乳腺肿瘤，因此 DMBA 诱导的大鼠乳腺癌模型成为乳腺癌研究的重要工具。而 NMU 则是一种烷化剂，它可引发 DNA 甲基化和 AT∶GC 转换突变。与 DMBA 不同，NMU 容易导致更具侵袭性和具有自发性转移倾向的乳腺肿瘤，而 DMBA 通常会导致侵袭性较低且不具有转移倾向的肿瘤（表 25-2-3）。

醋酸甲羟孕酮（MPA）是一种人工孕激素，已被证实与乳腺肿瘤的发展密切相关。因此，MPA 通常与 DMBA 联合使用，以加速乳腺肿瘤的发生。

化学致癌物诱导的动物乳腺肿瘤模型为乳腺癌研究提供了重要工具，有助于深入研究乳腺癌的发展机制，并评估潜在的治疗策略。

表 25-2-3　DMBA 或 NMU 诱导的雌性大鼠乳腺肿瘤

品系	年龄(天)	致癌物	剂量	给药途径	原发性肿瘤 发病率(%)	原发性肿瘤 潜伏期	参考文献
SD	47	DMBA	20 mg/kg	ig	100	8~13 周	Barros et al. 2004
	50	NMU	50 mg/kg	iv	73	86 天	Gullino et al. 1975
NSD		DMBA	5 mg/只	ip	89	/	Russo et al. 1990
		NMU	50 mg/kg	iv	89	/	Russo et al. 1990
BUF/N	50	NMU	50 mg/kg	iv	100	77 天	Gullino et al. 1975
F344	50	NMU	50 mg/kg	iv	100	94 天	Gullino et al. 1975

注:iv,静脉注射;ig,灌胃给药;ip,腹腔注射

树鼩体型小,经济适用,繁殖能力强;与啮齿类动物相比,树鼩更接近人类,因此作为动物模型备受关注。

(2) 物理方法诱导动物乳腺肿瘤模型的建立:乳腺癌也可以通过物理方法诱导,如电离辐射。在大鼠中,使用 X 线或中子辐射可以通过全身或局部照射来诱发乳腺癌。不同大鼠品系对辐射诱导的肿瘤敏感性存在差异,SD 和 Lewis 大鼠对辐射诱导的肿瘤最为敏感,而 AxC、Fisher、Long-Evans 和 Wistar/Furth 大鼠对辐射诱导的肿瘤较不敏感。经过辐射照射后,大鼠通常会发展成激素依赖性的腺癌或纤维腺瘤。

(3) 生物学诱导动物乳腺肿瘤模型的建立:在实验动物中,诱发乳腺癌的生物学方法主要涉及使用慢病毒来过度表达癌基因或抑制抑癌基因。这一技术最早由美国贝勒医学院的李毅教授及其团队开发。他们创建了两种基于逆转录病毒的系统,用于研究特定基因在肿瘤发生中的作用机制。

第一种方法利用 RCAS(具有复制能力的 ALV-LTR 剪接受体)和 TVA(TVA 病毒 A)系统,能够将癌基因稳定地导入宿主细胞中。

第二种方法基于 FUCGW 慢病毒载体。通过注射携带目的基因的 FUCGW 慢病毒载体,可以将该基因稳定地导入小鼠乳腺,从而构建乳腺癌模型。与 RCAS-TVA 系统相比,慢病毒能够感染任何细胞,并且可以容纳更大的插入物。

与自发性乳腺癌动物模型相比,诱发性乳腺癌动物模型具有一些优势,例如发病率相对较高、潜伏期较短,预测结果更可靠。然而,它们也存在一些缺点,包括效率低、潜伏期长、发病时间不同及病理特征的差异。由致癌物引起的乳腺肿瘤通常为激素依赖性腺癌。此外,肿瘤的数量、潜伏期和动物的组织学类型可能会受到年龄、生殖历史和宿主接触致癌物时的内分泌环境等因素的影响。总的来说,诱发性乳腺癌动物模型在研究乳腺癌的病因和预防方面具有重要价值。

3. 移植瘤模型　移植模型包括将自发或诱导的乳腺癌组织或细胞移植到实验动物中。根据移植来源,可分为同种异体移植和异种移植,而异种移植通常需要使用免疫缺陷小鼠。移植的部位可分为原位移植和异位移植,后者包括皮下移植、尾静脉注射以诱发肺转移,以及左心室注射以诱发骨和脑转移。对于原位移植,导管内移植途径被认为是乳腺癌细胞移植的更佳选择。实际上,乳腺导管内移植可以为乳腺癌细胞提供更适宜的病理微环境。然而,这种方法可以注射的癌细胞数量较少,且在技术上具有一定挑战性。

目前,用于测试新疗法的最流行的动物模型之一是移植模型,特别是人类异种移植模型。这种移植模型具有多个优点,包括周期较短、成本较低、变异性较小以及高的肿瘤发生率,因此在癌症研究中得到广泛应用。

(1) 同种异体移植物模型:可以将自发或诱导的乳腺癌细胞系移植到免疫功能正常的同一遗传品系中,如图 25-2-2 中 A 图所示。目前已建立多种可供移植的动物乳腺癌细胞系,其中大部分来源于小鼠。用于同种异体移植的乳腺癌细胞系通常具有严格的种系特异性。一些常用的小鼠源乳腺癌细胞系包括 BALB/c 小鼠来源的 4T1、EMT6、TM40 和 D2A1,C57BL/6 小鼠来源的 E0771,以及 FVB 小鼠来源的 MVT1、6DT1 和 M6,详细列表可参见表 25-2-4。

小鼠乳腺癌细胞系大多来自近交系或基因工程小鼠,它们通常源于自发性乳腺肿瘤。例如,BALB/c 衍生的 4T1 模型是主要用于筛选抗癌药物及研究与自发性肺、脑、骨等器官转移相关的肿瘤和宿主源因素的可移植小鼠乳腺癌模型。另一例是 EMT6,这是一种激素受体阴性的 BALB/c 小鼠乳腺肿瘤细胞系,因其潜

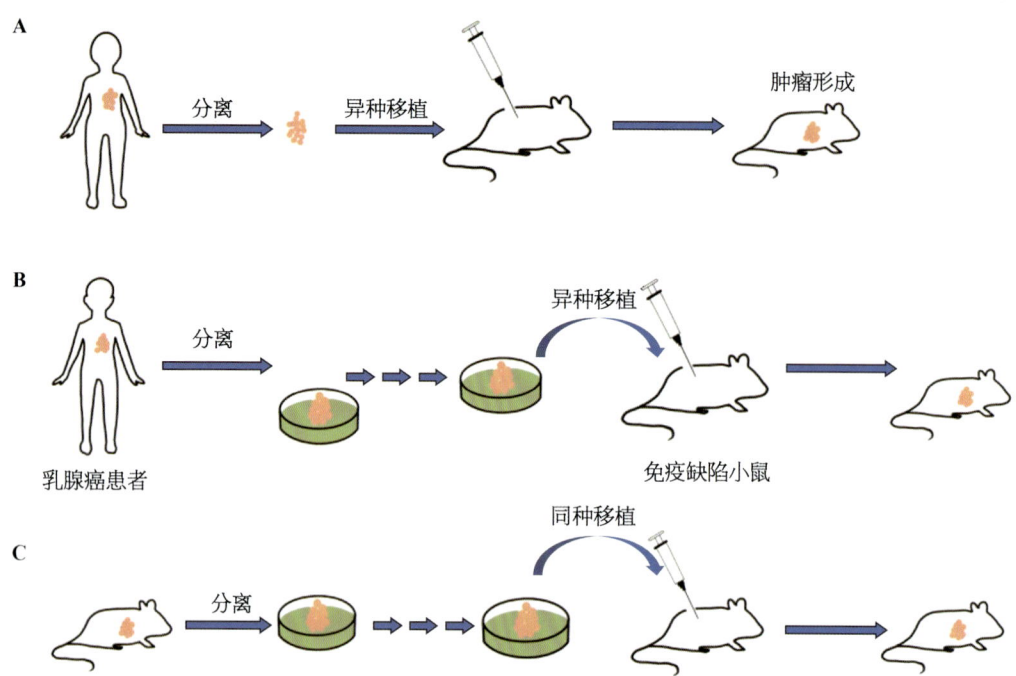

图 25-2-2　乳腺癌移植动物模型制作方法示意图。A. 细胞系来源的异种移植乳腺癌动物模型：人源性乳腺癌细胞系移植到免疫缺陷小鼠体内；B. 乳腺癌 PDX 模型：将人乳腺癌患者的肿瘤组织移植到免疫缺陷小鼠体内；C. 同种异体移植乳腺癌动物模型：将小鼠或大鼠来源的乳腺癌细胞移植到相同遗传背景的动物体内

表 25-2-4　常用小鼠乳腺癌细胞株基本特征

细胞系	来源	潜伏期	病理学	转移	参考文献
4T1	BALB/c	8～17 天	Luminal	肺	Johnstone et al. 2015
TM40D	BALB/c	1 周		肺	Shi et al. 2001
D2A1	BALB/c	14～18 天		肺，心脏	Morris et al. 1993
EMT6	BALB/c	3～5 天		肺	Duan et al. 2013
E0771	C57BL/6		Luminal	肺	Johnstone et al. 2015
MVT1	FVB/N		Luminal	肺	Pei et al. 2004
6DT1	FVB/N		Luminal		Yang et al. 2017
M6	FVB/N	44 天	Luminal	肺	Holzer et al. 2003
CST	FVB/N	20 天		肺	Hámori et al. 2020

伏期较短而常用于临床前抗肿瘤药物的筛选和评估。

Ehrlich 腹水癌（EAC）是一种自发性的小鼠乳腺腺癌，通过连续腹腔传代在远交系小鼠中传播。EAC 属于未分化癌，其特点包括悬浮生长速度快和对化疗敏感。

大鼠乳腺癌细胞系，如 UHKBR-01 和 RM22-F5，可用于同种异体移植。UHKBR-01 细胞系是由二甲双苯诱导的雌性 SD 大鼠乳腺肿瘤建立的，它在体外生长缓慢，但在裸鼠体内表现出高度致瘤性，并表达 ERα 和 PR。

虽然同种异体乳腺癌模型具有多种特征性细胞系、快速生长、易转移及具有免疫成分的微环境等优势，但这些模型也存在局限性，其中最主要的局限性之一是移植的癌细胞不是来自于人类。因此，虽然这些模型可以用于研究肿瘤的生长、转移和治疗响应等方面的基础科学问题，但它们不能完全模拟人类乳腺癌的生物学行为和药物反应。在将实验结果应用于人类临床前或临床研究之前，仍需要进行更多的研究和验证。

为了更好地模拟人类乳腺癌，研究人员通常也会使用人类乳腺癌细胞系或从患者体内获取的原代肿瘤细胞来建立异种移植模型。这些模型更接近人类疾病的特点，但仍然具有一些局限性，例如在免疫反应方面可能存在问题。因此,科学家通常会根据具体研究的目的和需要选择合适的乳腺癌模型,以便更好地理解该疾病并进行相关研究。

(2) 异种移植物模型:细胞来源的异种移植物(CDX)是通过将人类乳腺癌细胞系移植到免疫缺陷小鼠中进行研究的一种常用模型。这些小鼠包括裸鼠(缺乏 T 细胞)、NOD-SCID 小鼠(缺乏 T 和 B 细胞)以及 NSG 小鼠(缺乏 T、B、自然杀伤细胞和巨噬细胞)。异种移植的方法包括皮下接种、静脉接种、心脏接种和原位接种。原位 CDX 移植模型涉及将肿瘤细胞移植到小鼠乳腺脂肪垫中以研究其生长和转移。

人乳腺癌细胞系的特征和常用细胞系见表 25-2-5。不同的乳腺癌细胞系在生长特性、药物敏感性和分子亚型等方面存在差异。一些细胞系可能对雌激素敏感,而另一些则属于三阴性乳腺癌细胞系,对多种治疗方法具有高度抵抗性。

表 25-2-5 常用人类乳腺癌细胞系的特征

名称	来源	亚类	病理学	给药位置	密度(个/mL)	小鼠品系	潜伏期	是否转移	转移灶	参考文献
BT20	乳腺	Basal	IDC	皮下	6.25×10^6	裸鼠	3 周	/	/	Ozzello et al. 1974
BT474	乳腺	Luminal B	IDC	左心室	1×10^6	裸鼠	/	是	骨	Lu et al. 2009
MCF-7	胸腔	Luminal A	IDC	乳腺脂肪垫	1×10^6	卵巢切除裸鼠	1 周	是	淋巴结	Harrell et al. 2006
MDA-MB-231	胸腔	Basal	AC	尾静脉	2×10^5	免疫缺陷鼠	8~15 周	是	肺、肝	Bos et al. 2009
				左心室	$0.1~1\times10^5$	免疫缺陷鼠	4 周	是	脑、骨	Minn et al. 2005
MDA-MB-453	胸腔	HER2+	AC	乳腺脂肪垫	1×10^5	NOD/SCID	4 周	是	骨	CharafeJauffret et al. 2009
MDA-MB-435	胸腔	Basal	IDC	乳腺脂肪垫	5×10^6	NCr-nu/nu	/	是	肺	Liby et al. 2003
SUM149	乳腺	Basal	DC	乳腺脂肪垫	/	NOD/SCID	6~8 周	是	肺	Kuperwasser et al. 2005
SUM190	乳腺	Basal	C	乳腺脂肪垫		NOD/SCID	6~8 周			Kuperwasser et al. 2005
HCC1806	乳腺	Basal	/	皮下	1.7×10^6	裸鼠	5 天	/	/	Wang et al. 2015
HCC1937	乳腺	Basal	DC	乳腺脂肪垫	5×10^6	NOD/SCID	10 天	/	/	Jia et al. 2016

虽然 CDX 模型在研究中有其用途,但它们也存在一些局限性,如细胞系在体外培养中可能发生遗传变异和失去某些病理特征。因此,研究人员也越来越倾向于使用患者来源的异种移植(PDX)模型。PDX 模型是直接来自于人类患者的原发肿瘤标本,从未进行过体外培养。这些模型在遗传、分子亚型、药物反应等方面更接近原发肿瘤,因此被广泛用于药物筛选、生物标志物鉴定和个性化医疗等领域。然而,制备 PDX 模型需要耗费大量时间和资源,因为它们需要使用 NSG 小鼠和人源化基质成分,因此成本较高且具有一定的困难性。但它们提供了更接近临床情况的研究平台。

患者来源的类器官(PDO)是来源于人类原发肿瘤并在体外培养的一种模型,它保留了肿瘤组织的复杂组织学结构和异质性。PDO 的优势在于可以解决 PDX 模型建立周期长、成本高的问题,适用于大规模抗肿瘤药物筛选。这种模型允许研究人员更详细地研究肿瘤的药物反应和细胞生物学特性。

另一方面,为了更好地研究免疫治疗,一种名为人源化 PDX(Hu-PDX)模型也被开发出来。这种模型旨在重新构建人类免疫系统,以更好地模拟人类肿瘤的免疫环境。在 Hu-PDX 模型中,通常会将外周血单核细胞(PBMC)或 $CD34^+$ 造血干细胞(HSC)通过静脉注射引入小鼠体内,以建立人类免疫系统。这样的模型可以用于研究肿瘤免疫治疗,例如评估抗 PD-L1/PD-1 抗体治疗乳腺癌的疗效。

PDO 和 Hu-PDX 模型提供了更接近人类肿瘤的研究平台,有助于更全面地研究肿瘤生物学和药物治疗。它们在癌症研究中具有重要的应用前景。

4. 基因工程动物模型

(1) 转基因乳腺癌动物模型(GEMM):是通过利用转基因技术创建的乳腺癌模型。这些模型通常采用组织特异性启动子来实现癌基因的组织特异性表达，并将癌基因的多个拷贝随机整合到小鼠基因组中。

在乳腺癌转基因动物模型中，常用的启动子包括小鼠乳腺肿瘤病毒长末端重复序列（MMTV-LTR，对激素非常敏感）和乳清酸性蛋白（WAP，对催乳激素敏感）启动子。这些启动子具有特定的活性和组织特异性，使得它们能够驱动外源基因在乳腺组织中的表达（表25-2-6）。

表25-2-6 常见乳腺癌转基因小鼠模型的基本情况

启动子	转基因	原发肿瘤		转移		病理学	参考文献
		潜伏期	发病率	发病率	潜伏期	转移位		
MMTV-LTR	TGF-α	6~13个月	40%	/	/	/	AC	Halter et al. 1992
	野生型 ErbB2	7个月	100%	72%	8个月	肺	AC	Guy et al. 1992
	H-ras	5周~6个月	/	/	/	/	AC	Sinn et al. 1987
	c-rel	19.9个月	31.6%	/	/	肺	AC	Romieu-Mourez et al. 2003
	PyMT	4~8周	100%	84%~90%	14周	淋巴结、肺	AC	Almholt et al. 2005
	Cyclin D1	22个月	40%	/	/	/	AC	Wang et al. 1994
	Wnt-1	6个月	50%	/	/	淋巴结、肺	AC	Li et al. 2000; Tsukamoto et al. 1988
	TGF-α	6~12个月	100%	/	/	/	AC	Sandgren et al. 1995
	Ras	24周	100%	14%	/	肺	AC	Nielsen et al. 1991
	c-Myc	5~10个月	100%	20%	/	肺	AC	Rose-Hellekant. 2000
C(3)1	SV40	16周	100%	15%	/	肺	IDC	Green et al. 2000

启动子的选择可以实现外源基因在乳腺上皮细胞中的特异性表达，避免在其他器官中引发肿瘤。此外，这些模型中的表型可能会受到个体小鼠发育阶段的影响。

乳腺癌特异性癌基因的过表达是乳腺癌转基因小鼠模型的主要方法。一些常用的乳腺癌特异性癌基因包括 HER2/ErbB2、PyMT、Wnt、Myc、Ras 和 PIK3CA。这些模型可以发展为原位乳腺癌，甚至在后期发生转移，使其成为研究乳腺癌发病机制和治疗策略的有力工具。

PyMT 转基因小鼠模型是研究乳腺癌的一种常用模型，因为它能够迅速发展乳腺肿瘤。MMTV-PyMT 转基因小鼠通常在 4~8 周龄时出现明显的肿瘤，而在 14 周龄时，84%~90% 的小鼠会发展出肺转移。这个模型的肿瘤病理学特征与人类乳腺癌非常相似，包括增生、腺瘤及早期或晚期的癌症。

另一个常用的乳腺癌转基因小鼠模型是 MMTV-Wnt-1 转基因小鼠。这个模型常被用来研究三阴性乳腺癌（TNBC）并筛选药物。大约 50% 的雌性转基因小鼠在 6 个月龄时发展为乳腺腺癌。虽然在首次发现肿瘤时很少有肺部或近端淋巴结的转移，但在原发肿瘤切除后，转移通常会发生。

ErbB2/HER2/neu 是人类乳腺癌中的另一个重要癌基因，大约 20% 的人类原发性乳腺癌中出现 HER2 基因扩增或过表达。研究人员构建了 MMTV/野生型-neu 转基因小鼠模型，该模型显示了乳腺局灶性肿瘤和肺部继发性转移瘤。此外，MMTV-c-neu 转基因小鼠模型也被用于研究乳腺癌，它携带了活化的 c-neu 基因。

其他转基因大鼠模型，如 MMTV-neu 和 MMTV-TGF-α，它们也被用于研究乳腺癌。这些模型可以模拟乳腺癌的发展过程，并提供了研究该疾病的重要工具。

上述乳腺癌转基因小鼠模型在研究乳腺癌的病理生理过程、药物筛选和治疗策略方面发挥着重要作用。

（2）基因敲除乳腺癌动物模型：肿瘤抑制基因敲除乳腺癌动物模型是通过敲除实验动物基因组中的肿瘤抑制基因来创建的，这些模型可用于研究肿瘤的发生和发展机制，以及测试潜在的治疗方法。下面是一些常见的肿瘤抑制基因敲除乳腺癌动物模型的例子：①p53 敲除模型：p53 是一个经典的肿瘤抑制基因，它对维护基因组的稳定性和抑制肿瘤发生起着关键作用。p53 敲除（p53-/-）小鼠通常会自发展出多种肿瘤，包括乳腺癌。这些小鼠在术后的几周内会出现自发性肿瘤，并且肿瘤发展迅速。②PTEN 敲除模型：PTEN 是另一个常见的肿瘤抑制基因，其突变或缺失与多种癌症类型相关联，包括乳腺癌。通过敲除 PTEN 基因，可以在小鼠中创建乳腺癌模型。这些小鼠通常会发展出多种恶性肿瘤，其中一部分是乳腺癌。

时空特异性敲除和转基因表达是利用先进的基因编辑技术和调控系统，以及特定启动子来实现基因的条件性表达或敲除。这些方法允许研究人员更精确地控制基因的活性，以便研究特定时间点或组织中的基因功能。

Cre-loxP 系统是一种常用的基因敲除和转基因表达系统。它使用 Cre 重组酶和 loxP 位点来实现基因的特定敲除或激活。通过选择性地表达 Cre 重组酶，可以在特定的组织或时间点敲除或激活目标基因。例如，Brca1 条件性敲除小鼠模型（Brca1Ko/CoWap-Cre 和 Brca1Ko/CoMMTV-Cre）使用 Cre-loxP 系统来控制 Brca1 基因的表达，从而在特定时间和组织中研究 Brca1 的功能。

Tet-off/Tet-on 系统是另一种常用的条件性基因表达系统，它使用四环素控制元件来实现基因的启动或抑制。在 Tet-off 系统中，四环素会抑制目标基因的表达，而在 Tet-on 系统中，四环素会激活目标基因的表达。通过调整四环素的存在或缺失，可以在特定条件下控制基因的表达。例如，Liu 等使用 Tet-off/Tet-on 系统构建了可诱导表达人 PIK3CAH1047R 的乳腺癌小鼠模型，通过调整多西环素的投放，可以实现对 PIK3CAH1047R 基因的时空特异性表达，从而研究其在乳腺癌发展中的作用。

使用 CRISPR-Cas9 系统也可以高效构建敲除动物模型。CRISPR-Cas 是一种以 RNA 为导向的核酸内切酶的新型基因工程技术，常用于生成转基因小鼠模型，包括敲除（KO）和敲入（KI）动物模型，以及体细胞基因组编辑模型。利用 CRISPR-Cas9 系统已经成功产生了大规模的基因组修饰小鼠。与传统的基因打靶策略相比，CRISPR-Cas9 大大提高了效率，可以同时敲除多个基因。例如，Li 等利用 CRISPR-Cas9 系统同时编辑大鼠的 Tet1、Tet2 和 Tet3 基因，获得了三基因突变大鼠，编辑效率达到了 59.1%。这一成就展示了 CRISPR-Cas9 技术在创建敲除动物模型方面的高效性和多基因编辑能力。这些编辑动物模型可用于研究相关基因的功能及它们在生物学和疾病发展中的作用。CRISPR-Cas9 技术的广泛应用已经推动了基因组编辑领域的快速发展和疾病研究的深入。

（3）复合转基因乳腺癌小鼠模型：目前，研究者已经成功创建了多只基因工程小鼠模型，包括表达高水平特定癌基因的转基因小鼠，以及通过同源重组去除或突变特定抑癌基因的敲除小鼠。这些模型在研究乳腺癌发病机制和治疗方法方面提供了有力的工具。

由 MMTV-c-Myc 和 MMTV-TGF-α 小鼠杂交形成的双转基因小鼠在平均年龄为 66 天时就出现了 100% 的乳腺癌发病率。这表明高水平表达特定的癌基因可以显著促进乳腺癌的发展。

研究者还发现 MMTV-neu 及 WAP-p53 和 172R-H 双转基因小鼠的多灶性乳腺肿瘤潜伏期（154 天）比 MMTV-Neu 单转基因小鼠（234 天）短。这说明去除或突变特定的抑癌基因如 p53，可以加速乳腺癌的发展。同时，p53 缺陷小鼠也已经与多种转基因小鼠杂交，包括 Wnt-1 和 Ras。研究发现，p53 敲除和 MMTV-Ras 转基因小鼠的平均潜伏期较短（分别为 2.2 个月和 8.5 个月）。然而，p53 缺失也改变了肿瘤类型的分布，表明 p53 在调控乳腺癌亚型和进展中发挥着重要作用。

PTEN+/-/Wnt-1 转基因雌性小鼠中也观察到类似的结果，这表明 PTEN 抑癌基因的缺失与 Wnt1 转基因一起可以促进乳腺癌的发展，减少了潜伏期。

5. 乳腺癌转移动物模型　远处转移是乳腺癌患者死亡的主要原因之一，因此在研究乳腺癌转移机制和治疗方法时，需要有效的模型来模拟和研究这一过程。人类乳腺癌细胞在实验室中被注入免疫缺陷小鼠的血液循环，是一种常用的方法来研究远处转移的机制和影响因素。

静脉尾静脉注射方法通常用于模拟乳腺癌细胞在血液中循环，最终定居在肺部，导致肺转移。这是一种有效的方法，可以研究肺转移的机制和治疗。

心脏内注射方法通过将癌细胞注入小鼠的心脏来模拟骨转移，因为通过血液循环，癌细胞可以较容易地达到骨骼系统。这对于研究骨转移的机制和治疗具有重要意义。

上述模型允许研究者绕过乳腺癌细胞在原位肿瘤中的生长和侵袭阶段，直接研究远处器官的转移过程。这对于识别治疗策略及了解癌细胞在不同器官中的行为和相互作用非常有帮助。但是，需要注意的是，这些模型仍然具有局限性,因为它们无法模拟所有可能的远处转移场景,且结果可能受到小鼠免疫系统的影响。因此,研究者通常会结合不同的模型和方法来全面研究乳腺癌的远处转移。

第三节 乳腺恶性肿瘤药理学研究

乳腺病史和炎症微环境对于乳腺癌的发展具有重要作用。尽管我们在这一领域取得了一些进展,但仍需要进一步深入研究相关机制。这些研究将有助于为未来的乳腺癌研究提供更坚实的理论基础,同时也有望为治疗乳腺癌提供更有效的策略。

(一)乳腺恶性肿瘤发生机制研究进展

乳腺癌(breast cancer,BC)是全球女性中最常见的癌症,也是导致女性癌症相关死亡的主要原因。与大多数癌症一样,BC 是一种异质性疾病,具有不同的分子亚型。通过基因分型鉴定的主要亚型包括基底样、Luminal-A、Luminal-B、人表皮生长因子 2(HER2)阳性/HER2 富集/HER2 过表达的 BC 和正常样瘤(图 25-3-1)。

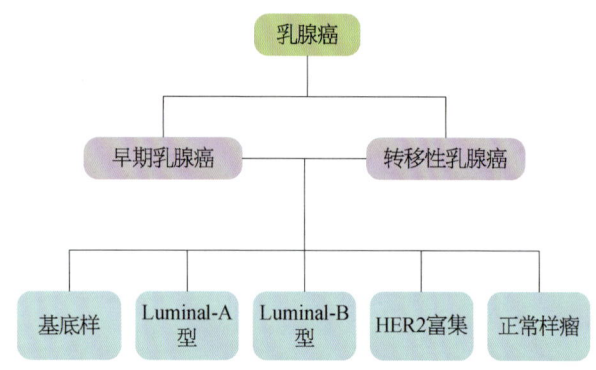

图 25-3-1 根据分子亚型对乳腺癌的分类示意图

1. EphA2 在乳腺癌中的表达及作用机制 EphA2 是一种含有 967 个氨基酸残基的 130 kDa 蛋白,是一种Ⅰ型跨膜糖蛋白,包括一个保守的 N 末端胞外结构域、一个跨膜结构域和一个保守的酪氨酸激酶结构域,是一种位于细胞膜上的受体酪氨酸激酶(RTK),属于 Eph 受体家族,包括 16 种已知的受体和 9 种已知的膜结合配体 ephrins。研究发现,EphA2 在正常人类组织的增殖上皮细胞中有表达,但在多种恶性肿瘤中过度表达,包括乳腺癌。EphA2 被认为是一种致癌开关,与多个促癌信号通路相互作用,因此成为了乳腺癌治疗中备受期待的治疗靶点。EphA2 在乳腺癌的增殖、存活、迁移、侵袭、耐药、转移和血管生成等多个过程中发挥着重要作用。

另外,EphA2 还可以促使乳腺癌细胞对内分泌治疗产生耐药性。内分泌治疗是治疗转移性 ER+乳腺癌的主要方法之一。研究表明,敲除 EphA2 可以增加乳腺癌细胞对内分泌治疗药物的敏感性,而过度表达 EphA2 则降低了雌激素依赖性和他莫昔芬的敏感性。

EphA2 在乳腺癌中扮演着复杂的角色,既参与乳腺癌细胞的生长、迁移和侵袭,又与内分泌治疗和靶向治疗的耐药性相关。对 EphA2 及其相关通路的深入研究有助于我们更好地理解乳腺癌的发病机制,并为未来的治疗策略提供更多线索(图 25-3-2 和图 25-3-3)。

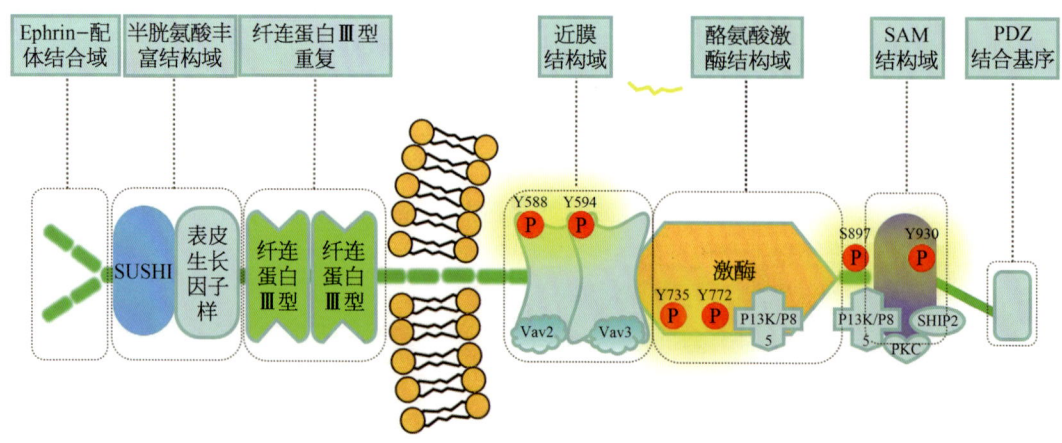

图 25-3-2 EphA2 蛋白结构和相互作用蛋白的图解示意图

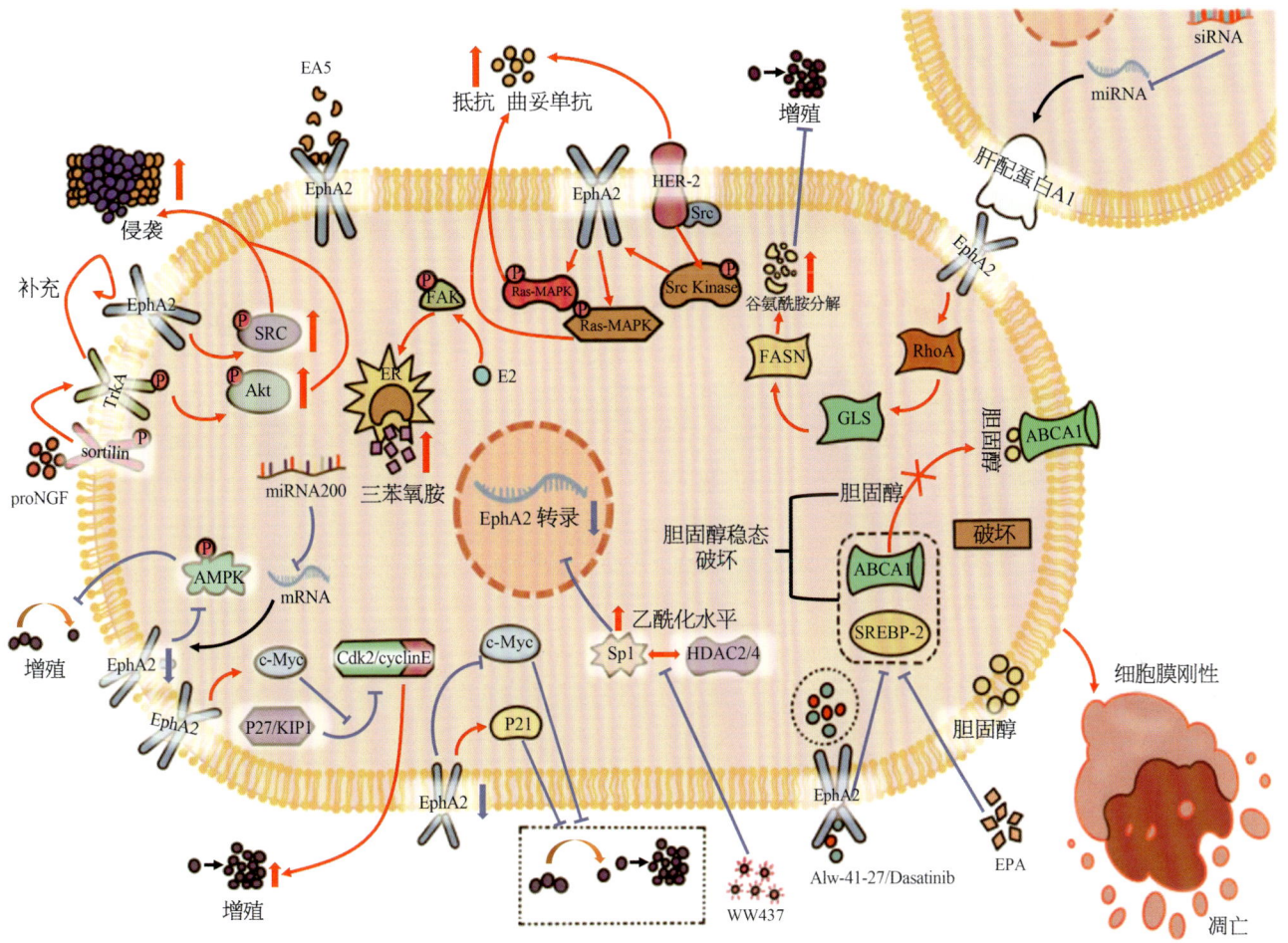

图 25-3-3　EphA2 在乳腺癌中的功能和调控及其靶向治疗示意图

2. 乳腺癌细胞中的 ACBD3 蛋白表达　ACBD3 是一个极其多功能和多定位的蛋白质。Houghton Gisby 等对 ACBD3 在乳腺癌中的角色进行了深入研究。研究结果显示,ACBD3 在乳腺癌中的表达水平高于其他癌症类型或相应的正常组织,ACBD3 水平与激素受体状态的变化有关,这提示 ACBD3 可能是乳腺癌患者不良预后的潜在生物标志物,可能反映了乳腺癌前组织中雌激素受体信号通路的变化。总之,这些发现表明 ACBD3 在乳腺癌中的关键作用,其基因定位在 1q 染色体上,因此 ACBD3 可能是未来进一步研究乳腺癌的潜在候选基因。

此外,研究者还发现 ACBD3 与乳腺癌的三个主要激素和信号受体通路(雌激素受体、HER2 和孕激素受体)之间存在关联。高 ACBD3 表达与不良预后相关,同时也可能影响某些治疗方法的疗效。因此,进一步研究 ACBD3 与这些激素受体通路之间的关系对于了解 ACBD3 作为潜在治疗靶点和(或)预后生物标志物的潜力至关重要。

3. 乳腺微钙化　乳腺微钙化是一种由草酸钙晶体或羟基磷灰石晶体组成的现象,可以与良性乳腺病变或恶性病变相关。这种微钙化现象在乳腺组织中的存在,加上乳腺中成骨细胞样和破骨细胞样细胞的增多,提示了乳腺组织中存在着活跃的钙化过程。研究显示,微钙化与 HER2 过表达、乳腺癌的侵袭性、围绝经期状态、不均匀的乳腺密度及多灶性疾病相关。

然而,炎症在乳腺退化的生理过程中也扮演着重要角色,因此很难区分哪些类型的炎症对乳腺癌风险产生积极或消极影响(图 25-3-4)。研究表明炎症状态不仅与患癌风险相关,还与肿瘤的侵袭性相关。未来的研究应该进一步探讨早期乳腺癌是否是由于生理和病理性炎症之间逐渐累积失衡所导致,这可能对未来开发微钙化的预防和治疗方案至关重要。

4. Wnt 信号通路　Wnt 信号通路是一个高度保守的信号通路,对于控制胚胎和器官的发育及癌症的进展起着关键作用。最新的全基因组测序和基因表达谱分析表明,Wnt 信号通路在乳腺癌的增殖和转移过

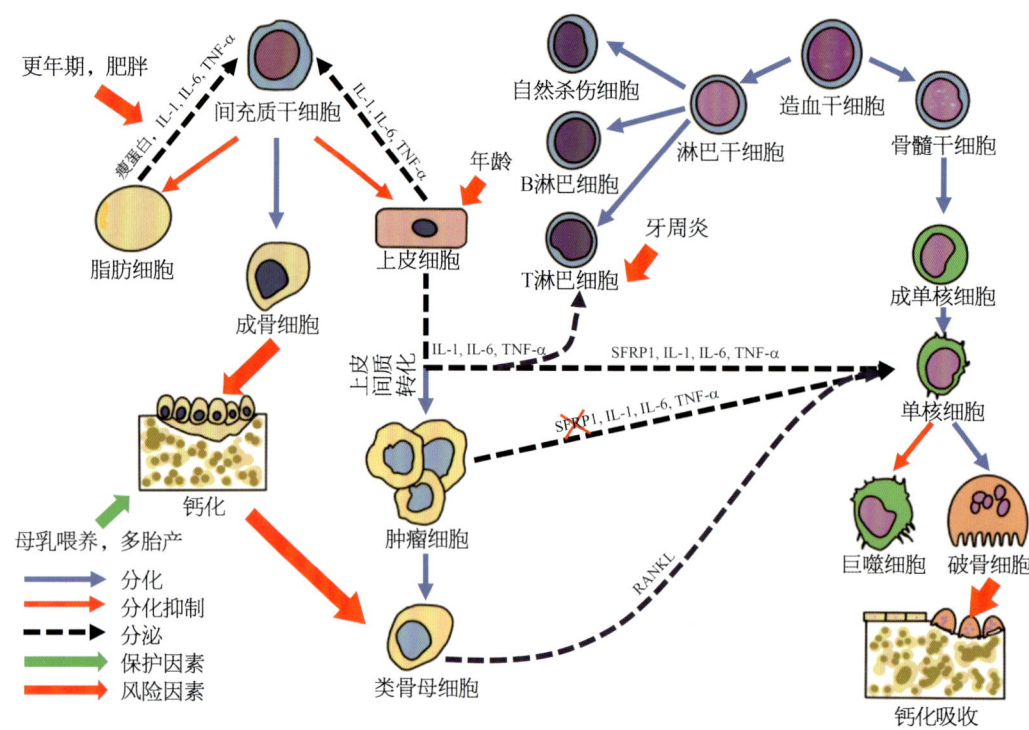

图 25-3-4　年龄相关性小叶退化过程中癌变线路示意图。RANκL,核因子κb受体活化因子配体;SFRP1,分泌型卷曲相关蛋白1

程中扮演着重要角色。Wnt信号通路在乳腺癌的免疫微环境调节、干性维持、治疗抵抗及表型形成等方面也具有重要作用。Wnt信号通路主要分为Wnt/β-Catenin信号通路、Wnt-平面细胞极性(Wnt-PCP)信号通路和Wnt-Ca^{2+}信号通路,这三条成熟的信号通路在乳腺癌进展中共享一些组成部分,但又发挥着不同的功能。

在乳腺癌细胞中,大量研究表明Wnt信号通路的组成成分发生了改变。这些改变包括DNA水平上的突变、扩增、缺失和甲基化,以及mRNA水平上的转录后修饰,还有蛋白质水平上的翻译后修饰。

相比之下,非经典Wnt信号通路在TNBC/BLBC中更容易被激活,主要是由非经典Wnt及其受体的表观遗传改变诱导。非经典Wnt信号的细胞质成分通常参与多种信号通路,因此很难将其定义为非经典Wnt信号的特定成分(图25-3-5和图25-3-6)。

(二)乳腺肿瘤治疗药物作用机制研究进展

不同种类的乳腺癌治疗药物的情况总结见表25-3-1。

表 25-3-1　各类药物治疗乳腺癌基本情况一览表

乳腺癌类型	治疗手段	药物	模型	参考文献
激素受体阳性乳腺癌(HR+)($ER\alpha$+/PR+HER2-)	抗雌激素	他莫昔芬	CD模型(MCF-7)	Osborne et al. 1985
		氟维司群	CDX模型(MCF-7)	Lee et al. 1995
	芳香酶抑制药	来曲唑	CDX模型(MCF-7)	Brodie et al. 1998
		阿那曲唑	CDX模型(MCF-7)	Brodie et al. 1998
	CDK4/6抑制剂	瑞博西利	CDX模型(MDA-MB-435)	Vora et al. 2014
		阿贝西利	CDX模型(MDA-MB-231)	Knudsen et al. 2017
HER2阳性乳腺癌($ER\alpha$-/PR-/HER2+)	单克隆抗体	曲妥单抗	CDX模型(BT474)	Baselga et al. 1998
	表皮生长因子酪氨酸激酶抑制剂	拉帕替尼	CDX模型(BT474)	Rusnak et al. 2001
三阴性乳腺癌($ER\alpha$-/PR-/HER2-)	化疗药物	顺铂	GEMM(Brca1突变乳腺癌小鼠)	Shafee et al. 2008
	ADP核糖聚糖合酶(PARP)抑制剂	奥拉帕尼	GEMM(BRCA1Co/Co-MMTV-Crep53$^{+/-}$鼠)	To et al. 2014
PD-L1阳性患者	免疫检查点抑制剂	派姆单抗	Hu-PDX模型	Wang et al. 2018

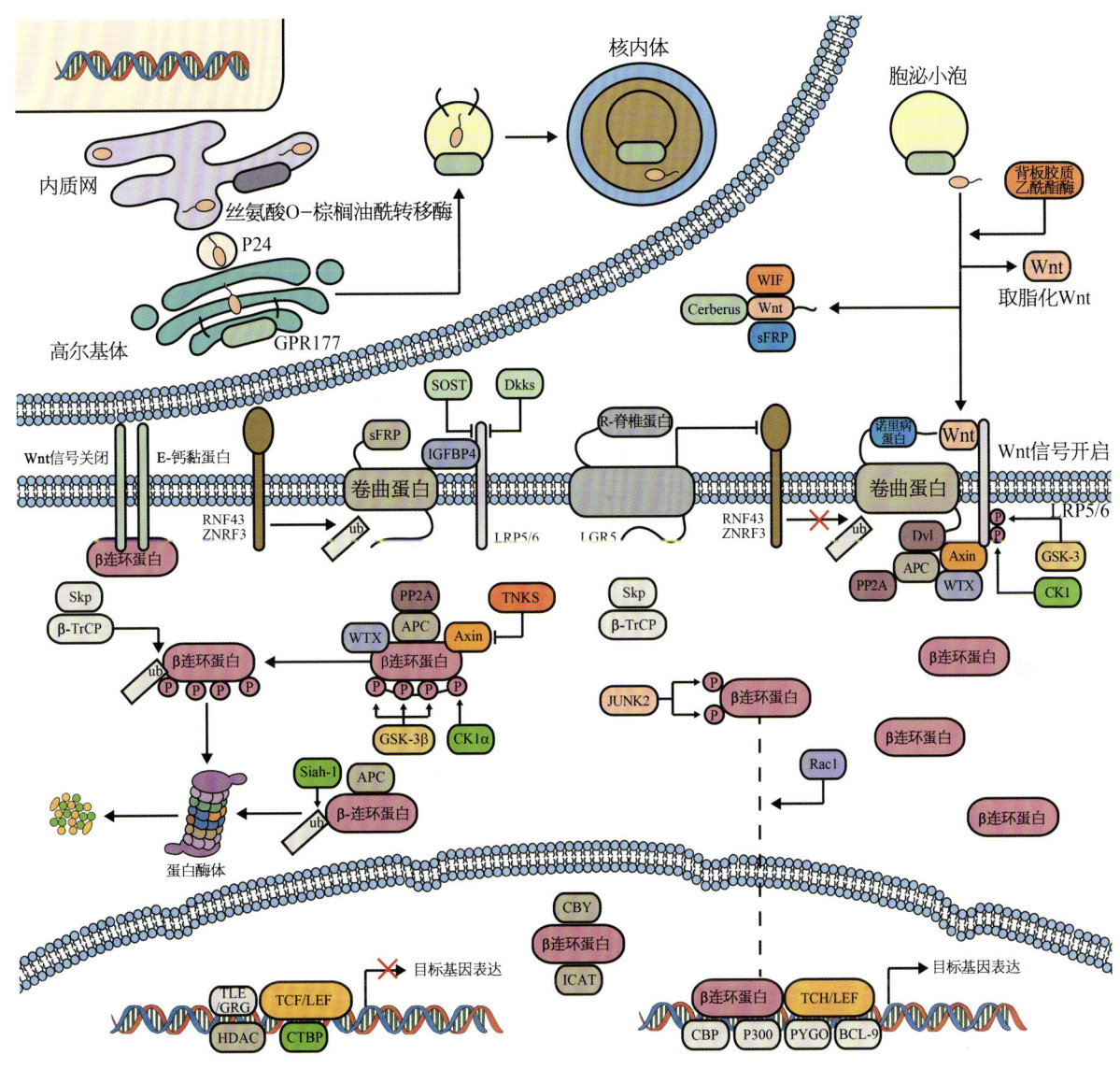

图 25-3-5 哺乳动物的典型 Wnt 信号通路示意图

1. **抗 HER2 抗体** 图 25-3-7 总结了针对 HER2 的药物类别，这些药物现在已成为治疗 HER2 阳性乳腺癌的主要手段。

HER2 是一种跨膜酪氨酸激酶受体，介导细胞增殖、存活、分化、血管生成、侵袭和转移。HER2 与表皮生长因子受体 (EGFR/HER1) 的异源二聚化导致酪氨酸磷酸化，刺激有丝分裂反应。

2. **酪氨酸激酶抑制剂** HER2 在乳腺癌中的重要性推动了一类名为小分子抑制剂的药物的研发，这些药物通过口服给药方式抑制 HER2 的催化活性。其中，第一个被 FDA 批准用于乳腺癌治疗的酪氨酸激酶抑制剂是拉帕替尼。拉帕替尼能够与 EGFR 和 HER2 竞争性结合，对 HER2 过度表达的乳腺癌细胞线停止生长并诱导凋亡。

大约 80% 的乳腺癌是 HR+，并且表达雌激素和（或）孕激素受体。内分泌疗法是 HR+ 乳腺癌的主要治疗方式，但许多患者会对内分泌疗法产生耐药性。因此，提出了联合内分泌疗法和 HER2 靶向治疗的策略，以克服耐药性并改善疾病预后。

3. **CDK4/6 抑制剂** CCND1 基因在大约 15% 的乳腺癌细胞中出现基因扩增，而细胞周期蛋白 D1 (cyclin D1) 在高达 67% 的乳腺癌中表达过多。细胞周期蛋白 D1 的过度表达增强了细胞周期依赖性激酶 4 和 6 (CDK4/6) 的活性，刺激细胞分裂，使这一通路成为癌症治疗中一个有吸引力的靶点。CDK4/6 抑制剂已经成为转移性 HR+/HER2- 乳腺癌一线治疗的标准，最近还获得了早期乳腺癌的辅助治疗批准。这些药物的临床试验结果表明，它们在乳腺癌治疗中具有

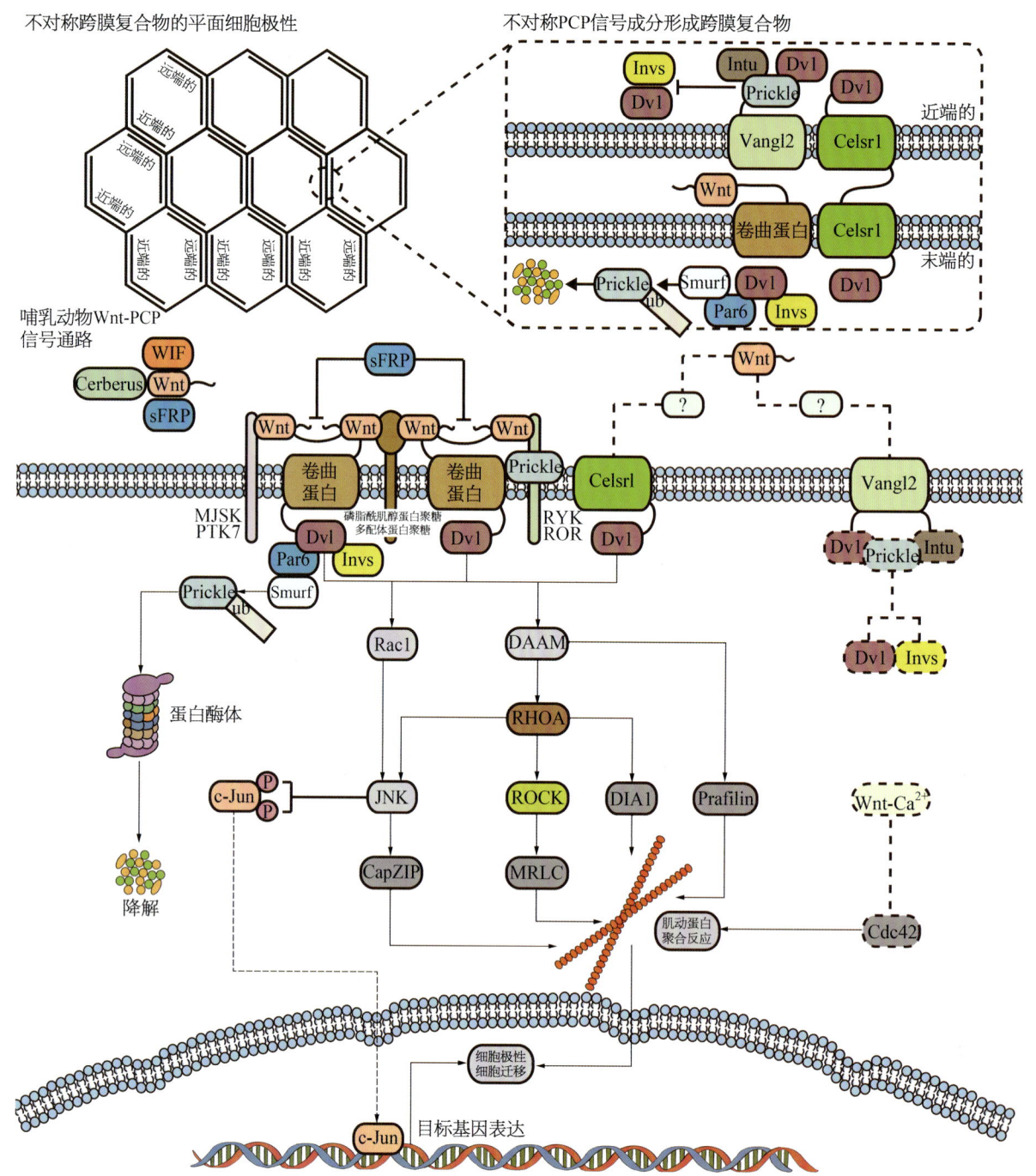

图 25-3-6　哺乳动物的 Wnt-PCP 信号通路示意图

显著的疗效。

4. mTOR 抑制剂　哺乳动物雷帕霉素靶蛋白（mTOR）是一种丝氨酸/苏氨酸蛋白激酶，在酪氨酸激酶受体（包括 HER2）下游介导细胞增殖和存活。雷帕霉素，也称为西罗莫司，是一种从土壤微生物链球菌属亲水杆菌中分离出来的天然产物。它通过结合 FK 结合蛋白 12（FKBP12）来抑制 mTOR 信号传导，从而破坏 mTOR 复合物 1（mTORC1）。随后开发了雷帕霉素类似物（rapalog），以改善其溶解度和药代动力学性质。

5. PI3K 抑制剂　在 HR+/HER2-乳腺癌中，大约 40% 的患者携带 PIK3CA 基因活化突变，导致 PI3K p110α 亚单位的过度活化，这可能对内分泌和传统化疗产生耐药性。奥比西普是一种 PI3K 抑制剂，对携带 PIK3CA 突变的患者有效。SOLAR-1 试验研究了奥比西普在 HR+/HER2-乳腺癌中的应用，发现对于

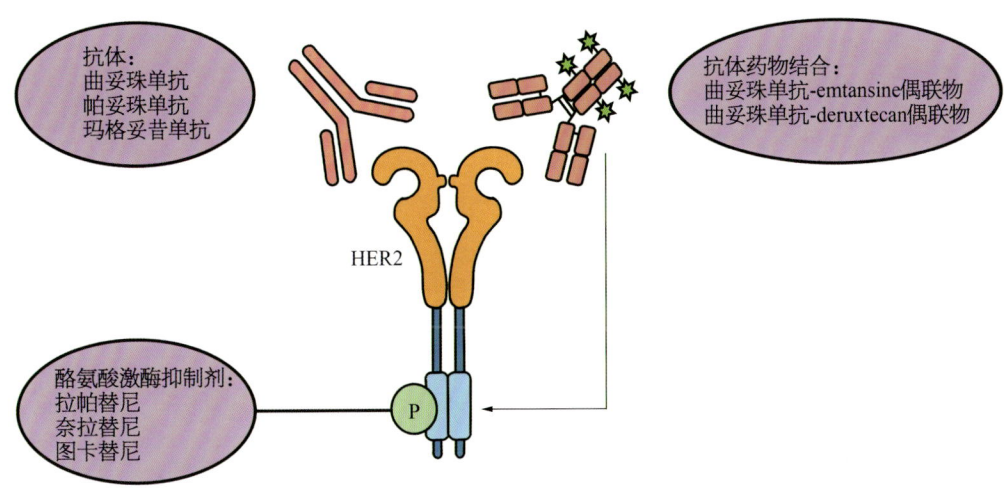

图 25-3-7 针对 HER2 的药物类别和药物

携带 PIK3CA 突变的患者，奥比西普显著延长了无进展生存期。FDA 批准了奥比西普联合富维司汀治疗更年期后的 HR+/HER2-乳腺癌。

6. **免疫检查点抑制剂** 免疫检查点对于维持免疫系统的自身耐受性和调节免疫反应的强度和持续时间至关重要。然而，某些癌症可以利用这些免疫检查点来逃避免疫系统的攻击，从而获得免疫耐受性。其中一个关键的免疫检查点是程序化死亡配体1(PD-L1)与程序性细胞死亡蛋白1(PD1)之间的相互作用。PD-L1 与癌细胞上的高表达与不良的临床预后相关。为了打破这种免疫耐受性，已经开发出一系列抗体药物，包括 pembrolizumab 和 atezolizumab，用于阻断 PD-L1/PD1 相互作用，从而激活抗肿瘤免疫反应。

抗免疫检查点抗体药物在 TNBC 的治疗中显示出一定的疗效，尤其是对于 PD-L1 高表达的患者。然而，仍需进一步的研究来了解其在不同治疗设置下的最佳应用方式，以及如何最大程度地提高疗效并降低不良事件的风险。

7. **PARP 抑制剂** PARP 1 和 2 在 DNA 修复中发挥关键作用，通过碱基切除修复途径，将 ADP-核糖基团转移到蛋白质上，有助于将它们招募到 DNA 损伤部位。BRCA1 和 2 蛋白则负责修复双链 DNA 断裂。研究表明，*BRCA1* 和 *BRCA2* 基因突变的肿瘤对 PARP 抑制剂特别敏感，导致染色体不稳定和细胞凋亡。这种合成致死性效应主要归因于 BRCA1/2 突变抑制了同源重组，无法修复 PARP 抑制剂引起的损伤。PARP 抑制剂还使 BRCA1/2 突变的肿瘤对损伤 DNA 的化疗药物更敏感。olaparib 和 talazoparib 是两种常用的 PARP 抑制剂，它们已被 FDA 批准用于治疗 gBRCAm HER2-转移性乳腺癌。

8. **Epha2 靶向治疗乳腺癌** EphA2 受体已经崭露头角，成为乳腺癌治疗中备受关注的新靶点。研究人员已经开发了多种靶向 EphA2 的策略，这些策略的详细信息可以参考表 25-3-2。首先，抗体或肽的使用可以模拟 EphrinA1，从而抑制 EphA2 的功能。其次，小分子抑制剂已被设计出来，可以有效抑制 EphA2 的激酶活性。此外，EphA2 上游的正性调节因子也被认为是潜在的替代靶点。最后，考虑到 EphA2 是一种膜受体，它可以作为药物递送和抗体-药物偶联(ADC)的靶点，具有广阔的应用前景。这些研究为探索 EphA2 在乳腺癌治疗中的潜在作用提供了有力支持。

表 25-3-2 现有的靶向 EphA2 相关通路的治疗方法一览表

药物	靶点	机制
ALW-Ⅱ-41e27	EphA2	激酶抑制剂
达沙替尼	EphA2, Src	激酶抑制剂
DS-8895a	EphA2	激酶抑制剂
EphA2-ILs-DTXp	EphA2 定向给药	ADC
PE38KDEL-1F12	EphA2 定向给药	ADC
YSA-LP	EphA2 定向给药	ADC
MSN-YSA-DOX	EphA2 定向给药	ADC
Peptide 123B9	EphA2 定向给药	肽 123B9 与 EphA2 结合
WW437	HDACs	抑制 HDAC2/4 和 Sp1 的相互作用
EA1.2	EphA2	抗 EphA2 抗体
EA2	EphA2	EphA2
EA5	EphA2	EphA2
3F2-3M	EphA2	EphA2

9. 含植物雌激素中药对乳腺癌的作用　植物雌激素是一类源自植物的化合物,其化学结构与雌激素类似,可分为不同类型,包括异黄酮类、木酚素类、二苯乙烯类和香豆素类。这些植物雌激素在体内表现出双向调节作用,既具有抗雌激素活性,又具有拟雌激素作用。

(1) 诱导细胞凋亡:植物雌激素通过提高肿瘤抑制基因 PTEN 水平、增加抑癌基因 p27 水平,降低细胞周期蛋白 D1 的含量,最终导致乳腺癌细胞的程序性死亡。

(2) 抑制酪氨酸激酶活性:某些植物雌激素如染料木黄酮被发现具有强抑制酪氨酸蛋白激酶(PTK)活性的作用。PTK 在细胞有丝分裂信号传导中发挥重要作用,植物雌激素的抑制作用最终影响了促有丝分裂信号传导,从而抑制了癌细胞的增殖和生长,促使其凋亡。

(3) 抗氧化作用:植物雌激素通过调节抗氧化物酶的活性,发挥抗氧化作用,从而减少肿瘤发生的风险。

(4) 雌激素作用和抗雌激素作用:植物雌激素能够与内源性雌激素竞争结合到雌激素受体上,减少内源性雌激素的作用,从而抑制乳腺癌的发生。

(5) 抗血管新生:血管形成在肿瘤生长过程中发挥重要作用,植物雌激素如大豆异黄酮通过抑制特定生长因子受体的活性,减少内皮细胞生长和新血管形成。

(6) 抑制拓扑异构酶Ⅱ活性:植物雌激素能够通过稳定 DNA 拓扑异构酶Ⅱ复合物来抑制其活性,导致乳腺癌细胞内 DNA 损伤和凋亡。

10. 雷公藤内酯醇对三阴性乳腺癌的作用　近年来,对于三阴性乳腺癌(TNBC),研究者开始关注植物源性物质作为潜在的抗癌药物。雷公藤内酯醇是一种从雷公藤植物中分离的二萜三环氧化合物。

研究数据表明雷公藤内酯醇可能是治疗 TNBC 的一种有效抗癌药物。它通过调节多种信号通路诱导细胞凋亡,通过下调促生存途径和上调不同促凋亡途径发挥作用。因此,雷公藤内酯醇可能成为治疗 TNBC 的有前景的药物候选物。

11. 纳米药物治疗　纳米颗粒因其独特的特点在药物联合治疗中具有多重优势。这些特点和优势包括:潜在的功能化能力,增强药物携带能力;组织或器官特异性运输和递送;减少给药剂量和毒性;携带和递送多种诊断和治疗药物类别的能力,以控制方式发挥它们的不同效应;减少给药频率。纳米颗粒具有承载多种治疗药物的能力对于联合治疗非常有价值,因为它可以在不增加给药频率的情况下将不同类别的治疗药物组合在同一纳米颗粒系统中,从而实现所需的治疗目标。纳米颗粒制剂的联合治疗相对于自由药物的联合治疗具有一定优势,纳米颗粒系统提供的控释特性可以规范具有非常不同化学性质的药物的药代动力学、生物分布和稳定性,而这些药物如果独立使用会产生截然不同的药理学行为。这些长循环的制剂能够以可控的比例持续释放药物,或者允许以无法通过常规自由药物制剂实现的方式独立调整每种药物的释放速率。

总的来说,纳米颗粒制剂的联合治疗在乳腺癌治疗中具有巨大的潜力。然而,这些制剂需要经过合理设计,以最大化这一平台的优势,同时避免不必要的副作用。

第四节　乳腺恶性肿瘤药理学研究案例

乳腺癌裸鼠原位(或转移)移植瘤的模型建立及其新生物标志物的研究试验

(一) 目的

采用人乳腺癌 MDA-MB-231 细胞建立裸鼠乳腺癌原位移植瘤的模型,并对新生物标志物进行研究。

(二) 细胞资料

(1) 细胞:人乳腺癌 MDA-MB-231 细胞。

(2) 来源:×××研究所。

(3) 研究系统选择说明:MDA-MB-231 细胞是人乳腺癌细胞,可用于建立裸鼠人乳腺癌原位移植瘤的模型,因此选用该细胞。

(4) 细胞保存:液氮冻存。

(5) 细胞培养:细胞培养基为 L-15 培养基,90%;优质胎牛血清,10%。

(6) 细胞培养条件:温度 37 ℃和气相 100%空气饱和湿度环境中培养。

(三) 实验材料

(1) 主要试剂 L-15 培养基(500 mL/瓶,2～8 ℃保存)、胎牛血清(100 mL/瓶,-20 ℃保存)、裸鼠乳腺癌标志物(CA153)酶联免疫分析试剂盒(96T,2～8 ℃保存)、裸鼠乳腺癌标志物(CEA)酶联免疫分析试剂盒(96T,2～8 ℃保存)、柠檬酸组织抗原修复液(100×)(250 mL,室温保存)、抗 MUC16 抗体(0.2 mL,-20 ℃保存)、抗 PAK6 抗体(0.2 mL,-20 ℃保存)、兔抗 HIF-1α(0.2 mL,-20 ℃保存)、兔抗 STAT3(0.2 mL,-20 ℃保存)、兔抗 VEGF(0.2 mL,-20 ℃保存)、SA1022-兔 IgG 免疫组化染色试剂盒(SABC 即用型)(1/2KIT,4 ℃保存)、DAB 显色试剂盒(3 mL,-20 ℃保存)。

(2) 器械和材料:托盘、止血钳、剪刀、镊子、烧杯、游标卡尺、注射器、细胞培养瓶、离心管、过滤器(0.22 μm 滤膜)、移液枪、枪头、盖玻片和血细胞计数板。

(四) 动物资料

(1) 种:裸鼠。
(2) 系:BALB/c 裸鼠。
(3) 性别和数量:雌性,20 只。
(4) 年龄:4～6 周龄。
(5) 体重范围:16～20 g(为动物接收时体重)。
(6) 来源:×××实验动物中心。
(7) 等级:SPF 级。
(8) 合格证号及发证单位:实验动物生产许可证 SCXK(X)2012-0011;实验动物使用许可证 SYXK(X)2013-0027;实验动物质量合格证 SCXK(X)2013-0016。
(9) 实验系统选择说明:BALB/c 裸鼠是肿瘤学研究中公认的标准动物之一。
(10) 实验动物识别方法:动物到达后,按要求接收,根据机构统一的编号方法以耳标进行编号,为每只动物指定一个单一的研究动物号。原始资料中使用研究动物号来识别。
(11) 饲料、垫料及饮用水:饲料为×××有限公司生产的繁殖鼠料;垫料为×××实验用品供应站提供的木屑垫料;饮用水为自来水;三者均经高温高压灭菌后使用。
(12) 饲养条件和环境:动物在×××研究所清洁级动物房层流架内饲养,每笼饲养同性裸鼠 5 只,自由饮水、摄食。室温 20～26 ℃,相对湿度 40%～70%,光照 12 h,黑暗 12 h;实验开始前适应性饲养 3 天。经一般行为观察,选用符合要求裸鼠作为实验动物。

(五) 分组设置

分组方法:20 只雌性动物按体重随机分为空白对照组和肿瘤组,每组 10 只动物。

(六) 实验方法和观察指标

(1) 主要检测仪器:Zenyth 200st 型酶标仪、Beckman coulter Allegra X-12R Centrifuge 离心机、Motic101M 倒置相差显微镜、Heraeus BB5060UV CO_2 培养箱、SANYO MLS-3750 全自动高压蒸汽灭菌器等。

(2) 实验方法及观察指标

1) 实验方法:①乳腺癌细胞培养:MDA-MB-231 细胞在含 10%胎牛血清的 L-15 培养液中,于 37 ℃、100%空气条件下培养,传 2～3 代用于接种,细胞生长至 85%～90%融合,且细胞数量足够时进行接种试验。②肿瘤细胞皮下接种:取对数期生长的乳腺癌细胞以 0.25%胰酶消化后制成单细胞悬液,用 Hank 液清洗 2 次,再用锥虫蓝排除法检验细胞存活率大于 90%的细胞悬液可用,调整细胞密度约为 $1×10^7$ 个/mL,0.2 mL/只接种于 6 周龄 BALB/c 雌性裸鼠右侧胸壁乳垫下,形成一个不小于 3 mm×3 mm 皮丘表明接种成功。裸鼠饲养于层流柜中。

2) 指标观察:①荷瘤鼠一般特征观察:包括精神状态、活动力、反映、饮食、动物体重及(或)皮下肿瘤组织生长情况。②每 3 天测量动物体重 1 次。③记录肿瘤结节出现的时间(成瘤潜伏期),每隔 2 天测量一次,用游标卡尺测量肿瘤的长径(a)和短径(b),按 $V = \pi/6 × a × b^2 = 0.52 × a × b^2$ 公式计算肿瘤体积,并绘制生长曲线,以观察皮下肿瘤组织生长情况。④密切观察裸小鼠的疾病进展情况,记录达时间之前死亡小鼠。到达设定时间后,以颈椎脱臼法处死各组小鼠。⑤解剖取出肿瘤组织,记录移植瘤的形态学特征,如质地、颜色等,并测量大小、称重;肿瘤体积计算公式:$V = \pi/6 × a × b × c$。其中 a、b、c 分别表示长、宽、高。⑥肺、肝、肾组织及淋巴结转移通过显微镜检查其经 HE 染色的石蜡切片来确定,计数直径大于 0.5 mm 的明显肿大的淋巴结个数。⑦取小鼠移植瘤组织,固定于 10%福尔马林固定液中,石蜡包埋,常规切片作 HE 染色,中性树胶封片,光镜下观察组织形态。⑧免疫组织化学检测:检测移植瘤组织切片中 MUC16、PAK6、HIF-1α、VEGF 和 STAT3 的表达情况。⑨血清 ELISA 检测:检测空白组和肿瘤模型组血清中糖类抗原 15-3(CA15-3)和癌胚抗原(CEA)的含量。

（七）统计分析

采用 SPSS 软件的独立样本 t 检验分析法比较空白对照组和肿瘤组检测指标的差异。

（八）结果

(1) 裸鼠体重观察：适应性饲养期间各组动物体重增长无明显差异。肿瘤组接种后各组动物体重未表现明显差异，体重增长曲线见图 25-4-1。

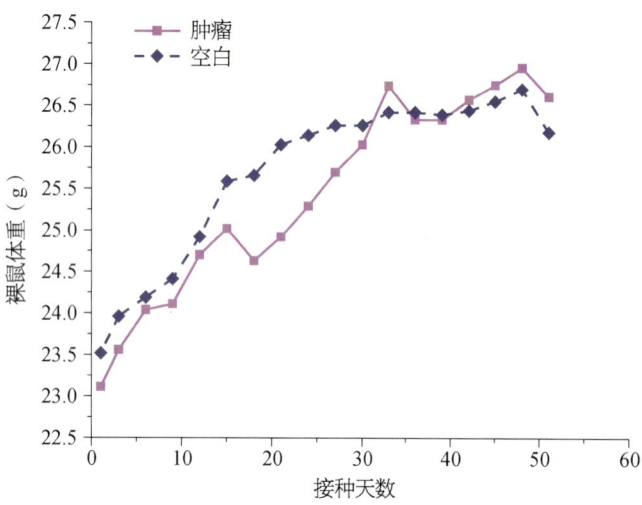

图 25-4-1 裸鼠乳腺癌空白对照组、肿瘤组体重变化曲线图

(2) 裸鼠肿瘤生长情况：肿瘤生长曲线见图 25-4-2。模型组裸鼠处死解剖后取肿瘤，观察呈淡红色硬块状、光滑（图 25-4-3 和图 25-4-4），称重、测量结果见表 25-4-1。模型组 2 只裸鼠（460 和 463）肿瘤块内瘤细胞呈卵圆形，分裂相较多，肿瘤细胞生长旺盛，瘤内可见坏死灶（图 25-4-5 和图 25-4-6）。

(3) 肺、肝、肾、脾组织及淋巴结转移观察

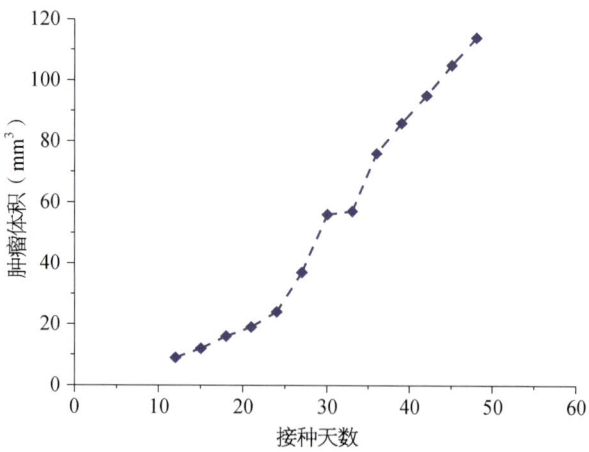

图 25-4-2 裸鼠乳腺癌皮下移植肿瘤体积变化趋势

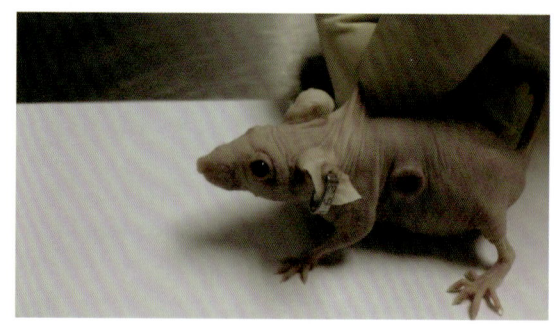

图 25-4-3 荷瘤裸鼠

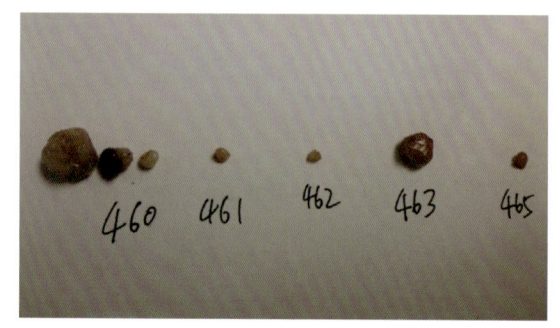

图 25-4-4 解剖后肿瘤

表 25-4-1 裸鼠乳腺癌模型组解剖后肿瘤测量结果

动物编号	肿瘤重量(g)	肿瘤体积(mm^3)
460	0.243、0.064、0.019	224.09、58.26、21.03
461	0.011	17.89
462	0.006	6.97
463	0.092	84.29
465	0.008	9.62

1）肺脏：空白对照组和模型组的肺泡内可见各级支气管被覆假复层柱状纤毛上皮，肺泡和肺间质内结缔组织、血管未见明显病变（图 25-4-7 和图 25-4-8）。

2）肝脏：空白对照组和模型组肝小叶均结构清晰，肝细胞以中央静脉为中心放射状排列，未见明显病变（图 25-4-9 和图 25-4-10）。

3）肾脏：空白对照组和模型组肾脏肾小管和肾小球结果清晰，排列整齐，未见明显病变（图 25-4-11 和图 25-4-12）。

4）脾脏：空白对照组和模型组生精小管结构完整清晰，各期精子细胞依次排列，未见明显异常（图 25-4-13 和图 25-4-14）。

5）颈部淋巴结：模型组裸鼠颈部淋巴结内均未见瘤细胞转移（图 25-4-15 和图 25-4-16）。

6）肠系膜淋巴结：模型组裸鼠肠系膜淋巴结内均未见瘤细胞转移（图 25-4-17 和图 25-4-18）。

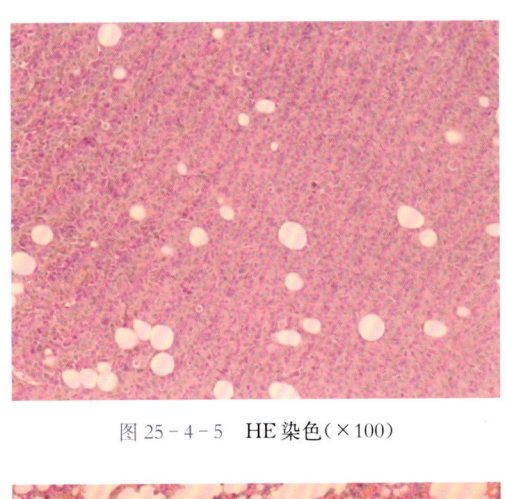

图25-4-5 HE染色(×100)

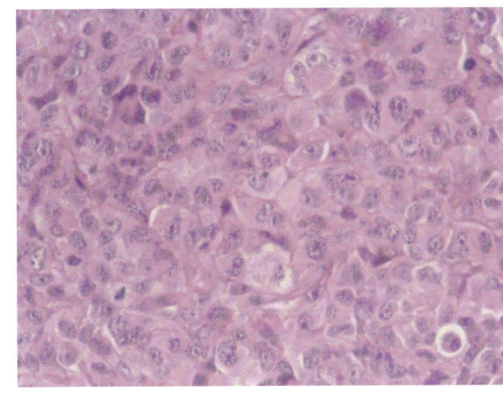

图25-4-6 HE染色(×400)

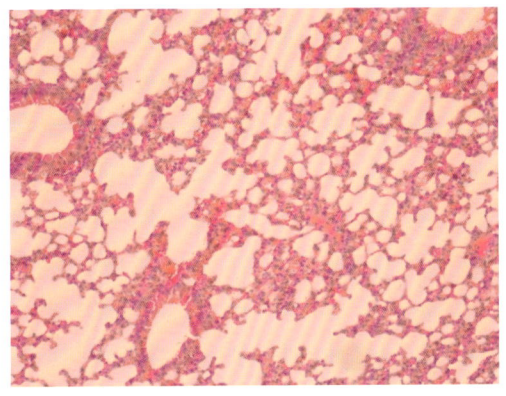

图25-4-7 空白对照组,肺正常(×100)

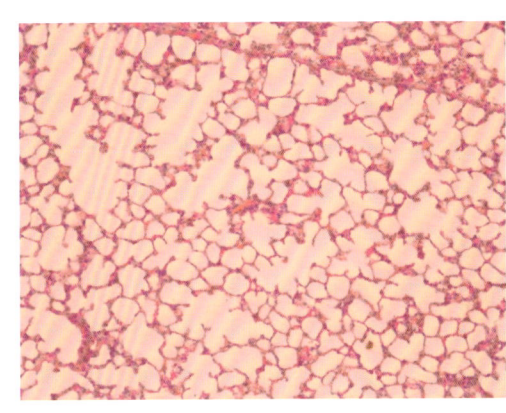

图25-4-8 模型组,肺正常(×100)

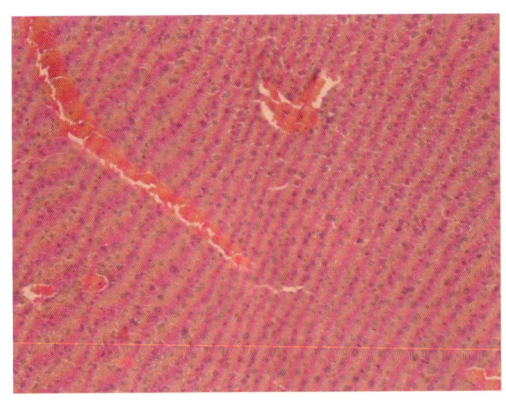

图25-4-9 空白对照组,肝正常(×100)

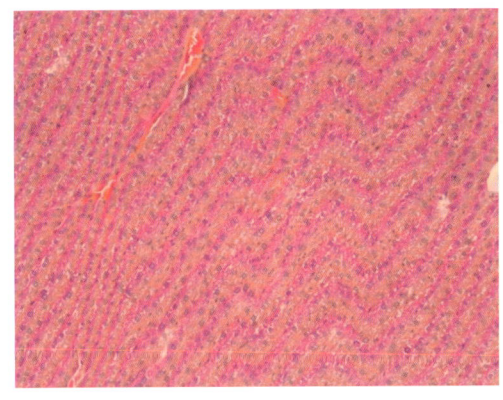

图25-4-10 模型组,肝正常(×100)

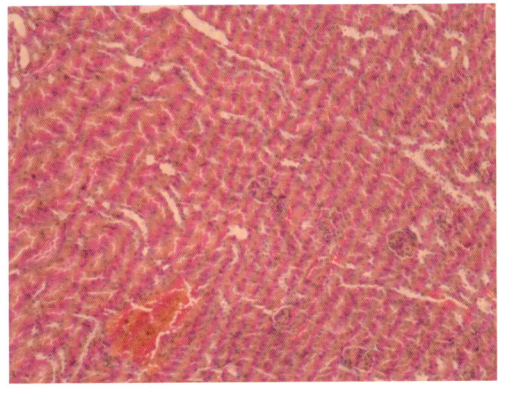

图25-4-11 空白对照组,肾正常(×100)

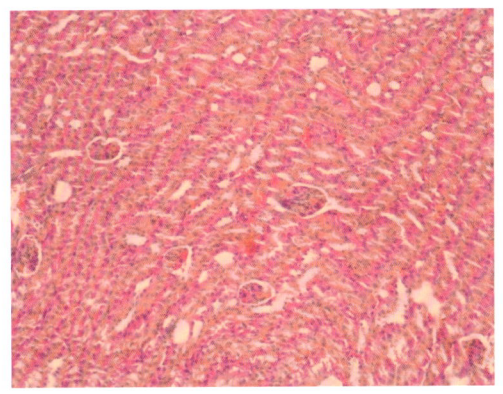

图25-4-12 模型组,肾正常(×100)

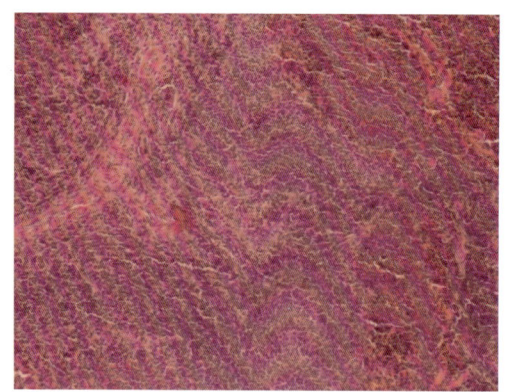

图25-4-13 空白对照组,脾正常(×100)

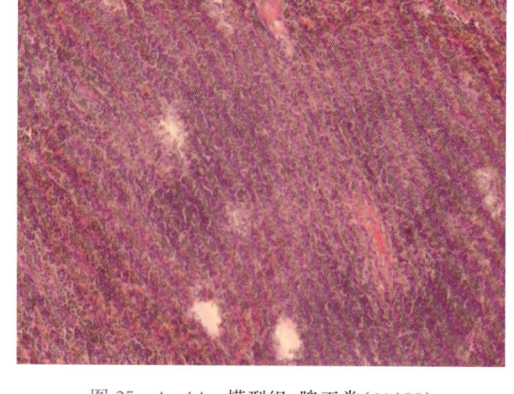

图25-4-14 模型组,脾正常(×100)

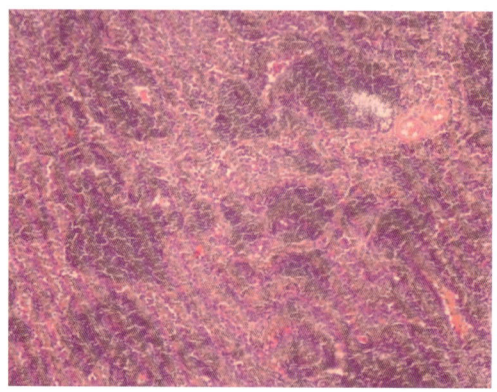

图25-4-15 空白对照组,颈部淋巴结正常(×100)

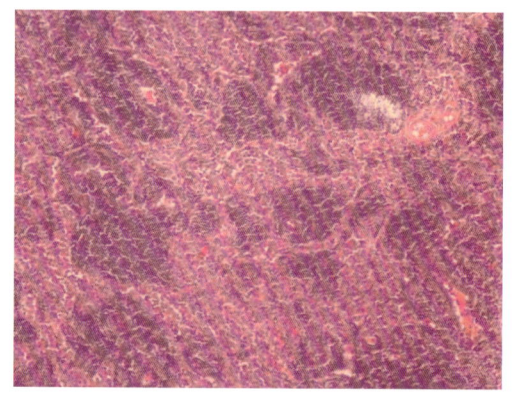

图25-4-16 模型组,颈部淋巴结正常(×100)

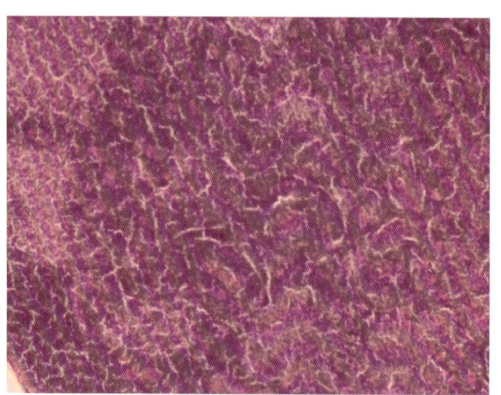

图25-4-17 空白对照组,肠系膜淋巴结正常(×100)

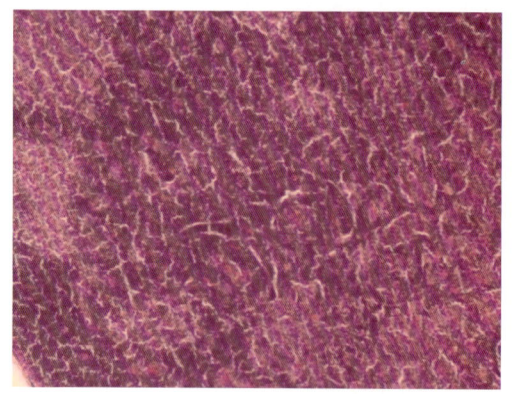

图25-4-18 模型组,肠系膜淋巴结正常(×100)

(4) 血清 ELISA 检测结果:检测空白组和肿瘤模型组血清中糖类抗原 15-3(CA15-3)和癌胚抗原(CEA)的含量,结果见表 25-4-2。经 SPSS 统计软件独立样本 t 检验分析组间差异性,CEA($r=0.9955$, $P>0.05$)和 CA15-3($r=0.9959$, $P>0.05$),表明组间无差异性。有资料表明,CEA 和 CA15-3 等几种肿瘤标志物并非是早期乳腺癌的理想标志物。

(5) 免疫组织化学检测结果

1) 移植瘤组织切片中 MUC16 检测结果:染色后

表25-4-2 裸鼠乳腺癌标志物血清 ELISA 检测结果

动物编号	CEA(ng/L)	CA15-3(U/mL)
451	1 478.70	6.00
452	1 610.23	7.10
453	1 651.34	7.28
456	1 727.42	6.65
458	1 819.97	9.17
459	1 649.29	8.90

续 表

动物编号	CEA(ng/L)	CA15-3(U/mL)
461	1 887.86	8.31
464	1 879.12	7.78
467	1 793.23	9.37
470	1 900.21	8.05
455	1 875.52	7.70
457	1 908.44	7.30
460	1 865.23	7.45
462	1 881.69	7.23
463	1 807.63	8.24
465	1 844.66	7.71
468	1 926.96	7.90
469	1 924.90	8.22

光镜下观察,肿瘤组织显示棕色染色,呈阳性表达(图 25-4-19 和图 25-4-20)。

2) 移植瘤组织切片中 PAK6 检测结果:染色后光镜下观察,肿瘤组织显示棕色染色,呈阳性表达(图 25-4-21 和图 25-4-22)。

3) 移植瘤组织切片中 HIF-1α 检测结果:染色后光镜下观察,肿瘤组织显示棕色染色,呈阳性表达(图 25-4-23 和图 25-4-24)。

4) 移植瘤组织切片中 VEGF 检测结果:染色后光镜下观察,肿瘤组织显示棕色染色,呈阳性表达(图 25-4-25 和图 25-4-26)。

5) 移植瘤组织切片中 STAT3 检测结果:染色后光镜下观察,肿瘤组织显示棕色染色,呈阳性表达(图 25-4-27 和图 25-4-28)。

(九) 讨论

肿瘤标志物指存在于血液、体液和组织中可检测到的与肿瘤的发生、发展有关的物质,其或不存在于正常人组织而仅见于胚胎组织,或在肿瘤组织中的含量大大超过正常组织中的含量,其存在或量变可提示肿瘤的性质,从而了解肿瘤的发生、细胞分化及功能,在肿瘤的诊断、分类、预后和复发判断及临床治疗中起辅助作用。

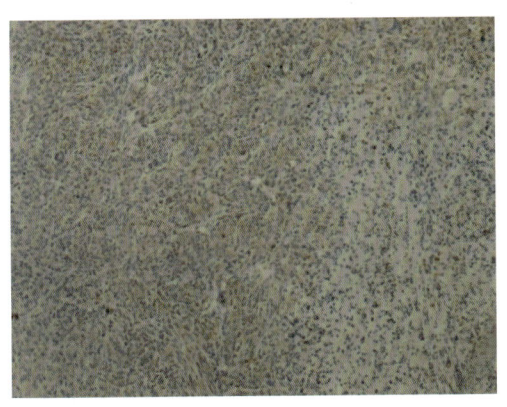

图 25-4-19 MUC16 免疫组化(×100)

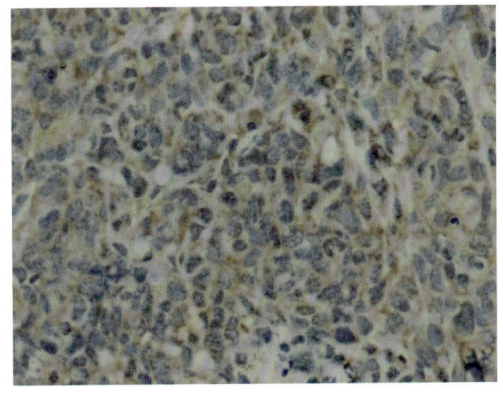

图 25-4-20 MUC16 免疫组化(×400)

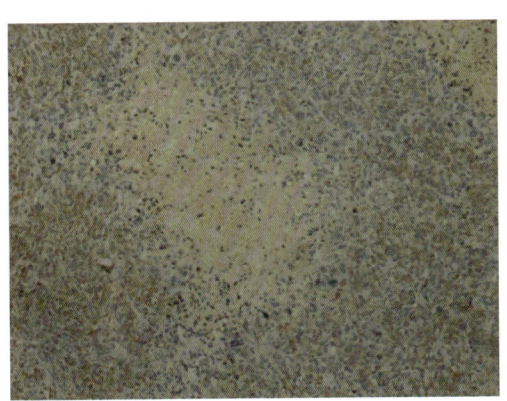

图 25-4-21 PAK6 免疫组化(×100)

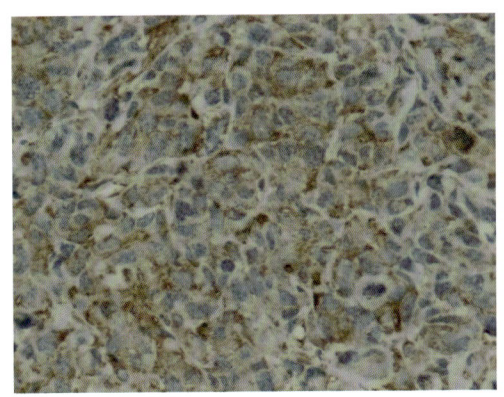

图 25-4-22 PAK6 免疫组化(×400)

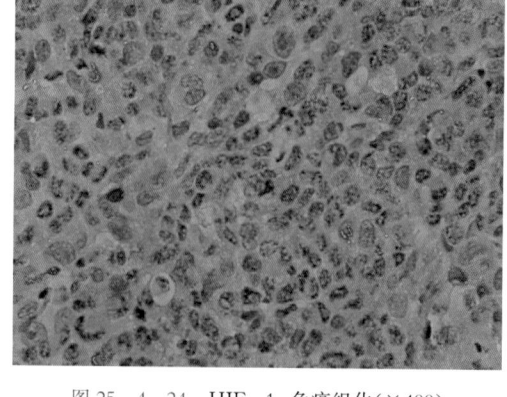

图25-4-23　HIF-1α免疫组化(×100)　　　　图25-4-24　HIF-1α免疫组化(×400)

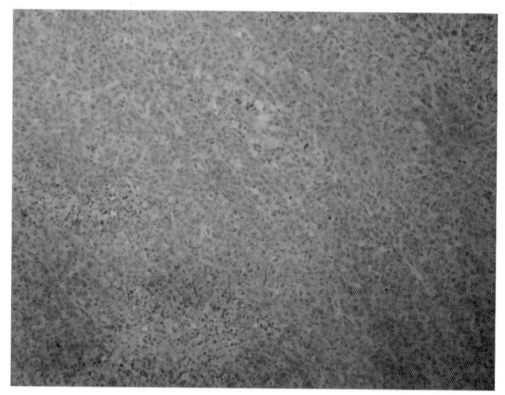
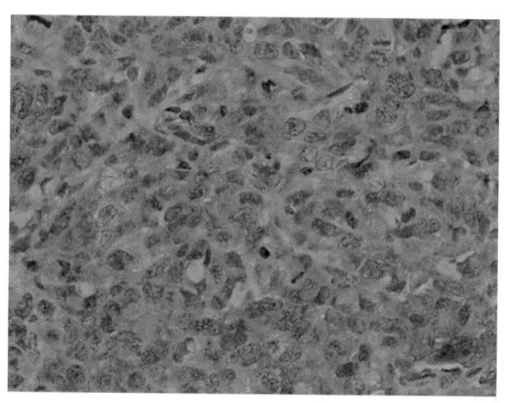

图25-4-25　VEGF免疫组化(×100)　　　　图25-4-26　VEGF免疫组化(×400)

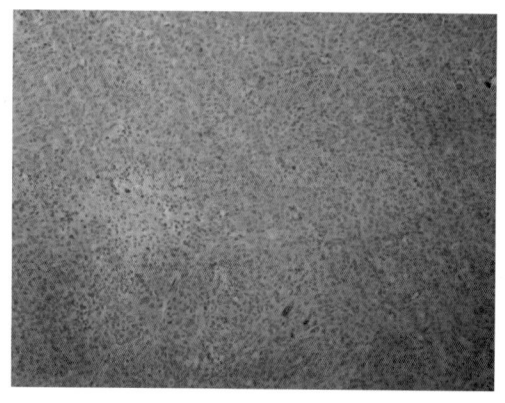
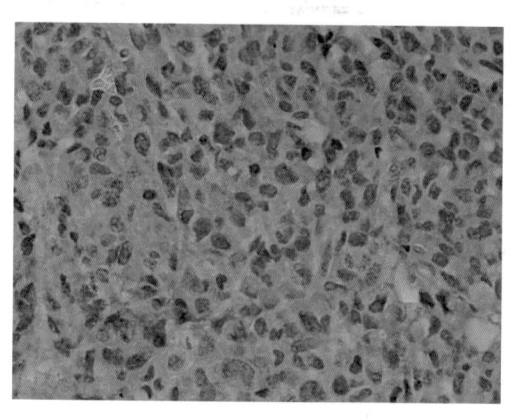

图25-4-27　STAT3免疫组化(×100)　　　　图25-4-28　STAT3免疫组化(×400)

(十)参考文献

略。

(十一)记录保存

除计算机或自动化仪器直接采集的数据外,其他所有在实际研究中产生的数据均记录在表格或记录纸上,并随时整理装订。所有数据记录都注明记录日期,并由记录人签字。对原始记录进行更改时按要求进行。

记录的所有数据都由另一人(非做记录的人)进行核查、签字,保证数据可靠。研究结束后,递交最终报告时,所有原始资料、文件等材料均交档案室保存。具体管理内容、程序和方法按本中心制定的标准操作规程执行。

(十二)资料归档时间和地点

保存单位:×××

地址:×××

邮编:×××

保管人:×××

电话:×××

归档时间:×××

保存时间:>10

(马爱翠 李 莹 孙祖越)

参考文献

[1] 安思文.丹栀逍遥散调节炎性微环境抗乳腺癌及其分子机制的研究[D].沈阳:辽宁中医药大学,2021.

[2] 刘娟,杜凌艳.环磷酰胺联合白头翁多糖体内抗乳腺癌作用初探[J].医药前沿,2018,8(3):52-54.

[3] 梁卓然.野生女贞果实中齐墩果酸提取及其抗乳腺癌机制研究[D].哈尔滨:东北林业大学,2021.

[4] Almholt K, Lund L R, Rygaard J, et al. Reduced metastasis of transgenic mammary cancer in urokinase-deficient mice [J]. International journal of cancer, 2005,113(4):525-532.

[5] Aceto N, Bardia A, Miyamoto D T, et al. Circulating tumor cell clusters are oligoclonal precursors of breast cancer metastasis [J]. Cell, 2014, 158(5):1110-1122.

[6] Autenshlyus A I, Kunts T A, Karpukhina K V, et al. Cytokine pattern of the breast tumor supernatant [C]//Doklady biological sciences. Pleiades Publishing, 2016,470:247-248.

[7] Anastasiadi Z, Lianos G D, Ignatiadou E, et al. Breast cancer in young women: an overview [J]. Updates in surgery, 2017,69:313-317.

[8] Bos P D, Zhang X H F, Nadal C, et al. Genes that mediate breast cancer metastasis to the brain [J]. Nature, 2009,459(7249):1005-1009.

[9] Bray F, Ferlay J, Soerjomataram I, et al. Global cancer statistics 2018: GLOBOCAN estimates of incidence and mortality worldwide for 36 cancers in 185 countries [J]. CA, 2018,68(6):394-424.

[10] Charafe-Jauffret E, Ginestier C, Iovino F, et al. Breast cancer cell lines contain functional cancer stem cells with metastatic capacity and a distinct molecular signature [J]. Cancer research, 2009,69(4):1302-1313.

[11] Crane J L, Cao X. Bone marrow mesenchymal stem cells and TGF-β signaling in bone remodeling [J]. The Journal of clinical investigation, 2014,124(2):466-472.

[12] Chakrabarti R, Kang Y. Transplantable mouse tumor models of breast cancer metastasis [J]. Mouse Models of Cancer: Methods and Protocols, 2015:367-380.

[13] Chen M, Ou C, Yang C, et al. A novel animal model of induced breast precancerous lesion in tree shrew [J]. Biological and Pharmaceutical Bulletin, 2019,42(4):580-585.

[14] Clemenceau A, Michou L, Diorio C, et al. Breast cancer and microcalcifications: an osteoimmunological disorder? [J]. International journal of molecular sciences, 2020,21(22):8613.

[15] DeRose Y S, Wang G, Lin Y C, et al. Tumor grafts derived from women with breast cancer authentically reflect tumor pathology, growth, metastasis and disease outcomes [J]. Nature medicine, 2011, 17(11):1514-1520.

[16] Dow L E. Modeling disease in vivo with CRISPR/Cas9 [J]. Trends in molecular medicine, 2015,21(10):609-621.

[17] Dong J, Zhao W, Shi A, et al. The PR status of the originating cell of ER/PR-negative mouse mammary tumors [J]. Oncogene, 2016, 35(31):4149-4154.

[18] Desmedt C, Salgado R, Fornili M, et al. Immune infiltration in invasive lobular breast cancer [J]. JNCI, 2018,110(7):768-776.

[19] Duarte A A, Gogola E, Sachs N, et al. BRCA-deficient mouse mammary tumor organoids to study cancer-drug resistance [J]. Nature methods, 2018,15(2):134-140.

[20] Flynn R, Grundmann A, Renz P, et al. CRISPR-mediated genotypic and phenotypic correction of a chronic granulomatous disease mutation in human iPS cells [J]. Experimental hematology, 2015,43(10):838-848.e3.

[21] Fidler M M, Gupta S, Soerjomataram I, et al. Cancer incidence and mortality among young adults aged 20-39 years worldwide in 2012: a population-based study [J]. The lancet oncology, 2017,18(12):1579-1589.

[22] Fu S, Lin J. Blocking interleukin-6 and interleukin-8 signaling inhibits cell viability, colony-forming activity, and cell migration in human triple-negative breast cancer and pancreatic cancer cells [J]. Anticancer research, 2018,38(11):6271-6279.

[23] Fan Y, Ye M S, Zhang J Y, et al. Chromosomal level assembly and population sequencing of the Chinese tree shrew genome [J]. Zoological Research, 2019,40(6):506.

[24] Fisusi F A, Akala E O. Drug combinations in breast cancer therapy [J]. Pharmaceutical nanotechnology, 2019,7(1):3-23.

[25] Fu S, Chen X, Lo H W, et al. Combined bazedoxifene and paclitaxel treatments inhibit cell viability, cell migration, colony formation, and tumor growth and induce apoptosis in breast cancer [J]. Cancer letters, 2019,448:11-19.

[26] Garofalo C, Koda M, Cascio S, et al. Increased expression of leptin and the leptin receptor as a marker of breast cancer progression: possible role of obesity-related stimuli [J]. Clinical Cancer Research, 2006,12(5):1447-1453.

[27] Gheorghescu A K, Tywoniuk B, Duess J, et al. Exposure of chick embryos to cadmium changes the extra-embryonic vascular branching pattern and alters expression of VEGF-A and VEGF-R2 [J]. Toxicology and Applied Pharmacology, 2015,289(1):79-88.

[28] Gogola E, Duarte A A, de Ruiter J R, et al. Selective loss of PARG restores PARylation and counteracts PARP inhibitor-mediated synthetic lethality [J]. Cancer cell, 2018,33(6):1078-1093.e12.

[29] Ginsburg O, Yip C H, Brooks A, et al. Breast cancer early detection: A phased approach to implementation [J]. Cancer, 2020,126:2379-2393.

[30] Holen I, Speirs V, Morrissey B, et al. In vivo models in breast cancer research: progress, challenges and future directions [J]. Disease models & mechanisms, 2017,10(4):359-371.

[31] Haque I, Ghosh A, Acup S, et al. Leptin-induced ER-α-positive breast cancer cell viability and migration is mediated by suppressing CCN5-signaling via activating JAK/AKT/STAT-pathway [J]. BMC cancer, 2018,18:1-14.

[32] Houghton-Gisby J, Kerslake R, Karteris E, et al. ACBD3 bioinformatic analysis and protein expression in breast cancer cells [J]. International Journal of Molecular Sciences, 2022,23(16):8881.

[33] Jonkers J, Derksen P W B. Modeling metastatic breast cancer in mice [J]. Journal of mammary gland biology and neoplasia, 2007,12:191-203.

[34] Jacobs A T, Castaneda-Cruz D M, Rose M M, et al. Targeted therapy for breast cancer: An overview of drug classes and outcomes [J]. Biochemical Pharmacology, 2022,204:115209.

[35] Kuperwasser C, Dessain S, Bierbaum B E, et al. A mouse model of human breast cancer metastasis to human bone [J]. Cancer research, 2005,65(14):6130-6138.

[36] Kusuma N, Denoyer D, Eble J A, et al. Integrin-dependent response to laminin-511 regulates breast tumor cell invasion and metastasis [J]. International journal of cancer, 2012,130(3):555-566.

[37] Knudsen E S, Hutcheson J, Vail P, et al. Biological specificity of CDK4/6 inhibitors: dose response relationship, in vivo signaling, and composite response signature [J]. Oncotarget, 2017,8(27):43678.

[38] Keegan N M, Gleeson J P, Hennessy B T, et al. PI3K inhibition to overcome endocrine resistance in breast cancer [J]. Expert opinion on investigational drugs, 2018,27(1):1-15.

[39] Kij A, Kus K, Smeda M, et al. Differential effects of nitric oxide deficiency on primary tumour growth, pulmonary metastasis and prostacyclin/thromboxane A2 balance in orthotopic and intravenous

murine models of 4T1 breast cancer [J]. J Physiol Pharmacol, 2018, 69 (6): 911-919.

[40] Kim H, Kim M, Im S K, et al. Mouse Cre-LoxP system: general principles to determine tissue-specific roles of target genes [J]. Laboratory animal research, 2018, 34: 147-159.

[41] Kaya P, Lee S R, Lee Y H, et al. Curcumae radix extract decreases mammary tumor-derived lung metastasis via suppression of CC chemokine receptor type 7 expression [J]. Nutrients, 2019, 11(2): 410.

[42] Liu X, Holstege H, van der Gulden H, et al. Somatic loss of BRCA1 and p53 in mice induces mammary tumors with features of human BRCA1-mutated basal-like breast cancer [J]. Proceedings of the National Academy of Sciences, 2007, 104(29): 12111-12116.

[43] Liu P, Cheng H, Santiago S, et al. Oncogenic PIK3CA-driven mammary tumors frequently recur via PI3K pathway-dependent and PI3K pathway-independent mechanisms [J]. Nature medicine, 2011, 17(9): 1116-1120.

[44] Li W, Teng F, Li T, et al. Simultaneous generation and germline transmission of multiple gene mutations in rat using CRISPR-Cas systems [J]. Nature biotechnology, 2013, 31(8): 684-686.

[45] Liu R, Shi P, Zhou Z, et al. Krüpple-like factor 5 is essential for mammary gland development and tumorigenesis [J]. The Journal of pathology, 2018, 246(4): 497-507.

[46] Louro J, Román M, Posso M, et al. Differences in breast cancer risk after benign breast disease by type of screening diagnosis [J]. The Breast, 2020, 54: 343-348.

[47] Minn A J, Kang Y, Serganova I, et al. Distinct organ-specific metastatic potential of individual breast cancer cells and primary tumors [J]. The Journal of clinical investigation, 2005, 115(1): 44-55.

[48] Mukherjee A, Soyal S M, Wheeler D A, et al. Targeting iCre expression to murine progesterone receptor cell-lineages using bacterial artificial chromosome transgenesis [J]. Genesis, 2006, 44(12): 601-610.

[49] Mollard S, Mousseau Y, Baaj Y, et al. How can grafted breast cancer models be optimized? [J]. Cancer biology & therapy, 2011, 12(10): 855-864.

[50] Mercatali L, La Manna F, Groenewoud A, et al. Development of a patient-derived xenograft (PDX) of breast cancer bone metastasis in a zebrafish model [J]. International journal of molecular sciences, 2016, 17(8): 1375.

[51] Ming S, Tian-Rui X U, Ce-Shi C. The big bang of genome editing technology: development and application of the CRISPR/Cas9 system in disease animal models [J]. Zoological Research, 2016, 37(4): 191.

[52] McLellan M A, Rosenthal N A, Pinto A R. Cre-loxP-mediated recombination: general principles and experimental considerations [J]. Current protocols in mouse biology, 2017, 7(1): 1-12.

[53] Machida Y, Sudo Y, Uchiya N, et al. Increased susceptibility to mammary carcinogenesis and an opposite trend in endometrium in Trp53 heterozygous knockout female mice by backcrossing the BALB/c strain onto the background C3H strain [J]. Journal of Toxicologic Pathology, 2019, 32(3): 197-203.

[54] Meraz I M, Majidi M, Meng F, et al. An improved patient-derived xenograft humanized mouse model for evaluation of lung cancer immune responses [J]. Cancer immunology research, 2019, 7(8): 1267-1279.

[55] Mishra S, Tamta A K, Sarikhani M, et al. Subcutaneous Ehrlich Ascites Carcinoma mice model for studying cancer-induced cardiomyopathy [J]. Scientific reports, 2018, 8(1): 5599.

[56] Neve R M, Chin K, Fridlyand J, et al. A collection of breast cancer cell lines for the study of functionally distinct cancer subtypes [J]. Cancer cell, 2006, 10(6): 515-527.

[57] Nutter F, Holen I, Brown H K, et al. Different molecular profiles are associated with breast cancer cell homing compared with colonisation of bone: evidence using a novel bone-seeking cell line [J]. Endocrine-related cancer, 2014, 21(2): 327-341.

[58] Naseem M, Murray J, Hilton J F, et al. Mammographic microcalcifications and breast cancer tumorigenesis: a radiologic-pathologic analysis [J]. BMC cancer, 2015, 15: 1-9.

[59] Nohmi T, Masumura K, Toyoda-Hokaiwado N. Transgenic rat models for mutagenesis and carcinogenesis [J]. Genes and Environment, 2017, 39: 1-32.

[60] Neal J T, Li X, Zhu J, et al. Organoid modeling of the tumor immune microenvironment [J]. Cell, 2018, 175(7): 1972-1988. e16.

[61] Ozaslan M, Karagoz I D, Kilic I H, et al. Ehrlich ascites carcinoma [J]. African journal of Biotechnology, 2011, 10(13): 2375-2378.

[62] Ottewell P D, Wang N, Brown H K, et al. Zoledronic acid has differential antitumor activity in the pre-and postmenopausal bone microenvironment in vivo [J]. Clinical Cancer Research, 2014, 20(11): 2922-2932.

[63] Park M K, Lee C H, Lee H. Mouse models of breast cancer in preclinical research [J]. Laboratory animal research, 2018, 34: 160-165.

[64] Pillai S G, Li S, Siddappa C M, et al. Identifying biomarkers of breast cancer micrometastatic disease in bone marrow using a patient-derived xenograft mouse model [J]. Breast Cancer Research, 2018, 20: 1-12.

[65] Pandey K, An H J, Kim S K, et al. Molecular mechanisms of resistance to CDK4/6 inhibitors in breast cancer: A review [J]. International journal of cancer, 2019, 145(5): 1179-1188.

[66] Park Y E, Bava U, Lin J, et al. Bone-bound bisphosphonates inhibit proliferation of breast cancer cells [J]. Calcified Tissue International, 2019, 105(5): 497-505.

[67] Perrone F, De Laurentiis M, De Placido S, et al. Adjuvant zoledronic acid and letrozole plus ovarian function suppression in premenopausal breast cancer: HOBOE phase 3 randomised trial [J]. European Journal of Cancer, 2019, 118: 178-186.

[68] Qin J, Zhou Z, Chen W, et al. BAP1 promotes breast cancer cell proliferation and metastasis by deubiquitinating KLF5 [J]. Nature communications, 2015, 6(1): 8471.

[69] Rottenberg S, Jaspers J E, Kersbergen A, et al. High sensitivity of BRCA1-deficient mammary tumors to the PARP inhibitor AZD2281 alone and in combination with platinum drugs [J]. Proceedings of the National Academy of Sciences, 2008, 105(44): 17079-17084.

[70] Rottenberg S, Nygren A O H, Pajic M, et al. Selective induction of chemotherapy resistance of mammary tumors in a conditional mouse model for hereditary breast cancer [J]. Proceedings of the National Academy of Sciences, 2007, 104(29): 12117-12122.

[71] Rashid O M, Takabe K. Animal models for exploring the pharmacokinetics of breast cancer therapies [J]. Expert opinion on drug metabolism & toxicology, 2015, 11(2): 221-230.

[72] Shafee N, Smith C R, Wei S, et al. Cancer stem cells contribute to cisplatin resistance in Brca1/p53-mediated mouse mammary tumors [J]. Cancer research, 2008, 68(9): 3243-3250.

[73] Sun B, Zhang S, Zhang D, et al. Identification of metastasis-related proteins and their clinical relevance to triple-negative human breast cancer [J]. Clinical Cancer Research, 2008, 14(21): 7050-7059.

[74] Su X, Colditz G A, Willett W C, et al. Genetic variation and circulating levels of IGF-I and IGFBP-3 in relation to risk of proliferative benign breast disease [J]. International Journal of Cancer, 2010, 126(1): 180-190.

[75] Suva L J, Washam C, Nicholas R W, et al. Bone metastasis: mechanisms and therapeutic opportunities [J]. Nature Reviews Endocrinology, 2011, 7(4): 208-218.

[76] Szymanska H, Lechowska-Piskorowska J, Krysiak E, et al. Neoplastic and nonneoplastic lesions in aging mice of unique and common inbred strains contribution to modeling of human neoplastic diseases [J]. Veterinary pathology, 2014, 51(3): 663-679.

[77] Swain S M, Baselga J, Kim S B, et al. Pertuzumab, trastuzumab, and docetaxel in HER2-positive metastatic breast cancer [J]. New England journal of medicine, 2015, 372(8): 724-734.

[78] Suarez-Almazor M E, Herrera R, Lei X, et al. Survival in older women with early stage breast cancer receiving low-dose bisphosphonates or denosumab [J]. Cancer, 2020, 126(17): 3929-3938.

[79] Tian J, Chen X, Fu S, et al. Bazedoxifene is a novel IL-6/GP130

inhibitor for treating triple-negative breast cancer [J]. Breast cancer research and treatment, 2019, 175:553-566.
[80] Vogel V G, Costantino J P, Wickerham D L, et al. Effects of Tamoxifen vs Raloxifene on the Risk of Developing Invasive Breast Cancer and Other Disease Outcomes: The NSABP Study of Tamoxifen and Raloxifene (STAR) P-2 Trial: [J]. Jama, 2006, 295(23):2727-2741.
[81] Vargo-Gogola T, Rosen J M. Modelling breast cancer: one size does not fit all [J]. Nature Reviews Cancer, 2007, 7(9):659-672.
[82] Vora S R, Juric D, Kim N, et al. CDK 4/6 inhibitors sensitize PIK3CA mutant breast cancer to PI3K inhibitors [J]. Cancer cell, 2014, 26(1):136-149.
[83] Varghese E, Samuel S M, Varghese S, et al. Triptolide decreases cell proliferation and induces cell death in triple negative MDA-MB-231 breast cancer cells [J]. Biomolecules, 2018, 8(4):163.
[84] Wardell S E, Nelson E R, Chao C A, et al. Bazedoxifene exhibits antiestrogenic activity in animal models of tamoxifen-resistant breast cancer: implications for treatment of advanced disease [J]. Clinical Cancer Research, 2013, 19(9):2420-2431.
[85] Wang C, Nie Z, Zhou Z, et al. The interplay between TEAD4 and KLF5 promotes breast cancer partially through inhibiting the transcription of p27Kip1 [J]. Oncotarget, 2015, 6(19):17685.
[86] Wang M, Yao L C, Cheng M, et al. Humanized mice in studying efficacy and mechanisms of PD-1-targeted cancer immunotherapy [J]. The FASEB Journal, 2018, 32(3):1537.
[87] Xia H J, CHEN C S. Progress of non-human primate animal models of cancers [J]. Zoological Research, 2011, 32(1):70-80.
[88] Xia H J, Wang C Y, Zhang H L, et al. Characterization of spontaneous breast tumor in tree shrews (Tupaia belangeri chinenesis) [J]. Zoological Research, 2012, 33(1):55-59.
[89] Xia H J, He B L, Wang C Y, et al. PTEN/PIK3CA genes are frequently mutated in spontaneous and medroxyprogesterone acetate-accelerated 7, 12-dimethylbenz (a) anthracene-induced mammary tumours of tree shrews [J]. European journal of cancer, 2014, 50(18):3230-3242.
[90] Xu X, Zhang M, Xu F, et al. Wnt signaling in breast cancer: biological mechanisms, challenges and opportunities [J]. Molecular cancer, 2020, 19(1):165.
[91] Yang Y, Yang H H, Hu Y, et al. Immunocompetent mouse allograft models for development of therapies to target breast cancer metastasis [J]. Oncotarget, 2017, 8(19):30621.
[92] Zheng L, Zhou B, Meng X, et al. A model of spontaneous mouse mammary tumor for human estrogen receptor-and progesterone receptor-negative breast cancer [J]. International journal of oncology, 2014, 45(6):2241-2249.
[93] Zeng L, Li W, Chen C S. Breast cancer animal models and applications [J]. Zoological research, 2020, 41(5):477.
[94] Zhao P, Jiang D, Huang Y, et al. EphA2: A promising therapeutic target in breast cancer [J]. Journal of Genetics and Genomics, 2021, 48(4):261-267.

第二十六章
月经不调药理学

第一节 概 述

(一) 概念

月经不调,也称为月经失调,是妇科领域中常见的一种病症。其主要特点是月经周期或经血量的异常,以及月经前或经期时伴随的腹痛和全身症状。

具体可表现为:①月经周期的变化:包括月经先期(月经周期缩短)、月经后期(月经周期延长)、月经先后无定期(月经周期不规则)和经期延长(月经持续时间过长)。②经血量的改变:涉及月经过多(经血量过多)和月经过少(经血量过少)。③经色和经质的变异:指的是月经血的颜色和质地发生变化。

西医学认为,月经不调主要是功能性月经紊乱,通常由神经和内分泌系统的失调引起,导致子宫内膜的异常出血。正常女性的月经周期是中枢神经系统、下丘脑-垂体-卵巢轴及相关激素之间复杂而精确的反馈调节机制的结果。任何干扰这一系统的因素,如压力、激素失衡、身体疾病等,都可能导致月经失调。

中医学将月经不调视为身体内在平衡的失调。这种失衡可能源于外邪侵袭、情绪压力、生活方式问题、瘀血阻滞及体质差异等因素。在治疗时,中医强调根据患者的具体症状和体征,如月经的色泽和质地,进行辨证施治。这种方法侧重于整体调理和恢复身体的自然平衡,常采用中草药、针灸和食疗等方法(图 26-1-1)。

(二) 流行病学

在 2015 年的研究中,陈秋媛等根据全国 5 个省份的育龄夫妇孕前健康状况及危险因素暴露调查数据,对 8 691 名已婚育龄妇女的月经不调分布及相关社会影响因素进行了系统分析。研究结果显示,在已婚育龄妇女中,月经不调的患病率为 17.6%(1 526/8 691)。同时,研究还揭示了一系列与月经不调相关的社会因素,包括但不限于:

(1) 教育水平:不同教育水平的已婚育龄妇女在月经不调发病率上存在显著差异。

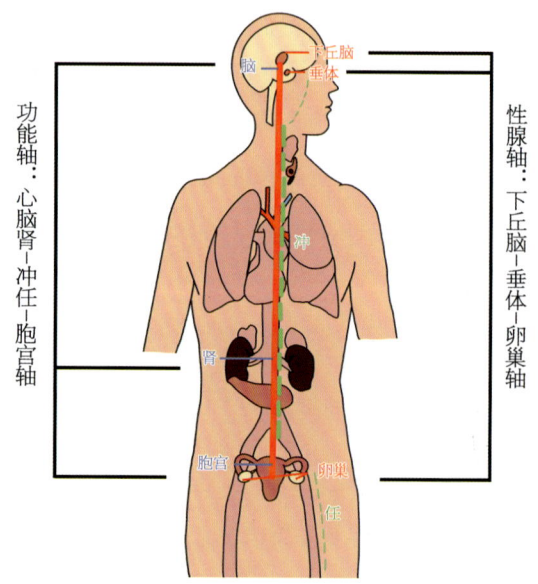

图 26-1-1 女性性腺轴(西医)及功能轴(中医)对比示意图

(2) 饮食习惯:饮食不规律、偏食挑食、少吃禽蛋类等因素与月经不调密切相关。

(3) 体重因素:超重和肥胖状态增加了月经不调的患病风险。

(4) 生活环境:家养动物、最近的房屋装修和使用化妆品等因素可能对月经正常周期产生不良影响。

(5) 心理健康:感知到家庭成员关系过度紧张和感到家庭经济或生活困难也与月经不调密切相关。

数据结果表明月经不调的患病率及与之相关的社会因素,强调了月经不调是一个多因素病因的复杂临床病症。

(三) 病因

月经失调可以分为两大类原因。

(1) 器质性原因:涉及实际的物理或生理变化,如妇科疾病。常见的疾病包括子宫肌瘤(一种常见的良性肿瘤,发生在子宫肌肉层)和子宫腺肌症(子宫内膜细胞生长在子宫肌肉中)。

(2) 功能性原因：与体内的内分泌系统调节有关，主要是下丘脑和垂体的调节失常。这可以影响月经周期，导致失调。常见的问题包括：多囊卵巢综合征（年轻女性中最常见的月经失调原因，涉及卵巢功能障碍）。下丘脑垂体性腺轴异常（40多岁的女性中较常见，与内分泌失调有关）。

此外，全身性疾病，如血液病、高血压、肝病、内分泌疾病、流产、宫外孕、葡萄胎、生殖道感染和肿瘤（如卵巢肿瘤、子宫肌瘤）也可能导致月经失调。值得注意的是，现代流行病学调查还表明，不良情绪也是女性月经不调的一个重要因素。Sihan Song等研究调查了韩国护士的月经周期特征，特别关注其规律性和长度，以及与之相关的因素。研究包括9 335名22～45岁的绝经前女性。发现21%的参与者月经周期不规律，且周期长度在组内有所不同。影响周期不规律和长度的因素包括年龄、初潮年龄、生育状况、体重指数、体力活动、工作相关的体力负担和轮班夜班。此外，月经不规律的女性报告了更高的月经痛苦、抑郁症状、压力、疲劳、焦虑和睡眠问题。

（四）症状与体征

月经不调的症状与类型多样，包括月经周期的改变（延长、缩短）、月经量的异常（过多、过少、闭经）、阴道出血不断、下腹部疼痛、腰背坠胀、乳房胀痛、贫血和感染等。这些症状可能伴随情绪波动和身体不适，如头晕、乏力、恶心等。月经是女性生殖功能成熟的标志，通常以28天为周期，受下丘脑-垂体-卵巢轴的调控。初潮年龄多在13～14岁，但现代生活条件改变可能导致初潮提前。不规律月经出血常见于初潮后18个月内，但青春期闭经超过3个月或月经周期超过7天是异常的。生殖年龄的月经周期为28～30天，失血量约30 mL，但现代因素导致月经周期增加和失调严重程度的增加。

（五）治疗药物

在现代医学中，治疗月经不调的主要方法之一是使用激素类药物。尽管一些激素药物如戊酸雌二醇在缓解症状方面具有一定疗效，但它们也伴随着较大的副作用和潜在的并发症风险。包括地屈孕酮、黄体酮和甲羟孕酮在内的孕激素及含有孕激素的避孕药也可以用于治疗月经失调。

孕激素在治疗无排卵性月经不调（简称ADUB）方面具有重要作用。ADUB是月经不调中常见的病因之一，治疗较为复杂，通常与子宫内膜增生相关。孕激素的作用机制是通过影响子宫内膜，防止其过度增生，从而调整月经周期并减轻出血情况。

非甾体抗炎药物（NSAID）在子宫内膜止血中发挥重要作用，通过调节血管扩张和血小板聚集的平衡来影响前列腺素（PGI_2）和血栓素A_2的作用。NSAID通过抑制前列腺素的合成，减少月经失血，同时改变血栓素A_2和前列环素的平衡，进一步调节出血。有几种不同的NSAID可供选择，包括布洛芬、萘普生和甲芬那酸等。在使用NSAID时，患者应根据医生的建议和处方来合理使用，以最大限度地减少潜在的风险和副作用。

氨甲环酸（TXA）是一种非处方抗纤溶剂，由氨基酸赖氨酸合成的衍生物，主要用于控制出血。因此被认为是治疗月经过多的一种方法。然而，它可能会导致一些副作用，包括头痛、恶心和胃肠道不适。此外，这种药物可能会增加血栓形成的风险，因此对于存在血栓风险因素的患者，应谨慎考虑使用。

中医理论认为，月经不调常常与肝郁脾虚、情志不遂等因素有关，因此治疗月经不调时应遵循疏肝解郁、调和脾胃的治疗原则。中医治疗月经不调通常采用单味中药或中成药，具体的选择取决于患者的病情和辨证结果。治疗原则通常以调和气血为主，根据不同的病情选择不同的中药组合。一些常用的中药包括黄芪、党参、生地黄、白术、当归、熟地黄、白芍、阿胶、龟板等。这些药物可以根据患者的具体症状和证候来调配使用，以达到调和月经的效果。

总的来说，中医治疗月经不调强调个体化的治疗方法，根据患者的情况进行辨证施治，包括中药治疗、食疗药膳和生活方式改善等多方面的综合治疗，可以有效地调治月经不调，减轻或消除月经过多、月经不足、痛经等症状。

第二节　月经不调生物学模型

通过建立生物学模型，可以更深入地了解月经周期、子宫内膜的生理变化等关键生理过程，有助于解决月经不调引起的问题，如月经过多、月经不足、痛经等，从而改善女性的生活质量。

研究月经不调的生物学模型对于深入了解女性生殖生理、解决月经相关问题、改善女性健康具有极其重要的意义。这些研究推动了女性健康领域的进展，揭示了月经生理的奥秘，为临床治疗和生育研究提供了宝贵信息，有望进一步促进女性健康领域的发展。

（一）动物种属特性

月经是一种特殊的生理现象，主要存在于人类女性，但也在非人灵长类动物和其他一些少数动物中观察到。月经现象一直是生殖生理学研究的热点，不仅仅限于人类。除了原始的猴类（低等猿猴）之外，其他灵长类动物也经历着月经周期，并且存在着类似的生理变化。

由于非人灵长类动物具有与人类相似的生殖生理特性，它们成为研究人类生殖生物学和生殖医学的重要动物模型。恒河猴是其中一种，其形态解剖学和生理机能与人类相似，因此被广泛应用于非临床医学领域的研究中，尤其在生殖医学领域，如避孕机制等的研究中具有重要价值。

月经来潮是女性生理周期的一部分，通常发生在月经周期末，其机制涉及多个方面。早在1940年，研究者Markee在恒河猴中观察到月经前子宫内膜血管的变化，包括收缩和扩张，导致组织缺血、坏死和出血，这被认为是月经来潮的一部分机制。一些学者将子宫内膜特有的螺旋动脉视为月经出血的基础。近年的研究表明，这种血管活性的变化主要受前列腺素、内皮素和一氧化氮等血管活性物质的影响。

另一方面，月经来潮还涉及组织破坏。虽然曾有研究提出子宫内膜萎缩后仍可能出现月经来潮，但1991年的研究表明，正常月经周期中，子宫内膜腔上皮可能会发生灶性病变并快速扩散，导致内膜功能层的大部分退变，血管暴露。这一观点在近年引起了广泛关注，研究者认为，子宫内膜中基质金属蛋白酶与其组织抑制物之间的平衡失调可能是导致组织破坏的原因之一。

雌猴的月经也被称为"猴结"。猿猴的月经周期与人类相似，平均为29天左右，月经期为1～7天。不同类型的猴类月经周期在季节性和周期性上存在差异，受其生存环境和进化影响。越靠近北方的猴子，交配季节越明显，月经时间越短，而在热带地区的猴子，月经周期和季节性变化不明显，月经时间相对较长。高等猿类则更不受季节性的影响。这些差异反映了自然选择和生存环境对不同猴类的影响。

栖息在亚热带和温带地区的猴子，在野外生存时，需要依赖丰富的食物资源来抚育幼崽，并确保它们在冬季能够生存。因此，它们通常在秋季之前繁殖，以便在食物丰富的季节里将幼崽抚育成活。这种策略有助于提高幼崽的存活率，因为它们可以在冬季等困难时期依靠储备的体重和能量来渡过难关。

相比之下，生活在热带地区的猿猴通常不会受到季节性食物资源的限制，因为那里的气候和植被一年四季都比较稳定。因此，它们可以一年四季都繁殖和照顾幼崽，而不必受到季节性的食物短缺问题的困扰。这种适应不同生态环境的繁殖策略有助于猴类在各种地理和气候条件下生存和繁衍。

可用于科研的实验动物种类非常有限，而拥有月经现象的动物更是少之又少。考虑到人类与动物的亲缘关系，灵长类动物成为首选。使用灵长类实验动物进行研究也面临一系列困难，包括高昂的动物购买成本、长周期的繁育要求、低生育率、高度的饲养条件和成本等。

国内的科研机构已逐步完善了实验动物研究的架构，建立了动物伦理委员会监督制度，以确保动物实验的伦理和法律合规性。这些伦理委员会的存在和监督程序是必要的，但也为开展动物实验增加了复杂性和时间成本。

从现实角度出发，为了更便捷地进行研究，科学家们采用了不同的方法。在20世纪60年代，国外学者首次开展了可行的啮齿类实验动物的月经诱导模型。1984年，英国学者Finn CA首次成功使用人工刺激小鼠子宫蜕膜化，然后撤退孕酮，导致小鼠子宫发生类似月经的改变，包括组织崩解和出血，这标志着第一个小鼠月经诱导模型的诞生。此后，这一模型被多次采用，但由于早期探索性质，时间观察段较多，需要大量动物参与。

研究发现，只有极少数哺乳动物（仅1.5%）具有月经周期，其中99.9%属于灵长类动物。然而，澳大利亚莫纳什大学的研究者最近发现，非洲刺毛鼠也具有月经周期，而且其月经周期与人类非常相似。这是首次发现有月经周期的啮齿类动物之一。研究14只雌性非洲刺毛鼠时，发现它们的月经周期平均为9天，经期为3天。这意味着刺毛鼠子宫内膜脱落的时间占其月经周期的20%～40%，与人类女性的月经周期中15%～35%的经期时间相似。如果非洲刺毛鼠可以代替灵长类动物进行研究，将开辟一种新的、更经济的研究生殖内分泌紊乱疾病的途径。然而，由于其受外部环境影响较大、生理特点独特，以及缺乏免疫抗原和抗体反应等因素,非洲刺毛鼠作为研究月经的动物模型仍受到一定限制。

目前用于与月经相关疾病研究的主要动物模型是狒狒,但其成本较高,因此,更多的研究采用小鼠作为月经模型,因为它们具有高繁殖率、明确的遗传背景,适合体内研究,且采购成本较低,非常适合月经模型的开发。

在小鼠月经模型中,研究者可以模拟月经疼痛和异常子宫出血等症状,从而深入了解这些疾病的发生和发展机制。例如,血小板活化因子(PaF)的作用可以加重月经疼痛,而激活素在子宫内膜修复过程中发挥作用。这些发现不仅有助于补充和验证与女性月经异常相关的研究成果,还为未来的治疗研究提供了有力的理论支持。

子宫内膜是哺乳动物子宫内壁的一层,其破裂和修复过程受到雌激素和孕激素水平周期性变化的影响。小鼠月经模型可以模仿这一过程,包括孕酮水平的快速下降、螺旋动脉的收缩、炎症细胞的增加及基质金属蛋白酶的活化,这些因素都参与了子宫内膜破裂和修复的过程。黄体酮的撤退是一个重要的信号,它触发了子宫内膜的破裂和脱落,并促进了细胞因子和分子之间的相互作用。因此,小鼠月经模型为研究子宫内膜破裂的分子机制提供了可靠的工具。

对小鼠进行阴道涂片检查和伊红染色是一种常用的方法,用于从形态学上确认月经的诱导和观察子宫内膜的状态。下面是关于这些方法的一些详细信息。

(1)阴道涂片检查:在月经诱导后,通过阴道涂片检查可以观察到一些月经相关的变化。例如,阴道涂片中出现的红细胞可以提示月经的存在,因为月经期间子宫内膜脱落会导致出血。此外,观察蜕膜基质的退化也是月经的指标之一。

(2)伊红染色:伊红染色是一种用于染色组织切片的方法,它可以帮助观察细胞和组织的形态学特征。在月经诱导后,通过伊红染色可以更清晰地观察到核破裂或收缩等细胞内的变化。然而,细胞质变性和细胞质边界的变化可能在染色切片中不太明显。

(3)子宫角的观察:月经诱导后,子宫角通常会变得明显肥大和充血,呈淡粉色。这是因为子宫内膜的脱落和出血导致子宫内的生理变化。有时在子宫内还可以观察到类似于人类月经期间出现的血块。

(4)螺旋动脉重塑:虽然月经诱导的小鼠模型可以模拟月经,但与人类的月经稍有不同。在某些情况下,可能无法观察到类似于人类的螺旋动脉重塑,这是因为不同物种的生殖生理存在一些差异。

不同小鼠月经模型比较见表26-2-1。

表26-2-1 不同小鼠月经模型异同比较

阶段	时间(年)	诱导蜕膜化	实验处理	意义
对月经模型的初期探索	1984	将油注射到子宫内	注射油之后将小鼠处死并子宫取出	建立小鼠子宫内膜破裂模型
	2003	芝麻油注射到子宫角内	小鼠被处死在种植体取出时间分别为0h、12h、16h、20h、24h、36h和48h	优化孕激素与分娩时间
	2007	花生油注射到左子宫角	在给药后的不同时间点处死小鼠(米非司酮)	米非司酮第一次被用作一种孕激素
	2014	芝麻油通过NSET被注射到子宫内	小鼠在被处死前90min通过腹腔注射BrdU溶液	一种改进的小鼠月经修复模型
	2018	通过剖腹手术、腹腔镜或阴道方法将油注入子宫	孕酮回撤,在4~6h进行子宫切除	确定诱导子宫蜕膜化的最佳方法
模拟临床疾病的月经模型的改进	2009	芝麻油注入右侧子宫角	在移除孕激素后24h或48h处死小鼠,并移除子宫以进行体外分析和修复模拟	发现治疗异常子宫出血的可能靶点
	2014	子宫角注射油	将人工诱导月经的子宫内膜转移到受体小鼠的腹膜以诱导子宫内膜异位症	基于月经模型成功诱导子宫内膜异位症
	2017	阴道子宫内注射芝麻油	在不同时间点采集子宫以研究TrP通道的表达	影响小鼠胚胎着床的因素研究
	2018	子宫角注射油	人工诱导小鼠月经期间腹腔注射cPaF和PGF_2	基于月经模型的月经疼痛研究进展

注:TrP,瞬时受体电位;cPaF,氨基甲酰基PaF;PGF_2,前列腺素F_2。所有方法均使用卵巢切除术,并采用激素循环治疗

小鼠和人在生殖-妊娠内分泌存在很大区别。小鼠排卵后不形成有功能的黄体，只有短暂的动情后期。为了诱导小鼠子宫内膜的蜕膜化，需要采用激素替代方法进行必要的内分泌准备。诱导方法包括埋线、创伤、填充空气和注射多糖等，其中较为常见的方法是注射花生油到子宫腔，其本质是通过机械、物理和化学刺激子宫宫腔上皮，以启动蜕膜化信号。

小鼠模型开始被用来研究月经的机制。1984年，两位著名的生殖科学家，Finn CA和Pope M，从小鼠身上切除卵巢，并用激素治疗；在他们用油诱导蜕膜化后，皮下注射黄体酮；通过从小鼠子宫内膜中去除孕激素，首次构建了小鼠子宫内膜破裂模型。

2003年，Brasted等将黄体酮植入Finn和Pope建立的小鼠月经模型。蜕膜诱导后，黄体酮退出的起始时间被优化，模型得到了改进。2007年，Xu等使用米非司酮（一种孕激素受体拮抗剂）阻断孕酮并诱导子宫蜕膜化，成功建立了小鼠月经模型。

2009年，Kaitu'u-lino等使用野生型（WT）小鼠和过度表达卵泡抑制素（一种天然激活素抑制剂）的小鼠研究月经。在这项研究中，子宫在孕酮退出后被切除并体外培养；随后，使用人子宫内膜上皮ECC-1细胞系模拟修复。该研究为异常子宫出血的临床治疗提供了新的理论基础。

2017年，De Clercq等使用常规方法建立了小鼠月经模型。在这项研究中，使用反转录定量聚合酶链式反应，在停用孕激素后的不同时间点测量子宫角中瞬时受体电位（TrP）通道的表达，以确定促进小鼠胚胎植入的因素。

2018年，Peterse等证明，腹腔镜注射诱导的子宫蜕膜化大于阴道注射诱导的蜕膜化。用周期性激素治疗去卵巢小鼠，然后用腹腔镜、剖腹手术和阴道方法将油注入子宫。这项研究展示了一种在小鼠月经模型中诱导子宫蜕膜化的优化方法。同年，Hellman等使用WT和血小板活化因子敲除小鼠，使用常规方法诱导月经。2019年，Wang等证明，将人工蜕膜化的月经期小鼠模型放置在约束管中会降低应激小鼠体内的黄体生成素、卵泡刺激素和孕激素水平，并导致子宫内膜破裂和脱落。

（二）构建激素诱导月经模型的方法

月经模型的特异性诱导过程确实是复杂而精确的，需要满足月经、激素准备周期、子宫内膜蜕膜化和黄体酮退出这三个关键要求。构建小鼠月经模型的两种典型方法包括卵巢切除、激素注射、子宫内膜增生和蜕膜化，最后以孕激素的退出来诱导子宫内膜破裂和脱落，形成类似于月经的生理现象。这些模型为研究月经周期和相关妇科疾病提供了有力的工具。

在1984年的Finn和Pope的研究中，他们使用了一种成功诱导小鼠月经的典型方法，这一方法通过复杂的激素治疗和花生油注射来实现。在这个过程中，卵巢切除消除了卵巢激素的干扰，然后进行了详细的激素治疗，包括雌激素和黄体酮的注射。这导致了小鼠子宫内膜的增厚、腺体和血管的增生，同时还观察到了与月经期类似的生理变化，包括蜕膜化和虹膜反应。此外，他们观察到了子宫内膜基质的变化，包括血管扩张、充血、红细胞肿胀、血管壁破裂和血液渗出。这些观察结果明确表明小鼠成功地诱导了月经。

徐祥波通过使用孕酮受体拮抗剂米非司酮，改进了Brasted等研究小组的方法，成功地建立了小鼠月经模型。这一模型不同于采用终止孕酮注射或去除皮下孕酮硅胶管以模拟孕酮的生理撤退，而是通过单一剂量的米非司酮来模拟药理性孕酮撤退，成功地建立了小鼠药理性孕酮撤退的月经模型。通过进一步的研究，也在受体水平证实了孕酮的撤退引发了小鼠子宫内膜的月经样反应，首次证明了小鼠月经模型中月经的发生与孕酮撤退有关，孕酮及其受体在月经发生中发挥了关键作用。

王冬颖基于Finn的研究结果，选择了两个特定的时间段进行研究，以期在有效简化原模型的同时达到近似的效果。她使用了成年雌性去势的5周龄C57BL/6小鼠，对它们进行了连续的激素处理。在最后一次激素处理后的4～6 h内，实验组小鼠接受了子宫腔内的花生油注射，以诱导子宫内膜蜕膜化反应，而对照组小鼠也接受了相同的激素处理，但没有进行宫腔油剂注射。然后，在油剂处理后的31～35 h（T3组）和56～70 h（T4组）处死小鼠，测量它们的子宫湿重，制作了HE染色的组织切片，并使用图像分析软件CAST2计算了全子宫横截面积（TUA）和子宫内膜横截面积（EA）。研究结果显示，在单纯雌激素作用下，宫内膜呈单层立方上皮，核浆较多，内膜基质较松散；而在雌孕激素联合处理后，分泌细胞变得更加明显，腺腔内可见分泌物。在激素撤退后，实验组T3观察到子宫内膜的剥离，而T4组显示子宫内膜正在修复。而对照组的子宫内膜始终保持完整。子宫湿重在激素撤退后实验组下降较为缓慢。在激素撤退后，实验组T3的TUA继续上升，而EA则保持在原水平，而T4组的TUA和EA都明显下降。该研究构建的小鼠月经模型在子宫内膜剥落期和早期修复期的组织学特征与人类的中晚分泌期子宫内膜有一定的相似性。

(三) 涉及月经周期不规律的生物学模型

1. 多囊卵巢综合征模型 建立 PCOS 模型时,选择与人体生理结构、功能、代谢和疾病特征相似的动物模型至关重要。这些模型包括大鼠、小鼠、猴和家兔等。通常情况下,首选雌性大鼠和小鼠,因为它们在遗传上与人类相似,具有固定的动情周期,并且周期较短,对性激素非常敏感,这使得它们成为研究 PCOS 的理想选择。大鼠和小鼠在动物造模时非常方便观察,而且具有经济性和便捷性,因此在临床试验研究中得到广泛应用。

使用恒河猴作为实验动物对 PCOS 的病因研究、形态学和内分泌角度的分析,以及指导临床诊断和治疗,具有更深远的意义。尽管目前国内外使用的 PCOS 动物模型主要是 Wistar 雌性大鼠、SD 雌性大鼠、ICR 雌性小鼠、BDF-1 雌性杂交鼠和 KM 雌性小鼠等,这些模型在结构、技能和代谢方面都与人类存在差异,但 PCOS Rhesus 猴的生殖、生理特征与人类极为相似,因此原则上在选择 PCOS 模型时可以将其视为首选目标。

2. 子宫内膜异位症模型(EM 模型) 由于 EM 仅发生在人类和类灵长类动物身上,因伦理道德等因素,对患者进行全过程观察或在人体上进行侵袭性实验极为困难,因此,至今为止,关于 EM 的发病机制和发病过程仍没有确切的定论。

宗利丽等研究人员选择了 5 只健康、月经规律的雌性猕猴,在月经周期的第 8～15 天,也就是雌激素高峰的第 3～5 天,通过手术将这些猕猴的子宫内膜移植到盆腔子宫腔之外的区域。在术后的第 2 和第 4 个月,研究人员进行了腹腔镜探查。结果显示,在术后第 2 个月的探查中,异位内膜种植部位存活,其中有 2 只猕猴形成了异位囊肿。术后第 4 个月,对 2 只已经形成 EM 的猕猴进行了腹腔镜再次探查,发现它们的盆腔出现了粘连。这些结果表明,通过这种方法可以成功构建子宫内膜异位症的动物模型。

3. 活血调经胶囊治疗月经不调的模型 活血调经胶囊是一种重要的复方制剂,其主要成分包括当归、王不留行、牛膝等草药,具有活血调经和行气止痛的功效。在李燕飞和魏云的研究中,他们选用了 70 只雌性 SD 大鼠,随机分成了 7 组,包括空白对照组、模型对照组、活血调经胶囊低剂量组、中剂量组、高剂量组、阿司匹林组及活血调经丸组,每组各有 10 只大鼠。

为了构建气滞血瘀模型,采取了以下刺激方法:①夹尾:使用大夹子夹住大鼠的尾巴,使其处于愤怒状态,每次持续 30 min,每日 2 次;②冰水浴:将大鼠浸入 1～4℃ 冰水中,每次 5 min,每日 2 次;③倾斜 45° 的鼠笼,持续 2 h,每日 1 次;④昼夜颠倒:改变 24 h 照明情况;⑤皮下注射 1 g/L 浓度的肾上腺素,每次 0.1 mL/只。每日选取以上刺激方法中的 1～2 种,连续进行 3 周,每种刺激每周各进行 3 次。

从模型构建的第 1 天开始,分别给予活血调经胶囊低、中、高剂量组,阿司匹林组和活血调经丸组相应剂量的药物,10 mL/kg,而空白对照组和模型对照组则灌胃等体积的纯水。药物给予后 30 min 开始进行模型刺激。在末次给药后 12 h,使用 10% 水合氯醛对动物进行麻醉,然后从腹主动脉采集血液样本,以测定大鼠的血液流变学参数(全血黏度、血浆黏度)及凝血功能指标。

研究结果表明,与气滞血瘀模型组相比,活血调经胶囊中和高剂量组的大鼠全血黏度(包括低、中、高切)以及血浆黏度明显下降($P<0.05$),而活血调经胶囊低、中和高剂量组的大鼠活化部分凝血活酶时间(APTT)显著升高($P<0.05$)。这些结果表明活血调经胶囊可以显著改善大鼠的血液流变学参数和凝血功能,为其治疗因气滞血瘀引起的月经不调方面提供了一定的药理学依据。

第三节 月经不调药理学研究

(一) 月经不调的发生机制研究进展

月经不调的鉴别诊断范围广泛,但可以分为两大类情况:一是由生殖道结构异常引起的异常出血,包括良性疾病和恶性肿瘤;另一类是由其他非结构性病因引起的异常出血。非结构性原因引起的月经失调通常与无排卵性子宫出血相关(表 26-3-1),虽然这不是很常见,但在考虑诊断时还应考虑其他潜在病因,如系统性疾病、医源性原因和与妊娠相关的出血情况。

表26-3-1　无排卵性子宫出血病因

由于雌激素撤退而出血（缺乏雌激素）
停止激素治疗
双侧卵巢切除术
排卵后雌二醇的中期下降
过度运动
饮食失调
雌激素突破导致出血（慢性无对抗雌激素，无孕酮）
多囊卵巢综合征
无对抗雌激素疗法
孕酮突破导致出血（高孕酮/雌激素比率）
只有黄体酮的避孕药
雌激素-孕激素复合口服避孕药

（1）子宫结构异常：纤维瘤、子宫腺肌病和息肉是子宫内的常见良性病变，也是导致异常子宫出血的常见原因。纤维瘤是最常见的盆腔肿瘤之一，约有1/3的育龄妇女和超过50%的接受子宫切除手术的妇女存在纤维瘤。大约30%的患有纤维瘤的女性会经历异常出血，特别是位于子宫腔内或侵入子宫腔壁下的纤维瘤，它们更容易导致不规则出血。子宫肌层内的较大肌瘤也与不规则出血相关。

（2）妇科恶性肿瘤：在育龄妇女中，子宫颈、子宫、输卵管、阴道和外阴的恶性肿瘤相对不常见，最常见的两种癌症是子宫内膜癌和宫颈癌，但它们都可能导致不规则出血。

（3）激素病因：绝大多数与激素相关的异常子宫出血通常是由无排卵状态引起的，这种状态导致雌激素和孕酮之间的失衡。在无排卵周期中，雌激素持续刺激子宫内膜增生而没有黄体酮的平衡作用，这可能导致子宫内膜异常增厚和不规则脱落，从而引起异常出血。此外，雌激素或黄体酮水平的单独减少也可能导致出血。

在内分泌系统中，下丘脑、垂体和卵巢之间的相互作用依赖于事件的精细平衡。这个平衡系统的任何失调都可能导致月经周期异常，如闭经（无月经）或月经周期延长。

（二）月经不调治疗药物作用机制研究进展

1. 激素类药物治疗

（1）避孕药：避孕药在调节女性月经周期方面扮演了重要角色，是一种有效的治疗月经不规律的方法。这些药物通过调节体内的激素水平，尤其是雌激素和孕激素的平衡，来使月经周期变得更加规律和可预测。

利奈雌醇是一种常见的避孕药，属于合成孕激素类。通常用于紧急避孕，但也能用于调节月经周期。利奈雌醇通过模拟孕激素在月经周期中的作用来实现这一效果。

市面上还有结合雌激素和孕激素的复合避孕药，如 Yaz 和 Yasmin。这些药物结合了雌激素和孕激素，不仅用于长期避孕，也有助于调节月经周期。通过模仿自然月经周期中的激素变化，有助于规范月经周期。另一种复合避孕药是 drospirenone 和 ethinyloestradiol 的结合。这种药物不仅可以有效避孕，还能帮助女性维持规律的月经周期。结合了人工孕激素 drospirenone 和合成雌激素 ethinyloestradiol，以此来模拟自然的激素水平变化，从而实现对月经周期的调节。

（2）孕激素治疗：孕激素治疗是治疗闭经（缺乏月经）或月经不规律的常用方法。这种治疗方法主要涉及使用孕激素药物，如甲羟孕酮，以调整和恢复正常的月经周期。甲羟孕酮是一种合成孕激素，作用机制是模仿自然月经周期中的孕激素变化。在正常的月经周期中，孕激素水平在排卵后上升，并在没有受精卵着床的情况下下降，导致月经来潮。当使用甲羟孕酮时，药物模拟这一过程，有助于调节和触发月经周期。

（3）黄体酮：一种天然孕激素，广泛应用于治疗多种妇科疾病，包括月经不规律、闭经（缺乏月经）及痛经。它在女性的生殖系统中发挥着重要作用，尤其是在月经周期和妊娠期间。

在月经周期中，黄体酮主要由排卵后形成的黄体分泌。它帮助增厚子宫内膜，为可能的妊娠做准备。如果妊娠没有发生，黄体酮水平下降，导致月经来潮。因此，在治疗月经不规律或闭经时，外源性黄体酮可以帮助模拟这一自然过程，从而恢复正常的月经周期。黄体酮的使用形式多样，包括口服药物、注射剂和阴道凝胶。

2. 非类固醇抗炎药　非甾体抗炎药（NSAID），如布洛芬和纳普罗辛是治疗痛经的有效方法。在月经期间，子宫内膜释放前列腺素，导致子宫收缩，这些收缩有时可能强烈到引起疼痛。布洛芬和纳普罗辛等 NSAID 通过抑制前列腺素的产生来减少这种炎症。

3. 改善月经过多的药物　治疗月经过多（HMB）的方法，包括复方口服避孕药中的 E_2 戊酸酯和地诺孕酮、左炔诺孕酮释放宫内节育系统（LNG-IUS）及氨甲酸、非甾体抗炎药（如美芬酸）等。

（1）复方口服避孕药：一种创新型联合口服避孕药（COC）采用了动态剂量方案，其中包含 estradiol

valerate(EV)和 dienogest(DNG),旨在改善临床研究中观察到的月经周期控制问题。研究结果表明,相对于安慰剂,口服 EV/DNG 对于患有重度月经出血、月经时间过长或重度和持续月经出血来说是一种高度有效且耐受性良好的治疗选择。EV/DNG 能够显著减少月经血量,并且其控制出血的效果与含有 ethinyl estradiol(EE_2)的 COC 相当。

(2) 左炔诺孕酮释放宫内节育系统:最初设计作为避孕工具的 LNG-IUS 能够有效降低月经血量。该系统以控制释放微量左炔诺孕酮的方式来抑制子宫内膜生长,有些女性甚至可能因此而停止排卵。研究表明,LNG-IUS 能够显著减少月经流量,甚至可能导致出现无月经的情况。

(3) 氨甲酸:是一种抑制纤维蛋白溶解的药物,能够有效控制重度月经出血。虽然口服氨甲酸已被证实可以减少月经血量,但需要注意的是,它并不是一种避孕药,也不能调整月经周期,因此适用于患有子宫肌瘤的女性。最新的研究表明,口服氨甲酸在治疗 HMB 方面具有出色的耐受性和良好的安全性,因此可以作为处理 HMB 的有效治疗选择之一。

(三) 改善性激素水平的药物机制研究

李晨辉等研究探讨了耳穴贴压联合针灸辅助激素治疗月经不调的疗效和机制。该疗法通过刺激耳部穴位来调节相关脏腑功能,利用耳穴贴压与针灸的综合治疗方法。研究分为观察组和对照组,观察组采用耳穴贴压联合针灸治疗,对照组口服药物治疗,治疗周期为 6 个月。研究结果表明,两组患者的子宫内膜厚度均显著增加,观察组的子宫内膜厚度明显高于对照组。两组患者的不良反应差异不显著。观察组患者的月经恢复时间明显缩短,血清 FSH 和 LH 水平显著降低,而 E_2 和 P 水平明显升高。观察组的血清 E_2 和 P 水平高于对照组,而 FSH 和 LH 水平低于对照组(表 26-3-2)。综合来看,耳穴贴压联合针灸辅助激素治疗月经不调显示出良好的疗效,有助于改善患者的性激素水平,促进卵泡和子宫内膜的发育,从而恢复正常的月经周期。

表 26-3-2 两组治疗前后性激素水平变化情况比较($\bar{X} \pm SD$)

组别	n	时间	FSH(IU/L)	LH(IU/L)	E_2(ng/L)	P(ng/L)
观察组	63	治疗前	32.79±6.84	76.13±8.92	24.98±6.25	3.86±1.09
		治疗后	14.05±3.26	20.68±5.34	173.42±48.13	7.94±2.41
对照组	63	治疗前	34.18±7.43	75.46±9.27	26.31±5.86	3.92±1.07
		治疗后	18.32±4.29	25.83±6.15	147.54±42.93	7.04±2.38

李正花等研究了八珍汤加味在治疗气滞血瘀证引起的月经不调患者中的疗效和作用机制。研究将患者分为研究组和对照组,对比了治疗前后两组患者血清中 LH、PRL、FSH 和孕酮的含量。研究结果表明,研究组的治疗总有效率明显高于对照组,差异具有统计学意义($P<0.05$)。两组患者的 LH、PRL 和 FSH 含量均减少,且研究组明显低于对照组,具有统计学差异($P<0.05$)。此外,两组患者的血清 P 含量均增加,而研究组显著高于对照组,也存在统计学差异($P<0.05$)。因此,八珍汤加味对于治疗气滞血瘀证引起的月经不调患者表现出较好的疗效,其作用机制可能涉及调节血清孕激素含量及维持黄体功能。

周征等研究人员根据中医"异病同治"的理念,探讨了滋肾育胎丸治疗黄体不健性月经失调的临床疗效和作用机制。该研究采用前瞻性随机对照研究设计,通过比较滋肾育胎丸和醋酸甲羟孕酮治疗黄体不健性月经失调的临床效果,分析了治疗前后的临床症状、内分泌指标、月经情况及子宫内膜的变化等信息。滋肾育胎丸治疗黄体不健性月经失调的治愈率达到了 70%,有效率为 96.7%;而醋酸甲羟孕酮治疗组的治愈率为 43.3%,有效率为 86.7%。此外,滋肾育胎丸还能够提高孕激素水平,调整雌激素和孕激素的平衡,促进卵泡发育和排卵,延长黄体期,有助于恢复正常月经。因此,滋肾育胎丸通过滋补肾阴和肾阳,对治疗黄体不健性月经失调具有显著效果,它能够从整体上调节机体功能和内分泌情况,改善月经周期。

(四) 通过"药物-化合物-靶点"的网络药理学方法的药物机制研究

孙建辉等探讨了一种中药治疗月经不调的药效学。该方剂由多种药材组成,包括熟地黄、山药、枸杞子、山茱萸、五味子、牛膝、杜仲、巴戟天、小茴香、远志、石菖蒲、茯苓和红枣等。研究发现,该方剂能显著促进小鼠的性腺发育,改善卵巢健康,提高雌激素水平,降低促卵泡激素水平,并有效减轻因雌激素和催产素引起的痛经及醋酸引起的小鼠疼痛。

为了更深入理解这种中药复方的治疗机制，研究团队使用整合药理学方法，建立了化学成分数据库，预测了其潜在靶点。通过构建药物与疾病靶点的相互作用网络，筛选出 485 个关键靶点，其中包括与蛋白质磷酸化和蛋白激酶活性相关的靶点。基因功能和通路分析揭示了该方剂的作用通路，主要涉及内分泌系统、促性腺激素释放激素信号转导、雌激素信号传导、催产素信号通路、甲状腺激素信号通路、VEGF 信号通路等。此研究不仅提供了中药治疗月经不调的药效学支持，还为进一步研究其有效成分和分子机制提供了有力的指导。通过动物实验验证了中药综合药理学预测的准确性。

杨梦雅等的研究通过网络药理学方法，探讨了温经汤在治疗痛经、子宫内膜异位症和月经不调方面的作用机制。结果显示，温经汤主要治疗妇科疾病，具有温经散寒和养血祛瘀的作用。在"异病同治"方面，共有 61 个靶点，GO 功能富集分析涵盖了 338 个条目，KEGG 通路涉及 98 条信号通路，包括肿瘤坏死因子信号通路、Toll 样受体信号通路、子宫内膜癌信号通路、HIF-1 信号通路、雌激素信号通路等。这些信号通路与癌症、炎症反应和血管生成等有关。因此，温经汤异病同治痛经、子宫内膜异位症和月经不调的机制可能涉及肿瘤坏死因子、炎症反应和激素应答等相关信号通路，为进一步的实验验证和临床应用提供了理论依据。

益母草是一种被广泛应用于治疗月经不调的中药。尽管其临床应用广泛，但其药理学机制仍不为人所清楚。为了揭示益母草治疗月经不调的机制，Wang 等研究团队运用了网络药理学的方法。他们通过评估药物相似性、预测口服生物利用度、探索靶点、构建网络、进行生物信息学注释及分子对接等多个方面的分析，研究了益母草的作用机制。该研究揭示了益母草治疗月经不调的分子机制，并展示了网络药理学作为揭示中药药物作用机制的一种潜在方法（图 26-3-1）。

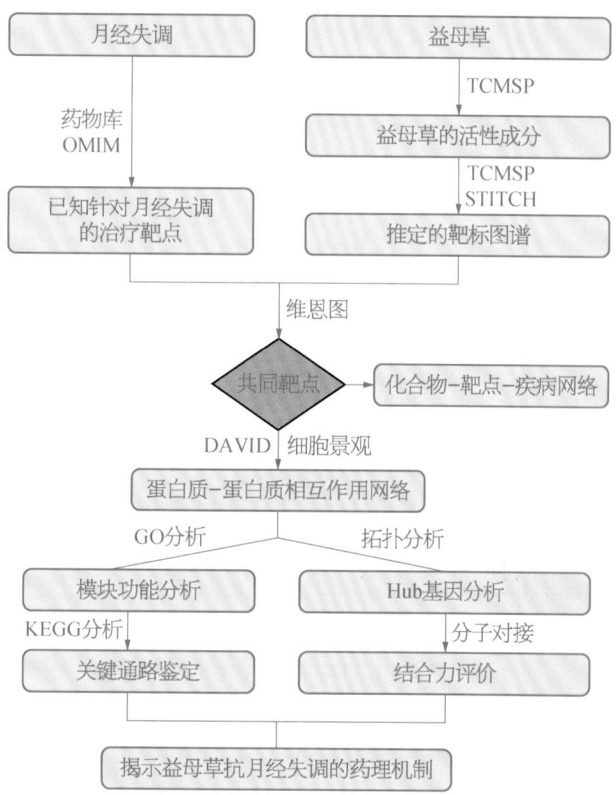

图 26-3-1　网络药理学方法揭示益母草治疗月经失调的药理学机制流程图

第四节　月经不调药理学研究案例

AAA 基于下丘脑-垂体-卵巢轴防治雷公藤多苷所致月经不调机制研究

（一）目的

观察 AAA 对雷公藤多苷所致月经失调大鼠下丘脑-垂体-卵巢轴中重要受体及基因表达的影响。

（二）受试物

（1）名称：AAA。

（2）缩写名：/。

（3）受试物号：×××。

（4）批号：×××。

（5）稳定性：×××。

（6）浓度或含量：煎煮药物时，按照每 100 g 中药饮片配比 800 mL 饮用水，按常规煎煮方法进行制备。其后，进行过滤收汁至生药 2.5 g/mL。

（7）纯度：略。

（8）组分：略。

(9) 性状:浸膏。
(10) 提供单位:×××中药房提供。
(11) 规格:×××。
(12) 有效期:×××。
(13) 保存条件:4℃冰箱。
(14) 配制方法:无需配制。

(三) 溶媒一(阴性对照组)
(1) 名称:纯水(Cascada 纯水一体化系统)。
(2) 提供单位:×××研究室。
(3) 性状:无色透明。
(4) 批号:无。
(5) 规格:无。
(6) 组分:H_2O。
(7) 有效期:现用现取。
(8) 使用浓度:无。
(9) 保存条件:密闭、常温。
(10) 配制方法:无需配制。

(四) 溶媒二(用于配制麻醉品)
(1) 名称:氯化钠注射液(生理盐水)。
(2) 批号:K18053402。
(3) 组分:本品活性成分为氯化钠,辅料为稀盐酸和注射用水。
(4) 提供单位:×××公司。
(5) 规格:500 mL/4.5 g。
(6) 有效期:至××××年×月。
(7) 保存条件:密闭保存。

(五) 特殊药品
(1) 名称:Pentobarbital sodium salt(戊巴比妥钠盐)。
(2) 提供单位:×××公司。
(3) 批号:201701。
(4) 规格:25 g/瓶。
(5) 成分:戊巴比妥钠。
(6) 含量:≥99.03%。
(7) 使用浓度:0.03 g/mL。
(8) 保存条件:常温、密闭。
(9) 配制方法:用氯化钠注射液配制。

(六) 动物资料
(1) 种:大鼠。
(2) 系:SD。
(3) 性别和数量:雌性,15只。
(4) 年龄:接收时12周。
(5) 体重范围:接收时250 g±10 g。
(6) 来源:×××实验动物有限公司。
(7) 等级:清洁级。
(8) 合格证号及发证单位:实验动物质量合格证序号×××;实验动物生产许可证号×××;实验动物使用许可证号×××。
(9) 动物接收日期:××××。
(10) 实验系统选择说明:SD 大鼠是毒理学急性毒性研究中公认的标准动物之一。根据国家药品监督管理总局制定的《药物单次给药研究技术指导原则》,如果受试物拟用于或可能用于儿童,必要时应采用幼年动物进行试验,本试验使用幼龄 SD 大鼠。委托方同意使用该种动物。
(11) 实验动物识别方法:动物到达后,按要求接收,按机构统一的动物编号方法用苦味酸标记法进行编号,为每只动物指定一个单一的研究动物号。原始资料中使用研究动物号来识别。
(12) 饲料、垫料及饮用水:饲料为×××公司生产的生长繁殖鼠料,批号×××;本中心每年度抽检饲料一次,委托×××检验站检测,依据相应的 GB 和 GB/T,检验粗蛋白质、粗脂肪、粗纤维、水分、钙、总磷含量,以及细菌总数、大肠菌群、黄曲霉毒素 B_1、砷、铅、镉和汞等,质量均合格。木屑垫料由上海市宝山区福禾实验用品供应站提供,经高温高压消毒;饮用水为高温高压灭菌生活饮用水,每年度检测一次,委托上海市徐汇区疾病预防控制中心检测,参照生活饮用水卫生标准,所检项目均符合评价依据的要求。
(13) 饲养条件和环境:动物在×××清洁级动物房内饲养,饲养于 400 mm×350 mm×200 mm 塑料笼内,每笼饲养同性动物不多于 5 只,自由饮水、摄食(给药前禁食 12~14 h)。室温 22.3~25.1℃,相对湿度 42.7%~67.2%,光照 12h,黑暗 12h,换气 12 次/h,全新风。
(14) 试验期间动物管理和使用遵循 Guide for the Care and Use of Laboratory Animals(2011 年)、国家科学技术委员会 2017 年修订的《实验动物管理条例》。

(七) 分组和剂量设置
(1) 分组方法:实验大鼠根据随机数字表法分为 4 组,分别为模型对照组、补肾调经组、雌激素组及正常对照组。模型制作:将 1 g 雷公藤多苷片溶于 250 mL 生理盐水配制为 4 mg/mL 溶液,按 0.1 mL/10 g 灌胃,每日 1 次,给药剂量为临床成人用量的 30 倍,连续灌胃 15 天。
(2) 剂量设置依据:①正常对照组:正常喂食,按

0.1 mL/10 g灌服生理盐水,每日1次,连续灌胃给药12周。②模型对照组:按0.1 mL/10 g灌服雷公藤多苷片,每日1次,连续灌胃给药12周。③补肾调经组:造模成功后,按0.1 mL/10 g灌服AAA,每日1次,连续灌胃给药12周。④雌激素组:造模成功后,雌激素组按0.075 mg/10 g进行灌胃,每日1次,连续灌胃给药12周。

(八) 给药方法

(1) 给药频率:1次/天。

(2) 给药途径:灌胃。

(3) 给药量:0.1 mL/10 g。

(4) 给药时间:×××。

(5) 给药期限:连续给药12周。

(6) 给予受试物的途径说明:与临床使用途径相同。

(7) 受试物和对照品配制和给予方法:①受试物到达后,检测受试物原料药的含量;给药前,检测配制后的均一性和稳定性;给药当天,检测受试物介质混合浓度。②临用前,按受试物配制要求,用纯水稀释至所需浓度。

(8) 受试物的给予方法:按大鼠灌胃给药方法进行操作。

(九) 实验方法和观察指标

(1) 主要检测仪器:酶标仪、光学显微镜(FA1104)、万分之一分析天平、CH30显微镜、实时荧光定量PCR仪、多功能酶标分析仪、紫外分光光度计。

(2) 实验方法:动物接收后根据实验动物检疫管理规定检疫,接收后检疫时间为10天。检疫期同时进行适应性饲养观察,每天至少观察1次动物的一般状况。选择符合试验要求的动物,给药前禁食12~14 h。按体重随机分为4组,观察给药过程中及给药后大鼠反应情况。

(3) 观察指标

1) 标本采集与处理:末次给药结束24 h后,称取大鼠体重,使用水合氯醛麻醉后穿刺大鼠腹主动脉取血,置于室温1 h后离心分离血清。血清采用酶联接免疫吸附法检测各种性激素水平。血取结束后,处死大鼠,分离卵巢和子宫,剥离周围粘连组织后称取湿重,按以下公式计算卵巢指数和子宫指数:卵巢指数=卵巢湿重(mg)/体重(g)×100%,子宫指数=子宫湿重(mg)/体重(g)×100%。

2) 多巴胺(DA)2受体mRNA检测:大鼠快速断头取脑,解剖出纹状体后液氮速冻,保存于-80℃冰箱。根据NCBI primer-blast和primer5.0设计引物,提取总RNA并反转录成cDNA。采用SYBR Green PCR Mixture试剂盒,实时检测扩增仪进行mRNA的定量表达,操作45个循环,重复实验3次。

3) 5-HT2受体mRNA检测:大鼠断颈后快速断头取脑,解剖出下丘脑并液氮速冻保存。提取总RNA后反转录成cDNA,运用RT-PCR检测下丘脑5-HT2a受体mRNA表达水平。

4) 卵巢smad4 mRNA检测:大鼠处死后取卵巢,用生理盐水冲洗血污,液氮速冻后置于-80℃冰箱保存。采用RT-PCR检测卵巢smad4 mRNA表达水平,引物设计为5'-AGAGCCAACACTGTGAGGA-3',按说明书操作。

(十) 统计分析

本实验所得数据均使用统计软件SPSS21.0进行分析,实验结果由均数±标准差($\bar{X}±SD$)表示,每组间用单因素方差分析,$P<0.05$表示有显著性差异。

(十一) 结果

(1) 各组大鼠卵巢、子宫指数比较:由表26-4-1可见,对照组大鼠的子宫指数和卵巢指数较正常对照组显著降低($P<0.05$)。补肾调经组和雌激素组的子宫指数和卵巢指数均呈上升趋势,其中补肾调经组与对照组比较显著($P<0.05$),与雌激素组比较也有显著差异($P<0.05$),具有统计学意义。

表26-4-1 各组大鼠体重、卵巢、子宫指数($\bar{X}±SD$)

组别	样本量(n)	体重(g)	卵巢指数(mg/g)	子宫指数(mg/g)
正常对照组	15	245.5±6.154	0.655±0.056▲	4.382±0.146▲
模型对照组	15	238.3±4.359	0.381±0.036△#	2.898±0.272△##
补肾调经组	15	245.4±7.688	0.685±0.059▲#	4.895±0.587▲#
雌激素组	15	224.9±7.978	0.427±0.045△#▲	3.012±0.534△#▲

注:△与正常对照组比,$P<0.05$;▲与模型对照组比,$P<0.05$;#与雌激素组比,$P<0.05$;##与雌激素组相比,$P<0.01$

(2) 各组大鼠血清性激素水平的变化：与正常对照组相比，模型对照组大鼠血清 FSH、LH 和 GnRH 水平显著升高，而血清 E_2 水平明显下降（$P<0.05$）。与模型对照组比较，正常对照组、补肾调经组和雌激素组大鼠血清 FSH、LH 明显下降，血清 E_2 水平明显上升（$P<0.05$）。补肾调经组与雌激素组比较，补肾调经组血清 FSH、LH 水平低于雌激素组，血清 E_2 水平高于雌激素组，尽管未达到统计学意义（$P>0.05$），但提示 AAA 治疗效果可能优于雌激素。正常对照组与补肾调经组比较，GnRH 水平明显低于模型对照组，具有统计学差异（$P<0.05$）；补肾调经组 PRL 低于其他各组，且具有统计学意义（$P<0.05$）。各组大鼠血清 P、T 差异无统计学意义（$P>0.05$）（表 26-4-2、表 26-4-3）。

表 26-4-2　各组大鼠血清 E_2、FSH、LH 含量的比较（$\bar{X}\pm SD$）

组别	样本量（n）	FSH(IU/L)	LH(IU/L)	E_2(ng/L)	GnRH(pg/mL)
正常对照组	15	16.592±1.968▲	19.687±2.228▲	94.479±9.891▲	19.562±2.116▲
模型对照组	15	34.359±2.893△##	40.561±4.728△##	56.025±2.673△##	33.562±3.349△##
补肾调经组	15	20.281±3.076▲	23.463±4.425▲	93.265±4.987▲	22.889±3.506▲
雌激素组	15	22.219±2.336▲	21.475±7.889▲	89.786±5.485▲	28.658±3.889△

注：△与正常对照组比，$P<0.05$；▲与模型对照组比，$P<0.05$；#与雌激素组比，$P<0.05$；##与雌激素相比，$P<0.01$

表 26-4-3　各组大鼠血清 P、T、PRL 含量的比较（$\bar{X}\pm SD$）

组别	样本量（n）	P(ng/mL)	T(ng/L)	PRL(μIU/mL)
正常对照组	15	32.189±5.988	17.238±4.701	130.948±4.136#
模型对照组	15	30.893±8.006	18.028±4.306	128.387±9.884#
补肾调经组	15	32.336±9.298	17.098±4.526	122.368±12.885△▲
雌激素组	15	32.008±3.125	18.123±5.406	129.146±9.662#

注：△与正常对照组比，$P<0.05$；▲与模型对照组比，$P<0.05$；#与雌激素组比，$P<0.05$

各组大鼠的多巴胺 D_2 受体和 5-HT2a 受体 mRNA 表达水平进行比较。结果显示，模型对照组大鼠的 5-HT2a 受体 mRNA 含量显著升高，与其他组相比具有统计学意义（$P<0.05$），而补肾调经组的水平低于雌激素组，也具有统计学意义（$P<0.05$）。对多巴胺 D_2 受体 mRNA 水平的比较显示，正常对照组大鼠的水平高于其他组，与模型组相比，补肾调经组和雌激素组的大鼠多巴胺 D_2 受体 mRNA 水平显著升高（$P<0.05$）。这表明雌激素和 AAA 能够增强大鼠多巴胺 D_2 受体 mRNA 的表达，同时降低 5-HT2a 受体 mRNA 的表达（表 26-4-4）。

(3) 各组大鼠卵巢 smad4 mRNA 表达水平：与模型组比较，补肾调经组和雌激素组大鼠卵巢 smad4 mRNA 水平均升高（$P<0.05$）；说明各治疗组可增强大鼠卵巢 smad4 mRNA 表达，模型组与正常对照组比较，雷公藤多苷灌胃的模型组卵巢 smad1 mRNA 表达水平低于正常对照组，且具有统计学意义（$P<0.05$）（表 26-4-5）。

表 26-4-4　各组大鼠血清 D_2 受体、5-HT2a 受体 mRNA 表达水平比较（$\bar{X}\pm SD$）

组别	样本量（n）	5-HT2a 受体 mRNA	多巴胺 D2 受体 mRNA
正常对照组	15	0.130±0.078▲	1.936±0.053▲*#
模型对照组	15	0.150±0.051△*#	1.243±0.118△*#
补肾调经组	15	0.104±0.152▲	1.391±0.261△▲
雌激素组	15	0.125±0.072▲	1.382±0.083△▲

注：△与正常对照组比，$P<0.05$；▲与模型对照组比，$P<0.05$；#与雌激素组比，$P<0.05$；*与补肾调经组，$P<0.05$

表 26-4-5　各组大鼠卵巢 smad4 mRNA 表达水平比较（$\bar{X}\pm SD$）

组别	样本量（n）	smad4 mRNA
正常对照组	15	0.581±0.089▲
模型对照组	15	0.350±0.058△*#
补肾调经组	15	0.608±0.065▲
雌激素组	15	0.515±0.052▲

注：△与正常对照组比，$P<0.05$；▲与模型对照组比，$P<0.05$；#与雌激素组比，$P<0.05$；*与补肾调经组，$P<0.05$

(十二) 影响研究可靠性和造成研究工作偏离试验方案的异常情况

无。

(十三) 讨论

本研究显示,中药 AAA 对雷公藤多苷诱导的卵巢功能早衰大鼠的性激素水平具有显著调节作用,可降低 FSH、LH 和 GnRH 水平,提高 E_2 水平,促进卵巢功能恢复。相比雌激素替代治疗,AAA 治疗效果稳定,且能巩固生殖内分泌功能,提高临床治疗率及患者依从性。

本实验发现,AAA 与雌激素均能显著调节大鼠多巴胺 D_2 受体 mRNA 表达水平(升高)和 5-HT2a 受体 mRNA 表达水平(降低),具有治疗雷公藤多苷所致月经失调的潜力。此外,AAA 可上调卵巢与子宫 smad4 mRNA 表达,改善雷公藤多苷引起的月经失调,提示 smad4 mRNA 表达的下降可能是雷公藤多苷导致雌性生殖损伤的关键因素之一。

(十四) 结论

综上所述,AAA 治疗雷公藤多苷引起的月经失调具有显著临床效果,可通过调节多种激素水平和基因表达,包括提高多巴胺 D_2 受体 mRNA 和血清 E_2 水平,降低 5-HT2a 受体 mRNA 水平。AAA 在大鼠模型中表现出改善卵巢血供的作用,使得模型鼠的性激素水平与正常对照组相似,为治疗雷公藤多苷导致的女性卵巢功能早衰提供理论依据。

(十五) 参考文献

略。

(十六) 记录保存

除计算机或自动化仪器直接采集的数据外,其他所有在实际研究中产生的数据均记录在表格或记录纸上,并随时整理装订。所有数据记录都注明记录日期,并由记录人签字。对原始记录进行更改时按要求进行。

记录的所有数据都由另一人(非做记录的人)进行核查、签字,保证数据可靠。研究结束后,递交最终报告时,所有原始资料、文件等材料均交档案室保存。具体管理内容、程序和方法按本中心制定的标准操作规程执行。

(十七) 资料归档时间和地点

保存单位:×××

地址:×××

邮编:×××

保管人:×××

电话:×××

归档时间:2008-××-××

保存时间:>10 年

(许 丽 马爱翠)

参考文献

[1] 陈和利,金石,王力,等. 知识女性月经不调与精神因素关系调查[J]. 江西中医学院学报,2007. DOI:CNKI:SUN:XYXB.0.2007-03-036.

[2] 陈秋媛,郭超,郑晓瑛. 已婚育龄妇女月经不调社会影响因素分析[J]. 中国公共卫生,2015,31(11):4. DOI:10.11847/zggws2015-31-11-01.

[3] 范怀玲,纪峰,林莺,等. 恒河猴模型在妇科疾病研究中的应用[J]. 福建中医药大学学报,2013(4):3. DOI:CNKI:SUN:FYXB.0.2013-04-024.

[4] 樊夏云,高文俊. 澜沧地区月经不调的影响因素调查研究[J]. 实用妇科内分泌电子杂志,2022,9(32):11-13.

[5] J. Larry Jameson. 哈里森内分泌学[M]. 胡仁明,李益明,童伟,主译. 北京:人民卫生出版社,2010.

[6] 黄小凤,李卫红. NF-κB p65 信号通路在子宫内膜异位症发生中作用的研究进展[J]. 中国临床新医学,2014,7(8):6. DOI:10.3969/j.issn.1674-3806.2014.08.32.

[7] 黄郑隽,彭华毅,阚慧卿,等. 雷公藤内酯醇对雄性大鼠生殖毒性的机制研究(Ⅱ)[J]. 中国医院药学杂志,2019(6):4. DOI:CNKI:SUN:ZGYZ.0.2019-06-007.

[8] 江鹏亮,汤球,余琛琳,等. 非人灵长类动物模型在医学研究中的应用概况[J]. 实验动物科学,2010(06):59-64. DOI:10.3969/j.issn.1006-6179.2010.06.016.

[9] 赖灏,于秋晓,康继宏. 多囊卵巢综合征的小鼠模型[J]. 生理科学进展,2015,46(3):6. DOI:CNKI:SUN:SLKZ.0.2015-03-012.

[10] 刘文娥,尤昭玲,王若光,等. 复方三七成分对恒河猴子宫内膜炎症超微结构的影响[J]. 湖南中医药大学学报,2005,25(4):3-6. DOI:10.3969/j.issn.1674-070X.2005.04.002.

[11] 李晨辉,吴永平,谢芳,等. 耳穴贴压联合针灸辅助激素治疗月经不调临床研究[J]. 陕西中医,2020(3):4. DOI:10.3969/j.issn.1000-7369.2020.03.033.

[12] 廖宝莹,齐新宇,乔杰,等. 多囊卵巢综合征的啮齿类动物模型[J]. 中华生殖与避孕杂志,2021,41(10):8. DOI:10.3760/cma.j.cn101441-20200508-00267.

[13] 李经华,付晓芳,吴荟敏. 逍遥丸辅戊酸雌二醇治疗肝郁脾虚型月经不调临床研究[J]. 新中医,2022,54(9):3.

[14] 马玉霞,王琳,孔燕,等. 巴马香猪腹腔皮下种植子宫内膜建立子宫内膜异位症模型的研究[J]. 第三军医大学学报,2008,30(6):3. DOI:10.3321/j.issn:1000-5404.2008.06.019.

[15] 钱光琴,陈春艳,陈祖珺,等. 月经后期的中医护理方案初探[J]. 光明中医,2022,37(20):3787-3790.

[16] 孙俊杰,马洪达,宋洁,等. 人子宫内膜异位症裸鼠模型的建立[J]. 中国实验动物学报,2009,17(4):4. DOI:10.3969/j.issn.1005-4847.2009.04.013.

[17] 孙琦. 活血方与活血加味方对小鼠月经模型干预作用及与阿魏酸煎出量的相关性实验研究[D]. 河北医科大学,2012. DOI:10.7666/d.y2105397.

[18] 石巧娟,李巍,萨晓婴. 食蟹猴在医学研究中的应用进展[J]. 实验动物与比较医学,2012,32(4):8. DOI:10.3969/j.issn.1674-5817.2012.04.023.

[19] 孙建辉,霍海如,李小芹,等. 还少胶囊治疗月经不调的药效学评价及分子机制研究[J]. 中国中药杂志,2018,43(7):11. DOI:CNKI:SUN:ZGZY.0.2018-07-019.

[20] 王冬颖,S K Smith,Steve-Charnock Jones. 小鼠月经生理模型的探讨[J]. 中国实验动物学报,2005,13(4):5. DOI:10.3969/j.issn.1005-4847.2005.04.004.

[21] 王冬颖.应用小鼠月经模型对子宫内膜血管周期性变化的形态学研究[J].生殖医学杂志,2005,14(5):4. DOI:10.3969/j.issn.1004-3845.2005.05.008.

[22] 吴志明,史晓东,郭健,等.补肾调经方基于下丘脑-垂体-卵巢轴防治雷公藤多苷所致月经不调机制研究[J].江西医药,2020,55(5):6. DOI:10.3969/j.issn.1006-2238.2020.05.008.

[23] 徐飞,夏志.过度训练与女运动员膳食紊乱、月经不调和骨质疏松间的关系与机制探讨[J].首都体育学院学报,2006.

[24] 徐祥波.药理性孕酮撤退建立小鼠月经模型及其初步研究[D].中国协和医科大学,2008. DOI:10.7666/d.Y1320011.

[25] 徐丽霞,吴晓华,顾晴.补肾调周法治疗人流术后月经过少32例[J].光明中医,2015,30(5):2. DOI:10.3969/j.issn.1003-8914.2015.05.039.

[26] 俞双燕,金石,陈晓凡,等.医务人员月经不调与精神因素的关系[J].中国妇幼保健,2008,23(36):3. DOI:10.3969/j.issn.1001-4411.2008.36.017.

[27] 杨硕.细胞自噬与多囊卵巢综合征研究进展[J].湖南中医药大学学报,2019,39(3):5. DOI:10.3969/j.issn.1674-070X.2019.03.031.

[28] 尹国有,刘丹卓.月经病中医调治200问[M].北京:金盾出版社,2014.

[29] 杨梦雅,刘杨,田野,等.温经汤"异病同治"痛经、子宫内膜异位症和月经不调的网络药理学作用机制研究[J].天津药学,2022,(2):34.

[30] 宗利丽,李亚里,汪龙霞,等.子宫内膜异位症猕猴动物模型的建立[J].南方医科大学学报,2003,23(10):1006-1009. DOI:10.3321/j.issn.1673-4254.2003.10.002.

[31] 主改霞,王冬颖,吴静.应用小鼠月经模型对子宫内膜白细胞周期性变化的研究[J].现代妇产科进展,2006,15(9):5. DOI:10.3969/j.issn.1004-7379.2006.09.007.

[32] 周征,雷洁莹.滋肾育胎丸治疗黄体不健性月经失调临床观察[J].辽宁中医杂志,2008,35(11):3. DOI:CNKI:SUN:LNZY.0.2008-11-041.

[33] 张红媛,曲芃芃.慢性炎症在多囊卵巢综合征发病机制方面的研究进展[J].中国现代医生,2011,49(16):3. DOI:10.3969/j.issn.1673-9701.2011.16.013.

[34] 张艳红.补肾、调肝方对小鼠月经模型子宫内膜修复机制影响的比较研究[D].石家庄:河北医科大学,2016. DOI:10.7666/d.D843804.

[35] 朱琳琦.月经不调及中西医治疗分析[J].家庭医药,2016,7:57-58. DOI:10.3969/j.issn.1671-4954.2016.07.069.

[36] 周芳.前列腺素及其受体在月经发生中对子宫内膜崩解脱落作用机制的研究[D].北京:北京协和医学院;中国医学科学院;清华大学医学部;北京协和医学院中国医学科学院,2018. DOI:10.7666/d.Y3514504.

[37] 朱娜.从补肾调周论治人工流产术后月经病[J].实用妇科内分泌电子杂志,2019,6(12):2. DOI:CNKI:SUN:FKDZ.0.2019-12-018.

[38] 周晓萍,杨弋人.桃红四物汤对女性月经不调治疗过程中的临床疗效研究[J].婚育与健康,2021,000(001):52.

[39] Brasted M, White C A, Kennedy T G, et al. Mimicking the events of menstruation in the murine uterus [J]. Biology of reproduction, 2003, 69 (4):1273-1280.

[40] Bellofiore N, Rana S, Dickinson H, et al. Characterization of human-like menstruation in the spiny mouse: comparative studies with the human and induced mouse model [J]. Human Reproduction, 2018, 33(9):1715-1726.

[41] Cousins F L, Murray A, Esnal A, et al. Evidence from a mouse model that epithelial cell migration and mesenchymal-epithelial transition contribute to rapid restoration of uterine tissue integrity during menstruation [J]. PloS one, 2014, 9(1): e86378.

[42] Deligeoroglou E, Creatsas G. Menstrual disorders [J]. Pediatric and Adolescent Gynecology, 2012, 22:160-170.

[43] De Clercq K, Van den Eynde C, Hennes A, et al. The functional expression of transient receptor potential channels in the mouse endometrium [J]. Human Reproduction, 2017, 32(3):615-630.

[44] Greaves E, Cousins F L, Murray A, et al. A novel mouse model of endometriosis mimics human phenotype and reveals insights into the inflammatory contribution of shed endometrium [J]. The American journal of pathology, 2014, 184(7):1930-1939.

[45] Hellman K M, Yu P Y, Oladosu F A, et al. The effects of platelet-activating factor on uterine contractility, perfusion, hypoxia, and pain in mice [J]. Reproductive Sciences, 2018, 25(3):384-394.

[46] Huhmann K. Menses requires energy: a review of how disordered eating, excessive exercise, and high stress lead to menstrual irregularities [J]. Clinical therapeutics, 2020, 42(3):401-407.

[47] Jabbour H N, Kelly R W, Fraser H M, et al. Endocrine regulation of menstruation [J]. Endocrine reviews, 2006, 27(1):17-46.

[48] Kaitu'u-Lino T J, Phillips D J, Morison N B, et al. A new role for activin in endometrial repair after menses [J]. Endocrinology, 2009, 150 (4):1904-1911.

[49] Kikuchi-Arai M, Murakami T, Utsunomiya H, et al. Establishment of long-term model throughout regular menstrual cycles in immunodeficient mice [J]. American Journal of Reproductive Immunology, 2010, 64(5): 324-332.

[50] Li W X, Tang Y P, Shang E X, et al. Analysis on correlation between general efficacy and chemical constituents of Danggui-Chuanxiong herb pair based on artificial neural network [J]. Zhongguo Zhong yao za zhi, 2012, 37(19):2935-2942.

[51] Liu D, Zhang Z, Liu R, et al. Different expressions of Th1 and Th2 cell factors in endometriosis (EMs) with different clinical features [J]. Reproduction and Contraception, 2012, 32(3):175-8,4.

[52] Li Y, Lin Y, Liu X, et al. Leonurine: from gynecologic medicine to pleiotropic agent [J]. Chinese Journal of Integrative Medicine, 2020, 26: 152-160.

[53] Liu T, Shi F, Ying Y, et al. Mouse model of menstruation: An indispensable tool to investigate the mechanisms of menstruation and gynaecological diseases [J]. Molecular Medicine Reports, 2020, 22(6): 4463-4474.

[54] Peterse D, Clercq K D, Goossens C, et al. Optimization of endometrial decidualization in the menstruating mouse model for preclinical endometriosis research [J]. Reproductive Sciences, 2018, 25(11):1577-1588.

[55] QIAO J J. Research progress on chemical components and pharmacological effects of Leonurus japonicas [J]. Chinese Traditional and Herbal Drugs, 2018:5691-5704.

[56] Skarakis N S, Mastorakos G, Georgopoulos N, et al. Energy deficiency, menstrual disorders, and low bone mineral density in female athletes: a systematic review [J]. Hormones, 2021, 20:439-448.

[57] Song S, Choi H, Pang Y, et al. Factors associated with regularity and length of menstrual cycle: Korea Nurses' Health Study [J]. BMC Women's Health, 2022, 22(1):361.

[58] Wang S F, Chen X H, He B, et al. Acute restraint stress triggers progesterone withdrawal and endometrial breakdown and shedding through corticosterone stimulation in mouse menstrual-like model [J]. Reproduction, 2019, 157(2):149-161.

[59] Wang C, Lv X, Liu W, et al. Uncovering the pharmacological mechanism of motherwort (Leonurus japonicus Houtt.) for treating menstrual disorders: a systems pharmacology approach [J]. Computational Biology and Chemistry, 2020, 89:107384.

[60] Xu X B, He B, Wang J D. Menstrual-like changes in mice are provoked through the pharmacologic withdrawal of progesterone using mifepristone following induction of decidualization [J]. Human reproduction, 2007, 22 (12):3184-3191.

[61] Xue-mei Z, Ai-lian Y, Zhao F, et al. Analysis of 25 cases of endometrial cancer in young females [J]. China Journal of Modern Medicine, 2008, 18(20):3053-5,62.

[62] Yang X, You Y, Tang Y. The comparative study of continous single-layer suture and continous lock catch suture for myometrium closure in caesarean section [J]. Journal of Practical Obstetrics and Gynecology, 2014, 30(4):298-301.

[63] Yu J, Liu L Q, Zhai D X, et al. The effects of yushi qinggan recipe in treating polycystic ovary syndrome with dampness-heat of gan channel: A randomized controlled trial [J]. Chinese Journal of Integrated Traditional and Western Medicine, 2019, 39(3):282-287.

第二十七章
痛经药理学

第一节 概述

（一）概念

在月经前、月经期间和月经后，女性可能会经历轻度的下腹部疼痛、坠胀感、腰酸、乳房胀痛和乏力等感觉。这些症状属于正常的生理现象。

痛经是指在月经期间下腹部和腰部疼痛剧烈，并伴有恶心、呕吐和四肢冷感等症状，严重到影响正常的工作和学习活动时，这种情况被定义为痛经。它分为两种主要类型：原发性痛经和继发性痛经。

原发性痛经，是指在生殖器官无明显器质性病变的情况下出现的痛经，也称为功能性痛经。它通常发生在月经初潮期或初潮后不久，更多见于未婚或未孕的妇女，占所有痛经病例的90%以上。

继发性痛经，是由盆腔器质性疾病引起的痛经。常见的妇科器质性疾病包括子宫内膜异位症、子宫腺肌病和盆腔炎等。

在中医学中，痛经被归类为"经行腹痛"的范畴。

（二）流行病学

根据世界卫生组织2006年的数据，女性月经期痛经的患病率在17%~81%。严重的痛经在12%~14%。

原发性痛经在年轻女性中非常常见。荆改丽等在一项针对某高校女生的研究中发现，961名女生中有596人患有原发性痛经，检出率达到了62.01%。痛经可以分为轻、中、重度，构成比例分别为60.2%、27.5%和12.3%。然而，大多数情况下，痛经是轻度的。加拿大的一项研究发现，年龄小于18岁的女孩中有60%的发病率。而在美国的一项研究中，高中女生的痛经发病率高达85%，其中重度痛经的比例为52%。中国的一项研究则显示，女大学生中有68.1%的人有痛经症状。

痛经导致高比例的学校和工作缺勤，同时降低生活质量。在葡萄牙进行的一项研究中，有8.1%的女孩因月经疼痛而缺席学校或工作，影响了大约65.7%的日常活动。只有27.9%的人寻求医疗帮助。

（三）病因

原发性痛经具有不可改变的和行为相关的风险因素。不可改变的风险因素包括痛经家族史、年龄小于20岁（症状在青春期更明显）、早期初潮（在12岁前）、月经持续时间超过7天和未生育。行为相关的风险因素包括低体重指数（BMI）（$<20\,kg/m^2$ 或 $>30\,kg/m^2$）、摄入ω-3脂肪酸（鱼类中含有）不足、吸烟（尼古丁引起血管收缩）、咖啡因摄入（也导致血管收缩）及抑郁和焦虑等心理社会症状。同时，与父母之间的紧张关系也可能促成原发性痛经。

此外，原发性痛经与其他引起慢性疼痛的疾病存在关联，如肠易激综合征、偏头痛和纤维肌痛。患有原发性痛经的女性患肠易激综合征的风险是没有痛经的女性的2倍，而且这种情况可能会加重其他疾病的症状，增加疼痛敏感度。

（四）症状和体征

痛经通常在月经初潮后的1~2年内首次发病。疼痛主要集中在下腹部，通常在月经的第1天疼痛最为剧烈，持续2~3天后逐渐减轻，也有些女性可能在月经前12h或月经结束前开始感到疼痛。这种疼痛通常被形容为痉挛性的阵痛，可能伴随恶心、呕吐、腹泻、头晕和乏力等症状，甚至表现为面色苍白和出冷汗。痛经的严重程度和症状表现因个体差异而异。

痛经可分为原发性痛经和继发性痛经，原发性痛经主要症状包括小腹疼痛、腰酸、腹胀、头晕、乏力、恶心和呕吐。这种类型的痛经是由于子宫内膜脱落，导致子宫收缩和血管痉挛，最终引起子宫缺血和缺氧，从而产生疼痛感。原发性痛经通常疼痛程度较轻，可以被患者所耐受。

继发性痛经则是在月经初潮后出现症状，可能是由于盆腔器官发生疾病或病变所引起。这种类型的痛经通常疼痛程度较重,需要进行治疗。

(五) 组织生理学

原发性痛经的病因主要表现为前列腺素的合成和释放增加,从而导致子宫肌肉过度收缩,引起子宫肌肉缺血和缺氧,继而导致疼痛。

(六) 治疗方法

1. 药物治疗 药物治疗在原发性痛经的治疗中表现出较好的效果。西医治疗流程见图27-1-1所示。

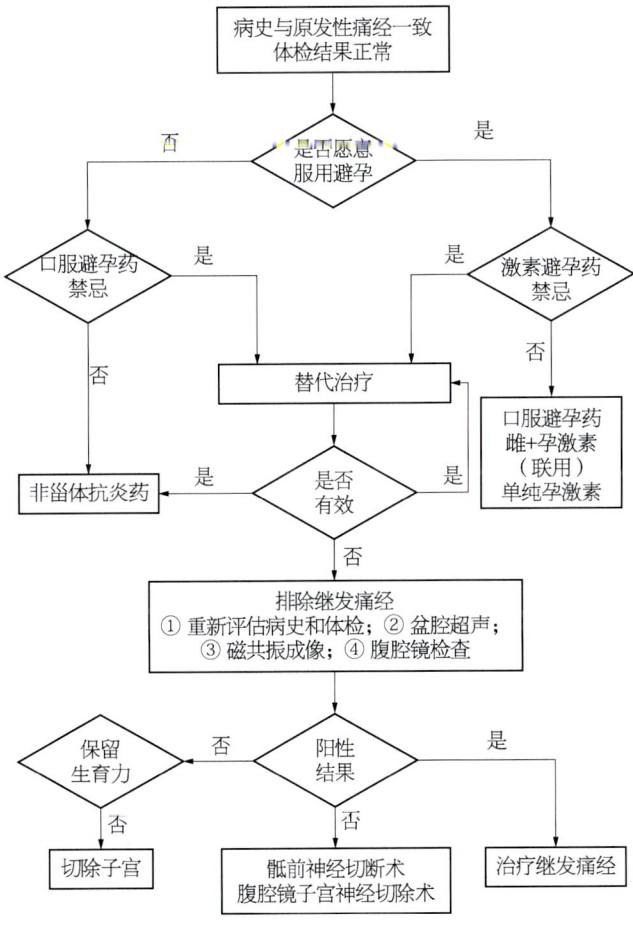

图27-1-1 痛经西医治疗流程示意图

(1) 非甾体抗炎药(NSAID):被视为首选治疗药物,通过抑制COX酶减少前列腺素的产生,从而减轻子宫的收缩和月经流量。如布洛芬、吲哚美辛、甲氯芬那酸等。

(2) 激素避孕药(复方口服避孕药):第二线治疗,通常采用雌孕激素的复方口服避孕药,其主要作用机制包括抑制子宫内膜生长、阻止排卵、减少前列腺素和血管升压素的水平。

(3) 单孕激素方法:包括单孕激素避孕药(去氧酮炔雌醇)和长效可逆避孕方法(甲羟孕酮乙酸酯),虽然可能减轻疼痛,但由于对骨密度的影响,目前用得较少。

(4) GnRH-a:人工合成的10肽类化合物,其作用类似于垂体GnRH,但其活性比GnRH强50~100倍。GnRH-a在有效缓解疼痛方面表现出显著效果,尤其对中、重度疼痛具有良好的疗效,同时也可用于延缓术后疼痛和囊肿的复发。

(5) 左炔诺孕酮宫内缓释系统(LNG-IUS):LNG-IUS在宫腔放入之后,可抑制子宫内膜增生,使经期缩短,经血量减少,对原发性痛经的缓解有效率达90%左右。

(6) 维生素:维生素E和维生素B_1的补充可以改善原发性痛经症状。维生素E是蛋白激酶C的抑制剂,通过降低花生四烯酸的释放来降低前列腺素的水平。经过大样本的临床对照试验研究证实,日服维生素E对治疗原发性痛经是安全有效的,且其缓解疼痛的作用持续时间更长,因此具有广泛的临床应用前景。

2. 非药物治疗

(1) 生活方式改变:花生四烯酸是前列腺素产生的前体,因此人们关注饮食对痛经控制的影响。改变饮食习惯,如采用低脂肪饮食,增加豆类、种子、水果和蔬菜的摄入,有望减少花生四烯酸的生成。此外,体育锻炼似乎也能减轻痛经症状。

(2) 手术治疗:对于顽固性痛经,可考虑采用腹腔镜下神经切断术。

3. 中医药理论的应用 中医治疗痛经采用内治法和外治法两大类方法。内治法根据不同证型包括气滞血瘀型、寒凝血瘀型、湿热蕴结型、气血虚弱型、肝肾亏损型,选用相应中药调理,如膈下逐瘀汤、少腹逐瘀汤、生地和赤芍等,以调理气血、化瘀止痛。外治法包括针刺疗法、耳针、穴位注射、艾灸、穴位埋线等,根据证型选择不同的治疗方式。内治与外治相结合的方法也常被采用,以提高痛经的治疗效果。需要根据个体情况和医生建议,选择合适的治疗方法,确保安全有效的疗效。

第二节 痛经生物学模型

动物模型研究在揭示痛经生物学机制方面具有重要意义,它是临床治疗和理论研究之间的桥梁。建立良好的原发性痛经动物模型对于痛经的诊断和临床治疗具有重要意义。自1986年以来,国内已开始开展原发性痛经的体内动物模型实验,并取得了相对完善的模型建立方法。随着现代科技和研究方法的不断进步,人们已经开始关注体内子宫和体外子宫损伤引发的病理变化,以及子宫内膜、子宫平滑肌、子宫螺旋动脉血流、子宫肌细胞内信号传导等病理生理变化,以深入研究痛经的发病机制和治疗方法。

(一) 整体动物模型

目前,用于制备原发性痛经动物模型的主要动物包括小鼠、大鼠(如SD大鼠、Wistar大鼠)、豚鼠、家兔等,而低龄雌性小鼠是其中常用的实验动物。研究人员范星宇等通过检索了171篇有关原发性痛经动物模型的文献,并建立了数据库进行了综合分析。他们发现,原发性痛经动物模型中,以SD大鼠、Wistar大鼠和昆明种小鼠为主要选择,其中SD大鼠占比50%,Wistar大鼠占比23.03%,昆明种小鼠占比16.85%,ICR小鼠占比7.87%,NIH小鼠占比1.12%,野生型小鼠和近交系BALB/c小鼠分别占比0.56%。

啮齿类动物因为其具有较低的饲养成本、使用成本,繁殖周期较短等优势,被广泛选择作为原发性痛经研究的模型。此外,SD大鼠和Wistar大鼠的使用较多,可能是因为其生长发育迅速,而且SD大鼠对性激素较为敏感,Wistar大鼠的性周期相对较为稳定。这些因素使得啮齿类动物成为制备原发性痛经动物模型的首选(图27-2-1)。

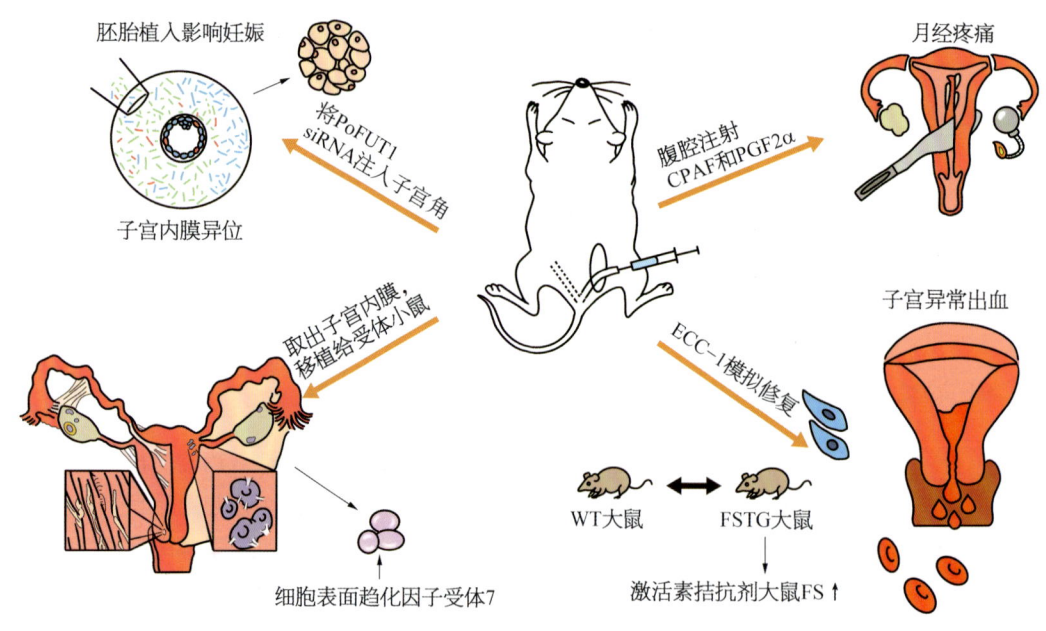

图27-2-1 月经小鼠模型的应用示意图

目前,用于制备原发性痛经动物模型的主要方法包括以下几种。

(1) 雌二醇+缩宫素联用模型:通过注射雌激素类药物,如雌二醇,以提高动物子宫的敏感性并模拟子宫周期,然后再注射缩宫素或前列腺素,诱发子宫的痉挛性收缩,从而产生疼痛症状,如扭体反应。这个模型基本符合西医对原发性痛经的诊断标准,具有痛、无器质性疾病、非盆腔炎和子宫内膜异位症等特点,是原发性痛经动物模型的基础。

(2) 雌二醇+冷冻+缩宫素联用模型:在雌二醇+缩宫素模型的基础上,加入冷冻处理,以模拟寒凝(血瘀)证患者的特点,从病因角度制造模型,具有中医特色。

(3) 雌二醇+水浴使劳累+肾上腺素+缩宫素联

用模型：在前述模型的基础上，加入肾上腺素，以增强大鼠的应激反应，促进血瘀的形成，提高模型成功率。

(4) 手术＋雌二醇＋缩宫素联用模型：通过手术切除肩胛骨间的棕色脂肪，并给予丙硫氧嘧啶抑制甲状腺功能，导致机体产热功能下降，出现全身及局部的产热不足，符合中医阳虚导致寒的特点，再联合雌二醇＋缩宫素的方法制造寒凝血瘀证原发性痛经大鼠模型。

(5) 手术＋孕酮＋花生油＋米非司酮＋雌二醇＋水浸束缚应激联用模型：通过手术阻断孕酮的作用，诱导小鼠发生行经样的改变，建立符合哺乳动物经期样改变的模型，同时在冷冻和水浸束缚应激的基础上建立寒凝血瘀证原发性痛经小鼠模型。

此外，还有以下几种方法。

(1) 苯甲酸雌二醇＋缩宫素联用制备大(小)鼠痛经模型：原理是通过给予动物连续的雌激素注射来提高子宫的敏感性，同步子宫周期并诱发人工动情。随后，注射缩宫素来诱发子宫平滑肌的痉挛性收缩，引发疼痛反应，其表现为扭体反应，包括腹部间歇性的内凹、臀部歪扭和后肢的伸张等症状。这一方法的成功度应满足西医诊断指标，吻合度需达到90％以上。在每天的皮下注射过程中，需要更换不同部位以避免皮下硬结的发生。

具体的操作方法包括使用雌性 SD 或 Wistar 大鼠，体重在 180～200 g 范围内，连续给予苯甲酸雌二醇注射，每天 1 次，持续 10 天。其中，第 1 和第 10 天的剂量为每只 0.5 mg/d，而第 2～9 天的剂量为每只 0.2 mg/d。在末次苯甲酸雌二醇注射后 45 min，向大鼠腹腔注射 2 IU/只的缩宫素，以制备大鼠的痛经模型。另外，也可以使用雌性大鼠，体重在 180～220 g，采用类似的注射方案，但在末次苯甲酸雌二醇注射后 1 h，腹腔注射 2 IU/只的缩宫素。此外，还可以选择雌性 ICR 小鼠，体重在 18～22 g，连续给予 10 天的苯甲酸雌二醇注射，每天 1 次，剂量为 10 mg/kg。在末次苯甲酸雌二醇注射后 1 h，腹腔注射 10 U/kg 的缩宫素，制备成小鼠痛经模型。最后，雌性小鼠也可采用类似的注射方案，包括苯甲酸雌二醇的连续注射和末次注射后 1 h 内腹腔注射 100 U/kg 的缩宫素。

(2) 己烯雌酚＋缩宫素联用制备大(小)鼠痛经模型：通过连续注射雌激素来提高动物子宫的敏感性，同步化子宫周期以制造人工动情。随后，再注射缩宫素，诱发子宫平滑肌的痉挛性收缩，从而引发疼痛，其表现为扭体反应，即腹部收缩内凹、臀部歪扭和后肢伸张等症状。这一模型的吻合度应达到符合西医诊断标准，吻合度应为 90％以上。在方法方面，大鼠急性痛经模型可以使用雌性 SD 大鼠，连续 4 天皮下注射己烯雌酚，然后注射 PGF2α 来制备；大鼠慢性痛经模型可以使用雌性 SD 大鼠，连续 8 周皮下注射己烯雌酚，然后注射缩宫素；小鼠急性痛经模型可以使用雌性小鼠，连续 4 天皮下注射己烯雌酚，然后注射促使子宫收缩的药物；小鼠慢性痛经模型可以使用雌性 ICR 小鼠，连续 12 天皮下注射己烯雌酚，然后注射缩宫素。此外，己烯雌酚也可以通过灌胃方式给药。

(3) 不同中医证型原发性痛经动物模型制备：原发性痛经中，寒湿凝滞证型占了 50.67％的患者比例。在动物模型的制备过程中，一般会使用雌激素，如己烯雌酚或苯甲酸雌二醇，来增强子宫活动并提高子宫平滑肌对缩宫素的敏感性。随后，通过给予动物不同的寒冷或寒湿等刺激，制备不同中医证型的原发性痛经模型。这些模型的建立有助于研究原发性痛经的病因和机制，推动相关中医药研发和治疗方法的发展。

1) 寒凝证痛经模型的建立：苯甲酸雌二醇或己烯雌酚能够增强子宫的活动，同时提高子宫平滑肌对缩宫素的敏感性。当缩宫素引起子宫平滑肌的收缩时，会触发疼痛反应。为了制备寒凝证类痛经大鼠模型，通常采用了类似于一般痛经大鼠模型的制备方法，但加入了全身冷冻法来给予冷刺激，使大鼠适应性产热降低，使其更符合中医寒凝证的特点。这种方法的优点在于它符合中医的症候造模特点，但需要注意存在温度过低可能导致致死的风险。制备痛经模型的方法包括使用体重适中的雌性 SD 大鼠，连续注射苯甲酸雌二醇和腹腔注射缩宫素，然后将大鼠置于 －25℃ 的低温冰柜中受冻，直到它们表现出寒战、畏寒、蜷缩等症状，连续受冻 5 天。

2) 寒凝血瘀型痛经模型的建立：寒凝血瘀证是中医学中的一种常见辨证类型，其临床表现包括畏寒、冷痛、肢体发冷呈青紫色、月经后期、痛经、经血颜色紫暗夹块、舌苔白、脉搏沉迟且涩。该证型的形成与环境、饮食、生活习惯等因素密切相关，例如长时间居住在寒冷地区、偏好食用寒凉食物、冒雨涉水等都容易导致相关疾病出现。在动物模型中构建寒凝血瘀证有助于深入研究其致病机制，推动相关中医药研发和疗效评估的发展，为相关疾病的治疗提供可靠的依据。模型的构建包括连续给予雌激素以提高动物子宫敏感性，引发人工子宫周期，同时通过冰水浴和肾上腺素刺激，降低体温，促进血瘀形成，再注射缩宫素引发子宫平滑肌痉挛性收缩，产生疼痛反应。这个模型可用于研究寒

3) 寒湿凝滞症痛经模型的建立：寒湿证是常见的中医证候，包括阳虚和寒湿两大证候群。阳虚不足会导致寒湿内生，寒湿通常由阳虚加重、寒湿环境或饮食因素引起。目前，构建寒湿证的中医证候动物模型主要分为两个方面：一是通过将动物置于寒湿环境中模拟外感寒湿，同时饮食采用寒凉高脂食物损伤脾胃，模拟内伤寒湿；二是在寒湿证的基础上加入病理因素来确定特定疾病类型。这些模型可用于研究寒湿证相关疾病的发病机制和治疗方法。

造模方法一：使用昆明种小鼠，经过一系列处理，包括去势、激素注射和孕酮处理，以及蜕膜化信号途径的诱导，最后灌胃米非司酮，以制备寒湿凝滞型大鼠痛经模型。此模型还包括将小鼠置于冷水中浸泡，以模拟寒湿环境。这个方法的优点是相对容易实施，但需要复杂的处理过程。

造模方法二：使用 SD 大鼠，通过连续 12 天的皮下注射雌二醇使子宫同步化，然后注射肾上腺素并将大鼠浸入冷水中，再注射缩宫素，以制备寒湿凝滞型大鼠痛经模型。这个方法的优点是加用肾上腺素可以更容易引发平滑肌收缩，但也有一些缺点，例如可能增加血小板聚集和血液凝聚的风险。

上述方法都有各自的优缺点，选择合适的方法应根据具体研究的需要和实验条件来确定。

原发性痛经整体动物模型造模方法总结见表 27 - 2 - 1。

表 27 - 2 - 1 原发性痛经动物模型造模方法概况

造模方法	模型原理	造模周期	动物种类	方法与剂量
苯甲酸雌二醇 + 缩宫素/前列腺素	通过注射雌激素类药物提高动物子宫敏感性，后注射缩宫素或前列腺素以诱发子宫痉挛性收缩，产生疼痛以此模拟痛经症状	3～21 天	大鼠	苯甲酸雌二醇第 1 天和第 10 天 0.5 mg，第 2～9 天 0.2 mg；缩宫素均为 2 U/d
				苯甲酸雌二醇第 1 天和第 10 天 0.8 mg，第 2～9 天 0.4 mg；缩宫素均为 2 U/d
				苯甲酸雌二醇第 1 天和第 10 天 0.8 mg，第 2～9 天 0.4 mg；肾上腺素均为每天 0.3 mg/kg
			小鼠	苯甲酸雌二醇第 1 天和第 10 天 5 mg/kg，第 2～9 天 2.5 mg/kg；缩宫素为每天 100 U/kg
				苯甲酸雌二醇 10 mg/(kg·d)；缩宫素为每天 100 U/kg
				苯甲酸雌二醇 0.1 mg/d；缩宫素为每天 20 U/kg
己烯雌酚 + 缩宫素		3～56 天	大鼠	己烯雌酚第 1 天和第 10 天 0.8 mg，第 2～9 天 0.4 mg；缩宫素均为 2 U/d
				己烯雌酚第 1 天和第 10 天 0.5 mg，第 2～9 天 0.2 mg；缩宫素均为 2 U/d
				己烯雌酚第 1 天和第 10 天 0.8 mg，第 2～9 天 0.4 mg；缩宫素均为 2 U/d
				己烯雌酚每天 3 mg/kg；缩宫素均为每天 14 U/d
				己烯雌酚每天 2 mg/kg；缩宫素为每天 20 U/kg
			小鼠	己烯雌酚每天 2 mg/kg；缩宫素为每天 20 U/kg
戊酸雌二醇 + 缩宫素/前列腺素		7～12 天	大鼠	戊酸雌二醇每天 3 mg/kg；缩宫素为每天 14 U/d
			小鼠	戊酸雌二醇每天 0.5 mg/kg；缩宫素为 2 U/d
冷冻 + 苯甲酸雌二醇 + 缩宫素	全身冷冻法，符合中医"寒凝""不通则痛"的病症特点	10 天	大鼠	苯甲酸雌二醇第 1 天和第 10 天 0.5 mg，第 2～9 天 0.2 mg；缩宫素均为 2 U/d
冰水浴 + 苯甲酸雌二醇/戊酸雌二醇 + 缩宫素	冰水浴，符合中医"寒""湿"的特点，模拟临床寒湿凝滞型原发性痛经的发病情况	4～12 天	大鼠	戊酸雌二醇每天 3 mg/kg；缩宫素均 14 U/d
腹部放置于冰块上 + 苯甲酸雌二醇 + 缩宫素	局部冻伤法，使子宫位置局部受寒，符合中医寒邪所致寒凝血瘀的病症特点	12 天	大鼠	苯甲酸雌二醇第 1 天和第 12 天 0.8 mg，第 2～11 天 0.4 mg；缩宫素为 2 U/d

续 表

造模方法	模型原理	造模周期	动物种类	方法与剂量
苯甲酸雌二醇+5～8℃水浴+大鼠劳累+肾上腺素+缩宫素	在冰水浴("寒""凝")的基础上加用肾上腺素,肾上腺素能加强大鼠的应激反应,造模更容易成功	12天	大鼠	苯甲酸雌二醇第1天和第12天0.8 mg,第2～11天0.4 mg;肾上腺素每天0.3 mg/kg;缩宫素均为2 U/d
手术切除背部棕色脂肪+丙硫氧嘧啶+己烯雌酚+缩宫素	手术切除肩胛骨间棕色脂肪并给予丙硫氧嘧啶抑制甲状腺功能,将导致机体产热下降,出现全身及局部的产热不足,再联合雌激素和缩宫素建立寒凝血瘀证痛经模型	49天	大鼠	己烯雌酚每天1 mg/kg,丙硫氧嘧啶每天30 mg/kg,9个等比剂量组的缩宫素
手术去除双侧卵巢+β雌二醇+孕酮+花生油+米非司酮雌二醇+水浸束缚应激	经激素处理的去势雌性小鼠,在花生油诱导蜕膜化后,用孕酮诱发产生月经;冷水水浸束缚的实验方法也符合寒湿凝滞型原发性痛经病机特征	26天	小鼠	15 mg/d、连续7天共0.37 nmol雌二醇+21天共0.16 nmol孕酮,0.02 nmol雌二醇+22～23天18.3 nmol雌二醇+23天子宫角20 μL花生油、子宫腔40 μL花生油+25天120 mg/kg米非司酮

(二) 动物模型评价指标

1. **表观指标** 核心指标（Ⅰ类指标）主要用于评估原发性痛经动物模型的成功制备,这些指标包括扭体反应、子宫和卵巢的生理变化、外观特征和行为反应。扭体反应是模拟痛经的关键症状,表现为大鼠腹部的收缩、身体的扭曲和肢体的伸展。此外,模型动物的子宫和卵巢重量增加,体重减轻,精神状态下降,活动水平降低,对外界刺激的反应减弱,毛色变化和毛发光泽度下降。这些指标中,扭体反应、扭体次数、子宫和卵巢的湿重、体重、体温等可以用具体数值来描述,而动物的行为表现、毛色和精神状态等则可以以半定量的方式来描述。这些表观指标在评估痛经模型是否成功的过程中扮演重要角色,其权重系数通常设定为0.5（表27-2-2）。

表27-2-2 痛经动物模型的表观指标分级

分级评分/级	动情周期	动物反应	摄食量	精神状态	毛色	毛光泽度
0	基本正常	基本正常	基本正常	基本正常	基本正常	基本正常
1	轻微增加	轻度下降	轻度减少	轻度降低	轻度色变	轻度无光泽
2	显著增加	显著下降	显著减少	显著降低	显著色变	显著无光泽

2. **生化指标** Ⅱ类指标,也就是直接相关指标,用于进一步评估痛经模型的成功制备和病理生理机制的研究。

在痛经模型制备成功后,观察到雌激素、孕激素、前列腺素($PGF_{2α}/PGE_2$)、升压素和缩宫素水平升高,而β内啡肽水平下降。此外,在血瘀模型中,血液流变学指标发生变化,包括血浆黏度、血细胞比容和红细胞聚集性的明显升高,同时凝血酶原时间、部分凝血活酶时间和凝血酶时间显著缩短。

生化指标反映了机体对痛经的生理反应,也是评估模型是否成功的重要依据,尽管它们的特异性较低,但在深入研究痛经的病理机制方面仍具有重要意义,权重系数选择0.3。

3. **病理指标** Ⅲ类指标,也就是间接相关指标,用于痛经模型的病理学评估,以及作为模型成功的证据之一。在模型成功后,可以观察到子宫的病理学变化,包括子宫体积的显著增大、子宫壁变薄及内膜上腺体的增多。卵巢也会出现病理学改变,包括卵巢体积的增大、各级卵泡的有序排列及黄体的明显增大。

病理学观察提供了直观的组织微观情况,有助于确定模型的成功与否,并进一步理解痛经的病理生理机制。这些病理学指标在模型评估中的权重系数通常设定为0.2,尽管它们是间接的指标,但对于痛经研究仍然具有重要价值。

4. **指标分类** 痛经模型的评价可分为Ⅰ、Ⅱ、Ⅲ类指标及其他指标,这些指标将被综合为一个总积分,以评估模型的成功程度。举例来说,对于痛经动物模型的Ⅰ类指标,将各自以1/12的权重进行量化积分,对于Ⅱ、Ⅲ类指标,积分将根据相应权重相乘,然后将三类指标积分相加,得到痛经动物模型的总积分。

以雌激素+缩宫素联用制备大（小）鼠痛经模型为例，其总积分约为0.83分；雌激素+冰水浴+缩宫素制备大（小）鼠寒凝血瘀型痛经模型的总积分约为0.93分；而己烯雌酚+缩宫素联用制备大（小）鼠痛经模型的总积分约为0.83分。

为了确保模型制备的一致性，可以容许总积分有20%的偏差，当总积分大于0.60分时，可认为该模型制备成功。这个评价标准有助于确保痛经动物模型的稳定性和可重复性。

5. 中医证型PD动物模型的评价

（1）症状评价：根据《中药新药临床研究指导原则》（2002年）和《中医临床诊疗术语-证候部分》（1997年），修改并制定了寒凝证表现症状评分表，用于评估寒凝证原发性痛经大鼠模型。在这个评分表中，"寒"和"湿"被视为病因，而"脉"则代表了所有临床表现（表27-2-3）。

表27-2-3 寒凝症原发性痛经大鼠模型表现症状评分表

症状	轻	中	重
畏寒蜷缩、竖毛	喜扎堆，活动少，尚无寒战和竖毛	喜扎堆，弓背竖毛，偶有寒战	喜扎堆，弓背竖毛，寒战明显
毛发情况	稍有不整，色白，有光泽	毛发不整，色暗，无光泽	毛发枯槁或散乱竖毛
粪便情况	粪便湿润	粪便变软，尚成形	粪软，不成形
脉络瘀血（口周、爪甲、耳源、肛周紫暗）	一个部位少量脉络瘀血	2～3个部位脉络瘀血	3个部位脉络瘀血

（2）寒凝证模型指标评价：齐丹丹等研究中，通过观察寒凝证实验动物子宫微循环，运用冷光源显微检查仪，在固定视野内观察子宫微血管和毛细血管的管径，结果显示这些血管的管径明显收缩。同时，研究还检测了子宫组织中$PGF_{2\alpha}$和PGE_2的含量及它们的比值变化。研究结果表明，$PGF_{2\alpha}$上升而PGE_2下降，导致了两者的比值紊乱。需要指出的是，$PGF_{2\alpha}$和PGE_2都是前列腺素的代表性代谢产物，其中$PGF_{2\alpha}$能够刺激子宫平滑肌的收缩，而PGE_2则有抑制子宫平滑肌收缩的作用，促使子宫保持松弛状态。因此，$PGF_{2\alpha}$和PGE_2的平衡紊乱可能是导致痛经发生的重要原因。

研究结果与中医的"寒主收引"理论相一致。根据这一理论，寒邪侵袭机体，会导致气血凝滞，阻碍了气血的正常流通，从而引发疼痛症状，其中包括痛经。因此，检测子宫收缩波、子宫微循环状态及子宫组织中$PGF_{2\alpha}$和PGE_2及其比值的变化，可以作为评价原发性痛经寒凝证动物模型的重要指标。

（3）寒凝血瘀证模型指标评价：缪希红等研究团队采用了雌激素联合缩宫素及寒冷刺激的方法来制备原发性痛经的动物模型。他们利用寒冷刺激诱导实验组大鼠发生内瘀，成功制备了该模型。在模型制备成功后，研究发现实验组大鼠的凝血指标，如PT、TT和APTT等，明显降低，而血小板聚集率、血细胞比容、血沉方程K值、血浆黏度和全血黏度等血液流变指标明显升高。这些结果表明，在模型建立后，实验动物的凝血时间缩短，血液黏稠度增加。这种变化是血瘀证的典型特征，该证是由于血液流动性和黏性异常引起的一种紊乱症。因此，凝血指标和血液流变学指标的改变可以作为评估寒凝血瘀证原发性痛经动物模型制备成功的重要指标。

（4）寒湿凝模型滞证指标评价：乐心逸等研究团队采用了一种新的方法，通过联合应用雌激素、缩宫素及冰水浴，成功制备了原发性痛经的小鼠模型。与之前的模型方法相比，这种方法增加了考虑到"湿邪"这一病因因素，使得模型更加接近实际病理情况。在模型制备成功后，研究团队对小鼠子宫组织进行了检测，发现其中的Ca^{2+}含量升高，而一氧化氮（NO）含量下降。研究结果表明，NO的减少可以促进疼痛传递，从而增加疼痛感知，而子宫组织中的Ca^{2+}超载则会引起细胞膜损伤和细胞能量代谢异常，导致子宫血管缺血和平滑肌过度收缩，降低子宫内膜的血液供应，这也可能导致痛经的发生。这一研究结果与中医理论中的"血得热则行，得寒则凝"的观点相一致。当寒湿外邪侵袭子宫组织时，Ca^{2+}与NO的平衡被打破，子宫血流受到影响，血管和平滑肌异常收缩，进而引发痛经。因此，子宫组织中Ca^{2+}的升高和NO的下降可以作为评价寒湿凝滞证原发性痛经动物模型制备成功的重要指标。

（三）离体子宫平滑肌收缩模型

在制备大鼠痛经模型的过程中，首先，在实验前48h，对大鼠进行皮下注射，每次剂量为苯甲酸雌二醇2mg/kg，这样可以诱导大鼠进入动情前期或动情期，从而增加子宫对药物的敏感性。接下来，采用颈椎脱臼法来处死大鼠，然后剖腹取出子宫。接着，从子宫角和子宫颈部剪取右侧子宫，并将其立即放入盛有预冷却的大鼠子宫液的容器中，这个容器内充满了通过混合气体（95%氧气，5%二氧化碳）饱和的气体。清除子宫周围的结缔组织和脂肪组织，然后将子宫组织制成长度为 1.5~2 cm 的小段。在每个子宫标本的两端连接导线,形成一个呈"+"形的结构。将子宫的一端悬挂在麦氏浴管支架上,容器内装有 20 mL 的 De-Jalon 平衡溶液,而另一端则固定在等张杠杆的短臂上。整个实验中,保持营养液的温度在 32~33 ℃,并每秒通入 6~7 个混合气气泡。在标本稳定后,记录正常的子宫活动曲线,观察子宫的收缩活性是否在一定时间内保持稳定,并在此期间进行实验。通过使用记录仪,记录了正常子宫的收缩频次、幅度、张力及子宫活动力(频次×幅度)。具体来说,计算给予缩宫素前 10 min 的子宫收缩强度,也就是收缩幅度,它表示了每次收缩所达到的最低点和最高点之间的差值(峰峰值)。同时,还记录了张力,即每次收缩的最低点的位移距离(以 mm 为单位)、频率(单位时间内的收缩次数,以肌条的波动率表示)及子宫活动力(强度×频率)的均值。

在制备模型的过程中,采用相同的方法,一旦子宫标本稳定后,记录了一段正常的子宫收缩曲线,然后加入缩宫素 50 μL,并记录了子宫活动曲线。这个实验步骤有助于模拟和研究大鼠痛经模型的制备。

对于小鼠的实验制备,首先,在实验前连续 3 天进行腹腔注射苯甲酸雌二醇,每日剂量为 1 mg/kg,以同步化小鼠子宫并增加其对药物的敏感性。第 4 天,取出小鼠子宫,并将其置于 Loke 液中,用于清洗子宫。接下来,使用细线分别扎住子宫颈端和两侧卵巢端,将一端固定在浴槽内的固定器底部小钩上,另一端连接到张力换能器上。将子宫放置于含有 15 mL Loke 液的恒温浴槽中,恒温浴槽的温度维持在 37 ℃,通过通入含有 95%氧气和 5%二氧化碳的混合气体,以维持 pH 为 7.3。平衡 40 min 后,待子宫的收缩稳定并且自发节律恢复后,开始进行实验。一旦子宫的收缩稳定,便加入缩宫素,使最终浓度达到 6.7 U/L。这些步骤有助于制备小鼠的痛经模型以进行相关实验研究。

人工诱导的小鼠月经模型具有可重复性,易于维护,并且小鼠在月经期间的免疫反应与人类相似。然而,这个模型无法展示自然的子宫内膜蜕膜和生理性月经。在实验干预下,小鼠子宫内膜蜕膜广泛、迅速且破坏性。此外,在这个小鼠月经模型中,月经来临前不会发生螺旋动脉的重塑,这与人类月经的生理过程存在显著差异。此外,构建小鼠月经模型需要长时间的实验周期和复杂的技术。

(四)在体子宫平滑肌收缩模型

在实验前 48 h,对大鼠进行皮下注射,每次剂量为苯甲酸雌二醇 2 mg/kg,以人工诱导大鼠处于动情期。麻醉后,将大鼠背部固定在手术台上,然后沿腹中线切开下腹部,以暴露子宫。接着,通过子宫角切割制作一个小口,将带有橡皮球囊的塑料管插入子宫内。然后,缓慢注入生理盐水至管内,使橡皮球囊充满液体并排除其中的气体,以确保球囊贴紧子宫壁。管的另一端与压力换能器连接,并将压力换能器连接到多导生理记录仪上,最后缝合腹壁。记录子宫内压力在 60 min 内的变化。在适当位置加入保温灯,以保持局部温度在 $37±0.5$ ℃。最后,通过股静脉或腹腔注射给予缩宫素 3 IU/只。

在实验前连续 2 天皮下注射苯甲酸雌二醇 0.2 mL/d,然后对小鼠进行腹腔注射丙泊酚麻醉。在小鼠下腹部切割约 1 cm 的小口,打开腹腔,然后找到一侧子宫角,轻轻剥离周围组织。在子宫角的中点夹住子宫角,并将其连结到张力换能器上。使用台式平衡记录仪描绘子宫活动曲线。当曲线稳定后,在子宫上滴加 1 mL 缩宫素,观察药物对子宫平滑肌的影响。

第三节 痛经药理学研究

一、原发性痛经的发病机制研究进展

1. 机械因素 原发性痛经的一个常见原因是机械因素,包括子宫颈狭窄、子宫过度屈曲等,它们会导致子宫峡部的张力增高,从而阻碍经血的正常流出。结果,经血可能在子宫内潴留,刺激子宫肌肉过度收缩,引发痛经。

2. 前列腺素 前列腺素在炎症过程中扮演着关键角色。它的合成过程首先由磷脂酶 A2 催化,将磷脂转化为花生四烯酸,然后经过环氧合酶的作用将花生四烯酸转变为中间体前列腺素 H_2,最终生成不同类型的前列腺素(PG)。随后 PG 以旁分泌的方式快速释放到胞外,与相应受体结合后刺激子宫平滑肌和血管的收缩。这导致子宫内部形成缺氧微环境,进而引发多种致痛因子的产生。大量的致痛因子可以促使外周神经敏化,导致神经纤维分布异常增加,最终引发痛经。

3. **抗利尿激素（AVP）** 是由垂体分泌的一种激素,其分泌受到雌二醇浓度周期性变化的调控。AVP的主要作用是通过作用于子宫静脉的升压素受体,增加子宫的收缩活性,导致子宫收缩,可能引发子宫缺血和痛经的发生。此外,AVP还可以通过作用于子宫肌层动脉的升压素受体,增强子宫肌层的活力,引发子宫和子宫肌层小血管收缩,导致局部子宫缺血和疼痛。

4. **孕激素** 孕酮具有抗炎作用,特别是在分泌期,它能够抑制金属蛋白酶的释放和激活,同时还影响前列腺素和白细胞的调节和合成。在排卵后,细胞膜中的脂肪酸积累,导致前列腺素和白三烯的分泌增加,从而引起子宫收缩。

5. **细胞因子和其他促炎因子** 细胞因子是人体免疫反应的介质,参与生殖过程、月经周期和怀孕的调节。

（1）肿瘤坏死因子和IL-6:巨噬细胞在激活后会产生促炎细胞因子,如肿瘤坏死因子（TNF-α）、IL-1和IL-6等,这些炎症因子会上调炎症反应。研究表明,这些介质的刺激可以促使前列腺素的合成或释放,从而导致子宫肌肉的异常收缩,进而引发原发性痛经的缺血性疼痛。相较于没有痛经的女性,痛经女性的血浆中IL-6和TNF-α水平较高。

（2）血管内皮生长因子:有研究表明,血管内皮生长因子（VEGF）参与了患有子宫内膜异位症的妇女的痛经过程。VEGF、巨噬细胞迁移抑制因子（MMIF）和缺氧诱导因子-1α（HIF-1α）,这三种蛋白在子宫内膜组织和血清中的表达都随着疼痛的严重程度而显著增加。这提示血清中MMIF、HIF-1α和VEGF的表达水平可能可用于评估子宫内膜异位症的不同阶段,以及痛经的严重程度。

（3）氧自由基:氧自由基与原发性痛经的形成确实密切相关。原发性痛经通常由子宫平滑肌的过度收缩引起,这会导致子宫肌层和内膜血管受压和短暂性缺血,从而减少了氧气的供应,增加了氧自由基的产生。氧自由基的过度生成可以引发脂质过氧化反应。脂质过氧化会产生一系列脂质自由基及其降解产物,这些产物可能会对细胞膜的流动性和通透性产生负面影响,导致细胞膜损伤,也可能引起线粒体肿胀、溶酶体破坏及溶酶体酶的释放。这些细胞损伤和炎症反应可能会加剧对子宫内膜的损害,导致原发性痛经的发生和加重。

（4）一氧化氮（NO）与内皮素:在原发性痛经中,NO和ET-1之间的相互作用可能会导致信号通路的不平衡,从而影响子宫平滑肌的状态和疼痛感。然而,原发性痛经的确切机制仍然复杂且尚未完全理解,需要进一步的研究来揭示其中的细节。

6. **子宫血液流变学异常** 子宫内的血液供应是月经周期中重要的生理过程之一。在痛经期间,子宫平滑肌的强烈收缩可能会影响子宫微循环,导致血液供应减少,甚至发生缺血。高黏度和高凝聚性的血液可能会导致血流速度减慢,这种状态可能使子宫血管更容易发生痉挛性收缩,进一步加重子宫微循环的障碍。

二、痛经治疗药物作用机制研究进展

对于原发性痛经目前有多种治疗方法,采用非甾体抗炎药是最常用的一线治疗药物,口服避孕药对该病的有效率达到90%以上,钙离子通道阻滞剂、解痉镇静剂、受体激动剂、维生素E等均是有效的治疗药物。

（一）西药治疗痛经的作用机制

1. **非甾体抗炎药（NSAID）** 是治疗痛经的一线药物,它们通过抑制环氧化酶的活性,减少前列腺素（PG）的合成,从而缓解子宫的痉挛性收缩,减轻痛经症状。已经进行的两项随机对照试验的Meta分析研究表明,多种NSAID,包括布洛芬、萘普生、甲芬酸和阿司匹林,在治疗女性痛经方面都显示出有效性。与对乙酰氨基酚相比,所有这些NSAID都被认为更为有效。

一些针对环氧合酶-2抑制剂的小型研究也显示,在治疗痛经方面,它们的疗效与NSAID类似。最佳的治疗时间似乎是在痛经开始前就使用NSAID,这样可能会获得最佳的效果。

表27-3-1列出了常用NSAID及其抑制血液中环氧合酶（COX）活性的浓度。

表27-3-1 常用的非甾体抗炎药及其抑制血液中COX活性的浓度

NSAID	COX-1 IC$_{50}$ (μmol/L)	COX-2 IC$_{50}$ (μmol/L)	COX-1 : COX-2 IC$_{50}$ 比值
双氯芬酸	0.26	0.01	0.05
阿司匹林	4.45	13.88	3.12
氨甲环酸	0.27	0.18	0.68
萘普生	32.01	28.19	0.88
布洛芬	5.90	9.90	1.69

然而,对51项不同临床试验的回顾发现,有18%的女性报告称使用NSAID几乎没有或没有缓解月经疼痛。这种无法缓解疼痛的情况表明可能存在多种病理机制导致治疗无效。澄清这些机制是妇科研究中明显的迫切需求。

许多复杂的机制共同促成了NSAID抵抗性痛经的发展(图27-3-1)。NSAID通常通过抑制外周和全身前列腺素及相应的下游效应(图中为黑色表示)来减轻月经疼痛。左侧支路上的元素突出了子宫机制,而右侧支路突出了中枢和外周神经机制。从医疗依从性差到涉及前列腺素非依赖级联反应的各种生理因素可能会破坏NSAID缓解月经疼痛的功效,促使NSAID产生抵抗性(图中为红色表示)。

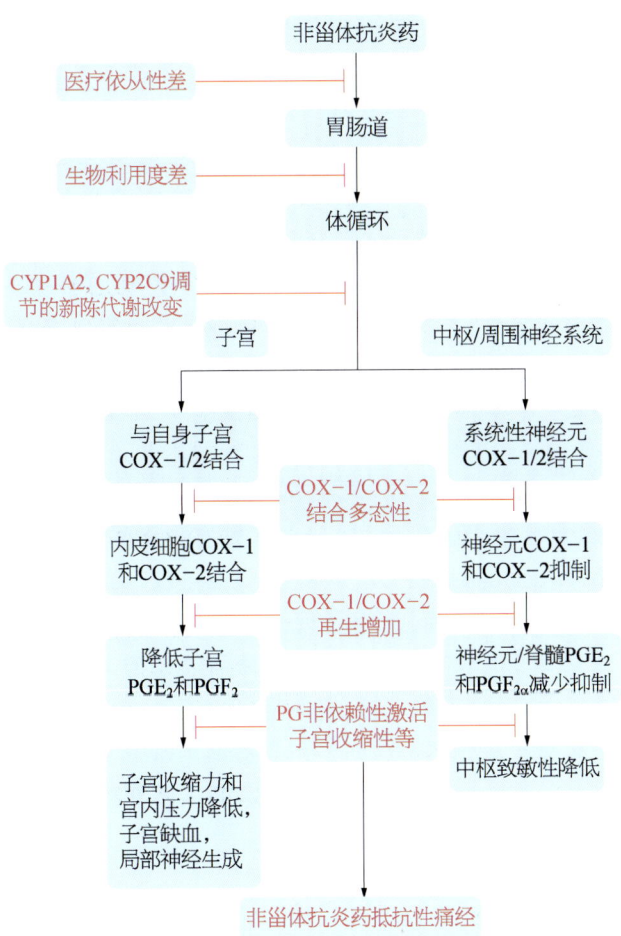

图27-3-1　研究NSAID抵抗性痛经的途径示意图

2. 口服避孕药　口服联合避孕药(含雌激素和黄体酮)是痛经的二线治疗方法,其机制包括减少月经量、抑制排卵和子宫内膜的生长,降低宫内压和子宫的收缩力。口服联合避孕药对原发性和继发性痛经都有效,因此可以在没有明确诊断的情况下开始使用。

口服避孕药被广泛用于对NSAID抵抗性的痛经治疗。系统性综述表明,连续给药方案通常比周期性给药方案更能有效减轻痛经症状。周期性给药方案通常可以改善痛经,但很少有研究发现不同激素组合之间的差异。系统性综述得出结论,释放左炔诺孕酮的宫内节育器在缓解月经痛方面与口服避孕药一样有效。

对于对NSAID无反应且不愿意接受手术治疗的继发性痛经女性,也使用了激素治疗。一项随机对照安慰剂试验表明,口服避孕药是治疗与子宫内膜异位症相关的继发性痛经的有效方法。连续给药方案在子宫内膜异位症手术后改善痛经的效果优于周期性给药方案,尽管有担忧认为口服避孕药中的雌二醇成分可能会加剧子宫内膜异位症。无论如何,目前的共识指南仍推荐使用激素抑制作为痛经的治疗方法。

单纯孕激素避孕药(含地索孕酮)也可以诱导子宫内膜的萎缩,从而缓解疼痛症状。然而,与复方口服避孕药相比,单纯孕激素避孕药的研究相对较少。宫内左炔诺孕酮释放器(IUS)也已被证明可以减少月经流量和子宫内膜的厚度,从而减轻疼痛症状。

口服孕激素可能是治疗与子宫内膜异位症相关的月经和盆腔痛的更好的一线选择。诸如醋酸诺瑟酮和炔雌醇之类的口服孕激素,针对孕激素受体,并已获批准用于子宫内膜异位症的治疗。一项随机对照安慰剂试验表明,炔雌醇减轻了与子宫内膜异位症相关的女性痛经。炔雌醇在减轻月经痛方面也与GnRH激动剂亮丙瑞林同样有效。一项开放标签研究发现,醋酸诺瑟酮在减轻月经痛方面与口服避孕药同样有效。尽管这些药物有效,但重要的是要考虑与口服孕激素相关的频繁不规则出血。尽管有元分析支持使用口服孕激素治疗子宫内膜异位症,但是否是对NSAID抵抗性痛经的有效经验选择仍有待研究。

3. 促性腺激素释放激素(GnRH)激动剂　一项随机对照安慰剂试验表明,GnRH激动剂亮丙瑞林几乎完全消除了44名疑似子宫内膜异位症患者的月经痛。尽管GnRH激动剂在治疗继发性痛经方面有效,但由其引起的雌激素减少会随着时间推移导致骨密度损失。联合使用GnRH激动剂和补充雌激素治疗或使用低剂量的GnRH激动剂,能够在不导致骨损失的情况下缓解与子宫内膜异位症相关的月经痛。鉴于这些风险,美国生殖医学会指南只在腹腔镜诊断子宫内膜异位症后推荐使用这些药物。除了其副作用概况,患者可能会发现 GnRH 激动剂的月度注射不便。

4. 宫缩抑制剂　由于原发性痛经是由子宫收缩力过强引起的,这些药物通过阻断收缩力,可能对治疗有效。因此,一氧化氮、硝酸甘油和钙离子通道阻断剂正在被研究作为治疗痛经的潜在药物。但它们还没有被用于临床治疗。

5. 芳香化酶抑制剂　芳香化酶是一种在卵巢囊泡和子宫内膜异位间质细胞中表达的酶,可将雄激素转化为雌激素。芳香化酶抑制剂主要用于减少女性的子宫内膜瘤和肌瘤,可能通过使患者停经来有益于继发性痛经的治疗。需要进一步的研究来确定芳香化酶抑制剂是否适合用于 NSAID 抵抗性痛经。

6. 盐酸西地那非　西地那非特异性地阻止了环磷酸鸟苷单磷酸的降解,从而促进了子宫和周围血管的平滑肌松弛。在一项随机安慰剂对照试验中,西地那非减轻了原发性经期痛的女性的月经疼痛。

7. 钙通道拮抗剂　20 世纪 70 年代的观察性研究表明,钙通道拮抗剂尼非地平可缓解月经疼痛,但会伴随副作用,如心动过速、潮红和头痛。这些发现在一项对照试验中得到了支持,该试验显示 19 名患者中有 14 名通过尼非地平获得了月经疼痛缓解。尽管有一项研究表明尼非地平对水杨酸盐无效的妇女具有疗效,但未来仍需要进一步研究来确定对非甾体抗炎药无效的妇女的疗效。

8. 丁溴铵东莨菪碱　丁溴铵东莨菪碱是一种抗胆碱药物,作用于乙酰胆碱受体以松弛平滑肌。在美国,一种类似的药物,硫酸东莨菪碱可以作为通用药物使用。但它并未被 FDA 批准用于经痛。

在一项双盲交叉研究中,肯普和同事证明丁溴铵东莨菪碱在治疗经痛方面与阿司匹林一样有效。基于问卷的研究表明,妇女使用丁溴铵东莨菪碱进行自我治疗经痛的频率与对乙酰氨基酚和 NSAID 相似。一项随机对照试验比较了一种抗痉挛药(多塔维林)和一种 NSAID(阿司匹林酸乙酯)的组合与仅使用阿司匹林酸乙酯,发现组合对初发性经痛提供了更好的疼痛缓解效果。由于多塔维林的添加比单独使用阿司匹林酸乙酯提供更好的疼痛缓解,这些结果支持了使用辅助抗痉挛药物来治疗难治性经痛。这些发现还表明,在经痛中的肌肉痉挛疼痛可能会导致对 NSAID 的耐受性疼痛。

9. 替代治疗方法　草药和膳食补充剂被提议作为经痛的替代治疗方法。尽管目前有许多种类的草药和膳食补充剂被用于治疗经痛,但各种研究之间存在不一致性,这使得确定这些补充剂的有效性变得困难。

(二) 中药治疗痛经的作用机制

中药复方制剂通过多种机制来缓解痛经症状。常见的中药方剂包括少腹逐瘀汤、温经汤、血府逐瘀汤和当归四逆汤等,它们在治疗痛经方面发挥着重要的作用。

(1) 少腹逐瘀汤:主要用于寒凝血瘀引起的子宫内膜异位症痛经。在动物模型中,它还可以通过诱导细胞凋亡来抑制异位子宫内膜的生长,有助于预防术后复发。

(2) 温经汤:方剂包括吴茱萸、麦冬、当归、芍药、川芎、人参、桂枝、阿胶、牡丹皮、生姜、甘草和半夏等成分。它对异位子宫内膜的生长具有抑制作用,同时可以降低炎症因子水平,改善炎症反应。临床研究也显示,温经汤可以显著减少疼痛程度,并在一定程度上降低 $CD4^+$、$CD4^+/CD8^+$、$IL-4$ 和 $IL-10$ 等指标的水平。

(3) 血府逐瘀汤:成分包括赤芍、川芎、桃仁、红花、老葱、鲜姜、红枣、麝香和黄酒。它主要用于治疗血瘀引起的子宫内膜异位症痛经。血府逐瘀汤通过影响肿瘤坏死因子(TNF)和雌激素水平,以及调节多种信号通路来发挥作用。临床研究也显示它可以降低 VAS 评分,缓解疼痛。

(4) 当归四逆汤:包括当归、桂枝、芍药、细辛、通草、大枣、甘草等成分。它通过多种方式发挥作用,包括促进造血祖细胞的增殖聚合、抗血小板、抗病毒、抗感染、解热和镇痛。临床研究显示,当归四逆汤可以降低 CA-125 和性激素水平,减少疼痛。

(5) 其他中药方剂:如当归芍药散、补肾助孕汤、葛夏逐瘀汤和清热化瘀汤等,它们也在治疗子宫内膜异位症痛经方面具有一定的疗效,通过调节多种生物标志物来改善症状。

(三) 非药物治疗的作用机制

对于经痛,已经研究了许多非药物疗法。有限的证据表明,针灸、热水袋、瑜伽、按摩、物理治疗和锻炼可能有助于减轻月经疼痛,但与许多传统药物一样,效果并未在大规模的随机对照试验中一致重复或验证。相反,经皮电神经刺激(TENS)已被证明可以在多个随机和观察性试验中减轻经痛。

(1) 针灸治疗痛经的作用机制:针灸治疗痛经时,通过多种机制起到缓解疼痛的作用。首先,针灸可以调节内分泌功能,包括降低前列腺素水平,调节子宫内的β内啡肽含量、调节一氧化氮和内皮素-1的生成、调节雌激素和黄体酮水平、降低血管升压素含量及调节缩宫素水平。这些调节作用有助于改善子宫的痉挛性收缩和减轻疼痛感。

(2) 经皮神经电刺激(TENS):TENS可以提高对子宫缺氧和过度收缩引起的疼痛信号的感知阈值。这是通过刺激同一神经根的大直径感觉纤维来实现的,这些纤维发出一系列传入冲动,从而提高了对这种疼痛信号的感知阈值,减少了疼痛的感觉。TENS通过刺激内啡肽的释放来提供另一种减轻疼痛的途径。对于那些不能使用非甾体抗炎药或有禁忌证的妇女来说,这可能是一种替代方法。然而,需要注意的是,使用这些方法可能会导致不良反应,如肌肉僵硬、偏头痛、恶心、皮肤发红或烧伤等。

(3) 艾灸:在原发性痛经的治疗上,各种类型的艾灸方法被广泛应用,包括热敷、雷火、分隔和扩散艾灸。艾灸通过其四种作用机制发挥治疗作用,即热、光、艾烟和药效。艾灸治疗原发性痛经的机制侧重于调节内分泌激素、调节免疫功能和神经相关因素及改善子宫微循环。

第四节　痛经药理学研究案例

AAA提取液对痛经模型小鼠的镇痛作用及对离体子宫收缩的影响

(一) 目的

探讨AAA提取液对痛经模型小鼠的镇痛作用及对离体子宫收缩的影响,为AAA的进一步开发利用提供研究基础。

(二) 受试物

(1) 名称:AAA茎叶部分。
(2) 稳定性:常温稳定。
(3) 提供单位:×××公司。
(4) 有效期:××××年×月。
(5) 保存条件:晒干备用。

(三) 阳性对照

(1) 名称:元胡止痛片。
(2) 性状:薄膜衣片。
(3) 生产单位:×××公司。
(4) 批号:160302。
(5) 规格:糖衣片(片芯重0.25 g)。
(6) 保存条件:密封。
(7) 配制方法:研磨成细粉后以蒸馏水配成混悬液备用。

(四) 试剂

戊酸雌二醇片,批号2488;缩宫素注射液,×××公司,规格1 mL/10 U。

(五) 器材

BL-420F生物机能实验系统、HW-400E恒温平滑肌槽。

(六) 动物资料

(1) 种系:昆明小白鼠。
(2) 性别和数量:雌性,74只。
(3) 体重:22 g±2 g。
(4) 来源:×××实验动物中心。
(5) 合格证号:SCXK(X)2017-0003。
(6) 研究系统选择说明:昆明小白鼠是药理学研究中公认的标准动物之一,符合该实验要求。
(7) 研究系统标记程序:动物到达后,按要求接收,按统一编号方法以苦味酸在动物皮肤标记编号,为每只动物指定一个单一的研究动物号。
(8) 饲料及饮用水:饲料×××小鼠饲料,饮用水为×××。
(9) 饲养条件:动物饲养于×××,每笼饲养小鼠×××只,自由饮水、摄食。实验前在动物房适应性饲养一周,室温20~26 ℃,相对湿度40%~70%,换气12次/h,全新风,光照明暗各12 h。

(七) 分组及剂量设置

(1) 分组:共设5组,分别为模型对照组、AAA低剂量组、AAA中剂量组、AAA高剂量组及元胡止痛片组。
(2) 剂量设置依据:设置AAA提取液的低、中、高剂量为2.50 g/kg、5.00 g/kg和10.00 g/kg,元胡止痛片剂量为1.25 g/kg(表27-4-1)。

表 27-4-1　动物分组及给药情况

编号	组别	n	受试物名称	剂量(g/kg)	给药途径	给药频率(次/天)
1	模型对照	10	—	—	ig	1
2	AAA 低剂量组	10	AAA 提取液	2.50	ig	1
4	AAA 中剂量组	10	AAA 提取液	5.00	ig	1
5	AAA 高剂量组	10	AAA 提取液	10.00	ig	1
7	元胡止痛片组	10	五加生化胶囊	1.25	ig	1

（八）试验方法

（1）AAA 水提取液的制备：AAA 茎叶粉碎，100 g 药品用 400 mL 蒸馏水浸泡 40 min，随后药液盛于玻璃容器内进行微波处理，每次 30 s，反复 5 次。微波处理后用 1 000 mL 水分 2 次浸提，每次 30 min，经过滤并浓缩至每毫升含生药 1 g，即 1.0 g/mL。冰箱保存，用时按相应浓度使用原液 1.0 g/mL 及分别稀释为 0.5 g/mL 和 0.25 g/mL。

（2）小鼠在体痛经模型的建立及 AAA 的干预：取 50 只体重为 22 g±2 g 的雌性健康小白鼠，随机分成了模型组、阳性对照组（使用元胡止痛片）及 AAA 提取液的低、中、高剂量组，每组 10 只。模型组接受蒸馏水灌胃，其他组根据相应的剂量接受灌胃给药，同时每组每天给予 4 mg/kg 的戊酸雌二醇片灌胃，连续 10 天。在第 10 天给药 30 min 后，腹腔注射 2 U/只的缩宫素。

（3）不同剂量的 AAA 提取液对小鼠离体子宫收缩性能的影响：雌性未孕成年小鼠先接受雌二醇片灌胃增加子宫对缩宫素的敏感性，随后取出子宫进行实验。子宫收缩曲线稳定后，分别加入 200 μL、400 μL 和 800 μL AAA 提取液，记录子宫收缩情况。

（4）不同剂量 AAA 提取液干预缩宫素对小鼠离体子宫收缩性能的影响：子宫收缩稳定后，先记录正常曲线，然后分别加入 100 μL 缩宫素作为对照，随后加入 200 μL、400 μL 和 800 μL AAA 提取液，观察子宫收缩情况。

（5）不同剂量 AAA 干预肾上腺素对小鼠子宫收缩性能的影响：子宫收缩稳定后，先记录正常曲线，然后加入 50 μL 肾上腺素作为对照，随后加入 400 μL、800 μL、1 600 μL AAA 提取液，观察子宫收缩情况。

（九）观察指标

（1）大鼠扭体率、扭体次数：腹腔注射缩宫素后，放入观察笼中，记录各组大鼠 30 min 内扭体次数及潜伏期。按公式计算扭体率，扭体率（%）= 各组扭体大鼠数 / 各组大鼠总数 ×100%。

（2）收缩强度：即收缩幅度，以每次收缩所达到的最低点和最高点之差（峰峰值）表示。

（3）收缩频率：单位时间内收缩的次数，以单位时间内肌条的波动率表示。

（4）活动力：以强度×频率表示。

（十）统计分析

统计学分析采用 SPSS 20.0 软件进行统计分析，各组数据以（$\bar{X}\pm SD$）表示，各组之间比较采用单因素方差分析，$P<0.05$ 为差异有统计学意义。

（十一）结果

（1）不同剂量的 AAA 提取液对小鼠体内痛经模型的影响：与模型组相比，AAA 中、高剂量组显著减少小鼠扭体次数。特别是 AAA 高剂量组，其扭体次数明显低于中、低剂量组，差异具有统计学意义（$P<0.05$）。与元胡止痛片组相比，AAA 高剂量组对小鼠扭体次数的降低效果相当（表 27-4-2）。

表 27-4-2　AAA 提取液对缩宫素诱发小鼠痛经模型的影响（$\bar{X}\pm SD$）

组别	剂量/(g/kg)	n	扭体次数(次)
模型对照	—	10	17.90±3.76
AAA 低剂量组	2.5	10	16.90±4.04
AAA 中剂量组	5	10	14.70±3.67[a]
AAA 高剂量组	10	10	11.60±2.99[abc]
元胡止痛片组	1.25	10	9.60±2.37[abc]

注：[a] 与模型组比较，$P<0.05$；[b] 与 AAA 低剂量组比较，$P<0.05$；[c] 与 AAA 低剂量组比较，$P<0.05$

（2）不同剂量 AAA 对小鼠离体子宫收缩性能的影响与空白对照组比较，高剂量组的 AAA 显著减弱了离体子宫的收缩幅度（$P<0.05$，$P<0.01$），并显著减少了收缩频率（$P<0.05$），同时增加了子宫的收缩张力（$P<0.05$）。与低剂量组相比，高剂量组 AAA 明显减少了子宫的收缩幅度和频率（$P<0.01$，$P<0.05$），与中剂量组相比，高剂量组 AAA 明显降低了子宫的收缩幅度（$P<0.05$）（表 27-4-3）。

表 27-4-3　AAA 提取液对缩宫素诱发小鼠痛经模型的影响（$\bar{X}\pm SD$）

组别	n	收缩幅度(mm)	收缩张力(cm^2)	收缩频率(次)
空白对照组	12	2.35±0.33	1.78±0.26	2.34±0.37
AAA 低剂量组	12	2.12±0.38	1.82±0.26	2.24±0.31
AAA 中剂量组	12	1.95±0.41[a]	1.87±0.28	2.10±0.32
AAA 高剂量组	12	1.53±0.36[abc]	2.02±0.30[a]	1.96±0.33[ab]

注：[a] 与空白对照组比较，$P<0.05$；[b] 与 AAA 低剂量组比较，$P<0.05$；[c] 与 AAA 中剂量组比较，$P<0.05$

(3) 不同剂量的 AAA 对缩宫素引起的离体子宫收缩效应进行了干预。与空白对照组相比，缩宫素组的子宫收缩幅度、收缩张力和收缩频率明显增加（$P<0.05$）。与缩宫素组相比，除了缩宫素 + AAA 低剂量组对子宫收缩张力影响不明显外，其他干预组均显著降低了子宫收缩幅度、收缩张力和收缩频率（$P<0.01$）。缩宫素 + AAA 高剂量组的子宫收缩幅度、收缩频率和收缩张力明显低于缩宫素 + AAA 低剂量组（$P<0.05$），且与缩宫素 + AAA 中剂量组相比也呈现明显差异（$P<0.05$）（表 27-4-4）。

表 27-4-4　AAA 缩宫素对子宫平滑肌收缩幅度、收缩张力、收缩频率的影响（$\bar{X} \pm SD$）

组别	n	收缩幅度（mm）	收缩张力（cm²）	收缩频率（次）
空白对照组	12	2.05 ± 0.44	1.82 ± 0.38	2.15 ± 0.45
缩宫素组	12	2.47 ± 0.39[a]	2.81 ± 0.28[a]	5.31 ± 0.89[a]
缩宫素 + AAA 低剂量组	12	1.96 ± 0.40[b]	2.54 ± 0.36[b]	4.20 ± 0.62[ab]
缩宫素 + AAA 中剂量组	12	1.69 ± 0.37[ab]	2.39 ± 0.36[ab]	3.24 ± 0.59[abc]
缩宫素 + AAA 高剂量组	12	1.29 ± 0.31[abcd]	2.24 ± 0.37[ab]	2.47 ± 0.37[bcd]

注：[a] 与空白对照组比较，$P<0.05$；[b] 与缩宫素组比较，$P<0.05$；[c] 与缩宫素 + AAA 低剂量组比较，$P<0.05$；[d] 与缩宫素 + AAA 中剂量组比较，$P<0.05$

(4) 不同剂量 AAA 提取液干预肾上腺素对离体子宫的收缩效应与空白对照组相比，肾上腺素组收缩幅度、张力、频率显著降低（$P<0.01$）。与之相比，肾上腺素 + AAA 组呈现收缩频率升高（$P<0.05$），低剂量组未见明显效果。肾上腺素 + AAA 中、高剂量组显示收缩幅度和频率显著升高，高剂量组收缩张力也显著增加（$P<0.05$）。其中，高剂量组效果明显优于中剂量组（$P<0.05$）。AAA 干预肾上腺素对子宫平滑肌收缩幅度、收缩张力、收缩频率的影响详见表 27-4-5。

表 27-4-5　AAA 缩宫素对子宫平滑肌收缩幅度、收缩张力、收缩频率的影响（$\bar{X} \pm SD$）

组别	n	收缩幅度（mm）	收缩张力（cm²）	收缩频率（次）
空白对照组	12	2.05 ± 0.38	1.83 ± 0.32	2.24 ± 0.48
肾上腺素组	12	0.39 ± 0.10[a]	1.46 ± 0.29[a]	0.46 ± 0.45[a]
肾上腺素 + AAA 低剂量组	12	0.54 ± 0.19[a]	1.49 ± 0.30[a]	0.93 ± 0.44[ab]
肾上腺素 + AAA 中剂量组	12	0.79 ± 0.21[abc]	1.59 ± 0.28	1.16 ± 0.40[ab]
肾上腺素 + AAA 高剂量组	12	1.14 ± 0.27[abcd]	1.73 ± 0.29[bc]	1.10 ± 0.71[ab]

注：[a] 与空白对照组比较，$P<0.05$；[b] 与肾上腺素组比较，$P<0.05$；[c] 与肾上腺素 + AAA 低剂量组比较，$P<0.05$；[d] 与肾上腺素 + AAA 中剂量组比较，$P<0.05$

（十二）讨论

本研究探讨了 AAA 在模拟痛经模型中的作用机制。实验结果显示，AAA 能显著降低小鼠扭体次数，呈现剂量依赖性。离体实验显示，AAA 能调节子宫平滑肌的收缩幅度、收缩张力和频率，对子宫具有多重调节作用。AAA 可能通过多种机制发挥作用，其中包括影响细胞内钙浓度、调节钙敏化机制及影响肌动蛋白与肌球蛋白相互作用等。AAA 可能含有多种成分，具有多种功能，其中 AAA 脑可能是活跃雌激素的有效成分。综上所述，AAA 对子宫的效应依赖于子宫功能状态，对维持子宫的正常生理功能和调节月经紊乱等具有重要临床意义，但其具体机制仍需进一步研究。

（十三）结论

AAA 提取液在小鼠痛经模型中显示出有效缓解作用，对子宫具有多重调节功效，其效应与子宫功能状态相关。

（十四）参考文献

略。

（周娴颖　闫晗）

参考文献

[1] 毕建璐,郑良琴,赵晓山,等.原发性痛经中医体质与影响因素的调查研究[J].湖南中医杂志,2022,38(5):109-112.

[2] 曹阳,赵莉,张婷婷,等.中药辨证治疗痛经139例临床观察[J].中医杂志,2013,54(006):488-491.

[3] 柴华,王嘉梅.理气活血法治疗气滞血瘀型子宫内膜异位症痛经73例的临床效果[J].中国医药导报,2015,12(19):4.DOI:CNKI:SUN:YYCY.0.2015-19-024.

[4] 陈毅.刺络放血结合针刺治疗气滞血瘀型痛经的临床研究[D].广州:广州中医药大学,2015.

[5] 陈雨诗,朱广辉,董建新,等.少腹逐瘀汤对子宫内膜异位症模型大鼠在位内膜增殖、凋亡及血管生成的影响[J].东南大学学报(医学版),2017,36(2):142-148.

[6] 陈兆斯,任奎羽,李雪梅,等.不同中医证型原发性痛经动物模型制备及评价的研究进展[J].成都中医药大学学报,2020,43(3):5.DOI:10.13593/j.cnki.51-1501/r.2020.03.052.

[7] 董娟.运动员原发性痛经体质调查及相关因素分析[D].济南:山东中医药大学,2009.DOI:10.7666/d.D461729.

[8] 段雯雯,王富春.针灸治疗原发性痛经的作用机制概况[J].中国中医急症,2022,31(9):1485-1488.

[9] 傅艳群,谢云.血府逐瘀汤加减治疗子宫内膜异位症痛经[J].中医临床研究,2020,12(12):135-136.

[10] 范星宇,廖晓倩,王梓仪,等.基于数据挖掘的原发性痛经动物模型分析

[J]. 中国实验方剂学杂志,2023,29(2):9.
[11] 侯珊,张雪文,张妍,等. 济宁医学院女生痛经状况及影响因素调查分析[J]. 济宁医学院学报,2011,34(06):447-449.
[12] 何珏,徐妍,益敏辉,等. 清热化瘀方对子宫内膜异位症大鼠VEGF、COX-2、NF-κB的影响[J]. 上海中医药大学学报,2017,31(2):74-79.
[13] 嵇波,张露芬,朱江,等. 痛经模型建立和评价方法的思考[J]. 药理学通报,2008,24(6):711-714.
[14] 贾立新,赵春峰,王奎生,等. 针灸中医辨证取穴治疗原发性痛经48例的疗效观察[J]. 中外医疗,2009,28(17):108. DOI:10.16662/j.cnki.1674-0742.2009.17.013.
[15] 荆改丽. 某高校女生痛经现状及其影响因素的研究[D]. 郑州:郑州大学,2018.
[16] 康燕,黄明华,李海鹏,等. 温经汤改善子宫内膜异位症患者临床症状及免疫功能的作用分析[J]. 中药材,2020,43(02):482-485.
[17] 李芳,汪坤秀,陈光英. 粤西高校女大学生原发性痛经相关因素的调查分析[J]. 临床护理杂志,2009,8(01):12-13.
[18] 卢阿娜,蔡妍阳,宋梦,等. 原发性痛经寒凝血瘀证药效评价模型的建立[J]. 中国药理学通报,2010,26(09):1242-1245.
[19] 刘秀燕. 穴位埋线治疗寒凝血瘀型原发性痛经疗效观察[D]. 广州:广州中医药大学,2011.
[20] 赖秀娟,王国书,林周杰. 放血结合耳压治疗原发性痛经血瘀证临床观察[J]. 长春中医药大学学报,2012,28(06):1088-1089. DOI:10.13463/j.cnki.cczyy.2012.06.036.
[21] 乐心逸,柴程芝,寇俊萍,等. 葛根汤对缩宫素复合寒冷刺激诱导的寒湿凝滞型原发性痛经小鼠模型的影响[J]. 中国实验方剂学杂志,2012,18(18):174-177.
[22] 李海清. 血府逐瘀汤加减治疗气滞血瘀型原发性痛经的临床研究[D]. 福州:福建中医药大学,2014.
[23] 李泽焰,张洪梅,李泽平. 加减当归四逆汤在子宫内膜异位症疼痛中的效果分析[J]. 中国继续医学教育,2015,7(15):173-174.
[24] 梁雪芳,曹立幸. 痛经[M]. 北京:中国中医药出版社,2015.
[25] 林朝清,魏绍斌. 中药治疗子宫内膜异位症的临床研究进展[J]. 云南中医中药杂志,2015,36(01):79-80. DOI:10.16254/j.cnki.53-1120/r.2015.01.039.
[26] 刘红琴. 当归四逆汤联合不同剂量米非司酮用于子宫内膜异位术后的疗效[J]. 海南医学院学报,2015,21(09):1248-1250.
[27] 李晋琼. 痛经女大学生中子宫内膜异位症患病情况调查[J]. 长治医学院学报,2017,31(01):32-35.
[28] 路云晶,吴亚男. 当归芍药散对子宫内膜异位症型痛经患者前列腺素及孕激素影响[J]. 辽宁中医药大学学报,2017,19(04):139-141.
[29] 李冬梅,杨玉涛,代建忠,等. 某高校1200例女大学生原发性痛经中医体质及相关性研究[J]. 贵阳中医学院学报,2018,40(03):97-100.
[30] 李姝婧,潘亚辉,马凤君,等. 艾灸对寒凝血瘀型痛经大鼠子宫香草酸受体相关蛋白的影响[J]. 中华中医药学刊,2018,36(11):2617-2620.
[31] 李凤金,雷易朋,李贵森,等. 五加生化胶囊治疗原发性痛经的作用及机制研究[J]. 中药药理与临床,2021,37(05):109-115.
[32] 李红. 原发性痛经症状特点及中医证型分布临床调查研究[D]. 济南:山东中医药大学,2021.
[33] 刘志刚,张荣春,刘红梅,等. 葛根汤对寒湿凝滞型原发性痛经模型小鼠的治疗作用及其机理研究[J]. 江苏中医药,2020,52(09):82-85.
[34] 明海霞,邱桐,苏韫. 原发性痛经发病机制与治疗新进展[J]. 甘肃中医学院学报,2004(01):55-57.
[35] 缪希红,冯晓静,杨新蕊,等. 佛香复方对寒凝血瘀型痛经模型大鼠痛反应及血流变学的影响[J]. 河北医学,2017,23(11):1791-1795.
[36] 莫庸,黄继杰,杨敏,等. 茴香提取液对痛经模型小鼠的镇痛作用及对离体子宫收缩的影响[J]. 中国妇幼保健,2019,34(18):4297-4300.
[37] 孟岩,李威莹,吴威,等. 寒湿证动物模型的研究现状与评述[J]. 世界科学技术-中医药现代化,2022,24(07):2579-2587.
[38] 牛聪,李妙媛. 痛经与中医体质相关性分析[J]. 世界科学技术-中医药现代化,2019,21(12):2888-2893.
[39] 彭菲,刘宇新. 痛经的中医治疗[J]. 内蒙古中医药,2013,32(06):64-65.
[40] 齐丹丹,张玲,申松希,等. 不同针刺刺激量对寒凝证类痛经模型大鼠扭体反应及子宫前列腺素物质含量的影响[J]. 中医药信息,2015,32(04):48-51.

[41] 孙艳明,王玲,王学岭,等. 1800例女大学生痛经病因及证候分布规律调查研究[J]. 中华中医药学刊,2012,30(05):1014-1016.
[42] 隋培森. 隔药灸脐法治疗寒凝血瘀型原发性痛经患者的临床疗效观察[D]. 济南:山东中医药大学,2016.
[43] 孙玉阳,纪宏宇,陈博,等. 原发性痛经的发病机制及中医药治疗的研究进展[J]. 中国药师,2017,20(01):144-147.
[44] 苏瑞,曾诚,曾蕾. 血府逐瘀汤治疗子宫内膜异位症的网络药理学研究[J]. 中药新药与临床药理,2020,31(03):330-335.
[45] 宋晓丹,成秀梅,周湘. 寒凝血瘀证动物模型研究现状[J]. 中国实验方剂学杂志,2022,28(15):267-274.
[46] 汤艳秋,吴燕虹. 温经汤治疗子宫内膜异位症痛经30例临床观察[J]. 江苏中医药,2015,47(06):36-37.
[47] 中华中医药学会,中药实验药理专业委员会. 痛经动物模型制备规范(草案)[J]. 中国实验方剂学杂志,2018,24(19):20-24.
[48] 汪明德,周倩茹,姜萍,等. 痛经宁栓剂治疗原发性痛经的实验研究[J]. 中国中医药科技,2008(1):53-55.
[49] 王艳英. 痛经临床特点调查[D]. 北京:中国中医科学院,2015.
[50] 王金霞,崔宇红,成映霞,等. 少腹逐瘀汤对子宫内膜异位症大鼠MAPK/ERK信号通路的影响[J]. 中国病理生理杂志,2019,35(01):181-187.
[51] 王跃欢,兰杰,林青愉,等. 中医药治疗原发性痛经的中枢机制研究进展[J]. 湖南中医杂志,2022,38(07):179-183.
[52] 吴涤,吕红霞,张秀清,等. PON1和PON2基因遗传多态性与原发性痛经间关系[J]. 疾病控制杂志,2000(02):129-131.
[53] 吴玉敏,张博,王昭,等. 电针子宫、次髎穴治疗子宫腺肌症痛经临床观察[J]. 中国临床医生杂志,2016,44(10):101-103.
[54] 吴珊,汪蒙豪,彭代银,等. 桃红四物颗粒对寒凝血瘀痛经大鼠的治疗作用及机制[J]. 中国实验方剂学杂志,2020,26(14):111-116.
[55] 吴增光,胡鹏,范柏爽,等. 少腹逐瘀汤对寒凝血瘀型原发性痛经大鼠活血作用研究[J]. 天津中医药,2020,37(08):929-935.
[56] 徐国华. 中职护生原发性痛经及影响因素调查分析[J]. 卫生职业教育,2008(21):111-112.
[57] 徐广立,赵纪华,孙艳,等. 补肾逐瘀汤对肾虚血瘀型子宫内膜异位症术后预后及炎性因子的影响[J]. 中华中医药学刊,2020,38(12):109-112.
[58] 杨佳敏,沈小雨,罗丽,等. 针刺不同穴位对寒凝证类痛经大鼠体表区域温度的影响[J]. 医学研究生学报,2014,27(09):900-904.
[59] 杨静. 当归芍药散治疗子宫内膜异位症痛经患者的临床效果分析[J]. 临床医学工程,2016,23(06):759-760.
[60] 杨雯雯,陈盼碧,金灵敏. 国内在校女生痛经的影响因素探析[J]. 光明中医,2020,35(21):3361-3363.
[61] 张会宾,冯勤喜,于春艳,等. 痛经平抗痛经的实验研究[J]. 中医药学刊,2005(02):244-245.
[62] 赵化国. 中药治疗原发性痛经52例[J]. 中国中医药现代远程教育,2010,8(10):179-180.
[63] 郑良琴,毕建璐,占春旺,等. 大学女生中医体质与原发性痛经的相关性研究[J]. 中医药导报,2011,17(01):27-29.
[64] 郑伟,郝霞,李蔚,等. 青岛市中学生痛经发生的流行性调查及相关性分析[J]. 山东中医杂志,2020,39(07):688-692.
[65] Banikarim C, Chacko M R, Kelder S H. Prevalence and impact of dysmenorrhea on Hispanic female adolescents [J]. Archives of Pediatrics & Adolescent Medicine, 2000, 154(12):1226.
[66] Burnett M A, Antao V, Black A, et al. Prevalence of primary dysmenorrhea in Canada [J]. Journal of Obstetrics and Gynaecology Canada, 2005, 27(8):765-770.
[67] Bertone-Johnson E R, Ronnenberg A G, Houghton S C, et al. Association of inflammation markers with menstrual symptom severity and premenstrual syndrome in young women [J]. Human reproduction, 2014, 29(9):1987-1994.
[68] Barcikowska Z, Rajkowska-Labon E, Grzybowska M E, et al. Inflammatory markers in dysmenorrhea and therapeutic options [J]. International journal of environmental research and public health, 2020, 17(4):1191.
[69] Ciebiera M, Włodarczyk M, Zgliczyńska M, et al. The role of tumor necrosis factor α in the biology of uterine fibroids and the related

[69] symptoms [J]. International journal of molecular sciences, 2018, 19(12):3869.

[70] Dogru H Y, Ozsoy A Z, Karakus N, et al. Association of genetic polymorphisms in TNF and MIF gene with the risk of primary dysmenorrhea [J]. Biochemical genetics, 2016, 54:457-466.

[71] Ferries-Rowe E, Corey E, Archer J S. Primary dysmenorrhea: diagnosis and therapy [J]. Obstetrics & Gynecology, 2020, 136(5):1047-1058.

[72] Gaskins A J, Wilchesky M, Mumford S L, et al. Endogenous reproductive hormones and C-reactive protein across the menstrual cycle: the BioCycle Study [J]. American journal of epidemiology, 2012, 175(5):423-431.

[73] Grulović B, Ribič Pucelj M, Krnić M, et al. Impact of prostaglandin F2-alpha and tumor necrosis factor-alpha (TNF-α) on Pain in patients undergoing thermal balloon endometrial ablation [J]. Collegium antropologicum, 2013, 37(4):1185-1190.

[74] Guimarães I, Póvoa A M. Primary dysmenorrhea: assessment and treatment [J]. Revista Brasileira de Ginecologia e Obstetricia, 2020, 42:501-507.

[75] Harel Z. Dysmenorrhea in adolescents and young adults: an update on pharmacological treatments and management strategies [J]. Expert opinion on pharmacotherapy, 2012, 13(15):2157-2170.

[76] Hunter C A, Jones S A. IL-6 as a keystone cytokine in health and disease [J]. Nature immunology, 2015, 16(5):448-457.

[77] Hong F, He G, Zhang M, et al. The establishment of a mouse model of recurrent primary dysmenorrhea [J]. International Journal of Molecular Sciences, 2022, 23(11):6128.

[78] Jiang L, Yan Y, Liu Z, et al. Inflammation and endometriosis [J]. Front Biosci (Landmark Ed), 2016, 21(5):941-8.

[79] Kannan P, Cheung K K, Lau B W M. Does aerobic exercise induced-analgesia occur through hormone and inflammatory cytokine-mediated mechanisms in primary dysmenorrhea? [J]. Medical hypotheses, 2019, 123:50-54.

[80] Liedman R, Hansson S R, Howe D, et al. Reproductive hormones in plasma over the menstrual cycle in primary dysmenorrhea compared with healthy subjects [J]. Gynecological Endocrinology, 2008, 24(9):508-513.

[81] Liu H, Gao C, Song J. Study on Diagnosis and Treatment Regularity of Classical Prescriptions Treating Dysmenorrhea Based on Evidence-Based Medicine [J]. Liaoning Journal of Traditional Chinese Medicine, 2017, 89(5):341-346.

[82] Leimert K B, Verstraeten B S E, Messer A, et al. Cooperative effects of sequential PGF2α and IL-1β on IL-6 and COX-2 expression in human myometrial cells [J]. Biology of reproduction, 2019, 100(5):1370-1385.

[83] Liu T, Shi F, Ying Y, et al. Mouse model of menstruation: An indispensable tool to investigate the mechanisms of menstruation and gynecological diseases [J]. Molecular Medicine Reports, 2020, 22(6):4463-4474.

[84] Maybin J A, Critchley H O D. Progesterone: a pivotal hormone at menstruation [J]. Annals of the New York Academy of Sciences, 2011, 1221(1):88-97.

[85] Ma H, Hong M, Duan J, et al. Altered cytokine gene expression in peripheral blood monocytes across the menstrual cycle in primary dysmenorrhea: a case-control study [J]. PloS one, 2013, 8(2):e55200.

[86] Matsushita S, Wong B, Kanumalla R, et al. Osteopathic manipulative treatment and psychosocial management of dysmenorrhea [J]. Journal of Osteopathic Medicine, 2020, 120(7):479-482.

[87] Osayande A S, Mehulic S. Diagnosis and initial management of dysmenorrhea [J]. American family physician, 2014, 89(5):341-346.

[88] Oladosu F A, Tu F F, Hellman K M. Nonsteroidal anti-inflammatory drug resistance in dysmenorrhea: epidemiology, causes, and treatment [J]. American journal of obstetrics and gynecology, 2018, 218(4):390-400.

[89] Puder J J, Blum C A, Mueller B, et al. Menstrual cycle symptoms are associated with changes in low-grade inflammation [J]. European journal of clinical investigation, 2006, 36(1):58-64.

[90] Sproston N R, Ashworth J J. Role of C-reactive protein at sites of inflammation and infection [J]. Frontiers in immunology, 2018, 9:342848.

[91] Valentin L, Sladkevicius P, Kindahl H, et al. Effects of a vasopressin antagonist in women with dysmenorrhea [J]. Gynecologic and obstetric investigation, 2000, 50(3):170-177.

[92] Volanakis J E. Human C-reactive protein: expression, structure, and function [J]. Molecular immunology, 2001, 38(2-3):189-197.

[93] Whitcomb B W, Mumford S L, Perkins N J, et al. Urinary cytokine and chemokine profiles across the menstrual cycle in healthy reproductive-aged women [J]. Fertility and sterility, 2014, 101(5):1383-1391.e2.

[94] Xu H, Zhang T, Man G C W, et al. Vascular endothelial growth factor C is increased in endometrium and promotes endothelial functions, vascular permeability and angiogenesis and growth of endometriosis [J]. Angiogenesis, 2013, 16:541-551.

[95] Xu C, Liu W, You X, et al. PGF2α modulates the output of chemokines and pro-inflammatory cytokines in myometrial cells from term pregnant women through divergent signaling pathways [J]. MHR: Basic science of reproductive medicine, 2015, 21(7):603-614.

[96] Xiao H, Shi T, Han L, et al. Mechanism of penehyclidine hydrochloride on a dysmenorrhea rat model [J]. Drug development research, 2019, 80(3):325-332.

[97] Yeh M L, Chen H H, So E C, et al. A study of serum malondialdehyde and interleukin-6 levels in young women with dysmenorrhea in Taiwan [J]. Life sciences, 2004, 75(6):669-673.

[98] Zhang F, Liu X, Wang W, et al. Expression of MMIF, HIF-1α and VEGF in serum and endometrial tissues of patients with endometriosis [J]. Current medical science, 2018, 38:499-504.

第二十八章
经前期综合征药理学

第一节 概 述

(一) 概念

经前期综合征(premenstrual syndrome,PMS)是生育年龄妇女中常见的疾病,其特点是至少出现一种身体、情感或行为症状,这些症状出现在月经周期的黄体期,且在月经开始后不久消失(图28-1-1)。这些症状必须在进行了两个月经周期的前瞻性记录后干扰了日常个人和职业生活。

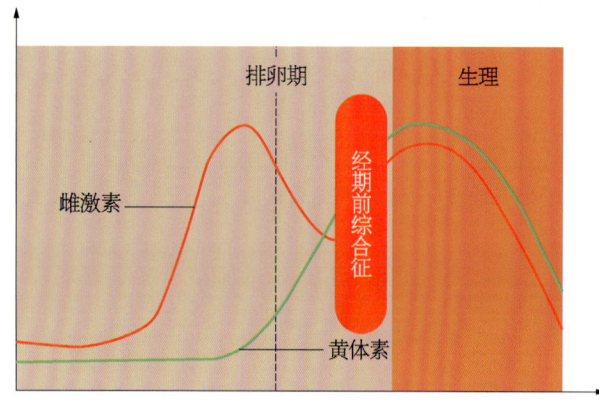

图 28-1-1　女性激素分泌量的变化示意图

PMS的严重程度可根据症状的强度划分为轻度、中度和重度。轻度PMS症状仅在月经前期出现,通常不需要药物干预;中度PMS的症状明显,但不足以严重干扰生活和工作,约有1/3的患者可能需要药物治疗;重度PMS必须接受药物治疗,这种严重类型被称为经前情感障碍性疾病(premenstrual dysphoric disorder,PMDD)。

对于PMS/PMDD的诊断,国际上通常以美国精神病协会(APA)发布的《精神疾病诊断与统计手册》第5版(DSM-V)为标准。诊断过程通常依赖于每日报告症状的工具(如DRSP),症状必须持续超过2个月周期,且包括情感和躯体症状,如抑郁、发火、焦虑、易怒、乳房胀痛、头痛、小腹胀痛、四肢肿胀、社交和经济问题。诊断的关键是患者在前3个月经周期的黄体期(月经前5天)至少有5项以上症状,且在月经后4天内症状会缓解。

(二) 流行病学

研究显示,国外的数据表明,PMS的发生率在30%~40%,而我国的研究结果指出,育龄期女性中至少有一次轻度PMS的比例在50%~80%。其中,有30%~40%的人需要接受治疗,而有2%~10%的人受到严重影响,严重干扰了他们的正常生活。

然而,由于采用不同的诊断标准、个体反应差异、评定方法的不同(回顾性或前瞻性)、症状严重程度及调查者的社会背景等多种因素,使得研究者很难获得较为准确的PMS发生率数据。在我国,虽然进行了大量关于PMS的调查研究,其中广泛采用的研究工具之一是改良的Kupperman评分表,该工具具有良好的可信度和效度,但不同研究对于PMS的评估标准存在多样化。

(三) 病因

PMS是一种影响部分生育年龄女性的复杂症状群,其具体病因至今仍不完全清楚,但广泛的研究表明多种因素可能共同作用。

(1) 激素波动理论:女性生殖激素,尤其是雌激素和孕酮,在月经周期中的周期性变化与PMS相关。雌激素和孕酮的波动可能影响大脑中的神经递质,如血清素,对情绪、睡眠和食欲等产生影响。

(2) 遗传因素:有研究表明,遗传在PMS中可能扮演角色。如果女性的母亲或姐妹有PMS,她们患PMS的风险可能更高。这暗示了遗传因素可能影响个体对激素变化的敏感性。

(3) 生活方式、心理和环境因素:生活方式也可能影响PMS的严重程度。例如,高盐摄入、缺乏运动、压力和睡眠不足都被认为可能加剧PMS症状。此外,某些研究指出,抽烟者比非抽烟者更可能经历严重的PMS症状。

(4) 炎症和免疫反应:近年来的研究开始关注炎症和免疫系统对PMS的潜在影响。炎症标志物在PMS患者中的水平可能比正常更高,这表明免疫系统的异常反应可能在PMS的发展中起着角色。

(5) 营养缺乏:某些营养素缺乏,如镁、钙和维生素B_6,已被研究人员关联到PMS的发展。这些营养素在调节神经递质和激素平衡方面起重要作用,缺乏这些营养素可能加剧PMS症状。

(6) 中医观点:主要包括肝郁、肾虚、脾虚、气血虚弱、瘀血阻滞和痰湿蕴结等因素。瘀血阻滞被认为是PMS的基本病机之一,需要采取活血祛瘀疗法。痰湿蕴结在一些女性中可能存在,中医治疗有助于解除这一情况。

(四) 症状与体征

PMS的症状和体征可以因个体差异而异,常见的包括乳房胀痛、腹部不适、潮热多汗、头晕、疲劳、手脚刺痛或肿胀、体重增加(水潴留)、痤疮和偏头痛等;在PMS的神经病学方面,症状包括紧张、易激惹、抑郁、焦虑、食欲改变和注意力不集中等。通常会在月经结束后自行缓解。约有5%的女性患有严重的PMDD。然而,PMS通常会随着年龄的增长逐渐加重,尤其在40岁左右或进入围绝经期时可能变得更为严重。

(五) 组织病理学

这一病症与生理和病理生理的改变,以及性腺激素水平和中枢神经递质传递等多种因素相关。甾体类激素在这一过程中起着关键作用,因为它们较容易穿过血脑屏障,其受体分布在调节情绪和行为的多个脑区。

现代研究表明,中枢神经系统在PMS/PMDD的发生和发展中发挥着重要作用。患者显示出不同程度的皮层厚度和体积变化,涉及到与情感调节相关的脑区,以及脑区之间的连接性等。功能磁共振成像(fMRI)研究结果表明,PMDD患者的边缘系统,包括大脑皮质的特定区域,出现了厚度和复杂的代谢率变化,这些区域在病理过程中发挥着重要作用。此外,杏仁核、海马及额叶和去甲肾上腺素的含量在PMDD患者中显著增加(表28-1-1)。

(六) 治疗药物

PMS的确切原因尚不为人所明,但目前的研究认为,它可能与多种因素有关,包括精神因素、社会因素、卵巢激素失调和神经递质异常等。因此,治疗的主要

表28-1-1 PMDD患者脑区结构和功能病理改变

脑区	体积	厚度	反应性
杏仁核	增加	/	增加
海马	增加	/	增加
岛叶皮质	/	左侧降低	增加
双侧前扣带皮质	/	/	增加
前额叶皮质	/	左侧降低	增加
左侧内侧眶额皮质	/	/	降低
背外侧前额叶皮质	/	/	处理积极情绪降低,处理消极情绪增加

重点通常集中在减轻主要症状上。

与此同时,针对PMS患者的家庭成员进行相关健康宣教也至关重要。这有助于使家庭成员更好地了解该疾病的周期性发作规律和预期的发病时间。通过这种了解,他们可以更加理解和宽容患者在经前期可能表现出的行为异常,同时也有助于协助家庭成员调整家庭活动,减少可能导致患者失控的环境刺激,从而最大程度地减少患者的不适和行为过失。

1. **药物治疗** 目前经双盲对照的临床研究已证实:治疗严重PMS的有效药物分三类:第一类是非甾体抗炎药(NSAID),用于缓解疼痛;第二类是用于治疗情绪问题的药物,即选择性5-羟色胺再摄取抑制剂(SSRI);第三种是通过抑制排卵缓解症状,即用复方短效口服避孕药。

2. **中医药治疗** 中医治疗PMS的基本理念是通过调整身体的阴阳平衡来减轻症状,改善患者的生活质量。中医理论认为,PMS的形成与多种因素有关,包括经前期血液注入子宫、全身阴血相对不足、阴阳失调及脏腑功能紊乱等。因此,治疗PMS通常遵循"虚则补之,实则泄之"的原则,并采用疏肝理气、活血化瘀、益气养血、健脾利水、滋肾温肾等不同方法。

一种常用的中药是白香丹胶囊,它由白芍、香附和丹皮组成,具有显著的平肝疗效。香附有助于疏通气机并减轻疼痛,芍药苷和丹皮酚则具有镇静和抗抑制作用。这三者的联合应用可以疏肝理气,缓解胀痛症状。

柴胡桂枝汤是一种有效治疗PMS的方剂,兼具表里内外调和的特点,可达到中医的"中和"状态,取得了良好的疗效。还有其他一些中药方剂可以根据患者的具体证型进行选择。此外,还可以选用针灸疗法及耳穴贴压等。

3. **非药物综合疗法** 包括认知-行为放松疗法、

有氧运动、补充钙、镁、维生素 B_6 或色氨酸等,也需要注意饮食、工作和休息模式的调整,以减少情感负担。一些研究发现,维生素 D、锌和镁的补充也可能有助于改善 PMS 症状。对于轻度 PMS,改善生活方式如定期锻炼,减少盐、糖、咖啡因和酒精的摄入,以及均衡饮食都可能有帮助。记录经前几个月的身体和情绪症状也有助于更好地理解自己的周期性变化并应对 PMS 症状。

第二节　经前期综合征生物学模型

PMS 是一种广泛存在的女性健康问题,其临床表现涵盖了躯体、心理和行为多个层面,严重干扰了患者的日常生活和社会功能。通过建立生物学模型,可以更全面地了解 PMS 的病因和发病机制,识别潜在的生物标志物和生理变化,为精确的诊断和个体化的治疗提供基础。

与此同时,PMS 的复杂性要求医学、心理学、神经科学、内分泌学等多个领域的专家协同合作,建立 PMS 的生物学模型也将促进跨学科研究的发展。

(一) 动物种属的选择

建立 PMS 的动物模型是为了更深入研究和理解这一复杂的女性健康问题,以寻找更有效的治疗方法和提高患者的生活质量。选择合适的动物种属对于建立模型至关重要,因为模型的同源性和可靠性对于模拟人类疾病非常重要。

首先,理想的动物模型应具备与人类疾病相似的发病机制,以确保研究结果具有可推广性。此外,模型需要具有可靠的重复性和标准化要求,以便进行准确的实验观察和数据收集。对于 PMS 的研究,动物模型还应展现类似的药物治疗反应,以验证潜在的治疗方法。

在动物模型的选择中,大鼠(如 Wistar 大鼠)通常是首选。大鼠在垂体-肾上腺系统功能、激素反应、体型、行为表现等方面与人类具有相似性,特别是 Wistar 大鼠,其情绪反应丰富且可控,适合模拟 PMS 相关的情感和行为症状。大鼠在模拟 PMS 时表现出愤怒和抑郁等不同的行为特征,使其成为研究 PMS 行为学和精神活动的理想动物模型之一。

然而,考虑到大鼠之间的差异性较大,尤其是种属之间存在差异,因此在 PMS 动物模型的制备中,研究人员需要选择具有较高同源性的动物种属。对于神经系统与人类高度相似的病症如 PMS,猕猴等种属也被考虑作为动物模型的选择。猕猴与人类有相似的遗传学特性,其面部皮肤裸露,便于观察面部表情变化,这对于研究 PMS 的情感症状具有重要意义。此外,猕猴也具有相对固定的月经周期,与人类相似,使其成为模拟 PMS 的有力工具。

总的来说,建立 PMS 的动物模型需要综合考虑同源性、可靠性和生物相似性等因素,以确保研究结果的准确性和可应用性。不同的动物模型可以为 PMS 研究提供不同的角度和实验数据,有助于更全面地理解这一复杂的女性健康问题。

(二) 经前期综合征动物模型的建立

新理论的提出及其印证通常需要进行一定的实验研究作为基础,而动物实验研究在这个过程中扮演至关重要的角色。为了确保研究的可信度和接近真实情况,选用合适的实验动物模型至关重要。需要更多的科学家和研究人员加入到 PMS 动物模型的研究中,以不断完善和改进模型,使其更贴近实际情况。

1. 药物诱导模型

(1) 孕酮撤退模型:孕酮撤退法是一种有效制备大鼠 PMDD(经前烦躁症)模型的方法。最新的临床研究还证实,应用包含孕酮成分的避孕药物可以有效治疗 PMDD,这表明孕酮在 PMDD 的发病机制中发挥着重要作用。

从临床观察来看,PMS/PMDD 的症状通常与黄体期内性激素循环的变化有关,患者在黄体期末期的孕酮水平急剧下降时,往往会出现类似抑郁的严重症状。此外,一些患者通过卵巢切除或口服避孕药治疗后可以缓解症状。为了改善生活质量,一些患者会使用激素来人工诱导月经周期或停止口服避孕药,但这可能会导致症状再次出现。这些证据表明有必要建立和验证 PMDD 的动物模型。

PMDD 的动物模型对于进一步研究其病因并开发治疗方法至关重要。尽管已经制备了一些 PMDD 的啮齿动物模型,但大多数相关研究主要关注焦虑样行为或焦虑与抑郁混合行为。目前,孕酮撤退法是最广泛使用的动物模型之一。该方法通过长期给予外源性激素,然后突然停止,模拟了 PMDD 的一些关键特征。一般来说,在孕酮撤退法中,首先对动物进行腹腔注射孕酮,连续进行 7 天。然后,动物被分成不同的组,进行药物研究,直至实验结束。在此期间,孕酮会连续注射约 21 天,行为实验和采样通常在孕酮注射后的 72 h 内进行。然而,在这一建模过程、药物管理和测试中,并未考虑动情周期。显然,这种模型未能模拟 PMS 的核心特征,即与动情周期相关的症状,这些症状在经前期出现,而在经后期消失。此外,孕酮撤退法也不能揭示或模拟 PMDD 真实临床案例的机制。先前的研究表明,某些患者的特定脑区对 ALLO 水平的变化更为敏感,而其他患者的脑区则不太敏感;此外,只有部分患者而非所有患者会发展出严重的 PMDD 症状。鉴于孕酮撤退法的这些局限性,研究人员使用不同的行为范例来制备新的 PMDD 动物模型,以更好地模拟真实 PMDD 案例的机制。这些模型包括主要表现焦虑样行为的动物模型,如居住侵入者和埋藏无害物体。此外,还开发了主要表现抑郁样行为的模型;迄今为止,只有两项研究报道了一种经前期抑郁的强迫游泳模型。然而,关于该模型的系统和精确的工作机制的信息,如神经化学和中枢神经系统机制,尚不清楚。由于抑郁是 PMDD 的一个典型症状,因此建立一个主要表现抑郁样症状的可靠 PMDD 模型是必要的;这种模型将有助于研究在抑郁症状条件下的 PMS/PMDD 机制及相关治疗方法的发展。

Sheng Wei 等的研究旨在建立一个具有正常动情周期的经前期抑郁大鼠模型,该模型基于强迫游泳测试(FST)。通过卵巢切除和激素预处理方案,评估了抑郁样行为,以验证抑郁样症状与月经周期之间的关系。通过使用抗抑郁药物氟西汀,通过行为测试在这个经前期抑郁模型中进行了药效学分析。此外,一些研究先前已经显示,动物模型中的 PMDD 症状是由于孕酮水平下降引起的,这会导致单胺神经递质水平的改变及中枢神经系统中 GABA-A 受体(GABA-AR)亚单位表达的上调。因此,研究还评估了控制组、模型组和模型+氟西汀组大鼠的雌激素(E_2)和孕酮的血清水平,以及大鼠海马中 5-羟色胺(5-HT)、去甲肾上腺素(NE)、γ氨基丁酸(GABA)和孕酮的水平,以及海马中 GABA-AR 亚单位 α4 的表达。通过这种全面的方法,建立了一个可靠的经前期抑郁大鼠模型,并对其进行了评估。

研究结果表明,在动情周期中,大鼠在非受精期间表现出类似抑郁的行为,而在受精期间则消失。卵巢切除后,这些抑郁样症状消失,经过激素预处理后再次出现。此外,抗抑郁药物氟西汀能够逆转这些具有正常动情周期的模型大鼠的行为症状。模型大鼠在雌激素和孕酮的血清水平,以及海马中的孕甾醇酮、5-羟色胺、去甲肾上腺素和 GABA 水平,以及 GABA-A 受体 4α 亚单位的表达方面发生显著变化。重要的是,这些与正常情况的偏差在经氟西汀治疗后得以恢复到生理水平。该研究成功建立了一个可靠且标准化的大鼠经前期抑郁模型。这一模型有望加强我们对 PMS/PMDD 病因的理解,并促进相关治疗方法的开发。

GABA 系统是哺乳动物中枢神经系统的主要抑制系统,它调节孕酮代谢产物。研究发现,GABA 系统的调节改变会导致女性出现烦躁、焦虑等负性情绪。孕酮的代谢产物四氢孕酮能够明显抑制 GABA 受体合成的神经递质,高剂量的四氢孕酮可以使大鼠在高架迷宫实验中停留在高架迷宫开臂上的时间减少,并增强其在旷场实验中的活动能力,从而具有抗焦虑的作用。

一些研究使用孕酮撤退法制备 PMDD 模型。例如,研究人员对雌性 Wistar 大鼠进行腹腔注射孕酮和 17β-雌二醇,然后在停止药物后 24 h 进行高架迷宫实验,结果显示模型组的大鼠在高架迷宫开臂上的停留时间减少,并且皮质酮水平下降,这与 PMDD 患者的症状相似。因此,这种模型被用作研究 PMDD 的工具。另外,还有研究使用孕酮胶囊植入大鼠腹部皮下,然后在移除孕酮胶囊后 24 h,大鼠表现出类似 PMDD 的症状,这也被用作 PMDD 模型的一种方法。

研究表明,啮齿动物的孕酮戒断(PWD)模型是与 PMS 相关的情绪障碍的有效动物模型,其产生是由于长期外源性孕酮注射突然停止。在研究中发现,血清素(如 5-HT)1A 受体激活可以减轻 PWD 模型中的抑郁样行为。尽管已经认识到脑 5-HT 功能障碍可能与 PMS 期间的焦虑有关,但尚不清楚 5-羟色胺系统的激活是否能改善 PWD 模型中的焦虑样行为。通过高架迷宫(EPM)测试,已充分证明 PWD 在大鼠中引发了焦虑样行为,类似于 PMS 症状。

(2)雌激素诱导模型:一项研究发现,高剂量外源性雌激素对 5-羟色胺及其他神经元的调节作用,以及促进腺垂体分泌催乳素的机制。为了模拟类似 PMS 症状的动物模型,研究人员选择了大鼠,并采用皮下注射苯甲酸雌二醇注射液(0.05 mL, 50 μg),连续给药 7 天。

然而,上述造模方法存在一些问题。虽然 Marván

等的方法较为简单,但仍处于试验探索阶段,尚未形成稳定的造模方法。Ho 等使用居住入侵方法来模拟经前烦躁易怒大鼠模型,其症状表现时间与药物和手术治疗的反证相符,支持了该模型的建立。Schneider 等的模型无需压力操作或手术干预,但可重复性较差。Gulinello 等和 Smith 等创建的药物诱导模型使用高剂量孕酮,并通过孕酮突然撤退来模拟 PMS 的模型。然而,这些模型可能会影响正常的动情周期,且没有充分说明模型的时机、症状出现时间与动情周期之间的关系。此外,仅根据孕酮撤退后的退缩行为来判断为 PMS,与原型相去甚远。苯甲酸雌二醇注射法存在不定性因素和干扰因素较多,重复性也较差。

总的来说,上述方法未能从理论上解决临床 PMS 患者的异质性问题,只是简单地模拟了 PMS 症状的某一方面。缺乏完整的、量化的模型评价体系,不能提供全面的模拟效果评估。由于 PMS 尚没有公认的一线临床药物,因此 Ho 等的药物反证试验只能说明部分问题。Schneider 等的模型无法形成一个量化标准。

2. 环境应激模型

(1) 情感刺激模型的构建:情感刺激模型的构建是一种依赖外部手段引发情绪干扰的方法,通常采用多因素的模型。例如,徐凯勇等研究人员创建了 PMS 肝气逆证大鼠模型,选取了 36 只处于非受孕期的正常大鼠,将它们分成空白对照组和模型组。接着,他们将模型组大鼠置于模型鼠笼中,连接了可调脉冲电刺激器和噪声干扰设备进行刺激。刺激条件包括脉冲电压在 400～800 V,电刺激时间为 5～15 s,脉宽:白天 15～30 min,夜晚 30～60 min。噪声的频率在 400～800 Hz,间隔 40～80 min,主要在夜晚使用。刺激持续 5 天,每天夜间进行录像,以记录动物的行为。

(2) 中医证候模型的重要性:中医证候模型是研究中医证型实质和药物疗效的重要工具和方法。经典的模型方法包括电刺激制备愤怒情绪(相当于肝气逆证)大鼠模型和束缚刺激制备抑郁情绪(相当于肝气郁证)大鼠模型。然而,这些方法都存在一些局限性。目前,PMS 肝气郁证大鼠模型常用慢性应激束缚法,但其成功率较低,无法完全复制 PMS 患者的情感症状。

(3) 改进的 PMS 肝气郁、逆证大鼠模型:张惠云等研究人员改进了 PMS 肝气逆、郁两证大鼠模型。他们通过筛选动情周期规律相似的大鼠,并对它们进行详细的生物学特征和行为学指标的匀称性筛选。在模拟阶段,他们采用了改良的刺激方法,连续刺激 2 个周期,降低模型大鼠的死亡率。这一模型对肝气逆、郁两证的动物模型具有较高的成功率。

(4) 心理应激动物模型:当前的心理应激动物模型包括了物理性应激成分,如电击、束缚、水浸等,这些刺激对动物的生理机体产生一定的影响。因此,纯粹模拟情感的动物模型非常具有挑战性。贾克然等创建了小鼠心理应激模型,旨在减少躯体应激成分的影响。心理应激与疾病之间存在紧密关联,因此建立一个良好的心理应激动物模型对于疾病机制的研究非常重要。

(5) 慢性束缚应激模型的建立:山西大学中医药现代研究中心的王海涛等研究人员成功建立了抑郁模型和慢性束缚应激模型,通过观察模型组大鼠的行为学改变,如水平穿越格数、竖立次数、理毛次数的减少,以及体重的显著减少和蔗糖溶液消耗量的减少,验证了模型的成功建立。

(6) 改进的束缚方法:乔明琦等采用了改进的束缚行为方法,成功建立了 PMS 肝气郁证大鼠模型。他们使用无菌纱布将大鼠的前足与对侧后足捆绑,妨碍了它们的自由活动,但仍保持了一定程度的移动和取食能力。通过定时观察和记录大鼠的状态,持续 1 周的时间,他们观察到模型大鼠表现出不活跃、精神萎靡、眼神呆滞、对外界刺激不敏感的特征。此外,大鼠额叶皮质和海马区的 5-羟色胺 1A 受体结合活性也显著下调,进一步支持了模型的成功建立。

(7) 社会等级压力应激法:魏盛等采用"层级模式判别方法"来建立 PMS 肝气郁证猕猴模型,通过诱发郁怒情绪,并检测血清单胺类神经递质含量以寻找相关影响指标。这个模型的成功率也较高。

(8) 大理石埋藏方法:又称为埋珠实验,是一种用于评估抗焦虑药物效果的行为学评价方法。在这个实验中,啮齿类动物表现出选择性地埋藏小球的行为,这种行为被认为是抗焦虑药物作用的一种反映。埋藏行为通常在啮齿类实验动物面对新奇或特殊物体时出现,尤其在面对恶性刺激物体时,表现出来的条件性埋藏行为与焦虑相关。有两种经典的条件性埋藏实验模型,分别是电击棒埋藏实验和大理石埋藏实验。

(9) 强迫游泳实验:主要用于研究抗抑郁、镇静和止痛等方面。它利用啮齿类动物对水的天生厌恶,将实验动物放置在一个受限的环境中,比如水中。动物在这个环境中挣扎着试图逃脱,但却无法逃脱,从而形成了一种无法避免的压迫环境。一段时间后,动物表现出了典型的"不动状态",这反映了一种被称为"绝望状态"的心理状态,可以通过记录动物在这个过程中的一系列参数来评估。

(10) 悬尾实验(TST):是一种检测动物抑郁行为的常用方法,最早由 Steru 等于 1985 年提出。这个实验的原理是将小鼠的尾巴悬挂起来,使小鼠的头部向下倒挂,最初小鼠会剧烈挣扎试图逃脱不适的状态,但随着时间的推移,它们会逐渐停止挣扎,表现出一种被称为"绝望状态"的不动状态。悬尾实验的主要指标是悬挂小鼠的不动时间,用来检测动物的抑郁行为,通常用于抗抑郁药物的初筛和检测模型动物是否表现出"抑郁样"行为。

(11) 糖水偏爱试验:是一种经典的方法,用于检测抑郁症的一个典型症状,即快感缺失。这个实验利用啮齿类动物对甜味的偏好来设计一种检测方法。在实验中,动物在一段时间内禁食,然后同时提供白水和低浓度的蔗糖水,通过动物对蔗糖水的偏好程度(蔗糖偏好度)来检测动物是否出现快感缺失这一抑郁症状。这个实验在大鼠慢性应激模型中广泛应用,被用来检测抗抑郁药物的活性及模型动物是否表现出快感缺失症状。

(12) 嗅球摘除模型:是一种用来模拟抑郁症症状的脑损伤模型。该模型最早由 Cairncross 等于 1978 年提出。在这个模型中,大鼠的嗅球被切除,导致动物表现出与抑郁症患者相似的行为学表现和病理生理改变。这个模型对抗抑郁药物敏感,通常需要慢性给药才能发挥抗抑郁作用,与临床上的起效时程一致。嗅觉与生命活动的多种基本活动功能密切相关,因此嗅球摘除模型可以模拟抑郁症症状。它被用于评估抗抑郁药物的行为学模型,但要注意,与抑郁药物的敏感性可能因具体操作方法而异。

3. 其他模型 动物模型,尤其是啮齿类动物模型,因其生理周期与人类相似而成为研究 PMS 和 PMDD 的重要工具。这些模型帮助研究者探索了激素波动对情绪和行为的影响,揭示了雌激素和孕酮在调节情绪和行为中的作用。此外,通过动物模型的研究,科学家们发现了神经递质,如血清素和多巴胺,在调节情绪和行为中的关键作用。

基因研究也在这一领域取得了显著进展。通过基因编辑技术,如 CRISPR,研究人员能够在动物模型中模拟人类的遗传变异,从而更深入地理解这些变异如何影响 PMS 和 PMDD 的发展。例如,血清素运输基因的多态性已被证明与 PMDD 的严重程度相关。这些研究加深了我们对遗传因素在这些症状中作用的理解。

炎症在 PMS 和 PMDD 中的作用也是近年来的研究热点。研究表明,炎症反应可能加剧 PMS 和 PMDD 的症状,而动物模型为研究这种关联提供了有力的工具。通过模拟人类炎症反应,这些模型揭示了炎症在症状发展中的潜在机制。

从治疗的角度来看,生物学研究模型的进展为开发新的治疗方法提供了重要基础。例如,针对特定神经递质途径的药物治疗,或是针对激素波动的治疗策略,都是基于这些模型的研究成果。

展望未来,生物学研究模型在 PMS 和 PMDD 领域的应用将继续扩展。随着技术的进步,如更精细的基因编辑工具和更复杂的动物模型的开发,我们有望更深入地理解这些症状的生物学基础。这不仅能帮助开发更有效的治疗方法,还能为个体化治疗提供支持。然而,这一领域的研究仍面临挑战,包括如何确保动物模型的结果能有效地转化为人类的治疗策略,以及如何在不同种族和文化背景中普遍适用这些发现。

第三节 经前期综合征药理学研究

PMS 的微观发病机制非常复杂,目前尚未完全明确。在临床上,仍然缺乏特异性和规范的治疗方法,因此通常采用对症治疗的方法。

(一) 经前期综合征发生机制研究进展

(1) 精神因素:PMS 症状的特点是广泛且看似不相关,但安慰剂和心理治疗在缓解这些症状方面都表现出良好的效果。许多学者认为,精神社会因素在导致身心功能障碍方面起着关键作用。Parker 根据多位学者的观点提出,PMS 症状的发生与患者的个性和环境因素密切相关。

(2) PMS 与月经周期中孕酮水平变化的关系:大多数报道显示,PMS 患者在卵泡期和黄体期的血清孕酮水平下降,但雌激素水平保持在正常范围内。有研究表明,在黄体期,PMS 患者的血清四氢孕酮水平低于对照组。另一些研究则发现,与对照组相比,PMDD 患者在正常情况和精神压力下都表现出黄体期高水平的血清四氢孕酮,而且 PMDD 患者的四氢孕酮水平与孕酮水平的比值较大。孕酮及其代谢物四氢孕酮水平异常为 PMS/PMDD 病机的重要内容。

(3) 神经介质-神经内分泌系统平衡失常:一些研究发现,排卵前后内啡肽水平的差异与 PMDD 密切相关。此外,有研究表明,PMDD 的女性对谷氨酸这种兴奋性神经递质的周期性变化更为敏感。还有一些研究指出,月经周期中脑源性神经营养因子(BDNF)在血浆中的水平与 PMDD 的发病具有极大的相关性。BDNF 可能通过影响血液中的激素水平或调节相关生理功能来产生与 PMDD 症状相关的作用。这些研究有助于更好地理解 PMDD 的神经生物学机制。

(4) 5-羟色胺(5-HT)学说:研究表明,PMS 患者在月经周期的最后 10 天血液中的 5-羟色胺含量明显下降,而对照组从黄体期开始 5-羟色胺水平升高,导致两组在月经周期的中、晚黄体期和月经前期有明显差异。通过色氨酸负荷试验(50 mg/kg)发现,两组病例在卵泡期和中黄体期血液中的 5-羟色胺含量固定增加,直至晚黄体期和月经前期,而对照组的 5-羟色胺水平仍然上升,而 PMS 患者的下降。这表明在月经前这一阶段,PMS 患者的 5-羟色胺系统可能存在缺陷,使其对刺激的反应性发生变化。

(5) PMS 的孕酮与脑内 GABA 和 5-HT 功能关系:研究发现,四氢孕酮能够与 GABA 受体结合,从而产生抗焦虑和抗惊厥的效果。另一项研究表明,对四氢孕酮的敏感度下降及 GABA 能量转运的改变可能导致 PMS 的各种情绪症状,包括焦虑、易怒和抑郁等。

虽然 5-HT 在 PMS/PMDD 的病理生理中发挥作用,但最新研究表明,并非所有患者对 5-HT 抗抑郁治疗都有积极的反应。因此,关于四氢孕酮对 GABA 受体的限制作用及其如何影响 PMS/PMDD 的机制,还需要更深入的研究。

(6) 维生素 B_6 的缺乏:一些研究发现,在一些经前综合征患者中,维生素 B_6 的补充能够在是否同时补充色氨酸的情况下,有效减轻症状。这些研究结果暗示着一部分 PMS 患者可能存在维生素 B_6 缺乏的情况。

(7) 前列腺素的作用:前列腺素(PG)是一种重要的生物活性物质,它可以影响多个生理过程。已有研究表明,前列腺素合成抑制剂可以改善 PMS 的一些躯体症状,但对于精神症状的影响存在不一致的报道。

目前普遍认为,这类非类固醇成分药物通过降低在组织中引起 PMS 的某些中介物质的浓度来改善症状并发挥治疗作用。需要明确的是,并不是所有 PMS 患者都存在前列腺素代谢异常。

(8) 中枢神经系统可能与 PMS/PMDD 发病机制的关系:PMS/PMDD 的病理生理变化受多种因素影响,不同脑区,如杏仁核、下丘脑、海马体、大脑皮质等可能与 PMS/PMDD 患者不同症状和情感表现相关。研究 PMS/PMDD 与中枢神经结构功能的病理改变是现代研究的热点,但需要更大样本的研究和更深入的探索来准确定位与 PMS/PMDD 相关的脑区,以及揭示其病理机制。这将有助于为 PMS/PMDD 的治疗和新药研发提供新的方向。

(二) 经前期综合征治疗药物作用机制研究进展

PMS 是一个复杂而多样化的女性健康问题,其药理学研究取得了一些进展,但仍有许多未解之谜。更深入的研究将有助于揭示 PMS 的复杂生理和药理学机制,为改善治疗方法提供更多的线索。

1. PMS 系统性治疗方法研究进展　鉴于中度至重度 PMS 和 PMDD 的复杂病理生理学机制,主要涉及中枢神经递质、卵巢激素和神经类固醇物质,治疗的主要方法是同时针对大脑神经递质系统和下丘脑-垂体-卵巢轴。

(1) 一线治疗:目前,PMDD 的一线治疗包括选择性 5-羟色胺再摄取抑制剂(SSRI),如氟西汀、帕罗西汀、舍曲林和艾司西酞普兰。5-羟色胺是一种关键的神经递质,调节情绪和行为。它在 PMS/PMDD 的病理生理中发挥着重要作用,因为患有这种病的女性具有非典型的 5-羟色胺传递、较低密度的 5-羟色胺转运体受体、黄体期血浆 5-羟色胺水平下降及卵泡期比黄体期更高的 5-羟色胺反应性。此外,卵巢性激素通过影响 5-羟色胺降解的单胺氧化酶(MAO)酶来影响 5-羟色胺在大脑中的可用性。SSRI 通常需要 4~8 周才能在治疗抑郁症和焦虑症方面达到临床疗效。通常,SSRI 的副作用会影响患者的依从性;因此,间歇疗程具有更好的耐受性、更高的可接受性和更低的药物依赖性发生率的优势。

联合激素避孕(CHC)可能是一种替代治疗方法。CHC 的理论基础是阻止性激素的排卵峰值,因为在无排卵周期中不观察到经前症状,并且当女性接受 GnRH 激动剂或双侧卵巢切除治疗时,这些症状会消失。最有效的 CHC 是一种孕酮类激素的丙炔雌酮和乙炔雌酮的组合。然而,CHC 可能会导致副作用,包括情绪恶化，特别是对于脆弱的女性。此外，CHC 不适合计划怀孕的女性。

(2) 孕酮和选择性孕酮受体调节剂：越来越多的证据表明，卵巢性激素（尤其是孕酮）的波动是 PMS/PMDD 的关键因素，这与排卵后期的同步性和在给予 GnRH 激动剂治疗时，当加入孕酮后症状重新出现时相一致。由于患有 PMDD 的女性孕酮血清浓度与健康女性相似，因此推测 PMDD 的潜在机制是对这种类固醇激素波动的敏感性增加。

最近，乌利普利斯酮醋酸酯（UPA），已经被用于紧急避孕和子宫肌瘤的治疗，通过低剂量长期使用（每天 5 mg）来改善患有 PMDD 的女性的症状。UPA 的首个概念验证随机对照试验显示，UPA 可以改善 PMDD 的情绪和行为症状。然而，尚不能确定 UPA 的作用是通过诱导无排卵还是通过对 PR 的特定作用来介导的。UPA 目前被认为是 PMDD 管理中有希望的药物。作为实现精确医学目标的化合物类别的一部分，UPA 可以在抗抑郁药不耐受或疗效不佳时作为替代药物治疗。

(3) 与 GABA 有关或影响 GABA 的神经活动：广泛的研究表明，孕酮对情绪的中枢作用在很大程度上来自其代谢物阿伦普雷诺龙，这是一种神经活性甾体，作为 γ 氨基丁酸（GABA）受体的强烈正调节剂。GABA 是中枢神经系统内的主要抑制性神经递质，是压力、焦虑、警觉和癫痫的关键调节因子。与 GABA 有关或影响 GABA 的神经活动或物质系统在 PMS/PMDD 的病理生理学中的作用越来越引起关注，以寻找直接针对经前症状的新疗法。在高浓度下，阿伦普雷诺龙可以通过激活 GABA 受体引起镇静，但也可能在易感妇女中诱发不良情绪的反应。那些患有严重 PMS/PMDD 的人的血浆阿伦普雷诺龙水平正常，但一些证据显示，在月经周期黄体期间，阿伦普雷诺龙及其前体孕酮的浓度降低，并且对 GnRH 测试的反应减弱。阿伦普雷诺龙的波动引起 GABA-A 受体的构象变化，足以在易感妇女中诱发类似焦虑的行为。鉴于这些发现，开发新的 PMDD 治疗尝试稳定阿伦普雷诺龙信号。最近进行的一项治疗研究尝试使用杜邦特酮，这是一种 5α-还原酶抑制剂，可以将孕酮转化为阿伦普雷诺龙，从而调节女性 PMDD 患者的孕酮/阿伦普雷诺龙平衡。结果显示，杜邦特酮可以防止黄体期阿伦普雷诺龙水平的升高，并改善大多数 PMDD 症状（如焦虑、愤怒、悲伤、食欲和腹胀），但对健康对照组没有产生任何影响。目前，杜邦特酮被认为是对抗抑郁药产生副作用或缺乏效果的女性的潜在非标签选择。

(4) 遗传学靶点：某些基因变异可能使人更容易患上 PMDD。最近，Dubey 等发现，与健康对照组相比，从 PMDD 患者中分离的淋巴母细胞株中的雌激素敏感表观基因组 ESC/E(Z) 复合物的基因表达存在差异。这个基因家族是卵巢性激素反应的效应器，并通过表观遗传学作为基因沉默网络，是将环境信号转化为基因表达永久性变化的最终机制。最近的研究揭示了 PMDD 患者对雌二醇不同细胞反应的分子机制。与 PMDD 和健康女性之间的转录组比较一致，PMDD 患者中发现了细胞内内质网应激反应减弱和钙稳态改变，因此提示了对 GABA-A 受体调节剂产生抗性的增加的神经兴奋性。

在小鼠模型中，脑源性神经营养因子（BDNF）基因中的单核苷酸多态性会在雌二醇处理时引发类似焦虑和抑郁行为，类似于 PMDD 患者的情况。

最后，最近的研究重点关注了涉及与 GABA 有关或影响 GABA 的神经活动或物质系统的遗传变异，首次建立了 PMDD 与编码 GABA-A 受体亚基的 GABRB2 基因的拷贝数变异之间的关联。因此，遗传和表观遗传研究可能会揭示出对卵巢性激素的行为敏感性，并为疗法的新靶点铺平道路。

(5) 免疫炎症：已有广泛研究将慢性炎症与严重 PMS/PMDD 的精神和身体障碍联系起来，这些障碍包括抑郁症、焦虑、偏头痛和慢性疲劳综合征。因此，近年来，许多研究已经调查了外周炎症与 PMS/PMDD 之间可能的关联，尽管结果似乎存在争议。

在 PMS 的女性中发现了促炎性白细胞介素和 TNF-α 水平升高。炎症的另一个生物标志物 C 反应蛋白（CRP）水平与 PMS 症状的严重程度呈正相关，尤其是情绪、行为和疼痛症状，但新的研究强调了女性 PMS 患者的外周 CRP 水平没有显著增加。此外，观察到急性期蛋白质血红蛋白和血浆互补 C3 和 C4 水平升高，尽管没有达到炎症范围。有趣的是，肠道微生物组在月经周期和经前症状严重程度不同的情况下发生变化。

最近的前瞻性研究表明，抗氧化维生素 A、C 和 E 的血清浓度通常与 PMS 症状或严重程度无关，支持了使用抗氧化维生素治疗 PMS 症状可能存在不确定性的证据。另一方面，锌补充对炎症和经前症状表现出不同的作用。实际上，它似乎改善了 PMS/PMDD 患者的经前症状和总抗氧化能力。

最近的研究还关注了趋化因子，一些趋化因子

(CCL2、CCL5 和 CCL11)预测了更严重的 PMS 症状，因此通过子宫-趋化因子-脑轴强调了子宫与大脑功能之间的可能联系。

然而，需要进行更广泛的研究和前瞻性研究，以确定炎症、HPA 轴和神经甾体调节 GABAergic 功能在 PMS/PMDD 中的病因关系，以确定是否以靶向炎症途径的治疗能够改善症状严重程度和生活质量。

(6) 其他疗法方向：近年来，越来越多的研究表明严重 PMS/PMDD 的女性更容易发展成产后抑郁症(PPD)和自杀经历，同时也表现出更高的广泛性焦虑障碍、双相障碍、进食障碍、尼古丁或酒精滥用等成瘾行为的风险，以及睡眠质量下降的趋势。此外，暴露于创伤事件、童年身体和情感虐待，以及创伤后应激障碍也与 PMS/PMDD 相关。鉴于这些发现，识别与 PMS/PMDD 相关的行为和认知特征对于提供适当的治疗以改善生活质量至关重要。

最近的系统文献综述指出，心理教育和认知行为疗法(CBT)在改善 PMS/PMDD 方面具有显著效果。具体来说，轻度至中度 PMS 的患者可以从放松技巧和心理教育中受益，而对于严重 PMS 和 PMDD 的患者，一对一的 CBT 可能更为有效。根据这项综述，CBT 在年轻女性中治疗不同严重程度 PMS 情绪症状的表现非常成功。此外，首个基于互联网的 CBT 试验也证明在减轻 PMDD 方面非常高效。此外，定期锻炼似乎对缓解轻度至严重 PMS 的身体和心理症状都有效。然而，需要更多的研究来比较不同类型的体育活动对症状的影响。特别是，根据经过验证的标准区分 PMS 和 PMDD，考虑症状的严重程度非常重要。因此，有证据支持将非药物治疗(CBT 和生活方式改变)作为轻度至严重 PMS 和 PMDD 的个性化治疗计划的一部分来推荐。

一些草本疗法(如牛角刺)和一些辅助疗法(维生素、钙和镁)已在随机对照试验中进行了研究。未来的荟萃分析将评估它们在治疗较轻的 PMS 形式方面的疗效。

(三) PMDD 治疗药物研究进展

(1) 选择性 5-羟色胺再摄取抑制剂(SSRI)：多个随机对照试验(RCT)的证据已经确立，连续或仅在月经周期黄体期使用 SSRI 是根据专家指南，治疗 PMDD 的黄金标准。SSRI 治疗 PMDD 的机制被假设与它们被认为治疗其他抑郁症和焦虑症的机制不同，因为其对症状的影响迅速，在相对较低的剂量下实现。

已经显示，即使在月经开始时停药，黄体期使用 SSRI 已被证明可以改善持续到卵泡期的症状。比较连续使用和黄体期使用两种策略的研究结果不一，大多数研究得出的结论是连续使用和黄体期使用是可比较的，但一项荟萃分析显示，与仅在黄体期使用相比，连续使用策略的疗效更高。

如表 28-3-1 所示，选择性 5-羟色胺再摄取抑制剂/5-羟色胺和去甲肾上腺素再摄取抑制剂(SSRI/SNRI)黄体期或症状发生时给药，显示对 PMDD 的治疗有效。

表 28-3-1 抑制剂(SSRI/SNRI)对 PMDD 的治疗效果

药物治疗	剂量范围	给药时间
舍曲林	每天 50~100 mg	黄体期
	每天 50~100 mg	症状出现
艾斯西酞普兰	每天 10~20 mg	黄体期
	每天 10~20 mg	症状出现
帕罗西汀	每天 10~20 mg	黄体期
	12.5~25 mg(控制释放)	
氟西汀	每天 10~20 mg	黄体期
文拉法辛	每天 75~112.5 mg	黄体期

(2) 选择性 5-羟色胺和去甲肾上腺素再摄取抑制剂(SNRI)：在 PMDD 治疗中的应用基础有限但令人鼓舞。在一项开放标签试验中，文拉法辛通过连续用药方式证明了治疗 PMDD 的有效性，并且在一项使用黄体期用药策略的安慰剂非应答者试验中也取得了成功。杜氟唑酮也在一项小规模单盲试验和一项开放标签研究中，都采用连续用药策略，显示了治疗 PMDD 的疗效。需要进一步进行安慰剂对照试验，以深入研究这些药物在 PMDD 治疗中的效果，但如果 SSRI 难以耐受，将它们视为第二线选择是合理的。

(3) 复方口服避孕药：有足够的数据表明，复方口服避孕药(COC)有效治疗月经周期的生理症状，包括但不限于月经痛、胃肠道变化和月经过多。然而，有关 COC 对情感性经前症状的影响的数据一直不一致。这一复杂性源于不同激素组合、剂量、用法和时间的可用性。

依诺酮，一种孕激素衍生物，与乙炔雌二醇(EE)联合使用，是目前唯一获得美国 FDA 批准用于治疗 PMDD 的复方口服避孕药。

(4) 孕酮：迄今为止，仅使用孕酮干预未能一贯地减轻 PMS 和 PMDD 症状。一项 37 名女性的开放标签研究，在她们的周期内连续三个周期的第 11 天到第

25天,给予100 mg舌下微化孕酮,报告了治疗明显优于安慰剂,作者假设舌下给药的生物利用度增加可能是观察到的结果的原因。一项评估孕酮受体调节剂乌利普利斯塔,以5 mg/天剂量连续28天给药的随机对照试验显示,治疗组PMDD缓解显著增加,这是一项值得进一步研究的有希望的结果。

(5) 雌激素:关于不伴随孕酮使用的雌激素抑制排卵治疗PMS的疗效的证据较弱,并且实际上可能会加重某些妇女的症状。以贴片或植入物的形式给予雌激素以抑制排卵并进行子宫内膜保护,对于经前症状显示出一定的疗效,尽管根据最近的系统回顾,证据被认为是低质量的。

(6) 雄激素:杜泰特是一种合成的4-氮杂类固醇,选择性抑制5α-还原酶,从而阻止孕酮代谢为孕酮醇的过程。一项小规模的双盲安慰剂对照研究评估了每天0.5 mg和2.5 mg的杜泰特在整个月经周期中用于治疗PMDD的症状,结果显示2.5 mg剂量在减轻焦虑、忧郁、腹胀、烦躁和食欲增加方面显著有效。尽管这是令人鼓舞的,但由于其抑制睾丸激素代谢而可能对男性胎儿的发育产生负面影响,因此对于可能怀孕的妇女使用时需要谨慎。

(7) 促性腺激素释放激素(GnRH)受体激动剂:排卵触发了与PMDD相关的激素级联反应,持续接触GnRH受体激动剂通过下调GnRH受体来抑制排卵,最终导致性腺激素水平下降。通过抑制排卵已被证明可以治疗PMS,这可能是通过消除引发其症状的激素波动来实现的。leuprolide(lupron)是一种以每月3.75 mg肌内注射的GnRH激动剂,通过抑制排卵来治疗PMS。danazol是一种合成的以依司通为原料的抗性腺激素,可以抑制排卵周期,也已在治疗PMS方面显示出一定的疗效,但由于其抗雄激素作用引起的明显不适和情绪副作用,阻碍了其长期使用。

(8) 抗焦虑药物:尽管苯二氮䓬类药物在治疗PMDD方面历史悠久,但评估其有效性的文献相对稀少且已经过时。两项重要研究表明,对于诊断为晚期黄体期障碍(LLPD)的女性(这是PMDD的前期),阿普唑仑在经前症状上的疗效优于安慰剂,前提是这些女性没有其他精神诊断或卵泡期症状。其中一项研究专门比较了具有卵泡期症状和没有卵泡期焦虑或抑郁症状的女性,结果显示阿普唑仑仅在没有卵泡期症状的群体中显示出疗效。然而,两项研究涉及PMS的女性未能显示阿普唑仑在症状缓解方面优于安慰剂。总体而言,尽管在没有共病诊断或卵泡期症状的女性中,苯二氮䓬类药物可能在PMDD的症状期间有用,但推荐其使用的证据较弱,应仅在难治性病例中考虑作为辅助治疗。

(9) 其他药物:一项小规模开放性病例系列研究涉及8名治疗难治性PMDD的妇女,其中6名患有其他伴随精神诊断,她们接受了碳酸酐酶抑制剂乙酰唑胺每日125 mg的治疗,疗程为月经前7到10天,报告所有病例的症状都完全缓解。一项关于PMDD的克隆吡酮的随机安慰剂对照研究未能在任何收集的情绪或经前症状量表上显示出优于安慰剂的有效性。

(10) 新型/研究中的治疗方法:随着对PMDD潜在病理生理学的不断揭示,合理的药物设计机会逐渐增多。由于PMDD患者在黄体期升高的孕酮醇酮水平反而出现负面情绪症状,因此有假设拮抗孕酮醇酮可能是PMDD的潜在治疗方法。

第四节　经前期综合征药理学研究案例

AAA对大鼠卵巢摘除所致的经前期焦虑症的改善作用

(一) 目的

采用系列行为学测试方法,比较AAA、5-羟色胺3受体(5-HT3R)特异性激动剂及其拮抗剂、大麻素受体1(CB1R)特异性激动剂及其拮抗剂对经前期烦躁障碍(PMDD)焦虑症大鼠的干预效应。

(二) 受试物

(1) 名称:AAA。

(2) 缩写名:BXD。

(3) 提供单位:×××实验室。

(三) 溶媒

(1) 名称:羧甲基纤维素钠。

(2) 缩写名:CMC-Na。

(3) 批号:20170110。

(4) 组分:$[C_6H_7O_2(OH)_2OCH_2COONa]_n$。

(5) 提供单位：×××公司。
(6) 规格：500 g。
(7) 有效期：开封后 3 年有效。
(8) 保存条件：常温。
(9) 配制方法：使用前配制成 0.5％的水溶液。

（四）其他试剂

戊巴比妥钠、苯甲酸雌二醇、孕酮、雌二醇、羧甲基纤维素钠、1 - phenylbiguanide（PBG）、WIN55212 - 2（WIN）、Granisetron（GRA）、Rimonabant（RIM）。

（五）动物资料

(1) 种：大鼠。
(2) 系：Wistar、SD。
(3) 性别和数量：雌性 Wistar 大鼠 150 只，雌性 SD 大鼠 50 只。
(4) 年龄：雌性 Wistar 大鼠，6～8 周龄；雌性 SD 大鼠：4～6 周龄。
(5) 体重范围：Wistar 大鼠 140 g ± 20 g；SD 大鼠 100 g ± 20 g。
(6) 来源：由×××实验动物技术有限公司提供。
(7) 等级：SPF 级。
(8) 合格证号及发证单位：SCXK（X）2021 - ×××。
(9) 动物接收日期：××××。
(10) 实验系统选择说明：×××。
(11) 实验动物识别方法：动物到达后，按要求接收，按统一编号方法进行编号，为每只动物指定一个单一的研究动物号。原始资料中使用研究动物号来识别。
(12) 饲料、垫料及饮用水：/。
(13) 饲养环境和条件：动物饲养于×××大学实验动物中心[SYXK（X）2017 - ×××]，实验操作均在暗淡红灯（<25 LUX）下进行。
(14) 本研究均遵守美国 NIH 颁布的《实验动物护理和使用指南》要求。获×××大学实验动物伦理委员会批准（DWSY2017×××），符合 3R 原则。

（六）分组和剂量设置

(1) 分组方法

实验 1：统计术后第 1 个 R 期、NR 期居住鼠 RIT 的攻击得分差值，由低到高排序，将差值前 30％的大鼠分为对照组，后 30％为应激组并将其随机分为模型组、PBG 组、WIN 组、PBG + WIN 组、AAA 组。空白及模型组给予等体积的 CMC - Na 溶液。

实验 2：大鼠分组包括对照组、模型组、GRA 组、RIM 组、GRA + RIM 组、AAA 组。其余方法同实验 1。

(2) 剂量设计依据：/。
(3) 剂距：×倍。
(4) 剂量：见表 28 - 4 - 1 和表 28 - 4 - 2。

表 28 - 4 - 1 剂量分组（实验 1）

组别	剂量（mg/kg）	动物数（只）
空白对照组	0	9
模型组	0	9
5 - HT3R 激动剂	3	9
CB1R 激动剂	1	9
PBG + WIN 组	PBG 为 3，WIN 为 1	9
AAA 组	200	9

表 28 - 4 - 2 剂量分组（实验 2）

组别	剂量（mg/kg）	动物数（只）
空白对照组	0	9
模型组	0	9
5 - HT3R 拮抗剂	1	9
CB1R 拮抗剂	1	9
GRA + RIM 组	PBG 为 1，WIN 为 1	9
AAA 组	200	9

（七）给药方法

(1) 给药频率：1 次/天。
(2) 给药途径：灌胃给药（ig）。
(3) 给药量：10 mL/kg。
(4) 给药时间：每日 8:30。
(5) 给药期限：12 天。
(6) 给予受试物的途径说明：拟用临床途径给药。
(7) 受试物配制方法：AAA 溶于 0.5％羧甲基纤维素溶液。

（八）实验方法和观察指标

(1) 主要检测仪器：SuperMaze 动物行为分析系统、旷场实验系统、高架十字迷宫实验系统。

(2) 实验方法

1）适应性饲养：动物接收后，适应性饲养 7 天。

2）卵巢摘除手术：大鼠术前禁食，手术器械浸泡于 75％乙醇溶液并高温消毒。使用 2％戊巴比妥钠麻醉大鼠，进行腹腔注射，然后切口摘除子宫，最后滴入青霉素钾进行消毒。术后单笼饲养，每天腹腔注射青霉素进行消炎，持续 3 天。

3）外源性激素诱导正常动情周期：卵巢摘除后 2 周进行外源激素诱导，持续 5 个周期。按照时间表进行苯甲酸雌二醇和雌二醇皮下注射,以及孕酮注射。用于建立 PMDD 焦虑症大鼠模型,并通过居住入侵实验评估焦虑情绪产生的攻击行为。

4) 旷场行为测试和高架十字迷宫行为测试:分别评估大鼠在新环境中的自主运动和焦虑程度。记录旷场实验中的总路程、中央区停留时间和进入次数,以及高架十字迷宫中的开放臂次数、开放臂时间、闭合臂次数和闭合臂时间,并计算相应百分比。

5) 统计分析:采用 Graph Pad Prism 8.0 软件进行统计分析,以平均数 ± 标准差($\bar{X} \pm SD$)表示。给药前后组间比较用重复测量的双因素方差分析,超过两组间比较用单因素方差分析,两组间比较用 t 检验,显著性水平设定为 $P<0.05$。

(九) 结果

(1) 特异性激动/拮抗剂和 AAA 对 PMDD 焦虑症大鼠模型攻击行为的影响:如图 28-4-1 所示,基线期应激组的攻击行为得分与对照组相比显著不同($P<0.0001$);给药前各应激组的攻击行为得分无显著差异;给药后,PBG 组、RIM 组和 AAA 组的攻击行为得分与模型组相比显著降低($P<0.001$,$P<0.0001$)。

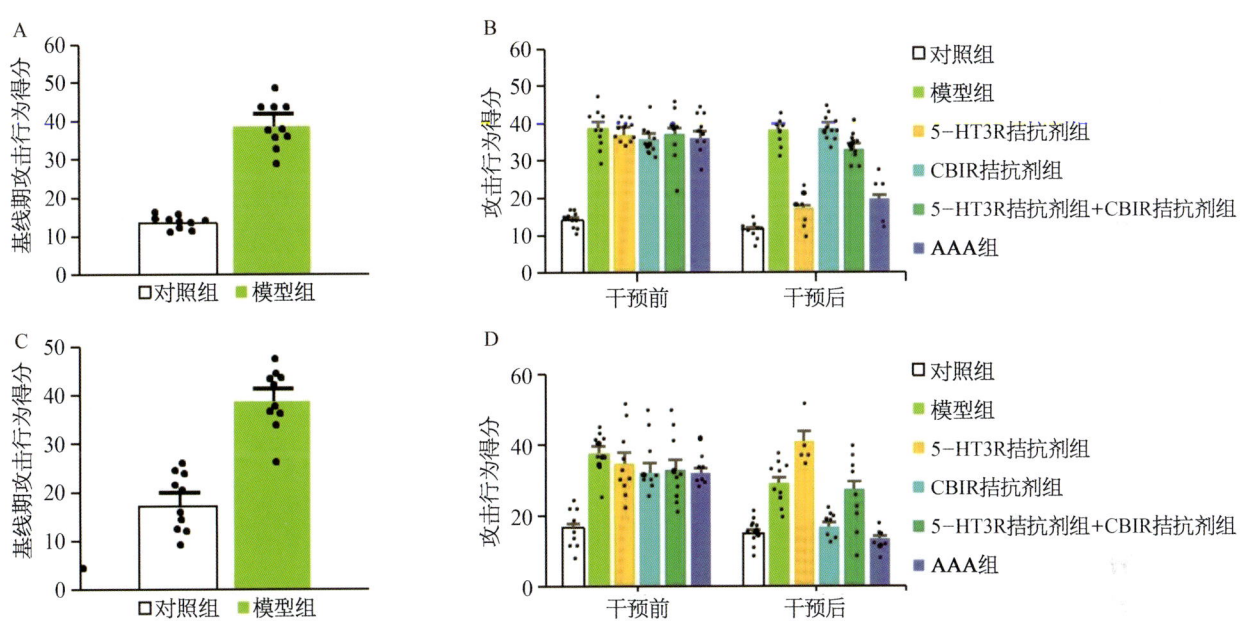

图 28-4-1　特异性激动/拮抗剂 AAA 影响大鼠的攻击行为得分($n=9$)

(2) 特异性激动剂和 AAA 对 PMDD 焦虑症大鼠模型旷场测试的影响

1) 给药前后 NR 期 OFT 结果(图 28-4-2):在实验 1 中,给药前各组在开放场测试中的总路程无显著差异,但各应激组相较于对照组在中央区进入次数及停留时间上显著降低($P<0.05$)。给药后各组在开放场测试中的总路程无显著差异,但模型组相较于对照组在中央区进入次数及停留时间上显著降低($P<0.05$),而 PBG、AAA 组相较于模型组显著升高($P<0.05$,$P<0.001$)。

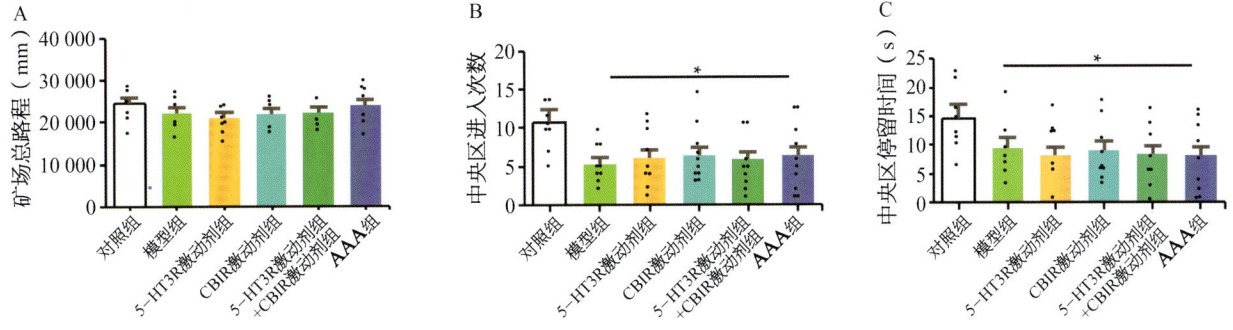

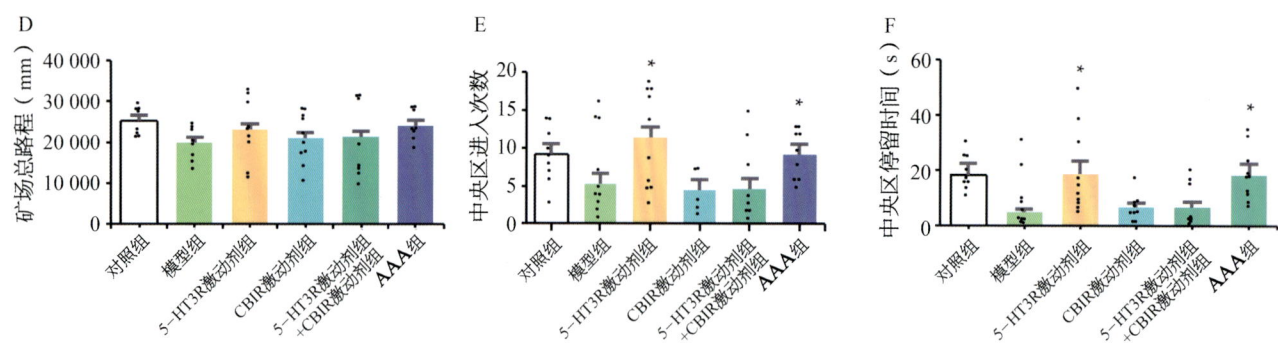

图28-4-2 实验1给药前后PMDD焦虑症大鼠模型NR期OFT测试结果($n=9$)

2）给药前后NR期EPM结果（图28-4-3）：在实验1中，给药前各应激组的EPM开放臂进入次数及时间百分比相较于对照组显著降低（$P<0.05$）。给药后，模型组的EPM开放臂进入次数及时间百分比相较于对照组显著降低（$P<0.05$）。与模型组相比，PBG和AAA组的EPM开放臂进入次数及时间百分比显著升高（$P<0.05$，$P<0.01$）。

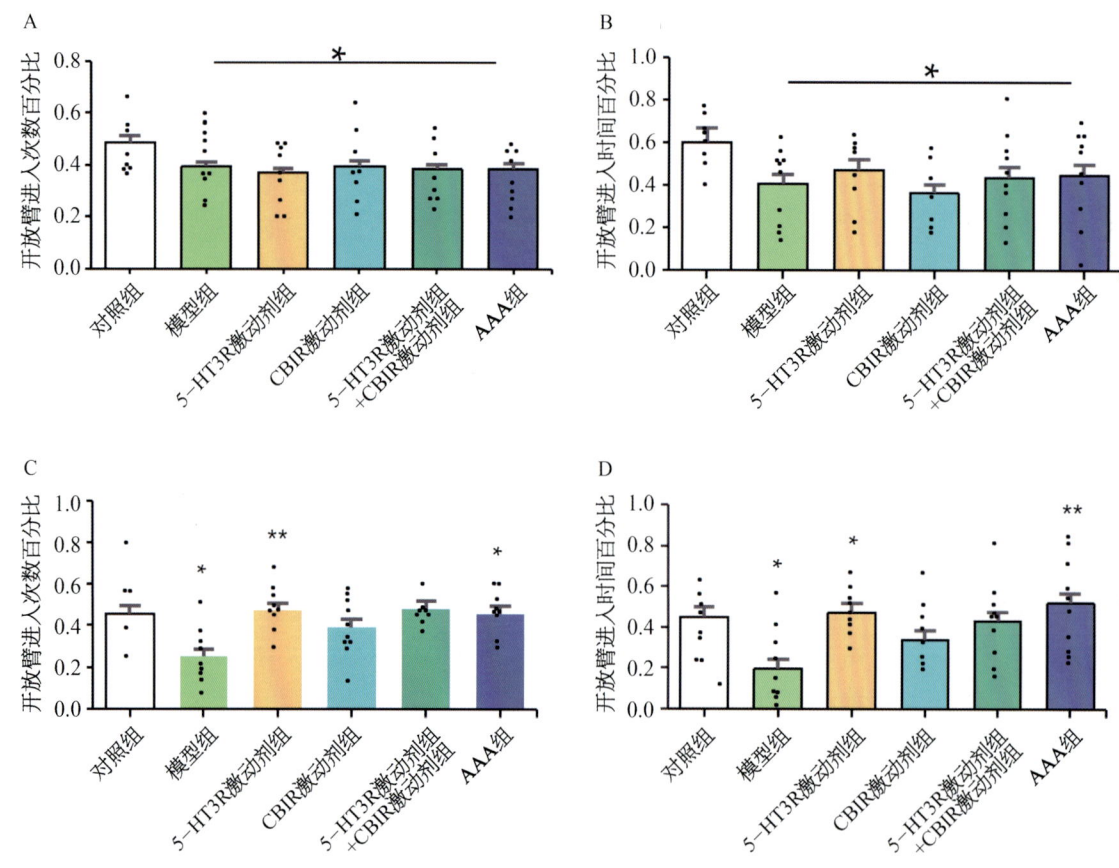

图28-4-3 实验1给药前后PMDD焦虑症大鼠模型NR期EPM测试结果($n=9$)

（3）特异性拮抗剂和AAA对PMDD焦虑症大鼠模型旷场测试的影响

1）给药前后NR期OFT结果（图28-4-4）：实验2显示，给药前各组在开放田间测试（OFT）中的总路程无显著差异。然而，各应激组相比对照组在中央区进入次数及停留时间上明显降低（$P<0.05$）。在给药后，各组的OFT总路程无显著差异，但模型组的中央区进入次数及停留时间明显降低（$P<0.01$，$P<0.05$），而RIM组、AAA组相比模型组则显著升高（$P<0.05$），GRA组的中央区进入次数也显著降低（$P<0.05$）。

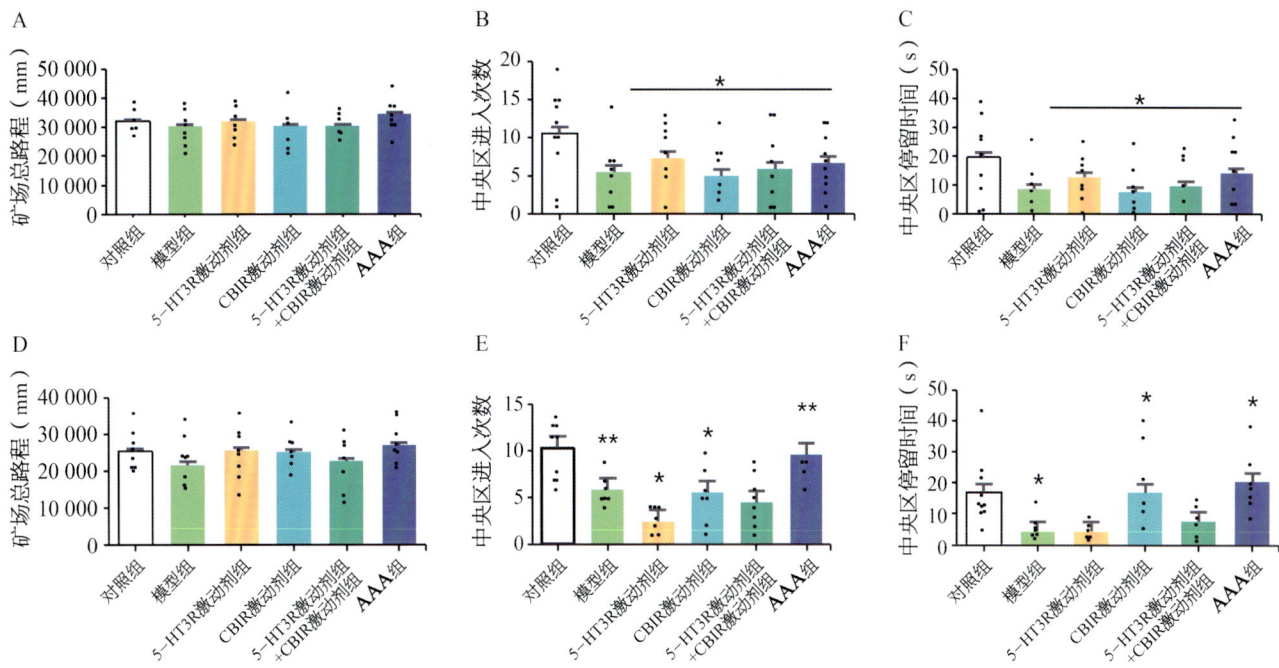

图 28-4-4 实验 2 给药前后 PMDD 焦虑症大鼠模型 NR 期 OFT 测试结果（$n=9$）

2）给药后 NR 期 EPM 结果（图 28-4-5）：实验 2 显示，在给药前，各应激组的 EPM 开放臂进入次数及时间百分比明显低于对照组（$P<0.05$）。给药后，模型组的 EPM 开放臂进入次数及时间百分比显著低于对照组（$P<0.05$，$P<0.01$），而 RIM 和 AAA 组则显著升高（$P<0.05$，$P<0.01$）。与模型组相比，GRA 组的开放臂进入次数也显著降低（$P<0.05$）。

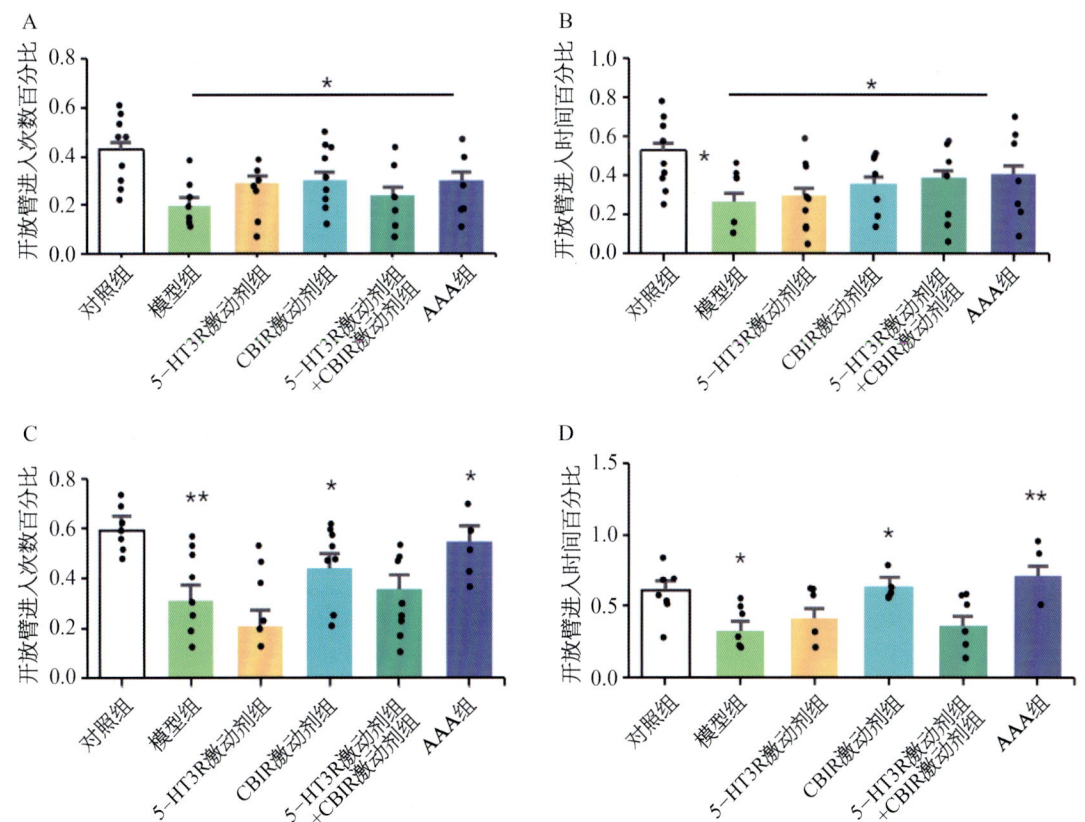

图 28-4-5 实验 2 给药前后 PMDD 焦虑症大鼠模型 NR 期 EPM 测试结果（$n=9$）

（十）讨论

本研究建立了 PMDD 焦虑症大鼠模型，通过 OFT 和 EPM 行为学测评，比较了中药 AAA 与 5－HT3R 和 CB1R 的作用效果。结果显示，AAA、5－HT3R 激动剂和 CB1R 特异性拮抗剂能有效纠正 PMDD 焦虑症模型大鼠的焦虑样行为，表明 AAA 可能通过作用于 5－HT3R 和 CB1R 来发挥抗 PMDD 焦虑样情绪作用。AAA 的药效主要源自其多种成分，包括芍药苷、香附挥发油和丹皮酚等，具有平肝理气、抗焦虑、缓解愤怒情绪的作用。我们采用多种因素联合制备 PMDD 焦虑症动物模型，发现 AAA 对其有显著改善作用，故该模型可模拟 PMDD 肝气逆证。尽管 AAA 的具体治疗机制尚不明确，但通过系列行为学测评发现，AAA 与 5－HT3R 激动剂和 CB1R 特异性拮抗剂有类似的抗焦虑效果。进一步分析发现，5－HT3R 和 CB1R 在 PMDD 焦虑症发病机制中发挥重要作用，可能通过调节 GABA 释放参与情绪调控。AAA 可能通过作用于这些受体，促进相关脑区 GABA 的释放，发挥抗 PMDD 焦虑症的作用。然而，本研究仅对行为药效进行了观察和比较，未深入探讨 PMDD 发病及治疗的分子机制，今后的工作将重点关注与此相关的信号转导通路，以揭示其可能的分子机制。

（十一）影响研究可靠性和造成研究工作偏离试验方案的异常情况

无。

（十二）结论

AAA、5－HT3R 激动剂 PBG 和 CB1R 特异性拮抗剂 RIM 均能有效纠正 PMDD 模型大鼠的焦虑样行为。

（许　丽　陈丽芬　郭　隽）

参考文献

[1] 郝志,胡明会,邢影,等.白香丹胶囊对大鼠卵巢摘除所致的经前期焦虑症的改善作用[J].中国比较医学杂志,2022,32(1):8.
[2] 贾克然,郭刚,刘开云,等.单纯心理激小鼠模型的建立及对行为、内分泌免疫功能的影响[J].免疫学杂志,2009,3:329－332.
[3] 姜宁,张弥文,姚彩虹,等.大小鼠抑郁行为实验方法概述[J].中国实验动物学报,2021,29(6):9.
[4] 贾钰,周紫彤,曹学华,等.中国 40～65 岁女性围绝经期综合征发生率的 Meta 分析[J].中国全科医学,2023,26(32):4080－4088.
[5] 李雯.经前期综合征从肝从血论治初探[J].实用中西医结合杂志,1998,11(7):639－640.
[6] 李明伟.补钙对经行情志异常的影响[J].吉林中医药,2006,26(12):1. DOI:10.3969/j.issn.1003－5699.2006.12.041.
[7] 刘昊,徐爱军,高俊玲,等.慢性强迫游泳应激抑郁模型大鼠海马钙离子浓度和 c-fos 表达的改变[J].神经解剖学杂志,2010,26(1):73－77.
[8] 刘丽,王嘉悦,高志俊.舍曲林治疗经前期综合征临床疗效观察[J].中国健康心理学杂志,2012,20(4):2. DOI:CNKI:SUN:JKXL.0.2012－04－024.
[9] 李东.中西医治疗经前期综合征研究现状分析[J].内江科技,2017,38(4):137－138.
[10] 李亚琼,胡明会,魏盛,等.PMS/PMDD 发病机制研究进展[J].医学研究杂志,2018,47(10):4. DOI:CNKI:SUN:YXYZ.0.2018－10－046.
[11] 苗茸茸,曲显俊.抑郁症动物模型的研究进展[J].实验动物科学,2019,36(3):80－85.
[12] 孙晓玲.平肝理气法治疗经前期综合征肝气逆证临床研究[D].广州:广州中医药大学,2007.
[13] 佟庆,赵春霞.经前期综合征——经前期综合征的流行病学及相关因素[J].中国临床医生,2010,11:13－15.
[14] 王海涛,薛黎明,秦雪梅,等.慢性不可预知和慢性束缚应激抑郁模型大鼠行为学研究[J].山西大学学报:自然科学版,2010,33(1):157－160.
[15] 王梅.广州两所医科学校女生经前期综合征发病率及患者体质类型分布特点研究[D].广州:广州中医药大学,2010.
[16] 王新梅.从肝肾论治经前期综合征偶得[J].新疆中医药,2018,36(2):3. DOI:CNKI:SUN:XJZY.0.2018－02－033.
[17] 薛刚,张惠云.经前期综合征动物模型的应用及研究进展[J].医学综述,2010. DOI:CNKI:SUN:YXZS.0.2010－20－045.
[18] 许茹,钟凤林.经期紧张综合征治疗方剂组方用药规律分析[J].亚太传统医药,2016,12(21):2. DOI:10.11954/ytctyy.201621054.
[19] 徐凯勇,张媛媛,周苗苗,等.经前期综合征肝气逆证模型大鼠不同组织器官的指标检测与评价[J].中医学报,2020,35(4):4. DOI:CNKI:SUN:HNZK.0.2020－04－035.
[20] 张红梅,刘晓伟,曲宏达.愤怒心理应激大鼠模型的建立及对行为,内分泌免疫的影响[J].中华精神科杂志,2005,38(2):117－120.
[21] 张惠云,马晶.经前舒颗粒对经前期综合征肝气郁证大鼠下丘脑和海马雌激素受体 α,β mRNA 表达的影响[J].中医杂志,2010,4:489－492.
[22] 钟秀驰,张娟,邓伟明.行气活血法治疗经前期综合征 47 例临床观察[J].南方医科大学学报,2010,30(5):3. DOI:10.1360/972010－923.
[23] 赵玲娥,陈麒翔,杨红杰,等.经前期综合征发病机制及治疗研究进展[J].中医研究,2016,29(12):4. DOI:10.3969/j.issn.1001－6910.2016.12.29.
[24] 甄文华,张晶晶.六味地黄丸治疗经前期综合征的临床研究[J].海峡药学,2016,28(2):3. DOI:CNKI:SUN:HAIX.0.2016－02－057.
[25] 张媛凤,钱梦,刘碧原,等.肝郁证雌性大鼠的动情期变化及柴胡疏肝散的防治作用[J].北京中医药大学学报,2018,41(2):8. DOI:CNKI:SUN:JZYB.0.2018－02－003.
[26] 张丽,匡洪影.经前期综合征中西医病因病机的浅析[J].中医药学报,2019,47(4):5. DOI:10.19664/j.cnki.1002－2392.190109.
[27] 张璐,王秋红,曹紫藤,等.经前期综合征肝气郁证大鼠模型改进与行为学评估[J].中医学报,2020,12:035.
[28] Jones R E, Lopez K H. Human Reproductive Biology [M]. New York: Academic Press, 2013.
[29] Wildt L. Hormones and the Endocrine System-Textbook of Endocrinology [M]. Berlin: Springer, 2021.
[30] American Psychiatric Association D, American Psychiatric Association. Diagnostic and statistical manual of mental disorders: DSM-5 [M]. Washington, DC: American psychiatric association, 2013.
[31] Arab A, Golpour-Hamedani S, Rafie N. The association between vitamin D and premenstrual syndrome: a systematic review and meta-analysis of current literature [J]. Journal of the American College of Nutrition, 2019,38(7):648－656.
[32] Bahrami A, Mohammadifard M, Rajabi Z, et al. Effects of curcumin-piperine supplementation on systemic immunity in young women with premenstrual syndrome and dysmenorrhea: A randomized clinical trial [J]. European Journal of Obstetrics & Gynecology and Reproductive Biology, 2022,278:131－136.
[33] Cao S, Jones M, Tooth L, et al. History of premenstrual syndrome and development of postpartum depression: a systematic review and meta-analysis [J]. Journal of psychiatric research, 2020,121:82－90.
[34] Ciccone N, Kovacheff M B, Frey B N. The pharmacotherapeutic management of premenstrual dysphoric disorder [J]. Expert Opinion on Pharmacotherapy, 2023,24(1):145－151.

[35] Dubol M, Epperson CN, Lanzenberger R, et al. Neuroimaging premenstrual dysphoric disorder: a systematic and critical review [J]. Frontiers in neuroendocrinology, 2020, 57:100838.

[36] Horbatiuk O, Binkovska A, Herych O, et al. Using micronized progesterone for treatment of premenopausal age women suffering from severe premenstrual syndrome [J]. Current Issues in Pharmacy and Medical Sciences, 2017, 30(3):138-141.

[37] Hou L, Huang Y, Zhou R. Premenstrual syndrome is associated with altered cortisol awakening response [J]. Stress, 2019, 22(6):640-646.

[38] Ismaili E, Walsh S, O'Brien PMS, et al. Fourth consensus of the International Society for Premenstrual Disorders (ISPMD): auditable standards for diagnosis and management of premenstrual disorder [J]. Archives of women's mental health, 2016, 19:953-958.

[39] Iba H, Watanabe T, Motomura S, et al. A Japanese herbal medicine attenuates anxiety-like behavior through GABAA receptor and brain-derived neurotrophic factor expression in a rat model of premenstrual syndrome [J]. Journal of Pharmacological Sciences, 2021, 145(1):140-149.

[40] Jung SJ, Roberts AL, Chocano-Bedoya P, et al. Posttraumatic stress disorder and development of premenstrual syndrome in a longitudinal cohort of women [J]. Archives of women's mental health, 2019, 22:535-539.

[41] Jiao M, Liu X, Ren Y, et al. Comparison of herbal medicines used for women's menstruation diseases in different areas of the world [J]. Frontiers in Pharmacology, 2022, 12:751207.

[42] Kawabe R, Chen C Y, Morino S, et al. The relationship between high physical activity and premenstrual syndrome in Japanese female college students [J]. BMC Sports Science, Medicine and Rehabilitation, 2022, 14(1):175.

[43] Locci A, Pinna G. Neurosteroid biosynthesis down-regulation and changes in GABAA receptor subunit composition: a biomarker axis in stress-induced cognitive and emotional impairment [J]. British journal of pharmacology, 2017, 174(19):3226-3241.

[44] Lovick T A, Guapo V G, Anselmo-Franci J A, et al. A specific profile of luteal phase progesterone is associated with the development of premenstrual symptoms [J]. Psychoneuroendocrinology, 2017, 75:83-90.

[45] Moslehi M, Arab A, Shadnoush M, et al. The association between serum magnesium and premenstrual syndrome: a systematic review and meta-analysis of observational studies [J]. Biological Trace Element Research, 2019, 192:145-152.

[46] Nevatte T, O'Brien P M S, Bäckström T, et al. ISPMD consensus on the management of premenstrual disorders [J]. Archives of women's mental health, 2013, 16:279-291.

[47] Peters W, Freeman M P, Kim S, et al. Treatment of premenstrual breakthrough of depression with adjunctive oral contraceptive pills compared with placebo [J]. Journal of clinical psychopharmacology, 2017, 37(5):609-614.

[48] Reilly T J, Knox C L, Marsh M S, et al. A case series of premenstrual disorders presenting to the UK's national female hormone clinic [J]. BJPsych bulletin, 2023, 47(5):263-266.

[49] Schneider T, Popik P. Increased depressive-like traits in an animal model of premenstrual irritability [J]. Hormones and Behavior, 2007, 51(1):142-148.

[50] Yonkers K A, Simoni M K. Premenstrual disorders [J]. American journal of obstetrics and gynecology, 2018, 218(1):68-74.

[51] Wei S, Geng X, Li Z, et al. A forced swim-based rat model of premenstrual depression: effects of hormonal changes and drug intervention [J]. Aging (Albany NY), 2020, 12(23):24357.

第二十九章 围绝经期综合征药理学

第一节 概 述

(一) 概念

围绝经期综合征(perimenopausal syndrome, MPS)是一个与女性生理周期中特定阶段相关的临床症状簇,包括绝经过渡期和绝经时期。以下是与这一概念相关的关键定义。

围绝经期是指绝经过渡期至绝经后1年的这一时间段(图29-1-1)。绝经过渡期是从卵巢功能开始逐渐下降到绝经之前的后半段,此期虽然月经仍然存在,但卵巢功能已经减弱,不能正常排卵,同时卵巢和阴道皮肤也逐渐萎缩,性欲可能下降。围绝经期通常标志着女性生育能力的逐渐减弱。

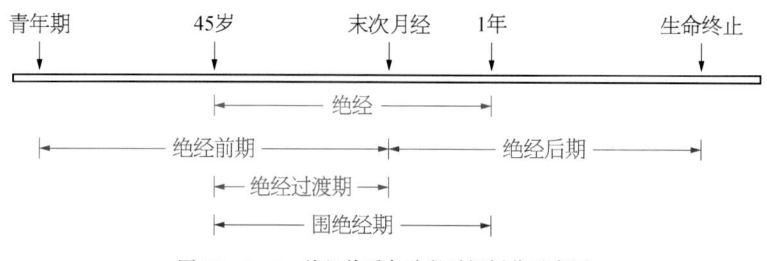

图29-1-1 绝经前后各阶段时间划分示意图

围绝经期综合征是女性在这个时期可能经历一系列身体和心理症状,如潮热、情绪波动、睡眠问题等,这些症状往往与激素水平的波动和变化密切相关。因此,围绝经期综合征的概念涵盖了从绝经过渡期到绝经后的整个时期,强调了女性在这个生理阶段面临的各种挑战和健康问题。

(二) 流行病学

根据流行病学的表述,潮热是围绝经期综合征中最常见的血管舒缩症状。它通常在绝经前期出现,但在绝经期间发生率显著增加,然后在绝经后逐年下降。潮热症状通常持续1~2年,但有些女性(25%~50%)可能会持续5年或更长时间。

精神神经系统方面:如睡眠障碍、抑郁情绪和焦虑。流行病学数据显示,绝经期和绝经后期的女性睡眠障碍明显增加。一项调查涉及28 419名妇女发现,抑郁症状发生率为38.5%,焦虑症状发生率为50.8%。

躯体生理方面:研究数据表明,绝经后的女性因阴道干燥而性生活受到影响的比例明显增加。泌尿系症状的发生率为56.2%,而60岁以上的女性尿失禁发病率高达69%。此外,研究发现,绝经期妇女骨关节炎的发生率为65.4%。

月经异常通常发生在年龄为46~55岁的妇女中,尤其是初潮年龄为15~18岁的围绝经期妇女。婚姻状况、居住地、围绝经期综合征症状、月经伴发疾病等因素也可能影响围绝经期妇女的月经变化。

(三) 病因

MPS发病机制非常复杂,主要与围绝经期女性内部激素水平波动引起的下丘脑-垂体-卵巢轴(HPO轴)功能紊乱有关,影响了自主神经系统的功能,导致一系列自主神经功能紊乱的症状。

神经-内分泌变化在MPS中起着重要作用。下丘脑,作为高级中枢,位于大脑皮质下,调节人体的生理功能与内脏活动,其生理功能主要包括维持体温和协调各种内分泌腺的平衡状态。垂体,作为内分泌腺的首要部位,通过正负反馈机制来调节促性腺激素(包括

FSH 和 LH)的分泌。在围绝经期,女性的卵巢功能逐渐减退,导致"下丘脑-垂体-卵巢"生殖轴的功能紊乱,引发 FSH 和 LH 的异常分泌。进而导致多种与围绝经期综合征相关的症状。这些变化还可能影响免疫功能,进一步加重症状的出现和严重程度。在免疫功能方面,学术公认的原因是随着女性年龄的增长,免疫力也逐年下降。

关于肾上腺皮质在 MPS 中的作用,实验数据表明围绝经期模型大鼠的卵巢和肾上腺皮质可能出现形态和功能方面的变化。这包括 E_2 水平的下降,FSH 和 LH 的血清值升高,以及肾上腺皮质的结构变化。然而,这一观点尚未成为定论,仍需要进一步的研究来深入探讨下丘脑-垂体-肾上腺轴与 MPS 之间的关系。

总的来说,虽然存在一些理论观点和实验数据支持,但 MPS 的发病机制仍然是一个复杂的领域,需要更多的研究来揭示其中的细节和相互关系。

(四)症状

(1) 血管舒缩症状:包括潮热、盗汗和较少出现的"寒战"。在自然绝经的妇女中非常普遍,据报道其发病率高达 60%~80%。潮热通常以突然的热感开始,从面部、颈部和胸部开始,然后逐渐扩散到整个身体,主要是上半身,接着伴随着出汗和寒战感。

(2) 更年期泌尿生殖综合征(GUSM):是一种与绝经相关的症状集合,包括泌尿系统和生殖系统的问题。这些症状通常与低雌激素水平有关,是绝经期的生理变化之一,包括阴道干燥、性交困难、不自主排尿、阴道不适或疼痛、尿路感染等。

(3) 睡眠质量:睡眠质量下降或出现睡眠障碍。

(4) 抑郁:与更年期相关的抑郁症状和围绝经期抑郁症状确实在女性中比男性更为常见。这种性别差异可能与女性生殖激素水平的波动及其他生理和心理因素有关。

(5) 关节和肌肉疼痛:肌肉和骨骼疼痛在绝经期过渡期的妇女中确实很常见。这种疼痛可能与多种因素有关,包括激素水平的变化、骨密度下降、生活方式因素和其他慢性病病症。

(五) 治疗

(1) 激素替代疗法(HRT):已广泛应用于治疗围绝经期综合征多年,通过补充体内性激素,调整生理周期,减轻卵巢衰老带来的不适。HRT 被普遍认为是治疗 MPS 最有效的方法。女性进入围绝经期后,卵巢激素分泌减少,导致月经周期紊乱和异常出血等症状,HRT 有助于恢复下丘脑-垂体-卵巢轴的正常节律,改善月经周期,减少异常出血。

常用的合成雌激素包括乙炔雌酚、依诺育等。常用的合成孕激素包括炔诺孕酮、去氢炔诺孕酮等。

(2) 非激素类治疗:近年来,对于雌激素治疗 MPS 的兴趣逐渐减少,一些患者,尤其是症状较轻、不愿意或不能使用 HRT 治疗的患者,开始考虑非激素类药物作为替代方案。在这一类药物中,常用的包括 5-羟色胺再摄取抑制剂(选择性血清素再摄取抑制剂,SSRI)、α-受体阻断剂、5-羟色胺/去甲肾上腺素再摄取抑制剂(SSNRI)等。

(3) 中医治疗:中医传统观点认为肾脏是人体先天之本,在维持生长、发育和生殖方面扮演着重要角色。妇女在绝经前后期,肾气逐渐减弱,导致肾脏的阴阳失衡,进而出现潮热、多汗、头晕等症状。这一状况可能影响心、肝、脾等脏器,引发烦躁、失眠等不适。中医治疗强调标本兼顾和整体调节,治疗方法包括中药、针灸、按摩等,其中补肾是处理 MPS 的基本原则。

(4) 传统植物药治疗:近年来,欧美国家对植物疗法治疗 MPS 的疗效越来越关注,其中最常见的是黑升麻和异黄酮。一项研究将黑升麻与 HRT 进行对照治疗后,发现对于患者的潮热、出汗和失眠症状,两者之间没有明显差异,都能有效改善这些症状。最新的研究表明,在黑升麻治疗后,患者的血清 LH、FSH 和雌二醇水平没有明显变化,这表明黑升麻对 MPS 的治疗并不是通过类性激素的作用,可能对乳房、子宫和卵巢的癌变风险更低。

异黄酮在豆类食物和三叶草中含量较高,具有类似雌激素的作用。有研究发现,食用异黄酮 6 周后,可以稍微改善 MPS 的潮热症状,减轻骨质疏松,并降低血清中的低密度脂蛋白和胆固醇水平。然而,最新的研究引发了对异黄酮是否能够改善 MPS 症状的质疑。由于不同产品和剂型的异黄酮含量不同,临床疗效难以评估,因此这一领域需要更深入的研究。

(5) 干细胞治疗实验研究进展:近年来,干细胞研究日益深入,这些细胞具有高度的自我更新能力和多向分化潜能,已广泛用于治疗多种疾病,如白血病、血管疾病和神经障碍。最近的研究表明,干细胞也具有治疗卵巢功能障碍的潜力,可以分化为卵母细胞或其他生殖细胞。此外,干细胞的注入还能增加卵巢内的卵泡数量,减少颗粒细胞的凋亡,从而提高卵巢的储备功能,为治疗妇科衰老性疾病奠定了理论基础。

第二节 围绝经期综合征生物学模型

用于医学基础研究和制备 MPS 动物模型的实验动物种类繁多，包括大小鼠、绵羊、兔、狗及灵长类动物等。然而，随着时间的推移，灵长类动物的成本逐渐升高且难以购买，因此限制了其在研究中的应用。此外，雌性绵羊和狗由于体积较大或价格较高，因而在实验中使用较为有限。相比之下，大小鼠是经常被采用的实验动物。由于 MPS 在中年以后的女性中更为常见，因此动物模型通常选择自然衰老或成年雌性大小鼠。

在 MPS 的实验研究中，双侧卵巢切除被认为是最符合人类围绝经期特征且报道最多的动物模型。一些实验动物学研究发现，在免疫系统方面，家兔与人类更为接近，因此在观察干眼症等方面，使用兔子作为模型动物更为优越于啮齿类动物。鼠类、犬类、家兔、猪及灵长类动物都可以作为骨质疏松模型的选择。美国 FDA 目前已承认羊是最有潜力用于评估围绝经期骨质疏松的大型动物模型。至于观察潮热、汗出及行为试验，主要以灵长类动物和鼠类动物为主。

然而，尽管有多种关于 MPS 的发病机制理论，如免疫学、细胞凋亡及激素内分泌学说等，但其具体机制尚未完全清晰。因此，建立合适的围绝经期综合征动物模型以研究药物的作用机制和评估药物疗效对于深入探讨 MPS 的病因和机制具有重要意义。

（一）自然衰老模型

与女性绝经过程相似，啮齿动物在自然生殖衰老（雌激素逐渐减少）方面表现出下丘脑-垂体-性腺（HPG）轴调节异常、卵巢结构和功能改变、性腺激素波动及不规则的生育周期。然而，只有约 25% 的雌激素减少的啮齿动物表现出与绝经妇女相似的激素变化，其余的动物保持着稳定的发情状态，其特征是雌二醇和孕酮水平高且持续，与绝经期女性的低水平相反。另一个重要区别在于老年雌性啮齿动物仍然拥有成熟的卵泡，而绝经期女性的卵巢功能已完全衰竭。此外，由于啮齿动物的高死亡率及模型的建立需要较长时间，因此需要选择具有较长寿命的大鼠品系，如 Fischer-344、Sprague Dawley 或 Long Evans。

自然老化模型的原理是随着动物的自然老化，它们会出现与人类围绝经期综合征相似的生理变化，因此是最接近人类卵巢自然衰老过程的模型之一。根据啮齿动物的发情周期变化，选择已经生育过的动物可以更好地模拟人类女性在生育后逐渐进入绝经期的过程。自然老化模型的优势在于它能够高度模拟人类围绝经期卵巢的自然衰老过程。然而，与去势模型相比，自然老化模型的实验周期相对较长，而且由于个体差异，每只大鼠进入围绝经期状态的时间和方式可能会有所不同。因此，通常选择雌性大鼠在 15~17 个月龄时，雌性小鼠在 13~15 个月龄时，通过阴道脱落细胞涂片连续观察 15 天，以确认其进入无规则的发情周期状态，从而成为围绝经期综合征模型的合适动物。

有文献报道，研究者选用约 10 个月龄的雌性 SD 大鼠（60 只）和约 3 个月龄的雌性 SD 大鼠（12 只）进行试验。它们在 12 h 的光照/黑暗交替、40%~60% 的湿度和 23 ℃±3 ℃ 的温度下饲养，并接受常规饮食和自由饮水。在饲养 1 周后，研究者通过对大鼠的阴道脱落细胞涂片进行监测。实验结果表明，在中年对照组中，卵巢中的原始卵泡、初级卵泡和次级卵泡数量显著减少，子宫内膜变薄，上皮细胞增生，细胞呈低柱状，腺体稀少，血管稀少。这一发现表明了大鼠围绝经期模型的成功建立。另一项研究报告了自然老化模型和去势模型与青年对照组的对比分析结果。研究结果显示，前两者的 FSH、LH 和 E_2 水平都明显低于青年对照组，进一步证明了模型的成功建立。

自然老化模型在模拟 MPS 的动物模型中具有重要作用，虽然实验周期较长且存在个体差异，但其能高度模拟人类卵巢的自然衰老过程，为研究疾病机制提供有价值的工具。

（二）去势模型

去势手术最初应用于家畜，而在 MPS 的研究中，这一手术已经被广泛采用，分为完全去势和不完全去势两种类型。该模型通过切除雌性动物的单侧或双侧卵巢，使其失去性激素的分泌源，从而实现 MPS 的研究。目前，卵巢切除术诱导的模型被认为是研究雌激素过低或绝经的"金标准"之一，因为它具有多项优点：易于实施、成本较低、雌激素下降迅速，最重要的是，卵巢切除术本身是促进 MPS 主要危险因素发展的最有效雌激素缺乏模型之一。相比于自然衰老或化学模型，卵巢切除术诱导的模型在发展 MPS 因子方面表现出较少的变异性。

卵巢切除术诱导的模型有助于研究内脏肥胖、胰岛素抵抗、氧化应激、炎症、致动脉粥样硬化性血脂异常、肝脏脂肪变性和高血压等 MPS 相关因子的发展。此外，卵巢切除术后的大鼠还会出现绝经妇女常见的其他并发症，如动脉粥样硬化病变、骨质疏松和认知能力下降。然而，卵巢切除术诱导的模型并未考虑到更年期过渡期，因为雌激素水平的变化在此过程中非常突然，而卵巢切除术会降低睾酮等激素的产生。尽管如此，卵巢切除术诱导的低雌激素血症具有与人类绝经相似的特征，如类似的激素分布、HPG 轴调节异常，以及存在于维持生殖系统正常功能的绝经妇女中的认知和心脏代谢改变。

卵巢切除术诱导的低雌激素血症作为一个成功的 MPS 模型，其效果可能取决于多个需要深入评估的因素，包括啮齿动物的种类、手术时动物的年龄及动物处于低雌激素状态的时间等。因此，将所有这些变量结合在一起可以有效地建立 MPS 模型。

至于去势手术的具体操作步骤，通常是在成年雌性大鼠或小鼠中进行的。首先，通过腹腔注射 10% 水合氯醛（大鼠 0.30 mL/100 g，小鼠 0.03 mL/10 g）进行麻醉，然后将动物的腹部定位固定。接下来，在背部末端肋骨下的腋中线上，距离脊柱约 2 cm 的位置进行剪毛和碘酒消毒。然后切开皮肤和背肌，露出脂肪组织，将脂肪团轻轻夹住并拉出切口外，分离脂肪团，然后可见淡粉色的卵巢。接下来，结扎输卵管并切除卵巢。最后，将子宫角放回腹腔，对切口局部施加青霉素，并进行缝合。术后，每天给予动物肌内注射青霉素钠，连续 3 天以防止感染。在术后的第 5 天开始，每天进行阴道涂片检查，连续 5 天，以确保动物不出现动情期反应。这样制备成功的大鼠 MPS 模型将被维持至少 3 个月。

卵巢切除术诱导的低雌激素血症模型被广泛用于 MPS 研究，具有易实施、低成本和与人类绝经相似的特征，有助于探讨 MPS 的发病机制和药物疗效评估。

不完全去势法是一种常用于制备大鼠 MPS 模型的方法。在这个方法中，体质量为 280～300 g 的雌性育龄未孕大鼠首先接受相同于完全去势法的麻醉和卵巢切除手术，其中左侧卵巢被完全切除，而右侧卵巢仅切除 80% 的组织。术后同样采取防感染措施，然后将这些大鼠正常饲养。从术后的第 5 天开始，每天进行阴道涂片检查，连续观察 5 天，如果动物没有出现动情期的生殖反应，即可确认成功制备了大鼠 MPS 模型。

这种模型的维持期通常至少为 3 个月，为研究 MPS 提供了有力的工具。这一方法的独特之处在于保留了一部分卵巢组织，使得动物的生殖系统不完全丧失功能，更符合 MPS 的临床特点，对研究雌激素缺乏相关的生理和代谢变化具有重要意义。

（三）射线照射破坏卵巢模型

射线损伤卵巢的动物模型为研究 MPS 提供了有价值的工具，然而，其应用和局限性需要经过深思熟虑。这两种模型，即 X 线照射和 γ 射线暴露，均能够有效诱导卵巢损伤，导致卵巢萎缩和卵泡减少，从而模拟了围绝经期的特征。这对于研究不同辐射剂量引发的卵巢功能障碍提供了有用的信息，特别是在恶性肿瘤研究中具有重要意义。

研究数据表明，在 X 线照射实验中，采用 150～180 g 的 Wistar 雌性大鼠，除对照组外，其余各组均接受 2.5 min 的 X 线照射，总剂量为 9 Gy。实验结果显示，X 线照射后，与正常对照组相比，实验组大鼠的体质量均有增加，而 LH 和 FSH 水平均低于最低有效测定值。此外，对垂体、卵巢、子宫和阴道的病理切片显示了阴道上皮角化的迹象。

另一方面，γ 射线损伤卵巢的实验中，将 40 只体重为 250～300 g 的健康 Wistar 大鼠分为对照组、γ 射线 1 Gy 组、γ 射线 5 Gy 组和 γ 射线 10 Gy 组。实验结果显示，随着辐射剂量的增加，卵巢损伤明显增加，总卵泡和原始卵泡的数量显著减少。此外，免疫组织化学结果显示，γ 射线 10 Gy 组具有最低 AMH 表达水平，但具有最高的 TNF-α 和 IL-1β 表达水平。染色切片检测卵巢组织中 Caspase-3 阳性凋亡细胞数，结果显示 Caspase-3 阳性细胞数量和 Bcl-2 相关 X 蛋白（Bax）免疫反应强度随着辐射剂量的增加而增加，而 Bcl-2 免疫反应强度随着辐射剂量的增加而降低。

综上所述，虽然射线损伤卵巢的动物模型在一些研究中具有一定的应用价值，但研究人员需要谨慎考虑其应用范围和局限性，同时要关注动物的福祉和实验条件的安全性。

（四）药物诱导模型

1. 生殖毒性药物诱导模型　生殖毒性药物诱导模型是制备 MPS 模型的一种常见方法。在这一模型中，选择具有生殖毒性的药物进行灌胃，通过降低动物的卵巢功能来模拟 MPS 的发生。药物的选择在该模型中尤为关键，通常选用那些已知对生殖系统产生不良影响的物质。

以 SD 大鼠为例，研究者通常选用 3 个月大的大鼠作为模型动物。在建模过程中,除了一个空白对照组外,其他组的大鼠每天被灌服一定剂量的福美司坦,通常剂量为50 mg/kg。这些动物在建模期间可以自由饮水,但在饮食方面通常采用无豆饮食。通过酶联免疫吸附测定法(ELISA)检测大鼠尿液中FSH和E_2的浓度,可以明确药物对卵巢功能的影响。

与空白组相比,通过子宫病理形态学观察,可以观察到MPS模型组的输卵管和子宫黏膜上皮细胞明显减少,子宫内膜和肌层变薄,肌纤维变得小而松,这些结果表明模型制备成功。相对于其他方法,如去势手术和自然老化模型,生殖毒性药物诱导模型具有相对简单和方便的优势。然而,需要注意的是,在实验中由于药物毒性可能导致并发症的发生,因此需要特别小心和谨慎,以减少实验误差的可能性。这一模型为研究围绝经期综合征提供了一个有用的工具,可用于探究其发病机制及评估潜在的治疗方法。

2. 加速卵巢衰竭模型　近期研究不仅关注卵巢切除模型,还引入了一种被认为是模拟过渡性绝经的新模型,即4-乙烯基环己烯二氧化二酯(VCD)模型。VCD模型通过有选择性地损耗非生长的卵巢卵泡池,导致逐渐枯竭的卵泡,最终导致卵巢功能的衰竭。相对于其他模型,VCD模型更接近于模拟绝经期女性的卵巢和激素状态,同时保留了其生殖器官,为研究生殖后期生活阶段的相关问题提供了有价值的研究机会。此外,VCD模型中的动物还表现出一些与绝经期低雌激素状态相关的神经和心脏代谢变化。

需要注意的是,VCD模型也存在一些明显的局限性。首先,高剂量的VCD具有毒性,且该模型的实施需要进行多次腹腔注射,每次剂量在80～160 mg/kg范围之间,这对实验动物造成了一定的生理压力。虽然有报道称,在注射期间实验动物体重下降,但这种实施方式仍然增加了研究的成本。一项研究指出,采用Wistar大鼠,在连续15天内每天皮下注射160 mg/kg VCD,从治疗开始后的第56～70天需要对每只动物进行体重和动情周期的评估。在治疗的第60～120天,实验动物表现出卵泡刺激素水平从低到高的过渡现象。因此,在治疗开始后的第70天、80天、90天和100天的前后3天内对实验动物进行断颈处死,以进行血液样本采集和激素测定。研究结果强调,在大鼠的70～100天时,VCD模型更适用于研究围绝经期状态。这一模型提供了有趣的研究数据,有助于深入理解绝经期生理和代谢变化,特别是与雌激素缺乏相关的问题,为揭示绝经期及其相关疾病机制提供了新的研究路径。

(五) 酒精性损伤模型

酒精性损伤模型的原理是通过局部应用乙醇来诱导卵巢的部分萎缩,以模拟MPS的临床特征。相对于其他模型,这一模型更接近临床表现,导致实验动物在此模型下表现出活动增加、情绪躁动、脱毛、食欲减退、炎症、囊肿及卵巢萎缩等症状。

选择体重在280～300 g雌性SD大鼠,并施行腹腔注射,给予大鼠适量的麻醉剂。在麻醉后,将大鼠的腹部定位于背部最末肋骨下的腋中线上,对该部位进行毛发剪毛和碘酒消毒,为手术做好准备。接着,在这一位置上切开皮肤和背肌1～2 cm,轻轻夹住卵巢将其拉出,并向卵巢内注射一定量的无水乙醇。然后将卵巢放回腹腔,并缝合切口。术后连续3天,每天给予动物抗生素预防感染。随后,将大鼠正常饲养,术后5天开始,每天进行阴道涂片检查,连续5天,直至不再出现动情期反应。

通过以上步骤,成功制备了大鼠MPS模型,该模型的维持时间至少为1个月。为了进一步研究模型的效果,使用化学发光法来测定血清中雌二醇(E_2)和孕酮(P)的浓度。在实验结束后,动物被处死,卵巢被取出并用10%福尔马林固定,然后进行常规病理组织学检查。病理组织学结果表明,模型组的卵巢组织与正常对照组相比,明显出现了萎缩(9/12)或双侧囊性囊肿(3/12)的病变,同时卵巢指数明显下降,血清中的E_2水平也显著减少,这进一步证实了酒精性模型的成功制备。与射线损伤卵巢模型相比,酒精性模型具有较少的不良反应,制备材料更易获取,但术后并发症较多,模型标准尚未明确定义,认定边界不清晰,需要进一步研究和完善。

(六) 免疫模型

MPS的发病机制确实与卵巢功能衰退密切相关,但研究人员也意识到这一综合征的发展可能受到多个生理和免疫因素的影响。因此,一些研究人员尝试建立其他动物模型来更全面地理解MPS的机制。

其中之一是自身免疫卵巢早衰模型,该模型旨在模拟自身免疫性卵巢疾病,这可能导致卵巢功能早期衰退。虽然这个模型在某些方面与围绝经期有一定的相似性,但它仍然不能完全等同于围绝经期,因为它主要关注自身免疫性因素,而MPS通常涉及多种生理变化。

另一个模型是去胸腺衰老动物模型,通过去除或抑制胸腺功能来模拟动物的免疫衰老。胸腺是免疫系统的一个重要器官，而免疫衰老可能会影响女性器官的功能。虽然这个模型可以加速衰老过程并模拟某些与 MPS 相关的现象，但它与 MPS 主要机制略有不同。

虽然这些模型提供了一些有关 MPS 的信息，但它们并不能完全代替对真实围绝经期的研究。因为 MPS 是一个复杂的生理和代谢过程，受多种因素影响，包括激素水平的变化、卵巢功能的衰退、免疫系统的调节等。因此，这些模型只是研究这一综合征的工具之一，还需要进一步的研究和验证，以更全面地了解 MPS 发病机制。

（七）病证结合模型

（1）去势+热性中药制备大鼠阴虚内热型 MPS 模型：该实验模型的原理是通过去势手术来模拟围绝经期，同时给予雌性 SD 大鼠口服热性中药，以引发阴虚内热症状，将这两个因素结合，形成了阴虚内热型 MPS 模型。在体重为 280～300 g 的雌性 SD 大鼠身上进行卵巢切除手术，模拟了围绝经期期间的生殖系统变化。随后，开始了为期 14 天的口服热性中药治疗，使用制附片和干姜等药材煎煮，制成含有 50% 生药浓度的药液，剂量为 20 mL/kg，连续灌胃。在第 14 天，观察到大鼠出现了阴虚内热相关症状，如舌尖变红、饮水量增加、肛温升高等，这表明成功制备了阴虚内热型 MPS 模型，其维持时间不少于 1 个月。

（2）去势+特殊药物制备大鼠 MPS 潮热模型：该实验模型的原理同样是通过去势手术模拟围绝经期，然后给予雌性 SD 大鼠特殊药物，以引发潮热症状，将这两个因素结合，形成了 MPS 潮热模型。在体重为 280～300 g 的雌性 SD 大鼠身上进行卵巢切除手术，以模拟围绝经期期间的生殖系统变化。随后，从卵巢切除后的第 4 天起，每天皮下注射 17β-雌二醇（0.2 mg/kg），第 7 天起，改为每天皮下注射吗啡（40 mg/kg），持续至第 13 天。第 14 天进行皮下注射纳洛酮 1 次（1 mg/kg）。于第 14 天，观察到成功制备了大鼠 MPS 潮热模型，其维持时间不少于 15 天。

MPS 模型制备成功后，观察到子宫湿重减小、子宫指数降低、动物毛发光泽度降低、情绪躁动或抑郁、睡眠障碍、饮食量减少及活动性降低等症状。此外，MPS 潮热模型还表现出皮肤表皮温度升高等现象。

目前尚未建立出统一的、准确的实验模型，因为中医病证结合的动物模型的稳定性与重复性仍然有待提高，而与人类的舌诊、脉诊等存在差异。因此，这些模型需要进一步的研究和验证，以更好地模拟和了解 MPS 发病机制。

为了建立更贴近女性 MPS 的理想动物模型，未来的研究应该充分利用现代科学技术，如基因编辑和组织工程，来改进和开发更适合的模型。建立多因素的动物模型，以更好地模拟 MPS 的复杂性，考虑多种因素的综合作用，更接近真实的临床情况。重点关注个体差异，进行个体化研究，以更好地理解和治疗 MPS。深入研究中医病证结合模型，探索中西医结合的治疗策略，以提高疾病管理的效果，为女性健康提供更多选择。

综上所述，建立理想的 MPS 动物模型需要持续的研究努力，以克服现有模型的不足之处，并为疾病的深入理解、治疗方法的开发和临床应用提供更多有价值的信息。这将有助于改善女性健康，并提高 MPS 的研究水平。

第三节　围绝经期综合征药理学研究

（一）围绝经期综合征发病机制研究进展

潮热是绝经期过渡期的常见症状，流行病学研究表明，30%～70% 的绝经前女性会经历潮热。潮热的发生率和治疗效果可能因种族和民族而异。在 SWAN 研究中，中国和日本女性的潮热报告率较低，潮热的总体持续时间也较短。高体重指数（BMI）的女性在绝经期过渡时报告的潮热更严重，但一旦绝经后，潮热的发生率较低且更温和。尽管潮热与雌二醇的撤退有关，但流行病学研究并没有明确证明与雌二醇的直接关系，而升高的 FSH 水平可以预测潮热的发生。

虽然大多数女性的潮热会随着时间的推移减少，但约有 20% 的 50 多岁女性、10% 的 60 多岁女性和 5% 的 70 多岁女性会经历持续的潮热。因此，尽管多数女性的潮热会减轻，但仍有一部分女性需要终身治疗来提高生活质量。

此外，潮热还可能对女性的健康产生影响，与心率变异性（HRV）的降低有关，HRV 是迷走神经控制的一个标志,与心血管疾病风险增加有关。睡眠问题也在更年期过渡期恶化,尽管与激素变化的直接关系尚不清楚,但它们可能与衰老过程有关。

睡眠障碍与潮热之间存在一定的关联。一项针对加州成年人的调查发现,潮热的流行率与睡眠问题的发生率存在一定关系。具体而言,绝经前女性中,潮热的报告率为 12.5%,伴随的失眠率为 36.5%;围绝经期女性中,潮热的报告率为 79%,伴随的失眠率为 56.6%;绝经后女性中,潮热的报告率为 39.3%,伴随的失眠率为 50.7%。

潮热和睡眠问题之间的关系是直观的,因为潮热可能会影响女性入睡和保持睡眠的能力。研究还观察到,自我报告的睡眠问题在女性中似乎比男性更为普遍,特别是在她们的年龄超过 45 岁,即更年期过渡期开始的时间。

研究发现,睡眠困难与月经周期的不同阶段相关,总体而言,早期围绝经期女性比尚未经历月经周期中断的女性睡眠更差。此外,患有代谢综合征的女性在多导睡眠监测中显示出睡眠效率明显降低。因此,这些数据似乎表明,至少有一些与绝经过渡期同时发生的睡眠问题可能与潮热及潜在的激素变化有关。

阴道症状在绝经后女性中相当常见,尤其是阴道干燥,约有 1/4 至 1/3 的女性会经历这种情况。阴道干燥、刺激感和排尿困难等症状的组合被称为更年期泌尿生殖系统综合征(GSM),这可能更准确地反映了由于雌激素不足而导致的女性生殖道问题。

虽然很容易理解低雌激素与绝经后 GSM 之间的关系,但在雌激素水平不持续低的情况下,GSM 与围绝经期早期和晚期之间的关系仍然不太清楚。尽管如此,有研究表明,阴道症状可能在绝经期过渡期的早期就开始出现。在一项 SWAN 研究中,发现不同种族和民族的女性之间在报告阴道干燥和性疾病方面存在显著差异。例如,近 60% 的中美洲女性在基线时报告了阴道干燥,而非西班牙裔高加索女性只有 21% 报告了这一症状。

围绝经期的女性更有可能报告抑郁症状。研究发现,重度抑郁症在绝经后期的女性中更为常见。有趣的是,那些在研究登记时报告较低焦虑水平的女性,在绝经期过渡期仍有较高的焦虑风险。随着女性进入绝经期和绝经后期,新发重度抑郁症的风险会增加。

(二)围绝经期综合征治疗药物作用机制研究进展

1. **激素替代治疗(HRT)** 对于那些经历更年期过渡并有典型症状的女性,有强有力的证据表明,她们的症状可能与更年期过渡有关,因此 HRT 可能是有益的。对于大多数没有使用禁忌证的女性来说,激素疗法是改善生活质量的最有效方法。

常用的激素制剂列在表 29-3-1 中。所有用于更年期激素治疗的制剂都是低剂量的,相比于女性绝经前的激素水平,雌激素剂量大约是口服避孕药的 1/4。

表 29-3-1 用于绝经期激素治疗的制剂一览表

雌激素	黄体酮	FDA批准	剂量
结合雌激素	—	是	每天口服 0.3~1.25 mg
合成雌激素	—	是	每天口服 0.3~1.25 mg
酯化雌激素	—	是	每天口服 0.3~1.25 mg
17β-雌二醇	—	是	每天口服 1~2 mg
炔雌醇	—	是	口服 1~3 次,每天 0.02~0.05 mg
17β-雌二醇	—	是	每天 1~3 喷
17β-雌二醇	—	是	每 1~2 周 1 片 0.014~0.1 mg
17β-雌二醇	—	是	每天 1.25 g 透皮凝胶(相当于 0.75 mg 雌二醇)
17β-雌二醇	—	是	每天 1~2 袋透皮外用乳剂
雌二醇 1 mg	醋酸炔诺酮 0.5 mg	是	每天口服 1 片
乙炔雌醇 5 μg	醋酸炔诺酮 1 mg	是	每天口服 1 片
17β-雌二醇 1 mg	肟炔诺酮 0.09 mg	是	前 3 片含有雌激素,后 3 片含有两种激素;每 3 天交替服用一次
结合雌激素 0.625 mg	甲羟孕酮 5 mg	是	前 14 片仅含有雌激素,后 14 片含有两种激素,每天一片,口服
结合雌激素 0.3~0.625 mg	甲羟孕酮 1.5~5 mg	是	每天一片,口服
17β-雌二醇 0.05 mg	醋酸炔诺酮 0.14 mg 或 0.25 mg	是	一片透皮,每天 2 次
17β-雌二醇 0.045 mg	左炔诺孕酮 0.015 mg	是	每周一片
17β-雌二醇阴道乳膏	—	是	每天 2~4g,使用 1 周,然后每周 3 次,每次 1g
雌二醇阴道环	0.05 或 0.1 mg	是	每 3 个月阴道植入一个环
结合雌激素 0.45 mg/bazedoxefine 20 mg		是	每天 1 片

激素疗法可以帮助减轻更年期症状，如潮热、睡眠问题、阴道干燥等。然而，激素治疗并不适合所有女性，特别是对激素存在禁忌证的女性，如有乳腺癌、子宫内膜癌、血栓疾病等。

（1）5-羟色胺再摄取抑制剂（SSRI）类药物：当存在禁忌证或患者不能接受激素治疗时，可以考虑其他药物。对于血管运动症状，FDA 批准使用帕罗西汀。对于阴道干燥，FDA 批准了奥司匹林，这是一种新的选择性雌激素受体调节剂（SERM）。对于情绪不良症状，SSRI 类药物是治疗的合理选择。对于更年期睡眠问题，可尝试从行为矫正到褪黑激素受体激动剂等。其他一些药物，如加巴喷丁、氯尼丁和黄体酮/孕激素，已被证明对潮热有效。

（2）α_1 肾上腺素能阻滞剂：对于伴随高血压和血管运动症状的女性，可以考虑使用克隆尼丁，这是一种中枢 α_1 肾上腺素能阻滞剂，可以同时治疗这两个问题。

2. 非激素替代治疗　对于那些对 HRT 满意的患者，大多数妇女的更年期症状最终会自行消退，不再需要治疗。然而，由于潮热和盗汗（VMS）的中位持续时间可能超过 10 年，一些妇女可能会选择在早些时候停止使用激素，或者由于健康状况限制了继续使用激素。在这些情况下，如果症状仍然严重，可以考虑尝试非激素替代治疗。

复合激素避孕方法（CHC）可以减轻血管运动症状，尤其是对于那些症状严重的患者来说。大约 40% 的 CHC 使用者与 90% 的非使用者报告了血管运动症状。采用连续使用 CHC 的疗程更有可能预防潮热和盗汗的复发。

左炔诺孕酮宫内系统（LNG-IUS）已被批准用于保护接受雌激素疗法的围绝经期和绝经后妇女的子宫内膜。对于有症状的围绝经期妇女来说，LNG-IUS 的高浓度孕激素作用与雌激素治疗相结合，非常实用，因为它既能预防子宫内膜增生，又能治疗月经不规律和子宫内膜增生（如果存在）。这种对子宫内膜的保护效应已被证实可持续长达 5 年。

3. 骨密度损失治疗　围绝经期是女性卵巢功能逐渐衰退的时期，对骨骼健康有着重要的影响。在这个时期，骨矿物质密度（BMD）损失加速，尤其是在绝经前的 1~2 年。低剂量的复合激素避孕药（20 mg 和 35 mg 雌激素）可以在雌激素不足的情况下预防 BMD 的损失。对于围绝经期妇女来说，与只服用钙的对照组相比，使用复合激素避孕药后，BMD 会增加。然而，目前还没有足够的数据来确认这是否会导致未来绝经后骨质疏松性骨折的减少。

4. 头痛治疗　围绝经期激素波动可能导致头痛，激素治疗可以预防过渡期的头痛。然而，目前还没有足够的数据来确定哪种类型或方案的激素治疗最有效。贴剂疗法的使用可能对头痛显示出更好的疗效，因为它提供了更稳定的雌激素水平。在围绝经期，妇女也显示出情绪波动的风险增加，尽管这种关联的原因并不完全清楚，但主要作用似乎是由于激素波动及类固醇、神经递质和其受体之间的复杂关系引起的。使用复合激素避孕药似乎对这些干扰有好处，可以改善血管运动症状和焦虑相关症状。

第四节　围绝经期综合征药理学研究案例

AAA 对不完全去势大鼠围绝经期模型的影响

（一）目的

观察 AAA 对大鼠围绝经期模型的影响，探讨 AAA 对围绝经期综合征的作用特点及分子机制，初步建立中药、表观证候、生化病理及基因与环境之间的联系。

（二）实验材料

（1）主要试剂：AAA，由×××大学提供；对照法测定含量 50.93%。阳性对照药：更年安胶囊，×××公司生产。戊酸雌二醇片，×××生产。

（2）手术器械：止血钳、剪刀、镊子、2 mL 和 1 mL 注射器、托盘、饭盒、手术缝线、烧杯、10 mL 离心管、吸管、无菌棉球、移液枪、96 孔板。

（3）检测仪器：高速台式离心机、电动显微镜、Real-time 检测仪、Agilent 2200 TapeStation、测序仪、ND-1000 Nanodrop、Qubit 2.0。

（三）动物资料

（1）种：Sprague-Dawley 大鼠。

（2）系：/。

（3）性别和数量：雌性，100 只。

（4）年龄：/。

(5) 体重范围：250～270 g。
(6) 来源：×××实验动物繁育有限公司。
(7) 等级：SPF级。
(8) 生产合格证号：37009200002625，×××大学。
(9) 动物接收日期：/。
(10) 研究系统选择说明：/。
(11) 研究系统标记程序：/。
(12) 饲料及饮用水：/。
(13) 饲养条件和环境：/。

(四) 分组和剂量设置

实验开始前将100只SD大鼠随机选择10只作为空白组，造假手术模型，其余大鼠造不完全去势模型。造模后，随机选择60只状态良好的均分为6组供实验用，分为模型组，戊酸雌二醇组，更年安胶囊组，AAA低、中和高剂量组（表29-4-1）。

表29-4-1 围绝经期SD大鼠模型剂量组设计

分组	给药剂量	造模方法	给药天数
空白组	生理盐水 1 mL/100 g	假手术模型	30
模型组	生理盐水 1 mL/100 g	结扎卵巢下输卵管，完全摘除左侧卵巢，右侧卵巢，摘除80%，保留20%	30
戊酸雌二醇组	0.167 mg/kg	同模型组	30
更年安胶囊组	450 mg/kg	同模型组	30
AAA大剂量组	200 mg/kg	同模型组	30
AAA中剂量组	100 mg/kg	同模型组	30
AAA小剂量组	50 mg/kg	同模型组	30

(五) 实验方法

(1) 造模方法：取250～270 g的雌性SD大鼠100只，其中10只作为空白组，其余大鼠分别进行了假手术模型和不完全去势模型。大鼠麻醉后，固定后脚趾，切开皮肤和背肌，在乳白色脂肪团中找到卵巢，结扎卵巢下输卵管并摘除左侧卵巢，右侧卵巢摘除80%。术后每天肌内注射青霉素20万U/kg预防感染，连续3天。

(2) 给药方法：各组动物自手术后第10天开始灌胃给药。戊酸雌二醇组剂量为0.167 mg/kg，浓度0.0167 mg/mL，给药体积1 mL/100 g，相当于临床用量的10倍。更年安胶囊组剂量为450 mg/kg，浓度0.045 g/mL，相当于临床用量的10倍。AAA大、中、小剂量组分别为200 mg/kg、100 mg/kg和50 mg/kg，浓度分别为20 mg/mL、10 mg/mL和5 mg/mL，给药体积1 mL/100 g，分别相当于临床的20倍、10倍和5倍。空白组和模型组分别灌服同体积生理盐水，给药体积均为1 mL/100 g，每日1次，连续灌胃给药30天。

(3) 配药方法

1) AAA大、中、小剂量混悬液配制方法：分别称取AAA 2 g、1 g和0.5 g，加入少量0.5%CMC溶液中混合悬浊，然后定容至100 mL，混匀即可。

2) 更年安胶囊混悬液配制方法：取15粒更年安胶囊，加入少量0.5%CMC溶液中混合悬浊，然后定容至100 mL，混匀即可。

3) 戊酸雌二醇片混悬液配制方法：取5片戊酸雌二醇片，加入少量0.5%CMC溶液中溶解并混合悬浊，然后定容至300 mL，混匀即可。

(六) 观察指标和检测方法

(1) 观察指标：末次灌胃后观察大鼠活动度，记录各组证候表观变化，2 h后眼球取血分离血清，ELISA法检测血清中E_2、LH、FSH、T、BGP、GnRH和IL-2含量；摘除胸腺、脾脏和子宫，称量湿重计算脏器指数；取下丘脑、垂体和子宫固定于10%福尔马林，用免疫组化法检测下丘脑、垂体、子宫中ER表达，下丘脑、垂体中AR表达；取右侧剩余部分卵巢，冷藏于-80℃，用CHIP-Seq技术检测卵巢经H3K4me3修饰后的表观遗传变化。

(2) 检测方法：实验中，大鼠血清指标的检测按照说明书进行。对H3K4me3修饰后的卵巢组织的表观遗传检测，首先进行CHIP预处理，包括甲醛处理、超声破碎、抗体结合、共沉淀、洗脱和解交联等步骤，随后进行CHIP-Seq实验，包括样品质检、文库构建、上机样本制备、上机操作和数据分析。

(七) 统计学方法

用SPSS21.0统计软件对实验结果进行统计学处理，计量资料用平均数±标准差（$\bar{X}\pm SD$）的形式表示，组间比较采用单因素方差分析，方差齐者用LSD法进行检验，方差不齐者用Games-Howell法检验，等级资料用Ridit检验。

(八) 结果和讨论

(1) 对围绝经期模型大鼠表观变化的影响：造围绝经期模型后，分别给予相应药物，连续30天，观察各组大鼠的表观变化。具体表观分级结果见表29-4-2。模型组大鼠的毛色光泽度下降，毛发易脱落，精神状态欠佳（活跃程度减少），饮食量减少，与空白组相比。各治疗组均表现出不同程度的改善，其中戊酸雌二醇组、更年安胶囊组、AAA大剂量组效果较为显著

表 29-4-2 AAA 对围绝经期大鼠表观变化的影响(单位:只)

组别	动物数(只)	给药剂量(mg/kg)	-	+	++	+++	P
空白组	10	—	10	0	0	0	
模型组	10	—	0	0	2	8	<0.01
戊酸雌二醇组	10	0.167	9	1	0	0	<0.01
更年安胶囊组	10	450	8	2	0	0	<0.01
AAA 总黄酮大剂量组	10	200	8	1	1	0	<0.01
AAA 总黄酮中剂量组	10	100	7	2	1	0	<0.01
AAA 总黄酮小剂量组	10	50	5	2	3	0	<0.01

注:所观察的 4 种表观包括毛色光泽度、毛发脱落情况、精神活跃状态和饮食量。-,四种表观均正常;+,四种表观中有一项不正常,其余良好;++,四种表观中有 2 项不正常,其余良好;+++,四种表观中有 3~4 项不正常

(2) 对围绝经期模型大鼠脏器指数的影响:由表 29-4-3 和图 29-4-1 可见,与空白组相比,模型组大鼠的胸腺、脾脏及子宫指数显著下降($P<0.01$),表明不完全去势大鼠出现了相关器官的萎缩,与 PMS 模型病变的表现一致。与模型组比,AAA 高、中、低剂量组及更年安胶囊组和戊酸雌二醇组可显著提高大鼠围绝经期模型的胸腺、脾脏及子宫指数($P<0.01$)。

表 29-4-3 AAA 对围绝经期模型大鼠胸腺、脾脏、子宫指数的影响

组别	动物数(只)	给药剂量(mg/kg)	胸腺指数(mg/kg)	胸腺指数(mg/g)	子宫指数(mg/g)
空白组	10	—	2.301±0.202	2.877±0.281	2.029±0.282
模型组	10	—	1.353±0.143△△	1.988±0.176△△	1.374±0.265△△
戊酸雌二醇组	10	0.167	1.811±0.194**	2.507±0.245**	1.869±0.233**
更年安胶囊组	10	450	1.735±0.277**	2.506±0.265**	1.870±0.307**
AAA 总黄酮大剂量组	10	200	1.652±0.187**	2.405±0.205**	1.733±0.250**
AAA 总黄酮中剂量组	10	100	1.643±0.192**	2.376±0.193**	1.726±0.199**
AAA 总黄酮小剂量组	10	50	1.642±0.223**	2.274±0.196**	1.695±0.240**

注:与空白组比较,△△$P<0.01$;与模型组比较,**$P<0.01$

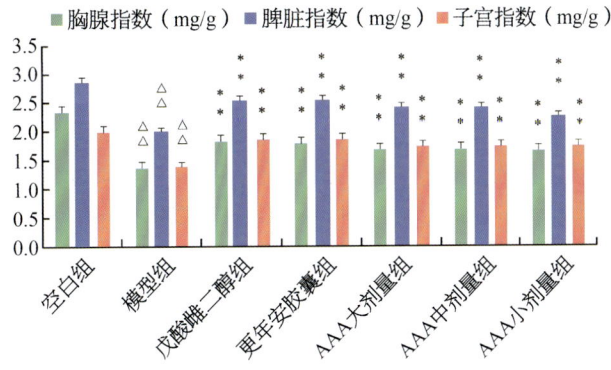

图 29-4-1 AAA 对围绝经期大鼠胸腺、脾脏和子宫指数的影响

(3) 对围绝经期模型大鼠激素水平的影响(表 29-4-4):与空白组相比,模型组大鼠的血清 E_2、T 含量显著下降($P<0.01$),LH 和 FSH 含量显著升高($P<0.01$),表明不完全去势诱导的围绝经期模型性激素紊乱与 PMS 模型激素症状一致。与模型组相比,AAA 大、中、小剂量组,戊酸雌二醇组,更年安胶囊组均可显著升高血清 E_2、T 水平($P<0.01$)和降低 FSH、LH 水平($P<0.01$)。

表29-4-4　AAA对围绝经期大鼠激素水平的影响

组别	动物数(只)	给药剂量(mg/kg)	E_2(pmol/L)	T(pg/mL)	FSH(IU/L)	LH(mIU/mL)
空白组	10	—	47.46±7.9	163.37±17.73	3.66±0.45	19.57±2.95
模型组	10	—	28.55±5.67△△	121.63±119.69△△	4.71±0.63△△	24.95±2.40△△
戊酸雌二醇组	10	0.167	45.29±8.51**	160.82±19.92**	3.79±0.44**	20.56±2.62**
更年安胶囊组	10	450	43.13±8.00**	157.91±16.10**	3.67±0.57**	20.57±2.13**
AAA大剂量组	10	200	42.54±7.97**	155.46±17.60**	3.69±0.52**	20.78±2.69**
AAA中剂量组	10	100	41.23±8.88**	152.19±16.04**	3.60±0.62**	19.49±2.50**
AAA小剂量组	10	50	40.27±8.90**	150.72±17.95**	3.45±0.61**	19.83±2.01**

注：与空白组比，△△$P<0.01$；与模型组比较，**$P<0.01$

（4）对围绝经期模型大鼠激素水平的影响（表29-4-5）：与空白组相比，模型组大鼠血清中的GnR水平显著升高，说明不完全去势诱导的围绝经期模型中性激素紊乱。与模型组比较，AAA各剂量组及正对照组均能降低GnRH水平。模型组大鼠血清中的BGP水平显著降低，说明骨钙质下降。与模型组比较，AAA各剂量组及正对照组均能升高BGP水平。模型组大鼠血清中的IL-2含量显著降低，说明免疫力下降。与模型组比较，AAA各剂量组及正对照组均能提高IL-2含量。

表29-4-5　AAA对围绝经期大鼠GnRH、BGP和IL-2的影响

组别	动物数(只)	给药剂量(mg/kg)	GnRH(mIU/mL)	BGP(pg/mL)	IL-2(pg/mL)
空白组	10	—	28.75±4.68	6.03±0.50	595.63±51.24
模型组	10	—	33.42±5.98△△	4.06±0.39△△	415.63±43.54△△
戊酸雌二醇组	10	0.167	27.22±5.06**	5.29±0.58**	521.25±36.85**
更年安胶囊组	10	450.000	27.28±5.39**	5.21±0.56**	518.33±44.65**
AAA大剂量组	10	200.000	26.83±5.28**	5.17±0.52**	509.38±64.65**
AAA中剂量组	10	100.000	26.86±5.14**	5.08±0.69*	489.79±67.40*
AAA小剂量组	10	50.000	27.77±5.63*	4.97±0.41**	469.17±69.76

注：与空白组比，△△$P<0.01$；与模型组比较，*$P<0.05$，**$P<0.01$

（5）对围绝经期模型大鼠雌性器官雌激素和雄激素受体表达的影响：AAA对围绝经期模型大鼠子宫、垂体、下丘脑中雌激素受体（ER）的表达（OD值）及垂体、下丘脑中雄激素受体（AR）的影响见表29-4-6、表29-4-7、图29-4-2和图29-4-3。与空白组相比，模型大鼠各组织中ER和AR的表达显著降低（$P<0.01$），表明不完全去势模型降低了雌雄激素的生物效应。与模型组比较，AAA大剂量组、戊酸雌二醇组、更年安胶囊组显著提高了ER在子宫、垂体、下丘脑的表达（$P<0.01$），并显著提高了AR在垂体、下丘脑的表达（$P<0.01$）；AAA中剂量组显著提高了ER在子宫、垂体、下丘脑的表达（$P<0.01$），并显著提高了AR在下丘脑的表达（$P<0.01$）；AAA小剂量组能明显提高了ER在子宫的表达（$P<0.05$），并显著提高了AR在下丘脑中的表达（$P<0.01$）。

表29-4-6　对围绝经期模型大鼠主要器官雌激素受体表达的影响（OD值）

组别	动物数(只)	给药剂量(mg/kg)	垂体	下丘脑	子宫
空白组	10	—	0.275±0.006	0.310±0.008	0.291±0.027
模型组	10	—	0.173±0.008△△	0.193±0.023△△	0.196±0.033△△
戊酸雌二醇组	10	0.167	0.228±0.014**	0.275±0.014**	0.266±0.026**
更年安胶囊组	10	450	0.221±0.015**	0.272±0.016**	0.270±0.036**
AAA总黄酮大剂量组	10	200	0.238±0.032**	0.286±0.013**	0.264±0.020**
AAA总黄酮中剂量组	10	100	0.233±0.023**	0.267±0.015**	0.252±0.013**
AAA总黄酮小剂量组	10	50	0.182±0.019	0.225±0.022	0.249±0.019*

注：与空白组比，△△$P<0.01$；与模型组比较，*$P<0.05$，**$P<0.01$

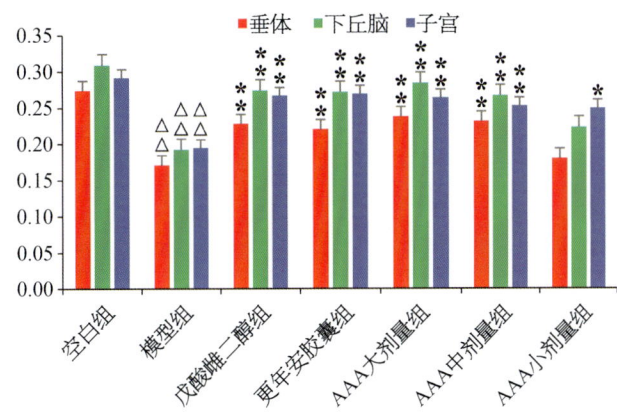

图 29-4-2　对围绝经期模型大鼠主要器官雌激素受体表达的影响（OD值）

表 29-4-7　对围绝经期模型大鼠主要器官雄激素受体表达的影响（OD值）

组别	动物数（只）	给药剂量（mg/kg）	垂体	下丘脑
空白组	10	—	0.315 ± 0.014	0.294 ± 0.013
模型组	10	—	$0.176 \pm 0.033^{\triangle\triangle}$	$0.152 \pm 0.021^{\triangle\triangle}$
戊酸雌二醇组	10	0.167	$0.259 \pm 0.030^{**}$	$0.225 \pm 0.012^{**}$
更年安胶囊组	10	450	$0.258 \pm 0.013^{**}$	$0.234 \pm 0.017^{**}$
AAA 总黄酮大剂量组	10	200	$0.270 \pm 0.017^{**}$	$0.226 \pm 0.013^{**}$
AAA 总黄酮中剂量组	10	100	$0.227 \pm 0.016^{*}$	$0.231 \pm 0.019^{**}$
AAA 总黄酮小剂量组	10	50	0.200 ± 0.023	$0.206 \pm 0.022^{**}$

注：与空白组比，$^{\triangle\triangle}P<0.01$；与模型组比较，$^{*}P<0.05$，$^{**}P<0.01$

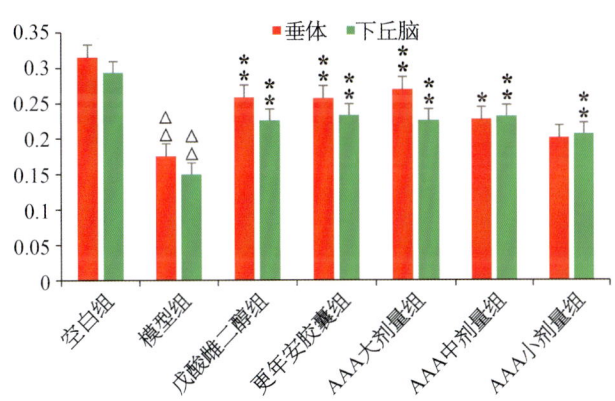

图 29-4-3　对围绝经期模型大鼠主要器官雄激素受体表达的影响（OD值）

（九）结论

不完全去势围绝经期大鼠模型组表现出多种异常症状，包括生理指标下降、血清激素水平异常，以及行为和外观方面的改变。而 AAA 能够改善这些异常，提高大鼠的生理指标和血清激素水平，同时改善外观和行为特征。

（刘斯语　郭　隽）

参考文献

[1] 陈奇.中药药理研究方法学[M].2版.北京:人民卫生出版社,2006.
[2] 曹泽毅.中华妇产科学[M].北京:人民卫生出版社,2014.
[3] 乐杰.《妇产科学》[M].5版.北京:人民卫生出版社,2000
[4] 刘宏奇.中医妇科学[M].2版.北京:科学出版社,2011
[5] 郁琦.绝经学[M].北京:人民卫生出版社,2013.
[6] 曹微良,王琼,李赛群,等.针刺治疗围绝经期综合征疗效系统评价[J].针灸临床杂志,2015,(9):5. DOI:10.3969/j.issn.1005-0779.2015.09.021.

[7] 陈士林,刘安,李琦,等.中药饮片标准汤剂研究策略[J].中国中药杂志,2016,41(8):1367-1375.

[8] 代云桃,靳如娜,吴治丽,等.基于标准汤剂(物质基准)的经典名方制备工艺和质量标准研究[J].中国实验方剂学杂志,2020,26(2):11. DOI:10.13422/j.cnki.syfjx.20200244.

[9] 付利鸿,苑丽英,乔钦增.中药组方治疗围绝经期综合征的临床疗效观察[J].世界中西医结合杂志,2015(1):3. DOI:10.13935/j.cnki.sjzx.150101.

[10] 黄星铭,闵晓霞,黄郁蓉.血清FSH、LHⅡ、E2检测在更年期妇女中的意义[J].北方药学,2011,8(5):2. DOI:CNKI:SUN:BFYX.0.2011-05-039.

[11] 江仙远,陈友香,侯安继.更年康片治疗更年期综合征的机理研究[J].中药药理与临床,2001,17(1):36-38.

[12] 李晓泓,郑玲,翟景慧,等.逆针灸对去卵巢大鼠子宫保护效应的观察[J].针刺研究,2008,4(3):229-234.

[13] 李瑞奇,白明,苗明三.更年期综合征动物模型的特点及研究展望[J].中医学报,2012,27(6):3.

[14] 黎桂玉,段雪琳,林基勇.大豆异黄酮对围绝经期综合征动物模型性激素水平及病理变化的影响[J].广西中医药大学学报,2016,19(3):5.

[15] 马贵洲,徐禾和,蔡志雄,等.雌激素及其受体与心血管系统疾病[J].心血管病学进展,2009,30(3):6. DOI:10.3969/j.issn.1004-3934.

[16] 满玉晶,赵丽妍,陈月,等.围绝经期综合征中西医发病机制初探[J].中国中医药现代远程教育,2011,9(13):2. DOI:CNKI:SUN:ZZYY.0.2011-13-119.

[17] 秦尔奇,鲁凌云,贾必安,等.针刺治疗围绝经期综合征现代分子机制研究综述[J].中华中医药杂志,2016,31(3):3. DOI:CNKI:SUN:BXYY.0.2016-03-057.

[18] 乔林,熊英,徐克惠."中国绝经管理和绝经激素治疗指南(2018)"解读[J].实用妇产科杂志,2019,35(3):4. DOI:CNKI:SUN:SFCZ.0.2019-03-011.

[19] 王美莲,钟华绣,孙丽洲,等.两种结合雌激素对改善绝经期综合征的临床观察[J].南京医科大学学报(自然科学版),2007,27(9):989.

[20] 王宇华,许惠琴,狄留庆,等.生杜仲和盐杜仲对小鼠免疫功能的影响和抗疲劳作用研究[J].中药药理与临床,2008,24(2):2. DOI:10.3969/j.issn.1001-859X.2008.02.023.

[21] 王清津,蔡晓玲,刘可.不同剂量利维爱治疗更年期综合征短期疗效和安全性分析[J].中国妇幼保健,2009,24(20):3. DOI:CNKI:SUN:ZFYB.0.2009-20-033.

[22] 王琴,李宗横.围绝经期综合征的中西医治疗[J].西南军医,2010,12(5):938-940.

[23] 王萍,杨海燕,王丽萍,等.从表观遗传学开展复杂性疾病证候本质的研究[J].中华中医药杂志,2011,26(5):3. DOI:CNKI:SUN:BXYY.0.

[24] 王霞.小剂量雌激素替代治疗围绝经期综合征临床分析[J].中国临床研究,2014,27(7):2. DOI:10.13429/j.cnki.cjcr.2014.07.033.

[25] 徐春华,张治广,谢明杰.大豆异黄酮的抗氧化和抗肿瘤活性研究[J].大豆科学,2010,29(5):4. DOI:CNKI:SUN:DDKX.0.2010-05-032.

[26] 辛卫云,白明,苗明三.基于表观遗传学的中医药现代研究思考[J].中华中医药学刊,2016,34(1):94-97.

[27] 杨科峰,蔡美琴.异黄酮对心血管作用的研究进展[J].上海第二医科大学学报,2005,25(5):532-534.

[28] 尤俊霞,程慧莲,郭英,等.中西医结合治疗绝经综合征的现状研究[J].新疆中医药,2011,29(2):4. DOI:10.3969/j.issn.1009-3931.2011.02.042.

[29] 郑灵芝,李素霞,袁勤生.大豆异黄酮抗氧化性质的研究[J].食品与药品,2006,8(02A):3. DOI:10.3969/j.issn.1672-979X.2006.02.016.

[30] 周轶琳,赵敏,杨杏芬,等.大豆异黄酮对去势大鼠类雌激素样作用的研究[J].华南预防医学,2007,33(3):20-23.

[31] 张敏,孙永,沈梅红,等.围绝经期综合征非药物疗法现状[J].中国老年学杂志,2014,000(024):7132-7134.

[32] 左涛,宋航.杜仲中环烯醚萜类物质对性激素转化的调控作用[J].化工进展,2016,35(B11):5. DOI:10.16085/j.issn.1000-6613.2016.s2.056.

[33] 《中成药治疗优势病种临床应用指南》标准化项目组.中成药治疗更年期综合征临床应用指南(2020年)[J].中国中西医结合杂志,2021,41(4):9. DOI:10.7661/j.cjim.20210213.010.

[34] Aswar U, Gurav M, More G, et al. Effect of aqueous extract of Solanum xanthocarpum Schrad. & Wendl. on postmenopausal syndrome in ovariectomized rats [J]. Journal of integrative medicine, 2014, 12(5): 439-446.

[35] Avis N E, Crawford S L, Greendale G, et al. Duration of menopausal vasomotor symptoms over the menopause transition [J]. JAMA internal medicine, 2015, 175(4): 531-539.

[36] Burger H, Woods N F, Dennerstein L, et al. Nomenclature and endocrinology of menopause and perimenopause [J]. Expert review of neurotherapeutics, 2007, 7(sup1): S35-S43.

[37] Brink H V, Chizen D, Hale G, et al. Age-related changes in major ovarian follicular wave dynamics during the human menstrual cycle [J]. Menopause, 2013, 20(12): 1243-1254.

[38] Bromberger J T, Kravitz H M, Chang Y, et al. Does risk for anxiety increase during the menopausal transition? Study of women's health across the nation [J]. Menopause, 2013, 20(5): 488-495.

[39] Bužgová R, Kaniokova J. The influence of hormone replacement therapy on the quality of life of women in menopause [J]. Ceska Gynekologie, 2013, 78(5): 420-426.

[40] Bruyneel M. Sleep disturbances in menopausal women: Aetiology and practical aspects [J]. Maturitas, 2015, 81(3): 406-409.

[41] Cohen L S, Joffe H, Guthrie K A, et al. Efficacy of omega-3 for vasomotor symptoms treatment: a randomized controlled trial [J]. Menopause, 2014, 21(4): 347-354.

[42] Eghlidi D H, Haley G E, Noriega N C, et al. Influence of age and 17β-estradiol on kisspeptin, neurokinin B, and prodynorphin gene expression in the arcuate-median eminence of female rhesus macaques [J]. Endocrinology, 2010, 151(8): 3783-3794.

[43] Eisenberger A, Westhoff C. Hormone replacement therapy and venous thromboembolism [J]. The Journal of steroid biochemistry and molecular biology, 2014, 142: 76-82.

[44] Enbom E T, Le M D, Oesterich L, et al. Mechanism of hepatotoxicity due to black cohosh (Cimicifuga racemosa): histological, immunohistochemical and electron microscopy analysis of two liver biopsies with clinical correlation [J]. Experimental and molecular pathology, 2014, 96(3): 279-283.

[45] Freeman E W, Sammel M D, Lin H, et al. Duration of menopausal hot flushes and associated risk factors [J]. Obstetrics & Gynecology, 2011, 117(5): 1095-1104.

[46] Freeman E W, Sammel M D, Sanders R J. Risk of long-term hot flashes after natural menopause: evidence from the Penn Ovarian Aging Study cohort [J]. Menopause, 2014, 21(9): 924-932.

[47] Freeman E W, Sammel M D, Gross S A, et al. Poor sleep in relation to natural menopause: a population-based 14-year follow-up of midlife women [J]. Menopause, 2015, 22(7): 719-726.

[48] Green R, Polotsky A J, Wildman R P, et al. Menopausal symptoms within a hispanic cohort: SWAN, the study of Women's Health Across the Nation [J]. Climacteric, 2010, 13(4): 376-384.

[49] Gambacciani M, Levancini M. Hormone replacement therapy and the prevention of postmenopausal osteoporosis [J]. Menopause Review/Przegld Menopauzalny, 2014, 13(4): 213-220.

[50] Hale G E, Hughes C L, Burger H G, et al. Atypical estradiol secretion and ovulation patterns caused by luteal out-of-phase (LOOP) events underlying irregular ovulatory menstrual cycles in the menopausal transition [J]. Menopause, 2009, 16(1): 50-59.

[51] Hall M H, Okun M L, Sowers M F, et al. Sleep is associated with the metabolic syndrome in a multi-ethnic cohort of midlife women: the SWAN Sleep Study [J]. Sleep, 2012, 35(6): 783-790.

[52] Harlow S D, Gass M, Hall J E, et al. Executive summary of the Stages of Reproductive Aging Workshop + 10: addressing the unfinished agenda of staging reproductive aging [J]. The Journal of Clinical Endocrinology & Metabolism, 2012, 97(4): 1159-1168.

[53] Handley A P, Williams M. The efficacy and tolerability of SSRI/SNRIs in the treatment of vasomotor symptoms in menopausal women: a systematic review [J]. Journal of the American Association of Nurse

Practitioners, 2015, 27(1): 54 - 61.

[54] Hwang D S, Kim N, Choi JG, et al. Dangguijakyak-san ameliorates memory deficits in ovariectomized mice by upregulating hippocampal estrogen synthesis [J]. BMC complementary and alternative medicine, 2017, 17: 1 - 8.

[55] Herson M, Kulkarni J. Hormonal agents for the treatment of depression associated with the menopause [J]. Drugs & Aging, 2022, 39(8): 607 - 618.

[56] Jarry H. Estrogen receptor beta and its selective ligands: an option for treatment of menopausal vasomotor symptoms? [J]. Hormone Molecular Biology and Clinical Investigation, 2013, 16(1): 7 - 12.

[57] Kravitz H M, Joffe H. Sleep during the perimenopause: a SWAN story [J]. Obstetrics and Gynecology Clinics, 2011, 38(3): 567 - 586.

[58] Kravitz H M, Schott L L, Joffe H, et al. Do anxiety symptoms predict major depressive disorder in midlife women? The Study of Women's Health Across the Nation (SWAN) Mental Health Study (MHS) [J]. Psychological medicine, 2014, 44(12): 2593 - 2602.

[59] Koebele S V, Nishimura K J, Bimonte-Nelson H A, et al. A long-term cyclic plus tonic regimen of 17β-estradiol improves the ability to handle a high spatial working memory load in ovariectomized middle-aged female rats [J]. Hormones and behavior, 2020, 118: 104656.

[60] Lisabeth L, Bushnell C. Stroke risk in women: the role of menopause and hormone therapy [J]. The Lancet Neurology, 2012, 11(1): 82 - 91.

[61] Liu T, Huang Y, Zhang J, et al. Transplantation of human menstrual blood stem cells to treat premature ovarian failure in mouse model [J]. Stem cells and development, 2014, 23(13): 1548 - 1557.

[62] Li K, Hüsing A, Fortner R T, et al. An epidemiologic risk prediction model for ovarian cancer in Europe: the EPIC study [J]. British journal of cancer, 2015, 112(7): 1257 - 1265.

[63] Lundqvist A, Andersson E, Ahlberg I, et al. Socioeconomic inequalities in breast cancer incidence and mortality in Europe — a systematic review and meta-analysis [J]. The European Journal of Public Health, 2016, 26(5): 804 - 813.

[64] Lima F B, Leite C M, Bethea C L, et al. Progesterone increased β-endorphin innervation of the locus coeruleus, but ovarian steroids had no effect on noradrenergic neurodegeneration [J]. Brain research, 2017, 1663: 1 - 8.

[65] Liu T, Ma Y, Zhang R, et al. Resveratrol ameliorates estrogen deficiency-induced depression-and anxiety-like behaviors and hippocampal inflammation in mice [J]. Psychopharmacology, 2019, 236: 1385 - 1399.

[66] Liu Y, Wang C, Wang G, et al. Loureirin B suppresses RANKL-induced osteoclastogenesis and ovariectomized osteoporosis via attenuating NFATc1 and ROS activities [J]. Theranostics, 2019, 9(16): 4648.

[67] Lan X Y, Yu H, Chen Q J, et al. Effect of liquiritin on neuroendocrine-immune network in menopausal rat model [J]. Phytotherapy research, 2020, 34(10): 2665 - 2674.

[68] Miao M, Tian S, Guo L, et al. The effect of curculigoside on mouse model of perimenopausal depression [J]. Saudi journal of biological sciences, 2017, 24(8): 1894 - 1902.

[69] Ma M, Yuan Q, Ye L, et al. An experimental study of amniotic lacrimal duct stents in the treatment of perimenopausal female rabbits with dry eye [J]. Molecular Medicine Reports, 2019, 19(2): 1056 - 1064.

[70] Medina-Contreras J M L, Villalobos-Molina R, Zarain-Herzberg A, et al. Ovariectomized rodents as a menopausal metabolic syndrome model. A minireview [J]. Molecular and Cellular Biochemistry, 2020, 475: 261 - 276.

[71] Newton K M, Reed S D, Guthrie K A, et al. Efficacy of yoga for vasomotor symptoms: a randomized controlled trial [J]. Menopause, 2014, 21(4): 339 - 346.

[72] Portman D J, Gass M L S. Genitourinary syndrome of menopause: new terminology for vulvovaginal atrophy from the International Society for the Study of Women's Sexual Health and the North American Menopause Society [J]. The journal of sexual medicine, 2014, 11(12): 2865 - 2872.

[73] Robinson D, Toozs-Hobson P, Cardozo L. The effect of hormones on the lower urinary tract [J]. Menopause International, 2013, 19(4): 155 - 162.

[74] Reed S D, Lampe J W, Qu C, et al. Premenopausal vasomotor symptoms in an ethnically diverse population [J]. Menopause, 2014, 21(2): 153 - 158.

[75] Santoro N, Crawford S L, Lasley W L, et al. Factors related to declining luteal function in women during the menopausal transition [J]. The Journal of Clinical Endocrinology & Metabolism, 2008, 93(5): 1711 - 1721.

[76] Santoro N, Komi J. Prevalence and impact of vaginal symptoms among postmenopausal women [J]. The journal of sexual medicine, 2009, 6(8): 2133 - 2142.

[77] Santen R J, Allred D C, Ardoin S P, et al. Postmenopausal hormone therapy: an endocrine society scientific statement [J]. The Journal of Clinical Endocrinology & Metabolism, 2010, 95(7_supplement_1): s1 - s66.

[78] Santoro N, Randolph J F. Reproductive hormones and the menopause transition [J]. Obstetrics and Gynecology Clinics, 2011, 38(3): 455 - 466.

[79] Somboonporn W, Panna S, Temtanakitpaisan T, et al. Effects of the levonorgestrel-releasing intrauterine system plus estrogen therapy in perimenopausal and postmenopausal women: systematic review and meta-analysis [J]. Menopause, 2011, 18(10): 1060 - 1066.

[80] Stein R A. Epigenetics and environmental exposures [J]. J Epidemiol Community Health, 2012, 66(1): 8 - 13.

[81] Santoro N. Perimenopause: from research to practice [J]. Journal of women's health, 2016, 25(4): 332 - 339.

[82] Thurston R C, Sowers M F R, Sternfeld B, et al. Gains in body fat and vasomotor symptom reporting over the menopausal transition: the study of women's health across the nation [J]. American journal of epidemiology, 2009, 170(6): 766 - 774.

[83] Thurston R C, Christie I C, Matthews K A. Hot flashes and cardiac vagal control during women's daily lives [J]. Menopause, 2012, 19(4): 406 - 412.

[84] Thurston R C, Aizenstein H J, Derby C A, et al. Menopausal hot flashes and white matter hyperintensities [J]. Menopause, 2016, 23(1): 27 - 32.

[85] Troìa L, Martone S, Morgante G, et al. Management of perimenopause disorders: hormonal treatment [J]. Gynecological Endocrinology, 2021, 37(3): 195 - 200.

[86] Valdiviezo C, Lawson S, Ouyang P. An update on menopausal hormone replacement therapy in women and cardiovascular disease [J]. Current Opinion in Endocrinology, Diabetes and Obesity, 2013, 20(2): 148 - 155.

[87] Waugh E J, Lam M A, Hawker G A, et al. Risk factors for low bone mass in healthy 40 - 60 year old women: a systematic review of the literature [J]. Osteoporosis international, 2009, 20: 1 - 21.

[88] Wuttke W, Jarry H, Haunschild J, et al. The non-estrogenic alternative for the treatment of climacteric complaints: black cohosh (cimicifuga or actaea racemosa) [J]. The Journal of steroid biochemistry and molecular biology, 2014, 139: 302 - 310.

[89] Yasui T, Uemura H, Tomita J, et al. Association of interleukin-8 with hot flashes in premenopausal, perimenopausal, and postmenopausal women and bilateral oophorectomized women [J]. The Journal of Clinical Endocrinology & Metabolism, 2006, 91(12): 4805 - 4808.

[90] Zong W, Zhong X, You J, et al. Genome-wide profiling of histone H3K4-tri-methylation and gene expression in rice under drought stress [J]. Plant molecular biology, 2013, 81: 175 - 188.

第三十章
女性性功能障碍药理学

第一节 概 述

(一) 概念

女性性功能障碍(female sexual dysfunction,FSD)是一个涉及女性性健康的复杂医学概念,是指低性欲、降低的性唤起、性高潮困难及性行为中疼痛等问题。指的是在性活动中出现的持续或反复的问题,这些问题会导致个人困扰或人际关系问题。女性性功能障碍可以分为以下几个主要类别。

性欲不振障碍(HSDD)是最常见的FSD之一,据估计在美国有大约700万女性患有这种疾病。其特征是性欲(即性思维或幻想)自发或响应性降低或不存在,伴随着负面情绪状态和个人痛苦。

性唤起障碍:指的是在性活动中无法达到或维持适当的生理性唤起状态。这种情况通常表现为阴道润滑不足或完全缺乏,可能伴随着性欲减退。

性高潮障碍:指在性活动中出现达到性高潮的困难或者完全无法达到性高潮的情况。这种障碍可能是偶发的,也可能是长期存在的,它可以影响到女性的性满足感和整体性生活质量。

性疼痛障碍:主要表现为在性行为过程中出现的疼痛感。这种疼痛可能会在性交开始时或进行中出现,甚至可能在性交后持续感到不适。

(二) 流行病学

女性性功能障碍是一种相对常见的性健康问题,其发病率在10%~40%,受多种因素的影响。

根据研究数据,性欲不振障碍在美国女性中相当普遍。一项调查报告显示,在包括绝经前女性、外科绝经后女性和自然绝经后女性的横断面研究中,24%~36%的美国女性报告存在低性欲问题。另一项研究发现,HSDD的患病率在不同年龄组之间变化,范围从9%~26%不等,其中在年龄介于20~49岁的外科绝经后女性中的HSDD发病率较高。

另一项调查发现,在美国成年女性中,与性欲、性唤起或性高潮问题相关的患病率分别为37.7%、25.3%和21.1%,这些问题导致9.5%、5.1%和4.6%的困扰。这些数据还显示,年龄较大的女性中存在更高比例的性欲问题,其中45~64岁年龄组的性欲问题患病率最高,达到38.1%。

(三) 病因

性反应是一个独特的混合体验,涵盖了心理和生理方面的元素。它受到性心理发展、对性行为的态度及性伴侣的直接影响,并且这些因素共同塑造和影响了人类性反应的性质和表现方式。

压力是导致性问题的常见原因,包括工作压力、失业压力、经济问题、家庭问题和人际冲突等。精神疾病通常与性问题相关。例如,抑郁症可以导致性行为动机和性欲的降低。一般健康状况不佳,特别是外周血管疾病和糖尿病,可能会影响性反应,包括生殖器反应的不足。酒精和毒品的滥用也与性问题有关,酗酒可能导致睾酮水平下降、神经病变、性器官敏感度降低、高血压、抑郁等问题。

(四) 临床治疗

治疗性功能障碍的方法不尽相同,但有一些通用原则。首先,详细记录病史和进行适当的临床检查和调查可以帮助区分器质性和心理性原因。尽管大多数性功能障碍没有进行对照研究,但估计有60%~80%是由心理因素引起的,如婚姻不和谐和抑郁症。一旦确定了原因,就可以采取适当的治疗措施。

性欲望障碍通常难以治疗。教育患者了解性欲望会受到年龄、习惯、压力和关系问题的影响是重要的。

可能的治疗方法包括药物剂量调整、绝经后女性的激素替代疗法、阿扑吗啡、阿迪依和育亨宾。然而,只有前两种方法已被证明有效。

值得注意的是,女性性功能障碍是一个复杂的问题,涉及情感和社会因素等多个方面。因此,即使是最有效的药物治疗也需要在解决了其他相关因素的基础上进行。在考虑任何治疗方法之前,建议与医生进行充分的讨论,了解可能的益处和风险。

第二节　女性性功能障碍生物学模型

女性性周期的不同阶段受到神经通路和激素水平的调节,这些激素可能促进性欲、性唤起和性高潮,同时也可能导致性行为的下降或抑制(图30-2-1)。

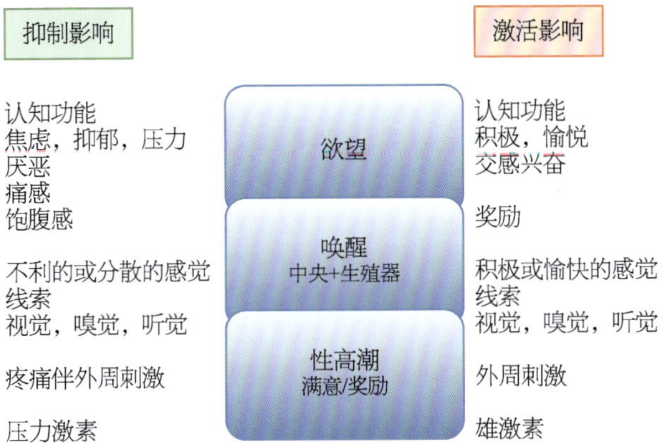

图30-2-1　女性性行为归纳(欲望、唤起、高潮和奖励)示意图

多种因素可以激活和抑制性周期的每个阶段。认知对下丘脑和边缘系统的激活可以增加欲望和性唤起,而大脑抑制性区域(皮质、下丘脑、边缘系统和中脑)的激活,可能导致性行为的抑制或停止。外周刺激可能仅导致局部生殖器的性唤起,也可能取决于从外周神经经过脊髓到大脑的兴奋性(多巴胺、催产素、去甲肾上腺素和黑素皮质素)和抑制性(阿片类物质、5-羟色胺和内源性大麻素)神经传递的完整性和平衡,而导致中枢性的性唤起和欲望。正常水平下的雄激素(睾酮和雌二醇)在外周和中枢都能增强性功能,而压力激素(如皮质醇)会抑制性兴趣。

用于研究女性性功能障碍的动物模型必须能够以可靠和可预测的方式反映人类的生理和行为状况。过去几十年来,对大鼠的研究已经为我们提供了有关性功能的药理学、神经解剖学和内分泌机制的重要了解。然而,对其他物种的研究也具有各自的优势,因为它们能够提供不同层面的洞察,特别是对于更复杂的认知和行为。

与啮齿动物相比,灵长类动物(如猕猴、猿类)具有更接近人类的生物学特征,尤其是在没有激素干预的情况下表现出更多的认知和复杂的行为。这使得它们成为研究性功能障碍和性行为的更相关的模型。通过使用基因敲除小鼠,研究人员可以深入了解遗传因素对性功能的影响,并探索特定激素(如雌激素受体α、催产素、GnRH等)在调节女性性行为中的重要性。其他物种,如叙利亚仓鼠,对于理解激素和大脑通路在社会性行为中的作用非常有价值。此外,鸟类和一夫一妻制的草原田鼠也被用来研究性唤起和性行为的激素调节,这对于我们理解催产素和阿片类药物在社会联系中的作用至关重要。

总的来说,动物模型对于研究女性性功能障碍及与临床诊断和治疗实践相关的方面提供了重要的洞察力。它们帮助科学家们更好地理解性功能的生物学基础,为开发新的治疗方法和药物提供了重要的线索。同时,不同物种的研究也提供了更全面的视角,有助于深入探讨性功能障碍的多样性和复杂性。

(一) 性欲望和性冲动的行为模型

在动物行为模型中,欲望、觉醒和奖励这些行为之间没有明确的分隔线,因为它们通常相互交织、相互依赖。然而,对于女性性行为的某些方面,包括提示和偏好,可以暗示动机(欲望)、觉醒和奖励的某些变化。这些性行为通常被分为两种类型:一是圆满性,即参与交配的能力,另一种是性欲或感受性,指的是性行为的动机或欲望。

研究人员利用对这些特定性行为的理解来设计有效的实验技术,以代表女性性行为的各个方面。在解释任何动物的行为时,需要考虑被测量的反应是纯粹的反射性,还是受到动机驱动的,以及实验条件对行为的影响。这有助于更准确地研究和理解女性性功能障碍及性行为的调节机制。

1. 性动机或欲望的交配措施　在雌性大鼠中,会表现出一系列特定的行为,如耳朵摆动、跳跃和飞奔,并且它们在性接受期会调整接近雄性的次数和频率。这种调整反映了雌性大鼠性动机或性欲的变化,并强调了雌性大鼠为了获得奖励而进行有节奏的交配的重要性。这些性行为可以通过在多室起搏室、两层室、迷宫或选择框中记录感知行为来研究,并且对于识别与女性性行为相关的大脑区域(如内侧视前区、下丘脑腹内侧、边缘区域等)和神经递质(如多巴胺在预期性接触奖励时的释放)非常重要。

最近的研究调查了雌性大鼠的感知行为(如跳跃/飞奔)和踱步行为,以检验这些行为是否呈正态分布,以确定是否存在个体之间的差异。如果个体表现出高或低的性动机/行为,这些雌性可能模拟性欲亢进或性欲低下,可以被预先选择和研究。研究人员观察了三组雌性大鼠,一组表现出回避行为,一组表现出正常的接近行为,另一组则表现出高度接近雄性的行为;随着时间的推移,每个个体的行为似乎都是稳定的。

监测雌性大鼠行为的相关性在许多临床前研究中具有显而易见的意义,并已证明在测量女性性功能方面非常有效。使用双层起搏室,研究人员发现,使用黑素皮质素激动剂 bremelanotide (PT-141)治疗后,雌性的恳求行为显著增加。此外,急性或慢性服用选择性5-羟色胺再摄取抑制剂(SSRI,如氟西汀或帕罗西汀)的雌性大鼠显示出前倾行为和性激励动机的减少;SSRI类药物还可以降低女性的性行为表现。

另一项研究使用雄性和雌性稳定配对的狨猴,研究了氟班色林(一种5-HT1A激动剂和5-HT2A拮抗剂)或8-OH-DPAT(一种5-HT1A激动剂)治疗对性行为和社会行为的影响。先前的研究表明,5HT1A受体激活可以抑制雌性啮齿动物的前凸行为。在猴子中进行的研究显示,氟班丝林治疗的雌性猴引发了更多雄性的性兴趣,并导致伴侣之间更多的梳理行为。相比之下,8-OH-DPAT治疗的雌性表现出对雄性性行为的拒绝增加,雄性的性兴趣也下降,对雄性伴侣表现更多的攻击性。氟班色林已被证明可以提高雌性大鼠的性欲和性接受度,并且对抑郁症和性欲减退症女性的性功能也有改善作用。

2. 运用操作性反应的动机　在这些研究中,老鼠被训练完成一项任务,例如按压杠杆或戳鼻子,以获得奖励。通过评估为获得奖励而付出的努力和注意力,可以有效地衡量欲望或渴望的表达程度。这种模式已经被用于训练雌性大鼠对其首选伴侣或后续的性行为进行调节。

卡明斯和贝克尔进行了一项研究,通过统计雌性大鼠在一个双腔装置中戳鼻子的次数,来量化雌性的性动机。在这个装置中,测量了雌性大鼠接近雄性并与之交配的动机强度。这些研究的优势在于,它们可以同时评估雌性大鼠的引诱行为(如跳和耳朵摆动)和接受性行为(前凸)。在第一项研究中,研究者发现,与没有激素启动(即没有性接受)的雌性大鼠相比,激素启动的雌性大鼠表现出明显更强烈的性动机,更快地接近性活跃的雄性大鼠,并花更多时间与雄性大鼠直接接触。这项技术提供了一种新方法来评估女性性行为,希望进一步的研究可以验证这个模型与女性性动机的相关性。

3. 使用偏好测试的动机和奖励　选择范式的动物模型可用于测量多个因素,包括请求性行为、性行为的预期条件动机、在性动机前花费的时间及在不同性动机之间做出的选择,这些因素通常用来衡量性欲。性行为强度的增加或减少被认为是基于欲望的强度差异。

性偏好范式利用了与性奖励相结合的习得经验,例如与性经验相关的刺激或与性奖励有关的行为。这些偏好通常在性互动之前表现出来,使雌性能够集中精力在性刺激上。某些偏好范例需要不同程度的训练,因此在研究中并不经常使用。

这种技术也可以用来研究雌性大鼠的大脑区域在嗅觉刺激和性行为激活方面的相关性。例如,当雌性大鼠与带有杏仁气味的雄性交配后,雌性大鼠会选择带有杏仁气味的雄性而不是没有杏仁气味的雄性,请求和接受射精。这种偏好在无节奏的行为范式下不会表现出来。在视觉性刺激和性高潮的脑成像研究中,大鼠的激活大脑区域与女性被唤醒的区域相似。这些大脑区域包括皮质、纹状体、伏隔核、内侧杏仁核、MPOA(下丘脑腹内侧)等,它们受到多种神经递质的调节,包括血清素、阿片类药物、多巴胺、去甲肾上腺素和催产素等。

由于雌性大鼠的性奖励通常发生在雌性被允许调整交配节奏时,这些奖励状态可以通过条件位置偏好范式来测量。在这个范式中,雌性只有在经历有节奏的交配后立即被置于条件位置偏好箱中,才会对环境表现出明显的偏好。人工阴道-宫颈刺激(使用玻璃棒或柱塞模拟插入的力度或频率)用作奖励和繁殖刺激,模仿了雄性的插入行为。例如,通过在雌性大鼠卵巢切除后进行激素刺激,每隔30 s进行15次刺激,可以诱导雌性大鼠产生可靠的条件位置偏好。其他研究使用润滑画笔或小棉花振动器单独观察阴蒂刺激,结果表明,如果刺激频率为每5 s 1次,连续5次试验,那么条件位置偏好就会显著增加。因此,刺激的模式和频率对于性动机和条件位置偏好的变化具有重要意义。阴道、宫颈和阴蒂刺激均能引发强烈的条件位置偏好。然而,在没有激素启动的卵巢切除雌性中,阴蒂刺激仍然可以产生性奖励,这表明阴蒂刺激的性奖励可能与雌激素和黄体酮的循环水平无关。在雌性啮齿动物中,激素启动对于触发阴蒂刺激通路是必要的,这使得雄性能够在攀爬和插入行为中刺激雌性的阴蒂。全身或局部应用纳洛酮可以阻断与起搏器相关的条件位置偏好,因此,阿片通路的激活对于性奖励是必要的。

(二) 性唤起的动物模型

1. 中枢兴奋　全身性觉醒包括激活大脑通路(皮质、下丘脑和网状结构),以增加心率、血压和血流量,并提供感觉的警觉性,使运动系统能够通过从大脑到脊髓、周围神经和肌肉的下行通路做出反应。因此,性唤醒包括某种形式的中枢性唤醒。一些研究探讨了中枢兴奋和性功能之间的关系。有报道称,甲基苯丙胺可以通过提高全身性唤醒来增加女性的性欲和性行为;当雌性大鼠服用甲基苯丙胺时,也增加了前凸的发生率和性动机。

中枢和性唤醒涉及到特定大脑通路活动的增加。有研究报告指出,在雌性接受来自雄性的各种刺激(如坐骑、插入或射精)后,通过立即观察早期基因 $c-fos$ 的表达位置,可以确定激活的大脑神经元位置。这些研究表明,在激活女性性行为时,MPOA、VMN、纹状末梢床核和内侧杏仁核等不同的脑区中,$c-fos$ 表达增加。

调节 MPOA、VMN 和脑干网状神经元活动的细胞机制,都被认为与女性性行为有关,并且最近已经通过电生理学和膜片钳技术进行了研究。这些研究表明,去甲肾上腺素可以增加 VMN 神经元的兴奋性;而组胺可以通过降低钾电流来使 VMN 神经元去极化。

2. 生殖器兴奋　自主神经(包括盆腔神经和胃下神经)及躯体周围神经(阴部感觉神经)在介导性器官的觉醒和感觉方面起着关键作用。女性的生殖器兴奋涉及到阴道润滑和血流增加,这有助于阴蒂勃起和阴道充血。据报道,骶神经刺激可以改善女性的性功能(人体阴部和骨盆神经纤维包括在 S2~S4 中)。动物模型的神经刺激研究可能有助于理解传入神经刺激的机制及其在调节性唤起和减轻骨盆疼痛中的作用。使用大鼠和兔子的动物模型已经被开发来模拟生殖器兴奋中的生理变化。刺激盆腔神经可以增加阴道和阴蒂的血流、阴道长度、阴蒂海绵体内的压力及阴道腔内的压力。刺激阴部感觉神经(支配阴蒂和阴道的主要感觉神经)也可以引起类似的反应。然后,感觉输入通过背角和脊髓中间神经元传递,改变副交感神经的输出,从而导致阴道血流增加。刺激 MPOA(前视前核)也可以导致阴道血流增加,这表明可能存在从大脑唤醒中心诱导生殖器唤醒反应的途径。有趣的是,MPOA 刺激也在雄性中引起了类似射精的反应。

已经有证据表明,阴蒂勃起的机制与阴茎勃起的机制相似。阴蒂背神经的神经解剖路径类似于阴茎背神经,构成了阴蒂神经感觉分支的一部分,调节阴蒂的感觉和充血。此外,内皮和神经元一氧化氮途径的证据也有文献记载。然而,在临床研究中,西地那非并没有改善女性性唤起障碍患者的性功能或显著增加阴蒂充盈。磷酸二酯酶 5 型抑制剂可能对与抗抑郁药治疗相关的性问题的女性有益,但对神经性性功能障碍或性欲障碍的女性似乎效果较差或无效。

研究神经递质或电场刺激对阴道或阴蒂组织的收缩和松弛作用的体外平滑肌制剂有可能进一步加深我们对性唤起反应和性高潮时肌肉收缩强度的外周机制的理解。很少有研究关注皮肤受体和上皮组织。由于生殖器刺激和性皮肤刺激可以增加性唤起,这可能是未来研究模型的一个机会。

(三) 性高潮的动物模型

女性性高潮时的生理反应包括盆底、肛门括约肌和阴道的收缩,呼吸、血压的增加和催产素的释放。目前唯一能够模拟性高潮生理反应的动物模型是尿道反射(UGR)。在雌性大鼠中,通过尿道的短暂扩张或刺激阴部神经的传入,可以激活 UGR,这会产生阴部运动神经的节律性收缩,从而影响盆底肌肉、括约肌、阴道、肛门括约肌和子宫。UGR 的感觉阈值可以通过输注经尿道的血清素而降低。这个模型已被用于绘制脊髓和大脑神经元及激活 UGR 的通路。这个神经网络包括腰骶背角、背灰连接、内侧和外侧灰质的传入输入,特别是在与腹下神经和骨盆神经的交感神经和副交感神经节前神经元重叠的区域。

在大脑中,副巨细胞核、下丘脑室旁核、VMN、导水管周围灰质、MPOA、杏仁核内侧、终纹床核和皮质都包含了在生殖器感觉刺激下调节的神经元。这些区域与人类性高潮时的功能性磁共振成像和 PET 扫描所显示的大脑区域有重叠。

(四) 疼痛的力学模型

阴道超敏反应可以通过对雌性大鼠阴道进行膨胀测试来测量。在麻醉状态下,会插入一个润滑的球囊进入阴道,避开子宫颈,并随着时间的推移观察痛觉过敏的发生。然后在不同的膨胀体积下测试逃逸反应。Berkley和他的同事们将这种膨胀模型与卵巢切除相结合，提出了一种模拟与卵巢功能丧失相关的性交困难的模型。雌激素替代疗法可以逆转这种超敏反应。

第三节　女性性功能障碍治疗药理学研究

（一）女性性功能障碍发病机制研究进展

1. **生理状态的改变**　绝经后的阴道干燥和相关的性交疼痛影响了15%~30%的女性，年轻女性中也有5%~25%的女性报告了润滑不足和相关的性交疼痛。在绝经前的女性中，阴道痉挛引起的性交疼痛是最常见的原因之一，影响了15%~18%的女性。关于单纯的缺乏性高潮，尽管出现高度的性唤起，目前的研究尚无确定的患病率数据，因为研究通常将性唤起低下的女性与缺乏性高潮的女性一起考虑。

2. **抑郁状态**　抑郁症会对性欲减弱，导致对身体愉悦的渴望减少，还会减少情感亲密度。在这种情况下，人们往往不太会努力获取所需的性刺激和性环境。大脑中的性信息处理受到注意力不集中、非性的思维和情感的严重干扰，从而导致最低程度的兴奋和没有触发的性欲。在抑郁症中，调节性唤起的神经递质也发生了改变。结果在生理和情感上都不令人满意，不会激发进一步的性互动的动机。

与此同时，抑郁症也可能削弱了性激励：无愉悦感减少了对身体愉悦的渴望；抑郁症减少了情感亲密度，这对女性来说是一种主要的性激励。在抑郁症中，没有太多的努力来获取所需的性刺激和性环境。大脑中的性信息处理受到注意力不集中、非性的思维和情感的严重干扰，从而导致最低程度的兴奋和没有触发的性欲。在抑郁症中，调节性唤起的神经递质也发生了改变。结果在生理和情感上都不令人满意，不会激发进一步的性互动的动机。

3. **焦虑**　焦虑也已被流行病学研究证实与低性欲和性唤起困难的风险因素有关，而最近的研究强烈将各种焦虑症状与性高潮困难和性疼痛联系在一起。焦虑性唤起增加了交感神经系统的活动，同时也增加了女性生殖器充血，涉及了可能被焦虑的女性误解为威胁的非生殖感觉，从而消除了任何潜在的性愉悦。实验室研究证实，如果先前触发焦虑，则女性的主观唤起会减少，而生殖器充血可能会增加。这与女性的生殖器性唤起/充血和主观性唤起之间通常较差的相关性一致。这些由交感神经驱动的生理感觉包括呼吸急促、体温升高、肌肉紧张和心悸，被称为"焦虑性唤起"。高度焦虑的女性不太可能从性唤起的生理感觉中获得愉悦。

4. **抗抑郁药物**　药物相关的性功能障碍在抑郁和焦虑的初步治疗及长期维持治疗中都是一个严重的问题。不幸的是，性副作用通常在治疗的前3周内出现，而在改善情绪之前，从而存在早期停药的风险。从长远来看，情感障碍处于缓解状态的女性可能会发现自己需要权衡继续使用药物以维持情绪和停药以改善性生活的困境。幸运的是，现在已有可选择的治疗干预措施，可以限制抗抑郁药物对女性性功能的抑制作用。相关抗抑郁药引起性功能的机制见表30-3-1。

表30-3-1　抗抑郁药导致性功能障碍的作用机制和风险

药物	主要相关机制	抗抑郁药引起的性功能障碍风险	注解
选择性血清素再吸收抑制剂（SSRI）	阻断5-羟色胺再摄取	高	荟萃分析：风险相似
选择性5-羟色胺去甲肾上腺素再摄取抑制剂（SNRI）	阻断5-羟色胺再摄取，去甲肾上腺素激活	中	去甲文拉法辛&度洛西汀更低风险?
单胺氧化酶抑制剂（MAOI）	多巴胺，去甲肾上腺素激活，血清素激活	中	Td司来吉兰低风险?
喹硫平	拮抗多巴胺D1,D2受体,5-羟胺2受体,5-羟胺1A受体	中	小于精神分裂症的剂量?
米氮平	去甲肾上腺素激活，血清素激活但阻断5-羟色胺2受体,多巴胺	低	体重增加问题
安非他酮	多巴胺，去甲肾上腺素激活	非常低	

续 表

药物	主要相关机制	抗抑郁药引起的性功能障碍风险	注解
曲唑酮	5-羟色胺2受体/5-羟色胺2C受体拮抗，弱5-羟色胺再摄取	非常低	
甲氯苯酰胺	MAOI可逆	非常低	
维拉扎酮	SSRI+5-羟色胺1A受体部分激动剂	可忽略不计	需要更多的研究
沃替西汀	"多模式"：抑制5-羟色胺转运体，激动5-羟色胺1A受体	可忽略不计	需要更多的研究
阿立哌唑	D2部分激动剂、5-羟色胺1A受体、5-羟色胺2A受体拮抗剂，保留催乳素	可忽略不计	需要更多的研究
锂	不清楚	中	需要更多的研究

注：Td，迟发性运动障碍；? 正在研究中，尚不明确

5. **精神疾病** 患有精神疾病的女性可能经历多种性功能障碍，包括受损的性唤起、性高潮延迟或缺失、性活动频率减少及性满足感降低。最近的研究表明，与以前的假设相反，患有精神疾病的女性在伴侣和独立的性欲方面可能与健康女性相似，这强调了性功能障碍的多因素性质。

一些研究发现，未经药物治疗的精神患者中性功能障碍的发生率高于一般水平，这表明性功能障碍的原因可能不仅限于药物因素。一些研究还发现，精神疾病症状的严重程度与性功能障碍程度之间存在相关性，包括阳性和阴性症状的评估量表（PANSS）得分与对性的兴趣和享受之间的关联。这表明精神疾病本身的症状可能在性功能障碍的发病机制中发挥作用，如低动力、认知障碍、判断力差、幻觉和妄想等，这些因素可能影响女性建立亲密关系。另外，患有精神疾病的女性可能更容易感到孤独，缺乏伴侣，这也会影响她们的性满足感。

6. **其他因素** 社会污名化、童年性虐待和亲密伴侣暴力是其他潜在的性功能障碍的风险因素。与此同时，与抗精神病药物和精神疾病本身相关的身体健康问题，如代谢综合征、肌张力紊乱症状等，也可能导致性功能障碍。

7. **HDSS病因学研究** 女性（及男性）的性功能不仅包括心理和行为因素（如关系质量、生活压力和文化信仰），还依赖一系列激素和神经递质，这些激素和神经递质构成了性反应的生物学基础。神经递质，如5-羟色胺（5-羟色胺或5-HT）对性行为具有抑制作用。性激素，包括睾酮和雌二醇，也是性反应的重要兴奋因素，以及扩张血管的介质，如一氧化氮。HSDD的病因可能涉及性反应的兴奋性和抑制性两方面之间的不平衡，其中兴奋性反应不足、抑制性反应过度或两者兼而有之，导致了HSDD的症状。因此，已经研究了激素（如外源性睾酮）和一系列可以调节性反应中的神经递质的药物剂作为治疗女性HSDD的方法。

关于HSDD的神经生物学成分的证据也来自正电子发射断层扫描成像研究，这些研究表明，当比较患有或没有HSDD的妇女时，她们在大脑活动方面存在差异：患有HSDD的妇女似乎在大脑皮质右半球的激活上较弱，可能导致对性刺激的反应减弱，而没有HSDD的妇女则没有这种情况。患有HSDD的妇女在左半球方面的去激活较少，即似乎无法去激活高级处理，这表明了性抑制途径的持续存在。同样，使用功能性磁共振成像对比了患有HSDD和没有性功能障碍历史的妇女的大脑活性，也发现了大脑活性的差异。

（二）女性性功能障碍治疗药物作用机制研究进展

性类固醇（包括雌激素、睾酮和孕酮）在性与生殖方面发挥着关键作用，其循环水平和代谢物对于身体各个组织的性反应至关重要。它们的影响范围包括中枢和外周性反应，尤其是在性类固醇水平下降时，其作用变得更加显著。

在中枢神经系统内，性类固醇影响神经回路，使其对性刺激有选择性的反应，从而促使神经化学状态更有可能引发性反应。在泌尿生殖系统层面，性类固醇起到了重要的调节作用，通过神经化学机制来影响组织对外部和内部刺激的反应敏感性，同时调节了生殖器血管充血、阴道润滑和阴蒂充血等生理过程。

因此，雌激素分泌不足、雄激素分泌不足及与衰老过程相关的生理变化都可能显著引发女性性功能障碍。这些变化可能是自然原因（如哺乳期闭经、绝经）、病理性原因（如原发性和继发性闭经、卵巢功能不全）及医源性原因（如手术性绝经、化疗/放疗引起的绝经，其他激素治疗，如激素避孕、促性腺激素释放激素类似物、糖皮质激素等）所致。

目前，激素治疗通常被推荐给绝经后的女性，用于缓解HSDD和更年期泌尿生殖系统综合征（GSM）等。

1. 更年期激素治疗　绝经期激素治疗(MHT)是一种治疗选择,针对新近绝经的女性,特别是那些报告中度至重度血管舒缩症状和需要预防骨质流失的患者。

(1) 雌激素和孕激素:对于性功能的影响,系统性MHT已经在临床试验中研究,尤其是在早期绝经或有更年期症状的妇女中,有一些证据显示性功能得到了小到中度的改善。然而,在未经选择的绝经后妇女中,尚未明确是否应该考虑激素类型、剂量和给药途径的差异,以最小化外源性雌激素引起的相对雄激素不足。一些研究表明,经皮雌二醇相对较低地影响循环性激素结合球蛋白(SHBG)和游离睾酮,相对口服雌激素制剂更有利于改善早期绝经后妇女的性功能,这是通过女性性功能指数(FSFI)评分来衡量的。

(2) 替博龙:一种选择性组织雌激素活性调节剂,已在许多国家被批准用于治疗更年期症状和预防骨质疏松症。由于其多种内分泌特性(雌激素、孕激素和雄激素),专门进行了替博龙对绝经后女性性功能影响的研究。结果显示,与传统的雌激素-孕激素联合治疗相比,替博龙在改善性欲、唤醒和满意度方面表现出更大的优势,也能显著增加报告FSD的绝经后妇女的阴蒂循环。

(3) 经皮睾酮:经皮睾酮治疗最初在欧洲被批准用于治疗手术绝经妇女的HSDD。随后的随机对照试验评估了自然绝经妇女接受或不接受雌激素/雌激素-孕激素联合治疗的疗效和短期安全性。最近的系统回顾和荟萃分析也得出结论,睾酮可以显著提高绝经后性欲低下与焦虑相关的女性的性功能。但目前大多数国家还没有批准用于女性的睾酮产品。

(4) 口服脱氢表雄酮:横断面研究显示,内源性脱氢表雄酮(DHEA)对女性健康的多个方面,包括性功能,都有积极影响。然而,随机对照试验尚未证明DHEA全身治疗对于肾上腺功能正常的绝经后妇女性功能有显著影响。但当DHEA在肾上腺功能不全的情况下使用时,可能会产生一定的益处。

2. 中枢神经系统回路　中枢神经系统回路在性类固醇的作用中扮演着关键角色,它介导了性反应中的本能、情感和行为成分。事实上,兴奋性神经内分泌信号,如多巴胺、去甲肾上腺素及黑素皮质素受体(MC3R和MC4R),以及抑制性信号,如血清素、内源性大麻素和阿片系统,共同调节了性欲、性唤起、性高潮和性满足等性功能。

这些信号的神经内分泌平衡受到激素环境的影响,同时也受到其他生物、心理和社会刺激的调节和抑制。HSDD可能涉及大脑中对抑制通路的易感性,或者与神经结构和功能的适应性变化相关,导致兴奋性减少和(或)抑制性增加。

这一理论背景支持了研究精神活性药物作为治疗性欲低下和性唤起障碍的有效性,特别是在绝经前的女性中。这些药物可能通过影响中枢神经系统的神经递质平衡来改善性功能,从而提供了一种治疗选择,以恢复或增强性欲和性唤起,改善性满足度。

(1) 氟班色林:一种中枢作用药物,具有5HT1A受体激动剂和5HT2A受体拮抗剂的特性,它可以增加中枢神经系统内多巴胺和去甲肾上腺素的水平。氟班色林是同类药物中的首个获批用于治疗绝经前妇女广泛性获得性HSDD的药物。

(2) 布美兰肽:一种黑色素皮质素受体激动剂,具有高亲和力的MC4R受体,可促进多巴胺的释放。最近,它也被批准用于绝经前妇女的广泛性获得性HSDD的治疗。

(3) 其他精神类药物:除了氟班色林和布美兰肽,一些精神活性药物也可用于治疗心境障碍患者和SSRI诱导的HSDD患者,调节性反应的神经内分泌平衡,以获得一些益处。例如,安非他酮和丁螺环酮已被研究用于对抗性欲和性唤起障碍。曲唑酮,作为具有镇静作用的抗抑郁药,也被研究用作FSD的潜在治疗药物。多巴胺/血清素比例的积极调节似乎在帮助女性克服性欲和性唤起障碍方面发挥关键作用。尽管阿扑吗啡在男性勃起功能障碍的治疗中获得批准,但在绝经前女性中的研究仍处于初步阶段,副作用和临床相关性方面尚需进一步研究。

3. 神经血管/神经肌肉系统　神经血管/神经肌肉系统受性类固醇的影响,与肾上腺素能、胆碱能、非肾上腺素能、非胆碱能神经递质及其他血管活性物质(如血管肠肽和一氧化氮)之间存在相互作用。这些分子调节生殖器血管充血、阴道润滑、阴蒂充血等过程,同时对于实现性高潮的盆底功能也至关重要。

PDE5抑制剂,尤其是西地那非,已经在绝经前和绝经后的妇女中进行试验,但目前的证据尚不充分。在性欲低下的女性中,性反应的生殖器和主观测量之间存在不一致性。

4. HSDD治疗　治疗HSDD的方法可能包括多模式方法(图30-3-1),如基于咨询、个体和(或)夫妻心理治疗及激素和药物治疗。一些非药物治疗HSDD的选项包括传统性治疗和认知行为疗法(CBT)。在传

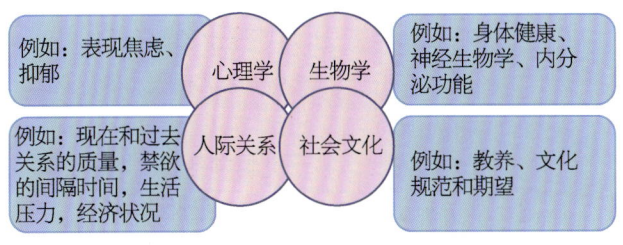

图 30-3-1 生物心理社会模型示意图

统性治疗中,采用具体的技巧来解决性欲、性唤起、性高潮和疼痛问题。通常情况下,性治疗是一种持续3个月的短期治疗,可在个体、夫妻或团体环境中进行。

一些获得其他疾病批准使用的药物,如抑郁症和焦虑症治疗药物,可能对 HSDD 的治疗产生积极影响,因为它们可能有利于影响参与性反应的神经递质。这些药物包括伯普利烷(一种去甲肾上腺素和多巴胺再摄取抑制剂)和丁螺酮(结合5-羟色胺和多巴胺受体),以及这些药物的联合治疗(表30-3-2)。在一些临床研究中,这些治疗方法已经显示出对 HSDD 患者有效,国际性医学咨询会议(ICSM)已经将这些干预措施分配了2级证据水平。

表 30-3-2 非标签和联合治疗性欲不振的概述

治疗	机制	主要发现
丁螺环酮	5-HT1A 自身受体部分激动作用;5-羟色胺能张力降低	119 例抑郁症患者的研究,在丁螺环酮组58%的患者和安慰剂组30%的患者中观察到性功能改善
安非他酮	抑制多巴胺和去甲肾上腺素的再摄取;烟碱乙酰胆碱受体的拮抗作用	在一项对患 HSDD 非抑郁女性进行的研究中,29%对安非他酮缓释片治疗有应答;药物耐受性良好
		随机、双盲、安慰剂对照研究,安非他酮缓释片对患有 HSDD 的排卵妇女有效且耐受性良好
睾酮	外源性系统性睾酮凝胶	对于患有 HSDD 的绝经后妇女,在没有获得批准的女性制剂的情况下,可以超说明书开具已批准的男性制剂的睾酮,剂量约为男性制剂的1/10。由于缺乏治疗 HSDD 的有效性和安全性证据,不建议使用复合制剂
睾丸激素组合力比多	睾酮+西地那非(磷酸二酯酶-5抑制剂)睾酮+丁螺环酮	对患 HSDD 或 FSD 的绝经前或绝经后妇女的研究;与安慰剂相比,睾酮/西地那非显著增加性功能主观指标(性欲、性唤起)
		对患 HSDD 或 FSD 的绝经前或绝经后妇女的研究;与安慰剂相比,睾酮+丁螺环酮可显著提高性功能主观指标(性欲、性唤起)
安非他酮/曲唑酮	去甲肾上腺素和多巴胺再摄取抑制剂;5-羟色胺 2A 受体和 5-羟色胺转运体的阻断	在患 HSDD 的绝经前女性中完成Ⅱa期临床研究;与单用安非他酮相比,安非他酮/曲唑酮可显著增加治疗反应

(周 文 周 莉)

参考文献

[1] Ågmo A. Animal models of female sexual dysfunction: basic considerations on drugs, arousal, motivation and behavior [J]. Pharmacology Biochemistry and Behavior, 2014,121:3-15.

[2] American College of Obstetricians and Gynecologists. Female sexual dysfunction: ACOG practice bulletin clinical management guidelines for obstetrician-gynecologists, number 213 [J]. Obstetrics and gynecology, 2019,134(1):e1-e18.

[3] Basson R, Berman J, Burnett A, et al. Report of the international consensus development conference on female sexual dysfunction: definitions and classifications [J]. The Journal of urology, 2000,163(3):888-893.

[4] Basson R, Gilks T. Women's sexual dysfunction associated with psychiatric disorders and their treatment [J]. Women's health, 2018, 14:1745506518762664.

[5] Clayton A H, Juarez E M V. Female sexual dysfunction [J]. Medical Clinics, 2019,103(4):681-698.

[6] Clayton A H, Valladares Juarez E M. Female Sexual Dysfunction [J]. Psychiatr Clin North Am, 2017,40(2):267-284.

[7] Kingsberg S A, Simon J A. Female hypoactive sexual desire disorder: a practical guide to causes, clinical diagnosis, and treatment [J]. Journal of Women's Health, 2020,29(8):1101-1112.

[8] Laan E, Rellini A H, Barnes T. Standard operating procedures for female orgasmic disorder: consensus of the International Society for Sexual Medicine [J]. The journal of sexual medicine, 2013,10(1):74-82.

[9] Marson L, Giamberardino M A, Costantini R, et al. Animal models for the study of female sexual dysfunction [J]. Sexual medicine reviews, 2013,1(2):108-122.

[10] Levin R J. The pharmacology of the human female orgasm — its biological and physiological backgrounds [J]. Pharmacology Biochemistry and Behavior, 2014,121:62-70.

[11] Meston C M, Frohlich P F. The neurobiology of sexual function [J]. Archives of General Psychiatry, 2000,57(11):1012-1030.

[12] Modelska K, Cummings S. Female sexual dysfunction in postmenopausal women: systematic review of placebo-controlled trials [J]. American journal of obstetrics and gynecology, 2003,188(1):286-293.

[13] Marson L, Giamberardino M A, Costantini R, et al. Animal models for the study of female sexual dysfunction [J]. Sexual medicine reviews, 2013,1(2):108-122.

[14] Nappi R E, Tiranini L, Martini E, et al. Medical treatment of female sexual dysfunction [J]. Urologic Clinics, 2022,49(2):299-307.

[15] Nappi R E, Cucinella L. Advances in pharmacotherapy for treating

female sexual dysfunction [J]. Expert Opinion on Pharmacotherapy, 2015, 16(6):875-887.

[16] Nappi R E, Cucinella L, Martella S, et al. Female sexual dysfunction (FSD): Prevalence and impact on quality of life (QoL) [J]. Maturitas, 2016, 94:87-91.

[17] Parish S J, Hahn S R, Goldstein S W, et al. The international society for the study of women's sexual health process of care for the identification of sexual concerns and problems in women [C]//Mayo Clinic Proceedings. Elsevier, 2019, 94(5):842-856.

[18] Rahman S. Female sexual dysfunction among muslim women: increasing awareness to improve overall evaluation and treatment [J]. Sexual medicine reviews, 2018, 6(4):535-547.

[19] Reed M A. Female sexual dysfunction [J]. Clinics in Plastic Surgery, 2022, 49(4):495-504.

[20] Nappi R E, Tiranini L, Martini E, et al. Medical treatment of female sexual dysfunction [J]. Urologic Clinics, 2022, 49(2):299-307.

[21] Spiteri T, Ogawa S, Musatov S, et al. The role of the estrogen receptor α in the medial preoptic area in sexual incentive motivation, proceptivity and receptivity, anxiety, and wheel running in female rats [J]. Behavioural brain research, 2012, 230(1):11-20.

[22] Simon J A, Athavale A, Ravindranath R, et al. Assessing the burden of illness associated with acquired generalized hypoactive sexual desire disorder [J]. Journal of Women's Health, 2022, 31(5):715-725.

[23] Xu X, Coats J K, Yang C F, et al. Modular genetic control of sexually dimorphic behaviors [J]. Cell, 2012, 148(3):596-607.

第三十一章
女性不孕药理学

第一节 概 述

(一) 概念

女性不孕(female infertility，FI)是指夫妇在经过一年的定期性交后未能成功怀孕。根据世界卫生组织(WHO)的最新定义，不孕是一种导致功能障碍的疾病。

不孕症进一步分为初级不孕和继发性不孕。初级不孕的女性是指从未被诊断为临床怀孕的女性，并符合被分类为不孕的标准。继发性女性不孕适用于未能确立临床妊娠但之前曾被诊断为临床怀孕的女性。

(二) 流行病学

据估计，在欧美国家，育龄妇女中的不孕症发生率为每七对夫妇中就有一对，在发展中国家则为每四对夫妇中就有一对。

继发性不孕是全球最常见的女性不孕类型。继发性不孕在世界上不安全堕胎率高和产妇护理不良的地区最为常见，易导致流产或产后感染。

(三) 病因

普遍观念认为，年龄相关的生育能力丧失是由于胚胎期间存储在两个卵巢中的卵母细胞持续减少所致，首先导致生育能力降低，然后在绝经开始时的10年后完全丧失。此外，随着生育年龄的增长，卵母细胞质量也会下降，除了卵泡的早期招募，还会导致排卵障碍、排卵频率降低和黄体期功能障碍等问题，都会导致受孕率降低(表31-1-1)。

(1) 性腺功能减退：下丘脑促性腺激素释放激素(GnRH)的分泌或垂体功能受损，导致黄体生成素(LH)和卵泡刺激素(FSH)对性腺的不足刺激。

(2) 纤毛功能障碍：输卵管依赖于有效的纤毛活动来传输精子和胚胎。虽然输卵管的纤毛可能会被病原体或炎症损害，但纤毛结构和功能的原发性障碍(原发性纤毛运动障碍症)也会影响输卵管传输，使其易于异位孕囊植入和不孕。

表31-1-1 不孕的病因

男女双方
促性腺激素分泌不足的性腺功能减退症
高催乳素血症
纤毛功能紊乱
囊性纤维化
感染
系统性疾病
生活方式相关因素/疾病
女性
卵巢功能不全
多囊卵巢综合征
子宫内膜异位症
子宫肌瘤
子宫内膜息肉

(3) 囊胞性纤维症(cystic fibrosis，CF)：是一种以异常黏液分泌为特征的疾病。CF与女性的生育能力相关，因为它直接影响生殖道上皮细胞。黏稠的宫颈黏液影响了精子的穿透。

(4) 感染：感染因素对生育能力有不同的损害方式。可以女性导致盆腔炎和输卵管阻塞。根据试管婴儿成功率的数据，在输卵管积水的情况下，胚胎着床的潜力会降低。

(5) 沙眼衣原体：最常导致不孕的感染性因素是沙眼衣原体，在西班牙裔中的发病率最高(33.3%)。流行病学数据表明，曾经感染沙眼衣原体与男女不孕有关。

(6) 系统性疾病：严重的全身性疾病，如败血症或严重的肾脏疾病，一般会妨碍胚胎的着床。一些疾病，如不稳定型糖尿病、未受控制的乳糜泻病(在未解释的不孕或反复流产的女性中的患病率比普通人群高5

倍)、维生素 D 不足、活动性自身免疫疾病和亚临床甲状腺功能减退,似乎也与受孕概率降低有关。

(7) 与生活方式相关的因素/疾病:性交频率、饮食限制、过度运动、压力、肥胖、吸烟、大麻消耗和酒精摄入等生活方式因素和疾病也都可能对生育能力产生影响。这些因素可能导致排卵减少、卵巢功能异常、输卵管阻塞、精子质量下降及其他生殖问题。

(8) 影响女性生育能力的因素:早期卵巢功能减退、多囊卵巢综合征、子宫内膜异位症、子宫肌瘤和子宫内膜息肉等因素都可以影响女性的生育能力。这些疾病可能导致卵巢功能异常、子宫内膜异常和输卵管阻塞等问题,从而影响着床和妊娠的潜力。

(四) 症状与体征

女性不孕症的症状可能因个体而异,但通常包括以下几种。

(1) 月经周期异常:周期过长(35 天以上)、过短(少于 21 天)、不规则,或月经缺失。

(2) 重度或疼痛性月经:月经影响日常活动可能是子宫肌瘤或子宫内膜异位症的症状。实际上,20%~40%的女性不孕症与子宫内膜异位症有关。

(3) 性交疼痛:性交疼痛可能指向潜在疾病,如子宫内膜异位症或盆腔炎症。

(4) 激素失衡的症状:突然体重增加、脱发、持续疲劳、水肿、头痛、乳头分泌、面部毛发增长或严重痤疮都是可能的激素紊乱迹象,这些条件会使受孕更加困难。

(5) 阴道疼痛和(或)瘙痒:伴随分泌物的疼痛或瘙痒可能意味着阴道感染。如果不治疗,像衣原体、淋病和支原体这样的感染最终可能导致不孕。

(五) 组织病理学

1. 输卵管阻塞性不孕

(1) 输卵管脓肿:主要是由淋球菌感染的后遗病变,或慢性炎症急性复发及再次感染引起的。通常由于输卵管开口闭锁或不同部位管腔完全或不完全阻塞,导致脓液排出受阻而积聚。输卵管可能不同程度扩张、增粗,有时呈不规则梭形,或者呈节段性的肉肠状。通常伴随着卵管周围的炎症,并且与周围器官发生粘连。

(2) 输卵管积水:病变可能涉及输卵管的全部或某一节段。外观类似长形柱状鱼泡或卵圆形囊肿,通常管壁外观薄而透明。

(3) 慢性间质性输卵管炎:输卵管呈不同程度的增大,原因是输卵管管壁增厚。伞端可能出现完全或部分的闭锁和阻塞,黏膜皱襞向内卷曲。

(4) 输卵管-卵巢肿块:在纤维组织中可以观察到增生和不规则的肌纤维,散在的慢性炎症细胞浸润,周围存在残留的卵巢和输卵管组织,后者可能出现不同程度的慢性炎症。

2. 子宫内膜异位致不孕 将子宫碎片注入小鼠腹腔后发现,异位病灶不仅出现在腹壁、网膜组织和脾脏周围,还分布在小肠壁周围的系膜区、胰腺周围、膀胱壁、子宫壁及穿刺针口周围的组织。小鼠腹腔内注射子宫碎片后的第 3 天,就能够观察到异位病灶的形成,如图 31-1-1 所示。研究还发现,在内膜碎片进入盆腔、腹腔,或者附着在盆腹腔脏器表面、黏附和植入的过程中,存活(植入成功)和不存活(植入失败)的病灶具有不同的肉眼特征:存活的病灶呈现暗红色,有光泽,局部血管扩张或增生明显;而不存活的子宫碎片则呈现灰白色,无光泽,周围组织血管反应不明显。

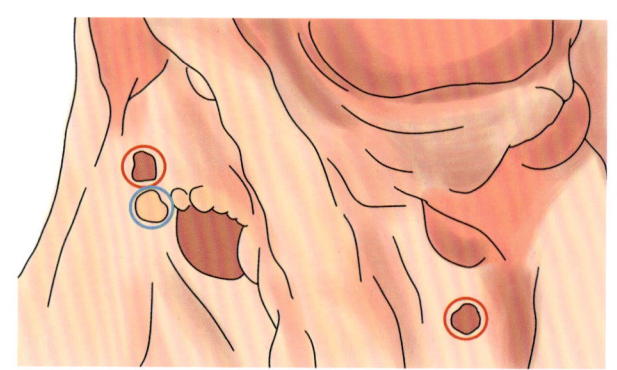

图 31-1-1 小鼠第三天异位子宫内膜位置示意图

3. 输卵管炎致不孕 慢性输卵管炎表现出一系列非特异性感染性的病理学变化,其主要特征包括炎性反应、纤维化和修复过程。非特异性感染导致输卵管黏膜充血和水肿,改变了周围组织的微环境,导致局部组织毛细血管扩张,增加了管壁的通透性。这会阻碍血液循环,导致血液瘀积。随着炎症的进展,输卵管管壁黏膜上皮表面会发生粘连,管壁会受到淋巴细胞和浆细胞的浸润,导致管腔内纤毛的摆动功能丧失,黏膜皱襞逐渐减少或消失。炎症还可能扩展至输卵管肌层,导致输卵管分泌的抗炎因子如白细胞介素等引发纤维化和修复机制,形成粘连和瘢痕组织。这些器质性或功能性的改变都可能影响精子和卵子的结合及卵子在输卵管中的移动,最终导致不孕问题的发生。

(六) 治疗药物

常用的不孕治疗方法包括通过药物诱导排卵的促排卵和以诱导多个成熟卵泡为目的的卵巢刺激。无论是定时性交或宫内受精都可以在排卵时实现受精。另外,成熟的卵母细胞也可以直接从卵巢中取出,通过超声引导针进行受精。

治疗药物,首选是克罗米芬酮(CC)。克罗米芬酮是一种选择性雌激素受体调节剂(SERM),具有雌激素拮抗和激动作用,最终增加垂体促性腺激素的释放。将克罗米芬酮与子宫内受精结合使用可能会增加妊娠的机会。关于药物开始的具体周期日(从第2~5天)对排卵、妊娠或活产的结果几乎没有差异。

另一种常用于诱导排卵的口服药物是来曲唑。来曲唑是一种芳香化酶抑制剂,通过阻止雄烯二酮和睾酮转化为雌酮和雌二醇来防止雌激素的产生。根据美国妇产科学会(ACOG)的建议,对于多囊卵巢综合征的女性,应优先考虑使用来曲唑,而不是克罗米芬酮。与克罗米芬酮相比,来曲唑的优势包括更高的单卵泡发育率,减少双胞胎妊娠的风险。

促性腺激素疗法是更深入的治疗方案,用于WHO 1、2或3级排卵障碍。对于在多个克罗米芬酮周期后未能怀孕的女性,促性腺激素被作为第二线治疗选择使用。

第二节　女性不孕生物学模型

在研究治疗不孕症的进程中,创建具备高度临床可比性的不孕动物模型,具备不可或缺的地位。为了模拟不孕症的多样化临床特征,国内外学者已采用多种不同病症特点的动物模型进行研究。目前,大鼠、小鼠及家兔等动物模型在临床实践中被广泛采用,以深入探究不孕症的生物学机制。这些模型的研究将为开发针对不孕症的有效治疗方法提供坚实的科学基础。因此,对这些不孕症动物模型的研究和应用,具有重要的学术和临床价值,也为不孕症的深入研究开辟了广阔前景。

(一) 子宫内膜异位致不孕

在研究子宫移植领域,传统的自体移植方法通常通过剥离子宫内膜,并将其逆向植入体壁,以构建子宫内膜异位的动物模型,旨在模拟异位病灶侵袭和生长的特征。然而,这种模型在组织学特性和生物反应上存在一定程度的与人类不同之处。

为了解决子宫移植中的两个主要问题,即血流重建和移植物排斥反应,自体移植实验被广泛开展,以便分别研究血流重建的关键方面。鉴于盆腔的复杂血管解剖结构,已经发展了多种血流重建手术方法。其中,最常见的是网膜固定术,它通过将网膜包裹并缝合在移植物周围,创造出自然形成血流重建的环境。早在1964年,母羊通过自体子宫移植用网膜固定术成功分娩出12只小羊。另一种血流重建方法是将子宫固定在阔韧带上,这种方法在1986年被用于兔子子宫移植,并取得了满意的结果。

1973年,Barzilai等研究了狗自体子宫移植,分别采用网膜固定术和血管吻合术两种方法。结果显示,采用网膜固定术的移植子宫大部分发生了变性坏死,而采用血管吻合术的子宫生存良好,其中2例成功怀孕,1例成功分娩。尽管血管吻合术涉及更高的外科技术难度,但它仍然广泛应用于动物模型的子宫移植研究中。

与其他大型实验动物(如猪、狗和兔子)相比,羊的骨盆结构、器官大小和生殖特性更加接近人类。2009年,Wranning等采用髂外血管端侧吻合的方法为母羊进行了自体子宫移植,并成功检测了卵巢功能,进行了自然交配,然后在怀孕3个月后进行了剖腹产手术,结果显示移植的子宫表现出良好的存活性,产下的胎儿与正常对照组相当。2011年,Iori Kisu等研究了非人类灵长类动物——猕猴的自体子宫移植,发现子宫功能得以成功重建,月经周期稳定。2010年,Enskog等用髂外血管吻合术为狒狒进行了自体子宫-输卵管-卵巢移植,2例狒狒出现了月经,表明子宫和卵巢功能得以成功重建,腹腔镜检查还显示移植子宫的大小正常。2011年,Johannesson等成功进行了狒狒自体子宫移植,移植后出现规律月经,尽管没有怀孕,但这主要是由于输卵管粘连梗阻引起的。

这些研究为子宫移植领域提供了宝贵的实验数据,深刻探讨了不同血流重建方法的有效性,并展示了成功重建子宫功能的潜力。

(二) 羟基脲灌胃致不孕

肾阳虚证是中医中描述的一种证候,通常由于肾中的阳气不足,导致了温煦、推动等功能的下降,从而表现出生殖能力减退的症状。为了更好地研究和理解肾阳虚证,一些研究人员进行了模型优化工作,以建立更符合该证候特征的动物模型。其中,一项方法是将冰水与羟基脲进行复合灌胃,以建立周期更短、症状更为突出的肾阳虚证动物模型。董文然等研究人员采用了这种方法,成功建立了肾阳虚证不孕小鼠模型。

(三) 输卵管结扎致不孕

经丝线结扎输卵管的操作,可实现输卵管的完全性闭塞,其病理变化表现为输卵管结构严重受损,黏膜呈糜烂状态,伴随不同程度的炎症细胞浸润。这些病理改变的产生原因复杂多样,其中机械性刺激因素可能起到了重要作用。这种机械性刺激是由于结扎导致输卵管管腔闭塞,同时也可能因机械性损伤而引发局部血液循环障碍、无菌性炎症反应及组织修复反应等生物学过程。此外,术中消毒不严或合并感染等因素也可能对输卵管结扎术后的病理改变产生影响。

研究结果表明,通过输卵管结扎术实施的闭塞方法能够达到彻底阻塞输卵管的效果,同时在病理层面也反映出输卵管结构的显著破坏。这一发现强调了机械性因素在输卵管结扎术中的重要性,为我们深入理解输卵管结扎的生物学机制提供了有力的依据。然而,值得注意的是,术中操作的严谨性及感染相关的因素也需要被纳入考虑,以更全面地解释输卵管结扎术后的病理变化。这些研究成果对于我们对于输卵管结扎手术的认知和临床应用具有重要指导意义。

(四) 输卵管内注射感染液致不孕

有研究采用混合大肠埃希菌、金黄色葡萄球菌和链球菌的无菌生理盐水溶液(按2:1:1的比例稀释,以获得浓度约为 3×10^9 CFU/mL 的混合菌液)。这一混合菌液被缓慢注射到家兔的输卵管-卵巢区域,通过输卵管内直接注射感染液的方式实现感染模型的建立。在病理学上,这种模型表现出炎症性病变,而通过 HSG(输卵管通水造影)检查,可以观察到输卵管在不同程度上的闭塞或通而不畅。实验证明,这种方法在制备输卵管性不孕症模型方面非常有效。此外,该方法在病理观察中显示,输卵管的管壁结构仍然存在,黏膜破坏征象不明显,这对于后续的诊疗实验提供了有利条件。

然而,值得注意的是,输卵管内直接注射感染液需要进行开腹手术操作,这在操作上相对较为烦琐,并且有可能导致其他细菌的复合感染。尽管如此,该方法的结果表明输卵管内直接注射感染液组展现出典型的炎症型特征,可导致不同程度的输卵管阻塞和通畅性问题。这一研究为研究输卵管性不孕症提供了一种有效的模型制备方法,可用于进一步的临床研究和治疗实验。

(五) 盆腔内注射感染液致不孕

为了制备模拟盆腔炎症的动物模型,可以采用大肠埃希菌、金黄色葡萄球菌和链球菌的混合菌液,按2:1:1的比例,经过无菌生理盐水稀释,制备出浓度约为 3×10^9/mL 的混合感染液。通过腹腔内穿刺的方式,将 500 μL 混合感染液注入家兔的盆腔内,以建立盆腔炎症的模型。

该方法可以成功地引起不同程度的盆腔炎症,但由于感染是通过间接扩散进行的,因此炎症程度可能有所不同,通常表现为轻度炎症反应。虽然难以完全阻塞输卵管,但该模型可能会导致输卵管狭窄、通而不畅等多样化的影像学表现,具有一定的应用价值。

需要指出的是,盆腔内注射感染液所产生的不同程度的炎症型表现反映了模型的多样性,这在一定程度上反映了不同盆腔炎症病例的临床特点。虽然难以形成完全阻塞的动物模型,但这种方法仍然为研究盆腔炎症提供了有用的工具,有助于深入了解该疾病的发病机制和治疗方法的研究。

(六) 卵巢早衰致不孕

近年来,卵巢早衰的发病率逐年上升,呈现出低龄化的趋势,成为中国女性不孕的常见病因之一。根据不同的 POF 发病机制,研究者已成功构建了多种模型,包括基因敲除模型、自身免疫模型、放疗模型、化疗药物模型、卵巢切除模型、D-半乳糖模型及环境损伤模型等。

化疗药物顺铂类似于烷化剂,其主要作用机制包括干扰癌细胞的 DNA 复制、与核蛋白和细胞质蛋白结合,从而实现对肿瘤的治疗效果。然而,顺铂在抗肿瘤的同时,也会对机体的全身系统产生明显的不良反应。顺铂对不同发育时期的卵泡产生不同程度的损伤,抑制了卵巢颗粒细胞的生长,诱导了它们的凋亡,显著影响了卵巢功能。这导致卵泡的正常发育受到阻碍,最终引发排卵减少,并导致血清中相应激素水平的变化,最终导致卵巢功能的减退。

随着分子生物学的不断发展,研究人员发现了与POF 相关的一些关键基因,FOXL2 作为一个重要的转录因子,在颗粒细胞的发育过程中发挥着关键作用。研究表明,在雌性小鼠中敲除 *FOXL2* 基因后,颗粒细胞停止生长,随后卵母细胞死亡,大量卵泡闭锁,生育能力明显下降。而 BMP15 则通过促进卵母细胞的发育和预防颗粒细胞凋亡,参与了卵泡的生长和成熟过程。对于 *BMP15* 基因敲除的雌性小鼠,其生育能力明显降低。

上述研究结果为我们深入了解 POF 的发病机制及开发相关治疗方法提供了重要的参考和依据。同时,它们也强调了基因和药物对卵巢功能的影响,为未来的研究和临床实践提供了有益的启示。

(七)多囊卵巢综合征致不孕

多囊卵巢综合征(PCOS)作为女性不孕不育的主要原因之一,近年来引起了广泛的研究兴趣。为了深入研究 PCOS,科学家们一直在寻求有效的动物模型。具体参见本书第三篇"多囊卵巢综合征"章节。

(八)主动免疫致不孕

近年来,免疫学的发展揭示了一些原因不明的流产与自身抗体之间的密切关联,这让我们认识到一部分不孕症可能是由抗体引发的自身免疫或同种免疫反应所致。

抗精子抗体(AsAb)在不孕症中扮演着重要的角色,它们可以通过多种方式干扰受精的不同环节。首先,AsAb 能够导致精子凝集,降低精子的活动能力,从而影响受精的成功率。其次,血清中的 AsAb 能够结合到受精卵上的精子特异性抗原,尤其是在补体存在的情况下,这种结合可能导致受精卵的溶解,最终引发早期流产。

此外,卵母细胞分泌因子在卵泡的发育和衰退、优势卵泡的选择及闭锁卵泡的形成中发挥着重要的调节作用。其中,TGF-β 是卵母细胞分泌的一种关键因子。它参与了卵泡的生长和成熟,对优势卵泡的选择起到了重要作用。因此,如果存在与 TGF-β 相关的异常免疫反应,可能会对卵泡的正常发育和受精卵的形成产生负面影响,进而导致不孕症或流产的发生。

(九)雄激素致不孕

雄激素致不孕大鼠(ASR)是一个用于研究不孕症机制的动物模型。这一模型最早由 Barraclough 于 1961 年成功诱导,但当时未对其进行详尽的研究。近年来,研究人员如归绥琪和俞瑾等采用第 9 日龄的 SD 雌性大鼠成功建立了 ASR 模型,并对其进行了深入研究。

在 ASR 模型中,给予出生第 9 天的 SD 雌性大鼠外源性雄激素可能会影响大鼠的肾上腺功能的早期发育。这一干扰具体表现在影响肾上腺 11 和 21 羟化酶的活性,导致肾上腺皮质发生增生变化,类似于先天性肾上腺皮质增生。研究中发现,肾上腺皮质的网状带增生以及相关细胞的异常增加和活跃的形态学变化是显著的。这些变化导致了雄激素类激素(如睾酮和脱氢表雄酮)的增加,并且干扰了雌性大鼠早期性分化中枢,进而导致促性腺激素 FSH 和 LH 的分泌不足,从而影响了卵泡的正常发育和排卵。

同时,卵巢颗粒细胞的微环境中雄激素水平的增加会对卵母细胞和颗粒细胞造成损害,进而促使卵泡闭锁的形成,这会导致更多雄激素的产生。这种情况反过来又抑制了肾上腺 11 和 21 羟化酶的活性,进一步加剧了肾上腺合成雄激素的过程。这种相互作用形成了一个恶性循环,最终导致 ASR 表现出低促性腺激素和高雄激素的特点,进而引发不孕症。

总之,ASR 模型为研究高胰岛素高雄激素无排卵综合征的病理机制提供了有力工具,揭示了肾上腺和卵巢之间复杂的相互作用,对于深入理解不孕症的发病机制具有重要意义。这一模型有望帮助科学家们更好地探索和治疗与雄激素调节有关的不孕症问题。

上述几种不孕模型比较见表 31-2-1。

表 31-2-1 女性不孕生物学模型建立汇总

建模方法	建模对象	机制	优点	缺点
子宫内膜异位	大鼠/小鼠	子宫组织移植到子宫旁韧带诱发子宫内膜异位症,导致不孕	该模型模拟了异位病灶侵袭生长的特点	不适合中医学"证候",不能体现中医药治疗优势,仅通过病理学角度比较模型大鼠的在位、异位内膜组织,未涉及其他深入研究
羟基脲灌胃	大鼠/小鼠	基于中医学"阴盛则阳病"理论建立肾阳虚不孕模型	符合中医理论,模拟女性"肾阳虚证"中医病因病机	方法较为复杂
输卵管结扎	家兔/大鼠/小鼠	通过丝线结扎输卵管造成输卵管完全闭塞模拟机械阻塞性病变	方法稳定,成功率高	结扎时易引发不同程度的炎症,操作麻烦
输卵管内注感染液	家兔/大鼠/小鼠	输卵管呈现不同程度炎症导致不孕	方法稳定,成功率高	开腹操作,操作麻烦,易引入其他细菌复合感染
盆腔内注射感染液	家兔/大鼠/小鼠	输卵管呈现不同程度炎症导致不孕	能形成输卵管狭窄、通而不畅等多样化影像学表现,有一定应用价值,方法稳定,成功率高	多表现为轻度炎症反应,形成完全阻塞模型相对困难

续 表

建模方法	建模对象	机制	优点	缺点
卵巢早衰	大鼠/小鼠	采用药物或其他因素干预使机体产生自身免疫反应，出现闭经不排卵、雌激素缺乏、促性腺激素升高等卵巢早衰症，导致不孕	方法简单、易行	部分造模方法如化疗、放疗导致卵泡破坏和卵巢组织纤维化的机制尚不明确，不能达到进一步研究物理化学卵巢早衰的目的
多囊卵巢综合征	大鼠/小鼠	下丘脑-垂体-卵巢轴功能失常，肾上腺功能紊乱及影响体内激素水平（雄激素）等，从而导致内分泌紊乱	部分模型的造模机制和相关指标具备了临床多囊卵巢综合征患者基本的病理生理学特点，此外在激素影响及局部形态学方面与临床较为接近	多囊卵巢综合征血脂代谢障碍，在激素改变方面，血中的黄体生成素及卵泡刺激素检测不理想
主动免疫法	大鼠/小鼠	破坏生殖道屏障，自身免疫调节及免疫防御功能失常，机体免疫功能紊乱，从而产生免疫反应，诱发机体产生抗精子抗体	为现代医学对免疫性不孕症病因和病机探讨提供思路	抗原成分复杂，检测的标准化程度低，检测数据分析、统计困难

生物学模型在研究不孕症的生理和病理机制方面发挥着重要作用。研究不孕症的生物学模型包括动物模型和体外细胞模型。动物模型通常采用小鼠、大鼠、猪等动物，并通过外源性干预，如激素处理、遗传突变或手术操作，诱导不孕症。体外细胞模型则利用体外培养的卵巢细胞、精子或胚胎细胞来模拟不孕症发生的过程。

生物学模型已经取得了一些重要进展。研究者们成功建立了多种不孕症模型，探索了雄激素和雌激素的调控、卵子质量、精子功能、子宫内膜状态等方面的机制。这些研究有助于揭示不孕症的复杂性，并为新的治疗方法提供了潜在线索。然而，研究不孕症的生物学模型仍然面临挑战。模型的复杂性和限制需要进一步的改进和优化。此外，由于不孕症是多因素和多机制的疾病，还需要更多的跨学科合作来深入理解其发病机制。

未来的研究将继续探索新的模型、技术和治疗策略。利用基因技术、组织工程学和高通量筛选等新兴领域的进展，将有助于更全面地理解不孕症，并开发更有效的治疗方法。同时，跨学科团队的合作将促进不孕症研究的进一步深化，为解决这一严重健康问题提供更多可能性。

第三节　女性不孕药理学研究

（一）女性不孕发生机制研究进展

不孕症是指在经过 12 个月或更长时间的定期性交后，没有采取任何避孕措施的夫妇仍未成功怀孕的情况。表 31-3-1 中总结了女性不孕的常见病因分类。

表 31-3-1　女性不孕的常见病因分类、诊断方法及治疗

分类	发病机制	诊断方法	治疗
排卵功能障碍	甲状腺功能障碍，高催乳素血症，PCOS，下丘脑性闭经	病史及体格检查，TSH，催乳素，如怀疑多囊卵巢综合征：游离和总睾酮、DHEAS、17-OHP、FSH/LH/雌二醇	促甲状腺激素或催乳素异常：纠正特定的缺陷可以刺激排卵。多囊卵巢综合征：促排卵（除非存在其他不孕因素）；对于肥胖女性来说，减掉体重的 15% 提示可促进排卵。促性腺激素减退症可以用 GnRH 脉冲疗法或促性腺激素治疗。促性腺功能亢进症可能需要供体卵母细胞
输卵管阻塞	与性传播感染有关的，子宫内膜异位症，输卵管粘连，输卵管积水	子宫输卵管造影，腹腔镜检查	手术修复（例如，输卵管近端梗阻采用宫腔镜输卵管插管，远端梗阻实施输卵管再吻合或纤维成形术）或 IVF

续 表

分类	发病机制	诊断方法	治疗
子宫内膜异位	危险因素包括初潮早、月经周期短、月经量大、未产和子宫内膜异位症家族史	阴道超声	诊断性腹腔镜检查对轻度子宫内膜异位症妇女的治疗益处很小,如果存在其他不孕因素,通常不会排除无症状不孕妇女的子宫内膜异位
卵巢储备减少	与年龄相关的卵母细胞丢失,化疗/放疗,脆性X基因前突变	卵巢储备功能检测(如AMH、FSH/雌二醇、AFC)	取决于年龄/病史和卵巢储备功能检测
子宫因素	子宫内膜息肉/肌瘤,子宫粘连	TVUS,子宫声学造影,3D超声,MRI	适当时宫腔镜切除

注:AFC,窦性卵泡的数量;AMH,抗米勒管激素;DHEAS,脱氢表雄酮硫酸酯;IVF,体外受精;17-OHP,17-羟孕酮;PCOS,多囊卵巢综合征;TSH,促甲状腺激素;TVUS,经阴道超声

1. 排卵功能障碍和无排卵　根据世界卫生组织的数据,大约有25%的不孕症病例源于排卵障碍。当月经周期呈不规律,周期长度短于21天或长于35天(尽管大多数女性的周期长度约为25天),或者患者报告异常的子宫出血或闭经情况时,应该怀疑是否存在排卵问题。

多囊卵巢综合征(PCOS)是无排卵最常见的原因之一,它影响了大约70%的无排卵女性。此外,肥胖本身也与无排卵有关,BMI超过27 kg/m²的女性患无排卵性不孕的风险高于BMI在正常范围内的女性。其他导致无排卵的原因包括甲状腺疾病(占2%～3%)、垂体疾病(如催乳素瘤,占13%)、肾上腺异常或肾上腺肿瘤导致雄激素水平升高(占2%)、特发性慢性无排卵(占7%～8%)及功能性下丘脑闭经(如体重过轻、饮食紊乱和过度运动)。值得注意的是,进食障碍患者患无排卵性不孕的风险高于无进食障碍患者(16.2%对5.6%;n=271)。

2. 输卵管性不孕　是指输卵管的堵塞或由于盆腔粘连导致输卵管无法将卵子从卵巢取出(图31-3-1)。研究表明,输卵管性不孕症的诊断比例在不同研究人群中介于11%～67%。妇女如果有性传播感染史(这是输卵管疾病最常见的原因之一)、宫颈发育异常、腹部手术历史或腹腔内感染史(如阑尾破裂),都应该考虑是否患有输卵管性不孕症。

与双侧输卵管通畅的不孕妇女相比,单侧输卵管近端堵塞的妇女在进行宫内人工授精后刺激卵巢时,妊娠率表现相似。然而,在存在双侧输卵管阻塞的情况下,可以考虑手术恢复输卵管通畅或通过体外受精(IVF)来刺激卵巢。尚无高质量的随机对照试验来直接比较输卵管性不孕的手术治疗和体外受精的效果。

3. 子宫内膜异位症　是一种常见的妇女生育问题,影响了25%～40%的不孕妇女。这种情况涉及到子宫内膜组织生长在宫腔之外,可能会导致多种生育问题。其中一些问题包括解剖上的扭曲,例如粘连阻塞输卵管或对输卵管通畅造成损害,或者卵巢区域的肿块,如子宫内膜瘤,可能会对输卵管通畅、卵子质量和卵子的顺利移动产生不利影响。关于子宫内膜异位症是否对子宫内膜的容受性产生影响的研究数据存在争议。

4. 卵巢储备功能下降　在一项针对接受冷冻供体精液人工授精的女性生育能力的研究中,发现年龄对生育成功率有着显著的影响。研究显示,在26～30岁年龄组的女性中,经过12个周期后的累积成功率达到了74.1%。而在31～35岁年龄组,这一比率降至61.5%,而在35岁以上的女性中,成功率则为53.6%。这一年龄相关的生育下降部分原因在于年龄的增长导致卵泡和卵母细胞(即卵巢储备)的逐渐减少,以及配子质量的恶化。其他可能影响卵巢储备减少的危险因素包括曾经进行的卵巢手术、接受过化疗、曾接受过卵巢放疗、家族中有早绝经史或者存在脆性X(FMR1)基因的前突变(即脆性X基因中55～200 CGG重复序列)。卵巢储备的情况可以通过血清标志物如抗米勒管激素(AMH)或超声检查来进行评估(表31-3-2)。

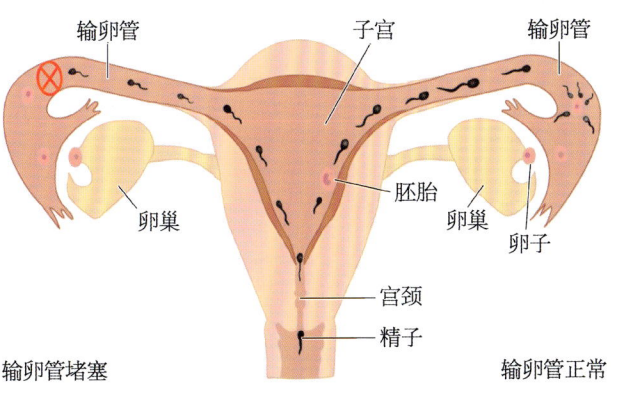

图31-3-1　输卵管堵塞示意图

表 31-3-2 卵巢储备功能下降检测描述

检测	描述	时机	阈值提示卵巢储备能力低下的可能性增加
AMH	由生长卵泡的颗粒细胞产生的糖蛋白对卵巢刺激反应有较高的预测价值,在肥胖患者中其水平降低,AMH 的解释依赖于实验室检测	周期内变异性低,可以在整个月经周期中检测	<1.66 ng/mL
FSH 和 E_2	FSH 由垂体分泌,早期卵泡水平反映未受下丘脑-垂体-卵巢轴功能的抑制,在周期内和周期间具有显著的变异性,因此,变化明显的 FSH(>15 mIU/mL)对 DOR 是特异性的,但比 AMH 敏感度低,并且不能检测到卵巢储备更细微的下降 雌二醇可用于解释 FSH 浓度,前瞻性研究表明,第 3 天雌二醇水平>80 pg/mL 导致月经周期延长和妊娠率降低	早期卵泡期(如果患者月经周期规律)或随机(如果怀疑无排卵)	FSH>10 mIU/mL E_2>60 mIU/mL
窦性卵泡计数	超声观察双卵巢卵泡 2~10 mm,良好循环的可靠性指标,评估超重或肥胖妇女的能力有限,应该在有经验的机构进行	可以在整个月经周期中检测	双侧卵巢可见 2~10 mm 的卵泡<4 个

注:DOR,卵巢储备功能下降

5. **子宫及宫颈因素** 宫腔异常与不良妊娠结局,如流产和早产,存在关联,而这些不良结局不仅限于不孕妇女。宫腔的异常因素包括子宫内膜息肉、平滑肌瘤、宫腔粘连及一些先天性子宫畸形,如子宫隔。对于已确诊存在宫腔异常的情况,手术矫正这些问题通常旨在改善生殖结果。有研究表明,切除子宫内膜息肉可能会提高怀孕率,但对于其他子宫结构异常的手术干预的有效性尚需更多研究来确认。对于子宫肌瘤的手术治疗,证据质量目前较低,但某些情况下仍需要考虑手术治疗,尤其是当出现其他症状(如异常子宫出血)时。

6. **DNA 甲基化** 年龄是影响女性生育能力的主要因素。随着年龄的增长,女性的卵子储备和生育潜力会逐渐减弱。从生物学角度来看,这一现象可能与表观遗传学的变化有关。例如,年龄较大的女性,其卵巢功能逐渐下降,可能会表现出 DNA 甲基化异常,导致基因表达明显低于年轻女性。因此,与年轻女性相比,年龄较大的女性的卵巢颗粒细胞在全球基因转录方面显示出明显减少,同时伴随 DNA 甲基化标记的增加。

表观遗传修饰,如 DNA 甲基化,在决定原始卵泡初始储备方面起着关键作用,因此出现了原发性卵巢功能不全表观遗传调控的概念。

7. **内分泌干扰物** 多项研究考察了内分泌干扰化学物质对女性生育能力的影响。综合来看,这些研究表明,与女性生育能力最密切相关和负有责任的化合物是塑料助剂,尤其是 BPA 和邻苯二甲酸酯,如 DEHP 及其代谢产物、有机氯和有机磷化合物,如敌草隆和二噁英及类似化合物。前两组化合物干扰卵巢发育的不同过程,如卵泡发育、甾体激素合成、女性生殖干细胞的发育、卵泡形成,同时与疾病如 PCOS 有强烈关联。HPA 轴的不平衡也被指出是导致生殖系统功能障碍的原因之一,引发激素平衡紊乱。

(二) **不孕症治疗药物作用机制研究进展**

表 31-3-3 汇总了治疗女性不孕药物分类,现分述如下。

1. **选择性雌激素受体调节剂** 克罗米芬(又名氯米芬)是一种于 1956 年首次人工合成的药物,自 1960 年开始广泛用于临床。其以价格低廉、口服方便、促排卵效果显著、副作用较少及使用安全而著称,目前仍然是应用最广泛的促排卵药物之一。

克罗米芬的作用机制非常复杂。一方面,它作为抗雌激素可以直接作用于下丘脑中的促性腺激素释放激素(GnRH)神经元。它通过抑制内源性雌激素对下丘脑的负反馈作用,间接促进 GnRH 的释放。随后,GnRH 通过垂体门脉系统进入垂体,刺激垂体分泌 FSH 和 LH,从而兴奋卵巢的活性,促进卵泡的生长、发育、成熟和排卵(图 31-3-2)。

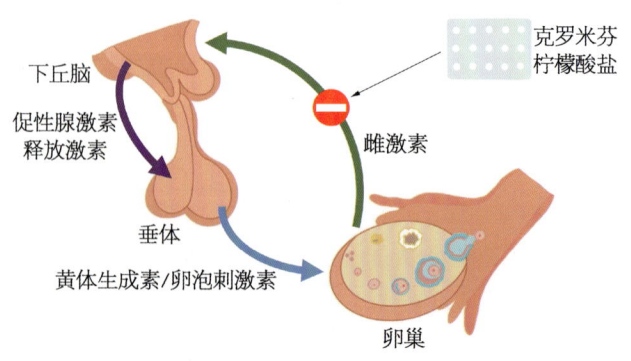

图 31-3-2 克罗米芬作用机制示意图

表 31-3-3　治疗女性不孕症常见药物一览表

药物名称	不良反应(发生率)	有效性
选择性雌激素受体调节剂,用于促排卵		
克罗米芬	潮热(33%)、头痛(34%)、疲劳(14%)、头晕(7%)、易怒(21%);子宫内膜变薄 49 例(15%~50%);视力障碍(2%);多胎妊娠(高达 12.5%)	当与 IUI 联合治疗不明原因不孕时,3 个周期内累积 LBR 为 24%~31%;多囊卵巢综合征妇女 5 个周期内 LBR 为 19.1%
芳香酶抑制剂,用于促排卵(说明书外适应证)		
来曲唑	潮热(20.3%)、头痛(41%)、疲劳(21.7%)、头晕(12.3%)、烦躁(18%)、多胎妊娠(高达 14.3%);与克罗米芬相反,来曲唑似乎对子宫内膜厚度和宫颈无不良影响	多囊卵巢综合征妇女 5 个周期内累积 LBR 为 27.5%
促性腺激素,用于卵巢刺激结合定时性交/人工授精或体外受精		
卵泡刺激素:尿 FSH 重组促卵泡素 β;重组促卵泡素 α	注射部位反应(10%),腹胀/不适(27%~34%);卵巢过度刺激 51 例综合征(1%~5%周期),多胎妊娠(多达 36%)	联合 IUI 刺激卵巢时,4 个周期累计 LBR 为 32%~33%;根据年龄不同,采用自体卵母细胞进行试管婴儿时每个周期的 LBR 可能大于 65%
LH:重组促黄体激素 α		
人绝经期促性腺激素		
人绒毛膜促性腺激素(hCG),在促排卵和卵巢过度刺激周期中用作排卵触发器		
重组 hCG	注射部位肿胀、疼痛、红斑(10%~20%)	基于所使用的 OI 或 OS 方案
尿 hCG		
GnRH 激动剂,用于垂体下调和作为卵巢过度刺激周期的排卵触发器		
醋酸亮丙瑞林	短期更年期症状(如潮热、情绪波动、阴道干燥、头痛)(70%~80%)	基于所使用的 OI 或 OS 方案
醋酸那法瑞林		
GnRH 拮抗剂,用于卵巢过度刺激周期中垂体下调		
加尼瑞克/醋酸西曲瑞克	类似于 GnRH 激动剂	基于所使用的 OI 或 OS 方案
脉动式 GnRH 治疗,用于下丘脑闭经患者的促排卵		
促性腺激素释放激素激动剂疗法	注射部位不良反应,多胎妊娠(4%~8%),卵巢过度刺激(<1%)	6 个月后的妊娠率为 70%~100%
多巴胺激动剂,用于治疗高催乳素无排卵		
溴隐亭	头晕(25%),头痛(25%~30%),恶心/呕吐(30%~50%)	52%~72%排卵周期恢复
卡麦角林		
黄体酮		
Crinone 8%阴道凝胶		
子宫内膜素,阴道片 100 mg	腹部不适(15%),头痛(13%),阴道分泌物(7%),恶心(22%)	/
肌内黄体酮油		

注:GnRH,促性腺激素释放激素;IUI,人工授精;LBR,活胎出生率;OI,排卵诱导;OS,排卵刺激

另一方面,克罗米芬具有微弱的雌激素活性,可以直接作用于垂体和卵巢,提高它们的敏感性和反应性。这会增加性激素的合成和分泌,促进雌激素(E_2)的正反馈效应,最终诱发垂体 LH 峰,促使排卵。

需要强调的是,克罗米芬不具备孕激素、糖皮质激素、雄激素或抗雄激素的作用,也不会对肾上腺和甲状腺功能产生影响。因此,它一直被视为临床上首选的诱导排卵药物之一。

2. **芳香酶抑制剂**　来曲唑是一种非类固醇类高效选择性第三类芳香化酶抑制剂,它是一种新型的诱发排卵药物。尽管其诱发排卵的机制还没有完全阐明,但有一些理论和研究成果可以帮助我们理解它的作用方式。在来曲唑的作用中,可以区分中枢性作用和外周性作用。

(1) 中枢性作用：来曲唑通过抑制芳香化酶的活性，阻断了雄激素（如睾酮）向雌激素的转化过程。这导致体内雌激素水平下降，从而减少了对下丘脑和垂体的负反馈作用。减少的负反馈效应会刺激垂体分泌促性腺激素，其中包括 FSH，这些激素促进了卵泡的生长、发育和最终排卵。

(2) 外周性作用：在卵巢水平，来曲唑同样通过抑制芳香化酶的活性，阻止了雄激素向雌激素的转化。这会导致卵巢内雄激素在短时间内积累，提高了卵巢对激素的反应性。此外，睾酮还可以增加卵泡内的卵泡刺激素受体的表达，从而扩大了 FSH 的作用范围，促进了卵泡的早期发育，最终促使排卵发生。

与其他一些促排卵药物不同，来曲唑具有一些显著的特点，包括：①半衰期较短：这意味着来曲唑在体内的停留时间相对有限，因此可以更精确地控制卵泡的发育和排卵。②不占据雌激素受体：来曲唑不与雌激素受体结合，因此不会模拟雌激素的作用。这有助于减少不良反应。③不影响子宫内膜：与克罗米芬不同，来曲唑的使用不会对子宫内膜造成影响，因此不会影响子宫内膜的准备情况。

总的来说，来曲唑是一种有效的促排卵药物，适用于一些不孕病因，但其使用应受到医生的监督和指导，以确保安全性和有效性。它的作用机制涉及中枢和外周性因素，有助于促进卵泡的生长和排卵，提高了不孕患者的生育机会。

3. 促性腺激素

(1) 尿源性促卵泡激素（uFSH）：随着不孕不育技术的不断发展，临床需求也在不断演变，医生们逐渐认识到不同患者可能需要个性化的治疗方案及不同的促性腺激素（FSH 和 LH）剂量。这种需求变化推动了新型促性腺激素制剂的研发和应用，其中包括 1970 年代出现的 uFSH。

然而，尽管尿源性促性腺激素在一定程度上满足了治疗需求，但在原料来源和生产过程中仍存在一些不可避免的缺陷。首先，尿液的原料来源缺乏对尿源收集和捐赠者的规范，无法进行全面的原料追溯。此外，在生产中的提取和纯化过程可能导致蛋白质变性和交叉污染等问题，虽然可以进行质量控制，但无法完全避免。

(2) 重组促卵泡激素 α（rFSH-α）：自 20 世纪 50 年代以来，分子生物学领域迎来了一个重大的突破，特别是通过 DNA 重组技术的发展，大规模生产生物蛋白已经成为可能，其中包括用于医学治疗的生物制品，如胰岛素等。与传统的尿源制剂不同，基因重组 FSH 的制备过程完全避免了尿蛋白和其他潜在的致命病毒污染，确保了制剂的高纯度和安全性。研究人员通过自然选择的方式筛选出高效率的转染成功细胞，从而保证了基因重组 FSH 的大规模生产过程是安全可靠的。

1995 年，rFSH-α 获得了欧洲联盟的批准上市，这一里程碑事件进一步推动了促性腺激素领域的发展。基因重组促性腺激素为不孕不育患者带来了更多的治疗选择和希望。

(3) 人绝经后促性腺激素（hMG）：1950 年，Bruno Lunenfeld 等在绝经后妇女的尿液中首次成功提取了 hMG。随后，全球第一个人尿促性腺激素 hMG 制剂问世。hMG 可以用于无排卵妇女的单卵泡发育，以及接受控制性卵巢刺激的妇女的多卵泡发育，为不孕不育领域的治疗提供了革命性的突破。

4. 人绒毛膜促性腺激素（hCG） 1931 年，首个由人类胎盘提取的促性腺激素 hCG 问世，然而，单独使用 hCG 并不足以刺激卵泡的发育，还需要 FSH 的协同作用。这一发现揭示了卵子的发育过程可以通过外部激素的干预来改变，为不孕不育治疗提供了新的思路。

5. GnRH 拮抗剂 GnRH 拮抗剂类似物最早于 1986 年合成出现。这一类药物的作用机制主要在于它们竞争 GnRH 受体的结合位点，从而阻止内源性 GnRH 与垂体细胞的 GnRH 受体结合，减少垂体分泌的 LH 和 FSH 的数量，从而有效地抑制了体内雌激素水平的上升。与其他激素药物不同，GnRH 拮抗剂本身并不具有内在活性，也没有所谓的点火效应，而是通过调节与内源性 GnRH 之间的平衡来发挥药效。这一作用机制呈现出明显的剂量依赖性，低剂量时部分抑制，高剂量时完全抑制雌激素的产生，从而可以实现不同治疗目的。

醋酸加尼瑞克是一种合成的十肽，属于 GnRH 拮抗剂。它对天然生成的 GnRH 具有较高的拮抗活性，并且具有一系列优点，包括生物利用度高、半衰期稳定、易于使用等。醋酸加尼瑞克在辅助生殖技术领域广泛应用，特别常见于试管婴儿技术中。该药物的主要作用是帮助女性在接受控制性卵巢刺激时，避免过早出现 LH 峰，从而有助于更好地促进卵泡的生长和发育，提高获得优质卵子的机会。这一特性使得醋酸加尼瑞克在辅助生殖治疗中发挥了重要作用。

6. 其他 亮丙瑞林是一种属于 GnRH 类似物的药物。它具有调节人体 LH 和 FSH 的能力。这种药物能够在治疗过程中有效地减少 LH 和 FSH 的分泌，从而调控性腺功能,为一些疾病的治疗提供了有力的帮助。亮丙瑞林的强效抑制作用使其在临床上有着广泛的应用前景。

溴隐亭是一种特异性的多巴胺受体激动剂,主要作用于下丘脑和垂体,直接影响腺垂体的功能,抑制催乳素的分泌。通过减少体内催乳素水平,溴隐亭有助于将其恢复至正常范围,进而消除排卵抑制,使女性能够重新实现正常的排卵。

第四节　女性不孕药理学研究案例

AAA 大鼠灌胃治疗因卵巢功能不全导致不孕的药效学试验

(一) 目的

本试验在采用手术切除部分卵巢建立卵巢功能不全动物模型的基础上,观察 AAA 对卵巢功能不全动物卵巢形态学、功能学、性激素水平和妊娠率等的影响,初步判断 AAA 大鼠灌胃治疗因卵巢功能不全导致不孕的效果,为进一步 AAA 临床治疗卵巢功能不全提供参考。

(二) 受试物

(1) 名称:AAA。
(2) 受试物号:×××。
(3) 性状:棕色粉末。
(4) 提供单位:×××。
(5) 批号:×××。
(6) 稳定性:常温 24 个月稳定。
(7) 规格:1 kg/袋。
(8) 含量:原粉。
(9) 保存条件:常温、干燥。
(10) 配制方法:用蒸馏水配制。

(三) 市售对照品

(1) 名称:脱氢表雄酮(DHEA)。
(2) 性状:白色结晶性粉末。
(3) 提供单位:×××公司。
(4) 批号:20141008。
(5) 规格:200 g/袋。
(6) 含量:99.18%。
(7) 保存条件:遮光、密闭保存。
(8) 配制方法:用 0.5% 的羧甲基纤维素钠的配制,现用现配。

(四) 动物资料

(1) 种:大鼠。
(2) 系:SD。
(3) 性别和数量:雌性 144 只,雄性 36 只(雄鼠仅用于交配,不给予任何供试品)。
(4) 年龄:110~130 天,健康性成熟的雌性大鼠(为动物造模时年龄)。
(5) 体重范围:雌性 289.0~395.5 g(造模时),雄性大于 300 g。
(6) 来源:×××实验动物有限公司。
(7) 等级:SPF 级。
(8) 合格证号及发证单位:实验动物质量合格证序号 0135327 和 0161634(雌鼠)。实验动物生产许可证号 SCXK(X)2013-0016。实验动物使用许可证号 SYXK(X)2013-0027。
(9) 动物接收日期:××××-××-×× 和 ××××-××-××。
(10) 实验研究系统选择说明:SD 大鼠是药理学和毒理学研究中公认的标准动物之一。委托方同意使用该种动物。
(11) 实验动物识别方法:动物到达后,按要求接收,按本中心统一的编号方法进行编号,采用耳标号为每只动物指定一个单一的研究动物号。原始记录中使用研究动物号来识别。
(12) 饲料、垫料及饮用水:饲料为繁殖鼠料,批号 20141209、20150103 等,由 ××× 公司提供。垫料为×××供应站提供的木屑垫料。饮用水为自来水。三者均经高温高压灭菌。
(13) 饲养环境和条件:SD 大鼠在 ××× 研究所 SPF 级动物房内饲养。室温 20~26 ℃,相对湿度 40%~70%,光照 12 h,黑暗 12 h。动物实验开始前检疫 5 天,适应性饲养至动物年龄体重达到实验要求,经一般行为观察,选用符合要求的大鼠作为实验动物。饲养于 400 mm×350 mm×200 mm 塑料笼内,交配前每笼饲养同性大鼠 3 只,交配合笼时每笼饲养 2 雌(或 1 雌)1 雄,交配成功雌鼠单笼饲养。自由饮水、摄食。

(五) 分组和剂量设置

(1) 分组方法:造模前按照随机数字法挑选 24 只动物为假手术组,120 只动物为造模组,造模组根据体重进行随机分组,分为模型对照组、AAA 低剂量、中剂量、高剂量组和 DHEA 组(市售对照组)共 5 组,每组 24 只动物。上述剂量组的动物在给药后分别在 4 周和 10 周两个时间点观察相关指标(表 31-4-1)。

表 31-4-1 动物解剖计划表

组别	剂量 (g/kg)	给药 4 周后 动物解剖 数量(只)	给药 10 周后 动物解剖 数量(只)	解剖 总数量 (只)
假手术组 (空白对照组)	—	12	12	24
模型对照组	—	12	12	24
低剂量组	1.5	12	12	24
中剂量组	3.0	12	12	24
高剂量组	6.0	12	12	24
DHEA 组	0.006	12	12	24

(2) 剂量设计依据

1) 委托单位提供的临床使用方案:AAA 为每天 15 g/人,按人均体重 60 kg 计算,临床使用剂量为每天 0.25 g/kg。

2) 委托单位提供的药效学资料:无。

3) 临床给药途径:口服给药。

4) 前期毒理学试验资料:①SD 大鼠灌胃生育力与早期胚胎发育毒性试验中,给予 AAA 低剂量(3 g/kg)、中剂量(6 g/kg)和高剂量(12 g/kg),雌鼠生殖能力(交配成功率、妊娠率、交配成功时间、动情周期、卵巢和子宫重量、子宫连胎重、平均黄体数、平均着床数、平均胎仔数、活胎率和死胎率等)均未见明显影响。但孕鼠中和高剂量组 LH 波动幅度较大。②AAA 对 SD 大鼠胚胎-胎仔发育毒性的 NOAEL 为 12 g/kg,是等效剂量的 8 倍,临床剂量的 48 倍。③AAA 对 SD 大鼠围产期毒性的 NOAEL 为 24 g/kg,是等效剂量的 16 倍,临床剂量的 96 倍。

5) 综合上述资料,设计本试验 AAA 低剂量为 1.5 g/kg,中剂量为 3.0 g/kg,高剂量为 6.0 g/kg,分别相当于大鼠等效剂量的 1 倍、2 倍和 4 倍。

(3) 剂距:2 倍。

(4) 剂量:见表 31-4-2。

表 31-4-2 AAA 大鼠灌胃治疗因卵巢功能不全导致
不孕的药效学试验剂量分组

组别	剂量 (g/kg)	等效剂量的 倍数	临床剂量 的倍数	雌鼠数量 (只)
假手术组 (即空白对照)	—	—	—	24
模型对照组	—	—	—	24
低剂量组	1.5	1.0	6	24
中剂量组	3.0	2.0	12	24
高剂量组	6.0	4.0	24	24
DHEA 组	0.006	1.0	6	24

注:①供试品 AAA:临床拟用剂量为每天 15 g/人,按人均 60 kg 体重计算,临床剂量为 0.25 g/kg,折算成大鼠的等效剂量约为 1.5 g/kg,表中"等效剂量的倍数"以 1.5 g/kg 计算,"临床使用剂量的倍数"以 0.25 g/kg 计算;②DHEA 50 mg/天,剂量换算:按照女性成人平均体重 50 kg 计算,则每天 1 mg/kg,换算成大鼠等效剂量为每天 6.0 mg/kg,即 0.006 g/kg

(六) 给药方法

(1) 给药频率:1 次/天。

(2) 给药途径:灌胃(ig)。

(3) 给药量:20 mL/kg。

(4) 给药时间:8:30~12:30。

(5) 给药期限:4~10 周。

(6) 给予供试品的途径说明:与临床给药途径相同。

(7) 供试品和对照品配制和给予方法

1) 供试品属于中药复方制剂,无法检测供试品原料药的含量及其介质混合浓度。

2) 假手术组:灌胃给予等体积蒸馏水。

3) 模型对照组:造模成功后,模型对照组灌胃给予等体积蒸馏水。

4) AAA:造模成功后,按供试品配制要求,分别称取一定量的 AAA 用蒸馏水配成不同浓度的溶液。当天配制。

5) DHEA:造模成功后,按供试品配制要求,分别称取一定量的 DHEA 用 0.5% 的羧甲基纤维素钠配成混悬液。当天配制。具体配制方法见表 31-4-3。

(8) 供试品和对照品的给予方法:按大鼠灌胃给药 SOP 进行给予供试品。

(七) 实验方法和观察指标

1. 主要检测仪器 BH-2 Olympus 生物显微镜、ES-15KHTS 电子天平、ZENyTh200ST 酶联免疫仪和 Nikon-ecolipse-50i 型病理显微镜。

2. 实验方法

(1) 动物分组:按照随机数字法将雌鼠分为假手

表31-4-3 AAA大鼠灌胃治疗因卵巢功能不全导致不孕的药效学试验供试品和对照品配制方法

组别	剂量 (g/kg)	受试物量 (g)	溶液量 (mL)	目标浓度 (g/mL)
假手术组 (即空白对照)	—	—	100	0.00
模型对照组	—	—	100	0.00
低剂量组	1.5	7.5	100	0.075
中剂量组	3.0	15.0	100	0.15
高剂量组	6.0	30.0	100	0.30
DHEA组	0.006	0.03	100	0.0003

注：各个剂量组配制的总药量随动物体重的增加而相应改变，上表表示的是第一次给药时的配制方法举例

术组和造模组，假手术组24只，造模组120只。造模成功后，造模组120只雌鼠按照体重随机分为模型对照组，AAA低、中、高剂量组，DHEA组，每组24只。

(2) 制备模型

1) 造模组：0.3%戊巴比妥钠腹腔注射麻醉大鼠(1.0～2.0 mL/kg)后，仰卧位固定，无菌条件下于下腹正中取长约2 cm直切口进入腹腔，沿子宫及输卵管方向显示一侧卵巢，避开血管打开卵巢包膜，切除3/4卵巢组织后将包膜复位，局部压迫1～2 min。同法处理对侧后，分层关腹。放回鼠笼，自由饮食。

2) 假手术组：0.3%戊巴比妥钠腹腔注射麻醉大鼠(1.0～2.0 mL/kg)后，仰卧位固定，无菌条件下于下腹正中取长约2 cm直切口进入腹腔，沿子宫及输卵管方向分别显示两侧卵巢后，分层关腹。放回鼠笼，自由饮食。

3) 造模成功标准：造模手术后1周，观察雌鼠性周期，眼眶或尾静脉采集同性周期动物的少量血液，检测血清中雌激素和孕酮水平，模型组雌鼠雌激素和孕酮较假手术组显著下降时，表示大鼠卵巢功能不全造模成功。

(3) 给予供试品：确定造模成功后第二天，各组给予相应的供试品和对照品(DHEA)，连续分别给予4周和10周。假手术组和模型组灌胃蒸馏水，每天1次，与供试品组同步。

(4) 检测激素：①手术造模前后，雌鼠尾静脉或眼眶采血1 mL左右，分离血清，测定母鼠体内雌二醇(E_2)、孕酮(P)、卵泡刺激素(FSH)、催乳素(PRL)和黄体生成素(LH)水平。②连续4周给予AAA，末次给药后雌鼠尾静脉或眼眶采血1 mL左右，分离血清，测定母鼠体内E_2、P、FSH、PRL和LH水平。③连续10周给予AAA，末次给药后雌鼠尾静脉或眼眶采血1 mL左右，分离血清，测定母鼠体内E_2、P、FSH、PRL和LH水平。

(5) 妊娠结局

1) 给药至第4周，各剂量组选择1/2雌鼠与雄鼠合笼交配(2∶1)，交配期为1周，于当日下午16:00合笼，次日上午8:00以后阴道涂片检查，查到精子或阴栓确定为妊娠第0天(GD_0)，第二天为妊娠期第1天(GD_1)，依此类推。没有交配的动物继续交配，GD_7或一周未交配成功的动物，剖宫检查妊娠情况。

2) 各组剩余1/2雌鼠继续给药至第10周，重复以上操作。

(6) 大体解剖：分别在给药4周和10周交配后，解剖1/2雌鼠，切开腹部暴露两侧子宫、卵巢和内脏器官，称重子宫和卵巢，计算脏器系数。保存卵巢、子宫、阴道进行组织病理学检查，观察卵巢形态学变化和子宫内膜厚度。发现任何内脏有异常应作好记录，并将所有异常组织切下来，做好标记放入10%福尔马林中固定，以便将来作组织病理学检查。

3. 观察指标

(1) 一般状况观察：按实验动物一般状况观察规定，每天观察1～2次动物的外观体征，记录动物外观、行为或异常体征。发现死亡或濒死动物，及时剖检。

(2) 体重：按小动物体重测定方法，每周测定2次动物体重。交配成功的雌鼠于GD_0、GD_3和GD_6称量体重。

(3) 摄食量：按小动物摄食量测定方法，每周测定1次动物摄食量。交配成功的雌鼠于GD_{0-1}和GD_{5-6}称量摄食量。

(4) 动情周期：按大鼠动情周期的分析和大鼠阴道涂片的精子检查方法进行阴道涂片检查，从手术前12天开始阴道涂片直至给药结束，观察雌鼠的动情周期的变化。

(5) 脏器系数：卵巢和子宫称重，计算脏器系数。

(6) 生育能力：包括交配率和妊娠率(交配成功1周后，即给药后第5和11周)。

(7) 组织病理学：待试验终末后解剖动物，保存卵巢、子宫和阴道及肉眼观察有异常的脏器，进行组织学检查。光镜下观察大鼠卵巢和子宫内膜形态学变化及卵泡发育等。

(8) 激素水平检测：E_2、P、FSH、PRL和LH。

(八) 统计分析

实验数据用$\bar{X} \pm SD$表示。受孕率、妊娠率等计数

资料用 χ^2 检验。体重、摄食量、脏器系数和激素水平等计量资料采用单因素方差分析来进行检验。

（九）结果（具体数据略）

（1）一般状况：雌性 SD 大鼠灌胃给予 AAA 期间，各组动物活动正常，被毛浓密有光泽，眼睛鲜红而有精神，呼吸正常，鼻部无血性分泌物，与假手术组动物相比无明显异常。未见手术造模和给予供试品对动物一般状况造成明显影响。

（2）手术造模：手术造模对雌鼠动情周期和激素水平的影响。

1）动情周期：手术造模前后，每天观察雌鼠动情周期的变化情况。分析动情间期、动情前期、动情期和动情后期的变化情况。①手术造模前，对雌鼠动情周期观察 12 天，假手术组和手术组动物未见明显异常，无统计学差异（$P>0.05$）。②手术造模后，对雌鼠动情周期观察 9 天，假手术组和手术组动物未见明显异常，无统计学差异（$P>0.05$）。

2）激素水平：手术造模前后，分别眼眶采血，检测体内 E_2、P、FSH、PRL 和 LH 的变化情况。①与造模前比较，造模后假手术组动物体内上述激素水平未见明显异常，无统计学差异（$P>0.05$）。②与造模前比较，造模后手术组雌鼠 E_2、P 和 FSH 水平明显降低（分别为 36.1%、32.8% 和 54.6%），具有统计学差异（$P<0.01$）。

（3）雌鼠体重：给予 AAA 对雌鼠体重的影响。给药 10 周期间，各组动物体重均呈逐渐增加。与假手术组、模型对照组和 DHEA 组相比，低、中和高剂量组体重未见明显异常，无统计学差异（$P>0.05$）。

（4）雌鼠增重：给予 AAA 对雌鼠体重增重的影响。①给药 10 周期间，与假手术组、模型对照组和 DHEA 组相比，高剂量组体重增重在 D_{8-12} 增加，具有统计学差异（$P<0.01$ 或 $P<0.05$）。②给药 10 周期间，与 DHEA 组相比，低剂量组体重增重在 D_{54-57} 为负增长，高剂量组体重增重在 D_{19-22} 为负增长，具有统计学差异（$P<0.01$ 或 $P<0.05$）。

（5）雌鼠摄食量：给予 AAA 对雌鼠摄食量的影响。①给药第 4 周时，与假手术组相比，高剂量组和 DHEA 组摄食量增加，具有统计学差异（$P<0.01$ 或 $P<0.05$）。②其余各时间点，各剂量组摄食量均未见统计学差异（$P>0.05$）。

（6）孕鼠体重：分别在给药至第 4 周和第 10 周，各组随机选择 1/2 雌鼠与雄鼠合笼交配，观察体重和妊娠结局等情况。①给药 4 周后交配，与假手术组、模型对照组和 DHEA 组分别相比，各剂量组孕鼠体重均未见统计学差异（$P>0.05$）。②给药 10 周后交配，与假手术组、模型对照组和 DHEA 组分别相比，各剂量组孕鼠体重均未见统计学差异（$P>0.05$）。

（7）孕鼠增重：①给药 4 周后交配，与假手术组、模型对照组和 DHEA 组相比，在给药后 GD_{0-3} 和给药后 GD_{3-6}，各剂量组孕鼠增重均未见统计学差异（$P>0.05$）。②给药 10 周后交配，与假手术组、模型对照组和 DHEA 组相比，在给药后 GD_{0-3} 和给药后 GD_{3-6}，各剂量组孕鼠增重均未见统计学差异（$P>0.05$）。

（8）孕鼠摄食量：①给药 4 周后交配，与假手术组、模型对照组和 DHEA 组相比，各剂量组摄食量均未见统计学差异（$P>0.05$）。②给药 10 周后交配，与假手术组、模型对照组和 DHEA 组相比，各剂量组摄食量均未见统计学差异（$P>0.05$）。

（9）妊娠结局

1）交配率：①给药 4 周后交配，与假手术组（100%）、模型对照组（83.3%）和 DHEA 组（50.0%）相比，低、中和高剂量组（分别为 66.7%、50.0% 和 100%）交配率未见统计学差异（$P>0.05$）。②给药 10 周后交配，与假手术组（83.3%）、模型对照组（66.7%）和 DHEA 组（83.3%）相比，低、中和高剂量组（分别为 100%、66.7% 和 83.3%）交配率未见统计学差异（$P>0.05$）。

2）交配成功时间：①给药 4 周后交配，与假手术组比（2.8 天 ±1.6 天）、模型对照组（2.6 天 ±1.5 天）和 DHEA 组（1.0 天 ±0.0 天）相比，低、中和高剂量组（分别为 3.0 天 ±1.6 天、2.0 天 ±1.0 天和 1.8 天 ±1.3 天）交配成功时间未见统计学差异（$P>0.05$）。②给药 10 周后交配，与假手术组比（2.4 天 ±1.7 天）、模型对照组（2.5 天 ±2.4 天）和 DHEA 组（1.0 天 ±0.0 天）相比，低、中和高剂量组（分别为 2.2 天 ±1.9 天、3.0 天 ±2.5 天和 2.2 天 ±1.6 天）交配成功时间未见统计学差异（$P>0.05$）。

3）妊娠率：①给药 4 周后交配，与假手术组比（50.0%）、模型对照组（50.0%）和 DHEA 组（33.3%）相比，低、中和高剂量组（分别为 50.0%、16.7% 和 83.3%）妊娠率未见统计学差异（$P>0.05$）。②给药 10 周后交配，与假手术组比（33.3%）、模型对照组（33.3%）和 DHEA 组（50.0%）相比，低、中和高剂量组（分别为 66.7%、33.3% 和 50.0%）妊娠率未见统计学差异（$P>0.05$）。

4）平均胎仔数：①给药 4 周后交配，与假手术组比(10.0个±3.6个)、模型对照组(3.3个±1.2个)和DHEA组(3.0个,2只动物妊娠,故列其均值)相比,低剂量组(5.5个,2只动物妊娠,故列其均值)、中剂量组(3.0个,1只动物妊娠)和高剂量组(7.2个±3.4个)平均胎仔数未见统计学差异($P>0.05$)。②给药10周后交配,与假手术组比(14.5个,2只动物妊娠,故列其均值)、模型对照组(7.0个,2只动物妊娠,故列其均值)和DHEA组(3.0个±1.0个)相比,低剂量组(4.8个±2.9个)、中剂量组(4.0个,2只动物妊娠,故列其均值)和高剂量组(6.3个±5.1个)平均胎仔数未见统计学差异($P>0.05$)。

(10) 脏器系数:①给药4周后,与假手术组、模型对照组和DHEA组相比,各剂量组卵巢、子宫重量和脏器系数均未见统计学差异($P>0.05$)。②给药10周后,与假手术组、模型对照组和DHEA组相比,各剂量组卵巢、子宫重量和脏器系数均未见统计学差异($P>0.05$)。

(11) 动情周期:给药后,对雌鼠动情周期持续观察10周。分析动情间期、动情前期、动情期和动情后期的变化情况。

1) 给药1~4周期间,与假手术组相比,模型对照组大鼠的动情间期延长,具有统计学差异($P<0.05$)。与模型对照组相比,高剂量组和DHEA组的动情间期缩短,动情前期延长,具有统计学差异($P<0.05$ 或 $P<0.01$)。与DHEA组相比,低剂量组的动情间期延长,动情前期缩短,具有统计学差异($P<0.01$)。

2) 给药5~10周期间,与假手术组相、模型对照组和DHEA组相比,各剂量组动情间期、动情前期、动情期和动情后期的变化均无统计学差异($P>0.05$)。

(12) 激素水平:分别在给药4周和10周后,检测雌鼠激素水平。给药4周和10周后,各组激素水平均趋于一致,未见统计学差异($P>0.05$)。

(13) 组织病理学:给药4周和10周后,分别将12只动物进行病理检查。

1) 给药4周后进行交配的雌鼠:①子宫:假手术组1只大鼠(169#)子宫内膜蜕膜样变。模型对照组1只大鼠(069#、189#和196#)子宫内膜蜕膜样变。低剂量组1只大鼠(182#)子宫内膜蜕膜样变。高剂量组1只大鼠(053#)子宫内膜蜕膜样变。2只大鼠(061#、187#)子宫内膜蜕膜样变。DHEA组1只大鼠(170#)子宫内膜蜕膜样变。②卵巢:模型对照组2只大鼠(066#、144#)卵巢轻度巨大囊泡形成,卵巢轻度萎缩。1只大鼠(069#)卵巢内卵泡异物肉芽肿。1只大鼠(196#)卵巢轻度萎缩。低剂量1只大鼠(074#)卵巢中度巨大囊泡形成,卵巢中度萎缩。2大鼠(096#、192#)卵巢轻度巨大囊泡形成,卵巢轻度萎缩。1只大鼠(112#)卵巢重度巨大囊泡形成,卵巢重度萎缩。1只大鼠(192#)卵巢内卵泡轻度异物肉芽肿。中剂量组2只大鼠(042#、177#)卵巢重度巨大囊泡形成,卵巢重度萎缩。2只大鼠(049#、050#)卵巢内颗粒细胞轻度坏死,失去正常形态。1只大鼠(175#)卵巢内卵泡异物肉芽肿样。1只大鼠(195#)卵巢卵泡数量减少,中度萎缩。高剂量组2只大鼠(053#、187#)卵巢内卵泡轻度异物肉芽肿。1只大鼠(199#)卵巢重度巨大囊泡形成,卵巢重度萎缩。DHEA组1只大鼠(039#)卵巢重度巨大囊泡,卵巢重度萎缩。1只大鼠(033#)卵巢中度巨大囊泡,卵巢中度萎缩。1只大鼠(176#)卵巢轻度巨大囊泡,卵巢轻度萎缩。1只大鼠(170#)卵巢内卵泡中度异物肉芽肿。③阴道:假手术组1只大鼠(169#)阴道黏膜中度炎症细胞浸润。模型对照组1只大鼠(055#)阴道黏膜中度炎症细胞浸润。高剂量组1只大鼠(056#)阴道肌层轻度炎症细胞浸润,1只大鼠(199#)阴道黏膜轻度炎症细胞浸润。DHEA组1只大鼠(033#)阴道中度炎症细胞浸润,2只大鼠(170#、176#)阴道肌层轻度炎症细胞浸润。

2) 给药4周后未进行交配的雌鼠:①子宫:中剂量组1只大鼠(093#)子宫肌层轻度色素沉积。②卵巢:模型对照组1只大鼠(019#)卵巢轻度陈旧出血,中度萎缩。1只大鼠(006#)卵巢中度巨大囊泡形成。低剂量组3只大鼠(057#、058#和139#)轻度巨大囊泡形成,2只大鼠(152#、154#)卵巢内轻度异物肉芽肿。中剂量组1只大鼠(012#)卵巢中度巨大囊泡形成,轻度陈旧出血。2只大鼠(018#、093#)卵巢中度巨大囊泡,卵巢中度萎缩,1只大鼠(091#)卵巢卵泡数量轻度减少。高剂量组1只大鼠(011#)卵巢轻度巨大囊泡。1只大鼠(122#)卵巢轻度萎缩,边缘结缔组织内轻度炎症细胞浸润。DHEA组1只大鼠(015#)轻度卵巢巨大囊泡。2只大鼠(121#、128#)卵巢轻度萎缩,1只大鼠(132#)卵巢重度萎缩。③阴道:假手术组1只大鼠(021#)阴道上皮浅层细胞轻度增生,中性粒细胞轻度浸润。高剂量组1只大鼠(104#)阴道肌层轻度炎症细胞浸润。

3) 给药10周后进行交配的雌鼠:①子宫:假手术组2只大鼠(172#、188#)子宫内膜蜕膜样变。模型对照组1只大鼠(198#)子宫内膜蜕膜样变。低剂量组1只大鼠(208#)子宫内膜蜕膜样变。中剂量组1只大鼠

(212#)子宫内膜蜕膜样变。高剂量组1只大鼠(077#)子宫内膜蜕膜样变。1只大鼠(214#)子宫内膜蜕膜样变,充满整个子宫腔。DHEA组2只大鼠(088#、201#)子宫内膜蜕膜样变。②卵巢:模型对照组2只大鼠(085#、198#)卵巢轻度巨大囊泡形成,卵巢轻度萎缩。1只大鼠(098#)卵巢中度巨大囊泡形成,卵巢中度萎缩。低剂量组1只大鼠(130#)卵巢重度巨大囊泡形成,卵巢重度萎缩。1只大鼠(194#)卵巢轻度巨大囊泡形成,卵巢轻度萎缩。1只大鼠(203#)卵巢中度巨大囊泡形成,卵巢中度萎缩。1只大鼠(134#)卵巢轻度萎缩。中剂量组1只大鼠(068#)卵巢轻度巨大囊泡形成,卵巢轻度萎缩。1只大鼠(216#)卵巢中度巨大囊泡形成,卵巢中度萎缩。高剂量组1只大鼠(077#)卵巢轻度巨大囊泡形成,卵巢轻度萎缩。1只大鼠(202#)卵巢巨大囊泡形成,卵泡内异物肉芽肿样,卵巢中度萎缩。1只大鼠(213#)卵巢内卵泡中度异物肉芽肿。1只大鼠(095#)卵巢轻度萎缩。DHEA组2只大鼠(109#、200#)卵巢中度巨大囊泡形成,卵巢中度萎缩。③阴道:模型对照组1只大鼠(098#)阴道黏膜上皮消失,肌层中度炎症细胞浸润。高剂量组1只大鼠(077#)阴道腔内中度中性粒细胞聚集。DHEA组1只大鼠(200#)阴道腔内中度中性粒细胞聚集。

4)给药10周未进行交配的雌鼠:①子宫:假手术组、模型对照组、低剂量组、中剂量组、高剂量组和DHEA组子宫内膜、肌层和外膜分界明显,子宫内膜被覆单层柱状上皮,病变不明显。②卵巢:模型对照组1只大鼠(126#)卵巢重度巨大囊泡形成,卵巢重度萎缩。1只大鼠(133#)卵巢内卵泡中度异物肉芽肿。低剂量组1只大鼠(062#)卵巢内卵泡异物肉芽肿。1只大鼠(157#)卵巢中度巨大囊泡形成,卵巢中度萎缩。中剂量组1只大鼠(020#)卵巢重度巨大囊泡形成,卵巢重度萎缩。1只大鼠(118#)卵巢内卵泡异物肉芽肿。高剂量组1只大鼠(035#)卵巢轻度出血,伴有轻度萎缩。1只大鼠(180#)卵巢轻度萎缩。1只大鼠(181#)卵巢中度巨大囊泡形成,卵巢中度萎缩。DHEA组1只大鼠(024#)卵巢内卵泡异物肉芽肿。1只大鼠(145#)卵巢内卵泡异物肉芽肿。1只大鼠(142#)卵巢轻度巨大囊泡形成,卵巢轻度萎缩。③阴道:高剂量组1只大鼠(181#)阴道上皮浅层细胞轻度增生。

(14)卵泡计数

1)给药4周后:①与假手术组相比,模型对照组和低剂量组原始卵泡所占百分比降低,具有统计学差异($P<0.01$或$P<0.05$),模型对照组中初级卵泡所占百分比增多,具有统计学差异($P<0.01$)。②与模型对照组相比,中剂量组、高剂量组和DHEA组原始卵泡所占百分比增多,初级卵泡所占百分比降低,具有统计学差异($P<0.01$或$P<0.05$)。③与DHEA组相比,各剂量组卵泡计数变化均无统计学差异($P>0.05$)。

2)给药10周后:①与假手术组相比,模型对照组、低和中剂量组原始卵泡所占百分比降低,具有统计学差异($P<0.01$或$P<0.05$),模型对照组中成熟卵泡所占百分比增多,具有统计学差异($P<0.01$)。②与模型对照组相比,中剂量组、高剂量组和DHEA组原始卵泡所占百分比增多,高剂量组成熟卵泡所占百分比降低,具有统计学差异($P<0.01$)。③与DHEA组相比,各剂量组卵泡计数变化均无统计学差异($P>0.05$)。

(十)讨论

(1)一般观察:试验期间,AAA各剂量组动物的外观体征、行为活动均未见明显异常,与假手术组动物相比无明显差别。未见手术造模和给予供试品对动物一般状况造成影响。

(2)手术造模:造模后假手术组动物体内激素水平未见明显异常,无统计学差异($P>0.05$),手术组雌鼠E_2、P和FSH水平明显降低(分别为36.1%、32.8%和54.6%),具有统计学差异($P<0.01$),符合造模成功指标,即模型组雌鼠雌激素和孕酮较假手术组显著下降,表明大鼠卵巢功能不全造模成功。

(3)雌鼠体重:给药10周期间,各组动物体重均呈逐渐增加。与假手术组、模型对照组和DHEA组相比,低、中和高剂量组体重未见明显异常,无统计学差异($P>0.05$),表明AAA对雌性动物体重不会产生明显影响。

(4)雌鼠增重:给药10周期间,与假手术组、模型对照组和DHEA组相比,高剂量组和低剂量组体重增重在个别时间点增加或负增长,具有统计学差异($P<0.01$或$P<0.05$)。总体分析,其波动的幅度在-3.0~8.5 g之间,而且这种变化均为一过性改变,未见剂量-反应关系和时间-反应关系,故认为与供试品无关。

(5)雌鼠摄食量:给药第4周时,与假手术组相比,高剂量组和DHEA组摄食量增加,具有统计学差异($P<0.01$或$P<0.05$),仅此一个时间点摄食量改变,而且增加幅度较小(比假手术组增加3.3~4.0 g),

考虑为一过性的变化,与供试品无关。

(6) 孕鼠体重:给药4周后和给药10周后交配,与假手术组、模型对照组和DHEA组分别相比,各剂量组孕鼠体重均未见统计学差异($P>0.05$),表明AAA对孕鼠体重不会产生明显影响。

(7) 孕鼠增重:给药4周后和给药10周后交配,与假手术组、模型对照组和DHEA组分别相比,在GD_{0-3}和GD_{3-6},各剂量组孕鼠增重均未见统计学差异($P>0.05$),表明AAA对孕鼠体重增重不会产生明显影响。

(8) 孕鼠摄食量:给药4周后和给药10周后交配,与假手术组、模型对照组和DHEA组相比,各剂量组摄食量均未见统计学差异($P>0.05$),表明AAA对孕鼠摄食量不会产生明显影响。

(9) 妊娠结局

1) 给药4周后,从交配率和妊娠率看,高剂量组(分别为100%和83.3%)与假手术组(分别为100%和50.0%)相当或略高,比模型对照组(分别为83.3%和50.0%)略高,但未见统计学差异($P>0.05$)。从平均胎仔数看,仅高剂量组(7.2个±3.4个)与假手术组(10.0个±3.6个)最为接近。交配成功时间方面,随剂量增加,高剂量组(1.8天±1.3天)呈现缩短趋势,未见统计学差异($P>0.05$)。

2) 给药10周后,从交配率和妊娠率看,高剂量组(分别为83.3%和50%)与假手术组(分别为83.3%和33.3%)相当或略高,比模型对照组(分别为83.3%和50.0%)略高,但未见统计学差异($P>0.05$)。从平均胎仔数看,除假手术组(14个)外,各组在3.0~7.0个之间,趋势相当。交配成功时间除DHEA组(1.0天±0.0天)外,各组在(2.2±1.6)~(3.0±2.5)天之间,趋势相当。

(10) 脏器系数:给药4周和给药10周后,与假手术组、模型对照组和DHEA组相比,各剂量组卵巢、子宫重量及其脏器系数均未见统计学差异($P>0.05$),表明AAA对雌鼠的脏器系数不会产生明显影响。

(11) 动情周期

1) 手术造模前后分别观察9天和12天,假手术组和手术组雌鼠动情周期均未见明显异常,无统计学差异($P>0.05$),表明手术造模后短时间内对动情周期的影响尚未表现出来。

2) 给药1~4周,与假手术组相比,模型对照组大鼠的动情间期延长,具有统计学差异($P<0.05$),尽管动情期未见统计学差异($P>0.05$),但是有缩短的趋势。与模型对照组相比,高剂量组和DHEA组的动情间期缩短,动情前期延长,具有统计学差异($P<0.05$或$P<0.01$)。表明手术造模对动情周期产生了一定的影响,表现为动情间期延长,动情期有缩短的趋势。而AAA中剂量和高剂量组动情周期的变化与假手术组相当。

3) 给药5~10周,与假手术组相、模型对照组和DHEA组相比,各剂量组动情间期、动情前期、动情期和动情后期的变化均无统计学差异($P>0.05$),表明模型对照组大鼠在手术造模后一定时间内可以自我调节动情周期,各组动物动情周期趋于一致。

(12) 激素水平:给药4周和10周后,各组激素水平均趋于一致,未见统计学差异($P>0.05$),表明模型对照组大鼠在手术造模后一定时间内可以自我调节激素水平。

(13) 组织病理学

1) 给药4周后,模型对照组和中剂量组分别有1只大鼠(1/12)卵巢轻度陈旧出血,考虑为手术切除卵巢所致。

2) 各组均有部分大鼠子宫内膜呈现蜕膜样变,为动物妊娠后的正常组织学变化。

3) 除假手术组外,各组均有一定数量的动物表现为不同程度的巨大囊泡形成、卵巢萎缩、卵泡颗粒细胞坏死等表现,符合手术切除部分卵巢后的病理特征。但综合分析,模型对照组、低剂量组和中剂量组卵巢萎缩动物数量分别为4/12、4/12和6/12,高剂量组卵巢萎缩动物数量略少(2/12)。

4) 给药4周和10周后,分别有少量动物(1/12~3/12之间)出现阴道轻度或中度炎症细胞或中性粒浸润,而且假手术组有2只动物(2/12)也出现炎症细胞浸润,故认为与动物自身状态及手术切除卵巢致激素变化有一定关系。

(14) 卵泡计数

1) 给药4周后,与假手术组比较,模型对照组和低剂量组原始卵泡所占百分比降低,具有统计学差异($P<0.01$或$P<0.05$),表明手术造模对大鼠卵巢卵泡发育尤其是原始卵泡造成了影响。与模型对照组相比,中、高剂量组和DHEA组原始卵泡所占百分比增多($P<0.01$或$P<0.05$)。中、高剂量组和DHEA组成熟卵泡,尽管未见统计学差异,也呈现增加的趋势,考虑AAA具有促进卵泡成熟发育的作用。

2) 给药10周后,与假手术组相比,模型对照组、低和中剂量组原始卵泡所占百分比降低,具有统计学差异（$P<0.01$ 和 $P<0.05$），表明手术造模对大鼠卵巢卵泡发育尤其是原始卵泡造成的影响仍然存在。与模型对照组相比，高剂量组成熟卵泡所占百分比降低，具有统计学差异（$P<0.01$）。表明高剂量组在给药10周后成熟卵泡增加的。结合模型对照组的各级卵泡发育情况，考虑10周后卵巢功能有一定的自我修复，成熟卵泡呈现一定的代偿增加。低、中剂量组和DHEA组成熟卵泡呈现增加的趋势，考虑AAA具有促进卵泡成熟发育的作用。

（十一）结论

本实验设假手术组、模型对照组、AAA低剂量组（1.5 g/kg）、中剂量组（3.0 g/kg）、高剂量组（6.0 g/kg）和DHEA组（0.006 g/kg）6组。结果表明，AAA给药4周和10周，对雌鼠一般状况、体重、体重增重、摄食量。孕鼠体重、体重增重、摄食量。卵巢、子宫重量及其脏器系数、激素水平均未见明显影响。给药4周后，AAA高剂量组妊娠结局如交配率（100%）、妊娠率（83.3%）、交配成功时间（1.8天±1.3天）和平均胎仔数（7.2个±3.4个）等、动情期（2.3天±1.2）、卵巢萎缩程度（2/12）等优于模型对照组。给药4周后，低、中、高剂量组AAA和DHEA组具有一定的促进成熟卵泡增多和发育的作用。给药10周后，低、中剂量组仍然具有一定的促进成熟卵泡增多和发育的作用，而高剂量组趋势已不明显。给药10周后，各组妊娠结局（交配率、妊娠率、交配成功时间和平均胎仔数等）、动情周期、卵巢萎缩等情况趋于一致。综合以上结果，在本实验所确定的条件下，AAA灌胃4周治疗因卵巢功能不全导致不孕的最适有效剂量为6.0 g/kg。

（十二）参考文献

略。

（贾玉玲　周　莉　孙祖越）

参考文献

[1] 成自霞.针刺对输卵管阻塞性不孕症大鼠炎症因子和免疫机制的调节研究[D].合肥：安徽中医药大学，2014.

[2] 董文然，刘奕，陆华.温肾复方对冰羟基脲建立的肾阳虚证不孕小鼠生殖功能影响[J].中华中医药杂志，2021,36(8)：5019-5023.

[3] 郭芳.G-CSF/IL-6调节中性粒细胞促进小鼠子宫内膜异位病灶的形成和机制研究[D].武汉：华中科技大学，2022.

[4] 王芳军，吕江，王晓东，等.多模式输卵管性不孕症模型制作与初步应用研究[J].中华临床医师杂志：电子版，2015,9(10)：3.

[5] 姚莉娟，徐晓娟，王婧婧，等.体现中医病因病机的多囊卵巢综合征动物模型评价及筛选[J].世界科学技术：中医药现代化，2014,16(10)：2137-2148.

[6] 周玮，熊正爱.子宫移植现状[J].中华妇产科杂志，2011,46(1)：3.

[7] 张梦飞，李欢，苗明三.基于不孕症临床病证特征的动物模型分析[J].中医学报，2017,32(2)：4.

[8] Audu B M, Massa A A, Bukar M, et al. Prevalence of utero-tubal infertility [J]. Journal of obstetrics and gynaecology, 2009, 29(4): 326-328.

[9] Agarwal A, Mulgund A, Hamada A, et al. A unique view on male infertility around the globe [J]. Reproductive biology and endocrinology, 2015, 13: 1-9.

[10] Alvarez S. Do some addictions interfere with fertility? [J]. Fertility and sterility, 2015, 103(1): 22-26.

[11] Brännström M, Wranning C A, El-Akouri R R. Transplantation of the uterus [J]. Molecular and cellular endocrinology, 2003, 202(1-2): 177-184.

[12] Ben-Nagi J, Miell J, Yazbek J, et al. The effect of hysteroscopic polypectomy on the concentrations of endometrial implantation factors in uterine flushings [J]. Reproductive BioMedicine Online, 2009, 19(5): 737-744.

[13] Brännström M, Johannesson L, Bokström H, et al. Livebirth after uterus transplantation [J]. The Lancet, 2015, 385(9968): 607-616.

[14] Bernardi L A, Carnethon M R, de Chavez P J, et al. Relationship between obesity and anti-Müllerian hormone in reproductive-aged African American women [J]. Obesity, 2017, 25(1): 229-235.

[15] Bittencourt C A, dos Santos Simões R, Bernardo W M, et al. Accuracy of saline contrast sonohysterography in detection of endometrial polyps and submucosal leiomyomas in women of reproductive age with abnormal uterine bleeding: systematic review and meta-analysis [J]. Ultrasound in Obstetrics & Gynecology, 2017, 50(1): 32-39.

[16] Boutari C, Pappas P D, Mintziori G, et al. The effect of underweight on female and male reproduction [J]. Metabolism, 2020, 107: 154229.

[17] Chan Y Y, Jayaprakasan K, Tan A, et al. Reproductive outcomes in women with congenital uterine anomalies: a systematic review [J]. Ultrasound in Obstetrics & Gynecology, 2011, 38(4): 371-382.

[18] Carp H J A, Selmi C, Shoenfeld Y. The autoimmune bases of infertility and pregnancy loss [J]. Journal of autoimmunity, 2012, 38(2-3): J266-J274.

[19] Christou F, Pitteloud N, Gomez F. The induction of ovulation by pulsatile administration of GnRH: an appropriate method in hypothalamic amenorrhea [J]. Gynecological Endocrinology, 2017, 33(8): 598-601.

[20] De Rosa M, Zarrilli S, Di Sarno A, et al. Hyperprolactinemia in men: clinical and biochemical features and response to treatment [J]. Endocrine, 2003, 20: 75-82.

[21] Dechanet C, Anahory T, Mathieu Daude J C, et al. Effects of cigarette smoking on reproduction [J]. Human reproduction update, 2011, 17(1): 76-95.

[22] Dewailly D, Andersen C Y, Balen A, et al. The physiology and clinical utility of anti-Müllerian hormone in women [J]. Human reproduction update, 2014, 20(3): 370-385.

[23] Dewailly D. Diagnostic criteria for PCOS: is there a need for a rethink? [J]. Best Practice & Research Clinical Obstetrics & Gynaecology, 2016, 37: 5-11.

[24] Di Fede G, Mansueto P, Longo R A, et al. Influence of sociocultural factors on the ovulatory status of polycystic ovary syndrome [J]. Fertility and sterility, 2009, 91(5): 1853-1856.

[25] Dovey S, Sneeringer R M, Penzias A S. Clomiphene citrate and intrauterine insemination: analysis of more than 4100 cycles [J]. Fertil Steril. 2008, 90(6): 2281-2286.

[26] Dreyer K, Van Rijswijk J, Mijatovic V, et al. Oil-based or water-based contrast for hysterosalpingography in infertile women [J]. New England Journal of Medicine, 2017, 376(21): 2043-2052.

[27] Enskog A, Johannesson L, Chai D C. Uterus transplantation in the baboon: methodology and long-term function after auto-transplantation [J]. Human Reproduction, 2010, 25: 1980-1987.

[28] Ejzenberg D, Andraus W, Mendes L R B C, et al. Livebirth after uterus

transplantation from a deceased donor in a recipient with uterine infertility [J]. The Lancet, 2018, 392(10165):2697-2704.
[29] Franks S. Polycystic ovary syndrome in adolescents [J]. International journal of obesity, 2008, 32(7):1035-1041.
[30] Fernandez A, Karavitaki N, Wass J A H. Prevalence of pituitary adenomas: a community-based, cross-sectional study in Banbury (Oxfordshire, UK) [J]. Clinical endocrinology, 2010, 72(3):377-382.
[31] Fragouli E, Alfarawati S, Spath K, et al. Analysis of implantation and ongoing pregnancy rates following the transfer of mosaic diploid-aneuploid blastocysts [J]. Human genetics, 2017, 136(7):805-819.
[32] Fang F, Bai Y, Zhang Y, et al. Oil-based versus water-based contrast for hysterosalpingography in infertile women: a systematic review and meta-analysis of randomized controlled trials [J]. Fertility and sterility, 2018, 110(1):153-160. e3.
[33] Goldman M B, Thornton K L, Ryley D, et al. A randomized clinical trial to determine optimal infertility treatment in older couples: the Forty and Over Treatment Trial (FORT-T) [J]. Fertility and sterility, 2014, 101(6):1574-1581.e2.
[34] Gaskins A J, Rich-Edwards J W, Lawson C C, et al. Work schedule and physical factors in relation to fecundity in nurses [J]. Occupational and environmental medicine, 2015, 72(11):777-783.
[35] Hart R J. Physiological aspects of female fertility: role of the environment, modern lifestyle, and genetics [J]. Physiological reviews, 2016, 96(3):873-909.
[36] Hackwell E C R, Ladyman S R, Brown R S E, et al. Mechanisms of lactation-induced infertility in female mice [J]. Endocrinology, 2023, 164 (5):bqad049.
[37] Iglesias P, Carrero J J, Díez J J. Gonadal dysfunction in men with chronic kidney disease: clinical features, prognostic implications and therapeutic options [J]. Journal of nephrology, 2012, 25(1):31-42.
[38] Iori K, Makoto M, Kouji B. A new surgical technique of uterine auto-transplantation in cynomolgus monkey: preliminary report about two cases [J]. Arch Gynecol Obstet, 2012, 285:129-137.
[39] Inhorn M C, Patrizio P. Infertility around the globe: new thinking on gender, reproductive technologies and global movements in the 21st century [J]. Human reproduction update, 2015, 21(4):411-426.
[40] Jacoby V L, Fujimoto V Y, Giudice L C, et al. Racial and ethnic disparities in benign gynecologic conditions and associated surgeries [J]. American journal of obstetrics and gynecology, 2010, 202(6):514-521.
[41] Johannesson L, Enskog A, Dahm-Kähler P, et al. Uterus transplantation in a non-human primate: long-term follow-up after autologous transplantation [J]. Human reproduction, 2012, 27(6):1640-1648.
[42] Kars M, Souverein P C, Herings R M C, et al. Estimated age-and sex-specific incidence and prevalence of dopamine agonist-treated hyperprolactinemia [J]. The Journal of Clinical Endocrinology & Metabolism, 2009, 94(8):2729-2734.
[43] La Marca A, Sighinolfi G, Radi D, et al. Anti-Müllerian hormone (AMH) as a predictive marker in assisted reproductive technology (ART) [J]. Human reproduction update, 2010, 16(2):113-130.
[44] Legro R S, Brzyski R G, Diamond M P, et al. Letrozole versus clomiphene for infertility in the polycystic ovary syndrome [J]. New England Journal of Medicine, 2014, 371(2):119-129.
[45] Lessey B A, Young S L. What exactly is endometrial receptivity? [J]. Fertility and sterility, 2019, 111(4):611-617.
[46] Li W, Lin A, Qi L, et al. Immunotherapy: A promising novel endometriosis therapy [J]. Frontiers in Immunology, 2023, 14:1128301.
[47] Merkin S S, Azziz R, Seeman T, et al. Socioeconomic status and polycystic ovary syndrome [J]. Journal of women's health, 2011, 20(3):413-419.
[48] Mascarenhas M N, Flaxman S R, Boerma T, et al. National, regional, and global trends in infertility prevalence since 1990: a systematic analysis of 277 health surveys [J]. PLoS medicine, 2012, 9(12):e1001356.
[49] Maheux-Lacroix S, Boutin A, Moore L, et al. Hysterosalpingo-osonography for diagnosing tubal occlusion in subfertile women: a systematic review with meta-analysis [J]. Human Reproduction, 2014, 29(5):953-963.
[50] Martyn F, McAuliffe F M, Wingfield M. The role of the cervix in fertility: is it time for a reappraisal? [J]. Human Reproduction, 2014, 29(10):2092-2.
[51] Moy V, Lieman H, et al. Obesity adversely affects serum anti-müllerian hormone (AMH) levels in Caucasian women [J]. Journal of assisted reproduction and genetics, 2015, 32:1305-1311.
[52] Merkin S S, Phy J L, Sites C K, et al. Environmental determinants of polycystic ovary syndrome [J]. Fertility and sterility, 2016, 106(1):16-24.
[53] Nachtigall R D. International disparities in access to infertility services [J]. Fertility and sterility, 2006, 85(4):871-875.
[54] Ombelet W, Cooke I, Dyer S, et al. Infertility and the provision of infertility medical services in developing countries [J]. Human reproduction update, 2008, 14(6):605-621.
[55] Ozkan S, Murk W, Arici A. Endometriosis and infertility: epidemiology and evidence-based treatments [J]. Annals of the New York Academy of Sciences, 2008, 1127(1):92-100.
[56] Practice Committee of the American Society for Reproductive Medicine. Endometriosis and infertility: a committee opinion [J]. Fertility and sterility, 2012, 98(3):591-598.
[57] Practice Committee of the American Society for Reproductive Medicine. Diagnostic evaluation of the infertile male: a committee opinion [J]. Fertility and sterility, 2015, 103(3):e18-e25.
[58] Practice Committee of the American Society for Reproductive Medicine. Diagnostic evaluation of the infertile female: a committee opinion [J]. Fertil Steril, 2015, 103(6):e44-e50.
[59] Practice Committee of the American Society for Reproductive Medicine. Role of tubal surgery in the era of assisted reproductive technology: a committee opinion [J]. Fertil Steril, 2015, 103(6):e37-e43.
[60] Practice Committee of the American Society for Reproductive Medicine. Obesity and reproduction: a committee opinion [J]. Fertil Steril, 2015, 104(5):1116-1126.
[61] Practice Committee of the American Society for Reproductive Medicine. Prevention and treatment of moderate and severe ovarian hyperstimulation syndrome: a guideline [J]. 2016, 106(7):1634-1647.
[62] Penzias A, Bendikson K, Butts S, et al. Practice Committees of the American Society for Reproductive Medicine; Society for Assisted Reproductive Technology. The use of preimplantation genetic testing for aneuploidy (PGT-A): a committee opinion [J]. Fertil Steril, 2018, 109(3):429-436.
[63] Practice Committees of the American Society for Reproductive Medicine and Society for Reproductive Endocrinology and Infertility. Use of exogenous gonadotropins for ovulation induction in anovulatory women: a committee opinion [J]. Fertil Steril, 2020, 113(1):66-70.
[64] Reindollar R H, Regan M M, Neumann P J, et al. A randomized clinical trial to evaluate optimal treatment for unexplained infertility: the fast track and standard treatment (FASTT) trial [J]. Fertility and sterility, 2010, 94(3):888-899.
[65] Rossi B V, Abusief M, Missmer S A. Modifiable risk factors and infertility: what are the connections? [J]. American journal of lifestyle medicine, 2016, 10(4):220-231.
[66] Rubio C, Bellver J, Rodrigo L, et al. In vitro fertilization with preimplantation genetic diagnosis for aneuploidies in advanced maternal age: a randomized, controlled study [J]. Fertility and sterility, 2017, 107(5):1122-1129.
[67] Penzias A, Bendikson K, Falcone T, et al. Evidence-based treatments for couples with unexplained infertility: a guideline [J]. Fertility and sterility, 2020, 113(2):305-322.
[68] Sharpe R M. Environmental/lifestyle effects on spermatogenesis [J]. Philosophical Transactions of the Royal Society B: Biological Sciences, 2010, 365(1546):1697-1712.
[69] Souter I, Baltagi L M, Toth T L, et al. Prevalence of hyperprolactinemia and abnormal magnetic resonance imaging findings in a population with

infertility [J]. Fertility and sterility, 2010, 94(3):1159 - 1162.
[70] Schrijver I. Mutation distribution in expanded screening for cystic fibrosis: making up the balance in a context of ethnic diversity [J]. Clinical chemistry, 2011, 57(6):799 - 801.
[71] Scott Jr R T, Upham K M, Forman E J, et al. Blastocyst biopsy with comprehensive chromosome screening and fresh embryo transfer significantly increases in vitro fertilization implantation and delivery rates: a randomized controlled trial [J]. Fertility and sterility, 2013, 100(3):697 - 703.
[72] Siristatidis C, Vaidakis D, Rigos I, et al. Leiomyomas and infertility [J]. Minerva ginecologica, 2016, 68(3):283 - 296.
[73] Shacfe G, Turko R, Syed H H, et al. A DNA Methylation Perspective on Infertility [J]. Genes, 2023, 14(12):2132.
[74] Silva A B P, Carreiró F, Ramos F, et al. The role of endocrine disruptors in female infertility [J]. Molecular biology reports, 2023, 50(8):7069 - 7088.
[75] Sang Q, Ray P F, Wang L. Understanding the genetics of human infertility [J]. Science, 2023, 380(6641):158 - 163.
[76] Tersigni C, Castellani R, De Waure C, et al. Celiac disease and reproductive disorders: meta-analysis of epidemiologic associations and potential pathogenic mechanisms [J]. Human reproduction update, 2014, 20(4):582 - 593.
[77] Tal R, Seifer D B. Ovarian reserve testing: a user's guide [J]. American journal of obstetrics and gynecology, 2017, 217(2):129 - 140.
[78] Tanbo T, Fedorcsak P. Endometriosis-associated infertility: aspects of pathophysiological mechanisms and treatment options [J]. Acta obstetricia et gynecologica Scandinavica, 2017, 96(6):659 - 667.
[79] Venetis C A, Papadopoulos S P, Campo R, et al. Clinical implications of congenital uterine anomalies: a meta-analysis of comparative studies [J]. Reproductive biomedicine online, 2014, 29(6):665 - 683.
[80] Vissenberg R, Manders V D, Mastenbroek S, et al. Pathophysiological aspects of thyroid hormone disorders/thyroid peroxidase autoantibodies and reproduction [J]. Human reproduction update, 2015, 21(3):378 - 387.
[81] Vander Borght M, Wyns C. Fertility and infertility: Definition and epidemiology [J]. Clinical biochemistry, 2018, 62:2 - 10.
[82] Victor A R, Tyndall J C, Brake A J, et al. One hundred mosaic embryos transferred prospectively in a single clinic: exploring when and why they result in healthy pregnancies [J]. Fertility and sterility, 2019, 111(2):280 - 293.
[83] Wranning C A, Marcickiewicz J, Enskog A, et al. Fertility after autologous ovine uterine-tubal-ovarian transplantation by vascular anastomosis to the external iliac vessels [J]. Human reproduction, 2010, 25(8):1973 - 1979.
[84] Wang X, Wang L. Mechanisms of ovarian aging in women: a review [J]. Journal of Ovarian Research, 2023, 16(1):67.

第三十二章 睾丸附睾炎药理学

第一节 概 述

(一) 概念

男性睾丸附睾炎(图32-1-1)是男性生殖系统中常见的疾病,通常是由附近器官的感染引发的。患者常表现为阴囊区域突发的剧痛,伴随着附睾的肿胀、明显的触痛,可能出现发热和附睾硬结等症状。这种疾病多数情况下继发于尿道、前列腺或精囊的感染,通常是因为急性期治疗不完全而引发的(图32-1-2)。

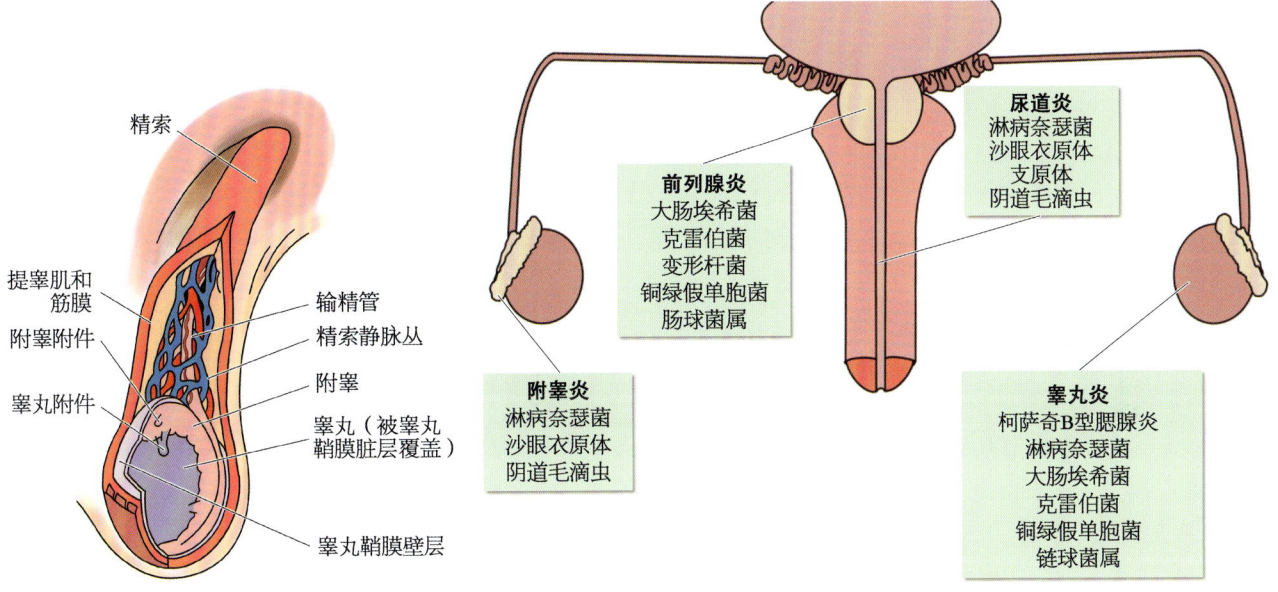

图32-1-1 睾丸解剖结构示意图

图32-1-2 男性泌尿生殖道感染部位示意图

睾丸炎(orchitis),一种炎症性疾病,主要影响男性生殖系统中的睾丸。这种疾病通常由感染引起,最常见的病原体是细菌或病毒。睾丸炎可能会导致睾丸肿胀、疼痛、红肿、发热及其他不适症状。一些病例可能会引发严重疼痛和生育能力问题,特别是如果不及时治疗。常见的原因包括性传播感染(如淋病、梅毒)、尿道感染的扩散及其他感染性疾病。

附睾炎(epididymitis),指附睾,即睾丸旁边的一段细长的管状组织发生炎症。附睾在储存和运输精子方面起着关键作用,因此其炎症可能会影响精子的正常运动和质量。附睾炎通常由感染引起,可能是细菌或病毒感染,也可以由尿道感染扩散而来。患者可能会出现睾丸周围的疼痛、肿胀、红肿、发热及尿道分泌物等症状。

(二) 流行病学

欧美地区的流行病学数据显示,每年每10万男性中有25~65人可能患上急性睾丸附睾炎。这种疾病在各个年龄段均有发生,但最为常见的患者年龄集中在中青年群体。尽管急性睾丸炎的确切发病率尚不清楚,但最近的一项研究表明,在对669名患有急性阴囊病症的患者进行了为期10个月的急诊室观察后,约有10.3%的患者被诊断为睾丸炎,28.7%的患者被诊断为睾丸附睾炎,而28.4%的患者被诊断为孤立性附睾炎。睾丸炎患者的平均年龄为44.6岁,而睾丸附睾炎患者的平均年龄为46.5岁。此外,在一项对加拿大泌尿科医生进行了为期2周的调查中,6037名男性患者中,有57人(0.9%)被诊断为慢性附睾炎,这些患者的病程平均持续了2.5年,平均年龄为41.1岁。

急性附睾炎是泌尿外科临床上的常见病、多发病,主要发生在中青年男性。急性附睾炎的年发病率为每1000名年龄在2~13岁的男孩中有1.2例(平均年龄为11岁),在这个年龄组中,大约1/4的患者在5年内会复发。而在成年男性中,43%的附睾炎病例发生在20~30岁。在一项研究中,有58%的患者同时出现附睾炎和睾丸炎。此外,前列腺术后急性附睾炎的发生率为6%~13%,而留置尿管的人群中,发病率在20%左右。

(三)病因

急性睾丸炎可分为三种类型,包括特异性睾丸炎、细菌性睾丸炎和病毒性睾丸炎。特异性睾丸炎可以由各种传染病引起,包括通过血液传播的感染。一项对急性阴囊疾病的大型系列检查评估显示,35岁以上的睾丸炎和附睾-睾丸炎男性最常见的细菌感染是革兰阴性菌、大肠埃希菌和假单胞菌,这与急性附睾炎的年龄和感染分布相似。其他报告的感染因子包括梅毒螺旋体、结核分枝杆菌,以及不太常见的布鲁菌、念珠菌和丝虫病等,都可能导致附睾炎。

最常引发病毒性睾丸炎的是腮腺炎病毒(如柯萨奇病毒)。

(四)症状与体征

临床表现包括突然发病、阴囊内的疼痛、坠胀感,伴随着全身感染症状如发热、恶寒等。疼痛可能会辐射至腹股沟、下腹部和会阴部。

(1)睾丸炎:通常是由其他器官组织感染迁移引起的,除了原发疾病的症状外,局部炎症表现也十分明显。通常急性发作,发病侧阴囊肿胀、阴囊皮肤变红、睾丸肿大和明显的疼痛感,可能还伴随着同侧腹股沟区的牵拉痛,同时也可能有发热症状。触摸睾丸和阴囊会引起明显的疼痛。此外,睾丸炎可能引发长期的慢性并发症,包括睾丸的慢性萎缩。

(2)附睾炎:急性附睾炎症状包括疼痛和肿胀,通常起始于附睾的尾部,然后向上蔓延至附睾的其他部分,最后可能扩散至睾丸,其中大约96%的病例表现为单侧。一项由Pilatz等进行的大量研究显示,约有26%的患者会出现超过38℃的发热,6.7%的患者可能会出现附睾脓肿,而有约1/3的病例可能伴随尿液排尿困难。

(五)组织病理学

临床病程划分包括急性期(持续小于3个月)、亚急性期(持续3~6个月)和慢性期(持续大于6个月)。在感染后的第一周内,患者阴囊体积明显增大,睾丸和外膜中的细菌数量上升,伴随明显的细胞浸润。在睾丸间质中,树突状细胞、巨噬细胞、肥大细胞和T淋巴细胞数量增加,同时还观察到间质细胞增殖、肥大及小血管数量增多。同时,睾丸结缔组织增生,存在大量淋巴细胞、中性粒细胞及少量上皮样细胞和巨噬细胞,这与典型的临床睾丸炎表现相一致。曲细精管内,各级生精细胞和支持细胞出现严重变性、坏死和减少,曲细精管受到严重损伤,呈空洞状态。此外,生殖细胞出现凋亡,腔内多核精细胞和睾丸支持细胞胞质空泡化现象普遍存在。

(六)治疗药物

附睾炎治疗的目标包括缓解症状、解决病因和预防并发症(表32-1-1)。由于绝大多数情况是由细菌病原体引起的,因此抗生素疗法是附睾炎的主要治疗方法。对于那些患有非细菌性或慢性附睾炎的患者,可以采用超越抗生素疗法的治疗策略。治疗这些患者的主要重点是缓解症状。

表32-1-1 附睾炎治疗方法一览表

病情	治疗
细菌性附睾炎	抗生素治疗
由炎症引起的非细菌性	仅缓解症状
胺碘酮引起的附睾炎	停止或减少药物剂量
慢性附睾炎	观察等待或非药物措施抗生素治疗 抗炎剂 抗焦虑药物 麻醉止痛剂 附睾切除术

表32-1-2总结了急性附睾炎的抗生素治疗。急性附睾炎建议进行支持性治疗,包括镇痛药、抗炎药和提高睾丸的位置。严重或难以治疗的疼痛或出现全身感染迹象的患者可能需要住院治疗。

表 32-1-2 急性附睾炎的经验性抗生素治疗一览表

人群	最可能的病原体	抗生素治疗
2 岁以下儿童	各种各样的	抗生素治疗可能潜在的肠道微生物和转介到泌尿科医生
2~14 岁儿童	各种各样的,可能是解剖学上的	根据尿路分析或尿液培养结果进行治疗
35 岁以下性活跃的成年人	淋病或衣原体	肌内注射头孢曲松(单次 250 mg)和口服强力霉素(100 mg,每日 2 次,连用 10 天)
进行插入式肛交的成年人	淋病或衣原体和肠道微生物	肌内注射头孢曲松(单次 250 mg 剂量)和口服左氧氟沙星(500 mg,每日一次,连用 10 天)或口服氧氟沙星(300 mg,每日 2 次,连用 10 天)
年龄大于 35 岁或近期做过尿路手术或尿路检测的成年人	肠道微生物	口服左氧氟沙星(500 mg,每日一次,连用 10 天)或口服氧氟沙星(300 mg,每日 2 次,连用 10 天)

第二节　睾丸附睾炎生物学模型

研究人类睾丸和附睾炎症相关的免疫病理机制一直受到组织样本获取的限制。为了克服这些限制,研究人员一直在寻求建立实验动物模型来深入研究这些疾病。通过动物模型,研究者可以更好地了解男性生殖道感染和炎症的复杂发病机制,以及它们对生育相关参数的影响。这些模型的建立和研究对于开发创新的诊断工具和循证治疗策略至关重要。

睾丸炎和附睾炎的动物模型在国内外的研究中取得了一些进展。这些模型可以帮助研究者模拟感染的过程,深入了解炎症的发展机制,以及可能的治疗方法(表 32-2-1)。然而,这些模型也存在一定的局限性,例如无法完全模拟人类的生殖道环境。因此,研究者需

表 32-2-1 感染性、炎症性和自身免疫性动物模型与人类疾病的病理变化特点

病理学	病变种类	动物模型					人类疾病		
		细菌性	病毒性	LPS	EAO	输精管切除术	细菌性	病毒性	不育男性
精子质量	精子参数受损	+	nd	nd	+	+	+	+	+
	精子缺失	nd	nd	nd	nd				
病原菌	附睾	+	nd	−	−		+	+	
	睾丸	(+)	+						
附睾病理/免疫病理	白细胞浸润	+	nd				+	nd	nd
	胶原纤维集聚	+	nd	nd	nd		+	nd	nd
	肉芽肿	+	nd	nd	+	+	(+)	−	−
睾丸病理	精子中断/生殖细胞死亡	+	+	+	+	+	+	+	+
	精小管固有层增厚	−	+	nd	+	nd	+	+	+
	胶原纤维集聚	nd	+	+	+	nd	+	+	+
	破坏类固醇生成	nd	+	+	+	+	(+)	+	+
	淋巴细胞浸润	+	+	−	+	+	+	+	+
睾丸免疫病理	TH17+ T 细胞增多	nd	nd	+	+				
	巨噬细胞增多	+	+	+	+	+	+	+	+
	HMGB1 释放	+	nd	+	+				

注:LPS,脂多糖;EAO,实验性自身免疫性睾丸炎;nd,未检测到;HMGB1,高迁移率组蛋白 B1

要仔细评估这些模型的适用性,并结合临床数据来更好地理解和治疗这些疾病。

(一) 实验性自身免疫睾丸炎(EAO)的动物模型

EAO是一种以自身免疫反应为基础的慢性睾丸炎症,它导致了生殖细胞(精子)的凋亡和精子生成的严重损害,最终可能导致不孕问题。这种疾病已经在多种动物物种中成功诱发,包括豚鼠和兔子,但最广泛的研究集中在大鼠和小鼠上。

在免疫耐受建立之后,单倍体生殖细胞(也就是精子细胞)在睾丸中进行发育。由于这些细胞在发育过程中具有各种自身免疫原性抗原,特别是在支持细胞形成的血-睾丸屏障中,它们需要受到保护,以免被自身免疫系统攻击。

1. 睾丸抗原+完全弗氏佐剂+百日咳鲍特菌免疫小鼠诱发模型 EAO的方法已在研究自身免疫性睾丸炎机制方面得到广泛应用。这个方法的重要性在于它模拟了实验室条件下的自身免疫性睾丸炎,为科学家提供了深入研究该疾病发病机制的机会。

通常,研究人员采用以下步骤诱发EAO:首先将睾丸抗原与完全弗氏佐剂和百日咳鲍特菌(BP)混合,并免疫小鼠2次。这个过程激发了自身免疫反应,导致免疫细胞侵入睾丸组织。炎症首先出现在精子输送管和睾丸网,然后波及附睾尾部和输精管。巨噬细胞、淋巴细胞、嗜酸性粒细胞和中性粒细胞进入睾丸,形成聚集,同时释放促炎症介质,如细胞因子等,导致生精细胞受损。这一过程最终导致生精上皮的外壁腔室丧失,生精小管中的黏附蛋白和间隙连接蛋白受损,生殖细胞凋亡由一系列免疫介质介导,包括Fas/FasL、TNF/TNF受体Ⅰ、IL-6/IL-6受体和Bax/Bcl-2系统。在疾病晚期,睾丸血精管屏障(BTB)破坏,睾丸组织广泛坏死,精子输送管纤维化,甚至在疾病程度较重的情况下,可能出现肉芽肿形成。

这种模型为研究自身免疫性睾丸炎的免疫病理学特征提供了重要的机会,可以更深入地了解炎症细胞的浸润和促炎因子的释放,从而增进对自身免疫性疾病发病和发展机制的理解。

2. 注射同系睾丸生殖细胞诱发模型 使用同基因睾丸生殖细胞(TGC)单独免疫小鼠已被证明可以引发针对圆形和长形精子细胞自身抗原的自身免疫反应,从而导致EAO的发生。在这个无佐剂的EAO模型中,病理学特征主要包括睾丸内淋巴细胞浸润、生精细胞受损和附睾炎完全消失。

最近的研究由Qu等进行,他们探究了输精管结扎术(Vx)对通过TGC诱导的A/J小鼠EAO的影响,研究者预计Vx会加重A/J小鼠睾丸炎症的严重程度。研究结果显示,对于单纯接受Vx免疫的小鼠,睾丸和附睾均未观察到明显的炎症细胞反应;而接受Vx+TGC免疫的小鼠出现了EAO,但附睾未受累;而接受Vx+TGC的小鼠则没有出现EAO。此外,附睾炎主要涉及$CD4^+$T细胞、$CD8^+$T细胞、B细胞和巨噬细胞,组织中IL6和IL-10 mRNA的表达水平明显上升。另外,Vx+TGC免疫引发的血清中存在自身抗体,对圆形(未成熟)和延长型(成熟)精子细胞均有反应性,而对顶体的反应仅针对成熟精子和精子。

结果表明,Vx可能会导致自身反应性淋巴细胞在附睾中获得TGC自身抗原的特定模式,从而引发对成熟精子(而非未成熟精子)自身抗原的自身免疫反应。这一研究为进一步理解自身免疫性睾丸炎的发病机制提供了重要线索,并突显了输精管结扎对疾病发展的影响。

Sakamoto等的研究为了解EAO提供了有趣的视角。在易感的A/J和C3H/He小鼠品系中,研究者采用了无佐剂的同基因活化睾丸生殖细胞(TGC)进行皮下免疫,从而诱导了一种新的EAO模型。与传统的EAO不同,传统EAO会导致对多种抗原的自身免疫反应,包括单倍体生殖细胞、精原细胞、支持细胞、Leydig细胞和输精小管基板,从而导致生殖细胞的完全丧失。然而,TGC引起的EAO模型仅诱导自身免疫反应针对单倍体抗原细菌细胞。此外,与传统的EAO诱导相比,TGC引起的睾丸炎不会导致所有生殖细胞的消耗,并且不会影响附睾。这项研究揭示了佐剂和百日咳博德特拉菌(Bp)在EAO模型中的微生物成分对疾病发展的显著影响。

此外,Hayato Terayama等的研究也具有重要意义。他们发现,通过2次皮下注射活性同系供体的睾丸生殖细胞,可以诱发小鼠EAO。这两种EAO模型都以生精细胞受损和淋巴细胞炎症为特征,强调了对睾丸抗原的二次免疫是诱发疾病的关键。他们还观察到,将同系供体的睾丸、附睾和输精管(TEV)置于腹腔或皮下就足以诱发小鼠的EAO,而TEV只引发睾丸炎,未引发附睾-输精管炎,且血清中存在自身抗体与TEV中的单倍体生殖细胞反应。此外,放置于腹腔而非皮下的TEV可诱发更严重的EAO,且A/J小鼠对TEV诱发的EAO最为敏感。该研究突出了自身免疫性睾丸炎的不同疾病模型之间的差异,以及免疫因子和微生物成分对疾病的影响。

3. 注射同系睾丸匀浆＋O3克雷伯菌脂多糖诱发模型　T. Yokochi等研究人员使用重复注射同系睾丸匀浆和O3克雷伯菌脂多糖（KO3 LPS）作为有效佐剂，成功诱导了小鼠EAO模型。通过免疫印迹法，他们从EAO小鼠的血清中鉴定出了一些表观分子量不同的抗原。这些抗原具有器官特异性，并且只存在于精子的顶体上，这提示了这些顶体抗原与EAO高度相关。

研究结果还显示，附睾来源的精子表达了分子量大于200 kD的抗原。此外，顶体86 kD抗原主要表达于睾丸，而100 kD抗原主要表达于附睾精子，这提示顶体86 kD和100 kD抗原在精子成熟过程中存在差异表达。该研究揭示了EAO模型中出现的特定抗原，并提示这些抗原与EAO的发病机制密切相关。这为进一步研究自身免疫性睾丸炎的免疫学机制提供了重要线索，王文军等研究人员进行了一项实验，使用BALB/c鼠（同种）和昆明鼠（异种）的睾丸匀浆，并添加等体积的免疫佐剂。接收抗原注射的小鼠被分为5组：组1注射同种抗原，组2注射同种抗原加免疫佐剂，组3注射异种抗原，组4注射异种抗原加免疫佐剂，组5是对照组，接受空白对照处理。抗原被注入BALB/c鼠的皮下，每周0.1 mL一次，共进行了4次注射。根据Johusen评分法和睾丸精子发生状态，研究人员对精子发生障碍进行了分级病理诊断，并观察了附睾尾部精子的数量、存活率、活动率，以及附睾尾部精子的参数检测。研究结果表明，注射昆明鼠睾丸匀浆而不使用免疫佐剂的组，存活率为80%，而注射昆明鼠睾丸匀浆并使用免疫佐剂的组中的小鼠全部死亡。另外，不管是否添加免疫佐剂，注射同种系BALB/c睾丸匀浆的小鼠都没有出现自身免疫性睾丸炎。该研究发现昆明鼠睾丸匀浆可以作为抗原，刺激BALB/c鼠产生免疫反应，导致免疫性睾丸炎的发生。这种炎症导致了生精功能障碍，生精能力下降，甚至可能导致无精症的情况。

4. 通过免疫调节实验操作诱发模型　通过一些系统性免疫调节的实验操作来产生独特的EAO模型。例如，可以在胸腺切除术后的第3天产生EAO，或者使用缺乏耐药调节基因Aire的小鼠或Treg细胞缺失的小鼠来产生这种模型。研究表明，在水貂、狗和挪威棕色老鼠中，EAO可以自发发生。值得注意的是，具有与强直性脊柱炎密切相关的遗传位点，如人类β_2微球蛋白和HLA亚型B27的大鼠，也会自发地发展为附睾睾丸炎。有趣的是，在这种模型中，附睾睾丸炎往往先于关节炎出现。

通过将EAO小鼠的淋巴结或脾脏的淋巴细胞进行过继转移，还可以将EAO传递给未成熟的受体小鼠。一些研究已经揭示了自发性EAO的潜在病因，并提供了有关相关致病抗原的系统性耐受性本质的见解。由于一些减数分裂的生殖细胞抗原可以从正常的输精管中释放出来，并且在正常小鼠中受到Treg细胞的保护，因此完全隔离这些抗原的概念不再有效。

还有其他研究揭示了非免疫机制对EAO发育的影响。例如，下丘脑-垂体轴功能异常容易导致水貂患上EAO。下丘脑功能的缺陷可能会影响支持细胞屏障的完整性，因此可以通过hCG治疗来刺激Leydig细胞功能以缓解水貂的睾丸炎。此外，在雄性激素受体支持细胞特异性缺失的小鼠中，也观察到支持细胞屏障缺陷和自发性EAO的发生。

过继转移实验的结果表明，在诱导EAO中，$CD4^+$ T细胞起着至关重要的作用。研究发现，大鼠EAO的睾丸组织中，包括多种T细胞亚群、巨噬细胞、树突状细胞（DC）和肥大细胞在内的免疫细胞数量明显增加。在大鼠EAO的发病期间，$CD4^+$和$CD8^+$ T效应细胞数量急剧增加，它们产生促炎细胞因子（如TNF、干扰素和IL-17），这些因子通常与炎症和自身免疫反应相关。尤其是$CD8^+$ T细胞在炎症过程中发挥主导作用，暗示其在EAO的发展中起着关键作用。有趣的是，某些研究观察到在EAO小鼠模型中，$CD4^+$ T细胞数量大幅增加，而$CD8^+$ T细胞数量减少，这增加了$CD4^+/CD8^+$ T细胞比例。此外，新的发现显示，在小鼠EAO的睾丸中存在一种$CD4^+CD8^+$ T细胞双阳性群体，这种现象此前已在自身免疫性疾病的不同器官中观察到。尽管在慢性炎症大鼠的睾丸中，各种免疫调节T细胞亚型（如$CD4^+CD25^+Foxp3^+$、$CD4^+Foxp3^+$和$CD8^+Foxp3^+$ T细胞）的积累增加，但这些细胞在EAO发病期间未能抑制效应T细胞引发的炎症反应。

在动物附睾炎研究中，通常通过注射一定数量的细菌来模拟感染，这数量通常以菌落形成单位（CFU）为单位，范围从4×10^4 CFU到2×10^7 CFU，在小鼠中可能达到10～100倍。感染的持续时间在几小时到几天甚至几个月不等。细菌通常是直接注射到附睾、睾丸或输精管中，以模拟男性的感染途径。与人类情况不同，实验模型中通常结合输精管的近端结扎，以确保细菌在附睾中的单向传播，同时避免尿道损伤。虽然大多数附睾炎患者在临床上表现为单侧感染，但对侧未感染的附睾通常被认为不正常或没有炎症迹象。因此，在实验模型中，通常不能将对侧附睾作为完全健康的对照。

通过在啮齿动物模型中采用单侧或双侧尿道内接种致病性大肠埃希菌，可以建立一种常用的模拟急性细菌性附睾炎的实验模型。在感染后，这一模型观察到不同附睾区域的免疫反应和相关的免疫病理学存在根本不同的情况。尽管细菌存在于附睾，但附睾头的大部分不受影响，并需要表达信号分子来感知细菌并引发针对细菌的炎症反应。类似的区域特异性免疫反应也在实验性自身免疫性附睾-睾丸炎的小鼠模型中观察到。

这些不同的免疫反应可能是由于头部免疫环境的独特要求。精子的产生源自免疫特权的睾丸环境，因此需要多种互补机制来防止针对精子的自身免疫反应。在细胞水平上，上皮内多磺酸黏多糖通过其特有的薄突起对精子新抗原进行采样，这些突起到达附睾腔，并在迁移到引流淋巴结后诱导调节性T细胞抑制效应性T细胞。

此外，在睾丸内精子（IS）中的巨噬细胞与邻近的上皮细胞紧密接触，具有强大的化解炎症的能力。这一功能可见于对受损上皮细胞的快速清除，这些与其他维持上皮完整性的方式一起构成了维持外周免疫耐受性的重要机制。

（二）输精管内大肠埃希菌附睾炎模型

Lang等设计了一个细菌性附睾炎啮齿动物模型，该模型通过将尿致病性大肠埃希菌（UPEC菌株CFT073）双侧注射到小鼠输精管上来模拟附睾炎。对组织的分析是在感染后的第3天和第7天进行的。他们注意到，附睾感染和炎症是由细菌逆行上升引起的，最初在附睾尾部，几天后扩展到附睾近端。在感染的第3天，细菌被限制在小鼠附睾尾部的导管管腔内，然后在感染的第7天到达附睾头和睾丸。这个模型与单侧大肠埃希菌诱导的附睾炎大鼠模型有相似的观察结果。

初期的组织病理学变化主要出现在附睾尾部，包括胶原纤维堆积、上皮变性、管腔扩大、水肿和脓肿形成，以及间质中的白细胞浸润。随着感染的进展和节段边界的破坏，组织损伤和纤维化变得更加严重，整个尾段和更远端的体段中检测到了I型胶原和纤维连接蛋白的胶原沉积。

此外，大鼠附睾在感染后的24h内就出现免疫细胞浸润，感染后的第3天，白细胞浸润在间质间隙中增加，并且在导管管腔中也有一些观察到。同时，促炎细胞因子水平在大肠埃希菌诱导的附睾炎后显著上升。在小鼠模型中，感染NPEC诱导的细胞因子水平上升甚至高于UPEC，但没有造成与UPEC感染后观察到的损伤相似的结果。

通过删除Myd88（TLR信号中的一种适配器蛋白），Lang等成功地减轻了UPEC诱导的小鼠附睾炎的组织损伤，这表明免疫反应在疾病发展中发挥了重要作用。

（三）全身感染模型

1. 系统性病毒性疾病的动物模型　全身病毒感染可能会通过多种机制对精子生成和类固醇生成产生抑制作用。这种影响主要是由于病毒感染引发的炎症反应升高、发热、血管紊乱、免疫细胞激活及血源性炎症介质的影响，其中包括细胞因子和抗病毒干扰素。多种动物模型已被用于研究雄性尿道病毒感染的影响，包括小鼠的腮腺炎病毒、巨细胞病毒、寨卡病毒、单纯疱疹病毒感染，以及兔子黏液瘤病毒感染和猴子猴免疫缺陷病毒感染模型。在这些研究中，感染通常伴随着白细胞浸润（包括T细胞和巨噬细胞增加）、干扰素和促炎介质的局部产生增加，同时还观察到了生精上皮的损伤和原发性Leydig细胞功能衰竭，导致睾酮水平下降。在一些严重病例中，如双侧腮腺炎睾丸炎，睾丸雄激素分泌恶化现象也被观察到。这些研究结果强调了全身病毒感染可能对生殖系统产生不利影响，需要进一步的研究以深入理解相关机制。

由于缺乏腮腺炎睾丸炎患者的睾丸活检样本，研究MuV在睾丸中的感染和发病机制一直面临挑战。虽然MuV通常被认为是人类的唯一自然宿主，但实验室研究中使用MuV感染各种动物模型，以评估针对MuV的免疫保护策略。然而，目前在动物模型中对睾丸炎发病机制的研究仍然有限。

最近的一项研究发现，MuV可以感染小鼠睾丸中的多种细胞类型，包括间质细胞（SC）、间质细胞前体细胞（LC）、睾丸巨噬细胞（TM）和雄性生殖细胞（GC）。然而，这些细胞中MuV的复制效率存在差异。相对而言，MuV在SC中的复制效率较高，而在LC和TM中较低。另外，MuV并不会在雄性GC中复制。这些发现表明，睾丸细胞对MuV的复制可能受到不同的天然抗病毒反应的调控，为进一步理解MuV引发的睾丸炎机制提供重要线索。

2. 脂多糖引起的炎症模型　脂多糖（LPS）是革兰阴性菌（如大肠埃希菌）细胞壁的组成部分，通过激活TLR4受体而引发炎症和先天免疫反应。多年来，LPS

一直被广泛用于研究系统性炎症对生物体的影响，尤其是在不涉及感染的动物模型中。通过腹腔或静脉注射 LPS，对多种动物种类，特别是大鼠和小鼠进行的实验研究表明，LPS 主要抑制了睾丸和下丘脑-垂体轴中 Leydig 细胞的类固醇生成，可能涉及到外周反应，如皮质类固醇的产生。此外，炎症也直接影响睾丸和附睾中的躯体细胞（Leydig 和 Sertoli 细胞），以及它们支持精子发生和成熟的能力。需要注意的是，与体温升高或血管紊乱对精子生成和类固醇生成的显著影响不同，LPS 不会在大鼠或小鼠中引发发热。这表明，导致这些动物模型中断的主要原因可能是细胞因子和其他炎症和抗菌介质的增加，这也可能是人类患者中类似中断的主要原因。

关键观察是睾丸和附睾的体细胞本身表达模式识别受体，如 TLR4 和病毒传感器 TLR3 等，它们可以产生炎症介质和干扰素，以响应与它们相互作用的配体。除了在感染防御方面的作用外，这些炎症信号通路似乎还参与了正常睾丸生理过程的调节。然而，当体细胞过度激活炎症、产生炎症细胞因子、类二十烷类和活性氧时，会损害睾丸和附睾的功能，因为它们对这些组织中的体细胞和生精细胞的活性产生直接抑制作用。

3. **其他外源性物质引起炎症的动物模型** 韩超逸及其同事进行的研究使用 JEV GZ 株感染了小鼠睾丸间质细胞（TM3），并观察了细胞病变效应（CPE）。研究发现，JEV 感染后，睾丸间质细胞在 36 h 内表现出细胞皱缩、形态变圆和明显增亮，同时形成细胞聚集。随着感染时间的延长，CPE 效应进一步加剧，许多细胞出现皱缩、裂解并死亡，导致细胞之间出现间隙，连接变得松散。此外，通过在 CPE 效应达到 80% 时分别检测受影响的细胞悬液和刚出现 CPE 现象的细胞裂解液，研究团队成功地使用 RT-PCR 和蛋白质印迹法检测到了 JEV 特异性 NS1 基因和蛋白质，这表明 JEV 可以感染睾丸间质细胞，并在其中复制，生成新的病毒颗粒并释放到培养上清液中。此项研究的实验结果明确表明，JEV 能够在睾丸间质细胞中进行复制和增殖，并导致典型的细胞病变效应。这一研究成功建立了 JEV 感染睾丸间质细胞的模型，为深入探讨 JEV 感染机制提供了重要的基础。

Yoo-Jin Park 及其团队的研究探讨了在青春期接触双酚 A（BPA）是否会通过中断附睾免疫反应来诱发男性不育。研究中，使用 5 周龄的 CD-1 雄性小鼠，每千克体重每天灌胃 50 mg BPA 的玉米油，连续暴露 6 周。研究发现，BPA 暴露后，基底细胞的上皮内投射减少，这表明附睾腔内环境发生了变化。此外，观察到附睾头部存在未完全吞噬的凋亡细胞，导致巨噬细胞的投射减少，并导致凋亡细胞突出到腔内。此外，BPA 暴露还减少了附睾中抗炎和促炎细胞因子 IL-10、IL-6、IFN-10 和 IL-7 的水平，同时增加了趋化相关细胞因子 CCL12、CCL17、CXCL16 和 MCP-1 的水平。这项研究提出了两种潜在机制，可能解释了 BPA 诱导男性不育的机制。首先，BPA 暴露可能会破坏基底细胞感知环境变化的能力，导致免疫稳态失衡。其次，BPA 暴露可能通过降低上皮内投射和炎症相关细胞因子水平，导致巨噬细胞的吞噬功能下降。本研究观察到的潜在机制可能会导致附睾炎、睾丸炎等自身免疫性疾病的发生。

己烯雌酚（DES）是一种内分泌干扰物，被认为是一种有害的人工雌激素化合物。尽管有文献报告了新生儿期接触 DES 可能导致男性生殖系统炎症，但目前尚未有报告表明它可以引发睾丸炎症。然而，MIYASO H 等研究人员的研究发现，在暴露于 DES 的 12 周龄 ICR 雄性小鼠中，有 4 只出现了肉芽肿性睾丸炎并伴有生精障碍。研究还观察到，生精小管中仅含有支持细胞特征的细胞，或者仅含有精原细胞和（或）精母细胞，这些小管细胞处于成熟阻滞状态。DES 暴露后，5 周龄的小鼠出现了附睾尾部的炎症，8 周时炎症已扩散至附睾的各个部分，但尚未波及到睾丸。到了 12 周时，所有小鼠的附睾都出现了炎症。这些数据表明，相对于附睾和睾丸的其他部位，附睾的尾部对 DES 暴露更加敏感。新生儿期暴露于 DES 引发的附睾尾部炎症逐渐扩展至睾丸，这一过程在发育过程中逐渐发展，具体情况见表 32-2-2。

表 32-2-2 12 周龄小鼠的体重、睾丸和附睾重量

组别	n	体重(g)	睾丸重量(g)	附睾重量(g)	睾丸相对重量(g)	附睾相对重量(g)
DES 暴露组（肉芽组织）	4	40.9±4.75	0.122±0.249	0.063±0.008*	0.296±0.038	0.156±0.032*
DES 暴露组（无肉芽组织）	13	42.0±7.57	0.096±0.021*	0.044±0.008	0.231±0.043	0.107±0.019
DES 暴露组（全部）	17	41.8±6.89	0.102±0.008*	0.049±0.011	0.247±0.049*	0.119±0.030
对照组	14	43.0±4.02	0.133±0.008	0.052±0.005	0.312±0.032	0.122±0.011

注：* 与对照组相比，$P<0.05$

4. 转基因小鼠模型　了解男性生殖道内寨卡病毒(ZIKV)感染的发病机制对于开发限制或防止性传播的疫苗和抗病毒药物至关重要。在进行传播研究时，通常使用两种常见的免疫缺陷小鼠株，即基因编码干扰素Ⅰ型和Ⅱ型受体的雄性小鼠(IFNAR/IFNGR，AG129)及干扰素 1 型受体敲除的小鼠(Ifnar-/-)。这些小鼠被感染波多黎各寨卡病毒分离物(PRVABC59)，并在感染后 5 到 11 天进行病理评估。研究结果表明，在这两种模型中都观察到了严重的疾病表现，从附睾炎开始逐渐发展成睾丸炎。值得注意的是，在 AG129 小鼠品系中观察到了更严重的炎症。在感染的任何时间点，都未观察到附属性腺中的明显炎症。对感染期间的时间进程分析显示，两种小鼠株中附睾内疾病的严重程度都逐渐增加，这暗示了一种潜在的性传播途径。

雄性小鼠携带 Ifnar-/- 基因可能更好地模拟人类寨卡病毒感染，因为它们显示出较轻的组织病理学病变、附睾小管中存在组织学正常的精子，以及在疾病急性期仍然存活的能力。这一研究结果提供了对性传播机制的更深入了解，为进一步研究和防控寨卡病毒感染提供了有价值的信息。

第三节　睾丸附睾炎药理学研究

研究睾丸附睾炎的发病机制和药理学对于诊断、治疗和预防这一常见男性生殖系统疾病具有重要意义。通过深入了解疾病的机制，我们可以更好地应对睾丸附睾炎，提高患者的生活质量，同时也有望为男性不育问题的解决提供有力支持。

一、睾丸附睾炎发生机制研究进展

睾丸附睾炎可由感染性和非感染性因素引起。虽然微生物感染是传染性附睾炎的原因，但非传染性附睾炎的病因仍有待确定。感染引起的系统性炎症，与睾丸炎症相关，使男性生育力低下。近年来，研究者们发现核苷酸结合寡聚化结构域，富含亮氨酸重复序列和热蛋白结构域蛋白 3(NLRP3)炎性小体是炎症的关键介质，其过度激活与多种疾病的发病机制有关，但是睾丸附睾感染性炎症的机制尚不清楚。

(一) 脂多糖引起睾丸炎及附睾炎机制研究

脂多糖(LPS)是一种存在于革兰阴性菌外膜中的分子结构，它被广泛用于研究附睾炎的发病机制。LPS 能够激活 Toll 样受体 4(TLR4)，进而引发免疫反应。在附睾炎的研究中，LPS 被用来模拟感染性病原体引发的炎症。LPS 的注射可以迅速引发附睾中的炎症反应，这一反应是通过 TLR4 信号的激活和 NF-激活信号通路的上调来介导的。此过程导致了炎症介质的释放及 Nos2 和 Bdkrb1 等相关基因的上调。这些改变是附睾炎病理学变化的重要组成部分。

在啮齿动物模型中，研究发现 TLR4 在附睾上皮细胞、平滑肌细胞和间质巨噬细胞中都有表达。此外，与 TLR4 相关的信号分子，也在附睾中表现出空间分布模式。这种空间表达模式增加了附睾中区域特异性炎症反应的可信度。

另一方面，S100A4 是一个被认为与肿瘤转移和炎症进展有关的蛋白质。Yingjie Wu 等研究探讨了 S100A4 在附睾炎中的表达和作用。他们使用 LPS 诱导的附睾炎小鼠模型，发现 LPS 诱导了野生型小鼠附睾间质中 S100a4 基因的上调和 S100a4 阳性细胞的富集。S100A4 主要表达于粒细胞、CD4 淋巴细胞和巨噬细胞。S100A4 的缺乏减轻了附睾病理反应，降低了促炎细胞因子 IL-1 轻和 TNF-轻的 mRNA 水平，提示 S100A4 可能促进了附睾炎的发生。此外，S100A4 的缺乏还缓解了精子活力的下降，并纠正了精子膜蛋白 AMAD3 的异常表达，这表明 S100A4 在附睾炎发生过程中可能加重了对精子活力的损害。

LPS 作为 TLR4 的激动剂在附睾炎的研究中发挥着重要作用，揭示了 TLR4 信号在附睾炎发病机制中的关键作用。同时，S100A4 作为一个可能的调节因子，参与了附睾炎的发生和发展。

(二) 布鲁菌睾丸附睾炎发病机制研究

布鲁菌作为一种高度适应性的病原体，采用多种策略来克服睾丸免疫系统的防御机制。在布鲁菌感染睾丸的过程中，它成功逃避了先天免疫反应，损害了树突状细胞的成熟，破坏了巨噬细胞和中性粒细胞的杀伤作用。与此同时，它必须面对高效的 $CD4^+$ T 细胞和 $CD8^+$ T 细胞的挑战，通过抑制 MHC-Ⅰ类和Ⅱ类分子的呈递，以及通过细菌 TIR 同源物的阻断或减弱 TLR 信号来抑制抗原的加工和呈递。此外，布鲁菌还通过减少或修饰其自身 PAMP（病原相关分子模式）的表达来降低其被免疫系统识别的概率，从而实现了免疫的隐蔽。这些机制的协同作用使布鲁菌能够在宿主体内长期存活，降低 T 细胞识别受感染巨噬细胞的能力。

布鲁菌的毒力因子 PrpA 对于促进细菌的细胞内摄取至关重要，并以 PrpA 依赖的方式改变了细胞因子 IFN-γ、IL-10 和 TNF-α 的分泌模式，从而促进了睾丸慢性感染的发展。在布鲁菌引发的附睾丸炎的体内研究中，可以观察到布鲁菌通过血液和淋巴系统侵入睾丸，被感染的巨噬细胞首先特异性聚集在睾丸周围，然后开始突破睾丸的血睾丸屏障，进入睾丸生精小管，引发睾丸炎。这一过程中，巨噬细胞发出"危险"信号，诱导树突状细胞的成熟，树突状细胞主要作为抗原呈递细胞，吸引更多的淋巴细胞的迁移。随着大量淋巴细胞、嗜神经细胞和巨噬细胞的浸润，可以推测炎症会导致睾丸周围组织的病理性改变和睾丸周围肉芽肿的形成。随后，淋巴细胞从两个方向转移到附睾，形成大量的炎性肉芽肿，最终引发附睾炎。与此同时，淋巴细胞的移动也导致睾丸炎的发展加速。

（三）腮腺炎性睾丸炎

腮腺炎性睾丸炎是一种由 MuV 引起的临床常见疾病，对男性生育健康产生潜在影响。

（1）MuV 受体与睾丸趋向性：腮腺炎病毒（MuV）对于感染睾丸具有高度的亲和性，因此深入了解 MuV 感染机制中的受体识别过程显得非常关键。在此背景下，研究唾液酸作为细胞表面糖链的末端组分的作用尤为重要，因为唾液酸在多种病毒感染中发挥重要作用，包括流感病毒、中东呼吸综合征冠状病毒和寨卡病毒。

早期研究表明，MuV 倾向于使用细胞表面带有 α-2,3-连接唾液酸的三糖作为其受体。这种相互作用触发了 MuV 附着蛋白 HN 与受体的结合，从而启动了 F 蛋白的激活，导致病毒包膜与宿主细胞膜融合，使病毒得以进入宿主细胞。然而，除了唾液酸受体之外，还有其他类型的细胞受体，如受体酪氨酸激酶亚家族成员 AXL 和 MER，也被认为是 MuV 感染的潜在受体。这两种受体在支持细胞和间质细胞中广泛表达，并在睾丸免疫赦免中扮演关键角色。AXL 和 MER 可以与其配体 Gas6 和蛋白 S 相互作用，而这些配体则与病毒包膜表面结合。有关这些受体介导的 MuV 结合、内化和复制机制的研究发现为发现预防 MuV 感染的新靶点提供了潜在线索。MuV 感染激活了 Toll 样受体 2（TLR2）和胞质 RNA 传感器 MDA5/RIG-I 信号通路，导致多种免疫调节细胞因子的表达。IFN-α 和 IFN-β 的诱导进一步导致多种蛋白的表达，包括 ISG15、OAS1 和 Mx1，这些蛋白可以抑制 MuV 的复制。此外，MuV 感染还诱导睾丸巨噬细胞（TM）产生 CXCL10、MCP-1、TNF-α 和 IL-6。在此背景下，MuV 诱导的 TNF-α 可能是抑制睾酮合成的原因之一，同时还可能与睾丸细胞凋亡和血睾屏障的通透性破坏相关（图 32-3-1）。

（2）MuV 诱导的睾丸细胞免疫应答：MuV 感染引发了小鼠睾丸细胞（SC）和间质细胞（LC）的固有免疫应答，其机制涉及激活 Toll 样受体 2 和维甲酸诱导基因 I（RIG-I）信号通路。这些信号通路在感染发生后诱导了不同的免疫反应。

（3）MuV 感染损害睾丸功能：病毒感染可以诱导细胞因子的产生，这些细胞因子可能导致器官功能障碍和组织损伤。在 MuV 感染中，各种促炎细胞因子的生成被激发，同时睾丸激素的合成受到抑制。这种现象可能涉及到睾丸间质细胞产生的促炎细胞因子，它可能通过降低睾酮合成酶的表达来抑制睾酮的合成。感染和炎症导致睾丸中高水平的 TNF，这可能会对睾丸功能造成破坏。

在精子发生的过程中，免疫系统需要建立自身耐受，因为减数分裂后的精子细胞会产生大量新的抗原。这可能解释了为什么腮腺炎性睾丸炎通常会引起青春期后和年轻成年男性的不育问题，但很少影响那些睾丸内尚未产生精子细胞的儿童。因此，腮腺炎病毒引发的睾丸炎的发病机制是一个值得进一步深入研究的重要课题。

（四）外源性物质致睾丸附睾炎机制研究

Liu 等研究团队发现，损伤的雄性生殖细胞（DMGC）可以引发小鼠附睾炎。他们通过腹腔注射烷基化剂白消安来损伤小鼠雄性生殖细胞，结果显示，在注射白消安后的 4 周内，小鼠出现了附睾炎，其特征是大量巨噬细胞的浸润，这与 DMGC 在附睾中的积累有关。相比之下，未注射白消安的雄性生殖细胞小鼠没有引发附睾炎。

Owumi 等的研究针对有机磷农药毒死蜱（CPF）引发的大鼠生殖毒性，探讨了 3-吲哚丙酸（3-IPA）的治疗潜力。研究结果表明，3-IPA 的外源性应用显著减轻了 CPF 对大鼠附睾和睾丸引发的氧化应激、炎症

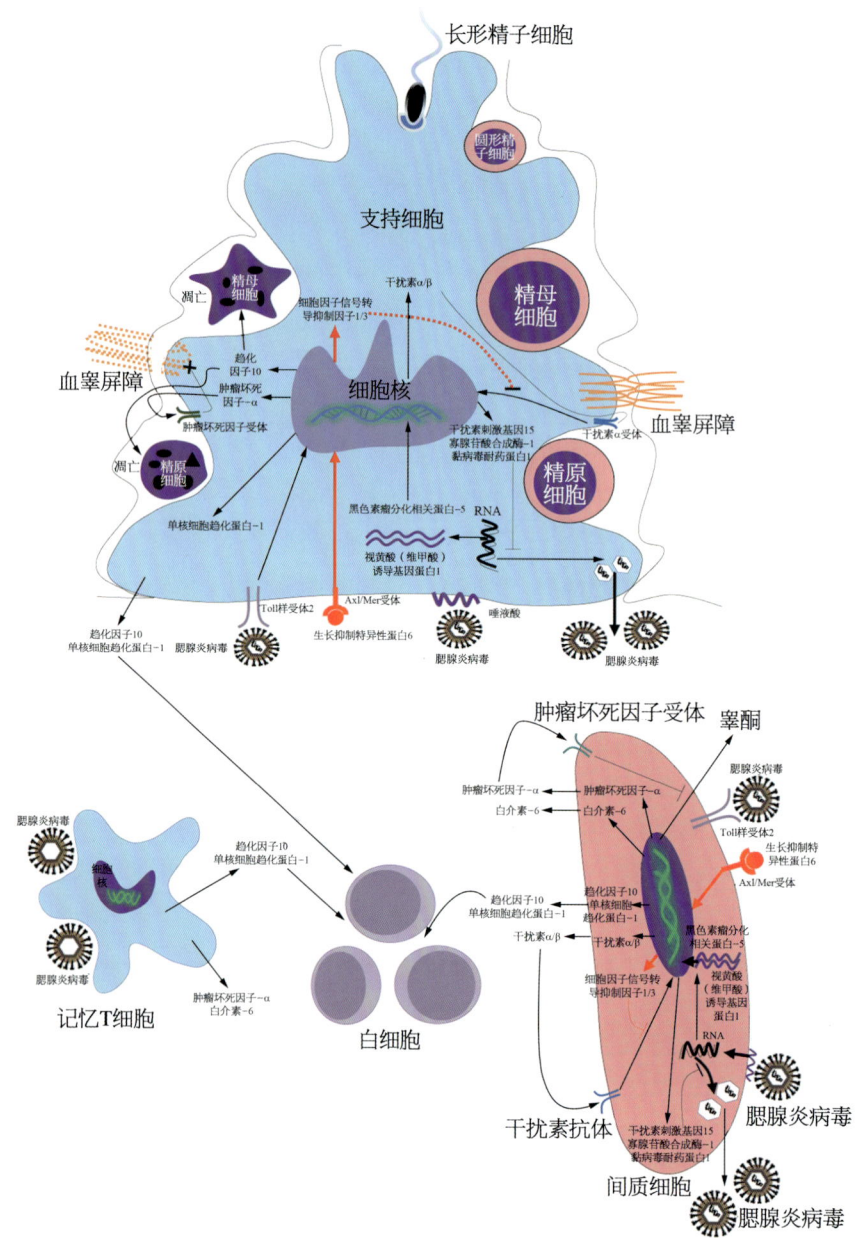

图 32-3-1 MuV 感染睾丸体细胞及其下游效应示意图

和细胞凋亡的不良影响。这项研究结果强调了 3-IPA 在减轻 CPF 引发的雄性大鼠附睾和睾丸氧化应激、炎症和细胞凋亡方面的潜在益处。这个发现为研究睾丸附睾炎的治疗新策略提供了有价值的线索,尤其是在处理与有机磷农药等环境暴露相关的生殖毒性问题时。然而,需要进一步的研究和临床试验来验证 3-IPA 的安全性和有效性,以确定其在治疗男性生殖系统疾病中的潜在应用。这项研究为改善男性生殖健康提供了有望的新途径。

二、治疗药物作用机制研究进展

治疗睾丸附睾炎的替代疗法备受期待,因为目前使用抗生素治疗存在局限性,与副作用有关,并且通常对非细菌性炎症无效。本节将重点介绍市场上一些用于治疗睾丸附睾炎的药物,探讨它们的药理学机制。

(一) 抑制氧化应激、调节增殖和 TRAIL/Caspase-8/cJNK 信号通路

顺铂是一种广泛使用的化疗药物,它通过形成 DNA 横向联接来抑制 DNA 的合成和功能,从而有效地对抗多种类型的癌症。然而,顺铂的使用受到其引

起的器官毒性的限制,尤其是对睾丸的损伤。顺铂导致的睾丸损伤主要是通过线粒体介导的凋亡、炎症反应和氧化应激机制发生的。

曲尼司特(TRN)是一种天然存在的生物类黄酮化合物,被研究用于减轻顺铂引起的睾丸损伤。TRN显示出抗氧化特性,能够修复氧化状态,并调节TRAIL/Caspase-8信号通路,这对于保护睾丸组织免受顺铂引起的损伤具有潜在意义。

(二) 激活PTH1R可通过Gq和β抑制蛋白-1途径缓解附睾炎和睾丸炎

Wang MW等的研究揭示了1型甲状旁腺激素受体(PTH1R)及其内源性激动剂甲状旁腺激素(PTH)和PTH相关蛋白(PTHrP)在男性生殖系统中的重要作用。这些分子主要在睾丸间质细胞和附睾上皮细胞中表达,并对于调节生殖系统的免疫反应至关重要。

研究发现,腮腺炎病毒(MuV)或脂多糖(LPS)可以导致附睾和睾丸中PTH1R表达下调,并引发炎症反应。然而,阿巴洛肽(ABL),一种已被美国食品药品监督管理局批准用于治疗绝经后骨质疏松的药物,能够激活PTH1R,减轻MuV或LPS引发的炎症反应,同时显著改善精子功能。ABL的抗炎作用主要通过激活PTH1R下游的Gq蛋白和β抑制蛋白-1信号通路来实现(图32-3-2)。

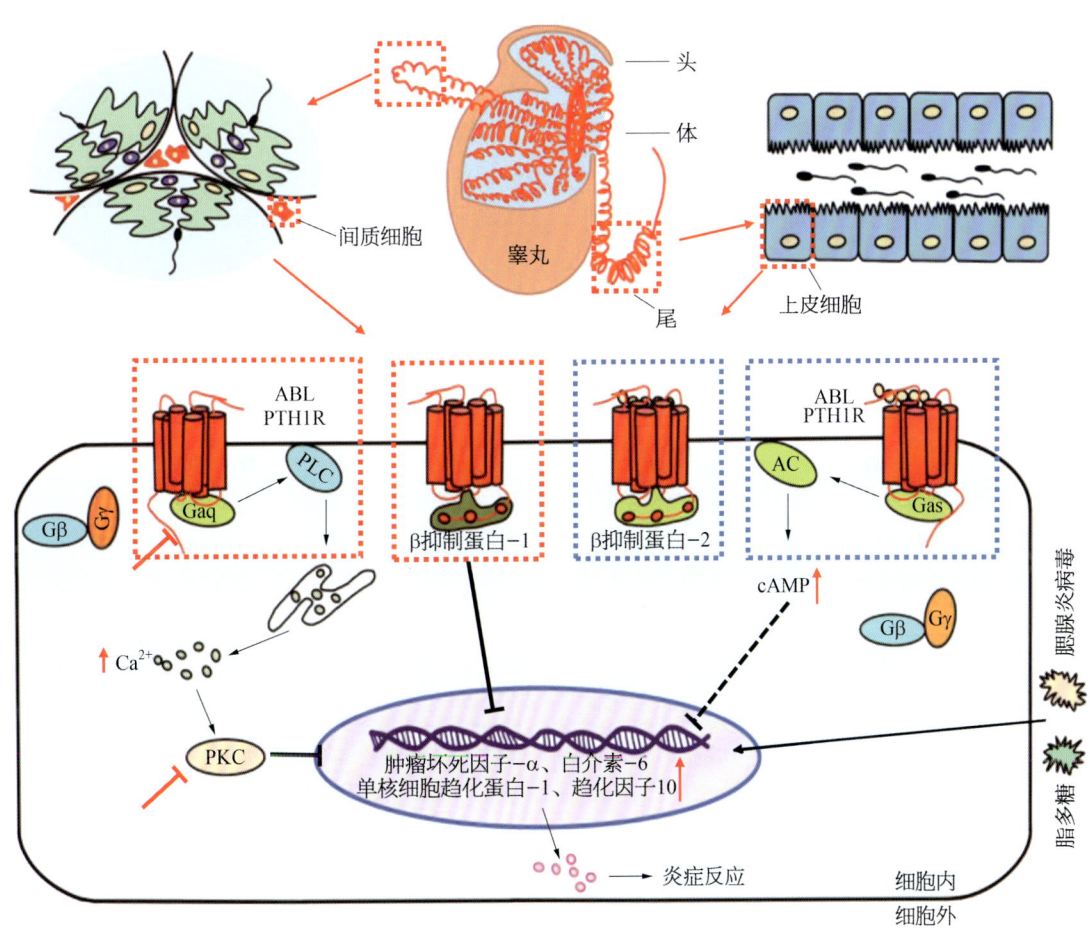

图32-3-2 PTH1R通过Gq和β抑制蛋白-1途径介导的抗炎作用示意图

PTH1R及其内源性激动剂在附睾和睾丸的表达及炎症反应调节中发挥着关键作用。通过靶向PTH1R,有望开发出治疗附睾炎、睾丸炎或其他男性生殖系统炎症性疾病的新方法。这项研究不仅提供了对于PTH1R在男性生殖系统中作用机制的深入理解,还指出了潜在的治疗途径。

Diego Moreno及其研究团队进行了一项研究,旨在评估富马酸酮替芬(KF)在EAO大鼠模型中保护睾丸组织的药物潜力,并评估其对对侧健康睾丸的影响。在EAO和睾丸索扭转(TCT)两组大鼠中,均进行了每日腹腔注射KF或生理盐水的处理。该研究通过EAO评分或Johnsen评分来定量评估睾丸组织中病理损伤的发生和严重程度,并通过组织学染色来分析肥大细胞。

在EAO模型中,KF与溶剂组相比,显著减轻了睾丸组织病理损伤的严重程度。KF治疗组的睾丸中MC数量较对照组减少。同样,在TCT模型中,睾丸扭曲后30天,对侧睾丸出现了多发性损伤,表现为生殖上皮脱屑、精子小管萎缩和间质水肿。精子小管壁上观察到局部炎症和纤维化。相反,KF治疗30天后的大鼠对侧睾丸的组织学切片显示出正常的组织特征,MC数量也显著减少,与未治疗组相比。

KF治疗在EAO和TCT模型中均表现出减轻炎症过程和抑制MC浸润的潜力。这些发现提出了一种有前景的药物方法,用于治疗与炎症和生殖细胞丧失相关的睾丸病理,适用于不育男性患者。

Aslankoc等研究者进行了一项研究,旨在探讨阿戈美拉汀(AGO)对由甲氨蝶呤(MTX)引起的大鼠睾丸和附睾损伤的预防作用。研究中将24只成年雄性Wistar大鼠分为3组:第一组为对照组,第二组为甲氨蝶呤组,接受20 mg/kg甲氨蝶呤腹腔注射,单次剂量,第三组为甲氨蝶呤+AGO组,接受20 mg/kg甲氨蝶呤腹腔注射,单次剂量,以及40 mg/kg AGO灌胃,持续7天。在最后一次AGO注射后的24h内,大鼠被麻醉并处死,取得双侧睾丸和附睾组织进行形态学、生化、病理和免疫组化分析,测量大鼠体重、睾丸和附睾重量,检测睾丸组织中丙二醛(MDA)、超氧化物歧化酶(SOD)、过氧化氢酶(CAT)和谷胱甘肽过氧化物酶(GPx)水平;同时观察组织病理学中的精子数量、充血、水肿、炎症反应和变性坏死细胞。此外,他们还分析了睾丸和附睾中诱导型一氧化氮合酶(iNOS)、粒细胞集落刺激因子(G-CSF)、骨桥蛋白(OPN)和热休克蛋白70(HSP70)的免疫反应。

研究结果显示,MTX组的附睾重量减少,MDA水平升高,精子数量减少,同时出现充血、水肿、炎症反应和变性坏死细胞。此外,iNOS、HSP70、G-CSF和OPN的免疫反应也增加。而AGO改善了形态学、生化、组织病理学和免疫组化的结果。研究从生化和免疫组化两个方面证实了MTX诱导的睾丸和附睾损伤。MTX可增加睾丸和附睾组织中氧化应激标志物MDA的水平,而AGO能够降低MTX组的MDA水平,并增加AGO治疗组中SOD、CAT和GPx酶的活性。此外,MTX引起了睾丸和附睾的结构改变,并增加了iNOS、HSP70、OPN和G-CSF的免疫反应,而AGO能够改善这些生化和病理结果(表32-3-1~表32-3-3)。因此,总结来说,AGO可以预防MTX引起的睾丸和附睾的氧化损伤和炎症反应。未来,AGO可能成为一种治疗MTX引起的睾丸和附睾氧化损伤和炎症的替代疗法。

表32-3-1 各组体重和生殖器官重量($\bar{X} \pm SD$)($n=8$)

组别	体重(g)	右侧睾丸重量(g)	左侧睾丸重量(g)	右侧附睾重量(g)	左侧附睾重量(g)
对照组	307.75±47.07	2.80±0.42	2.84±0.36	0.69±0.39	0.61±0.18
MTX	317.62±44.91	2.92±0.50	2.88±0.56	0.33±0.08[a]	0.35±0.08[a]
MTX+AGO	313.00±56.49	2.83±0.53	2.81±0.53	0.40±0.09	0.58±0.20[b]

注:[a] 与对照组比较差异有统计学意义($P<0.05$);[b] 与甲氨蝶呤组相比有统计学意义($P<0.05$)

表32-3-2 睾丸组织中酶类检测结果($\bar{X} \pm SD$)($n=8$)

组别	MDA(μmol/mg)	MDA(μmol/mg)	SOD(U/mg)	GPx(U/mg)
对照组	4.63±0.91	3.61±1.76	8.63±1.66	98.95±29.21
MTX	6.95±1.10[a]	2.87±0.50	6.87±1.33[a]	59.07±13.97[a]
MTX+AGO	4.12±1.15[b]	5.10±1.22[ab]	8.88±1.09[b]	109.93±29.37[b]

注:[a] 与对照组比较差异有统计学意义($P<0.05$);[b] 与甲氨蝶呤组相比有统计学意义($P<0.05$)

表32-3-3 睾丸和附睾免疫组化阳性细胞数统计分析结果的OD值($\bar{X} \pm SD$)($n=8$)

标志物	器官	对照组	MTX组	MTX+AGO组	组间分析
iNOS	睾丸	0.50±0.00	3.62±0.77[a]	0.50±0.26[b]	a:$P<0.001$ b:$P<0.001$
	附睾	0.37±0.26	2.62±0.53[a]	0.75±0.36[b]	a:$P<0.001$ b:$P<0.01$

续　表

标志物	器官	对照组	MTX 组	MTX+AGO 组	组间分析
HSP70	睾丸	0.62±0.26	1.12±1.39[a]	0.25±0.16[b]	a:NS b:NS
	附睾	0.25±0.16	2.25±1.66[a]	0.37±0.18[b]	a:$P<0.01$ b:$P<0.01$
OPN	睾丸	0.25±0.10	2.25±0.59[a]	0.87±0.39[b]	a:$P<0.05$ b:NS
	附睾	0.37±0.26	2.87±0.63[a]	0.62±0.32[b]	a:$P<0.001$ b:$P<0.001$
G-CSF	睾丸	0.37±0.26	9.25±1.66[a]	2.25±0.79[b]	a:$P<0.001$ b:$P<0.001$
	附睾	0.37±0.26	5.00±1.30[a]	0.62±0.32[b]	a:$P<0.001$ b:$P<0.001$

注：通过 Bonferroni 和单因素方差分析进行组间比较和免疫组化评分结果；[a] 与对照组比较差异有统计学意义（$P<0.05$）；[b] 与甲氨蝶呤组相比有统计学意义（$P<0.05$）

第四节　睾丸附睾炎药理学研究案例

AAA 对实验性自身免疫性睾丸炎和精索扭转的影响

（一）目的

研究 AAA 对实验性自身免疫性睾丸炎（EAO）大鼠睾丸组织损伤的预防作用，以及对对侧睾丸脊髓延长扭转（TCT）模型的作用。

（二）受试物

(1) 名称：AAA。
(2) 缩写名：×××。
(3) 受试物号：×××。
(4) 批号：×××。
(5) 稳定性：×××。
(6) 浓度或含量：×××。
(7) 纯度：×××。
(8) 组分：×××。
(9) 性状：×××。
(10) 提供单位：×××。
(11) 规格：×××。
(12) 有效期：×××。
(13) 保存条件：×××。
(14) 配制方法：×××。

（三）溶媒（用于溶媒对照组或配制麻醉品）

(1) 名称：氯化钠注射液（生理盐水）。
(2) 批号：×××。
(3) 组分：本品活性成分为氯化钠，辅料为稀盐酸和注射用水。
(4) 提供单位：×××。
(5) 规格：500 mL/4.5 g。
(6) 有效期：×××。
(7) 保存条件：密闭保存。

（四）特殊药品

(1) 名称：戊巴比妥钠盐。
(2) 提供单位：×××。
(3) 批号：×××。
(4) 规格：25 g/瓶。
(5) 成分：戊巴比妥钠。
(6) 含量：×××。
(7) 使用浓度：×××。
(8) 保存条件：常温、密闭。
(9) 配制方法：用氯化钠注射液配制。

（五）动物资料

(1) 种：大鼠。
(2) 系：Wistar 或 Sprague-Dawley。
(3) 性别和数量：雄性。
(4) 年龄：45～60 日龄。
(5) 体重范围：×××。
(6) 来源：×××。

(7) 等级：×××。

(8) 合格证号及发证单位：×××。

(9) 实验系统选择说明：×××。

(10) 实验动物识别方法：动物到达后，按要求接收，按机构统一的动物编号方法用苦味酸标记法进行编号，为每只动物指定一个单一的研究动物号。原始资料中使用研究动物号来识别。

(11) 饲料、垫料及饮用水：饲料为×××生产的生长繁殖鼠料，批号×××；本中心每年度抽检饲料一次，委托×××检测，依据相应的 GB 和 GB/T，检验粗蛋白质、粗脂肪、粗纤维、水分、钙、总磷含量，以及细菌总数、大肠菌群、黄曲霉毒素 B_1、砷、铅、镉和汞等，质量均合格。木屑垫料由×××提供，经高温高压消毒；饮用水为高温高压灭菌生活饮用水，每年度检测一次，委托×××检测，参照生活饮用水卫生标准，所检项目均符合评价依据的要求。

(12) 饲养条件和环境：22 ℃光照 14 h/暗 10 h 的条件下，自由饲喂标准食物颗粒和水。实验是按照美国国家卫生研究院的《实验动物护理和使用指南》进行的。该研究方案已获得×××实验动物使用与护理委员会的批准。

（六）分组和剂量设置

(1) 分组方法：×××。

(2) 剂量设置依据：×××。

(3) 剂距：×××。

(4) 剂量：×××。

（七）给药方法

(1) 给药频率：×××。

(2) 给药途径：×××。

(3) 给药量：×××。

(4) 给药时间：×××。

(5) 给药期限：×××。

(6) 给予受试物的途径说明：×××。

(7) 受试物和对照品配制和给予方法：×××。

(8) 受试物的给予方法：×××。

（八）实验方法和观察指标

(1) 主要检测仪器：ABI - PRISM 7300 实时定量 PCR 仪、DNA 电泳仪、IX - 71 荧光显微镜、荧光显微镜照相系统。

(2) 实验方法

1) 动物接收后根据实验动物检疫管理规定检疫，接收后检疫时间为××天。

2) 检疫期同时进行适应性饲养观察，每天至少观察 1 次动物的一般状况。

3) EAO 模型中，一组免疫大鼠每日腹腔注射 1 mg/kg 或 4 mg/kg AAA 或溶媒（生理盐水）1 次。第一次免疫前 48 h 开始治疗，每天持续治疗。另一组大鼠在最后一次免疫后 7 天开始治疗。TCT 模型大鼠腹腔注射 AAA（1 mg/kg）或溶媒，每天 1 次。治疗从手术开始的那一刻开始，并在整个实验过程中每天持续。本实验设计中使用剂量的基本原理是基于先前使用相似剂量的 AAA 和最大推荐剂量的体内研究。

(3) 观察指标

1) EAO 的诱导和组织病理学：对 Wistar 大鼠进行主动免疫，使用睾丸匀浆（TH）进行注射。具体操作包括取下大鼠睾丸并在生理盐水中稀释，然后乳化 TH 并注射到多个部位皮下。对免疫后的大鼠进行生殖细胞损伤评估，评价标准包括受损的输精小管百分比、生殖细胞脱落程度及睾丸/体重比。EAO 评分通过对这些指标进行评分得出，以评估睾丸炎的程度。

2) TCT 诱导和组织病理学：对实验组 SD 大鼠进行左侧阴囊切开术和 720°单侧精索扭转，术后 30 天处死大鼠。对对侧睾丸进行切除并进行病理学分析，采用苏木精-伊红染色及改良的 Johnsen 评分量化输精小管损伤程度。评分从 1 分到 10.25 分，分析了输精小管生殖细胞的损伤程度。

3) 组织化学：为了鉴别 MC，睾丸切片用 Alcian blue 染色，MC 计数使用 25×物镜。

4) 迟发性超敏反应：在每次实验结束时进行足垫肿胀测试，使用 TH 上清液和生理盐水刺激大鼠左足垫，并测量脚垫厚度变化以评估超敏反应。

(4) 统计分析：组间比较采用非参数 Mann-Whitney U 检验或单因素方差分析 Kruskal-Wallis 检验。$P<0.05$ 认为差异有统计学意义。

（九）结果

(1) AAA 可减轻大鼠 EAO 和附睾炎的严重程度（图 32 - 4 - 1）：采用了两种实验设计，在治疗 1 中，在第一次免疫前给予 AAA，在治疗 2 中，当疾病的最初症状变得明显时，在最后一次免疫后给予 AAA，并持续到安乐死。组织病理学显示，载药组 100% 的大鼠出现睾丸炎。相比之下，在治疗 1 中注射 AAA（4 mg/kg）的大鼠中，观察到 EAO 发生率和严重程度下降 80%。另外，AAA LPS 诱导小鼠睾丸功能障碍与载药组相比，附睾炎症的严重程度明显降低。载药组大鼠出现严重的睾丸炎，伴有大面积的粗源性 ST，其中仅有精原细胞和支持细胞附着在管壁上，间质炎症细胞浸润与 Leydig 细胞混杂。相比之下，大多数接受 AAA 治疗的大鼠（90%）表现为 ST，缺乏生殖细胞脱落或正常的输精上皮。AAA（4 mg/kg）治疗大鼠的体重与未治疗的正常大鼠的体重无明显差异，提示 AAA 治疗未引起明显的不良反应，AAA 治疗后大鼠均存活，AAA 治疗组 ST 的炎症和损伤明显减轻。

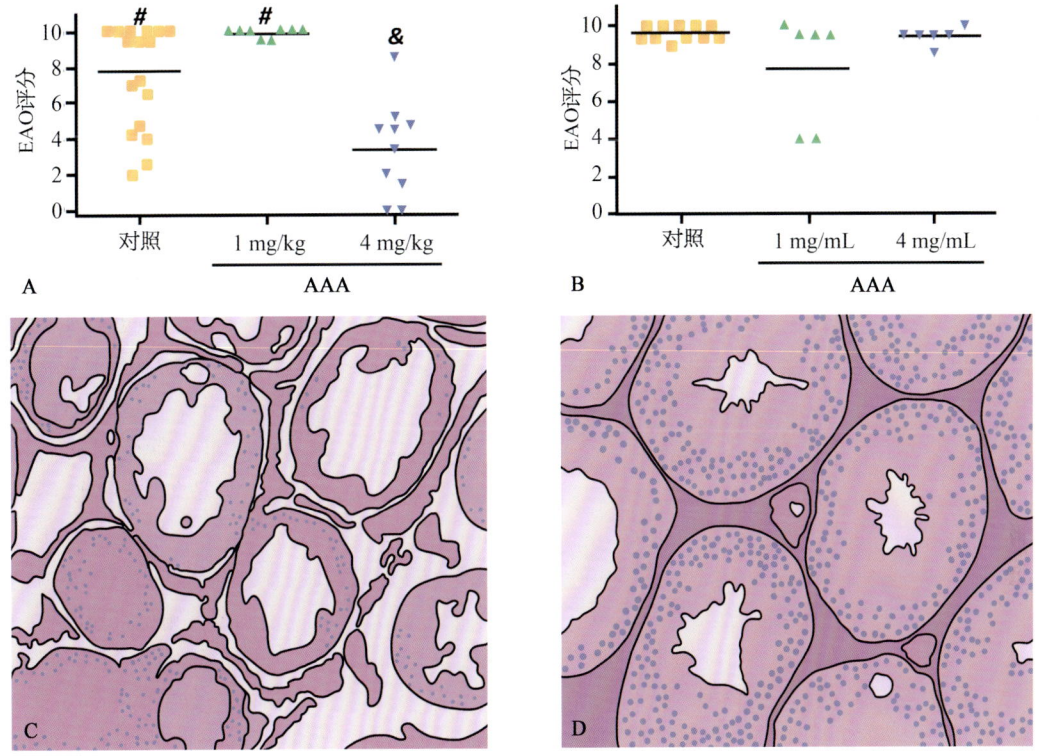

图 32-4-1　AAA 对 EAO 评分发生率和严重程度的影响示意图

所有大鼠均用睾丸匀浆和佐剂免疫。AAA 治疗（剂量为 4 mg/kg）明显减轻了睾丸炎的程度。与未处理组相比，接受 AAA 治疗的大鼠睾丸组织学上显示出正常特征，而未处理组则显示出严重的睾丸损伤，包括输精小管生殖细胞的脱落、间质炎症细胞的浸润和小管萎缩。表明 AAA 可能对治疗睾丸炎具有潜在的疗效。

（2）AAA 在体内不改变细胞介导免疫：通过分析体内对精索抗原的 DTH 反应来研究 AAA 对 T 细胞介导免疫的影响，图 32-4-2 中处理 A 和处理 B 观察到的大鼠脚垫肿胀与 AAA 处理组和对照组相似。

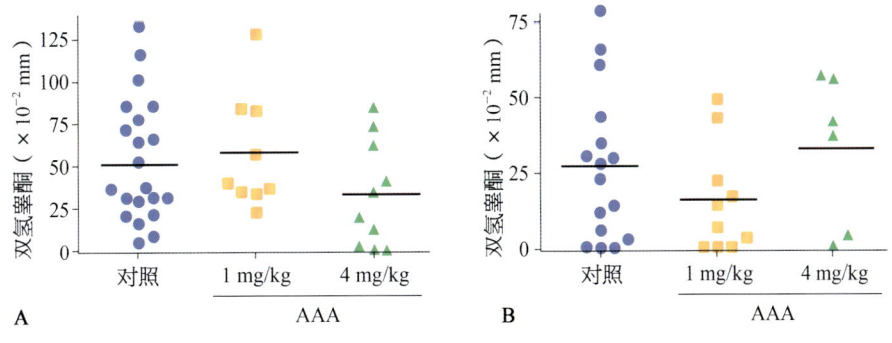

图 32-4-2　AAA 在体内不诱导细胞介导免疫改变

在图 32-4-2 中处理 A 和处理 B 期间，对于接受生理盐水或 AAA 处理的 EAO 大鼠，通过 DTH 测试其对睾丸抗原的反应。在安乐死前两天（第 54 天），向大鼠左脚垫注射 TH，右脚垫注射生理盐水。48 h 后测量足垫肿胀，结果以每组 TH 注射足垫厚度与生理盐水注射足垫厚度的平均差值加上平均值的标准误差表示（使用 Kruskal-Wallis 检验进行非参数单因素方差分析）。

(3) AAA 在延长 TCT 后可防止对侧睾丸的组织学损伤:给药组在睾丸扭转 30 天后观察到对侧睾丸多灶性损伤。睾丸损伤的特征包括生发上皮脱落、精管萎缩和间质水肿。此外,输精管壁局部炎症和纤维化征象也观察到(图 32-4-3A)。相反,手术扭转后接受 AAA 治疗 30 天的大鼠对侧睾丸切片组织学正常(图 32-4-3B)。通过比较管径和 Johnsen 评分,AAA 组与载体组之间存在统计学差异($P=0.003$、$P=0.008$,图 32-4-3C 和图 32-4-3D)。

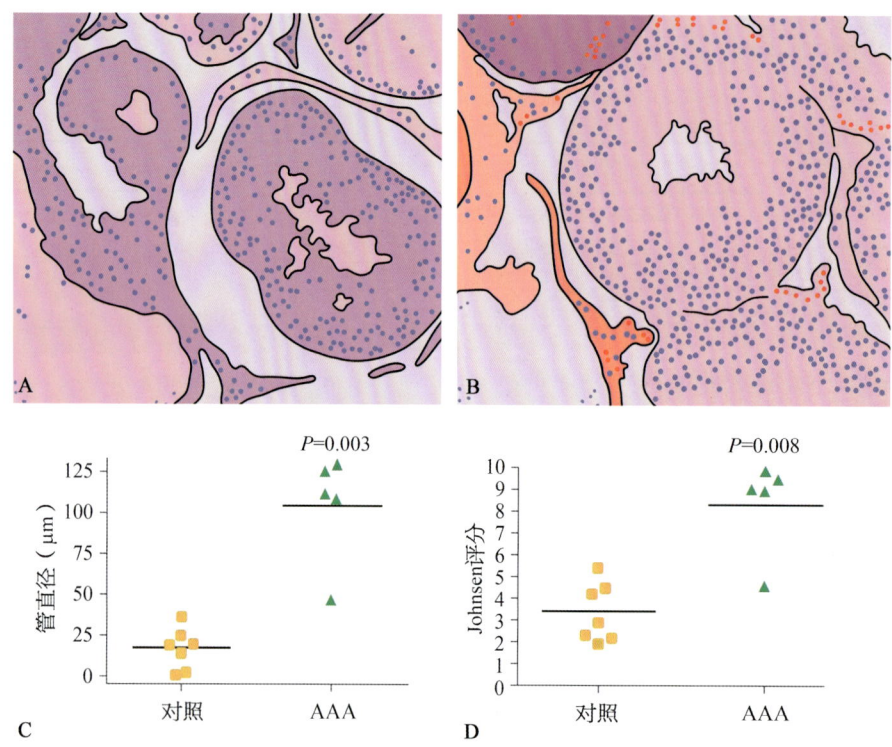

图 32-4-3　AAA 对长时间睾丸索扭转后睾丸损伤的影响

(十)影响研究可靠性和造成研究工作偏离试验方案的异常情况

无。

(十一)讨论

在自身免疫性疾病模型中,肥大细胞的活化在炎症和组织纤维化中发挥关键作用,促进了成纤维细胞增殖和胶原合成。我们研究了 AAA(一种组胺 H1 受体的阻滞剂)在 TCT 和 EAO 实验模型中对睾丸炎症和精子发生的影响。结果显示,AAA 显著降低了睾丸炎症的发生率和严重程度,并减少了 MC 数量,改善了组织病理学参数,而对大鼠的体重或行为没有不良影响。此外,AAA 还通过调节巨噬细胞代谢活性,抑制了一氧化氮的产生,从而减轻了炎症反应。

(十二)结论

肥大细胞在睾丸炎症中发挥着重要作用,AAA 治疗可显著减少睾丸炎模型中的睾丸损伤,同时也能够防止对侧睾丸在睾丸扭转后的损伤。因此,AAA 作为治疗睾丸炎症和与生殖细胞损失相关的睾丸病理的药物显示出潜在的效果。

(十三)参考文献

略。

(十四)记录保存

除计算机或自动化仪器直接采集的数据外,其他所有在实际研究中产生的数据均记录在表格或记录纸上,并随时整理装订。所有数据记录都注明记录日期,并由记录人签字。对原始记录进行更改时按要求进行。

记录的所有数据都由另一人(非做记录的人)进行核查、签字,保证数据可靠。研究结束后,递交最终报告时,所有原始资料、文件等材料均交档案室保存。具体管理内容、程序和方法按本中心制定的标准操作规程执行。

(十五)资料归档时间和地点

保存单位:×××

地址:×××

邮编:×××

保管人：×××　　　　　　　　　　归档时间：×××
电话：×××

（潘琦 郭隽）

参考文献

[1] 韩超逸. JEV感染睾丸间质细胞模型建立及其对睾酮分泌的影响[D]. 贵州：贵州大学，2022.

[2] 王菲. TNF-α在LPS诱导小鼠睾丸损伤和附睾炎中的功能[D]. 北京：北京协和医学院研究生院，2018.

[3] 王文军. 免疫性不育障碍的发病机制研究及间充质干细胞治疗的初步探讨[D]. 广州：中山大学，2006.

[4] 叶楠，韩建德，佟菊贞. 沙眼衣原体泌尿生殖道感染动物模型研究的进展[J]. 中国麻风皮肤病杂志，2001，17(1)：42-43.

[5] Hafez E S E, Hafez S D. Atlas of Clinical Andrology [M]. Boca Raton: CRC Press, 2005.

[6] Abarikwu S O, Mgbudom-Okah C J, Onuah C L. The protective effect of rutin against busulfan-induced testicular damage in adult rats [J]. Drug and Chemical Toxicology, 2022, 45(3):1035-1043.

[7] Abarikwu S O, Oruitemeka S, Uwadileke I A, et al. Oral administration of cadmium depletes intratesticular and epididymal iron levels and inhibits lipid peroxidation in the testis and epididymis of adult rats [J]. Journal of trace elements in medicine and biology, 2018, 48:213-223.

[8] Adedara I A, Awogbindin I O, Maduako I C, et al. Kolaviron suppresses dysfunctional reproductive axis associated with multi-walled carbon nanotubes exposure in male rats [J]. Environmental Science and Pollution Research, 2021, 28:354-364.

[9] Adedara I A, Omole O, Okpara E S, et al. Impact of prepubertal exposure to dietary protocatechuic acid on the hypothalamic-pituitary-testicular axis in rats [J]. Chemico-biological interactions, 2018, 290:99-109.

[10] Alan W, Partin. Campbell-Walsh-Wein Urology [M]. Amsterdam: Elsevier, 2021:5441-5446.

[11] Aslankoc R, Ozmen O, Ellidag H Y. Ameliorating effects of agomelatine on testicular and epididymal damage induced by methotrexate in rats [J]. Journal of Biochemical and Molecular Toxicology, 2020, 34(3):e22445.

[12] Clancy C S, Van Wettere A J, Siddharthan V, et al. Comparative Histopathologic Lesions of the Male Reproductive Tract during Acute Infection of Zika Virus in AG129 and Ifnar-/- Mice [J]. Am J Pathol, 2018, 188(4):904-915.

[13] Dasu N, Khalid Y, Panuganti S, et al. Amiodarone induced epididymoorchitis [J]. Urol Case Rep, 2019, 26:100929.

[14] Fijak M, Pilatz A, Hedger M P, et al. Infectious, inflammatory and 'autoimmune' male factor infertility: how do rodent models inform clinical practice? [J]. Human reproduction update, 2018, 24(4):416-441.

[15] Govero J, Esakky P, Scheaffer S M, et al. Zika virus infection damages the testes in mice [J]. Nature, 2016, 540(7633):438-442.

[16] Liu W H, Wang F, Yu X Q, et al. Damaged male germ cells induce epididymitis in mice [J]. Asian J Androl, 2020, 22(5):472-480.

[17] Makled M N, Said E. Tranilast abrogates cisplatin-induced testicular and epididymal injuries: An insight into its modulatory impact on apoptosis/proliferation [J]. Journal of Biochemical and Molecular Toxicology, 2021, 35(8):e22817.

[18] Miyaso H, Naito M, Hirai S, et al. Neonatal exposure to diethylstilbestrol causes granulomatous orchitis via epididymal inflammation [J]. Anatomical science international, 2014, 89:215-223.

[19] Moreno D, Sobarzo C M, Lustig L, et al. Effect of ketotifen fumarate on experimental autoimmune orchitis and torsion of the spermatic cord [J]. Asian Journal of Andrology, 2020, 22(1):112-117.

[20] Owumi S E, Otunla M T, Arunsi U O, et al. 3-Indolepropionic acid upturned male reproductive function by reducing oxido-inflammatory responses and apoptosis along the hypothalamic-pituitary-gonadal axis of adult rats exposed to chlorpyrifos [J]. Toxicology, 2021, 463:152996.

[21] Pleuger C, Silva E J R, Pilatz A, et al. Differential immune response to infection and acute inflammation along the epididymis [J]. Frontiers in immunology, 2020, 11:599594.

[22] Qu N, Terayama H, Naito M, et al. Caput epididymitis but not orchitis was induced by vasectomy in a murine model of experimental autoimmune orchitis [J]. Reproduction, 2008, 135(6):859-66.

[23] Ron-Román J, Saegerman C, Minda-Aluisa E, et al. First report of orchitis in man caused by Brucella abortus biovar 1 in Ecuador [J]. Am J Trop Med Hyg, 2012, 87(3):524-528.

[24] Song X, Lin N H, Wang Y L, et al. Comprehensive transcriptome analysis based on RNA sequencing identifies critical genes for lipopolysaccharide-induced epididymitis in a rat model [J]. Asian J Androl, 2019, 21(6):605-611.

[25] Terayama H, Itoh M, Naito M, et al. Experimental model of autoimmune orchitis with abdominal placement of donor's testes, epididymides, and vasa deferentia in recipient mice [J]. J Reprod Immunol, 2011, 90(2):195-201.

[26] Tokunaga Y, Hiramine C, Itoh M, et al. Genetic susceptibility to the induction of murine experimental autoimmune orchitis (EAO) without adjuvant. I. Comparison of pathology, delayed type hypersensitivity, and antibody [J]. Clinical immunology and immunopathology, 1993, 66(3):239-247.

[27] Wang F, Liu W, Jiang Q, et al. Lipopolysaccharide-induced testicular dysfunction and epididymitis in mice: a critical role of tumor necrosis factor alpha [J]. Biol Reprod, 2019, 1;100(3):849-861.

[28] Wang M W, Yang Z, Chen X, et al. Activation of PTH1R alleviates epididymitis and orchitis through Gq and β-arrestin-1 pathways [J]. Proceedings of the National Academy of Sciences, 2021, 118(45):e2107363118.

[29] Wu H, Wang F, Tang D, et al. Mumps Orchitis: Clinical Aspects and Mechanisms [J]. Front Immunol, 2021, 12:582946.

[30] Wu Y, Li H, Qin Y. S100A4 promotes the progression of lipopolysaccharide-induced acute epididymitis in micedagger [J]. Biol Reprod, 2020, 102(6):1213-1224.

[31] Xu X, Qu Z, Qian H, et al. Ginsenoside Rg1 ameliorates reproductive function injury in C57BL/6J mice induced by di-N-butyl-phthalate [J]. Environmental Toxicology, 2021, 36(5):789-799.

[32] Yokochi T, Ikeda H, Inoue Y, et al. Characterization of autoantigens relevant to experimental autoimmune orchitis (EAO) in mice immunized with a mixture of syngeneic testis homogenate and Klebsiella O3 lipopolysaccharide [J]. American Journal of Reproductive Immunology, 1990, 22(1-2):42-48.

[33] Zeng Z, Ge W, Duan H, et al. Effect of dihydrotestosterone on melatonin secretion and the expression of melatonin receptors and apoptosis-related factors in sheep epididymides [J]. Reproduction in Domestic Animals, 2022, 57(10):1244-1254.

[34] Zhang K, Sun C, Hu Y, et al. Network pharmacology reveals pharmacological effect and mechanism of Panax notoginseng (Burk.) FH Chen on reproductive and genetic toxicity in male mice [J]. Journal of Ethnopharmacology, 2021, 270:113792.

[35] Zhao X, Sang M, Han P, et al. Peptides from the croceine croaker (Larimichthys crocea) swim bladder attenuate busulfan-induced oligoasthenospermia in mice [J]. Pharmaceutical Biology, 2022, 60(1):319-325.

[36] Zhou J, Wang H, Jia L, et al. Mechanism of 2,4-Dichlorophenoxyacetic acid-induced damage to rat testis via Fas/FasL pathway and the protective effect of Lycium barbarum polysaccharides [J]. Environmental Toxicology, 2022, 37(11):2764-2779.

第三十三章

睾丸、附睾及输精管肿瘤药理学

第一节 概 述

一、睾丸肿瘤

（一）概念

睾丸肿瘤主要分为以下几类（表33-1-1）。

表33-1-1 睾丸肿瘤分类

生殖细胞肿瘤（占所有睾丸癌的95%）
来源于原位生殖细胞瘤
精原细胞瘤
非精原细胞瘤（非精原细胞性生殖细胞瘤）
胚胎癌
卵黄囊瘤（青春期后）
滋养层的肿瘤（如绒毛膜癌、胎盘部位滋养细胞瘤）
混合和未分类生殖细胞瘤
非来源于原位生殖细胞瘤
精原细胞瘤
畸胎瘤（青春期前）
卵黄囊瘤（青春期前）
性索间质瘤（小于所有睾丸癌的5%）
间质细胞瘤
支持细胞瘤
颗粒细胞瘤
混合型和未分类性索间质瘤
生殖细胞和间质混合肿瘤（在所有睾丸癌中所占比例不详）
成性腺细胞瘤
杂项肿瘤（在所有睾丸癌中所占比例不详）
卵巢上皮性肿瘤
血管瘤
弥漫大B细胞淋巴瘤
睾丸集管及尿路肿瘤（腺癌）

生殖细胞肿瘤（GCT）是睾丸癌中最常见的类型，占所有睾丸癌的90%~95%。这种肿瘤源于生殖上皮的曲细精管，其中最常见的是精原细胞瘤（seminoma）。除了精原细胞瘤外，还有非精原细胞瘤，如胚胎癌、畸胎癌、绒毛膜上皮癌等，但这些较为少见。

非生殖细胞肿瘤占比较小，为5%~10%。这类肿瘤发生于睾丸的间质细胞，这些细胞来源于睾丸的纤维组织、平滑肌、血管和淋巴组织等。由于这类肿瘤的发生率较低，因此对于普通人而言，了解生殖细胞肿瘤的特点可能更为重要。

（二）流行病学

睾丸癌是许多地区年轻男性（15~40岁）中最常见的肿瘤类型之一。总体而言，它占成人肿瘤的1%和泌尿系统肿瘤的5%，在欧美国家的发病率范围从每10万男性每年3例到11例不等。根据国际癌症研究机构（IARC）2020年的数据，全球新增病例为74 458例。年龄标准化发病率（ASR）在全球范围内差异显著，欧洲、北美和澳大利亚等工业化国家的ASR最高，共占总病例的49.6%。即使是在15~35岁的男性中，睾丸癌仍然是最常见的癌症，在25~29岁和30~43岁的男性中ASR达到峰值，癌症的发病率在较年长和较年轻的年龄组中较低。然而，睾丸癌仍然可以在任何年龄被诊断。其发病率根据种族群体的不同而异，白种人男性的年龄调整发病率高于非洲裔和西班牙裔人群。

（三）病因

（1）隐睾症：患有隐睾症的个体发展为睾丸癌的风险相对较高，特别是在同侧睾丸。这是因为隐睾不仅仅是一个没有完全下降的睾丸，它还反映了胚胎发育上的双侧性腺发育不良。即使在幼年实施睾丸固定术也不能明显降低肿瘤发生的危险性。

（2）个人或家族病史：家族中有睾丸癌病史的人

群也具有较高的患癌风险。

(3) 种族：种族差异可能对发病率有影响，如白种人、西班牙裔人群具有较高的发病率。

(4) 不孕：不孕男性有着略微增加的睾丸癌风险，尽管其具体机制尚不清楚。这一发现可能暗示了内分泌和生殖系统之间的复杂关系。

(5) HIV/AIDS 感染：HIV/AIDS 感染者患睾丸癌的风险增加，但高效抗反转录病毒治疗可以降低这一风险。这强调了免疫系统对于癌症风险的影响。

(四) 症状和体征

睾丸肿瘤的症状通常可分为早期和晚期两个不同阶段。在早期，患者可能会感觉到睾丸逐渐增大，质地逐渐变得硬实，有时伴有轻微的疼痛。然而，当进入晚期时，症状将显著加重，睾丸急速增大，质地异常坚硬，可能会发生内部出血，导致明显的触痛和剧烈的疼痛。对于隐睾患者，他们可能会感到腹股沟区域下腹部出现肿块。此外，晚期患者还可能出现与肿瘤扩散到其他部位有关的症状，如骨关节疼痛、咳嗽和呼吸困难等。

(五) 组织病理学

睾丸肿瘤源自生殖细胞系，因此表现出与正常生长和分化相关的特征。

通常情况下，睾丸肿瘤的直径在 0.5～11.0 cm，呈现为与周围组织无明显粘连的椭圆形肿块。肿瘤切面通常呈灰黄色，质地较正常睾丸明显增大。肿瘤中的癌细胞形态各异，可能呈柱状、圆形或多角形，胞界不清晰。胞质中可能含有伊红颗粒状的物质，而核染色质点可能呈彩虹状。癌细胞的核通常为圆形、单一，核分裂象较少见。这些癌细胞可能形成菊花状团块结构或腺管样结构，排列方式可能呈岛状或梁状，并且在电镜下可见纤维组织分隔不同的癌巢。

(六) 临床治疗

对于任何恶性睾丸肿瘤，手术切除是主要的治疗方法，通常不建议进行睾丸保留手术。

睾丸切除手术后的治疗方案应基于肿瘤的组织学类型、分期情况、预后及患者就治疗选项的益处和危害进行个性化治疗。

二、附睾肿瘤

(一) 概念

附睾肿瘤是指发生在附睾的各种肿瘤类型的总称。这种肿瘤比较少见，约占男性生殖系肿瘤的 2.5%。大部分附睾肿瘤是原发性的，只有少部分是继发性的，通常是单侧的，双侧发生较为罕见。原发性附睾肿瘤中，良性肿瘤占多数，包括囊肿、附睾腺瘤样瘤、纤维瘤、脂肪瘤、肌瘤等，其中以附睾腺瘤样瘤最为常见。恶性肿瘤包括平滑肌肉瘤、横纹肌肉瘤、纤维肉瘤和间皮瘤等，其中横纹肌肉瘤最为常见，其次是平滑肌肉瘤、纤维肉瘤和脂肪肉瘤。

继发性附睾肿瘤通常是由阴囊内其他组织肿瘤直接浸润所致，也可能是前列腺癌逆行转移或全身其他部位恶性肿瘤扩散到附睾所引起的。

(二) 流行病学

附睾肿瘤在临床上确实相对较少见，约占男性生殖系肿瘤的 2.5%。Beccia 等的研究对 314 例附睾肿瘤进行了分析，结果显示其中大部分为良性肿瘤，占总数的 75%。在这些良性肿瘤中，腺瘤样肿瘤是最常见的，占 73%。其他常见的良性附睾肿瘤包括平滑肌瘤 (11%) 和附睾乳头状囊腺瘤 (9%)。

相比之下，恶性肿瘤在附睾肿瘤中较为少见，占总数的 20%。这些恶性肿瘤通常是肉瘤，包括平滑肌肉瘤和纤维肉瘤。

虽然肿瘤可发生于任何年龄组，但在 20～50 岁性功能活跃的青壮年中较为常见。在我国，患者的平均年龄分布在 22.8～47.5 岁。

(三) 病因

附睾肿瘤的病因尚不明确，但可能与遗传因素、年龄、受伤或炎症史、感染及生活方式有关。良性附睾肿瘤比恶性更常见，常见症状包括睾丸疼痛、肿块或肿胀。如有这些症状，应及早就医诊断和治疗。附睾肿瘤相对罕见，研究仍有限，病因和发病机制仍需进一步研究。

(四) 症状和体征

患者主要症状为阴囊内出现肿块，有些患者可能伴有阴囊隐痛或下坠感。良性肿瘤生长缓慢，部分患者的病程可长达 30 年，而恶性肿瘤则通常生长速度较快，可能会侵犯到睾丸精索。附睾肿瘤的典型临床表现包括睾丸逐渐无痛性增大，伴有坠胀感，肿大的睾丸表面光滑，质地坚硬而沉重。此外，许多患者可能会出现无痛性的附睾肿块、腰酸背痛、高热、恶心、呕吐、乳房肿大及乳晕着色等症状。

(五) 组织病理学

附睾良性肿瘤附睾肿瘤通常呈圆形或卵圆形，表面光滑，界限清楚，不粘连于周围组织，质地坚硬，通常不会引起明显的压痛。肿瘤直径一般在 0.5～3.0 cm。

附睾恶性肿瘤附睾肿瘤通常生长迅速,表面不光滑,呈结节状,界限不清,质地坚硬,往往会侵犯到周围组织。附睾的组织可能发生纤维化变化,局部可能显得硬化,镜下可见附睾组织内有瘢痕形成,附睾小管可能闭塞,还可能出现淋巴细胞和浆细胞的浸润。不同类型的恶性肿瘤具有不同的特征。

(六)临床治疗

附睾良性肿瘤通常采用手术治疗,进行单纯的肿瘤切除手术。

对于附睾恶性肿瘤,应尽早实施根治性睾丸切除手术,并根据组织学类型选择进一步的治疗方法。采用综合性治疗措施可以减少肿瘤复发的风险,提高患者的生存率。

三、输精管肿瘤

(一)概念

输精管肿瘤属于精索肿瘤的一种,精索肿瘤在临床上包括了由输精管、血管、淋巴管、结缔组织、脂肪组织、平滑肌和神经组织发生的各种良性和恶性肿瘤。良性肿瘤在其中占70%,通常多发生在腹股沟的精索部位。另外30%则是恶性肿瘤,其中以肉瘤为最常见,约占91%的比例,这些恶性肿瘤往往起源于阴囊内精索的远端。由于这些肿瘤在早期就可能浸润到周围组织,因此在临床上往往难以明确定位,因此也常被称为"睾丸旁肿瘤"。

(二)流行病学

原发性精索横纹肌肉瘤在临床上常见于儿童,尤其是4岁和16岁年龄段存在两个发病高峰期。这种肿瘤不仅可以起源于提睾肌,还可能源自附睾和睾丸鞘膜,多发生于精索近睾部位。该肿瘤由具有不同分化阶段的横纹肌母细胞组成。相比之下,纤维肉瘤和脂肪肉瘤更常见于年龄较大的人群,主要分布在40～70岁。

(三)病因

精索肿瘤相对罕见,几乎都是原发性肿瘤。继发性精索肿瘤多源于前列腺、肾、胃、肺等器官的恶性肿瘤,通过输精管、淋巴管或血行途径转移至精索,通常会伴随着睾丸、附睾等部位的转移病灶。

(四)组织病理学

切片显示肿瘤的组织特征与平滑肌肉瘤相符。平滑肌肉瘤是一种恶性肿瘤,其瘤细胞源自平滑肌组织,通常表现为瘤细胞呈纵横交错排列,界限清晰,胞质丰富,核大小不一,核异形性明显,可能出现核分裂象和瘤巨细胞。瘤组织中可能有一些小血管,而局部的坏死和透明变性也是常见的病理特征。

(五)临床治疗

手术是治疗输精管肿瘤的主要方法,良性肿瘤可行单纯肿瘤切除,恶性者需行同侧睾丸、附睾及精索根治性切除,条件许可时应做腹膜后淋巴结清扫。根据恶性肿瘤的不同病理类型,术后可行放疗及化疗。

第二节 睾丸、附睾及输精管肿瘤生物学模型

生物学模型的建立方法也在不断进步和优化。传统的细胞系模型在某些情况下存在局限性,因此越来越多的研究人员倾向于使用患者来源的异种移植模型(PDX)。这些模型更能够模拟肿瘤在患者体内的生长和治疗反应,因此更具临床相关性。此外,还有其他方法,如使用三维细胞培养模型和体外器官 oid 模型等,为研究人员提供了多样化的选择。

(一)动物种属的选择

在睾丸肿瘤、附睾肿瘤和输精管肿瘤的生物学模型研究中,使用小鼠模型已经取得了重要进展。这些模型能够揭示睾丸肿瘤发展的分子机制及肿瘤在不同生物学环境中的行为。

一个重要的研究例子是对小鼠睾丸、附睾和输精管的细胞类型进行了全面的单细胞 RNA 测序分析。这项研究侧重于对睾丸后男性生殖道的四个主要解剖区域(即睾丸前端、中部及后端的附睾和输精管)进行研究。通过传统的 RNA 测序分析,研究者们首次在基因组分辨率上改进了对这些区域特有的基因表达模式的了解。特别值得注意的是,他们还对通常不包括在已发表的转录组研究中的输精管组织进行了更详细的基因表达分析。此外,通过利用微流控单细胞条码技术和单细胞 RNA 测序(scRNA‑Seq),他们能够对这四个解剖区域中分离出的细胞进行基因表达的特征分析。这项研究的结果表明,睾丸后各区域的细胞类型具有显著不同的转录特征。

另一个研究着重于小鼠胚胎期的睾丸、附睾和输

精管的发育和分化。通过详细地研究这些器官的发育时间轴及相关细胞类型的表达模式,这项研究对于理解睾丸和附睾肿瘤的发生机制提供了重要的线索。

(二) Walker-256 肿瘤细胞移植模型

Walker-256 肿瘤细胞株,作为大鼠可移植性肿瘤模型的代表,在癌症研究领域扮演着极其重要的角色。其模拟人类恶性肿瘤的生长方式,既包括膨胀性,也包括浸润性生长,具有显著的生物学和临床意义。这一模型的建立主要通过将 Walker-256 肿瘤细胞直接植入大鼠的睾丸内来实现,其构建过程经过精心设计,以确保实验的可重复性和稳定性。

在构建这一模型的过程中,首要步骤是对 Walker-256 肿瘤细胞进行培养和传代,以保持其活力,并确保达到适当的细胞浓度。然后,通过无菌技术,将这些培养的肿瘤细胞注射到大鼠的腹腔内,从而让肿瘤细胞在体内生长7天。随后,采用多种方法,如超声影像检查和病理学观察,对模型的有效性进行了全面评估。结果显示,该模型在大鼠的睾丸内成功形成可观察的肿瘤结节,成瘤率达到100%。此外,彩色多普勒超声检查进一步证实了肿瘤的形成情况,而病理学观察则揭示了肿瘤组织内的细胞排列和结构变化。

这一模型的建立具有多重意义。首先,它为癌症研究提供了一个可靠的实验基础,因为其高成瘤率和详细的检测方法使其成为广泛应用于癌症研究领域不可或缺的工具。其次,该模型的建立方法已经被详细描述,这将有助于其他研究人员参考和应用,推动癌症研究的进展。此外,Walker-256 肿瘤模型还具有一些特殊的特点,如起病隐匿、发展较慢,以及逐渐出现转移和腹水等症状。因此,它不仅能够模拟肿瘤的形态学特征,还能够模拟肿瘤的生物学行为,使其更接近于临床情况。总之,Walker-256 肿瘤模型的建立为深入研究癌症的生长和治疗机制提供了一个坚实的实验平台,有望为未来癌症治疗策略和方法的开发做出重要的贡献。

(三) 激素介导的睾丸肿瘤模型

在造模机制方面,睾丸肿瘤的形成主要是通过长期给予雌激素在啮齿动物中诱导。这个过程中,芳香化酶发挥着关键作用,尤其是在 Leydig 细胞肿瘤的形成中。小鼠的 Leydig 细胞对雌激素非常敏感,而芳香化酶在雌激素介导的肿瘤发生中扮演着重要的角色。过度表达的芳香化酶可以导致雄性小鼠不育,同时睾丸可能比正常小鼠大。

至于造模方法,MMTV-int-5/芳香化酶转基因小鼠是一种自发成模的模型。这些小鼠携带芳化酶 cDNA 基因,在小鼠乳腺肿瘤病毒启动子(MMTVLTR)的调控下,在雄性生殖器官和乳腺组织中表达芳香化酶。

造模结果表明,转基因小鼠的血清雌二醇水平至少是非转基因小鼠的2倍,这表明雌激素水平显著升高。芳香酶转基因小鼠的睾丸肿瘤直径从1~3 cm不等,一些肿瘤是双侧的,具有良好的边界,质地从软到硬不等。肿瘤的切割表面均匀,呈黄褐色。只有较大的肿瘤显示与坏死有关的现象。在组织学上,这些肿瘤由多边形的大型间质细胞组成,核呈圆形,细胞质透明至颗粒状嗜酸性。支持基质高度血管化,包含多个囊性区域,其中充满了红细胞。

进一步的研究发现,转基因小鼠的睾丸组织中存在免疫反应性芳香酶。染色模式呈不均匀分布,从局灶性到局部广泛分布不等。免疫反应性芳香化酶主要存在于间质细胞中,而在其他间质细胞(如 Sertoli 细胞、成纤维细胞和生精小管内的细胞)中几乎不存在。在肿瘤组织的外围区域观察到强烈的染色,而在更中心的区域则观察到光染色或无染色的区域。此外,在肿瘤形成晚期的睾丸中,免疫染色程度似乎最强。相比之下,非转基因组织的芳香化酶抗体反应性非常弱。

这一模型的特点在于,间质细胞在啮齿动物和人类睾丸中都是雌激素的来源,因此 ERα 在人类睾丸间质细胞肿瘤中的存在与啮齿动物一致。这是一个非侵入性模型,不需要外源性雌激素的干预。

(四) 细胞株移植瘤(CDX)模型

在造模机制方面,人源肿瘤细胞系接种至免疫缺陷小鼠体内的方法是一种常用的肿瘤模型建立方式。这种方法充分利用了肿瘤细胞的特性,即它们具有无限增殖的潜力,可以在小鼠体内持续生长。通过将人源肿瘤细胞引入小鼠体内,研究人员能够深入研究肿瘤细胞在动物体内的增殖、生长等特性,以及不同药物对肿瘤治疗的效果。

在造模方法方面,使用 MA-10 细胞作为肿瘤细胞源的选择是关键之一。这些细胞在含有10%胎牛血清的改良型 Waymouth MB752/1 培养基中培养至对数生长期,然后进行胰酶消化和计数。这一步骤确保了细胞的活力和适当的数量,以便进行后续的实验。接下来,选择适当的小鼠品系,如雄性 NOD-SCID 小鼠或雄性 BALB/c-nude 小鼠。将 MA-10 细胞肿瘤以特定的方式接种到小鼠的腹部皮下或背部皮下,确保在接种之前对接种点进行了充分的消毒。注射时需要小心,确保针头顺利进入皮下组织,避免肌内或皮内注射。此外，注射的速度和量也需要仔细控制。

成功建立模型后，需要连续观察肿瘤的生长情况，通常在接种后1周左右，肿瘤开始迅速增大。一旦肿瘤达到一定大小（通常至少 100 mm³），可以进行分组研究。需要注意的是，肿瘤的大小不应超过 2 000 mm³，否则需要采取相应措施以保障小鼠的福祉。

这一模型的特点在于其成功率较高，肿瘤在接种处生长情况良好，且操作方便，重复性好，造价较低，创伤小，操作时间短。然而，在皮下注射时需要仔细考虑细胞活性、注射量和进针角度等因素，以确保肿瘤生长速度的一致性。此外，原位移植方法虽然也可行，但需要开放手术，操作较为复杂，不适用于后期肿瘤生长观察和体积测量，且增加了小鼠手术后死亡的风险，因此不常被选择。

（五）睾丸癌组织异种移植（PDX）模型

临床前测试睾丸癌新治疗药物或联合治疗策略的有效性通常从细胞系或基于细胞系的异种移植模型开始。尽管细胞系已被广泛应用于靶标发现和机制研究，但它们在预测药物反应方面存在一定的局限性。为了克服这些限制，越来越多地使用患者来源的PDX模型进行临床前研究，这些模型更能反映患者的个体差异和药物敏感性。

在PDX模型的构建方法方面，研究人员从3名睾丸癌患者的肿瘤组织中获得肿瘤碎片，并将它们皮下植入 NOD scid γ（NSG）小鼠中，包括一个化疗抗性模型，该模型包含卵黄囊肿瘤和畸胎瘤成分。这些患者肿瘤样本是通过睾丸切除手术获得的，并在手术后4 h内植入小鼠体内。第一代PDX模型（P₀）成功建立后，这些模型连续传代到第二代（P₁）和第三代（P₂）。

对PDX模型的检测包括通过 HE 染色、Ki-67 标记和亲环蛋白 A 免疫组织化学分析来表征组织学特征，结果显示在多次传代中，模型的组织学亚型保持稳定。通过对这些 TP53 野生型 PDX 肿瘤进行全外显子组测序、拷贝数变异分析和 RNA 测序，评估了传代效果，结果显示传代之间的分子特征高度一致。此外，PDX 模型的顺铂敏感性与患者对基于顺铂的化疗的反应相对应。在这些模型中，MDM2 和 mTORC1/2 靶向药物显示出疗效。

这一 PDX 模型的特点在于，它能够连续移植肿瘤至不同小鼠中并保持肿瘤的组织学特征，同时具有与原始肿瘤相似的分子特征和表达水平。该模型的操作相对简单，可以直观观察肿瘤的生长情况，便于监测小鼠体重、肿瘤生长曲线及肿瘤重量等重要数据。此外，还可以对组织或体液样本进行相关生化或组织病理学检测。这一 PDX 模型适用于评估抗肿瘤药物的疗效、新药靶点的筛选及建立 PDX 样本库等临床前研究应用。

（六）转基因小鼠模型

1. GrCT 小鼠模型　Xin Fang 等探讨了 TGF-β 超家族在生殖系统中的重要作用，尤其是在睾丸颗粒细胞瘤（GrCT）发展中的潜在作用。研究介绍了 GrCT 的罕见性和发病机制的不足之处，强调 FOXL2 基因突变与 TGF-β/活化素信号通路的关联。研究还描述了一项通过小鼠模型成功模拟了睾丸 GrCT 形成的工作，为进一步研究 GrCT 的发展机制提供了有益的工具。该研究有望为我们更好地理解 GrCT 的病理过程和治疗提供重要线索。

该研究创建了一个新的小鼠模型，类似于 GrCT。该模型可为睾丸 GrCT 研究提供有用的工具。研究发现，TGFBR1 的激活在 GrCT 的发展中发挥了重要作用。该模型的发现支持了 TGFB 信号通路在雄性和雌性生殖系统 GrCT 发展中具有同等重要作用。FOXL2 基因突变已被确认为卵巢成人 GrCT 的标志。与此同时，TGFBR1 的激活似乎与 GrCT 的发展相关。有趣的是，FOXL2 突变可能影响 Activin/TGFB 信号通路。之前的研究表明，由于抑制素的丧失而导致的无阻抗活性可能通过 SMAD3 促使睾丸瘤的发展，这是性线索-基质瘤发展的关键调节因子。因此，SMAD 介导的信号通路可能在模型系统中有助于睾丸瘤的发展，这也得到了 TGFBR1-CAAcre 雄性睾丸中磷酸化 SMAD2/3 水平升高的支持。

2. CAG-ganpTg 小鼠模型　睾丸畸胎瘤是睾丸生殖细胞瘤的主要类型，其发病率逐渐增加。此外，畸胎瘤可能源自诱导多能干细胞（iPS）移植治疗中的未分化细胞，严重妨碍了再生医学的发展。胚芽中心相关核蛋白（GANP）被认为在原始生殖细胞的生物遗传控制中起重要作用，并且是易感于睾丸生殖细胞瘤的基因之一。因此，研究 GANP 在人类成年后睾丸畸胎瘤中的表达，并建立了一个新的小鼠模型，以揭示 GANP 与畸胎瘤发生的关联。

研究人员分析了 31 例人类成年后睾丸畸胎瘤，结果显示在所有病例中 GANP 均呈过度表达。在伴随畸胎瘤的原发性生殖细胞肿瘤中也检测到异常表达，特别是在表皮、皮肤附属器官和类气管纤毛上皮的上皮中 GANP 的表达水平尤其高。

为了进一步阐明 GANP 与畸胎瘤发生的关系，建立了一个新的畸胎瘤发生小鼠模型（CAG-ganpTg 小鼠）。这些 GANP-畸胎瘤小鼠，与先前建立的小鼠模型相比，睾丸和子宫中段的 GANP 过度表达的畸胎瘤更为频繁。

GANP 在睾丸后成年型畸胎瘤中呈过度表达，并似乎是畸胎瘤发生的关键因素。新建的 CAG-ganpTg 小鼠模型为研究人类中线畸胎瘤提供了有力工具，支持了畸胎瘤可能源于原始生殖细胞中 GANP 过度表达的假设。

值得注意的是，在 CAG-ganpTg 小鼠中，畸胎瘤不仅在雄性睾丸中发展，还在雌性子宫中段发展，但不在卵巢中发展。这与通常的人类畸胎瘤表现不符，其中子宫畸胎瘤较为罕见，女性最常见的是卵巢畸胎瘤。有假设认为，如纵隔、腹膜后、骨骺和神经垂体等中线生殖细胞瘤可能起源于原始生殖细胞，它们在从卵黄囊经过后肠道到达生殖脊的过程中偏离到中线。

此研究还探讨了导致畸胎瘤发生的潜在分子机制。提出了 GANP 的过度表达可能扰乱原始生殖细胞的迁移，导致畸胎瘤发生。此外，由于 GANP 的过度表达，原始生殖细胞中的细胞周期和减数分裂可能发生变化，从而有助于畸胎瘤的形成。GANP 的多功能性质，包括其参与 mRNA 的核外转运、B 细胞成熟及染色质重塑的调节，使其成为原始生殖细胞的发育和增殖的关键因素。

3. TGCT 小鼠模型　生殖细胞瘤（TGCT）占据了所有睾丸癌的大部分。12 号染色体臂的增益和非整倍体是 TGCT 几乎普遍存在的特征，但 TGCT 的点突变率较低。人们认为，TGCT 是从未分化的睾丸细胞内肿瘤前病变发展而来的，这被认为是由于在胎儿期或出生后的生长过程中，睾丸原始生殖细胞正常成熟失败所导致的。在青春期后，便会发展成侵袭性的 TGCT（精原细胞瘤和非精原细胞瘤）。遗传因素和环境危险因素都被认为是影响 TGCT 易感性的重要因素。迄今为止，全基因组关联研究已经鉴定出 30 多个 TGCT 的风险位点，这表明多基因模型更符合该疾病的遗传基础。尽管由于其对铂类化疗药物的特殊敏感性而有着高治愈率，但仍迫切需要探索 TGCT 发生、进展、转移、复发、化疗抵抗、早期诊断和无长期副作用的临床治疗机制，以减轻这一未被充分关注的年龄群体的癌症负担（图 33-2-1）。

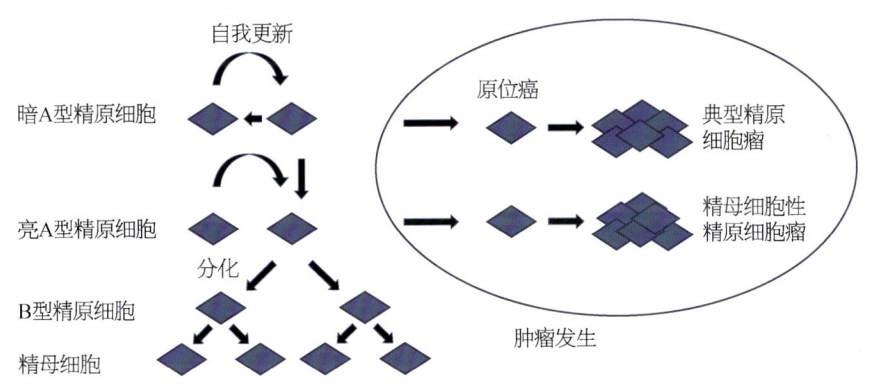

图 33-2-1　人类睾丸生殖细胞瘤（TGCT）起源示意图

TGCT 是对传统化疗药物最敏感的实体肿瘤之一。为了阐明其潜在机制，开发了一种小鼠 TGCT 模型，其中包括生殖细胞特异性的 Kras 激活和 Pten 失活。由此产生的小鼠发展出由畸胎瘤和胚胎癌组成的恶性、转移性 TGCT，其中后者具有干细胞特性，包括多能性因子 OCT4 的表达。TGCT 的化疗敏感性源于其癌干细胞对 DNA 损伤化疗的敏感性。

第三节　睾丸、附睾及输精管肿瘤药理学研究

（一）睾丸、附睾及输精管肿瘤发病机制研究进展

睾丸肿瘤是一种与内分泌相关的肿瘤，最常见于年轻男性和儿童。流行病学研究显示遗传和环境因素相互影响，尤其是早期发育期间的环境因素。最近的全基因组关联研究揭示了许多易感基因，有助于更深入地理解发病机制（图 33-3-1）。

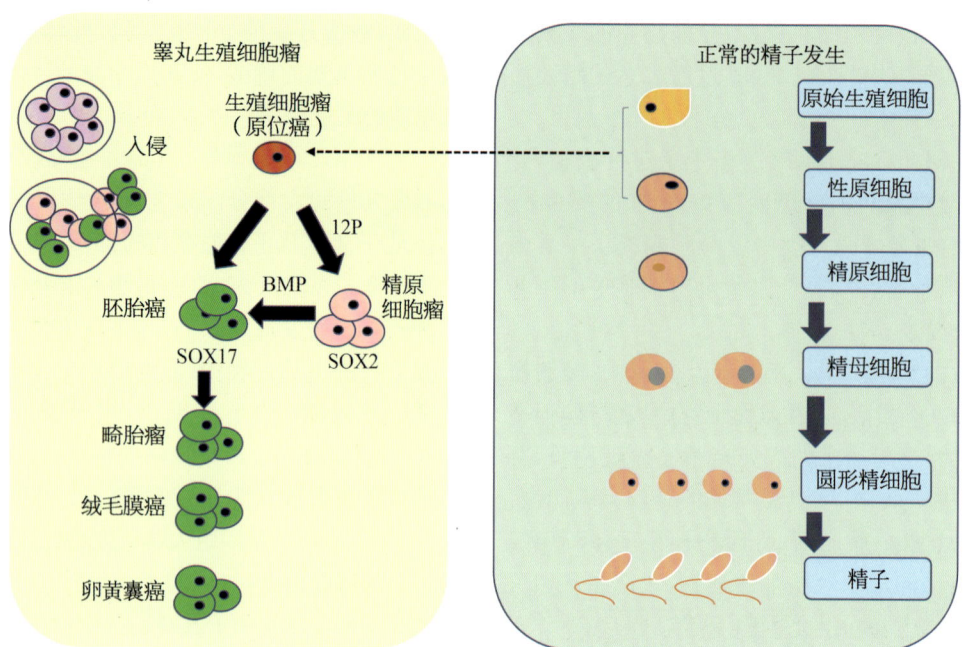

图 33-3-1　正常的精子及 TGCT 的发生

1. 基因组与信号通路调控机制研究　睾丸肿瘤的发生受到多种因素的综合作用,包括原癌基因的激活、抑癌基因的失活及凋亡相关基因的失调等。这些因素对睾丸肿瘤的发展、浸润、转移、分期分级及预后等都具有密切的影响。

除了经典基因外,最近的研究还发现了一些新的与睾丸肿瘤相关的基因,包括 C-KIT、TSP50、RbE、PTEN、Bcl 家族和 hTERT 等。

(1) C-KIT:TGCT 涉及到一些受体酪氨酸激酶(RTK)信号通路。在这些信号通路中,KIT 是 TGCT 中最常见的突变原癌基因之一,其活化突变在 25%～33% 的精原细胞瘤中发生,但在非精原细胞瘤中则较少见。KIT 是一种受体酪氨酸激酶,在调控血细胞生成、精子发生和黑色素形成等过程中起关键作用。其配体包括干细胞因子和肥大细胞生长因子等。配体结合后,KIT 会发生二聚体化和磷酸化,从而触发细胞增殖、分化等生理过程。

研究发现,在睾丸的精原细胞瘤和混合性精原细胞瘤中,C-KIT 的阳性表达率高达 82%,而在其他非精原细胞瘤(NSGCT)中的阳性表达率则为 48%。进一步的研究还发现,精原细胞瘤中的 C-KIT 基因中存在第 11 号和第 17 号外显子的突变,这些突变激活了 KIT-P13K 信号途径,与精原细胞肿瘤的发生和发展密切相关。

(2) TSP50:TSP50 基因是最近发现的原癌基因,编码一种丝氨酸蛋白酶的类似物,被称为人睾丸特异性蛋白 50,其中最重要的催化位点丝氨酸被苏氨酸所取代。正常情况下,TSP50 基因仅在人的睾丸组织中表达,而在其他正常组织中不表达。目前的研究已经证实,TSP50 基因在大约 92% 的人类乳腺癌中存在高表达现象,并且已经确定该基因定位在人类睾丸组织的精子前体细胞中。

最近的一项研究针对人类和啮鼠动物睾丸中 TSP50 的定位和表达进行了研究。研究发现,在所有睾丸生殖细胞肿瘤中,TSP50 基因的表达呈下调水平研究人员推测,TSP50 基因的表达水平在不同的微环境中上调或下调可能与肿瘤的类型和原发部位有关,但其调控机制仍需要进一步研究来阐明。

这一发现突显了 TSP50 基因在不同类型的肿瘤中可能发挥不同的作用,并且表明了该基因在肿瘤发展中可能具有复杂的调控机制。

(3) Bcl 家族:Bcl-2 基因位于 18q21,3 染色体片段,包含 3 个外显子和 2 个启动子。属于 Bcl-2 家族的有促凋亡成员如 Bax、Bid 等及抗凋亡成员如 Bcl-xL 等。在细胞遭受严重损伤时,被活化的 Bax 在线粒体内形成通道,传递凋亡信号,对抗 Bcl-2 的抗凋亡作用。在临床早期,Bcl-2 蛋白在恶性程度较低(高分化阶段)的肿瘤中高表达,但随着睾丸肿瘤的恶性程度上升,发展到临床晚期,恶性程度较高(低分化阶段)的肿瘤中 Bcl-2 表达下调,这些差异具有统计学意义。因此,Bcl-2表达与肿瘤的恶性程度相关,表明Bcl-2表达可能是睾丸肿瘤早期事件之一,并与肿瘤的自然病程和分化程度有关。因此,Bcl-2表达可以作为评估睾丸肿瘤自然病程、恶性程度和预后的一个指标。

此外,有研究发现,在精原细胞瘤中Bcl-2表达呈阴性,与细胞凋亡指数无相关性,与此相反,Bax的表达阳性率达到69%且与细胞凋亡指数相关。这表明Bcl-2家族中的 Bax 基因可能在人类精原细胞瘤的凋亡调节中发挥重要作用。

另外,最近的研究还发现,干细胞分裂调控基因 Piwi 基因家族中的 Piwil 2 基因参与多种恶性肿瘤的发生和发展过程。Piwil 2 基因在正常睾丸组织中有表达,并在精原细胞瘤中有增量表达。其作用机制主要通过激活Bcl-xL信号通路,从而发挥抵抗肿瘤细胞凋亡的功能。

(4) Ras:包括KRAS和NRAS,是致癌基因受体酪氨酸激酶蛋白,它们能够激活多个下游途径,包括Raf/MEK/ERK和PI3K。与非精原细胞瘤相比,精原细胞瘤中Ras突变更为常见。特别值得注意的是,KRAS 位于第12号染色体上,而该染色体在生殖细胞瘤中经常发生扩增。FGFR3 和 RAS 突变在化疗抵抗性肿瘤中的发生率高于化疗敏感性肿瘤。在临床上,已经开始利用 FGFR3 的抑制作用进行治疗,而靶向治疗的最新进展也对以前认为 KRAS 是"不可治疗"的靶标的观念提出了挑战。尽管需要更多的研究来阐明它们在TGCT中的具体作用,但由于这些突变在TGCT中发生频率很高,并且靶向治疗的新方法不断涌现,因此这些突变可能代表了新的治疗机会。

(5) BRAF:BRAF突变在肿瘤中起着重要作用,可以调节MAP激酶/ERK途径,对细胞的增殖和分化具有重要影响。有关 BRAF 突变在TGCT中的报道表明,在精原细胞瘤中几乎不常见,而在其他类型的TGCT中存在。此外,BRAF突变与微卫星不稳定性(MSI)及铂类耐药性相关联。一项对铂类耐药 TGCT 患者的研究发现,在化疗抵抗肿瘤中,相对于敏感肿瘤,BRAFV600E 突变的发生率明显更高(26% vs 1%)。然而,尽管在 PIK3CA、AKT1 和 FGFR3 等基因中也发现了引人注目的变异,但一项后续研究并未在铂类耐药 TGCT 患者中鉴定出 BRAF 突变。目前报道的 BRAF 突变率存在差异,这强调了需要进一步依赖测序平台进行深入研究。

(6) Wnt/β-catenin:有报道指出,Wnt/β-catenin 信号通路与TGCT的进展和治疗抵抗有关。在铂类耐药的TGCT中,大约有8.7%的病例发现该通路的负向调控因子。此外,Wnt/β-catenin信号传导也与其他几种铂类耐药的癌症类型有关,这表明该信号传导通路可能在介导TGCT的耐药性方面发挥作用。

除了治疗耐药性外,Wnt/β-catenin信号传导还与TGCT的进展有关。研究结果表明由于 FAT1 缺失引起的β-catenin信号传导抑制可能导致TGCT对铂类药物的耐药。需要进一步研究 FAT1 突变和Wnt/β-catenin信号在TGCT铂耐药中的具体作用机制(图33-3-2)。

2. 表观遗传学因素研究 表观遗传机制在TGCT的发展中发挥着重要作用。这些机制包括DNA启动子甲基化、染色质重塑和微RNA(miRNA)的调控。一般来说,与非精原细胞瘤相比,精原细胞瘤的DNA甲基化程度较低。在NSGCT中,DNA甲基化频率较高,类似于其他实体瘤。通过表观遗传改变可能解释了TGCT的异质性。

3. 分子生物标志物的研究 在过去的二十年中,已经发现了几个分子生物标志物,其中之一是miRNA371a-3p。这种短小的非编码miRNA涉及基因表达的表观遗传调控,被证明在所有研究中对TGCT 最敏感(>80%)和最特异(>90%)。miRNA371a-3p的水平可以从外周血中检测,并与除了畸胎瘤以外的所有生殖细胞瘤的存在相关,似乎与疾病负担和预后有关。

(二)顺铂耐药的基础和生物标志驱动的临床试验

克服顺铂耐药是睾丸生殖细胞瘤中最重要的科学和临床挑战。已提出和研究了多种机制(图33-3-3)。①靶前机制导致细胞内顺铂积累减少(通过减少摄取或增加外流)及细胞质中解毒作用的增加。在细胞系实验中,已确定下调的顺铂跨膜转运体(CTR1)和上调的介导外流的ATP酶ATP7A和ATP7B负责降低细胞内顺铂浓度。靶向机制包括正常情况下在睾丸生殖细胞瘤中活性较低的DNA修复途径。核苷酸切除修复(NER)途径似乎在顺铂耐药的睾丸生殖细胞瘤细胞系中被激活,并且与NER途径相关的蛋白的上调与患者不良预后相关。PARP,一个涉及碱基切除修复的酶,在具有更高PARP表达的患者中,总体生存趋势较差的睾丸生殖细胞瘤中被发现过表达。微卫星不稳定性和 BRAF 突变也被发现存在于顺铂耐药肿瘤中,而失配修复基因 MLH1 和 MLH2 在顺铂耐药细胞系

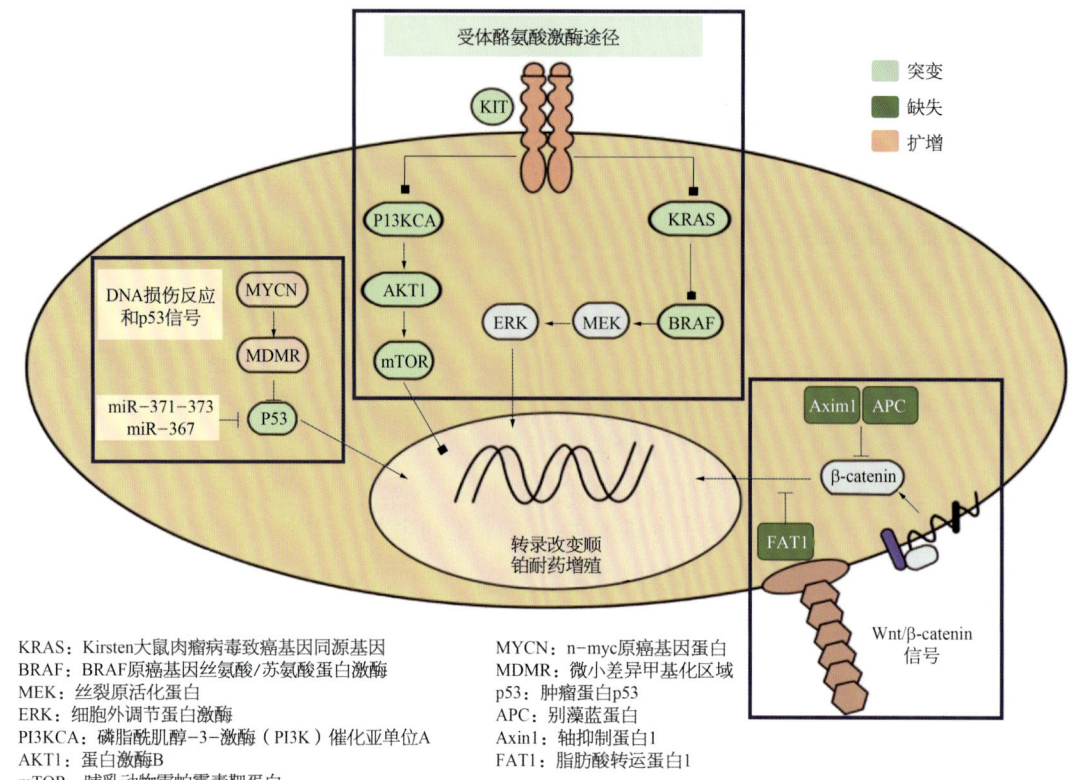

KRAS：Kirsten大鼠肉瘤病毒致癌基因同源基因
BRAF：BRAF原癌基因丝氨酸/苏氨酸蛋白激酶
MEK：丝裂原活化蛋白
ERK：细胞外调节蛋白激酶
PI3KCA：磷脂酰肌醇-3-激酶（PI3K）催化亚单位A
AKT1：蛋白激酶B
mTOR：哺乳动物雷帕霉素靶蛋白

MYCN：n-myc原癌基因蛋白
MDMR：微小差异甲基化区域
p53：肿瘤蛋白p53
APC：别藻蓝蛋白
Axin1：轴抑制蛋白1
FAT1：脂肪酸转运蛋白1

图 33-3-2 生殖细胞肿瘤常见调控机制示意图

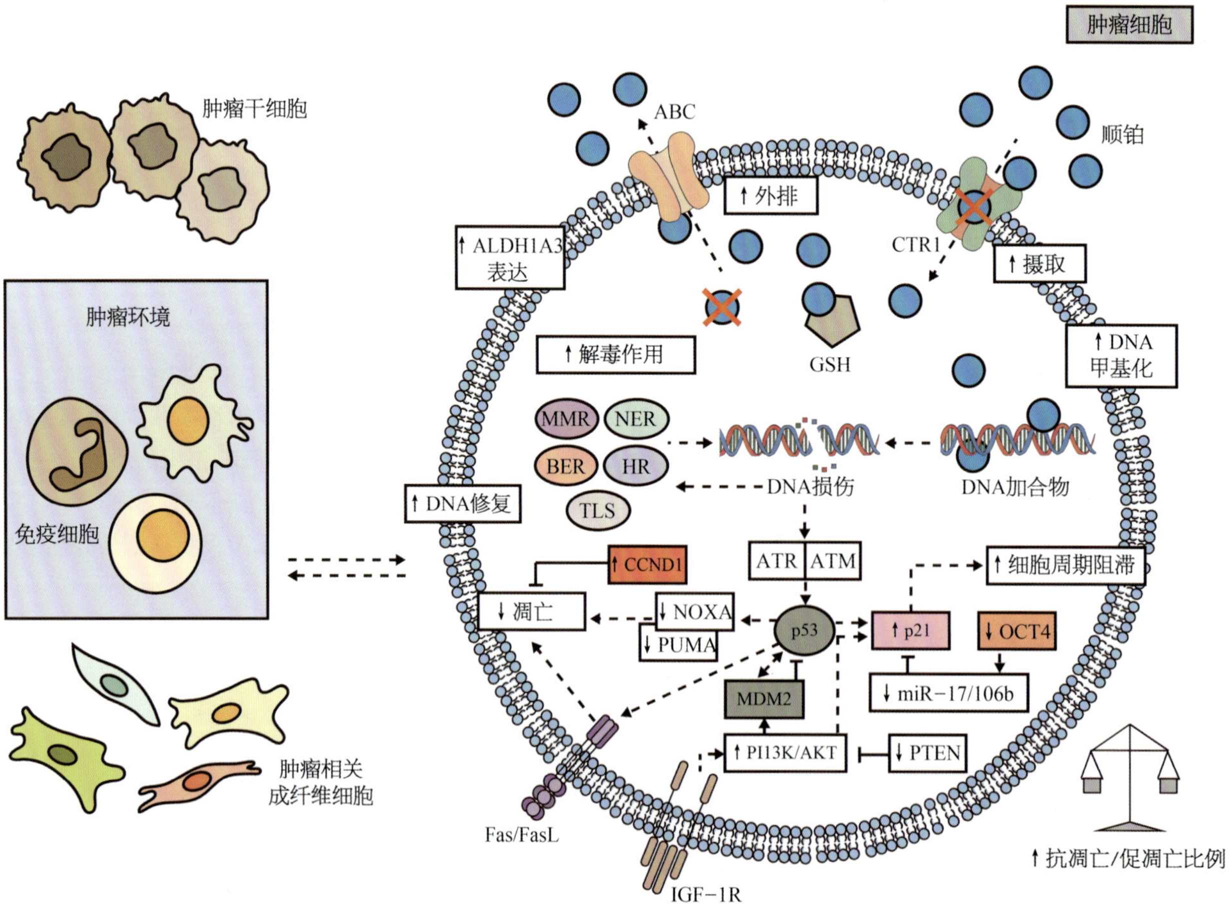

图 33-3-3 顺铂耐药机制示意图

中上调。②靶后机制导致 p53 的下调,进而抑制肿瘤抑制途径,并导致 PDGFR/PI3K/AKT 途径的失调,其调节剂 PTEN 表达广泛。此外,在顺铂耐药的睾丸生殖细胞瘤细胞系中已经确定了多能性标志物的过表达。表观遗传变化可能也会发挥一定作用,因为在顺铂耐药细胞系和患者标本中发现了高甲基化模式的肿瘤。顺铂耐药还与 Wnt/β-catenin 途径的异常调节相关,导致多能性和免疫抑制性微环境的增加。炎症性微环境可能进一步促使肿瘤逃脱抗细胞静止作用。

关于非精原细胞瘤的新治疗靶点,目前,约有 15% 的 TGCT 患者对铂类药物产生耐药,而针对这群患者,目前尚无可行的替代疗法。因此,急需找到更为有效且副作用较小的靶向治疗方法。为此,研究人员将研究重点放在非精原细胞瘤(NSGCT)上,因为这一 TGCT 亚型相对较少受到研究,且与精原细胞瘤相比,NSGCT 更加难以治疗。目前研究人员确定了 mTORC1 和 EGFR 作为 NSGCT 的两个新潜在治疗靶点。

基于目前已有的研究,认为 EGFR 和 mTORC1 抑制剂在治疗 NSGCT 方面具有很大的潜力。

第四节　睾丸、附睾及输精管肿瘤药理学研究案例

睾丸肿瘤动物模型及其替代方法建立及应用

(一) 目的

建立睾丸癌裸鼠移植瘤模型及其替代方法,探讨 AAA 对小鼠睾丸间质瘤细胞株 MLTC-1 裸鼠皮下移植瘤的生长抑制作用及其作用机制。

(二) 主要试剂

(1) 细胞培养相关试剂:胎牛血清:RPMI1640 培养基:细胞冻存液 DMSO 基(1:2:7),胰酶/EDTA 消化液,胰酶中和液(TNS),青-链霉素。

(2) 检测用试剂:CCK-8 检测试剂盒、Annexin V/FITC 细胞凋亡检测试剂盒、小鼠甲胎蛋白/AFP ELISA 试剂盒、睾酮检测试剂盒、小鼠 IL-6 ELISA 试剂盒、小鼠 TNF-α 检测试剂盒。

(三) 器械和材料

托盘、止血钳、剪刀、镊子、烧杯、游标卡尺、注射器、细胞培养瓶、离心管、冻存管、过滤器(0.22 μm 滤膜)、移液枪、枪头、盖玻片和血细胞计数板等。

(四) 主要仪器

Heraeus CO_2 培养箱、SANYO 全自动高压灭菌器、Motic 倒置相差显微镜、EYELA WFO-700 恒温干燥箱、SW-CJ-1FD 超净工作台、离心机。

(五) 受试物

AAA(BWB50581,20 mg)、环磷酰胺(602181104)。

(六) 细胞资料

(1) 细胞:小鼠睾丸间质瘤细胞 MLTC-1。

(2) 来源:×××公司。

(3) 研究系统选择说明:MLTC-1 是小鼠睾丸间质瘤细胞。

(4) 细胞保存:液氮保存。

(5) 细胞培养:用含 10% 胎牛血清的 RPMI1640 培养基培养。

(6) 细胞株培养条件:37 ℃,5% 的 CO_2 培养箱中培养。

(七) 动物资料

(1) 种:裸鼠。

(2) 系:BALB/c 裸鼠。

(3) 性别和数量:雄性,45 只。

(4) 年龄:3~4 周。

(5) 体重范围:11~13 g。

(6) 来源:×××公司。

(7) 等级:SPF 级。

(8) 许可证号及发证单位:实验动物生产许可证号 SCXK(X)2019-0001;实验动物使用许可证号 SYXK(X)2008-0027。

(9) 实验系统选择说明:BALB/c 裸鼠是肿瘤学研究中公认的标准动物之一。

(10) 实验动物识别方法:动物到达后,按要求接收,按统一的编号方法进行编号,为每只动物指定一个单一的研究动物号,原始资料中使用研究动物号来识别。

(11) 饲料及饮用水:饲料为由×××公司生产的繁殖鼠料,饮用水为自来水。两者均经高温高压消毒。

(12) 饲养条件和环境:动物在清洁级动物房层流

架内饲养,每笼饲养同性裸鼠5只,自由饮水、摄食。室温20~26℃,相对湿度40%~70%,光照12h,黑暗12h。实验开始前适应性饲养3天。

(八) 实验方法

(1) 细胞培养及悬液制备:MLTC-1细胞复苏后,用含10%胎牛血清的RPMI1640培养基培养,在37℃,5% CO_2 孵箱中培养。细胞传2代后,细胞铺满瓶底80%时,加入0.5mL的0.25%胰酶/EDTA消化液,镜下观察细胞皱缩开始脱壁时,加入消化终止液,轻轻吹打转移至离心管中,1 000 r/min 离心3 min。弃掉上清,每管加2 mL PBS,吹打成细胞悬液,再次离心,收集细胞。加入无血清培养液重新悬配制,调整细胞悬液浓度至约 2×10^6/mL,接种备用。

(2) 实验分组:将动物分为5组,分别为模型对照组、溶媒对照组、阳性对照组、AAA低剂量组和AAA高剂量组,模型对照组和溶媒对照组动物数为8只,其余三组为9只。

(3) 裸鼠睾丸癌皮下移植模型的建立及处理

1) 接种肿瘤:除模型对照组外,其余各组将制备好的细胞悬液,在无菌条件下,以每只0.1 mL接种于小鼠右前肩部皮下,制备裸鼠睾丸癌皮下移植模型。

2) 动物处理及给药:每天观察裸鼠的进食、一般活动状况及皮下肿瘤形成情况,从肿瘤长至可测量时,开始测量肿瘤大小,每3天取游标卡尺测量肿瘤长径和短径并按公式计算肿瘤体积,待肿瘤体积≥50 mm³时,阳性对照组给予环磷酰胺(30 mg/kg),AAA高低剂量组给予的量分别为0.25 mg/kg和0.5 mg/kg,采用腹腔注射法,环磷酰胺溶于生理盐水中,AAA用DMSO助溶后,用生理盐水调整至所需浓度。溶媒对照组腹腔注射生理盐水。给受试物后,每3天测量一次肿瘤长短经,同时称重。以时间为横坐标,以肿瘤的体积为纵坐标,绘制移植瘤生长曲线。

3) 取材:于给药后14天最后一次称重和测量肿瘤长短经,腹腔注射3%戊巴比妥钠,麻醉小鼠,腹主动脉采血,完整地剥离出瘤体、拍照、称重,并取肝、肺、肾、睾丸和前列腺,各脏器和部分肿瘤用10%甲醛溶液固定,石蜡包埋,制片,HE染色,病理学观察。部分肿瘤组织用液氮冷冻保存备用。

(4) 睾丸癌模型体外方法的建立

1) 细胞培养:MLTC-1细胞复苏后,接种于培养瓶中,细胞铺满瓶底80%时,加入0.5 mL的0.25%胰酶/EDTA消化液,镜下观察细胞皱缩开始脱壁时,加入消化终止液,轻轻吹打转移至离心管中,1 000 r/min离心3 min。弃掉上清,每管加2 mL PBS,吹打成细胞悬液,再次离心,收集细胞。

2) CCK-8检测:在96孔板中配制100 μL的细胞悬液,将培养板在培养箱预培养24h(在37℃,5% CO_2 的条件下);向培养板加入10 μL系列浓度的AAA(2.5 nmol/L、5.0 nmol/L、20.0 nmol/L、40.0 nmol/L、80.0 nmol/L、160.0 nmol/L和320.0 nmol/L),对照组加PBS;将培养板在培养箱孵育72 h;向每孔加入10 μL CCK-8溶液;将培养板在培养箱内孵育1h;用酶标仪测定在450 nm处的吸光度。

3) 细胞凋亡检测:细胞消化后,调整细胞浓度至 5×10^6 个/mL细胞,1 000 r/min离心3 min,弃上清;加入1 mL冷PBS,轻轻振荡使细胞悬浮;1 000 r/min离心3 min,弃上清,重复2次;将细胞重悬于200 μL Binding Buffer中;加入10 μL Annexin V/FITC混匀;避光室温反应15 min;加入300 μL Binding Buffer及5 μL PI,在1 h内上机检测。

(九) 观察指标

(1) 动物一般特征观察:包括精神状态、活动状况、反应、饮食和动物体重。

(2) 成瘤比率:计算成瘤率。

(3) 肿瘤特征:观察瘤体的形态、质地和颜色等,观察有无转移。

(4) 瘤体积和瘤质量:给药后,每3天测量一次肿瘤最长径和最短径,计算肿瘤体积,绘制肿瘤生长曲线,解剖后,称量肿瘤重量,根据各组肿瘤重量计算抑瘤率,计算公式为:抑瘤率=(模型对照组平均瘤重-实验组平均瘤重)/模型对照组平均瘤重×100%。

(5) 脏器重量:称量各组裸鼠肝、脾、肺、肾、前列腺和睾丸的重量。

(6) 病理学检查:检查各组裸鼠肝、脾、肺、肾、前列腺和睾丸的组织学特征。

(7) 血清检测:ELISA发检测血清中T、AFP、IL-6和TNF-α水平。

(8) 细胞形态:观察给予系列AAA后,细胞形态变化。

(9) 细胞抑制率:给予系列AA后,CCK-8法检测细胞的抑制率。

(10) 细胞凋亡:给予AAA后,Annexin V/FITC PI双染法检测细胞的凋亡情况。

(十) 统计分析

试验数据用 $\bar{X} \pm SD$ 表示,计数资料卡方检验,计量指标用方差检验,观察各组间是否存在差异。

(十一) 结果

(1) 动物一般状况观察：在实验过程中，各组动物外观体征和行为活动均未见明显异常。肿瘤接种后的 15 天内，动物体重均匀增长，各组未表现出明显差异；由于肿瘤体积的迅速增长，解剖时，模型对照组组、阳性对照组和高剂量组的体重均显著低于溶媒对照组（$P<0.05$）（图 33-4-1）。

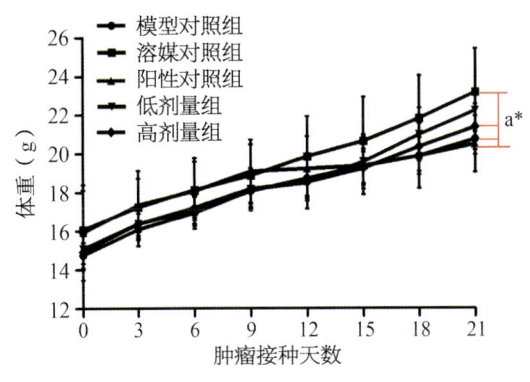

图 33-4-1 动物体重变化曲线

(2) 成瘤比率：肿瘤接种见图 33-4-2，在接种 7 天左右皮下可见明显肿瘤（图 33-4-3），皮下移植组成瘤率为 95%（35/37）。

(3) 肿瘤特征：解剖发现肿瘤呈结节状，包膜完整，未向周围浸润，无出血坏死灶，未见转移。

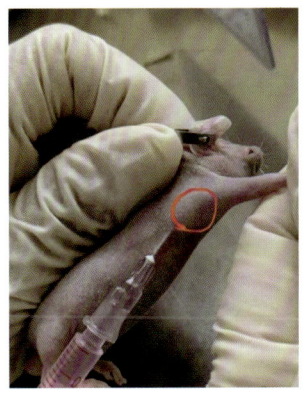 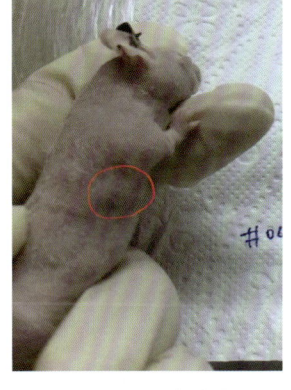

图 33-4-2 皮下移植接种部位　图 33-4-3 肿瘤接种成功

(4) 瘤体积和瘤质量：随着时间的推移，各组肿瘤均在增大，肉眼可见各组肿瘤体积大小有差异，其中溶媒对照组增长最快。与溶媒对照组相比，其他各组肿瘤体积和肿瘤重量均显著性减小（$P<0.05$，$P<0.001$），阳性对照组最为明显（$P<0.001$）。与阳性对照组比，AAA 低剂量组肿瘤体积显著性增加（$P<0.001$），AAA 低高剂量组肿瘤重量均显著性增加（$P<0.001$，$P<0.01$）。根据肿瘤重量，计算肿瘤抑制率，阳性对照组和 AAA 低、高剂量组的抑瘤率分别为 69.73%、16.49% 和 42.09%，与溶媒对照组比，均有统计学差异（$P<0.001$，$P<0.05$）（表 33-4-1）。

表 33-4-1 肿瘤体积、质量及抑瘤率

组别	肿瘤体积（mm³）	肿瘤质量（g）	肿瘤抑制率（%）
模型对照组	0	0	0
溶媒对照组	3 009.48 ± 1 153.88	3.687 ± 0.673	0
阳性对照组	888.97 ± 198.33[a***]	1.116 ± 0.304[a***]	69.73[a***]
AAA 低剂量组	2 259.56 ± 509.45[a* b***]	3.079 ± 0.559[a* b***]	16.49[a*]
AAA 高剂量组	1 456.01 ± 429.43[a***]	2.135 ± 0.662[a*** b**]	42.09[a***]

注：[a*] 与溶媒对照组比，$P<0.05$；[a***] 与溶媒对照组比，$P<0.001$；[b**] 与阳性对照组比，$P<0.01$；[b***] 与阳性对照组比，$P<0.001$

(5) 脏器重量：各组之间比较，肝脏指数、肺脏指数、肾脏指数和前列腺指数均无显著性差异。与溶媒对照组比，空表对照组和阳性对照组的脾脏指数显著性降低（$P<0.001$），与阳性对照组比，AAA 各剂量组脾脏指数显著性增加（$P<0.001$）；与溶媒对照组比，空白对照组睾丸指数显著性增加（$P<0.001$），AAA 剂量组显著性下降（$P<0.01$，$P<0.001$），与阳性对照组比，AAA 剂量组睾丸指数也显著性下降（$P<0.001$），见表 33-4-2 和表 33-4-3。

表 33-4-2 各组肝脏指数、肺脏指数和肾脏指数

组别	肝脏指数	肺脏指数	肾脏指数
模型对照组	5.773 ± 0.294	0.648 ± 0.019	1.581 ± 0.094
溶媒对照组	5.852 ± 0.627	0.563 ± 0.046	1.269 ± 0.146

续 表

组别	肝脏指数	肺脏指数	肾脏指数
阳性对照组	6.210±0.496	0.655±0.065	1.592±0.053
AAA 低剂量组	6.305±0.641	0.604±0.071	1.342±0.115
AAA 高剂量组	6.238±0.610	0.640±0.166	1.410±0.118

表33-4-3 各组脾脏指数、睾丸指数和前列腺指数

组别	脾脏指数	睾丸指数	前列腺指数
模型对照组	0.492±0.082[a***]	0.766±0.056[a***]	1.619±0.299
溶媒对照组	0.860±0.088	0.626±0.046	1.321±0.678
阳性对照组	0.565±0.160[a***]	0.649±0.090	1.411±0.576
AAA 低剂量组	0.891±0.140[b***]	0.516±0.079[a***b***]	1.468±0.572
AAA 高剂量组	0.937±0.092[b***]	0.384±0.046[a***b***]	1.391±0.293

注:[a**]与溶媒对照组比,$P<0.01$;[a***]与溶媒对照组比,$P<0.001$;[b***]与阳性对照组比,$P<0.001$

(6) 病理结果

1) 肝脏:阳性对照组1只、AAA 高剂量组1只轻微肝细胞核固缩;其他动物肝小叶结构清晰,肝细胞板层样规则排列,未见明显病变。

2) 肾脏:模型对照组2只、溶媒对照组1只、阳性对照组3只、AAA 低剂量组1只和AAA 高剂量组2只轻微肾小管上皮细胞空泡化;其他动物肾脏肾小球散在分布于肾小管之间,肾小管上皮细胞排列整齐,未见明显异常。

3) 脾脏:溶媒对照组、阳性对照组、AAA 低剂量组和AAA 高剂量组动物脾脏白髓和红髓比例正常,未见明显病变。

4) 肺脏:溶媒对照组、阳性对照组、AAA 低剂量组和AAA 高剂量组动物支气管上皮由假复层纤毛柱状逐渐过渡为单层纤毛柱状上皮,肺泡和肺间质内结缔组织、血管未见明显病变。

5) 睾丸:溶媒对照组1只、阳性对照组2只、AAA 低剂量组4只和AAA 高剂量组6只轻微曲细精管变性,AAA 高剂量组2只轻度曲细精管变性,阳性对照组1只和AAA 高剂量组4只度曲细精管变性;其他动物睾丸曲细精管由支持细胞和生精细胞组成的复层生精上皮构成,各级生精细胞发育正常,未见明显病变。

6) 前列腺:溶媒对照组、阳性对照组、AAA 低剂量组和AAA 高剂量组动物腺上皮呈单层立方或假复层柱状,腔内充满分泌物,未见明显病变。

7) 肿瘤:模型对照组7只、阳性对照组9只、AAA 低剂量组9只和AAA 高剂量组9只可见核分裂象,溶媒对照组3只、阳性对照组3只、AAA 低剂量组2只和 AAA 高剂量组1只轻微坏死,溶媒对照组3只、阳性对照组3只、AAA 低剂量组6只和 AAA 高剂量组4只轻度坏死,AAA 低剂量组1只和 AAA 高剂量组4只中度坏死。

(7) 血睾酮T、AFP、IL-6和TNF-α水平:与模型对照组相比,溶媒对照组的T、AFP 和 TNF 水平均升高,但只有AFP升高水平有统计学意义($P<0.05$);与溶媒对照组相比,阳性对照组的T和AFP 水平均显著性下降($P<0.05$),AAA 低高剂量组激素水平也有所下降,但无显著性;与阳性对照组比,AAA 低高剂量组 AFP 水平均显著性升高($P<0.05$)(表33-4-4)。

表33-4-4 AAA 对SD大鼠血清中 E_2、T、AFP 的影响($\overline{X}\pm SD$)

组别	T(ng/mL)	AFP(ng/mL)	TNF(ng/mL)
模型对照组	29.819±15.306	25.822±2.930[a*]	9.881±2.315
溶媒对照组	39.132±28.404	39.994±16.972	12.860±2.372
阳性对照组	21.356±6.180[a*]	24.799±3.403[a*]	9.781±1.064
AAA 低剂量组	29.315±14.272	36.808±8.295[b*]	11.224±3.207
AAA 高剂量组	30.528±12.395	36.962±7.842[b*]	10.669±2.742

注:[a*]与溶媒对照组比,$P<0.05$;[b*]与阳性对照组比,$P<0.05$

(8) 细胞形态分析:给予AAA(2.5nmol/L、5.0nmol/L、20.0nmol/L、40.0nmol/L、80.0nmol/L、160.0nmol/L、320.0nmol/L)处理72h后,对照组细胞排列紧密,呈梭形,贴壁良好;AAA 组随着药物浓度的增大,细胞形态逐渐变圆,皱缩,贴壁差,并出现不完整细胞,细胞脱落增多,其中320nmol/L组表现最明显(图33-4-4)。

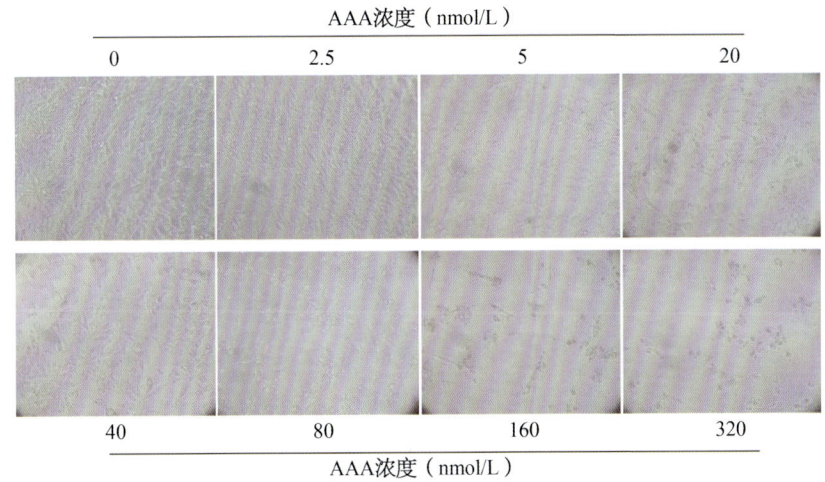

图33-4-4 AAA对MLTC-1细胞形态的影响(×200)

(9) 细胞抑制率:AAA(2.5 nmol/L、5.0 nmol/L、20.0 nmol/L、40.0 nmol/L、80.0 nmol/L、160.0 nmol/L和320.0 nmol/L)处理72h,与对照组相比,对MLTC-1细胞有显著抑制作用($P<0.05$,$P<0.001$),而此时40 nmol/L和80 nmol/L组的增殖抑制率分别为70.14%和70.93%,表明AAA剂量再增加,对增殖抑制率影响已不再明显;处理72h,2.5 nmol/L也能明显抑制细胞增殖($P<0.05$),见表33-4-5、图33-4-5。

表33-4-5 细胞AAA对MLTC-1细胞增殖影响

AAA浓度(nmol/L)	细胞抑制率(%)
0	0±0
2.5	7.26±2.63[a*]
5	15.56±4.66[a***]
20	27.55±10.08[a***]
40	35.23±5.72[a***]
80	52.57±1.89[a***]
160	67.14±2.48[a***]
320	70.20±1.96[a***]

注:a* 与对照组相比,$P<0.05$;a*** 与对照组相比,$P<0.001$

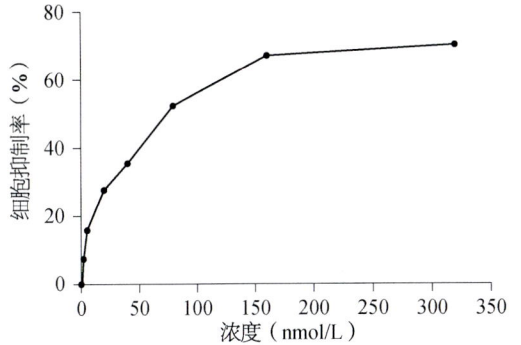

图33-4-5 AAA对MLTC-1细胞增殖的影响

(10) 细胞凋亡率:流式细胞术结果显示,2.5 nmol/L、5.0 nmol/L、20.0 nmol/L和40.0 nmol/L处理72h,细胞凋亡率分别为3.34%、5.89%、7.96%和10.64%,随着剂量增加,凋亡率略有增加,但没有显著性差异。

(十二) 讨论

在实验中,动物在接种肿瘤后的外观和行为没有明显异常。大约7天后,可以观察到皮下形成的肿瘤,表明MLTC-1细胞的皮下移植模型大约需要7天的时间。皮下移植组的成瘤率为95%,提示MLTC-1细胞适合建立睾丸癌皮下移植模型。解剖发现肿瘤呈结节状,包膜完整,未见浸润和转移,这表明皮下移植的肿瘤通常不会出现转移。环磷酰胺作为阳性对照显示了显著的抑瘤效果,而给予AAA后,与模型对照组相比,肿瘤体积和重量均显著减少,表明AAA对MLTC-1细胞构建的肿瘤模型有抑制作用。不同剂量组出现了不同程度的睾丸曲细精管变性和轻度的肿瘤坏死现象,特别是在AAA高剂量组。T、AFP和TNF水平的变化提示睾丸间质细胞瘤发生后这些指标升高,而环磷酰胺和AAA可能通过降低它们的水平来抑制肿瘤生长。经AAA处理后,MLTC-1细胞的增殖受到抑制,表明AAA对睾丸癌MLTC-1细胞具有有效抑制作用,且呈现出剂量和时间依赖的趋势。

(十三) 结论

本研究显示,通过皮下移植实现的睾丸癌模型具有良好的肿瘤成瘤率,并且肿瘤表现出完整的包膜、无浸润和转移,可作为建立睾丸间质细胞癌体外模型的有效工具。AAA可显著抑制肿瘤生长和MLTC-1细胞增殖,同时能部分恢复在癌变过程中增大的脾脏。睾丸间质细胞瘤的发生可能与睾丸激素水平(T)、甲胎蛋白（AFP）和肿瘤坏死因子（TNF）的增加有关，而 AAA 可能通过降低 T、AFP 和 TNF 水平来抑制肿瘤生长。值得注意的是，给予 AAA 后睾丸曲细精程度的变性表明 AAA 具有一定的睾丸毒性，在使用 AAA 抑制睾丸肿瘤时需要谨慎选择剂量。

（吴　鹏　周　莉）

参考文献

[1] 顾方六，吴阶平. 泌尿男生殖系肿瘤发病和构成情况变迁[J]. 中华外科杂志，1980，18(6)：488-489.

[2] 郭亮，许全超，张桃福，等. 附睾胚胎性横纹肌肉瘤 1 例报告[J]. 中华男科学杂志，2015，21(3)：286-287.

[3] 黄承凤，林小珍，刘志强，等. 大鼠 Walker-256 移植性睾丸恶性肿瘤模型的建立及动态观察[J]. 江西医药，2017，52(1)：37-38.

[4] 李路，李家贵. 原发性睾丸肿瘤研究新进展[J]. 现代泌尿生殖肿瘤杂志，2009，1(6)：321-324.

[5] 刘东，李凤华，高玉萍. 彩超诊断附睾腺瘤样瘤 2 例报告并文献复习[J]. 中国男科学杂志，2008，22(11)：51-53.

[6] Ali M A S, Gunduz E, Kim M J, et al. High loss of heterozygosity of 9p24 region and identification of BRM as a candidate tumor suppressor gene in head and neck cancer [J]. Journal of Hard Tissue Biology, 2005, 14(2):305-306.

[7] Bagrodia A, Lee B H, Lee W, et al. Genetic determinants of cisplatin resistance in patients with advanced germ cell tumors [J]. Journal of Clinical Oncology, 2016,34(33):4000.

[8] Batool A, Karimi N, Wu X N, et al. Testicular germ cell tumor: a comprehensive review [J]. Cellular and Molecular Life Sciences, 2019, 76:1713-1727.

[9] Buljubašić R, Buljubašić M, Bojanac A K, et al. Epigenetics and testicular germ cell tumors [J]. Gene, 2018,661:22-33.

[10] Chang M M, Lai M S, Hong S Y, et al. FGF9/FGFR2 increase cell proliferation by activating ERK 1/2, Rb/E2F1, and cell cycle pathways in mouse Leydig tumor cells [J]. Cancer science, 2018,109(11):3503-3518.

[11] Chen K S, Fustino N J, Shukla A A, et al. EGF receptor and mTORC1 are novel therapeutic targets in nonseminomatous germ cell tumors [J]. Mol Cancer Ther, 2018,17(5):1079-1089.

[12] Chen S R, Liu Y X. Regulation of spermatogonial stem cell self-renewal and spermatocyte meiosis by Sertoli cell signaling [J]. Reproduction, 2015,149(4):R159-R167.

[13] Chen S R, Zheng Q S, Zhang Y, et al. Disruption of genital ridge development causes aberrant primordial germ cell proliferation but does not affect their directional migration [J]. BMC biology, 2013,11(1):1-13.

[14] Cheng L, Albers P, Berney D M, et al. Testicular cancer [J]. Nature Reviews Disease Primers, 2018,4(1):1-24.

[15] Cheung H H, Davis A J, Lee T L, et al. Methylation of an intronic region regulates miR-199a in testicular tumor malignancy [J]. Oncogene, 2011,30(31):3404-3415.

[16] Dieckmann K P, Radtke A, Spiekermann M, et al. Serum levels of microRNA miR-371a-3p: a sensitive and specific new biomarker for germ cell tumours [J]. European urology, 2017,71(2):213-220.

[17] Fang X, Ni N, Gao Y, et al. A novel mouse model of testicular granulosa cell tumors [J]. MHR: Basic science of reproductive medicine, 2018,24(7):343-356.

[18] Feldman D R, Iyer G, Van Alstine L, et al. Presence of somatic mutations within PIK3CA, AKT, RAS, and FGFR3 but not BRAF in cisplatin-resistant germ cell tumors mutational analysis of germ cell tumors [J]. Clinical Cancer Research, 2014,20(14):3712-3720.

[19] Feng Y, Shi J, Jiao Z, et al. Mechanism of bisphenol AF-induced progesterone inhibition in human chorionic gonadotrophin-stimulated mouse Leydig tumor cell line (mLTC-1) cells [J]. Environmental toxicology, 2018,33(6):670-678.

[20] Ferguson L, Agoulnik A I. Testicular cancer and cryptorchidism [J]. Front Endocrinol (Lausanne). 2013,4:32.

[21] Forbes S A, Beare D, Boutselakis H, et al. COSMIC: somatic cancer genetics at high-resolution [J]. Nucleic acids research, 2017,45(D1):D777-D783.

[22] Fowler K A, Gill K, Kirma N, et al. Overexpression of aromatase leads to development of testicular Leydig cell tumors: an in vivo model for hormone-mediated testicular cancer [J]. The American journal of pathology, 2000,156(1):347-353.

[23] Fritsch M K, Schneider D T, Schuster A E, et al. Activation of Wnt/β-catenin signaling in distinct histologic subtypes of human germ cell tumors [J]. Pediatric and Developmental Pathology, 2006,9(2):115-131.

[24] Giona S. The epidemiology of testicular cancer [J]. Exon Publications, 2022:107-116.

[25] Goddard N C, McIntyre A, Gilbert D, et al. No evidence for V600E BRAF mutation in the seminoma cell line TCam-2 [J]. Genes, Chromosomes and Cancer, 2010,49(10):963-966.

[26] Gupta S, Yan B, Leow P C, et al. Primary mucinous adenocarcinoma of the epididymis: report of a rare case with molecular genetic characterization including mutation analysis of the: TP53: gene [J]. Applied Immunohistochemistry & Molecular Morphology, 2015,23(4):308-312.

[27] Hofmann M C, Braydich-Stolle L, Dettin L, et al. Immortalization of mouse germ line stem cells [J]. Stem cells, 2005,23(2):200-210.

[28] Honecker F, Wermann H, Mayer F, et al. Microsatellite instability, mismatch repair deficiency, and BRAF mutation in treatment-resistant germ cell tumors [J]. Journal of clinical oncology, 2009,27(13):2129-2136.

[29] Hsu D S S, Lan H Y, Huang C H, et al. Regulation of excision repair cross-complementation group 1 by snail contributes to cisplatin resistance in head and neck cancerERCC1 regulated by snail promotes cisplatin resistance [J]. Clinical Cancer Research, 2010,16(18):4561-4571.

[30] Hu H, Luo L, Liu F, et al. Anti-cancer and sensibilisation effect of triptolide on human epithelial ovarian cancer [J]. Journal of Cancer, 2016,7(14):2093.

[31] Kemmer K, Corless C L, Fletcher J A, et al. KIT mutations are common in testicular seminomas [J]. The American journal of pathology, 2004,164(1):305-313.

[32] Koul S, McKiernan J M, Narayan G, et al. Role of promoter hypermethylation in Cisplatin treatment response of male germ cell tumors [J]. Molecular cancer, 2004,3(1):1-12.

[33] Kristensen D G, Nielsen J E, Jørgensen A, et al. Evidence that active demethylation mechanisms maintain the genome of carcinoma in situ cells hypomethylated in the adult testis [J]. British journal of cancer, 2014, 110(3):668-678.

[34] Lafin J T, Bagrodia A, Woldu S, et al. New insights into germ cell tumor genomics [J]. Andrology, 2019,7(4):507-515.

[35] Lee J H, Schütte D, Wulf G, et al. Stem-cell protein Piwil2 is widely expressed in tumors and inhibits apoptosis through activation of Stat3/Bcl-XL pathway [J]. Human molecular genetics, 2006,15(2):201-211.

[36] Lize M, Pilarski S, Dobbelstein M. E2F1-inducible microRNA 449a/b suppresses cell proliferation and promotes apoptosis [J]. Cell Death & Differentiation, 2010,17(3):452-458.

[37] McCormick F. KRAS as a therapeutic target [J]. Clinical Cancer Research, 2015,21(8):1797-1801.

[38] McIntyre A, Summersgill B, Spendlove H E, et al. Activating mutations and/or expression levels of tyrosine kinase receptors GRB7, RAS, and BRAF in testicular germ cell tumors [J]. Neoplasia, 2005,7(12):1047-1052.

[39] Mitchell R T, Camacho-Moll M E, Macdonald J, et al. Intratubular

germ cell neoplasia of the human testis: heterogeneous protein expression and relation to invasive potential [J]. Modern Pathology, 2014, 27(9): 1255-1266.

[40] Morris L G T, Kaufman A M, Gong Y, et al. Recurrent somatic mutation of FAT1 in multiple human cancers leads to aberrant Wnt activation [J]. Nature Genetics, 2013, 45(3): 253-261.

[41] Nakai Y, Nonomura N, Oka D, et al. KIT (c-kit oncogene product) pathway is constitutively activated in human testicular germ cell tumors [J]. Biochemical and biophysical research communications, 2005, 337(1): 289-296.

[42] Okpanyi V, Schneider D T, Zahn S, et al. Analysis of the adenomatous polyposis coli (APC) gene in childhood and adolescent germ cell tumors [J]. Pediatric blood & cancer, 2011, 56(3): 384-391.

[43] Országhová Z, Kalavska K, Mego M, et al. Overcoming chemotherapy resistance in germ cell tumors [J]. Biomedicines, 2022, 22; 10(5): 972.

[44] Özata D M, Li X, Lee L, et al. Loss of miR-514a-3p regulation of PEG3 activates the NF-kappa B pathway in human testicular germ cell tumors [J]. Cell Death & Disease, 2017, 8(5): e2759-e2759. (6): 321-324.

[45] Pedersen L H, Nielsen J E, Daugaard G, et al. Differences in global DNA methylation of testicular seminoma are not associated with changes in histone modifications, clinical prognosis, BRAF mutations or gene expression [J]. Cancer Genetics, 2016, 209(11): 506-514.

[46] Rijlaarsdam M A, Tax D M J, Gillis A J M, et al. Genome wide DNA methylation profiles provide clues to the origin and pathogenesis of germ cell tumors [J]. PLoS One, 2015, 10(4): e0122146.

[47] Rodriguez S, Jafer O, Goker H, et al. Expression profile of genes from 12p in testicular germ cell tumors of adolescents and adults associated with i (12p) and amplification at 12p11.2-p12.1 [J]. Oncogene, 2003, 22(12): 1880-1891.

[48] Sakai Y, Yoshinaga K, Yoshida A, et al. Testicular teratomagenesis from primordial germ cells with overexpression of germinal center-associated nuclear protein [J]. Cancer Sci, 2023, 114(4): 1729-1739.

[49] Shan J, Yuan L, Xiao Q, et al. TSP50, a possible protease in human testes, is activated in breast cancer epithelial cells [J]. Cancer research, 2002, 62(1): 290-294.

[50] Shen H, Shih J, Hollern D P, et al. Integrated molecular characterization of testicular germ cell tumors [J]. Cell reports, 2018, 23(11): 3392-3406.

[51] Shen Y, Wang Q, Tian Y. Reversal effect of ouabain on multidrug resistance in esophageal carcinoma EC109/CDDP cells by inhibiting the translocation of Wnt/β-catenin into the nucleus [J]. Tumor Biology, 2016, 37(12): 15937-15947.

[52] Simanshu D K, Nissley D V, McCormick F. RAS proteins and their regulators in human disease [J]. Cell, 2017, 170(1): 17-33.

[53] Skakkebæk N E. Possible carcinoma-in-situ of the testis [J]. The Lancet, 1972, 300(7776): 516-517.

[54] Tanoue T, Takeichi M. Mammalian Fat1 cadherin regulates actin dynamics and cell-cell contact [J]. The Journal of cell biology, 2004, 165(4): 517-528.

[55] Voorhoeve P M, Le Sage C, Schrier M, et al. A genetic screen implicates miRNA-372 and miRNA-373 as oncogenes in testicular germ cell tumors [J]. Cell, 2006, 124(6): 1169-1181.

[56] Wang H, Zhang G, Zhang H, et al. Acquisition of epithelial-mesenchymal transition phenotype and cancer stem cell-like properties in cisplatin-resistant lung cancer cells through AKT/β-catenin/Snail signaling pathway [J]. European Journal of Pharmacology, 2014, 723: 156-166.

[57] Wang L, Lu M, Zhang R, et al. Inhibition of Luman/CREB3 expression leads to the upregulation of testosterone synthesis in mouse Leydig cells [J]. Journal of cellular physiology, 2019, 234(9): 15257-15269.

[58] Wermann H, Stoop H, Gillis A J M, et al. Global DNA methylation in fetal human germ cells and germ cell tumours: association with differentiation and cisplatin resistance [J]. The Journal of Pathology, 2010, 221(4): 433-442.

[59] Wu D, Wu J, Liu H, et al. Role of Pannexin1 channels in the resistance of I-10 testicular cancer cells to cisplatin mediated by ATP/IP3 pathway [J]. Biomedicine & Pharmacotherapy, 2017, 94: 514-522.

[60] Xu H P, Yuan L, Shan J, et al. Localization and expression of TSP50 protein in human and rodent testes [J]. Urology, 2004, 64(4): 826-832.

第三十四章
少弱畸形精子症药理学

第一节 概 述

(一) 概念

少弱畸形精子症(oligoasthenospermia, OAT), 是一个涉及三种主要精子问题的综合性病症。这些问题如下。

(1) 少精子症:是指精子数量低于正常范围。具体而言, 这意味着精液中的精子数量不足, 可能会影响男性的生育能力。

(2) 弱精子症:在这种情况下, 精子的运动能力较差。精子活动力低, 难以正常游动, 从而影响它们达到卵子并实现受精的能力。

(3) 畸形精子症:此状况下, 精子形态异常, 正常形态的精子数量偏低, 这可能导致精子无法有效地穿透卵子或造成受精问题。

当一个男性的精子在数量、运动能力和形态上都存在问题时, 通常会被诊断为"少弱畸形精子症"。这种情况可能导致男性不育或生育能力下降。

(二) 流行病学

一般来说, 尚不清楚一般男性群体中弱精子症的确切发病率。然而, 在不孕或不孕不育夫妇中, 有关男性弱精子症的流行病学研究结果存在较大差异, 患病率范围从10%至50%不等。例如, 在国内的研究中, 对16 835名不育男性进行的调查发现, 弱精子症的患病率为31.67%。而对2 640名以不育为主诉的男性进行的研究显示, 弱精子症的患病率达到了47.35%。国外研究中, 关于661对不孕夫妇的研究显示, 弱精子症在男性不育中的患病率为11.5%。另一项对800对不育夫妇的研究也发现, 弱精子症在男性不育中的患病率为17.96%。一份欧洲(法国)的研究报告指出, 在不孕不育夫妇中, 男性弱精子症的患病率约为29.7%。这种患病率差异可能受到种族、生活方式和地理环境等多种因素的影响, 也可能与研究对象的选择、研究方法的不同及诊断标准的差异有关。

(三) 病因

弱精子症是一种综合性的临床表现, 通常由多种原因综合引起。这些病因可以归纳为两大类:先天性和获得性。在先天性病因方面, 主要包括精子运动相关基因的突变、线粒体性不育等, 尽管这些因素不太常见。获得性病因主要涉及到外部或内部因素, 如生殖道感染、精索静脉曲张、其他系统疾病(如甲状腺问题、肥胖等)、环境因素、生活方式及心理压力等, 这些因素可能导致次生性的精子受损。总之, 弱精子症是一个复杂的问题, 其发病原因是多方面的, 需要综合考虑和诊治。

(四) 症状

少弱畸形精子症通常不伴随身体不适的明显症状, 但当精子数量减少或精子活力降低时, 可能出现一些相关症状。这些症状包括阴囊的胀痛感、前列腺炎引起的尿不尽感、腰骶部的胀痛感、精囊腺炎导致的血精及睾丸炎引起的睾丸疼痛等。

(五) 临床治疗

弱精子症的确诊需要经过精液分析, 并需要考虑多种因素, 包括生活方式、环境因素和潜在的病因。治疗选择应根据个体情况和病因来制订, 经验性药物治疗应慎重考虑, 并在医生的监督下进行。综合治疗方法可能包括药物治疗、生活方式调整和心理支持, 以提高患者的生育能力。

非特异性治疗包括:激素(雄激素、抗雌激素、芳香化酶抑制剂、促性腺激素)、抗氧化剂(谷胱甘肽、番茄红素、维生素E)、精子活化剂(左旋肉碱、辅酶Q10)、营养补充剂(叶酸、锌、多维元素), 以及其他如消炎药、低剂量皮质类固醇等。

第二节 少弱畸形精子症生物学模型

生物学模型在研究少弱畸形精子症和男性不育等复杂疾病方面的重要性不可忽视。这些模型可以帮助研究人员深入了解疾病的机制、评估治疗方法的有效性、收集可重复的数据、提供伦理上可行的替代方案，以及促进基础研究与临床应用之间的联系。

（一）实验动物的选择

少弱畸形精子症动物模型的建立通常基于该疾病的临床特点，采用中西医结合的方法，以模拟疾病特征，为研究和开发新的治疗药物提供实验平台。常用于建立这种模型的实验动物主要包括大鼠和小鼠，其中以雄性 SD 大鼠为最常见的选择。这是因为 SD 大鼠具有较强的抗病能力，相对较大的体型，容易获取样本和进行检测，而且它们的生长发育速度快，对性激素更为敏感，免疫系统也更强健。相对而言，Wistar 大鼠则在这方面表现不如 SD 大鼠。

兔是另一个可选的实验动物，但由于其生殖周期较长，对饲养环境的要求较高，因此在建立模型时需要更多的时间和资源。另外，灵长类动物虽然更接近人体情况，但由于价格昂贵和伦理问题等限制，很少被用作该疾病的动物模型研究。

在进行实验研究时，应根据具体的研究需求选择最合适的实验动物，以确保研究的科学性和可行性。这样的选择可以更好地模拟少弱畸形精子症的特征，有助于推动相关疾病的研究和治疗方法的开发。

（二）动物模型的建立

建立少弱畸形精子症的动物模型是关键的，因为该疾病的复杂性和多因素性使得有多种造模方法可供选择。这些方法包括一般药物诱导、化疗药物诱导、高脂饮食诱导、物理因素诱导及基因敲除等。不同的方法在时间、指标、动物品系和模型评价方面存在差异，各自具有一定的优势和限制。因此，在选择合适的造模方法时，需要考虑研究目的、模型的特异性及可能的副作用等因素，以确保建立的模型能够有效地模拟少弱畸形精子症，为研究和治疗提供有用的工具和见解。

1. 药物诱导

（1）腺嘌呤：是制造大鼠少弱畸形精子症模型中常用的药物之一，同时也是目前广泛接受的大鼠肾阳虚模型的建模药物。其主要作用机制是通过抑制大鼠下丘脑-垂体-甲状腺（HPT）轴的功能，从而导致血清促甲状腺激素（TSH）、3,5,3'-三碘甲腺原氨酸（T3）和甲状腺素（T4）水平下降。

需要注意的是，腺嘌呤灌胃方法具有操作简单、易于重复、可控性强等优点，同时也是广泛接受的肾阳虚模型的建模方法之一。然而，该方法的建模周期较长，可能会导致动物因慢性肾衰竭而死亡。因此，在使用腺嘌呤进行模型建立时，需要特别谨慎并监测动物的健康状况，以确保研究的顺利进行。

（2）奥硝唑：是一种 5-硝基咪唑衍生物，其作用机制包括通过抑制附睾精子中的磷酸甘油醛异构酶和甘油醛 3-磷酸脱氢酶，导致精子能量剥夺，从而显著降低附睾尾精子的活力，进而阻碍精子的穿卵能力，阻碍受精的发生。此外，奥硝唑中的硝基分子与细胞成分相互作用，也可能导致精子细胞的损伤。相关研究表明，当成年雄性大鼠口服奥硝唑剂量为每天 400 mg/kg，连续灌胃 14 天后，大鼠表现出可逆性不育，精子活力明显下降，精子和附睾中的 DJ-1 蛋白也降低。而在另一项研究中，使用不同剂量的奥硝唑对成年雄性 SD 大鼠连续灌胃 20 天，发现奥硝唑剂量为每天 400 mg/kg 的大鼠精子活力显著降低，但精子密度没有显著改变。只有当奥硝唑剂量达到每天 800 mg/kg 时，大鼠的精子活力和精子数量都显著降低。因此，在考虑使用奥硝唑来建立动物模型时，需要确保剂量达到一定水平，否则可能仅能建立弱精子症动物模型。

（3）雷公藤多苷：一种从雷公藤植物提取的脂溶性混合物，具有广泛的临床应用，包括抗炎、抗肿瘤和免疫抑制等多种效应。

相关研究已经指出，当成年雄性 SD 大鼠口服雷公藤多苷剂量为每天 30 mg/kg，持续 8 周后，大鼠的睾丸组织中生精细胞凋亡显著增加，伴随着 CypD、Caspase-3、Bax 等相关蛋白表达的上调。此外，使用每天 40 mg/kg 的雷公藤多苷灌胃成年雄性 SD 大鼠 28 天后，大鼠的体质量、睾丸质量和睾丸脏器指数均明显下降，精子的浓度和活力也显著减少，睾丸组织出现多种病理病变。

若给药剂量较小，产生的生殖损伤可能是可逆的。例如，使用每天 10 mg/kg 的雷公藤多苷灌胃成年雄性

Wistar 大鼠 8 周后,精子密度和活力明显下降,但停药 5 周后发现大鼠的精液参数恢复正常。另一方面,若剂量过大,可能会增加后续干预的难度或导致动物死亡率升高。因此,雷公藤多苷的使用需要仔细控制剂量,以平衡其治疗效果与潜在的生殖毒性之间的关系。

(4) 氢化可的松:主要通过影响内分泌系统中各种激素水平,导致机体内分泌紊乱,不同剂量和造模时间对大鼠的 HPG 轴(下丘脑-垂体-性腺轴)中的 FSH、雌二醇(E_2)、睾酮(T)水平,HPA 轴(下丘脑-垂体-肾上腺轴)中的促肾上腺皮质激素(ACTH)和皮质醇水平,以及 HPT 轴中甲状腺刺激激素(TSH)、三碘甲状腺原氨酸(T3)、四碘甲状腺原氨酸(T4)的水平,产生了不同程度的影响,从而模拟了中医肾阳虚或肾阴虚的临床症状。

氢化可的松造模方法具有操作简单、造模周期短、易于重复等优点,能够根据不同的剂量模拟肾阴虚或肾阳虚的症状。然而,这种方法存在一些缺点,如注射药物的位置容易发生溃烂,对动物造成一定损伤。此外,该模型与人类的"阳虚"存在一定差距,症状和指标也不如由其他因素引起的肾阳虚模型明显。因此,在选择模型时需要谨慎考虑其适用性和模拟效果。

(5) 环磷酰胺:是一种细胞毒性药物,可能对生殖细胞产生损害,主要通过诱发氧化应激、脂质过氧化、DNA 损伤及减少谷胱甘肽等机制来影响生育能力,可能导致男性不育和生精障碍。相关研究表明,将成年雄性 SD 大鼠腹腔注射环磷酰胺每天 35 mg/kg,连续 5 天后,观察到大鼠的 A 级精子、B 级精子、精子总活率和精子密度明显下降,睾丸中出现了细胞凋亡现象,成功构建了少弱畸形精子症大鼠模型。此外,对成年雄性 BALB/c 小鼠腹腔注射环磷酰胺每天 200 mg/kg,连续 7 天后,造成小鼠睾丸重量减轻,精子数量和活力显著减少,睾丸内的丙二醛(MDA)水平上升,谷胱甘肽(GSH)水平降低,血清中的睾酮水平也下降,同时睾丸组织学上出现了生发上皮层结构紊乱、生精小管上皮细胞厚度和管径减小等病理改变。同样,选用成年雄性 SD 大鼠,连续腹腔注射环磷酰胺每天 35 mg/kg,观察到大鼠出现了明显的生理和生化变化,精子数量和活力显著下降,成功建立了模型。

研究结果表明,环磷酰胺可以作为有效的工具来诱导少弱畸形精子症动物模型,为研究男性不育和生精障碍的机制提供了一个重要的实验途径。

(6) 白消安:是一种常用于医疗治疗的药物,主要用于癌症的化疗和干细胞移植等治疗。白消安通过干扰细胞中的 DNA,抑制其分裂和生长,从而控制癌细胞的增长。研究发现,白消安可能导致少弱畸形精子症的发生机制与其对生精小管内的生发细胞凋亡和增强睾丸组织中的氧化应激有关。这些作用会导致与精子发生相关的基因受损,进而导致精子生成减少和精子活力的降低。

有研究系统评估了白消安诱导的少精子和弱精子动物模型的构建方法,并在不同剂量下的时间变化。研究结果表明,低剂量的白消安(10~20 mg/kg)可在 10~15 周后使动物模型的精子生成恢复正常。然而,在某些精子生成周期中,睾丸重量减轻和精子生成功能受损与白消安剂量并不成正比。研究还发现不同研究中的精子计数和活动力结果存在显著的异质性,因此需要制订标准化的动物模型精子评估方法以减少研究之间的异质性。这些研究结果为未来构建稳定、可靠、规范的少精子和弱精子动物模型提供了重要的指导。

总结来说,白消安可用于构建少弱畸形精子症动物模型,但其对不同动物的作用和剂量敏感性存在差异,因此未来的研究可以进一步探索更适合大鼠的造模方法和剂量。

(7) 紫杉醇:作为广泛应用于多种癌症化疗中的药物,其对睾丸的敏感性使其对精子染色质的质量和精子发生过程产生不良影响。一项研究选用成年雄性 SD 大鼠,每周腹腔注射 5 mg/kg 紫杉醇,连续进行 4 周后,发现大鼠的精子活力和数量显著下降,同时睾丸中脂质过氧化和 MDA 水平急剧上升,睾丸内的 GSH 水平和 DNA 代谢物则显著降低。此外,另一项研究连续对成年雄性 Wistar 大鼠每天腹腔注射 4 mg/kg 紫杉醇 4 天后,也观察到大鼠的精子活力、活力和计数显著减少,精子 DNA 碎片指数明显上升,一氧化氮水平显著增加,总抗氧化能力和睾酮水平降低。这些研究结果表明,紫杉醇对精子的质量和睾丸健康产生了不利影响,从而为当前少弱畸形精子症动物模型的药物造模提供了有价值的对照分析依据。

总结上述动物模型见表 34-2-1。

2. 物理方法

(1) 热应激:是制备少弱畸形精子症动物模型的一种经典方法,因为精子对于温度有一定的敏感性,通常要求在 35~37 ℃内。暴露于高温环境会导致睾丸间质细胞产生的血清睾酮水平显著下降,这可能对精子发生过程产生不利影响,进而通过细胞周期阻滞和凋亡过程来抑制精原干细胞(SSC)的自我更新。一系

表 34-2-1 少弱畸形精子症动物模型药物造模对比

药物分类	造模药物	给药途径	优点	缺点
一般药物	腺嘌呤	灌胃	造模方法操作简单,易于重复,可控性强,是普遍认可的肾阳虚模型造模方法	造模周期较长,易因肾衰导致动物死亡
	奥硝唑	灌胃	造模方法简单,易于操作,且对抑制精子活力方面作用更加明显	造成的生殖损伤可逆,使用剂量需达到一定程度,否则只构成弱精子症模型
	雷公藤多甘	灌胃	造模方法简单,适用范围更广,更具临床代表意义	造模剂量过小,产生的生殖损伤可逆,剂量过大,会导致后续干预难度增加
	氢化可的松	肌肉腹腔注射	操作简单,造模周期短,易于重复,可根据不同造模剂量模拟肾阴虚或肾阳虚的症状	注射药物的位置易发生溃烂,对动物损伤较大,且此模型与人类"阳虚"有一定差距,症状和指标亦不如腺嘌呤所致的肾阳虚模型明显
化疗药物	环磷酰胺	腹腔注射	操作简便,造模周期短,效果明显且稳定	若剂量过大,死亡率较高,对生殖的影响均为不可逆性,加大干预难度
	白消安	腹腔注射		
	紫杉醇	腹腔注射		

列相关研究支持了这一观点。

相关研究结果强调了高温热应激对于精子的负面影响,包括精子数量和活力的降低,以及睾酮激素水平的下降,这些都是少弱畸形精子症的特征。因此,通过模拟高温环境,可以成功构建少弱畸形精子症的动物模型,为研究该疾病的机制和开发治疗方法提供了有力的工具。

(2) 电离辐射:研究电磁辐射对雄性生殖功能的影响已有 50 多年的历史。在这方面的研究中,人体接受 X 线辐射时,剂量超过 200 cGy 会对精子造成不同程度的影响。电磁辐射可能通过诱发氧化应激、炎症反应和 HPA 轴失调等机制,来影响睾丸功能并改变精子参数。通常情况下,X 线和 γ 射线具有较强的穿透力,因此常被用来对实验动物进行模型构建。

综合国内外研究结果可以得出结论,电离辐射对雄性生殖功能存在不良影响,尤其在精子活力和畸形率方面的影响较为明显。但对精子数量的具体影响尚需进一步研究和证实。此外,不同类型和波长的辐射可能对生殖功能产生不同的影响,因此需要深入比较它们之间的差异,探索适当的照射剂量和照射时间。需要特别注意的是,辐射可能会对睾丸生精功能造成永久性损伤,因此在评价药物疗效时,可能需要避免采用此种造模方法。

(3) 睾丸温度/压力模型:睾丸温度/压力(T/D)导致睾丸损伤及与之相关的精子发生障碍和男性不育问题。该研究表明,T/D 诱导的缺血再灌注(I/R)可能导致氧化炎症和细胞凋亡,影响睾丸形态、细胞结构、精子发生和精子质量。

一项研究采用 T/D 模型,结果显示 T/D 导致了体重增加、睾丸重量、体积和长度的显著下降,伴随着睾丸细胞结构的改变和生精小管直径、细胞层及间质细胞质量的显著减少,同时精子发生和精子质量也受到损害。这些变化不仅在扭转的睾丸中出现,而且在对侧睾丸中也存在。

氧化应激被认为是 T/D 导致的睾丸损伤的一个关键因素,由于 I/R 导致的氧化剂和抗氧化剂之间的不平衡。此外,I/R 还会导致脂肪因子的过量产生,引发细胞因子风暴,增加了氧化损伤,最终导致细胞结构和功能性损伤以及细胞死亡。

研究结果还显示,T/D 诱导的 I/R 会导致睾丸内氧化应激的增加,包括脂质过氧化副产物、MDA 的增加、GSH 的减少、XO 活性和尿酸浓度的增加,这些因素与睾丸和精子的损伤密切相关。T/D 诱导的 I/R 会引发炎症反应,包括 NO、TNF-α 和 IL-β 的增加,以及中性粒细胞活化和浸润。这些炎症反应可能加剧氧化应激和细胞凋亡的过程。研究强调了 T/D 导致的睾丸损伤与氧化应激、炎症和细胞凋亡密切相关。

3. 高脂饮食 研究表明,高脂肪饮食对男性生育能力具有明显的有害影响。通过系统回顾和 Meta 分析,发现高脂肪饮食会对男性的生育能力产生负面影响。实验动物研究表明,接受高脂肪饮食的雄性动物睾丸和性附属腺相对于体型更小,精液质量下降,交配成功率和受精成功率都降低,形态异常、DNA 损伤和氧化应激迹象的精子比例增加。

通过高脂肪饮食造模是一种比较安全的用于模拟少弱畸形精子症的方法,与现代社会中肥胖率上升、不育问题日益严重等临床问题密切相关。然而,需要进一步提高这种模型对精子影响的稳定性,可能需要适度改进模型建立的方法,以提高成功建立模型的概率。这一研究强调了高脂肪饮食对男性生育能力的不良影响,并为研究少弱畸形精子症的发病机制提供了一个重要的模型和研究方向。

4. 感染 一项研究通过对家兔(公兔)进行腹腔注射大肠埃希菌脂多糖(LPS),旨在建立一种亚急性炎症状态的动物模型,并探讨这种状况对家兔精子质量的短期和长期影响。研究发现,LPS处理30天后,精子膜完整性和坏死精子数量受到严重影响,达到精子生成周期(56天)结束时的最大值。这表明亚急性炎症可能通过损害精子膜完整性导致不育,而且这种损害在LPS处理后一个月内减少。因此,家兔作为LPS动物模型,有助于进一步研究炎症对精子特性的影响及其潜在机制。

G Collodel等进行的研究探索了家兔模型中的精子生成过程,特别关注了由细菌脂多糖(LPS)引起的炎症如何影响睾丸和射出精子。这项研究表明,LPS处理的家兔可以作为研究全身性炎症对精子生成影响的有效模型。

5. 转基因动物 基因敲除技术是一种应用DNA同源重组原理的方法,用于使机体中特定基因失活或缺失。通过使用这一技术,可以构建少弱畸形精子症的动物模型,例如通过敲除 $Tppp2$、$Fam170a$ 和 $CUL4B$ 等相关基因,可导致造模小鼠精子数量减少且活力降低。这一方法有助于揭示与动物生育能力相关的蛋白质,从而有望确定新的基因,以改善少弱畸形精子症的病情。

$Pkd1$ 基因敲除会导致不仅肾脏问题,还会影响精子数量和活力,为研究精子生成和功能提供了关键模型。$C-kit$ 基因敲除小鼠模型,展示了严重的生殖障碍,包括少精症和弱精症,突显了 $C-kit$ 基因在生殖细胞发育中的重要性。Zfx 基因敲除小鼠模型,揭示了X染色体上 Zfx 基因对雄性生殖的重要影响,观察到精子生成减少的现象。大鼠支持细胞特异性雄激素受体敲除模型,通过敲除 Sertoli 细胞中的雄激素受体,模拟了雄激素信号通路异常,是少精弱精症的常见原因之一,有助于研究激素对精子生成和质量的影响。最后是斑马鱼荧光突变模型,斑马鱼的这个模型揭示了 glo 基因突变导致雄性斑马鱼精子数量减少的情况,为研究少精弱精症的遗传机制提供了独特的动物模型。

不同的造模方法存在各自的利弊,因此,在实验设计中需要根据具体需求和实际情况选择不同的造模方法。缺乏统一的造模方法和评价标准也是一个问题。未来的研究需要更多地考虑中医辨证的特点,以更全面地评估实验结果的临床应用价值。

第三节 少弱畸形精子症药理学研究

虽然已确定染色体异常、微生物感染、内分泌紊乱、精索静脉曲张和自身免疫等因素与少弱畸形精子症有关,但精子运动缺陷的分子机制仍不为人所知。最近的研究发现多个基因异常与弱精子症相关。

(一) 少弱畸形精子症发生的遗传学基础

1. 相关遗传基因

(1) $GSTM1$:GST 也被称为谷胱甘肽转硫酶,属于一组与肝脏解毒功能相关的酶。这些酶主要存在于肝脏中,少量分布在肾脏、小肠、睾丸、卵巢等组织中。$GSTM1$ 基因是 GST 基因家族的一部分,位于人类1号染色体(1p13.3)上,编码218个氨基酸。一项研究对少精不育患者(观察组)及36名健康男性(对照组)的精细胞中的 $GSTM1$ 基因进行了多态性研究。结果显示,观察组中 $GSTM1$ 基因的缺失率为58.7%,而对照组中为33.3%。观察组的 $GSTM1$ 基因缺失率明显高于对照组。因此,研究者认为,$GSTM1$ 基因的突变或缺失可能导致少精症的机制在于 GSTM1 蛋白酶活性降低,从而导致生殖系统中的某些有毒物质无法有效降解和排除。当这些有毒物质在体内积累到一定程度时,可能通过精子膜过氧化等机制影响生精过程,导致精子数量下降,最终引发不育。这一研究初步证实了 $GSTM1$ 基因缺失与男性少精不育症之间的密切关系。

(2) $DNMT3L$:DNA 甲基化是一种常见的真核生物碱基共价修饰过程,通过 DNA 甲基转移酶(DNMT)调控 DNA 表达,对精子形成产生影响。DNMT1 和 DNMT3 是主要的 DNA 甲基转移酶。研究表明,$DNMT3L$ 基因 SNPrs2070565 多态性与少精症有关,特别是等位基因 A 可能增加了少精症的风险。这提示了 DNMT3L 基因与人类生精障碍可能存在关联，尽管需要进一步的研究来明确其确切作用。

（3）CYP1A1：细胞色素 P450（CYP450）是一类存在于内质网和线粒体内膜上的蛋白质超家族，它在代谢外源和内源化学物质方面发挥关键作用，与人体的生殖健康和疾病密切相关。CYP450 家族包括三个同工酶：CYP1A1、CYP1A2 和 CYP1B1。CYP1A1 基因位于染色体 15q22-q24，由 7 个外显子和 6 个内含子组成。一项研究探讨了精子 CYP1A1 基因多态性与壮族人群中少精症的关系。该研究发现，实验组中的突变型基因频率高于对照组，这种差异具有统计学意义（$P<0.05$）。这表明精子 CYP1A1 基因多态性可能与男性少精症密切相关。潜在的机制是，CYP1A1 基因的突变或缺失可能影响体内有毒物质的代谢，当这些有毒物质在体内积聚到一定程度时，它们可能会危害男性生殖器官的功能，从而影响精子的生成，最终导致不育。

2. 遗传基因的不良影响　精子细胞相关的离子通道，如 CATSPER1 基因影响钙离子通道；影响精子鞭毛的相关结构，如 CRISP2 基因、TCTE3 基因、TEKT4 基因和 DNAH1 基因；影响精子的能量结构线粒体，如 SEPT4 基因、TEKT4 基因（表 34-3-1）。

表 34-3-1　弱精相关遗传基因

基因	染色体定位	基因产物的功能	临床症状	对男性生育力影响
CATSPER1	人染色体 11q12.1	精子阳离子通道蛋白，是精子的离子通道，具有特异性、弱电压依赖性、钙离子选择性、pH 敏感性	精子活力低下	精子中的 Ca^{2+} 浓度降低，精子的运动能力减弱，尾部不能发生弯曲和有力鞭打
CRISP2	人染色体 6q	睾丸特异精母蛋白 TPX-1，可以促进精母细胞和支持细胞的结合	精子活力低下，引起男性不育	影响 RyR 受体信号传导通路，从而降低精子 Ca^{2+} 通道的活性，最终导致精子活力低下，引起男性不育
SEPT4	人染色体 17q23	参与细胞骨架、胞质分裂、囊泡运输、细胞凋亡等过程，其蛋白主要表达于减数分裂后阶段的精子环，在精子减数分裂后的分化过程中具有重要作用	精子活力低下	SEPT4 蛋白在弱精症患者中的表达水平与正常男性相比显著降低的，可能是导致精子活力低下的原因之一
TCTE3	N/A	精子鞭毛和纤毛中段轴丝动力蛋白轻链家族成员之一	精子的活力降低	引起精子鞭毛轴丝双联微管内侧轻链缺失，导致男性不育
TEKT4	N/A	是精子鞭毛轴丝及其附属结构的重要组成部分	弱精症和不育症	影响精子 ATP 产生或利用障碍；影响精子的获能
DNAH1	位于人类 3 号染色体短臂的二区 1 带 3 亚带	主要表达于睾丸和含有纤毛上皮的体组织中，对于纤毛和鞭毛的运动是必需的	弱精症	导致产生大量不能游动的精子，并且剩余精子的速度和运动能力也会下降，从而导致弱精

注：N/A，不明确

3. 畸精症相关遗传基因　精子的正常形态受多种因素影响，包括感染、药物和遗传。最近的研究发现，畸精症的分子机制与一些基因的异常有关，如 PY19L2 基因异常与圆头精子症相关，AURKC 基因异常与巨头精子症相关（表 34-3-2）。

表 34-3-2　畸精相关遗传基因

基因	染色体定位	基因产物的功能	临床症状	对男性生育力影响
DPY19L2	定位于 12q14.2	主要表达在精子细胞的内核膜上，能够促进核致密层的固定，并稳固顶体锚定体盘与核外膜之间的连接，促进顶体小囊泡形成，最终导致精子头部延伸和顶体形成	精子顶体不能形成，导致畸精	使顶体与精子尾管不能与核相连，囊泡不能正常运输，精子核不能成型，最终精子顶体不能形成
AURKC	位于 19q13.3-qter 位点，包含 7 个外显子	主要表达于睾丸，尤其是精母细胞和卵母细胞的分裂中，参与第一次减数分裂过程中的染色质凝聚和同源染色体的适当连接；在其他细胞类型如脑神经胶质细胞、肺、胎盘等，常呈低水平表达	巨头精子症	有 20% 的精子伴随头部相关的顶体浓缩和缺陷异常

(二) 弱精子症发病机制研究进展

弱精子症的病因复杂,已知原因包括染色体异常、微生物感染、内分泌紊乱、精索静脉曲张和自身免疫等。仍有一部分弱精子症病例被归类为特发性弱精子症,其发病机制尚不明确。近年研究发现,弱精子症与精子鞭毛结构蛋白异常、多种离子通道蛋白不足、线粒体功能及信号传导异常之间存在明显关联。这些发现为未来临床诊断和治疗弱精子症提供了可靠的理论基础。

1. 精子鞭毛结构蛋白异常　成熟精子的游动依赖于尾部鞭毛的摆动和线粒体释放能量。这种运动能力对精子穿越女性生殖道、与卵细胞相遇并完成受精过程至关重要。精子鞭毛轴丝呈"9+2"双联微管结构,外层有致密纤维,中段和主段之间有环结构。这些结构由多种蛋白质组成,它们的有序排列对于精子的正常运动至关重要。精子鞭毛结构蛋白的异常可能导致精子运动障碍,这也可能是某些弱精子症的病理机制之一。

(1) Tektins:是一组与微管相关的细胞骨架蛋白,在哺乳动物睾丸中特异性表达。它们主要存在于雄性生殖细胞的中心粒、基体及微管构成的纤毛和鞭毛中。

研究表明,通过建立 *Tektin2* 基因突变小鼠模型,雄性纯合子小鼠表现为不育,而雌性生育能力正常。这些雄性小鼠的精子呈现鞭毛异常弯曲和明显降低的精子活力。此外,*Tektin2* 基因缺陷小鼠的动力蛋白内臂也受损。在精子鞭毛的主段中发现 Tektin2 蛋白,其表达水平与精子的受精能力、胚胎质量及妊娠率呈显著正相关。在人类精子中,活动力低下的精子中 Tektin2 蛋白和 mRNA 表达水平均明显低于活动力正常的精子。

另有研究指出,携带 *Tektin2* 基因 A299V 杂合突变的患者,其精子活动力和线粒体功能明显降低。此外,在弱精子症患者中,*Tektin2* 基因的 R46C 突变在精子和外周血样本中比正常生育男性更为显著。同时,弱精子症患者的精子和外周血样本中还检测到了 *Tektin2* 基因的 R207H 突变,而在正常生育男性中未见这种情况。

(2) Septin:是一种高度保守的蛋白家族,存在于真核细胞中,最早在酵母中发现。它们在细胞生物学中具有多种重要功能,包括细胞分裂、细胞极性、囊泡运输、细胞凋亡等。人类拥有 13 个 *Septin* 基因。SEPT4 和 SEPT12 是与男性生育力相关的关键蛋白。SEPT4 在精子尾部环状结构中发挥作用,其缺陷可能导致精子活力下降和不育。SEPT4 的表达减少在弱精子症患者中普遍存在,这可能是精子环状结构异常的主要原因之一。

SEPT12 则在睾丸组织中特异表达,其突变与男性不育相关。SEPT12 与其他 SEPT 蛋白形成多蛋白复合物,构建了精子尾部的环状结构,同时也参与微管的装配和维护精子细胞核完整性。突变影响了 SEPT12 的功能,导致精子结构异常和运动能力降低。这些发现突显了 SEPT4 和 SEPT12 在精子发生和功能中的关键作用,对于理解男性不育机制和开发相关治疗方法具有重要意义。

2. 离子通道　目前已发现多种离子对精子的运动和生殖过程具有重要影响,其中包括 Ca^{2+}、K^+ 和 HCO_3^- 等离子。这些离子通过离子通道的调控,对精子的运动、活化、顶体反应和趋卵运动产生重要影响。

双孔钾离子通道(K2P 通道)广泛分布在不同细胞中,包括精子。研究发现,在正常男性和弱精子症患者的精子中都存在 K2P 通道的两个亚型,TASK-1 和 TRAAK 的 mRNA 表达。然而,TRAAK 在弱精子症患者精子中的表达明显降低,可能与精子活力下降有关。

钙离子通道在精子的成熟、获能和精卵结合等过程中起着关键作用。这些通道在精子运动调控中扮演着重要角色。Catsper 离子通道是精子特异性的钙离子通道,由 7 个亚单位构成,主要存在于精子尾部鞭毛上。它对精子的运动、超活化和顶体反应至关重要。一些研究发现,精子活力低下的男性的 *Catsper* 基因表达水平较低,暗示 Catsper 离子通道可能与特发性弱精子症有关。

3. 氧化损伤　精液氧化应激是由活性氧(ROS)产生和清除之间不平衡引起的。氧化应激对精子的运动、质量和受精能力产生不利影响,可能导致少精、弱精和畸精子症。精子对 ROS 损伤特别敏感,30%~80% 的男性不育可能与氧化应激有关,因为 ROS 可以损害精子的脂质和 DNA(图 34-3-1,图 34-3-2)。

4. 糖尿病　糖尿病可能导致精子质量下降,进而引发少弱畸形精子症。然而,目前的治疗方法取得了重要突破。研究数据显示,Omega-3(即 ω-3)预处理的方法通过多种途径产生积极效果,包括上调特定的

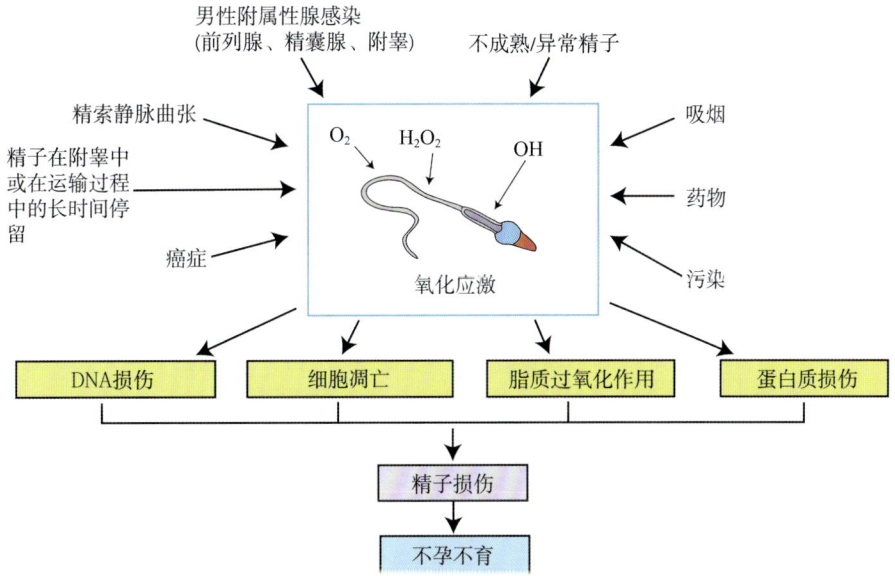

图 34-3-1 活性氧过度导致氧化应激诱发的精子功能障碍和男性不育症

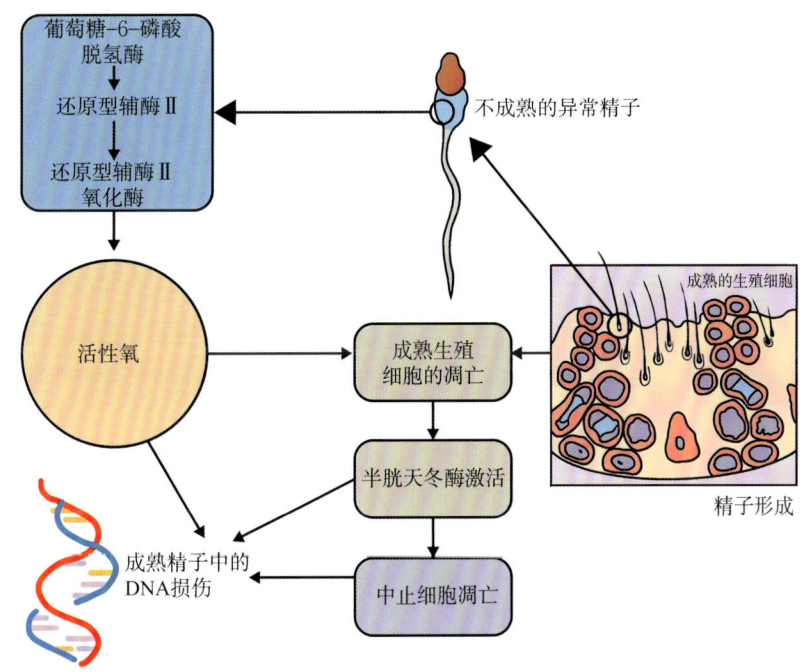

图 34-3-2 人类精子 DNA 碎片机制示意图

内分泌和抗氧化状态、增强抗凋亡蛋白 Bcl-2 的表达，以及降低糖尿病引发的 Caspase-3 的表达，从而改善了精子参数。这种方法有效地改善了糖尿病引发的少弱畸形精子症（图 34-3-3）。

（三）弱精少精症治疗药理学研究进展

治疗少弱畸形精子症是一个个体化的过程，需要根据患者的具体情况选择合适的治疗方法。药物治疗方面，可以考虑使用生精胶囊、复方玄驹胶囊、甘草锌颗粒等来提高精子数量和质量，同时抗氧化剂如维生素 E、硫辛酸和维生素 C 有助于减少氧化应激对精子的伤害。

表 34-3-3 中抗氧化剂是根据现有证据在特发性睾丸颗粒上皮细胞功能障碍症患者中选择的，特别是不育男性。

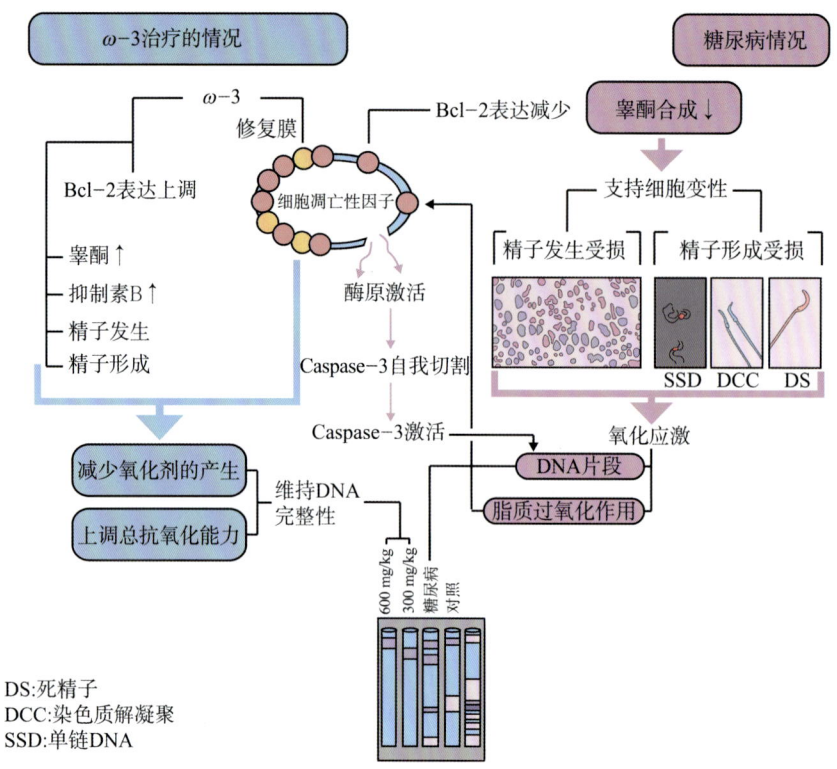

DS:死精子
DCC:染色质解凝聚
SSD:单链DNA

图 34-3-3 ω-3 对糖尿病诱导精子损伤的保护作用

表 34-3-3 日推荐剂量下的抗氧化剂保护作用机制

化合物	每日推荐剂量	保护机制	报道的影响	证据水平
谷胱甘肽	600 mg	谷胱甘肽过氧化物酶的组成成分	所有精液参数的改善	C
		清除脂质过氧化物和过氧化氢		
维生素 E	200～400 mg	断链抗氧化剂	改善精子浓度和活力	B
		抑制游离羟基自由基	减少氧化应激措施和精子 DNA 碎片	
维生素 C	500～1 000 mg	中和羟基、超氧化物和过氧化氢	精子活力,精子 DNA 碎片和氧化应激指标的改善	C
肉毒碱	500～1 000 mg	积极参与精子运动的燃料来源	精子各项指标及自然妊娠率均有改善	B
辅酶 Q10	100～600 mg	细胞呼吸和能量产生抑制超氧化物的形成	精子密度和活力显著增加	A
N-乙酰半胱氨酸	300～600 mg	在体内转化为半胱氨酸,一种谷胱甘肽的前体	精液活力及精子 DNA 碎片指标的改善	B
		清除自由基		
硒	50～200 mg	一种特殊蛋白质的组成成分叫做硒酶	精液各项指标及精子 DNA 碎片均有改善	C
		保护精子结构的完整性		
锌	50～250 mg	抗凋亡和抗氧化特性	精液各项指标和自然妊娠率均有改善	C
		保护精子结构的完整性		
叶酸	0.25～0.5 mg	自由基清除能力	显著提高精子浓度和妊娠率	C
		在核酸合成中起重要作用		
番茄红素	2～8 mg	淬灭单线态氧	精液各项指标及受孕率均有改善	C

草药疗法作为一种传统医学方式,用于治疗少精和弱精的男性生殖系统问题。它包括使用特定的草本药物,如淫羊藿、枸杞子和人参,以及个性化的中药方剂,以增加精子数量和改善精子质量。然而,需要强调的是,在考虑草药疗法时,应咨询专业医生或中医师,以确保安全性和有效性,并结合生活方式和饮食习惯的调整,以达到最佳效果。

第四节　少弱畸形精子症药理学研究案例

(一) 目的

采用奥硝唑诱导大鼠弱精或少精症模型,在造模成功的基础上,考察受试物A(200 mg/kg和600 mg/kg)和受试物B(200 mg/kg和600 mg/kg)的药效作用。

(二) 受试物A

(1) 名称:AAA。

(2) 受试物编号:×××。

(3) 代号:×××。

(4) 批号:×××。

(5) 规格:4.1 g/瓶。

(6) 含量或浓度:100%。

(7) 稳定性:本品易氧化,瓶中充有氮气抗氧化,避免反复开启。打开后立即使用。

(8) 有效期至:无。

(9) 贮存条件:冷藏贮存。

(10) 运输环境:常规运输。

(11) 提供单位:×××公司。

(12) 配制方法:用橄榄油配制。

(13) 留样:档案室管理员负责留样,留样的受试物存放于本机构留样室内。

(14) 剩余受试物的处理:在确认无使用需求后,剩余受试物返还委托方。

(三) 受试物B

(1) 名称:BBB。

(2) 受试物编号:×××。

(3) 代号:×××。

(4) 批号:×××。

(5) 规格:4.1 g/瓶。

(6) 含量或浓度:100%。

(7) 稳定性:本品易氧化,瓶中充有氮气抗氧化,避免反复开启。打开后立即使用。

(8) 有效期至:无。

(9) 贮存条件:冷藏贮存。

(10) 运输环境:常规运输。

(11) 提供单位:×××公司。

(12) 配制方法:用橄榄油配制。

(13) 留样:档案室管理员负责留样,留样的受试物存放于本机构留样室内。

(14) 剩余受试物的处理:在确认无使用需求后,剩余受试物返还委托方。

(四) 阳性对照品

(1) 名称:丙酸睾酮。

(2) 批号:20210223。

(3) 规格:1 kg/袋。

(4) 含量或浓度:99.20%。

(5) 有效期至:自接收日起至本试验结束。

(6) 贮存条件:2~8 ℃避光干燥处。

(7) 运输环境:常规运输。

(8) 提供单位:×××公司。

(9) 配制方法:用橄榄油配制。

(10) 留样:档案室管理员负责留样,留样的对照品存放于本机构留样室内。

(11) 剩余对照品的处理:在确认无使用需求后,剩余对照品返还委托方。

(五) 造模药物

(1) 名称:奥硝唑。

(2) 缩写名:无。

(3) 批号:Y200601。

(4) 性状:微黄色结晶性粉末。

(5) 规格:500 g/袋。

(6) 含量:100.01%。

(7) 有效期至:××××年×月×日。

(8) 贮存条件:避光和常温条件下保存。

(9) 提供单位:×××公司。

(10) 配制方法:以1%羧甲基纤维素钠溶液将所需造模药物研磨配成所需浓度的混悬液。

(六) 溶媒一(用于配制受试物A和B)

(1) 名称:橄榄油。

(2) 批号:20200506。

(3) 规格:1 L/瓶。

(4) 有效期至:2022年05月05日。

(5) 贮存条件:阴凉及干燥处,避光保存。

(6) 提供单位:×××公司。

(7) 配制方法:无需配制。

(七) 溶媒二(用于配制造模药物奥硝唑)

(1) 名称:羧甲基纤维素钠。

(2) 批号:20210127。

(3) 成分:CMC-Na。

(4) 规格:25 kg/桶。

(5) 稳定性:在贮存条件下稳定。

(6) 有效期至：××××年×月×日。

(7) 贮存条件：密封，干燥。

(8) 提供单位：×××公司。

(9) 配制方法：称取适量的 CMC-Na，加入适量的动物饮用水，配制成浓度为 1% CMC-Na 溶液。

(八) 其他主要试剂一

(1) 名称：戊巴比妥钠。

(2) 批号：20190520。

(3) 提供单位：×××公司。

(4) 规格：25 g/瓶。

(5) 成分：戊巴比妥钠。

(6) 使用浓度：0.004 g/mL。

(7) 有效期至：××××年×月×日。

(8) 贮存条件：常温、密闭。

(9) 配制方法：用×××公司生产的氯化钠注射液（批号 210512522 和 210321522，有效期至××××年×月×日）配制。

(10) 剩余麻醉品的处理：剩余麻醉药经登记后返还给毒麻品室进行统一处理。

(九) 其他主要试剂二

(1) 名称：舒泰 50（注射用盐酸替来他明盐酸唑拉西泮）。

(2) 批号：889E。

(3) 提供单位：×××公司。

(4) 配方/成分：替来他明 125 mg + 唑拉西泮 125 mg + 辅料。

(5) 使用浓度：50 mg/mL。

(6) 有效期至：××××年×月×日。

(7) 贮存条件：常温、密闭。

(8) 配制方法：使用前用包装内无菌注射用水（批号 889EA）溶解固体瓶内粉末使浓度为 50 mg/mL。

(9) 配制日期：××××年×月×日。

(10) 剩余麻醉品的处理：剩余麻醉药经登记后返还给毒麻品室进行统一处理。

(十) 实验系统

(1) 种属、品系及级别：SD 大鼠，SPF 级。

(2) 性别和数量：购入 100 只，试验入组 96 只，全部为雄鼠，多余动物返给动物饲养管理部。

(3) 体重及年龄范围：购入时雄鼠体重 157.02~217.14 g，接收时约 6 周龄。造模前动物体重 195.04~262.50 g，约 6 周龄。

(4) 动物来源：×××实验动物有限公司。

(5) 实验动物生产许可证号及发证单位：SCXK(X)2019-0004。

(6) 实验动物质量合格证号：No.×××。

(7) 实验动物使用许可证号及发证单位：SYXK(X)2016-0090，由×××科技厅颁发。

(8) 研究系统选择说明：SD 大鼠具有遗传背景清楚、个体差异较小、易繁殖和饲养等优点，广泛用于药理、毒理、药效等非临床安全性评价试验，并且委托方同意使用该种动物。

(9) 动物接收日期：×××。

(10) 动物标识：分组前采用 Marker 笔在大鼠尾部进行标记。分组后动物采用耳标法进行标记，每只动物均有唯一的标记识别号。

(11) 饲料、垫料和饮用水

1) 饲料：SPF 级大小鼠维持饲料，为×××饲料有限公司生产，批号为 21053213、21073213 等，饲料供应商委托××公司对饲料营养成分、微生物和重金属进行检测，并向本机构提供检测报告，检测结果符合 GB 14924.3-2010 和 GB 14924.2-2001 要求。本机构每年委托×××公司测试对饲料营养成分、微生物和重金属指标进行检测，检测结果符合 GB 14924.2-2001 要求。本机构每季度对饲料菌落总数进行检测，检测结果符合 GB 4789.2-2016 要求。

2) 垫料：玉米芯垫料，为×××饲料有限公司生产，批号为 21049811 和 21079811，高压灭菌后使用，垫料供应商委托××公司对垫料中微生物和化学污染物进行检测，检测结果符合 GB 14924.2-2001 要求，并向本机构提供检测报告。本机构每年委托××公司对垫料微生物和化学污染物进行检测，检测结果符合 GB 14924.2-2001 要求。本机构每季度对玉米芯垫料进行一次细菌总数检测，检测结果符合 GB 4789.2-2016 要求。以上各项检查结果均符合要求。

3) 饮用水：为本机构经纯化后的实验动物饮用水，经高温高压蒸汽灭菌后使用，本机构每年委托××公司对动物饮用水中微生物和化学污染物等指标进行检测，检测结果符合 GB 5749-2006 要求。本机构每季度对动物饮用水菌落总数进行检测，检测结果符合 GB 4789.2-2016 要求。

(12) 动物饲养条件和环境：动物在屏障内观察室饲养，饲养于 466 mm×314 mm×200 mm 笼内，单笼饲养，自由饮水和摄食。换气次数≥15 次/h，工作照度≥200 Lx，动物照度 15~20 Lx，自动光照，每 12 h 明暗交替，全新风。

(13) 动物福利：本试验涉及的动物福利均遵

循×××动物福利指导原则。研究提交实验动物管理和使用委员会(IACUC)审核和批准。试验期间动物管理和使用遵循 Guide for the Care and Use of Laboratory Animals(2011年)、国家科学技术委员会2017年修订的《实验动物管理条例》。本试验所涉及的动物管理、使用和相关操作均经过×××公司IACUC批准,批准文号 IACUC(准)-2021-112。

(14)兽医护理:在试验期间未出现需兽医治疗的情况。

(十一)试验设计

1. 受试物适应证

(1)适应证:委托方期望受试物A(200 mg/kg和600 mg/kg)和B(200 mg/kg和600 mg/kg)具有增加大鼠精子数量和提高精子活力的功效,用于改善精子数量和活力。

(2)弱精症简介:弱精子症是男性不育最常见的病因之一,临床通过精液常规分析和病史等方式进行诊断。

(3)弱精症病因与发病机制:少弱畸形精子症的发病机制复杂,多数找不到确切病因,目前认为弱精子症的发生与环境因素、职业暴露、染色体异常、基因缺失、感染、内分泌因素、精液不液化、某些免疫因素、精索静脉曲张、微量元素缺乏和医源性疾病等有关。

2. 造模药物选择依据

(1)理论基础:奥硝唑是第3代硝基咪唑类衍生物,具有良好的抗厌氧菌和抗原生质(如滴虫和阿米巴原虫等)感染作用,临床上广泛应用于预防和治疗术后感染及生殖系统感染。

(2)研究发现,奥硝唑可剂量依赖性地影响附睾中精子的成熟和运动,进而可逆性地导致雄性动物不育,为其诱导慢性少弱畸形精子症动物模型的建立提供基础。

(3)参考文献,SD大鼠灌胃800 mg/kg奥硝唑,造模30天,导致精子数量和精子浓度均显著降低。

(4)参考文献,SD大鼠灌胃400 mg/kg奥硝唑,造模28天,导致精子数量和精子浓度均显著降低。

(5)综合临床特点和文献所述,本试验拟建立奥硝唑致大鼠少弱畸形精子症模型,作为受试物A和B的主要药效学试验模型药物。

3. 模型成功标准 与空白对照比较,精子质量(质量包括精子密度、活动精子密度、向前运动精子密度、精子活动百分率、向前运动精子百分率、平均路径速度、直线运动速率、曲线运动速率、精子头侧摆幅度、精子鞭打频率、前向性、曲线轨迹的直线性和伸张度等)和活力,其中精子质量(如精子密度等)和精子活力的部分指标具有统计学意义的降低或至少有降低趋势。

4. 剂量设计

(1)委托单位提供的药效学资料:无。

(2)由委托方确定剂量:受试物A和受试物B的低和高剂量分别为200 mg/kg和600 mg/kg。

(3)阳性对照品(丙酸睾酮)的大鼠给药剂量设计依据

1)参考文献,SD大鼠皮下注射5 mg/kg丙酸睾酮,隔日给药,注射6次后能够明显提高动物的精子数量和活力。

2)参考文献,SD大鼠皮下注射2 mg/kg、4 mg/kg和16 mg/kg丙酸睾酮,连续注射14天,给药结束后检测,发现中剂量的丙酸睾酮可提高精索静脉曲张大鼠精子活力。

3)丙酸睾酮的说明书:用于男性性腺功能低下激素替代治疗法,临床用量为25~50 mg/次,每周2~3次。

4)大鼠等效剂量:丙酸睾酮临床用量按上述说明书剂量范围的平均值为37.5 mg/次,成年人体重若按70 kg计算,按照本机构实验动物用药量的计算方法计算出大鼠的等效剂量,则大鼠等效剂量约为3.2 mg/次。

5)综合丙酸睾酮的文献剂量和临床用量及其大鼠等效剂量,本试验选择阳性对照品(丙酸睾酮)的剂量为5 mg/kg,隔日1次。

5. 分组与剂量

(1)造模前分组

1)将96只大鼠按照体重升序排序后编上顺序号,将顺序号为1、5、10、15、20、25、30、35、40、45、50、55、60、65、70、75、80和85号动物(共18只)分至空白对照组,其余动物(共78只)分至药物造模组。空白对照组给予1% CMC Na,药物造模组给予奥硝唑(表34-4-1)。

表34-4-1 造模前分组

组别	给药剂量(mg/kg)	动物数量(只)
空白对照组(1% CMC-Na)	0	18
药物造模组(奥硝唑)	800	78

2)造模30天后,在空白对照组和药物造模组中各随机选择3只动物,进行精子质量(质量包括精子密度、活动精子密度、向前运动精子密度、精子活动百分率、向前运动精子百分率、平均路径速度、直线运动速率、曲线运动速率、精子头侧摆幅度、精子鞭打频率、前向性、曲线轨迹的直线性和伸张度等)和活力检测。

3) 如判断模型不成功,视精子质量和活力情况,造模时间可能适当再延长 7~10 天。然后空白对照组和药物造模组中再随机选择 3 只动物,进行精子质量和活力检测。本试验造模 30 天即造模成功,未延长造模时间,空白对照组和药物造模组分别随机淘汰 3 只动物。

4) 造模成功后,药物造模组动物(剩余 72 只)按体重随机分层分为 6 组,即为模型对照组、受试物 A 低和高剂量组、受试物 B 低和高剂量组、阳性对照组,每组 12 只。

(2) 造模后给药期间:空白对照组 12 只动物作为溶媒对照组,给予橄榄油。药物造模组 72 只动物根据体重随机分组,分为模型对照组(给予橄榄油)、受试物 A 低和高剂量组、受试物 B 低和高剂量组、阳性对照组(丙酸睾酮),每组 12 只。

6. 剂距 3 倍。

7. 剂量 见表 34-4-2。

表 34-4-2 造模后分组

组别	给药剂量(mg/kg)	动物编号
溶媒对照组(橄榄油)	0	1M01~1M12
模型对照组(橄榄油)	0	2M01~2M12
受试物 A 低剂量组	200	3M01~3M12
受试物 A 高剂量组	600	4M01~4M12
受试物 B 低剂量组	200	5M01~5M12
受试物 B 高剂量组	600	6M01~6M12
阳性对照品组	5	7M01~7M12

注:造模后,空白对照组 12 只动物作为溶媒对照组,给予橄榄油;药物造模组 72 只动物根据体重随机分组,每组 12 只

(十二) 造模方法(造模药物)

(1) 药物名称:奥硝唑。

(2) 给药剂量:800 mg/kg。

(3) 给药体积:10 mL/kg。

(4) 给药频率:1 次/天,连续给药 30 天。

(5) 给药途径:灌胃。

(6) 给药时间:09:49~12:12。

(7) 配制方法:取适量的奥硝唑,加 1% CMC-Na 稀释至 80 mg/mL。

(十三) 给药方法(受试物和阳性对照药)

(1) 给药剂量:受试物 A 低和高剂量分别为 200 mg/kg 和 600 mg/kg,受试物 B 低和高剂量分别为 200 mg/kg 和 600 mg/kg,阳性对照组给药剂量为 5 mg/kg。

(2) 给药途径:溶媒对照组、模型对照组和受试物组的给药途径为灌胃,阳性对照品组给药途径为皮下注射。

(3) 给药频率与周期:①受试物 A 和 B:由委托方确定给药频率和周期,1 次/天,给药 90 天。给药 30 天后每组解剖前 6 只动物,给药 60 天每组解剖剩余动物前 3 只,给药 90 天每组解剖剩余 3 只动物。②溶媒对照组:1 次/天,给药 90 天。解剖时间及数量同受试物组。③阳性对照组:隔日 1 次,给药 90 天。解剖时间及数量同受试物组。

(4) 给药体积:灌胃 2 mL/kg,皮下注射 2 mL/kg。

(5) 给药时间:08:30~14:19 给药。

(6) 给予受试物、溶媒对照和阳性对照药的途径说明:与受试物和阳性对照的临床拟用途径一致。

(7) 受试物和对照品配制方法:①受试物:按受试物配制要求进行。量取适量受试物 A 或 B 加入一定体积的橄榄油溶解至所需浓度即得。②阳性对照:丙酸睾酮用橄榄油稀释至所需浓度。③溶媒对照:直接取用橄榄油,无需配制。④剩余受试物和对照品:由受试物配制室倒入废弃物仓库的废液桶内并记录,由本机构统一处理。具体受试物使用情况见表 34-4-3。

表 34-4-3 受试物制剂/对照品配制表

组别	给药剂量(mg/kg)	给药体积(mL/kg)	受试物量(mL)/阳性对照品量(mg)	溶液量至(mL)	目标浓度(mg/mL)
溶媒对照组	—	2	—	20	—
模型对照组	—	2	—	20	—
受试物 A 低剂量组	200	2	2	20	100
受试物 A 高剂量组	600	2	6	20	300
受试物 B 低剂量组	200	2	2	20	100
受试物 B 高剂量组	600	2	6	20	300
阳性对照品组	5	2	49.99	20	2.5

注:—,不适用。各剂量组配制的总药量随给药动物数量和体重的变动而改变,上述配制的溶液量为第一次给药时的配制量

(8) 受试物检测:无需进行受试物分析。

(9) 受试物和对照品的给予方法:按照有关大鼠灌胃和皮下注射给药方法的 SOP 进行操作。

(十四) 试验方法

(1) 主要仪器:OHAUS 电子天平(型号 AX1502ZH/E)、TOXIVOS Ⅱ 精子分析仪。

(2) 动物检疫及适应性饲养:动物接收后根据实验动物检疫管理规定检疫,接收后检疫时间3天。检疫期同时进行适应性饲养观察,每天至少观察1次动物的一般状况。

(3) 试验周期定义:mD为造模期,造模前1天定义为mD_0,造模的第1天定义为mD_1。D为给药期,给药的第1天定义为D_1。

(4) 造模方法

1) 造模前1天(mD_0),将96只大鼠按照体重升序排序后编上顺序号,将顺序号为1、5、10、15、20、25、30、35、40、45、50、55、60、65、70、75、80和85号动物分至空白对照组(共18只),其余动物分至药物造模组(共78只)。

2) mD_1 药物造模组动物(78只),灌胃给予800 mg/kg 奥硝唑,1次/天。空白对照组动物(18只)灌胃给予1% CMC-Na,1次/天。

3) 造模30天(mD_{30}),从空白对照组和药物造模组中各随机挑选3只大鼠,进行精子活力和质量检测,验证模型是否成功(如模型不成功,视精子质量和活力情况,造模时间可能适当再延长7~10天。本试验造模30天即造模成功,未延长造模时间)。

4) 模型成功标准:精子质量(如精子密度等)和精子活力的部分指标具有统计学意义的降低或至少有降低趋势。

(5) 动物分组

1) 如判断模型成功,则药物造模组保留72只动物(剔除体重偏离均值大的动物返还动物房),按体重随机分层分为6组,即模型对照组、受试物A低和高剂量组、受试物B低和高剂量组、阳性对照组,每组12只。

2) 如判断模型不成功,视精子质量和活力情况,造模时间可能适当再延长7~10天。然后空白对照组和药物造模组中各随机选择3只动物,进行精子质量和活力检测。待造模成功后,动物分组同上述所述。

3) 本试验造模30天即造模成功,未延长造模时间。

(6) 给药:造模成功后,D_1 溶媒对照组和受试物各组给予相应的橄榄油和受试物1次/天,连续给药90天,阳性对照品隔日1次,给药至90天。

(7) 试验终点动物处理:无需禁食,用0.4%戊巴比妥钠腹腔麻醉(1 mL/100 g,根据麻醉情况适当增加麻醉用量)或用50 mg/mL舒泰腹腔麻醉(0.6 mL/kg)后急性失血安乐死,打开腹部暴露两侧睾丸、附睾和内脏器官,每组动物编号的前6只动物(共42只)在 D_{31} 剖杀。每组剩余动物的前3只(共21只)在 D_{61} 剖杀动物,每组剩余动物(共21只)在 D_{91} 剖杀动物。若给药期出现动物死亡,可调整剖杀数目,在原始记录中注明并呈现在总结报告中。

(十五) 观察指标

(1) 一般状况观察:每日进行外观体征、行为活动、动物姿势、饮食、被毛、腺体分泌物、排泄物、呼吸状态、刺激反应和死亡情况等观察,并详细记录。

(2) 体重:造模期和给药期每周测定1次。

(3) 检测精子:分别在 D_{31}、D_{61} 和 D_{91} 取计划解剖动物,分离附睾,并俘获附睾尾中精子按照SOP进行。采用 TOXIVOS Ⅱ 精子分析仪进行精子密度、活动精子密度、向前运动精子密度、精子活动百分率、向前运动精子百分率、运动分布(快速、中等、慢速和静止,$10^6/mL$)、平均路径速度、直线运动速率、曲线运动速率、精子鞭打频率、精子头侧摆幅度、前向性、曲线轨迹的直线性和伸张度等指标观察分析。

(十六) 数据统计分析

采用SPSS软件对数据进行统计分析。计量资料用均数±标准差($\bar{X}$±SD)表示,进行单因素方差分析,$P<0.05$ 和 $P<0.01$ 表示有统计学差异。分析动物体重变化,尽可能得出药物起效剂量。

(十七) 结果

1. 建立模型

(1) 一般状况观察:给予奥硝唑第3天除空白对照组外其余各组动物在给药后30 min内均出现俯卧、嗜睡、活动减少等镇静催眠样症状且眼角有黑色分泌物,在24 h内可恢复。空白对照组组动物一般行为活动正常,被毛浓密有光泽,眼睛鲜红而有精神,呼吸正常,鼻部无分泌物。

(2) 体重与增重:与空白对照组比较,模型对照组于 mD_2~mD_{30} 期间体重低于空白对照组($P<0.05$ 或 $P<0.01$)(图34-4-1)。

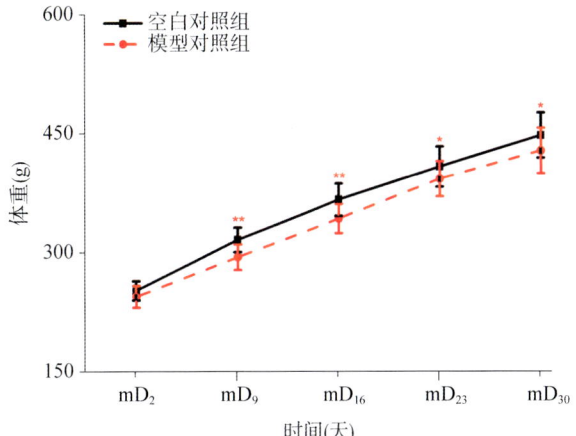

图34-4-1 对雄性大鼠体重的影响(造模结束,$\bar{X}$±SD)

(3) 对雄鼠精子的影响:与空白对照组比较,模型对照组附睾尾、精子数量、精子密度、快速、静止、鞭打频率、活动精子密度、快速活动百分率、慢速、平均路径速度、直线运动速率、曲线运动速率、精子头侧摆幅度、伸张度和区域均降低,且具有统计学差异($P<0.05$ 或 $P<0.01$)(表34-4-4)。

表34-4-4 精子质量相关指标的分析

检测时间		溶媒对照组	模型对照组	阳性对照组	受试物 A		受试物 B	
					200 mg/kg	600 mg/kg	200 mg/kg	600 mg/kg
30 天	精子密度	—	90.6%↓	—	—	—	—	—
	精子数量	—	81.7%↓	—	—	—	—	38.5%↑
	快速活动百分率	—	99.0%↓	—	—	—	—	—
60 天	精子密度	—	92.9%↓	17.9%↑	375%↑	468%↑	389%↑	293%↑
	精子数量	—	87.7%↓	30.2%↑	361%↑	460%↑	382%↑	266%↑
	快速活动百分率	—	93.1%↓	—	410%↑	700%↑	467%↑	310%↑
90 天	精子密度	—	25.6%↓	—	—	3.4%↑	7.2%↑	8.3%↑
	精子数量	—	9.6%↓	—	28.0%↑	18.4%↑	25.2%↑	
	快速活动百分率	—	19.0%↓	—	15.2%↑	18.6%↑	17.6%↑	

注:—,未见升高或不适用。①受试物 A、受试物 B 和阳性对照组与模型对照组比较,变化率=(给药组均数-模型对照组均数)/模型对照组均数×100%,表中数据代表变化率,↓代表变化率下降百分比,↑代表变化率上升百分比。②模型对照组与溶媒对照组比较,变化率=(溶媒对照组均数-模型对照组均数)/模型对照组均数×100%

(4) 综上,本试验大鼠弱精或少精症模型成功。

2. 药效作用

(1) 一般状况观察:给予受试物期间,各组动物在给药期间一般状况均未见明显异常。

(2) 体重与增重

1) 给药期 30 天:①与溶媒对照组比较,模型对照组体重在给药期 D_6、D_{13} 和 D_{20} 低于空白对照组($P<0.05$ 或 $P<0.01$)(表34-4-5)。②与模型对照组比较,各剂量组体重在给药期 30 天均未见明显统计学差异($P>0.05$),详见表34-4-6 和图34-4-2。

表34-4-5 对雄性大鼠体重的影响(造模期间,$\bar{X}\pm SD$)

组别	动物数(只)	体重(g)				
		mD_2	mD_9	mD_{16}	mD_{23}	mD_{30}
空白对照组	18	251.57±12.13	315.61±15.41	366.06±20.32	407.70±25.40	447.34±28.44
模型对照组	78	243.77±13.64**	293.48±16.13**	341.86±18.41**	392.16±22.25*	427.44±28.71*

注:采用独立样本 t 检验,与空白对照组比较,* $P<0.05$,** $P<0.01$

表34-4-6 对雄性大鼠体重的影响(给药期 30 天,$\bar{X}\pm SD$)

组别	动物数(只)	体重(g)				
		D_0	D_6	D_{13}	D_{20}	D_{27}
溶媒对照组	12	449.32±17.30	477.60±18.65	505.39±19.29	524.40±22.18	536.92±24.35
模型对照组	12	432.80±25.93	445.57±27.37**	471.87±31.93**	489.94±37.45*	508.26±41.63
受试物 A 低剂量组	12	433.73±26.16	444.85±24.67	474.93±22.74	495.12±23.21	510.41±25.81
受试物 A 高剂量组	12	435.33±25.08	450.25±27.12	485.02±27.20	506.25±32.10	525.70±38.30
受试物 B 低剂量组	12	437.55±27.38	446.90±31.69	475.42±37.63	495.99±43.70	515.50±45.98
受试物 B 高剂量组	12	439.26±27.64	454.39±28.63	482.63±31.87	510.22±36.25	536.09±40.60
阳性对照组	12	440.79±26.98	454.63±28.48	463.33±26.91	467.54±21.82	499.47±24.61

注:模型对照组与溶媒对照组比较采用独立样本 t 检验统计;模型对照组、阳性对照组和低、高剂量组间比较采用方差分析;与溶媒对照组比较,* $P<0.05$,** $P<0.01$

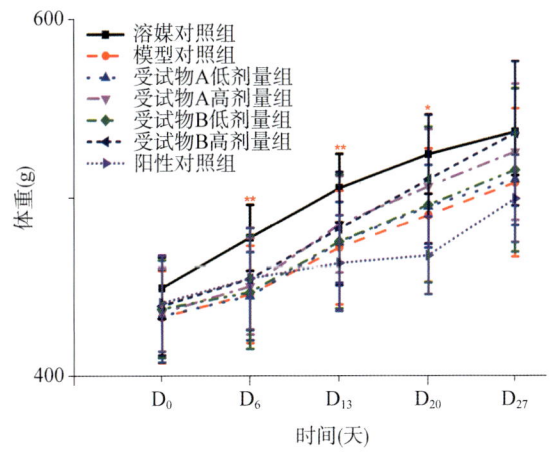

图 34-4-2 对雄性大鼠体重的影响(给药期 30 天,$\bar{X} \pm SD$)

2) 给药期 60 天:①与溶媒对照组比较,模型对照组体重在给药期 60 天均未见明显统计学差异($P>0.05$)。②与模型对照组比较,各剂量组体重在给药期 60 天均未见明显统计学差异($P>0.05$),详见表 34-4-7 和图 34-4-3。

表 34-4-7 对雄性大鼠体重的影响(给药期 60 天,$\bar{X} \pm SD$)

组别	动物数(只)	体重(g)			
		D_{34}	D_{41}	D_{48}	D_{55}
溶媒对照组	6	569.53±19.62	589.31±22.11	596.59±31.06	613.84±31.62
模型对照组	6	546.75±42.11	564.69±41.85	576.95±46.08	594.11±47.32
受试物 A 低剂量组	6	546.40±12.12	563.94±16.05	575.04±15.11	587.41±18.15
受试物 A 高剂量组	6	572.57±34.92	594.63±37.84	610.52±38.21	629.29±38.68
受试物 B 低剂量组	6	574.23±41.05	589.94±46.32	603.43±49.73	617.90±60.98
受试物 B 高剂量组	6	580.18±51.98	593.29±64.21	612.29±70.79	633.09±76.86
阳性对照组	6	534.04±24.26	535.66±25.83	550.49±28.12	566.15±27.22

注:模型对照组与溶媒对照组比较采用独立样本 t 检验统计;模型对照组、阳性对照组和低、高剂量组间比较采用方差分析

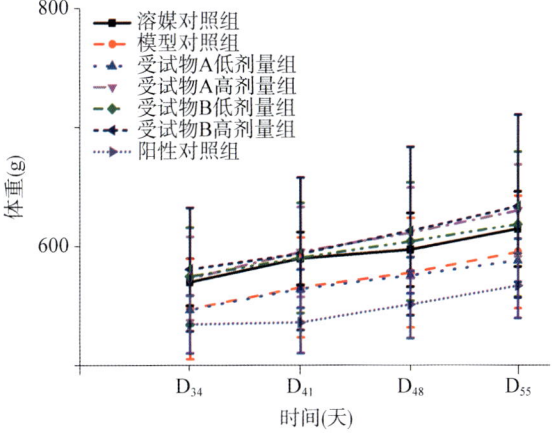

图 34-4-3 对雄性大鼠体重的影响(给药期 60 天,$\bar{X} \pm SD$)

3) 给药期 90 天：①与溶媒对照组比较,模型对照组体重在给药期 90 天均未见明显统计学差异($P>0.05$)。②与模型对照组比较,各剂量组体重在给药期 90 天均未见明显统计学差异($P>0.05$),详见表 34-4-8 和图 34-4-4。

表 34-4-8　对雄性大鼠体重的影响(给药期 90 天,$\bar{X}\pm SD$)

组别	动物数(只)	体重(g)				
		D_{62}	D_{69}	D_{76}	D_{83}	D_{90}
溶媒对照组	3	607.24±5.81	624.08±3.22	631.69±14.05	629.17±14.74	635.96±12.42
模型对照组	3	640.32±54.48	654.60±61.08	667.34±63.50	677.45±67.23	684.18±68.70
受试物 A 低剂量组	3	589.68±15.72	599.73±18.03	603.85±24.50	606.22±29.84	609.12±30.05
受试物 A 高剂量组	3	654.78±62.46	660.97±64.44	674.38±68.38	676.74±63.85	687.53±59.68
受试物 B 低剂量组	3	658.12±82.06	677.87±88.08	697.24±101.81	714.41±105.67	725.58±119.94
受试物 B 高剂量组	3	719.64±69.85	743.75±73.87	767.84±79.49	778.17±91.36	793.06±98.47
阳性对照组	3	613.99±15.01	611.83±9.15	617.29±2.76	601.13±12.23	595.12±15.66

注:模型对照组与溶媒对照组比较采用独立样本 t 检验统计;模型对照组、阳性对照组和低、高剂量组间比较采用方差分析

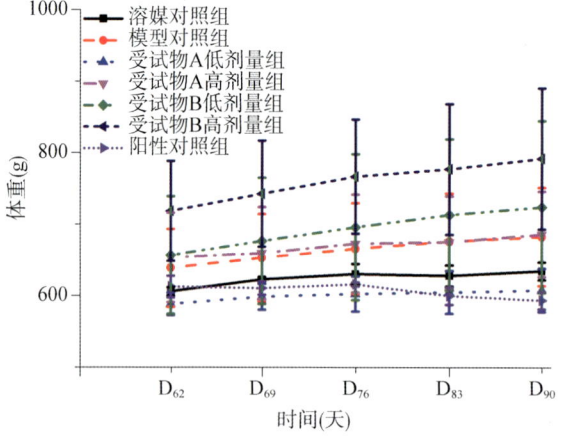

图 34-4-4　对雄性大鼠体重的影响(给药期 90 天,$\bar{X}\pm SD$)

(3) 对雄鼠精子的影响

1) 采用 HTM-TOXIVOS Ⅱ 精子分析仪进行精子活力分析,具体参数包括：精子密度,活动精子密度,向前运动精子密度,精子活动百分率,向前运动精子百分率,运动分布(快速、中等、慢速和静止,10^6/mL),平均路径速度(VAP,$\mu m/s$),直线运动速率(VSL,$\mu m/s$),曲线运动速率(VCL,$\mu m/s$),精子头侧摆幅度(ALH,μm),鞭打频率(BCF,HZ),前向性(STR,%),曲线轨迹的直线性(LIN,%),伸张度(ELO,%)等。其中,ALH、STR 和 LIN 表示精子运动方式。VAP、VSL、VCL 和 BCF 表示精子运动活力(表 34-4-9 和表 34-4-10 及图 34-4-5～图 34-4-7)。

2) 给药期 30 天：①与溶媒对照组比较：模型对照组附睾尾重量、精子数量、精子密度、活动精子密度、向前运动精子密度、精子活动百分率、快速、中等、慢速、静止、快速活动百分率、平均路径速度、直线运动速率、曲线运动速率、精子头侧摆幅度、鞭打频率、前向行、直线性、伸张度和区域均降低,具有统计学差异($P<0.01$)。②与模型对照组比较：受试物 A 和受试物 B 各剂量组和阳性对照组附睾尾重量、精子数量、精子密度、活动精子密度、向前运动精子密度、精子活动百分率、快速、中等、慢速、静止、快速活动百分率、平均路径速度、直线运动速率、曲线运动速率、精子头侧摆幅度、鞭打频率、前向行、直线性、伸张度和区域,在给药期 30 天均无统计学差异($P>0.05$)。

表 34-4-9 对雄性大鼠精子数量的影响（$\bar{X} \pm SD$）

试验周期	组别	动物数（只）	附睾尾重量（g）	精子密度（×100万/mL）	活动精子密度（×100万/mL）	向前运动精子密度（×100万/mL）	精子活动百分率（%）	快速活动百分率（%）	精子数量（×100万/g）	快速（×100万/mL）	中等（×100万/mL）	慢速（×100万/mL）
0	空白对照组	3	0.2±0.0	15.1±1.7	2.2±1.4	0.4±0.3	14.3±9.0	5.0±2.0	215.6±12.3	0.7±0.3	0.0±0.1	1.4±1.1
	模型对照组	3	0.1±0.0**	1.8±0.9**	0.0±0.1*	0.0±0.0	1.7±2.9	0.3±0.6*	37.8±16.4**	0.0±0.0*	0.0±0.0	0.0±0.1*
	溶媒对照组	6	0.4±0.0	27.7±4.0	13.7±5.1	3.4±1.5	48.7±11.5	31.2±9.0	233.2±45.0	8.9±3.6	0.3±0.1	4.5±1.6
	模型对照组	6	0.2±0.0**	2.6±1.4**	0.0±0.0**	0.0±0.0**	0.3±0.5**	0.3±0.5**	42.6±22.4**	0.0±0.0**	0.0±0.0**	0.0±0.0**
	受试物A低剂量组	6	0.2±0.2	2.4±1.6	0.0±0.0	0.0±0.0	2.7±5.6	0.0±0.0	37.0±22.6	0.0±0.0	0.0±0.0	0.0±0.0
	受试物A高剂量组	6	0.2±0.0	2.8±1.1	0.0±0.0	0.0±0.0	0.0±0.0	0.0±0.0	43.1±11.7	0.0±0.0	0.0±0.0	0.0±0.0
	受试物B低剂量组	6	0.2±0.0	2.3±1.3	0.0±0.0	0.0±0.0	0.0±0.0	0.0±0.0	34.2±23.4	0.0±0.0	0.0±0.0	0.0±0.0
	受试物B高剂量组	6	0.2±0.0	4.2±0.8	0.0±0.0	0.0±0.0	0.3±0.5	0.2±0.4	59.0±11.5	0.0±0.0	0.0±0.0	0.0±0.0
	阳性对照组	6	0.2±0.0	2.4±0.7	0.0±0.0	0.0±0.0	0.8±1.6	0.2±0.4	37.4±11.3	0.0±0.0	0.0±0.0	0.0±0.0
30	溶媒对照组	3	0.4±0.0	39.7±1.8	25.3±2.5	6.5±0.6	64.0±5.0	43.7±3.1	321.8±25.6	17.5±1.4	0.4±0.1	7.5±1.2
	模型对照组	3	0.2±0.0**	2.8±2.4**	0.2±0.3*	0.0±0.1*	4.3±4.5*	3.0±2.6**	39.7±32.8**	0.1±0.2**	0.0±0.0*	0.1±0.1*
	受试物A低剂量组	3	0.2±0.2	13.3±10.8	5.3±7.0	1.1±1.6	25.7±26.1	15.3±16.6	183.0±141.1	3.3±4.3	0.1±0.2	1.9±2.5
	受试物A高剂量组	3	0.2±0.0	15.9±2.9	6.0±2.7	1.1±0.6	36.7±9.3	24.0±7.5	222.2±59.2	3.9±2.0	0.1±0.2	1.9±0.6
	受试物B低剂量组	3	0.2±0.0	13.7±8.4	4.7±6.2	0.9±1.2	25.0±22.6	17.0±13.7	191.4±112.7	3.1±3.8	0.1±0.1	1.6±2.2
	受试物B高剂量组	3	0.2±0.0	11.0±7.7	3.1±3.8	0.7±0.9	19.7±21.8	12.3±15.7	145.3±97.4	2.0±2.6	0.0±0.1	1.0±1.1
	阳性对照组	3	0.2±0.0	3.3±3.2	0.1±0.2	0.0±0.0	1.3±2.3	0.3±0.6	51.7±49.2	0.0±0.1	0.0±0.0	0.1±0.1
60	溶媒对照组	3	0.4±0.0	43.3±11.6	30.7±12.6	9.0±4.3	69.3±10.1	49.0±11.1	365.6±109.8	22.1±10.4	0.3±0.1	8.2±2.5
	模型对照组	3	0.3±0.0	32.2±17.1	20.9±17.0	5.7±5.0	57.7±20.0	39.7±17.0	330.6±138.2	14.8±12.9	0.3±0.2	5.9±3.9
	受试物A低剂量组	3	0.2±0.1	15.5±20.8	9.7±15.2	2.4±4.0	36.3±34.1	17.7±25.6	180.5±212.2	6.4±10.3	0.1±0.2	3.2±4.3
	受试物A高剂量组	3	0.3±0.1	33.3±10.0	21.1±9.3	5.4±2.7	61.7±9.0	43.0±8.5	354.3±38.7	14.8±7.1	0.2±0.1	6.1±2.2
90	受试物B低剂量组	3	0.3±0.0	41.2±8.8	30.2±8.6	7.8±3.4	72.7±5.5	49.7±7.0	391.3±93.2	21.0±7.4	0.5±0.2	8.7±0.9
	受试物B高剂量组	3	0.3±0.0	37.1±1.8	24.9±1.9	6.5±1.0	67.0±2.0	46.7±2.9	392±10.3	17.4±2.0	0.3±0.1	7.1±0.4
	阳性对照组	3	0.2±0.0	21.3±19.9	12.4±16.7	3.2±4.7	36.0±35.6	24.3±25.8	266.2±225.4	8.6±12.1	0.2±0.2	3.6±4.5

注：①造模结束时"0"采用独立样本t检验，与空白对照组比较，* $P<0.05$，** $P<0.01$；②给药期"30"、"60"、"90"，模型对照组与空白对照组比较采用独立样本t检验统计；然后模型对照组，高剂量组间比较采用方差分析

表 34-4-10 对雄性大鼠精子速度的影响（$\bar{X} \pm SD$）

试验周期	组别	动物数（只）	静止（×100万/mL）	平均路径速度（μm/s）	直线运动速率（μm/s）	曲线运动速率（μm/s）	精子头侧摆幅度（μm）	鞭打频率（Hz）	前向行（%）	直线性（%）	伸张度（%）	区域（μmsq）
0	空白对照组	3	12.9±1.6	145.7±18.9	102.7±13.6	262.8±39.4	15.2±3.5	21.8±2.7	70.3±11.0	44.0±11.0	19.0±7.5	272.1±67.0
	模型对照组	3	1.7±0.8**	29.8±51.6*	27.8±48.1*	35.4±61.4*	2.3±4.0*	0.0±0.0*	31.0±53.7	26.0±45.0	3.7±6.4*	50.7±87.8*
	溶媒对照组	6	14.0±2.0	209.9±16.6	149.2±13.4	369.3±33.5	16.7±2.2	19.3±1.2	68.8±1.2	41.8±1.7	25.2±1.5	322.5±33.8
	模型对照组	6	2.6±1.5**	48.3±83.8*	25.6±42.0**	93.3±153.4**	0.0±0.0**	13.2±24.2	18.7±29.4*	9.0±13.9*	3.2±5.2*	104.5±170.7*
	受试物 A 低剂量组	6	2.4±1.6	0.0±0.0	0.0±0.0	0.0±0.0	0.0±0.0	0.0±0.0	0.0±0.0	0.0±0.0	0.0±0.0	0.0±0.0
	受试物 A 高剂量组	6	2.8±1.1	28.8±70.6	21.7±53.0	81.6±199.8	0.0±0.0	4.8±11.8	12.5±30.6	4.5±11.0	9.8±24.1	31.7±77.6
	受试物 B 低剂量组	6	2.3±1.3	0.0±0.0	0.0±0.0	0.0±0.0	0.0±0.0	0.0±0.0	0.0±0.0	0.0±0.0	0.0±0.0	0.0±0.0
	受试物 B 高剂量组	6	4.1±0.8	18.7±45.8	11.9±29.1	42.3±103.6	0.0±0.0	5.0±12.2	10.7±26.1	4.7±11.4	1.8±4.5	22.2±54.3
	阳性对照组	6	2.4±0.8	10.1±24.6	7.1±17.4	35.4±86.7	0.0±0.0	1.7±4.1	11.8±29.0	3.3±8.2	3.2±7.8	34.8±85.3
30	溶媒对照组	3	14.4±1.8	232.4±18.6	165.6±15.8	404.5±32.1	17.7±0.3	19.9±1.2	68.0±1.0	41.3±1.2	28.3±1.2	337.7±53.9
	模型对照组	3	2.7±2.1**	100.3±93.0*	61.3±68.5*	180.7±157.5*	4.8±8.3*	16.9±18.9	39.3±37.6	24.3±27.4	8.3±9.1*	210.6±193.3
	受试物 A 低剂量组	3	8.0±4.3	119.2±103.2	84.4±73.3	227.4±197.6	10.7±9.3	14.8±12.8	45.0±39.1	25.7±22.4	14.0±12.3	229.2±207.9
	受试物 A 高剂量组	3	9.9±0.3	184.5±4.8	117.8±1.3	363.7±10.3	16.5±2.0	22.0±1.4	63.7±1.5	35.3±1.5	17.0±2.0	338.8±26.0
	受试物 B 低剂量组	3	9.0±2.3	163.8±35.5	109.1±23.4	334.4±25.8	14.3±2.0	21.7±3.6	66.0±3.5	36.3±1.5	16.7±5.1	337.2±63.5
	受试物 B 高剂量组	3	7.9±5.3	124.4±109.8	80.1±73.0	240.3±210.1	10.1±9.6	14.4±12.4	41.7±36.3	24.3±21.1	12.3±10.7	198.7±174.6
	阳性对照组	3	3.2±3.1	34.7±60.1	27.7±48.2	54.6±94.6	4.7±8.2	4.4±7.7	25.7±44.5	18.0±31.2	5.0±8.7	63.3±109.7
60	溶媒对照组	3	12.7±1.1	250.0±23.4	179.4±20.8	428.9±29.3	18.5±0.9	18.7±2.0	68.3±0.6	42.7±1.5	27.7±1.5	279.6±0.6
	模型对照组	3	11.3±1.2	230.7±16.4	164.4±10.9	411.2±21.9	18.4±0.7	19.1±1.2	67.7±1.2	40.7±1.5	23.7±3.5	284.1±35.2
	受试物 A 低剂量组	3	5.8±5.6	119.7±122.1	87.2±85.8	215.4±212.1	9.5±9.4	10.8±10.6	47.7±41.5	31.0±27.4	13.7±13.5	173.6±160.8
	受试物 A 高剂量组	3	12.2±1.1	231.7±19.9	162.9±16.1	407.4±26.8	17.5±1.1	19.5±0.7	67.0±1.0	40.7±1.5	24.3±4.0	322.4±41.2
	受试物 B 低剂量组	3	11.0±0.8	227.3±7.4	158.2±8.7	398.9±6.1	18.6±1.2	19.8±1.8	67.0±1.7	40.7±2.1	27.0±2.6	358.2±75.3
	受试物 B 高剂量组	3	12.3±0.2	235.3±16.3	166.5±12.3	409.4±28.3	18.6±1.7	19.6±1.4	67.7±0.6	41.7±0.6	25.3±1.5	299.3±10.9
90	阳性对照组	3	8.9±4.7	163.1±90.1	112.5±66.7	286.5±148.7	10.8±9.6	32.4±23.9	66.7±1.2	39.7±2.5	20.3±7.6	303.7±82.2

注：①造模结束时"0"采用独立样本 t 检验，与空白对照组比较，* $P<0.05$，** $P<0.01$；②给药期"30"、"60"、"90"，模型对照组与空白对照组比较采用独立样本 t 检验统计；然后模型对照组、阳性对照组和低、高剂量组间比较采用方差分析

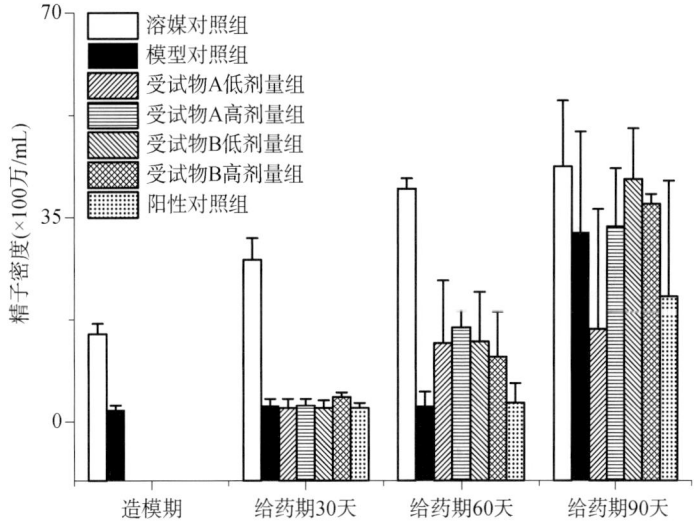

图34-4-5 对雄性大鼠精子密度的影响($\bar{X} \pm SD$)

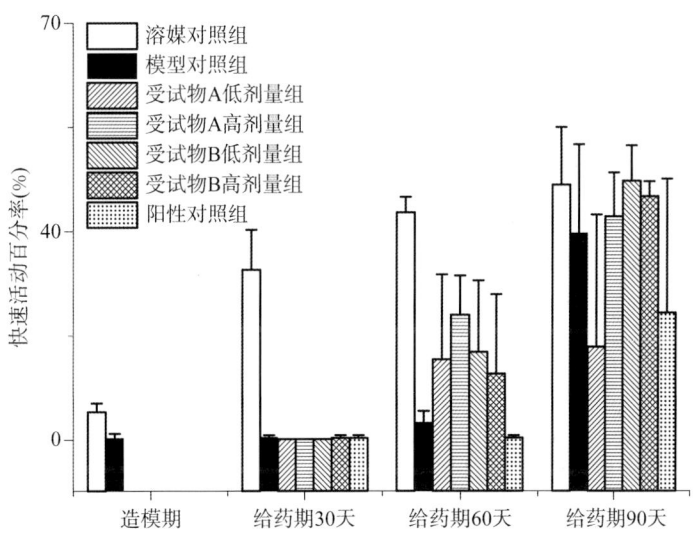

图34-4-6 对雄性大鼠快速活动百分率的影响($\bar{X} \pm SD$)

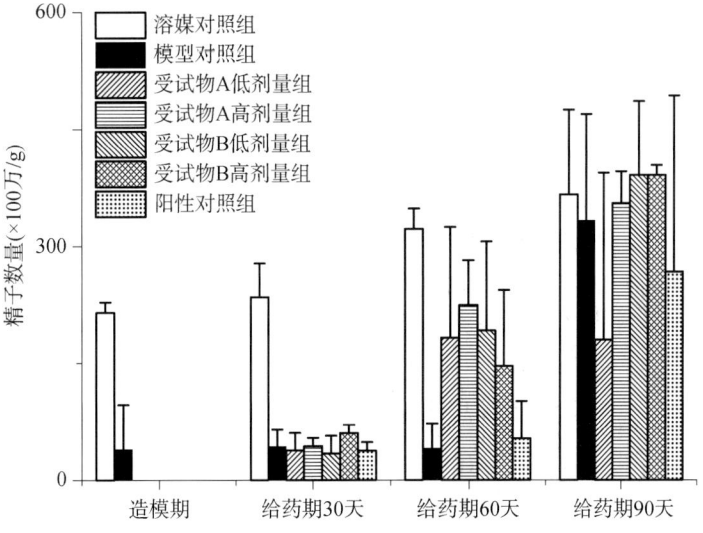

图34-4-7 对雄性大鼠精子数量的影响($\bar{X} \pm SD$)

3) 给药期60天：①与溶媒对照组比较：模型对照组附睾尾重量、精子密度、活动精子密度、向前运动精子密度、精子活动百分率、快速活动百分率、精子数量、快速、中等、慢速、静止、平均路径速度、直线运动速率、曲线运动速率、精子头侧摆幅度和伸张度均降低，具有统计学差异（$P<0.05$ 或 $P<0.01$）。②与模型对照组比较：受试物A和受试物B各剂量组和阳性对照组附睾尾重量、精子数量、精子密度、活动精子密度、向前运动精子密度、精子活动百分率、快速、中等、慢速、静止、快速活动百分率、平均路径速度、直线运动速率、曲线运动速率、精子头侧摆幅度、鞭打频率、前向行、直线性、伸张度和区域，在给药期60天已无明显变化，均未见统计学差异（$P>0.05$）。

4) 给药期90天：①与溶媒对照组比较：模型对照组附睾尾重量、精子数量、精子密度、活动精子密度、向前运动精子密度、精子活动百分率、快速、中等、慢速、静止、快速活动百分率、平均路径速度、直线运动速率、曲线运动速率、精子头侧摆幅度、鞭打频率、前向行、直线性、伸张度和区域，均无统计学差异（$P>0.05$），但均呈现一定降低趋势。②与模型对照组比较：受试物A、受试物B各剂量组和阳性对照组附睾尾重量、精子数量、精子密度、活动精子密度、向前运动精子密度、精子活动百分率、快速、中等、慢速、静止、快速活动百分率、平均路径速度、直线运动速率、曲线运动速率、精子头侧摆幅度、鞭打频率、前向行、直线性、伸张度和区域，在给药期90天均无明显变化，未见统计学差异（$P>0.05$）。

（十八）讨论

1. 建立模型

（1）一般状况观察：造模期间，仅造模组动物在给药后30 min内均出现俯卧、嗜睡、活动减少等镇静催眠样症状且眼角有黑色分泌物，且24 h内可恢复，故认为此为造模药物奥硝唑本身的药效学效应放大呈毒性作用所致。

（2）体重：模型对照组体重于 $mD_2 \sim mD_{30}$ 期间体重明显低于空白对照组，此改变与奥硝唑本身的镇静催眠样作用对大鼠体重增重减少的间接影响有关。

（3）对雄鼠精子的影响：造模结束，模型对照组精子密度（1.8×100 万/mL $\pm 0.9 \times 100$ 万/mL）、精子数量（37.8×100 万/g $\pm 16.4 \times 100$ 万/g）及快速运动百分率（$0.3\% \pm 0.6\%$）均低于空白对照组（15.1×100 万/mL $\pm 1.7 \times 100$ 万/mL，215.6×100 万/g $\pm 12.3 \times 100$ 万/g 和 $5.0\% \pm 2.0\%$）（$P<0.05$ 或 $P<0.01$）。

（4）综上，表明本试验少精或弱精大鼠模型造模成功。

2. 药效作用

（1）给药期间：各剂量组动物的外观体征、行为活动均未见明显异常，表明两个受试物给药剂量下不会对动物一般状况造成影响。

（2）体重：除见给药前期（D_6、D_{13} 和 D_{20}）模型组动物体重增重降低与奥硝唑造模后短时间内持续的影响有关，并在给药中后期恢复以外，各剂量组与模型对照组相比，均未见明显差异，认为两个受试物给药剂量下对动物体重不会产生影响。

（3）精子质量相关指标的分析

1) 附睾的精子计数与生育能力呈线性关系，而精子活动度与受精能力密切相关，是正常生理状态下完成受精过程的基础，具有足够数量的正常形态的精子也是保证受精成功并生育健康子代的重要因素。因此精子数量和精子活动度是评价成熟精子功能的重要指标，是决定生育能力的关键因素，是诊断少精或弱精症患者和评价其功能改善与否最直观的指标。

2) 模型对照组：附睾尾重量、精子数量、精子密度、活动精子密度、向前运动精子密度、精子活动百分率、快速、中等、慢速、静止、快速活动百分率、平均路径速度、直线运动速率、曲线运动速率、精子头侧摆幅度、鞭打频率、前向行、直线性、伸张度和区域，在给药期30天和60天与溶媒对照组相比均降低。在给药期90天和与溶媒对照组相比均呈现降低趋势。结果显示，随给药时间的延长虽均表现为逐步升高，但仍明显低于溶媒对照组，表明造模药物奥硝唑诱导的大鼠模型稳定，并在造模后的给药期30天、60天和90天内均可致大鼠精子密度、精子数量和运动精子百分率等指标呈现不同程度的降低。

3) 给药期30天：受试物B高剂量精子密度和精子数量（4.2×100 万/mL $\pm 0.8 \times 100$ 万/mL 和 59.0×100 万/g $\pm 11.5 \times 100$ 万/g）在给药期30天均稍高于模型对照组（2.6×100 万/mL $\pm 1.4 \times 100$ 万/mL 和 42.6×100 万/g $\pm 22.4 \times 100$ 万/g）。表明给药30天受试物B高剂量具有改善少精或弱精症大鼠精子数量和精子密度。

4) 给药期60天：受试物A低剂量（13.3×100 万/mL $\pm 10.8 \times 100$ 万/mL，183.0×100 万/g $\pm 141.1 \times 100$ 万/g 和 $15.3\% \pm 16.6\%$）、受试物A高剂量（15.9×100 万/mL $\pm 2.9 \times 100$ 万/mL，222.2×100 万/g $\pm 59.2 \times 100$ 万/g 和 $24.0\% \pm 7.5\%$）、受试物B低剂量（13.7×100 万/mL $\pm 8.4 \times 100$ 万/mL，191.4×100 万/g $\pm 112.7 \times 100$ 万/g 和 $17.0\% \pm 13.7\%$）和受试物B高剂量（$11.0 \times$

100万/mL±7.7×100万/mL、145.3×100万/g±97.4×100万/g和12.3%±15.7%)在给药期60天的精子密度、精子数量和快速活动百分率均稍高于模型对照组(2.8×100万/mL±2.4×100万/mL、39.7×100万/g±32.8×100万/g和3.0%±2.6%)。受试物A低剂量精子密度、精子数量和快速活动百分率升高幅度分别为375%、361%和410%,受试物A高剂量精子密度、精子数量和快速活动百分率升高幅度分别为468%、460%和700%,受试物B低剂量精子密度、精子数量和快速活动百分率升高幅度分别为389%、382%和467%,受试物B高剂量精子密度、精子数量和快速活动百分率升高幅度分别为293%、266%和310%。阳性对照组(3.3×100万/mL±3.2×100万/mL和51.7×100万/g±49.2×100万/g)在给药期60天的精子密度和精子数量均稍高于模型对照组(2.8×100万/mL±2.4×100万/mL和39.7×100万/g±32.8×100万/g)幅度分别为17.9%和30.2%。表明给药60天受试物A低和高剂量和受试物B低和高剂量均具有明显改善少精或弱精症大鼠精子数量和精子密度等指标。

5) 给药期90天:受试物A高剂量(33.3×100万/mL±10.0×100万/mL、354.3×100万/g±38.7×100万/g和43.0%±8.5%)、受试物B低剂量(41.2×100万/mL±8.8×100万/mL、391.3×100万/g±93.2×100万/g和19.7%±7.0%)和受试物B高剂量(37.1×100万/mL±1.8×100万/mL、392.0×100万/g±10.3×100万/g和46.7%±2.9%)在给药期90天的精子密度、精子数量和快速活动百分率均稍高于模型对照组(32.2×100万/mL±17.1×100万/mL、330.6×100万/g±138.2×100万/g和39.7%±17.0%),升高幅度分别为3.4%、28%和15.2%、7.2%、18.4%和18.6%、8.3%、25.2%和17.6%。但阳性对照组的精子密度、精子数量和快速活动百分率均低于模型对照组。表明给药90天受试物A高剂量和受试物B低和高剂量均具有改善少精或弱精症大鼠精子数量和精子密度等指标。

6) 综上,本试验大鼠弱精或少精症模型诱导成功且试验给药期间较为稳定。①在给予受试物A和受试物B的30天、60天和90天后,虽未见受试物A和受试物B各剂量组对于少精或弱精症大鼠精子数量和精子活动度的升高具有统计学意义。②但在给药期60天和90天,受试物A低和高剂量组、受试物B低和高剂量组均可以引起弱精症模型大鼠的精子密度、精子数量和运动精子百分率呈现升高趋势,并以给药60天的升高幅度明显,其中给药期60天和90天受试物A的精子密度、精子数量和精子快速活动百分率升高还具有量-效关系,表现为对精子质量的改善作用呈明显的剂量正相关。③给药60天受试物A高剂量对精子密度、精子数量和精子快速活动百分率的改善效果比受试物A低剂量好。受试物B低剂量对精子密度、精子数量和精子快速活动百分率的改善效果比受试物B高剂量好。

(十九) 结论

(1) 雄性SD大鼠连续30天(每天1次)灌胃给予800 mg/kg的奥硝唑,可导致雄性大鼠精子密度、精子数量和运动精子百分率等指标的明显改变。且在给药期30天、60天和90天时,雄性大鼠精子密度、精子数量和或运动精子百分率仍处于明显异常的状态,且以30天和60天更明显,说明本试验的弱精或少精症大鼠模型是成功且稳定的。

(2) 与模型对照组(橄榄油)比较,受试物A低剂量(200 mg/kg)和高剂量组(600 mg/kg)、受试物B低剂量(200 mg/kg)和高剂量组(600 mg/kg),在给药30天、60天和90天对弱精或少精症大鼠具有一定程度的改善作用,且受试物A的改善作用呈一定剂量正相关,主要表现为给药期60天和90天时可引起弱精或少精症雄性大鼠的精子密度和精子数量呈现升高趋势,以给药60天升高幅度最明显,提示给药60天时改善作用最佳。

(3) 在给药60天受试物A高剂量对精子密度、精子数量和精子快速活动百分率的改善效果比受试物B好。

(二十) 参考文献

略。

(毛闪闪　周　莉)

参考文献

[1] 潘伯臣,孙莹璞,孙海翔,等.弱精子症病因及临床诊疗专家共识[J].生殖医学杂志,2023,32(02):157-169.

[2] 孙天松,李波男.少弱畸形精子症动物模型建立方法及模型评价[J].中国实验方剂学杂志,2022,28(14):179-185.

[3] Steel R G D, Torrie J H, Dieky D A. Principles and Procedures of Statistics [M]. 3rd ed. New York: McGraw Hill, 2011.

[4] Abd-Elrazek A M, El-dash H A, Said N I. The role of propolis against paclitaxel-induced oligospermia, sperm abnormality, oxidative stress and DNA damage in testes of male rats [J]. Andrologia, 2020, 52(1): e13394.

[5] Aghaei A, Tabatabaei S, Nazari M. The correlation between mineral concentration of seminal plasma and spermatozoa motility in rooster [J]. J Anim Vet Adv, 2010, 9: 1476-1478.

[6] Alasmari W, Barratt C L, Publicover S J, et al. The clinical significance of calcium-signalling pathways mediating human sperm hyperactivation [J]. Hum Reprod, 2013, 28(4): 866-876.

[7] Avenarius M R, Hildebrand M S, Zhang N, et al. Human male infertility caused by mutations in the CATSPER1 channel protein [J]. Am J Hum Genet, 2009, 84(4):505-510.

[8] Azad N, Nazarian H, Novin M G, et al. Oligoasthenoteratozoospermic (OAT) men display altered phospholipase C ζ (PLCζ) localization and a lower percentage of sperm cells expressing PLCζ and post-acrosomal sheath WW domain-binding protein (PAWP) [J]. Bosnian Journal of Basic Medical Sciences, 2018, 18(2):178.

[9] Ben Khelifa M, Zouari R, Harbuz R, et al. A new AURKC mutation causing macrozoospermia: Implications for human spermatogenesis and clinical diagnosis [J]. Mol Hum Reprod, 2011, 17(12):762-768.

[10] Brecchia G, Cardinali R, Mourvaki E, et al. Short- and long-term effects of lipopolysaccharide-induced inflammation on rabbit sperm quality [J]. Anim Reprod Sci, 2010, 118(2-4):310-6.

[11] Carlson A E, Quill T A, Westenbroek R E, et al. Identical phenotypes of CatSper1 and CatSper2 null sperm [J]. Journal of Biological Chemistry, 2005, 280(37):32238-32244.

[12] Carlson A E, Westenbroek R E, Quill T, et al. CatSper1 required for evoked Ca2+ entry and control of flagellar function in sperm [J]. Proc Natl Acad Sci USA, 2003, 100(25):14864-14868.

[13] Comazzetto S, Di Giacomo M, Rasmussen K D, et al. Oligoasthenoteratozoospermia and infertility in mice deficient for miR-34b/c and miR-449 loci [J]. PLoS Genet, 2014, 10(10):e1004597.

[14] Coutton C, Escoffier J, Martinez G, et al. Teratozoospermia: Spotlight on the main genetic actors in the human [J]. Hum Reprod Update, 2015, 21(4):455-485.

[15] De Braekeleer M, Nguyen M H, Morel F, et al. Genetic aspects of monomorphic teratozoospermia: A review [J]. J Assist Reprod Genet, 2015, 32(4):615-623.

[16] Dieterich K, Soto Rifo R, Faure A K, et al. Homozygous mutation of AURKC yields large-headed polyploid spermatozoa and causes male infertility [J]. Nat Genet, 2007, 39(5):661-665.

[17] Elinati E, Kuentz P, Redin C, et al. Globozoospermia is mainly due to DPY19L2 deletion via non-allelic homologous recombination involving two recombination hotspots [J]. Hum Mol Genet, 2012, 21(16):3695-3702.

[18] Gao J, Gao E S, Walker M, et al. Reference values of semen parameters for healthy Chinese men [J]. Urol Int, 2008, 81:256-262.

[19] Gao J, Gao E S, Yang Q, et al. Semen quality in a residential, geographic and age representative sample of healthy Chinese men [J]. Hum Reprod, 2007, 22:477-484.

[20] Geminiani M, Rossi B, Spreafico A, et al. Effect of a bacterial lipopolysaccharide treatment on rabbit testis and ejaculated sperm [J]. Reprod Domest Anim, 2012, 47(3):372-8.

[21] Iida H, Honda Y, Matsuyama T, et al. Tektin 4 is located on outer dense fibers, not associated with axonemal tubulins of flagella in rodent spermatozoa [J]. Molecular Reproduction & Development, 2006, 73(7):929-936.

[22] Ilkhani S, Moradi A, Aliaghaei A, et al. Spatial arrangement of testicular cells disrupted by transientscrotal hyperthermia and subsequent impairment of spermatogenesis [J]. Andrologia, 2020, 00:e13664.

[23] Jamsai D, Rijal S, Bianco DM, et al. A novel protein, sperm head and tail associated protein (SHTAP), interacts with cysteine-rich secretory protein 2 (CRISP2) during spermatogenesis in the mouse [J]. Biol Cell, 2009, 102(2):93-106.

[24] Jiao W, Sun J, Zhang X, et al. Improvement of Qilin pills on male reproductive function intripterygium glycoside-induced oligoasthenospermia in rats [J]. Andrologia, 2021, 53:e13923.

[25] Kato Y, Kaneda M, Hata K, et al. Role of the Dnmt3 family in de novo methylation of imprinted and repetitive sequences during male germ cell development in the mouse [J]. Hum Mol Genet, 2007, 16(19):2272-2280.

[26] Khan R U, Nikousefat Z, Javdani M, et al. Zinc-induced moulting: production and physiology [J]. World Poult Sci J, 2011, 67:469-478.

[27] Khosravi A, Hasani A, Behnam P, et al. An effective method for establishing animal models of azoospermia and oligospermia [J]. Andrologia, 2021, 00:e14095.

[28] Kissel H, Georgescu M M, Larisch S, et al. The sept4 septin locus is required for sperm terminal differentiation in mice [J]. Devl Cell, 2005, 8(3):353-364.

[29] Koscinski I, Elinati E, Fossard C, et al. DPY19L2, Deletion as a Major Cause of Globozoospermia [J]. Am J Hum Genet, 2011, 88(3):344-350.

[30] Kumari V S, Rohit G. Effect of mobile phone radiation on oxidative stress, inflammatory response, and contextual fear memory in Wistar rat [J]. Environmental Science and Pollution Research, 2020, 27(16):19340-19351.

[31] Majzoub A, Agarwal A. Antioxidant therapy in idiopathic oligoasthenoteratozoospermia [J]. Indian J Urol, 2017, 33(3):207-214.

[32] Marquez B, Ignotz G, Suarez S S. Contributions of extracellular and intracellular Ca^{2+} to regulation of sperm motility: Release of intracellular stores can hyperactivate CatSper1 and CatSper2 null sperm [J]. Dev Biol, 2007, 303(1):214-221.

[33] Matsuyama T, Honda Y, Doiguchi M, et al. Molecular cloning of a new member of TEKTIN family, Tektin4, located to the flagella of rat spermatozoa [J]. Mol Reprod Dev, 2005, 72(1):120-128.

[34] Gous R M, Morris T R. Nutritional interventions in alleviating the effects of high temperatures in broiler production [J]. World Poult Sci J, 2005, 61:463-475.

[35] Neesen J, Kirschner R, Ochs M, et al. Disruption of an inner arm dynein heavy chain gene results in asthenozoospermia and reduced ciliary beat frequency [J]. Hum Mol Genet, 2001, 10(11):1117-1128.

[36] Panda A K, Reddy M R, Rama S V, Praharaj N K. Production performance, serum/yolk cholesterol and immune competence of White Leghorn layers as influenced by dietary supplementation with probiotic [J]. Tropical Anim Health Prod, 2003, 35:85-94.

[37] Pu R, Liu J, Zhang A, et al. Modeling methods for busulfan-induced oligospermia and asthenozoospermia in mice: a systematic review and meta-analysis [J]. J Assist Reprod Genet, 2023, 40(1):19-32.

[38] Qi H, Moran M M, Navarro B, et al. All four CatSper ion channel proteins are required for male fertility and sperm cell hyperactivated motility [J]. Proc Natl Acad Sci USA, 2007, 104(45):1219-1223.

[39] Rifat Ullah Khan, Zia-ur-Rahman. Effects of Vitamins, Probiotics, and Protein Level on Semen Traits and Some Seminal Plasma Macro- and Microminerals of Male Broiler Breeders After Zinc-Induced Molting [J]. Biol Trace Elem Res, 2012, 148:44-52.

[40] Shahid M N, Khan T M, Neoh C F, et al. Effectiveness of pharmacological intervention among men with infertility: A systematic review and network meta-analysis [J]. Frontiers in pharmacology, 2021, 12:638628.

[41] Singh A P, Rajender S. CatSper channel, sperm function and male fertility [J]. Reprod Biomedicine Online, 2015, 30(1):28-38.

[42] Surai P F, Brillard J P, Speake B K, et al. Phospholipids fatty acid composition, vitamin E content and susceptibility to lipid peroxidation of duck spermatozoa [J]. Theriogenology, 2000, 53:1025-1039.

[43] Murayama E, Yamamoto E, Kaneko T, Shibata Y, Iida H. Tektin5, a new Tektin family member, is a component of the middle piece of flagella in rat spermatozoa [J]. Mol Reprod Dev, 2008, 75(4):650-658.

[44] Cooper1 T G, Elizabeth N, et al. World Health Organization reference values for human semen characteristics [J]. Human Reproduction Update, 2010, 16(3), 231-245.

[45] Wong W Y, Flik G, Groenen P M W, et al. The impact of calcium, magnesium, zinc and copperin blood and seminal plasma on semen parameters in men [J]. Rep Toxicol, 2001, 15:131-136.

[46] Yousaf M S, Rahman Z U, Sandhu M A, et al. Comparison of the fast-induced and high dietary zincinduced molting: trace elements dynamic in serum and eggs atdifferent production stages in hens (Gallus domesticus) [J]. J AnimPhysiol Anim Nutr, 2009, 93:35-43.

[47] Zhu F, Yan P, Zhang J, et al. Deficiency of TPPP2, a factor linked to oligoasthenozoospermia, causes subfertility in male mice [J]. J Cell Mol Med, 2019, 23(4):2583-2594.

第三十五章 阴茎癌药理学

第一节 概述

(一) 概念

阴茎癌是一种起源于男性生殖器官阴茎的恶性肿瘤,通常发生在阴茎的头部、冠状沟、包皮内板黏膜及阴茎皮肤组织中。这种癌症的主要特征是异常细胞的无控制增殖和扩散,最终形成恶性肿块或肿瘤。阴茎癌可能会呈现出可见的肿块、溃疡、疼痛、出血、瘙痒、肿胀等症状。因此,早期诊断和治疗对提高患者的生存率至关重要。

(二) 流行病学

阴茎癌是一种罕见的癌症,全球各地不同人群之间的发病率存在显著差异,主要由于其受多种风险因素的影响,如人乳头瘤病毒(HPV)感染、吸烟、卫生条件不佳及包皮环切手术等。在一些非洲、亚洲和南美洲地区,阴茎癌的发病率可能占男性恶性肿瘤的10%。

绝大多数阴茎癌(95%)起源于阴茎头和包皮皮肤的鳞状细胞,被称为阴茎鳞状细胞癌(PSCC)。据全球数据分析报告,与PSCC相关的人乳头瘤病毒感染率约为50.8%。

阴茎癌通常主要影响一些发展中国家的人群,如南美洲、南非和中南亚等地,这些地区的发病率高于北美和欧洲,通常为0.51/10万~0.94/10万,某些非洲和南美国家的发病率甚至增加了2倍或3倍。

(三) 病因

阴茎癌的病因主要包括包皮问题,如包皮过长或不易推回,导致包皮垢积聚;包皮环切术的缺乏,尤其是在新生儿时期;龟头炎的反复发作;硬化萎缩性苔藓(LSA);吸烟;紫外线照射;免疫抑制状态,如HIV感染;与HPV感染相关,尤其是高危HPV类型的感染;性行为史,如多个性伴侣和性病病史。这些因素可能相互作用,增加患阴茎癌的风险。保持健康的生活方式、定期体检和性健康教育有助于预防阴茎癌。

(四) 症状

阴茎癌通常在阴茎头和包皮之间生长,早期不容易察觉,除非翻开包皮检查。它的外观可能是乳头状或扁平突起,伴随着恶臭液体分泌,有时穿破包皮露出癌肿。包皮口常常有脓液或血液分泌。相对而言,阴茎体和尿道口较少受到包皮垢的刺激,因此较少发生癌变。

当阴茎癌扩散到淋巴系统,它可能会传播到股淋巴结和腹股沟淋巴结,患者可能出现局部感染坏死、恶臭和出血等并发症。

(五) 病理学

阴茎癌是一种经典的鳞状上皮癌,传统亚型(包括角化和非角化亚型)占据所有阴茎癌病例的80%。此外,还存在其他组织学亚型,它们在侵袭性和转移倾向方面存在显著差异。

据2004年世界卫生组织(WHO)的分类,阴茎癌可以分为不同的病理类型,主要包括以下几种。

(1) 阴茎鳞状细胞癌:最为常见的阴茎癌类型,占据了绝大多数阴茎癌病例。它起源于阴茎皮肤和黏膜上皮细胞,通常是鳞状上皮细胞的恶性变异。

(2) Merkel细胞癌:一种罕见的阴茎癌亚型,起源于Merkel细胞,通常发生在皮肤。

(3) 神经内分泌小细胞癌:一种少见的阴茎癌亚型,它起源于神经内分泌细胞,通常表现出高度恶性和侵袭性。

(4) 皮脂腺癌:一种少见的阴茎癌类型,起源于皮肤的皮脂腺细胞。

(5) 透明细胞癌:一种罕见的阴茎癌类型,它起源于透明细胞,通常发生在皮肤。

(6) 基底细胞癌:阴茎癌中的另一种罕见类型,起源于基底细胞,通常发生在皮肤。

在鳞状细胞癌的分类中,有两种常用的分级系统,分别是 Broders 分级系统（表 35-1-1）和 Maiche 分级系统。Broders 分级系统相对简单，常用于初步评估，而 Maiche 分级系统更为准确，用于更详细的病理学评估。

表 35-1-1　阴茎鳞状细胞癌 Broders 分级

分级	组织学特征
1-高分化	明显的细胞间桥 明显的角化珠形成 细胞核轻度异形 核分裂象少
2/3-中分化	偶见细胞间桥 少数角化珠 细胞核中度异形 核分裂象增多
4-低分化	细胞核明显多形性 大量核分裂象 肿瘤坏死 无角化珠

（六）临床治疗

阴茎癌的治疗通常以手术为主要方式，特别是在早期病例中，手术切除病变是常见的做法。然而，对于晚期或不适合手术的患者，可能需要考虑其他治疗选择，包括药物治疗。

（1）化疗：化疗药物如顺铂、5-氟尿嘧啶和紫杉醇等可以用来控制肿瘤的生长和扩散。

（2）靶向治疗：通过整合靶向药物，可以有效地克服肿瘤的抗药性机制，从而提高阴茎癌患者的生存率。

（3）免疫疗法：是一种通过激活患者自身免疫系统来攻击癌细胞的治疗方法。它在许多癌症包括阴茎癌的治疗中显示了前景。其中，帕博利珠单抗和尼伯利替单抗是两种免疫检查点抑制剂，它们通过阻断肿瘤细胞上的特定蛋白来加强免疫系统对癌细胞的攻击。

（4）COX-2：抗炎药物，特别是影响环氧合酶（COX）的药物，如阿司匹林和布洛芬，以主要通过抑制 COX 酶来发挥作用。COX-1 和 COX-2 是最主要的两种 COX 酶，其中 COX-1 在身体内广泛表达，而 COX-2 主要在炎症和组织损伤时表达。

在阴茎癌中，COX-2 的过度表达也被观察到，这为使用 COX-2 抑制剂治疗阴茎癌提供了研究基础。然而，这些疗法的真正效果还需要通过随机对照试验来进一步验证。

第二节　阴茎癌生物学模型

本节总结并讨论了阴茎癌临床前模型及其在疾病研究中的应用。通过对不同模型之间的比较，研究人员可以更准确地选择适合他们实验需求的模型设置，从而更好地理解疾病的发展和治疗方法的有效性。

（一）阴茎癌的细胞模型

已有多种代表原发性阴茎鳞状细胞癌和淋巴结转移的细胞系表。首次成功将阴茎癌细胞体外培养的尝试可追溯到 20 世纪 60 年代。自 2010 年以来，描述了越来越多的细胞系，其中一些已在分子和形态水平上得到广泛表征。所有这些细胞系都能够在小鼠体内生长成异种移植物（表 35-2-1），因此可供研究人员进行体内实验。值得注意的是，尽管 2000 年之前的研究没有报告细胞系或其原始肿瘤的 HPV 状态，但所有已确定 HPV 状态的细胞系都是 HPV 阴性。这意味着在可用的基于细胞的模型中，缺乏代表 HPV 阳性疾病的细胞系，这是一个重大研究差距，需要进一步努力来开发这方面的细胞系。

表 35-2-1　阴茎癌细胞系及其特征

细胞系	组织来源	HPV 状态	形态	其他特征
首次报道阴茎癌细胞系	原发肿瘤	未见报道	上皮	细胞遗传学鉴定报告
TSUS-1	阴性	未见报道	上皮	上皮形态、细胞遗传学特征报告，平均倍增时间 38 h

续 表

细胞系	组织来源	HPV 状态	形态	其他特征
PCA-5	阴性	未见报道,检测到人类疱疹病毒	上皮	上皮形态,细胞遗传学表征
KU-8	淋巴结转移	未见报道	上皮	上皮形态、细胞遗传学特征报告,平均倍增时间20 h,EGFR阳性
Ki-PeCa-L1, Ki-PeCa L1	原发性肿瘤(Ki-PeCa-L1),淋巴结转移(Ki-PeCa-L1)	未见报道,p161NK4A阳性	上皮	趋化因子谱可用
P5	阴性	阴性	上皮形态,但在体内培养时呈肉瘤样	基因组和住哪路组学表征
Penl1,Penl2,149RM,149RCa,LM156	淋巴结转移(Penl1,Penl2,LM156)、局部复发性病变(149RM)、阴囊侵犯病变(149RCa)	阴性	上皮	Penl倍增时间28 h,149RM 26 h,149RM和149RCa 26 h,LM156 34 h。所有细胞系:基因谱特征可用,对顺铂敏感,对抗EGFR治疗耐药
SA1	C57B1/6小鼠原发性肿瘤	阴性	上皮	Smad4和Apc无效,顺铂敏感。基因组,甲基化和转录组学表征
SAP1	C57B1/6小鼠原发性肿瘤	阴性	上皮	Smad4,Apc和Pten无效,顺铂耐药,基因组,甲基化和转录组学表征

近年来,基于这些细胞模型进行基础和转化研究的应用逐渐增加。

(二)体内动物模型

动物模型的选择基于其与人类解剖学、生理学和病理学的相似性。在考虑小鼠阴茎癌模型时,有必要考虑这些动物与人类之间的相似性和差异。图35-2-1A~D简要比较人类和小鼠的阴茎,与人类一样,小鼠的阴茎主要功能包括排尿、交配和将精子放置于雌性生殖道中。在小鼠中,构成男性阴茎和女性阴蒂的原始小结在怀孕第12~16天形成,从第16天开始男性和女性器官的分化就开始发生。出生后,大约在4周的年龄,可以明显区分女性和男性的外生殖器。小鼠的阴茎由近端体和远端阴茎组成,它们以直角弯曲相连接。阴茎体始于盆腔出口附近,尿道在这里以直角弯曲。在这一点上,海绵体离开阴茎体并向侧面分散,附着在髂骨上。因此,阴茎体包含尿道及将在中线汇合的右侧和左侧海绵体。阴茎体在远端以直角弯曲结束,阴茎体与阴茎头相连。阴茎头包括腺体海绵体和海绵体,尿道海绵体,以及包括骨和透明软骨的横向元素和在青春期后也愈合的纤维软骨构成的远端元素。这些骨骼元素使得成功交配所需的坚硬度成为可能,也是与人类阴茎相比的主要解剖差异之一。阴茎头的表面覆盖着一层角化轻的分层鳞状上皮,组织学上与人类阴茎的大多数鳞状细胞癌的发生相似。这是一个重要的相似性,因为旨在诱导小鼠癌症的基因修饰都是针对这个上皮层的。然而,这一上皮层包含上皮棘,与人类阴茎黏膜相比,这是另一个形态上的差异。阴茎头的远端部分被称为男性泌尿生殖交配突起(MUMP)。MUMP的中心部分是一个长约1.7 mm的纤软软骨片。在中央,阴茎骨从阴茎的直角弯曲处延伸到MUMP,并且约为3.8 mm长。在其远端部分,该骨背部被MUMP纤软软骨覆盖(图35-2-1A,C)。小鼠腺体海绵体呈圆周状,而尿道海绵体呈线状,从尿道腹侧延伸,似乎与人类的海绵体相似(图35-2-1C,D)。

与人类不同,小鼠有2个包皮解剖区,内部由光滑的非毛发黏膜覆盖,外部则由毛发皮肤覆盖(图35-2-1A,B)。人类内部包皮可以被视为小鼠内部包皮的等同物,而人类外部的真皮和表皮包皮可能等同于小鼠外部毛发包皮。在小鼠中,通过施加轻度腹部压力可以实现阴茎的外露,这使得阴茎头可以离开外部包皮,远离近端体。随着阴茎头的延伸,内部包皮伴其旁边突出,独立出来,形成阴茎头、内部包皮(完全被角化的黏膜覆盖)和外部包皮(在外部表面被毛发皮肤覆盖)。人类阴茎解剖学在病理学家看来被认为是复杂的,比实验小鼠更简单。阴茎头和内部包皮表面都覆盖着阴茎上皮内瘤变(PeIN)发展的分层鳞状上皮。在基底膜下是阴茎海绵体、尿道海绵体或皮下脂肪和海绵体。肿瘤会沿着这些解剖层次垂直发展。在包皮中,肿瘤会从上皮发展到基底膜、皮下脂肪、真皮和表皮。

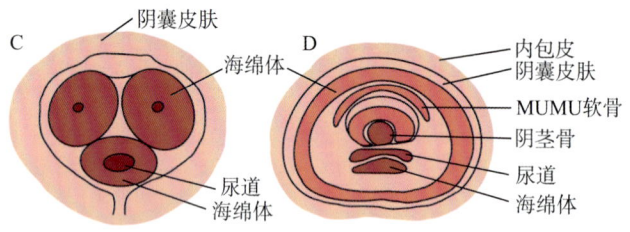

图 35-2-1 关于成年人类（A、C）和小鼠（B、D）阴茎解剖结构比较示意图

1. *Smad4/Apc* 双敲除小鼠的人乳头瘤病毒阴性阴茎癌　通过靶向删除 C57/BL6 小鼠阴茎上皮中的 *Smad4* 和 *Apc* 抑癌基因，成功创建了一种阴茎鳞状细胞癌（PSCC）小鼠模型。这个模型首次于 2017 年报告，最近进行了详细的特征描述，揭示了它在癌症临床前研究中的重要潜力。

该小鼠模型被用于测试不同药物治疗策略，包括免疫检查点抑制剂（抗 PD1/抗 CTLA4 抗体）和选择性 COX-2 抑制剂 celecoxib 或多靶点酪氨酸激酶抑制剂 cabozantinib 的联合疗效。结果显示，这些药物的联合应用明显比单独使用更有效，且其抗肿瘤效果与骨髓细胞和调节性 T 淋巴细胞的浸润减少有关。这些发现强调了这一模型在开发创新联合治疗策略，尤其是免疫检查点阻断治疗中的潜力。

2. 乳头瘤病毒阴茎癌的体内模型　阴茎癌的发病机制涉及多个因素，其中人乳头瘤病毒（HPV）感染与该病密切相关，尤其是高风险型 HPV（如 HPV16 和 HPV18）的感染。高危 HPV 的 E6 和 E7 癌蛋白能够诱导对 p53 和 pRb 等肿瘤抑制蛋白的降解，从而导致细胞增殖失控、细胞分化受损及对凋亡刺激的抗性，从而促进了癌症的发展。

至于阴茎癌的发病机制，目前尚不完全清楚，但已提出了两种主要致病途径，一种与 HPV 感染相关，一种与 HPV 无关。根据 HPV 的存在及 p16INK4A 的表达等分子特征，2016 年世界卫生组织将阴茎癌分为 HPV 依赖性和非 HPV 依赖性两类。据估计，约有 50% 的阴茎癌与 HPV 感染相关，而 42% 的病例为 p16INK4A 阳性。这些研究对于预防和治疗阴茎癌及了解其分子特征和生物学行为具有重要意义。HPV 感染可能导致某些基因的超甲基化，并可能影响阴茎癌的恶性程度和患者的预后，但其临床意义仍需要进一步的研究和阐明（表 35-2-2）。因此，对于不同类型的阴茎癌，了解其发病机制和分子特征至关重要，以制订更有效的预防和治疗策略。

表 35-2-2　体内 HPV 相关阴茎癌模型一览表

系/株	HPV 状态	基因修饰	其他特征
马	阴性，但大多数 EcPV 阳性	无	自发模型，很少发生在马身上。上皮内和癌前病变：乳头状瘤病变。转移：是，转移至淋巴结
C57/BL6 小鼠	阴性	基于 *Apc*/*Smad4* 有或没有 Pten 缺失的靶向缺失	SCC 发生率 100%。*PTEN* 缺失导致顺铂耐药。上皮内和恶性前病变：未描述。转移：无
FVB/N 小鼠	HPV16 阳性	基于整个 HPV16 早期区域的靶向表达	需要暴露于二羟甲基丁酸。SCC 发生率 29.6%。上皮内和恶性前病变：是，尖锐湿疣和上皮内瘤变。转移：无

研究 HPV 阳性阴茎癌的理想动物模型具备一系列关键特征。首先，这个模型应当通过高危 HPV 的关键癌基因来诱导癌变，从而在阴茎特定位置发展病变，能够再现 HPV 诱导的癌症的主要形态学和分子特征，包括基底细胞样 PeIN、与 HPV 相关的 SCC 亚型及淋巴结转移等特征。多个研究小组已经在不同模型中成功实现了这些目标。

一种人乳头瘤病毒阳性阴茎癌小鼠模型使用了携带完整 HPV16 早期区域（包含关键癌基因 E5、E6 和 E7）的小鼠，并将 HPV 癌基因的表达靶向到基底角质细胞，这一小鼠品系被称为 K14-HPV16，最早在 20 世纪 90 年代开发。此外，还存在其他相关品系，它们只携带 E6 和（或）E7 癌基因，用于研究多种 HPV 诱导的癌症。这些小鼠模型不仅能够模拟阴茎癌的发展，还可以用于研究 HPV 与免疫系统互作、激素影响及其他微环境因素和潜在的致癌物质（如烟草毒素）的相互作用。然而，这一模型的一个局限是，其 HPV 癌基因表达不受病毒自然感染机制的调控，而是由 *Krt14* 基因启动子来驱动。此外，上皮内增生和异常病变广泛分布在皮肤和角化黏膜中，这可能会降低该模型用于阴茎癌的特异性。为了解决这个问题,可以通过获取同系细胞系,将其注射到与 FVB/HPV 阴性小鼠匹配的位置,部分弥补模型的特异性。但是,这个模型并不适用于研究 HPV 进入和感染机制。

综上所述,不同的动物模型对于阴茎癌的研究提供了有益的信息,有助于深入了解该疾病的发病机制、分子特征和治疗策略的开发。这些模型为未来的研究提供了重要工具,有助于更好地理解和应对阴茎癌这一疾病。此外,这些动物模型还有助于评估新的治疗方法和药物的有效性,为患者提供更好的临床治疗选择。通过不断改进和利用这些模型,我们可以更深入地探究阴茎癌的发病机制,加速治疗策略的研发,并为患者提供更好的医疗护理和希望。因此,动物模型在阴茎癌研究中具有不可替代的重要作用,将继续为科学界和医学界的进步做出贡献。

第三节　阴茎癌药理学研究

(一) 阴茎癌发病机制研究进展

阴茎癌变的分子机制尚未充分了解,主要受到该罕见疾病病例数量有限及可用于分子和翻译研究的组织样本有限的限制。

HPV 感染被认为是阴茎癌变的主要原因之一,类似于它在宫颈癌中的作用。高危 HPV 亚型,尤其是 HPV16,被广泛认为与阴茎癌发病有关。HPV 感染会导致宿主细胞中的基因突变和异常,促使细胞增殖和不受控制的生长。这一过程可能在阴茎癌的发展中发挥关键作用。因此,研究 HPV 与阴茎癌发病之间的关系及相关的分子机制至关重要。

除了 HPV 介导的途径,还有一部分阴茎癌与非 HPV 介导的途径有关(图 35-3-1)。这些癌症可能受到其他因素的影响,如慢性炎症、包皮过长、吸烟等。这些因素可能引发细胞 DNA 损伤和突变,从而促进癌症的发展。了解这些非 HPV 介导的途径对于综合理解阴茎癌的分子机制至关重要。

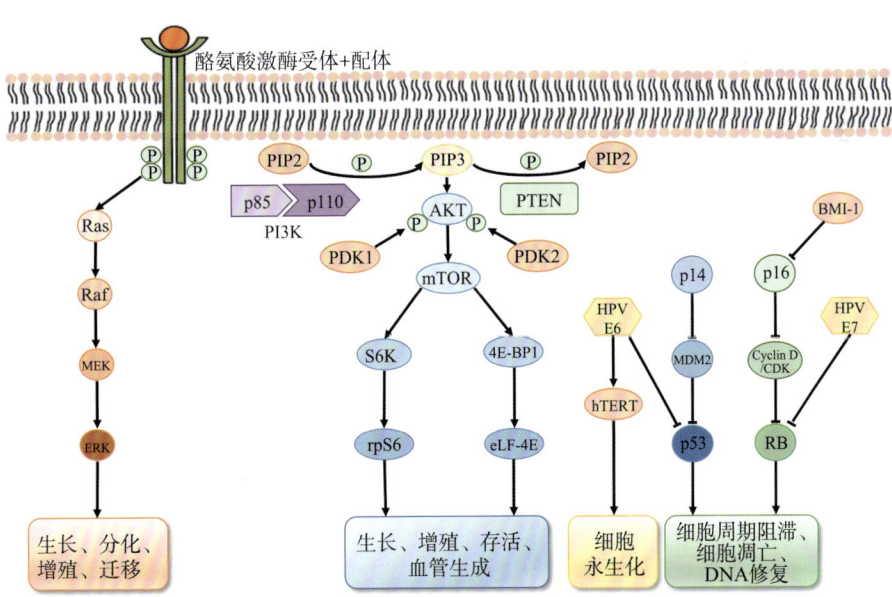

图 35-3-1　HPV 和非 HPV 介导的分子通路示意图

1. **HPV 依赖性的阴茎癌变**　高危 HPV (hrHPV) 与约 33% 的阴茎癌病例相关,其中 HPV16 是最常见的亚型。HPV 病毒粒子通过微小的擦伤和特定的受体,如硫酸肝素蛋白聚糖和 α6 整合素,进入和感染上皮黏膜的基底细胞。持续上皮性 HPV 感染及 HPV DNA 整合到宿主细胞基因组中会导致恶性表型的转化。这会导致基因组不稳定和高危病毒癌蛋白 E6 和 E7 的过度表达,这些蛋白对细胞周期控制产生了失调,这是维持癌症表型的关键。

hrHPV E7 癌蛋白与 pRB 蛋白相关并使其失活,从而释放转录因子 E2F,激活参与 DNA 合成的基因,导致不受控制的细胞周期进程。这一过程导致了 p16INK4A 的过度表达,因为 p16INK4KA 和 pRB 之间的负反馈回路被破坏。这使得 p16INK4KA 的过度表达可以作为 PSCC 中转录活性 HPV 感染的替代标志物,这一点已经得到多个研究小组的证实。

hrHPV E6 癌蛋白则靶向 p53 肿瘤抑制蛋白,通过蛋白酶体介导的降解来破坏 p53。这导致了细胞无法进行 DNA 修复、生长受阻和细胞凋亡,使受感染的细胞更容易发生继发性遗传事件的积累,如突变,最终导致癌症。

2. HPV 独立的阴茎癌变　慢性炎症是阴茎鳞状细胞癌(PSCC)的已知危险因素之一,与慢性刺激和损伤有关,如包皮过长、龟头炎和地衣硬化。环氧合酶-2 是炎症的关键介质,已被发现在 PeIN、侵袭性 PSCC 和淋巴结转移中高度表达。环氧合酶-2 的过度表达导致血栓素和前列腺素的过度生成,其中前列腺素 E_2 在细胞增殖、侵袭和血管生成中起关键作用,包括激活 PI3K-AKT 通路。

(1) 多种遗传改变,包括杂合性缺失(LOH)、突变、缺失、拷贝数增益/扩增和表观遗传修饰,已被确定为阴茎癌变的致癌机制(表 35-3-1)。

(2) 主要肿瘤抑制通路包括 p16INK4A/cyclin D/RB 和 p14ARF/MDM2/p53 通路的失调,这些通路被发现通过 HPV 独立的机制促进阴茎癌发生。*p16INK4A* 基因通常被 LOH 失活,并通过 DNA 甲基化沉默,这导致 p16INK4A 的免疫表达丧失,与淋巴结转移和疾病复发显著相关。此外,在 PSCC 中也发现了 BMI-1 多梳基因的过度表达,导致 p16INK4A 和 p14ARF 的表达下调。

(3) *TP53* 基因等位基因的缺失和突变,以及 *p14ARF* 的突变和甲基化,在 PSCC 中普遍存在。另外,小鼠双分钟 2 同源物(MDM2)的过度表达也是 *TP53* 的负调控因子。*TP53* 的突变会导致 p53 突变蛋白的表达增加(90%)或 p53 蛋白的表达丧失(10%)。PSCC 中 p53 的免疫表达水平在不同研究中有不同的报道,但与 PSCC 的不良预后相关。

(4) 胰岛素样生长因子-1 受体(IGF-1R)在细胞生长和转化中发挥作用,与 PSCC 的组织学分级、亚型和 HPV 之间存在潜在的相关性,需要进一步研究。

(5) 解除调控的 PI3K-AKT-mTOR 通路在阴茎癌变中发挥作用。一些研究发现与 PI3K-AKT-mTOR 信号通路有关的蛋白质如 p-EGFR、HER3 和 HER4 在 PSCC 中过度表达。有限的数据表明靶向抑制 EGFR 的抗 EGFR 抗体可能在晚期 PSCC 患者中有希望的疗效。

(6) 在部分 PSCC 病例中发现 *PIK3CA* 癌基因的突变。*RAS* 基因的激活突变在多种癌症中常见,也在一些 PSCC 中被发现。此外,肿瘤抑制基因 *PTEN* 的免疫表达降低在 PSCC 中普遍存在。

(7) mTOR 和 p-eIF4E 的免疫表达水平在 PSCC 中显著增加,并与淋巴结转移相关,这表明 mTOR 可能是一个治疗的潜在靶点。

表 35-3-1　阴茎癌中常见的基因改变

遗传改变	基因/染色体	概率(%)
点突变	TP53	13~40
	PIK3CA	8~9
	CSN1	17
	RAS	1~19
DNA 甲基化	p16INK4A	42~44
杂合性丢失	p16INK4A	62
	TP53	42
复写数	1p13.3-q44	88
获得/放大	3q13.3-q29	42~86
	8q21.2-q24.3	42~84
拷贝数丢失	2q33-q37.3	86
	3p24.3-q11.1	34~83
	11q12.2-q25	81

3. 肿瘤微环境　深入了解肿瘤微环境(TME)对于有效治疗和为 PSCC 患者提供个性化护理至关重要。已经对 HPV 阳性 PSCC 和 HPV 阴性 PSCC 之间的独特差异进行了研究,包括 TIL 的增加、更强烈的 T 辅助细胞 1 型极化及在 HPV 阳性 SCC 亚组中更显著的细胞毒性免疫反应。根据一项回顾性队列研究,广泛的 PD-L1 表达、CD163[+] 巨噬细胞浸润及低基质 CD8[+] T 细胞浸润与淋巴结转移相关。此外,来自 Vassallo 等的另一项关于阴茎癌肿瘤炎症的研究显示,肿瘤浸润的 FoxP3 阳性调节性 T 细胞高表达与不利的结果和较差的无病生存概率相关。图 35-3-2 中展示了 HPV 依赖性、HPV 非依赖性和 TME 的主要示意图。

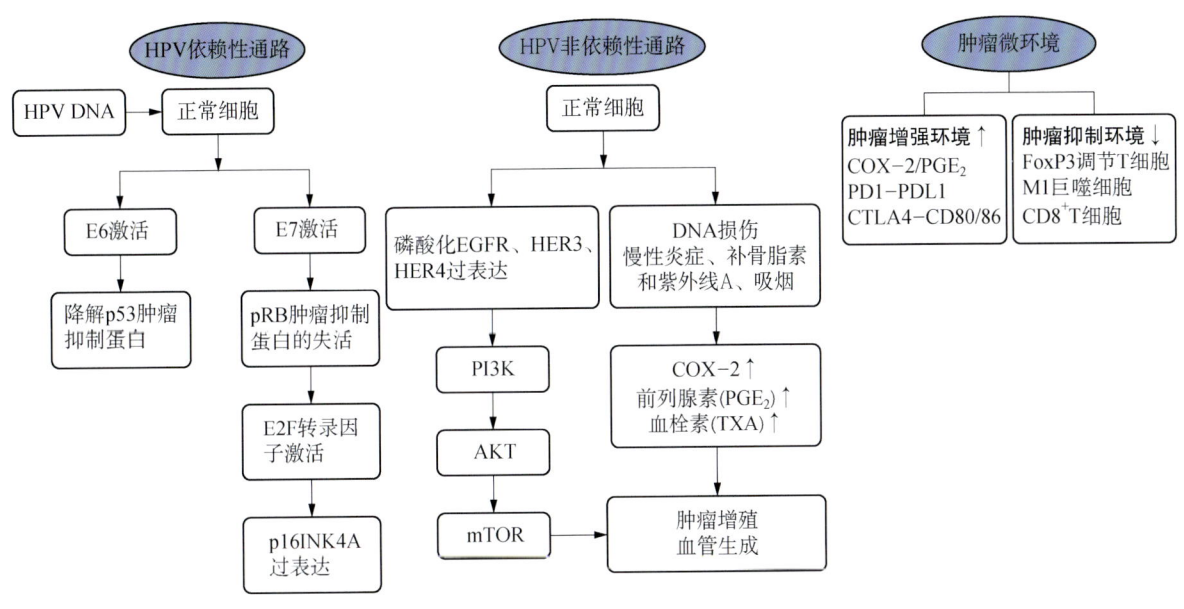

图 35-3-2 HPV 非依赖性与依赖性癌变和肿瘤微环境的示意图

(二) 阴茎癌治疗药物作用机制研究进展

1. 靶向治疗　由于铂类化疗的局限性,研究人员努力探索不同的靶向治疗方式,以个性化护理并优化治疗结果。多项研究表明,PSCC 通过免疫组织化学高度表达 EGFR 蛋白,虽然不是靶向激活 EGFR 突变,但存在基因扩增。

Necchi 等进行了一项前瞻性评估,研究了帕尼单抗(抗 EGFR)治疗不可切除或转移性 PSCC 患者,这些患者至少接受过一线化疗,其中 11 名患者接受了治疗,中位总生存期为 9.5 个月,其中有一个病例出现 3 级皮肤毒性和腹泻。另一项关于二线挽救试验的数据纳入了抗 EGFR 药物西妥昔单抗,对这些患者进行了回顾性回顾,这些患者接受了紫杉醇治疗单独或与西妥昔单抗单独或联合治疗,结果显示了 27% 的缓解率,并且与其他药物相比,包括西妥昔单抗的治疗方案,缓解率有所改善(OR = 5.05, P = 0.077)。

在 Necchi 等的一项 2 期研究中,使用了达可替尼单抗,这是一种全 HER TKI 药物,能够抑制 EGFR、HER2 和 HER4,在 28 名至少接受一线化疗的 cN2~3 或 M1 疾病患者的单臂研究中,整个组的缓解率报告为 32%,12 个月总生存率为 55%,包括局部晚期组的 12 个月总生存率为 64%。

值得注意的是,与 Pagliaro 等的 TIP 数据相比,缓解率明显降低,后者为 50%。尽管疗效适中,但只有 3 名患者(10.7%)出现了 3 级不良反应,进一步分析研究的转化结果发现,患者选择在 HER 受体下游效应子中具有突变,以及 TERT 基因突变的患者中,达可替尼单抗在临床上具有益处。

另一项研究还包括国家癌症研究所的一项 Ⅰ 期"篮子试验",将抗 c-Met、VEGFR2、AXL、RET 抑制剂卡博替尼与联合免疫治疗相结合。共有 3 名晚期 PSCC 患者入组,其中 2 名患者出现病情稳定,1 名患者出现部分缓解。总体而言,由于这些研究的样本量较小、患者异质性和回顾性性质,难以进行跨试验比较并得出明确结论。似乎抗 EGFR 和全 HER TKI 药物是可以耐受的治疗选择,可以供那些不适合标准化疗方案(如 TIP)或在接受铂类化疗后的患者选择。这个领域需要进一步的前瞻性随机对照试验。此外,前面讨论过的其他靶向通路可能代表新兴靶点,包括 mTOR、NOTCH1、DDR 和 ERBB2 通路。

2. HPV 导向治疗　考虑到 PSCC 中 HPV DNA 的高流行率(约 50%),研究还应着重于 HPV 导向的治疗方法。该病理主要依赖于 HPV 蛋白 E6 和 E7 的致癌作用。除了考虑预防性疫苗之外,早期疫苗研究已经证明了诱导细胞毒性 T 细胞反应与清除 HPV 相关的癌前病变之间的相关性,通过免疫反应来对抗 E6 和 E7 蛋白。迄今为止,在 PSCC 的情况下尚无治疗性疫苗的前瞻性数据;然而,在其他实体肿瘤,如宫颈癌中,无论是在预防还是治疗设置中,仍然存在鼓舞人心的数据和有效性。治疗性 HPV 疫苗在多个正在进行/招募的筐试验中进行测试,包括阴茎癌,包括单独疫苗与免疫疗法(包括抗 PD-1、抗 PD-L1 和自体 T 细胞疗法)的联合。此外,一种有前途的组合,包括转化生长因子-β 和 PDL-1,已在一项涉及 HPV 阳性癌症的

Ⅰ/Ⅱ期试验中使用。这种双重靶向疗法的总反应率为30.5%,包括5例完全缓解,尽管试验中没有PSCC患者(表35-3-2)。

表35-3-2 由HPV引导的包括阴茎癌在内的"篮子试验"

研究	患者资格	HPV目标	其他治疗	患者数量	主要终点	研究状态
阶段Ⅰ/Ⅲ						
NCT02379520	复发性HPV+疾病或HPV+疾病不适合标准治疗	HPV16/18 E6/E7特异性T淋巴细胞	环磷酰胺、氟达拉滨和纳武利尤单抗(抗PD-1)	32例	剂量限制性毒性的发病率	不招募
NCT02858310	复发或转移性HPV+疾病	HPV16 E7靶向T细胞受体(E7 TCR)	阿地白介素,氟达拉滨,环磷酰胺	180例	阶段Ⅱ剂量	招募中
NCT04180215	复发或转移性疾病	HB-200+/-HB-202	无	200例	剂量限制性毒性发生率和阶段Ⅱ剂量	招募中
NCT04432597	复发或转移性HPV+疾病	PRGN-2009(HPV疫苗)	PD-L1/TGF-β双抗(M7824)	76例	阶段Ⅱ剂量和安全性	招募中
NCT03439085	复发或转移性HPV+疾病	INO-3112	德瓦鲁单抗	77例	客观缓解率	招募中

3. 免疫疗法 包括免疫检查点阻滞(ICB)和T细胞免疫治疗(ACT),代表了一种新兴的癌症治疗方法,目前正在积极进行临床研究。目前已发表的研究数据主要涵盖了小规模病例系列,其中包括Hahn等研究小组的研究。其中,他们汇报了在罕见肿瘤类型中应用pembrolizumab的临床试验的结果,其中包括3例PSCC(阴茎鳞状细胞癌)患者。值得关注的是,其中一名患者具有微卫星高度不稳定(MSI-H)病例,通过pembrolizumab治疗后,出现了持久的部分反应,并且接受了巩固性手术,随后保持了长达38.7个月的疾病无症状状态。另一篇病例系列由Chahoud等研究小组发布,揭示了pembrolizumab对一名完全反应患者的持续治疗,该反应在TMB高状态(TMB-H,突变负荷高,TMB>10)下持续了38个月,并且对一名PD-L1表达阳性的患者进行了部分反应的维持治疗,持续了18个月。

除了PD-1和PD-L1抑制引发的显著反应外,联合应用PD-(L)1和CTLA-4抑制的ICB也呈现出一定希望,尽管数据有限。

尽管研究显示了ICB在阴茎癌治疗中的潜力,特别是对于MSI-H、dMMR或TMB-H的转移性/复发疾病患者,但仍然需要深入研究ICB在所有阴茎癌患者中的应用。因为我们了解到,许多肿瘤类型在ICB治疗方面并不依赖于特定的分子特征(如MSI-H、dMMR或TMB-H)。此外,TMB在不同肿瘤类型之间存在差异,因此不能明确预测哪些患者会对ICB产生反应,哪些患者不会。

大多数ICB和其他新型疗法的临床数据都集中在复发/难治性疾病的治疗方面。然而,我们应该强调,在疾病的早期阶段对替代治疗进行研究仍然至关重要,因为这有助于优化治疗策略并改进早期疾病阶段的标准。

此外,Doran等研究人员的里程碑性研究首次证明了工程化T细胞的可行性,特别是针对HPV的靶向工程化T细胞。这项研究进行了Ⅰ/Ⅱ期试验,患有难治性疾病的患者接受了自体基因工程的T细胞,这些T细胞表达针对HPV16 E6的TCR(E6 TCR T细胞),并采用了特定的治疗方案和全身阿尔德勒肯治疗。在Ⅰ期试验中未观察到剂量限制性毒性,并且有2名患者经历了客观的临床反应。

在类似的试验设计中,Nagarsheth等研究人员进行了首次人体试验,针对HPV16 E7的患者进行了针对HPV相关上皮癌的临床试验。在12名患者中,有6名患者记录到了客观的临床反应,其中包括8名患有抗PD-1耐药疾病的4名患者。

一项创新的篮试验(NCT02379520)目前仍在进行中,旨在组合TCR-based方法来针对HPV、E6和E7,同时还评估与Nivolumab(ICB)的联合应用。这些研究展示了免疫细胞疗法在阴茎癌治疗中的潜力,并为进一步的研究提供了重要的方向。

(杨 莹)

参考文献

[1] Adashek J J, Necchi A, Spiess P E. Updates in the molecular epidemiology and systemic approaches to penile cancer [J]. Urol Oncol, 2019, 37(7): 403-408.

[2] Aydin A M, Cheriyan S, Spiess P E. Treating advanced penile cancer: where do we stand in 2019? [J] Curr Opin Support Palliat Care, 2019, 13(3): 249-254.

[3] Chadha J, Chahoud J, Spiess P E. An update on treatment of penile cancer [J]. Ther Adv Med Oncol, 2022, 14: 17588359221127254.

[4] Coba G, Patel T. Penile Cancer: Managing sexual dysfunction and improving quality of life after therapy [J]. Curr Urol Rep, 2021, 22(2): 8.

[5] Deem S, Keane T, Bhavsar R, et al. Contemporary diagnosis and management of squamous cell carcinoma (SCC) of the penis [J]. Bju International, 2011, 108(9): 1378-1392.

[6] Medeiros-Fonseca B, Cubilla A, Brito H, et al. Experimental models for studying HPV-positive and HPV-negative penile cancer: new tools for an old disease [J]. Cancers (Basel), 2021, 13(3): 460.

[7] Medeiros-Fonseca B, Mestre V F, Estêvão D, et al. HPV16 induces penile intraepithelial neoplasia and squamous cell carcinoma in transgenic mice: first mouse model for HPV-related penile cancer [J]. J Pathol, 2020, 251(4): 411-419.

[8] Mottet N. Epidemiology of penile cancer [J]. Progrès en Urologie, 2003, 13(5 Suppl 2): 1237.

[9] Pagliaro L C, Williams D L, Daliani D, et al. Neoadjuvant paclitaxel, ifosfamide, and cisplatin chemotherapy for metastatic penile cancer: a phase II study [J]. J Clin Oncol, 2010, 28(24): 3851-7.

[10] Porcellato I, Mecocci S, Mechelli L, et al. Equine penile squamous cell carcinomas as a model for human disease: a preliminary investigation on tumor immune microenvironment [J]. Cells, 2020, 9(11): 2364.

[11] Protzel C, Hakenberg O W. Das Peniskarzinom-eine herausforderung für die moderne uro-onkologie [J]. Aktuelle Urologie, 2013, 44(05): 363-369.

[12] Suárez-Bonnet A, Willis C, Pittaway R, et al. Molecular carcinogenesis in equine penile cancer: A potential animal model for human penile cancer [J]. Urol Oncol, 2018, 36(12): 532.e9-532.e18.

[13] Thomas A, Necchi A, Muneer A, et al. Penile cancer [J]. Nature Reviews Disease Primers, 2021, 7(1): 11.

第三十六章 勃起功能障碍药理学

第一节 概　　述

（一）概念

勃起功能障碍（erectile dysfunction，ED）是一种常见的男性性功能障碍（图36-1-1），通常定义为无法持续达到或维持足够坚硬、持久的阴茎勃起以进行满意的性交。ED可分为两类主要情况：一类是指难以实现勃起，另一类是指难以维持勃起。研究发现，大多数无法实现勃起的个体通常伴随着其他健康问题或疾病（图36-1-2）。

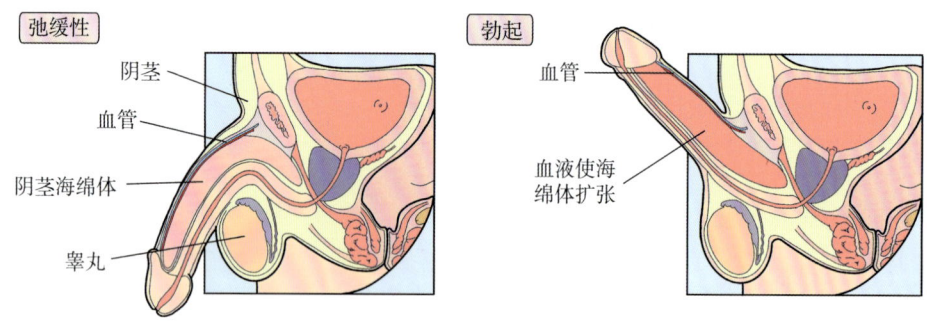

图36-1-1　勃起功能障碍

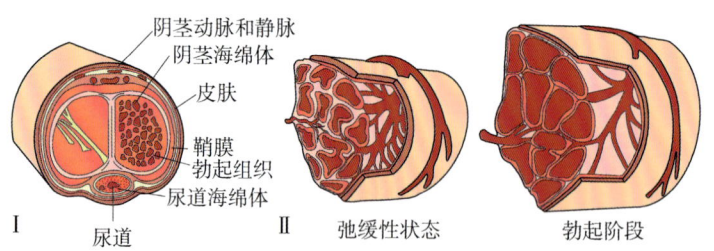

图36-1-2　阴茎生理变化的不同阶段

（二）流行病学

全球范围内，ED的患病率显示出显著的差异性，从3%～76.5%不等。这种差异主要源于研究方法的不同和用于筛查与诊断的工具的多样性。

在2000年，德国医生博朗利用验证过的问卷评估德国男性的ED情况，发现在30～80岁男性中，ED的患病率为19.2%，随着年龄的增长而显著增加。特别是在58～80岁的年龄段，ED的发病率迅速增至近18%。值得注意的是，尽管在年轻年龄组中ED对生活质量产生了显著的负面影响，但在年龄较大的群体（58岁及以上）中，这种影响似乎减弱，甚至几乎可以忽略不计。在性能力方面，一般认为男性在30岁左右时勃起能力最佳，只有约1%的男性报告经常遇到勃起困难。然而，随着年龄增长，遇到勃起问题的比例显著增加,在65～74岁的男性中,有32%频繁遇到勃起困难。在30岁时,大约65%的男性表示从未经历过勃起问题,但到了50岁,这一比例下降至40%,到了70岁时进一步降至不到20%。

(三) 病因

勃起功能障碍的病因多种多样,一般分为器质性和心理性两种类型(图36-1-3)。

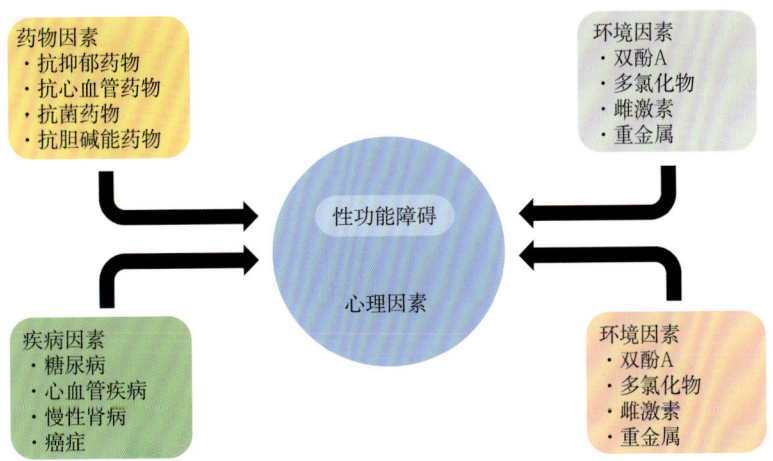

图36-1-3　性功能障碍的主要原因

虽然在很多情况下,ED被认为是一种心理障碍,但现在越来越多的证据表明,它也可能是由器质性疾病引发的并发症。医学研究人员已经明确,绝大多数ED是由激素、神经系统或血管问题引起的。导致患者面临性功能障碍的因素包括以下几点。

(1) 不良环境因素:如电离辐射、摄入过量雌激素的重金属或生活环境。

(2) 药物:包括抗肿瘤药物、抗高血压药物和抗生素等。

(3) 慢性疾病:如糖尿病、高血压、激素紊乱、持续压力和焦虑等。

(4) 生活方式:如肥胖、吸烟和酗酒。

(四) 症状

ED患者经常出现性习惯和心理上障碍,常伴有慢性疾病和器质性病变,导致在正常的情况下,阴茎无法充血,不能勃起,或者勃而不坚,无法维持一定时间内的勃起导致性交失败。

ED的症状通常包括勃起困难、维持勃起困难、勃起硬度不足、勃起硬度不稳定、勃起不稳定、性欲减退及性交中断。

需要注意的是,偶尔的勃起问题不一定意味着ED。许多男性偶尔会经历勃起困难,这可能是由于压力、疲劳或饮酒等因素引起的。

(五) 组织病理学

一般情况下,ED患者的生殖器没有明显的组织病理学改变。ED通常是与性功能或性血流问题有关,而不是由于明显的组织病理学病变引起的。然而,一些慢性疾病或其他健康问题可能会导致阴茎出现一些畸形或异常的情况,包括大小尺寸、形状和斑块等方面的变化。

(六) 临床治疗

1. 药物治疗　在20世纪90年代,西地那非(万艾可)成为首个被批准用于治疗勃起功能障碍的药物。根据药物的作用机制和其在生物学上的效应位置,目前将勃起功能障碍治疗药物分为四大类:中枢激动(启动)剂、中枢调节(促进)剂、外周激动(启动)剂、外周调节(促进)剂。

(1) 中枢激动(启动)剂:作用于中枢神经系统激活勃起功能。通过刺激脑内多巴胺系统,启动了大脑皮质及包括下丘脑在内的边缘系统,从而控制和促进勃起,如阿扑吗啡和曲唑酮。

(2) 中枢调节(促进)剂:通过改善中枢神经系统内环境来调节勃起功能,特别是在神经衰弱引起的勃起功能障碍方面。一种常见的药物是育亨宾,它是从育亨宾树皮中提取的吲哚生物碱。20世纪初,育亨宾被用于治疗神经衰弱引起的勃起功能障碍和麻痹性不感应症,取得了显著的效果。

(3) 外周激动(启动)剂:通过作用于周围神经系统启动勃起功能,这一机制涉及激活腺苷酸环化酶以直接引起平滑肌松弛,从而促使阴茎勃起。在临床医学中,发现将血管扩张剂和显影剂注入股动脉后,男性患者会出现勃起现象,这一观察成为治疗勃起功能障碍的一项重要突破。最初使用的药物是罂粟碱,但它引发了许多严重的不良反应,包括长时间的阴茎勃起、海绵体纤维化及阴茎弯曲等问题。后来,前列腺素 E_1(PGE_1)被引入作为替代药物,具有相同的疗效。目前,磷酸二酯酶-5 抑制剂如西地那非等被广泛使用。

(4) 外周调节(促进)剂:通过改善局部或周围神经系统的内环境,以促进或增强勃起功能。西地那非具有特异性抑制 PDE-5 活性的作用,促使一氧化氮(NO)从神经末梢和内皮细胞释放出来,与海绵体平滑肌上的受体结合,激活细胞内可溶性鸟苷酸环化酶,进而使得 GTP 转变为 cGMP。cGMP 作为细胞内的第二信使分子,激活了蛋白激酶 C(PKC)和蛋白激酶 A(PKA),这两者通过活化钙离子(Ca^{2+})来降低细胞内游离 Ca^{2+} 水平,从而导致了海绵体平滑肌的松弛、动脉血管的扩张及阴茎的充血和勃起。

类似于西地那非,伐地那非和他达拉非也具有相似的作用机制,它们是经口服的药物,抑制阴茎海绵体内的 PDE-5,从而增加性刺激下海绵体局部释放的一氧化氮(NO),导致阴茎平滑肌和阴茎动脉平滑肌的松弛,最终引发阴茎的充血和勃起。

2. **其他治疗方案** 除药物治疗外,基因治疗作为治疗 ED 的新方法,其原理和研究进展是颇为引人关注的话题。基因治疗在 ED 治疗中的应用通常涉及向患者体内传递特定的基因,这些基因能够修复或改善与 ED 相关的生理缺陷。

第二节 勃起功能障碍生物学模型

研究不同类型的 ED 需要应用不同的动物模型,包括啮齿动物、兔子、猫、狗及灵长类动物。这些模型的有效性评估需要考察多种指标,如勃起硬度、勃起持续时间和性欲等,以深入了解 ED 的发病机制,有助于开发新的治疗方法。

尽管难以在动物模型中精确模拟心理性 ED,但建立 ED 的生物学研究模型仍然具有重要价值。了解器质性 ED 的生物学机制可以提供更具体的诊断和治疗方案,而对心理性 ED 的研究则需要结合人类研究和动物行为学,以更好地理解心理因素对性功能的影响。

(一) **血管性 ED 动物模型**

血管性病变在勃起功能障碍(ED)的发病中占据着主要地位,约占 ED 患者近 50%。这一现象部分是因为 ED 与心血管疾病存在共同的危险因素,包括高血压、高血脂、肥胖等。根据阴茎勃起过程的血流动力学特点,任何导致阴茎海绵体动脉供血减少的疾病都可能引发血管性 ED,如急性血管损伤、动脉粥样硬化、动脉狭窄及心功能异常等。

急性血管损伤是一种可能导致血管性 ED 的病理情况,其特点是发病速度较快。因此,这类模型被称为血管性 ED 的急性模型。这些模型有助于研究急性血管损伤对勃起功能的影响,提供了理解与血管性病变相关的 ED 发病机制的重要途径。

1. **兔急性模型** 通过结扎新西兰家兔的髂内动脉,研究者成功复制了血管性 ED 模型。这一模型为深入研究血管损伤引发的 ED 提供了有力的工具。

在实验中,雄性新西兰大白兔被麻醉后,通过手术结扎髂内动脉,模拟了血管性损伤。随后,对这些兔子进行了观察,分别在缺血后的 3 天、1 周和 4 周进行了离体实验,以评估阴茎的海绵体平滑肌(CCSM)的松弛功能和勃起功能的变化。实验结果显示,在缺血后的 3 天内,对乙酰胆碱(Ach)的舒张反应没有显著变化。但在 1 周时,Ach 的反应明显降低,不过在 4 周时完全恢复。值得注意的是,在所有时间点,缺血并没有改变对硝普钠和电场刺激的反应,这表明这些变化是与内皮依赖性舒张反应和勃起功能有关的。

这一研究发现在血管性 ED 模型中,最初 CCSM 内皮依赖性舒张反应和勃起功能降低,但随后发生了完全的改善,这可能与侧支循环的形成有关。这一模型有助于深入研究血管性 ED 的机制,为未来的治疗方法和策略的发展提供了重要的参考。

这一模型为研究血管性 ED 的机制提供了独特的机会。通过模拟血管损伤,研究者能够观察和分析在 ED 发病过程中海绵体平滑肌的反应变化。这有助于深入了解血管损伤对勃起功能的影响及相关的生物学机制。

2. **大鼠急性模型** 研究人员采用结扎大鼠阴部内动脉的方法,成功建立了血管性 ED 的有效模型。

在实验中,研究者通过精确的外科手术,在6个月大的SD大鼠身上制作了纵向切口,并成功分离和结扎了阴部内动脉的主干及阴茎分支。随后,他们对手术伤口的愈合进行了观察,并在特定时间点(包括第6h、第3天、第7天、第3周和第6周)进行了海绵体内压力(ICP)的监测,同时对海绵体神经进行了电刺激。

实验结果显示,接受电刺激后,结扎阴部内动脉的SD大鼠的ICP上升了10~30 cmH$_2$O,而假手术组的大鼠的ICP上升幅度约为80 cmH$_2$O。这表明通过这一方法,成功建立了有效的血管性ED模型。

3. 大鼠慢性模型　慢性模型为研究与动脉粥样硬化、高脂血症及高胆固醇血症相关的ED提供了重要的实验工具。这些模型更贴近慢性疾病的生理特点,有助于深入探讨这些疾病如何引发ED。通过建立高脂血症和高胆固醇血症诱导的ED模型,研究者揭示了血脂异常与勃起功能的密切关系,同时指出了与内皮细胞、平滑肌细胞含量、平滑肌/胶原比值及环磷酸鸟苷(cGMP)水平等因素之间的相关性。

4. 大鼠高血压致ED模型　研究人员采用微量渗透泵植入的方法成功建立了血管紧张素Ⅱ诱导的高血压性ED模型,通过持续泵入血管紧张素Ⅱ,有效提高了SD大鼠的血压,导致海绵体血管过度收缩,最终诱发了ED。通过评估多项参数,包括最大ICP/MAP比值及nNOS蛋白表达数量,验证了该模型的稳定性和可靠性。

研究者还采用了N(G)-硝基-L-精氨酸甲酯(L-NAME)的给药方法,通过连续4周的治疗,成功诱导了成年雄性SD大鼠的高血压性ED模型。这种方法的优点在于模型建立成功率较高,但也存在药物剂量不明确的缺点,需要进一步的精确调整和研究,以便更好地理解高血压对ED的影响机制,为相关的临床研究和治疗提供更有力的支持。

5. 兔高脂饲料加扩张髂内动脉模型　研究人员采用雄性新西兰大白兔作为实验对象,通过同时施以高胆固醇饮食和球囊导管损伤双侧髂内动脉内皮的方法,进行了研究。他们在术后的第4周至第8周期间进行了血脂测定,观察了阴茎勃起情况和交配行为,同时采用了盐酸罂粟碱注射、阴茎血管双核素检查及髂内动脉数字减影造影(DSA)等方法来研究勃起功能。实验结果表明,与对照组相比,术后的4周和8周,模型组的动物出现了明显的高脂血症,勃起程度明显下降,交配实验中的各项观察指标均显著降低($P<0.01$)。动脉造影结果显示,双侧髂内动脉的管腔直径明显缩小,双核素检查中的动脉显像指数(PIA)及静脉显像指数(PIV)也明显降低。

这一研究结果确认了通过采用高胆固醇饮食和球囊导管扩张双侧髂内动脉的方法,可以有效加速ED模型的形成。这一模型的建立为深入研究高胆固醇和高脂血症对勃起功能的影响提供了有力工具,有望为相关临床研究和治疗提供新的见解和支持。

(二)内分泌性ED动物模型

性功能障碍与内分泌功能紊乱密切相关,包括性腺功能减退症、甲状腺功能亢进症、高泌乳素血症及糖尿病等疾病均可引起ED,其中以糖尿病性ED(DMED)最为常见。糖尿病患者的ED发生率高达30%~70%,比非糖尿病患者高2~5倍。然而,糖尿病性ED的病因和发病机制尚未完全阐明,因此迫切需要建立理想的DMED模型,以深入研究其发病机理并寻找有效的治疗方法。

目前,最经典的DMED模型建立方法是使用链脲佐菌素(STZ)诱导1型糖尿病性ED的大鼠模型。这种方法具有成本低、操作简便等特点,但需要小心避免将药物注射到肠道,以免导致动物死亡。近期的研究表明,STZ注射后,大鼠需要接受胰岛素治疗以维持血糖水平,模型建立成功后,实验组大鼠的交配次数明显减少,其血糖水平也显著升高,从而验证了这一建模方法的可行性。

随着基因技术的进步,近年来还出现了基于基因敲除技术制备的1型糖尿病动物模型。与基因模型相比,STZ模型更具明显的神经病理改变,因此在研究中被广泛采用。此外,新西兰家兔也被用于制备1型糖尿病动物模型,通过四氧嘧啶耳缘静脉注射的方式成功建立了糖尿病ED家兔模型。该方法的成功标志通常是空腹血糖水平大于126 mg/dL。

(三)神经性ED模型

大脑、脊髓、海绵体神经、阴部神经及神经末梢、小动脉及海绵体上的感受器的病变也可能是勃起功能障碍的病因之一。不同病变部位可能涉及不同的病理生理机制,对性功能产生的影响也各有不同。中枢性系统疾病可以通过多种途径对性功能产生影响,从而引发勃起功能障碍。例如,脑部疾病可能干扰性欲、勃起反射及性交中的心理过程,从而导致ED。另一方面,脊髓损伤,尤其是下脊髓损伤,勃起功能的保留率相对较低,仅约25%的患者保留了勃起功能。这提示骶段副交感神经在勃起的中枢过程中起到了至关重要的作用。此外,周围神经的损伤也可能导致勃起功能障碍。

建立神经性勃起功能障碍（ED）模型的方法多种多样，包括损伤、挤压、冷冻或切断海绵体神经（CN）等方式。这些方法被用于研究不同程度的神经性ED，每种方法都具有其特定的优点和应用场景。

一种常用的方法是通过挤压CN来模拟神经性ED。在这种方法中，研究者使用镊子、止血钳或动脉夹等器械对CN进行机械压迫，类似于保留神经的盆腔肿瘤根治术。这种方法在SD大鼠中的应用较为可行，因为它们的海绵体神经分布与人类相似。结果表明，通过挤压CN，可以引起大鼠的ED，伴随着勃起反应的减弱和神经一氧化氮合酶（nNOS）含量的降低。此外，针对挤压引起的ED，研究者还尝试使用血管内皮生长因子（VEGF）和脑源性神经营养因子（BDNF）进行治疗，取得了一定的效果。

另一种建模方法是通过冷冻CN来诱发神经性ED。与挤压不同，冷冻不会破坏神经鞘，有助于勃起功能的恢复。研究结果表明，冷冻引起的海绵体神经损伤在第3个月时有所恢复，并伴随着nNOS的相应变化。

相对于挤压和冷冻方法，切断CN是一种模拟严重神经性ED的方式，因为切断后神经鞘的连续性中断，无法形成再生轴突的神经通路，从而造成不可逆的损伤。这种方法的持续时间较长，通常持续12周或更久。

除了海绵体神经损伤模型，还有学者选择脊髓损伤（SCI）的方式建立神经性ED模型。通过在小鼠背部中线作切口并横断脊髓，可以引发类似于射精的节律性球海绵体肌收缩和阴茎勃起。这种方法有助于研究脊髓损伤对ED的影响，其中一些研究发现脊髓横断后的小鼠勃起反应增强。

（四）心理性ED动物模型

心理压力与ED密切相关，包括夫妻关系不协调、性知识缺乏、不良性经历、工作压力等因素。同时，ED也可以引起抑郁、焦虑等心理症状。不同于器质性ED，心理性ED的患病人群趋向年轻化，研究表明35岁以下男性的心理性ED患病率高达70%。因此，建立心理性ED的动物模型对于研究人类ED发病机制具有重要意义，然而由于人类的心理活动非常复杂，将这些因素模拟在动物身上相对困难。

目前，已有文献报道了各种应激引发的心理性ED动物模型的建立方法。其中，一些研究者使用了不同的应激刺激来诱发心理性ED。

Gonzálezquijano等研究者将大鼠限制在树脂玻璃圆柱内，经过一段时间的暴露后，立即观察其应激后的性行为。Ishikawa等研究者则使用电击怒盒将大鼠暴露于足底电击，然后在电击结束后一定时间内评估大鼠的性行为。这两种方法各有特点，Gonzálezquijano等的方法主要是通过限制活动空间来施加应激，而Ishikawa等的方法则是通过疼痛刺激来引发应激。这些研究对于了解应激如何影响动物的性行为有重要意义，同时也为相关的神经生物学和行为学研究提供了实验模型。

Bidzinska等研究者的实验和国内学者的改进研究都集中在使用特定的应激方法来研究其对大鼠性行为的影响。Bidzinska等的实验通过将大鼠放入深水池中，迫使它们保持游泳或直立以避免淹死，从而引发强烈的应激反应。这种方法通常被称为"强迫游泳测试"，是一种常用的动物模型，用来研究抑郁症的行为表现及其潜在的治疗方法。

国内学者在此基础上的改进，即重复悬挂倒吊大鼠在水面上，可能旨在增加应激的强度。这种改进可能使得研究更能模拟极端或严重的应激情境，并观察这种增强的应激对大鼠性行为的影响。

第三节　勃起功能障碍药理学研究

男性ED是一个多因素引起的问题，需要综合考虑生理、心理、社会和药物因素来进行评估和治疗。

阴茎勃起过程的研究已经深入探讨了神经生物学和分子生物学基础，同时最近的神经影像学研究也揭示了大脑在勃起调控中的关键作用。这些进展不仅有助于更好地理解勃起功能的生物学机制，还为潜在的治疗靶点提供了基础。

（一）ED发生机制研究进展

1. **内皮功能障碍**　多年来，内皮在勃起功能中的作用已经被注意到，ED与其他疾病，尤其是冠心病、心血管疾病（CVD）等影响内皮功能/功能障碍的疾病存在明显重叠。现在已经知道内皮细胞会影响血管张力，并影响动脉粥样硬化的过程，从而影响了ED、CVD和外周血管疾病。

内皮在勃起功能中的作用在磷酸二酯酶5(PDE-5)抑制剂西地那非增强勃起功能的观察中变得更加清晰。勃起是通过血管内皮细胞释放一氧化氮(NO)而发生的。内皮细胞减少产生NO将对海绵体内平滑肌产生负面影响,导致平滑肌细胞松弛减少,血液供应减少,最终导致ED。一个类似的现象在冠状动脉系统中也是众所周知的,导致CVD。

重要的是要理解,ED通常直接与内皮功能障碍相关,而勃起时由阴茎动脉的血管释放NO直接与完整、健康的内皮功能相关。在内皮功能障碍的情况下,勃起的过程无法正常进行。

有机性ED的发病机制与内皮功能障碍相关。内皮细胞可能会因多种机制受损,其中大多数会对组织产生氧化应激。许多导致氧化应激的原因与生活方式问题有关,这些问题会导致高血压、糖尿病和脂质代谢异常(图36-3-1)。内皮细胞功能障碍导致内皮依赖性血管舒张减少及白细胞黏附增加到内皮细胞。内皮细胞损伤随后会导致一系列后果,包括ED,其他类型的血管收缩、动脉粥样硬化和血栓形成。

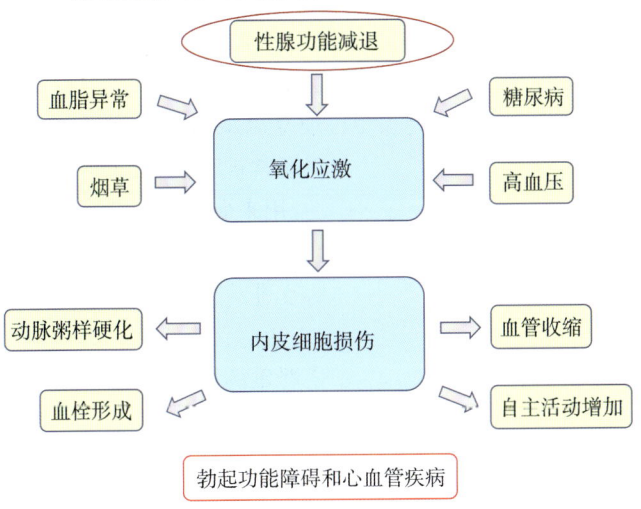

图36-3-1 氧化应激、内皮功能障碍与ED之间的关联

2. 性激素水平 下丘脑-垂体-性腺轴和细胞因子共同调节睾酮(T)的生成,维持正常的T水平对于男性性器官发育和第二性征的维持至关重要。T水平下降可能导致男性性腺功能减退症,进而引发不同程度的性功能障碍,包括ED。

随着男性年龄的增长,勃起功能下降和睾酮水平降低是常见现象。此外,还存在心血管疾病(CVD)风险增加、肌肉消耗、骨密度降低和性欲减退等问题,所有这些都与睾酮代谢密切相关。睾酮通过四个主要机制在维持勃起功能中起着关键作用。已经证明,雄激素剥夺会导致一氧化氮合酶释放受损、磷酸二酯酶-5(PDE-5)表达和活性改变、睾丸海绵体神经功能受损,并促使阴茎静脉闭锁病的发生。

(1)阴茎海绵体信号通路是诱发ED的核心机制:在阴茎平滑肌舒张信号通路中,发现了多个介导PCSM松弛的信号通路,其中最主要的是一氧化氮/环磷酸鸟苷(NO/cGMP)通路和cAMP通路。降低雄激素水平可能会下调阴茎海绵体中内皮型一氧化氮合酶(eNOS)的表达,导致阴茎血管内皮细胞功能障碍,进而引发ED。雄激素在维持正常勃起中扮演关键角色,通过雄激素受体(AR)和共激活因子的协同作用,增强VIP/cAMP/PKA信号通路的效应,介导PCSM的舒张,从而有助于维持勃起功能,尤其是在低雄激素浓度下。

(2)阴茎平滑肌收缩信号通路:PCSM(阴茎平滑肌)的收缩涉及ET-1和AngⅡ等外周递质,主要信号通路包括RhoA/ROCK、PKC/CPI-17和ERK1/2。雄激素替代治疗可以改善异常激活的RhoA/ROCK途径,有助于缓解ED,睾丸激素也是ED的重要因素之一,与多条信号传导通路互相关联,形成整体调控网络。

3. 糖尿病性勃起功能障碍 现代医学认为糖尿病性勃起功能障碍(DMED)的发病机制主要包括神经病变、分子生物学异常、血管病变和内分泌异常等因素。

在血管方面,高血糖会影响血管壁和内皮因子,导致糖尿病患者周围血管发生病变,如血管壁弹性纤维糖基化反应,进而限制海绵体窦状内血管的舒张能力,降低海绵体的血流,影响阴茎勃起功能。此外,损害内皮功能包括减少血管内皮一氧化氮合酶的合成、增加氧化应激、降低生长因子、激素和细胞因子水平,同时增加血管收缩因子水平,进一步导致血流减少,从而引发ED。

神经病变主要表现为神经周围基底膜的增厚和脱髓鞘改变,这是神经病变的主要特征。高血糖状态减少了神经纤维中神经原型一氧化碳合成酶的分布,破坏了参与阴茎勃起的神经信号传导。

此外,高血糖导致糖基化终末产物的积累、氧化应激、细胞凋亡、激素失衡等都可能影响勃起过程,导致勃起功能障碍。近年来,细胞层面的机制研究成为研究的热点,例如细胞自噬在DMED中的作用。研究者发现,自噬激活可以参与控制糖尿病血管内皮衰老相关炎症因子的分泌和内皮衰老过程,为今后治疗DMED提供了新的思路和方法。

(二)勃起功能障碍治疗药物作用机制研究进展

正如在许多医疗情况下一样,首选治疗方法是生活方式的改变,这被视为ED管理的第一线治疗,可以对ED产生有益影响。

ED管理的其他选择包括雄激素替代疗法(TRT)、磷酸二酯酶5(PDE-5)抑制剂、海绵体内注射疗法、真空勃起装置(VCD)、尿道内前列腺素栓剂和植入阴茎假体手术。

PDE-5抑制剂是主要的第二线治疗方法,通过增加海绵体内的血流来起作用。除此之外,第二线治疗药物选择还包括阿普斯特,可以选择海绵体内注射或尿道内注射。另有两种产品可供直接注射使用。

实验动物模型已经证明了基因疗法可以改善勃起功能。人体研究也可能展示这种疗法的成功。首个用于治疗ED的干细胞研究于2004年发表。这项研究使用胚胎干细胞治疗ED。目前,已经有36项已发布的基础研究评估了干细胞疗法用于ED,其中包括两项临床试验。干细胞的作用机制是通过产生血管新生,随后增加海绵体内海绵体平滑肌细胞,从而改善海绵体的功能。

1. 睾酮替代疗法　有观察结果表明,在使用PDE-5抑制剂效果不佳的雄激素不足男性中,睾酮替代疗法(TRT)可以增强PDE-5抑制剂的疗效。此外,研究人员已经证明,即使没有同时使用PDE-5抑制剂,TRT也可以改善雄激素不足男性的勃起功能。欧洲泌尿学协会为管理雄激素不足男性患有ED的建议指出,在开始PDE-5抑制剂治疗之前,应确保患者达到正常雄激素状态。

最近,美国FDA发布了有关TRT的安全公告。其中提到:这些药物的益处和安全性尚未确定,我们还要求这些制造商在标签上添加信息,提醒可能会增加服用睾酮的患者患心脏病和中风的风险。

2. 细胞疗法　是指通过注射、移植或植入等方法将细胞材料转移到患者体内进行医疗治疗。细胞疗法具有多种优势,如自体干细胞的安全性及干细胞的多样功能,使其能够提供更快的治疗和恢复。细胞疗法大致分为基于干细胞和非干细胞的单细胞和多细胞疗法,涵盖多个治疗领域,如再生医学、免疫疾病和癌症。目前,大多数基于细胞的疗法仍处于临床试验的第一阶段和第二阶段。此外,关于非干细胞基础的细胞疗法(如外周血单核细胞)的研究很少。

过去20年中报道的文献大致可分为5个主要的研究类别,分别是脂肪来源干细胞(ADSC)、间充质干细胞(MSC)、尿液来源干细胞(USC)、胎盘干细胞(PSC)和肌肉来源干细胞(MDSC)(表36-3-1)。

表36-3-1　前期细胞治疗在勃起功能障碍生物治疗方面的应用

细胞类型	干细胞来源	ED类型	治疗参数
脂肪来源干细胞(ADSC)	双侧腹股沟,腹股沟区,附睾脂肪组织,人体脂肪组织	1型糖尿病ED,海绵体神经损伤ED,年龄相关ED	阴茎海绵体内压力-平均动脉压力,平滑肌,内皮一氧化氮合酶,海绵体焦亡,神经一氧化氮合酶,生长因子
间充质干细胞(MSC)	人脐带,人牙龈,骨髓	1型糖尿病ED,2型糖尿病ED,海绵体神经损伤ED,年龄相关ED	阴茎海绵体内压力-平均动脉压力,miRNA测序,生长因子,神经一氧化氮合酶,内皮一氧化氮合酶,转化生长因子-β,平滑肌,胶原蛋白
尿液来源干细胞(USC)	尿液	2型糖尿病ED,年龄相关ED	阴茎海绵体内压力-平均动脉压力,形态计量学评估,平滑肌,神经一氧化氮合酶,胶原蛋白
胎盘干细胞(PSC)	人类胎盘	海绵体神经损伤ED	阴茎海绵体内压力-平均动脉压力,内皮一氧化氮合酶,神经一氧化氮合酶,主要盆腔神经节荧光
肌肉来源干细胞(MDSC)	腓肠肌,腹部肌肉	2型糖尿病ED	隧道实验,平滑肌,尿道压力分布图测量

3. 蛋白质治疗　自1978年首个重组蛋白质治疗药物人胰岛素问世以来,美国FDA已批准并在临床中使用了200多种蛋白质治疗药物。但在应用于ED的重组蛋白质治疗方面,目前仍然处于初级阶段。这些治疗主要利用血管生成生长因子和神经营养因子。例如,Hsieh等和Rogers等首次证明,重组VEGF蛋白或VEGF与BDNF蛋白的联合使用可以显著恢复血管源性和神经源性ED大鼠模型的勃起功能。此外,还有其他研究发现,多次阴茎海绵体内注射血管生成因子,如血管生成因子-1、COMP-血管生成因子-1、

血管生成因子-4和肝细胞生长因子等,可以通过促进阴茎海绵体的血管生成、NO-cGMP活性及紧密连接蛋白表达,并减少多种糖尿病性 ED 小鼠中的活性氧(ROS)产生来恢复勃起功能。此外,Shh 级联被认为是勃起功能的重要调控因素,但在糖尿病和神经源性 ED 情况下明显降低。尽管有研究尝试通过调控 Shh 信号通路来治疗 ED,但目前仍需要更多的研究来深入探讨。最近的研究还评估了一些促血管生成的蛋白质在不同 ED 模型中的效果,其中最具代表性的是 DKK2 和 LRG1 重组蛋白的注射,证明这些蛋白质可以促进阴茎血管和神经再生,减少 ROS 的产生,最终恢复了勃起功能。然而,由于蛋白质治疗存在一些限制,如高生产成本和不能口服给药,大分子蛋白质不能有效渗透组织以达到靶点,因此大多数蛋白质治疗仍然处于临床前阶段(表36-3-2)。未来需要开发更多的候选蛋白质,以深入了解 ED 机制并开发更有效的治疗药物。

表36-3-2 处于非临床阶段用于 ED 治疗的蛋白质治疗药物

蛋白质类型	蛋白质名称	ED 类型	目标信号
重组蛋白	HEBP1	1 型糖尿病 ED	血管生成,ROS,PI3K/AKT/eNOS
重组蛋白	VEGF	血管性 ED,年龄相关性 ED,CNI-ED	血管生成,平滑肌完整性
重组蛋白	血管生成因子1	2 型糖尿病 ED	血管生成,eNOS 磷酸化
重组蛋白	COMP-血管生成因子1	1 型糖尿病 ED,高胆固醇 ED	血管生成,NO-cGMP,ROS,紧密连接
重组蛋白	血管生成因子-4	1 型糖尿病 ED	血管生成,Tie2,eNOS 磷酸化
重组蛋白	HGF	1 型糖尿病 ED	血管生成,ROS,平滑肌完整性
重组蛋白	音猬因子	CNI-ED,年龄相关性 ED	神经再生,神经营养因子
重组蛋白	DKK2	1 型糖尿病 ED,CNI-ED	血管生成,神经再生,Ang1-Tie2,eNOS 磷酸化,ROS,神经营养因子
重组蛋白	爱帕琳肽	1 型糖尿病 ED,CNI-ED	血管生成,NO-cGMP,ROS
重组蛋白	LRG1	1 型糖尿病 ED	血管生成,神经再生,紧密连接,eNOS 磷酸化,ROS,PI3K/AKT/NF-κB
重组蛋白	BDNF	CNI-ED,年龄相关性 ED	血管生成,神经再生,nNOS,cGMP
单克隆抗体	TrkA	CNI-ED	神经再生,nNOS,平滑肌完整性
单克隆抗体	神经损伤诱导蛋白1	1 型糖尿病 ED,CNI-ED	血管生成,Ang1-Tie2,eNOS 磷酸化,ROS,神经营养因子
多克隆抗体	proNGF	CNI-ED	血管生成,神经再生,nNOS,eNOS 磷酸化,cGMP

注:VEGF,血管内皮生长因子;COMP,软骨寡聚基质蛋白;HGF,肝细胞生长因子;BDNF,脑源性神经营养因子;DKK2,Dickkopf WNT 信号通路抑制剂 2;HEBP1,血红素结合蛋白 1;LRG1,富含亮氨酸的 α-2-糖蛋白 1;TrkA,酪氨酸受体激酶;proNGF,神经生长因子前体;CNI,海绵体神经损伤;eNOS,内皮型一氧化氮合成酶;NO,一氧化氮;cGMP,环磷酸鸟苷;ROS,活性氧物质;PI3K,磷酸肌醇 3-激酶;AKT,蛋白激酶 B;nNOS,神经型一氧化氮合成酶

第四节 ED 药理学研究案例

AAA 对去势 SD 大鼠灌胃抗雄性性功能不全药效学试验

(一)目的

观察 AAA 对去势雄性大鼠有无抗性功能不全的作用。

(二)受试物

(1)名称:AAA。
(2)供试品号:×××。
(3)缩写名:无。
(4)性状:白色粉末。
(5)提供单位:×××公司。
(6)批号:×××。

(7) 稳定性:良好。
(8) 规格:141.28 g/袋。
(9) 含量:98.1%(按无水物计算)。
(10) 折算系数:(1-0.16%)×98.1%=97.9%。
(11) 保存条件:-20℃。
(12) 配制方法:用0.5%甲基纤维素(MC)+0.1%十二烷基磺酸钠(SDS)配制。

(三) 市售对照品
(1) 名称:TadaLafil。
(2) 缩写名:无。
(3) 性状:白色粉末。
(4) 提供单位:×××公司。
(5) 批号:20140901。
(6) 规格:499.89 mg/瓶。
(7) 含量:99.4%(按湿品计算)。
(8) 折算系数:99.6%。
(9) 保存条件:-20℃。
(10) 配制方法:用0.5% MC+0.1% SDS配制。

(四) 阳性对照品
(1) 名称:西地那非。
(2) 缩写名:无。
(3) 性状:白色结晶性粉末。
(4) 提供单位:×××公司。
(5) 批号:20131206。
(6) 规格:499.86 mg/瓶。
(7) 含量:99.7%(按无水物计算)。
(8) 保存条件:-20℃。
(9) 配制方法:用0.5% MC+0.1% SDS配制。

(五) 溶媒一
(1) 名称:甲基纤维素。
(2) 提供单位:×××公司。
(3) 批号:D180E9J011。
(4) 规格:252 g/袋。
(5) 成分:甲基纤维素。
(6) 使用浓度:0.5%。
(7) 保存条件:常温密封。
(8) 配制方法:用去离子水配制。

(六) 溶媒二
(1) 名称:十二烷基硫酸钠。
(2) 提供单位:×××公司。
(3) 批号:20150310。
(4) 规格:250 g/瓶。
(5) 成分:$C_{12}H_{25}NaSO_4$。
(6) 使用浓度:0.1%。
(7) 保存条件:密闭、阴凉、干燥。
(8) 配制方法:用去离子水配制。

(七) 溶媒三
(1) 名称:去离子水。
(2) 提供单位:×××公司。
(3) 批号:DI2015/01/09。
(4) 规格:40 L/桶。
(5) 成分:H_2O。
(6) 使用浓度:100%。
(7) 保存条件:密闭、常温。
(8) 配制方法:无需配制。

(八) 动物资料
(1) 种:大鼠。
(2) 系:SD。
(3) 性别和数量:雄性132只,雌性27只。
(4) 年龄:接收时雄性12月龄,雌性7~9周龄。
(5) 体重范围:接收时雄性450~700 g,雌性180~200 g。
(6) 来源:×××实验动物有限公司。
(7) 等级:SPF级。
(8) 合格证号及发证单位:实验动物质量合格证序号×××。实验动物生产许可证号×××,×××委员会颁发。实验动物使用许可证号×××,×××委员会颁发。
(9) 动物接收日期:×××-××-××。
(10) 实验系统选择说明:SD大鼠是药理学研究中公认的标准动物之一。委托方同意使用该种动物。
(11) 实验动物识别方法:动物到达后,按要求接收,按机构统一的动物编号方法用苦味酸涂染被毛进行编号,为每只动物指定一个单一的研究动物号。原始资料中使用研究动物号来识别。
(12) 饲料、垫料及饮用水:饲料为×××有限公司生产的繁殖鼠料,批号为×××。垫料为×××实验用品供应站提供的木屑垫料。饮用水为自来水。三者均经高温高压灭菌后使用。
(13) 饲养条件和环境:动物在×××动物房内饲养,饲养于400 mm×350 mm×200 mm塑料笼内,每笼饲养同性动物不多于5只,自由饮水、摄食,室温20~26℃,相对湿度40%~70%,光照12 h,黑暗12 h。

(九) 分组和剂量设置
(1) 分组方法:共设置9个组别,分别为空白对照组、模型对照组、溶媒对照组、阳性对照组、市售产品(Tadalafil)对照一组、市售产品对照二组、AAA低、AAA中和AAA高剂量组。随机选择12只雄性动物分入空白对照组，其余雄性动物去势后，按照随机分组方法随机分入其他组别，每组12只。

(2) 剂量设置依据

1) 药效学试验结果：AAA对大鼠ED模型的起效剂量为3 mg/kg，起效时间约为给药后1 h，最佳药效作用时间约为给药后2 h。

2) 文献资料：①Tadalafil临床推荐量为10 mg/天，口服后快速吸收，达峰时间（T_{max}）为2 h，半衰期（$t_{1/2}$）为17.5 h，药效可持续36 h，按人均60 kg体重计算，为0.17 mg/kg，折算成大鼠剂量约为1 mg/kg。大鼠口服给药药代动力学研究中，T_{max}为37.5 min，$t_{1/2}$为76.9 min。以2 mg/kg或5 mg/kg剂量灌胃给药2周或4周，对大鼠相关ED模型具有改善作用。②西地那非为PDE-5抑制剂，可通过抑制PDE-5的降解功能，升高环磷鸟嘌呤核苷（cGMP）浓度，促进海绵体平滑肌舒张，增大血流，进而改善ED症状，临床推荐初始剂量为50 mg，T_{max}为1 h，$t_{1/2}$为3~5 h，药效可持续12 h，在性活动前1 h服用，按人均60 kg体重计算，为0.83 mg/kg，折算成大鼠剂量约为5 mg/kg。

(3) 剂距：3倍。

(4) 剂量：具体剂量分组情况见表36-4-1。

表36-4-1 分组及剂量设置

组别	剂量 (mg/kg)	等效剂量倍数	动物数 (n)
空白对照组	—	—	12
模型对照组	—	—	12
溶媒对照组	—	—	12
阳性对照组	3	0.6	12
市售产品对照一组	1	1.0	12
市售产品对照二组	3	3.0	12
AAA低剂量组	1	—	12
AAA中剂量组	3	—	12
AAA高剂量组	10	—	12

注：①Tadalafil临床推荐量为10 mg/天，以人均体重60 kg计算，即每天0.17 mg/kg，折算成大鼠剂量为1 mg/kg，表中"等效剂量倍数"以大鼠折算剂量1 mg/kg计算。②西地那非临床推荐初始剂量为50 mg，以人均60 kg体重计算，即0.83 mg/kg，折算成大鼠剂量约为5 mg/kg

(十) 给药方法

(1) 给药频率：1次/天。
(2) 给药途径：灌胃。
(3) 给药量：10 mL/kg。
(4) 给药时间：9:00~17:00。
(5) 给药期限：2天。
(6) 给予供试品的途径说明：与临床拟用途径一致。
(7) 供试品配制方法：按供试品配制要求，用0.5% MC + 0.1% SDS混悬并稀释至所需浓度。具体配制方法见表36-4-2。

表36-4-2 供试品配制方法

分组	剂量 (mg/kg)	受试物量 (mg)	溶液量至 (mL)	目标浓度 (mg/mL)
空白对照组	—	—	—	—
模型对照组	—	—	—	—
溶媒对照组	—	—	50	—
阳性对照组	3	15	50	0.3
市售产品对照一组	1	5	50	0.1
市售产品对照二组	3	15	50	0.3
AAA低剂量组	1	5	50	0.1
AAA中剂量组	3	15	50	0.3
AAA高剂量组	10	50	50	1.0

(8) 供试品的给予方法：按大鼠灌胃给药方法进行操作。

(十一) 实验方法和观察指标

(1) 主要检测仪器：RM-6240多道生理信号采集系统和Zenyth 200st型酶标仪。

(2) 实验方法

1) 动物接收后按实验动物检疫管理规定检疫观察5天。

2) 检疫期及给药前按动物适应性饲养规定进行适应性饲养观察，每天至少观察1次动物的一般状况，其间按小动物体重测定方法至少进行2次体重检测，待动物较好适应后再进行试验。

3) 随机选取12只雄性动物分入空白对照组，剩余动物麻醉后，雌性大鼠行双侧卵巢切除术，雄性大鼠行双侧睾丸切除术，术后肌内注射20 000 U/kg青霉素，连续给予3~5天。

4) 去势至少5天后，选择符合试验要求的雄性动物,按体重随机分组,进行灌胃给药并观察,空白对照组和模型对照组不给予任何物质,溶媒对照组给予 0.5% MC+0.1% SDS,阳性对照组给予西地那非,市售产品对照组和 AAA 各剂量组给予相应浓度受试物。

5) 时效关系摸索:给药前麻醉雄性动物,行腹部正中切口,放置双电极于海绵体神经处。切开阴茎包皮,行海绵体插管,连接压力转换器及多道生理信号采集系统。切开颈正中部皮肤,暴露并游离颈总动脉,行颈动脉插管,连接压力转换器及多道生理信号采集系统。给药前后不同时间点对海绵体神经进行电刺激,记录海绵体压和动脉压变化情况。

6) 交配能力检测:交配前 5 min 将单只雄鼠置于交配笼中,给药后 1.5 h 时每笼放入雌性大鼠 1 只,用摄像设备检测雄鼠交配能力,共检测 1 h。检测前 48 h,对去势雌性大鼠皮下注射苯甲酸雌二醇 20 μg/只,交配前 4 h 皮下注射黄体酮注射液 500 μg/只。

7) 阴茎勃起功能检查:交配能力检测至少 3 天后进行第 2 次给药操作,给药后麻醉雄性动物,行腹部正中切口,放置双电极于海绵体神经处。切开阴茎包皮,行海绵体插管,连接压力转换器及多道生理信号采集系统。切开颈正中部皮肤,暴露并游离颈总动脉,行颈动脉插管,连接压力转换器及多道生理信号采集系统。给药后 2 h 时对海绵体神经进行电刺激,记录海绵体压和动脉压变化情况。

8) 终末检查:阴茎勃起功能检查后,取适量血液,ELISA 法检测血清睾酮(T)和双氢睾酮(DHT)水平。取阴茎海绵体组织匀浆,离心后取上清液用 ELISA 法检测 cGMP 含量。

(3) 检查指标

1) 一般状况:按实验动物一般状况观察规定,每天至少观察 1 次动物的外观体征、行为活动及有无死亡等情况。

2) 时效关系:给药前及给药后 15 min、30 min、1 h、2 h、3 h、4 h 和 6 h 时分别对海绵体神经进行电刺激,记录海绵体压和动脉压变化情况,计算阴茎勃起潜伏期、平均海绵体压/平均动脉压比值(ICP/MAP)和内压曲线下面积(AUC)等。

3) 交配能力:记录或计算追逐次数(1 h 内雄鼠追逐雌鼠次数)、扑捉潜伏期(自雌鼠投入至雄鼠第 1 次扑捉雌鼠时间)、扑捉率(1 h 内各组雄鼠扑捉发生率)、扑捉次数(1 h 内雄鼠扑捉雌鼠次数)、爬跨率(1 h 内各组雄鼠爬跨发生率)、爬跨次数(1 h 内雄鼠爬跨雌鼠次数)、射精潜伏期(自雌鼠投入至雄鼠第 1 次完成射精时间)、交配率(1 h 内各组雄鼠射精发生率)和交配次数(1 h 内雄鼠射精次数)。

4) 阴茎勃起功能:用多道生理信号采集系统测定海绵体压和动脉压,计算阴茎勃起潜伏期、ICP/MAP 和 AUC 等。

5) 激素:用酶标仪在 450 nm 波长下测定吸光度(OD 值),根据标准曲线计算 T 和 DHT 含量。

6) cGMP 含量:用酶标仪测定 OD 450 nm 值,根据标准曲线计算 cGMP 含量。

(十二) 统计分析

采用 SPSS 软件进行统计分析,计量资料结果以均数±标准差表示,多组间比较时采用方差分析,两组间比较时采用独立样本 t 检验,前后比较时用配对 t 检验。计数资料用百分率表示,组间比较时用 Fisher 精确检验。

(十三) 结果

(1) 一般状况:适应性饲养期间,动物一般状况良好,外观体征和行为活动等均未见明显异常。时效关系和阴茎勃起功能监测期间,除麻醉引起的意识丧失体征外,其他未见明显异常。交配能力监测期间,除合笼后雌雄动物发生的追逐、扑捉和交配等行为外,其他未见明显异常。

(2) 时效关系:见表 36-4-3。

1) 组内比较:①给药前至给药后 6 h 时,供试品组(10 mg/kg)阴茎勃起潜伏期变化曲线呈正 U 形分布,谷值出现于给药后 2 h。消退时间、ICP 强直性峰压值、ICP 爆发性峰压值、ICP/MAP、ΔICP 和 AUC 变化曲线呈倒 U 形分布,峰值出现于给药后 2 h。刺激后基础 ICP 未见明显趋势性变化。溶媒对照组上述指标均未见明显趋势性变化。②受试物组给药后各监测时间点的阴茎勃起潜伏期均较给药前缩短,消退时间均较给药前延长,ICP 强直性峰压值、ICP 爆发性峰压值、ICP/MAP、ΔICP,刺激后基础 ICP 和 AUC 均高于给药前。其中,勃起潜伏期、消退时间和 AUC 在给药后 30 min 至 4 h 时,ICP 强直性峰压值、ICP 爆发性峰压值、ICP/MAP 和 ΔICP 在给药后 1 h 至 3 h 时,刺激后基础 ICP 在给药后 15 min、1 h、2 h 和 4 h 时与给药前相比有统计学差异($P<0.05$ 或 $P<0.01$)。③溶媒对照组所有指标在给药后各监测时间点时与给药前相比均无统计学差异($P>0.05$)。

2) 组间比较:①受试物组勃起潜伏期在给药后 30 min 至 6 h 时均低于溶媒对照组,其中,给药后 1 h 至

表 36-4-3　AAA 对大鼠阴茎勃起功能时效关系的影响($\bar{X}\pm SD$)

组别	动物数(只)	阶段	勃起潜伏期(s)	消退时间(s)	ICP强直性峰压值(mmHg)	ICP爆发性峰压值(mmHg)	ICP/MAP	ΔICP(mmHg)	刺激后基础ICP(mmHg)	AUC(mmHg·s)
溶媒对照组	12	给药前	16.3±3.9	23.3±8.9	35.3±8.1	37.1±8.5	0.24±0.05	25.6±8.8	11.9±1.7	2406±528
		给药后15 min	16.8±3.9	23.2±10.3	31.9±10.1	33.5±10.5	0.21±0.07	21.4±10.0	12.0±1.9	2211±702
		给药后30 min	16.3±2.9	23.5±8.2	34.7±9.5	36.5±9.9	0.23±0.05	25.2±10.8	11.8±2.1	2388±603
		给药后1 h	16.5±2.9	26.3±6.7	31.7±5.9	33.2±6.3	0.21±0.04	22.3±5.9	12.0±2.2	2249±385
		给药后2 h	16.6±3.9	22.3±9.1	34.6±7.7	36.2±8.1	0.23±0.05	24.7±7.5	11.5±1.4	2338±498
		给药后3 h	17.7±3.4	21.3±8.7	32.2±9.2	34.0±9.8	0.22±0.06	22.3±10.2	11.2±1.7	2166±619
		给药后4 h	16.8±4.2	22.3±7.5	36.1±9.4	37.7±9.5	0.24±0.07	26.0±9.9	11.0±1.8	2436±591
		给药后6 h	17.1±4.2	22.8±7.5	35.3±9.5	37.0±9.8	0.24±0.07	24.7±9.7	12.0±1.6	2399±638
受试物组	12	给药前	18.5±3.9	21.9±8.2	34.4±8.8	36.3±9.6	0.23±0.06	24.8±8.7	11.9±2.0	2304±570
		给药后15 min	17.5±3.9	28.9±10.1	36.2±6.8	38.1±7.5	0.24±0.05	25.2±7.0	13.1±1.3▽	2621±491
		给药后30 min	15.5±3.4▽	29.4±8.7▽	41.1±9.4	42.8±9.7	0.35±0.04	30.9±9.1	13.4±1.7*	2955±701*▽
		给药后1 h	13.1±2.9**▽	37.0±9.9**▽	51.7±6.2**▽	53.8±6.3**▽	0.35±0.04**▽	41.1±6.6**▽	14.6±1.9**▽	4011±638**▽
		给药后2 h	12.6±1.9**▽	41.9±13.0**▽	60.1±10.5**▽	63.5±11.3**▽	0.41±0.07**▽	48.5±12.4**▽	14.0±1.5**▽	4805±790**▽▽
		给药后3 h	14.2±3.0*▽	34.8±9.4**▽	47.6±6.0**▽	49.4±6.3**▽	0.33±0.05**▽	36.9±6.6**▽	13.3±1.4**	3592±370**▽▽
		给药后4 h	15.0±2.7▽▽	32.4±8.2*▽	43.0±11.3	44.5±11.5	0.29±0.07▽	32.1±11.3	13.8±2.1*▽	3222±866**▽▽
		给药后6 h	16.6±3.0	26.5±11.8	36.0±8.4	37.5±8.9	0.24±0.06	25.9±7.7	12.0±2.5	2548±709

注：与溶媒对照组比较，* $P<0.05$，** $P<0.01$；与给药前比较，▽ $P<0.05$，▽▽ $P<0.01$

3 h 时两组相比有统计学差异（$P<0.05$ 或 $P<0.01$）。供试品组消退时间、ICP 强直性峰压值、ICP 爆发性峰压值、ΔICP 和 AUC 在给药后各监测时间点时均高于溶媒对照组，ICP/MAP 在给药后 15 min 至 4 h 时高于溶媒对照组，6 h 时与溶媒对照组持平。其中，ICP 强直性峰压值、ICP 爆发性峰压值、ICP/MAP 和 ΔICP 在给药后 1 h 至 3 h 时，消退时间在给药后 1 h 至 4 h 时，AUC 在给药后 30 min 至 4 h 时两组相比有统计学差异（$P<0.05$ 或 $P<0.01$）。刺激后基础 ICP 在给药后 15 min 至 4 h 时亦高于溶媒对照组，其中，给药后 30 min 至 4 h 时两组相比有统计学差异（$P<0.05$ 或 $P<0.01$）。②受试物可影响勃起潜伏期、消退时间、ICP 强直性峰压值、ICP 爆发性峰压值、ICP/MAP、ΔICP、刺激后基础 ICP 和 AUC（$P<0.01$），其中，勃起潜伏期、消退时间、ICP 强直性峰压值、ICP 爆发性峰压值、ICP/MAP、ΔICP 和 AUC 各时间点值的差异有统计学意义（$P<0.05$ 或 $P<0.01$）。

(3) 交配能力：见表 36-4-4。

表 36-4-4 AAA 对大鼠交配能力的影响

组别	动物数（只）	追逐次数（次/h）	扑捉潜伏期（s）	扑捉率	扑捉次数（次/h）	爬跨率	爬跨次数（次/h）	交配潜伏期（s）	交配率	交配次数（次/h）
空白对照组	12	21.8±14.1	131.7±163.8	100%(12/12)	15.9±11.4	83.3%(10/12)	9.9±6.2	776.4±1070.0	66.7%(8/12)	3.8±1.5
模型对照组	12	4.6±2.1△△	532.0±806.5	66.7%(8/12)	2.5±1.1△△	16.7%△△(2/12)	1.5±0.7	—	0%△△(0/12)	—
溶媒对照组	12	4.1±2.4	407.4±673.9	75.0%(9/12)	2.6±1.3	8.3%(1/12)	2.0	—	0%(0/12)	—
阳性对照组	12	6.8±5.8	233.4±236.6	83.3%(10/12)	4.5±4.6	33.3%(4/12)	3.8±2.9	646.0±247.5	16.7%(2/12)	2.0±1.4
市售产品对照一组	12	6.7±5.6	339.6±410.9	91.7%(11/12)	4.4±4.4	16.7%(2/12)	3.5±0.7	671.5±463.2	16.7%(2/12)	1.5±0.7
市售产品对照二组	12	8.4±5.3	170.3±124.7	100%(12/12)	5.8±4.0	41.7%(5/12)	3.8±1.8	580.7±467.3	25.0%(3/12)	2.3±0.6
AAA 低剂量组	12	5.8±5.0	392.8±689.5	83.3%(10/12)	3.2±2.3	16.7%(2/12)	2.5±0.7	666.0	8.3%(1/12)	1.0
AAA 中剂量组	12	7.6±5.3	280.2±222.8	100%(12/12)	4.8±4.0	41.7%(5/12)	3.0±1.6	420.5±217.1	16.7%(2/12)	1.5±0.7
AAA 高剂量组	12	8.8±5.1	225.6±279.3	100%(12/12)	6.2±4.7	50.0%(6/12)	4.3±3.5	581.2±235.6	33.3%(4/12)	2.2±0.5

注：与空白对照组比较，△△$P<0.01$

1) 模型对照组扑捉潜伏期高于空白对照组（$P>0.05$），追逐次数、扑捉次数、爬跨率和交配率显著低于空白对照组（$P<0.05$ 或 $P<0.01$），扑捉率和爬跨次数亦略低于空白对照组（$P>0.05$）。

2) 溶媒对照组所有指标与空白对照组相比均未见统计学差异（$P>0.05$）。

3) 阳性对照组扑捉潜伏期低于溶媒对照组（$P>0.05$），追逐次数、扑捉率、扑捉次数、爬跨率、爬跨次数和交配率均高于溶媒对照组（$P>0.05$）。

4) 市售产品对照一组和市售产品对照二组扑捉潜伏期均低于溶媒对照组（$P>0.05$），随剂量的增高逐渐缩短，呈现出较好的剂量-反应关系，交配潜伏期亦呈现出上述变化趋势和剂量-反应关系。追逐次数、扑捉率、扑捉次数、爬跨率、爬跨次数和交配率均高于溶媒对照组（$P>0.05$），上述指标均随剂量的增高逐渐增高，呈现出较好的剂量-反应关系，交配次数亦呈现出上述变化趋势和剂量-反应关系。

5) AAA 低、中和高剂量组扑捉潜伏期均低于溶媒对照组（$P>0.05$），随剂量的增高逐渐缩短，呈现出较好的剂量-反应关系，交配潜伏期未见明显趋势性变化。追逐次数、扑捉率、扑捉次数、爬跨率、爬跨次数和交配率均高于溶媒对照组（$P>0.05$），除扑捉率存在数值相同情况外，其余均随剂量的增高逐渐增高，呈现出较好的剂量-反应关系，交配次数亦呈现出上述变化趋势和剂量-反应关系。

6) AAA 低剂量组扑捉潜伏期略高于市售产品对

照一组($P>0.05$)。追逐次数、扑捉率、扑捉次数、爬跨次数、交配潜伏期、交配率和交配次数略低于市售产品对照一组($P>0.05$)。爬跨率与市售产品对照一组持平($P>0.05$)。

7) AAA 中剂量组扑捉潜伏期略高于市售产品对照二组($P>0.05$)。追逐次数、扑捉次数、爬跨次数、交配潜伏期、交配率和交配次数略低于市售产品对照二组($P>0.05$)。扑捉率和爬跨率与市售产品对照二组持平($P>0.05$)。

(4) 阴茎勃起功能:见表36-4-5。

表36-4-5 AAA对大鼠阴茎勃起功能的影响($\bar{X} \pm SD$)

组别	动物数(只)	勃起潜伏期(s)	消退时间(s)	ICP强直性峰压值(mmHg)	ICP爆发性峰压值(mmHg)	ICP/MAP	ΔICP(mmHg)	刺激后基础ICP(mmHg)	AUC(mmHg·s)
空白对照组	12	14.9±4.2	21.8±6.2	83.0±21.8	102.3±25.5	0.51±0.13	71.5±21.9	14.1±5.1	5066±1577
模型对照组	12	17.5±3.7	22.7±9.4	33.7±12.3△△	41.6±14.9△△	0.21±0.08△△	24.8±11.4△△	9.9±2.2△	2232±851△△
溶媒对照组	12	18.3±5.3	22.8±10.8	33.2±10.1	41.0±10.5	0.21±0.06	24.0±10.3	11.4±4.1	2188±584
阳性对照组	12	13.3±2.8*	30.4±8.8	49.2±13.0*	63.1±17.9*	0.32±0.08*	40.1±13.1	11.8±2.8	3350±791*
市售产品对照一组	12	13.2±5.8*	26.6±7.2	47.0±13.9	60.0±17.8	0.31±0.09	35.4±12.2	13.9±5.7	3193±995*
市售产品对照二组	12	12.5±3.3**	36.1±15.7*	51.5±13.4*	61.4±12.5**	0.34±0.08**	41.1±12.5*	14.7±8.7	3757±1019**
AAA低剂量组	12	13.8±3.5	32.3±8.0	45.6±16.0	58.3±23.5	0.30±0.11	36.1±15.6	12.7±4.9	3063±986
AAA中剂量组	12	12.6±5.2**	42.1±14.3*	51.4±13.4*	66.3±17.1**	0.34±0.10**	40.2±13.6	13.4±5.3	3715±738*
AAA高剂量组	12	11.7±2.8**	43.4±15.0**	61.1±19.9**	74.2±22.4**	0.40±0.11**	49.4±19.2*	12.8±2.3	4319±1207**

注:与溶媒对照组比较,*$P<0.05$,**$P<0.01$;与空白对照组比较,△$P<0.05$,△△$P<0.01$

1) 模型对照组勃起潜伏期高于空白对照组($P>0.05$)。ICP强直性峰压值、ICP爆发性峰压值、ICP/MAP、ΔICP、刺激后基础ICP和AUC均显著低于空白对照组($P<0.05$或$P<0.01$),消退时间亦略高于空白对照组($P>0.05$)。

2) 溶媒对照组所有指标与模型对照组相比均未见统计学差异($P>0.05$)。

3) 阳性对照组勃起潜伏期显著低于溶媒对照组($P<0.05$)。消退时间、ICP强直性峰压值、ICP爆发性峰压值、ICP/MAP、ΔICP和AUC均高于溶媒对照组,其中,ICP强直性峰压值、ICP爆发性峰压值、ICP/MAP和AUC两组相比有统计学差异($P<0.05$)。刺激后基础ICP与溶媒对照组相比未见统计学差异($P>0.05$)。

4) 市售产品对照一组和市售产品对照二组勃起潜伏期均显著低于溶媒对照组($P<0.05$或$P<0.01$),随剂量的增高逐渐缩短,呈现出较好的剂量-反应关系。消退时间、ICP强直性峰压值、ICP爆发性峰压值、ICP/MAP、ΔICP和AUC均高于溶媒对照组,随剂量的增高逐渐增高,呈现出较好的剂量-反应关系。其中,市售产品对照一组和市售产品对照二组AUC,市售产品对照二组消退时间、ICP强直性峰压值、ICP爆发性峰压值、ICP/MAP及ΔICP两组相比有统计学差异($P<0.05$或$P<0.01$)。市售产品对照一组和市售产品对照二组刺激后基础ICP均略高于溶媒对照组($P>0.05$)。

5) AAA低、中和高剂量组勃起潜伏期均低于溶媒对照组,随剂量的增高逐渐缩短,呈现出较好的剂量-反应关系。其中,中和高剂量组与溶媒对照组相比有统计学差异($P<0.01$)。消退时间、ICP强直性峰压值、ICP爆发性峰压值、ICP/MAP、ΔICP和AUC均高于溶媒对照组,随剂量的增高逐渐增高,呈现出较好的剂量-反应关系。其中,中和高剂量组消退时间、ICP强直性峰压值、ICP爆发性峰压值、ICP/MAP和AUC,高剂量组ΔICP与溶媒对照组相比有统计学差异($P<0.05$或$P<0.01$)。AAA低、中和高剂量组刺激后基础ICP均略高于与溶媒对照组($P>0.05$)。

6) AAA低剂量组勃起潜伏期、消退时间和ΔICP略高于市售产品对照一组($P>0.05$),ICP强直性峰压值、ICP 爆发性峰压值、ICP/MAP、AUC 和刺激后基础 ICP 略低于市售产品对照一组($P>0.05$)。

7）AAA 中剂量组勃起潜伏期、消退时间和 ICP 爆发性峰压值略高于市售产品对照二组($P>0.05$)，ICP 强直性峰压值、ΔICP、AUC 和刺激后基础 ICP 略低于市售产品对照二组($P>0.05$)，ICP/MAP 与市售产品对照二组持平($P>0.05$)。

（5）激素：见表 36-4-6。

表 36-4-6　AAA 对大鼠血清性激素和海绵体组织 cGMP 含量的影响($\bar{X}\pm SD$)

组别	动物数（只）	T(nmol/L)	DHT(nmol/L)	cGMP(pmol/mL)
空白对照组	12	35.26±6.07	3.89±0.58	17.61±1.84
模型对照组	12	18.84±3.53△△	2.06±0.33△△	8.36±3.40△△
溶媒对照组	12	19.41±3.60	2.21±0.68	10.05±3.55
阳性对照组	12	17.08±4.22	1.77±0.18*	22.47±2.44**
市售产品对照一组	12	19.22±2.25	2.21±0.26	23.96±3.46**
市售产品对照二组	12	15.15±3.14**	1.82±0.34	29.20±3.20**
AAA 低剂量组	12	16.68±2.53○	2.38±0.34	26.69±3.79**
AAA 中剂量组	12	17.71±3.32	1.70±0.27*	29.26±2.69**
AAA 高剂量组	12	19.80±2.17	2.23±0.41	29.87±2.66**

注：与溶媒对照组比较，* $P<0.05$，** $P<0.01$；与空白对照组比较，△△ $P<0.01$；AAA 低剂量组与市售产品对照一组比较，○ $P<0.05$

1）模型对照组所有指标均显著低于空白对照组（$P<0.01$）。

2）溶媒对照组所有指标与模型对照组相比均未见明显差异（$P>0.05$）。

3）阳性对照组 T 与溶媒对照组相比未见统计学差异（$P>0.05$）。DHT 显著低于溶媒对照组（$P<0.05$）。

4）市售产品对照一组所有指标与溶媒对照组相比均未见统计学差异（$P>0.05$）。市售产品对照二组 T 显著低于溶媒对照组（$P<0.01$），DHT 与溶媒对照组相比未见统计学差异（$P>0.05$）。

5）AAA 低、中和高剂量组 T 与溶媒对照组相比均未见统计学差异（$P>0.05$）。中剂量组 DHT 显著低于溶媒对照组（$P<0.05$），低和高剂量组与溶媒对照组相比未见统计学差异（$P>0.05$），未见明显趋势性变化。

6）AAA 低剂量组 T 显著低于市售产品对照一组（$P<0.05$），DHT 与市售产品对照一组相比未见明显差异（$P>0.05$）。

7）AAA 中剂量组所有指标与市售产品对照二组相比均未见统计学差异（$P>0.05$）。

（6）cGMP 含量：见表 36-4-6。

1）模型对照组显著低于空白对照组（$P<0.01$）。

2）溶媒对照组与模型对照组相比未见统计学差异（$P>0.05$）。

3）阳性对照组显著高于溶媒对照组（$P<0.01$）。

4）市售产品对照一组和市售产品对照二组均显著高于溶媒对照组（$P<0.01$），随剂量的增高逐渐增高，呈现出较好的剂量-反应关系。

5）AAA 低、中和高剂量组均显著高于溶媒对照组（$P<0.01$），随剂量的增高逐渐增高，呈现出较好的剂量-反应关系。

6）AAA 低剂量组略高于市售产品对照一组（$P>0.05$）。

7）AAA 中剂量组略高于市售产品对照二组（$P>0.05$）。

（十四）讨论

（1）一般状况

1）适应性饲养期间，动物一般状况良好，外观体征和行为活动等均未见明显异常，认为给药前试验动物健康状况良好。

2）时效关系和阴茎勃起功能监测期间，除麻醉引起的意识丧失体征外，其他未见明显异常，交配能力监测期间，除合笼后雌雄动物发生的交配相关行为外，其他未见明显异常，认为本试验所用剂量未产生明显毒性，且未对药效学结果的评价造成影响。

3）交配能力监测和阴茎勃起功能监测时，两试验虽共用动物，但后续试验开展时动物已经历 14～17 天的洗脱和恢复期，以市售对照品 Tadalafil 大鼠药代动力学 $t_{1/2}$ 76.9 min 计算，大鼠 2 次给药间隔约 264 个半衰期。以阳性对照品西地那非人药代动力学 $t_{1/2}$ 3～5 h 计算，大鼠 2 次给药间隔约 67 个半衰期，且两试验给药间隔期间动物一般状况良好，未发现明显的毒性体征，认为后续试验开展时，供试品在动物体内洗脱良好，且未见延迟毒性的干扰。

(2) 时效关系

1) 给药前至给药后 6 h 时，溶媒对照组各检测指标均未见明显趋势性变化，且符合该年龄段相应种属阴茎勃起功能评价指标变化规律，认为试验系统稳定可靠，溶媒成分不会引起大鼠阴茎勃起功能评价相关指标的变化。

2) 受试物组勃起潜伏期在给药后 30 min 至 6 h 时均低于溶媒对照组，亦低于给药前数值，且在给药后 1～3 h 时与溶媒对照组相比显现出统计学差异，认为供试品在缩短勃起潜伏期方面存在明显的抗雄性大鼠性功能不全作用。

3) 受试物组消退时间和刺激后基础 ICP 在给药后 15 min 至 4 h 时均高于溶媒对照组，亦高于给药前数值，且在给药后 30 min 至 4 h 之间时与溶媒对照组相比显现出统计学差异，结合 AAA 高剂量组 cGMP 显著高于溶媒对照组的现象，认为三指标具有高度相关性，并认为消退时间的延长和刺激后基础 ICP 的偏高现象主要与 cGMP 的降解减慢相关。

4) 受试物组 ICP 强直性峰压值、ICP 爆发性峰压值、ICP/MAP、ΔICP 和 AUC 在给药后 15 min～4 h 时均高于溶媒对照组，亦高于给药前数值，且在给药后 30 min 至 4 h 之间时与溶媒对照组相比显现出统计学差异，认为供试品在增加阴茎勃起硬度方面存在明显的抗雄性大鼠性功能不全作用。

5) 给药前至给药后 6 h 时，供试品组阴茎勃起潜伏期变化曲线呈正 U 形分布，谷值出现于给药后 2 h。消退时间、ICP 强直性峰压值、ICP 爆发性峰压值、ICP/MAP、ΔICP 和 AUC 变化曲线呈倒 U 形分布，峰值出现于给药后 2 h，显示出较好的时间-反应关系。ICP 强直性峰压值、ICP 爆发性峰压值、ICP/MAP 和 ΔICP 在给药后 1 h 至 3 h 时，消退时间和 AUC 在给药后 1 h 至 4 h 时，刺激后基础 ICP 在给药后 30 min 至 4 h 时与溶媒对照组相比有统计学差异。虽然 AUC 在给药后 30 min 时亦显示出统计学差异，但勃起潜伏期、消退时间和阴茎勃起硬度相关指标均未见统计学差异，认为 AUC 表现出的差异主要受勃起潜伏期、消退时间和阴茎勃起硬度指标混杂作用影响，并认为供试品起效时间为给药后 1 h，最佳药效时间为给药后 2 h，在缩短潜伏期和维持硬度方面药效可持续至给药后 3 h，在延迟 cGMP 的降解方面药效可持续至给药后 4 h。

(3) 交配能力

1) 空白对照组各检测指标均符合该年龄段相应种属阴茎勃起功能评价指标变化规律，认为试验系统稳定可靠。

2) 模型对照组追逐次数、扑捉次数、爬跨率和交配率显著低于空白对照组，扑捉率和爬跨次数亦略低于空白对照组，扑捉潜伏期则高于空白对照组，结合阴茎勃起功能、性激素指标和 cGMP 变化情况，认为性功能不全模型制作良好。

3) 溶媒对照组所有指标与空白对照组相比均未见统计学差异，且符合该年龄段相应种属阴茎勃起功能评价指标变化规律，认为溶媒成分不会影响雄性大鼠阴茎勃起功能。

4) 阳性对照组扑捉潜伏期低于溶媒对照组，追逐次数、扑捉率、扑捉次数、爬跨率、爬跨次数和交配率均高于溶媒对照组，虽未见统计学差异，但结合阴茎勃起功能变化情况，认为符合该对照品药效学相关指标变化规律。因阳性对照品引起的上述指标变化与市售产品对照及供试品各组基本一致，认为本试验指标的选择性及把握度良好。

5) 市售产品对照一组和市售产品对照二组扑捉潜伏期均低于溶媒对照组，随剂量的增高而降低，交配潜伏期亦呈现出上述变化趋势。追逐次数、扑捉率、扑捉次数、爬跨率、爬跨次数和交配率均高于溶媒对照组，上述指标以及交配次数均随剂量的增高而增高。虽未见统计学差异，但剂量-反应关系良好，结合阴茎勃起功能指标变化情况，认为符合该对照品药效学相关指标变化规律。

6) AAA 低、中和高剂量组扑捉潜伏期均低于溶媒对照组，随剂量的增高而降低。追逐次数、扑捉率、扑捉次数、爬跨率、爬跨次数、交配率和交配次数均高于溶媒对照组，大部分指标随剂量的增高而增高。上述指标虽未见统计学差异，但剂量-反应关系良好，结合阴茎勃起功能变化情况，认为供试品一定程度上可以促进清醒雄性大鼠的交配能力。

7) AAA 低剂量组扑捉潜伏期略高于市售产品对照一组，追逐次数、扑捉率、扑捉次数、爬跨次数、交配潜伏期、交配率和交配次数略低于市售产品对照一组，爬跨率与市售产品对照一组持平。中剂量组扑捉潜期略高于市售产品对照二组,追逐次数、扑捉次数、爬跨次数、交配潜伏期、交配率和交配次数略低于市售产品对照二组,扑捉率和爬跨率与市售产品对照二组持平。因均未见统计学差异,综合认为 AAA 的药效与同等剂量下的市售产品对照品相当。

(4) 阴茎勃起功能

1) 空白对照组各检测指标均符合该年龄段相应种属阴茎勃起功能评价指标变化规律,认为试验系统稳定可靠。

2) 模型对照组 ICP 强直性峰压值、ICP 爆发性峰压值、ICP/MAP、ΔICP、刺激后基础 ICP 和 AUC 均显著低于空白对照组,勃起潜伏期和消退时间则高于空白对照组。结合交配能力、性激素指标和 cGMP 变化情况,认为性功能不全模型制作良好。

3) 溶媒对照组所有指标与空白对照组相比均未见统计学差异,且符合该年龄段相应种属阴茎勃起功能评价指标变化规律,认为溶媒成分不会影响雄性大鼠阴茎勃起功能。

4) 阳性对照组勃起潜伏期显著低于溶媒对照组,消退时间、ICP 强直性峰压值、ICP 爆发性峰压值、ICP/MAP、ΔICP 和 AUC 均高于溶媒对照组,认为符合该对照品药效学相关指标变化规律。因阳性对照品引起的上述指标变化与市售产品对照及供试品各组基本一致,认为本试验指标的选择性及把握度良好。

5) 市售产品对照一组和市售产品对照二组勃起潜伏期均显著低于溶媒对照组,随剂量的增高而降低,剂量-反应关系良好。消退时间、ICP 强直性峰压值、ICP 爆发性峰压值、ICP/MAP、ΔICP 和 AUC 均高于溶媒对照组,随剂量的增高而增高,剂量-反应关系良好,结合交配能力指标变化情况,认为符合该对照品药效学相关指标变化规律。

6) AAA 低、中和高剂量组勃起潜伏期均低于溶媒对照组,随剂量的增高而降低。消退时间、ICP 强直性峰压值、ICP 爆发性峰压值、ICP/MAP、ΔICP 和 AUC 均高于溶媒对照组,随剂量的增高而增高,剂量-反应关系良好,认为与时效关系监测指标的变化情况基本一致。因中和高剂量组与溶媒对照组相比显示出统计学差异,认为供试品在缩短勃起潜伏期、增加勃起硬度和延迟 cGMP 的降解方面存在明显的抗雄性性功能不全作用,并认为供试品的起效剂量为中剂量,最佳剂量为高剂量。

7) AAA 低剂量组勃起潜伏期、消退时间和 ΔICP 略高于市售产品对照一组,ICP 强直性峰压值、ICP 爆发性峰压值、ICP/MAP、AUC 和刺激后基础 ICP 略低于市售产品对照一组。AAA 中剂量组勃起潜伏期、消退时间、和 ICP 爆发性峰压值略高于市售产品对照二组,ICP 强直性峰压值、ΔICP、AUC 和刺激后基础 ICP 略低于市售产品对照一组,ICP/MAP 与市售产品对照二组持平。因均未见统计学差异,综合认为 AAA 的药效与同等剂量下的市售产品对照品相当。

(5) 激素

1) 空白对照组各检测指标均符合该年龄段相应种属激素评价指标变化规律,认为试验系统稳定可靠。

2) 模型对照组各检测指标均显著低于空白对照组,结合交配能力、阴茎勃起功能指标和 cGMP 变化情况,认为性功能不全模型制作良好。

3) 溶媒对照组所有指标与模型对照组相比均未见统计学差异,且符合该年龄段相应动物模型激素评价指标变化规律,认为溶媒成分不会影响雄性去势大鼠性激素含量。

4) 阳性对照组 T 和 DHT 均明显低于空白对照组,T 与溶媒对照组相比未见统计学差异,DHT 则显著低于溶媒对照组,认为动物交配能力和阴茎勃起功能指标的变化并非来自于性激素的增高作用,符合该对照品药效学相关指标变化规律和机制。因阳性对照品引起的上述指标变化与市售产品对照及供试品各组基本一致,认为本试验指标的选择性及把握度良好。

5) 市售产品对照一组和市售产品对照二组 T 和 DHT 均明显低于空白对照组。市售产品对照一组所有指标与溶媒对照组相比均未见统计学差异。市售产品对照二组 T 显著低于溶媒对照组,DHT 与溶媒对照组相比未见统计学差异,认为动物交配能力和阴茎勃起功能指标的变化并非来自于性激素的增高作用,符合该对照品药效学相关指标变化规律和机制。

6) AAA 低、中和高剂量组 T 和 DHT 均明显低于空白对照组。AAA 低、中和高剂量组 T 与溶媒对照组相比均未见统计学差异。中剂量组 DHT 显著低于溶媒对照组,低和高剂量组与溶媒对照组相比未见统计学差异,未见明显趋势性变化,认为动物交配能力和阴茎勃起功能指标的变化并非来自于性激素的增高作用。

7) AAA 低剂量组 T 显著低于市售产品对照一组,DHT 与市售产品对照一组相比未见明显差异。AAA 中剂量组所有指标与市售产品对照二组相比均未见统计学差异。因上述指标均明显低于空白对照组,性功能不全模型制作良好,认为同等剂量下的供试品和市售产品对照品对去势动物交配能力和阴茎勃起功能的影响受性激素的干扰作用均较小且基本相当。

(6) cGMP含量

1) 空白对照组符合该年龄段相应种属cGMP含量变化规律,认为试验系统稳定可靠。

2) 模型对照组显著低于空白对照组,结合交配能力、阴茎勃起功能和激素指标变化情况,认为性功能不全模型制作良好。

3) 溶媒对照组与空白对照组相比均未见统计学差异,且符合该年龄段相应种属cGMP含量变化规律,认为溶媒成分不会影响去势大鼠cGMP含量。

4) 阳性对照组显著高于溶媒对照组,与阴茎勃起功能检测时刺激后基础ICP高于溶媒对照组的情况具有较好相关性,认为符合该对照品药效学相关指标变化规律和机制,因阳性对照品引起的上述指标的变化情况与市售产品对照及供试品各组基本一致,认为本试验指标的选择性及把握度良好。

5) 市售产品对照一组和市售产品对照二组cGMP含量均显著高于溶媒对照组,与阴茎勃起功能检测时刺激后基础ICP高于溶媒对照组的情况具有较好相关性,认为符合该对照品药效学相关指标变化规律。

6) AAA低、中和高剂量组cGMP含量均显著高于溶媒对照组,与时效关系和阴茎勃起功能检测时刺激后基础ICP高于溶媒对照组的情况具有较好相关性,认为供试品可减缓阴茎cGMP的降解,并认为供试品组动物交配能力和阴茎勃起功能指标的变化受cGMP含量的影响。

7) AAA低剂量和中剂量组分别与市售产品对照一组和市售产品对照二组相比均未见统计学差异。认为供试品与同等剂量下市售产品对照品对cGMP的降解减缓作用相当。

(十五) 结论

单次灌胃给予AAA时,在本试验条件下,3 mg/kg和10 mg/kg剂量均可明显对抗去势SD大鼠的阴茎勃起功能,亦能一定程度上促进动物的性行为,存在明显的剂量-反应关系,起效剂量为3 mg/kg,该剂量下体内药效水平与对照品TadaLafil相当。起效时间为给药后1 h,最佳药效时间为给药后2 h,药效可持续至给药后4 h。

(杨冬华　孙得森　孙祖越)

参考文献

[1] 陈斌,王益鑫,黄旭元,等.血管性勃起功能障碍动物模型的建立[J].中国男科学杂志,2006,20(3):11-17.

[2] 陈赓,彭辉,吴鹏,等.IGF-1对改善糖尿病型勃起功能障碍大鼠的功能研究[J].系统医学,2018,3(15):16-18.

[3] 崔凯,李瑞,王涛,等.雄激素调控Rho A/Rho激酶改善去势大鼠勃起功能障碍的机制研究[J].华中科技大学学报(医学版),2016,45(2):145-148.

[4] 崔险峰,张云山,邢俊平.阴茎勃起动物模型的建立和监测研究进展[J].山西医药杂志,2006,35(10):907-908.

[5] 高国,徐计秀,王东文,等.西地那非治疗2型糖尿病性勃起功能障碍的探讨[J].中国现代医生,2010,48(10):41-43.

[6] 侯晓鸿,郝卫东.丘脑-垂体-性腺轴调节睾酮合成的研究进展[J].癌变·畸变·突变,2018,30(6):183-185.

[7] 李选鹏,郭霜,满江位,等.低能量冲击波在泌尿系统疾病治疗中的研究进展[J].现代泌尿外科杂志,2019,3(6):1-6.

[8] 凌小林.男性性功能障碍的国内研究现状[J].中国现代医生,2015,53(11):157-160.

[9] 刘凤霞,斯依阿木提·阿地力江·伊明,等.环境激素联合冷应激建立勃起功能障碍大鼠模型的实验研究[J].中国男科学杂志,2018,32(5):9-13.

[10] 王秋林,王树人,段锦.大鼠心因性勃起功能障碍模型制作[J].中华男科学杂志,2006,12(1):43-45,49.

[11] 王天宇,斯依阿木提·阿地力江·伊明,等.激肽系统在ED大鼠模型阴茎组织中的表达变化研究[J].中国男科学杂志,2018,32(6):3-7.

[12] 王小康,赵娴.血管化技术在勃起功能障碍的研究与应用[J].大众科技,2018,20(2):23-25.

[13] 许陈祥,姜睿.Raf/MEK/ERK1/2信号通路与阴茎勃起功能关系的研究进展[J].中华男科学杂志,2010,16(4):354-358.

[14] 颜俊锋,吕伯东.阴茎海绵体内压测定技术在阴茎勃起功能障碍动物模型中的应用[J].中华男科学杂志,2016,22(4):352-355.

[15] 虞海峰,陈昭典.糖尿病勃起功能障碍的研究进展[J].杭州医学高等专科学校学报,2004,25(2):76-78.

[16] 张存明,沈周俊,张敏光,等.血管活性肠多肽调控大鼠阴茎勃起的年龄及雄激素相关性研究[J].现代泌尿外科杂志,2012,17(1):10-13.

[17] 赵善坤,康然,刘路浩,等.改良阴茎海绵体穿刺法在大鼠阴茎海绵体内压测定中的应用研究[J].中华泌尿外科杂志,2015,36(12):941-945.

[18] Abe Y, Hotta Y, Okumura K, et al. Temporal changes in erectile function and endothelium-dependent relaxing response of corpus cavernosal smooth muscle after ischemia by ligation of bilateral internal iliac arteries in the rabbit [J]. J Pharmacol Sci, 2012, 120(3): 250-253.

[19] Abidu-Figueiredo M, Ribeiro I C, Chagas M A, et al. The penis in diabetes: Structural analysis of connective tissue and smooth muscle alterations in a rabbit model [J]. BJU Int, 2011, 108(3): 400-404.

[20] Albersen M, Lin G, Fandel T M, et al. Functional, metabolic, and morphologic characteristics of a novel rat model of type 2 diabetes-associated erectile dysfunction [J]. Urology, 2011, 78(2): 476.e1-e8.

[21] Algeffari M, Jayasena C N, MacKeith P, et al. Testosterone therapy for sexual dysfunction in men with Type 2 diabetes: a systematic review and meta-analysis of randomized controlled trials [J]. Diabetic Medicine, 2018, 35(2): 195-202.

[22] Allard J, Edmunds N J. Reflex penile erection in anesthetized mice: An exploratory study [J]. Neuroscience, 2008, 155(1): 283-290.

[23] Alwaal A, Zaid U B, Lin C S, et al. Stem cell treatment of erectile dysfunction [J]. Adv Drug DelivRev, 2015, 82-83: 137-144.

[24] Ande R, Sson K E. Mechanisms of penile erection and basis for pharmacological treatment of erectile dysfunction [J]. Pharmacological reviews, 2011, 63(4): 811-859.

[25] Aversa A, Isidori A M, De Martino M U, et al. Androgens and penile erection: evidence for a direct relationship between free testosterone and cavernous vasodilation in men with erectile dysfunction [J]. Clin Endocrinol (Oxp), 2000, 53(4): 517-522.

[26] Aversa R, Bruzziches M, Pili G Spera, Phosphodiesterase 5 inhibitors in the treatment of erectile dysfunction [J]. Curr Pharm, 2006, 12(27): 3467-3484.

[27] Azadzoi K M. Vasculogenic erectile dysfunction: beyond the haemodynamic changes [J]. BJU Int, 2006, 97(1): 11-16.

[28] Aziz M T, Abdel, Mostafa T, et al. Oral phosphodiesterase-5 inhibitors: effect of heme oxygenase inhibition on cGMP signalling in rat cavernous tissue [J]. Andrologia, 2007, 39(2): 66-70.

[29] Baas W, Köhler T S. Testosterone replacement therapy and voiding dysfunction [J]. Translational andrology and urology, 2016, 5(6): 890.

[30] Baas W, Köhler T S. Testosterone replacement therapy and voiding dysfunction [J]. Translational andrology and urology, 2016, 5(6): 890.

[31] Castela A, Costa C. Molecular mechanisms associated with diabetic endothelial-erectile dysfunction [J]. NatRev Urol, 2016, 26(2): 105110.

[32] Chung D Y, Ryu J K, Yin G N. Regenerative therapies as a potential treatment of erectile dysfunction [J]. Investig Clin Urol, 2023, 64(4): 312-324.

[33] Corona G, Petrone L, Mannucci E, et al. Difficulties in achieving vs maintaining erection: organic, psychogenic and relational determinants [J]. Int J Impot Res, 2005; 17: 252-258.

[34] De Y, Yu D, Bateman R M, et al. Oxidative stress and antioxidant therapy: their impact in diabetes-associaled erectile dysfunction [J]. J Androl, 2004, 25(5): 830-836.

[35] Gur S, Kadowitz P J, Gurkan L, et al. Chronic inhibition of nitric oxide synthase induces hypertension and erectile dysfunction in the rat that is not reversed by sildenafil [J]. BJU Int, 2010, 106(1): 78-83.

[36] Hsieh P S, Bochinski D J, Lin G T, et al. The effect of vascular endothelial growth factor and brain-derived neurotrophic factor on cavernosal nerve regeneration in a nerve-crush rat model [J]. BJU Int, 2003, 92(4): 470-475.

[37] Huang Y C, Ning H, Shindel A W, et al. The effect of intracavernous injection of adipose tissue-derived stem cells on hyperlipidemia associated erectile dysfunction in a rat model [J]. J Sex Med, 2010, 7(4 Pt 1): 1391.

[38] Jin H R, Chung Y G, Kim W J, et al. A mouse model of cavernous nerve injury-induced erectile dysfunction: Functional and morphological characterization of the corpus cavernosum [J]. J Sex Med, 2010, 7(10): 3351-3364.

[39] Joo Hyun Lee, Ju-Hee Oh, Young-Joo Lee. Simple and sensitive liquid chromatography-tandem mass spectrometry methods for quantification of tadalafil in rat plasma: application to pharmacokinetic study in rats [J]. Archives of Pharmacal Research. 2013, 36(4): 457-463.

[40] Kapoor M S, Khan S A, Gupta S K, et al. Animal models of erectile dysfunction [J]. J Pharmacol Toxicol Methods, 2015, 76: 43-54.

[41] Kew-Kim C. Pharmacotherapy of erectile dysfunction: current standards [J]. Indian J Urol, 2006, 22(3): 235-40.

[42] Khodari M, Souktani R, Le Coz O, et al. Monitoring of erectile and urethral sphincter dysfunctions in a rat model mimicking radical prostatectomy damage [J]. J Sex Med, 2012, 9(11): 2827-2837.

[43] Kumar V, Balomajumder C, Roy P. Disruption of LH-induced testosterone biosynthesis in testicular Leydig cells by triclosan: probable mechanism of action [J]. Toxicology, 2008, 250(2-3): 124-131.

[44] Labazi H, Wynne B M, Tostes R, et al. Metformin treatment improves erectile function in an angiotensin II model of erectile dysfunction [J]. J Sex Med, 2013, 10(9): 2154-2164.

[45] Li M, Zhuan L, Wang T, et al. Apocynin improves erectile function in diabetic rats through regulation of NADPH oxidase expression [J]. The journal of sexual medicine, 2012, 9(12): 3041-3050.

[46] Malavige L S, Jayaratne S D, Kathriarachchi S T, et al. Erectile dysfunction is a strong predictor of poor quality of life in men with type 2 diabetes mellitus [J]. Diabet Med, 2014, 31(6): 699-706.

[47] Malavige L S, Levy J C. Erectile dysfunction indiabetes mellituss [J]. J Sex Med, 2009, 6: 1232-1247.

[48] Mancini A, Leone E, Festa R, et al. Effects of testosterone on antioxidant systems in male secondary hypogonadism [J]. Journal of andrology, 2008, 29(6): 622-629.

[49] McCabe M P, Sharlip I D, Lewis R, et al. Risk factors for sexual dysfunction among women and men: a consensus statement from the Fourth International Consultation on Sexual Medicine 2015 [J]. The journal of sexual medicine, 2016, 13(2): 153-167.

[50] Melman A, Bar-Chama N, McCullough A, et al. The first human trial for gene transfer therapy for the treatment of erectile dysfunction: preliminary results [J]. European urology, 2005, 48(2): 314-318.

[51] Mobley D F, Khera M, Baum N. Recent advances in the treatment of erectile dysfunction [J]. Postgrad Med J, 2017, 93(1105): 679-685.

[52] Mulhall J P, Verma N, Deveci S, et al. Sildenafil citrate improves erectile function after castration in a rat model [J]. BJU Int, 2013, 113(4): 656-661.

[53] Muneer A, Kalsi J, Nazareth I, et al. Erectile dysfunction [J]. BMJ, 2014, 348: 129.

[54] López M C M, Heredia V M E, Gonzalez H R, et al. Erectile dysfunction among diabetic patients [J]. Revista Medica de Chile, 2013, 141(12): 1555-1559.

[55] Papagiannopoulos D, Khare N, Nehra A. Evaluation of young men with organic erectile dysfunction [J]. Asian J Androl, 2015, 17(1): 11-16.

[56] Park J K, Lee S O, Cui W S, et al. Activity of angiotensin peptides in clitoral cavernosum of alloxan induced diabetic rabbit [J]. Eur Urol, 2005, 48(6): 1042-1050.

[57] Pereira V A, Abidu-Figueiredo M, Pereira-Sampaio M A, et al. Sinusoidal constriction and vascular hypertrophy in the diabetes induced rabbit penis [J]. Int Braz J Urol, 2013, 39(3): 424-431.

[58] Redrow G P, Thompson C M, Wang R. Treatment strategies for diabetic patients suffering from erectile dysfunction: an update [J]. Expert Opinion on Pharmacotherapy, 2014, 15(13): 1827-1836.

[59] Richards D, Vinik A. Etiology and treatment of erectile failure in diabetes mellitus [J]. Curr DiabRep, 2002, 2(6): 501-509.

[60] Sezen S F, Hoke A, Burnett A L, et al. Immunophilin ligand FK506 is neuroprotective for penile innervation [J]. Nat Med, 2001, 7(10): 1073-1074.

[61] Shabsigh R. Testosterone therapy in erectile dysfunction [J]. Aging Male, 2004, 7(4): 312-318.

[62] Sildenafil beyond erectile dysfunction and pulmonary arterial hypertension: Thinking about new indications [J]. Fundam Clin Pharmacol, 2021, 35(2): 235-259.

[63] Teoh J B F, Yee A, Danaee M, et al. Erectile dysfunction among patients on methadone maintenance therapy and its association with quality of life [J]. Journal of addiction medicine, 2017, 11(1): 40-46.

[64] Thorve V S, Kshirsagar A D, Vyawahare N S, et al. Diabetes induced erectile dysfunction: epidemiology, pathophysioloy and management [J]. J Diabetes Complications, 2010, 25(2): 129-136.

[65] Vignozzi L, Morelli A, Filippi S, et al. Testosterone regulates Rho A/Rho-kinase signaling in two distinct animal models of chemical diabetes [J]. J Sex Med, 2007, 4(3): 620-632.

[66] Wang X M, Song S S, Xiao H, et al. Fibroblast growth factor 21 protects against high glucose induced cellular damage and dysfunction of endothelial nitric-oxide synthase in endothelial cells [J]. Cell Physiol Biochem, 2014, 34(3): 658-671.

[67] Wen J, Ming X, Meng G, et al. Corpus cavernosum and corporal venoOcclusive dysfunction in diabetic rats [J]. Cell Physiol Biochem, 2017, 42: 333-345.

[68] Wiborg O. Chronic mild stress for modeling anhedonia [J]. Cell and Tissue Research, 2013, 354: 155-169.

[69] Xie D, Odronic S I, Wu F, et al. A mouse model of hypercholesterolemia-induced erectile dysfunction [J]. J Sex Med, 2007, 4(4 Pt1): 898-907.

[70] Yu J, Akishita M, Eto M, et al. Androgen receptor dependent activation of endothelial nitric oxide synthase in vascular endothelial cells: role of phosphatidylinositol 3-kinase/akt pathway [J]. Endocrinology, 2010, 151(4): 1822-1828.

第三十七章
早泄药理学

第一节 概述

(一) 概念

早泄(remature ejaculation，PE)是男性性功能障碍，指射精发生过早(表37-1-1)。目前，最为常用和广泛认可的定义来自1994年美国精神病学协会和世界卫生组织。

美国精神病学协会的定义：在最小性刺激下、性交插入前、插入时或插入后不久发生的持续性或周期性射精，这通常发生在个人愿望之前。这种情况引起显著的个人痛苦或影响伴侣关系。

世界卫生组织的定义：在性交开始前或之后很短时间内(如15 s内)发生射精的情况，或者在未达到可能性交的充分勃起之前发生射精。这种困难并非由长时间缺乏性生活引起。

国际性医学学会(ISSM)提出了包含一种客观、可量化的射精时间的建议，这个射精时间被称为阴道内射精潜伏时间(IELT)。IELT被定义为从阴道插入到射精的时间。终身早泄的特征是自初次性交以来IELT小于1 min，而在男性一生中的任何时刻IELT小于3 min则被认为是后天获得性早泄。

表37-1-1 早泄的四分类汇总

	终身(初级)	获得(二级)	可变的	主观的
IELT标准	<1 min	<3 min	短或正常	正常或延长
症状	几乎在每一次性接触中，射精都太早发生	新发生的早些，通常是可识别来源的结果，患者过去曾正常射精	早泄是不一致的，不规律发生的，不是(心理)病理的结果	尽管射精时间正常，但对快速射精存在主观、自我感知
发病	早，通常从第一次性接触开始	可在一个人一生中的任何时候发生	可在一个人一生中的任何时候发生	可在一个人一生中的任何时候发生
患病率	低	低	高	高
射精控制的质量	射精在一生中保持快速，没有控制射精的能力	延迟射精的能力可能减弱或缺乏	延迟射精的能力可能减弱或缺乏	延迟射精的能力可能减弱或缺乏
病因学	• 遗传的 • 神经生物学的	• 泌尿科(勃起功能障碍，前列腺炎) • 激素(甲状腺功能亢进) • 心理 • 情感问题	性行为的正常变化	对想象中的快速射精心理的关注
治疗	• 药物治疗 • 心理治疗	• 医疗管理 • 药物治疗 • 心理治疗 • 教育	• 宽慰 • 教育 • 行为治疗	• 心理治疗 • 宽慰 • 教育

(二) 流行病学

1948年，美国研究员对美国男性进行了调查，结果显示，在插入阴道后仅有2 min内即有75%的男性会射精。而在国际多中心早泄概念评估(MUCCA-

PE)中,男性的平均射精时间为7～14 min。这种差异在不同地区间存在,例如,在德国,平均射精时间较短(7 min),在美国则较长(13.6 min),而在英国、法国和意大利等国则居中(9.6 min)。与此同时,伴侣对性活动的预期时间也因其文化背景的不同而有所不同。例如,北美女性和德国女性的估计平均性交时间(11.2 min)较男性的估计时间要短得多,而其他地方的情况可能相反。

为了解决患病率之间的差异,ISSM 和美国精神病学协会规定了 PE 的定义和标准。这两个定义都包括射精潜伏时间、困扰程度及是否在期望之前射精这三个主要参数。最近的统计分析考虑了这三个操作性标准,并发现修改每个单独的操作性标准可以显著改变 PE 的患病率。

(三) 病因

在大多数早泄患者中,这四个方面(器质、心理、伴侣关系和社会文化因素)是独立存在的,并相互影响。早泄既是一种心理神经内分泌疾病,又是一种泌尿科疾病。

传统的早泄分类方法(心理性和器质性)通常将心理因素视为主要病因,心理性早泄由心理医生治疗,而器质性早泄由泌尿科医生治疗。然而,至今对于早泄的病因研究,仍多基于猜测而不是明确的证据。尽管如此,有两个较为广泛认可的因素是阴茎高度敏感和 5-羟色胺(5-HT)受体敏感性的差异。研究人员认为,阴茎高度敏感或射精阈刺激低可能是早泄的主要原因,这一类早泄患者的阴茎感觉神经受到大脑皮质的支配,表现出更强的表达,属于器质性基础的早泄。此外,研究显示 5-HT2C 和 5-HT1A 受体在射精控制中发挥关键作用,前者有延迟作用,后者有促进作用。因此,5-HT2C 受体过低敏感或 5-HT1A 受体过高敏感都可能导致终身型早泄。

还有研究表明,早泄与附性腺炎症(如精囊炎和慢性前列腺炎)存在一定相关性,大多数早泄患者同时患有这些炎症。

在性活动中,各种不满意和外界因素,如陌生的性对象、环境或性生活频率过低,也可能导致早泄问题的出现。

(四) 症状

早泄的症状主要包括三个方面:射精潜伏期短、缺乏射精控制和性生活不满意。射精潜伏期是指从阴茎插入阴道到射精的时间,通常非常短暂。射精控制能力差是早泄的典型特征,患者无法延迟射精的时间,相对于性功能正常的男性表现较差。

正常的男性性反应通常包括四个连续的步骤。首先是兴奋阶段,即在性兴趣和(或)刺激之后,阴茎会充血并勃起。接下来是平台期,在此阶段,射精会被延迟,使性交成为可能。然后是射精和高潮,最后是解决和伴随的射精后退缩。在早泄患者中,这一过程通常会更加迅速,兴奋期变得更加紧凑,平台期时间缩短,射精迅速发生(图 37-1-1)。

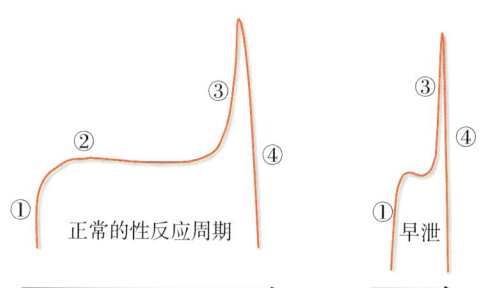

图 37-1-1 正常性反应周期与早泄比较示意图。①.性唤起/兴奋和阴茎肿胀;②.高原期;③.兴奋/唤起增加到极点或射精和肿胀;④.射精后消肿和消退

(五) 临床治疗

最初,心理疗法曾是早泄的主要治疗方法。然而,由于时间限制、成本及需要夫妇强烈的合作,它在当前的临床实践中使用较少。心理疗法的疗效存在不一致和随机的证据,表明其随着时间的推移效果可能减弱,并且不如药物治疗有效。尽管如此,对于主观早泄的患者或存在明确的心理病因的情况,心理疗法仍然可能是一线治疗方法。此外,它也可用于处理与性功能障碍相关的痛苦,或与药物治疗结合使用(图 37-1-2)。

不建议单独使用补充和替代疗法来治疗早泄,因为它们的效果尚未得到充分证实。综上所述,在治疗早泄时,最好的方法是采用综合性的治疗方案,包括行为疗法、药物治疗及与患者共同制订的治疗目标,以便更好地满足患者的需求(表 37-1-2)。

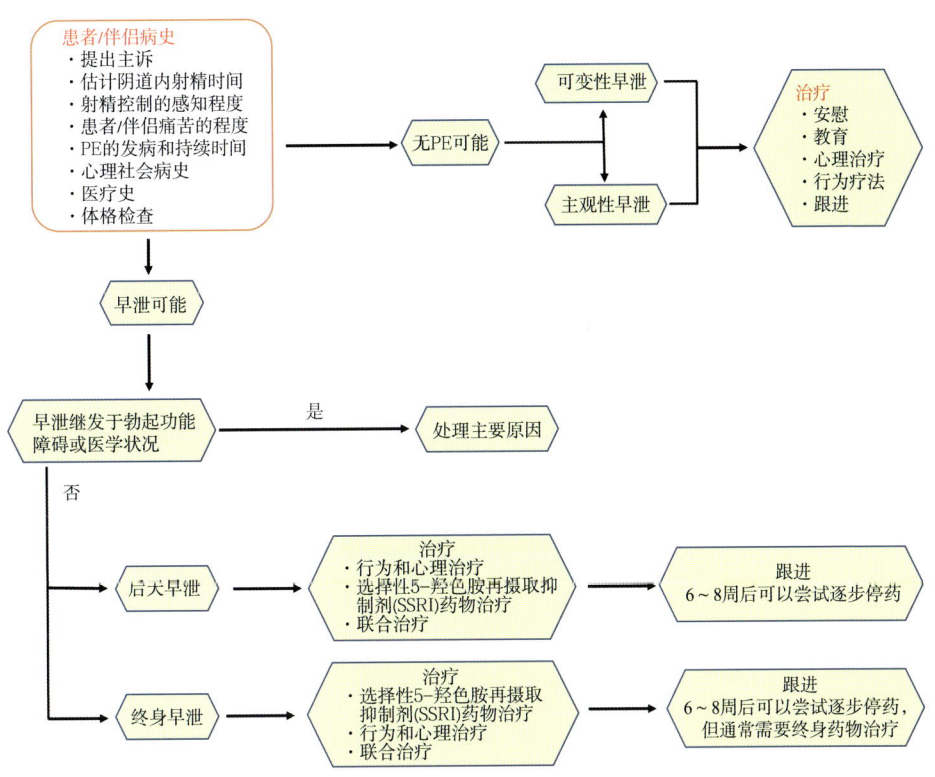

图 37-1-2 早泄管理算法

表 37-1-2 当前治疗早泄药物的汇总一览表

药物	推荐剂量	半衰期(h)	IELT 倍增	不良反应	附加说明
达泊西汀(SSRI)-短效	30~60 mg,性交前 1~3 h	1.5	2.5~3 倍	恶心,腹泻,头痛,嗜睡,头晕	• TGA 已获批准,PBS 尚未获批 • 无明显药物相互作用 • 对获得性和终身 PE 的有效治疗
帕罗西汀(SSRI)	10~40 mg/天和 20 mg,性交前 3~4 h	21	11.6 倍	失眠,焦虑,恶心,性欲丧失,ED,无汗症	• 处方药 • 用于终身及后天 PE • 2~3 周即可达到疗效 • 可能会阻碍精子的活力 • 可能诱发双相情感障碍患者的躁狂 • 按需用药在没有每日用药的情况下效果不佳
氟西汀(SSRI)	20~40 mg/天	36	5 倍	失眠,焦虑,恶心,性欲丧失,ED,无汗症	
舍曲林(SSRI)	50~200 mg/天和 50 mg,性交前 4~8 h	26	5 倍	失眠,焦虑,恶心,性欲丧失,ED,无汗症	
氯米帕明(TCA)	12.5~50 mg/天和 25 mg,性交前 4~24 h	19~37	6 倍	恶心,口干,ED,潮热,心律失常	
曲马朵	25~50 mg,性交前 3~5 h	5~7	4~7.3 倍	恶心,头晕,失眠,消化不良,癫痫	• 可能阿片类药物成瘾 • TCA 和 SSRI 类药物禁忌与曲马朵联用 • 多重药物相互作用仅用于难治性 PE 的单药治疗
磷酸二酯酶-5抑制剂	25~100 mg,性交前 30~50 min	3~6	单药治疗对 IELT 无影响	头痛,脸红,消化不良	• 用于 ED 和 PE 合并使用 • 联合 SSRI 类治疗可提高疗效 • 尚未确定 PE 的单一治疗
普利多卡因外用乳膏/气雾剂	2.5 g,性交前 20~30 min	1~2	4~6 倍	ED,阴茎和伴侣阴道感觉丧失,皮肤刺激	• 鼓励使用安全套 • 与 SSRI 类药物联用 • 药物处方

注:IELT,阴道内射精潜伏时间;SSRI,选择性 5-羟色胺再摄取抑制剂;TCA,三环抗抑郁药;TGA,澳大利亚药品管理局;PBS,澳大利亚医药福利计划

第二节　早泄生物学模型

虽然在理解射精的神经生理药理学和管理射精障碍方面仍存在关键差距，但实验动物和人类之间的射精反应存在许多相似之处。因此，利用动物模型进行研究将有助于在这一领域取得更多进展。研究早泄的整体模型可分为5-HT受体激动剂类药物模型、电刺激神经模型及实验笼或选择性平台筛选模型。

（一）药物诱导射精模拟早泄模型

腰骶部神经中枢在神经传递中充当着重要的角色，它作为周围神经末梢与高级中枢之间的中转站，能够接收来自生殖器感觉传入神经的刺激，并在受到这些刺激后产生自发的神经冲动。这些神经冲动包含了与射精相关的感觉信息，它们被传递到丘脑初级躯体感觉皮层，同时也参与了下行传导信号的调节。在这个过程中，神经递质如多巴胺（DA）、催产素和5-HT等扮演了重要的调节角色。因此，许多化合物、神经传导物质和神经肽等能够促进大鼠的性行为，使它们表现出了类似于人类早泄的一些特征（表37-2-1）。

表37-2-1　药物诱导射精模拟早泄模型

序号	药物	类型	试验系统	剂量	给药途径	效应
1	对氯苯丙胺盐酸盐	5-HT受体激动剂	麻醉的雄性Wistar-ST品系大鼠，350~450 g	2.5 mg/kg、5.0 mg/kg、10 mg/kg	腹腔注射	诱导勃起和射精。主要特征如下：1）诱导的勃起是一组不同的反应，包括阴茎体伸长、勃起和硬度，并且是周期性地（间隔1~2 min）2）最初的性反应通常是会阴肌的收缩，然后按照射精和反应的顺序出现一系列反应（首先反应一般是勃起）3）间歇性射精是由对氯苯丙胺盐酸盐引起的，在测试期间喷出一定体积的固体和（或）液体物质组成的射精4）勃起和射精均完全由超过2.5 mg/kg的对氯苯丙胺盐酸盐剂量诱导，并持续相对较长的时间（至少60 min）
2	阿扑吗啡+间氯苯基哌嗪	多巴胺受体激动剂 5-HT受体激动剂	麻醉的雄性Wistar-ST品系大鼠，300~400 g，10~14周龄	0.01 mg/kg、0.03 mg/kg、0.1 mg/kg（阿扑吗啡）0.01 mg/kg、0.1 mg/kg、0.3 mg/kg（+间氯苯基哌嗪）	皮下注射 腹腔注射	联合使用相对单独使用，射精的发生率和射精量显著增加，而每种药物单独诱导的促勃起作用并没有增强
3	8-羟基-2-（二氯丙氨基）四氢萘	5-HT 1A受体激动剂	麻醉的雄性Wistar大鼠，200~250 g	20 μg	脑室内注射	增加大鼠的交配率并促进射精行为，但抑制交感活动以外的射精及勃起功能。其诱导射精作用的实现受中枢D2样受体的调节而不只是5-HT1A受体的作用
4	氯卡色林	5-HT 2C受体激动剂	麻醉及非麻醉的雄性Wistar大鼠，90~150日龄	0.3 mg/kg、0.6 mg/kg、1.0 mg/kg（麻醉）1.0 mg/kg、4.0 mg/kg、10 mg/kg（非麻醉）	静脉注射 灌胃	对于麻醉雄鼠可以剂量依赖性地增加射精频率，降低首次射精潜伏期 对于非麻醉雄鼠可以剂量依赖性的增加阴茎梳理，与1.0 mg/kg组和阴性对照组相比，4.0 mg/kg和10 mg/kg在1 h内引入自发行走减少

实验中，对氯苯丙胺（PCA）通常更常用，因为它在诱导射精方面具有较高的有效性和可靠性。相对于氯卡色林，对氯苯丙胺在早泄的实验模型研究中有更多的文献支持和广泛的应用经验。不过，氯卡色林是近年来新发现可用于早泄模型的药物，虽然相关研究论文较少，但仍具有潜在的研究价值。

药物的使用可以成功诱导大鼠射精，但由于其各自特性，对于模拟早泄模型，通常首选对氯苯丙胺，因其在有效性和可靠性方面表现较好。对氯苯丙胺注射模拟早泄的操作相对简单，能够迅速诱导阴茎勃起和射精，同时明显缩短射精潜伏期，因此在实验中被广泛采用。然而，这些模型主要基于在麻醉状态下的大鼠进行研究，不能完全模拟人类早泄的真实情况，特别是对于由精神因素引起的早泄或终身性早泄的代表性相对较低。因此，需要更多的研究来评估这些模型在临床应用中是否能够达到预期的疗效。同时，还需要考虑药物本身可能对后续实验结果产生的潜在影响。

对氯苯丙胺（PCA）：通过腹腔内注射PCA来诱导射精，这可以在注射后30 min内引发自发的阴茎勃起和射精。这个模型的有效性和可靠性较高，常被用作药物诱导射精模型的首选。

间氯苯哌嗪（m-CPP）：m-CPP是5-HT2C受体激动剂，通过腹腔内给药来诱导射精。低剂量的m-CPP可以促进射精反应和阴茎勃起，而高剂量可能会抑制勃起。

8-羟基四氢萘（8-OH-DPAT）：通过腰骶脊髓节段或脑室内注射8-OH-DPAT，可以显著缩短雄鼠的交配时间。然而，它会抑制勃起功能以外的射精反应。

在早泄的动物模型研究中，有一些常见的检测指标用于评估性行为和射精特征。

（1）骑跨潜伏期（ML）：从与雌性大鼠同笼到第一次爬高所需的时间。

（2）骑跨频率（MF）：在观察时间内爬高的总次数，无论有无插入。

（3）插入潜伏期（IL）：从与雌性大鼠同笼到第一次插入所需的时间。

（4）插入频率（IF）：在观察时间内插入的总次数。

（5）射精潜伏期（EL）：从第一次插入到射精所需的时间。

（6）射精频率（EF）：观察时间内发生射精的次数。

（7）交配有效率（HR）：插入次数与（插入次数+骑跨次数）的比率。

（8）精囊内压力：用于测量精子排出的压力。

（9）尿道球海绵体肌肌电图：用于记录尿道球海绵体肌的电活动。

（二）交配实验筛选早泄模型

本研究使用成熟的 Wistar 大鼠，包括60天龄的雌性和90天龄的雄性，以构建早泄模型。实验中，雌性大鼠先进行双侧卵巢切除手术，并休养至少2周。手术后，雌性大鼠在性行为分析前分别在52h和4h接受苯甲酸雌二醇（20 μg/只）和孕酮（1 mg/只）的皮下注射。接着，未经性经验的雄性大鼠与经过激素处理的雌性大鼠交配，通过4周的交配训练，使其在30 min内完成交配。实验前一周，雌性大鼠被置于交配观察室，每次停留15～20 min，共2次，间隔2天。而雄性大鼠在交配前单独适应观察室环境5 min。在交配过程中，记录30 min内的各项性行为参数，如骑跨频率、插入频率、骑跨潜伏期、射精潜伏期和射精频率。

在实验开始的一周前，雌性大鼠被单独放置在交配观察室进行适应，每次逗留15至20 min，共进行2次，每次间隔2天。而雄性大鼠在进行交配实验之前，也被单独放置于观察室中，以适应环境大约5 min。随后，这些雄性大鼠将与经过预处理的雌性大鼠进行交配。在交配实验过程中，研究人员连续记录了30 min内的交配行为，包括多种性行为参数。

研究发现，在交配实验中筛选出的射精延迟组和射精急促组大鼠在性行为表现上与人类的射精迟缓和早泄患者有着相似之处。具体来说，大鼠的骑跨次数可以反映其阴茎的敏感程度，频繁的骑跨表明需要更强烈的刺激才能达到射精，这与早泄患者和射精迟缓者的性行为特征相符。虽然这种筛选方法代表性强，但其需要较长时间和大量样本，不能保证一次性筛选出足够数量的实验对象。

根据 Waldinger 等的射精理论，IELT 的长短被视为男性的一种正常生物变异。这意味着在任何小样本中，都可能存在少数早泄患者、射精时间延迟或不射精者，以及其他射精时间正常或处于中等水平的个体。在对大鼠进行的交配实验中，通过筛选出射精延迟组和射精急促组的大鼠，我们观察到了与人类射精迟缓和射精过快患者相似的特征。具体来说，大鼠的骑跨次数反映了它们阴茎的敏感程度，高频率的骑跨意味着这些大鼠需要更多的阴道和阴茎刺激才能射精。相对地，射精迅速的大鼠只需较少的刺激即可射精。在人类中，射精迟缓者虽大多数情况下无法完成射精，但其射精频率较高，而快速射精者则射精频率较低。在大鼠的交配实验中，用于反映性欲的参数，如插入次数和骑跨潜伏期，在射精急促组和射精延迟组之间没有明显差异，这表明它们在性欲方面没有明显差异。尽管这种筛选方法可以代表性地选出大鼠，但它需要较长时间和大量样本，并不能保证一次性筛选出足够数量的实验对象。

(三) 电刺激诱导射精模拟早泄模型

创建电刺激诱导射精的模拟早泄模型涉及多个步骤。初始阶段，12~14 周龄的雄性 Wistar 大鼠在麻醉后进行解剖，以暴露其精囊和内脏小神经（LSN）。接着，管道被插入精囊腔内以记录其内部压力。之后，利用双极不锈钢电极和电刺激发生器对 LSN 进行电刺激（10 V 电压，80 Hz 频率，每次刺激持续 1 ms）。这种刺激可导致大鼠阴茎勃起和尿道球海绵体肌的节律性收缩，模拟射精过程中的排精相。

在药物实验前，通常先刺激 LSN 1 min，以诱导精囊产生最大收缩效应，随后根据实验需求注射药物。值得注意的是，大鼠的脊髓射精发生器位于腰椎 L3 至 L4 脊髓节段的第 7 和第 10 层，这是控制射精的关键区域。电刺激诱导射精模型通过刺激外周神经传递冲动到这一中枢，进而诱发射精。这种方法诱导射精的时间短，可避免射精诱导药物与实验药物的交互作用，同时也方便记录精囊压力和尿道球海绵体肌的肌电图等参数，有助于从神经生理学角度深入研究早泄。

尽管如此，电刺激诱导射精模拟早泄模型的制备相对复杂，实验过程易受多种因素影响，导致可重复性和代表性较差。此外，由于实验需在麻醉状态下进行，因此不能完全模拟人类早泄的真实情况。

(四) 根据多个性伴侣可选择性平台（MPCA）筛选早泄模型

此研究的主要目标是建立一个可靠的早泄大鼠模型，以便深入探究早泄的生理和行为机制。为此，选择了性成熟的 Wistar 大鼠，包括雌性和雄性，以获取更全面的早泄研究数据。实验中采取了多种措施，如对雌性大鼠进行卵巢切除和激素处理，以及对雄性大鼠进行性经验培训，以确保建立起符合早泄标准的模型。

研究中还引入了 MPCA 环境和多次适应过程，帮助大鼠适应实验环境，减少紧张情绪，并促进雄性大鼠与雌性大鼠之间的性行为竞争经验。通过记录雄性大鼠的骑跨频率、插入频率、骑跨潜伏期、射精潜伏期等性行为参数，成功筛选出符合早泄模型标准的大鼠，为早泄的生理和行为机制研究提供了重要数据。

该模型操作简单，无需药物干预，降低了药物对实验结果的潜在影响。模型的性行为特征与人类早泄患者相似，增加了其在研究中的代表性和应用前景。然而，这个模型只适用于动物实验，不适用于人类临床研究。模型的可重复性和有效性还需进一步研究和验证，以确保其在早泄研究领域的稳健应用价值。总体来看，这项研究为深入理解早泄提供了有潜力的工具，并为未来相关研究奠定了坚实的基础和有益的参考。

(五) 8-OH-DPAT 注入腰骶脊髓节段的硬脊膜间隙建立大鼠早泄（PE）模型

Jun Guo 及其同事研究了通过将 8-OH-DPAT 注入腰骶脊髓节段的硬脊膜间隙来建立大鼠早泄模型的可行性和实用性。研究团队将 24 只雄性 Wistar 大鼠平均随机分为早泄模型组和空白对照组。早泄模型组大鼠接受了 8-OH-DPAT 的注射，剂量为每千克体重 0.8 mg，溶于 10 mL 生理盐水中，注入腰骶脊髓节段的硬脊膜间隙，持续 4 周；而对照组则只注入相同体积的生理盐水。另外，研究团队还对 24 只雌性 Wistar 大鼠进行了皮下注射苯甲酸雌二醇，以诱导发情，在交配前 36 h 与雄性大鼠交配。在 2 周和 4 周时，雄性大鼠与雌性大鼠交配，每次观察交配行为指标，如上背行为潜伏期、插入行为潜伏期、射精潜伏期、上背行为频率、插入行为频率和射精频率。

这项研究成功地通过将 8-OH-DPAT 注入腰骶脊髓节段的硬脊膜间隙建立了大鼠早泄模型，这对于进一步研究早泄机制具有重要意义。

第三节 早泄药理学机制研究

当前的研究主要集中在多个潜在因素，包括神经递质活动紊乱（如去甲肾上腺素、5-羟色胺、催产素、γ-氨基丁酸和一氧化氮的作用）、龟头敏感性增加、勃起功能障碍、遗传多态性、激素问题及前列腺疾病等。这些因素被认为与 PE 的病理生理过程有关，但仍需要进一步的研究来明确它们对射精生理学的确切影响。这一领域的深入研究对于揭示 PE 的发病机制以及开发更有效的药物治疗方法具有重要意义。

要理解治疗 PE 的科学基础，必须理解射精的过程和控制。射精是一种复杂的反射反应，涉及周围和中枢神经系统的许多神经生理通路和几种神经化学化合物（图 37-3-1）。射精包括两个连续的阶段：排精和射出。

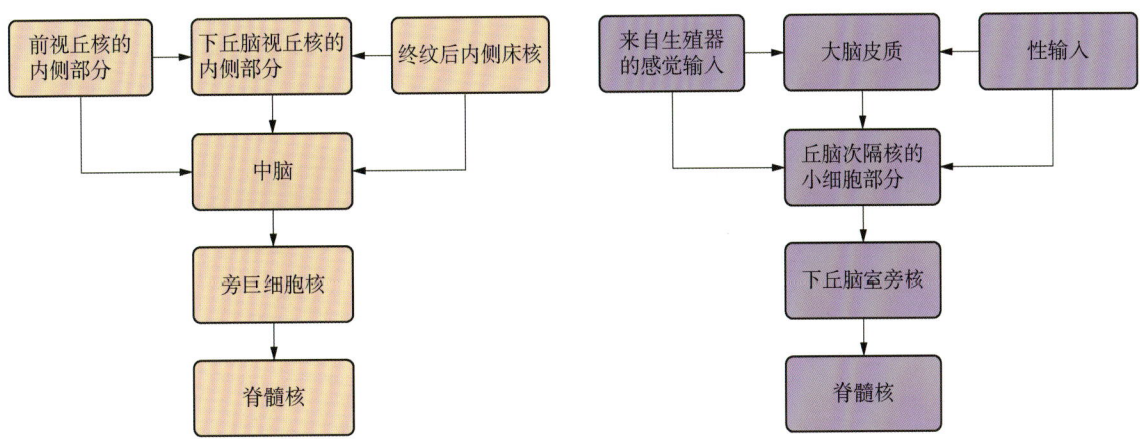

图 37-3-1　人类射精中枢控制的一些组成部分示意图

位于不同脊髓节段的五组神经元构成了指挥射精生理事件的脊髓网络(图 37-3-2)。在大鼠中,通过在胸椎水平断裂脊髓的实验表明,存在完整的脊髓网络足以导致射精的发生。在人类中,对于射精发生器的存在的支持来自于临床研究,显示 L3 至 L5 节段的损伤是预测脊髓受损患者在勃起振动刺激无法引发射精的良好指标。

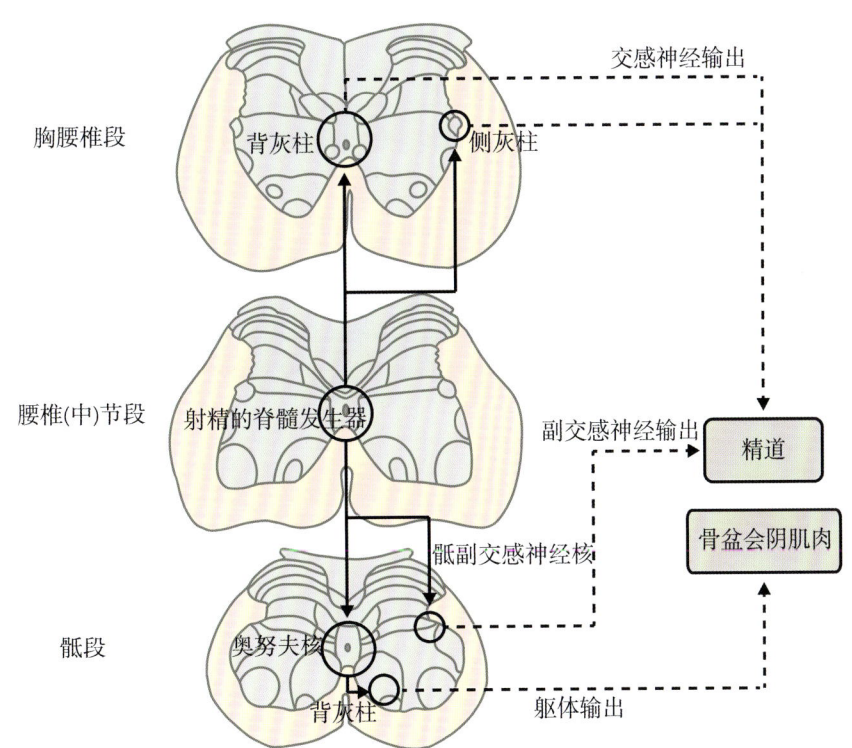

图 37-3-2　人类射精脊髓网络的示意图

在大鼠中已经勾勒出一个专门用于控制射精的大脑网络,它包括分布在大脑不同部分的多个相互连接的神经元群,涵盖了感觉/整合、兴奋和抑制区域(图 37-3-3)。

形成射精大脑回路的大脑核团被标示,并显示它们与参与射精控制的脊髓核团之间的连接。还呈现了源自生殖器并终止于中枢神经系统的体性感觉传入。

(一) 早泄发病机制研究进展

PE 的确切病因仍不清楚。目前最广为接受的理论集中于:①神经递质如去甲肾上腺素、5-羟色胺、催产素、γ 氨基丁酸(GABA)和一氧化氮(NO)的活动紊乱;②龟头敏感性增加;③勃起功能障碍(ED);④遗传

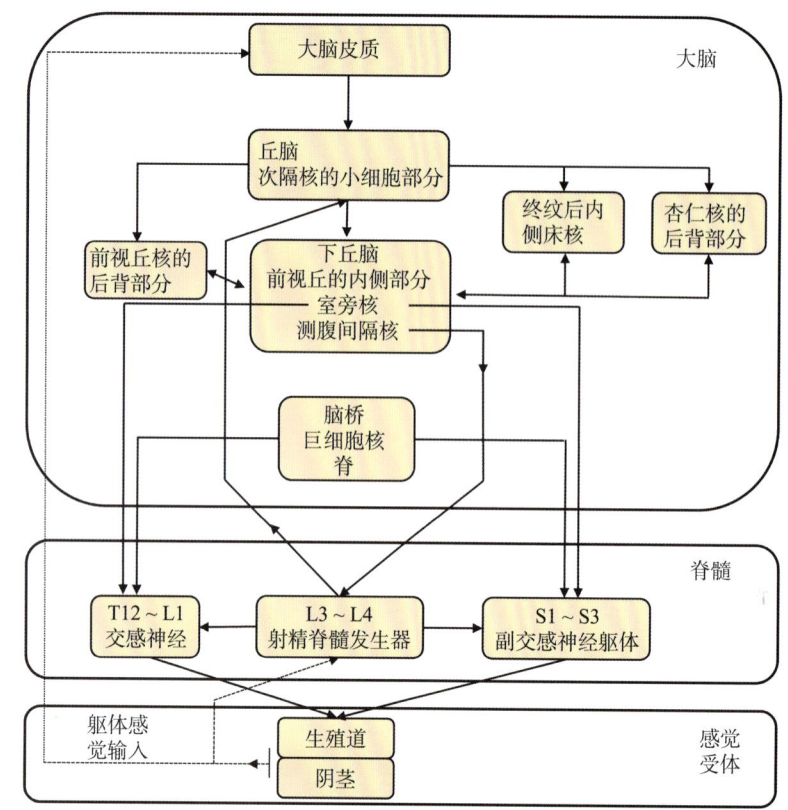

图 37-3-3 大鼠射精控制的中枢神经系统网络示意图

多态性；⑤激素问题；⑥前列腺疾病也有助于 PE 的病理生理学。然而，需要进一步的研究来显示这些变量对射精生理学的影响。

1. 神经递质机制　射精的神经解剖学机制涉及多种神经递质的协同作用，包括去甲肾上腺素和 5-羟色胺，以及胆碱能、肾上腺素能、催产素和 γ 氨基丁酸（GABA）能神经元。在射精的发射阶段，交感神经信号引发去甲肾上腺素释放，通过激活 α 肾上腺素能受体导致平滑肌收缩，推动精子进入尿道。随后，骶脊髓 S2~S4 节段的阴部神经支配阴部肌肉，促使排出阶段的脉动收缩，推动精液通过尿道排出。这个复杂的过程还涉及尿道肌肉反射和龟头血管反射的控制。

神经递质 5-羟色胺在射精和男性性活动中具有抑制作用，通过自我调节系统实现平衡。5-羟色胺释放到突触间隙，然后由 5-HT 转运体清除，防止过度刺激突触后受体。选择性 5-羟色胺再摄取抑制剂（SSRI）可以增加突触间隙中的 5-羟色胺，导致射精延迟。相反，向大鼠下丘脑外侧核微量注射 SSRI 可增加中枢 5-HT 水平并延迟射精。

GABA 也被认为对性功能有抑制和调节作用。GABA 激动剂抑制性行为，而 GABA 拮抗剂可能降低射精潜伏期，尤其是通过直接注射到 MPOA 时。

一氧化氮（NO）在阴茎勃起中发挥促进作用，可能抑制精液排放。研究表明，一氧化氮与磷酸二酯酶 5（PDE5）调节平滑肌细胞松弛和环瓜氨酸-磷酸（cGMP）分解相关，这对射精过程具有重要影响。综合来看，这些神经递质和生物分子的相互作用构成了射精神经生物学的复杂机制，对性功能和射精过程具有重要影响。

2. 基因多态性　TPH2 基因多态性与 LPE 关系：该项研究将 LPE 患者和健康对照者进行了比较，并发现了 TPH2 基因的 SNV019 和 rs4290270 的多态性与 LPE 之间存在显著相关性。具体来说，LPE 患者中 SNV019 的 G 等位基因和 G/A 基因型频率明显高于对照组。而 rs4290270 的 A 等位基因和 A/A 基因型在 LPE 患者中更为常见。这些结果表明，TPH2 基因的多态性可能在中国汉族人群中与 LPE 相关，并且携带 SNV019 的 A 等位基因或 rs4290270 的 T 等位基因的男性患 LPE 的可能性较小。

5-HT2C 受体基因 Cys23Ser 多态性与 LPE 患者 IELT 关系：该项研究涉及 64 名荷兰高加索男性患有 LPE，旨在探讨 Cys23Ser 5-HT2C 受体基因多态性与 IELT 之间的关系。结果显示，Cys/Cys 基因型男性的 IELT 明显低于 Ser/Ser 基因型男性。这表明 Cys23Ser 5-HT2C 受体基因多态性与 LPE 男性的 IELT 相关，Cys/Cys 基因型男性的射精持续时间较短。

多巴胺（DA）转运蛋白基因多态性与 LPE 患者关系：此项研究涵盖了 80 名患者和 80 名对照者，旨在评估多巴胺转运蛋白基因多态性在 LPE 中的作用及对帕罗西汀和艾司西酞普兰的反应。结果显示，大多数患者为 DA 转运蛋白基因多态性的（10R/10R）基因型，而对照组为（6R/6R）基因型。这种基因型差异在统计学上具有显著性。研究还发现，帕罗西汀和艾司西酞普兰对应答者中显著延迟射精。因此，这项研究表明 DA 转运蛋白基因多态性与 LPE 的发病和治疗反应之间存在显著相关性。

3. 与激素关系　一项前瞻性病例对照研究对男性 PE 进行了深入研究，其中包括 90 名 PE 患者和 90 名健康参与者。通过早泄诊断工具（PEDT）和 IELT 的评估，研究了两组参与者的性激素水平，包括血清总睾酮（TT）、游离睾酮（FT）、FSH、LH 和催乳素（PL）水平。结果显示，PE 患者与对照组在性激素水平上没有显著差异，差异均不具有统计学意义。此外，性激素水平与患者的年龄、体重指数（BMI）、IELT 和 PEDT 总分之间也没有显著相关性。

另一项研究探讨了甲状腺激素水平与早泄之间的关系。研究通过观察甲状腺功能亢进症患者早泄患病率的变化，并研究了甲状腺功能恢复正常后 IELT 的变化。研究纳入了 43 名无甲亢治疗史的甲亢患者，测量了其初始 IELT 结果，并在甲状腺功能恢复正常 8 周后进行了再次测量。研究结果显示，甲亢患者中有 72.1% 出现早泄，平均 IELT 为 72.8 s。而且，甲亢患者的血清促甲状腺激素水平与 IELT 呈正相关，表明甲状腺功能亢进可能与早泄存在一定的临床相关性。在 24 名完成随访的患者中，甲状腺功能恢复正常后，阴道内射精潜伏期显著改善，这提示甲状腺功能亢进可能是一种可逆的早泄危险因素。

4. 与前列腺疾病关系　慢性前列腺炎被认为是早泄的重要器质性病因。为了确定慢性前列腺炎在原发性和继发性早泄患者中的发病率，研究纳入了 153 例 29~51 岁的异性恋男性早泄患者和 100 例健康男性受试者。在按照标准化方案采集微生物标本的过程中，非细菌性前列腺炎被定义为表现出前列腺炎症证据但在有各种泌尿生殖系统症状的男性中，尿液和前列腺液培养结果为阴性。研究结果显示，患者和对照受试者在年龄、教育程度或性交频率方面没有显著差异。然而，在早泄患者中，慢性前列腺炎的患病率为 64%，而慢性细菌性前列腺炎的患病率为 52%，与对照组相比，这两者之间的差异具有统计学意义（$P<0.05$）。

（二）早泄治疗药物作用机制研究进展

PE 作为一种广泛存在的男性性功能障碍，目前的标准治疗方案包括行为疗法、局部麻醉剂、达泊西汀和其他选择性 5-羟色胺再摄取抑制剂（SSRI）。这些治疗方法主要针对在射精机制中起作用的神经递质。然而，它们的效果通常有限，只能提供射精潜伏期时间的短期延迟，而在停止治疗后，PE 常常会再次出现。因此，迫切需要一种更有效的治疗方法来处理 PE，当前正在积极寻求这样的理想治疗方法。

在众多精心设计的对照试验中，局部麻醉剂和 SSRI 已被证实在延迟射精方面具有一定的有效性和安全性。此外，针对 PE 的新一代 SSRI 正在进行临床前和临床研究。有些来自临床试验的结果还表明，针对血清素以外的神经递质（如 α_1 肾上腺素受体拮抗剂和催产素拮抗剂）的治疗方案对 PE 的治疗效果也值得期待。

1. 口服药物　除了目前常用的口服药物如 SSRI、曲马朵和达泊西汀之外，科学界正在积极探索其他治疗 PE 的方法，旨在提高治疗效果并最大程度地增强安全性。

（1）DA-8031：一种备受关注的新药物，它是一种强效的 SSRI，目前正在进行 PE 治疗的临床研究。该药物的药理特性表明，它对 5-HTT 具有较高的选择性和特异性，而对其他受体的亲和力较低，这为其良好的安全性打下了基础。

体内外研究表明，DA-8031 能够显著延长射精潜伏期，而不影响射精后的间隔时间或啮齿动物的勃起行为。这种药物还显示出快速的吸收，使其在治疗上具有潜力。一项 Ⅰ 期随机对照试验中，研究了 DA-8031 的药代动力学和可靠性。研究发现，DA-8031 的血浆浓度与剂量成正比，表现出线性药代动力学。此外，研究还考察了遗传多态性对 DA-8031 药代动力学的影响，发现 CYP2D6 的遗传多态性可能会影响该药物的代谢，从而影响其在体内的暴露水平。

然而，在关于安全性的评估中，发现在接受高剂量（120 mg）DA-8031 治疗的患者中，部分患者的心率校正 QT 间隔时间（QTc）延长，而在接受较低剂量的患者中,QTc 延长的风险较小。其他与药物相关的不良反应主要为轻度至中度,而且与剂量成比例。需要进行更多的Ⅱ期和Ⅲ期研究,以验证 DA-8031 在 PE 患者中的临床疗效。

(2) 氯米帕明:按需使用氯米帕明是一种治疗早泄(PE)的策略,近期对其效果进行了重新评估。在两项对照研究中,氯米帕明治疗的疗效得到了验证。

在一项Ⅱ期研究中,101 名患者接受了随机分组,分别接受按需氯米帕明(15 mg 或 30 mg)或安慰剂治疗。结果显示,与安慰剂组相比,按需使用 15 mg 或 30 mg 氯米帕明的患者 IELT 表现出显著改善($P = 0.0115$)。具体而言,治疗后,接受 15 mg、30 mg 氯米帕明或安慰剂治疗的患者 IELT 平均增加了 1.75 倍、3.24 倍或 2.89 倍。在治疗中,最常见的不良反应包括轻度至中度的胃肠道不适(13 名接受氯米帕明治疗的患者和 1 名接受安慰剂治疗的患者报告)和精神症状(11 名接受氯米帕明治疗的患者和未报告接受安慰剂治疗的患者)。尽管这些不良反应的性质较轻,但在接受 30 mg 氯米帕明治疗的患者中,与药物相关的不良反应发生率略有增加。

鉴于这些结果,一项Ⅲ期研究旨在评估按需使用氯米帕明(15 mg,性交前 2~6 h)治疗 PE 的有效性。疗程为 12 周后,与安慰剂组相比,氯米帕明治疗组的患者在 IELT 值和 IELT 倍数变化方面均表现出显著改善(分别为 $P = 0.003$ 和 $P = 0.028$)。

这两项研究的结果强调了按需给予 15 mg 氯米帕明作为治疗 PE 的有效、安全的方法。然而,需要注意的是,这两项研究都受到了患者纳入标准的限制,而这些标准并未基于循证的 PE 定义。因此,在考虑氯米帕明治疗时,仍需要更多研究来全面了解其在 PE 患者中的疗效和安全性。

(3) GSK958108:一种 5-HT1A 受体拮抗剂,目前正在进行两项评估该分子的临床试验。然而,其中只有一项试验的结果已经公布。这项Ⅰ期临床试验采用了双盲、安慰剂对照的设计,共有 35 名早泄患者被随机分为 3 组,分别接受 3 mg、7 mg 或安慰剂治疗(分别为 10 名、10 名和 15 名患者)。在接受治疗 3.5 h 后,测定了自慰射精潜伏期(MELT)。结果显示,在接受 3 mg 治疗的患者中,MELT 的几何平均值较安慰剂组患者长出 16%。同样,接受 7 mg 治疗的患者表现出比安慰剂组患者更长的 MELT 几何平均值。这些研究结果表明,GSK958108 可能具有延迟射精的潜力,可能成为治疗 PE 的新型安全分子。然而,需要进行更多的Ⅱ期和Ⅲ期研究,以验证该分子在治疗 PE 方面的疗效和安全性。

(4) 莫达非尼:是一种用于治疗发作性睡病的促觉醒药物。尽管莫达非尼的药代动力学特性尚未完全了解,但已有证据表明它对多巴胺能通路、5-羟色胺能通路、GABA 谷氨酸系统的神经元产生影响。研究表明,莫达非尼通过增加大脑和脊髓中血清素的释放或通过影响多巴胺系统来延迟射精。相关的实验结果也显示,莫达非尼通过 5-羟色胺能和多巴胺能机制改善了抑郁样行为,进一步支持了这一假设。

临床前和临床研究结果表明,莫达非尼可能用于 PE 治疗,但仍需要进行更多的大规模、随机对照的临床试验,以验证该化合物的疗效和安全性特征。这将有望为早泄患者提供一种新的治疗选择,进一步改善他们的性生活质量。

(5) α 受体阻断剂:在 α_1 阻断剂中,西洛多辛已成为治疗 PE 最常用的药物之一。在一份初步报告中,8 名男性在性交前 2 h 口服 4 mg 西洛多辛,结果显示治疗后,与治疗前相比,IELT 和早泄临床评估(PEP)评分显著改善。

另一项研究比较了不同 α_1 肾上腺素受体抑制剂在提高 IELT 方面的疗效。结果表明,西洛多辛(4 mg)在提高 IELT 方面是最有效的,相较于其他 α 受体阻断剂,包括盐酸坦索罗辛、阿夫唑嗪、特拉唑嗪和甲磺酸多沙唑嗪,IELT 增加了 8 倍。这一结果也得到了一项对照研究的证实,该研究中,PE 患者接受了按需的 4 mg 西洛多辛或安慰剂治疗,结果显示按需西洛多辛组的平均 IELT 明显高于安慰剂组。

(6) 催产素受体拮抗剂:研究表明,阻断催产素受体可能导致 5-HT1A 受体脱敏,这可能与 PE 患者的超敏反应有关。在动物研究中,催产素的全身给药与男性性行为相关的多个参数有关,包括坐位和插入潜伏期及射精后的间隔时间。

在大鼠研究中,腹腔注射催产素显著缩短了雄性大鼠的勃起和射精潜伏期,并增加了射精后的间隔时间。这些结果表明,催产素在大鼠中对性行为产生了影响。

尽管在两项研究的设计相似,但可能存在不同的药物管理方式、不同的安慰剂反应水平及潜在的偏见等因素,解释了这些相反的结果。需要进一步的研究来确认催产素受体拮抗剂在 PE 治疗中的潜在疗效和安全性。

2. 肉毒杆菌毒素 A 注射液　肉毒杆菌毒素由肉

毒梭状芽孢杆菌产生,是一种用于不同病症的医学治疗的药物,包括肌张力障碍、眼睑痉挛、眼球震颤、痉挛及出于美容原因的应用。在泌尿外科领域,自20世纪80年代以来,肉毒杆菌毒素已被研究用于治疗神经疾病,如逼尿肌过度活跃和逼尿肌括约肌协同障碍。

2010年,有研究提出了肉毒杆菌毒素可能对治疗PE有效的假设。这个假设基于肉毒杆菌毒素可能抑制延髓和坐骨海绵体肌肉的节律性收缩,这两种肌肉在射精反射的排出期都扮演着重要角色。一项针对雄性大鼠的研究进行了A型肉毒杆菌毒素注射,结果显示,注射A型肉毒杆菌毒素显著延长了射精潜伏期,而不影响性习惯。这一发现在随后的研究中得到了验证,其中使用了更高剂量的A型肉毒杆菌毒素。在一项针对大鼠的研究中,将A型肉毒杆菌毒素注射到延髓筋膜内肌,结果表明,高剂量的注射显著增加了射精潜伏期,而低剂量的注射则没有这种效果。

为了进一步探究肉毒杆菌毒素在PE治疗中的潜力,进行了一项Ⅱ期随机、对照、双盲临床试验,评估了不同剂量的肉毒杆菌毒素对PE患者的疗效和安全性。在这项为期12周的研究中,患者接受了延髓麻痹肌肉双侧注射最少5 U、最多100 U的肉毒杆菌毒素。结果显示,不同剂量的肉毒杆菌注射显著提高了患者IELT,并且没有观察到与药物相关的严重不良反应。另一项临床试验的结果表明,向延髓神经球肌内注射肉毒杆菌毒素A可以提高终身PE患者的IELT。

肉毒杆菌毒素A注射似乎对提高IELT有希望,但需要将其视为一种实验性治疗,不应将其作为PE患者的首要治疗选择。需要进一步的大规模研究来评估肉毒杆菌毒素的疗效和安全性,以确定其在PE治疗中的实际应用潜力。

第四节　早泄药理学研究案例

AAA对SD雄性大鼠性行为和早泄的药效学研究

(一) 目的

观察AAA对SD雄性大鼠性行为影响,特别是与早泄相关指标的药效学作用。

(二) 受试物

(1) 名称:AAA。
(2) 供试品号:2000-×××。
(3) 缩写名:无。
(4) 性状:白色粉末。
(5) 提供单位:×××有限公司。
(6) 批号:×××。
(7) 稳定性:良好。
(8) 规格:50 g/袋。
(9) 含量:99.0%。
(10) 保存条件:常温。
(11) 配制方法:①灌胃:将AAA与0.5%CMC-Na混合研匀,调配至7.6 mg/mL、2.5 mg/mL和0.77 mg/mL三个浓度。②腹腔注射:将AAA与食用油混合研匀,调配至38.0 mg/mL、12.7 mg/mL和0.77 mg/mL三个浓度。

(三) 试剂

(1) 名称:苯甲酸雌二醇。
(2) 提供单位:×××药厂。
(3) 浓度:2 mg/mL。
(4) 批号:990401。

(四) 动物资料

(1) 种:大鼠。
(2) 系:SD。
(3) 性别和数量:雌性20只,雄性80只。
(4) 体重范围:250~300 g。
(5) 来源:×××实验动物有公司。
(6) 等级:SPF级。
(7) 合格证号及发证单位:实验动物质量合格证序号×××。实验动物生产许可证号×××,×××委员会颁发。实验动物使用许可证号×××,×××委员会颁发。
(8) 动物接收日期:×××-××-××。
(9) 实验系统选择说明:SD大鼠是药理学研究中公认的标准动物之一。委托方同意使用该种动物。
(10) 实验动物识别方法:动物到达后,按要求接收,按机构统一的动物编号方法用苦味酸涂染被毛进行编号,为每只动物指定一个单一的研究动物号。原始资料中使用研究动物号来识别。

(11) 饲料、垫料及饮用水:饲料为×××有限公司生产的繁殖鼠料,批号为×××。垫料为×××实验用品供应站提供的木屑垫料。饮用水为自来水。三者均经高温高压灭菌后使用。

(12) 饲养条件和环境:动物在×××动物房内饲养,饲养于400 mm×350 mm×200 mm塑料笼内,每笼饲养同性动物不多于5只,自由饮水、摄食,室温20～26 ℃,相对湿度40%～70%,光照12 h,黑暗12 h。

(五) 分组和剂量设置

(1) 分组方法:取雌性SD大鼠20只,在实验前48 h皮下注射苯甲酸雌二醇25 μg,造成次日开始发情动物模型。另取雄性SD大鼠80只,按照灌胃和腹腔注射两种给药方式,分别随机分为正常对照、低、中和高四个剂量组,每组10只。

(2) 剂量设置:3 mg/kg、10 mg/kg和30 mg/kg。

(六) 给药方法

(1) 给药频率:1次/天。
(2) 给药途径:灌胃和腹腔注射。
(3) 给药量:腹腔注射0.2 mL/250 g。灌胃0.4 mL/100 g。
(4) 给药时间:9:00～17:00。
(5) 给药期限:1天。
(6) 给予供试品的途径说明:与临床拟用途径一致。
(7) 供试品配制方法:同前。
(8) 供试品的给予方法:按大鼠灌胃和腹腔注射SOP进行操作。

(七) 实验方法和观察指标

(1) 雌性大鼠准备:实验前48 h皮下注射苯甲酸雌二醇25 μg。

(2) 将雄性大鼠灌胃或腹腔注射AAA后放入测试笼中,使其能够适应环境,4 h后投入雌鼠,使雌雄1对1单笼匹配,随后开启摄像机,记录以下指标:追逐次数(30 min内雄鼠追逐雌鼠的次数)、扑捉潜伏期(30 min内雄鼠第一次扑捉雌鼠的时间)、扑捉次数(30 min内雄鼠扑捉雌鼠的次数)、爬跨次数(30 min内雄鼠爬跨雌鼠的次数)、射精潜伏期(从雄鼠爬跨开始到射精结束这一段时间)。交配后检查雌鼠阴道内是否有精子或阴栓形成,以确定交配是否成功,成功才算有效。

(八) 统计分析

正常对照组、低、中和高的AAA各剂量组间进行组间方差分析和进一步的t检验。

(九) 结果

(1) AAA对雄性大鼠扑捉雌鼠行为的影响(表37-4-1):灌胃组中的正常对照,AAA低、中、高剂量组的雄性大鼠扑捉潜伏期分别为6.36 min±2.77 min、10.69 min±3.79 min、12.63 min±3.81 min和15.26 min±6.41 min,中和高两个剂量组较正常对照组明显延长,具有统计学差异($P<0.05$),且次数增加。射精潜伏期分别为2.73 s±0.92 s、3.67 s±1.85 s、5.31 s±1.43 s和4.70 s±0.91 s,中和高两个剂量组较正常对照组明显延长,具有统计学差异($P<0.05$)。说明灌胃10 mg/kg和30 mg/kg的AAA能够增加雄性大鼠的性行为和改善早泄状况。

表37-4-1 AAA灌胃对SD大鼠性功能的影响($\bar{X}±SD$)

剂量 (mg/kg)	动物数 (n)	追逐次数 (n)	扑捉潜伏期(min)	扑捉次数(n)	爬跨次数 (n)	射精潜伏期 (s)
3	8	4.75±2.25	10.69±3.79	2.88±0.99	2.00±1.31	3.67±1.85
10	9	4.22±1.72	12.63±3.81*	3.78±1.56	1.44±0.88	5.31±1.43*
30	7	5.43±1.90	15.26±6.41*	3.00±1.15	1.29±0.76	4.70±0.91*
正常对照	7	4.29±1.98	6.36±2.77	1.57±0.79	0.57±0.79	2.73±0.92

注:与正常对照组相比,* $P<0.05$

(2) AAA对雄性大鼠射精潜伏期的影响(表37-4-2):腹腔注射组正常对照,AAA低、中、高剂量组的雄性大鼠扑捉潜伏期分别为6.02 min±2.36 min、13.99 min±4.53 min、13.54 min±4.95 min和15.79 min±6.69 min,低、中和高剂量三组较正常对照组明显延长,具有统计学差异($P<0.05$),而且次数也增加。射精潜伏期分别为2.36 s±0.61 s、4.10 s±2.41 s、5.49 s±1.35 s和4.90 s±1.02 s,中和高两个剂量组较正常对照组明显延长,具有统计学差异($P<0.05$)。说明腹腔注射10 mg/kg和30 mg/kg的AAA能够增

表 37-4-2　AAA 腹腔注射对 SD 大鼠性功能的影响($\bar{X} \pm SD$)

剂量 (mg/kg)	动物数 (n)	追逐次数 (n)	扑捉潜伏期(min)	扑捉次数(n)	爬跨次数 (n)	射精潜伏期 (s)
3	8	3.88±1.55	13.99±4.53*	2.63±1.41	1.88±1.36	4.10±2.41
10	9	3.67±1.73	13.54±4.95*	2.67±1.00	1.78±0.44	5.49±1.35*
30	8	5.25±1.49	15.79±6.69*	2.00±1.31	1.25±0.89	4.90±1.02*
正常对照	7	3.86±2.12	6.02±2.36	1.71±1.25	0.57±0.79	2.36±0.61

注：与正常对照组相比，* $P<0.05$

加雄性大鼠的性行为和改善早泄状况。

（十）影响研究可靠性和造成研究工作偏离试验方案的异常情况

原定每组大鼠 10 只，由于本次实验仅考察了 30 min 内雄性大鼠的扑捉潜伏期和扑捉次数，超过 30 min 发生的性行为不在考察范围之内，故而统计中各组动物数略有减少，但不影响结果的统计学分析。

（十一）结论

由于大鼠射精行为的具体过程很难辨别清楚，在实际实验过程中观察到的是"爬跨"行为，每次实验结束后可检查到雌鼠阴道内有精子或阴栓形成，说明射精行为已确实发生，因此，本实验使用"射精潜伏期"一词来代替有实质性意义的"爬跨时间"。

（十二）讨论

与正常对照组（阴性对照）相比，灌胃和腹腔注射两种途径给予大鼠 3 mg/kg、10 mg/kg 和 30 mg/kg 的 AAA，可延长雄性 SD 大鼠扑捉潜伏期和射精潜伏期，分别说明增加雄性大鼠的性行为和改善早泄状况。

（杨冬华　孙得森　孙祖越）

参考文献

[1] 李旭,姜睿. 早泄动物模型的研究进展[J]. 中华男科学杂志,2016,22(06):543-547.

[2] 张元芳,孙颖浩,王忠. 实用泌尿外科和男科学[M]. 北京:科学出版社,2013.

[3] Abu El-Hamd M. Effectiveness and tolerability of lidocaine 5% spray in the treatment of lifelong premature ejaculation patients: a randomized single-blind placebo-controlled clinical trial [J]. International Journal of Impotence Research, 2021,33(1):96-101.

[4] Ahn S T, Il Kwak T, Park K S, et al. Complications of glans penis augmentation [J]. International Journal of Impotence Research, 2019,31(4):245-255.

[5] Alahwany A, Ragab M W, Zaghloul A, et al. Hyaluronic acid injection in glans penis for treatment of premature ejaculation: a randomized controlled cross-over study [J]. International journal of impotence research, 2019,31(5):348-355.

[6] Althof S, Osterloh I H, Muirhead G J, et al. The oxytocin antagonist cligosiban fails to prolong intravaginal ejaculatory latency in men with lifelong premature ejaculation: Results of a randomized, double-blind, placebo-controlled phase IIb trial (PEDRIX) [J]. The Journal of Sexual Medicine, 2019,16(8):1188-1198.

[7] Bhat G S, Shastry A. A prospective double-blind, randomized, placebo-controlled study to evaluate the efficacy of silodosin 8 mg as an on-demand, reversible, nonhormonal oral contraceptive for males: a pilot study [J]. World J Urol, 2020,38:747-751.

[8] Bhat G S, Shastry A. Effectiveness of 'on demand' silodosin in the treatment of premature ejaculation in patients dissatisfied with dapoxetine: a randomized control study [J]. Cent Eur J Urol, 2016,69:280-284.

[9] Boeri L, Pozzi E, Fallara G, et al. Real-life use of the eutectic mixture lidocaine/prilocaine spray in men with premature ejaculation [J]. International journal of impotence research, 2022,34(3):289-294.

[10] Borgdorff A J, Rssler A S, Clément P, et al. Differences in the spinal command of ejaculation in rapid ejaculating rats [J]. J Sex Med, 2009,6(8):2197-2205.

[11] Culley Carson, Michael Wyllie. Improved ejaculatory latency, control and sexual satisfaction when PSD502 is applied topically in men with premature ejaculation: results of a phase III, double-blind, placebo-controlled study [J]. J Sex Med, 2010,7:3179-3189.

[12] Chéhensse C, Facchinetti P, Bahrami S, et al. Human spinal ejaculation generator [J]. Annals of Neurology, 2017,81(1):35-45.

[13] Chermansky C J, Chancellor M B. Use of botulinum toxin in urologic diseases [J]. Urology, 2016,91:21-32.

[14] Clement P, Giuliano F. Physiology and pharmacology of ejaculation [J]. Basic Clin Pharmacol Toxicol, 2016,119(13):18-25.

[15] de Almeida Kiguti L R, Pacheco T L, Antunes E, et al. Lorcaserin administration has Pro-ejaculatory effects in rats via 5-HT2C receptors activation: a putative pharmacologic strategy to delayed ejaculation? [J]. J Sex Med, 2020,17(6):1060-1071.

[16] Donatucci C F. Etiology of ejaculation and pathophysiology of premature ejaculation [J]. J Sex Med, 2006,3:303-308.

[17] Eltonsi T K, Tawfik T M, Rashed L A, et al. Study of the link between dopamine transporter gene polymorphisms and response to paroxetin and escitalopram in patients with lifelong premature ejaculation [J]. Int J Impot Res, 2017,29:235-239.

[18] Esquivel-Franco D C, de Boer S F, Waldinger M, et al. Pharmacological studies on the role of 5-HT1A receptors in male sexual behavior of wildtype and serotonin transporter knockout rats [J]. Front Behav Neurosci, 2020,14:40.

[19] Gao P, Liu X, Zhu T, et al. Vital function of DRD4 in dapoxetine medicated premature ejaculation treatment [J]. Andrology, 2023,11(6):1175-1187.

[20] Garcia-Garcia A L, Newman-Tancredi A, Leonardo E D. 5-HT1A receptors in mood and anxiety: recent insights into autoreceptor versus heteroreceptor function [J]. Psychopharmacology, 2014,231:623-636.

[21] Gillman N, Gillman M. Premature ejaculation: aetiology and treatment strategies [J]. Med Sci (Basel), 2019,7(11):102.

[22] Gul M, Serefoglu E C. Oxytocin antagonists: the next frontier in PE treatment [J]. Nat Rev Urol, 2019,16:696-697.

[23] Gul M. Comment on "Hyaluronic acid injection in glans penis for treatment of premature ejaculation: a randomized controlled cross-over study"[J]. International Journal of Impotence Research, 2020, 32(3): 364-365.

[24] Guo J, Yan B, Wang F, et al. Establishment of a rat model of premature ejaculation with 8-OH-DPAT[J]. Zhonghua nan ke xue, 2018, 24(2):104-108.

[25] Guo L, Liu Y, Wang X, et al. Significance of penile hypersensitivity in premature ejaculation[J]. Scientific reports, 2017, 7(1):10441.

[26] Liu G, Yin Y, Zhang L, et al. Efficacy of dapoxetine in the treatment of patients with lifelong premature ejaculation as an alternative to sertraline therapy[J]. Sexual Medicine, 2022, 10(1):100473-100481.

[27] Hong Z W, Feng Y M, Ge Y F, et al. Relation of size of seminal vesicles on ultrasound to premature ejaculation[J]. Asian J Androl, 2017, 19(5):554.

[28] Huang Y, Peng D, Geng H, et al. Expression of brain-derived neurotrophic factor in rapid ejaculator rats: A further study[J]. Andrologia, 2021, 53(8):e14134.

[29] Janssen P K C, Waldinger M D. Men with subjective premature ejaculation have a similar lognormal IELT distribution as men in the general male population and differ mathematically from males with lifelong premature ejaculation after an IELT of 1.5 minutes (Part 2)[J]. Int J Impot Res, 2019, 31:341-347.

[30] Janssen P. K. C, Waldinger M. D. Use of a confirmed mathematical method for back-analysis of IELT distributions: ejaculation time differences between two continents and between continents and men with lifelong premature ejaculation (Part 1)[J]. Int J Impot Res, 2019, 31:334-340.

[31] Janssen P K, Schaik R, Olivier, B et al. The 5-HT2C receptor gene Cys23Ser polymorphism influences the intravaginal ejaculation latency time in Dutch Caucasian men with lifelong premature ejaculation[J]. Asian J Androl, 2014, 16:607-610.

[32] Janssen P K, van Schaik R, Zwinderman A H, et al. The 5-HT1A receptor C (1019) G polymorphism influences the intravaginal ejaculation latency time in Dutch Caucasian men with lifelong premature ejaculation. Pharmacol[J]. Biochem Behav, 2014, 21:184-188.

[33] Kadihasanoglu M, Kilciler M, Kilciler G, et al. Relation between blood vitamin B_{12} levels with premature ejaculation: case-control study[J]. Andrologia, 2017, 49(5):e12657.

[34] Kang K K, Sung J H, Kim S H, et al. Effect of DA-8031, a novel oral compound for premature ejaculation, on male rat sexual behavior[J]. Int J Urol, 2014, 21:325-329.

[35] Laumann E O, Nicolosi A, Glasser D B, et al. Sexual problems among women and men aged 40-80 y: prevalence and correlates identified in the Global Study of Sexual Attitudes and Behaviors[J]. International journal of impotence research, 2005, 17(1):39-57.

[36] McMahon C G, Porst H. Oral agents for the treatment of premature ejaculation: review of efficacy and safety in the context of the recent International Society for Sexual Medicine criteria for lifelong premature ejaculation[J]. J Sex Med, 2011, 8:2707-2725.

[37] McMahon C G, Jannini E A, Serefoglu E C, et al. The pathophysiology of acquired premature ejaculation[J]. Transl Androl Urol, 2016, 5:434-449.

[38] Miranda M, Morici J F, Zanoni M B, et al. Brain-derived neurotrophic factor: a key molecule for memory in the healthy and the pathological brain[J]. Frontiers in Cellular Neuroscience, 2019, 13:472800.

[39] Moudi E, Kasaeeyan A A. Comparison between tadalafil plus paroxetine and paroxetine alone in the treatment of premature ejaculation[J]. Nephrourol Mon, 2016, 8:e32286.

[40] Olayo-Lortia J, Ferreira-Nu A, Velázquez-Moctezuma J, et al. Further definition on the multiple partner choice arena: a potential animal model for the study of premature ejaculation[J]. J Sexl Med, 2014, 11(10):2428-2438.

[41] Peyronnet B, Amarenco G, Kerdraon J, et al. Transcutaneous posterior tibial nerve stimulation: ready for prime time[J]. Neurourol Urodyn, 2019, 38:1024-1025.

[42] Polat Dunya C, Tulek Z, Kürtüncü M, et al. Effectiveness of the transcutaneous tibial nerve stimulation and pelvic floor muscle training with biofeedback in women with multiple sclerosis for the management of overactive bladder[J]. Mult Scler, 2021, 27:621-629.

[43] Chen Z, Yuan M, Ma Z, et al. Significance of piezo type mechanosensitive ion channel component 2 in premature ejaculation: an animal study[J]. Andrology, 2020, 8:1347-1359.

[44] Puppo V, Puppo G. Comprehensive review of the anatomy and physiology of male ejaculation: premature ejaculation is not a disease[J]. Clin Anat, 2016, 29:111-119.

[45] Russo G I, Cocci A. Do we have put a new cornerstone for the treatment of premature ejaculation[J]. Int J Impot Res, 2018, 30:272-273.

[46] Saitz T R, Serefoglu E C. Advances in understanding and treating premature ejaculation[J]. Nat Rev Urol, 2015, 12(11):629-40.

[47] Saitz T R, Serefoglu E C. The epidemiology of premature ejaculation[J]. Transl Androl Urol, 2016, 5(4):409-15.

[48] Salem A M, Kamel I I, Rashed L A, et al. Effects of paroxetine on intravaginal ejaculatory latency time in Egyptian patients with lifelong premature ejaculation as a function of serotonin transporter polymorphism[J]. Int J Impot Res, 2017, 29:7-11.

[49] Salonia A, Bettocchi C, Boeri L, et al. European Association of Urology guidelines on sexual and reproductive health-2021 update: male sexual dysfunction[J]. Eur Urol, 2021, 80(3):333-357.

[50] Sangkum P, Badr R, Serefoglu E C, et al. Dapoxetine and the treatment of premature ejaculation[J]. Transl Androl Urol, 2013, 2:301-311.

[51] Serefoglu E C. On-demand d-modafinil may be an effective treatment option for lifelong premature ejaculation: a case report[J]. Andrologia, 2016, 48:121-122.

[52] Shebl S E, Ali S, Shokr M. Hyaluronic acid injection in the glans penis for the treatment of refractory premature ejaculation: a prospective, controlled study[J]. Andrologia, 2021, 53:e14084.

[53] Shechter A, Serefoglu E C, Gollan T, et al. Transcutaneous functional electrical stimulation — a novel therapy for premature ejaculation: results of a proof of concept study[J]. International Journal of Impotence Research, 2020, 32(4):440-445.

[54] Shechter A, Lowenstein L, Serefoglu E C, et al. Attitudes of sexual medicine specialists toward premature ejaculation diagnosis and therapy[J]. Sex Med, 2016, 4:e209-e216.

[55] Shi B, Li X, Chen J, et al. Resiniferatoxin for treatment of lifelong premature ejaculation: A preliminary study[J]. Int J Urol, 2014, 21:923-926.

[56] Simoes Paco J, Jorge Pereira B. New therapeutic perspectives in premature ejaculation[J]. Urology, 2016:88:87-92.

[57] Sridharan K, Sivaramakrishnan G, Sequeira R P, et al. Pharmacological interventions for premature ejaculation: a mixed-treatment comparison network meta-analysis of randomized clinical trials[J]. Int J Impot Res, 2018, 30:215-223.

[58] Tuken M, Culha M G, Serefoglu E C. Efficacy and safety of dapoxetine/sildenafil combination tablets in the treatment of men with premature ejaculation and concomitant erectile dysfunction DAP-SPEED study[J]. Int J Impot Res, 2019, 31:92-96.

[59] Tuken M, Kiremit M C, Serefoglu E C. On-demand modafinil improves ejaculation time and patient-reported outcomes in men with lifelong premature ejaculation[J]. Urology, 2016, 94:139-142.

[60] Veening J, Coolen L. Neural mechanisms of sexual behavior in the male rat: emphasis on ejaculationrelated circuits[J]. Pharmacol Biochem Behav, 2014, 121:170-183.

[61] Waldinger M D, Schweitzer D H. Differences between ICD-11 MMS and DSM-5 definition of premature ejaculation: a continuation of historical inadequacies and a source of serious misinterpretation by some European Regulatory Agencies (PART 2)[J]. Int J Impot Res, 2019, 31:310-318.

[62] Waldinger M D, Schweitzer D H. Method and design of drug treatment research of subjective premature ejaculation in men differs from that of

[63] Waldinger M D. Drug treatment options for premature ejaculation [J]. Expert Opin Pharmacother, 2018, 19:1077-1085.

[64] Waldinger M D. Ejaculatio praecox, erectio praecox, and detumescentia praecox as symptoms of a hypertonic state in lifelong premature ejaculation: a new hypothesis [J]. Pharmacol Biochem Behav, 2014, 121:189-194.

[65] Waldinger M D. The pathophysiology of lifelong premature ejaculation [J]. Transl Androl Urol, 2016, 5:424-433.

[66] Wu P C, Hung C S, Kang Y N, et al. Tolerability and optimal therapeutic dosage of clomipramine for premature ejaculation: a systematic review and meta-analysis [J]. Sex Med, 2021, 9:100283.

[67] Wyllie M G, Hellstrom W J. The link between penile hypersensitivity and premature ejaculation [J]. BJU Int, 2011, 107:452-457.

[68] Xia J D, Han Y F, Zhou L H, et al. Efficacy and safety of local anaesthetics for premature ejaculation: a systematic review and meta-analysis [J]. Asian J Androl, 2013, 15:497-502.

[69] Yan W J, Yu N, Yin T L, et al. A new potential risk factor in patients with erectile dysfunction and premature ejaculation: folate deficiency [J]. Asian J Androl, 2014, 16:902-906.

[70] Yonezawa A, Yoshizumi M, Ise S N, et al. Synergistic actions of apomorphine and m-chlorophenylpi-perazine on ejaculation, but not penile erection in rats [J]. Biomed Res, 2009, 30(2):71-78.

[71] Zhou C, Jiang X, Xu Z, et al. Bulbocavernosus reflex to stimulation of prostatic urethra in patients with lifelong premature ejaculation [J]. J Sex Med, 2010, 7(11):3750-3757.

第三十八章
男性不育药理学

第一节 概 述

(一) 概念

男性不育是指夫妇同居1年以上,没有采取任何避孕措施,由于男方因素造成女方不孕的情况。该症多半是源于精子异常,可有多种术语描述该异常(表38-1-1)。

表38-1-1 与精子异常相关的术语

术语	症状
无精症	患者不能产生精液
无精子症	患者产生的精液中没有精子
少精子症或少精症	精液浓度低,精子数量每毫升少于1500万个
活力问题	弱精子症或精子活力不足——少于40%的精子在运动,少于32%的精子在进行性游动
畸形精子症	不到4%的精子是正常形状
精子计数低,伴有活力和异常——少弱畸精子症(有时称为OATS)	每毫升少于1500万个精子,只有不到40%是活动的,不到4%是正常形状的
死精子症	所有的精子都死了
存活率低	不到58%的精子存活
脓精症或白精症	精液中存在大量白细胞(超过100万/mL)常与感染相关

(二) 流行病学

不同研究中的男性不育率报告范围从9.16%~45.6%,在某些原因不明的不孕症病例中可能存在男性因素不育,如精子中心精子鞭毛核心超微结构异常可能损害精子质量和功能。

全球范围内,高达15%夫妇受到不孕问题的困扰。值得注意的是,男性因素在不孕夫妇中的贡献比以前被低估了。事实上,有约20%的不孕夫妇中男性因素是唯一的原因。

(三) 病因

男性不育是一个多因素的问题。根据马里兰大学医学中心(UMMC)的数据,超过90%的男性不孕症病例与精子数量低、精子质量差或这两者同时存在有关。此外,其他潜在原因包括解剖结构异常、激素失调和遗传缺陷。其中,少精子症指的是精液中精子浓度较低,有时这些精子也可能存在异常和运动能力差。而无精子症则意味着精液中根本没有精子存在。有些男性可能实际上可以产生精子,但由于精子输送到尿道的输精管或射精管道中的阻塞,精子无法通过这些管道,导致精液中完全没有精子存在。这种情况被称为梗阻性无精子症(OA),与非梗阻性无精子症(NOA)相对,后者更可能涉及到睾丸内精子生产的问题。

除了精子相关的问题,一些男性可能面临着射精问题,如逆行射精、早泄或射精缺乏,这些问题可能伴随着精子数量、运动能力或异常等问题。

(四) 症状

男性不育的症状可能因个体差异和病因不同而异,但通常包括以下一些常见症状。

(1) 无法怀孕:男性不育的主要症状是无法在一年内与正常性生活频率下的女性伴侣怀孕。

(2) 出现性功能问题:性功能问题可能包括阳痿、早泄或其他问题。

(3) 睾丸疼痛或肿胀:某些男性可能会感到睾丸疼痛或肿胀,这可能是由于感染、损伤或其他睾丸问题引起的。

(4) 涉及内分泌系统的症状:内分泌问题可能会导致性激素水平的异常,进而影响生育能力。这些症状可能包括性欲降低、乳腺发育异常或体毛分布异常。

(5) 生殖器异常:某些男性可能患有生殖器异常,

如先天性睾丸畸形、输精管缺失或其他生殖系统问题，这可能会影响精子的生产和输送。

（五）组织病理学

如果将睾丸活检与睾丸精子提取结合使用，以采集睾丸组织进行样本检测，通常会使用光学显微镜来观察组织学结构，以确定是否存在生殖细胞，并评估存在的生殖细胞中的活跃精子发生的程度和数量。在极端情况下，可能会出现生殖细胞的完全缺失，仅可见到支持细胞存在（图38-1-1～图38-1-4）。

（六）临床治疗

无精子症可分为两种主要类型：梗阻性无精子症和非梗阻性无精子症。

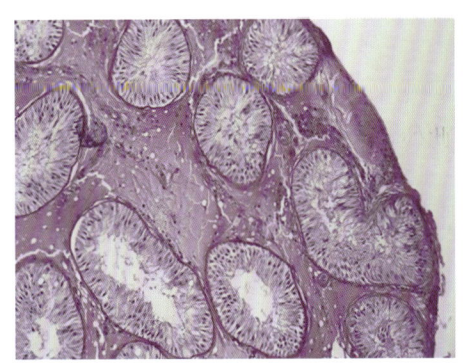

图38-1-1 低倍光显微镜显示唯支持细胞综合征（HE染色，×100）

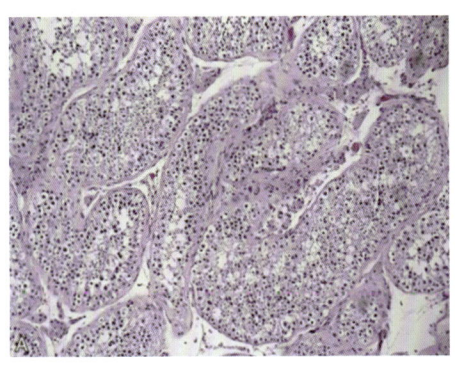

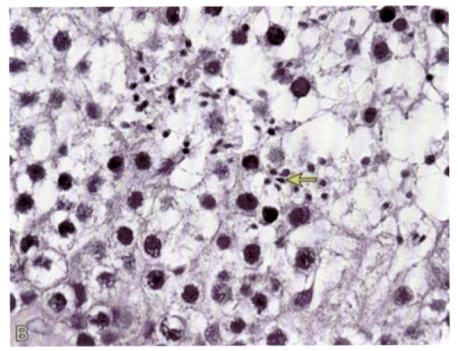

图38-1-2 光学显微镜显示正常精子（上图HE染色，×100；下图HE染色，×400）

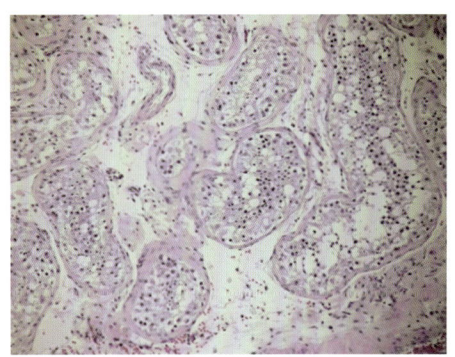

图38-1-3 低倍光学显微镜显示精子发生不足（HE染色，×100）

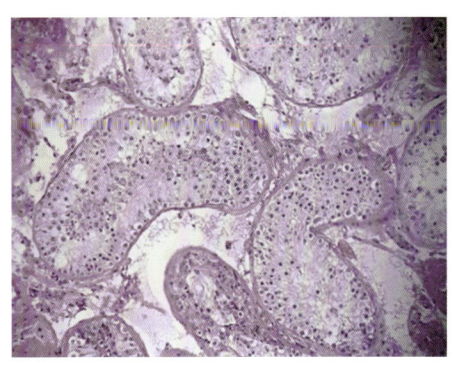

图38-1-4 低倍光学显微镜显示精子成熟停滞（HE染色，×400）

梗阻性无精子症包括多种情况，如射精管梗阻、血管阻塞、先天性双侧输精管缺失和附睾的阻塞等，可通过手术治疗。

非梗阻性无精子症的主要治疗方法是卵细胞单精子注射（ICSI）手术，虽然没有确定的预测因素，但可以通过临床和研究参数来估计成功率。外科精子提取技术包括经皮附睾精子抽吸术（PESA）、附睾管精子抽吸术（MESA）、睾丸穿刺取精（TESA）和睾丸切开取精（TESE）。

辅助受孕技术是一项在生育诊所进行的复杂过程，通常需要使用促性腺激素来刺激卵巢。这些技术包括宫内授精，其中精子被放置到子宫内，体外受精，通过阴道超声引导的针吸法获取卵母细胞，然后与精子一起在培养皿中受精，最后将受精卵放入宫腔。

药物治疗可以有效地应用于治疗某些特定的男性生育问题，有时也可作为不明原因男性不育的临时治疗方案。然而，需要注意的是，睾丸在精子和睾酮的产生上扮演着重要角色。尽管精子的生成依赖于睾酮在睾丸内的高水平，但外源性睾酮的使用可能会触发下丘脑-垂体系统的负反馈效应，从而抑制精子的生产。

第二节　男性不育生物学模型

生物学模型可用于评估不同药物和治疗方法的有效性。通过模拟男性不育的生物学过程,可以研究各种潜在治疗方法的疗效和安全性。这有助于筛选出最有前景的药物和治疗方案,促进新疗法的研发和临床应用。

尽管已建立了一些男性不育的生物学模型,但仍需要进一步的研究来提高这些模型的准确性和可靠性。此外,男性不育通常涉及多种因素,包括遗传、生理和环境因素,因此需要跨学科的综合研究方法来深入研究这一问题。

（一）物理方法

1. 热效应　哺乳动物的睾丸需要在适宜的温度下才能发挥其正常的生精功能,睾丸中精子发生的前提条件之一是睾丸温度低于正常体温的 2~8℃。如果睾丸温度出现异常升高,其需氧量增加且代谢加快,破坏了平衡的氧化稳态,以致精子发生损伤,最后导致不育。有研究表明睾丸温度越高,发生时间越长,其对生育力的损害就越大。但这种高温诱发的精子受损具有可逆性。目前已有较多关于通过热刺激的方法来建立不育模型的文献,其中包括水浴加热、激光、红外线、高温照射等,但水浴加热最为方便。

大鼠睾丸对温度的感知较为敏感,有研究显示在温度＞36℃时便可以抑制大鼠支持细胞的分裂增殖,并可减少紧密连接蛋白及胶质细胞源性神经生长因子的表达,增强支持细胞波形蛋白的表达。

建立不育动物模型,特别是通过高温刺激,对于深入研究高温对生育能力的影响及揭示精子受损的机制具有重要意义。

2. 辐射效应　男性的生殖细胞对电离辐射、辐射热及有毒有害物质较为敏感,这为研究男性不育提供了重要的实验模型。实验动物的生殖器官,尤其是睾丸组织,经过辐射处理后,会出现多种生理和形态上的变化,从而产生相应的不育模型。

辐射处理可以导致睾丸组织中的生精细胞和精子的 DNA 链发生断裂,并扰乱正常的生精小管结构,进而影响生精功能。此外,辐射还能增强促凋亡基因的转录,加速精子的凋亡。在电离辐射低剂量作用下,主要诱导精母细胞和精原细胞的凋亡,增加了睾丸中的 H_2O_2 含量,引发了内质网应激,并激活了 PERK-CHOP 信号通路。高剂量的电离辐射则容易导致细胞死亡。

有研究表明,电离辐射具有适应性和兴奋性效应。当细胞先受到低剂量辐射后,再受到较大剂量辐射时,可以增强其对较大剂量辐射的适应性,减少细胞染色体的损伤和基因突变率。

X 线照射对小鼠睾丸组织产生明显的影响,包括睾丸重量的减轻、曲细精管形态的不规则、管腔间隙的增大、管腔内生精细胞数量显著减少、精原细胞和初级精母细胞的变性坏死和脱落、管腔内成熟精子比例的下降,甚至可能消失,从而降低了生精功能。

另外,使用同位素[114]In 污染的俄歇电子或体外 X 线(4Gy)辐射也可以导致小鼠睾丸组织中睾丸重量和输精管内精子数量明显下降,其中[114]In 的影响更为显著。研究还发现,通过 2.45 Hz 微波照射 20 周龄的小鼠,精子的活力和数量均显著下降,主要表现为曲细精管的变性及睾丸内诱导型一氧化氮合酶表达的增强。

（二）化学方法

1. 药物　常见的抗癌药物如环磷酰胺和白消安等,它们的使用可能对精子产生和生育能力造成损害。此外,一些研究还将多种抗癌药物联合使用,以建立动物不育模型,例如将环磷酰胺和白消安联合使用来制作动物不育模型。

一些研究使用环磷酰胺建立动物模型后发现,除了精子受损外,还观察到睾丸和附睾出现萎缩、激素水平下降等现象。这些研究还发现,环磷酰胺可能通过影响睾丸和附睾中 IGF-1 的表达来对生育能力产生影响,IGF-1 在调控精子生产过程中起着重要作用。尽管有研究使用腹腔注射环磷酰胺来建立不育模型,但药物剂量标准尚不统一,多数使用小剂量,范围从 6~200 mg/kg 不等,而对于模型的稳定性研究较少。

白消安是一种常用于癌症治疗的药物,但长期使用可能导致在体内积累,并对生殖干细胞的分化产生抑制作用,导致生育功能异常。研究发现,单次腹腔注射 5 mg/kg 剂量的白消安可以导致雄性小鼠的生精功能异常,表现为睾丸体积减小,曲细精管结构异常,以及睾酮分泌水平下降。

单一使用环磷酰胺或白消安建立动物模型都存在一些局限性,如生育能力的恢复时间等。因此,一些研究人员选择将这两种药物联合使用,以建立更为稳定和可靠的不育模型。

2. 棉酚　一种抗精子多元酚,是从树棉、草棉或陆地棉中提取的物质。其主要作用是破坏睾丸曲细精管中的精母细胞和精子细胞,从而抑制精子的生成。研究表明,口服粗棉籽油可以使小鼠体内游离棉酚含量达到 14 mg/kg,对睾丸产生一定的生殖毒性。此外,大鼠腹腔内注射 5 mg/kg、10 mg/kg 和 20 mg/kg 的棉酚溶液后,发现大鼠精子密度和活力显著降低,睾丸曲细精管发生变性。精核蛋白是成熟精子中的重要核蛋白,而醋酸棉酚可以阻断组蛋白与精核蛋白的取代反应(HPRR),不过这种改变是可逆的。

在使用棉酚进行动物建模时,剂量的选择至关重要。适当选择剂量不仅可以降低棉酚的副作用,还可以减少其对其他脏器的损伤。有研究显示,使用低剂量的棉酚进行建模时,对生精功能的损害是可逆的。

3. 雷公藤多苷　是一种从卫矛科植物雷公藤的根部提取并精制而成的脂溶性混合物,具有明显的抑制精子功能的效应。需要注意的是,由于雷公藤多苷具有一定的药物毒性,因此在使用雷公藤多苷进行模型建立时,应选择不会对其他脏器造成损害的最佳剂量和用药时间。研究结果显示,最适合雷公藤多苷模型建立的剂量和时间为每天 40 mg/kg,过高或过低的剂量都不符合相关模型建立标准。此外,文献报道指出,在停止使用雷公藤多苷 2~3 个月后,精子数量可以恢复,这进一步证实了雷公藤多苷的生殖毒性具有可逆性。

雷公藤多苷作为一种模型药物,对于研究精子功能和生育能力的影响具有重要意义。然而,在应用雷公藤多苷进行研究时,应慎重选择剂量和用药时间,以确保模型的可靠性和可逆性。

4. 腺嘌呤　在动物实验中,腺嘌呤常被用来诱导慢性肝和肾功能损害的动物模型。然而,最近的研究发现腺嘌呤还能够引起雄性大鼠的睾丸生精功能障碍,因此,腺嘌呤模型也逐渐成为研究实验动物不育症的常见方式之一。通过灌胃给予大鼠 200 mg/kg 的腺嘌呤,经过 30 天的实验观察,发现睾丸的重量减少,精子的活力和总数显著下降,血清中睾酮含量降低,同时也抑制了类固醇的合成及睾丸内皮素-1 相关的 mRNA 表达。

腺嘌呤对于大鼠睾丸的精子数量和质量造成了不同程度的损伤,这种损伤程度随着时间和剂量的增加而加重。鉴于腺嘌呤具有较强的肝肾毒性,因此选择适当的模型剂量和时间非常关键。

5. 奥硝唑　是一种硝基咪唑类衍生物,其主要作用是抑制附睾内精子的甘油醛-3-磷酸脱氢酶和磷酸甘油醛异构酶。这种药物可以导致附睾尾部精子的活力降低,从而影响精子穿透卵子的能力,导致受精障碍。此外,奥硝唑还可以通过其硝基成分与细胞组分相互作用,导致精子细胞受损。

研究已经表明,在成年雄性大鼠中,连续灌胃奥硝唑,剂量为每天 400 mg/kg,持续 14 天,可以观察到精子活力的显著下降及附睾中 DJ-1 蛋白的表达水平降低,进而引发可逆性不育。另一项研究中,成年雄性 SD 大鼠接受不同剂量的奥硝唑连续灌胃 20 天,结果显示,奥硝唑剂量达到每天 400 mg/kg 会显著降低精子活力,但不会对精子密度产生明显影响。然而,当奥硝唑剂量增加到每天 800 mg/kg 时,大鼠的精子活力和精子密度均显著下降。因此,在建立弱精子症动物模型时,需要选择适当的奥硝唑剂量以确保模型的准确性和可重复性。

6. 己烯雌酚　一种人工合成的雌激素,其药理作用与天然雌二醇相似。研究已经发现,己烯雌酚可以对雄性小鼠的生殖功能产生抑制作用。实验结果表明,将 100 ng 的己烯雌酚皮下注射给幼年雄性小鼠后,观察到雄性小鼠的睾丸内生殖细胞、间质细胞及多核细胞数量都显著减少。此外,下丘脑功能也受到了影响,导致内分泌功能紊乱。另一项研究揭示了己烯雌酚对小鼠的影响,该研究发现己烯雌酚能够干扰小鼠中小异源二聚体伙伴基因 $Nr0b2$ 的表达。这一基因的表达通过调节生殖细胞进入减数分裂的过程及睾酮的合成来控制睾丸的功能。这些发现提示己烯雌酚可以作为建立雄性小鼠不育症模型的有效工具,因为它能够抑制雄性小鼠的睾丸生精功能。这为进一步研究男性不育提供了一个有用的实验模型。

7. 炔雌醚和左炔诺孕酮　左炔诺孕酮炔雌醚片是一种常见而有效的避孕药,其主要成分包括炔雌醚和左炔诺孕酮,这两种成分都是人工合成的激素类药物。研究已经表明,雄性啮齿类动物在摄入炔雌醚后,可能会出现睾丸的萎缩、生殖细胞数量的减少及精子质量的显著下降,从而引发生精障碍。

(三) 手术方法

1. 实验性隐睾　隐睾症手术诱导模型常被用于研究睾丸组织的热应激,从而揭示了隐睾症导致的实验动物生育能力降低机制与热应激相关。这些研究提示，高温引起的抗氧化酶活性下降可能是其中的一个关键因素。

一项由 Li 等进行的研究针对 10 日龄的昆明雄性小鼠进行了诱导隐睾手术。在手术后 35 天的检测中，他们发现小鼠精液中仅存在精原细胞和初级精母细胞，这表明诱导隐睾可能导致精子发育停滞在初级精母细胞阶段。特别值得注意的是，进行单侧隐睾手术后，与对照侧相比，手术侧的结果更为明显。在手术侧，所有的生精小管都出现了萎缩和塌陷，而且没有出现晚期生殖细胞，生发上皮也出现了严重的退行性变化。

2. 手术致精索静脉曲张　精索静脉曲张作为导致男性不育的重要原因，引起了广泛的科研兴趣。其病理生理机制的深入研究对于理解男性不育的发病机制及制定更有效的治疗策略至关重要。

一些学者使用小鼠模型成功建立了精索静脉曲张，对这一现象进行了深入研究。他们通过 TUNEL 方法评估了睾丸内生精小管中的生殖细胞凋亡数量。结果表明，在精索静脉曲张模型中，生殖细胞凋亡明显增加，与对照组相比存在显著性差异。这一发现进一步强调了精索静脉曲张对睾丸功能的负面影响。

另一方面，类似的研究在狗和大鼠上也得出了相似的结论。在精索静脉曲张手术后，狗和大鼠的睾丸血流量显著增加，伴随着睾丸温度升高和需氧量增加。这些生理变化导致了睾丸的萎缩，同时减少了睾丸生精小管中成熟精子的比例，增加了生殖细胞凋亡的发生率。

虽然已经建立了多种动物模型来研究精索静脉曲张对生殖系统的影响，但在临床实践中，精索静脉曲张的诊断和治疗仍然具有挑战性。因此，进一步的研究仍然是必要的，包括探索更准确的诊断方法和更有效的治疗策略。

（四）遗传因素

越来越多的证据表明，男性不育症往往与基因缺陷有关。这一认识已经引起了广泛的研究兴趣，并促使了建立男性不育症实验动物模型的发展。研究人员越来越倾向于通过影响基因表达来模拟和研究男性不育的机制，这为深入了解该疾病的发病过程和潜在治疗方法提供了新的途径。

建立男性不育症实验动物模型的研究方法多种多样，包括基因敲除、基因突变、RNA 干扰等技术。这些方法允许研究人员有针对性地影响特定基因的表达，从而模拟出与不同遗传因素相关的男性不育症。这些模型不仅有助于揭示不育的分子机制，还可以用于评估潜在的治疗策略，如基因治疗和药物干预。

基因缺陷在男性不育症中的作用越来越受到认可，建立男性不育症实验动物模型是研究这一领域的重要工具。通过影响基因表达，可以更好地理解男性不育的机制，并为未来的治疗研究提供更多可能性。

1. 雄激素受体（AR）基因敲除　AR 属于类固醇受体家族，在维持睾丸正常生理功能中发挥着至关重要的作用。AR 受体的存在对于雄激素的正常功能至关重要，尤其是在小鼠的睾丸体细胞和精子细胞中广泛表达。当 AR 基因缺陷或特异性敲除时，会导致严重的生殖问题，甚至出现睾丸女性化综合征。

研究表明，在 AR 基因特异性敲除的小鼠中，生殖细胞的发育会受到延迟和阻碍。此外，这些小鼠的血清中睾酮水平显著下降，最终导致了无精子症和不育。当 AR 基因在小鼠睾丸管周肌样细胞中被特异性敲除时，观察到睾丸出现了明显的萎缩现象，同时生殖细胞的总数也明显减少。更重要的是，支持细胞内的某些基因未能正常表达，这表明 AR 基因的敲除导致了睾丸中某些基因的异常表达。

这一发现提示，尽管在敲除小鼠的睾丸中仍存在正常的生殖细胞，但 AR 基因的缺失导致某些关键基因的异常表达，影响了睾丸支持细胞的正常生理功能。具体来说，管周肌样细胞的正常收缩力减弱，这会影响正常精子的发生、运动及排出。这些变化最终会导致不育症的发生。

2. X 线修复交叉互补组 1 基因（$Xrcc1$）敲除　$Xrcc1$ 是一种重要的 DNA 修复基因，其在精子发生的早期表达水平较高，并且对维护基因组的稳定性起着关键作用。缺乏 $Xrcc1$ 会导致睾丸中活性氧水平的升高，影响线粒体的正常功能，进而促使细胞发生凋亡、精子受损，并导致精原干细胞的丧失。

通过研究发现，与野生型小鼠相比，$Xrcc1$ 基因敲除小鼠的睾丸存在多种异常表现。首先，$Xrcc1$ 敲除小鼠的睾丸体积较小，这表明 $Xrcc1$ 的缺失对睾丸的正常发育产生了不利影响。其次，这些敲除小鼠的精子活性减弱，精子密度较低，这可能与 $Xrcc1$ 在精子形成中的重要作用有关。此外，睾丸内的生精小管数量减少，生精上皮层数缺失且上皮细胞排列紊乱，这些异常现象可能导致精子形成和发育的问题。

进一步的研究表明，在 $Xrcc1$ 敲除的精原干细胞体外实验中，使用抗氧化剂 N-乙酰半胱氨酸进行孵育细胞24h能够部分逆转受损的细胞状态,但不能够完全恢复细胞的凋亡情况,也不能够恢复生育力。

3. 磷脂氢谷胱甘肽过氧化物酶(GPx4)基因敲除 细胞内GPx4在抵御氧化应激中扮演着重要的角色,它能够直接减少过氧化磷脂,因而拥有强大的抗氧化能力。研究人员进行了一项关于GPx4在雄性小鼠睾丸内作用的实验,通过特异性敲除$GPx4$基因,使得小鼠体内缺之这一关键的抗氧化酶。

实验结果显示,敲除$GPx4$基因后,分离出的无GPx4精子表现出了明显的功能异常。这些精子在体外与卵母细胞无法正常结合,其主要表现为前向运动能力的降低和线粒体膜电位的下降。这些异常的生理和生化变化最终导致了精子结构的明显异常,使其失去了正常的结构和功能。

这一实验结果强调了$GPx4$在精子功能中的重要性,特异性敲除$GPx4$基因后,精子活动力受损且精子的畸形率显著增加。这一发现对于我们更深入地理解抗氧化系统在生殖过程中的作用至关重要。它不仅有助于揭示$GPx4$在维护精子正常结构和功能中的机制,还为进一步研究抗氧化治疗策略和男性不育的分子机制提供了重要线索。

4. Piwi基因突变 最初,$Piwi$基因在果蝇卵巢中首次被发现,其作用是维持生殖系干细胞的正常发育。然而,现在的研究表明,小鼠睾丸中存在着与雄性生育能力相关的三个同源$Piwi$基因。这些发现揭示了$Piwi$基因在哺乳动物生殖过程中的关键作用。

在最新的研究中,科学家们发现脊椎动物的Piwi蛋白N端结构包含一个保守的破坏框,也被称为D-box。在雄性小鼠精子发生的晚期,Miwi蛋白会依赖D-box被泛素化并迅速降解。为了进一步研究D-box的功能,研究团队特异性地敲入了D-box突变,结果发现Miwi蛋白的表达水平显著升高。值得注意的是,雌性小鼠的生育能力表现正常,而雄性小鼠则出现了一系列不育症状。

(五) 3D打印

三维支架被认为是细胞相互作用的关键因素,可能在体外培养和成熟的细胞外基质(ECM)的角色中起作用。多项研究表明,ECM支架可用于通过干细胞培养来产生功能性的人工器官。在ECM上的细胞培养创造了一个允许体外诱导精原干细胞(SSC)分化的正常组织样环境。Baert等证明,睾丸组织块的支架增强了SSC的增殖。在猪和小鼠中的研究表明,使用去细胞化睾丸支架可以改善细胞结构,并成为研究精子管发育的有价值的工具。因此,睾丸ECM可以作为SSC培养的合适生物材料。

最近,加拿大研究人员成功地生物打印了人类睾丸细胞,产生了潜在可行的精子。人类睾丸细胞源自一位患有非梗阻性无精子症和唯支持细胞综合征的单一供体,然后进行了生物打印。经过12天的观察,Sertoli、Leydig、围管肌细胞和减数分裂的生殖细胞存在,上调了精子发生基因的表达。这项研究表明,生物打印导致高度的睾丸细胞存活,不损失睾丸组织的主要体细胞表型。这一突破对于患有非梗阻性无精子症的患者具有革命性意义。然而,这一进展仍需要从医学和伦理的角度进行深入的研究。

(六) 总结

在众多的造模方法中,常用的是物理方法、化学方法、手术方法、遗传因素、内分泌因素等。物理方法造模操作相对简单,生殖系统的损伤部位针对性强,但造成的损伤程度不够彻底,且生殖功能受到损害后容易恢复,很难定量最佳的剂量和时间,造模方法稳定性差。化学方法造模是目前使用最广泛且较为成熟的一种造模方式,其优点是经济、成功率高、造模时间短,但缺点是有些药物会对实验动物的肝、肾等脏器造成损伤,在相关文献中有些化学药物的使用剂量没有定论,造模死亡率较高,存在重复性差等现状。手术方法造模,造模部位明确,与其他方法相比较,不会造成其他脏器的损伤。近年来生精相关基因的研究已成为生殖医学领域的热点,有研究显示睾丸中有超过2300组基因的表达,其中有较多的基因可影响人类的生殖功能,并可导致男性不育症的发生,这些基因学未来可成为生殖医学领域的研究方向。基因敲除虽然指向性较为明确,但成本高昂,生精基因造模操作难度系数较大,遗传因素模型目前仍无法广泛应用于实验研究中。内分泌因素模型的给药途径与化学方法类似,但目前研究数据相对较少,有待更多有关方面的试验动物研究。

综上所述,目前还未出现公认最佳的造模方法,若研究人员尚无特殊目的多数会选用化学方法造模,今后随着科研的不断深入及基因工程技术的不断成熟,基因造模或许将替代化学方法成为不育症动物实验的主要造模方法。目前这些造模方法各有优缺点,研究人员可根据实验室条件及研究目的选择合适的造模方法,为男性不育的临床诊治提供科学依据。

第三节 男性不育药理学研究

(一) 男性不育发病机制研究进展

1. **染色体和基因改变** 不育男性中,染色体异常相对常见,占比在 4%~15%,而在一般人群中仅为 0.4%。与此同时,染色体异常的患病率与精子数量呈负相关,精子数越低,患病率越高。

染色体结构缺陷包括罗伯逊易位和相互易位,这些缺陷可能导致不孕和反复流产。患者的表型通常正常,但部分精子可能存在缺失或多余的遗传物质,这些异常精子通常会发生凋亡,因此这些患者可能表现出无精子症或少精子症。在体外受精(in vitro fertilization, IVF)治疗过程中,需要进行产前遗传学诊断(PGD)以避免染色体核型不平衡的胚胎移植。此外,Y 染色体微缺失也与精子发生障碍相关,其中 AZF 微缺失在不育男性中占 5%~10% 的比例。不同类型的 AZF 微缺失可能导致不同程度的精子发生受损,其中 AZFa 和 AZFb 微缺失通常会完全阻止精子发生,而 AZFc 微缺失可能导致少精子症,但仍有生育机会。一些男性不育与雄激素受体基因的突变有关,这些基因位于 X 染色体上,突变可能导致雄激素不敏感。除上述因素外,还存在其他未确定的遗传因素,可能影响精子产生、激素产生和激素受体功能,从而影响生育力。这些遗传缺陷可能是不育的原因之一。

囊性纤维化是一种常染色体隐性遗传疾病,可能与不育有关。它由囊性纤维化跨膜传导调节因子(CFTR)基因突变引起,该基因位于第 7 号染色体上。CFTR 蛋白的缺乏可能导致不育问题,因为该蛋白对生殖器官的发育和功能有影响。

2. **激素影响** 在雄性中,雌激素通过作用于多个组织和器官,包括雄性生殖系统,发挥多效性作用。从胎儿时期开始,雌激素的作用就已显现,因此在这个时期过多的雌激素暴露可能会影响雄性生殖道的某些结构发育。在啮齿动物中,特别是小鼠,雌激素对雄性生育能力产生重要影响。小鼠中,雌激素受体 α 的功能丧失或芳香化酶的缺失会导致不育。然而,在人类男性中,雌激素的作用更为复杂,尤其是与小鼠相比。在胎儿和围产期,雌激素通过调节大脑中一些特定区域的发育来影响中枢神经系统,这些区域负责控制男性性行为、性别认同的形成、性取向的发展及成年男性的正常性行为。尽管在其他物种中,特别是啮齿动物和公羊中,雌激素在组织和中枢神经系统中的作用具有特殊重要性,但在人类中,心理社会因素变得更为决定性,因此雌激素的作用相对较不清晰。

3. **精索静脉曲张** 在男性不育的众多原因中,精索静脉曲张(VC)是最常见的原因之一。其发病率为 15%~20%,在原发性男性不育中占 19%~41%,在继发性男性不育中高达 45%~81%。精索静脉曲张在精液参数正常的男性中发生率为 11.7%,而在精液参数异常的男性中高达 25.4%。这一情况通过损害静脉回流,干扰精索逆流热交换机制,导致阴囊温度升高,从而对精子的发育产生不利影响。此外,精索静脉曲张还可能导致缺氧,干扰睾丸排除毒素。精索静脉曲张与进行性睾丸萎缩、精液参数异常和 Leydig 细胞功能障碍有关。精索静脉曲张导致男性不育的确切机制尚不清楚。然而,近年来在病理机制的研究方面取得了许多进展,特别是在细胞分子机制方面。这些研究包括生精细胞凋亡异常、氧化应激、炎症、免疫异常、内分泌问题、精子 DNA 损伤等。

4. **感染与疾病**

(1) 感染

1) 病毒感染:病毒对男性生殖系统的影响是一个备受关注的领域。研究表明,冠状病毒可能会导致 HPG 轴(下丘脑-垂体-睾丸)功能障碍,从而影响睾丸内类固醇的生成和睾酮水平的偏差。此外,睾酮水平下降可能会引发勃起功能障碍和精子发生的改变,增加不育的风险。高浓度的 LH 和 FSH 可能反映睾丸损伤和其他病理结果。而 HPG 轴的失调也可能导致甲状腺功能减退、神经退行性老化、肝硬化和慢性肾脏疾病等多种病理情况。

SARS-CoV-2 对精子发生可能产生多种影响,包括直接损伤睾丸组织或精子、免疫反应、氧化应激和细胞凋亡的夸张反应,以及激素水平的失调。

2) 睾丸炎的免疫学机制:睾丸炎微生物学中的免疫机制是男性不育的重要因素之一(图 38-3-1)。不同病原体,包括腮腺炎病毒和淋病球菌等都可能引发睾丸炎,损害男性生殖功能。

在睾丸炎微生物学的免疫机制中,多种免疫细胞

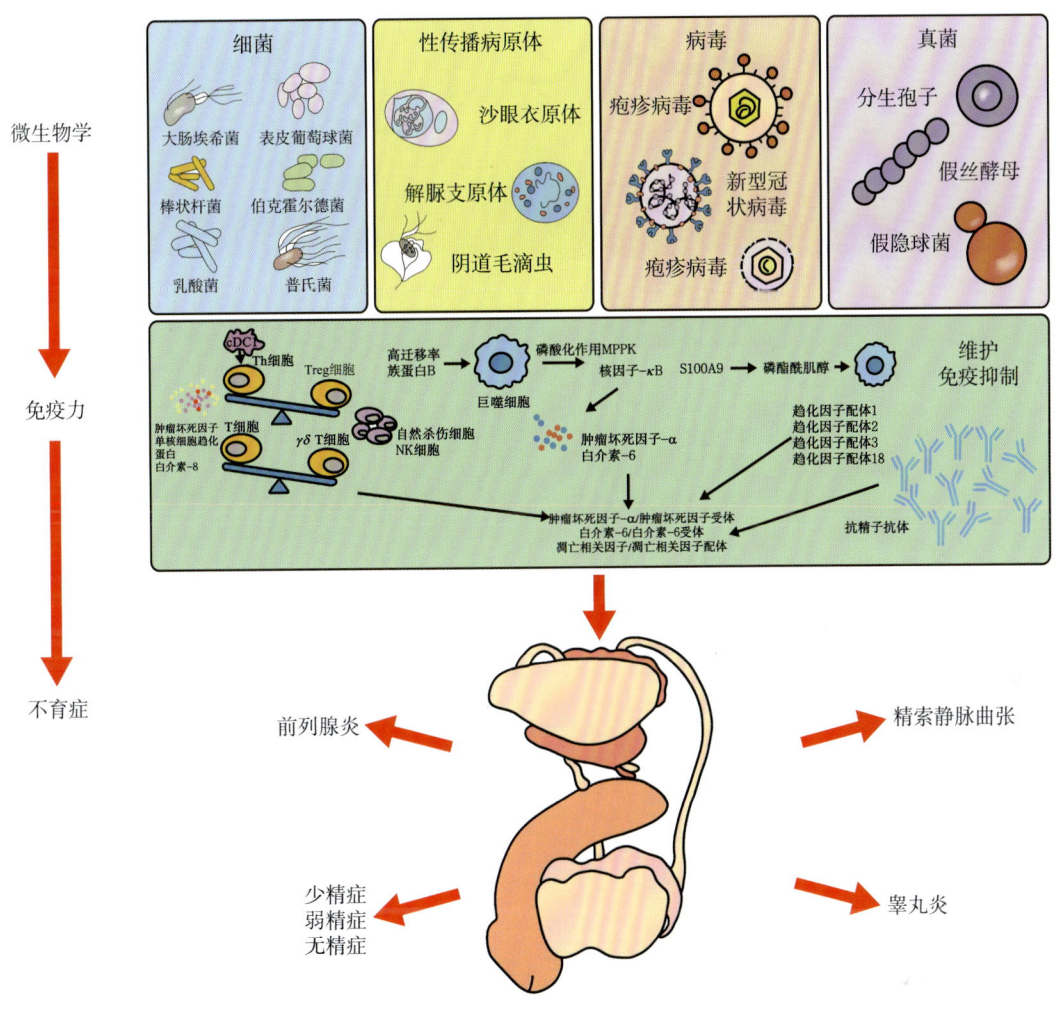

图 38-3-1 与男性不育相关的微生物学及免疫机制示意图

参与其中,包括 T 细胞、树突状细胞和巨噬细胞。这些细胞的数量和表型在不同病程阶段有所不同,但炎症限制了调节性 T 细胞(Treg 细胞)的作用。睾丸巨噬细胞对于维护睾丸健康和免疫反应至关重要,但某些情况下它们也可能导致炎症。多种细胞因子和趋化因子在睾丸炎中起到关键作用,如 IL-6、TNF-α、IL-1β 等。这些细胞因子可以直接或间接影响睾丸细胞,导致炎症、凋亡和损伤。

免疫机制在男性不育中发挥重要作用,包括免疫细胞和细胞因子变化,导致抗精子抗体产生,影响精子结构和功能。抗精子抗体和免疫复合物可能通过损害精子活力和诱发炎症反应影响精子生产。HLA 基因也与男性不育相关,需要进一步研究。少精子症患者的微生物群落、IL-5 水平和 HLA 基因变化可作为不育男性的生物标志物。

(2)疾病:隐睾,即睾丸未降到阴囊,是由遗传、环境和激素因素的相互影响引起的。它在出生时的发病率为 2%～5%,但许多病例在 3 个月内会自发下降,降低到 1%～2%。有约 10% 的不育男性有隐睾的病史。此外,隐睾与精子生成障碍有关,双侧隐睾患者中,约 31% 患有少精子症,42% 患有无精子症,而只有 35%～53% 的双侧隐睾患者可以成为父亲。单侧隐睾也与生育能力下降相关,但有单侧隐睾病史的男性的生育概率几乎与一般男性人群相似(分别为 89.7% 和 93.7%)。

全身性疾病,无论是急性的(如发热、烧伤和病毒血症),还是慢性的(如肝硬化、肾衰竭、血液系统疾病和内分泌疾病),都可能通过干扰下丘脑-垂体-性腺轴来影响生育能力。一些药物,如抗雄激素、类固醇、放疗和化疗,尤其是烷化剂,也可能对生育产生负面影响。

5. 氧化损伤 见图 38-3-2 和图 38-3-3。

(1)质过氧化:富含多不饱和脂肪酸的精子膜特别容易受到影响,导致脂质过氧化物的生成,扰乱了细胞膜的完整性。因此,精子的功能和存活能力受到影

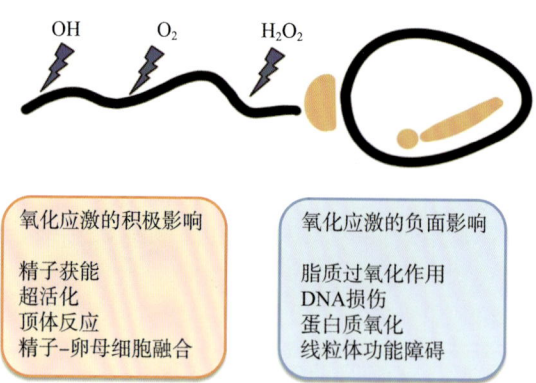

图 38-3-2　男性生殖中氧化应激的双重作用示意图

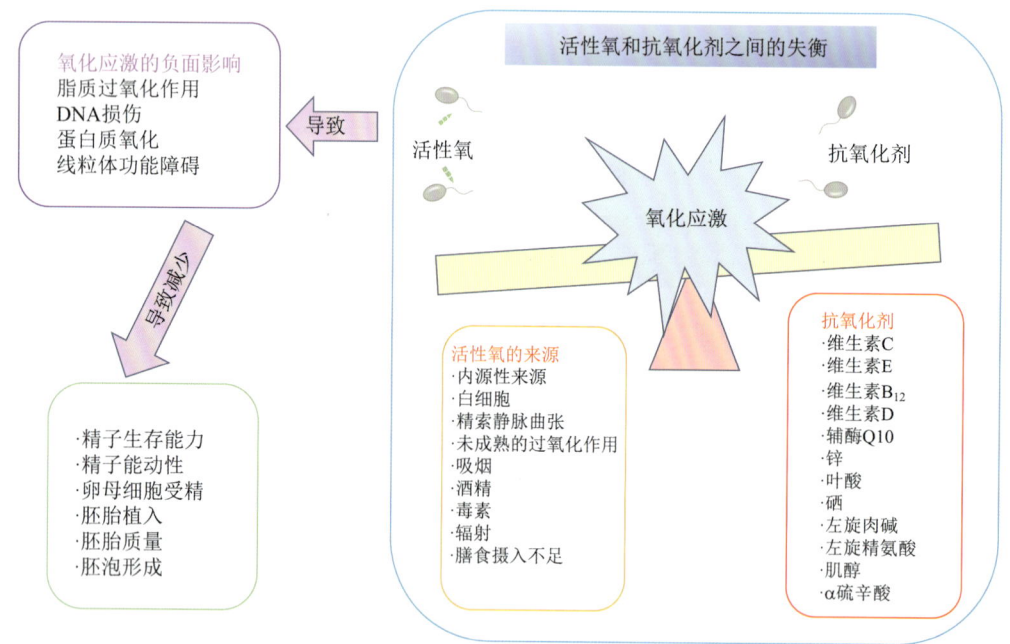

图 38-3-3　ROS 水平与抗氧化剂之间失衡对精子质量和男性生殖健康影响示意图

响,导致运动能力降低和受精潜力降低。

(2) DNA 碎裂:氧化应激可以导致 DNA 链断裂,影响精子的受精能力。这种碎裂与胚胎异常有关,影响其发育并增加早期妊娠流失的机会。除了碎裂外,氧化应激还可以导致精子 DNA 的遗传突变和染色体异常。这些异常可能导致胚胎的发育缺陷,增加流产的风险。

(3) 蛋白质氧化:ROS 可以诱导精子中蛋白质的氧化修饰,导致其结构完整性发生变化,影响精子生理的各个方面,如运动性、DNA 包装和受精能力。

(4) 线粒体功能障碍:线粒体通过氧化磷酸化在能量产生中起着核心作用,生成对精子运动和活力至关重要的三磷酸腺苷(ATP)。由于线粒体在能量产生中的关键作用,其损伤可以显著降低精子的运动性和活力,降低生殖潜力。

6. 药物　药物也可以通过损害精子 DNA 来影响男性生育能力。抗病毒药物、降脂药物和解热镇痛药都会增加 DNA 损伤。抗抑郁药物也对精子 DNA 产生不良影响,可能导致染色体末端的端粒损伤、精子 DNA 碎片异常等。这些药物可能通过干扰氧化还原平衡、细胞保护机制和线粒体功能来对精子 DNA 产生影响。

另外,精子在受精前需要经历顶体反应,以获得受精的能力,包括增强运动能力、发生顶体反应并与卵子融合。一些药物如普萘洛尔、舍曲林和布洛芬可能会对顶体反应和受精过程产生积极或负面影响,进而抑制精子的能力,导致受精障碍。

(二) 男性不育治疗药物作用机制研究进展

1. 抗氧化治疗　抗氧化剂在男性不育治疗中的应用是一个备受关注的领域,其关注点主要集中在氧化应激引发的问题、原发性和不明原因的男性不育及与静脉曲张相关的治疗。

总的来说,抗氧化剂在男性不育治疗中显示出潜在益处,但需要更多严谨的研究来确定最有效的抗氧化剂类型、剂量和治疗方案。正确的患者识别、剂量优化和持续监测对充分利用抗氧化剂疗法的益处至关重要。此外,抗氧化剂治疗对于特定类型的男性不育患者,如UMI、IMI和静脉曲张患者,可能会产生更大的疗效。

2. 干细胞疗法　干细胞最近在治疗生殖系统疾病方面备受关注(图38-3-4)。干细胞是未分化的细胞,可以诱导出不同类型的特定细胞,如男性和女性生殖细胞,展示了它们在治疗不孕症方面的潜在应用。

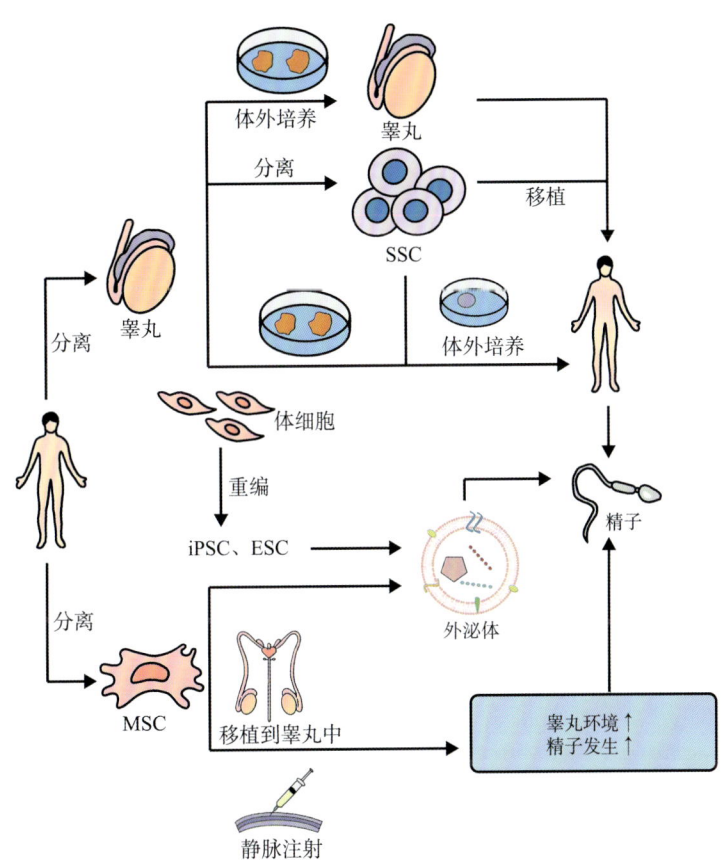

图38-3-4　干细胞治疗在男性不育中的应用示意图

胚胎干细胞(ESC)具有无限的自我更新能力,可以分化成各种谱系(外胚层、内胚层和中胚层),并在生长过程中保持正常的核型。

诱导多能干细胞(iPSC)起源于ESC,它们的形态、表面标记物的表达、在三个谱系中的分化能力和端粒酶活性都极为相似。与ESC不同,iPSC在生长过程中能够保持正常的核型,因为它们起源于成年细胞。使用iPSC可以克服与胚胎干细胞使用相关的伦理问题。此外,由于它们源自同一患者的体细胞发展而来,排斥的机会较低。

图38-3-4显示,分离出的干细胞可以分为骨髓源干细胞(BM-MSC)、脂肪源干细胞(ADSC)、羊水源干细胞(AFSC)、尿液源干细胞(USC)、脐带间充质干细胞(UMSC)等。通过静脉注射或睾丸移植,MSC可以改善睾丸微环境和精子发生。从间充质干细胞中分离的外泌体也具有相同的效应。外泌体也可以从胚胎干细胞和诱导多能干细胞中分离出来等。治疗还可以通过自体睾丸干细胞(SSC)移植、自体睾丸组织移植和体外诱导精子发生(在体外培养系统中培养睾丸组织或SSC以生成精子)等方式实现。

在小鼠研究中,MSC的共同移植可以提高睾丸干细胞移植的效率,而单独移植骨髓源MSC可以改善无精子症大鼠的生育能力。此外,MSC与睾丸干细胞共同培养时,可以更好地维持精子发生。治疗方法包括MSC的静脉注射(可以减轻睾丸毒性)及睾丸内注射(也有改善效果)。脂肪源干细胞和羊水源干细胞可以减轻氧化应激并促进精子产生，还可以改善化疗药物对睾丸的损害。动物实验表明，将 BM-MSC 移植到睾丸后，它们可以影响男性生殖功能并重建受损睾丸生殖上皮。尽管学者们努力将不同类型的 MSC 分化成生殖细胞，但目前仍未成功实现这一目标。

不同类型的 MSC 被用于不同阶段的临床试验，但尚未获得明确的疗效结果。

3. 微生物组学　睾丸和精液中含有大量独特的微生物组。这些微生物的组成，如尿道支原体、厌氧球菌、粪肠球菌、人类支原体和唾液菌属等，与精液质量、精子功能和生育力的变化密切相关。精液微生物组对男性的生殖健康、夫妻的健康，甚至后代的健康都具有重要意义，因为微生物可以传递给伴侣和后代。通过调节人体微生物组可能会有效改善精液参数和精子质量。

第四节　男性不育药理学研究案例

AAA 对肾阳虚所致雄性不育大鼠的药效学研究

（一）目的

研究 AAA 对肾阳虚所致雄性不育大鼠的药效。

（二）实验材料

实验动物：成年雄性 SD 大鼠 80 只，体质量 150～170 g［由×××实验动物研究中心提供，实验动物生产许可证号 SCXK(X)2017—0012］。饲养环境为 12 h 昼夜节律变换，室温 23～26 ℃，湿度 60%～70%。

（三）药物

(1) 腺嘌呤(×××公司,批号 C10129555)。

(2) AAA(由丹参、阳起石、淫羊藿、甘草和山药等组成,批号 20180906)。

(3) 男宝胶囊(×××公司,批号 160902)。

（四）试剂

(1) 羧甲基纤维素钠(CMC-Na,×××中心,批号 20060103)。

(2) 石蜡(×××公司,批号 69019361)。

(3) 苏木素染液(×××公司,批号 AS1055A)。

(4) 伊红染液(×××公司,批号 AS1055B)。

(5) 吐温 20(×××公司,批号 96108)。

(6) 中性树胶(×××公司,批号 10004160)。

(7) 大鼠睾酮酶联免疫分析试剂盒(×××公司,批号 201901-201902)。

(8) 5×蛋白上样缓冲液(×××公司,批号 P0015L)。

(9) 甲醇为分析纯。

（五）仪器

脱水机(JT-12K 型)、包埋机(JB-P5 型)、病理切片机(RM2016 型)、冻台(JB-L5 型)、电泳槽(JB-L5 型)、高速离心机(Centrifuge5424 型)、酶标仪(Enspire 型)、暗匣、光学显微镜(XSP-C204 型)。

（六）实验方法

准备 0.3 g/mL 浓度的腺嘌呤溶液，用于实验。然后，将 80 只 SD 大鼠随机分为两组：正常对照组和造模组。在适应性喂养 7 天后开始造模，造模组大鼠灌服腺嘌呤溶液，而正常对照组灌服等体积的 1% CMC-Na 溶液。连续给药 30 天后，分别采集两组大鼠的眼球血样进行检测，并迅速分离附睾组织以分离精子，并观察精子形态和存活率。根据造模大鼠的体征和血清睾酮含量及精子存活率的显著性降低判断肾阳虚模型的成功。

（七）动物分组与给药方法

根据 AAA 和男宝胶囊的说明书，成人每日剂量分别为 3.6 g 和 1.5 g，标准体重为 60 kg 的成人每天的给药剂量分别为 60 mg/kg 和 25 mg/kg。将成人剂量转换为大鼠剂量时，AAA 的剂量为每天 375 mg/kg，男宝胶囊的剂量为每天 156 mg/kg。在成功建模后，将剩余的大鼠随机分为 5 组：模型组、男宝胶囊组（给药剂量为每天 156 mg/kg），AAA 低剂量组（给药剂量为每天 187.5 mg/kg），AAA 中剂量组（给药剂量为每天 375 mg/kg），AAA 高剂量组（给药剂量为每天 750 mg/kg）。正常组接受与模型组相同体积的 1% CMC-Na 溶液灌胃，连续给药 30 天。

（八）观察项目及方法

(1) 样本体质量及体征观察：记录各组每日灌服溶液后体重。观察大鼠毛发、体重、活动情况及精神状态等症状体征。

(2) 血清中睾酮指标检测：分组给药灌服 30 天

后,采用20%乌拉坦腹腔麻醉大鼠,腹主动脉取血分离血清,-80℃保存,采用酶联免疫法测定检测血清中睾酮的含量。

(3) 阴茎组织中 nNOS 和 eNOS 指标检测:取血后,取各组阴茎组织剪碎,于冰上加入 200 L 冰冷生理盐水,粉碎,取上清液,-80℃保存,采用免疫印迹法检测阴茎组织中 nNOS 和 eNOS 的含量。

(4) 睾丸组织病理学观察:取大鼠的睾丸组织,放置于 20 mL 样品瓶中用 4%多聚甲醛固定组织保存,采用常规石蜡包埋睾丸组织,横向切片后,采用苏木素-伊红(HE)染色切片,镜下观察其结构变化。

(5) 大鼠精子活力计数检测:分离大鼠的附睾组织,将附睾放入到 1 mL 精子孵育液中,剪碎过滤,将过滤后的精液在高倍显微镜下观察大鼠的精子数量与存活率。

(九) 统计学方法

实验数据采用 SPSS25.0 软件进行统计学分析,各组数据采用均数±标准差($\bar{X}±SD$)统计学描述,进行多组间单因素方差分析,$P<0.05$ 为组间差异有统计学意义。

(十) 结果

(1) 大鼠体征的变化:在给药 30 天后,模型组大鼠的平均体重低于其他组。与模型组相比,各给药组的大鼠表现出更活跃、更精神焕发、更有活力的行为。在血清睾酮(T)含量方面,与模型组相比,AAA 高、中、低剂量组及男宝胶囊组的大鼠血清睾酮含量显著增加($P<0.05$),见表 38-4-1。

表 38-4-1 各组血清睾酮含量的比较($\bar{X}±SD$)

组别	n	血清睾酮含量(ng/mL)
正常组	10	0.47±0.20
模型组	10	0.23±0.10*
男宝胶囊组	10	0.35±0.09△
AAA 低剂量组	10	0.41±0.17△△
AAA 中剂量组	10	0.46±0.11△△
AAA 高剂量组	10	0.44±0.16△△

注:与正常组比较,*$P<0.05$;与模型组比较,△$P<0.05$,△△$P<0.01$

与模型组相比,给予 AAA 的不同剂量组大鼠阴茎组织中的 eNOS 和 nNOS 含量显著增加($P<0.05$),见表 38-4-2。

表 38-4-2 各组阴茎组织中 eNOS 和 nNOS 含量的比较($\bar{X}±SD$)

组别	n	eNOS 灰度比	nNOS 灰度比
正常组	10	0.94±0.10	0.72±0.17
模型组	10	0.44±0.14**	0.22±0.09**
男宝胶囊组	10	0.41±0.16	0.16±0.11
AAA 低剂量组	10	0.51±0.19	0.29±0.15
AAA 中剂量组	10	0.73±0.09△	0.54±0.12△
AAA 高剂量组	10	0.70±0.08	0.47±0.12

注:与正常组比较,**$P<0.01$;与模型组比较,△$P<0.05$

(2) 各组大鼠的精子存活率的变化:与模型组比较,男宝胶囊给药组中大鼠精子存活率显著升高($P<0.01$),AAA 各剂量给药组大鼠精子存活率显著升高($P<0.01$),见表 38-4-3。

表 38-4-3 各组大鼠的精子存活率的比较($\bar{X}±SD$)

组别	n	存活精子百分比
正常组	10	61.54%±20.73%
模型组	10	19.93%±4.37%**
男宝胶囊组	10	58.46%±10.92%△△
AAA 低剂量组	10	48.07%±17.09%△△
AAA 中剂量组	10	50.54%±14.07%△△
AAA 高剂量组	10	46.94%±10.49%△△

注:与正常组比较,**$P<0.01$;与模型组比较,△△$P<0.01$

(3) 各组大鼠睾丸组织的变化:通过观察 HE 染色后的睾丸组织切片,发现与模型组相比,接受不同剂量的 AAA 和男宝胶囊治疗的大鼠睾丸组织中的生精小管和精子数量均有所增加。

(十一) 讨论

中医常用补肾中药治疗男性不育,其中 AAA 方剂具有补肾壮阳、填精活络、调理脾胃、补益气血之功效,适用于治疗男性功能减退、阳痿早泄、不射精、精子渐少等症状。医院制剂在临床应用中起着重要作用,但许多制剂缺乏药效学研究。AAA 方剂虽然用于治疗男性不育症效果良好,但缺乏安全性评价。肾阳虚模型可导致睾丸器官损伤,影响睾酮水平,从而影响男性性功能。经过造模给药后,肾阳虚模型大鼠表现出体质量下降、精神萎靡、血清 T 含量显著降低等症状,验证了该模型的成功构建。

(十二) 结论

本研究结果显示,给予肾阳虚大鼠不同剂量的 AAA 后,血清中睾酮含量显著增加,阴茎组织中神经型一氧化氮合酶(nNOS)、内皮型一氧化氮合酶(eNOS)活性(阴茎勃起)也得到改善,同时还显著增加了睾丸中生精小管的数量、精子数量和存活率。这表明AAA能够有效恢复肾阳虚模型大鼠的睾丸和阴茎海绵体功能,提高睾酮水平,并有助于治疗睾丸器官受损。上述研究结果为AAA在临床治疗中的有效性提供了科学支持,但该制剂对于治疗肾阳虚导致的雄性不育的作用机制仍需要进一步研究。

(王 芬 李 雷 郭 隽)

参考文献

[1] 谢文英,王一飞,江鱼,等.男性学[M].上海:上海科学技术出版社,1991.

[2] 徐叔云,卞如濂,陈修.药理实验方法学[M].2版.北京:人民卫生出版社,1991.

[3] 曹坚,费仁仁,赵跃华,等.服用低剂量醋酸棉酚对正常男性精子碱性核蛋白的影响[J].中国医学科学院学报,2000,22(3):220-222.

[4] 方芳,龚平生,宋祥福,等.低剂量电离辐射诱导小鼠睾丸细胞内质网应激及PERK-CHOP信号通路的激活[J].中华男科学杂志,2012,18(9):777-782.

[5] 费霖莉,宁玉梅.黄芪多糖对小鼠生殖道沙眼衣原体感染免疫保护作用的研究[J].浙江中医药大学学报,2013,37(9):1103-1107.

[6] 葛争艳,金龙,河福金,等.腺嘌呤致大鼠少精子症模型的实验研究[J].中国计划生育学杂志,2009,17(11):659-662.

[7] 何清湖,秦国政.中西医结合男科学[M].北京:人民卫生出版社,2005:254.

[8] 黄勋彬,李红钢.小鼠无精子症动物模型的构建[J].中华男科学杂志,2007,13:147-150.

[9] 黄宇烽.精索静脉曲张与男性不育[J].中华男科学杂志,2010,16(3):195-200.

[10] 李怡佳,边艳超,李硕,等.男性不育实验动物模型建立的研究进展[J].中国医药导报,2021,18(15):5.

[11] 刘安娜,王厚彤.高温工作环境对男性精液质量的影响分析[J].中国优生与遗传杂志,2015,23(2):116-124.

[12] 吕逸清,陈斌.精索静脉曲张致不育机制研究进展[J].中华男科学杂志,2008,14(5):454-458.

[13] 马凰富,李海松,赵宗江.雷公藤多苷诱导生精障碍大鼠模型的建立[J].中华男科学杂志,2015,21(2):179-184.

[14] 马智,孟江萍.稳定的小鼠无精子症动物模型构建分析[J].中国医药科学,2014,4(11):30-32.

[15] 宁巍,廖晓岗,王毅,等.镉对大鼠血睾屏障的损伤及黄芪甲苷的保护作用[J].解剖学报,2014,45(5):704-709.

[16] 潘连军,高佃军,张鹤鹏,等.精索静脉曲张大鼠生精细胞凋亡与caspase-3蛋白的表达[J].中华男科学杂志,2006,12(1):53-56.

[17] 潘连军,高佃军.精索静脉曲张与生精细胞凋亡[J].国外医学:计划生育生殖健康分册,2006,25(1):9-11.

[18] 其力根,阿拉坦其尔,武飞,等.黄芪多糖对己烯雌酚诱导的小鼠睾丸损伤保护作用研究[J].动物医学进展,2013,34(6):47-50.

[19] 沈国球,鲁内成,潘铁军,等.环磷酰胺诱导少精子/无精子大鼠模型所致睾丸、附睾IGF-Ⅰ的变化[J].中华男科学杂志,2005,11(9):664-666.

[20] 石之虎,廖晓岗,李庆春,等.镉对培养大鼠睾丸支持细胞的损伤及黄芪的拮抗作用[J].解剖杂志,2008,31(6):779-782.

[21] 孙天松,李波男,何清湖.少弱精子症动物模型建立方法及模型评价[J].中国实验方剂学杂志,2022,28(14):179-185.

[22] 王家辉,陈东,周建国,等.腺嘌呤制作雄性Wistar大鼠肾阳虚型不育症动物模型最佳时效和量效的小样本研究[J].中华男科学杂志,2006,14(6):565-569.

[23] 许苑,徐庆阳,杨本海,等.一氧化氮、一氧化氮合酶与伴精索静脉曲张不育患者精液参数的关系[J].中华男科学杂志,2008,14(5):414-417.

[24] 余清霞,董良,任飞强,等.男性不育的物理及化学方法动物模型构建概述[J].江西中医药,2016,47(3):4.DOI:CNKI:SUN:JXZY.0.2016-03-037.

[25] 张树成,贺斌,王尚明.少精子症和无精子症动物模型及其中药研究中的应用[J].四川中医,2009,8:40-43.

[26] 张稳,刘清珍,商学军,等.L-肉碱对奥硝唑所致弱精子大鼠的治疗作用[J].中华男科学杂志,2009,15(7):604-607.

[27] 赵吉存,孙在利,李小鹏,等.不同温度下体外大鼠睾丸支持细胞胶质细胞源性神经生长因子的表达[J].中华男科学杂志,2014,20(2):117-123.

[28] 赵龙坡,徐铮,张梅,等.枸杞、黄芪对大鼠睾丸支持细胞功能的影响[J].中华男科学杂志,2007(1):82-86.

[29] 赵玉,欧阳斌,耿显.男性不育症动物模型的国外研究进展[J].中国计划生育学杂志,2014,22(11):5.

[30] 赵豫刚,周吉,张雪军,等.大鼠精索静脉曲张与附睾上皮细胞凋亡及管腔α-1,4-葡糖苷酶、唾液酸含量观察[J].中华男科学杂志,2006,12(7):619-621.

[31] 王昊,陈亮.生精障碍动物模型研究进展[J].中国性科学,2017,26(9):3.

[32] Abdel Raheem A, Garaffa G, Rushwan N. et al. Testicular histopathology as a predictor of apositive sperm retrieval in men with non obstructive azoospermia [J]. BJU Int, 2013, 111(3):492-499.

[33] Adriansyah R F, Margiana R, Supardi S, et al. Current progress in stem cell therapy for male infertility [J]. Stem Cell Rev Rep, 2023, 19(7): 2073-2093.

[34] Agarwal A, Sharma R K, Desai N R, et al. Role of oxidative stress in pathogenesis of varicocele and infertility [J]. Urology, 2009, 73(3):461-469.

[35] Ajayi A F, Onaolapo M C, Omole A I, et al. Mechanism associated with changes in male reproductive functions during ageing process [J]. Exp Gerontol, 2023, 179:112232.

[36] Akinola O B, Dosunmu O O, Dini L, et al. Proteinaceous diet inhibits gossypol-induced spermatotoxicity [J]. Eur J Histochem, 2006, 50(3):205-208.

[37] Alshinnawy A S, Sayed W M, Taha A M, et al. Astragalus membranaceus and punica granatum alleviate infertility and kidney dysfunction induced by aging in male rats [J]. Turk J Biol, 2020, 44(4):166-175.

[38] Anders B, Olle S. Studies of cryptorchidism in experimental animal models [J]. Acta P diatrica, 2007, 96(5):617-621.

[39] Azari O, Gholipour H, Kheirandish R, et al. Study of the protective effect of vitamin C on testicular tissue following experimental unilateral cryptorchidism in rats [J]. Andrologia, 2014, 46(5):495-503.

[40] Benoff S, Marmar J L, Hurley I R. Molecular and other predictors for in fertility in patients with varicoceles [J]. FrontBiosci, 2009, 14(1):3641-3672.

[41] Bordbar H, Esmaeilpour T, Dehghani F, et al. Stereological study of the effect of gingers alcoholic extract on the testis in busulfan-induced infertility in rats [J]. Iran J Reprod Med, 2013, 11(6):467-472.

[42] Calogero A E, Cannarella R, Agarwal A, et al. The renaissance of male infertility management in the golden age of andrology [J]. World J Mens Health, 2023, 41(2):237-254.

[43] Chakraborty A, Singh V, Singh K, et al. Excess iodine impairs spermatogenesis by inducing oxidative stress and perturbing the blood testis barrier [J]. Reproductive Toxicology, 2020, 96:128-140.

[44] Chao Y H, Wu K H, Lin C W, et al. PG2, a botanically derived drug extracted from Astragalus membranaceus, promotes proliferation and immunosuppression of umbilical cord-derived mesenchymal stem cells [J]. Journal of Ethnopharmacology, 2017, 207:184-191.

[45] Chen J, Chen J, Fang Y, et al. Microbiology and immune mechanisms associated with male infertility [J]. Front Immunol, 2023, 14:1139450.

[46] Chua M. E, Escusa K. G, Luna S, et al. Revisiting oestrogen

[47] antagonists (clomiphene or tamoxifen) as medical empiric therapy for idiopathic male infertility: a meta-analysis [J]. Andrology, 2013, 1(5): 749-757.

[47] Cordelli E, Eleuteri P, Grollino M G. et al. Direct and delayed X-ray-induced DNA damage in male mouse germ cells [J]. Environ Mol Mutagen, 2012, 53(6): 429-439.

[48] Coutton C, Satre V, Arnoult C, et al. Genetics of male infertility: the new players [J]. Med Sci (Paris), 2012, 28(5): 497-502.

[49] Dai P, Qiao F, Chen Y, et al. SARS-CoV-2 and male infertility: from short- to long-term impacts [J]. J Endocrinol Invest, 2023, 46(8): 1491-1507.

[50] Dimitriadis F, Borgmann H, Struck J P, et al. Antioxidant Supplementation on Male Fertility-A Systematic Review [J]. Antioxidants (Basel), 2023, 12(4): 836.

[51] Dohle G R, Diemer T, Kopa Z, et al. European association of urology working group on male infertility. European association of urology guidelines on vasectomy [J]. Eur Urol, 2012, 61: 159-163.

[52] Eisenberg M L, Esteves S C, Lamb D J, et al. Male infertility [J]. Nat Rev Dis Primers, 2023, 9(1): 49.

[53] El-Sharaky A S, Newairy A A, Elguindy N M, et al. Spermatotoxicity, biochemical changes and histological alteration induced by gossypol in testicular and hepatic tissues of male rats [J]. Food Chem Toxi Col, 2010, 48(12): 3354-3361.

[54] Elzinga-Tinke J E, Sirre M E, Looijenga L H, et al. The predictive value of testicular ultrasound abnormalities for carcinoma in situ of the testis in men at risk for testicular cancer [J]. Int J Androl, 2010, 33: 597-603.

[55] Gou L T, Kang J Y, Dai P, et al. Ubiquitination-deficient mutations in human piwi cause male infertility by impairing histone-to-protamine exchange during spermiogenesis [J]. Cell, 2017, 169(5): 1090-1104.

[56] Hu J T, Shao C H, etc. High temperature reduces the proliferation of and occludin expression in rat sertoli cells in vitro [J]. Zhonghua Nan Ke Xue, 2012, 18(10): 920-924.

[57] Hamilton T R, Mendes C M, de Castro L S, et al. Evaluation of lasting effects of heat stress on sperm profile and oxidative status of ram semen and epididymal sperm [J]. Oxid Med Cell Longev, 2016, 2016: 1-12.

[58] He H, Luo H, Xu H, et al. Preclinical models and evaluation criteria of prostatitis [J]. Front Immunol, 2023, 14: 1183895.

[59] Iaccarino V, and Venetucci P. Interventional radiology of male varicocele: current status [J]. Cardiovasc Intervent Radiol, 2012, 35(6): 1263-1280.

[60] Islam R, Yoon H, Kim B, et al. Blood-testis barrier integrity depends on Pin1 expression in Sertoli cells [J]. Scientific reports, 2017, 7(1): 6977.

[61] Jiang X, Cao X, Huang Y, et al. Effects of treatment with *Astragalus Membranaceus* on function of rat leydig cells [J]. BMC complementary and alternative medicine, 2015, 15: 1-6.

[62] Jungwirth A, Giwercman A, Tournaye H, et al. (2012). European association of urology guidelines on male infertility: the 2012 update [J]. Eur Urol, 2012, 62: 324-332.

[63] Kaltsas A. Oxidative Stress and Male Infertility: The Protective Role of Antioxidants [J]. Medicina (Kaunas), 2023, 59(10): 1769.

[64] Khera M, Lipshultz L I. Evolving approach to the varicocele [J]. Urol Clin N Am, 2008, 35(2): 183-189.

[65] Kim W, Kim Do R, Chang M S, et al. Astragalus membranaceus augment sperm parameters in male mice associated with cAMP-responsive element modulator and activator of CREM in testis [J]. J Tradit Complement Med, 2015, 6(3): 294-298.

[66] Krausz C. Male infertility: pathogenesis and clinical diagnosis [J]. Best Pract Res Clin Endocrinol Metab, 2011, 25: 271-285.

[67] Kyrgiafini M A, Mamuris Z. Circular RNAs and their role in male infertility: a systematic review [J]. Biomolecules, 2023, 13(7): 1046.

[68] Kyrgiafini M A, Mamuris Z. Male Infertility: From Genes to Genomes 2022 [J]. Genes (Basel), 2023, 14(5): 959.

[69] Leaver R B. Male infertility: an overview of causes and treatment options [J]. Br J Nurs, 2016, 25(18): S35-S40.

[70] Li E, Guo Y, Wang G, et al. Effect of resveratrol on restoring spermatogenesis in experimental cryptorchid mice and analysis of related differentially expressed proteins [J]. Cell Biol Int, 2015, 39(6): 733-740.

[71] Li J, Chen F, Chen Y X, et al. Mitochondrial-and fas-L-mediated pathways involved in quinestrol induced spermatogenic apoptosis in adult rat testes [J]. Toxicol Mech Methods, 2014, 24(9): 609-615.

[72] Li Q, Xing W, Gong X, et al. Astragalus polysaccharide promotes proliferation and osteogenic differentiation of bone mesenchymal stem cells by down-regulation of microRNA-152 [J]. Biomed Pharmacother, 2019, 115: 108927.

[73] Little M P, Tawn E J, Tzoulaki I, et al. A systematic review of epidemiological associations between low and moderate doses of ionizing radiation and late cardiovascular effects, and their possible mechanisms [J]. Radiat Res, 2008, 169(1): 99-109.

[74] Liu J, Nile S H, Xu G, et al. Systematic exploration of astragalus membranaceus and panax ginseng as immune regulators: insights from the comparative biological and computational analysis [J]. Phytomedicine, 2021, 86: 153077.

[75] Lu L Y, Wu J, Ye L, et al. RNF8-dependent histone modifications regulate nucleosome removal during spermatogenesis [J]. Dev Cell, 2010, 18(3), 371-384.

[76] Mahmoudi M, Abdellaoui R, Boughalleb F, et al. Characterization of lipids, proteins, and bioactive compounds in the seeds of three Astragalus species [J]. Food Chem, 2021, 339: 127824.

[77] Maresch C C, Stute D C, Alves M G, et al. Diabetes-induced hyperglycemia impairs male reproductive function: a systematic review [J]. Hum Reprod Update, 2018, 24(1): 86-105.

[78] Massanyi P, Massanyi M, Madeddu R, et al. Effects of Cadmium, Lead, and Mercury on the Structure and Function of Reproductive Organs [J]. Toxics, 2020, 8(4): 94.

[79] Mo P, Zhao Z, Ke X, et al. Effects of clinical medications on male fertility and prospects for stem cell therapy [J]. Front Cell Dev Biol, 2023, 11: 1258574.

[80] Ni G X, Liang C, Wang J, et al. Astragaloside IV improves neurobehavior and promotes hippocampal neurogenesis in MCAO rats though BDNF-TrkB signaling pathway [J]. Biomed Pharmacother, 2020, 130: 110353.

[81] Nuti F, Krausz C. Gene polymorphisms/mutations relevant to abnormal spermatogenesis [J]. Reprod BioMed Online, 2008, 16(4): 504-513.

[82] Ohl D A, Quallich S A, Sønksen J, et al. An ejaculation and retrograde ejaculation [J]. Urol Clin N Am, 2008, 35(2): 211-220.

[83] Qiu C, Cheng Y. Effect of Astragalus membranaceus polysaccharide on the serum cytokine levels and spermatogenesis of mice [J]. Int J Biol Macromol, 2019, 140: 771-774.

[84] Ruijun W, Shi W, Yijun X, et al. Antitumor effects and immune regulation activities of a purified polysaccharide extracted from Juglan regia [J]. Int J Biol Macromol, 2015, 72: 771-775.

[85] Semet M, Paci M, Saïas-Magnan J, et al. Modulators of spermatogenic cell survival [J]. Soc Reprod Fertil, 2007, 63(Suppl): 173-186.

[86] Shahin S. Mishra V. Singh S P. et al. 2.45-GHz microwave irradiation adversely affects reproductive function in male mouse. Mus musculus by inducing oxidative and nitrosative stress [J]. Free Radic Res, 2014, 48(5): 511-525.

[87] Shen W, Shi D, Wang D, et al. Inhibitive effects of quinestrol on male testes in Mongolian gerbils [J]. Res Vet Sci, 2012, 93(2): 907-913.

[88] Smith J F, Walsh T J, Turek P J. Ejaculatory duct obstruction [J]. Urol Clin N Am, 2008, 35(2): 221-227.

[89] Sun Y, Sun X, Zhao L, et al. DJ-1 deficiency causes metabolic abnormality in ornidazole-induced asthenozoospermia [J]. Reproduction, 2020, 160(6): 931-941.

[90] Szabó A, Váncsa S, Hegyi P, et al. Lifestyle-, environmental-, and additional health factors associated with an increased sperm DNA fragmentation: a systematic review and meta-analysis [J]. Reprod Biol Endocrinol, 2023, 21(1): 5.

[91] Vasileva A, Tiedau D, Firooznia A, et al. Tdrd6 is required for spermiogenesis, chromatoid body architecture, and regulation of miRNA expression [J]. Current Biology, 2009, 19(8):630-639.

[92] Volle D H, Decourteix M. Garo E, et al. The orphan nuclear receptor small heterodimer partner mediates male infertility induced by diethylstilbestrol in mice [J]. J Clin Invest, 2009, 119(12):3752-3764.

[93] Wang T, Huang J, Wu D, et al. Effect of Wuziyanzong pill on sperm quality and calcium ion content in oligoasthenospermia rats [J]. J Tradit Chin Med, 2012, 32(4):631-635.

[94] Xu C, Xu J, Ji G, et al. Deficiency of X-ray repair cross-complementing group 1 in primordial germ cells contributes to male infertility [J]. FASEB J, 2019, 33(6):7427-7436.

[95] Zhang W, Xia S, Xiao W, et al. A single-cell transcriptomic landscape of mouse testicular aging [J]. J Adv Res, 2023, 53:219-234.

[96] Zhao S, Gou L T, Zhang M, et al. piRNA-triggered MIWI ubiquitination and removal by APC/C in late spermatogenesis [J]. Developmental Cell, 2013, 24(1):13-25.